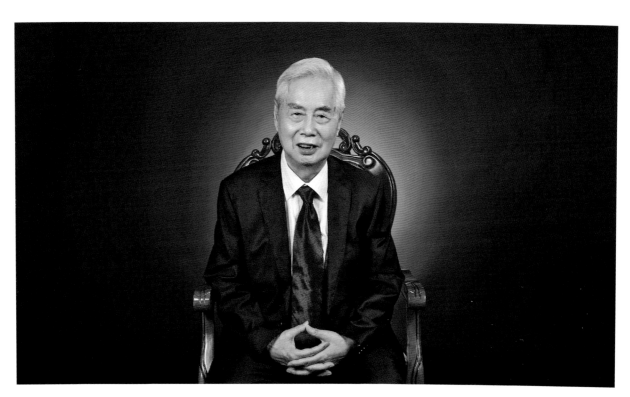

夏桂成教授近影(一)

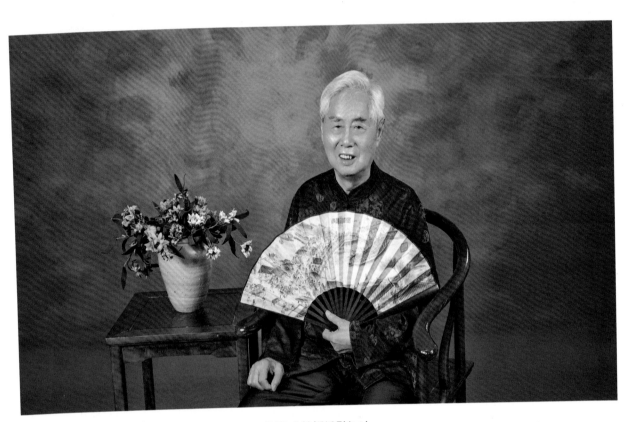

夏桂成教授近影(二)

内 容 提 要

本书将国医大师夏桂成六十余载的中医妇科临证经验、学术思想进行全面整理总结,其中包括夏桂成最新的学术见解和临床经验,主要分为医理释真、临证指要、临床病案分析三个篇章,并附夏桂成妇科常用验方歌诀。医理释真篇主要是夏桂成学术思想的理经溯源,对女性的生理和病理,心(脑)肾—肝脾—子宫轴及阴阳的调控系统、月经周期节律调摄等方面进行阐述;临证指要则将夏桂成对月经病、带下病、妊娠病、产后病以及杂病的诊治经验进行梳理与总结,还对优生理念进行了简要介绍;临床病案分析收录了夏桂成中医妇科经典医案。本书首次对国医大师夏桂成在中医妇科方面的学术成就进行系统总结,无论是从事临床的初、中、高级医师,还是中医妇科学教学、科学研究者,都将从中得到启迪,从而提高中医妇科学识和临床处理疾病的能力,更好地为中医妇科学的发展夯实基础,谱写华章。

图书在版编目(CIP)数据

国医大师夏桂成中医妇科集验 / 夏桂成,谈勇主编
. -- 上海 : 上海科学技术出版社,2023.7
ISBN 978-7-5478-5887-5

Ⅰ. ①国… Ⅱ. ①夏… ②谈… Ⅲ. ①中医妇科学—
中医临床—经验—中国—现代 Ⅳ. ①R271.1

中国版本图书馆CIP数据核字(2022)第171640号

国医大师夏桂成中医妇科集验
主 编 夏桂成 谈 勇
副主编 任青玲 殷燕云 周惠芳

上海世纪出版(集团)有限公司
上海 科 学 技 术 出 版 社 出版、发行
(上海市闵行区号景路 159 弄 A 座 9F – 10F)
邮政编码 201101   www.sstp.cn
山东韵杰文化科技有限公司印刷
开本 889×1194 1/16 印张 49 插页 1
字数 1200 千字
2023 年 7 月第 1 版 2023 年 7 月第 1 次印刷
ISBN 978 – 7 – 5478 – 5887 – 5/R·2616
定价:358.00 元

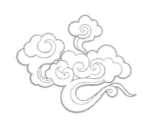

国医大师夏桂成中医妇科集验

主　编　夏桂成　谈　勇

副主编　任青玲　殷燕云　周惠芳

上海科学技术出版社

编委会名单

方 序

　　国医大师夏桂成教授从事中医妇科六十余载,平素研读《易经》《内经》《金匮要略》等古典医籍,对妇科诸书及当代有关图书,无不津涉,尤对《景岳全书·妇人规》《傅青主女科》的学术思想有特别研究,早在 20 世纪 60 年代即在《中医杂志》上发表傅青主妇科学术特点的研究论文。20 世纪 70 年代,他对月经的周期进行理论研究,他的周期理论以及调周的治则治法学术思想开始崭露。20 世纪 80 至 90 年代,是夏桂成教授中医生殖周期理论创新以及调周治法研究的成熟阶段,他研究不孕不育病症的深层次辨证治疗,发现生殖功能的正常依赖规律的月经周期,创新性地提出"经间期学说",这一理论在妇科历代理论中未有阐述。他又将月经周期演变与中医阴阳消长转化的运动变化联系起来,置于天、地、人三才之间认识生命活动规律,对女性周期提出以心(脑)肾—肝脾—子宫轴为中心的动态调控理论,尤其强调心(脑)的作用,并开创心(脑)治疗的新方法,这一观点和现代医学下丘脑—垂体—卵巢的内分泌轴生理病理机制完全吻合,并且获得较好的临床效果。

　　进入 21 世纪以来,夏桂成教授不断完善"周期学说",从早期提出的根据月经周期不同的生理变化分为经前、经期、经后的三节律,逐渐细化月经周期为五期的五节律及至七个不同期的七节律;又根据昼夜节律变化分为 24 小时的变化和一年的季节变化,建立了月周律、日周律和年周律的理论,并提出临床治疗应根据不同的年、月、日节律的变化辨证论治。最终形成"中医女性生殖节律理论",其中"中药调整月经周期节律法"在临床推广应用疗效显著,填补了中医妇科对女性月周律调控的空白,极大丰富了中医妇科学理论。

　　作为南京中医药大学妇科教研室的创始人,夏桂成教授在学科建设上,早期自编教材讲授中医妇科学,后来参加全国高等医药院校教材《中医妇科学》一、二、五版等的编撰工作,注意教材的理论与临床实际相结合的特点,首次提出"经间期生殖生理的理论",将"经间期出血"病症首次编入全国统编教材,填补了中医妇科学对月经周期认识的空白。他主编了《胎产病辑要》《简明中医妇科学》《简明中医妇科手册》《中医临床妇科学》《实用妇科方剂学》《月经病的中医诊治》《不孕不育与月经周期调治法》《中医妇科理论与实践》《妇科临证用药十五讲》等妇科专著,以第一作者发表学术论文 100 余篇,多次主持全国性学术会议,理论联系实际,学以致用,为后学开拓了调治女性生殖周期节律的医学路径和方法。1981 年南京中医学院获得教育部首批中医妇科硕士学位授予权,夏桂成教授成为首批中医妇科学硕士生导师,1996 年国家中医药管理局批准夏桂成教授为名老中医传承工作指导教师;"十一五"期间,国家科技部设立"夏桂成学术思想及临证经验传承"专项课题,江苏省科技厅设立"夏桂成妇科疑难病症的诊疗经验、传承、创新及应用示范"资助项目,国家中医药管理局批准我院妇科为"重点专科建设"单位,授牌成立"夏桂成名中医工作室",后被评为优秀工作室,同时中医妇科学被国家中医药管理局、江苏省教育厅评为重点学科、精品课程,江苏省中医院妇科现为华东地区区域诊疗中心等。

夏桂成教授团队年门诊量达 50 万人次,在省内三级甲等医院妇科中排在首位,其中不孕症患者占 30%。团队将夏桂成教授学术理论运用于临床,形成了调经Ⅰ号及Ⅱ号方、滋阴抑抗汤、滋肾清心汤、助孕合剂等经验方及"中药调整月经周期"特色疗法,开展了助孕合剂治疗黄体功能不全性不孕症、滋阴抑抗汤治疗免疫性不孕症、"中药调整月经周期法(滋阴/助阳方、调经Ⅰ号/Ⅱ号方序贯)"治疗多囊卵巢综合征、滋肾清心汤治疗更年期综合征等临床课题达 14 项,国家自然科学基金基础研究课题 12 项,获国家发明专利 3 项,研制院内制剂 5 项。2011 年,夏桂成及其团队的"中医女性生殖节律创新理论及临床应用"研究项目,获得江苏省科技进步奖一等奖。

夏桂成教授创立的"中医妇科调周理论体系",被国内知名学者称为当代中医妇科的"里程碑"。中央电视台、《新华日报》等媒体多次对他做了专题介绍。他常年坚持门诊、查房、院内外会诊,每年诊治患者 1.2 万余人次,无论酷暑严寒,皆提早到达诊室或病区,而下班却是一延再延。他几十年如一日,勤勤恳恳,诲人不倦,从不保留自己的学术和经验,前来学习的各地学员都说,夏教授真是有问必答,诊疗至有感处常常滔滔不绝,给人留下非常深刻的印象。

夏桂成教授蜚声海内外,他多次赴日本、英国、意大利、美国等地讲学。一次在境外参加中医临床研究的学术活动,因同行中很多知名专家参加讲授,事先没有安排他讲座,结果与会者见到他在场,自发地组织了另一个会场,请他演讲。邻邦日本友人多次组团来学习,点名要请夏教授讲课。在临床不断有海外学生来求学,他的学生遍及四海,中外弟子们学有所用,临证均取到较好的效果。日本友人用"调周法"治好不孕症后所生的婴儿照片汇聚做成"千子图",赠与他纪念,这张照片现在珍藏在江苏省中医院名医堂的夏桂成工作室。

夏桂成教授"中医女性生殖节律创新理论及临床应用"研究成果,历经了几十年的医疗、教学和科研的检验,证实其理论创新,思维独特,运用广泛,疗效确切,对中医妇科学发展起到了积极的推动作用。国内外许多著名学者给予了高度评价及肯定。其临床应用的具体治疗方案被北京、上海、广州、天津、黑龙江、山西、杭州等三级甲等中医院广泛应用,取得良好的临床效果。夏桂成教授培养的研究生分布在全国各地,将夏桂成学术思想、临床经验较好地运用于临床,取得很好的临床疗效,产生极好的社会影响,很多学生也成为名医。

夏桂成教授从医六十余载,崇尚实践,钻研理论,不断将他对妇科学深邃理解和精辟认识,融会至临床的诊治,贯穿于教学的始终;他将"不愿闻达于诸侯,一心只在三指间,修得岐黄成正果,济坤护花效傅翁"作为座右铭,时刻勉励自己,提携晚辈,对中医妇科理论和临床解除患者病痛起到积极作用。夏教授虽已逾九十,仍是临证不断,笔耕不止,著书撰文,为中医妇科学的完善和发展辛勤耕耘,奋力播种,做出了巨大贡献。我敬仰他,我们都应该向他学习,为人类的健康做出卓越的贡献。

江苏省中医院党委书记　方祝元

2023 年 1 月

前　言

　　国医大师夏桂成教授临床工作六十余载,他经历了跟师和在校的学习过程,在实践中他提倡理论源于实践,实践出真知。中医虽有理论,真正要学会不是容易之举。古典医籍不仅充满哲理,而且有鲜活的个案,读书破万卷真正要掌握,还有待深入地实践和琢磨。正如古诗词中云:"纸上得来终觉浅,绝知此事要躬行。"他就是这样,半个多世纪践行着律己格言。另一方面,他认为教授学生无论中医师承还是科班教育,都应秉承"授人以鱼不如授人以渔"的理念,比如以他治学方法为例,他认为除了每一位名老中医都要具备博文广识、通读古籍的治学要素外,更加重要的是善于对比总结。如对比同类方剂的异同,从而准确总结出方剂运用规律,是其学习方剂的一个重要方法。他遍览《妇人大全良方》《景岳全书·妇人规》《傅青主女科》等中医妇科医籍,对比《妇人大全良方》中10首胶艾汤,对《景岳全书·妇人规》中补阴补阳、滋阴健脾类方进行细致比较,总结了遣方用药的规律;如《傅青主女科》中的月经先期量多所用的清经散与月经先期量少中所用的两地汤进行对比分析,总结出六点共性和七点差异,结合临床条分缕析地讲解其中医道理,使听课的我们思路一下子就被打开了,提高了理性认识,临证也变得运用自如了。

　　因此,运用对比分析的治学方法是夏桂成教授提高学术水平的一个门径,我们应当在平时的学习中加以运用,才能加深对名老中医学术经验的传承。除了方药,对疾病的认识,夏桂成教授总是不停地总结经验,提升辨证论治的水平。以绝经前后诸证(更年期综合征)为例,既往教科书分型一般是三个证型,夏桂成教授认为,该病的发生病理复杂,结合临床应该有多脏受累的病理征象,按照现代疾病谱可以分为以心(脑)为主导、心肾不交等三个方面的主证型,同时又有多种因素的兼夹证,并且创新性地将此病分为初、中、末三期,初、中这两期按照现代疾病谱的要求,此时还是需要调节月经周期的节律,保护卵巢功能,来达到预期目的,这样的理念切合临床实际,应用后立竿见效,更加加深了我们对于疾病的认识。如是案例不胜枚举。国医大师夏桂成教授就是这样,自己不断进取,诲人不倦,将中医人才的培养,始终放在重要的地位,坚信中医药的发展。

　　国医大师夏桂成教授精研60余年中医妇科学术与临床,理论结合实践,对中医妇科学具有深刻的认识,创造性地形成其独特的中医调整月经周期节律理论和方法,如"心(脑)肾—肝脾—子宫轴""经间期学说"等理论,对中医妇科月经、带下、妊娠、产褥、杂病的治疗积累了大量的宝贵经验,提出与时俱进的新见解和学术观点,有效地指导临床治疗常见病和疑难病症,创制了一系列疗效卓著的方剂,在国内外得以推广运用,并科学研究得出其奏效机制,获得科技进步奖,激励后学努力学习中医,弘扬国粹,传承经典。

　　迄今为止,夏桂成教授著作只是单本学术著作出版,并无全集出版。此次编撰《国医大师夏桂成中医妇科集验》,旨在对夏桂成教授学术理论和临床经验进行全面整理,结合其最新的学术见解和临床经验,将其学术精华进一步梳理并呈现给广大读者。本书稿是国医大师夏桂成教授中医妇科学术经验之集大成者,更加全面地把握国医大师学术发展与精华,加深对其临证治疗思路、学术观点和遣方用药经验的学习和运用。前一部分很多内容他亲自执笔撰写,各论部分也均一一过目,唯恐有谬之处,甚至在视力极度下降的情况之下,也克服困难,坚持改稿,今不过夕。

本书为夏桂成教授的倾心之作,秉承必须充分反映中医学术特色;必须反映夏氏中医妇科的学术特色;必须切合临床,理论联系实际,能够解决中医妇科临床上的一些疑难病症,并能提高疗效。全书的重点是月周律、生殖节律及调周法,理论指导是心(脑)肾—肝脾—子宫轴的调控。以前夏教授强调的是心—肾—子宫生殖轴,后来深入学习《易经》后,发现天、地、人三才的大整体调控,应当加入肝脾的调控,更为合适。但我们更强调心肾交合,尤重视心的作用。在分期上,四期是基本的,但要按阴阳的特性细分为七期。经后期阴长为主,四阴为基本,四阴者,血、阴、水、精,但重阴者,必须六阴到位,要加上火中之水、阳中之阴的两阴达重,则是生殖健康的标志。经前期阳长为主,四阳为基本的阳者,气、阳、火、神,但重阳者,必须六阳到位,要加上土中之阳、火中之阳两阳达重,则是月周律健康的标志。此外,我们还撰写两个转化期、两个消长期的相关性、差异性等论述,把调周法推入到一个新的高度。我们在总论中重点阐述了阴阳、五行(正反五行)、运气学说、奇偶数律等深层理论问题,有助于深层理解月周律与调周法意义和实践,并亦注重自然界生物钟规律及圆运动时空观的调控,以及"7、5、3"奇数律、"2、4、6、8"偶数律在妇科学中的巨大价值。在"经、带、胎、产、杂病"特别是生殖方面,我们不仅重视一般辨治,更应重视心肾之治,不仅较好地控制疾病,而且增强体质,提高健康水平,促进优生优育。在经、胎、产疾病中我们注意到创新问题,亦注意其多层次、立体性、全面性、复杂性,还有阴阳低水平平衡的无症可辨的顽固性。

方药,我们注意到调周所需,故分为阴、阳、血、气四大类及古方、名方、验方,以保存妇产科历代以来的一些常用或用之有效的古方、名方。验方是我们在临床上用之较多,且有一定效果,验方也算是推动方药发展。

月经病方面,痛经的治疗重点在经间期,维持阳长至重的健康能控制疾病。围经经期诸证重在调心。胎前病重在保胎,亦重心及"3、5、7"奇数律。产后病重在恢复健康,亦要重视心(脑)肾—肝脾—子宫轴的调治。在生殖方面我们强调心肾交合,尤以心脑、癸阴为主,达到优生作用。癥瘕方面,我们强调扶正,提出"扶正改邪、改邪养正"的长期治疗方针。

无论是从事临床的初、中、高级医师,还是中医妇科学教学、科学研究者,都将从本书中得到启迪,提高中医妇科学识和临床处理疾病的能力,更好地为中医妇科学的发展创造新的华章。中医药发展薪火相传的今天和明天,将会更加美好,中医药必将永远造福于人类!

国医大师夏桂成名医工作室　谈　勇
2023 年 2 月

目　录

第一篇　医 理 释 真

第二篇 临证指要

第三篇　临床病案分析

第一篇

医理释真

第一章
理　经　溯　源

中医妇科学有着悠久的历史，早在远古时期古籍里就有关于生殖问题的记载，整个发展经历十个历史阶段，妇科专著有独立成书，也有合在综合图书中，经过历史的积淀，博大精深，不断地为现代所用。

第一节　妇科理论源流对夏桂成立说的影响

一、理论与立说的关联

古籍里有关于生殖问题的记载首推殷周时代的甲骨文中有关生育疾患和预测分娩时间的卜辞，其记载的 21 种疾病中，就提出"疾育"（妇产科病）之说。还有《周易》在《易经·爻辞》中最早记载了不孕不育症，如"妇孕不育，凶"，"妇三岁不孕"，指的是结婚三载之女未孕。夏桂成教授推崇《易经》理论，他认为，世间万事万物的运动规律都在《易经》之中，其中哲理的深奥，只有通过不断学习研究才能掌握。他虽是鲐背之年，已有了六十余载的临床实践，再回过去读《易经》，仍有很多感慨，从中领悟的道理，深化了他对学术上一些疑难问题的理解，所以他诊疗之余仍然孜孜不倦地探索着《易经》之理，用中医原汁原味的观念研究现代临床难以解释之处，使医者从扑朔迷离中辨明疑难病症的诊治，解除患者病痛。

秦汉时期的《难经》，创立了左肾右命门学说，首论命门功能，书中系统地论述了冲、任、督、带脉的循行、功能和病证，尤其是肾与命门及冲任督带的理论成为妇科学重要的理论基础，也是夏教授对肾和奇经八脉认识的源头。

四大经典之首的《内经》是他认识女性生理的起点，《素问·上古天真论篇》提出了女子从 7 岁到七七之年（49 岁）的生长、发育和生殖的规律，使他对女性生长发育阶段有了认识；在病因病机方面，突出正邪相争的发病观和体质因素，尤其强调"妇人之生，有余于气，不足于血"，揭示了妇人以血为本，容易发生气有余、血不足的病机特点；诊断方面，对其中男女诊法有异，以及四诊的应用；治疗方面，载有因"天时而调血气"的调经原则，以及石瘕、肠覃"可导而下"的治疗原则；尤其是《素问·腹中论篇》中记载了妇科第一首方"四乌鲗骨一藘茹丸"，治疗血枯经闭，至今仍被誉为治疗闭经第一方，他认为这个方药是通涩兼用、补肾活血、通补奇经的方药。在妇科临床病证方面，书中记载已有经、带、胎、产、杂病的一些主要病种，他重点把握崩漏和闭经的论述，其中一些重要的学术观点一直引领着他在临床医疗中发挥作用。带下病则是以"任脉为病"论；孕期用药秉承"有故无殒，亦无殒也""衰其大半而止"等的原则；对产后病，提出新产或产后大出血禁泻的原则，又提出产后发热和产后大出血两大产褥期疾病，并着重强调产后固护胃气的重要性;对杂病重视督脉为病的病机,反复地学习《内经》这些对妇产科方面的生理和病理,以及对脏腑等多方面的精辟的论述,这些理论对他从医生涯的影响是刻骨铭心的,从而建立起如今对妇科学疾病新的认识所形成的学术思想和经验。

《金匮要略》是最早设有妇科专病的,包括"妇人妊娠病脉证并治""妇人产后病脉证并治""妇人杂病脉证并治"三篇,所论病种涉及经、带、胎、产、杂病五大类,共44条经文,载方34首,剂型多样,夏教授将这些方剂仍应用于临床。如桂枝茯苓丸、芍药甘草汤、当归芍药散等,在他的证治病例中针对现代疾病谱经常化裁运用。

孙思邈在其所著《备急千金要方》中,卷首专设"妇人方"3卷,对妇科疾病有深入而独到的见解,如将不孕症概括为"全不产"(原发性不孕症)和"断绪"(继发性不孕症)两大类,对不孕症的病因也提出了一定的见解,认为男女双方的"劳伤痼疾",均可导致不孕,并且将妇人方置于卷首说明妇科疾病之多之验。

陈自明编著成《妇人大全良方》,该书现存已无原本,只有经明代薛立斋校注的刊行本。王肯堂的《女科证治准绳》,也以此作为主要蓝本,其中理论和临床均加有各自的批注,亦是对妇科学术影响深远之作。对于不孕种类的认识,万全在《广嗣纪要·择偶篇》又提出"五不女",即螺、纹、鼓、角、脉,除脉是指月经不调外,其余均为生殖器畸形不能婚配生育。

由于夏教授深研阴阳,上为《易经》《内经》,下则是对张景岳著《类经》以及《景岳全书》中"妇人规"特别热衷。他认为张景岳阐发《内经》理论,吸取各家之长,极力提倡补肾,对命门、三焦均有专篇论述。《景岳全书·传忠录》中曰:"命门为元气之根,为水火之宅,五脏之阴气非此不能滋,五脏之阳气非此不能发。"张景岳对天癸的认识也很精辟,他在《景岳全书·阴阳篇》中说:"元阴者,即无形之水,以长以立,天癸是也。"这"无形之水"颇类似现代生殖内分泌激素。张景岳还根据阴阳水火之论和阴阳互根学说创制了左、右归丸而传之于世,成为沿用至今的著名方剂。《景岳全书·妇人规》是张景岳妇科专卷,学术上突出肾主生殖,体现了中医妇科学在调经、治带、种子、安胎、产后调护以及性养生保健及中年再振根基的学术特色。

其次夏教授对清代傅山的《傅青主女科》也颇为珍爱,他认为妇人以精血为主,辨证以脏腑、气血、冲任督带立论,注重肾、肝、脾,强调七情内伤及房劳伤肾及心,或肝、脾导致妇产科疾病,创制了养精种玉汤、开郁种玉汤等十张治疗不孕症的方药,这些方药他经常在临床加减运用。此外,调经的清经散、两地汤、定经汤,治带下病症的完带汤及产后生化汤等方更是他临证曲不离口之方。

随着时代的进展,病理产物对妇科疾病的影响日趋严重,清代唐容川在《血证论》中,把"气血水火"的概念融注于男女生理异同的机制中,对月经周期性来潮、带下的周期性变化以及与生育的关系均有独到见解。民国时期张锡纯著有《医学衷中参西录》,倡导中西医汇通,他重视调理脾肾和活血化瘀,创制寿胎丸,治疗月经的安冲汤、固冲汤、理冲汤等为后世治疗流产、崩漏等所常用。

在夏教授的中医学习生涯中,另一个重要的因素,他也是龙砂医学的后代。众所周知江苏中医流派以孟河、吴门两大医派最为著名,龙砂医学不大为人所知。其以江阴龙山、砂山地区为源头,由元代著名学者陆文圭奠定文化基础,经明、清两代医家的积累,不断向周边地区发展而形成的在苏南地区有较大影响的学术流派。该医学流派延绵数百年,医家众多,虽学术风格不尽一致,但重视和善于运用《内经》的运气学说,重视《伤寒论》经方,依据《内经》《伤寒论》去研究和阐发温病的病机治则,是该医学流派多数医家的共同特色。

龙砂医家重视五运六气的流派特色,当地名老中医夏奕钧是夏桂成的老师。夏桂成在老师家度过三个春秋的私塾中医学习,奠定了中医的基础。夏桂成为现代龙砂医家的杰出代表,注重五运六气理论在妇科临床的运用,他认为:"作为中医师中的一员,应遵从古训,学习和掌握运气学说,推导病变,预测疾病,论治未病。"

夏教授的调整月经周期节律学说(简称"调周法"),强调圆运动周期节律与妇科学,其创造性地提出这一治疗法则的起源就来源于运气学说的理论。在整个运气学说中,不仅强调"动"的永恒性,即恒动性,而且强调圆运动的周期循环,亦包括周期节律。如四时六气的演变,周而复始,始而复终,循环往复。太过不及的自我调节、胜复的来临,导致生物内部的显著变化,如植物的开花结果生长,并有其一定的规律性,这就叫作节律,由于节律是生物内在发展到一定阶段所引起的显著变化,由量变到质变,故称为周期节律。而中医妇科学,主要是研究周期节律的,如月经周期及生殖节律。月经周期与生殖节律之所以形成,有两个方面的原因:其一是内在的天癸之水。天癸者,即天干中的癸水,在心(脑)肾—肝脾—子宫轴的调节下,形成消长转化的月节律运动有特殊性。其二是外的,亦即是自然界的阴阳消长转化规律的影响,特别是日月所致的四时六气的圆运动规律变化,以及与海潮水流运动的涨落有关,有其共性。所以前人有"天地氤氲,万物化生"。李时珍在《本草纲目·人部·妇人月水》中说:"女子,阴类也,以血为主,其血上应太阴(指月亮),下应海潮,月有盈亏,潮有朝夕,月事一月一行,与之相符,故谓之月水、月信、月经。经者,常也,有常轨也。"《本草纲目》清楚地描述了月经与天地间的关系,因而在研究月经周期及生殖节律形成或演变时,除了研究体内癸水阴阳的消长转化的节律外,还要认识到日月所致的四时六气大规律的影响,春温春生,夏热夏长,秋凉秋收,冬寒冬藏,以及地面上一月两次的潮水涨落规律。根据我们的临床观察,春生春温,是受孕生殖的较高时期,因此,我们认为中医妇科学与运气学说有着密切的关系,也就显示出运气学说在妇科学中的重要性。

与运气学说相关的,夏桂成十分重视"五运推导法""子午流注纳甲纳支说""子午流注气血说",将一日中的阴阳气血变化制成"日钟",提出阴时服阴药、阳时服阳药的方法,指导临床服药;将一月中的阴阳气血变化制成"月钟",按照经行期、经后期、经间期和经前期的四期演变来用药,调整月经周期,将一年之中的阴阳气血变化作为"年钟",按照节气的变化来顺应阴阳气血的交替,使得女性月经周期节律呈规律性的改变。

子午流注纳甲说,即在原有流注说的基础上,加入十天干,因而使原有的气血流注更加充实,强调了阴阳五行,使日相时间的变化增加了复杂内容,从而加强推导方法,强调论治未病。就妇科学来说,对调治月经病,以及某些胎产杂病,特别是调理月经周期,更有重要意义。夏教授调理月经周期,非常重视时间及其阶段的规律性,重视论治未病的紧要性。根据我们对纳甲法的认识,其推导论治的方法有三:其一是按阴阳奇偶数律进行推导论治。在子午流注纳甲法中,按天干地支的编号列出奇偶数号的分类,奇数是1、3、5、7、9,偶数是2、4、6、8、0,在治疗时,可依此类推,进行加减。如经后期使用滋阴养血的归芍地黄汤时可按单日稍加阳药、双日加重阴药;经前期助阳为主,单日加重阳药,双日稍加阴药,并以数序加减。其二是按干支顺序,或干支结合的顺序进行加减论治。如甲乙丙丁……或子丑寅卯……或者甲子、甲丑、甲寅等顺序进行加减。白昼为阳,黑夜为阴,子午分明,子夜服阳药,应加阴药;日午服阴药,适当加入阳药,以符合时相阴阳变化的要求。其三是按五行相生规律论治。干支与五行也有密切关系,如东方甲乙木,南方丙丁火,西方庚辛金,北方壬癸水,中央戊己土。肝木为病,可补肾,乃虚则补母之法;如用利湿泻火,导赤散平肝火,乃实则泻子之法,扩大了妇科治疗内容。

历史长河中妇科专著给予夏教授理论积淀的基础,六十余年临床实践是他砥砺所获的硕果。长期不间断的追求,铸就了学术水平的提高,使他在中医妇科理论与临床均有所建树,成为卓有成效的医学大家。

二、理论与临床的淬炼

基于历史的积淀,夏教授对中医基础理论的学习,加之积累六十余年丰富的中医妇科学临床经验,不断思考,不停总结,永不停顿提炼,推广和运用,深入分析女性独特的生理病理特点,创立了以中医女性生殖节律调节理论为核心的夏氏中医妇科学说。

（一）女科阴阳观

阴阳的协调非常重要，不仅是阴与阳两者的对立统一在演变过程中不断地协调统一。整个中医学在治疗过程中亦非常强调阴阳的统一性，相对平衡性，互根互长性，有如《素问·至真要大论篇》所说"谨察阴阳所在而调之，以平为期……寒者热之，热者寒之，微者逆之，甚者从之……适事为故"。而且因为阴或阳方面的协调性，因此我们认为：人身内部阴或阳的多样性、多层次、立体性、复杂性、全面系统性，就女性生殖节律而言，阴或阳均有四到六，四阴到六阴，四阳到六阳，是以阴或阳某一方面都有着协调统一、全面平衡地发展提高，故重阴重阳时，必须六阴六阳到位。更为重要的是与自然界阴阳生物钟节律的协调，与"天、地、人"之间的协调，所谓"天人相应，地人相应，人人相应"。自然界生物钟节律与人体内部的生物钟节律，人与人的生物钟节律，均有一定的影响与调控作用。当女性衰老时，生殖节律中的阴阳自然也要衰退，需要得到自然界阴阳运动的帮助，借此来维护生殖节律，故有"冬至一阳生，夏至一阴生"及"子时一阳生，午时一阴生"的说法。这种与自然界天、地、人之间的相应，尚需得到现代科学的阐释。

阴阳的消长对抗性，推动月周律的进展，阴阳的互根协调性，维护相对平衡性，阴半月、阳半月，"7、5、3"奇数律的相对平衡，六阴六阳的平衡性。阴阳的转化性，阴转阳呈上升状、生发性，阳转阴呈下降性、衰落状。

阴或阳任何一方面均有其多样性。因此单阴单阳一面亦存在协调统一性，因为重阴重阳者，必须要有六阴，或六阳到位，亦即是六阴六阳均有高水平，这样的转化，才算健康，亦是健康的标志。阴或阳的一方协调，我们认为有三点：① 主者主调也。在六阴中，癸阴是主要的，因此有着主调的作用。根据临床观察，六阴中水阴最易耗损，是以在经间期时锦丝状带下较少，或不符奇数律要求，大多与睡眠过晚，心烦不畅，滥用促排卵激素有关。六阳中癸阳为主之气阳亦常有不足或土中之阳亦易不健，是以导致流产，或不孕不育，常与睡眠、活动、感寒、心态不良有关。因此需扶助癸阴癸阳，同时纠正不良的生活习惯和心理。② 互相促进，共同协调。水阴不足者，除增强癸阴外，亦更增强水阴，使之互相促进，齐头并进以达重阴。③ 纠正偏盛偏衰。必须借药物治疗、心理调节，而中医药的特点，不仅仅在抑制有余扶助不足，而是强调第二、第三者的治疗。如癸阴过盛，雌激素过高，海阴过盛，子宫内膜过厚者，不是抑制雌激素、子宫内膜，而是通过调周法维护阳长以及心理调控来达到整体调治，其他均可参此而处理之。

（二）女科脏腑观

《内经》对女性生长发育的过程做了详尽的论述，认为女性的生长发育与肾有关，历代也有"女子以肝为先天"之说，脾为后天之本，气血生化之源，所以历来多强调肝、脾、肾三脏对女性功能活动的影响。20 世纪 60 年代，夏教授从肾主生殖角度认识，强调肾为先天之本，提出月经的来潮与人体生长调控机制是肾—天癸—冲任—胞宫作用结果，将之认为"肾—天癸—冲任—胞宫轴"。20 世纪 90 年代，在不断临床的基础上他渐渐改变了认识。他认为，五脏之中，仍应该以心作为主帅。心主血脉，主神明，为五脏六腑之大主，或称为君主之官。其实关系到脑的主宰功能，能够下达各脏腑，发挥其统领的作用。心气可以推动血液在经脉内运行敷布全身，然而重要的是，《素问·评热病论篇》中"胞脉者，属心而络于胞中"，心通过胞脉与胞宫相通，心不仅有统领脏腑作用，而且其感应性有协调与自然界生物钟规律的功能。《石室秘录》指出胞宫为"心肾接续之关"，心气下通于肾，心肾相交，水火既济，阴阳平衡，血脉流畅，月事如常，这样就将心—肾—胞宫连成一体。他进一步提出"心—肾—子宫轴"的学说，认为调节机体阴阳平衡的脏腑关键在于心、肾、水、火之脏的既济功能。近年来，他在《易经》学说的指引下，充分认识到脏腑气血阴阳是在脏腑功能活动中完成的。并指出，月经节律调整是以后天坎离八卦为动力，坎离既济，心肾交合，才有可能推动阴阳消长转化运动的发展，结合肝脾疏泄升降功能，司子宫藏泻，共同调节月经周期变化。

历来的中医妇产科学重视肾肝脾胃,重视血气演变,故提出先后天是肝脾、脾胃为后天之本、女子以肝为先天之说。当然在正规的教科书中仍强调肾为先天之本。是以历史上存在着"肾为先天""肝为先天"的争论。实际上也是阴阳为主与血气为主的争论。自从我们提出"月周节律""生殖节律"后,阴阳消长转化、动静升降所形成的周期节律,阴阳为主亦日益明显,而且提出了"心(脑)肾—肝脾—子宫生殖轴",不仅把心(脑)提出来了,与肾并列,而且我们进而提出"心才是真正的先天之本",不仅有主宰、调节阴阳的作用,而且亦有分泌产生天癸的功能,我们认为最少要与肾相并列,甚至较肾更为重要。就月经的目的而言,是为了生殖,为了繁殖下一代。前人一直认为,肾司生殖,生殖之本在于肾,但从我们长期的临床实践而言,真正主宰生殖的还在于心(脑),所以我们提出了心(脑)主血脉、主神明外,还有"主精髓"的作用。从理论上讲,肾者,静也,降也,藏(敛)也,而生殖是动态十分明显的。心(脑)属阳,为火,动态十分明显,心肾交济或称交合,主要在于心(脑)。心(脑)是主动的,所以排精(卵)也是心(脑)主宰的。人的生命节律也是心(脑)主宰的,故衰老也与心(脑)有着密切关联,所以我们在中医妇科理论上,不仅提出心的重要性,而且把它列入最重要的地位。开发心(脑)是我们今后的重任,而且将对妇产科临床疑难病治疗取得较好疗效。从疗效上证实这一方面。

(三) 月周律的建立与调节

女性生理活动中突出地表现出月经的现象,明代医家李时珍早在《本草纲目·人部·妇人月水》指出:"女子,阴类也,以血为主,其血上应太阴,下应海潮。月有盈亏,潮有朝夕,月事一月一行,与之相符,故谓之月信、月水、月经。"这就是说明月经是有规律的,"上应太阴"则与月节律相吻合,"下应海潮"是说明月经变化的规律性是客观规律,不以人的意志为转移的,建立月经周期节律是女性生殖健康的需要。但是在具体的周期节律变化过程中,古医籍论及行经期、经后期和经前期的生理病理变化,尚不能够将正常符合变化的特征都概括,同时我们发现临床上在两次月经间期有出血、腹痛、乳胀、情绪异常的现象,为了指导临床治疗和预防月经疾病的变化,需要完善前人未能够认识的现象,建立新的认识。

1. 经间期理论的创立　在历代有言及经期、经后、经前期的内容,唯独没有经间期有关理论。仔细阅读在前人妇科著作中就有所记载,如《女科准绳》引袁了凡语说:"天地生物、必有絪缊时;万物化生,必有乐育之时。猫犬至微,将受娠也,其雌必狂呼而奔跳,以絪缊乐育之气,触之不能自止耳……凡妇人一月经行一度,必有一日絪缊之候……此的候也……乃生化之真机。"所谓月经一月一度,必有一日絪缊之候,即经间排卵期的真实描写。所谈到的"的候""真机",均是前人对经间排卵期状态的一种描述。夏教授诊疗经间期出血疾病时,发现经间期阴阳的转化具有呈"重阴必阳"的特征,虽然短暂,但维系了周期各个阶段,使之连贯成整体。他深究其中动静、升降的运动形式,以及所产生气血变化,痰凝、湿浊、气滞、血瘀等病理产物的复杂现象,确立了治疗方案,在临床实践中得到公认。1986年该理论成果被编入全国高等医药院校第五版《中医妇科学》中,以疾病"经间期出血"为表现形式,完善月经周期的全程。夏教授经间期学说的提出奠定了中医生殖生理基础,填补了中医妇科理论的空白。

2. 中医调整月经周期节律法的建立　夏教授建立了经间期学说,完善月经周期的全程。随着对女性生理病理特点深入的剖析,相应的月经周期调节法(以下简称"调周法")问世,总结月经周期演变过程循环往复的规律,根据这一周期规律,阴阳转化,达到内环境的平衡,气血调畅,择时孕育。具体就是将月经周期分为行经期、经后期、经间期和经前期四个阶段。其中经后期又可分为经后早期、中期和末期,经前期可分为经前前半期和经前后半期,加上行经期和经间期共有七期,完成一个月周律的循环。其中阴阳气血的变化基本秉承阴阳的消长转化,重阴必阳,重阳必阴。顺应这一种阴阳的变化并使之有序就构成了月经周期的调节法。夏教授是以中医药调节的,早期他主张"补肾调周法",随着他不断地临床医疗实践,反复研学古医籍,重新提高认识,并将心(脑)提升至前。他认为,心为先天之本,心肾水火既济,是阴阳平衡的主轴。这样就更深层次地揭示了阴阳气血的活动在女性体内的有序性,为治疗女科的"已病""未病"奠定基础,形成中医药调治月经病的特色,深化调经的"治本"大法。

3. 创立"7、5、3数律"理论,推导妇科"治未病"工程　历来有女性体阴而用阳,大多以奇数来计算身体内在气血的变化,"7、5、3"数律也就是夏桂成所倡导的体质说。他认为女性体阴而用阳,故规律的节律表现"7、5、3"奇数律的演进。在月经周期经后期阴长阶段,女性体内气血阴阳的变更存在"7、5、3"数律的不同。也就是说,以7数为基本变化的需以该数为规律变更,以5数为基本变化的则以5数为变更规律,以3数律者以此类推,其目的就是为了掌握女性体内阴阳气血规律活动,采用调周法的衡量标准,根本是为了完善女性疾病治疗"未病"方法的推算。夏教授按照女性生殖生理活动的规律,分析阴阳气血变化对女性产生的影响,提出经间排卵期是妇科治疗未病的最佳时期。把握这一关键阶段,从根本上制定妇科"治未病"的方法。

因此,夏桂成的调周理论和方法,建立在熟读经典、不断临床的基础上。他在实践中反思,前30年理论学习和临床,后30年的理论—实践—再认识—提高上升为中医妇科理论创新,形成了"中医女性生殖节律理论";完善了对女性生殖功能调治的理念和方法,革新了中医妇科理论内涵,建立了系统的新的诊疗方法,有效地指导中医药对女性生殖疾病的治疗,对中医妇科学的发展做出特殊的贡献。2011年以夏桂成教授为首的团队主持的项目"中医女性生殖节律创新理论及临床应用"获得江苏省科技进步奖一等奖,该奖项是江苏省近20年来唯一的中医类临床科技一等奖。夏教授因丰硕的学术成就和临证经验,被誉为"当代傅青主",成为当代中医理论创新的典范。

第二节　《周易》与女性学

一、《周易》理论的历史源流

夏、商、周三代皆有《易》,是当时算卦书的共名,《周礼·春官》曰:"太卜掌三易之法,一曰连山,二曰归藏,三曰周易。其经卦皆八,其别皆六十有四。"《连山》以艮卦为首卦,象征"山之出云,连绵不绝";《归藏》以坤卦为首卦,象征"万物莫不归藏于其中",但两者早已失传,直至近年有考古学家发现了《归藏》的残本。因而现今人们所读之《易经》即为《周易》,是以乾卦为首。在我国源远流长的华夏文明长河里,《周易》是对中华文化影响最深远的一部书,被称为"大道之源,群经之首",儒家把它作为"五经"之首,道家把它列为"三玄"之一,但它也是谜案最多的一部书。

《周易》约成书于西周时期,非一人、一时、一地所作,有一个逐渐积淀的过程。《周易》有狭义、广义之分,狭义者单指《易经》,即古经部分;广义者则包括《易经》和《周易大传》(简称《易传》)。《易经》由六十四卦卦符(又称卦画、卦形)、卦名、六十四卦卦辞、386条爻辞组成;《易传》为解《易经》之作,主要对《易经》经义的阐释和哲理的发挥。《易传》传文有七种十篇,称为七翼(十翼),即《彖传》《象传》《系辞》《说卦》《杂卦》《序卦》《文言》,其中,彖、象、系辞各分上下两篇,共十篇。自《易传》出以释《易经》后,《周易》由《易经》和《易传》共同组成渐成共识。

"周"和"易"二字皆有三层含义:"周"指周全、周期、周朝,"易"指变化、简易、规律。"易道广大,无所不包",《周易》包含占筮、医学、哲学、方法学、伦理学、社会学等诸多领域的复杂学问,影响着中国古代文化的方方面面,奠定了中华民族的性格特征与思维方式,充满了神秘的色彩,对于它的诠释目前仍处于见仁见智、分歧颇大的局面,因此有必要进一步探寻它的本意,取其精华,继承发展。

二、《周易》理论的基本内涵

《周易》提供了一个从时间、空间、条件等全方位分析问题、认识事物的方法,集中了《连山》易"数象"与《归藏》易"理气"的长处,将数、象、理、占予以完美的结合,成为其基础理论的四要素。整体而言,先有数象,后有理占,数象是理占的前提,理占是数象所反映的结果。众多学派各有侧重,目前形成三种走势:象数易、义理易、象义易。

《易传·系辞上传》曰:"易有太极,是生两仪,两仪生四象,四象生八卦。"《周易》的产生以阴阳二气之理,推动八卦以及六十四卦的整体变化。阳为奇数、阴为偶数,阴阳两爻,做两次叠加,就形成四象,做三次叠加,就形成了八卦。八卦两两重叠而成六十四卦,周易的六十四卦之间的关系错综复杂,牵一卦而动全体,体现事物的普遍联系。卦中的每一画即为一个爻,在六十四卦中,每一卦有六爻。每一爻后的"爻辞"和每一卦后的"卦辞",是对这一爻和这一卦的解释或者典型占卜事迹的记录。每一卦后的"彖辞",是断定一卦之大旨。每一卦和每一爻后的"象辞",则是分析卦爻象的象征意义,分别称为大象和小象。八卦亦有先后天之分,以表目的而非顺序。先天八卦解释阴阳,《易传·说卦》曰:"天地定位,山泽通气,雷风相薄,水火不相射,八卦相错。数往者顺,知来者逆,是故《易》逆数也。"后天八卦解释

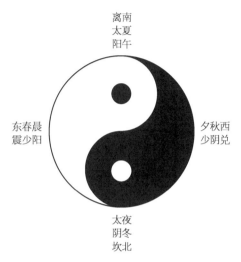

图 1 - 2 - 1　太极—四象—卦象—五行时空图

时间、方位,《易传·说卦》曰:"帝出乎震,齐乎巽,相见乎离,致役乎坤,说言乎兑,战乎乾,劳乎坎,成言乎艮。"一卦三爻,八卦对应八节,是统领二十四节气的时空模型(图 1 - 2 - 1)。

三、周易理论与中医学

医圣孙思邈有言:"不知《易》,无以言太医。"《内经》时期援《易》入医已见端倪。其阴阳观念、天地人相参思想、四象之用等多源于《易》,或与《易》共鸣;《易》的取象比类方法对《内经》构建生理、病理体系,尤其是藏象理论起着模式性的启示;《内经》九宫八风更与《易》之洛书一致。易学与中医学在漫长的发展过程中不断互动,渐使"易具医之理,医得易为用"。中医学是以道统理、以理正道的道理合一的科学,而西医学是只论具体细致而微的"理"的科学,这是两者的根本区别。

(一) 医易同源

易与医的关系,明代医家张景岳在《类经附翼·医易义》中就已阐述:"易者,易也,具阴阳动静之妙;医者,意也,合阴阳消长之机。虽阴阳已备于《内经》,而变化莫大乎《周易》。故曰:天人一理者,一此阴阳也;医、易同源者,同此变化也。岂非医、易相通,理无二致?可以医而不知易乎?"《周易》的基本原理对中医的启发,多出自《系辞》。

1. "一阴一阳之谓道"　点明了《周易》主要是以阴阳来阐"道",易与医,就研究对象而言,易关注的是"天地之道",医重视的是"人生之理",两者实是天人关系。而"天地之道"在于"以阴阳二气而造化万物","人生之理"则在"以阴阳二气而长养百骸",其理均在阴阳二气之用,只是作用一宏一专。在作用方式上,两者几乎如出一辙,易"具阴阳动静之妙",医"合阴阳消长之机"。所以医、易"理无二致",同就同在阴阳变化。

2. "形而上者谓之道,形而下者谓之器"　体现中医学的思辨,"形而上者"无形可见,以规律的形式呈现,"形而下者"有形可见,研究的是具体物质。中医学是以"道"统"器",道器合一的学问,通过思辨得出的原则、原理和方法,每一步都会经过实践检验,再不断修正,最后确立。中医是哲学,也是自然科学。

中医既形而上，由"道"统领；又形而下，注重解决实际问题。

3. "易穷则变，变则通，通则久"　"变"是《周易》的核心思想，体现在中医比如五运六气的气候变化，人体的生长壮老矣，因时、因地、因人制宜的治法等，无所不变。摄生之道故在于通，顺时空有无正反虚实、开合动静之变而通，应阴阳四象、五行六气、八卦九宫之序而通。由于生气通天，所以专一精神，服食天气而通于神明。由于内外交通，所以现象识机，见微知著而通于神治。生命过程与自然、社会的和通，生命过程中神气形的和通，才是健康的真正意义。

4. "生生之谓易"　历代医家对于"生生"二字注解颇多，汉代荀爽在《周易集解》云："阴阳相易，转相生也。"宋代朱熹在《周易本义》云："生生，阴生阳，阳生阴，其变无穷，理与书皆然也。"清代王夫之在《周易内传》云："生生者，有其体而动必萌以显仁，有其藏必以时利见而效其用。"由此可见，阴阳变化是理解"生生"的关键。一方面，强调阴和阳的相互转化变易；另一方面，强调通过阴阳之间的相互作用，化生万物。阴阳，是天之所以为道也。国医大师陆广莘将中医学术思想高度概括为"循生生之道，助生生之气，用生生之具，谋生生之效"。

5. "立象以尽意"　《周易》强调"象"，中医亦复如是，以通神明之德，以类万物之情，故有藏象、脉象、舌象、经络象、六淫象、痰瘀象、药象、色象、味象、时象、地象等。西医学仅言"形"，故有具体之数可参，中医学尚言"气""神"，数字无法表达，故圣人"立象以尽意"，用以归类衡量。

6. "以时为正"　我国古代思想家很早就认识到生命存在的基本形式是空间和时间，提出生命是时间函数的科学命题，即《素问·玉版论要篇》强调的"神转不回，回则不转"的箴语箴言，恽铁樵称此语为《内经》全书的关键。《素问·五常政大论篇》亦提出"化不可代，时不可违"的万物生化不可逆的特征，和西医学重视人体空间结构相比，中医学重视人体的时间结构，重视生命的过程、节律和节奏，这是中医学对生命本质的揭示。

7. "易简，而天下之理得矣"　"理"，即是圆运动之理。"易则易知，简则易从"，中医学的诊治皆体现出执简御繁的方法，把繁复的医学经验、知识简化而成可推导之理，因而可以生生不息、长久发展。

（二）易学在中医的应用

《类经附翼·医易义》曰："医不可以无易，易不可以无医，设能兼而有之，则易之变化出乎天，医之运用由乎我。运一寻之木，转万斛之舟；拨一寸之机，发千钧之弩。"可见中医的学、理、术、技均须在"易道"的统贯下方能机圆法活，清澈空灵而显活泼生机。

1. 阴阳学说　"虽阴阳已备于《内经》，而变化莫大乎《周易》"，《易经》中并无关于阴阳的直接论述，但乾坤即阴阳，阴阳思想贯穿始终，在先天八卦与十二消息卦中具体体现。《内经》则对其进一步发挥，将哲学范畴与医学范畴巧妙统一，其中的《阴阳应象大论篇》《阴阳离合论篇》、"七篇大论"等，对阴阳理论都有精辟论述。如《素问·天元纪大论篇》云："夫五运阴阳者，天地之道也，万物之纲纪，变化之父母，生杀之本始，神明之府也，可不通乎？故物生谓之化，物极谓之变；阴阳不测谓之神；神用无方谓之圣。"《素问·宝命全形论篇》亦曰："人生有形，不离阴阳。"《内经》中的阴阳学说与《周易》中的阴阳学说的实质是基本相同的，都含有朴素的唯物辩证法思想，只是所表达的意义有所不同而已。从对《周易》卦爻阴阳理论与中医理论之源流的研究中发现，《周易》学的阴阳论贯穿于中医的理、法、方、药等各个方面，对中医学的人体解剖组织属性、中医经络理论、疾病诊治以及中医的阴阳五行理论和中医整体观皆起着重要的启示和归纳作用。

2. 五行学说　《类经图翼·五行统论》曰："五行即阴阳之质，阴阳即五行之气，气非质不立，质非气不行，行也者，所以行阴阳之气也。"五行学说来自阴阳，由后天八卦、《河图》《洛书》推演而来，阴阳五行学说乃中医学的理论核心。《周易》中的阴阳五行学说，贯穿于中医理论体系的各个方面，是中医阴阳五行学说形成的理论基础，对中医阴阳五行学说的形成有着直接的启发和指导作用。中医阴阳五行学说则是对《周易》中阴阳五行学说的继承和发展,如《素问·阴阳应象大论篇》曰:"天有四时五行,以生长收藏,以生寒暑燥湿风。人有五藏化五气,以生喜怒悲忧恐。"自然界春夏秋冬四时的推移形成了生长收藏的规律,木火土金水的变化产生了风暑湿燥寒的气候,人体五脏化生出的五气发为喜、怒、悲、忧、恐的不同情志。这些生克制化的方式,明晰了人与自然的相应关系,对疾病的诊断和治疗至关重要。

3. 藏象学说　《易传·系辞上》言"拟诸其形容,象其物宜",通过"立象以尽意"来揭示脏腑内在生理病理的本质,形成气—阴阳—五行—八卦象数时空模型。和西医学以结构决定功能、以实证分析为基本精神与方法的医学体系不同,中医学以道、象、器三位一体,"取象比类""司外揣内"为其藏象学说的基本精神与方法。中医学在《周易》理论中"天人合一"的观念影响下形成的藏象学说,始终坚持以脏腑为中心的整体观,并借助阴阳、五行各要素间的生克乘侮关系,构建脏腑、经络、气血、津液、精神情志及意识活动相互联系的生理、病理观。

4. 诊治养生　《类经附翼·医易义》曰:"以疾病言之,则泰为上下之交通,否是乾坤之隔绝。既济为心肾相谐,未济为阴阳各别。大过小过,入则阴寒渐深,而出为症瘕之象;中孚颐卦,中孚如土脏不足,而颐为臌胀之形。剥复如隔阳脱阳,夬姤如隔阴脱阴。观是阳衰之渐,遁藏阴长之因。姑象其概,无能赘陈。"中医学以卦象应病象,通过望(神、色、形、态)、闻、问、切,将症象、证象、病象叠合,以点、线、面互参为法,并强调因时、因地而治疗、养生,将《周易》理论中"居安思危"的思想衍生为"防微杜渐"的养生观。张景岳在《类经·摄生类·不治已病治未病》中有言:"祸始于微,危因于易,能预此者,谓之治未病,不能预此者,谓之治已病,知命者其谨于微而已矣。"故《素问·四气调神大论篇》即云:"是故圣人不治已病治未病,不治已乱治未乱,此之谓也。"体现"未病先治"的哲学思想。宋代太医窦材在《扁鹊心书·须识扶养》亦云:"人于无病时,常灸关元、气海、命门、中脘,虽不得长生,亦可得百年寿。"

四、《周易》理论与女性关系

(一) 象数思维与女性三大节律

《四库全书总目提要·易类》曰:"易之为书,推天道以明人事者也。"《周易》理论中的象数思维在中医理论的产生和发展过程中发挥了重要的作用,它与临床实践经验一起构成了中医基础理论的两个基本渊源。中医妇科学以象义易为主,道理之中蕴含象数。月经周期节律、生殖节律、生命节律乃女性体内的三大节律,三者互相关联。

1. 阴阳奇偶数律与月经周期节律　《本草纲目·妇人月水》曰:"月有盈亏,潮有朝夕,月事一月一行,与之相符,故谓之月水、月信、月经。经者,常也,有常轨也。"月经周期节律是女性生理中最主要的部分,月之盈亏规律,水潮之涨落,喻之月经周期的内在变化及周期的重要性。月经周期中,阴阳消长运动是基础,转化是关键,通常分为经前期、行经期、经后期及经间排卵期。经前期属阳,以阳长为主,阳长赖阴,故与"2,4,6(8)"的偶数律有关,其他 3 期均以阴为主,故与"7,5,3"奇数律密切相关。早在《素问·上古天真论篇》中,即已对女性生殖功能的 7 数律进行详细阐释:"女子七岁肾气盛,齿更发长;二七而天癸至,任脉通,太冲脉盛,月事以时下……"《易传·系辞上》云:"乾道成男,坤道成女。"女子属阴,赖阳奇数以推动,因而月经来潮及其周期演变与奇数律的关联尤为关键。因此,"调周乃调经之本",按照月经周期分期用药,是调治女性月经病的基本治疗方法。然而,阴阳运动的复杂性决定了奇偶数律的变化也必然是复杂的,包含从一般的奇偶数律变化到阴中有阴,奇数中有奇数;阳中有阳,偶数中有偶数;阴下阳上,下奇上偶数;阳下阴上,下偶上奇数;以及双奇数,双偶数等复杂运动变化。

2. 圆运动与生殖节律　月经周期节律在一定程度上体现出生殖节律,同时亦受生殖节律所主宰。《周易》理论衍生出的太极、八卦、时辰钟(即子午流注)等学说,是中医固有的阐述圆运动生物钟规律的理论,三者相结合有助于分析月经周期、生殖节律的变化。

其中，太极阴阳钟是阐述一切圆周运动的理论基础，是中医学理论的核心部分。阴阳者，天癸之阴阳也，天癸来源于肾，与肾之阴阳有关。肾藏精而主生殖，肾气盛、天癸至，月经才能来潮，从而也就有生殖的可能。因此天癸之阴阳，在治疗学上须落实到肾之阴阳也。太极阴阳鱼图中所标示的黑白鱼眼，是主宰女阴男阳产生发展先天生殖之所在，亦是优生优育、生男生女之所在。后天八卦作为有规律的时空定位图像，较之太极阴阳钟的变化为多，可以分析一切复杂事物的变化。以坎离为轴心，离者为心，为火也；坎者为肾，为水也。心肾是子宫藏泻的主宰者，坎离结合，也即是心肾水火交济，才能推动或调节阴阳运动的发展。时辰钟，主要来源于子午流注学说、运气学说。就时辰而言，有日钟、月钟、年钟；就内涵而言，又有阴阳钟、气血钟之不同。昼夜交替、季节相代，所形成的光线变化，可通过对哺乳类动物松果体活动的改变，影响其生殖功能，昼长夜短的光照周期能使性腺功能处于相对最佳状态，从而促进受孕作用。太极八卦时辰钟相结合所形成的较为完整统一的圆运动生物钟能够更好地论治未病，最终落实到女性生殖的优生优育。

3. 九宫八风与生命节律　洛书九宫数理蕴藏着"天人相应""宇宙全息律"等哲学观点，不仅可以作为全息藏象的数学表述，也可以作为"人体小宇宙"的理论模型。《素问·上古天真论篇》中女"七"男"八"的生命节律周期，准确形象地描述了两性在各自的年龄阶段身体"盛""壮""衰""竭"的生理变化规律。清代唐容川在《医易通说》中言："男起八数，女起七数，注家皆无确解，不知天癸未至时，皆少男少女，实应艮兑二卦，故男女皆从此二卦起数。"女性以"七"为生命节律周期，七为少阳之数，八为少阴之数。《类经·藏象类》云："盖天地万物之道，唯阴阳二气而已，阴阳作合，原不相离，所以阳中必有阴，阴中必有阳。"以阳体的男子合少阴之数"八"，以阴体的女子合少阳之数"七"，正是体现了"阴中有阳，阳中有阴"的思想。《内经》的中医学理论构建除运用《周易》的象数理论外，亦援用《河图》《洛书》以解说医理，以《河图》指陈五行生成数，以《洛书》之数表述五行生克，并以八卦和《洛书》相结合著有《灵枢·九宫八风》，不仅可用于预测疾病，依时序推演八风以避邪，还保留了先秦时代八卦藏象的痕迹。

(二) 三才、中和与女性心理

《周易》理论所体现出的整体观，反映在妇科疾病的防治上，即为天人合一、身心同治，女性心理的调整对于疾病的产生、转归及预后都有至关重要的影响。《易经》不仅是彰明往事、预察未来的占筮书，亦是圣人探讨天地变化规律、教化天下百姓、倡明道德修养、治理天下的典籍。《周易》理论所蕴含的心理智慧是无人可及的，其所强调的三大道，《易传·系辞下》曰："有天道焉，有人道焉，有地道焉。兼三才而两之，故六。六者非它也，三才之道也。"既探索宇宙天地，又研究人文社会，运用四象八卦来观察人的心理现象、社会现象，为人们提供解决问题的策略，使人体趋于中和状态，而中医心理学的基本理论之一就是四象八卦论。

三才变化就人体内部而言，上部为心(脑)所居；下部者，为肾也；中部则为肝脾两脏。心(脑)者为五脏六腑之主，肾者为脏腑之根。先天八卦以乾坤为中心，乾者，阳卦也，称为天卦；坤者，阴卦也，称为地卦。心(脑)属火，为五脏中的阳脏，故与天相应；肾属水，为五脏中的阴脏，与地相应。正所谓"主明则十二官安，主不明则十二官危"，因而对于女性的身心调治，强调"治病先治人，治人先治心"。《周易》理论中丰富的心理智慧对于女性心理健康的建设意义非凡，如"天行健，君子以自强不息""地势坤，君子以厚德载物""保和太和，乃利贞""柔顺利贞，君子攸行"等，通过心理疏导帮助女性安身立命，稳定情绪，提高道德修养，使心理平衡、阴阳和谐，终可从心所欲，养成平和的心态。

第三节　五行、运气学说与女性学

五行学说认为：宇宙间的一切事物，都是由木、火、土、金、水五种物质的运动与变化所构成的，据《尚书大传》记载,早在公元前1000多年前的殷商时期,人们便有以下的认识:"水火者,百姓之饮食也,金木者,百姓之兴生也;土者,万物之所资生,是为人用。"说明古代劳动人民在长期的生活和生产实践中,认识到木、火、土、金、水五种物质是百姓生活中不可缺少的东西,也是人们对五种元素物质最小单位的认识和对事物的分类。后来人们把这五种物质的属性加以抽象推演,用来说明整个物质世界;并认为这五种物质,不仅具有资生、联系、促进的作用,而且还具有制约、克服、调节的意义,而且在不断运动、变化之中,故被称为五行。行者,就是活动、运动的意思,可以弥补阴阳在解释运动方面的不足,特别是用于解释物质内部纵横错杂的关系。更为重要的是,有助于阴阳推演物质运动的规律。正由于此,五行学说有着极为重要的临床应用价值。

我们认为:深入学习和研究五行学说,应取其合理的内涵,舍弃其不足的方面。如五行对万物的分类,五行的生克乘侮,有着重要的意义。但是我们认为:事物的资生联系、促进,以及制约、调节,是相互的,并非是单方面的。因此,我们提出了反五行,实际上就是五行学说中的反相生、反相克,希望完善五行学说,扩大五行学说的应用范围。更好地为现代中医学服务,特别是对中医妇科学中的推导医学服务。

一、五行学说的基本内容与特点

所谓五行学说,就是围绕木、火、土、金、水五种自然事物,对自然万物进行分类、归纳,同时又揭示这些事物间相生相克、贯通纵横、运动演变规律的学说。因此,下文分三个部分展开,首先介绍五行分类法,其次是从正反两个方面分别论述五行相生、相克的关系,最后讨论相乘相侮等五行运动失常的内容。

(一)五行分类法

古代学者,对五行学说的应用极为广泛,到处可见。但我们作为医家,亦必然从医学的角度出发,选择古代医家运用五行学说的例证,主要是那些对人体内在的脏腑组织、生理、病理现象,以及与人类生活有关的自然界事物,所作的广泛的联系和研究,并运用"比类取象"的方法,按照事物的不同性质、作用与形态,将它们分别归属于木、火、土、金、水五行之中,借以阐述人体与外界环境之间的相互联系。这种对事物属性的归纳方法,在前人的有关记述中随处可见。《素问》"阴阳应象大论"和"金匮真言论"等篇,对此都有详细的记载。我们根据前人的有关记载,结合我们的学习体会,择其与医学有关之要者而分类如表1-3-1所示。

表1-3-1 五行分类法应用表

事物 \ 五行分类		木	火	土	金	水
自然界	五味	酸	苦	甘	辛	咸
	五色	青	赤	黄	白	黑
	五化	生	长	化	收	藏
	五气	风	暑	湿	燥	寒
	五方	东	南	中	西	北
	五季	春	夏	长夏	秋	冬
	五音	角	徵	宫	商	羽
	五谷	麻	麦	稷	稻	豆

这种用五行归纳事物的方法,基本上已经不是木、火、土、金、水的本身,而是按其特点,抽象地概括出不同事物的属性。例如木性的特点,是生发、升散、柔和等,凡是具有这种特性的,便概括为之木;火性

的特点是阳热、上炎、明亮等,凡具有这种特性的,便概括为火;土的特点是长养、变化、敦厚等,凡具有这种特性的便概括为土;金的特点是清肃、坚劲、沉凝等,凡具有这种特性的便概括为金;水的特点是寒润、下行、蓄聚等,凡具有这种特性的便概括为水。这就是五行分类的实质,前人正是应用这五种具有较广泛特性的物质来分析归纳事物,研究事物的发展。然而五行学说如与天干地支的运气学说相结合,必然使五行学说进一步深化,从而衍生出许多特定的规律。

天干与五行相配合,早在《素问·藏气法时论》就有记载,原文说:"肝主春,其日甲乙(唐王冰注:甲乙为木,东方干也);心主夏,其日丙丁(王冰注:丙丁为火,南方干也);脾主长夏,其日戊己(王冰注:戊己为土,中央干也);脾主秋,其日庚辛(王冰注:庚辛为金,西方干也);肾主冬,其日壬癸(王冰注:壬癸为水,北方干也)。"天干者有十,五行之数仅有五,因此,以十干分属五行,则每一行势必并居两干,才能如数落实。所以甲乙属木,丙丁属火,戊己属土,庚辛属金,壬癸属水,有如表1-3-2所归纳。

表1-3-2 天干分属五行表

五行	木	火	土	金	水
天干	甲乙	丙丁	戊己	庚辛	壬癸

地支与五行相配合,如《类经图翼·五行统论》所说:"十二支以应月,地之五行也,子阳亥阴曰水,午阳巳阴曰火,寅阳卯阴曰木,申阳酉阴曰金,辰戌阳丑未阴曰土。"这是根据《素问·脉解篇》的月建说演化而来的,该篇按阴阳奇偶的相配原则,提出正月建寅,三月建辰,五月建午,七月建申,九月建戌,十一月建子,二月建卯,四月建巳,六月建未,八月建酉,十月建亥,十二月建丑。而亥月、子月,正当孟、仲两个冬月,是北方寒水之气当令之时,所以亥、子当同属于水。巳月、午月,正当孟、仲两个夏月,是南方火热之气当令之时,所以巳、午同属于火。寅月、卯月,正当孟、仲两个春月,是东方风木之气当令之时,所以寅、卯同属于木。申月、酉月,正当孟、仲两个秋月,是西方燥金之气当令之时,所以申、酉同属于金。辰为季春三月,未为季夏六月,戌为季秋九月,丑为季冬十二月,这四个季月,都是中央土湿之气寄王于四时的月份,所以辰、戌、丑、未在五行当同属于土。表1-3-3对此作了归纳。

表1-3-3 地支分属五行表

五行	木	火	土	金	水
地支	寅卯	巳午	辰未、戌丑	申酉	亥子

(二) 五行相生相克的关系

五行学说的主要内容,除分类法外,主要是相生相克,而在实际运用中,也确以生克关系为主。我们在临床上长期实践,发现相生相克之中,必须贯穿对立统一的观念,因此提出了反相生反相克的观点,下面将有具体分析。

1.五行相生的关系 五行学说的内容,首先就在于叙述相生关系。所谓相生者,含有资生、联系、促进的意思。五种物质间的资生、联系、促进,目的在于推动物质运动发展的主要方面,具有极为重要的意义。五行相生的次序是:木生火,火生土,土生金,金生水,水生木。形成了五行之首尾相连的一个环,如图1-3-1所示。

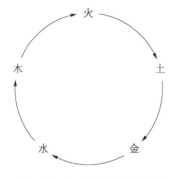

图1-3-1　五行相生关系图

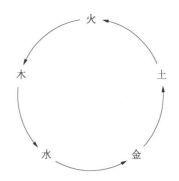

图1-3-2　五行反相生关系图

从图1-3-1可以看出,五行相贯,前后相连,循环往复,呈圆运动规律。其中必然有着生我,即母子关系,如木生火,木能生火,木是母,火是子;我生,即子母关系,是火之母,但火能生土,土又是火之子。以土而言,火是生土之母,但土又能生金,金是土之子;以金而言,土能生金,土是金之母,但金能生水,水是金之子;以水而言,金能生水,金是水之母,但水能生木,木是水之子。五行即在生我、我生的母子、子母关系中连续运行,这就构成了一幅生生不息、周而复始的相生规律图。

但是,从对立统一的观念出发,以及我们实践中的体会来说,五行相生,应该是互生的,亦即是母生子,子亦能养母。对于子亦能养母者,我们称其为反相生,或称为反生,是与相生的母子关系相对立的。如木生火,火(阳)亦能养木;火生土,土亦能养火(阳);金生水,水亦能养金。五行反相生的关系如图1-3-2所示。

反相生者,是指与相生相反者,亦首尾相连,如环无端,亦是一种圆运动规律,只是方向而已,虽为次要方面,但可弥补相生之不足。

相生与反相生的结合,才能形成较为完整的相生圆形图,如图1-3-3所示。

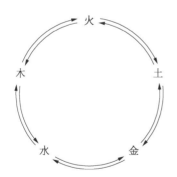

图1-3-3　五行相生与反相生结合图

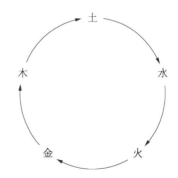

图1-3-4　五行相克关系图

只有在这种五行相生与反相生互相联系、互相资生、互相促进的运动中,才能使五种物质运动在生机勃发、循环往复、终而复始的圆运动中进行下去,不致遭受太过、不及等因素的干扰和破坏。

2. 五行相克的关系　五行学说中,相克关系也是其中的主要内容之一。所谓相克者,是指制约、克服、调节的意思。五种物质间的制约、克服、调节,也是推进五行运动发展不可缺少的机制之一。五行相克的次序是:木克土,土克水,水克火,火克金,金克木,由此形成了首尾相连、循环往复的五行相克圆运动规律,如图1-3-4所示。

从图1-3-4可以看出,相克者,亦存我克、克我两种关系。如木克土,土又克水,作为土而言,木是克我者,水是我克者,土之有余,需要木来调节或制约,而水之有余,又必须依赖土来调节或制约;作为水来说,土是克我者,水之有余,赖土以制之,而我克者,为火;火之有余,又赖水以制之,其他均可以此类推,形成五行之间的调节系统。如果说相生是补其不足,增强功能,则相克就是制约有余,防其太过。在物质运动过程中既要补充其不足,推进运动,故有相生关系,又要调节有余,防其太过,故有相克关系,相生与相克伴随始终,不可分割,从而构成生生不息的健康协调的圆运动规律。从对立统一的观念出发,以及多年来的实践体会,我们认为相克与相生一样,除我克、克我关系外,在克我之间,亦存在着相互克制的关系,我们称之为反相克,简称为反克。这种反克与反侮之反克,在性质与程度上有别。反克者一般属于生理,而反侮者一般属于病理,此必须加以说明。反克者,乃相克之所需,如木能克土,反过来土亦能克木。当然,我们又必须承认木克土是主要的,土克木是次要的,否则《金匮要略》提出的"上工治未病"中所说"知肝传脾,当先实脾",即包含有肝(木)脾(土)相互调节的意义在内。其他反克,有如图1-3-5所示。

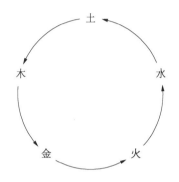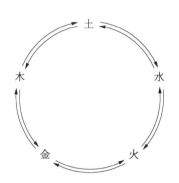

图1-3-5 五行反克关系图　　图1-3-6 五行相克与反克结合图

从图1-3-5可以看出,反相克者,即五行相克中的反向者,如木能克土,反相克者,即土亦能反过来克木;土能克水,水亦能克土;水能克火,则火亦能克水;火能克金,金亦能反过来克火;金能克木,木亦能反过来克金。这种反相克的关系,是伴随相克而产生的,也呈圆运动状态。相克与反克的结合,才能形成较为完整的相克系统,如图1-3-6所示。

只有这种双向性的制约、调节、克服,才能使五种物质间的圆运动规律,不会受到太过有余因素的干扰和破坏。在这里,我们还应该看到五种物质在相克运动中,既有横的一面,亦确有纵的一面,正由于有这纵、横相克的关系,故能把复杂事物推向前。

(三) 五行相乘与相侮的关系

相乘与相侮,实际上是相克与反相克的程度上的加重,超越了正常范围,已属于反常现象。所谓乘者,即乘虚侵袭的意思。相乘者,即相克太过,超过正常约制程度,是事物间的关系失却了正常协调的一种表现。例如,木气偏亢,而金又不能对木加以正常克制时,太过的木便去乘土,使土更虚;土气过盛,而木又不能对土加以正常克制时,太过的土便去乘水,使水更虚;水气过盛,而土又不能对水加以正常克制时,太过的水便去乘火,使火更虚;火气过盛,而水又不能对火加以正常克制时,太过的火便去乘金,使金更虚;金气过盛,而火又不能对金加以正常克制时,太过的金便去乘木,使木更虚。这就是五行相乘的情况。

侮者,就是恃强凌弱。相侮者,即反相克也,但又不是正常的反相克,而是恃强凌弱的反克相,是一种不正常的反应。如木克土,土反过来亦能克木,如土气过盛,木气不足,则将形成反侮;土克水,水亦能反过来克土,如水气过盛,土气不足,将致水侮土;水克火,火亦能克水,但如火气过盛,水气不足,将致火侮水;火克金,金亦能克火,但如金气过盛,火气不足,将致金侮火;金克木,木亦能克金,如木气过盛,金气不足,将致木侮金。正如《素问·五运行大论篇》所说:"气有余,则制已所胜而侮所不胜;其不及,则已所不胜,侮而乘之,已所胜,轻而侮之。"这就是对五行乘侮关系的很好的说明。

相乘相侮,均是相克关系上的太过状态。但是从对立统一的观察出发,既然呈现太过有余状,亦必然有内潜不足的一面。

二、五行学说在妇科临床上的应用

五行学说对于中医妇科学极为重要,因为它不仅有助于阐明复杂的生理病理机制,而且根据这一理论,可以找到多种防治方法,前人曾有隔一、隔二、隔三的治疗方法,我们亦提出正治、反治、未病论治、深层次论治的方法,这些均与五行学说有关。但是更为重要的是,运用五行学说还可以推导较长时间内病证的发生与发展,也即是预测疾病的发生和加重,并为提前防范提供理论支持。

中医学认识疾病,既运用天、地、人以及人体内部的整体观、统一观,也承认脏腑经络之间,又有其各不相同的独立性、特殊性,而在整体性、统一性和独立性、特殊性之间存在着纵横交错的复杂关系。随着医学科学的发展,检测手段的现代化,对其中纵横交替的关系,已经认识得更为深入,同时愈加重视人与天地间的密切关系。

因此,五行学说中生克与反生克理论,将有助于阐明其中之理。可能有人认为:原始朴素的五行学说,已不能适应今天医学科学的发展,将为时代所舍弃。但我们认为,对在长期医疗实践中一直沿用的五行学说,在没有取得足以替代它的学说之前,仍然要加以应用,特别是大整体观,即人与自然界的规律变化相适应、相平衡,以及养生防病等内容,尚非以此作为说理依据不可。

中医妇科学研究的主要内容是月经、生殖、胎产等。其中月经、生殖均有周期节律。因此,除应用阴阳学说外,五行学说也很重要,一些著名的妇产科著作中,如《妇人大全良方》《景岳全书·妇人规》《傅青主女科》等,均贯穿了五行学说。如《傅青主女科》在其卷首的带下病证中,就提出了白、黄、赤、青、黑五色分类法,实际上就是运用五行的范例。为此,我们将在下面就五行学说在女性生理、病理、防治等方面的应用,作较为详细的论述。

(一) 生理方面

女性的生殖生理,月经周期的生理,都有周期性的节律,多是在心(脑)肾—肝脾—子宫轴之间的纵横关系所形成,而且终而复始,始而复终的循环往复,因而与五行的循环往复必然有着密切关系,而且也涉及五脏,以及五色的病变等。

1. 对心(脑)肾—肝脾—子宫轴所致周期节律的阐述　生育期女性的月经周期节律和生殖节律,终而复始,始而复终,循环往复,如环无端,既是开始,又是结束,结束与开始,开始与结束,似可分而实不可分,这就是圆运动生物钟节律,古人称为圆道。它们固然与太极阴阳钟有关,但是亦与五行的生克循环有关。春温属木,夏热属火,秋凉属金,冬寒属水,中央属土。土居中央不得独居于时,在四季转变中均有土的存在。亦有人提出在四季中,列出长夏为土。所以我们在研究月经周期循环学说中,可以了解到在四期中并有土的存在。结合脏腑学说来看,土者脾胃也,阴阳者,心肾两脏也,因为心属火为阳,肾属水为阴。因此,应重视心肾在月经四期中的重要性,还要注意在四期中脾胃的重要性。

从心、肾、子宫的纵横关系来看,五行学说也很重要。子宫者,为生育之宫,乃女性最为重要的生殖器,亦是排出月经的主要所在,虽有奇恒之腑之称,但实质上应归纳在脏的范围,因为它亦是心肾水火交合之所在。心肾交合,促进子宫的排经和生殖,反过来说亦是联系心肾,促进心肾交合的处所。肾为先天之本、藏精之脏,在五行上属水,所藏之精,亦包括生殖之精,并为阴阳之宅,天癸亦来源于肾,因为,癸者即为北方之水,属于肾的范畴,所以生殖之精,天癸之水,包括阴阳,均来源于肾。心者,包括脑在内,在五行上属于火,为阴中之阳脏,是五脏六腑之大主,故有心君之称,内藏神明,主血脉。心与子宫、肾相联系,有开启子宫,以司子宫泻的作用,且心神亦有助肾驭精司藏的作用。心肾赖子宫以更好地达到交合,水火交济,精神相依,燮理阴阳,推动阴阳消长转化的目的,从而形成健康的月经周期和生殖节律。从五行学说来分析,在心肾水火交合中,还需得到木土的支持。首先从木来说,肝木者,为水(肾)之子,即肾水能生肝木,但木又为火之母,即肝木生心火,木既为肾水之子,又为心火之母,所以《傅青主女科》在"经前大便下血"中的顺经两安汤后说:"然则心肾不交,补心肾可也,又何兼补夫肝木耶?不知肝乃肾之子,而心之母也。补夫肝,则肝气往来于心肾之间,自然上行心而下入于肾,下引肾而上入于心,不啻介绍之助也。"清楚地说明心肾水火交合,必须得到肝木之介绍,即肝木在生我与我生之间进行贯穿。如此,不仅阐明了心火肾水之间复杂的交合机制,同时亦为心火肾水交合提供了防治的一大法门。其次从脾胃来说,脾胃者,居中焦,属土,所谓中土。中土者,不仅能生万物,主统木、火、金、水四者,而且又为上下升降之枢纽,心火肾水相交,上下合一,常需脾胃之土的协助。前人曾喻脾胃为黄婆,因为土色黄,有枢纽转输作用,心火喻为童男,肾水喻为垞女,童男垞女相交,常需黄婆(土)为之媒合,所以心肾水火交合,需赖脾胃之土的协助。这亦为心肾水火交合开创了又一防治法门。

2. 对脏腑间生克制化关系的阐述 脏腑者,互为表里,主要是五脏五腑,因此五脏五腑之间的关系,必赖五行以阐明。如肝脏附胆,属于东方甲乙木;心脏附小肠,属于南方丙丁火;脾脏附胃,属于中央戊己土;肺脏附大肠,属于西方庚辛金;肾脏附膀胱,属于北方壬癸水。兹分别阐明如下。

(1)心:心者,居上焦,相似于南方丙丁火。在医学上为君主之官,内藏神明,又主血脉,故有着主宰血液循环,调节血液的功能,又有着驭精的作用。就妇科学而言,其功能仅次于肾肝两脏。但随着实践的深入,心理医学的发展,以及我们对心肾相交调节生殖生理节律的进一步认识,发现心与肾肝居同等重要的地位。心与其他脏腑的关系,必须应用五行学说才能明。心与肝的关系为木生火,即肝木有着支持心火的作用,反过来心火亦有支持肝木的作用。由于心火在脏腑中的重要地位,且心肝均为阴中的阳脏,内藏神魂,神可以统魂魄,这也可以解释心火何以能够支持肝木。

心与脾的关系为火生土,即心火生脾(胃)土,脾(胃)土需赖心火以支持运化,反过来脾(胃)土亦有支持心火的一面,当然后者的作用是次要。《傅青主女科》在"胸满少食不孕"中说过:"盖胃土非心火不能生,脾土非肾火不能化。心肾之火衰,则脾胃失生化之权,即不能消水谷以化精微矣。"从病理反衬生理,也可证明脾(胃)土需赖心火以支持运化。

心与肾的关系为水克火,即肾水可以克制心火,这是克我的关系,心火衰微的患者可以出现水肿,这是乘我的关系,是心肾关系的主要一面。但心火亦可以制约肾水,只有这样,才能把水火维护在一定的相对性的平衡范围内,水火之间的相对性平衡,才能维持月经周期性及生殖节律性。

心火与肺的关系为火克金,肺金需得心火以调节,但肺金亦能反过来调节心火,因为心肺同居上焦,一主气,一主血,相互调节,形成气血心肺之间互克互制的协调正常。

(2)肾:肾者,为北方壬癸之水,居下焦,为先天之本,内寓元阴元阳。奇经八脉亦隶属于肾,所以说肾在妇科学上有着极为重要的意义。肾与其他脏腑的关系如下。

肾与心的关系为水克火,但在妇科生殖学中的生理活动,水火相济,心肾相交,是调节生殖生理活动中阴阳运动的主要所在,水克火者,肾水调节心火,但反过来心火亦能调节肾水,两者间呈相互调节、相反相成的调节机制,使水火阴阳趋于正常。

肾与肝木的关系为水生木。肾藏精髓,化生血液,乃是先天生血之本。反过来说肝木亦有支持肾水的作用,亦即是血能养精,精能生血,精血互生,即前人所谓乙癸同源之说。

肾与脾土的关系为土克水,亦即是脾土有调节肾水的作用,又称土能制水。但反过来说,水亦能制土,说明肾水亦有调节脾土的作用。肾水脾土还有着先后天的密切关系。肾为先天,脾胃为后天,互相协助,互相调节,才能保持阴阳气血运动的正常,从而亦保证月经、生殖的正常。

肺金的关系为金生水。肺金居于上焦,主气,司呼吸,呼出浊气,吸入清气,以养先天之精血,故谓金能生水。但肾水既为先天之本,其阴精元阳,亦有滋养肺金的作用。此即肺肾相互支持也。

(3)肝:肝者,为东方甲乙之木,为藏血之脏,具有疏泄的作用。所谓疏泄者,乃升降也。在妇科学上,有协助排经、泌乳、排卵、受孕等作用。由于肝为藏血之脏,女子以血为主,故有人提出:女子以肝为先天之说。肝与其他脏腑的关系如下。肝与肾水的关系为水生木,即肾水有着滋养肝木的作用,肝藏血,肾藏精,精生血,乙癸同源,但反过来肝木亦有支持肾水的作用,现代医学亦发现肝脏确有支持肾水包括癸水的作用。肝与心火的关系为木生火,即肝血有滋养心火的作用,但心为君主之官,内藏神明,反过来亦有支持肝魂、肝血、肝气的作用。肝与脾土的关系为木克土,说明肝木有调节脾胃运化功能的作用,即肝气疏泄,协助脾胃气机升降,但反过来脾胃气机的升降亦有调节肝气疏泄的作用,故肝脾两脏的协调,亦能保证气血协调。

肝与肺金的关系为金克木,说明肺金气机升降,有制约肝木的作用,反过来说肝木亦有调节肺金之气的作用。

(4)脾:脾者,为中央戊己之土,居中焦,与胃相合,有升降枢纽的作用,并为后天之本,运输水湿,统摄血流,在妇科学上亦占有重要地位。脾与其他脏腑的关系:如脾与心火的关系为火生土,即心火有支持脾胃之土的作用,心火安定,自能保证脾胃运化,开胃进食,但反过来脾胃中土为后天气血生化之源,也有源源不断支持心火、心血、心气的作用。

脾与肝木的关系为木克土,即肝木有调节脾胃运化功能和气机升降的作用,肝气疏泄,就能制约脾胃之土的有余,反过来脾胃之土健旺,亦有制约肝木之气有余的作用。肝木与脾土,相互调节,相互协调,从而亦维持肝脾木土之间、气血之间的稳定。

脾与肾水的关系为土克水,即脾土有制约调节水湿的作用,这是主要的一面,反过来说肾水亦有调节脾土的作用,因水土之间确有互相调节的作用,以防有余与不足。另外脾土肾水之间,还存在着先后天的关系。

脾与肺金的关系为土生金,即肺金需赖脾胃之土化生水谷精微的滋养;反过来说肺金主气,气运则土运,因而肺金亦有一定的生土作用。

(5)肺:肺者,为西方庚辛之金,居上焦,主气,行呼吸,有升降的作用,在妇科学上,虽不及心、肝、脾、肾重要,但因其主宰气机,有调节气分的作用,所以在气血的生理、病理中,也有其重要影响。肺与其他脏腑的关系如下。

肺与心火的关系为火克金,即心火有调节肺金的作用,反过来肺金亦有调节心火的作用,一主气,一主血,通过血气关系相互调节。

肺与脾土的关系为土生金,即肺金需赖脾土以滋养,而脾土在一定程度上亦赖肺金之气以输化。

肺与肝木的关系为金克木,即肺金之气有调节肝木的作用,反过来肝木凭借疏泄的功能亦有调节肺金之气的作用。

肺与肾水的关系为金生水,即肺金能滋养肾水,而肾水反过来亦有滋养肺金的作用。肺金居于上,为水之上源,肾水居于下,为水之下源,两脏统一,互相协调,以调节水的正常的运化、输布与排泄。

3.对其他生理功能的解释 如五色五方的作用,如带下的生理,虽以肾水、癸水为主,但亦指出湿土、脾土、中土,如《素问·阴阳应象大论篇》中指出:"中央生湿,湿生土,土生甘,甘生脾,脾生肉……在天为湿,在地为土,在体为肉,在脏为脾,在色为黄。"以及面部、舌苔方面,出现一些很轻微的白、黄、赤、青、黑色者,均代表了肺金、脾土、心火、肝木、肾水的本色,如无临床症状,且各种检查正常者,可不作疾病论,因其反映的是某脏某行的本色,体现了中医辨病的特点。

(二)病理方面

五行学说在女性生殖病理和月经周期失调的月经病理方面,亦有着重要的意义。在阐述生殖病理学、月经病理学时,必然要涉及心(脑)肾—肝脾—子宫轴的失常,主要表现为脏腑与子宫间纵横错杂关系,以及正负反馈的失常,有时尚需联系天、地、日、月所形成的生物钟规律,运用五行学说,推导其发病的关键所在。在阐述五脏关系的病变时,不用五行学说不足以阐明之。所以,我们将重点论述五脏间的乘侮关系和逾常的生克关系,同时对病变形成的五色五方及其分类等进行论述。由于这方面涉及的内容较多,我们只能择其要者而论之。

1. 对心(脑)肾—肝脾—子宫轴病变的论述 心(脑)肾—肝脾—子宫轴所形成的周期性节律,是呈圆运动形式的,其中主要是月经周期节律,如四期更替。行经期相似夏季火热,经后期相似秋季金凉,经间排卵期相似冬季水寒,经前期相似春季木温,四季四期的循环,也属于阴阳的更替。但从五行来说,春木、夏火、秋金、冬水的交替,又必与长夏脾土有关,但四季以及月经周期中的四期,均与脾土有关,脾土有所不足,必将影响到月经四期的更换循环。因此,从五行来推导循环,包括月经周期的循环,要注意脾土的影响,以及与此有关的水湿痰浊为患,为分析周期圆运动规律及其病变提供新的内容。其次,在心、肾、子宫交合中,如肝木失常者,亦将影响心、肾、子宫的交合,因为肝郁气滞,上不能济心火,下不能引肾水,失去了肝的介绍作用,反过来影响心肾水火之间的交合。脾胃失常,亦将影响心肾水火之交合。因为心火居上焦,肾水居下焦,上下交合,常需中焦脾胃之土枢纽的转输,脾胃失常,升降不利,必然影响心肾、水火的交合,亦将影响月经周期及生殖功能之正常。

2. 对脏腑间生克制化关系失常的论述 脏腑间的生克制化关系,不仅仅维持着人体正常的生理功能,亦包括生殖和月经的功能,而且亦使人与自然界的圆运动生物钟节律保持一致,即相互适应,相互平衡。如果这类功能失常,必将导致病变。兹分述如下。

肝者,藏血而主疏泄,因此,失调者亦在于藏血与疏泄之失常,尤其是疏泄的病变。就五行失常而论,不外乎太过与不及两者。肝木太过者,可导致相克的脏腑出现乘侮的病变。首先是克犯脾胃之土,或者说木乘土。肝木乘犯脾土,将引起腹痛、泄泻;乘犯胃土,将引起脘痛呕吐,甚则吐黄苦绿水;如果木乘土严重,将致脘胀嗳满,呕吐泄泻,形瘦骨立,此谓土败木贼,是危重病证。其次是木强太过,不仅乘犯脾胃之土,还能反克肺金,此谓反侮。原本是金克木,而今则木反侮金,将出现气逆咳嗽、胸闷胸痛、烦躁头痛等病证。肝木不及者,可导致相生的脏腑发生病变。首先是木生火,肝木不足,则不能支持心火,将形成心肝气郁、心血不足、心气不舒、心神不宁等病证;反过来在一定程度上心火亦不能支持肝木,亦将心火肝木同病。其次,则因水生木,肝木不足,在一定程度上亦不能支持肾水,此亦是乙不养癸、血不养精之病变也,临床上常见于不孕不育症患者。

心者,居上焦南方,属丙丁之火,有主神明、主血脉的功用,特别是与肾水相交合,所谓心肾相交,水火既济,主宰和调节月经周期中阴阳消长转化的节律运动。如心火失常,亦可出现太过与不及的病变。心火太过者,相乘为病,即心火乘犯肺金,亦即是心火太旺,必致伤肺,引起咳嗽、咯血等症。严重者,金竭火盛,乃致肺痨。水克火,今心火有余,必将反侮肾水,形成水亏火旺,这在妇科临床上颇为常见。火不及者,相生之脏为病,即心火不能支持脾胃之土,特别对胃土的支持不足,将出现脘痞、纳差等病证,或经行呕吐等。木生火之不足,反过来火对木的支持亦不力,将出现心火肝木均不足的现象。临床上可见更年期综合征、经前期综合征以及抑郁等病证。

脾胃者,居中央,为戊己之土,有生化气血、运输水湿、统摄血液的作用,并为升降之枢纽。所产生的有余不足病变,同样可以通过生克关系而影响其他脏腑。脾土有余,因土乘水,即脾土乘犯肾水,可出现脘腹膨胀、两便不通、经行量少等病证;还可因木克土而反侮肝木,亦可称之土壅木郁,即脾土壅塞,不司升降,影响肝木之疏泄,临床上可见胸腹胀闷、烦躁不安、时欲叹气、经行不畅、痛经等病证。脾土不足,则我生之脏为病,即后天化源不足,肺金气血不充,是以出现肺脾气虚,常可见气喘、汗多,或者经行咳嗽等病证。火生土,之不足反过来不能支持心火,亦即是脾胃中土不足,气血不充,不能营养心火,心火之气血自然也就不足,临床上可见心悸失眠,也可见到经行量少、经行心悸、经行失眠等病证。

肾者,居下焦,为北方壬癸之水,有藏精、司生殖的作用,内寓元阴元阳,天癸也属于肾水的范围,奇经八脉也隶属于肾,是女子月经生殖的先天之本。肾水与心火相交合,能维持一身阴阳的相对性平衡,同时亦主宰和推动生殖生理中的阴阳消长转化运动。肾水所出现的有余或不足病变,与生克有关。有余则相乘为患,肾水乘犯心火,水气偏旺,上犯心火,致心阳不振,可见心悸、水肿、胸闷、肢冷,甚则水肿气喘、胸腹胀满等。肾水过盛,亦可反过来克犯脾胃之土,即水反侮土,亦可见到水肿、泄泻,以及经行水肿、经行泄泻等。肾水不足,一般表现为相生方面的病变。肾水不足,则不能涵养肝木,肝木失养,常可致郁、火、风、阳四者的病变,临床上常可见到忧郁、头痛、眩晕、抽搐等病证,妇科学上所见更年期综合征、围绝经期眩晕证、经行头痛、经前乳房胀痛等。肾水不足,亦可致生我者病变,即可致水不养金,子不养母,所以亦可出现肺金不足的表现,如肺燥、鼻干、咳而少痰、气短等证。在妇科学上,可见经行咳血、经行吐衄等。临床上不少肺金燥咳,久而不愈,甚则咳血者,多与肾水不足,不能滋养肺金有关。

肺者,居上焦,为西方庚辛之金,有主气、司呼吸、调节气机、调理水道的作用。其产生的病变,亦不外有余与不足两者。肺有余,可以引起相克脏腑间的病变。首先金克木,即肺金乘犯肝木,在具体的病机变化上,肺气肃降过甚,必然抑制肝木之气的疏泄,使肝气郁阻,常可见胸满气喘、忧郁、烦躁,脘腹亦有作胀之感,在妇科方面可出现经行胸胁痛、经行咳嗽、围绝经期抑郁症等。其次是肺金反侮心火,形成肺金心火病证,如心悸、咳喘等,在妇科方面可见经行咳喘、经行胸满心悸等病证。肺金不足所致的病变,主要表现在相生脏腑之间。首先是我生者致病,即肺金不足而致肾水不充,常可表现出咽干口燥、尿频失禁、汗多气短等,在妇科方面可见经行咽痛、经行音哑等病。其次也可影响生我者,即由于肺金不足,反过来影响脾土失运,常可致咽干、腹胀、气虚汗多,妇科方面可见经行咳吐、经行气喘多汗等。

3. 对其他病变的解释　运用五行学说阐述五色、五方、五音等方面的病变,也是颇为常用的。这里仅以五色病变为例。

带下过多的病证,《傅青主女科》在其首篇带下门中。指出:"夫白带者,乃湿盛而火衰……则脾土受伤,湿土之气下陷,是以脾精不守……使风木不闭塞于地中。"在"黄带"中说:"夫黄带,乃任脉之湿也,夫湿者,土之气,实水之浸。热者,火之气,实木之生。水色本黑,火色本红,今湿与热合,欲化红而不能,欲返黑而不得,煎熬成汁。因变为黄色矣。"此乃不从水火之化,而从湿化也,所以世人有以黄色为脾之湿热。在"青带"中说:"夫青带,乃肝经之湿热,肝属木,而木之色属青,带下流如绿豆汁,明明是肝木之病矣。"在"赤带"中说:"夫赤带,亦湿热之病也,然湿土之气,宜见黄白之色。今不见黄白,而见赤色者,火热之故也。火之色赤,故带下亦赤耳。"在"黑带"中说:"夫黑带者,乃火热之极也。殊不知火极似水……全赖肾水与肺金无病。"黑属肾,系根据《素问·阴阳应象大论篇》而来。原文说:"北方生寒,寒生水,水生咸,咸生肾……其在天为寒,在地为水,在体为骨,在脏为肾,在色为黑。"黑色原为北方肾家寒水之象,此则黑带指出火极似水,乃假象也。

在面部五色病变中,亦认为面部白色,为肺金不足也;面部青色者,乃肝木之色也;面色赤者,为心火之旺也;面色萎黄者,脾虚土弱也;面部有黑色,或黑斑者,乃肾水之不足,虚火上炎也。正如《外科正宗》所说:"黧黑斑者,水亏不能制火,血弱不能华肉,以致火燥结成斑黑,色枯不泽。"

总之,五行学说在病理学中的应用,极为广泛,本处仅择其主要者论述之。

(三) 防治方面

五行学说在防治方面,更具有重要意义。正如《金匮要略》卷首所指出的:"夫治未病者,见肝之病,知肝传脾,当先实脾,四季脾旺不受邪,即勿补之,中工不晓相传,见肝之病,不解实脾,惟治肝也。"说明了五行学说在治未病中的重要性。所以唐代医学家王冰在注释时说:"传于己所克者也。"我们体会,运用五行中的相生(生我、我生)、相克(克我、我克)关系,以及我们所提出的反相生、反相克的关系,可以提供更多的治疗思路,大大丰富了治疗内容,为治疗疑难顽证提供了多种措施,同时从五行生克的循环,探讨圆运动生物钟中的环节失调的防治,亦有着重要意义。从而促进了防治学的发展。

1. 依从圆运动生物钟的整体演变规律进行防治　我们认为月经周期节律与生殖节律、与圆运动生物钟有着密切的关联,而圆运动是终而复始,始而复终,循环往复,如环无端的。五行中的相生规律是为春温风木→夏热心火→长夏暑湿(土)→秋凉燥金→冬寒肾水,或者春温风木→夏热心火→秋凉燥金→冬寒肾水,土居中央而旺四季,前人论述中多为四季四行,土居中央,在四季四行中均有土的存在。过去我们多讲妇女生理以阴阳消长转化为主,重视了心肾的调节作用,如今结合四行循环,还要注意中央土的重要作用,即在每一时期中,都有土的作用存在。因此,就月经周期而论,亦要重视脾胃之土的作用。在防治上要重视脾胃之土,在两个月经消长期亦更要重视脾胃之土的作用。土者,脾胃也,后天之本,气血生化之源,重视脾胃之土者,亦即重视生化之源,重视气血也。这样就可以弥补我们过去只重视阴阳,忽略脾胃气血的不足。

其次,在心、肾、子宫交合下,我们在前面的生理病理中已谈到调节阴阳运动以维持相对性平衡。但是心肾交合尚有肝木、脾(胃)土的作用参与其中。先从肝木而论,因木为水之子,但又为火之母,即肝为肾之子,又为心之母,肝木处于心肾之间,发挥肝气疏泄,有助于交济心肾,因此保持情绪稳定,避免紧张急躁,条达肝气,有助于心肾交合。再从脾胃中土论之,在心肾交合中,亦常得到中土脾胃的支持,因为心属火,居上焦,肾属水,居下焦,心火下降,肾水上济,心肾上下交合,有赖中土脾胃这一升降枢纽,保持脾胃升降功能正常,亦能间接地保持心(脑)肾—肝脾—子宫轴的健康功能。

2. 根据五脏间的生克关系进行调治　我们在生理病理方面,已经较为详细地论述了五脏间生克关系,及其乘侮的病理关系。在治疗中更为注意到生克乘侮的关系,不论按其传变规律论治未病,或者不得不处理现病,均需从五行生克关系的八个方面找出治法方药,亦即是前人所谓的隔一隔二的治法,这将大大地丰富治疗内容,提高防治效果。我们以肝木为例说明之,其他四脏四行均可仿此论治。

(1) 相生防治法:是根据五行中的相生方法进行预防和治疗。肝木的相生,有生我与我生两个方面。生我者,即母的方面,水生木,肾水是母的方面;我生者,即子的方面,木生火,心火是子的方面;反相生者,即子亦能养母,心能养肝也。依据这三种关系,就可推导出三种防治方法。

1) 生我者,从母生子方面论治:肾水生肝木,着重从肾水方面防治肝木的病变,如滋阴养血法;或者以肾木为主,照顾到肝木,如滋肾生肝法、滋水清木法、滋水平木法、滋阴潜阳法等,均属此。故凡临床上所出现腰酸头昏,烦躁寐差,胸闷不舒,时欲叹气,少腹胁肋作胀,带下偏少,月经失调,用滋水生木法,可用薛立斋在《校注妇人良方》中的滋肾生肝饮,药用:山茱萸6~10 g,熟地黄、山药、炒牡丹皮、茯苓、泽泻、白术、炒当归各10 g,醋柴胡5 g,五味子、炙甘草各3 g。我们在临床上应用时,常再加入白芍10~15 g;如应用子宫月经周期中的经后期,需加入川续断、菟丝子各10~12 g。遇肝郁化火、肝火偏旺者,证见头晕头痛,烦躁口渴,便艰尿黄,月经先期,月经量多,舌质偏红,舌苔黄腻,脉象弦数,需用滋水清肝法,自然要用《医宗己任编》的滋水清肝饮,药用:当归、白芍各10 g,酸枣仁9 g,栀子9 g,熟地黄、山药10 g,山茱萸6 g,牡丹皮、茯苓、泽泻各10 g,炒柴胡6 g。临床上具体应用时,常需加入钩藤、生地黄各12 g。若水亏风阳内动,可出现头痛头晕,腰酸腿软,或经行眩晕,经行抽搐等,需用滋阴息风法,方用二甲地黄汤加入钩藤、白蒺藜等品。

2) 我生者,亦属于从母生子方面论治:木生火,即肝木生心火。对此,临床常用的有养血宁心法、养血舒心法、养血安神法等。所有通过养血而达到宁心,或使心血心气功能正常者,均属于肝木生心火的治法。故凡临床上所出现头昏、心悸、失眠、烦躁等病证,在妇科临床上所出现的经行心悸、经行失眠、经行情志异常等,均需应用木生火的治法。临床上我们常用《景岳全书·新方八阵》的逍遥饮,药用:当归、白芍、熟地黄各10 g,炒酸枣仁6~9 g,茯神6 g,炙远志6 g,陈皮5 g,炙甘草3 g。在实际应用中,常需加入广郁金、制香附各6～9 g。

3）从反相生方面论治：即心火（阳）亦能助长肝木的生长，因此木火之间亦存在互相支持，对肝木不足而言，十分重要，但前提还在于木生火。心火者，君火也，心为君主之官，内藏神明，因此，心君也有统摄肝木气血的作用。在临床上常可见到先有心烦失眠、烘热出汗，进而可见烦躁忿怒、头痛头晕、月经先期量多，甚则闭经、崩漏等。治当从心火而调肝木，安定心火以达到血充魂藏于肝木的目的，在临床上我们常用《金匮要略》的酸枣仁汤加减，药用：酸枣仁6～12 g，炙知母5～9 g，茯苓10 g，川芎3～5 g，炙甘草5 g，再加入白芍10 g，钩藤12 g。

（2）相克防治法：即五行中相克传变的防治方法。以肝为例，亦有两个方面。但总的来说，相克者，其病变呈有余状，在五行中称之为相乘或反侮。其一是克我者，金克木，应称金乘木，即肺金乘犯肝木，需要通过制金扶木的方法来防治。其次是木火刑金，是反相克，称为反侮，需要通过佐金平木的方法来防治。其二是我克者，木克土，肝木乘犯脾胃之土，简称木乘土，需要通过培土泄木、培土疏木的方法来防治。次者，土亦可能反过来克木，即脾胃之土反侮肝木，临床上所见土壅木郁就属于这一种，需要通过通泄脾胃之土来条达肝木，或称之泄土疏木。

1）克我者，即乘我者的防治：临床上所用的制金扶木、肃肺调肝、疏木抑肺等法，均用于此类。故凡临床上出现胸闷不舒、时欲叹气、咳嗽痰多、气喘、胸胁胀痛等，亦可见经行咳嗽、经行胸胁痛等病证，需要用制金疏木法，方可用柴前连梅煎。药用柴胡5～9 g，前胡6～9 g，黄连3 g，乌梅3 g。在临床上具体使用时，常可加入广郁金6～9 g、丹参10 g、炙枇杷叶6～10 g、旋覆花（包煎）6～9 g等，必要时尚需加入川贝母3～5 g等，将加强制金扶木的作用。木亦能克金。这是一种反相克现象，称之为反侮，即肝木反侮肺金，形成肺失肃降，可见咳嗽呕吐、胸闷烦躁或胸胁胀痛、乳房胀痛、经行吐衄、经前乳房胀痛，或经行咳喘等病证。抑肝降逆、肃肺抑肝、佐金平木等法，均为此而用。由于妇女病的特点，故佐金平木法较为常用，如左金丸，即黄连、吴茱萸，以黄连为主药，少佐吴茱萸；或化肝煎，药以贝母为主，我们认为以川贝母为好，因其有一定的滋阴养肺作用，又可化痰降气，用量在3～5 g，其他如青、陈皮各6 g，白芍10 g，泽泻、牡丹皮各9 g，炒栀子5～9 g。临床如再加入炙枇杷叶9 g，桑白皮6～9 g等。

2）我克者，即我乘者：肝木乘犯脾胃之土的病变，临床上极为常见，所用的治法有扶脾疏肝法、培土泄木法、土中抑木法等。故凡临床上所出现的胸闷烦躁、腹痛泄泻、胃痛呕吐、经行泄泻、经行呕吐等病证，均属于此，一般需用培土泄木法，亦即是泄肝和脾法，方用《太平惠民和剂局方》戊己丸。药用：黄连3 g，吴茱萸3 g，白芍10 g。在临床使用时，尚需加入白术10 g，茯苓12 g，陈皮6 g；如腹痛明显者，尚需加入广木香9 g，炒防风5 g。土中疏木法适用于腹痛泄泻为主症者，可用痛泻要方，药用：炒白术10 g，广陈皮6 g，白芍10 g，炒防风5～9 g；如偏于肝木克伐胃土，以呕吐、烦躁为主症状者，可用越鞠二陈汤，药用：制苍术10 g，制香附9 g，炒牡丹皮（或栀子）、六曲各10 g，陈皮6 g，制半夏5 g，茯苓10 g等。

3）从反相克方面论治：土亦能克木，这是反过来的相克，称为反侮，临床上所见的土壅木郁的病变即属此，常可见到脘腹作胀、胸闷烦躁、大便不畅或便秘不行、恶心呕吐、经行不畅、痛经量少、经前乳胀、不孕不育等。泄土疏木、通达阳明法，即为此而设，我们在临床上常用枳实导滞汤。该方系《通俗伤寒论》之方，药用：生枳实10 g，生大黄5 g，槟榔9 g，厚朴3 g，连翘5 g，黄连4 g，神曲9 g，紫草5 g，山楂肉9 g，木通（今用通草代之，后同）、生甘草各3 g；或者选用《金匮要略》的厚朴三物汤，药用：厚朴3～5 g，大黄3～5 g，枳实6～9 g，临床上具体使用时，常需加入广木香9 g，紫苏梗6 g，当归、赤芍、白芍各10 g等。我们的体会，肝郁气滞，阻于中焦脾胃之土时，引起土气壅阻，与土壅木郁相似，均可运用通泄阳明，排泄浊热，泻其有余，通畅气道的治法，有利于肝木之条达疏泄。

3. 根据五行通性和病证特性进行防治　中医病证，必有其病机特性，如对带下过多病证，《傅青主女科》认为"俱是湿证"，因此说湿浊是带下病证的特性。然后再根据五行五色的通性，如：带下色白，为肺金痰湿,应从肺脾湿痰论治,用完带汤,务必加入荆芥、桑叶、白芷等品;带下色黄,为脾土之湿热,应从湿热论治之,方用易黄汤,尚可加入木香、陈皮、薏苡仁、苍术、白术等品;带下色赤,为心火湿热,《傅青主女科》用清肝止淋汤,但我们常用导赤散加入大小蓟、莲子心等品;带下色青绿,为肝经之湿热,《傅青主女科》用加减逍遥散,临证时常需加入荆芥、制苍术等品;带下色黑,为肾水之湿热,但《傅青主女科》认为系火热之极也,用利火汤以清利之,但如是肾水寒浊者,应用《金匮》肾气丸治之,如属血瘀性芜带,可选用震灵丹治之。当然在具体的治疗中,既不能过分拘泥于五行五色之辨证,但亦不能忽此,应以辨证为前提,结合辨病,再结合阴阳五行推导,始为允当。

4. 根据五脏的相关治疗体现五行的重要性

(1) 泻心火为调经之首

1) "胞脉者,属心而络于胞中":心主血脉,主神明,为五脏六腑之大主,关系到脑的主宰功能,能够下达各脏腑,发挥其统领的作用,心气推动血液在脉管内运行,敷布全身。《素问·评热病论篇》曰:"胞脉者,属心而络于胞中。"胞脉,一般指胞宫之脉,也有指冲任脉。杨上善注:"胞者,任冲之脉,起于胞中,为经络海,故曰胞脉也。"冲任之脉起于胞中,胞脉与冲任脉关系十分密切,心通过胞脉与胞宫相通。《石室秘录》指出胞宫为"心肾接续之关",心气下通于肾,心肾相交,水火既济,阴阳平衡,血脉流畅,月事如常,心、肾、胞宫连成一体,构成女性生殖生理、阴阳气血调节的核心环节。

若胞脉通畅,心血得以下通,则能有月经。《素问·评热病论篇》云:"月事不来者,胞脉闭也。胞脉者,属心而络于胞中。今气上迫肺,心气不得下通,故月事不来也。"若胞脉闭阻,心气不得下通,则女子不月。若心血下达太过,则经血妄行。顾松园《顾松园医镜·崩漏》云:"以胞脉属心,而络于胞中,即子宫,在女为血室。绝则上下不交,亢阳内动,而逼血下行者,天王补心加减。"

2) "安心泻火,经自行矣":肺主气,朝百脉而输精微,与心同居于上焦,下达精微于胞宫,参与月经的产生与调节。若肺气调畅则血运正常,冲任条畅,月事以时下。若由于感受外邪等因,肺气亏虚,则子病及母,金土俱损,气血营卫损伤,见经迟经闭。临证可见形瘦神倦,时寒时热,咳嗽,背寒晨汗,畏风,谷减不欲食,脉如数而虚。清代医家叶天士以黄芪建中汤温益脾肺,调和营卫,以资气血化生之源。

若由于悲伤抑郁等因,肺气闭郁,则心之气血不得下于胞中,故见闭经。患者可因心肺之气闭郁而见胸闷;亦可因心气闭郁,郁而化火,心火上炎,而见舌尖红、心烦、失眠、小便不利。因此在治疗上当以泻心火为主,辅以宽胸下气,使心气下通。

刘河间、李东垣等医家均提出经闭治法的着眼点是从心而治,清泻心火,则心血下通,经水自行。刘河间在《素问病机气宜保命集·妇人胎产论》中说:"如女子不月,先泻心火,血自下也……今气上迫,心气不得下通,故月事不来,先服降心火之剂,后服《局方》中五补丸,后以卫生汤,治脾养血气也。"《济阴纲目》引李东垣曰:"月事不来,宜安心补血泻火,经自行矣。"萧庚六《女科经纶·女子不月为血滞属心气不通》说:"《内照经》曰,女子不月,血滞病也。原其本,则得之心气不通。故不治其血,而治其心可也。心火去,心血下达于胞宫,则经水得以下。"

(2) 健脾土为调经之要

1) "二阳之病发心脾":《素问·阴阳别论篇》曰"二阳之病发心脾,有不得隐曲,女子不月"。历代医家围绕"二阳影响心脾还是心脾影响二阳"主要有二种解释意见:第一种以王冰为代表,他认为"二阳,谓阳明大肠及胃之脉也……夫肠胃发病,心脾受之",由于心主血,脾主运化,心脾受损,则气血生化不足,无余可下,形成女子不月。第二种以张景岳为代表,其言"盖胃与心,母子也。人之情欲本以伤心,母伤则害及其子。胃与脾,表里也。人之劳倦本以伤脾,脏伤则病连于腑。故凡内而伤精,外而伤形,皆能病及于胃,此二阳之病,所以发于心脾也"。此观点认为,情欲劳思所伤,影响脾胃运化功能,故二阳之病可发于心脾。综合二人的观点,胃肠先病可以影响心脾,心脾先病亦可影响胃肠,两者互为影响而致病。

注家对"隐曲"的解释主要有三种意见:一指前阴病,二指大小便,三作女子情怀不畅。马玄台曰:"以女子有不得隐曲之事,郁之于心故心不能生血,血不能养脾,始胃有所受,脾不能化,继则渐不能纳受,故胃病发于心脾也。"历代医家也有类似认识,如武之望《济阴纲目·论经闭由二阳之病治宜泻心火养脾血》云:"愚谓当原隐曲推解,盖人有隐情曲意,难以舒其衷者,则气郁而不畅,不畅则心气不开,脾气不化,水谷日少,不能变见气血,以入二阳之血海矣,血海无余,所以不月也。"女子有隐曲不得之情,则心脾气郁;脾气不运,则胃病不纳,饮食日少,血无以生,故致不月也。另外,在《黄帝内经太素·阴阳杂说》中载:"二阳之病发心痹。"《素问·四时刺逆从论篇》亦有:"阳明……不足,病心痹。"说明中焦脾胃受损,也可致心痹、前阴病、女子不月等病症。

2)"冲脉隶于阳明":"冲脉隶于阳明"源自《内经》,因冲脉与足阳明胃经交会于气街而来。胃主受纳,为水谷之海,乃多气多血之腑。冲脉血海为月经之本,但冲脉之血主要来源于阳明。张景岳在《景岳全书·妇人归》中对此分析很透彻:"经本阴血,何脏无之?唯脏腑之血皆归冲脉,而冲为五脏六腑之血海,故《经》言太冲脉盛,则月事以时下,此可见冲脉为月经之本也。然血气之化,由于水谷,水谷盛则血气亦盛,水谷衰则血气亦衰,而水谷之海,又在阳明……可见冲脉之血,又总由阳明水谷之所化,而阳明胃气又为冲脉之本也。故月经之本,所重在冲脉,所重在胃气,所重在心脾生化之源耳。"

冲脉与阳明的关系主要体现在月经的质与量上,如果脾胃化生的气血少,则血海无余,可致月经量少或不月。叶氏《临证医案指南》有"冲脉隶于阳明,阳明久虚,脉不固摄,有开无合",说明当阳明胃经的功能失常时,冲脉功能亦会受到影响。若阳明不足,中宫虚乏,冲脉失养,则冲阳不守,可见崩漏带淋;若阳明浊阻,厥阴血滞,冲脉络阻,瘀血结滞于胞脉,还可导致癥瘕、闭经、痛经等病。故治疗冲脉血海不足之经闭,当治取阳明。

张景岳在《景岳全书·血证》中说:"故凡血枯经闭者,当求生血之源,源在胃也。"《黄帝内经太素·风水论》中载:"月事不来,病本于胃也。"杨上善注:"月事不来之病,由于胃气不和。"经闭之病本于阳明,属阳明燥热,津气不足者。阳明本属燥金,喜润恶燥,阳明病变后,易阴伤津燥。所以唐笠山在《吴医汇讲·二阳之病发心脾解》中指出:"此二阳之病,当以燥火之证言。"导致阳明燥热、津气不足的原因,或为阳明虚;或为脾胃虚,肺中津液不足;或为脏腑气机闭郁化火所致,《吴医汇讲·二阳之病发心脾解》中亦云:"脾有郁火,则表里相传,胃津亦涸。"临床上原因较多,需要辨证分析。

3)"调经之要,贵在补脾胃以资血之源":《景岳全书·妇人规》中提出"故调经之要,贵在补脾胃以资血之源,养肾气以安血之室,知斯二者,则尽善也"。不论先病阳明亏虚,后病阳明阴伤津燥,最终都不能化生血液。因此在治疗上主张要益胃、健脾。益胃就是补益阳明津液,林珮琴在《类证治裁·经闭论治》说:"因阳明生化不足,故月事不以时下也……治先调补胃阴以生液。"萧庚六《女科经纶·调经必审脾气生化之源论》中说:"妇人经血不调,必审脾气化生之源,而健脾为调经之要也。"因此,在女子不月的治疗中,治取阳明是重要治法之一。具体治法可以从增益阳明津液、补养气血、健运脾胃、清泻阳明燥热四个方面入手。叶天士亦在闭经、崩漏等医案中提出"扶持中土"的治法,常用四君子汤补益脾胃。对于脾胃虚寒,脾不统血之崩漏,叶氏指出:"滋腻酸浊之药,下焦未得其益,脘中先受戕。"选用理中汤扶持中阳,以期"坤土阳和旋转",益气摄血,崩漏自止。如阳虚湿阻凝痰,脘痞呕恶者,方选二陈汤加减;阳微暴冷者加附子温阳固脱。

(3)滋肾水为调经之本

1)"经本于肾":肾藏精,主生殖,月经的产生以肾为主导。《素问·上古天真论篇》中有言:"岐伯曰,女子七岁肾气盛,齿更发长;二七而天癸至,任脉通,太冲脉盛,月事以时下,故有子;三七肾气平均,故真牙生而长极;四七筋骨坚,发长极,身体盛壮;五七阳明脉衰,面始焦,发始堕;六七三阳脉衰于上,面皆焦,发始白;七七任脉虚,太冲脉衰少,天癸竭,地道不通,故形坏而无子也。"肾为天癸之源,天癸至,则月事以时下;天癸竭,则月经断绝。

肾为冲任之本,冲任的通盛以肾气盛为前提。冲脉为血海,汇聚脏腑之血,使胞宫满盈;任脉为阴脉之海,使所司精、血、津液充沛。任通冲盛,月事以时下。若冲任虚衰,则经断而无子,故冲任二脉直接关系月经的潮止。肾亦为气血之根,李士材《病机沙篆》中云:"血之源头在乎肾。"《冯氏锦囊秘录》说:"气之根,肾中之真阳也;血之根,肾中之真阴也。"皆阐明了肾有阴阳二气,为气血之根。

《素问·奇病论篇》云:"胞络者,系于肾。"《难经》又曰:"命门者……女子以系胞。"说明肾与胞宫相系,又因肾经与冲脉下行支相并,与任脉交会于关元,与督脉同贯脊,故肾与冲、任、督脉相关。《景岳全书·命门叙》说:"命门为精血之海……为元气之根……五脏之阴气,非此不能滋;五脏之阳气,非此不能发。"说明肾在生殖生理方面具有重要作用,为五脏阴阳之本。

2)"调经以滋水为主":根据《素问·上古天真论篇》之理,月经与天癸、与精血有关。虞抟《医学正传·妇人科》说:"月经全借肾水施化,肾水既乏,则经血日以干涸……渐至闭塞不通。"唐笠山《吴医汇讲·二阳之病发心脾解》说:"女子不月,无非肾燥而血液干枯也。"肾精不足,癸水亏虚,易致经闭。故在治疗上,应补肾益精气,使经血复充。赵贞观《绛雪丹书·调经方论》引赵养葵说:"调经以滋水为主,不须补血……故不须四物补血,必以六味滋水。"

同时月经不调的调治当有温补、滋补之分,顺应肾中阴阳消长。可补肾阴或补肾阳为主,或平补阴阳,并顺应月经周期。月经后期以填补肾精为主,经间期注重促阴阳转化,经前期以温肾阳血为主。滋肾益阴如熟地黄、枸杞子、女贞子、墨旱莲、桑椹等;温肾阳如附子、肉苁蓉、续断、鹿角霜、菟丝子、淫羊藿、补骨脂等;肾阴亏者当用左归饮(丸)、六味地黄丸之类;肾阳亏者当用右归饮(丸)、金匮肾气丸之类。温补肾阳中,肾气丸为很好的代表,在滋肾药中加以桂枝、附子,以微微生火,采用"阴中求阳""水中生火"之法。

(4)疏肝木为调经之核

1)"治肝即是治冲":肝藏血,主疏泄,具有储藏血液、调节血量和疏泄气机的作用,脏腑所化生之血,除营养周身外,皆储藏于肝。在月经的产生中,肝血下注冲脉,司血海之定期蓄溢,参与月经周期、经期及经量的调节。肝经与冲脉关系密切,两者交汇于三阴交,又与任脉交会于曲骨,与督脉交会于百会,肝通过冲、任、督与胞宫相通,而使子宫行使其藏泻有序的功能。历代医家有"治肝即是治冲"之说,如唐容川《血证论·吐血》云:"血室者,肝之所司也。冲脉起于血室,故又属肝。治肝即是治冲。血室……在女子为子宫。"冲脉与肝的相互作用主要体现在月经的疏泄上,江泽之《江泽之医案·调经》云:"女以肝为先天,月水全赖肝经条达,方能按期而来。"如果肝气郁结,疏泄失常,则经行逆乱甚或闭经。

2)"肝阴性凝结,易于怫郁":吴克潜《医药精华集》云"女子百病十之七由于肝病引起"。女子以肝气郁结致病最为多见,清末名医叶天士的学生秦天一在《临证指南医案》"调经"案总结语中说:"今观叶先生案,奇经八脉,固属扼要,其次最重调肝,因女子以肝为先天,阴性凝结,易于怫郁,郁则气滞血亦滞。"导致肝气郁结的缘由很多,张景岳《景岳全书·郁证》云:"凡诸郁滞,如气血食痰,风湿寒热,或表或里,或脏或腑,一有滞逆,皆为之郁。"但"阴血亏虚"则是引起女子肝郁的重要原因之一。女子以血为本,以血为用,有血不足、气有余的体质特点。若阴血亏虚,血不养肝,或脾虚不运都能导致肝郁。肝气不舒,一则犯胃传脾,脾胃不运,心脾受损,则血液生化无源,气血不足以下而成月经,致月经渐少而闭经。二则进一步加重心肺之气的闭郁而心气不得下通。三则影响冲脉对气血的调节。《滇南本草·土牛膝》载:"盖郁怒伤肝,肝为血海,又主藏血,冲任之系,寄属肾肝,冲任伤,则肝血失守,气盛血逆,是涸血海之波,使滞不流行为病。"四则影响肾中精气的正常疏泄。肾主藏精,肝主疏泄。肝失条达,则肾中精气不得正常疏泄。

3)"肝血调和病自安":赵羽皇明确指出"肝木之所以郁,其说有二,一为土虚不能升木也,一为血少不能养肝也。盖肝为木气,全赖土以滋培,水以灌溉。若中土虚,则木不升而郁。阴血少,则肝不滋而枯"(《删补名医方论·逍遥散》)。所以临床上在治疗此类疾病时,治法当从养血、健脾与疏肝解郁的角度出发。林珮琴《类证治裁·调经论治》云:"肝不藏血,经之所由不调也。"肝主疏泄,肝主藏血,因而调血调经,尤应调肝。唐容川《医学见能·妇人调经》云:"妇人经血属于肝,肝血调和病自安。"所谓调肝之法,一要疏肝解郁,二要补血养阴,三要健脾益气,四要清泻肝热(郁久化热)。叶天士在其医案中指出:"病在冲任,从厥阴、阳明两治。"叶氏重视条达肝郁,疏肝理气,常用逍遥散加味调和肝脾。气郁甚者加郁金、香附;肝郁甚者加川楝子;肝郁化火者用黄芩清肝泄热;气火上逆,咳血,鼻衄者加牡丹皮、栀子、降香以清火降逆。木克脾土,中土虚损者,用人参逍遥散、安胃理中丸。

5. 反五行治法方药 "反五行",就是五行中的反治法也,也即是"虚则补母,实则泻子"的反治法,将为"虚则扶其子,实则泻其母"的方法也(表1-3-4、表1-3-5)。今天来说,不仅开创了新的疗法,亦为一些疑难病症多找一些治疗方法,但这些方法是否有效,将建立在临床实用上。

表1-3-4 虚则扶其子的治法方药

主目 分类	脏 腑	治 法	方 药
木	肝(胆)	火中养木	人参养荣汤
火	心(小肠)	土中养心	归脾汤
土	脾(胃)	气中健脾(土)	二参健脾汤
金	肺(大肠)	肾(水)中养肺(金)	麦味地黄汤
水	肾(膀胱)	从肝(木)养肾(水)	归芍地黄汤

表1-3-5 实则泻其母的治法方药

主目 分类	脏 腑	治 法	方 药
木	肝(胆)	泻木安火	当归龙荟丸
火	心(小肠)	泻火安土	黄连泻心汤
土	脾(胃)	泻土安金	宣白承气汤
金	肺(大肠)	泻金安水	麻黄连翘赤小豆汤
水	肾(膀胱)	泻水安木	石韦散(石韦、当归、蒲黄、芍药)

一般来说,正五行较为常用、多用,但当正五行,亦即是"虚则补之,实则泻之"用后疗效欠佳,或失效后,可从反五行的"虚则扶子,实则泻母"论治,或可收到较好疗效。

三、运气学说与中医学

运气学说,是五运六气学说的简称,亦有称之为气化学说者,是我国古代研究天时气候变化以及天时气候变化对生物影响的一门学说,是中医学的精髓部分,是关系到多学科领域的一门学科,对中医妇科疾病防治有一定的指导作用。探讨运气学说与女性的关系,目的是探讨气象气候以及时间变化与医学科学,尤其是妇科学的关系。在中医古典著作《黄帝内经素问》一书中,有七篇是专门论述运气学说,是运气学说的主要内容,故后世谈运气学说者,均以此为基础。其七篇专著是《素问·天元纪大论篇》《素问·五运行大论篇》《素问·六微旨大论篇》《素问·气交变大论篇》《素问·五常政大论篇》《素问·

六元正纪大论篇《素问·至真要大论篇》。其中《天元纪大论篇》是七篇之首,概论运气学说,《至真要大论篇》是七篇之末,是一篇总结性文章。这七篇文章,不仅是运气学说的基础,而且也是整个中医学的理论中心,中医妇科学的形成和发展,也有赖于此。其内容显得十分广泛,包含了天文学、气候气象学、时间医学及有关的多学科知识。学习和掌握运气学说,可以推导病变,预测疾病,论治未病。

(一)五运六气的概念

五运是指木、火、土、金、水五行之气,根据当年纪年的天干来推演,用来描述每年的岁运和各运所主时段的气候变化。六气是指风、热、暑、湿、燥、寒六种气候变化,但在运用中以风寒湿燥,君火相火称之。根据当年纪年的地支来推演,分别配以三阴三阳,用来推测每年的岁气和各气所主时段的气候特点。五运和六气相结合,可以反映每年气候变化的空间因素和地面因素相互作用的关系,即"运气合治"。天干地支不仅仅是纪年、纪月、纪日、纪时的符号,并且分别代表着阴阳五行的气运交替,表达物候方面的各种特征。这一理论在中医学整体观念的指导下,依据阴阳的对立互根、消长转化、五行的生克制化等规律,通过干支甲子系统进行归纳和演绎,将天地万物、四时气候、人体的生理病理,以及疾病的诊治用药等,进行规律性的总结。其中包含有丰富的时间医学和气象医学的内容。运气学说的指导意义是多方面的,主要体现在以下三点:① 将气候变化与自然界的生物现象联系起来。② 把气候变化与人体的发病规律及健康状况统一起来。③ 把气候变化与临床治疗用药、防病治病统一起来。《内经》"七篇大论"中的运气学说,就是结合气运活动的规律,研究医学理论的专门知识。

(二)运气学说与整体观

1. 天地人整合医学与气象学　五运六气理论是从宇宙节律来研究自然变化对气候、物候和人体生理病理影响的,不仅有着深刻的天文学背景,而且在气象、物候、历法等方面也有一定客观依据可循,体现了中医学"天人相应"的整体观念。

天地人者,人是指整个自然界,也即是宇宙空间,人与自然是相应的,运气学说尤其强调天地人相应的大整体。如《素问·天元纪大论篇》在其开篇就指出:"天有五行御五位,以生寒暑燥湿风,人有五脏化五气,以生喜怒忧思恐。"接着又说:"在天为玄,在人为道,在地为化。""在天为气,在地成形,形气相感而化生万物矣。"实际上把天地之间的四时六气,与人体内部的五脏活动联成一体,这就是大整体关系。

四时者,指春、夏、秋、冬4个季节,四季各不相同,春温春生,夏热夏长,秋凉秋收,冬寒冬藏。一年四季的活动变化虽然各不相同,但却是一个不可分割的整体,是一种有规律的运动结果。如果说春温春生是运动的开始,夏热夏长,是运动发展的鼎盛时期,到秋收秋凉的衰退下降时期,最后到冬寒冬藏的结束阶段。正是有了冬寒,才会有夏热,有了春温,才会有秋凉,寒与热、凉与温,既对立,又统一,形成一个整体。故《素问·至真要大论篇》说:"夫气之生,与其化,衰盛异也,寒暑温凉,盛衰之用,其在四维。故阳之动,始于温,盛于暑;阴之动,始于清,盛于寒。春夏秋冬,各差其分。故《大要》曰:彼春之暖,为夏之暑,彼秋之忿,为冬之怒。谨按四维,斥候皆归,其终可见,其始可知。"其意义是说,一年中四个季节的变化是连续的,可以用阴阳的消长运动来解释,说明变化是渐进的,是在原有基础上发生发展,没有温热,也就没有寒凉,没有生长,也就无所谓收藏,也就没有第二年的再生长,因为四季是一个不可分割的整体,所以温热寒凉也应看作是一个整体。

六气者,指自然界中的风、寒、暑、湿、燥、火六种气候。这六种气候,是在一年四季产生出来的,顺应四季运动的变化,属于自然界的正常现象,缺一不可。风者,万物得此而萌芽生长;暑如火,万物得此而生长旺盛;湿者,万物得此润泽和滋养;燥者,万物得此而调节水湿,使生长坚敛和成熟;寒者,万物得此闭藏和安静,有利于来年或下一次的生长。因此,风、寒、暑、湿、燥、火六种气候,也是一个整体,是相互联系和制约的。正如《素问·五运行大论篇》中所说:"燥以干之,暑以蒸之,风以动之,湿以润之,寒以坚之,火以温之。"六气在自然界四时气候变化下所产生,但在五运的推动下,联成一体,从而使自然界形成一个有机的整体。

五脏者,心、肝、脾、肺、肾也,代表身体内部的五个重要系统。同时并有附属组织,除此之外,还有心包络和三焦,合称十二官,还可包括外表有关生理器官,如舌、血脉归属于心,目、筋归属于肝,口唇、肌肉归属于脾,鼻、皮毛归属于肺,耳、前后阴归属于肾,五脏虽各成系统,各有专司,各具特色,但在阴阳五行的理论指导下,五脏亦联成一体,正由于五脏的一体,故能与天地外界连成一个大整体。有如《素问·五运行大论篇》所说:"东方生风,风生木,木生酸,酸生肝……筋生心。""南方生热,热生火,火生苦,苦生心,心生血,血生脾。""中央生湿,湿生土,土生甘,甘生脾,脾生肉,肉生肺。""西方生燥,燥生金,金生辛,辛生肺,肺生皮毛,皮毛生肾。""北方生寒,寒生水,水生咸,咸生肾,肾生骨髓,髓生肝。"人体内部正是通过五脏相为一体,与自然界四时六气相适应,相平衡。如果自然界四时违常,六气过甚,人体内五脏失衡,就会影响健康者,甚或导致疾病,也会带来自然界气候异常变化、空气质量恶化等环境致病因素,专门研究这类问题,就为气象医学防治由环境因素所致的妇科内分泌疾病提供广阔的研究前景。

2. 气化运动与气功　运气者,亦可倒过来称为气运。气运者,更能说明气之运动也。气化,即气在运动过程中化生、变化,有气方有化,而其气化运动源于宇宙日月运动的理论基础。从医学角度而言,外则四时六气的变化,内则阴阳气血运行于五脏六腑之间,内外影响,动之不已,故能维持人类的生存和发展。正如《素问·六微旨大论篇》所说:"成败倚伏生乎动,动而不已则变作矣。"外在的空气流动,动中变化,以致产生四时六气,以养万物;内在的阴阳营卫、气血运行,行于阳二十五度,行于阴二十五度,五十度而复大会,正由于不断地运行,才促使人体内部的生长发育,以及衰老死亡,从而孕育新生,就有生命在于运动之说。动是绝对的、永恒的;静是相对的,是调节动的节律。练气功就掌握气化运动的规律,除了更顺应四时寒热温凉同定性的阴阳消长常规,还要驾驭周期流转的变动性的运气气化规律,要保持体内心肾之气的交合,意守丹田,不能有任何杂念,把上浮之气以及余气等纳入气海命门,以增强内在的抗病能力。当气候出现反常情况时,要研究是否为运气"胜、复、郁、发"所致? 如是,则当进一步责之大运和司天之气是否成为淫胜之气。这样根据"有胜则复,无胜则否""胜盛复盛,胜微复微",即利用胜复郁发规律掌握气功火候。因为常规四季气候的阴阳消长规律是固定的,然而运气气化的阴阳消长规律则是变化着的。胜复规律属于阴阳制约规律,胜复郁发的实质,仍然是阴阳消长转化规律的体现,即盛阳必阴,盛阴必阳。正如《内经》运气七篇所言:"相火之下,水气承之;水位之下,土气承之;土位之下,风气承之;风位之下,金气承之;金位之下,火气承之;君火之下,阴精承之。"所以既然异常气候,呈现着变化的阴阳消长气化规律,那么气功的火候也当随之应变,这就是运气原理对"活火候"的启示。

3. 干支纪时与时间医学　在运气学说中干支纪时,占有重要地位。而干支纪时,运用于医学领域,就是古代的时间医学。随着时间医学的兴起,"干支纪时"的推算,愈来愈显得重要,这与临床用药、运气推导、子午流注等,都是有联系的。干支纪时,包括纪年、纪月、纪日和纪时,其推算方法,前人有所记载和介绍,或以歌诀形式,或以其他复杂形式表述。

4. 运气学说与女性关系——女子合七,男子合八　《素问·上古天真论篇》开篇论述了"女子七岁,肾气盛,齿更发长……丈夫八岁肾气实,发长齿更……八八则齿发去"。这里出现了两个数字七和八,张景岳在《类经·藏象类十三》是这样解释的:"盖天地万物之道,唯阴阳二气而已,阴阳合作,原不相离,所以阳中必有阴,阴中必有阳。"人体是一个整体,阴阳平衡,人体生理功能才能正常。现女为阴而外合阳数,男为阳而外合阴数,正是体现了"阴中求阳、阳中求阴"的阴阳互根理论思想。对此,张景岳还结合运气学说进行了深入阐述:"离火属阳居南,而其中则偶,是外阳而内阴也;坎水属阴居北,而其中则奇,是外阴而内阳也。"联系《河图》,火在五行方位上位于南方,在卦象上合离卦,其成数为7,生数为2,故曰外阳而内阴;水在五行方位上位于北,在卦象上合坎卦,五行成数为6,生数为1,故曰外阴而内阳。从卦象上看,坎卦阴爻,多于阳爻,又男为阳,若要阴阳平衡则阴爻相对要多于阳爻,而此卦象正符合此意。阴阳互根理论应用于中医妇科学则表现为：在治疗月经病的时候，不能纯补肾阴和肾阳，要根据所处月经周期不同阶段，于补阴之中酌加补阳药物，以求阳中求阴，于补阳之中酌加补阴药物，以求阴中求阳。

5. 运气学说与月经周期节律　女子月经有一定周期性，常常受到运气变化的影响，故防治月经病时，药味的选择要适应当年的运气变化，才能培补化源，抑制太过，扶植不足，平调阴阳。《素问·六元正纪大论篇》记述了丁酉年阳明司天之岁的用药规律："宜以咸以苦以辛，汗之清之散之，安其运气，无使受邪，折其郁气，资其化源。"结合运气变化防治月经病，充分体现了中医学"因时制宜"的治疗原则，拓宽了临床诊治思路。另一方面，要认识到，运气理论仅一般性地论述了气候与生物、气候与人体生理病理、气候与用药等的关系。所以，在运用这一理论时，要根据不同地域、千差万别的气候变化，灵活对待，不能拘泥于运气理论所设定的固有程式。正如金代张子和所说："病如不是当年气，看与何年运气同，便向某年求和法，方知都在《至真》中。"即是说，如果疾病的发生与当年运气推演的结果不相符合，那就看与发病规律相符年份的运气变化，就从与其相符年份的运气变化规律中寻找相应的治疗办法和用药规律。宋代沈括在《梦溪笔谈》中也曾说过："大凡物理，有常有变，运气所主者，常也；异夫所主者，皆变也。常则知其气，变者无所不至，而各有所占。"两位先贤所言，既指出了对待运气学说的态度，同时也指明了应用这一理论的方法和思路。

妇女月经的按时来潮，天癸起了重要作用。天癸来源于先天，藏之于肾，主宰于心。人体发育到了一定时期，肾气旺盛，肾中真阴不断得到充实，天癸逐渐成熟，在心神的主宰下作用于冲任胞宫则月事以时下。又肾者主水，水为阴精，因此有"月事者，仿女子经水按月而至，其盛虚消长应于月象"的阐述。现代科学研究证明了朔望月的盈亏周期对地球生态万物的生长发育影响巨大。对于月经不调者可根据月经的节律变化采用中医药调整月经周期节律法，重建月经周期。经后期，血海空虚，阴精虽得到一定程度的增长，但仍处于阴不足的状态，故应以补肾养阴为主；经间期，是重阴转阳的时期，应调和肾中阴阳，于补阴之中加入补阳之品，使阴阳转化顺利；经前期，是阳长阴消的过程，但阴阳相互依存，故阳长的过程要建立在阴的基础上，因此，在调补肾阳之中要加入补阴之品。行经期，是重阳转阴的阶段，在肾阳的作用下，血溢胞宫，月经来潮，但经血能否顺利排出，关键在通，故应以疏肝理气调经为主。

6. 运气学说气血盈亏节律　我国古代医家早就观察到人体气血存在周期性变化。在《素问·八正神明论篇》中有"月始生，则血气始精，卫气始行；月廓满，则血气始实，肌肉坚；月廓空，则肌肉减，经络虚，卫气去，形得居，是以因天时而调气血也"。

7. 运气学说与胎孕的关系　在《素问·五常政大论篇》中有关于岁运与生物繁殖之间关系的论述："岁月胎孕不育，治之不全，何气使然？岐伯曰：六气五类，有相胜制也，同者盛之，异者衰之，此天地之道，生化之常也。"通过研究，夏桂成总结岁运对人类生殖的影响：土运太过，春季怀孕；木运太过，秋季怀孕，夏季不宜怀子；火运太过，冬季怀孕；木运不及，冬月怀子；火运不及，春夏怀子；土运不及，夏月怀子；金运不及，长夏怀子；水运不及，秋月怀子。除此，古医家对受孕的时日、环境也有讲究，《千金方·养性》载道："御女之法，交会者当避丙丁日及弦、望、晦、朔、大风、大雨、大雾、大寒、大暑、雷电霹雳、天地晦暝、日月薄浊、虹霓地动。"此后，宋代医家陈自明又将阴阳五行引入分经养胎学说，既可阐述胎生之理，又是指导孕期保健、辨证施治的大法，是运气学说与胎养学说的结合。

四、运气学说的基本内容

运气学说，是我国先民结合医学探讨气象运动的一门学科。它以阴阳五行学说为支架，结合天干、地支、六气变化等，阐述气象、气候运动的基本规律——动态平衡。由于天地间客观地呈现着周期性循环，古人谓之圆道，即圆运动规律，天象、气候、气象、物候等无不呈一个首尾相接的圆圈，因此先民们便着重从循环运动方面来研究气象、气候运动的根源。

循环运动是自然界整体动态平衡的一种重要表现形式,而阴阳消长、五行生克是最能说明这一动态平衡的。运气学说中十天干、十二地支、六气等,都是从不同角度来说明气象气候的循环运动,但是必须贯穿运用阴阳五行,以阴阳的对立统一及平衡与不平衡,以五行的相生相克及相乘相侮,来阐明和推测循环运动中的复杂性和规律性,既反映了气象、气候运动的循环普遍性,又反映出气象、气候在每一时期以及年相、月相、日相中的特殊性。如能吸收现代气象气候学知识以及空气质量内含等科学内容,将能进一步阐明气象气候学内容。虽然古老的运气学说的科学性在医学领域内,特别是妇科学,尚存在很多争论,没有引起重视,但我们认为人生于天地之间,与自然界息息相关,气象学中的春温、夏热、秋凉、冬寒致使生物多具有春生、夏长、秋收、冬藏的规律,同时女性的月经周期节律、生殖节律也与自然界有所关联。因而我们推导月经周期演变及生殖生理、病理的变化,预测疾病的发生,论治未病的时机,提高月经周期及生殖节律演变的水平,就有着重要的意义。这不仅有助于预防疾病,提高健康水平,而且也将有助于推动中医妇科学关于生殖节律研究的发展。

运气学说,在《素问》一书中有七篇是专门论述它的,可见前人对它的重视。但由于其内容丰富,涉及面广,且文意深奥,不易理解,故临床医师对其重视不够。由于篇幅所限,本节亦只能择其主要内容,即干支甲子、五运、六气等分别介绍如下。

(一) 干支甲子

所谓"干支",即"天干"和"地支"的统称,是我国古代纪年、纪月、纪日、纪时和表达方位的符号。

十天干、十二地支,又简称十干、十二支。《史记》称十干为十母,十二支为十二子。

1. 十干　干者,犹个也,又叫作天干。天干有十个,依次相数是甲、乙、丙、丁、戊、己、庚、辛、壬、癸。十干中,"甲"被解释为"出甲于甲","甲"字同"荚",指嫩芽破芽而出的初生现象;"乙"字被解释为"奋轧于乙",指幼苗逐渐抽轧而生长;"丙"字被解释为"明炳于丙",指阳气充盛,生长显著;"丁"字被解释为"万物丁壮""大盛于丁",指幼苗不断地壮大成长;"戊"字被解释为"丰楙于戊",指幼苗日益茂盛;"己"字被解释为"理纪于己",指幼苗已成熟至极;"庚"字被解释为"敛更于庚",指生命开始收敛;"辛"字被解释为"悉新于辛",指新的生机又开始酝酿;"壬"字被解释为"怀任于壬",指新的生命已开始孕育;"癸"字被解释为"陈揆于癸",指新的生命又将开始。继因于阴阳五行说的不断发展,分析十干,不仅具有阴阳两种性质,同时亦以之分别纳入五方、五行、五季、五脏,兹列表 1-3-6 分析之。

表 1-3-6　天干与阴阳、五行、五方、五季、五脏关系

主目＼十干阴阳	甲阳	乙阴	丙阳	丁阴	戊阳	己阴	庚阳	辛阴	壬阳	癸阴
五行	木		火		土		金		水	
五方	东		南		中		西		北	
五季	春		夏		长夏		秋		冬	
五脏	肝		心		脾		肺		肾	

对天干配五行,一般有两种解释:一是,十天干本身次序的排列是按每年生长化收藏的次序来排列的,而五行相生的次序也正是生长化收藏的次序,因此也就按次序将天干与木、火、土、金、水五行相配;二是,在方位上甲乙属东方,东方是木位,所以甲乙属木。至于为什么要以两干来配五行中的一行呢?那是因为五行之中又有阴阳,木有阳木、阴木,火有阳火、阴火,土、金、水亦如此。

2. 十二支　支者犹枝也,用以化月,月为阴,阴为地,所以支又称地支。地支有十二个,依次是子、

丑、寅、卯、辰、巳、午、未、申、酉、戌、亥。十二支中，"子"字被解释为"万物滋于下"；"丑"字被解释为"纽牙于丑"，言阳气在上未降，万物厄纽，未敢出也；"寅"字被解释为万物始生，蟪然也；"卯"字被解释为万物茂也；"辰"字被释为万物之蜄也；"巳"字言气之已尽；"午"字言阴阳交也；"未"字被释为万物皆成，有滋味也；"申"字言阴用事贼万物；"酉"字言万物之老；"戌"字言万物尽灭；"亥"字，该也，言阳气藏于下。

十二支有化月、定岁、分立四时的作用，这些又无不与阴阳五行有关，因而古人亦运用十二支观察一岁四时和十二月二十四个节气的阴阳五行的变化，以分析气候变化的规律。十二支为地之五行，子阳亥阴曰水，午阳巳阴曰火，寅阳卯阴曰木，申阳酉阴曰金，辰戌阳丑未阴曰土。其所以如此配合者，是根据阴阳奇偶数的道理而来的。一、三、五、七、九、十一这六个月统为单数，单数为奇属阳，而一月建寅，三月建辰，五月建午，七月建申，九月建戌，十一月建子，所以寅、辰、午、申、戌、子六子都为阳支，而二、四、六、八、十、十二这六个月统为双数，双数为偶属阴，而二月建卯，四月建巳，六月建未，八月建酉，十月建亥，十二月建丑，所以卯、巳、未、酉、亥、丑六支都为阴支。亥月与子月，一阴一阳，正当孟仲两个冬月，正是北方寒水之气当令，所以亥子在五行间同属于水。巳月与午月，一阴一阳，正当孟仲两个夏月，正是南方火热之气当令，所以巳午在五行上同属于火。寅月与卯月，一阴一阳，正当孟仲两个春月，正是东方风木之气当令，所以寅卯在五行上同属于木。申月与酉月，一阴一阳，正当孟仲两个秋月，正是西方燥金之气当令，所以申酉在五行上同属于金。辰为季春三月，未为季春六月，戌为季秋九月，丑为季冬十二月，这四个季月，都是中央湿土之气寄旺于四时的月份，所以辰、戌、丑、未在五行上同属于土，也是立春、立夏、立秋、立冬节气前的 18 日，都是中央土寄王的时候，可推算之。

3. 甲子　天干地支配合，即是甲子。甲子可以用来纪年，也可以用来纪月、纪日，可以依据其所属干支的属性来分析这一年或这一月或这一日变化的大致情况。由于目前我们在医学上运用的主要是干支纪年，因此在这里也主要介绍这方面的常识。

干支结合纪年的方法，是将每一年配上一个天干和一个地支，配的方法，是天干在前，地支在后，按照干支的顺序依次向下排列。天干第一位是甲，地支第一位是子，把天干第一位甲与地支的第一位子相互配合起来便是甲子。因此，这一年便为甲子年。从甲子年开始，天干和地支依次相互配合，每年不同；天干往复排列 6 次，地支往复排列 5 次，共得 60 年，以后才又轮到甲与子相合，所以每 60 年称为一周，或者叫一个甲子。我们一般看见一个快满 60 岁的人称为年近花甲，过了 60 岁，叫年逾花甲，这就是取 60 年为一个甲子的意思。为了避免临时换算的麻烦，我们这里把干支相合一周的次序排列如表 1-3-7。

表 1-3-7　六十年干支(甲子)结合纪年表

干	甲	乙	丙	丁	戊	己	庚	辛	壬	癸
支	子	丑	寅	卯	辰	巳	午	未	申	酉
干	甲	乙	丙	丁	戊	己	庚	辛	壬	癸
支	戌	亥	子	丑	寅	卯	辰	巳	午	未
干	甲	乙	丙	丁	戊	己	庚	辛	壬	癸
支	申	酉	戌	亥	子	丑	寅	卯	辰	巳
干	甲	乙	丙	丁	戊	己	庚	辛	壬	癸
支	午	未	申	酉	戌	亥	子	丑	寅	卯
干	甲	乙	丙	丁	戊	己	庚	辛	壬	癸
支	辰	巳	午	未	申	酉	戌	亥	子	丑
干	甲	乙	丙	丁	戊	己	庚	辛	壬	癸
支	寅	卯	辰	巳	午	未	申	酉	戌	亥

（二）五运

五运就是木运、火运、土运、金运、水运的统称，在自然界中一年四季的气候变化是春去夏来，夏去秋至，秋去冬来，冬去春至，循环运转不已，一年四季都可以用五行概念来加以归类，春属木，夏属火，长夏属土，秋属金，冬属水，一年四季的气候变化循环运转不已，实质上也就是木、火、土、金、火五行的循环运转不已，因此，木、火、土、金、水五运，实质上也就是指在自然界中各个季节气候方面正常或异常的变化。

1. 大运

（1）何谓大运：大运就是主管每年全年的岁运，换句话说也就是指各年的气候变化以及人体与之相应而发生的脏腑功能变化的一般规律。因此，我们可以用大运来说明这一年全年的气候变化情况和脏腑功能的大致情况。

大运分为土运、金运、水运、火运、木运五种，各运的特点与五行的特性一致。今年是哪一个大运主岁，今年的气候变化和人体脏腑的变化就会表现出与它相应的五行特性。例如，大运是土运，这一年在气候变化上就与湿的作用密切相关，在人体脏腑上就与脾胃的功能密切相关。这是因为湿、脾胃等在五行归类上都属于土。假如大运是金运，这一年在气候变化上就与燥的作用密切相关，在人体脏腑上就与肺、大肠的功能密切相关，这是因为燥、肺、大肠等在五行上都属于金。假如大运是水运，这一年在气候变化上就与寒的作用密切相关，在人体脏腑上就与肾、膀胱等的功能密切相关，这是因为寒、肾、膀胱等在五行归类上都属于水。假如大运是木运，这一年在气候变化上就与风的作用密切相关，在人体脏腑上就与肝、胆的功能密切相关，因为风、肝、胆等在五行归类上都属于春。假如大运是火运，这一年在气候变化上就与热的作用密切相关，在人体脏腑上就与心、心包络、小肠的作用密切相关，因为热、心、心包络、小肠等在五行归类上都属于火。由此可见，大运不过是古人在人与天地相应的观念下所摸索总结出来的一套自然气候和人体脏腑变化的规律而已。

（2）天干化五运：天干配五行，是甲乙属木、丙丁属火、戊己属土、庚辛属金、壬癸属水。但在五行的变化上，便又要把这十个天干的阴阳干重新配合而有其另外的属性，这就叫作天干化五运。所谓化就是变化，这也就是说天干在五运的变化中，还具有其他的属性而不能以未经变化的五行属性来运用它。天下化生五运的结果：凡是天干上逢甲逢己之年，大运属土运（甲己化土）；逢乙逢庚之年，大运便属金运（乙庚化金）；逢丙逢辛之年，大运便是水运（丙辛化水）；逢丁逢壬之年，大运便是木运（丁壬化木）；逢戊逢癸之年，大运便是火运（戊癸化火）。

为什么十天干在化五运上和配五行上其属性上不一致呢？这是因为十天干配五行是以五方、五季等关系来确定的，而五运则是根据天象变化，也就是天上星辰之间的变化来确定的。

2. 主运

（1）何谓主运：主运就是指每年气候的一般常规变化，这些变化基本上是年年如此，固定不变的，所以叫作主运。每年的主运也分为木运、火运、土运、金运、水运五种，各运的特点与五行的特性一致。这一年中的某一段时间是属于哪一个主运主事，这段时间的气候变化和人体脏腑的变化也就会表现出与它相关的五行特性。例如这段时间是属于木运主事时，这段时间在气候变化上就与风的作用密切相关，在人体脏腑上就与肝的功能密切相关……其余各运也一样可以如此类推。

（2）主运的推算方法：主运分五步，分司一年当中的五个运季，每步所主的时间，亦即每个运季的时间为七十三日零五刻。主运五步的推算，从每年的大寒日开始，按木、火、土、金、水五行相生的次序依次推移，即木为初运，火为二运，土为三运，金为四运，水为终运。

主运五步的交司时间，从日上来说基本相同。即木运都起于大寒日，火运起于春分后十三日，土运起于芒种后十日，金运起于处暑后七日，终运起于立冬后四日，年年如此，但从时上来说，则各年略有出入。其出入与十二支中的值年有关,子、辰、申、寅、午、戌在阴阳属性,属阳,所以子、辰、申、寅、午、戌等年均属阳年。在五行上也是一样,子为阳水,申为阳金,辰、戌为阳土,午为阳火,寅为阳木。丑、巳、酉、卯、未、亥在阴阳属性上属阴,所以丑、巳、酉、卯、未、亥等年均属阴年,在五行上也是一样,巳为阴火,酉为阴金,丑、未为阴土,亥为阴水,卯为阴木。主阳年的初运,均起于阳时,所以申、子、辰三阳年都起于寅,寅、午、戌三阳年都起于申;主阴年的初运,均起于阴时,所以巳、酉、丑三阴年都起于巳,亥、卯、未三阴年都起于亥。

3. 客运

(1)何谓客运:客运是指每年五个运季中的特殊变化。客运是每年轮转的,10年之内,年年不同,如客之来去,所以叫作客运。每年的客运也分为木运、火运、土运、金运、水运五种,也与五行的特点一致。这个运季是哪一个客运主事,这个运季中的气候变化和人体脏腑的变化也就会表现出与它相关的五行特性。例如这个运季的客运是土运时,这个运季在气候变化上就与湿的作用密切相关,在人体脏腑上就与脾的功能密切相关,其余各运也是一样,均可依此类推。

(2)客运的推算方法:客运的推算,是在每年值年大运的基础上进行的。每年值年大运就是当年客运的初运,客运的初运按照当年大运确定后,以下即按五行相生的运序依次推移。例如丁壬之年,大运为木运,因此丁壬之年客运的初运便是木运,二运便是火运,三运便是土运,四运便是金运,终运便是水运,其余各年依此类推。

4. 大运、主运、客运之间的关系 大运、主运、客运都是运用五行学说配以天干来计算和推测自然界气候变化和人体变化总的情况,主运说明一年之中各个季节中的气候变化和人体脏腑变化的一般情况,客运则说明一年之中各个季节的气候变化和人体脏腑变化的特殊情况。三者之间的关系,以大运为主,因为大运包括全年;其次是客运,因为根据客运可以分析每年各个季节中的特殊变化情况;至于主运则年年如是。提出主运来谈的原因,一方面是根据主运可以了解每年各个运季中的常规变化,另一方面也是为了帮助分析客运,因为没有一般也就无法考虑特殊,没有主运也就没有客运。

(三)六气

六气是对风、寒、暑、湿、燥、火的统称。六气中的暑气与火气,基本上属于一类,所以运气中所说的六气,在运用上一般就不说风、寒、暑、湿、燥、火,而说风、寒、湿、燥、君火、相火等。这六种气候上的变化,基本上在一年四季阴阳消长进退的变化下产生出来的,因此,六气一般又以三阴三阳为主结合十二地支来说明和推算每年气候的一般变化和特殊变化。每年的六气,一般分为主气与客气两种,主气用以述常,客气用以测变,客气与主气相合,称客主加临,可以用来进一步说明气候的复杂变化。下面我们将分述之。

1. 主气

(1)何谓主气:主气和主运的意义基本相同,也是指每年各个季节的常规变化,由于这些变化是常规如此的,年年固定不变,所以叫作主气。主气分为风、君火、相火、湿、燥、寒等六种,各气的特点,也可以用五行加以归类。这一节序是哪一个主气主时,这一节序便会表现与它相应的五行特点。例如这一节序是风气主时,它会在各方面表现出木的特点;这一节序是火气主时,它便会在各方面表现出火的特点;这一节序是湿气主时,它便会在各方面表现出土的特点;这一节序是燥气主时,它便会在各方面表现出金的特点;这一节序是寒气主时,它便会在各方面表现出水的特点。六气主时是年年不变的,所以我们说主气是指每年各个节序的常规变化。

(2)主气的推算方法:根据一年的气候变化特点,一年之中,可以分为二十四节气。这二十四节气是:立春、雨水、惊蛰、春分、清明、谷雨、立夏、小满、芒种、夏至、小暑、大暑、立秋、处暑、白露、秋分、寒露、霜降、立冬、小雪、大雪、冬至、小寒、大寒。每一节气值管15日多一点。

主气有六,因此主气主时,也就分为初、二、三、四、五、终六步。六气六步主时次序是与五行相生的顺序一致的,按木、火、土、金、水顺次推移。一年四季是从春季开始,春主风、属木,因此便以厥阴风木为初之气;春木生火,因此便以少阴君火为二之气;君火相火都属火,同气相随,便以少阳相火为三之气;火能生土,便以太阴湿土为四之气;土能生金,便以阳明燥金为五之气;金能生水,便以太阳寒水为终之气。

主气的推算方法是:把一年二十四节气分属于六气六步之中,从每年大寒日开始计算,15 日多一点为一个节气,四个节气为一步,每一步为 60 日又八十七刻半,六步为一年。

2. 客气

(1) 何谓客气:客气是各年气候上的异常变化。这些变化一般说来,虽然也有规律可循,但是由于它年年转移,其不同的是:主气只管每年的各个季节,而客气除了也管每年中的各个节序而外,它还可以概括全年。客气十二年一转,在这十二年之中是年年不同的,所以我们说客气是指各个年度的具体变化。

(2) 客气推算的方法:推算客气,首先要知道三阴、三阳、司天、在泉、四间气等是什么。为了清楚这些,现在有必要加以分述。

1) 三阴与三阳:阴和阳的本身,古人认为可离可合,合则为一阴一阳,离则为三阴三阳。这也就是说明阴和阳的本身都又可以按照所含阴气或阳气的多少而把它们各分为三,阴分为三就是三阴,阳分为三就是三阳。三阴之中,以厥阴阴气最少,其次是少阴,以太阴阴气最盛,因此,厥阴又叫一阴,少阴又叫二阴,太阴又叫三阴。阳也是这样,三阳之中,以少阳阳气最少,阳明次之,以太阳阳气最盛,因此,少阳又叫一阳,阳明又叫二阳,太阳又叫三阳。客气推算是按三阴三阳次序,即以一阴(厥阴)、二阴(少阴)、三阴(太阴)、一阳(少阳)、二阳(阳明)、三阳(太阳),再配以子、丑、寅、卯、辰、巳、午、未、申、酉、戌、亥十二地支和风、寒、湿、燥、君火、相火,再配以木、火、土、金、水五行来进行运算。其相配的方法,我们在干支段内已经谈过,凡是值年地支逢巳逢亥之年,不管它们天干是什么,都配以三阴三阳中的厥阴、六气中的风、五行中的木;凡是值年地支逢子逢午之年,不管它们天干是什么,都配以三阴三阳中的少阴、六气中的君火、五行中的火……如此相配以后便是:子午少阴君火,丑未太阴湿土,寅申少阳相火,卯酉阳明燥金,辰戌太阳寒水,己亥厥阴风木。逐年客气的推算,也就依此次序逐年推移,循行不已,六气六年一转,地支十二年一转,周而复始,如环无端。

2) 司天之气、在泉之气、四间气:司天、在泉是对值年客气在这一年之中主事的统称。主管每年上半年的客气,叫作司天之气;主管每年下半年的客气,叫作在泉之气。四间气就是在司天之气和在泉之气左右的气。我们已经知道,六气分作六步来推移。司天之气占一步,司天之气的左边一步是司天左间,司天之气的右边一步是司天右间;在泉之气占一步,在泉之气的左边一步是在泉左间,在泉之气的右边一步是在泉右间。司天之气的左间右间和在泉之气的左间右间加在一起就是四间气。司天、在泉再加上左右间气,共为六气。值年客气逐年转移,因此,司天在泉四间气也每年不同。

司天、在泉及四间气是根据前述地支配三阴三阳的结果来推算的。也就是说凡是逢子逢午之年就是少阴君火司天,凡是逢丑逢未之年就是太阴湿土司天。凡是逢寅逢申之年就是少阳相火司天,凡是逢卯逢酉之年就是阳明燥金司天,凡是逢辰逢戌之年就是太阳寒水司天,凡是逢巳逢亥之年就是厥阴风木司天。在六步中,每年的司天之气总是在六步中的第三步上。司天之气确定了,在泉之气以及左右四间气也就知道了,因为司天之气的对面就是在泉之气,司天的左右也就是司天的左间右间,在泉的左右也就是在泉的左间右间。

按照三阴三阳的次序,司天与在泉之间有下列的关系,即阳司天,阴就在泉,阴司天,阳就在泉;司天在泉的阴阳,在它们阴阳的多少上也是相应的,即:司天是一阴(厥阴),在泉必定就是一阳(少阳);司天是二阴(少阴),在泉必定是二阳(阳明);司天是三阴(太阴),在泉必定就是三阳(太阳)。与此相反也是一样,司天是一阳(少阳),在泉一定就是一阴(厥阴);司天是二阳(阳明),在泉就一定是二阴(少阴);司天是三阳(太阳),在泉就一定是三阴(太阴)。司天在泉之气确定了,左右四间气自然就也确定了。以庚子年为例,按照地支配三阴三阳的结果,子午少阴君火,所以庚子年便是少阴君火司天,少阴是二阴,因此该年的在天之气便是二阳(阳明),按照三阴三阳次序排列,司天少阴的左间是太阴,右间是厥阴。在泉阳明的左间是太阳,右间是少阳。其余各年可以依此类推。再如2001年是辛巳年,便是厥阴风司天,因此本年的在泉之气便是少阳,司天厥阴的左间是少阴,右间是太阴,在泉的少阳的左间为阳明,右间为太阳。少阳为相火,故该年天气自显温热。

3)客气的异常变化:客气的司天在泉左右间气六年一转移,这是客气的一般变化规律,但是在特殊的情况下,也可以出现异常的情况,这就是《内经》中所说的"不迁正""不退位"。所谓"不迁正",也就是应该转到的值年司天之气没有转到。所谓"不退位",也就是应该转位的司天之气仍然停留。举例来说:己亥年应为厥阴风木,因此该年便是厥阴风木司天,己亥年的次年是庚子年,子午年应为少阴君火,因此庚子年便是少阴君火司天。假使己亥年风木之气有余,留而不去,到了庚子年在气候变化上及其他方面仍然表现出己亥年所有的风气、木气特点,这就是不退位,少阴君火之气自然也就不能到来,这就是不迁正。司天在泉之气有了不迁正、不退位的情况,左右间气自然就应升不升,应降不降。客气的升降失常,不按一般规律进行轮转,这就属于异常。

4)客主加临:所谓客主加临,就是将客气加在主气上面。换句话说也就是把主气和客气放在一起来加以比较分析和推算。之所以要把主气和客气加在一起来比较分析,是因为主气是一年中气候的一般变化,而客气则是一年中气候的特殊变化,首先了解了一般变化,才能够进一步分析它的特殊变化,才能真正认识这一事物。所以我们在分析每年气候变化的时候,也就必须把主气和客气对照起来加以比较分析,也只有如此,才能从中找出它们各种变化的规律,"以客加主,而推其变",其意亦即在此。

客主加临的方法是:把值年司天的客气与主气的三之气相加,主气的初之气是厥阴风木,二之气是少阴君火,三之气是少阳相火,四之气是太阴湿土,五之气是阳明燥金,终之气是太阳寒水,值年司天的客气固定地加在主气的三之气上,实际上也就是固定地加在少阳相火之上,相加之后,主气六步不动,客气六步到每年按一阴、二阴、三阴、一阳、二阳、三阳的次序依次推移,六年一转,运行不息。

(四)运气相合

每年的年号上都有一个天干,也都有一个地支。我们知道,天干的作用,是用来分析各年的运,地支的作用则是用来分析各年的气。但运和气两者之间,并不是彼此孤立的,它们常常相互作用,互相影响,《内经》把这叫作同化。因为运与气之间有同化的关系,所以需要分析各年的全面情况,单从运上来分析或者单从气上来分析,是不行的,必须把各年的干与支结合起来分析。只有在运与气相结合的情况下,才能分析和推算出各年的大致变化情况,这也是干与支为什么必须结合起来运用的原因。

1. 运和气的盛衰　运和气的盛衰,要根据运和气的五行生克关系来测定的。运生气或者运克气,都叫作运盛气衰。例如:辛亥年的年干是辛,丙辛化水,所以辛亥年的大运是水运;辛亥年的支是亥,己亥厥阴风木,所以辛亥年的值年司天之气便是风木;水与木的关系是水生木,用在这里也就是运生气,因此,辛亥年这一年便是运盛气衰。又如:甲辰年的年干是甲,甲己化土,所以甲辰年的大运是土运;甲辰年的年支是辰,辰戌太阳寒水,所以甲辰年的值年司天之气便是寒水;土与水的关系是土克水,用在这里也就是运克气,因此甲辰年这一年也是运盛气衰。

气生运或者气克运,都叫作气盛运衰。例如:己亥年的年干是己,甲己化土,所以己亥年的大运是土运;年支是亥,己亥厥阴风木,所以己亥年的值年司天之气便是风木;木与土的关系是木克土,用在这里也就是气克运,因此己亥年这一年便是气盛运衰。又如:甲子年的年干是甲,甲己化土,所以甲子年的大运是土运;年支是子,子午少阴君火,所以甲子年的值年司天之气便是火;火与土的关系是火生土,用在这里也就是气生运,因此甲子年也是气盛运衰。

分析各年运和气的盛衰,其目的有二。其一,根据运气的盛衰可以推算出各年变化的主次,对运盛气衰的年份,在分析当年变化时,应以运为主,以气为次;对气盛运衰的年份,在分析当年变化时,应以气为主,以运为次。其二,根据运气盛衰,可以进一步推算各年的复杂情况,根据生克关系,气生运为顺化,气克运为天刑,运生气为小逆,运克气为不和。顺化之年,变化较为平和,小逆及不和之年变化较大,天刑之年变化特别剧烈。

2. 天符与岁会　天符和岁会是根据运和气不同的结合情况而命名的。天符之中,又可分同天符、太乙天符,岁会之中,又有同岁会。一般说来,逢天符之年,气候变化较大,同天符之年同此;逢岁会之年,气候变化较小,同岁会之年同此;如逢太乙天符之年,则气候变化最烈。其推算方法如下。

(1)天符:凡是每年的值年大运与同年的司天之气在五行属性上相同,便叫天符。以丑年为例:己丑年的年干是己,甲己化土,所以己丑年的大运是土运;年支是丑,丑未太阴湿土司天,所以己丑年值年司天之气也是土;大运与值年司天之气的五行属性相同,所以己丑年便是天符之年。在甲子一周的六十年中,逢天符者计有乙卯、乙酉、丙辰、丙戌、丁巳、丁亥、戊子、戊午、己未、己丑、戊寅、戊申十二年。

(2)岁会:凡是每年值年的大运与同年年支的五行属性相同,便叫岁会。以乙酉年为例:乙酉年的年干是乙,乙庚化金,所以乙酉年的大运便是金运;年支是酉,酉在五行上属金;大运是金,年支五行属性也是金,所以乙酉年便是岁会之年。在甲子一周的六十年中,逢岁会者计有甲辰、甲戌、己丑、己未、乙酉、丁卯、戊午、丙子八年,其中己丑、己未、乙酉、戊午四年,既属岁会,又属天符,因此,单纯属岁会的年份,实际上只有四年。

(3)同天符:凡是年干与年支在阴阳属性上都属于阳,同时值年大运又与同年的在泉之气的五行属性相同,便叫同天符。以庚子年为例:庚子年的年干为庚,庚是单数,属于阳干;年支是子,子也是单数,属于阳支;庚子年的年干是庚,乙庚化金,所以庚子年的大运是金运;年支是子,子午少阴君火司天,阳明燥金在泉,所以庚子年的在泉之气是阳明燥金;年干属阳,年支也属阳,大运属金,在泉之气也属金,所以庚子年便是同天符之年。在甲子一周的六十年中,逢同天符者计有甲辰、甲戌、庚子、庚午、壬寅、壬申六年,其中甲辰、甲戌两年,既属同天符又属岁会,因此单属同天符之年的年份,实际上只有四年。

(4)同岁会:凡是年干与年支在阴阳属性上都属于阴,同时值年大运又与同年在泉之气的五行属性相同,便叫同岁会。以辛丑年为例:辛丑年的年干是辛,辛是双数属于阴干;年支是丑,丑也是双数属于阴支;辛丑年的年干是辛,丙辛化水,所以辛丑年的大运是水运;年支是丑,丑未太阴湿土司天,太阳寒水在泉,所以辛丑年的在泉之气是太阳寒水;年支属阴,年支也属阴,大运属水,在泉之气也属水,所以辛丑年便是同岁会之年。在甲子一周六十年中,逢同岁会者计有辛未、辛丑、癸卯、癸酉、癸巳、癸亥六年。

(5)太乙天符:既逢天符,又为岁会,即是说这一年的大运与司天之气、年支的五行属性均相同,便叫作太乙天符。以戊午年为例:戊午年的年干是戊,戊癸化火,所以戊午的大运是火运;年支是午,子午少阴君火司天,同时午在五行上也属于火;大运是火,司天之气是火,年支的五行属性也是火,所以戊午年便是太乙天符之年。在甲子一周的六十年中,逢太乙天符者计有己丑、己未、乙酉、戊午四年。

3. 平气　平就是平和,气就是变化,五运之气平和,无太大的变化,既非太过,又非不及,这就叫作平气。遇此之年,也就是叫作平气之年。平气的推算方法,从总的原则上说是在五行生克的基础上推算的,至于具体的推算方法一般有二。

(1)根据运气之间的关系来推算:是否平气之年,一般都是按照岁运的太过不及与同年司天之气及干支的五行属性之间的相互关系来确定的。有下列情况之一者,都属于平气之年。

1)运太过而被抑:所谓运太过而被抑,即凡岁运太过之年,如果同年的司天之气在五行上与它是一种相克关系时,这一年的岁运便可以因受司天之气的克制而不致太过,从而构成平气。以戊戌年为例:戊戌年的年干是戊,戊癸化火,所以戊戌年的大运是火运;戊是单数,是阳干,用干属太过,所以戊戌年是火运太过;戊戌年的年支是戌,辰戌太阳寒水司天,所以戊戌年的司天之气是水;五行中的水与火是相克的关系,太过的火受司天寒水之气的抑制,便不会太过,所以戊戌便是平和之年。在甲子一周的六十年中,逢运太过被抑而得平气之年者,计有戊辰、戊戌、庚子、庚午、庚寅、庚申六年了。

2)运不及而得助:所谓运不及而得助,即凡属岁运不及之年,如果同年的司天之气在五行属性上与之相同,或它的年支五行属性与之相同,这一年的岁运也可以称为平气。以乙酉年为例:乙酉年的年干是乙,乙庚化金,因此乙酉年的大运是金运;乙是双数,是阴干,阴干属不及,所以乙酉年是金运不及之年;乙酉年的年支是酉,卯酉阳明燥金司天,所以乙酉年的司天之气是金;金运不及之年,如果同年司天之气是金,它便会受司天金气的帮助而不会不及,所以乙酉年是平气之年。又如:辛亥年的年干是辛,丙辛化水,因此辛亥年的大运是水运;辛是双数,是阴干,阴干属不及,所以辛亥年是水运不及之年;辛亥年的年支是亥,亥在五行上属水,不及的水运,得到地支水的帮助,便不会不及,所以辛亥年也是平气之年。在甲子一周的六十年中,逢运不及得助而成平气之年的有丁卯、乙酉、丁亥、己丑、癸巳、辛亥、乙卯、丁巳、己未九年。

(2)根据每年交运时年干与日干的关系来推算:每年初运交运的时间总是在年前的大寒节交接。交运的第一日如果年干与日干相合,也可以产生平气。例如:壬申年初运交运的大寒节第一日甲子是丁卯,丁壬同可化木,刚柔相济,这就是年干与日干相合,因此壬申年可以算作一个平气之年。其他的甲与己合,乙与庚合,丙与辛合,戊与癸合等,同样都属平气,可以类推。

总之,天符、岁会、同天符、同岁会、太乙天符、平气等,都是在运气相合的基础上变化出来的,也就是说只有通过运气相合,我们才能进一步全面地来分析每年的各种复杂变化,因此,我们在临床上运用运气学说时,也必须把运和气结合起来分析。

五、运气学说与中医妇科学

运气学说在妇科医学上的应用,我们认为主要有三个方面:即生理方面,主要是月经周期与生殖节律的变化;病理方面,主要是气候变化与疾病关系的预测;防治方面,主要是推导病变发作的时间,论治未病,建立推导医学。

(一)运气学说在生理方面的应用

运气学说在女性生理方面的运用,主要是用来阐述阴阳消长转化的周期性运动节律,及气血运动的循环。

首先是关于天癸的命名意义。天者天也,有两种含义:其一是指先后两天,先天者肾也,后天者脾胃也;其二是指天地之天,亦即是自然界也。癸者,癸水也,来源于天干中五行五方排位,即北方壬癸水,属于肾的范畴,即今之所谓水样物质,非肉眼所能看到,需通过现代医学微观检测的方法才能发现。癸水是促进月经来潮的重要物质,它来自于先天肾,培养于后天脾胃,亦即是水谷之精以养之。由于癸水是一种流动性的液体性物质,与自然界天地间的生物钟规律相适应、相平衡,而且受自然界大规律的影响,所以生殖节律与月经周期中阴阳消长转化的规律与天癸有着极为密切的关联,并且使月经周期具有了圆运动生物钟节律。行经期重阳必阴,排出经血,推动月经来潮;经后期开始阴长阳消,阳消的目的在于推动阴长,阴长至重即进入经间排卵期;经间排卵期是重阴必阳的转化,之所以重阴转阳,原因就在于排出精卵,由阴转阳,让位阳长,进入经前期;经前期阴消阳长,阴消的目的亦在于推动阳长,阳长至重,重阳必阴,又将进入行经期;而行经期既是旧的阴阳消长的结束,又是新的阴阳消长转化的开始。这种月经周期规律性的演化,与天地间的生物钟相一致,在运气学说中,最为强调的亦是阴阳运转,天地循环,终而复始,在于胜复,春夏秋冬四季更替,实系阴阳消长,胜复循环,由渐至盛,由盛转衰所致。而且在阴阳消长运动中,贯穿了三阴三阳的变化。而三阴三阳变化的顺序及其相合相应,似乎更为合理。从阴长而论,提出一阴、二阴、三阴。其中,一阴者厥阴也,即阴长处于低水平,犹有阳的存在;二阴者,少阴也,阴长处于中等水平;三阴者,太阴也,或称为阴中之阴,阴长处于高水平,相似于重阴,月经周期中的经后期,与之相应。从阳长而论,有一阳、二阳、三阳之别。其中,一阳者,少阳也,阳长水平低;二阳者,阳明也,二阳合明,阳长已达中水平;三阳者,太阳也,阳长至重,为阳中之阳,说明阳长处于高水平,相似于月经周期中的经前期。因此,运气学说中所论述的阴阳运动的变化,将有助于我们分析月经周期中经后期阴长、经前期阳长的区别,同时运气学说中一阴与一阳相对应,二阴与二阳相对应,三阴与三阳相对应,即厥阴与少阳相对应,少阴与阳明相对应,太阴与太阳相对应,与一般的阴阳经络相应者有所不同。因此,我们认为月经周期中阴阳运动的规律应以此为据。在阴阳运动的同时,营卫气血亦有其周流不息的运行,而且还有重要的意义,与天时地利亦有着重要的关联。有如《素问·八正神明论篇》说:"天温日明,则人血淖液,而卫气浮,故血易泻,气易行;天寒日阴,则人血凝涩,而卫气沉。月始生,则血气始精,卫气始行;月郭满,则血气实,肌肉坚;月郭空,则肌肉减,经络虚,卫气去,形独居。是以因天时而调血气也。"提出太阳、月亮对人体的照射,将影响到气血在生理方面的变化。而苏联医学气候学家们在 1976 年日食时,对 100 名不同年龄的患者进行观察后,认为日食会使许多人的健康恶化,而日食一结束,这一现象很快就消失了。又如《灵枢·五十营》说:"愿闻五十营奈何? 岐伯答曰:天二十八宿,宿三十六分,人气行一周,千八分。"即是说营气在人身运行,一昼夜共行五十周,用周天二十八宿,每一宿的等距为三十六分,加起来,共得一千〇八分,这就是营气运行的度数。又《灵枢·卫气行》说:"卫气之行,一日一夜五十周于身,昼日行于阳(手足三阳经)二十五周,夜行于阴(手足三阴经)二十五周,终而复始,一日一夜,水下百刻而尽矣。"这是用漏刻来测定卫气运动于人身的节律,从而形成了子午流注学说,也即是时间医学。后世针灸家,竟据以测知营卫气运行在人身一日夜的节律是:"肺寅大卯胃辰宫,脾巳心午小未中,膀申肾西心包戌,亥三子胆丑肝通。"这一时辰表,标志着五脏六腑十二经气在 24 小时里运行的节律,也就是所谓经气的旺时,针对脏腑不同的功能低下或病变之时,各选定其旺时进行针对性防治,包括针灸在内,可以提高健康水平,预防疾病发作。现代生物钟学说认为,每一种生物,以至于人,都是由一复杂的天生的生理节奏所控制的,使每一生物有像时钟般地得到调节,保持其特别节奏。现代医学已证明,人体内的细胞分裂、血液成分、直肠温度、脉搏、血压、尿量等,都有着昼夜节律、月节律或年节律。既然具备这些节律,便可以肯定人身上的这些变化与气候的变化规律是分不开的,气候变化,既然对人体生理、病理的关系如此密切,也就不得不令人重视运气学说。

周而复始的圆运动规律,是运气学说中较为重要的观点。我们已经知道月经周期中的阴阳消长转化,与天地间的阴阳消长转化有关。但月经周期的演变,终而复始,循环往复,一次又一次的更替,是受圆运动规律的影响,受日月阴阳消长的影响,受春温夏热、秋凉冬寒等消长变化的影响的。根据我们在临床上长期对月经周期演变的观察,发现冬季,由于气候寒冷,气运较为缓慢,月经周期有可能出现后期、量少的现象;夏季气候炎热,气运较为快速,月经周期有可能出现先期、量多的现象。有人曾经报道,当月亮最圆时逢月经来潮者,可能会出现月经过多、精神烦躁的现象。我们在临床上应用测量基础体温(BBT)的方法,发现正常的月经周期,其 BBT 的变化在各个月经周期中,虽然总体上是一致的,但在具体的变化上各有所不同,特别是在 3、5、7、9 奇数月周时,变化尤为明显,或者 BBT 低温相有长有短,或者 BBT 高温相长短不一,或者上升时有快有慢,或者低高温相时波动状明显,特别在夏冬两季其 BBT 即使在生理范围内,波动也是明显的。此外在气候变化的年运中,有一种胜复现象,达到年运中的所谓平气。即如岁运太过,可通过五行生克以抑之;岁运不及,亦可通过五行生克以助之,达到平气。所以月经周期中的阴阳运动的太过不及,同样通过心(脑)肾—肝脾—子宫轴及奇经八脉、有关脏腑等调节之,基本上保持着一次又一次的周期演变。

女性生殖节律与自然界的光照和气温有着密切的关联。就气候变化而论之,春温夏热、长夏暑、秋凉、冬寒,也就形成了春生、夏长、长夏茂盛、秋收、冬藏的生物生长规律。我们发现,受自然气候变化的影响,春天温和的季节里,受孕率确实较之其他季节为高。《难经·十九难》曰:"其言男子、女人尺脉者,是阴阳之根本也。逆顺者,为阳抱阴生,阴抱阳生也,三阳始生于立春,正月建寅,故曰男生寅木,阳也……"从月相来看,上半月,月渐生,受孕较佳。如《万氏妇科·种子章》所说"妇人阴质,取象于月,若自朔至望,经水行不失其候者,结孕宜,生子寿,以月光渐生,月轮渐满也;若自望至晦,经水或失其期者,胎难结,生子多夭,以月光渐消,月廓渐空也"。从日相来看,不仅要选择排卵日期,而且还要注意排卵日的气候变化和环境的情况。

(二)运气学说在病理方面的运用

主要有四个方面:其一是圆运动生物钟所影响的月经周期节律或生殖节律;其二是五运六气失常所导致的脏腑失和及妇科疾病;其三是特殊情况的推测;其四是司天在泉推测。

1. 圆运动生物钟节律失常所致月经失常或生殖方面的病变 正如《素问·四气调神论篇》所说:"逆春气则少阳不生,肝气内变;逆夏气则太阳不长,心气内洞;逆秋气则太阴不收,肺气焦满;逆冬气则少阴不藏,肾气独沉。"说明四季气候不正常,将直接对阴阳消长不利,直接影响阴长与阳长,从而引致月经周期中的阴阳消长,导致月经与生殖方面的病证。这种气候失常,在《素问·六节藏象论篇》中说得更为清楚,如说:"未至而至,此谓太过,则薄所不胜,而乘所胜也,命曰气淫。至而不至,此谓不及,则所胜妄行,而所胜受病,所不胜薄之也,命曰气迫。"说明时节未至,而气候先至,这是气运太过,太过则为有余,凭我太过有余之气,彼虽是我所不胜,而是克我的,我亦能以盛气凌之,薄即欺凌之意。如立夏季节,气候渐热,但如气温过热,暑温来临,未至而至,故谓气淫,此有余也,原本是水克火,水是胜我的,但由于暑热过甚,君相火旺,反过来克水,即反侮,必然影响体内的变化,阳盛阴虚,月经必然出现先期量多等病变。但如果立夏季节,气候当渐热而反转凉者,至而不至,气运不及,命曰气迫,阴水用事,火气不旺,呈不足之象,火不暖土,影响脾胃,脾胃薄弱,以致阴阳气血不足,可致月经后期、量少等病变。今亦有相当妇女,因天热而日夜避入空调室内,久居其内,形成人为的至而未至,同样火不用事,阴水克火,反侮其土,故致脾胃病,又称空调综合征。这亦将直接影响其体内的阴阳消长运动及气血营卫的昼夜运行。

2. 从五运六气推导气候的变化与疾病的流行 对每年的气候变化和疾病流行的一般情况,根据五运六气来推导,则为:木为初运,初运的时间为从每年的大寒节开始至春分节前,相当于每年的春季,由于木在天为风,在人为肝,因此,每年春季,在气候变化上便以风气变化较大为特点,在人体中便以肝气变化较大、肝病较多为其特点。火为二运,二运的时间为每年的清明节开始至芒种节前,相当于每年的夏季,由于火在天为热,在人为心,因此,每年夏季,在气候变化上便以逐渐转热为特点,在人体也以心气转旺、心病较多为其特点。土为三运,三运的时间从每年的夏至节开始至处暑节前,相当于每年的夏秋之间,在气候变化上便以雨水较多、湿气较重为特点,在人体中也以脾气较旺、肠胃病较多为其特点。金为四运,四运的时间是从每年的白露节至立冬节前,相当于每年的秋季,由于金在天为燥,在人为肺,因此,每年的秋季,在气候变化上便较为干燥为特点,在人体中也以肺气较旺、呼吸道疾病较多为其特点。水为五运,五运的时候是从每年的立冬开始至大寒节前,相当于每年的冬季,由于水在天为寒,在人为肾,因此,每年的冬季,在气候变化上也以比较寒冷为特点,在人体上也以肾气较旺、骨节方面疾病较多、容易感冒为其特点。

从六气来说,基本上与五运相似,春为厥阴肝木多风,多为风病、肝木类病;夏为少阴心火多热,多为热病、心火类病;长夏为太阴脾土多湿,多为湿病、肠胃病;秋为太阴肺金多燥,多为燥病、肺病等;冬为少阴肾水多寒,多为寒病、肾病、骨节类病。

所有上述五运六气的常规气候致病者,均为一般性,亦即是共性的病变。

3. 各年气候变化和疾病特殊情况的推测　在常规的气候变化之外,有时也有特殊的气候变化,所谓"天有不测风云"。如夏热冬寒之外,亦可能出现夏寒冬热,或者是夏过热、冬过寒的反常情况。由于每年五运属性不同,气候有异,故所致病证亦会有所不同,对这些亦可通过有关的推测(如甲己化土,乙庚化金,丙辛化水,丁壬化木,戊癸化火)而预为知之。大运是土运的年,气候特点以湿为主,疾病方面则以脾胃病、带下病为多,春夏秋冬四季都可以在其常规变化的前提下,表现出湿的变化或者脾的病证;大运是金运的年,气候变化以燥为特点,疾病方面则以肺病、燥证为多,春夏秋冬四季都可以在其常规变化的前提下,表现出燥证、肺病,余可类推。其次,还要根据各年大运的太过不及,所出现的胜复变化来推算。岁运太过之年,岁气来得都比较早,在气候变化和病上除了考虑该岁运本身的影响外,还要根据五行生克关系来考虑它之所胜;岁运不及之年,岁气来得都比较晚,在气候变化和疾病上除了考虑该岁运本身的影响外,还要考虑其所不胜。以戊子年为例:戊子年在值年大运上是属于大运太过之年,因此,在戊子年在气候变化上便以火为特点,在疾病上便以心病为多;太过之年除了考虑火气偏盛之外,还要考虑它之所胜,即火可胜金,因此戊子年除了在气候上考虑火气偏旺的特点外,还要考虑到燥的特点,在疾病上还要考虑到肺病也可能多发。再以辛丑年为例:辛丑年值年大运是属于水运不及之年,因此辛丑年在气候变化上便以寒为特点,在疾病上便以肾、骨节病为多见;不及之年,还要考虑它之所不胜,水不胜土,因此辛丑年除了在气候上考虑寒的特点以外,还要考虑湿的特殊变化,在疾病上还要考虑到脾胃病也较为多发。所以在太过或不及的情况下,必须考虑到胜复,有了胜复,才能纠正太过或不及的不良变化。所谓胜复,两者是相关的,有胜才有复,是指在偏胜过度,或不及明显的情况下,自然界或人体内都会相应产生的一种复气,以制止这种过度偏胜和过度不及。例如庚子年为金运太过,金可制木,火可克金,因此木气被克过甚的情况下,火气便可以成为复气,来制止这种过盛的金气,但或由于复气的程度,因制止的程度亦有差异性,所以在庚子年里,我们不但要在气候上考虑燥的特点,还要考虑热和风的特点,热和风就具有了特殊性。在疾病上除考虑燥证、肺病外,还要考虑到火热、风病,以及心、肝等病证,及女性出血性病证等。又如辛丑年为水运不及之年,水不胜土,但木能克土,因此木气便可以成为复气,而制胜土气,所以辛丑年,我们不但要在气候上考虑到寒的特点,还要考虑到湿与风的特殊性,在疾病上不仅要考虑到肾、骨节病证,还要考虑到脾胃病、湿浊病以及肝病、风病等。

(三)从值年司天在泉之气来推测各年气候与发病的特殊关系

推测各年气候与发病的特殊关系,我们还必须结合值年司天在泉的客气来作分析,因为各年气候和疾病方面的变化与各年值年司天在泉之气密切相关。一般来说,司天之气,主管上半年,在泉之气主管下半年。仍以庚子年为例:庚子年的年支为子,子午少阴君火,所以庚子年是火气司天,少阴为二阴,二阴司天,就必须是二阳在泉,所以庚子年便是阳明燥金在泉。由于庚子年是君火司天,燥金在泉,所以庚子年这一年上半年便是火气主事,下半年便是燥气用事。在气候上说,上半年就要比平常热一点,下半年便要比平常燥一点。在疾病上来说,上半年便以热病、心病较多,因而也易导致女性血热性出血病证,下半年便以燥病、肺病较多,因而也易致女性气阴两虚的月经病证。需要说明的是,司天在泉之气虽然各主半年,但从总的情况来说,司天之气又可影响在泉之气和四间气而主管全年,从而亦因气候偏热而带来有关的热性病证,余可类推。

六、运气学说在防治方面的运用

预测疾病,推导发病关键,进行防治,我们认为亦有三个方面:其一是从内外阴阳相平衡的理论进行推导,其二是从天干地支相应的演变来推导,其三是从五行五脏六气演变的规律进行推导防治。

（一）根据内外阴阳相平衡的理论进行推导防治

首先从年相的阴阳变化来看，一年四季气候变化的顺序是春温夏热（长夏暑）秋凉冬寒，体内的阴阳运动变化，亦与相适应相平衡，而月经周期中的阴阳消长转化节律，在一定程度上亦受此影响。如阴虚脾弱者，在夏热长夏暑的季节里，易致病变。阴虚而火不旺，脾弱而湿热不甚者，可致闭经；阴虚而火旺，脾弱而湿热偏甚者，可致崩漏。防治的重点在于夏病冬治，着重在冬季滋阴补肾，以使藏精坚实。又如阳虚痰湿者，在深秋严冬的季节里，亦易致病变，阳虚而瘀浊不甚，痰脂而气虚不明显者，可致月经后期、量少、闭经，阳虚而浊较甚，痰湿而气虚明显者，可致月经过多、崩漏等病证，防治的重点在于冬病夏治，着重夏季长夏养阳护脾，谨防寒湿暑损阳害脾。凡是临床上追询逢季节发病者，主要亦在于体内阴阳欠平衡，故不能与外在阴阳转变特别是六气演变时相适应、相平衡，防治可按上述推导之。

从月相的阴阳变化来看，上半月即上弦月相当于春夏季，下半月即下弦月相当于秋冬季。对阴阳有所不足者，其防治可参考结合年相进行推导防治的方法。

从日相的阴阳变化来看，按子午分时，半夜子时为阴中之阴，日正中午时为阳中之阳，寅卯黎明时为阳出于阴，申酉入晚之时为阳转入阴分。故阳虚者，夜半发病，黎明加剧。阴虚者，午时发病，入晚加剧，所以防治重点应为，寅卯助阳，申酉滋阴，助阳者在于升发，滋阴者在于降敛，按此调治保养，乃要法也。

（二）根据天干地支的年运进行推导防治

我们可以根据各年气候和疾病流行的大致情况，制定出各种有力的防治措施。如庚子年，按照运气规律来预测热病会居多，也容易发生血热性出血病，从发病的脏性质上来说，也容易引发心、肝、肺三脏的病证，因此应在庚子年的年初，就要运用滋阴宁心、调肝养肝的方法加以防治。辛丑年，按运气规律来说，应该比较寒凉潮湿，因此可以预测寒病、湿病会居多，容易发生痛经、带下等妇科病，从发病的脏腑性质上来说，也容易引发与肾、脾，甚则与心有关的病证，骨节肠胃病颇为多见，因此应在辛丑年的年初即可开始进行防治，补肾助阳，健脾利湿，未病论治，以达到未病防治的目的。

（三）根据五行五脏五季的演变规律进行推导防治

我们根据的是《素问·藏气法时论篇》所列五行、五脏、五季相应的生克制化的变化与调治大法。

1. 从肝胆而言　"肝主春，足厥阴、少阳主治，其日甲乙，肝苦急，急食甘以缓之……病在肝，愈于夏，夏不愈，甚于秋；秋不死，持于冬，起于春，禁当风。肝病者，愈在丙丁，丙丁不愈，加于庚辛，庚辛不死，持于壬癸，起于甲乙。肝病者，平旦慧，下晡甚，夜半静。肝欲散，急食辛以散之，用辛补之，酸写之。"《素问·藏气法时论篇》这段文字的大意是：肝胆为甲乙木，应春季，夏为丙丁火，长夏为戊己土，秋为庚辛金，冬为壬癸水，所以肝病到了夏季，便可以逐渐好转，相反肝病遇着辛秋金旺时，便会加甚，幸而未至于死，遇着冬令壬癸水气旺时，水能生木，便能得到母气维护而逐渐好转，如果肝病适逢春木本气旺时，那就会有更大的起色了。但如风气太盛，于肝病也不利；推而至于一日计，亦复如此。如平旦属寅卯，是木气旺的时候，肝病在这时便会清爽些。下晡是申酉金气胜的时候，金能克木，肝病在这时便会加剧。半夜亥子时属水，水能生木，因而肝病在这时便会安静些。还指出了辛味疏散，酸味敛泄的调治肝病的大法。

2. 从心、小肠而言　"心主夏，手少阴、太阳主治，其日丙丁；心苦缓，急食酸以收之……病在心，愈在长夏，长夏不愈，甚于冬；冬不死，持于春，起于夏，禁温食热衣。心病者，愈在戊己，戊己不愈，加于壬癸，壬癸不死，持于甲乙，起于丙丁。心病者，日中慧，夜半甚，平旦静。心欲耎，急食咸以软之，用咸补之，甘写之。"《素问·藏气法时论篇》这段文字的大意是说：心为丙丁火，属夏，长夏为戊己土，所以心病到了长夏土气旺时，便会借着土气之维护，可以逐渐好转，相反心火遇着壬癸冬水旺时，便会加甚，幸而未至于死。遇着春令甲乙木气旺时，便能得母气的维持而逐渐好转。如果心病适逢夏季本气时，那就会有更大的起色；不过火气过于亢盛，对心还是不利的。推而至于一日，亦复如此，如日中时属己午，是火旺的时候,心病在这时可能清爽些。夜半是亥子水气胜的时候,心病在这时便会加剧,平旦寅卯属木,因而心病在这时便会安静些。同时还指出了心火亢盛的防治用咸味药物软之、补之。

3. 从脾、胃而言　"脾主长夏,足太阴、阳明主治,其日戊己;脾苦湿,急食苦以燥之……病在脾,愈在秋;秋不愈,甚于春,春不死,持于夏,起于长夏,禁温食饱食、湿地濡衣。脾病者,愈在庚辛;庚辛不愈,加于甲乙,甲乙不死,持于丙丁,起于戊己。脾病者,日昳慧,日出甚,下晡静。脾欲缓,急食甘以缓之,用苦写之,甘补之。"《素问·藏气法时论篇》这段文字的大意是,脾胃为戊己土,属于长夏,秋为庚辛金,所以脾胃病到了秋金气旺时,脾土之气便可以逐渐好转。相反脾病遇着甲乙春木旺时,便会加甚,幸而未至于死,遇着夏令丙丁火时,便能得火气的维护而逐渐好转。如果脾胃病适逢长夏土气旺时,那就会更有起色,但如长夏贪凉饮冷,久居空调之室,反将损害脾胃。推而至于一日,日昳未时,土气正旺,脾病者,遇之便会感到清爽些。日出的时候,正当寅卯木气旺时,木能克土,脾病将加剧,时至下晡,正当申酉金气旺盛,脾胃病便能安静些。防治脾胃病,补用甘,泻用苦。

4. 从肺、大肠而言　"肺主秋,手太阴、阳明主治,其日庚辛,肺苦气上逆,急食苦以泄之……病在肺,愈在冬,冬不愈,甚于夏,夏不死,持于长夏,起于秋,禁寒饮食寒衣。肺病者,愈在壬癸,壬癸不愈,加于丙丁,丙丁不死,持于戊己,起于庚辛。肺病者,下晡慧,日中甚,夜半静。肺欲收,急食酸以收之,用酸补之,辛写之。"《素问·藏气法时论篇》这段文字的大意是说,肺相当于秋令,属金,所以肺病到冬季水旺时,肺金之气,便可以逐渐好转,相反肺金遇到丙丁夏火旺时,便会加甚,幸而未至于死,遇着长夏戊己土气旺时,土能生金,便能得到母气的维持而逐渐好转,如果肺病适逢秋金本气时,那就会更有起色;推而至于一日之中,如日下晡时,正当申酉时,金气最旺,肺病在这时,便感觉清爽些,日中属己午,为火气旺时,肺病在这时便会加甚,夜半属亥子,正当水气旺,肺病于此时亦较安静些;治肺病在于清降,故用酸味收敛肃降之,从而达到调养防治的目的。

5. 从肾、膀胱而言　"肾主冬,足少阴、太阳主治,其日壬癸;肾苦燥,急食辛以润之。开腠理,致津液,通气也……病在肾,愈在春,春不愈,甚于长夏;长夏不死,持于秋,起于冬,禁犯焠㶣热食温炙衣。肾病者,愈在甲乙,甲乙不愈,甚于戊己,戊己不死,持于庚辛,起于壬癸。肾病者,夜半慧,四季甚,下晡静。肾欲坚,急食苦以坚之,用苦补之,咸写之。"《素问·藏气法时论篇》这段文字的大意是说,肾相当于壬癸之水,属冬季,与膀胱相合,肾病到了春季木旺之时,便借着木气逐渐好转,相反肾水病遇着戊己长夏土气旺时,便会加甚,幸而未至死,遇着庚辛秋金之气旺时,便能得母气的维护而逐渐好转,如肾病适逢冬令时,那就会更有起色。推而至于一日之中,夜半亥子时,水气正旺,肾病之人便会清爽些,若辰、戌、丑、未四个时辰,肾病有所加剧,下晡正当申酉,为金气旺时,肾病在这时便可安静些;肾病防治,可用苦温类、咸味类药物,有助于排泄水邪。

总之,我们认为五运六气的学说在妇科学领域内的应用,不论在生理、病理方面,还是在防治方面,都具有重要的意义。众所周知天有不测风云,加之空气污染日趋明显,大气层常遭到破坏,以致气候变化失常,即使现代气象科学,短期内所预测的气候变化,也常有与实际情况不符,我们不能因此就否认五运六气学说揭示一定的自然规律性、正确性。中医学中所用的五行六气、五脏、五季气候变化,顺序推导,虽不尽然,但亦有一定道理。因而我们认为以此为主,结合阴阳太极钟(即生物钟)所建立的推导医学,将在预测疾病、防治未病、强身延寿等方面,发挥重要作用。

七、传承龙砂医学流派、重视五运六气理论在妇科临床的应用

(一)龙砂医学在妇科临床上的学术特色

宋末元初的江阴大学者陆文圭集两宋学术之大成,被学界推崇为"东南宗师",为龙砂文化区的形成发展和龙砂医学的产生起到了重要的奠基作用。龙砂医学重视《内经》五运六气理论的临床运用,结合

辨体质和运用三阴三阳"开阖枢"理论指导经方的应用,基于肾命理论运用膏方养生治未病,为该流派的三大主要学术特色。龙砂医学流派对近代中医教育的贡献突出。目前该流派以顾植山为代表,传承推广应用五运六气理论,工作成绩卓著,引起了学界较大关注。

重视五运六气是龙砂医学流派的一大特色,历代龙砂名医对"五运六气"理论的研究和应用著述颇丰,如明代吕夔的《运气发挥》,清代缪问注姜健所传《三因司天方》,王旭高著《运气证治歌诀》,吴达《医学求是》有"运气应病说"专论,薛福辰著《素问运气图说》,高思敬在《高憩云外科全书十种》中著有《运气指掌》一书等。

我们重视运气学说在妇科临床的应用,运用三阴三阳开阖枢理论对月经周期分期提出新的见解。创立了"中医女性生殖节律理论"。创新性地从阴阳图两极属性对月经周期分期进行定位,从阴阳血气生长化收藏角度认识精卵及海阴海阳(指子宫内膜)的发育规律,阐述月经周期阴阳消长的变化规律,最后认为由三阴三阳气机升降出入变化异常导致月经紊乱,可变生出阴阳、寒热、虚实的各种临床症状。提出治疗月经病宜顺应三阴三阳开阖升降出入的动态时位,灵活使用各种方法,推动完成生长化收藏的过程,让月经恢复规律。在临床具体选方用药时,不仅善用"三因司天方",而且推崇龙砂医学流派代表性传承人顾植山的学术观点,即用六经三阴三阳开阖枢理论指导经方在妇科临床的应用。

(二)五运六气理论指导下的三因司天方

三因司天方由宋代陈无择创制,陈氏以五运六气理论为指导,天干配五运,地支配六气,制五运时气民病证治方十方,六气时行民病证治方六方,计十六方。

1. 五运时气民病证治方、五运论天干十方 六甲附子山茱萸汤(岁土太过):附子、山茱萸、木瓜、乌梅各半两,半夏、肉豆蔻各三分,丁香、藿香各一分。姜钱七片,枣一枚。

六乙紫菀汤(岁金不及):紫菀茸、白芷、人参、炙甘草、黄芪、地骨皮、杏仁、桑白皮各等分。枣一枚,姜三片。

六丙黄连茯苓汤(岁水太过):黄连、茯苓各一两,麦门冬、炒车前子、通草、炒远志各半两,半夏、黄芩、炙甘草各一分。姜钱七片,枣一枚。

六丁苁蓉牛膝汤(岁木不及):肉苁蓉、牛膝、木瓜、白芍、熟地黄、当归、炙甘草各等分。姜三片,乌梅半个。

六戊麦门冬汤(岁火太过):麦门冬、香白芷、半夏、竹叶、炙甘草、钟乳粉、桑白皮、紫菀、人参各等分。姜两片,枣一枚。

六己白术厚朴汤(岁土不及):白术、厚朴、半夏、桂心、藿香、青皮各三两,炮干姜、炙甘草各半两。姜三片,枣一枚。

六庚牛膝木瓜汤(岁金太过):牛膝、木瓜各一两,芍药、杜仲、枸杞子、黄松节、菟丝子、天麻各三分,炙甘草半两,姜三片,枣一枚。

六辛五味子汤(岁水不及):五味子、附子、巴戟、鹿茸、山茱萸、熟地黄、杜仲各等分。姜七片,盐少许。

六壬苓术汤(岁木太过):白茯苓、厚朴、白术、青皮、干姜、半夏、草果、炙甘草各等分。姜三片,枣两枚。

六癸黄芪茯神汤(岁火不及):黄芪、茯神、炒远志、紫河车、炒酸枣仁各等分。姜三片,枣一枚。

2. 地支六方 子午正阳汤(少阴君火司天,阳明燥金在泉):白薇、玄参、川芎、桑白皮、当归、芍药、旋覆花、炙甘草、生姜各半两。

丑未备化汤(太阴湿土司天,太阳寒水在泉):木瓜、茯神各一两,牛膝、附子、熟地黄、覆盆子各半两,甘草一分,生姜三分。

寅申升明汤(少阳相火司天,厥阴风木在泉):紫檀香、炒车前子、青皮、半夏、酸枣仁、蔷薇、生姜、炙甘草各半两。

卯酉审平汤(阳明燥金司天,少阴君火在泉):远志、紫檀香各一两,天冬、山茱萸、白术、白芍、炙甘草、生姜各半两。

辰戌静顺汤(太阳寒水司天,太阴湿土在泉):白茯苓、木瓜各一两,附子、牛膝各三分,防风、诃子、炙甘草、炮干姜各半两。

巳亥敷和汤(厥阴风木司天,少阳相火在泉):半夏、枣子、五味子、枳实、茯苓、诃子、炮干姜、橘皮、炙甘草各半两。

五运六气理论重视天人合一的整体观念,认为人体各组织器官的生命活动,都不能离开自然,必须顺应自然(运气)的变化。无论是生理状态下的气血营卫循行、津液代谢、脏腑经络阴阳之气的消长变化,还是病理状态下的脉象、气色、相关症状,无一不受自然界气运活动的影响。因而在临证诊治疾病必须以此整体观念为指导,"谨守病机,无失气宜",并且要强调进行锻形炼神的养生之道,以增强人体对自然的适应能力。该理论所论述整体观念的全部内容都是"人神之通应"之具体表现。这在《内经》构建的运气理论具有全面而详尽的展示,所以《素问》的运气十篇结合古代的天文、历法、气象、物候等自然科学知识,阐述了人体的生理病理变化及其与自然的联系。临床具体运用时,以干支为演绎工具,总结和推求各年气候的变化及其对生物,尤其是人体的影响,并以此为据确立相应的治疗法则和临床用药规律等内容,无论所论之五运知识,还是有关六气的内容,无一不是这一文化精髓的体现,也是对"天人合一"这一中华民族传统文化观念的全方位表述。五运六气理论对妇科临床的指导价值正是"天人合一"整体思想在妇科临床的全面应用。

第四节 藏象、经络与女性学

藏象学说是中医基础理论的核心内容,它与女性的生理活动具有极其密切的关联。《灵枢·经水》篇早就有人体解剖的记载,汉代《养生方》中记载了现存最早的"女阴图",从其描述女性外生殖器的图谱可以表明前人对女性生殖生理有一定的认识。北宋《活人书》卷十九提出:"热入胞宫,寒热如疟。"首先提出"胞宫"之词。而在《神农本草经·紫石英》条首先提出"子宫",其云:"女子风寒在子宫,绝孕十年无子。"其后隋《诸病源候论·无子候》、唐《备急千金要方·朴硝荡胞汤》、宋《妇人大全良方·求嗣门》、金元《格致余论·受胎论》、明《妇人规》《类经》等亦广泛使用子宫之名。

有关子宫的功能,《素问·五脏别论篇》中有:"脑、髓、骨、脉、胆、女子胞,此六者,地气之所生也,皆藏于阴而象于地,故藏而不写,名曰奇恒之府。"这里所言的女子胞即子宫,它是"奇恒之府",因此具有"藏"和"泻"的双重功能,月经来潮和分娩时表现"泻"的作用,而当月经间歇,十月怀胎时即发挥其"藏"的功能。朱震亨在《格致余论·受胎论》中所云:"阴阳交媾,胎孕乃凝。所藏之处,名曰子宫。"月经一月一行是泻的特点,而在其平时表现藏的特点,这种藏与泻是具有一定的规律和时间性。《类经·藏象类》在"奇恒脏腑藏泻不同"篇中指出:"女子之胞,子宫是也。亦以出纳精气而成胎孕者为奇。"妊娠为十月之藏,一朝分娩时表现为泻的功能。月经周期的藏泻,均有周期性、节律性,是其功能的特殊之处。

子宫或者称胞宫不是孤立的脏器,还有与之相连的胞脉、胞络。胞脉是隶属于胞宫之血脉。能将脏腑汇聚于冲任二脉的阴血下注于胞宫,以维持其生理功能。胞络是络属于胞宫的脉络,维系子宫位置和功能,并使子宫经胞络联系足少阴肾经。清代张寿颐在《沈氏女科辑要笺正》首先提出"子管"与"子核":

"子宫之底，左右各出子管一支，与小孔通，长二寸半，垂于子核之侧，不即不离。子核者，在子宫左右离一寸，向内有蒂，与子宫相连；向外有筋带，与子管相系。形如雀卵，内有精珠十五粒至十八粒不等，内贮清液，是为阴精。女子入月之年，精珠始生，至月信绝，其珠化为乌有。""男精入子宫，透子管，子管罩子核，子核感动，精珠迸裂，阴阳交会。"这段论述形象地描述了类似现代医学中女性的输卵管与卵巢的组织。

因此，无论子宫还是胞宫，或者女子胞、胞脏、子脏、子处、血室等名称，古医籍所指并不是某一个具体的器官，而是包括了以胞宫为中心的一个功能结构。可以认为，前人就是将它作为人体中具备生殖功能的一组结构，能够完成围绕人类生殖活动的组织机构，胞宫要养育胎儿，排泄月经，需要由这一机构中每一部分协力完成，所以胞宫要发挥其功能，需要脏腑、经络的支持。

一、五脏与女性功能

五脏之中，心主血藏神，肾藏精，肝藏血主疏泄，脾主运化摄血，肺主气，气帅血，在月经产生中各司其职，如肾气旺盛，使天癸泌至；心神明智主血，肝藏充足，气机条达，则经候如期；脾胃健运，生化无穷则血海充盈，血循常道。故在月经产生的机制中与心、肾、肝、脾关系尤为密切。

1. 心　《素问·评热病论篇》指出："月事不来者，胞脉闭也。胞脉者，属心而络于胞中。"胞脉是隶属于胞宫之血脉。能将脏腑汇聚于冲任二脉的阴血下注于胞宫，以维持其生理功能。心主血脉，全身的血液依靠心主循环来行使，循环之血可以通过胞脉流注胞中，充盈血海，是月经来潮的物质基础，同时也供应任脉作为妊养胞胎所需。更为重要的是心者，为五脏六腑之大主，主神明，关系到脑的主宰作用，能够下达各脏腑，发挥其统领的作用。夏桂成注重心（脑）的功能，他分析古医籍中对心（脑）的认识，提出心与脑的主神明功能在五脏六腑之上，心为诸脏腑之主，主明则下安，主不明，则十二官危。近期他深思六十余载的临床诊治经验提出心为先天之本，为五脏六腑之大主，主宰整个身体的所有功能活动。与其他脏腑相比，肝主疏泄调达情志，肾出技巧，脾主思虑，均由主神明之心所管理，因此心（脑）的统帅作用是任何脏腑都要接受的。这些与生殖系统之间有怎样的联系？《石室秘录》指出胞宫为"心肾接续之关"，心气下通于肾，心肾相交，水火既济，阴阳平衡，血脉流畅，月事如常，这样就将心（脑）肾—肝脾—胞宫连成一体，构成女性生殖生理阴阳气血调节的核心。

2. 肾　月经的产生以肾为主导：① 肾藏精，主生殖：精，是由禀受于父母的生命物质与后天水谷精微相融合而形成的一种精微物质。《素问·金匮真言论篇》曰："精者，身之本也。"《素问·上古天真论篇》曰："肾者，主水，受五脏六腑之精而藏之。"《素问·六节藏象论篇》又曰："肾者主蛰，封藏之本，精之处也。"肾藏精，是指肾具有生成、贮藏和施泄精气的功能，而以贮藏为主，使精不无故流失。精藏于肾，依赖于肾气的开阖作用，发挥其主生殖的生理功能。② 肾为天癸之源：天癸至，则月事以时下；天癸竭，则月经断绝。在特定的年龄阶段内，肾气初盛，天癸尚微；肾气既盛，天癸泌至，月事以时下；随肾气的充盛，呈现气血阴阳消长的月节律变化，经调而子嗣；其后又随肾气的虚衰，天癸渐竭，经断无子。可见肾为天癸之源。③ 肾为冲任之本：冲脉为血海，汇聚脏腑之血，使子宫满盈；任脉为阴脉之海，使所司精、血、津液充沛。任通冲盛，月事以时下。若冲任虚衰则经断而无子，故冲任二脉直接关系月经的潮止。然冲任的通盛以肾气盛为前提，故冲任之本在肾。④ 肾为气血之根：血是月经的物质基础，气为血之帅，血为气之母。气血和调，经候如常。然"血之源头在于肾"（李士材《病机沙篆》），气血久虚，常须补肾益精以生血。《冯氏锦囊秘录》说："气之根，肾中之真阳也；血之根，肾中之真阴也。"阐明了肾有阴阳二气，为气血之根。⑤ 肾与胞宫相系：胞宫司月经，肾与胞宫相系。《素问·奇病论篇》云："胞络者，系于肾。"《难经》曰："命门者……女子以系胞。"又肾经与冲脉下行支相并，与任脉交会于关元，与督脉同贯脊，故肾与冲、任、督脉相关。肾与胞宫相系，而冲、任、督同起于胞中。⑥ 肾与脑髓相通：肾主骨，生髓通脑,脑为元神之府,主宰人体的一切生命活动,月经的产生,受脑的调节。⑦ 肾为五脏阴阳之本:肾气调节机体的代谢和生理功能活动,是通过肾中阴阳来实现的。《景岳全书·命门叙》说:"命门为精血之海……为元气之根……五脏之阴气,非此不能滋;五脏之阳气,非此不能发。"说明肾在生殖生理方面具有重要作用。所以《傅青主女科》谓"经本于肾""经水出诸肾"。

3. 肝　肝藏血,主疏泄。肝具有储藏血液、调节血量和疏泄气机的作用,脏腑所化生之血,除营养周身外,储藏于肝。在月经的产生中,肝血下注冲脉,司血海之定期蓄溢,参与月经周期、经期及经量的调节。肝经与冲脉交会于三阴交,与任脉交会于曲骨,与督脉交会于百会,肝通过冲、任、督与胞宫相通,而使子宫行使其藏泻有序的功能。肝肾同居下焦,乙癸同源,为子母之脏。肾藏精,肝藏血,精血互生,同为月经提供物质基础;心主神明,肝主疏泄,肾主闭藏,开合闭藏,心神主导,共同调节子宫,使藏泻有序,经候如常。

4. 脾(胃)　脾胃为后天之本,气血生化之源。又脾主运化,其气主升,具有统摄血液,固摄子宫之权。脾气健运,血循常道而经调。胃主受纳,为水谷之海,乃多气多血之腑,足阳阴胃经与冲脉会于气街,故有"冲脉隶于阳明"之说。胃中水谷盛,则冲脉之血盛,月事以时下。《女科经纶》引程若水之言:"妇人经水与乳,俱由脾胃所生。"指出了脾胃在月经产生中的重要作用。

5. 肺　肺主气,朝百脉而输精微,与心同居上焦,下达精微于胞宫,参与月经的产生与调节。心主神明,肺主治节,肾主作强出伎巧,肝主谋虑,脾主思虑,脑为元神之府。在心脑主宰下,五脏所主的生理活动,对月经的产生协调的连锁调节活动。

五脏之间,互相关联,中医传统上有五脏之间秉承五行生克的规律,互相的影响在此不作累述。除脏腑之外,经络是运行全身气血,联络脏腑形体官窍,沟通上下内外,传导信息的通路系统。

二、经络与女性功能

与女性的生理、病理关系最大的是奇经八脉中的冲、任、督、带。其生理功能主要是通过起源、循行路线和各自的功能对十二经脉气血运行起蓄溢和调节作用,并联系子宫、脑、髓等奇恒之腑。

1. 冲脉

(1) 循行路线:《灵枢·逆顺肥瘦》"夫冲脉者,五脏六腑之海也,五脏六腑皆禀焉。其上者,出于颃颡,渗诸阳,灌诸精;其下者,注少阴之大络,出于气街,循阴股内廉,入腘中,伏行骭骨内,下至内踝之后属而别。其下者,并于少阴之经,渗三阴;其前者,伏于出跗属,下循跗,入大指间"。也就是说,冲脉起于小腹内,下出于会阴部,向上行于脊柱内;其外行者经气冲与足少阴经交会,沿腹部两侧上行,至胸中而散,继而上达咽喉,环绕口唇。

(2) 功能作用:"冲为血海",为"十二经之海",汇聚脏腑之血。

2. 任脉

(1) 循行路线:《素问·骨空论篇》"任脉者,起于中极之下,以上毛际,循腹里,上关元,至咽喉,上颐,循面,入目"。即任脉起于小腹内,下出于会阴部,向前上行于阴毛部,循腹沿前正中线上行,经关元等穴至咽喉,再上行环绕口唇,经面部进入目眶下,联系于目。

(2) 功能作用:"任主胞胎",为"阴脉之海",总司精、血、津、液等一身之阴。

3. 督脉

(1) 循行路线:《素问·骨空论篇》"督脉者,起于少腹以下骨中央,女子入系廷孔。其孔,溺孔之端也。其络循阴器,合篡间,绕篡后,别绕臀,至少阴与巨阳中络者。合少阴上股内后廉,贯脊,属肾;与太阳起于目内眦,上额,交巅上,入络脑,还出别下项,循肩髆内,侠脊抵腰中,入循膂,络肾。其男子循茎下至篡与女子等。其少腹直上者,贯齐中央,上贯心,入喉,上颐环唇,上系两目之下中央。此生病,从少腹上冲心而痛,不得前后,为冲疝,其女子不孕,癃,痔,遗溺,嗌干。督脉生病治督脉,治在骨上"。《难经·二十八难》和《针灸甲乙经》卷二均说:督脉者,是入属于脑的。督脉起于小腹内,下行于会阴部,向后从尾骨端上行脊柱的内部,上达项后风府,进入脑内,上行至巅顶,沿前额下行鼻柱,止于上唇系带处。

(2)功能作用:督脉为阳脉之海,总督一身之阳;又任督相通,调节一身阴阳脉气的平衡协调;督脉属肾络脑。

4.带脉

(1)循行路线:《灵枢·经别》"足少阴之正,至腘中,别走太阳而合,上至肾,当十四椎,出属带脉"。带脉起于季肋部的下面,斜向下行至带脉、五枢、维道穴,横行环绕一周。

(2)功能作用:带脉约束诸经,使经脉气血循行保持常度。

冲、任、督三脉同起于胞中,一源而三歧,冲、任、督在下腹部所经路线正是女性生殖器官所在部位,冲、任、督、带经气又参与月经产生的活动,故关系密切。在天癸的作用下,冲、任、督、带脉各司其职,调节着月经的产生和维持其正常的生理状态。

5.气血与月经　妇人以血为基本,月经的主要成分是血。然气为血之帅,血为气之母,血赖气的升降出入运动而周流。气血均来源于脏腑。在月经产生的机制中,血是月经的物质基础,气能生血,又能行血、摄血。气血和调,经候如常。《景岳全书·妇人规》云:"经血为水谷之精气,和调于五脏,洒陈于六腑,乃能入于脉也。凡其源源而来,生化于脾,总统于心,藏受于肝,宣布于肺,施泄于肾,以灌溉一身……妇人则上为乳汁,下归血海而为经脉。"说明了脏腑、气血与月经和乳汁化生的关系。

综上所述,脏腑、天癸、气血、冲、任、督、带与子宫,是月经产生的生理基础,其中肾、天癸、冲任、子宫是产生月经的中心环节,各环节之间互相联系,不可分割。

第五节　《易》数学中奇偶数律在妇产科临床上的重要性及其应用

易数,亦称为象数,是易理的核心,《易》学是数学之祖,易数是为占卜服务,其中大衍之数,为占卜之祖,又有奇门遁甲占算法,六壬占算法流传最广,影响极大,在民间极为盛行。数学者,最早源于符号,符号是数学之胚元。中国的数学符号,源于伏羲画八卦。八卦符号又与阴阳奇偶数联系在一起,"一"阳爻,奇数;"--"阴爻,偶数。阳爻"一"是男性生殖器官的外形描画;阴爻"--"是女性生殖器官的外形描画。男为阳,故为阳爻;女为阴,故为阴爻,而且"一""--"不仅为奇偶数之学,还是最早的正负数概念之萌芽,可以说八卦和数学是同源的,亦是阴阳奇偶数的来源,用此来占卜预测吉凶祸福,特别是生殖与生命节律,有一定的重要意义。亦有人说,数学起源与《河图》《洛书》有关,伏羲根据《河图》而描画制定先天八卦,周文王依据《洛书》描画而制定后天八卦,我们认为中医临床上较为常用的是后天八卦。但《河》《洛》二书均载于《易经》,是以奇偶数律者,均与易学有关。所谓奇偶数者,奇者单数也,偶者,双数也。律者,有规律地运行,不仅指数量,而且亦含有质量。奇数属阳,偶数属阴。如果说,阴阳的概念是笼统的,抽象的,很不具体,那奇偶数律则是非常具体的,也非常客观和实际,代表着阴阳运动形式和规律,在中医妇科学上,特别是在女性月经周期节律、生殖节律上有着重要的意义。

女子属阴,以血为主,女阴的生殖生理,主要是月经周期节律,甚则生命节律,均赖阳推动,此即阴赖阳生,阴阳互根推动生长的道理。因此,阳是女阴的生长发育与生殖繁育的动力和基础。阳者,奇数也,奇数者,即单数也,单数者,1、3、5、7、9。1数是基数,凡数均从1起,故无特殊性。9数者,为3数的倍数,常可以3数代之,故亦无特殊性。是以"3、5、7"或者说"7、5、3"有特殊性,在妇产科学上有着极为重要的价值。就月经周期节律以及生殖节律而言,完全符合太极阴阳钟,除阳长阴消的经前期外,其他如阴长阳消的经后期,重阴必阳的经间排卵期,重阳必阴的行经期,均体现出"3、5、7"或者说"7、5、3"天数的重要性,而且表现出相关的一致性和规律性。特别是经间排卵期与行经期需要保持7日,或5日,或3日的一致性及规律性,才能意味着生殖节律的正常与否。

正由于女子属阴,所以在女性月经周期节律及生殖节律演变中,有两个转化时期,即经间排卵期与行经期,是阴阳交替时期,同样体现阴为主,以"7、5、3"奇数律为主。但在经前期以阳长为主,阳赖阴长,故体现偶数律。偶数者,双数也,不仅指数字之双,亦即是"2、4、6、8",而且要有双数的规律性,以及总体上的双数,如2、4、6、8是4个数。在这里,我们还要说清一点,偶数者,2数是最基本的数字,其他4、6、8均是2数的倍数,似乎以2数替代即可,但根据我们临床上的长期观察,4、6、8有它的特殊性。因为阳长者,可用测量BBT观察高温相的变化来了解阳长的健康与否,一般BBT高相均需维持在12日才算达标。但有的人需达到14日,或者16日,亦有少数人需达18日,且有一定的规律性,才能算作阳长健康,仅用2数尚不能替代。以下我们以奇数为主,结合偶数逐一介绍分析如下。

一、奇偶数律总述

从阴阳关系出发,根据前人所论,结合多年临床实践观察和分析,我们提出了"7、5、3"奇数律学说和"2、4、6、8"偶数律学说。"7、5、3"奇数律学说,即女性的生长发育、月经周期演变和生殖节律形成,均依赖阳奇数推动,普遍存在着个体化特征的"7、5、3"奇数律,用此可分析和推导阴长的各式数律;同时,各数律还具备相关联脏腑经络之特点。女性所属数律判定,根据其行经期天数来判定。如7数律者,即行经期为7日,经间排卵期锦丝样带下亦需7日,代表此数律女性生殖功能正常;5数律者,即行经期为5日,经间排卵期锦丝样带下亦需5日,代表此数律女性生殖功能正常者;3数律者,即行经期为3日,经间排卵期锦丝样带下亦需3日,代表此数律女性生殖功能正常。与奇数律相比,"2、4、6、8"偶数律学说在中医妇科学中应用较少,在少数以阳为主时,如月经周期之经前期阳长存在"2、4、6、8"偶数律,可用此偶数律来分析和推断阳长的规律。

奇偶数律学说在中医妇科学理论与实践上均具有重要指导意义,不仅有助于我们认识女性正常的生长发育、生殖生理,更有助于指导临床实践中疾病的诊断、治疗、疗效判定和治未病。

(一)奇偶数律学说在妇科学中的运用

自古以来,月经一直是中医妇科学研究的重要内容,我们认为相比调经调气血,调周调阴阳才是治本之法。月经虽多为一月一潮,但从"天、地、人"角度分析,人由于遗传、禀赋、气候、环境及种族等不同,人体内的阴阳消长转化节律也各不相同,具有人体内源节律的特异性。为了研究内源性节律间的共性,我们经过长时间临床观察和研究分析,从阴阳关系出发,结合《内经》《易经》相关理论提出了"7、5、3"奇数律学说和"2、4、6、8"偶数律学说。女子属阴,阴的发生发展,必赖其阳,阳者奇数也,故女性不论是在生长发育中,还是在月经周期演变中,均依赖阳奇数推动,并且普遍存在着"7、5、3"奇数律,特别是经后期阴长运动呈现"7、5、3"奇数律的特点。这一理论在女性生殖发育、调周法、治未病等应用中具有重要指导意义。

1. **女性生长发育、生殖与奇数律的关系** 在中医妇科学,人们很早就认识到了女性生长发育及生殖功能与"7、5、3"奇数律的关系。7数律,来源于《素问·上古天真论篇》:"女子七岁,肾气盛,齿更发长;二七天癸至,任脉通,太冲脉盛,月事以时下,故有子……七七任脉虚,太冲脉衰少,天癸竭,地道不通,故形坏而无子。"描述了女性生殖功能从开始发育到衰竭的整个过程,后世医家及医著均多以7数律论述女性生殖发育。5数律,五行生成数,是古人对事物最早的分类方法和计数。后天八卦的九宫八卦说也有"中宫数为五,五行属土,在八卦方位上归属于西南方的坤土"。3数律,《素问病机气宜保命集·妇人胎产论》中"妇人童幼,天癸未行之前,皆属少阴,天癸既行,皆从厥阴论之,天癸已绝,乃属太阴也",是以天癸为中心的3数分类法。所以说,女子属阴,阴的产生与发展依赖于阳,奇数属阳,阴长之运动变化呈现阳奇数律,女性的生殖发育和生命节律均呈现个体化特色的奇数律。

2. 月经周期演变与奇偶数律的关系 《傅青主女科·骨蒸夜热不孕》云:"是阴之中有阳,阳之中有阴,所以通于变化。"唯其有阳,才能发展提高,也就是动力基础。阳则反之,以偶数推动发展提高。我们认为,月经中医本质是阴阳消长转化,经血只是表面现象,月经周期可分为重阳转阴之行经期、阴长阳消之经后期、重阴转阳之经间排卵期和阳长阴消之经前期。除经前黄体期属阳外,行经期、经后期、经间排卵期这3个分期均属阴,与女子以阴血为主相符。如前人所述之阴长赖于阳,奇数属阳,阴长之运动变化呈现阳奇数律。反之,阳长赖于阴,阴为偶数,阳长之运动变化呈现阴偶数律。如此,阴阳互根互依,不断推动阴阳消长转化,形成了终而复始的月经周期节律及生殖节律,使子宫定时藏泻,形成正常月经周期节律和生殖节律。这与太极所勾勒的阴阳鱼图、八卦图所示意的相吻合,重在治未病和治病求本。在临床观察中,我们发现行经期、经后期、经间排卵期这3个月经分期阴长运动呈现"7、5、3"奇数律,经前期阳长运动呈现"2、4、6、8"偶数律。特别是经后期的阴长与"7、5、3"奇数律关系更为密切。

3. 经后期阴长与奇数律 经后期是阴长奠基时期,其目的是阴精、天癸不断滋长,促进精卵的发育成熟,血海(子宫内膜)的充盈,滋养润泽生殖道及全身阴精,为经间排卵期的排卵及受孕做准备。这一时期阴长运动的特点:静、降、藏,较阳长缓慢,呈现"7、5、3"奇数律的变化。因此,探讨经后期阴长运动的形式与"7、5、3"奇数律的关系,有助于更好地应用调周法。

7数律,一般经后期也有7日,符合周期中阴半月的生理要求,亦有少数例外者,其阴长的时数形式,见表1-5-1。

表1-5-1　7数律经后期阴长形式及过程(日)

行经期	形式	经后期		
		初	中	末
7	Ⅰ	3	3	1
7	Ⅱ	5	3-3-2	2-1

从表1-5-1可以看出,Ⅰ式是阴长的主要形式,其初期、中期较长,近末期突然上升,在初期和中期,阴为低、中水平,有所起落。Ⅱ式临床上较少见,但在一些疾病的恢复过程中常见,主要是阴长不及或病因干扰,导致阴长延缓,经后期延长7日,但仍从低、中水平阴向高水平重阴冲击进入排卵期,这一现象可从雌激素检测、带下情况及BBT低温相波动中反映和证实。

5数律,一般经后期也有10日(2个5日),符合周期中阴半月的生理要求,亦有少数按此数律或超前或落后者,故表现出月经周期的忽前忽后,其阴长的时数形式,见表1-5-2。

表1-5-2　5数律经后期阴长形式及过程(日)

行经期	形式	经后期		
		初	中	末
5	Ⅰ	5	4	1
5	Ⅱ	5	5-3	1-2
5	Ⅲ	2	2	1

从表 1-5-2 可以看出，Ⅰ式是阴长的主要形式，其初期、中期较长，末期较短，仅 1 日。在初期和中期，阴长有所起落，但近末期高水平阴时，阴长呈现突然上升状，或持续上升，近高水平重阴，与经间排卵期相连。Ⅱ式在一些疾病的恢复过程中常见，主要是阴长不及或病因干扰，导致阴长延缓，经后期延长 1个或 2 个 5 日，但仍从低、中水平阴向高水平重阴冲击进入排卵期。Ⅲ式主要是阴长基础好，其初期、中期时间短，初、中期各 2 日，末期 1 日，阴长突然上升至高水平进入经间排卵期。

3 数律，按照经后期阴半月的要求，一般经后期也有 12 日(4 个 3 日)，阴长形式较多，我们临床观察有以下几种阴长的时数形式，见表 1-5-3。

表 1-5-3　3 数律经后期阴长形式及过程(日)

行经期	形 式	经 后 期		
		初	中	末
3	Ⅰ	3-3	3-2	1-2
3	Ⅱ	3-1	1-3	1-2
3	Ⅲ	3	3-11/2	1-11/2
3	Ⅳ	1	1	1

从表 1-5-3 可以看出，Ⅰ式是阴长的主要形式，符合月经周期阴半月的要求。其初期、中期较长，末期较短，仅 1 日，或者 2 日，而在初、中期低、中水平阴时亦有一定起落，可有 4 次小波浪，再进入经间排卵期。Ⅱ式基本与Ⅰ式相同，但在初期、中期阴长至低、中水平过程中少一次波浪状，即达到高水平重阴。Ⅲ式属于阴长不及，或恢复过程中反复性大，使阴长波动大，阴长缓慢，较正常延后 1～3 个 3日，才达到高水平重阴进入经间排卵期。此式介于生理与病理之间。Ⅳ式少见，主要是阴长基础好，其初期、中期短，初、中、末期各 1 日，即阴长至高水平重阴进入经间排卵期，使月经周期亦大为缩短，但仍属于生理范畴。

由此可见，"7、5、3"奇数律理论最大的临床意义在于揭示了月经周期中阴长形式的时数规律，为推导演算阴长的各式数律提供依据，可因势利导，掌握关键时期，达到治未病的目标。

4. 带下与奇数律　我们认为，带下情况是反映女性生殖生理功能状态的重要指标之一，与女性的癸阴、水阴水平均密切相关，因此，判断患者所处月经分期的主要依据就是其带下情况，尤其经间排卵期锦丝样带下与生殖功能更密切相关。我们通过临床观察发现，不少不孕不育而行多次人工辅助生殖的女性患者，在多次促排卵治疗后，其行经期与经间排卵期的生理变化很不一致，尤其是锦丝样带下偏少多见，甚至全无，这是癸阴水阴不足所致，使精卵发育不良，水液不能濡养胞宫，影响孕育。在月经周期中，观察经后期及经间排卵期带下尤为重要，也应符合"7、5、3"奇数律。

经后期带下：7、5、3 数律者，在经后 7 日、10 日、12 日中，带下由少/无到多，质地由稀薄到略黏属于正常生理，但亦有少到 5 日或多到 15 日的生理变化者。如超过 15 日，依然带下很少或全无，并连续 3 个月经周期以上者，则属病理。

经间排卵期锦丝样带下：7、5、3 数律者，经间排卵期应有较多的锦丝样带下，并应分别维持在 7 日、5 日、3 日，方属于正常生理。若各数律者在此期间带下不能满足上述要求，甚至少于 3 日，且带下的黏稠度和量不足，并连续 3 个月经周期以上者，属于病理情况，称为经间排卵期带下偏少，这在功能性不孕和早发性卵巢功能不全等卵巢功能障碍类病症中常见。

5. 胎产与奇数律　张景岳《景岳全书·妇人规》在"数堕胎"中说："堕胎者，多在三个月及五月、七月之间,而下次之堕必如期复然。"我们在长期临床实践中也发现,妊娠 30 日、50 日、70 日、90 日(3 个 30 日)是关键时期,容易发生流产。因此,妊娠期要重视"7、5、3"奇数律的重要性。产后 3～5 日,由于产创出血,出现阴虚阳旺之证,1 周后逐渐消失,2～3 周恶露干净,50 日基本恢复,70～90 日为大满月,整个产后恢复期结束,也存在"7、5、3"奇数律。

6. 经前期阳长与偶数律 经前期为阳长至重时期,目的是助孕调经,阳长特点是速度极快,阳长赖阴,偶数为阴,故阳长运动为阴偶数律。我们临床观察 BBT 高温相发现,高温相多维持在 2 日、4 日、6 日、8 日的基数,呈现"2、4、6、8"偶数律,与"7、5、3"奇数律相对应。2 数律者,BBT 高温相天数以 2 日为基本数,为 6～7 个 2 日即 12 或 14 日,与阳半月相符;4 数律者,BBT 高温相天数以 4 日为基本数,为 3～4 个 4 日即 12 或 16 日,与阳半月相符;6 数律者,BBT 高温相天数以 6 日为基本数,为 2 个 6 日即 12 日,与阳半月相符,亦可达到 18 日;8 数律者,BBT 高温相阳长至重为 16 日,与阳半月相符。由于阳长速度较阴长快,无论何种数律,阳长多在 6～7 日即可达到高水平重阳,可从 BBT 高温相情况观察和证实。因此,我们将经前期分为经前前半期和经前后半期,调周法应用时需注意阳长至重之经前前半期的重要性。如治疗黄体功能不健疾病时,重视经前前半期的调治。

(二) 奇偶数律学说在"治未病"中重要意义

奇偶数律学说的重要意义在于,不仅可以帮助我们理解女性正常生殖生理,还可以运用该学说来治疗和预测疾病,推导治未病的关键时刻进行预先诊治,达到中医治病的最大特点"治未病"。我们认为月经中医内涵实质是在心(脑)肾—肝脾—子宫轴调控下体内阴阳消长转化,阴阳消长运动是基础,转化是关键,转化的关键时期是防治病证的最佳时间。女子属阴,如月经周期中除经前期外,其他各分期均属阴,因此,"7、5、3"奇数律对女性更为重要。具体阐述如下。

对生殖发育欠佳者,"7、5、3"数律者,分别应在 7 岁、10 岁、9 岁左右开始调治,同时应结合遗传、体质、相关疾病等多方面情况。防治早发性卵巢功能不全,"7、5、3"数律者应从"五七、六七"之年开始,通过临床表现及相关检查,或家族遗传史治之。月经病、功能性不孕类疾病,"7、5、3"数律者分别按"7、5、3"数律的月经周期演变论治,阴虚或偏阴虚者应分别重在经后期 7 日、10 日、12 日调治,阳虚或偏阳虚者应分别重在经间排卵期 7 日、5 日、3 日调治,并严格按照"7、5、3"数律服用方药。对月经过少、月经后期、经间期出血、排卵功能障碍性不孕症、闭经等病证,均因肾阴虚或肾阴偏虚,治疗重点,7 数律应在行经期末期及经后初期或末期,5 数律者应多从经后初期论治,3 数律者必须从经后初期奠定物质基础,血中滋阴,经后末期亦很重要,因为经后末期阴长至重才可保证经间排卵期顺利转化。在防治中,7 数律者,要注意 7 日、70 日、7 个月的疗程;5 数律者,要注意 5 日、50 日、5 个月的疗程;3 数律者,要注意 3 日、30 日、3 个月的疗程,以达到防止复发和巩固疗效的目的。

此外,"7、5、3"奇数律不仅与月经周期节律、生殖节律密切相关,也与女性的生命节律密切有关。女性绝经后,各数律者仍具备"7、5、3"奇数律的个体特异性。但需强调的是,在临床上具体运用阴阳奇偶数律时,还需结合天时地利、地理环境,以及自然界生物钟规律的大整体进行综合分析和推导。如阴虚精衰病证或体衰者,在春温夏热的季节,即阳气升发当令之时,易发闭经、崩漏等证。阳虚寒胜者,逢秋凉冬寒之季,即阴气肃降之时,易发闭经、痛经等证。防治重点,月经量少者可在发病前按原有"7、5、3"奇数律进行 7 周、5 周或 3 周服药防治;量多者则按冬病夏治、夏病冬治等原则,按原有"7、5、3"奇数律在发病前进行 7 个月、5 个月、3 个月服药调治,并结合时令、气候地理等进行化裁。

(三) "7、5、3"奇数律与个体脏腑经络特点

"7、5、3"奇数律与脏腑经络有关,并具备相关联脏腑经络之特点。女性月经周期演变是受心(脑)肾—肝脾—子宫轴调控的阴阳消长转化,对奇数律失常者,调治应以心(脑)肾—肝脾—子宫轴为核心,还需考虑到相应数律的特点。

7 为少阳数,又称一阳,少阳与厥阴相表里。唐代王冰在注释《素问·上古天真论篇》关于女子一七至七七的生殖生理发育过程中说"老阳之数极于九,少阳之数次于七,女子为少阴之气,故以少阳之数偶之",实际是指女性整个生殖发育与少阴肾气有关,但在生殖节律及月经周期的运动中,以少阳 7 数律形式运动,反映了女性内在的特异性规律。我们认为 7 数律者,外属于足少阳胆经,内属于足厥阴肝经,虽为少阳数,实应属厥阴肝体。在中医妇科学中有"女子以肝为先天"之说,肝藏血,主升降疏泄,对心(脑)肾—肝脾—子宫轴有协调辅助作用,使人体内阴阳正常消长转化及动静升降。若肝疏泄失常,如肝郁、肝火或肝阳上亢、痰脂等病变,可严重影响阴阳消长转化的周期性节律,通过长期临床观察,我们发现 7 数律者多见肝胆类病变,这也体现了 7 数律的个体特异性。

5 为中土阳明数,又称二阳,阳明与太阴相表里,实际上内与太阴脾土有关,5 数律虽为阳明之数,实应属太阴脾体,乃升降之枢纽,与肝胆同居中焦,均辅助心(脑)肾—肝脾—子宫轴调控人体内阴阳正常消长转化及动静升降,形成月经周期节律。若脾胃失和,不仅气血化源不足,还可影响心(脑)肾—肝脾—子宫轴功能,出现女性月经周期节律和生殖节律的异常。同样,我们临床也发现 5 数律者常合并不同程度的脾胃病变,这是 5 数律的个体特异性。

3 为太阳数,又称三阳,太阳与少阴相表里,太阳属膀胱或小肠,少阴属肾或心,心肾以少阴经脉相连,在中医妇科学上心肾相交有调节阴阳的重要意义。我们认为心、肾、子宫三者为女性生殖内分泌的调节中枢,调控体内阴阳消长转化、动静升降,形成正常的月经周期节律和生殖节律。若心肾失交,则心(脑)肾—肝脾—子宫轴功能失常,直接导致月经与生殖诸多病变,所以 3 数律在月经生殖中更有其重要意义。临床上我们观察到 3 数律者较少见,但 3 数律乃奇数之起始数,非常重要。

综上所述,"7、5、3"奇数律反映了月经周期演变中经络脏腑的活动规律。我们综合前人所述,结合长期临床实践,体会到"7、5、3"奇数律与经络脏腑的关系如表 1-5-4 所示。

表 1-5-4 "7、5、3"奇数律与经络脏腑

数律类别	经络		脏腑
7 数律	少阳	厥阴	肝(胆)
5 数律	阳明	太阴	脾(胃)
3 数律	太阳	少阴	肾(膀胱)

从表 1-5-4 可以清楚看出,7 数律虽为少阳之数,但也反映了足厥阴肝体的活动,5 数律虽为阳明中土之数,但也反映了足太阴脾体的活动;3 数律虽为太阳之数,但也反映了足少阴肾体的活动。从"7、5、3"奇数律,不仅可以推测三阳三阴的六经辨治,而且可以推测属肝、脾、肾脏腑活动的规律和特点,以掌握治未病的最佳时机。

二、月经周期正常阴阳运动与奇偶数律

1. 阴中有阴,奇数中有奇数 在月经周期的生理演变中,我们经过深入观察发现,在行经期、经后期、经间排卵期中存在"7、5、3"奇数律的个体特异性。如我们发现绝大多数女子行经期为 7 日、5 日和 3 日,曾统计过月经后期患者 2 471 例,行经期 7 日者 1 719 例(69.57%),属于 7 数律;行经期 5 日者 582 例(23.55%),属于 5 数律;行经期 3 日者 92 例(3.93%),属于 3 数律。"7、5、3"奇数律在行经期等 3 期中的重要意义见表 1-5-5。

表 1-5-5 "7、5、3"奇数律在月经周期中的意义(日)

数律 ＼ 分期	行经期	经后卵泡期	经间排卵期
7 数律	7	7	7
5 数律	5	5-5	5
3 数律	3	3-3-3-3	3

从上表 1-5-5 中可以看出,行经期在具体转化运动中,随着"7、5、3"奇数律不同,其行经时间和表现形式也有区别,行经期分为初、中、末 3 期。7、5、3 数律者,行经初期分别为 1～1.5 日、1 日、0.5～1 日,经量少,经色淡红,为转化初始期,排经尚处发动阶段;行经中期分别为 2～2.5 日、1～2 日、1 日,经量较多,色红,无血块或偶有小血块,为转化运动主要时期,排经处于高峰期;行经期末期分别为 3～4 日、2～3 日、1 日,经量渐少,月经结束。其中转化运动和排泄之重阳,与经量多少有关。

经后期为阴长阳消,重在阴长,时间较长。经后期的阴长运动同样随着"7、5、3"奇数律,呈现各自的规律和形式特点。根据正常月经一月一行,且阴半月和阳半月,7、5、3 数律者,其主要经后期分别为 7 日、10 日(2 个 5 日)和 12～15 日(4～5 个 3 日)。经后期亦分初、中、末三期,其中经后期初期和经后期中期阴长分别处于低水平和中等水平,由于阴长运动偏"静"、偏"降",呈缓慢、平稳形式,而经后末期阴长进入较高阶段,波动大,很快进入经间排卵期,所占时间较短,各数律均仅为 1～2 日,而经后初期和经后中期的时间较长,且所占比例相当。因此,经后期阴长运动,主要在于"7、5、3"奇数律的变化,掌握"7、5、3"奇数律演变的关键时刻,便于推导生理病理的关键所在。需要注意的是,临床实际情况是复杂多变的,亦有少数人月经正常,但经后期阴长并非与自身所属数律相符,属于例外,还需要今后多观察和研究。

经间排卵期:经间排卵期与行经期均属于转化期,前后呼应,互相统一。因此,一般情况下,7 数律者,行经期 7 日者,经间排卵期也应有 7 日,这也与我们长期临床观察相符,或偶尔有 1～2 次经间排卵期为 5 日或 3 日者,无临床症状,不应作病理或其他数律,仍归属于 7 数律。5 数律者,行经期 5 日者,经间排卵期也应有 5 日,或偶尔有 1～2 次经间排卵期为 3 日或 1 日者,无临床症状,亦仍归属于 5 数律。3 数律者,行经期 3 日者,经间排卵期也应有 3 日,或偶尔有 1～2 次经间排卵期为 3～5 日或 1 日者,无临床症状,亦仍归属于 3 数律。必须强调,在经间排卵期虽然有"7、5、3"日的奇数律,但真正排卵期仅有 1 日,多为锦丝样带下最多的那日,即重阴高峰期。

2. 阳中有阳,偶数中有偶数　经前期阳长阴消,阳长尤其重要,在生理演变中,阳长赖阴,我们发现呈现"2、4、6、8"阴偶数律,经前期属阳,见表 1-5-6。

表 1-5-6 "2、4、6、8"偶数律在月经周期中的意义(日)

数律 ＼ 分期	经前前半期	经前后半期
2 数律	2-2-2	2-2-2(+2)
4 数律	4-4(+2)	4-4(+2)
6 数律	6	6(+2,+6)
8 数律	8	8(+2)

在经前期我们运用 BBT 观察高温相,一般高温相最少必须维持 12 日,最好达 14 日。根据 BBT 高温相天数评定所属"2、4、6、8"偶数律。2 数律,颇为常见,BBT 高温相为规律的 12 日或 14 日,其中前

6～7日阳长达重,从经前期前半期转入经前期后半期。4数律,BBT高温相12日或16日为主,兼见13日、15日、17日,一般前6～7日阳长达重,从经前期前半期转入经前期后半期,重阳维持时间有所偏长。6数律,颇为少见,BBT高温相为规律的12日或18日,同样前6～7日阳长达重,从经前期前半期转入经前期后半期,重阳维持时间可更长。8数律,更为少见,BBT高温相以16日为主,且有一定规律性,但经前期前半期一般前6～7日即阳长达重,转入经前期后半期,重阳维持时间7～10日。

3. 阴下阳上,下奇上偶;或偶中寓奇,奇中寓偶 我们通过临床观察发现,居于下焦之子宫、阴道与居于上焦之乳房、乳头,与月经周期节律演变及生殖生理均相关。在经间排卵期,重阴在下,可见锦丝样带下较多,呈现"7、5、3"日奇数律;阳气在上,可见心烦易怒、乳房胀痛现象,呈现"2、4、6、8"日偶数律。亦常有奇数中寓偶数、偶数中寓奇数,且伴兴奋、失眠等反应,但程度较轻,很快消失。这些上下不一、阴阳错杂、奇偶数交替,均反映出心(脑)肾—肝脾—子宫轴主调阴阳消长转化中复杂的演变特点。如反应较重,上下数律错位,奇偶数律延长或缩短,均将转入病理。

4. 阳下阴上,下偶上奇;或奇中寓偶,偶中寓奇 我们在临床观察中发现,在经前期,阳长为主,温煦下焦子宫,使子宫内温度提高,为成功受孕和顺利排经作准备,所以BBT呈双相反应而见高温相。正常高温相必须维持12～14日,呈偶数律,比低温相高0.3～0.4℃,呈双数。这说明此时,下焦子宫、冲任等以阳长为主,呈现阴偶数律。但此时,上焦心、乳房、乳头出现心烦、乳房乳头胀痛则呈阳奇数律,一般常见3～5日,多则7日;亦有少数人乳房乳头胀痛呈2、4、6、8的偶数律;还有人奇偶数规律交替出现。我们认为,此乃奇中寓偶,反应一般不明显或不严重,可不作为病证论。

5. 左阴右阳,左奇右偶,奇偶互寓 在临床观察中,我们发现在经间排卵期出现左右少腹(即左右卵巢、输卵管)反应、锦丝样带下有时不一致。一般来说,经间排卵期以阴为主,出现锦丝样带下也应该与行经期的"7、5、3"日奇数规律一致。少腹胀痛,左右相符,也应有"7、5、3"日奇数规律。但有时出现右少腹作痛作胀呈2、4、6、8日,锦丝样带下也如此,而有时又恢复正常规律,故我们称之为左阴右阳,左奇右偶,奇偶互寓的复杂变化,如无症状出现,偶尔出现1～2次,甚至3次者,可不予论治,如伴有明显的症状,出现较频,当予辨治。

6. 左阳右阴,左偶右奇,奇偶互寓 我们在临床实践中还发现,经前期左右乳房反应不一致。一般来说,经前期乳房胀痛,左右应保持一致,发作时间亦应保持一致。乳房乳头属于女性生殖器官,以阴为主,在经前期多呈"7、5、3"奇数律。但有时会出现一侧乳房乳头胀痛,而另一侧无任何症状。其中,左侧乳房乳头有症状多见,如出现2、4、6、8日的偶数现象,我们称之为左阳。右侧乳房乳头如无症状,或呈现"7、5、3"奇数症状,均称为右阴。这样就形成左偶右奇、奇偶互寓、阴阳交混的错杂状态。偶尔出现1～2次反应轻者,不予论治,若出现次频、症状重,则需辨治。

三、月经周期异常阴阳运动形式与奇偶数律失常

在月经周期中,若阴阳运动失去奇偶数律,则可导致病证,现从月经周期各分期分别论述。

1. 行经期 行经期分初、中、末三期,初期较短,属于发动时期,运动较小较缓;中期:亦较短,但比初期长,是排经转化的高峰期,运动形式较强较激烈;末期较长,既为旧周期结束期,亦为新周期开始期。行经期各期转化运动不协调,必须结合"7、5、3"奇数律进行分析。在各数律的行经期初期,如出现经量多或过多,说明转化运动过甚,而如出现经量过少,说明转化运动欠利,均属于病理变化;在各数律的行经期末期,如经量突然增多,说明转化过甚,而如经量过少,或间断之,则说明转化欠利,排瘀未排净,均属于病理变化。行经期经血经量排泄不符合所属数律者,不仅仅是经血失常的行经期问题,而是涉及整个月经周期月圆运动生物钟节律问题。

2. 经后期 经后期阴长运动失常,表现在每位女性个体上即是"7、5、3"奇数律失常。各数律经后期

的主要病变形式为经后初期延长和经后中期延长,阴长缓慢,阴长水平有可能徘徊在经后初期与经后中期之间,导致整个经后期延长,可出现月经后期、月经过少等病证。此外,病变还表现在 7 数律、5 数律、3 数律者在月经周期连续性上分别无法保持 7 个、5 个、3 个月经周期正常,这一失调主要病在经后期阴长不利,不能适应"7、5、3"奇数律的运动演变。

3. **经间排卵期** 此期的"7、5、3"奇数律运动失常,不仅表现在"7""5""3"的时数不足、有余或紊乱,而且在正常时数律中也会出现不协调、不统一,甚至出现"2、4、6"偶数律现象,伴随着月经异常改变及全身症状。如此异常连续 3 次以上不能恢复,则为病变。"7、5、3"奇数律失常,表现在运动太过,即经间排卵期锦丝样带下过多,维持时间过长,分别超过 7 日、5 日、3 日,由末期转为中期,导致排卵不顺利;或运动不足,锦丝样带下少,维持时间短,分别不足 7 日、5 日、3 日,带下质地差,由中期转为末期时间延长,排卵困难;或运动形式异常,出现紊乱现象。因此,对经间期重阴转阳失常,不仅要深入分析重阴水平内涵,还要注意到运动形式与相应时相规律的失常,通过观察多次"7、5、3"奇数律月圆运动生物钟节律的经间期病变来分析,以更好地制定防治计划。

4. **经前期** 经前期阳长运动呈偶数律,即阳长由阴偶数所推动,因此,阳长运动规律失常,必须依据"2、4、6、8"偶数律来调治。2 数律、4 数律的失常,表现在经前前半期上升缓慢,或经前后半期下降缓慢,以及具体时数律失常,主要表现为不足或有余。不足指阳虚,阳长运动不及,即 BBT 高温相维持不到 12 日,或在连续 3 个、5 个、7 个月经周期中,大部分周期中高温相不能达到 12 日;有余,阳长太过,BBT 高温相维持超过 12 日,多达 13~15 日,或在连续 3 个、5 个、7 个月经周期中,多次高温相延长,出现奇数律,伴头昏头痛、胸闷烦躁、乳房胀痛等一系列病证,此与阳盛,夹心肝郁火有关。6 数律、8 数律失常,亦分为不足和有余。不足者,即经前期 BBT 高温相不足 12 日或 16 日,或在连续 3 个、5 个、7 个月经周期中,大部分周期中高温相不能达到 12 日或 16 日,此乃阳水偏少之故;有余者,更为少见,即 BBT 高温相超过 12 日或 16 日,甚至 18 日,又非早孕,伴随明显临床症状,亦为阳盛夹心肝郁火。

四、奇偶数律分述

奇偶数律不仅有助于认识女性正常的生长发育、生殖生理,更有助于指导临床实践中疾病的诊断、治疗、疗效判定和治未病。其中奇数律尤为重要,故将奇数律分别论述,偶数律合述。

(一)7 数律

1. **理论依据** 7 数律,来源于《素问·上古天真论篇》:"女子七岁,肾气盛,齿更发长;二七而天癸至,任脉通,太冲脉盛,月事以时下,故有子……七七任脉虚,太冲脉衰少,天癸竭,地道不通,故形坏而无子也。"描述了女性生殖功能从开始发育到衰竭的整个过程,后世医家及医著均多以 7 数律论述女性生殖发育。我们在长期临床实践中发现,不仅在女性生殖发育过程中有 7 数分类法,而在一个完整月经周期中亦有 7 数分类意义,我们将月经周期分为 7 个分期,以满足临床诊治疾病所需。

此外,根据《易》学,7 数象征生命的收成阶段,代表着阳气渐衰,生机已殇。7 居正西方,为兑卦,西方生燥,燥气通于肺,故肺为正西方,与 7 数最为关联。在人的生命过程中,主收、主成。在运气学说中,7 数应金运,金为白色,故在生命的收成阶段,多需要白色。在这个时期宜收降,不宜生升,否则容易违反生机,导致升降紊乱和脏气失调。

2. **临床应用** 女性的生理病理、诊疗及疗效评定均按 7 数律分析。

(1)生殖发育过程:前人将女性的一生从"一七"到"七七"分为 7 个阶段。一七从幼女期到少女期,肾气盛,齿更发长;二七天癸至,月经初潮开始;三七至四七,肾气平均,进入生殖旺盛期;五七开始出现脱发、面容憔悴等衰老现象;七七则天癸竭,经断形坏丧失生育能力。一般情况下,月经初潮应 14 岁,绝经应 49 岁,甚则有到 56 岁;如 7~8 岁即来月经者,属性早熟;如 19~20 岁月经方初潮,则为延后,属晚发月经。若在 40～42 岁之前绝经,则属绝经过早,"年未老,经水断",对身体健康不利,属于病理现象。绝经过晚因极少见,暂不讨论。

(2)月经生理病理及诊治:7 数律者为少阳数也,一日之中,寅卯辰时(凌晨 3 点至上午 9 点)属于少阳,故月经来潮应在早晨或上午;月经周期中行经期、经后期和经间排卵期均应为 7 日,经间排卵期锦丝样带下应较多,维持 7 日。若不符合以上情况频发,可作为病理情况考虑。月经病的诊断:7 数律者,应按 7 数律判定,每月经行 7 日即净者,为正常生理。如经行不足 7 日,且持续 3～7 次以上,称为经期过短,属于月经过少病证;如月经先期者,必须是月经周期超前 7 日以上,即月经周期不足 23 日,且连续 7 次以上者方可诊断,临床上亦可将月经先期 3 或 5 次以上者名之;月经后期者,必须月经周期延后 7 日以上,即月经周期超过 37 日,且连续 7 次以上者方可诊断,临床上亦可将月经后期 3 或 5 次以上者名之;月经先后无定期同理。闭经者,月经周期停闭 7 次方可诊断,临床西医妇科学将月经停闭 6 个月以上诊为闭经。7 数律属少阳,少阳与厥阴相表里,为肝胆所主。少阳与厥阴乃半阴半阳,或阴将净,阳将生,因而发病可出现寒热错杂之证,所以在调治肝胆病证的方药中具有寒热错杂及酸甘化阴的用药特点,如乌梅丸、小柴胡汤,均为调治肝胆之名方。对此数律失常者,经后期验方滋肾生肝饮即是在归芍地黄汤基础上加入小柴胡汤组合而成。

(3)带下生理病理:7 数律者,在经后 7 日带下由少或无到多,质地由稀薄到略黏属于正常生理,如超过 15 日,依然带下很少或全无,并连续 3 个月经周期以上者,则属病理。经间排卵期应有较多的锦丝样带下并维持 7 日,方属于正常生理。若少于 7 日,甚至少于 3 日,且带下的黏稠度和量不足,并连续 3 个月经周期以上者,属于病理情况,称为经间排卵期带下偏少,这在功能性不孕和早发性卵巢功能不全等卵巢功能障碍类病症中常见。

(4)胎产生理病理:7 数律者,妊娠在 70 日左右,容易发生妊娠病如流产;滑胎在孕 7 个月左右易发生流产,因此,必须重视这些时期的防治。产后 7 日、70 日和 7 个月为重要时期,不仅是身体的康复时期,也是容易致病的时期。如产后 7 日为新产期,是阴虚阳旺的恢复期,不能使用温补、温化之法及方药。

3. 体会　我们在临床实践中,深切体会到 7 数律有助于认识阴阳运动形式,而且亦有助于我们分析阴阳运动与脏腑经络的关系。如《素问·上古天真论篇》关于女子一七到七七的生殖生理发育过程,唐代王冰认为女子为少阴之气,故以少阳之数"7"偶之,我们结合临床实践认为,所谓少阴之气,实指女性整个生殖发育与少阴肾气有关,但在月经周期节律及生殖节律运动中,以少阳 7 数律的形式运动,反映了女性内在的特异性规律。7 为少阳数,少阳胆与厥阴肝相表里,形成外少阳内厥阴的月经周期节律和生殖节律。

7 数律的重要意义还在于预测疾病,推导治未病的关键时刻。对生殖发育欠佳者,应在 7 岁左右开始调治,同时应结合遗传、体质、相关疾病等多方面情况。防治早发性卵巢功能不全,7 数律者应从"五七、六七"之年开始,通过临床表现及相关检查,或家族遗传史治之。经带胎产病同法。月经病、功能性不孕类疾病,7 数律者按 7 数律的月经周期演变论治,阴虚或偏阴虚者应分别重在经后期 7 日调治,阳虚或偏阳虚者应分别重在经间排卵期 7 日调治,并严格按照 7 数律服用方药。对月经过少、月经后期、经间期出血、排卵功能障碍性不孕症、闭经等病证,均因肾阴虚或肾阴偏虚,治疗应重点在行经期末期及经后初期或末期。7 数律者,要注意 7 日、70 日、7 个月的疗程,以达到防止复发和巩固疗效的目的。由于 7 数律与肝胆肺气有关,故凡养阴养阳,特别是养阳的同时,务必注意调理肝胆肺气。

(二)5 数律

1. 理论依据　5 数律,五行生成数,是古人对事物最早的分类方法和计数,首载于《汉书·五行志》。《洛书》《河图》也以五行生成数为其内容,强调数理的演化,《易经》八卦也有以 5 数为分类法则,如唐容川在《周易详解》中说："在每月以五日为一候,以一候应一卦,除去坎离,其余六卦以应六候。所以除去坎离者,离为日,坎为月,日与月乃其本体,故坎离二卦不应候也。"《傅青主女科》一书,贯穿了五行思想,特别是水火既济为该书的中心。我们在临床实践中发现,月经周期之行经期、经后期、经间排卵期中,亦有着5数律的运动形式,而且较之其他奇数律更为普遍。

此外,根据《易》学认为,5数为生命的长养阶段,意味着阳气滋生,脏气得养。5居正中央,中央生湿,湿气通于脾,故脾与5数最关联。在运气学说中,5数应土运,土为黄色。

2. 临床应用　女性的生理病理、诊疗及疗效评定均按5数律分析。

(1) 生殖发育过程:近代医家学者有将女性生殖发育过程分为5期,即少女期、青春期、壮盛期(或称育龄期)、更年期和老年期。5数律者,应10~15岁月经初潮;应在50~55岁绝经,极个别可到60岁,亦有提早到45岁;如10岁之前即来月经者,属性早熟;如19~20岁月经方初潮,则为延后,属晚发月经。若在40岁之前绝经,则属绝经过早,可属于病理现象。绝经过晚因人数极少,暂不讨论。

(2) 月经生理病理及诊治:一日之中,申酉戌时(下午3点至晚上9点)属于阳明,5数律者为阳明数也,其月经来潮应在下午或傍晚。月经周期中行经期和经间排卵期均应为5日,经后期应为10日(2个5日),经间排卵期锦丝样带下应较多,维持5日。若不符合以上情况频发,可作为病理情况考虑。月经病的诊断:5数律者,应按5数律判定,每月经行5日即净者,为正常生理。如经行不足5日,且持续3~5次以上,称为经期过短,属于月经过少病证;如月经先期者,必须是月经周期超前5日以上,即月经周期不足25日,且连续5次以上者方可诊断;月经后期者,必须月经周期延后5日以上,即月经周期超过35日,且连续5次以上者方可诊断;月经先后无定期同理。闭经者,月经周期停闭5次方可诊断。5数律属阳明中土,阳明与太阴相表里,为脾胃所主,脾胃特点在于运化,对此数律失常者,经后期验方健脾滋阴汤即是滋阴补肾合健脾和胃,我们在多年临床经验基础上,创制了健脾滋阴汤。

(3) 带下生理病理:5数律者,在经后10日带下由少或无到多,质地由稀薄到略黏属于正常生理,如超过15日,依然带下很少或全无,并连续3个月经周期以上者,则属病理。经间排卵期应有较多的锦丝样带下并维持5日,方属于正常生理。若少于5日,甚至少于3日,且带下的黏稠度和量不足,并连续3个月经周期以上者,属于病理情况,称为经间排卵期带下偏少,这在功能性不孕和早发性卵巢功能不全等卵巢功能障碍类病症中常见。

(4) 胎产生理病理:5数律者,妊娠在50日左右,容易发生妊娠病如流产;滑胎在孕5个月左右易发生流产。因此,必须重视这些时期的防治。产后5日、10日、15日、50日和5个月为重要时期,不仅是身体的康复时期,也是容易致病的时期。15日一般恶露干净和子宫复旧,是整个身体的康复时期,稍不注意即易导致病变。

3. 体会　同样,我们在临床实践中也深切体会到5数律不仅是阴阳消长转化运动的一种重要形式,亦有助于我们分析阴阳运动与脏腑经络的关系。5为中土数,脾胃居中焦,属土。其中,胃为足阳明经,属阳土;脾为足太阴经,属阴土,两者互为表里。因此,5数外为阳明内属太阴,是一种在阴阳消长转化运动中的重要形式,形成5数律的月经周期节律和生殖节律特点。

5数律的重要性,亦在预测疾病和治未病。对生殖发育欠佳者,5数律者,应在10岁左右开始调治,同时应结合遗传、体质、相关疾病等多方面情况。防治早发性卵巢功能不全,5数律者应从"五七"之年开始,通过临床表现及相关检查,或家族遗传史治之。月经病、功能性不孕类疾病,5数律者按5数律的月经周期演变论治,阴虚或偏阴虚者应重在经后期10日(2个5日)调治,阳虚或偏阳虚者应重在经间排卵期5日调治,并严格按照5数律服用方药。对月经过少、月经后期、经间期出血、排卵功能障碍性不孕症、闭经等病证,均因肾阴虚或肾阴偏虚,治疗重点5数律者应多从经后初期论治。在防治中,5数律者,要注意5日、50日、5个月的疗程以达到防止复发和巩固疗效的目的。同时,注意每月前半个月15日以养阴为主,每月后半个月 15 日以养阳为主。由于 5 数律与脾胃中土有关,故凡养阴养阳,特别是养阴的同时,务必注意调理脾胃。

(三) 3 数律

1. 理论依据 以 3 数分类,历史上有很多记载,如阴阳分类下的三阴三阳,诊病查体的三部九候,以及三十、三旬、三月、三日等时间概念。《素问·六节藏象论篇》云:"五日为一候,三候为一气。"指出五三分类法。而论述最多的是关于三阴三阳经脉的生理病理变化。3 数律与妇科学,来源于刘河间所著《素问病机气宜保命集·妇人胎产论》中"妇人童幼,天癸未行之前,皆属少阴,天癸既行,皆从厥阴论之,天癸已绝,乃属太阴也",将女性生殖发育过程分为月经未行、月经既行和月经既绝这三个阶段,是以天癸为中心的 3 数分类法。我们在长期临床实践中总结出,将月经周期的行经期、经后期及经间排卵期这 3 个分期再各自进行初、中、末 3 期分类法,可以较好地满足诊治疾病的需要。

此外,根据《易》学认为,3 数象征生命的生长阶段,意味着阳气增长、生机旺盛。3 居正东方位震卦,与 3 数最为关联者,肝也。在运气学说中,3 数应木运,木为青色,故在生命的生发过程中,多需要肝木疏泄,青色护发青春之气。

2. 临床应用 女性的生理病理、诊疗及疗效评定均按 3 数律分析。

(1) 生殖发育过程:3 数律者,应 12、15、18 岁月经初潮,一般 15 岁是正常的初潮年龄。如 7~8 岁即来月经者,属性早熟;如 19~20 岁月经方初潮,则为延后,属晚发月经。应在 48~51 岁绝经,甚则可到 54~57 岁,亦有提早到 42 岁。若在 40~42 岁之前绝经,则属绝经过早。绝经过晚因人数极少,暂不讨论。

(2) 月经生理病理及诊治:一日之中,巳午未时(上午 9 点至下午 3 点)属于太阳,3 数律者为太阳数也,其月经来潮应在中午;月经周期中行经期和经间排卵期均应为 3 日,经后期应为 12~15 日(4~5 个 3 日),经间排卵期锦丝样带下应较多,维持 3 日。若不符合以上情况频发,作为病理情况考虑。月经病的诊断:3 数律者,应按 3 数律判定,每月经行 3 日即净者,为正常生理。如经行不足 3 日,且持续 3 次以上,称为经期过短,属于月经过少病证;如月经先期者,必须是月经周期超前 3 日以上,即月经周期不足 27 日,且连续 3 次以上者方可诊断;月经后期者,必须月经周期延后 3 日以上,即月经周期超过 33 日,且连续 3 次以上者方可诊断;月经先后无定期同理。闭经者,月经周期停闭 3 次方可诊断。3 数律属太阳数,太阳与少阴相表里,为肾与膀胱所主,亦包括小肠与心在内。肾者,主生殖,天癸者,心肾也。天癸有初、中、末三期变化。心肾与天癸,是月经来潮之本,因而 3 数律者具有普遍性意义。3 数律失常者,其调治按滋阴养水及初、中、末三期论治,并佐以安心宁神之品。此外亦应考虑 3 数与肝木生发的关系。

(3) 带下生理病理:3 数律者,在经后 12 日带下由少或无到多,质地由稀薄到略黏属于正常生理,如超过 15 日,依然带下很少或全无,并连续 3 个月经周期以上者,则属病理。经间排卵期应有较多的锦丝样带下并维持 3 日,方属于正常生理。若少于 3 日,且带下的黏稠度和量不足,并连续 3 个月经周期以上者,属于病理情况,称为经间排卵期带下偏少,这在功能性不孕和早发性卵巢功能不全等卵巢功能障碍类病症中常见。

(4) 胎产生理病理:3 数律者,妊娠在 30 日和 90 日(即 3 个月)左右,均是妊娠的重要时期,容易发生妊娠病如流产,对有暗产、滑胎病史患者,必须掌握这一规律,重视这些时期的防治。产后 3 日、15 日、30 日、3 个月(90 日)为重要时期,不仅是身体的康复时期,也是容易致病的时期。30 日称为小满月,是整个身体的康复时期,稍不注意即易导致病变。产后 3 个月,才是真正的产后期,血气不足,具备"产后一块冰"的特点,宜于温补。

3. 体会 同样,我们在临床实践中也深切体会到了 3 数律的普遍性和重要性,可广泛用于月经周期阴阳消长转化及生殖发育过程中的生理病理、诊断治疗。妇科学中,3 为太阳数,有足太阳膀胱经和手太阳小肠经,足太阳膀胱经与足少阴肾经相表里,手太阳小肠经与手少阴心经相表里,心肾以少阴经脉相连,在中医妇科学上心肾相交有调节阴阳的重要意义。我们认为心(脑)肾—肝脾—子宫轴是女性生殖内分泌的调节中枢,调控体内阴阳消长转化、动静升降,形成正常的月经周期节律和生殖节律。若心肾失交,则心(脑)肾—肝脾—子宫轴功能失常,直接导致月经与生殖诸多病变,所以 3 数律在月经生殖中更有其重要意义。临床上我们观察到 3 数律者较少见,但 3 数律乃奇数之起始数,非常重要。

在女性生命节律上,可按 3 数律调治,即童幼时期应从少阴肾进行调治,以助长发育,防治疾病;中壮年时期应从厥阴肝经调治,既可防病,又可增强体质;围绝经期及绝经后应从脾胃调治,既可延缓衰老,又可防疾病。此外,把年相分为冬冷、夏热、春秋温 3 个时段,根据冬冷养阴固藏、夏热防伤阳、耗散、春秋调气血的原则,进行防治,这对预防疾病,有着重要意义。

(四)"2、4、6、8"偶数律

1. 理论依据 "2、4、6、8"偶数律,与"7、5、3"奇数律相对应。《易传·系辞上传》:"易有太极,是生两仪,两仪生四象,四象生八卦,八卦定吉凶,吉凶生大业。"其中就含 2 数律、4 数律、8 数律。2 数律最普遍,如阴阳就是 2 数分类法,代指宇宙间一切事物和现象之间既有互相对立斗争又有互相资生依存的关系。人与天地相参,与日月相应。然阴阳虽然能代表事物的两个方面,但是不同事物的每一方面其阴阳有偏多偏少之不同,故又将阴阳各分为三,便成了三阴三阳——太阳,阳明,少阳,太阴,少阴和厥阴,如《素问·至真要大论篇》:"愿闻阴阳之三何谓? 岐伯曰:气有多少异用也。"此为 6 数分类法。《河图》将 2、4、6、8、10 称为地数,《洛书》中同样以 2、4、6、8、10 代表阴,以 1、3、5、7、9 所代表阳,表达阴阳两种能量存在此消彼长的关系,是一对阴阳鱼。8 数律在《素问·上古天真论篇》中男子一八到八八已论及,描述了男性生殖功能从开始发育到衰竭的整个过程。男子属阳,阳赖阴长,偶数为阴,故其生长发育及生殖功能发育衰竭依赖阴偶数。女性月经周期之经前期属阳,我们临床观察亦符合阳长阴偶数律。

2. 临床应用 女性经前期的生殖生理病理、诊疗及疗效评定均按"2、4、6、8"偶数律分析。

(1) 经前期生理:我们运用 BBT 观察高温相,评定所属"2、4、6、8"偶数律。2 数律,常见,BBT 高温相为规律的 12 日或 14 日。4 数律,BBT 高温相 12 或 16 日为主,兼见 13 日、15 日、17 日。6 数律,少见,BBT 高温相为规律的 12 日或 18 日。8 数律,更少见,BBT 高温相以 16 日为主,且有一定规律性。这 4 个偶数律均在经前前半期的前 6~7 日即阳长达重,转入经前期后半期,重阳维持时间 7~10 日及以上。

(2) 经前期病理:经前期阳长运动呈偶数律,若阳长运动失常,须依据"2、4、6、8"偶数律来调治。2 数律、4 数律的失常,表现在经前前半期上升缓慢,或经前后半期下降缓慢,以及具体时数律失常,主要表现为不足或有余。不足指阳虚,阳长运动不及,即 BBT 高温相维持不到 12 日,或在连续 3 个、5 个、7 个月经周期中,大部分周期中高温相不能达到 12 日;有余,阳长太过,BBT 高温相维持超过 12 日,多达 13~15 日,或在连续 3 个、5 个、7 个月经周期中,多次高温相延长,出现奇数律,伴头昏头痛、胸闷烦躁、乳房胀痛等一系列病证,此与阳盛,夹心肝郁火有关。6 数律、8 数律失常,亦分为不足和有余,不足者,即经前期 BBT 高温相不足 12 日或 16 日,或在连续 3 个、5 个、7 个月经周期中,大部分周期中高温相不能达到 12 日或 16 日,此乃阳水偏少之故;有余者,更为少见,即 BBT 高温相超过 12 日或 16 日,甚至 18 日,又非早孕,伴随明显临床症状,亦为阳盛夹心肝郁火。

(3) 经前期疾病的治疗,经前期阳长运动"2、4、6、8"偶数律失常,当从其归属的脏腑经络进行调治。其中 2 数律是偶数律中的主要数律,其治疗较为重要。① 2 数律失常的调治:因 2 数与 3 数相近,应从少阴肾论治,一般可采用阴中求阳或血中补阳,以右归饮或毓麟珠加减。② 4 数律失常的调治:因 4 数与 5 数相近,可从太阴脾土论治,一般采用气中补阳、脾肾双补的方法,如健脾补肾汤、健固汤、温土毓麟汤等。但经前期阳长不足者,多与阴虚有关,故应选用阴中求阳、水中补火的方药,如右归丸等,同时加入益气健脾之品,以弥补太阴脾土、阳明胃土之阳不足。③6数律失常等调治:可从厥阴肝论治,一般可用血中补阳、肝肾同治之法,方药如毓麟珠等。同样,经前期阳长不足者,多与阴虚有关,故应选用阴中求阳、水中补火的方药,如右归丸等,同时加入疏肝之品。④8数律失常者,由于临床极少见,暂不详述。

五、奇数律在妇科疾病诊疗标准中的重要性

中医妇科疾病的诊断、疗效,目前还较不规范,缺乏明确统一的标准,因此在诊断疗效的研究报道方面,难免有夸大和不实之处。为此,我们提出以固有的、一贯的"7、5、3"奇数律来帮助诊断、疗效标准的衡定,是比较正确和客观的。

(一)在诊断标准方面的应用

在中医妇科疾病诊断方面,首先是月经病之期、量失调方面。以往认为月经先期、月经后期均以2个月经周期为标准。今天,我们根据"7、5、3"奇数律学说,月经先期、月经后期,最少需要出现3个月经周期的连续性,始能称之,而且在月经周期中亦必须贯穿3日以上,或7日以下者。具体来说,月经先期者,不足1个月(28~30日),亦即27或25日,且连续3个月经周期及以上者。如7数律者,月经周期提前7日以上,月经周期在23日以内,且连续7个月经周期及以上均如此,始能称之;5数律者,月经周期提前5日以上,即月经周期24日或23日以内,且需连续5个月经周期及以上均如此者,始能称之;3数律者,月经周期提前3日以上,即月经周期不足27日,且连续3个月经周期及以上均如此,始能称之。月经后期者,逾1个月,亦即是在33日以上,且连续3个月经周期及以上均如此者。如7数律者,月经周期逾7日以上,亦即月经周期在37日以上,且连续7个月经周期及以上者,始能称之;5数律者,月经周期延后5日以上,亦即是月经周期在35日以上,且连续5个月经周期及以上者,始能称之;3数律者,月经周期逾3日以上,即月经周期在33日以上,且连续3个月经周期及以上均如此者,始能称之。月经先后无定期,较为复杂,因为是一种月经周期前后不一的矛盾病变。因此,有着三种含义:即3数律者,以3个月经周期为标准,或1个月超前,或2个月落后,其超前落后必须以月为标准,如果是超前中不一致,亦即是在超前中有短者仅10余日,有长者20余日,仍应作为月经超前者;落后中不一致更为多见,有落后3~5日者,亦有落后40~50日,甚至2~3个月者,仍应作为月经落后。5数律者,不仅超前或落后均要在5个月经周期及以上,而且其超前落后天数亦要在5日以上,其中超前较多,或则3~4次超前,1次落后;或则落后较多,超前少,均属月经先后无定期。7数律者,不仅超前落后要在7个月经周期及以上,而且超前落后的天数亦要在7日以上者,其中超前多、落后少,或则落后多、超前少,均属月经先后无定期范围。

月经量失调者,主要是月经过(量)多与月经过(量)少。诊断要求在三个方面:其一是月经周期,亦必须在3个月经周期以上;其二是排经的血量,过去曾有正常排经量在30~80 mL,但我们认为应以患者一贯的排经量为判断依据,多于一贯的排经量,谓之月经过多,少于一贯的排经量,谓之月经过少;其三是行经期,以"7、5、3"奇数律为标准,7数律者以7日为界,5数律者以5日为界,3数律者以3日为界,少于标界数者称为月经过少,多于标界数者称为月经过多。月经过多,超过行经期时数律者,一般不超过3~5日者,如经行达10日以上者,就应作"经期延长"病证来诊断。我们认为,以"7、5、3"奇数律对"闭经"病证的判定,尤为重要。一般7数律者,月经周期在7个月以上,亦即是说8个月不能月经来潮者;5数律者,月经6个月不能来潮者;3数律者,月经4个月不能来潮者,就可以诊断为闭经。因此,闭经的判定应按照原有的固定时数律来判定。其他如以经行前后或经期所出现的主症命名的病证,一般最少亦要连续3个月经周期及以上出现该主症,如7数律者连续7个月经周期及以上,5数律者连续5个月经周期及以上,3数律者连续3个月经周期及以上,始能命名之,如经行头痛、经前乳房胀痛、经行泻泄等病证。

（二）在疗效标准方面的应用

在中医病证的疗效标准方面，也应该有一个严格的要求。首先要谈一下疗程。我们根据女性"7、5、3"奇数律的重要性，认为服药的疗程，一般以3个月经周期为主，为第一疗程；第二疗程又必须服药3个月经周期。如3数律者必须连续服药3个月经周期，为第一疗程；第二疗程又必须服药3个月经周期；5数律者必须连续服药5个月经周期，为第一疗程；第二疗程又必须服药5个月经周期；7数律者必须连续服药7个月经周期，为第一疗程；第二疗程又必须服药7个月经周期。一般7数律、5数律者，一个疗程即可，而3数律者，一般需要2个疗程。

疗效评定，我们认为需要分为四级，或者三级，或者二级。四级是痊愈、显效（即基本痊愈，或临床痊愈）、有效、无效。三级是显效（即基本痊愈，或临床痊愈）、有效、无效。二级是有效、无效。

痊愈：疾病完全治愈。7数律者，需经7个月经周期观察未发作；5数律者，需经5个月经周期观察未发作；3数律者，需经3个月经周期观察未发作，且各项检查检验指标均正常。

显效（即基本痊愈，或临床痊愈）：疾病已基本治愈，症状消失，各项检查检验指标亦显示正常，但在3~7个月经周期中尚有波动，或在检查检验指标中有所波动。

有效：症状有所消失，月经周期有所恢复，但尚不能达到"7、5、3"奇数律的月经周期时间要求。

无效：症状未见消失，或者减轻，或者有所缓解后又发作，月经周期未恢复正常。

我们认为，有一些妇科病证，如经断前后诸证、经行前后诸证、经间期前后诸证、不孕症、盆腔炎性疾病后遗症等，经治疗1~2个疗程后，病症消失，各项检查检验指标已恢复正常，并经7、5、3月经周期观察，已基本上痊愈，但遇特殊刺激，或劳累过度，又引起发作，很难说是痊愈。有的虽经3个月经周期观察，未见发作，但在4个或5个月经周期中又发作者，是以只能以显效或基本痊愈而判定之。又如经行前后失眠，经治疗后已有3个月经周期未发作，但在3个或4个月后又见发作者，因此只能用二级标准来判定。不孕症，经治疗后已能孕育，但病根尚存，如子宫内膜异位症及子宫腺肌病就如此。盆腔炎性疾病后遗症，经治疗后病症消失，但心身劳累过度后又见发作，故亦只能以三级或二级疗效标准来判定，我们认为更合理。

第二章
女性的生理和病理

女性的生理活动由于其特殊的解剖结构,具有经、孕、带、产、乳的生理特征,相应如果出现病理改变就有月经病、妊娠病、带下病、产后病、杂病等。

第一节 月 经 生 理

月经是女性性成熟的表现,通常以一个阴历月为一个周期,如同月相之盈亏,潮汐之涨落,是胞宫定期排泄的血性物质,是女性的生理现象。

一、月经的生理现象

1. 初经 第一次月经的来潮,亦称为"初潮"。月经来潮是女子发育趋于成熟并具备生育能力的标志。一般初经年龄在 13～15 岁,可因地域、气候、营养等因素的影响而有差异,可以早至 11～12 岁,或迟至 15～16 岁,近年有提前趋势。

2. 周期 月经有明显的节律。出血的第 1 日为月经周期的开始,两次月经第 1 日的间隔时间为一个月经周期。一般为 21～35 日,平均 28 日。周期的长短因人而异,但应有规律性。

3. 经期 每次月经的持续时间称为经期。正常为 3～7 日,多数在 5～7 日。

4. 经量、经色、经质 一般在经期第 2～第 3 日经量较多。月经量为一次月经的失血量,常难以准确测量,一般 20～60 mL,多于 80 mL 为月经过多。因个人体质的不同而有一定差异。经色呈暗红,量多时经色加深,行经开始和将净时渐暗淡。经质稀稠适中,不凝固,无血块,无臭气。

5. 绝经 妇女到 49 岁左右月经自然停止 12 个月称为绝经。绝经后一般不具备生育能力。绝经年龄一般在 45～55 岁。受体质、营养等因素的影响,也可早至 40 岁或晚至 57 岁。我们认为,绝经年龄尚与数律有关,3 数律者幅度较大,早到 42 岁或 45 岁,晚的可达 60 岁,5 数律者早到 45 岁,晚的可至 55 岁,少数达 60 岁;7 数律者 49 岁,早到 42 岁,晚到 56～57 岁。

女性在月经初潮后 1～2 年,月经或提前,或推后,甚或停闭数月。这是身体发育尚未完善之故。一般可逐渐形成正常的周期。育龄期妇女在妊娠期间月经停闭,哺乳期妇女亦多数无月经来潮。这些均属于生理性停经。在绝经前,也会出现月经周期的紊乱,一般历时 1～3 年,月经才逐渐停闭。

月经期间一般无特殊症状。有些女性可出现下腹部和腰骶部不适、乳胀,或情绪不稳定,经后自然缓解,其次,也有特殊的月经现象,如定期 2 个月一至者,称为"并月";3 个月一至者,称为"居经"或"季经";1年一至者,称为"避年";终身不行经而能受孕者,称为"暗经",这些前提是身体无病。

月经来潮说明女性生殖功能发育趋向成熟,具备繁殖后代的能力。之所以命名为月经,即1个月的"月"与经常不变的"经"联系起来,预示月经其本身内在的含义,有着生物钟的意义。因此,对待月经,不能仅从排出经血的现象去认识,重要的是从有规律的周期性去探讨内在深刻的规律。

追溯前人对月经的认识,其一含有与天相应之意,即月月必经的来潮,与月节律有关,如《妇人大全良方·调经门》中说:"所谓之月事者,平和之气,常以三旬见,以像月盈则亏也。"李时珍所著《本草纲目·论月水》中曰:"女子阴类,以血为主,其血上应太阴……月事一月一行,与之相符,故谓之月信。"太阴者指月亮,月亮的盈缺转变所表现的规律,称为月相或为月节律,与月经的活动规律一致,故为月信、月事。考"信"或"事"字,均为有物可据,但又带有一定的时空观念。其二含有与地相应之意。地面有规律流动的物质,当推水也,潮水的涨落不以人的意志为转移,所以月经来潮,与地相应,即与海潮变化规律相应,且月经实由天癸之水所成,因此,与水的涨落自然更有关系,李时珍将此归纳为月汛、汛水、癸汛、经汛等不同名称,凡是与水有关的名称,均为言月经与地(水)相应的命名。其三含有与人相应之意。人们间的生物钟相互影响,工作、生活的规律对人们亦有一定的影响,在临床与实际生活中,的确能碰到月经周期相互影响的现象。

二、月经与脏腑、经络的关系

月经的产生,是脏腑经络气血作用于胞宫的正常生理现象,月经的产生和它的正常与否,都是直接受着脏腑经脉盛衰的影响。脏腑无病,气血充足,经脉畅通,月经也就正常。反之月经亦随之而改变。冲任二脉的通盛,也是产生月经的主要条件。冲脉,为十二经气血汇聚之所,是全身气血运行的要冲。故《灵枢·海论》称它为"十二经之海"和"血海"。女子发育成熟后,脏腑气血俱盛,血海满盈,下行则为月经。任脉,一身之阴,经、血、津液等阴液,都属任脉总司,为人体妊养之本。任脉之气通,冲脉之盛,下达胞宫,故月经得以时下。冲任二脉的通盛,是产生月经的主要条件。但月经要保持正常,又与督脉、带脉密切关联。督脉与任脉同出会阴,一行身后而主阳,一行身前而主阴,两脉相会维持阴阳脉气的平衡,从而也保持了月经的正常来潮和经量,以及促进受孕,带脉约束全身诸经脉,才能保持冲、任、督脉的正常功能。月经的主要成分是血,而血的生成、统摄运行,有赖于气的生化与调节,同时气又更依靠血的营养。因此,在产生月经的机制上,气血不但是最根本的物质基础,而且它们之间的关系又是互相为用的。但气血来源于脏腑,脏腑之中,心主血,肝藏血,脾统血,胃主受纳,腐熟水谷,与脾同为气血生化之源;肾藏精,精又为气血生成之本;肺主一身之气,朝百脉而输精微,是以五脏安和,气血通畅,则血海按时满盈,经事如期,这就是历来论述月经产生的机制重在气血的原因。我们认为,气血固然在月经的产生机制中占有重要地位,但仅仅是一种表面现象,尚不能反映本质。前人限于历史条件缺乏微观手段,不能认清深层次的变化。

《素问·上古天真论篇》将女性一生的生长发育月经的来潮归咎于肾的作用,女子七岁而肾气盛,在整个生长发育中,开始生长发育;二七为14岁时,天癸至,任脉通,太冲脉盛,月事以时下,故有子;四七28岁时肾气平均,天癸已很充实,是生殖生育的最佳时期;五七35岁时,生理上开始出现衰退现象;七七49岁时,肾气开始衰退,天癸将终止,但根据我们临床观察,天癸的完全衰竭,一般要待进入老年期以后,即在绝经后相当一段时期内仍然有一定的或少量的天癸存在,这亦是生理之所需。考天癸之命名含义,天者,有三层意义:脏腑中的先天指肾,后天指脾胃,还有自然界中的天;癸者,为十天干中的水干,所谓北方壬癸水,癸为阴水,是一种水样物质,古人不可能认识到血液中的激素类水样物质,但在实践中朦胧意识到有种物质能促使月经来潮,我们称之为癸水,张景岳称之为无形之水,即肉眼观察不到的物质。女性以癸水中的阴水为主。这种癸水,来之于先天肾,故可称之为肾水,其实是不太确切的。但得后天水谷之精以养之,故称之为天癸。之所以命名天癸者,还有一层深意,即这种促使月经来潮的癸水,与自然界中的"天"亦有关,即具有与天相应的动态变化,十天干中的癸干,水也在不断地运动,周而复始地变化。天癸中的阴水为主,包括阳水也溶入血之中,自然汇聚到冲任,达于子宫,行其消长转化的月经周期节律运动,排出月经,是阴阳消长转化运动中的一环。因为排出月经不是目的,目的在于繁育下一代,所以在阴阳消长转化运动中所排出的精卵,不能达到受孕目的的话,就必须结束本次月经,进入新的月经周期,形成新的阴阳消长转化运动,是以排出的月经就包括了陈旧性的过剩的癸水血液,被溶解或溶解未尽的子宫内膜、浊液(败精卵所化之浊)及水湿等。所以肾气、天癸、子宫冲任,包括心、肾、肝、脾等脏腑的调节功能在内,是产生月经的机制所在。

因此,探讨月经产生的机制,必须从脏腑经脉与月经的关系来阐明。不仅与脏腑经络、气血阴阳之间的纵横错杂的调节机制有关,而且更为重要的是与月经直接相关的物质是天癸。

第二节　带下的生理

女性发育成熟除了初次月经来潮,另一个生理现象就是开始阴道排出一种阴液,色白或无色透明,其性黏而不稠,其量适中,无特殊臭气,津津常润,是正常生理现象,称带下,也有称作白带。

早在《诸病源候论》中就有五色带下的记载,这种五色带客观的描述并不完全指带下的异常,而是指女性的月经异常或阴道的异常排液。如《沈氏女科辑要》引王孟英说:"带下,女子生而即有,津津常润,本非病也。"生理性带下属于妇女体内的一种阴液,是由胞宫渗润于阴道的色白或透明,无特殊气味的黏液,氤氲之时增多。虽说生而即有,但要在发育成熟后才有明显的分泌,并有周期性变化,也是女性生殖生理的特征性表现。

一、带下的生理现象及作用

1. 带下属津液　津液是机体一切正常水液的总称。津液广泛地存在于脏腑、形体、官窍等器官的组织之内和组织之间,起着滋润、濡养作用,也是维持人体生命活动的基本物质之一。津和液虽不尽相同,但津和液同源而互生,故常津液并称。就生理性带下的性状和作用而言,属液为多,故又称"阴液"或"带液",以区别病理性带下。女性白带分泌物的多少以及排卵期拉丝白带的充沛,是体现女性体内阴液是否充足的重要标志,应以正常女性津津常润为表现。如果带下很少甚至缺如则多提示阴液匮乏,带脉不能行使正常功能。此外,排卵期的透明样呈拉丝的白带是验证女精成熟的重要标志,拉丝带下甚少或者缺如则提示阴精多有不能成熟,受孕较为不易。

正常的白带分泌也有周期性的变化,与月经节律类同,随着肾气和天癸的成熟,带下由初现至呈现周期性的变化,与生殖周期的演变直接产生联系。在月经前后、经间期,带下的分泌量稍有增多。经间期带下质地晶莹而透明,具韧性可拉长,黏稠度较高,是排卵的象征,其余时间略少。《血证论·崩带》云:"胞中之水清和……乃种子之候,无病之月信也。"已观察出生理带下与生殖的排卵有关,也顺应"月信"的周期节律变化。

白带的分泌在妊娠期,其量是随妊娠而增多,妊娠后阴血下聚以养胎元,冲任、胞宫气血旺盛,故带液较未孕时增多,质地也变得黏腻。

2. 带下淖泽胞宫、阴道　带下生而即有,发育成熟后与月经同步有周期性月节律,经断后肾气渐虚,天癸将竭,带下亦明显减少,但不能断绝,若带下减少不能濡润阴道则阴中干涩,发为带下过少病证,绝经前后,带下量渐渐减少,至绝经白带时有但其量骤减,故带下伴随女性一生,发挥着滋润胞宫、阴道的作用。

二、带下产生与调节的机制

正常白带属于水的成分,水是女性阴分物质充足与否的一个重要表现形式,对临床诊疗意义较为重大。水在女性生理的外在表现的带下是脏腑、津液、经络协调作用于胞宫而产生的,它的生成过程与以下有着密切的关联。

1. 白带与脏腑　带下属阴液,五脏之中肺、肾、脾与阴液关系最大。《素问·逆调论篇》曰:"肾者水脏,主津液。"《灵枢·五癃津液别》云:"五谷之津液,和合而为膏者,内渗入于骨空,补益脑髓而下流于阴股。"肾主司津液润泽阴窍,又随肾气的充盛、天癸的分泌而产生,呈周期变化。《景岳全书·妇人规》:"盖白带……精之余也。"指出生理性带下,由精所化,精又有滋润、濡养补益之功。故可以认为生理性带下的产生:由肾精所化,禀肾气藏泄,布露于子宫,润泽于阴道;脾为气血津液生化之源,主运化,赖脾气之升清,将胃肠吸收的谷气和津液上输于肺;肺为水之上源,由肺宣发和肃降,因心肺同处上焦,故《内经》将水津布敷的功能归属于心肺,使津液输布全身而灌溉脏腑、形体和诸窍,其下注胞宫、阴道,为生理性带下的组成部分。

2. 白带与津液　两者同为阴类物质,《灵枢·五癃津液别》中说:"津液各走其道……其流而不行者为液。"《灵枢·口问》又说:"液者,所以灌精濡空窍者也。"说明带下源于津液,具有濡润孔窍的作用。

3. 白带与经络　白带为阴液,任脉为阴脉之海,主一身之阴液,任脉出胞中循阴器,任脉与带下的生理、病理直接相关。如《素问·骨空论篇》曰:"任脉为病……女子带下瘕聚。"在《素问玄机原病式》中曰:"故下部任脉湿热甚者,津液溢,而为带下。"此二处所言"带下",是指病理性带下,同时也证实任脉与带下的关系。带脉环腰一周,约束诸经,与冲、任、督三脉纵横交错,络胞而过。《傅青主女科》云:"盖带脉通于任督……带脉者,所以约束胞胎之系也。"可知任、督、带三脉互相联系,任脉所司之阴液,若失去督脉的温化,则化为湿浊之邪,伤于带脉则为带下病。带脉约束带液,使带下分泌有常。

4. 白带与胞宫　《景岳全书》中曰:"盖白带出自胞宫。"《血证论》中也有:"带脉下系胞宫。"认为带下由胞宫渗润阴道,并能防御外邪入侵。

5. 带下与月经　两者既联系又有区别,同为女性生殖道的分泌物,同出于胞宫,同样受天癸的"至"与"竭"而"生"与"止";不同的是,表现外在的分泌量、颜色、质地有所差异。因此,生理性带下的产生与调节,是以脏腑功能正常为基础的,是脏腑、津液、经络共同协调作用于胞宫的生理现象。正因为具有共同性,所以前人所指广义带下是泛指女性经、带、胎、产、杂诸病而言。狭义带下又分为生理性带下及病理性带下。生理性带下属于妇女体内的一种阴液,是由胞宫渗润于阴道的色白或透明,无特殊气味的黏液,细缊之时增多。夏桂成临证常以此作为观察排卵的体征,仔细辨别判断排卵正常与否。并且结合基础体温的变化,客观地评估患者的排卵情况,分析在疾病发生发展过程中的体内阴阳变化的节律,以准确把握时机,调节月周节律,青春期促进正常行经,育龄期更好地把握助孕时机,促进优生。因为白带排泌之时正是排卵之际,在整个月经变化之中,这个时期是整个周期的重阴转阳阶段,夏桂成认为,这个时间是治未病的关键时期,在临证需要把握这一时期,进行调周治疗。

第三节　妊娠和产褥的生理和病理

妊娠是胚胎和胎儿在母体内生长发育成长的过程,从受孕至分娩的过程。"两精相搏,合而成形"是妊娠的开始,"十月怀胎,一朝分娩"是妊娠的结束。

一、妊娠机制

《周易》中有"天地氤氲,万物化醇,男女媾精,万物化生"。前贤已认识到"男女媾精"创造人的生命。女子发育成熟后,月经按期来潮,具备受孕的功能。受孕的机制在于肾气充盛,天癸成熟,冲任脉通盛,男女之精适时相合,便可构成胎孕。《灵枢·决气》曰:"两神相搏,合而成形。"对于受孕的条件《女科正宗·广嗣总论》中云:"男精壮而女经调,有子之道也。"男精壮应包括精液及性功能正常;女经调应包括周期规律的月经及排卵。一般女性 21～35 岁生育能力旺盛,注意把握受孕佳期,进行性生活,就容易受孕。《女科准绳·胎前门》引袁了凡曰:"凡妇人一月经行一度,必有一日氤氲之候,于一时辰间……此的候也……顺而施之,则成胎也。"男女之精相合,成为胚胎,并种植子宫,在肾气、天癸、冲任、胞宫各个环节的协调和滋养下,逐渐发育成长。马王堆帛书《胎产书》比较详细地描述了胎儿在母体中的发育变化和产妇的调摄,其后《备急千金要方》也描述了胚胎发育的过程。妊娠后经十月怀胎,则"瓜熟蒂落",足月分娩。

二、妊娠期生理现象

预产期的计算,据史料记载,夏商周甲骨文记载有预测产期之法;隋唐时期又有《推产妇何时产法》一卷,可惜已失散。明代李梴《医学入门》指出:"气血充实,可保十月分娩……凡二十七日即成一月之数。"10 个月为 270 日,与现代预产期计算已相当接近。现代推算的公式是:从末次月经的第 1 日算起,月数加 9(或减 3),日数加 7(阴历则加 14)。妊娠全程 40 周,即 280 日。

1. **分娩** 是指成熟胎儿和胎衣从母体全部娩出的过程。必须对临产、正产以及影响正产的因素有所了解。

2. **临产现象** 在分娩发动前数周,孕妇可有一些临产征象出现。

(1)释重感:妊娠末期胎头入盆后,孕妇骤然释重,呼吸变得轻松,但可能感到行走不便和尿频。《胎产心法》载有"临产自有先兆,须知凡孕妇临产,或半月数日前,胎胚必下垂,小便多频数",很符合临床实际。

(2)弄胎(假宫缩):《医宗金鉴·妇科心法要诀》云"若数月已足,腹痛或作或止,腰不痛者,此名'弄胎'"。即在产程正式发动的前一段时间内,可出现间隔与持续时间不恒定、强度不增加的"假阵缩",有的产妇感到痛苦不适,影响休息和饮食,有时与真阵缩不易鉴别,临床上需要仔细观察,以区分真假。

3. **正产现象**

(1)阴道见红:接近分娩发动或分娩已发动时,阴道有少量血性分泌物和黏液。如果血量多则应考虑有否异常情况。

(2)离经脉:临产时可扪得产妇中指本节有脉搏跳动,称为离经脉。《产孕集》则认为"尺脉转急,如切绳转珠者,欲产也"。说明尺脉转急是临产的征兆之一。《脉经》指出:"妇人欲生,其脉离经。夜半觉,日中则生也。"但是现在已经没有用它来预测产程。

(3)阵痛:从有规律的宫缩开始至子宫颈口开全的腹部阵发性疼痛,称阵痛,开始时阵痛间隔时间约 15 分钟,逐渐缩短为 5～6 分钟,最后为 2～3 分钟,这一现象称开口期,分娩正式发动。《十产论》云:"正产者,盖妇人怀胎十月满足,阴阳气足,忽腰腹作阵疼痛,相次胎气顿陷,至于腰腹痛极甚,乃至腰间重痛,谷道挺进,继之浆破血出,儿遂自生。"即指此阶段的表现。

4. **分娩过程** 即产程,划分为四期,是产科助产的重要时期,临床由产科处理。

5. **影响分娩的因素** 分娩能否顺利,取决于产力、产道、胎儿、精神因素四者的相互协调。若产力异常,如宫缩过频、过强、过短、过弱或失去节律;或胎儿发育异常、胎位异常;或产道异常,均可影响分娩的进程,造成难产。除此以外,还有一些因素也能直接或间接地影响分娩顺利进行,如产妇的精神状态对正常分娩的进展有着直接影响;产妇的素体状态、产妇的年龄、产次、分娩间隔、胎盘的大小、破膜过早均在一定程度上影响分娩及易发生并发症。临产时前人要求孕妇做到"睡、忍痛、慢临盆"六字真言,对产妇的顺利分娩具有一定的帮助。

6. 产褥生理　分娩结束后,产妇逐渐恢复到孕前状态,需要6～8周,此期称为"产褥期",又称"产后"。产后1周称"新产后",产后1个月称"小满月",产后百日称"大满月",即所谓"弥月为期""百日为度"。由于分娩时的产创与出血和产程中用力耗气,产妇气血骤虚。因此,新产后妇女可出现畏寒怕冷、微热多汗等"虚"象;又分娩后子宫缩复而有腹痛及排出余血浊液等"瘀"候,故产褥期的生理特点是"多虚多瘀"。所以产后多用"补虚化瘀"的中药,"虚、瘀"状态明显改善,能提高产褥生理复旧功能。恶露是产后自子宫排出的余血浊液,先是暗红色的血性恶露,也称红恶露,持续3～4日干净;后渐变淡红,量由多渐少,称为浆液性恶露,7～10日干净;继后渐为不含血色的白恶露,2～3周干净,总量约500 mL。如果血性恶露10日以上仍未干净,应考虑子宫复旧不良或感染,当予以治疗。

7. 哺乳生理　顺产者,产后30分钟即可开始哺乳,让新生儿吮吸乳头,以刺激乳头尽早泌乳,促进母体宫缩,减少产后出血,建立母子的感情。并让婴儿吸吮初乳,增强抗病能力,促进胎粪排出。乳汁由精血、津液所化,赖气以行。如《景岳全书·妇人规》说:"妇人乳汁,乃冲任气血所化。"精血津液充足,能化生足够的乳汁哺养婴儿,哺乳次数按需供给。哺乳时间一般以8个月为宜。3个月后婴儿适当增加辅食。哺乳期大多月经停闭,少数也可有排卵,月经可来潮,故要注意采取避孕措施。必须指出的是,在停止哺乳后,务必用药物回乳,以免长期溢乳发生经、乳疾病。

月经、带下、妊娠、产育和哺乳是妇女的生理特点,脏腑、天癸、气血、经络、胞宫与这些生理过程有密切关系,而且各生理特点之间也存在着一定的内在联系,构成女性特有的生理特征用以实现女性的使命。

第三章
心(脑)肾—肝脾—子宫轴及经络阴阳的调控系统

女性的生殖节律以及月经周期节律(简称"月周律")的形成和演变,其调控功能十分重要。对于月周律以及生殖节律,不能仅从单一的角度来阐述血气、脏腑、经络(冲、任、督、带等奇经八脉)的作用。月经与生殖的调节机制是复杂的。其是周而复始的整体性、立体性、全面复杂性的机制。必须从《周易》的天、地、人三才观及阴阳运动的太极八卦包含的脏腑、经络纵横联系,还有天地日月光照生物钟、时辰钟等,大整体上去认识、去探讨,也即自然界、天地人圆运动规律所影响、所制约人体内部特别是月周律生殖节律(图3-1-1)。

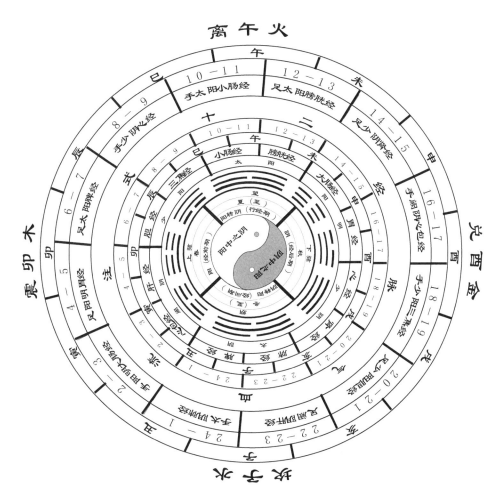

图3-1-1 太极八卦圆运动生物钟图(《实用中医妇科学》)

因为月周律中阴阳消长转化、动静升降运动是非常明显的,特别是阴阳转化运动其消长对抗已达生理的极限,十分激烈,需要强有力的调控系统,才能使其稳定在生理范围内。根据我们多年来的临床观察与体会,其调节系统主要有三个方面:一是脏腑的主调作用,亦即是心(脑)肾—肝脾—子宫轴,其中尤以心肾为重要,特别是心(脑)更重要;二是经络,主要是冲、任、督、带等奇经八脉;三是阴阳的自我调节。兹分别阐明如下。

第一节　天癸的重要作用

自《素问·上古天真论篇》提出"女子七岁肾气盛……二七而天癸至,任脉通,太冲脉盛,月事以时下,故有子"到"七七任脉虚,太冲脉衰少,天癸竭,地道不通,故形坏而无子",说明女性肾气旺盛,天癸至,任通冲盛,月经能按月来潮,就有妊娠生子的可能;及至49岁左右,天癸渐竭,则月经停止,生殖器官也逐渐萎缩而丧失生殖能力。其中天癸至,则月经来潮;天癸竭,则月经闭止,是以天癸是促进月经来潮或闭止的重要物质。历来的教材在解释天癸时,均从癸与肾的角度来认识月经来潮,有的甚至将天癸作为月经的代名词,而均忽略了天的含义,实际上亦忽略了天癸的重要性,而注重在冲任的血气观上。我们认为,月经来潮,特别是月经的周期生殖节律,是由天癸的阴阳消长转化、动静升降的周期节律活动所形成的。天癸阴阳,并非单一的阴阳,它有多种层次、多种成分,特别是重阴、重阳时,更为重要。我们在学习《易经》和运气学说后,对生殖节律、月经周期节律中阴阳的演变有更深层次的理解,而产生新的认识,认为天癸不仅是心(脑)肾所产生的具有主宰作用的"水"样物质,并且具有多样性、多层次的特点。天与心(脑)有关,而心(脑)在人体中最为重要,故值得深入研究。现代疾病,错综复杂,要解决这些问题,需要在反复的学习研究中努力传承,不断创新,以更好地提高临床疗效,解决妇产科中的疑难杂病,从根本上找到解决的方法。

一、天癸与心(脑)肾的关系

1. 从易学中天人相应而言　中医学非常重视整体观,提出"人身内部乃一小天地"的观点。而《周易》一书,更强调天、地、人三才的变化,认为上部为天、下部为地、中部为人:"气之轻清上浮者为天,气之重浊下凝者为地。"上部者,心(脑)所居也;下部者,肾也;中部为肝脾两脏。心(脑)者为五脏六腑之主,肾者为脏腑之根,是以言天者,与心(脑)有关也。另外,《辞海》注释天为头巅也,实则指脑壳,俗称"天灵盖"。再有在八卦学说中,先天八卦是以乾坤为中心。乾者,阳卦也,称为天卦;坤者,阴卦也,称为地卦。心(脑)属火,为五脏中的阳脏,故与天相应;肾属水,为五脏中的阴脏,与地相应。

2. 从运气学中天癸的含义而言　天癸者,与十天干有关,如《素问·六微旨大论篇》曰:"天气始于甲,地气始于子,子甲相合,命曰岁立。"十天干按序排列,天甲、天乙、天丙……到天癸。天癸是十天干中最后一干,癸乃北方壬癸水,癸水属肾,是以历来认为天癸是肾所分泌的一种水样物质,但肾的特性具有静、藏、降、慢的特点,而天癸这一种水样物质,不仅在于动,而且有时动得十分激烈。干支相合,其动态呈周而复始的圆运动状态,故形成生殖和月经的周期性节律。

3. 从心的生理功能而言　《素问·灵兰秘典篇》曰:"心者,君主之官也。""心为五脏六腑之大主。"君主者,即皇帝也,皇帝又称天子,具有极大的权力,是最高的统治者,是以心为脏腑各系统、各器官的主宰者,故有"主明则十二官安,主不明则十二官危"之说。

历来在我们日常的生活中俗有天资聪慧、天赋极高等说。所谓的天资、天赋实即指心(脑)而言,因为心主神,脑为元神之府。神者,指精神意识、思维能力,是创造精神财富之所在。而天资、天赋的聪慧与高厚,实含此意。此外,还有天才之说,天才者,上天赋予之才能,除少数体力超群外,主要是心(脑)方面的才能,也就是指精神、思维方面的能力超群,当然也需要后天的培养和锻炼。

4. 就先天之本层面而论　历来认为肾为先天之本,理由是肾寓元阴、元阳,是生命生殖之本,或者认为在五脏中生长最早。其实不然,我们认为心(脑)在五脏中生长最早,一般在早期妊娠中的胎心搏动是诊断胎儿是否存活的有力依据,亦是我们在先兆流产中,有无保胎价值的重要参考,解决妇产科中的疑难杂病,从根源上找到治疗的方法。

天癸与心(脑)肾的关系:天癸中的天,我们认为对应人体是指心(脑)而言,是以天癸与心(脑)肾有关,尤其与心(脑)关系密切。人的生命是否终止,也是根据心跳是否停止、脑是否死亡而作出结论。至于生殖,虽然说与肾有关,但经间期排卵,又取决于心(脑)的功能,因为肾的特点在于静、藏、降、缓,而经间排卵期是重阴必阳的转化时期,细缊状十分明显,故精卵的发育有赖于肾,而排卵期排卵与否必赖于心。因此,生殖亦与心(脑)有关。故有理由把心(脑)作为先天之本,或者心肾共为先天之本。且《素问·灵兰秘典篇》中说"肾者,作强之官,伎巧出焉",而肾依赖于心,心为脏腑之主,才能心灵手巧,"伎巧出焉"。

现代医学微观检测手段的发展,通过血检或其他检测手段,不仅发现"天癸"水样类物质的存在,而且又可以测知心(脑)及肾所分泌的天癸。可知天癸非常重要,涉及肾上腺皮质激素、甲状腺激素等物质。

近年来,我们的调周法,从补肾调周到心肾合治,逐步移到以调心为主的调周法。尤其是近40岁或40岁以上的女性,更应重视调心为主的调周法不仅在于"心不静则肾不实",更重要的是心阴、心神在调节天癸中的重要作用。经间排卵期,子宫开放即子宫行泻,非心神不足以开放,非开放不足以排卵受孕,故在经间排卵期调心活血,促进排卵对受孕具有重要的作用。我们曾经在不易排卵的多囊卵巢综合征病例中,应用大剂量复方当归注射液,获得较好的促排卵疗效,可为证明。

因此,天癸中,天是指心(脑),癸指肾。天癸是心(脑)与肾交合下所分泌的以及所主宰的水样物质,是促进月经来潮,生殖繁育,维持性功能的重要物质。天癸者,虽为水样物质,其属性偏阴,但阴中有阳,阳中有阴。从多层次、全方位、立体观来看,我们提出了六阴六阳的观点,符合《易经》十二辟卦之特点。除癸水阴阳外,阴者,还有海阴,即血海之阴,实指子宫内膜;精阴,涵养精卵之阴;水阴,水液也,虽然与癸水阴阳有关,但有自己的特点;带阳之阴或称为阳中之阴;带火之水为火中之水,谓之六阴,六阴到位,亦即重阴,是经间排卵期健康的标志,亦即是生殖健康的标志。六阳者,水中之火,简称水阳;血海中之阳,简称海阳;天癸之阳,简称癸阳;气中之阳简称气阳;以此为基本,再加命火之阳,简称火阳;土中之阳,简称为土阳,六阳到位,亦即重阳,是月经周期律的健康标志。

二、天癸的多样性

天癸者,阴阳也,与后天八卦有着密切的关联,四阴卦、四阳卦组成八卦,决定了天癸最基本的物质内容,即四阴与四阳。

(一) 四阴

1. 癸阴　天癸之阴,这是女性最基本的物质,是生殖节律以及月周律中演变的基本物质。是以天癸至月经就能来潮,也就有生育的可能;天癸竭,月经就不能来潮,也就不能生育。癸阴的长消,对海阴、精阴、水阴有着重要的影响。癸阴长则海阴、精阴、水阴亦随着长;癸阴消,其他阴也随之消。生殖的健康与此息息相关。

2. 精阴　精者,卵泡也。卵泡在精阴的滋养下发育成熟。两精相搏谓之神,张景岳在《类经·藏象·本神》中进一步阐释:"两精者,阴阳之精也,搏者,交结也……故人之生也,必合阴阳之气,构父母之精,两精相搏,形神乃成。"母精或称女精,即卵子也,是以《傅青主女科》有养精种玉汤,即为此发育卵泡而设。精阴者,不仅有癸阴的成分,还有水液及阳的成分,较之海阴偏静者不同。

3. 海阴　血海充盈,月事以时下,血海不足,则月事不能依时而下,或下之很少,血海的盈亏决定了行经量的多少。故血海者,即子宫内膜也。前人有指奇经也,如《女科经纶》引马玄台说:"任冲二脉,奇经八脉之二也。《经》云任主胞胎,冲为血海……""血海之海,虽曰既行而空,至七日后而渐满,如月之盈亏相似。当知血海之有余,以十二经皆然,非特血海之满也,故始得以行耳。"验之于临床,的确在排经 7 日后,进入排卵期,子宫内膜增生至充盈状,为受孕排经作准备。血海在海阴的滋养下,随着癸阴的增长而逐渐充盈。充盈不足,血海空虚,则月经少或不行;若充盈过盛,内膜过厚,又将促使月经量多,甚或崩漏。

4. 水阴　就女子来说,水不仅是生命之源,而且是女阴生殖方面的重要物质。在经间排卵期及行经期,水阴随着癸阴、癸阳的高涨而升高,故在重阴重阳时,盆腔内的水液充盈,特别是经间排卵期,水液充盈十分明显,故排出锦丝状带下,与行经期排经一致,这是生殖健康的表现。但在《易经》六十四卦中,有六阴六阳,与女性关联较大的十二辟卦,其阴阳演变的节律达重时亦有六阴六阳。《伤寒论》中阴阳的重叠亦有六阴六阳。由此可知,重阴者,需有六阴。所以从妇科的实际出发,除癸阴、精阴、海阴、水阴四阴卦外,经间期还应有带阳之阴、带火之水,由于带阳、带火与心(脑)关系尤大,类似于现代医学中脑垂体激素的黄体生成素(LH)和卵泡刺激素(FSH),亦必须达重,才能促使转化,排出精卵,或排出精血,纠正阴或阳的不平衡状态,维护阴或阳的正常运动。

(二) 四阳

1. 癸阳　天癸之阳,即阴中之阳,不仅有温煦胞宫的作用,促进血海松软,为受孕排经服务,而且还有协助海阳、精阳、气阳对阴长期所产生的阴浊水液,甚则余瘀残渣等有害物质进行融解、排除,癸阳是阳长期的主物质。

2. 海阳　即血海之阳,血海之阳是充盈血海的主物质,而血海之阳由阴转化而来,除温化充盈血海及水液物质外,还有温养子宫和胎儿的作用。明清以来有医家十分重视奇经血海的治疗,如调冲十法、调补奇经九法等。

3. 精阳　水中之火,精阴转化为精阳,是育卵养精的主物质,具有癸阴、癸阳的成分,以及水液、气阳等成分在内,不仅有协助温煦胞宫血海的作用,也有协助融解瘀浊水液的功能,与心(脑)肾的关联较大,与心的关系尤大,故有火或神的称呼。与肝的关系亦大,必须予以重视。

4. 气阳　气中之阳,阳中之气,是一种与生殖免疫功能有关的物质,亦随着癸阳的提升而增强。气阳不仅能协助癸阳、海阳、精阳溶解、吸收一切水液残浊等有害物质,而且对瘀浊癥积有着化消的作用,在受孕后又有着固胎养胎的功能。在阴阳的运动变化中,虽然四阴、四阳是最基本的,而达重时,又必须要有六阴、六阳的重叠。根据我们的临床观察,在重阳时,还有两点需要注意:一是火中之阳,与命门之火有关;二是土中之阳,与后天脾胃有关,因为女性的生殖节律,其阴阳的演变调控,涉及面很大。就中医学的角度而言,心(脑)肾—肝脾—子宫轴是调控阴阳节律运动之所在。

第二节　心(脑)肾、肝脾、子宫的主调作用

女性的生殖节律、月周律,甚至生命节律与脏腑中的心(脑)肾、肝脾、子宫轴的主调有关。其中心(脑)肾为重要,肝脾次之,子宫尤次。

一、心(脑)肾的主调作用

心(脑)在脏腑中占主宰地位,在《素问·灵兰秘典篇》中说"君主之官、神明出焉"。主明则脏腑安,

主不明则脏腑危。《灵枢》亦认为心(脑)是五脏六腑之大主。在《易》学中属于乾卦,为阳、为天、居南方,与离卦亦有关,属火。在功能上我们认为:不仅主神明、主血脉,而且还主精(生殖之精)髓。精髓虽来自肾,所谓"肾藏精而主骨髓",但实际上受心所主宰、所控制,包括肾在内,所以我们提出"心不静,肾不实"。心静,肾才能充实,所以我们认为先天之本在于心,或者心肾全称。因为在五脏中心生最早,早期确认妊娠常以胎心搏动为准。而死亡也是由心(脑)确定是否真死。调控阴阳,适应天、地、人之间的变化,以及时辰钟节律,抵御外邪等功能无不与心(脑)有关,是以我们十分重视心的作用。肾在脏腑中亦占重要地位,为五脏六腑之根。明代补肾大家张景岳说得对:"五脏之伤,穷必及肾。"肾在《易经》中属于坤卦,为阴、为地、居北方,与坎卦亦有关,属水。它的功能不仅在于藏精,而主骨髓,内寓阴,又是生殖泌尿的主要藏器,天癸亦与此有关,奇经八脉也隶属于肾。但是肾的特点在静、降、敛、藏,故必须与心(脑)相交后才能发挥它的功能,是以《素问·灵兰秘典论篇》中指出"肾者,作强之官,伎巧出焉"。

(一) 交合的内涵

心肾交合还有不同的内涵,主要有四个方面:心肾相交、水火相合、坎离既济、精神互依。

1. **心肾相交**　心(脑)居上焦,为阳、为天属乾卦。肾居下焦,为阴、为地属坤卦,心肾相交,即心阳下温肾水,蒸腾肾阴上济于心以防心阳过亢。心肾相交、天地合一、乾坤合,重在协调阴阳。

2. **水火相合**　心属火居南方,肾属水居北方。心火下交于肾使肾水不寒,肾水上济于心,使心火不亢,水火相合,南北沟通,则寒热协调矣。

3. **坎离既济**　坎卦为阴,离卦为阳。坎卦者,水卦也,与肾有关;离卦者,火卦也,与心有关。坎离既济,亦即心肾水火交合也,推动八卦演变从而亦推进阴阳运动的进展。

4. **精神互依**　肾藏精,心藏神,精能涵养神,神能驾驭精,精神互依。这里的精,亦包含生殖之精。这里的神,亦包含气、阳、火的功能。在心肾交合下,才能协调正常。

(二) 交合的形式

我们认为主要有四种。

1. **脏腑通过升降进行交合**　心者属火居上焦,肾者属水居下焦。心火下降以交于肾,肾水上济以交于心。心肾相交,水火相合。这里存在一个问题需要说明,心火在上,肾水在下,火性炎上,缘何下降,水性就下,缘何上升,殊不知水中有火,火中有水。心火中有水,水引火以下降交于肾,肾水中有火,火引水以上升交于心。心肾者,主要脏器也,脏者具有多样性,亦有双相调节的作用,在心肾交合后更具有双相的调节作用。自然会升者引之以降,降者引之以升。该升时升之,该降时降之,需要上升时,即降者亦能令其升。需要下降时,即升者亦能令其降。动之过多,可令其静;静之有余,可令其动。在总体上维持升降动静的相对性平衡,此主要在于心神的作用。

2. **通过经络的关系进行交合**　心与肾,同属少阴经脉。心者,手少阴经脉也;肾者,足少阴经脉也,均属于少阴,为阴中之阴。根据有关经络记载,足少阴肾经,从足起始通过脊柱内的经脉,属于肾脏,联络膀胱,直行的经脉,从肾上行通过肝脏和横膈进入肺中,沿着喉咙,夹于舌根部。从肺分出支脉联络心脏,流注胸中。手少阴心经,从心胸走手,其支者上挟咽喉,系目系,虽未及肾,但通过足少阴肾经也把心肾联系在一起,且心者,主血脉,推动血液的运行。肾者主水,与心肾结合所分泌的天癸,与水阴溶于血中,随血流注于冲任子宫内,形成阴阳消长转化的月周节律。

3. **通过精髓的关系进行交合**　心者亦包括脑,内藏神明。脑为髓之海。肾者藏精而主骨髓,精能生髓,髓自精生。髓者,是骨质中的重要组成部分。具有流动性,髓通过脊背骨腔上达于脑,以养脑。由此心脑通过髓与肾发生联系,亦是心肾交合的又一途径。心脑为神之藏。精能生髓,髓能养神,神能驭精,精神互依,心肾交合,就有助于调控阴阳。

4. **通过胞脉胞络的关系进行交合**　心、肾、子宫通过胞脉胞络发生直接的关联。《傅青主女科》"种子门"中说"盖胞胎居于心肾之间,且上属于心而下系于肾",又说"胞胎上系于心,下系命门",又说"胞胎上系于心包,下系于命门,系心包者通于心。心者,阳也,系命门者,通于肾,肾者阴也"。实际上早在《内经》一书中就已提到胞脉者,属心而络于胞中。是以心肾交合通过子宫特别是子宫的脉络而连系交合,更好地调控阴阳。

在心肾交合中,心是君主之官,主动;肾是作强之官,主静,因此在交合中,心是主要的,也即是说能否交合,交合得好否,均取决于心神。睡眠是心肾交合的标志,睡眠的质量是心肾交合的检验,也是生殖节律与月周律健康的检验。

(三) 与后天八卦的关系

后天八卦是以坎离卦或称离坎卦为中心轴,而离者与心有关,坎者与肾有关,离者为火,坎者为水,坎离既济,亦即水火相济也。水火交合,不仅推动阴阳运动的发展变化,而且是维持阴阳平衡的所在(图3-2-1)。

因此,应用后天八卦学说,是指导研究和分析心肾,包括子宫轴主调下的阴阳运动及其变化规律。后天八卦图,相传由周文王所制,故又叫"文王八卦"。它的产生,是取象的结果,所谓"取象比类",是古人采用的一种形象思维方法,八卦的产生,与"仰则观象于天,俯则观象于地……近取诸身,远取诸物",说明易学八卦,是从具体事物概括出来的,卦象产生后,不再代表个别具体物象,可用以概括同类事物,卦象被

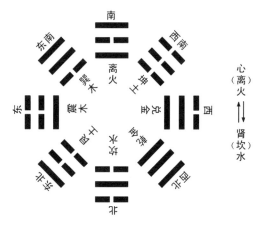

图 3-2-1　后天八卦

看成抽象的逻辑符号,帮助人们以"类族辨物",既别其异,分析事物的特性,又统其类,概括事物的共性,是对宇宙自然、人体全息现象的抽象概括,是对天、地、人三才统为一体的精辟阐述,亦包括天干地支的运气学说在内,不仅能用它解释推演体内阴阳消长转化的节律,而且运用它推演整个自然界生物钟运动规律及其对人体内部的影响。后天八卦是以离坎或坎离为中心轴的,而心肾子宫的生殖轴,也是以心肾为中心的,心肾与离坎密切相关,离居南方,属火,常可称为离火。心居上焦,亦属火,常称为心火,与离火相一致,肾居下焦,亦属水。坎居北方,属水,常可称为坎水,肾水坎水相一致。离坎相济,心肾相交,保证睡眠,才能推动和调节阴阳运动的正常发展,以及维持在一定的生理性平衡范围内。且坎中之水,即天癸之水,亦即《傅青主女科》所谓之肾中之水,月经来之于肾水。在前人的诸多论述中,指天癸为坎中之水,如《医学入门·妇人门》中所说:"女子以血为主,离火用事,故血盈而经色红。"王冰注释《素问·上古天真论篇》中说:"癸谓壬癸,北方水干名也。"《女科精华》引陆九芝曰:"妇人经带,皆水也。人不知经之为水……乃天一之水耳,天一之水,出自坎宫,至阴之精,而有至阳之气,其色赤,阴中有阳也。古圣所以立经水之名者,经者,常也,谓常道也,以其为壬癸北方之水,故又曰天癸。世人沿习之久,见其色赤类血,而即以血视之,倘果是血,则何不名为血,而必曰水乎?且血岂可使之常出,而乃曰月乎?妇人一有妊,即以此水养胎,则不月矣,一有子,即以此水化乳,亦不月矣……年四十九天癸绝,所绝者,癸水也……女子二七天癸至,七七而天癸竭,经水先期者,水中火旺也,经水后期者,火旺水亏也,先后无定期,水与火之不调。"将天癸之水纳入坎宫,及坎离交济的后天八卦的范围中来。《傅青主女科》虽未提到后天八卦的名称,但在"调经""种子"门中所提出的"既济之道""水旺则血旺,血旺则火消,便成水在火上之卦""古昔圣贤,创呼经水之名者,原以水出于肾,乃癸水所化,故以名之"。凡是著名的妇科书籍,在深入阐明月经胎孕时,对后天八卦说,均有所论及。唐容川在《周易详解》进而运用八卦对照月经周期(图3-2-2八卦与月经周期),如说:"每月以五日为候,以一候应一卦,除去坎离,其余六卦,以应六候,所以除去坎离者,离为日,坎为月,日月乃其本体,故坎离不应候也。"之所以要重视后天八卦者,因为我

们在前面已经论述过,月经周期的演变与太极阴阳钟关系密切,而太极阴阳钟又与阴阳八卦有关,阴阳八卦正是演算、推导阴阳运动及其节律有关的变化,包括奇偶数律在内,因为女性出生后受先天遗传、地理环境、气候影响、生活习惯、肤色人种等的不同,虽然在总体的运动规律上有共同性、一致性,但在具体的演变运动中,又各有所不同,从而形成个体内部的特异性,即"7、5、3"奇数律的特异性,亦包括"2、4、6、8"偶数律在内。

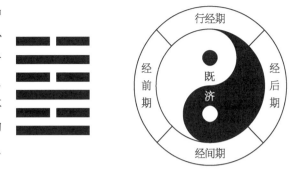

图 3－2－2 八卦与月经周期

在后天八卦中,坎离既济,水火相交,就等于心肾相交。肾水心火之相交,这里尚有一个问题要说清楚。即:心火在上,肾水在下,火性炎上,缘何下降,此火中有水,阳中有阴,水性就下,故引导火之下降;肾水下降,缘何上升,此乃水中有火,阴中有阳,火性上炎,自然可以促之上升。心肾两脏,原本就有双相调节的作用。而今心肾相交后,互相间本来就有着相吸相依的作用,自然会有升者引之以降,降者引之以升。该升时升之,该降时降之,需要上升时,即降者亦能令其升,需要下降时,即升者亦能令其降,动之过多,可令其静,静之有余,可令其动,在总体上以维持其升降动静的相对性平衡。

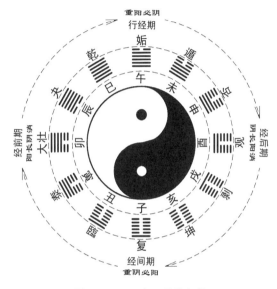

图 3－2－3 十二月消息卦

上图可知,十二辟卦,亦即十二月卦,是年节律,预示一年中气候阴阳的消长转化,与月经周期中的阴阳消长转化相一致(图 3－2－3)。而重阴重阳者,可达到6个阴、6个阳的重叠。但是从八卦图的要求来说,四阴四阳是最基本的,因为八卦图本身是由四阴四阳所组成。四阴卦、四阳卦见表 3－2－1。这些作为医学上常用的文王后天八卦次序图。

表 3－2－1 四阴卦、四阳卦

坤母(四阴卦)					乾父(四阳卦)				
		兑 离 巽					艮 坎 震		
兑 为 少 女	得 坤 上 爻	离 为 中 女	得 坤 中 爻	巽 为 长 女	得 坤 初 爻	艮 为 少 男	得 乾 上 爻	坎 为 中 男	得 乾 中 爻

由此看来,后天八卦中的四阴卦是坤卦、兑卦、离卦、巽卦,以坤卦为主;四阳卦是乾卦、艮卦、坎卦、震卦,以乾卦为主,是以我们认为四阴四阳是阴阳运动的基本点,而重阴重阳者最多要达到六阴六阳,仍然是以四阴四阳为基本点,均要在高涨水平之上,四阴中尚需加阴中之少阳,水中之少火,为六阴,为阴

长及重阴转阳服务,以适应阴中有阳才能通于变化也。

因此,我们在长期的调周观察及研析中,认为天癸之阴,简称癸阴,血海之阴(指子宫内膜),简称海阴;精卵之阴,亦即是育卵之阴,简称精阴;水液之阴,简称水阴,是经后期阴长至重的最基本最重要的物质。四阳者,天癸之阳,阴中之阳,简称癸阳;血海之阳,或称水中之阳,简称海阳;气中之阳,有较强的免疫功能,简称气阳;火中之阳,亦即命火之阳,简称火阳,是经前期阳长至重的基本四阳。为了阐释八卦重叠过多至少有八的要求,我们又将五脏中心、肝、脾、肺四脏的阴阳,凑成八阴八阳。而肾的阴阳,已概括在天癸等四阴四阳内。此外,在八阴八阳中,还有两种,其一是带阳之阴,前人或称为阳水者,或称为阳中之阴。或水中少火,或称为火之水,是为阴长服务的,这种阳中之阴,火中之水,与心脑关系更大,特别是经后中,或中末期,不仅阴长而且为"重阴必阳"的顺利转化服务。

六阳者,有阴中之阳,或称癸阳;水中之火,或称水阳,亦可称精阳,与心肾有关,尤重于心,故可作为神;血中之阳,或称血阳,实即海阳;气中之阳,或称气阳,符合八卦学中的四阳卦,还有火中之阳,或称命门之阳,土中之阳,或称脾肾之阳,合成六阳,符合十二月卦中重阴重阳达到的要求。

所谓全方位、立体性调控。我们认为:不仅是指全面系统的调治,而且还包括多方面多层次的阴阳调治。这里有两个概念。其一是大概念,又有两层意义:立体性的综合措施,即前后左右的综合措施,包括针灸、外治、推拿、按摩、导引、吐纳,多脏腑、多系统的共性治疗;抓重点系统性治疗,阶段性治疗,既有复方调治的意义,又有突出重点,注意周期阶段特点,应有主次轻重,不能杂药凑合,或特效药堆积,毫无章法,注意特、重的调治。其二是小概念,是指一脏一腑的全面治疗,但亦体现系统性、阶段性。我们在长期的妇科临床实践中深切体会到心(脑)肾—肝脾—子宫轴在治疗中的重要性。今以心(脑)为例,说明之:心(脑)的全面性,应概括血、气、阴、阳、水、火、脉、神八个方面,以符合八卦中四阴四阳为基本的全方位性。以及动中有静、升中有降。在五脏中属阳,属火,位居体内上部,应天、主血脉、主神明,主宰生命、生殖节律,是五脏六腑的君主之官,亦主宰精髓。在生理病理上占有极为重要的地位,是以睡眠过晚,调护失当,年岁较大,将会耗损血、阴、水,以致阳火过旺,痰、脂、瘀、浊容易产生,而且亦易阻滞在血脉脏体之间,影响心脑功能。是以在调治处理上,既要考虑到全面性、系统性、阶段性,又要考虑心脑的特点重点,始为允当。

(四) 心(脑)肾—肝脾—子宫轴的纵横反馈式的调节作用

心、肾、子宫结合在一处,行其纵横及反馈式的调节,才能起到生殖生理轴的作用。子宫包括胞脉、胞络,甚至还应包括冲任等奇经在内,是女性生殖器的主要部分。肾藏精,为天癸之源,司生殖,亦为生殖的主要脏器,心包括脑,主神明,为君主之官,主宰肾精(卵)的发育和排出,亦有主宰子宫的作用,在生殖生理中具有重要作用。三者间通过胞脉、胞络有着直接的关联。《傅青主女科》在"种子门"中说:"盖胞胎居于心肾之间,且上属于心而下系于肾。"又说:"胞胎上系于心包,下系于命门。系心包者通于心,心者,阳也;系命门者,通于肾,肾者阴也。"不仅把心(脑)肾—肝脾—子宫直接关联,而且还把三者间的部位描述出来。子宫在下焦,肾亦居下焦,两者相近,故有子宫居心肾之间之说,心、肾、子宫的直接关联,故而形成了心(脑)肾—肝脾—子宫轴,及三者间的纵横反馈形式的调节。首先论述纵向调节及其反馈形式。一般来说,存在着两种形式,其一是以心脑神明为主,是纵向的调节,包括反馈形式。即子宫与肾,同居下焦,心脑居上焦最高之处。心脑者,君主之宫,肾与子宫均受命于心脑,因此,肾脏排出精卵,子宫排出月经,或者在肾排出精卵时,子宫需要开放,表面上看起来,似乎是子宫、肾脏本身的作用,但实际上是受命于心脑,为心脑所主宰。心脑下达排泄信息后,子宫与肾,才能行其排泄的作用。正如前人"心气不得下通,胞脉闭塞,月事不来",反过来说,心气下通,胞脉通达,月经来潮。肾之排精者,前人亦有"有动乎于中,必摇其精"之说,且神能驭精,所以精卵的排出亦是受命于心脑神明的,这就是由上向下的纵向调节形式。但心脑之所以形成纵向调节者,实际上存在着反馈作用。因为精卵发育成熟后,需要排出,通过肾,发出精已经成熟的信号,同时亦下达子宫开放,若男精入内,两精相搏,促成孕育。若未能受孕则子宫血海满盈需要排经,子宫反馈到心(脑),心(脑)下达排经信号,从而子宫行泻,排出月经。其二,以心(脑)为主,逐级调节的纵向过程。即是排出月经,子宫行泻,首由心(脑),通过肾,再由肾下达子宫冲任,开始排经,心(脑)调节肾,肾调节子宫冲任,排卵期的活动亦是如此。其反馈形式,亦是子宫冲任反映到肾,再由肾上达到心脑,从而心(脑)下达排经,亦由肾而达冲任。所以有人提出胞胎系于肾,八脉属于肾,子宫的藏泻,取决于肾,亦包括肝。但我们认为,子宫通过胞脉胞络与心脑直接有关,故以第一种形式为多见。反过来说,由于子宫冲任的反馈过甚过多,干扰肾之固藏,扰乱心脑神明的安宁,从而出现较多的心(脑)症状,如经前期综合征等病变,亦有心(脑)突然兴奋增强,下达于肾,排出精卵者,将会出现经间期外排卵,在临床上也有所见。

所谓横向调节者,指心(脑)肾—肝脾—子宫轴的某一环节方面的协调。首先是子宫,包括冲任脉,通过所藏的阴阳气血及其"藏""泻"功能,调节本身所存在的有余不足状态。一般来说,有余者,通过排泄以除之;不足者,通过藏以补充之。现代医学也证实,子宫内膜也有产生女性激素即阴阳癸水的作用。肾者,阴阳之所由生,阴阳有所不调,可通过肾调节之。阳不足,则阴助之;阴不足,则阳扶之,使之处于动态的平衡中。心(脑)本身,亦有阴阳气血,亦存在互相调节的过程,始终保持在相对性平衡协调的状态,才有可能发挥其纵向反馈式的调节,从而保持较为正常的月经周期节律和生殖节律。

二、肝脾的协调作用

肝脾气血通过以下三个方面对心、肾、子宫所主调的阴阳消长转化节律有协调作用。一是通过肝脾升降疏泄功能,协助心肾交合,以调节阴阳的动态平衡。肝者,有疏泄的作用,疏者,升也,泄者,降也,肝气疏泄,虽然作用于消化系统,疏者升,可协助脾气升清,泄者降,可协助胃之降浊,除此之外,其疏泄功能,尚有多方面的协助作用。如协助精神情志系统的兴奋与抑制,在月经周期与生殖系统方面,有协助排经、排卵、分泌乳汁,协助泌尿系统的排泄等。更为重要的是协助心肾相交,达到调节阴阳的动态平衡。正如《傅青主女科》在"经前大便下血"的方药后注释说:"不知肝乃肾之子,心之母也,补肝则肝气往来于心肾之间,不啻介绍之助也。"此乃心肾相交之一大法门,不特调经而然也。脾胃居中焦,为上下升降之枢纽,心居上焦,属火,宜下降,肾居下焦,属水,宜上济。心肾相交,水火交济,上下交合,必涉及升降,所以有时需得脾胃升降枢纽的协助。前人曾有"童男(指心)坨女(指肾)交合,需得黄婆(指脾胃)为之媒合"之说。黄婆者,即指中央脾胃之土而言,因土为黄色,且性敦和,故喻为黄婆。二是通过生化及母子的关系,达到心肾交合。先以肝而言,肾为肝之母,即水生木之意,肝又为心之母,即木生火之意,所以肝木既为肾水之子,但又为心火之母,母子相生,乙癸同源,肾藏精,肝藏血,精血互生,且肝血供应心血,自然在母子供养方向把心肾联系一处。脾胃为后天之本,气血生化之源,水谷之精,既能养先天之精以固肾,又能化血而奉养心神,精血充盈,自然能促进心肾的交合。三是通过肝脾气血之间的活动,纠正阴阳消长转化运动中的太过和不及,以保证阴阳运动的动态平衡,从而也就间接地保证了心肾之间的交合。如阴阳均有所不足,或偏阴偏阳不足,而这种阴阳实际上就是溶于血分中的阴水阳水物质,虽然主要来源于肾,但也要得到肝脾气血的补充;如阴阳均有所过盛,或者偏阴偏阳的过盛,更要得到气血的活动而排泄之,特别是转化期的显著活动,使过多的阴或阳而排出,实际上阴阳运动中纠正阴或阳的偏颇状态已达生理限度。排泄有余,扶助不足,目的就在于维持阴阳运动的总体平衡,从而保证了正常的月经周期与生殖节律。

关于具体的月经周期演变内容,经过我们多年来的系统临床的观察,资料非常丰富,虽然大多数是我们的体会和认识,但的确也反映了月经周期中各个阶段演变的特点,有着极为重要的意义,故我们将按月经周期中各个阶段的特点,分章分节论述之。目的在于倡导采用中医药的调整月经周期节律法,提高临床诊治现代妇科疾病谱的水平。

三、子宫的调节作用

子宫是女性的特有器官,也是月经生殖的主要器官,代表了女性的生理病理特点。主要的功能在于藏泻。子宫正是通过藏泻来调节阴阳消长转化的月节律。藏者,闭阖也,具有五脏的功能。泻者,排泄也,开动也,类似六腑的作用。因此,后人有似脏似腑,非脏非腑,属于奇恒之腑的说法。我们认为子宫之所以具有这些特殊的功能,正是为了适应调节月经周期与生殖节律的需要。藏者,藏精气,包括阴水津液等物质,还包括胚胎。而泻者,排除瘀浊,包括陈旧性的阴阳水、气、血液等物质,亦包括娩出胎儿。泻而不藏,藏而不泻,泻为了藏,藏之坚固,泻之则顺利。行经期子宫行泻的作用,泻即排泄经血,泻除有余,祛瘀生新,让位于阴长;如泻之不足,重阳排泄不利,所谓留得一分旧血,影响一分新生,以致阴长不利也,必然影响子宫之藏,故行经期之泻,是由阳长至重,重阳必阴的转化结果。行经期之泻当然也与子宫的局部调节有关。因为子宫加强收缩,可以完全、干净、彻底、全部地排除有余,以利于阴长新生。经后期阴长为主,子宫行藏的作用,只有藏之坚固,才利于阴长的发展。而且藏者,在一定程度上,亦有如五脏之产生阴阳水精津的作用,以弥补阴之不足。经间期重阴必阳,子宫开放,行泻的作用,排出精卵,同时亦排出过多的阴津浊液,排除有余,让位于阳,此乃泻之正常,排卵顺利,才能开始阳长。如若泻之不利,亦将影响阳长,经前期阳长为主,子宫又将行藏的作用,藏得坚固,才有利于阳长运动。所以藏是为了促进阴阳的滋长,泻是有助于阴阳的转化,转化的目的,在于排除有余,排除陈旧性的瘀浊水湿浊,才能转化为新的阴阳滋长。当阴阳滋长太过时,子宫又可通过藏中之泻,排除一些有余,使之处于正常,当阴阳滋长有所不足之时,通过子宫之藏的生新,以弥补其不足。转化期中重阴重阳亦有时存在太过不及者,亦赖子宫之泻,以及泻中有藏的功能,纠正阴阳间偏盛偏衰,调节到正常或接近正常水平,从而保证了阴阳转化节律的进行。

第三节　冲任督带循环圈为主的奇经八脉的调节作用

任、督、冲三脉,是奇经八脉中最主要的经脉,内起于子宫,与胞脉相连。故有人提出胞脉胞络者,即为子宫内的冲任等经脉也,冲任等奇经之所以能主持月经来潮,必然与子宫内的脉络有关。冲、任、督三脉外则始于会阴,一源而三歧,督向后行,循背膂脊柱两侧上行,在腰部与带脉相连,受带脉的约束,再上行,在颈项下大椎穴与诸阳经交会,再循颈项至巅顶,复向前下行,络于唇口,终于上口唇龈交穴;任脉向前行,循小腹上行,在曲骨、神阙、关元穴与诸阴经交会,在腰部与带脉相连,受带脉所约束,再向上行,至胸中,又循咽喉,冲脉行中,上行至咽喉,与任脉相会合。然后,由任脉继续上行,环绕唇口,终于下唇龈交穴,冲任脉的支者,可达乳房,与乳房乳头发生直接关联,任脉再分行,止于两目中,当目瞑口闭时,则任督交合,形成任督循环,在心肾交合下,阴阳贯通,调节阴阳的动态平衡。

冲任督带所构成的循环图,亦正是体现了女性生理的形象特征。但是在功能上与阴阳维、阴阳跷亦有关。如阴维脉起于小腿内侧,循大腿内侧上行,经腹、胁、胸,至咽喉部;阳维脉起于下肢外侧上行,过膝、髋、胁、肩,至侧头项部。阴阳维脉为病时,可出现怅然失志,苦心痛、阴中痛,苦寒热,善忘忧惚。阴跷脉起于然骨后方,经内踝直上,沿腿内侧,经阴部、胸颈、颧面部至目内眦;阳跷脉,起于足跟外侧,循外踝上行,经胸胁外侧,至头面侧部。阴阳跷脉为病时,可出现阳气盛则瞑目不眠,或则狂走、癫痫等,阴盛则瞑目,少腹痛、阴中痛等。因此,阴阳维脉有着协助任督脉继系阴阳之间动态平衡的作用。阴阳跷脉有着贯通阴阳,促进阴阳和谐,有如鹊桥的作用。总之,两者均是为阴阳的动态平衡起到一定的作用。

第四节 阴阳的自我调节

一、阴阳互根协调,维护相对性平衡

我们认为有三个方面:一者阴阳相互间的协调维护相对性平衡。二者阴或阳一方面的协调平衡。三者与自然界的阴阳生物钟的协调统一平衡。

(1)先谈阴阳相互间的协调相对性平衡。中医学认为"阴生于阳,阳生于阴""孤阴不生,独阳不长",阴阳是互相生成的,阴或阳各依对方存在而存在。没有阴就没有阳,没有阳也就没有阴。又说"生之本,本于阴阳""阴阳离决,精气乃绝",认为生命自始至终是一个阴阳互相联系、互相斗争的过程。如果阴阳失去联系、失去斗争,生命也就停止了。女性的生殖节律与月经的周期节律,也是阴阳互根统一的前提下所产生的消长转化、动静升降的节律活动所致。一般来说太极阴阳钟,可以解读月经周期与生殖节律活动。经后阴长阳消→经间期重阴必阳排出精(卵)与水;经前期阳长阴消→行经期重阳必阴,排出经血与经水。本次月周结束,开始新周期的活动,终而复始,始而复终,如环无端。一次又一次的月周运动,并非重复,而是发展与衰老。在阴、阳各半月的相对平衡规律要求下,是以月周律自14岁左右开始至50岁终止。但就阴阳运动的特性而言,阴者,静、降、藏、缓,是以阴长较缓慢,故有初、中、末三个时期;阳者,动、升、泻、快,是以阳长较快,只有前半期与后半期两个时期。实际上阳长达"重"较快,故在前半期,6~7日时就已达重,但在阴阳相对平衡的总体要求下,阳长达重亦得再维持6~7日以符合各半个月的要求下转化。阴阳之间,协调维护相对性平衡在中医治疗中是十分强调的。神不足,抑有余,以平为期,夏桂成认为疾病之所以发展,周期节律之所以失调,就在于阴阳失衡,是以调护阴阳之间的平衡,达到阴平阳秘,精神乃至的境界,是最好的治疗方法。

(2)阴或阳一方面的不协调、不平衡,需要协调维护。先从阴而言,基本四阴:天癸之阴,简称癸阴;血海之阴,简称海阴;精阴,育精之阴;水阴,即盆腔中的水液。四阴之中,癸阴是主导的,癸阴的消长,其他三阴亦随之消长,协调发展到经间期时四阴必须达重。重者高水也,亦即是癸阴,雌激素必须达到高峰。血海充盈,即子宫内膜增长到厚的程度,精(卵)发育到成熟程度,而且较圆活动力亦强,盆腔水液亦多,出现的锦丝状带下较多,保持与行经期排经排水的时间节律相一致,亦即是与"7、5、3"时数律相一致。此外,由于经间期的重阴需要六阴到位,六阴者,是《周易》八八六十四卦年节律运动及十二月消息卦中的坤卦的六阴爻的要求,故还有心(脑)关联最大的火中之水(相当于FSH),阳中之阴(相当于LH)的高涨,才能促进转化而排出精卵。六阴到位,是生殖排卵健康的标志。但从临床上来看,六阴中水阴最易耗损,因为一般女性睡眠差、睡眠晚,或滥用激素,特别是促排卵的激素药,是以心态长期欠稳定、烦躁激动等。是以在临床上观察到经间期所排出的锦丝状带下较少或少,不能符合行经期"7、5、3"奇数律要求。虽然在诸阴主导癸阴的有力调节下,以及心肾脏腑及奇经的大力调控下,亦难于完全恢复。

(3)再从阳的方面而言,基本四阳:癸阳、海阳、精阳、气阳。阳者,有一定的特点。虽然亦以癸阳为主导,海阳、精阳、气阳亦受其影响或调控。但精阳者,与心肾特别是心神的关系尤大。故精阳者,不仅有暖宫种子的作用,更有明显的动态性,而且对海阳、气阳,甚则癸阳的调控性,故有"神"的含义、"火"的含义。在经前基本四阳中,阳、气、火、神四大功能中,几乎占了两大功能。是以精阳又可称作为水中之火、阳中之神。鉴于前四阴到六阴,六十四卦与十二月消息卦的运转年节律而言,重阴、重阳均需六爻到位。是以还有火中之阳,心肾命火之阳,亦必须达重;土中之阳——脾肾之阳,亦必须达重,均在癸阳、精阳的有力调节下,达到这一高度。重阳必阴,排出经血与经水,结束本次月经周期的阴阳运动,而开始新的月经周期的阴阳运动。

（4）与自然界生物钟阴阳运动的协调。明代李时珍所著《本草纲目》"论月水"中说："女子，阴类也，以血为主，其血上应太阴（月亮），下应海潮。月有盈亏……月事一月一行，与之相符，故谓之月水、月信、月经。"所谓上应太阴，太阴者，月亮也。月亮一月圆一次，然后进入下弦，再进入朔，再进入上弦，四期交替，而月经一月行经一次，然后进入经后期，再进入经间期，再进入经前期，然后又进入行经期，四期交替，与太阴阴阳钟相一致。下应海潮者，海潮一月两次涨落，而月经周期中亦有两次涨落，即行经期重阳必阴，经间期重阴必阳，两次转化。与自然界的月亮的盈虚规律、海潮的涨落规律完全一致。是此，我们认为：人类内在的阴阳消长转化，动静升降所形成的圆周节律是受自然界日月光照的生物钟规律所影响、所调控。是以我们在探讨阴阳的自我调节中，必须涉及心（脑）肾—肝脾—子宫轴的调控系统，以适应自然界阴阳钟的变化。

二、阴阳消长对抗、不平衡性推动发展

阴消阳长，阳消阴长说明阴阳之间的消长运动，既有互根统一的概念，又有彼此竞争推动发展的一面。就妇科生殖而言，月经周期节律，简称月周律，生殖节律简称生殖律，正是在阴阳消长对抗中形成。阴阳消长对抗是月周律、生殖律中的主要时期。众所周知，经后期阴长阳消，阴长是主要的，阳消是次要的。阴长是经后期发展的需要。阳消有两个意义：其一是阴长的需要，也就是阳生阴长，精阳是保证阴长，所谓"阴得阳助，则泉源不竭"。阴愈长则阳愈消，故在阴长的过程中需得阳的大力帮助。其二是对抗的需要，相互竞争的需要，因为阴阳之间，由于消长带来的不平衡状态，才能推动阴阳之间的发展。在经后期阴长过程中，一般有初、中、末三个时期。初期，实际上是"阴"的恢复期，尚谈不上阴长，故没有带下。进入经后中期，开始阴长，开始有带下分泌。经后中期，非常重要，故一般时间较长，有的甚则又返回经后初期，带下缺少，阴长回落；有的长期停留在经后中期，带下不多，或时多（稍多）时少，不出现锦丝状带下，阴长水平不能提高，或则精阴不足，或则海阴较虚，或则水阴亏少，迟迟不能进入经后末期，始终在经后中期徘徊，或则又返回经后初期。根据我们长期的临床观察，阴长运动的特点，在于静、降、藏、敛，所以运动缓慢，发展过程较长，且在夜间才能滋长，因为入夜才符合静、降、藏、敛的特点。而且在阴长过程中亦需要阳助，因为静中稍动、降中寓升、藏中有泻，敛中附散。是以《傅青主女科》认为：以其阴中有阳，阳中有阴，之所以通于变化也。

阴长与"7、5、3"奇数律有关。因为阳奇阴偶，奇数为阳，偶数为阴，阴长必赖阳。是以女性属阴，本该以偶数律为主，但由于阴长赖阳，故女性的发育以及月经周期中阴长时期均与"7、5、3"奇数律有关也。经后期阴长阳消，阴长为主，故有"初、中、末"3个时期，或称3个阶段，3者，奇数也，属阳。实际上，女性的发育，在《素问·上古天真论篇》中提出女七男八的分类，七者，奇数也，也属阳。故女性阴长为主，与"7、5、3"奇数律有着重要的关联，而且在女精（卵）发育过程中亦发现与此有关。

在经后中末期时，必须注意到阳消的重要性，因为阴长至中高水平时，必须有足够的阳消来保障阴长的持续性，同时阴长运动也必须有阳的参与。静中有动，降中有升，需赖阳的协助，是以阳消阳长，消中有长，甚则长甚于消，使阳有足够的水平来保障阴长，维护阴长运动。故在经后末期时，阳消并非越来越低，阳的水平不低反高，几乎达到重阴水平，阴阳实际上均处于高水平，才能进入经间期，保证顺利转化，排出精卵和水液。

经前期阳长阴消，阳长为主，阴消为辅，阳长是经前期发展的需要。其中癸阳与精阳是主要的，有协调其他四阳增长的作用。命火之阳，是火中之阳，是心肾阳火之所在。虽然在经前期与其他阳增长亦有所增长，但毕竟是生命节律中的重要因素，故有一定的独特性。阳长的观察标志在于测量BBT，BBT示高温相的变化。一般来说，阳长又与偶数律有关，即"2、4、6、8"偶数律。阳长赖阴，故出现偶数律。阴消

者亦有两层含义:其一是阴消维护阳长,亦是阴阳互根生长之理;其二是阴消阳长的不平衡状态推动阴阳发展的需要。故经前期阳长常可见 BBT 高温相呈 12 日、14 日,少数可达 16 日,偶有达到 18 日者。一般临床上要求 BBT 高温相 12 日,或者 14 日为标准。

在阳长过程中,必须认识到阳长运动的特性,"动、升、泻、散、快"与白天相合,是以阳长在白天,行经大多在白天来潮,是以阳长运动达到"重"水平,极为快速。一般在经前期 BBT 所示高温相 6～7 日时已达重。按理来说,重则变,亦即是说"重阳转阴",但阴阳协调的相对性不平衡规律的制约,亦即是阴半月阳半月的规律制约,故仍须维持阳长的 6～7 日,始能转化,故出现阳长的两个时期,或称两个阶段,即我们所称的"经前前半期""经前后半期"。亦符合经前期阳长呈偶数律的要求。正由于阳长至重的快速,在经前后半期中重阳延续时期,心肝气火,或者郁火就容易出现,烦躁乳胀或乳头疼痛,夜寐较差等反应明显,故前人提出"经前以理气为先"的治法,就不难理解。

在经前前半期时,阳长之所以快捷,基于两个方面的原因。一者,阴消有基础,在经后较长阴长过程中,具备了丰厚的重阴基础,保证阳长的顺利。而另一方面,阳的基础亦较好,因为在"重阴必阳"的转化过程中,不仅有重阴的基础,而且阳在转化过程中,亦有几乎达重的阳基础。是以在转化排卵后,阳长极为快速达重。在经前后半期中,由于重阳延续期,需要的阴消较多,而重阳兼心肝气火偏旺,消长对抗所耗"阴"亦多。故在"重阳转阴"行经期后,阴的耗损较大。新周期开始阴长就显得长了。

重阴必阳,重阳必阴,说明阴或阳在互根生长的过程中,已经达"重"的水平,必须转化,这是阴阳运动的必然规律。《素问·阴阳应象大论篇》云:"天有四时五行,以生寒暑燥湿风。人有五脏化五气,以生喜怒悲忧恐……故重阴必阳,重阳必阴。"近代已故名医任应秋在注释重阴、重阳时说,重者,重叠之意也。《素问》《灵枢》在论述日节律时亦提到阳隆、阴隆,以及阳中之阳、阴中之阴,均含有重阳、重阴之意。就妇产科的生殖而言,月经周期的演变主要是阴阳的消长转化而形成。其中转化尤为重要。经后期的阴长阳消,阴长是主要的,阳消实际上是为了阴长,阴长达重,重阴必阳时就进入经间期,开始新的月经周期中第一次极为重要的转化。此为生殖节律中的一个重要时期,具有两个显著的特点:一是锦丝状带下;二是细缊状活动,亦即排卵活动。这里的重阴,不单是两个阴的重叠,经临床长期观察,重阴包括:天癸之阴的达重,精卵之阴的达重(卵子发育成熟),血海充盈达重(子宫内膜丰厚),水阴(经血)充满达重,天癸之少阳亦必近重。因为阴长阳消,阴愈长阳愈消,实际上经后中末期阳消的同时,阴中之阳亦在长,且长甚于消,使癸水阳火有相当的基础,不仅为转化后的阳长服务,更为重要的是协助"重阴必阳"的顺利转化。所以重阴者包括四阴和天癸之少阳,缺一不可,否则将会引起转化不利,排卵欠利,或排卵障碍,或者排卵后不能受孕,或者先兆流产,或堕胎小产等。重阴转阳后,进入经前期,经前期阳长阴消,阳长极为快速,6～7 日,即阳长达重,但重阳尚不能转化,因为阴阳的总体平衡性,制约了重阳必阴的转化,故尚需 6～7 日的重阳维持期,由于阳长达重,故心肝之郁火易动,出现胸闷烦躁、乳房乳头胀痛、夜寐较差等症状。重阳必阴,进入真正的转化期,亦即是行经期,这里的重阳,根据临床长期观察,亦应有四个阳到五个阳的重叠:天癸之阳,或称阴中之阳,必须达重,这是最为重要的;水中之火,亦即血海之阳,简称海阳达重;子宫内膜呈正常分泌状态,气中之阳,即是免疫功能,亦应达重;火中之阳,亦应达重;此外,还有血中之阳,或称肝阳,五者达重转化顺利,五者间特别是天癸之阳与海阳有所不足,或不协调,将会影响转化,导致转化不利,排经失常。行经期亦有两个显著特点,或称标志:血气活动,排出经血。经血又称为经水,亦即是经后期阴长所带来的精卵、浊液水湿以及血海中应排泄的一切物质。排出经水意味着旧周期的结束,新周期的开始,所以行经期是月经周期节律演变中的重要时期,是重阳必阴的转化期,是月经周期中的第二次转化,是新的阴阳消长转化运动开始,然后"重阴必阳"生殖活动开始,到"重阳必阴"排出月经,结束本次月经周期,又开始新周期的阴阳运动,一次又一次,周而复始,形成圆运动的月周律。但需注意,这种循环往复并非重复,而是在不断的更新发展,直至衰老终止。

　　总的来说,重阴重阳的转化,是明显的血气活动,是一致的,但亦有五点的差异:其一,生殖节律与月经周期节律的要求不同。经间排卵期,重阴必阳,排出精(卵),受孕生殖,繁殖下一代;而行经期,重阳必阴,排出应泄之经水及污浊残液。其二,活动面与层次的不同。经间排卵期,节律活动的面大,层次较多,不仅在子宫、卵巢、冲任、血气,而且涉及心(脑)肾、肝脾多脏器,多系统的活动,尤其心(脑)的活动更为显著;行经期的节律活动面较小,层次亦少,主要在子宫、冲任之间,是以调经就在于调血气。其三,排出的物质不同。经间排卵期重阴转阳,排出精(卵)及大量液体,是一种新生的活性物质;而行经期重阳转阴,排出应泄之经水(血)及污浊残液。其四,转化活动的形式不同,经间排卵期重阴转阳的活动呈上升向内状,欣欣向荣;而行经期重阳转阴,其活动呈下降向外式,子宫开放,行泻的作用。其五,排出的物质及要求不同,经间排卵期排出精(卵)及大量液体,意在营养精(卵),促进孕育,需要保留;而行经期排出应泄之经水(血)及污浊残液,要求完全、干净、彻底,全部排出。所谓"留得一分瘀,影响一分新生",也是本次月经周期的结束,新的周期的开始。

第四章
月经周期节律与调摄

　　规律的月经来潮是女性生殖健康的表现,不仅表现为月经来潮时的经量、经色、经质及其围绕月经所产生的一系列症状等方面的参数的正常,更加重要的是其周期节律的变化,这是我们《中医妇科学》研究的主要内容。月经变化的周期性、规律性,是我们临床分析病情的依据,需要认真观察和深入的研究。

第一节　行经期的生理、病理、诊治特点

　　生理情况下行经期排出经血,有着显著的标志,行经期既是上个月经周期的结束,又是下一新周期的开始。就一般意义来说,新周期的开始是主要的,旧周期的结束是次要的,此为月经周期新陈代谢的必然规律,因而整个行经期的时间也体现了这一方面,除旧时间较短,生新时间较长。对此,我们是深有体会的,并将行经期的生理、病理、诊治特点,分节逐一介绍如下。

　　行经期的生理特点,根据我们临床上多年来的观察,主要反映在以下三个方面。其一是排泄月经的现象;其二是重阳必阴的变化;其三是月节律圆运动生物钟的开启。

一、行经期的生理特点

　　月经的来潮,表示旧的月经周期的结束,新的月经周期的开始,所以在月经来潮的时期内,称之为行经期。在正常情况下行经期是不难判别的,但是在一些特殊情况下,如何识别行经期,这就有着行经期的标志问题。一般来说,可概括为如下几个方面。① 一贯的周期已到:虽然月经周期是很有规律的,前人亦曾提出应 1 个月一次,经常不变,但在有些情况下,或者是特殊体质者,其月经周期是有出入的,并不完全一致。古医籍中有记载身体无病而月经 2 个月一行的,谓之并月;3 个月一行的,谓之居经,或称季经。但若有其一贯的规律性,并无病证者,可作为特殊月经现象。又如有些女性每逢暑令冬寒季节就有歇经,即月经不来,有的歇 2 个月,有的歇 3 个月,如无症状,又无任何不适出现,一贯如此,亦可不作疾病论。即使在正常健康的月经周期中,也常有几日的出入,有的月经周期在 25~26 日,有的月经周期在 33~35 日。所以,计算女性的月经周期应以她一贯的周期天数而定,以衡定她的行经期是否到来。② 阴道见红,即阴道下血:这是行经期到来的最显著的标志。一般经血自阴道排出,血量由少转较多,然后又转为较少而干净,且经血排出的数量、质量和时间,每个女性都有她一贯的数量、质量和时数律,在特殊情况下,其数量、质量差异较大。时间最少为 2~3 日,最多为 7~8 日,但亦均有其一贯性。③ 经前、经期出现一些生理反应:这也常是行经期的标志,如经前期常可见到胸闷烦躁、乳房胀痛、睡眠较差、

白带稍有增多等,行经期亦可伴见轻度的腰俞酸楚,小腹作胀,或有隐痛等。④ 测量 BBT,观察 BBT 高温相是否下降;正常的月经周期,BBT 高温相下降,表示月经的来潮。月经来潮时,BBT 高温相必须下降。下降得较快和明显,则月经来潮排经通畅。所有这些均可作为月经来潮的标志。

月经来潮时,必然体现出子宫胞脉胞络以及冲任等的气血活动。正由于气血的活动,才能排出经血。前人所提出的"女子以血为主,以气为用"者,即指此时而言。《女科经纶·月经门》中引戴元礼言:"经事来而腹痛,不来腹亦痛,皆血之不调故也。欲调其血,先调其气。"这从病理角度说明气血活动在行经期的重要性。根据我们长期的临床观察发现,行经期的气血活动具有以下一些特点:首先是行经期气血活动总的趋势经血呈下行性,即气血下行,才能排送应泄之经血。由子宫经阴道而排泄,子宫是排泄经血的重要脏器,自然也与胞脉、胞络及冲、任等经脉有关。但往常以冲任两脉来代替子宫,至少说是不够全面的。关于冲任说,自《素问·上古天真论篇》提出"任脉通,太冲脉盛,月事以时下"后,宋明以来均宗此说,认为冲为血海,任主胞胎,冲任流通,经血既盈,月事始以时下;一旦发病,亦以冲任为主。清代以来,这种观点更为盛行,更重视冲、任等奇经的作用。叶天士、吴鞠通等医学名家在调治妇女疾病时,无不把奇经列为首位。如《何子淮妇科经验集》"月经病治疗经验"中提出了调冲十法,实际上是调理气血的分类。我们认为:行经期的气血活动,主要在于子宫,应以子宫为立足点,概括胞脉、胞络、冲脉、任脉等。子宫是女性生理特点的脏器,胞脉、胞络是子宫内的组成部分。冲任与胞脉、胞络相连。由于气血活动主要体现在血分之中,所以在一定程度上着重论述冲任。但这种活动有其规律性,先弱后强,再由强转弱,呈阵发性,此乃是子宫的作用,是排经的必然,正由于子宫收缩活动有节律性,所以形成排经的顺序。排经的早期,是发动阶段,呈轻度的、缓慢的子宫收缩活动,然后进入排经的中期。排经的中期,亦即是排经的高峰时期,子宫阵发性收缩活动加强,气血呈下行性活动十分显著,排出的应泄之经血量较多,此时正是除旧的重要时期,为时较排经早期稍长,但较排经末期为短。排经的末期,为行经期的结束阶段,子宫收缩活动减弱,气血活动已不明显。排经除旧实际上已让位于新生,子宫内大部分区域开始生新,仅有少部区域特别是子宫角落处仍有应泄之余界留着,有待清除,故此期较长,是行经期与经后期紧密相连的时期,也是生新的奠基阶段,但又不同于经后期,因为余瘀尚待清除,不清除余瘀,将影响生新,亦将延长行经末期。

排出月经的实质,是妇科的重要问题,也是中医妇科历史上争论最早、最多的问题。首先是经血与癸水之争,这亦涉及肾与肝孰为先天的问题。《女科经纶·月经门》中引马玄台曰:"《经》云,女子二七而天癸至。天癸者,阴精也,肾属水,癸亦属水,由先天之气畜极而生,故谓阴精为天癸。王冰以月事为天癸者,非也……今王注以女子之天癸为血,则男子之天癸亦为血耶。"可见揭开排经是血还是天癸之争,始于唐代王冰。宋代《圣济总录》"妇人血气门"中说:"妇人纯阴,以血为本,以气为用。在上为乳饮,在下为月事。"齐仲甫也持此说:"妇人月水本于四经,二者冲任,二者手太阳小肠与手少阴心。然冲为血海,任主胞胎……小肠经属腑主表为阳,少阴经为脏主里属阴……上为乳汁,下为月水。"尽管排经属血而非天癸之论言之有据,但仍然有相当多的学者坚持排经属天癸而非血。如宋代陈自明(良甫)亦提出来月经属天癸,常以三旬一见、以像月盈则亏,不失其期;刘河间亦以天癸为月经,提出天癸未行、天癸既行、天癸既绝的言论。《妇科精化》卷中引陆九芝言曰:"妇人经带皆水也,人之不知经为水,故治之不得其道。夫经岂血之谓乎?乃天一之水耳,天一之水出自坎宫,至阴之精,而有至阳之气,其色赤,阴中有阳也,所以主经水之名者。经,常也,调常道也,以其壬癸北方之水,故曰天癸。世人沿习之久,见其色赤类血,而即以血视之,倘果是血,则何不即名为血而必曰水乎?且血岂可使之常出,而乃曰经乎……尚不知天癸非女子血乎?尚不知血之不可以为经乎?"我们认为排出应泄之月经内含,的确有癸水和血液两部分,由于癸水溶入血液之中,且癸水占有主导地位,应该肯定癸水的重要性。在排出的经水中,亦的确有血的成分,正由于此,那种以天癸作为月经的代名词者,似也有欠妥之处,运用现代医学微观的手段,是不难发现的。那种以血为月经、为月经内含者，自然认为女子以肝为先天，因肝为藏血之脏；那种以癸水为月经内含者，自然认为女子仍以肾为先天，因肾属水，藏精而主生殖。我们同意后者之说，但不能忽略肝的重要性。在月经之水的问题上，又有着肾水、癸水的不同说法。如《傅青主女科》在"经水先后无定期"中说："经水出诸肾。"在"经水先期量多"中说："妇人有先期而经来者，其经甚多……谁知是肾中水火太旺乎？"在"经水先期量少"中说："妇人先期，经来只一二点者……谁知肾中火旺而阴水亏乎！"并接着说："先期者，火气之冲，多寡者，水气之验，故先期而来多者，火热而水有余也；先期而来少者，火热而水不足也。"甚至还有坎水之说。坎水者，实即肾水也。近代妇科名医罗元恺主编的《中医妇科学》的教学参考丛书中言及《景岳全书·阴阳篇》明确地指出："元阴者，即无形之水，以长以立，天癸是也。""所谓无形之水，是对有异于肉眼可以看见者，如血液、尿液、汗液、唾液、泪液、鼻液、精液等有形之体液而言，认为体液除了肉眼可以看见者外，还有一种肉眼看不见而客观存在于体内的微量体液，故曰无形之水，天癸是其中的一种。"所以我们认为，月经来潮，主要是癸水的作用，排泄的经血，其主要内含在于癸水，而癸水与肾水有关，癸水必须得到肾水的支持，才能保持癸水之不竭。前人限于历史条件，缺乏微观手段，把肾水与癸水混为一体，无可厚非，但我们今天可以通过科学的检测方法加以区别和认识。

其次是关于精浊的问题。所谓精者，生殖之精也，即现代医学所谓之卵泡卵子。《沈氏女科辑要笺正·受胎总论》中指出："夫胎者，两精两搏，氤合而成者也，媾和之际，其情既洽，其精乃至，阳精至而阴精不至，阴精至而阳精不至，皆不能成……此生化自然之妙。"指出了女子之卵谓之阴精，月经来潮，为了繁殖下一代，如果阴精（卵泡）不能与阳精相结合，则排出之精卵将成为败精，败精化浊，既然化为浊，就成为有害物质，虽被腹腔内正气所吸收，但残余部分，特别是残留于卵巢的余浊，亦可通过月经顺畅的排泄而清除之，否则余浊残留，久则结成卵巢处的类癥瘕。正如武叔卿所说："盖痞气之中，未尝无饮，而血瘀、食癥之内，未尝无痰，则痰、食、血未有不因气病而后形成。"指出了痰、饮（包括余浊）、血、气的联系性，一旦在卵巢处形成类癥瘕，自然将影响排卵，导致肥胖和不孕。所谓浊者，尚包括子宫内腔应泄之瘀浊。现代医学认为，月经的来潮与子宫内膜的分泌、脱落有关。前人限于以往的历史条件，缺乏微观手段，但是在长期的实践中，已经意识到子宫脂膜的存在。如《女科经纶·嗣育门》中引朱丹溪言："妇人肥盛者，多不能孕育，以身中有脂膜闭塞子宫，致经事不行。"朱丹溪在妇科学上的最大贡献，就在对痰湿的认识，对"脂膜闭塞子宫"的认识。《济阴纲目·求子门》并创制"消脂膜导痰汤"，在排泄出的月经的内含方面，提出了新的见解。随着现代科学技术的发展，微观检查手段的发展，对子宫内环境的认识更加受到重视。

总而言之，就中医学而论，月经排泄的内涵，应包括癸水、血、浊、脂膜等，其中尤以脂膜、癸水最为重要，也是我们今后深入研究行经期生理特点的主要内容。

二、重阳必阴的变化

月经之所以来潮，经血之所以能顺利排泄，固然与子宫之泻、太冲脉盛、血海充盈、任脉通达、胞脉胞络畅利、气血活动显著等有关，但是子宫之所以泻，冲任胞脉胞络之所以通利，气血之所以活动，月经之所以顺利排出，又必与重阳必阴的转化有关。换句话说，重阳必阴，才是推动月经来潮的主要因素。排泄月经的前提在于重阳必阴，只有重阳，才有可能必阴的转化，有必阴的转化，才有可能排泄出正常的经血。所以排泄经血是否顺利，排出的经血包括量、色、质是否正常，实际上决定是否达到重阳，以及必阴的转化是否顺利。重阳必阴，这是月经周期演变中生理调节的重要环节。重阳者，指的是阳长至重的高水平阶段，亦即是阳长阴消的不平衡状态已达生理的极限。如不通过重阳必阴转化的调节，排泄有余之阳、让位于阴长，则阴阳之间的相对性平衡必遭破坏，而月经周期中的生理性平衡亦将被破坏。所以说，重阳必阴的转化，是行经期除旧生新的重要手段，自然也就体现出妇科最大的生理特点。为此，我们很有必要探讨重阳的性质,重阳必阴转化的差异性,以及重阳水平的差别性等。

（一）关于重阳的认识

重阳,首见于《素问·阴阳应象大论篇》,如说:"天有四时五行,以生长收藏,以生寒暑燥湿风,人有五脏化五气,以生喜怒悲忧恐……故重阴必阳,重阳必阴。"其意思是,重阳者,双重性也。已故名医任应秋在注释重阳重阴时认为:重者,重叠的意思。虽然本段文字是针对病理而言,但亦含有生理的意义,因为在重阳重阴的前面有四时、五脏的变化,是指正常的生理而言。但我们以往对重阳的认识,是从阳长至重,即阳长达到高水平,相似于两个阳的水平,是指单一性阳的高涨。通过反复实践以及现代医学科学研究,我们觉得单一性的阳长达重有其局限性。临床上的情况是复杂的,月经周期中的演变也是够复杂的。如《女科经纶》引陈良甫曰:"女子二七而天癸至。天谓天真之气,癸为壬癸之水,壬为阳水,癸为阴水。女子阴类。冲为血海,任主胞胎,二脉流通,经血渐盈,应时而下,天真气降,故曰天。"这段论述说了三个问题:其一,将天癸分为阴水、阳水,月经的来潮及其周期之所以形成就在于阴水阳水,有着非常重要的意义;其二,说明月经来潮与冲任两脉亦有重要关系,此乃受《素问·上古天真论篇》的影响,忽略了子宫的重要性;其三,月经来潮,"天真气降,故曰天癸",此处所指的天癸,实际上是月经的代名词,而天真气降,实际上指阳气下降,结合临床,特别是应用一些观察的方法,如 BBT 高温相下降表示月经来潮,就不难理解陈良甫所说。对此我们认为:重阳者,含有如下两方面内容,一是壬癸之阳水,阳长至重,阳水达到高水平,是主要的内容;二是天真之气,即阳气的旺盛,这种阳气旺,还可包括正常的心肝气火在内,通过阳气旺盛,推动月经来潮,而月经来潮,阳气下降或下泄,关于这一点,通过测量得到的 BBT 高温相迅即下降可以证实。阳的下降下泄,才能保证月经正常来潮,也才能保证必阴的转化,让位于阴,开始长,开始新周期的演变。

（二）关于重阳必阴转化的认识

有了重阳的前提,才能有必阴的转化,转化的顺利与否与重阳的水平有着直接的关系。但转化是在血分通过子宫冲任、胞脉胞络等的一系列气血活动中进行的。因此,气血活动的强弱,子宫、冲任等的功能支持,对重阳必阴的转化亦有着重要关系。换之,即使有了重阳的基础,如没有子宫冲任等气血的显著活动,转化亦不能出现。由于禀赋、体质的有别,所处环境、生活习惯、寒热温凉的摄生不同,必然会出现气血活动的差异性,也即是体现转化的差异性,气血活动不仅能促进重阳必阴的转化,而且有调节重阳的太过与不及的作用。重阳太过,通过气血活动,大量阳气下泄,排除有余,重阳有所不足,通过转化,让位于阴,可有弥补重阳有所不足之功用。根据我们临床观察,气血活动所表现出的转化差异性,亦有三种情况:一是气血活动很流畅、很顺利,排出应泄之经血亦很顺利、很彻底,其重阳必阴转化亦必然很顺利,天真气降、阳气下泄很快,阴长亦快,在临床上所见行经期可无任何症状,或偶有轻度的小腹作胀作坠的感觉。BBT 从高温相下降很快,下降的幅度在 0.4～0.5℃,即达到原来低温相水平,下降后亦趋于平稳,没有波动状态;二是气血活动一般流畅、一般顺利,排出应泄之经血亦是一般状,而且亦较彻底,其重阳必阴的转化亦较为顺利,天真气降、阳气下亦呈一般状,在临床上所见行经期可见轻度的腰酸,小腹胀痛,烦躁寐差,或伴有轻度乳房胀痛,BBT 高温相下降亦较快,下降在 0.3～0.4℃,达到原有低温相水平,但下降后或有被动,有时可在行经第 2 或第 3 日,才能达到原低温相水平,或偶有 1～2 日下降后又升高 0.1～0.2℃;三是气血活动较差或较强,但仍在生理范围内,仍能较为顺利地推动转化,使经血尚能正常排泄,天真气降、阳气下泄亦基本符合生理要求,临床上所见行经期时常可见到腰酸,小腹胀痛,胸闷烦躁,乳房胀痛,而且排经有时不畅,有时少,经色欠艳或较艳,BBT 高温相下降 0.2～0.3℃,下降后稳定性较差,有波动,或者在行经期第 3 日才能达到原有低温相水平这种现象,或则每月如此,或则间隔 2～3 个月 1 次,实际上已处于生理与病理的临界线。

（三）关于重阳水平上的差别性

同在正常生理范围内,不同女性个体的重阳水平亦存在差异。我们在长期的临床观察中,发现由于个人的禀赋不同,环境有异,营养、生活、工作甚至肤色等不同,其重阳的水平也不一致,特别是通过现代医学微观的手段,即通过检查血中内分泌激素(主要是孕酮即黄体激素水平)及 BBT 高温相的变化,不难发现生理上亦存在重阳水平的差异性。

高水平的重阳,其转化必然很顺利。因为高水平重阳,不仅阳水高涨,而且阳气旺盛,当然亦包括有充实的阴的基础,所以不仅转化很顺利,而且转化后阴长亦较快,在转化中排泄应去之经血亦很顺利,其经量、经色、经质均正常,特别是排经的日期很有规律,免疫能力亦强,可以经受行经期内外各种因素的干扰,包括环境、气候、生活及较强烈的精神因素的刺激,不致发生病变,这是一种很健康的月经周期(包括行经期)的演变。判定高水平重阳标志,除了根据临床反应外,还需要通过血查黄体激素水平确认其必须在高水平的数值内,BBT 高温相与低温相差距在 0.4～0.5℃,其高温相必须维持在 14 日左右,而且下降迅速。重阳水平高的女性在临床上较为少见。

较高水平的重阳,其转化亦较顺。因为较高水平的重阳,不仅阳水较高涨,而且阳气较旺盛,当然亦包括具有较为充实之阴,阳以阴为基础,所以阳气下降亦快,阳水排泄亦较正常,转化亦较顺利,转化后阴长亦较快,转化中排泄应去之经血亦较正常,其排经的日期亦较有规律,行经期免疫能力亦较强,可以经受一般因素的干扰,如环境、气候、生活及精神因家的刺激,但不能经受强烈因素的干扰,亦属于健康的月经周期(包括行经期)。判定较高水平重阳的标志,除了临床反应外,还需要通过血查黄体激素水平确认其在较高的数值内,BBT 高温相与低温相差距在 0.3～0.4℃,其高温相维持在 12～14 日。临床上这样的女性较为多见。

水平较差之重阳,其转化虽亦较顺利,但有时较差,因为水平较差之重阳,不仅阳水高涨时略有不足,而且阳气旺盛亦略有不足,当然亦包括阴的基础有所不足。或者是后天脾胃功能有时较差,所以转化时好时差,转化后阴长或时有所不及,在转化中排出应泄之血亦必然表现出时好时差,其排经的时数律有时不一致,免疫功能也显得时强时弱,在行经期有时不能经受外界因素的干扰,特别是寒冷因素、精神刺激常易致病,尚属于健康的月经周期(包括行经期)。判定其重阳水平较差,需要通过血查黄体激素水平,虽亦在正常范围内但偏低,有时可达最低临界线,BBT 高温相与低温相差距在 0.3℃,有时偶然出现 0.2℃差距,高温相维持在 11～12 日。临床上此类女性亦常有所见,一般应属亚健康的月经周期(亦包括行经期)。

总之,重阳必阴是行经期的生理特点。在正常生理范围内,不同女性个体间亦存在着较为显著的差异性。因此,我们不得不加以深入研究。

三、行经期的病理特点

行经期,是新旧交替时期,排出应泄之经血,即所谓除旧迎新,以利新生,亦有利于新周期的开始。因此,我们认为:除旧,即排出应泄之经血,必须是"完全干净,彻底全部"地排清,如果留得一分瘀浊,将影响一分新生,故凡旧周期中所遗留的残余一切,哪怕是点滴物质,亦必须清除。反过来说,新周期中所产生的一切,必须加以扶植,但在排出应泄经血的同时,程度不同地损耗一些好血,正如《灵枢·五音五味》中说:"冲脉、任脉,皆起于胞中,上循脊里,为经络之海……今妇人之生,有余于气,不足于血,以其数脱血也。"血去气亦弱,但毕竟血去较多,故呈现血少气多的偏颇状态,亦反映了这一时期的特点,前人在论述新产时说:"新产多虚多瘀。""易寒易热。"而行经期亦有类于此,同样存在着"多瘀多虚""易虚易实"的特点,虽然在程度上没有新产那么严重,但也不容忽视。稍有不慎,亦易致病,且影响整个月经周期的演变。《妇人大全良方·产定方序》云:"气血,人之神也,不可不谨为调护。然妇人以血为基本,血气宣行,其神自清,所谓血室,不蓄则气和,血凝结则水火相刑。"影响及局部者,则子宫冲任,包括胞脉胞络在内,将形成气血病变,导致排经失常;影响整体病变者,则整体性的重阳必阴的转化运动以及月圆运动生物钟节律亦将出现失常,形成行经期的病理特点。

(一) 排经失常情况

月经之所以来潮,排出经血的量、色、质之所以正常,首先在于子宫包括胞脉胞络,以及冲任等经脉的气血活动,特别是子宫节律性收缩的结果。《素问·评热病篇》曰:"月事不来者,胞脉闭也。胞脉者,属心而络于胞中。今气上迫肺,心气不得下通,故月事不来也。"可见排经在于胞脉通畅,气机下降,经血下通,才能促使经血顺利排泄。反过来说,如气机下降不利,经血下通欠佳,胞脉胞络等功能有所失常,必将影响月经的正常来潮,月经在来潮的过程中子宫的节律性收缩受到内外因素的干扰,亦将导致排经失常,排经虽在血分,但气分有病,由气及血,同样可以影响月经的正常来潮,根据我们多年来的临床体会,偏于子宫冲任等所谓局部因素所致的排经失常者,有排经不畅、排经太过、排经不足三者,其中尤以排经不畅为多,兹详述如下。

1. 排经不畅　或因行经期感袭风寒,或则内伤情郁,以致子宫冲任等气血活动受阻,导致排经不畅。根据我们的临床观察,外因通过内因起作用,即外感六淫和内伤七情,均需通过子宫冲任之虚方能发病,前人所谓"邪之所凑,其气必虚""最虚之处,便是容邪之所"。经行之际,子宫冲任是最虚之处,是以导致病变,形成排经不畅,多为邪与瘀浊相搏,此即实中致实的病变。但亦有少数因气血不足,经行劳累等所致虚中致虚的病变,同样形成排经不畅者。

(1) 实中致实:由于月经是由癸水、血液、精浊、脂膜等组成的,一旦为外邪新袭,邪与经血相搏。此即实中致实的病变。就临床所见而言之,有血瘀、湿浊性瘀阻、脂膜性瘀阻之不同,且病变的性质、程度、范围各不相同,复杂性亦不一样,应加以分析。

1) 血瘀:外界的寒冷因素和内在的情郁因素所致血瘀者较为多见,正如《女科经纶》引滑伯仁言:"有经行前脐腹绞痛如刺,寒热交作,下如黑豆汁,两尺沉涩,余皆弦急,此由下焦寒湿之邪,搏于冲任,冲为血海,任主胞胎,为妇人之血室,经事来,邪与血争,故作痛,寒湿生浊,下如豆汁,宜治下焦,以辛散苦温血药治之。"气郁则血滞,滞久必生瘀,而且气机郁阻,经行不畅,亦易残留成瘀。一般性血瘀,阻塞子宫冲任之内,影响下一次经行,旧血余浊不得排清,更将加深血瘀,此即实中致实也。临床上常可见到月经量少,经行不畅,或经期延长,或经行腹痛,瘀阻于内,损伤血络,或者血瘀占据血室,好血不得归经,常可见到月经过多、经期延长等病证。如血瘀流注到子宫冲任之外,达于厥阴少阴经络,常夹湿浊湿热者,必将引起少腹疼痛、寒热带下等病证,甚则形成癥瘕等病。

2) 湿浊样血瘀:一方面是由于外湿乘经行之际而入侵,而另一方面由于内在的癸水致浊。此外,更为重要的是刮宫手术,或者行经期不注意卫生,或者行经期性交等,使外湿与内湿相交合,夹以残浊余血,形成湿浊样血瘀,湿蕴生热,瘀浊伤络,常可出现寒热腹痛、淋漓出血、赤白带下之生殖道炎症,湿浊血瘀浸淫于子宫冲任之外,凝结于盆腔内脉络脏腑之间,将可致湿浊凝结,形成子宫外附件的积水、积液、粘连等较为难治之症。此外,尚有一种因排经不畅,血中浊液不能排尽,以致对腹腔中特别是卵巢卵泡间的湿浊吸收不良,形成卵巢卵泡间的痰湿瘀结。我们在长期临床中,特别是对高年妇女试管婴儿保胎治疗中发现,经间排卵期排出精卵的同时,由于重阴所带来的水湿偏盛,且排出的精卵不能受孕,败精必将化浊,化浊后除通过血分吸收由大小便排出体外,但还必须通过排泄月经才能清除之,所以行经期排出湿浊,还有着深层次的意义,排经不畅,湿浊样血瘀,可以在卵巢或者附件处凝成囊性癥瘕。

3) 脂膜样血瘀:所谓脂膜样血瘀,是指膜样物质残留于子宫内,影响月经周期和生殖节律演变。在前生理特点中,已经论述了经血内含中脂膜物质的重要性。金元四大家之一的朱丹溪曾经指出有"脂膜闭塞子宫"的病变,《叶天士女科证治》亦指出"经来如牛膜片",虽然前人没有认识到脂膜的深刻意义,仅把它列入痰湿中,有一定的局限性,但难能可贵是指出了脂膜闭塞子宫,不能不说是一大进展,借助现代医学的微观检查手段,发现子宫的内膜组织具有顽强的生理活性,不同于一般痰湿证,在阴阳消长转化的月节律影响下生成、增殖,以致脱落、溶解而排出。具体来说,得阴长而形成发展,得阳长而松软,且逐渐溶解,然后随经行而排出,再开始形成,再开始溶解,循环往复,形成内膜的周期性变化。如阳长有所不及,重阳有所不足,则子宫的内膜组织不可能完全溶解,或溶解程度不够,虽然亦能随经行而排出,但必须加强子宫冲任的气血活动,特别是子宫的节律性收缩,才能排出。如果子宫冲任的气血活动有所不足,强度不够,或者残留的膜样瘀阻于子宫角落处,更不易排出,临床常可出现痛经、经期延长、不孕不育等病证。如膜样血瘀流注于子宫肌肉之间,必致血瘀,可见经行疼痛剧烈,且伴经量过多。如膜样血瘀流注于子宫外的其他脏腑经络之间,甚则头身四肢关节者,虽为少见,但随月经周期演变而发展,随经行而发作疼痛、酸胀、出血等症状,久而酿成顽证,颇难治愈。

(2)虚中致虚:排经不畅,当以瘀实为多见,但亦有少数属虚者。如素赋不足,素体薄弱,或劳倦过度,或大病久病之后,体质虚弱,气血不足,以致子宫冲任等功能欠佳,经行之际,乏力推动应泄之经血排出,但应泄之经血又不得不排出者,因此需要加强气血活动的能量,同时经血排泄又必耗损一定的气血,是以虚中致虚,即虚虚病变。根据临床体会,虚虚病变者,又可分为气血两虚、脾虚、肾虚三者。

1)气血两虚:素体气血不足,加以劳累过度,以致经行不畅。但经期已到,应泄之经血又不得不下泄,不得不加强气血的活动,常可见到经行先少继较多,及小腹坠胀、头昏心悸、神疲乏力等证;经行之后,气血更弱,以致表现出气血更为虚弱的证候。

2)脾虚:平素脾胃薄弱,或者劳倦过度,饮食不节,以致脾胃虚弱,气血不足,经期推动运行乏力,经血难于下泄,故致排经不畅,临床上常可见到经行量少,小腹胀坠,每逢经行则大便溏泄,神疲乏力等证,经行之后,脾胃更差,故神疲更甚,纳呆嗜睡等。

3)肾虚:素体肾虚,或则产育过多,包括流产,或则房事过频,肾虚则阴阳失衡,经行之时,子宫冲任功能不足,故致经行不畅,临床上常可见到经行后期,经量偏少,小腹坠痛,腰俞酸楚,小便频数,经行前后带下过多等病证,经行之后,肾虚更著,腰俞酸楚更为明显,及小便频数等。

2. 排经过甚　此与子宫泻之有余、藏之不足,冲任通达过甚、约制偏少等有关。从病变的性质上讲有两种情况:一种属于实证病变,要以血热为主,所谓血得热则行,迫血妄行。常可见到月经先期、经行量多、经期延长、胸闷烦躁、乳房胀痛等病证。经行之后,热随血泄,血热清除,但心肝气郁,情绪烦躁,得排卵期后阳气内动,经前期阳长至重,心肝气郁又必化火,火热有余入于血分,又必使子宫失藏、冲任失约,上述诸病证又必发作,此排经过甚者,必须除火热之根,泄有余之火,重在解除心肝肾之不平衡及有余之气火。一种属于虚证病变,主要是气虚与阴虚两类:气虚者,摄纳功能不足,以致经行子宫失藏,冲任失约,内外俱为不足,排经过甚,出血漏红或经期延长,虚中致虚,则为重虚,故经行之后,神疲乏力,头昏心慌,更为明显;阴虚者,阴虚则火旺,火旺则血热,血热则迫血妄行,形似有余,实为不足,虽亦表现为月经先期、量多、淋漓延长等病证。但经行之后,火热虽有所泄,而阴虚则更甚,阴愈虚,则火愈旺,火愈旺则阴愈虚,辗转反复,病情加重。尤其是经间排卵期后,阳气内动。阳长至重,必然又易激动火旺,是以再次出现形似有余排经过甚的表现,但实际上虚者更虚,必须予以重视。

3. 排经不足　此与血海之内源物质不足,基础薄弱,天癸衰少有关。子宫内膜不充,故行经前带下亦少,其原因常与人工流产手术较多、较频,子宫内膜损伤,冲任匮乏有关,以致源泉断流,血下甚少。此外还有因产后不慎,感染病菌,尤其是感染结核杆菌,损害子宫内膜,破坏内膜组织,形成瘀浊内结,以致排经不足,经血不得下行,常可表现为月经量少、月经后期等病证,形似不足,实为瘀结。性质上与上述者不同,即使夹有虚证者,亦系实中有虚,不可不知。

（二）转化失常情况

月经周期之所以形成，以及周期中的健康发展，就在于周期中有正常的转化运动，如果周期中没有正常的转化运动，则月经周期就不可能形成，以及保持其长期的规律性，可见转化运动的重要。行经期之所以正常，排出应泄之经血之所顺利，均与重阳必阴的转化有关，转化得及时、顺利，才能保障排经的及时和顺利。反过来说，转化得不顺利、不及时，自然导致排经的失常和不顺利。前面所论的排经失常，在一定程度上有着局部病变的性质，而此所论述的重阳必阴的转化失常，有着整体的意义。整体影响局部，同样导致排经的失常，气血的失和，但其意义远较单纯的排经失常重要得多。

根据我们长期的临床观察，转化失常者，系指存在着转化，但在转化过程中出现功能失常，影响子宫冲任的气血活动，出现排经的不正常，就其病变来说，一般有三种情况。第一，是指转化比较困难，或者称之为转化欠利，转化欠佳，也可称之为转化不足。这种病变临床上颇为多见，当予首先论述之。第二，是指转化太过，也可以称之为转化过甚，有真假两种病变：真者，有余之病变也。假者，本虚标实，看起来转化太过，实质上转化不足。第三，是指转化不协调，即有时转化过甚，有时转化欠利，存在着矛盾病变，一般与脏腑的双相调节功能失常有关。我们认为：只有从理论上分析清楚，才能在临床上做到心中有数，辨治明确，提高临床治愈率。

1. **转化欠利** 转化欠利或谓之转化困难、转化不足。这类病变，在临床上颇为常见。具体分析，又有以下三种原因：其一，是先天有所不足，功能较差，精卵发育亦有所欠佳，此与禀赋稍差、肾气盛、天癸至者亦有所不足有关。根据长期临床观察与分析，我们认为，凡属先天因素者与下列情况有关：一是肾气、天癸的整体因素的问题，即整个生殖功能都有所不足，但仍有一定基础，仍能按时转化，或间隔一定时间转化，转化时必然存在困难者，常可见于月经后期，或类于并月、居经、避年等特异性月经，以及月经量少、原发性不孕不育者；二是肾气、天癸、冲任等奇经，其中有一个方面的环节原发功能较差者，或者在天癸因素中，有一种激素低落者，同样可以影响转化，导致转化不利，特别是致重阳有所不足者，必致排经亦不利；三是先天生殖器官中，如子宫、卵巢等某一方面发育较差，或器官中生理上有所不足，虽然功能上尚可致阴阳消长转化运动，但必然水平偏低，或延迟周期节律运动者，其转化必然欠利，排经亦必然不畅，在这里尚必须说明一点，即先天发育很差，或生殖器官畸形、缺如，程度较重，亦即是肾气、天癸、冲任功能很差者，阴阳消长转化的节律运动无法形成者，临床上表现为闭经、稀发者，均不属于本处所论病理范围。

其二，是后天因素所致的肾气、天癸、冲任功能较差，以致阴阳消长转化特别是重阳有所不足，以致转化欠利，排经欠畅。所调后天因素，一般指烦心过多，劳累过度，产育过众，尤其是人工流产过多，房事过频，长期失眠，长期工作极端紧张，自然损伤脾肾，出现两种不同的病理变化：一种是耗损肾阴，由阴及阳，即经间排卵期转阳较差，以致阳长至重时，重阳有所不足，自然影响转化，转化欠利，临床上较为多见；另一种是损伤脾胃，脾胃虚弱，阳气薄弱，以致阳长至重时，使重阳有所不足，自然影响正常的转化。

其三，是指某些较剧的因素，直接影响或干扰重阳必阴的转化，导致转化欠利。如较强烈的寒湿或风寒因素，凝滞经血的活动，直接影响转化，以致转化欠利，或者强烈的持续的情志因素，干扰气血活动，影响重阳必阴的转化，以致排经困难。

关于转化欠利的具体病变，根据我们长期的临床观察和分析，亦有以下几种类别。首先是转化缓慢，是指重阳必阴得气血活动的转化缓慢。实际上是指转化的高峰时期，也即是行经的中期呈缓慢状态，子宫的收缩强度不够，气血的活动不力，排出的经血不够多。使行经的中期，也即是转化的高峰期相应延长，临床上常可见到经期延长、经量偏少、痛经等病证；其次是延迟转化，或称转化延迟，此与重阳延后，阳长至重不能按时，一般与阴虚及阳有关，常与重阴转阳的延后有关，本质是由阴虚所致，在临床上也颇为多见，如月经落后、经行量少、不孕等病证。在这里尚必须说明一个问题，即阳长至重延后者，就阳长而言,延后的时间,一般只有3~4日,最长5~7日为止,必须转化,否则要注意早孕的可能,此乃阳长不同于阴长的所在。恰恰相反,阳长至重的时间有所不足,而阴长至重的时间延长,甚至很长,造成行经期转化的延后,亦导致转化的欠利,用测量BBT、观察高温相变化是不难判定的。再次是出现两次转化,一般是紧密相连,亦有间断进行的,临床上较常见到的为先强后弱。所谓强与弱,是比较而言,并非真的强,恰恰相反,强者,仍有所不足。如月经周期已到,BBT高温相开始下降,月经来潮,行经中期,是转化排经的高峰时期,也是BBT下降到低温相水平线的时期,转化的力度尚不够,排经不大多,BBT下降后又有所回升,重阳下泄不够,故于行经的末期,或者行经期已经结束或即将结束时,又排出稍多的经血或血块,但较之行经中期为少者。此乃第2次转化,务使该泄之重阳排出,才有利于新周期阴长的开始。这类病变,在临床上可见到每月如此者,也有间隔1个月,或2个月、3个月一次者,务必加以细心观察和分析,才能识别。

2. 转化太过 转化太过或称转化过甚、转化过快,此与重阳过甚、气火有余有关。阳盛则火旺,火旺则血热,血热趁转化之时,迫血通达有余,约制不足,自然导致月经先期、经行量多、经期延长等。正如《傅青主女科》所说:"妇人有先期经来者,其经甚多,人以为血热之极也,谁知是肾中水火太旺乎!夫火太旺则血热,水太旺则血多,此有余之病,非不足之症也……但过于有余,则子宫太热。"重过甚者,与气火有关。一般禀赋阳旺,或嗜食辛辣、烟酒过多、情志过甚等,均足以导致气火过旺,加以在经前经期阳长至重,势必激动和加剧气火的旺盛,从而导致血热。临床上除月经先期、经行量多之外,尚可出现经行发热、经行头痛、经行烦躁等病证。病程稍久,可致阴血亏虚,因为水火是对立的,火旺则水亏,水亏火旺,加以月经先期量多,必耗阴血而致水亏,貌似有余,实为不足,由实转虚,不可不察。此外,我们在临床上还发现一种表面上转化过甚,实质上转化不利的情况。如阳虚肝旺者,阳虚则重阳有所不足,子宫内膜溶解不够,瘀浊内阻,使之转化欠利,但肝旺则火甚,火甚则迫血妄行,推动转化加快,子宫藏之不足,泻之有余,因而出现表面上的转化过甚,亦可见到月经先期、经量偏多等病证,但因转化并非真正顺利,相反较为困难,故同时伴有经期延长、经行腹痛等病证。在育龄后期、更年期早中期常易见到此类病证,有一定的复杂性和顽固性。

3. 转化不协调 如出现转化不协调者,说明病情复杂,有矛盾性,大多与脏腑双相调节功能失常有关。如因精神因素所致的肝郁者,当其肝郁化火,又得经前期阳长至重的促动,其阳火益甚,重阳有余,看起来迫血妄行,实际上气血活动过强。转化加快,自然导致月经先期、经量过多等病证;经行之后,火热随经血下泄,让位于肝郁,肝郁则气滞,气滞则血滞,至行经期必然影响气血的活动,使转化欠利,转化缓慢,必然导致月经后期、经行量少、经期延长等病证;经行之后,出经量偏少,气随血泄亦少,气滞明显,郁而化火,在经前期重阳的促动下,气火益旺,又必然致转化过甚,致使月经先期、经量过多等;气火随经血下泄,让位于肝郁,从而又见月经后期、经量偏少等矛盾病证。其次,肾虚阴阳失衡者,亦致转化不协调,颇为常见。正如《校注妇人良方》引王子亨言曰:"经者,常候也,谓候其一身之阴阳愆伏,知其安危,故每月一至,太过不及,皆为不调,阳太过则先期而至,阴不及则后期而来,其有乍多乍少,断绝不行,崩漏不止,皆由阴阳衰盛所致。"因此阳太过则转化过甚,即转化加快;阴不足,则转化欠利,即转化缓慢,从而出现行经期忽前忽后,经量或多或少的变化。但是必须注意到经量过少,属于经间排卵期出血者。此外,尚有肾虚肝郁、肝脾失调、肝郁血瘀等病变所致转化不协调者,临床上当予详察之。

四、行经期的诊治特点

行经期的诊治特点,主要是指治疗特点,因为在一般情况下,行经期的生理病理反应,是不难诊断的。行经期的调治法,主要就在于调经。调经者,是指运用一些活血化瘀的药物,来排除应泄的陈旧性经血,避免其残留危害生新,影响新周期的阴阳消长转化运动的形成和发展。虽然前人限于历史条件,不可能认清经血的实质，及排经对整个周期影响的机制，但在长期的实践中，亦朦胧地意识到排经的重要性，所以创制了大量的有针对性的调经方药，其内含药物已越出了单纯的活血化瘀的范围，不能不说是有所发展，有所进步。今天，我们借助现代医学微观手段，除 BBT 高温相的指标外，子宫内膜的病理检查、超声影像学等，以及对行经期的量、色、质、气味等的分析，结合分析排经与时数律的顺序相符性等，不难作出较为明确和细微的诊断，然后结合古人关于天、地、人大整体规律的影响，以及治未病的要求，提出了行经期的主要调治法及有关的几种调治法等。

（一）行经期的主要调治法

在确立治法之前，首先要进行检查诊断。虽然行经期是月经周期中最为显著的时期，阴道见红、排出经血、BBT 高温相下降等，但要进一步明确诊断。特别是对子宫内膜病理检验及超声影像学等探查以明确之，明确之后运用调经，才有针对性。考前人在调经方药运用中，创制了很多有效的名方，汉代张仲景的《金匮要略》妇人三篇，所制胶艾汤、桂枝茯苓丸、温经汤、抵当汤等，至今尤为临床所常用；宋代陈自明的《妇人大全良方》所引用的泽兰叶汤、桂枝红花汤、温经汤、柏子仁丸等，亦为临床所常用；明清以来，所制调经方药众多。分析其内容，活血化瘀之外，尚有理气行滞、化痰除湿、利水排浊等，目的在于排除应泄之经血，荡涤一切陈旧的有害物质，促进重阳必阴的转化顺利。

我们在前人调经方法的基础上，借助现代医学检查结果，结合多年来的临床实践体会，制定了五味调经散（汤）。方中用药有丹参、赤芍、五灵脂、艾叶、益母草，在一般月经来潮时，除少数出血较多，有明显的气虚或血热症状者外，一般均可使用之，具体应用载于我们编著的《实用妇科方剂学》（人民卫生出版社，1997 年），该方早期设有当归，因有相当部分女性在行经期大便易溏，当归润肠，便秘者用之宜，大便偏溏者非所宜也，故以丹参易之。在临床应用，如大便不溏泄甚或干燥者，仍当选用当归。这是一般较为常用的调经方药，经行即服，经净即停。

如排经失常，排出腐肉状血块，经内膜病检，确诊为膜样性痛经，或膜样性出血病证者，必须予以温阳化浊、逐瘀脱膜，常用逐瘀脱膜汤。方中用药有丹参、赤芍、五灵脂、肉桂、广木香、三棱、炒莪术、炒枳壳、川续断、茯苓、益母草等（方载于《实用妇科方剂学》）。该方排除瘀浊的力量较五味调经汤要大得多，且佐以补肾助阳的药品，以利于逐瘀脱膜，以利于转化。因为补肾助阳药物有溶解子宫内膜及使其松软的作用，并增强重阳水平，促使转化顺利，如临床上伴有经行泄泻者，去枳壳，加六曲；小腹疼痛剧烈者，应加入延胡索以止之，经行即服，腐肉样血块下净后停服。本方在行经期虽较五味调经汤用之为少，但亦为常用之方。如排经失常，排出黏液较多，或有痰浊样血块，小腹胀坠，舌苔根部或中下部厚腻，经子宫内膜病检为腺囊型病变患者，或为内膜等炎性变者，属于湿浊性瘀阻，致使排经失常者，可用利湿排浊、逐瘀调经的方法，应用我们所制的逐瘀排浊汤。方中用药有丹参、赤芍、制苍术、川续断、马鞭草、泽兰、茯苓、五灵脂、马齿苋等，在临床上具体应用时还应根据属寒属热性质不同而予加减。如：属热者，务必加入清利之品，如红藤、败酱草、黄柏、晚蚕沙等品；属寒者，加入温化之品，如桂枝、吴茱萸、艾叶、台乌药等，目的虽在于排出湿浊样瘀阻，实际上是推动转化运动的发展，除旧迎新，才有利于新周期的形成和发展。

根据我们的体会，在运用以上调经方药时，还必须掌握以下六大特点进行加减化裁，进退运用，达到更好地调经，促进转化，推动月经周期的健康运动发展。

1. 引血下行，排经顺畅　我们在前行经期生理项中已经指出，行经期气血活动的特点呈下行性，所以排泄月经的形式亦呈下行性。因此，一切调经方药，必须符合下行性的要求，正如《傅青主女科·调经》中说："此方（指顺经汤）于补肾调经之中，而用引血归经之品，是和血之法，实寓顺气之法也。肝气不逆，而肾气自顺，肾气既顺，又何经逆之有哉。"指出了顺气降逆，引血下行，调理月经的特点。同时又指出，顺气降逆，引血下行的根本在于肝肾，而重点还在于肝，虽在血分体现，但还必须结合气分考虑，选用香附、乌药、枳壳、青皮之属。当然血分占有主导作用,故前人所制的泽兰叶汤、免怀汤、顺经汤,均从血分考虑。免怀汤载于《医方考·妇人门》。药用当归尾、赤芍、红花、牛膝等品,原书认为:"妇人之血,下则为月,上则为乳,欲摘乳者,通其月事。"很清楚地说明,血下则为月经,故用当归尾、赤芍、红花、牛膝等。考牛膝为入肾的引经药,有引血下行之功,一般倒经病证者多用之。所以我们认为:欲经血下行,需选用牛膝、归尾、丹参、泽兰、茜草等品,同时结合香附、乌药、枳壳等理气药1～2味为佳。

行经期一般常用的调经方药是越鞠丸合五味调经汤加减,因为调经必须加入理气疏肝、和胃宁心等品,临床上的具体处方如下:制苍术 10 g,制香附 9 g,合欢皮 10 g,生山楂 10 g,炒牡丹皮 10 g,赤芍 10 g,泽兰叶 10 g,艾叶 6 g,益母草 15 g。依据行经期的"7、5、3"时奇数律服药,亦即是说行经期 7 数律者服 7 剂,行经期 5 数律者服 5 剂,行经期 3 数律者服 3 剂。但是随着临床实践的深入,调周法大整体的要求,因为行经期是整个周期中的一个环节、一个时期,它是月周消长转化运动中的过渡与结束时期,是"重阳必阴"的转化时期,排出的经水经血是重阳转阴过程中的必然现象。转化顺利才能保障排经(或排水)的顺利。那么首先得保障"重阳",因此按调周法得要求,行经期调周经方药的处方如下:制苍术 10 g,制香附 9 g,合欢皮 10 g,生山楂 10 g,炒牡丹皮 10 g,丹参 10 g,赤芍 10 g,泽兰叶 10 g,益母草 15 g,川续断 10 g,肉桂(后下)5 g,必要时还须加入胡芦巴、鹿角片、台乌药等品,当然要与辨证论治相结合。

时至今日,中医学术要求治未病,在调周的整体要求中,行经期是本周期的结束,新周期的开始。新周期是阴长开始,的确排经(水)是排除旧周期中所残留的一切阴浊余瘀物质,让位于新的阴长,所谓留得一分瘀、影响一分新生,排瘀的目的在于新生。是以在调经除旧中必须考虑到新的阴生,但阴生不能影响排瘀除旧,是以选择阴生的药物极为重要,其处方如下:制苍术 10 g,制香附 9 g,合欢皮 10 g,生山楂 10 g,炒牡丹皮 10 g,丹参 10 g,赤芍 10 g,泽兰叶 10 g,益母草 15 g,川续断 10 g,肉桂(后下)5 g,生熟牛膝各 10 g,茯苓、茯神各 10 g,稸豆衣 9 g,炒秫米 10 g,甚则熟地、柏子仁、白芍亦可加入。按辨证论治处理之。

2. 利湿排浊,除旧涤污　通过前面关于经血实质的讨论已知,经血主要内含癸水。前人之所以命名天癸,就含有水的意义。随着癸阴长至重的水平,则水湿津液亦随之高涨,为精卵之发育成熟及其受孕等服务。如不能受孕,所分泌的天癸及其伴随的水湿津液则将随经血而排泄之。水为黏腻之物,如不能及时排除,则将与残留之经血、内膜组织蕴蓄为害,更不利于其他残余遗留有害物质的排除,所以前人将其喻之为污血。前人的一些调经方药,如《金匮要略》的土瓜根散、大黄甘遂汤、泽兰叶汤、琥珀散等,均有不同程度的利湿排浊、活血化瘀作用。众所周知,治疗妇女癥疾瘤害的桂枝茯苓丸,现有资料证实其治疗子宫肌瘤、卵巢囊肿有一定效果。考桂枝茯苓丸命名含义,是言桂枝合茯苓是五苓散中的主要药物,合芍药亦有一定的利湿作用。由此可以考虑妇科的癥瘕不仅仅是血瘀所致的,而且含有湿浊或者脂肪等组织。为此,我们在临床上运用活血化瘀、攻消癥瘕时,务必更加入茯苓、薏苡仁、泽兰、马鞭草等1～2味药,有时尚需加瞿麦、滑石、晚蚕沙等1～2味,行经期服此,更有必要。此外,行经期加入利湿排浊的药物,还有着排除腹腔中及卵巢处的积液和浊液浸淫的作用,因为经间期排卵后,随着重阴所带来的水湿偏盛,以及排卵后未能受孕卵子的衰亡,败精化浊,均需通过血分吸收后,由小便和行经期应泄经血得以清除之,免得影响以后排卵功能的正常。

3. 补肾助阳,温经调血　月经来潮,以及行经期排经正常,是与重阳必阴的转化有关的,因此,要求排经顺利,就必须保证转化顺利,而转化顺利,又必须保证重阳,这是阳长运动的必然。根据我们临床上长期观察和体会,我国女性在月经周期演变中达到高水平重阳者,虽亦有之,但不占多数,而稍次或中等水平重阳者较为多见,因而在排经的量、色、质方面,严格地说均存在一些问题,或者说是病证。重阳稍差。重阳者天癸之阳水,与肾有关,扩大范围而言,亦可属于肾阳的范围,肾阳有所不足,不能支持天癸之阳水,天癸之阳水自然亦表现者虽达重阳仍有所不足,因而易致瘀浊与排经功能较差。这时不振奋肾阳,不足以荡涤瘀浊。为此,我们常在行经期排经的方药中加入川续断、紫石英、肉桂,甚则制附片、鹿角片等药1～2味,不仅有利于排经祛浊,而且更有利于重阳必阴的转化,推动阴阳运动的发展。

4. 疏肝理气,气行血行 这是基于气血相关学说而来的。前人亦有"经血未动,理气为先"之说,又有"气行则血行""气滞则血滞"之论,故凡活血化瘀方药中,很多加入理气之品,如著名的活血化瘀方剂血府逐瘀汤、膈下逐瘀汤、通瘀煎等,均有相当理气药的加入。泻者,排出月经是主要作用,根据我们多年来的临床体会,凡欲活血化瘀,促进排经顺利者,常需加入理气的药物,此不等于有气滞症状者。临床上常选择制香附、广郁金、青皮、枳壳、绿萼梅、紫苏梗、橘叶、橘核、小茴香等1～2味,甚则3～4味,则将更有利于活血化瘀之排经顺利,而且亦有利于推动阴阳转化运动的进展。

5. 宁心安神,气降血调 子宫者,上属于心,下系于肾。行经期必须子宫开放,行泄的作用,从而排出经血。而子宫之开,又必须心神安定,心气下降。前人所谓:"胞脉者,属心而络于胞中,今心气不得下降,胞脉闭塞,月事不来也。"因此,宁心安神,令心气下降,才能保证胞脉顺畅,子宫开放,排经始能正常。前人所用柏子仁丸、琥珀散等方,就为此而设,具体药物有柏子仁、合欢皮、琥珀、丹参、炙远志,必要时可加青龙齿、紫贝齿、灯心草等品1～2味以调之,特别对经量偏少者,更应考虑斟酌用之。

6. 必须按初、中、末三时的特点选用方药 在行经期中存在着初、中、末三个时期,这三个时期存在着不同的特点,因而需要用不同的治法。行经初期,相似经前期,以理气为主,应重用香附、乌药、枳壳、青皮、木香等品,亦即是经血未动、理气为先之意。经行中期,是排经的高峰时期,也是调经的主要时期,排经与转化是否顺利,也就在这时期,一般所谓调经方药,均在此期运用。经行末期,是行经期行将结束的时期,与经后期相连,前人曾有"经后期以补虚为当"之说,因此,经行末期,亦要着意于滋阴养血,所以在临床上至经行末期,常需加入炒当归、赤芍、白芍、怀山药、熟地、炙鳖甲等2～4味,为新周期阴长运动奠定良好的基础。可见行经期虽为时短暂,但初、中、末三期的治疗特点还是要注意区别的,顺应周期生理演变的特点,因势利导,顺水推舟。此乃调周法的特点,也就能更好地达到调理月经周期的要求。

总之,在行经期运用主要调经方法药物的前提下,尽可能照顾到以上六个方面的特点。此不等于兼证治疗,亦不是复方治疗,主要是使调经方法更完善,更具有针对性,更能顺应生理特点,更能提高临床疗效。

(二) 行经期的几种有关治法

行经期的主要治法,就在于调经,而调经就在于活血排瘀,促进转化顺利,推动新周期运动的开始。但是临床上的情况是复杂的,应针对一些不同体质、不同类型、兼夹不同症状、不同证候、不同疾病,采取不同的处理方法,这就需要运用行经期的几种有关治法。如果说主要调经法是针对生理特点而用的,在于防病治病而用,提高健康水平,而几种有关治法,则完全适用于行经期的各主要病证。根据我们多年来临床体会,行经期的有关治法有温经止痛法、调经止血法、消癥通络法、清肝调经法、健脾调经法、化利调经法等,而且在具体运用中,尚需根据各种兼夹证型的复杂情况,予以两法或三法合治双兼治。例如在出血病证中,常常有阴虚血热、气滞血瘀证型的兼夹,所以在治疗上也常需补肾滋阴、清肝调经、调经止血等法的结合应用,才能提高临床上的效果。但是必须说,兼证兼病治疗,不能忽略主症主方的重要性,就行经期而言,调经仍为主要方面,以便治愈病证,更好地康复生理。

1. 温经止痛法 是指温经祛寒与化瘀止痛法的结合,也即是具有温经祛寒与化瘀止痛方药的有机结合。选用于排经不畅,或由血瘀、血寒、寒瘀交阻所致,但必须具有疼痛的症状,一般尚可伴见经量偏少,色紫黑,有血块,月经后期,经行不畅,或则经行量多,色紫红,有较大血块,亦伴有小腹疼痛等症状。我们体会,凡血瘀所致排经不畅者,大多需用温经药,此即前人所谓"血得热则行,得寒则凝"的之理。《金匮要略》中的温经汤治疗更年期崩漏病证属于血瘀者有效,非为夹寒者而用,但如血瘀夹热,或夹湿热,或阴虚夹瘀,致血管脆性明显者,亦非温经药所宜也。临床上常用的温经祛寒、化瘀止痛的方剂有:少腹逐瘀汤、折冲饮、琥珀散等。我们在临床上常用的验方痛经汤,载于《实用妇科方剂学》,药用钩藤、牡丹皮、丹参、赤芍、广木香、肉桂、延胡索、五灵脂、川续断、益母草等品,必要时尚可加入炙乳香、炙没药、琥珀、徐长卿之类,以加强止痛作用。在具体药物运用上,亦要贯彻温经、化瘀、止痛三原则,即可选用当归、赤芍、白芍、川芎、鸡血藤、桃仁、红花等活血化瘀药,艾叶、川桂枝、肉桂、吴茱萸、大茴香、小茴香、紫苏梗、台乌药等温经药,延胡索、五灵脂、乳香、没药、徐长卿、琥珀等止痛药,恰当地有机地选取各类药物1~3味,但活血化瘀是主要的,因此选用的药物也必然要较多,温经次之,止痛更次之。只有这样,才能适应经行腹痛时的治疗要求。

2. 调经止血法 月经期经量较多夹有瘀滞时需要采用调经与止血法的有机结合,也即是调经活血与止血固冲方药的有机结合。活血调经与止血固冲期法是矛盾的,是通与止、动与静的冲突。因此,要求尽可能避免其矛盾性。所以称为有机结合,原因在于月经后期量多,经期延长,血块偏多者需要综合这两方面的治法。这类病证,表面上看起来转化太过,排经过利,但实际上转化不协调,排经不一致,故必须通止并用、动静兼施。

对调经止血法可从三个方面加以论述。其一是调经、止血两法并重,各占一半,以适应瘀阻出血较多者,前人有逐瘀止血汤、失笑散、逐瘀止崩汤等,而临床上常用的验方为加味失笑散(《实用妇科方剂学》),药用当归、赤芍、白芍、香附、五灵脂、蒲黄、大蓟、小蓟、茜草、益母草等品,必要时加入血余炭、大黄炭。其中当归、赤芍、香附、五灵脂、益母草是常用的活血调经药,而炒蒲黄、白芍、大蓟、小蓟、血余炭是常用的止血药,调经不会影响出血,而止血亦不会影响调经,这就是有机结合,用之得当,效果显著。其二是调中寓止,以调为主,亦即是以调经为主的方法,适用于以血瘀为主,出血淋漓不易净者,或者瘀结较重较深,阵发性出血较多者。常用的方剂有生化汤、清化止痛汤等,我们临床上较为常用的是四草汤(《实用妇科方剂学》),药用马鞭草、鹿衔草、生茜草、益母草,亦可合用加味失笑散,如因湿热夹血瘀的盆腔炎,所致行经期延长者,可用清化止痛汤(《实用妇科方学》),由复方红藤煎加减而来,是治疗慢性盆腔炎的有效方药,也是控制炎症性出血的有效方药。其三是止中寓通,以止为主的治疗方法。适用于一些出血量多、色鲜红、少量血块、无明显血瘀的病证。常用的方剂有胶艾汤、震灵丹、固经丸等。前两方偏温,后一方固经丸偏凉,是我们临床上较为多用之方。固经丸中龟甲、黄柏是主要药物,白芍、椿根白皮也是协助止血的常用药,但香附一味,即含有理气活血、调经排瘀的作用,我们常以五灵脂、蒲黄代香附,则调经排瘀为之更好,亦能有助于止血。

3. 消癥通络法 该方法是指化瘀消癥与活血通络方法的结合,也即是选取具有化瘀消癥、活血通络功效的方药组方。血瘀所致的癥瘕除了包括单纯性的子宫肌瘤、卵巢囊肿外,其他如盆腔炎性包块,一般与脉络不通、输卵管阻塞有关,所以化瘀消癥的药物,特别是虫类药物,如䗪虫、干地龙、山甲片、水蛭、虻虫等品,不仅消癥散积,而且有活血通络的作用。如临床上诊断为癥瘕病证,特别是行经期,即应运用化瘀消癥的方法与药物,如桂枝茯苓丸、大黄䗪虫丸、化癥回生丹等。我们临床常用验方为消癥汤(《实用妇科方剂学》),药用石见穿、五灵脂、丹参、炙䗪虫、生山楂、炒当归、赤芍、生鸡内金;小腹疼痛明显者,加入延胡索、琥珀;气血不足,面乏华色者,加入黄芪、党参等。如临床上诊断为输卵管阻塞,属于炎症粘连病证者,需运用疏肝通络的方药,如活络效灵丹、大小活络丸等,我们临床上常用验方为通管散(《实用妇科方剂学》),药用炮穿山甲(今用石见穿代之,后同)、苏木、炒当归、赤芍、白芍、路路通、丝瓜络、鸡血藤、川续断、干地龙等,并可用本方煎剂的1/3药液进行保留灌肠,疗效较好,不仅有利于排经通络,亦有利于重阳必阴的转化,康复新的月经周期的运动。

4. 清肝调经 该方法是指清肝解郁与活血调经法的结合,也即是选取具有清肝解郁与活血调经的方药有机组合。在临床上具体应用中,需针对三种相似而又有区别的症情使用。其一是以火为主,迫血妄行,转化太过,但又有气郁血滞,经血不易排尽的病变,临床上常可见到月经先期、量多、色红、质黏、有血块,并可见胸闷烦躁、口干便艰、尿黄量少,治当清肝解郁为主,佐以调经,方取荆芩四物汤加减。药用荆芥、黄芩、黑当归、赤芍、白芍、生地、黑栀子、炒牡丹皮、钩藤、地榆等。其二是以气郁为主,气郁则血滞,血滞则经行不畅,转化欠利,但又有部分气郁化火,经行淋漓不易干净等病变,临床上常可见到月经后期,经量或多或少,色紫红,有血块,经期延长,胸闷烦躁,小腹作胀。治当疏肝解郁为主,佐以清热调经,方取越鞠丸加减。药用制苍术、制香附、黑栀子、六曲、川芎、泽兰叶、广郁金等。其三是火与郁居半,那火热与气郁占据相等的程度,转化不协调,时盛时差,或表面上转化太过,但实际上转化不利,临床上可见月经先后不定期,经量多少不定,或则先期、量多,但血块较多,阵发性不畅,胸闷烦躁,口苦口干,乳房胀痛,小腹胀坠。治当清肝解郁,化瘀调经,方取逍遥散合五味调经散,药用炒栀子、牡丹皮、当归、赤芍、白芍、白术、茯苓、柴胡、广郁金、制香附、丹参、五灵脂、益母草等。如出血量多者,应予丹栀逍遥散合加味失笑散,如伴痛经明显者,应予丹栀逍遥散合折冲饮,始为允当。

5. 健脾调经法　该方法是指健脾益气与活血调经法的结合,也即是选用具有健脾益气与活血调经药物的方剂组合。之所以要将此两法结合应用,原由脾虚气弱,以致转化不利,但气虚者,又易致子宫失藏,冲任失约。故临床上一面又见经量或时很少,行而欠畅;或时经前期漏红,甚则崩漏等。治当健脾益气,略佐调经,方取归脾汤、补中益气汤、补气固经丸等。临床上具体使用时尚需加入茜草炭、血余炭、黑当归、炒荆芥、蒲黄炭、五灵脂等。气虚夹血瘀,可出现转化不协调,排经时好时差,临床上可出现月经先后无定期,经量多少不定,色淡红,有较大血块,常可见神疲乏力、腹胀便溏、小腹作痛等,治当益气健脾,化瘀调经,方取归脾汤、补中益气汤、香砂六君汤,再组合加味失笑散,具体药物有:黄芪、党参、白术、陈皮、煨木香、砂仁、炒川续断、炒荆芥、五灵脂、炒蒲黄、血见愁、茜草炭等品,其中需要说明的是人参与五灵脂的相畏问题。古有"十九畏"的明训。但据我们多年临床使用体会,党参与五灵脂合用后,未见有任何不良反应,若偶遇极个别不适者可停用。在健脾调经方药使用时,尚需注意两点,一是适当加入温阳的药物,如炮姜、肉桂、小茴香等品1～2味,以适应脾喜温的特性;二是适当加入芳香化湿的药物,如苍术、薏苡仁、广藿香、制半夏等品1～2味,在暑令天时,尚需加入六一散、佩兰、紫苏叶、紫苏梗等品,达到更好地健脾化湿调经的目的。

6. 化利调经法　该方法是指化痰、利湿、调经三法的结合,也即是选取具有化痰利湿、活血调经功效的方药组方。之所以要将此三法结合运用,原由临床上确有痰湿壅阻,排经不畅,转化不利,常可出现月经后期,经量偏少,质地黏腻,夹有痰湿状血块,伴见形体肥胖,或有水肿,或平时带下甚多,质黏腻,或带下量少,或两少腹作痛,或腹胀腰酸,周身乏力,关节酸痛者,或亦有月经量多,色淡红,夹有黏腻状痰湿样血块偏多,神疲乏力,懒于行动,下肢水肿。尿少便易溏者,治当燥湿化痰,活血调经。前人有防己黄芪汤、苍附导痰丸、启宫丸、芎归平胃丸、越鞠二陈汤等,合泽兰叶汤、五味调经散,我们临床上较为常用的是越鞠二陈泽兰叶汤,再加入茯苓、川续断、益母草等。具体可供选用的药物有:苍术、白术、陈皮、茯苓、制半夏、炒枳壳、广木香、制香附、制南星、泽兰叶、赤芍、川芎、车前子等品,必要时尚可加入羌活、独活、防风、桂枝、川续断、防己、黄芪等品,如痰湿不消者,尚需进而从脾肾论治,此乃涉及培本治疗,不属于本节范围。

第二节　经后期的生理、病理、诊治特点

经后期,行经期结束接踵而来的经后期,是月经周期中极为重要的一个时期。在整个月经周期中,经后期较之其他时期为长,这一时期的特点是奠定周期演变的物质基础。经后期的核心功能是阴分滋

长,精(卵)的发育得以成长,促进孕育。如若出现病理变化,也集中在于阴长运动的失调,"7、5、3"奇数律的运动失常。由于阴长阳消的运动形式是经后期的主要变化形式,故凡诊治这一时期的病证,就必须关注带下分泌情况,治疗虽着重在"阴分",但必须考虑调整月经周期的方法和原则,重点就在于经后期的奠定基础,恢复和提高月经周期演变的水平。

一、经后期的生理特点

所谓经后期的生理特点,是指月经干净之后到经间排卵期的一段时期。由于禀赋体质不同,生活工作环境各异,地域气候差别,每一个女性的经后期也有所不同,有长至半月,甚则两旬者,有短至3～5日者,但一般应在7日,或者10～12日。在这一时期内,西医妇科学认为,这个阶段是卵泡发育进入周期募集阶段并渐长趋向成熟的时期,故称之为卵泡期,子宫内膜处在增生阶段。古医籍中前人认为经行之后,血海空虚,需待经后期阴血的恢复,故亦有经后血海增盈之说。所以经后期的生理特点,无论中医还是西医都是围绕阴分的恢复和滋长,并随着时间的推移,而生长到一定的程度,产生"重阴必阳"的变化,这是一个月经周期奠定物质基础的时期。

为了较为全面地论述经后期的生理特点,我们以前是从血、阴、精、水四者认识的,其实重要的是对女性生殖及月经周期的调控,以下从三个方面展开。其一是阴分的内涵和演变特点;其二是阴长的形式和规律,较为详细地分析"7、5、3"奇数律的运动规律;其三是阴长对立面的阳消的形式和规律。

(一) 阴分的内涵

月经周期中经后期的生理特点是"阴长",并且要达到"至重",才能促进月经周期正常演变。我们在长期的"月经周期与调周法"的运用观察中,发现经后期阴分的重要性,通过对《易经》的学习,深入研究阴阳转化和消长的变化,把握经后期生理演变的特点,充分认识经后期阴分生理演变的物质基础。

1. 阴分的概念　月经周期的演变是由阴阳血气,主要是阴阳的消长转化所形成。其中转化尤为重要。经后期的阴长阳消,阴长是主要的,阳消实际上为了阴长,阴长达重,"重阴必阳"就可以进入经间期,开始新的月经周期中第一次极为重要的转化,也是生殖节律中的重要时期。具有两个显著的症状特征:一是锦丝状带下;二是细缊状活动,亦即是排卵活动。这里的"重阴",不单是两个阴的重叠,经我们临床上长时间的观察,天癸之阴必须达重,是主要的。精卵之阴必须达重(亦即是卵子发育成熟)。海阴亦即是血海充盈(子宫内膜丰厚);水阴充满(达重),其次天癸之少阳必达近重,水中之少火亦必达近重,因为阴长阳消,阴愈长阳愈消,实际上经后中末期阳消的同时,阳亦在长,且长甚于消,使癸水阳火有相当基础,不仅为转化后的阳长服务,而且更为重要的是协助"重阴必阳"的顺利转化。所以重阴者概括四阴和二阴,即阳中之阴,火中之水的概念,六阴到位缺一不可,否则将会引起转化不利,排卵欠利,或排卵障碍,或者排卵后受孕不利。或者导致先兆流产、堕胎小产等变化。

这里所指的阴,主要是癸阴。天癸在月经周期中的重要性和实际作用,我们在前章节中分析过。关于天癸属阴,是毋庸置疑的,虽然历来各家有不同的看法,但绝大多数医家倾向于属阴,属于肾阴类物质。已故名医罗元恺教授在其点注的《妇人规》中指出"张氏(指张景岳)说'盖天癸者,言后天之阴气,阴气足而月事通",又说'元阴者,即无形之水,以长以立,天癸是也,强弱系之,故亦曰元精',其意认为天癸是人体经过后天水谷之滋养而逐渐产生的一种阴液,而这种阴液物质和唾液、汗液、血液、尿液、泪液、精液等能为目睹之物有所不同,被称为无形之水。唯其作用却非常重要,人体的生长发育和衰老都与它有密切关系,故曰"以长以立""强弱系之",这与西医所言之性激素相似。张景岳所提出的无形之水,不能不说是一大进步。《傅青主女科》将天癸之癸水,直接作为肾水,提出肾水多则月经多,肾水少则月经少,是不够恰当的。但肾水与癸水的确有着内在联系。就命名含义而言,天癸者,属于壬癸之水;肾者,亦为北方壬癸水,所以癸水属于肾水范畴,仰赖先天肾水的涵养与转化。正由于癸阴有赖肾阴,所以阴长运动就有了保障,故为月经周期中演变的重要物质,精卵赖此滋养。

精及生殖之精,也称为精卵,西医妇产科学是指卵泡卵子。前人认为肾藏精而主生殖,所以生殖之精藏之于肾,在此称为精阴。《灵枢·本神》谓:"两精相搏谓之神。"罗元恺认为:"两精指男女双方生殖之精,两精相结合之后,成为胚胎,胚胎形成以后,不断变化成脏腑形神俱备的胎儿。""变化不测谓之神",神字,指具有生机之物体不断变化发展之意。《灵枢·决气》进而指出:"两神相搏,合而成形,常先身生,是谓精。"两种有生殖能力的物质,相结合后,成为一种新生命的形体。所以后世有人把卵子直接称为女精,以示与男精的区别。月经之所以来潮,所以终而复始,始而复终,循环往复,目的就在于排出精卵,准备受孕,繁殖后代。

由于癸水养精,同时因冲为血海,血海充盈,月事以时下,血海不足,则月事不能依时下,或下之很少,血海的盈亏决定了经行量的多少。故血海之阴者又可称之为海阴,而且子宫内膜的增生变化无不与此有关。前人论之:"血海之海,虽曰既行而空,至七日后而渐满,如月之盈亏相似。当知血海之有余,以十二经皆然,非特血海之满也,故始得以行耳。"血海在海阴的滋养下,随着癸阴的增长而逐渐充盈。充盈不足,血海空虚,则月经少或不行;若充盈过盛,内膜过厚,又将促使月经量多,甚或崩漏。所以女子以血为主,以血为用。《圣济总录·妇人血气门》中曰:"知妇人纯阴,以血为本,以气为用,在上为乳饮,在下为月事。"后来的学者,秉承《素问·上古天真论篇》的观点,指出太冲脉盛,血海充满,任脉通达,气血流畅,则月经应期来潮,反之冲脉不能盛,血海不能充盈,任脉不能通达,气血流通不利,则月经不能来潮。可见月经的能否来潮,从表面上看,首先与血有关,排经之后,血海空虚,所以前人指出女性经后期的生理特点以血虚为主,而且由于月月排泄月经后,耗损阴血,所以女性体内常呈"不足于血,有余于气"的一种偏颇状态,阴血不足,虚阳容易上浮,故女性容易出现情绪波动、心理不稳定的状态。不仅如此,血流注于全身,外而头面四肢,汗窍毛孔,内而五脏六腑,腔管皮膜,无处不至,循环往复,营养全身,促进新陈代谢,维持生命存在,推动生命发展。

水,指水液也,与天癸之水有别,即有形和无形之别,水是生命之源,在天癸的影响下,有涨落的规律。一般来说,经间排卵期水阴达到充盈,以此来营养精卵、子宫,使精卵活跃,迎接妊娠,孕后更能养胎、养宫,保护胎儿成长,维系生殖功能。在女子体内,水分作为阴液具有荣养作用,是女性生殖方面的重要物质。在经间排卵期及行经期,水阴随着癸阴、癸阳的高涨而升高,故在重阴重阳时,体内的水液充盈,特别是经间排卵期,水液充盈,十分明显,故可见有锦丝状带下排出,这是排卵的标志。为了能够营造一个健康的优质的卵,就需要在经后期养精蓄锐。

但在《易经》六十四卦中,有六阴六阳,与女性关联较大的十二辟卦,其阴阳演变的节律达重时亦有六阴六阳。《伤寒论》中阴阳的重叠亦有六阴六阳。由此可知,重阴者,需有六阴。

重阴,不单是两个阴的重叠,经我们临床上长时间的观察,天癸之阴必须达重,是主要的。精卵之阴必须达重(亦即是卵子发育成熟)。海阴亦即是血海充盈(子宫内膜丰厚),水阴充满(达重)。其次天癸之少阳亦必近重,水中之少火亦必达近重,因为阴长阳消,阴愈长阳愈消,实际上经后中末期阳消的同时,阳亦在长,且长甚于消,使癸水阳火有相当基础,不仅为转化后的阳长服务,而且更为重要的协助"重阴必阳"的顺利转化。所以重阴者概括四阴二阴(水)之火阳的概念(此阳为阴长服务,乃阴中之阳也),缺一不可,否则将会引起转化不利,排卵欠利,或排卵障碍,或者排卵后受孕不利。或者导致先兆流产、堕胎小产等变化,因此,此二阴乃带中之阳、带中之火也。

2. 四者间的依存性　阴、精、血、水四者均属于阴的范畴,互相依存,互为统一。从血来说,为人体生命活动,生殖活动的基本物质,环流周身,无处不至,无时不到,由心所主,由肝所藏,汇聚于血海,下达于子宫排出月经,上至于乳房,化为乳汁。阴者,天癸之水也,张景岳称之为无形之水,溶注于血分,随血液流动的一种水样物质,非肉眼所能及,需要通过血液检测,才能发现此类物质,系统观察可发现此类物质的运动规律。精者,生殖之精也,来源于肾,藏之于肾,得癸水之养,始能发育成熟。血、阴、精三者,互为依存,阴赖血以存在,赖血以运送,精赖阴以滋养,赖阴阳转化以排出,血赖精以生成,精血合一。血来源于先天,培育于后天,所谓后天乃生化之源,主宰于心,藏之于肝,汇聚于血海,下达于胞宫,从而排出月经。持血为主者,提出"女子以肝为先天"之说,但女子所排出的月经,血仅是一种表象,实际上月经之所以排出,仰赖于天癸,而天癸之水滋养精卵,精卵在癸阴滋长的前提下发育成熟,这是经后期生理演变的主要目的,癸阴与精卵,皆属于肾阴的范畴,故我们认为女子仍以肾为先天。且肾精包括骨髓,是化生血液的先天基础,所以前人有着"精血互生""乙癸同源"之说。且精与阴亦有着互相依赖、互相生成的作用。精需得阴的滋养,反过来精亦有益于阴的提高,精与阴的共同依存性,又常在血的基础上才能完成。血藏于肝,精藏于肾,肝肾有着母子关系,在调治妇科月经病及生殖方面的疾病时,经常是以血为基础,如《傅青主女科》的两地汤、养精种玉汤,《景岳全书·妇人规》的归肾丸、毓麟珠等,就是明证。

3. 四者间的特点　阴、精、血、水四者,存在着各不相同的特点。血者,指周身流动的血液,它是营养全身的基本物质,与月经有关者,仅是其中的一部分,而绝大部分,是为生命服务的,它的特点,在于循环不息的流动,具有营养全身、推动新陈代谢、维持生命的作用。女性由于有经、带、胎、产的生理特点,易于耗损血液,故体内常呈现为不足于血、有余于气的状态。阴者,指天癸之水,维系月经等生殖功能,虽然肉眼不能见,受心肾所主宰的调节,而且天癸之阴水,有着长消运动的规律,经我们临床观察,有着"7、5、3"奇数律运动的节律。月经的来潮及其周期性者,决定于天癸。天癸至,月经始能来潮,天癸竭,月经闭止,天癸长消运动规律,自然月经周期正常。精者,指生殖之精,实际上就是卵泡卵子,属于肾,受心肾所主宰和调节,是生殖中的物质基础,肉眼亦不能见,有此则能受孕,无此则不能受孕。它的特点在于是一个能分离的独立活体,有生长发育以至于成熟的发育过程。生殖之精与天癸之水密切有关,前人曾把它与天癸联系在一处,而且作为属于阴分的一种物质。今天,我们可以借助现代检查手段观察到血液中性激素的演变,借助超声影像学探查到卵泡的发育成熟情况,已经能将两者的作用和特点区分开来。所以在论述经后期生理特点时,首先要较为全面认识血、阴、精三者的内容。

(二) 阴长的形式与规律

经后期最大的特点,在于阴长阳消,而阴长运动尤为重要。阴长的形式是静、降、藏、稳、凉、夜,由慢转快,特别是初期很缓慢。阴长的目的在于精卵的发育,子宫内膜的增殖。肾阴癸水有滋养精卵、增厚内膜、润泽生殖道的作用,所以阴长运动实际上是为精卵的发育成熟以及孕育服务,反过来说精卵的产生和发育成熟是阴阳消长转化运动的产物。根据我们长期的临床观察,经后期阴长运动又有三个阶段,即初、中、末期;经后初期,亦有称为经后早期,与行经末期相连接,是阴长的开始阶段,阴的水平很低,周期第3～第5日检查性激素可以见到雌二醇(E_2)或抗苗勒斯管激素(AMH)水平低下,带下很少;经后中期,与初期相连,阴分水平有所升高,可达中等水平,白带下开始出现,且或有一定量的带下,E_2、促卵泡生成素(FSH)水平提高;经后末期,与经间排卵期相连接,是排卵期的前期,是阴长运动的最后阶段,阴长的水平较高时期,已将临近重阴的准备时期,雌激素和黄体生成素(LH)水平达峰值,一般伴有较多的带下,或夹有少量的锦丝状带下,B超观察示卵泡卵子发育已趋向成熟。一般来说,经后初、中期较长,末期很短,有时几乎与经间排卵期很难区分,其阴长的形式与"7、5、3"奇数规律有密切关系。

就阴长形式而言,经后初期水平很低,中期需达中等度水平,末期达较高水平。因此,我们以往认为低、中、高的阴长运动形式呈直线上升状,由于阴偏静的特点,所以阴长运动的形式是缓慢的、平稳的。经临床反复观察,觉得这种运动形式尚不符合实际,不得不否定这种观点,从而又提出了阶段式的阴长运动,即经后初期低水平一个阶段,中期中水平一个阶段,末期较高水平一个阶段,三个阶段形成均等的刻板的阴长形式。经过进一步的临床观察,发现这也不符合实际,并进而通过连续检测阴道细胞,观察雌激素水平及白带的分泌情况,了解到阴长运动,主要指雌激素的起伏波动,呈曲线式的上升运动。到经后末期时,其阴长运动,即雌激素的变化,达到较高水平。随着临床观察资料的积累,微观检测方法的丰富,使我们对经后初、中期的观察更为深入,发现其阴长运动的缓慢和平稳是明显的,呈现相对性的静息状,即使出现一些起伏波动,也是缓慢的、平稳的,而至经后中末期,阴长运动才明显起来,起伏波动也较为活跃,起伏亦较大,有的呈突然上升状,把经后期推向经间排卵期,有的把经后末期与经间排卵期紧密联系在一起。这种由非常缓慢平稳的上升到突然上升的跃升,反映出阴长运动的特点,与自然界光照下的生物钟相一致,并受到自然界生物钟或称太极阴阳钟的影响和制约,这是中医学所强调的"人与自然"的普遍规律。然而人由于遗传、禀赋、气候,环境、肤色等不同,因而月经周期尽管总体1个月一次规律不变,但内在的消长转化节律各不一致,反映了人体内源节律的特异性。为了研究内源性节律间的共性,我们考古论今,经过较长时间对临床观察资料进行归纳分析研究,特别是应用易学八卦中的奇偶数,观察出女性经后期的阴长运动呈现出"7、5、3"奇数律,这一规律基本上可概括阴长运动中各不相同的规律和形式特点。奇数属阳,阴赖阳长,因此阴长运动中出现阳奇数律者,即互根之理也。而且有了数律,更便于推导运用。

1. 7数律　依据行经期7日,且一贯有规律者而确定。因为月经1个月1次,经常不变,则阴半月的周期演变规律要求经后期阴长应有7日。因为行经期7日,合计14日,相当于阴半月,而经后期阴长运动有主要和次要,次要者不太符合规律要求,但又相差不大,基本上属于生理范围者,有的介于生理病理之间,但无症状出现者。根据我们临床上长期摸索,7数律的阴长运动形式如表4-2-1所示。

表 4-2-1　7 数律阴长运动形式

类别\周期	形 式	经 期	经 后 期 初	中	末
主式	I	7	3	3	1
	II	7	3	2	2
次式	I	7	7	5	2
	II	7	5	7	2
	III	7	5 - 3 - 4 - 2		

表4-2-1中所列阴长的主要形式有二,其中 I 式呈经后初、中期稍长,阴长的低水平有所延长,其运动形式虽有所起伏波动,但幅度很小,一般趋向于平静和缓慢,末期甚短,一般仅1日,但起伏被动较大,呈很不稳定状,有的可见突然上升而进入经间排卵期;其中 II 式是经后初期较长,阴长运动有所延长,其形式平静而稳定,中、末期虽较短,但基本上呈均等状,波动起伏稍大,呈不稳定状,然后进入经间排卵期。阴长的次要形式有三:虽然此类形式较为少见,但亦有所见。其一是 I 式,即两个7日,计14日,表现形式是经后初期延长,阴长运动极为缓慢,基本上呈平静状态,进入经后中期,时间上仍有所延长,而且阴长运动的波动起伏较大,甚则回归到初期,然后又忽回升到经后中期的中等度水平,然后再进入经后末期,阴长运动将进入较高水平阶段;其二,即 II 式,经后初期虽有所延长,阴长运动缓慢,但进入经后中期后,阴长运动亦缓慢,时间较经后初期还要长,较 I 式的中期还要长,所以起伏波动较一般为差,但亦有起伏波动较大者,忽而回归到初期,忽又恢复到中期,在经中期时间内,较大幅度地波动,但

始终稽留在中期中等水平内,到 7 日后,才有可能进入经后末期,阴长运动达到较高水平阶段;其三,即Ⅲ式,经后阴长运动初期稍长,中期一般,末期甚短,而在初期与中期的交替时期内,存在着 2～3 次的较大起伏波动,较之Ⅱ式尤为明显,然后才能较为稳定地进入经后中期,再通过波动而进入经后末期。以上所述的阴长运动次要形式,一般仍属于生理范围。

2.5 数律 5 数律是临床上颇为常见的一种。它是依据行经期 5 日,且一贯很有规律而确定。月经 1 个月一次,经常不变。因此,按阴半月周期演变规律要求,则经后期阴长期应有两个 5 日,即 10 日,但在具体的运动演变中,又有主要和次要两种,主要形式中有两种稍有区别者,次要形式中却有四种不同变化,兹列表 4－2－2 分析如下。

表 4－2－2 5 数律阴长运动形式

类别\周期	形 式	经 期	经 后 期		
			初	中	末
主式	Ⅰ	5	5	4	1
	Ⅱ	5	4	5	1
次式	Ⅰ	5	2	2	1
	Ⅱ	5	5－3－5－2		
	Ⅲ	5	10－5－3－2		
	Ⅳ	5	5－8－5－2		

表 4－2－2 中所列,阴长运动的两种形式,其主要形式中Ⅰ式尤为重要。即经后初期较长,中期亦稍长,末期短,阴长运动初期缓慢平静,中期有起伏,波动稍大,末期进入较高阶段,波动大,很快进入经间排卵期;Ⅱ式与Ⅰ式相比较,不同点在于经后中期较初期为长,也即阴长运动在中等水平时有所滞留,其中期时起伏被动亦较Ⅰ式为缓和,有时或可能出现 1 日回归到初期时的水平,但迅即上升,然后起伏波动大,又复上升到较高水平,而进入经间排卵期。次要的阴长运动形式,虽为少见,有的甚至已属于病理边缘,但临床上无明显的症状者,仍可属生理范围。其中Ⅰ式阴长运动较快,精卵成熟早,因此经后初、中、末三期均短,仅 5 日,就进入经间排卵期;Ⅱ式整个经后期延长,可达 15 日,即 3 个 5 日,一般初期时间较长,阴长运动缓慢,呈相对性静息状态,中期时间亦有所延长,但初、中期有交替现象,阴长运动呈较慢性的被动起伏状,到末期时,其波动起伏状就明显起来,正由于波动起伏较大,故把阴长运动推向重阴转阳的经间排卵期;Ⅲ式是经后期更为延长,达 20 日,即 4 个 5 日,初期更长,可达 10 日,阴长运动极为缓慢和静息,中期亦相应延长,可达 5 日,甚则 9 日,其阴长运动起伏较明显,至经后中期的 3～4 日,更明显地活动起来,把阴长运动推向较高水平阶段,并进入高水平的经间排卵期。Ⅳ式亦是整个经后期长,亦达到 20 日,与Ⅲ式相似,所不同者是在经后初期与中期时间内,有一个波动交替期,很可能出现 2～3 次的初、中期大交替,即忽而阴长低落,回归到初期,忽而阴长上升,恢复到中期,但又低落,又高涨,所以我们名之为交替期,然后才能真正地进入到中期,再经过阴长运动而进入末期。

3.3 数律 依据行经期 3 日,且很有规律而确定。按月经 1 个月 1 次的规律,则阴半月的周期规律,经后期应有 4 个 3 日,即 12 日,其主要运动形式有三,次要运动形式有四,兹先列表 4－2－3 加以分析。

表 4 - 2 - 3　3 数律阴长运动形式

类别	周期 形式	经　期	经　后　期		
			初	中	末
主式	Ⅰ	3	6	5	1
	Ⅱ	3	5	3	1
	Ⅲ	3	7	6	2
次式	Ⅰ	3	3	2	1
	Ⅱ	3	1	1	1
	Ⅲ	3	9	7	2
	Ⅳ	3	9	9	3

　　表 4 - 2 - 3 中所列,阴长运动的主要形式有三:其中Ⅰ式最为主要,即经后初期较长,中期亦较长,末期偏短。阴长运动的形式,初期缓慢、平稳,中末期时起伏波动较大,正由于波动大,把运动推向高峰,故呈突进式,迅速就进入经间排卵期,且时间 12 日,完全符合阴半月的要求。Ⅱ式基本上同于Ⅰ式,但时间较Ⅰ式为短,整个经后期仅 3 个 3 日,即 9 日,所以初、中时间均有所减少,其阴长运动也较Ⅰ式为快,且波动起伏亦较明显;Ⅲ式的阴长运动形式亦相同于Ⅰ式,但时间较Ⅰ式为长,整个经后期有 5 个 3 日,即 15 日,所以初、中、末时间均有所增加,而初、中期时间增加较多,其阴长运动亦较Ⅰ式为缓慢,起伏波动亦较少,偶或出现初、中期回复运动,其波动起伏较长时间,末期增加 1 日,亦很快进入经间排卵期。阴长运动的次要形式,虽然少见,但亦有之,Ⅰ式在其中较为多见,其经后初期与中期均相对性减少,整个经后期仅 6 日,阴长运动较快,被动起伏亦较为明显,末期很短,阴长运动由于波动起伏大,所以很快进入较高水平阶段,从而亦很快进入经间排卵期。Ⅱ式时间更短,只有 3 日,其初、中、末三期各有 1 日,由于时间短,阴长运动波动起伏大,所以有时很难区分初、中、末三个时期,或者经净之后即进入中期或中末期。Ⅲ式是经后期偏长,可达 18 日,即 6 个 3 日,其经后初、中期均偏长,一般达到 8～9 日,行经末期亦有所延长,阴长运动相当缓慢,至经后中期的后 3 日,才有可能形成明显的起伏波浪式运动,因而也稍延长了经后末期的运动;Ⅳ式经后期更有所延长,可达 21 日,即 7 个 3 日,实际上已属于病理范围,但由于无临床症状者,亦可归属于生理波动范围内,其经后的初、中期,亦相应地更有所延长,其阴长运动亦更为缓慢,其波动起伏的运动亦更不明显,必至经后中、末期时,始能出现明显的波动起伏运动,才能把阴长运动推向较高水平阶段,从而进入更高的重阴必阳的转化时期,亦即进入了经间排卵期,结束经后期的消长运动。

　　总之,经后期的阴长运动,主要在于"7、5、3"奇数律的变化,掌握"7、5、3"奇数律演变的关键时刻,便于推导生理病理的主要所在,其波动起伏的反应,能推动阴长运动,所以必须重视经后期的动态反应,就中医学的临床而言,就是观察白带分泌的情况。有白带,其数量与质量的变化,就可以了解动态反应及进展情况。一般来说,行经期 7 日,或 5 日,或 3 日,且很有规律者,即为 7 数律,或 5 或 3 数律,经后期亦应与之相符,故上列表分析均以经期数律而定。但临床上是复杂的,有少数未必与之相符,即行经期 3 数律,而经后期表现为 5 数律或 7 数律者,或经期限 5 数律而经后期表现 3 数律或 7 数律者。此外尚有极少数人表现出"2、4、6、8"偶数律者,需要我们今后进一步研究。

　　(三) 阳消的形式和规律

　　经后期最大的生理特点,在于阴长阳消的运动。阴长固然重要,没有阴长运动的发展,就谈不上经后期的生理变化,但阳消亦不能忽视,阳消的重要性就表现在阴长方面,还表现在阴长运动的波动起伏方面。因为阴长必然阳消,阳消才能阴长,阴愈长,阳愈消,并不是由于阴长而克伐阳,导致阳消。恰恰相反,由于阴长赖阳,阳转化为阴,因而出现阳消,这就是阴阳之间的对抗消长,必须建立在互根统一的基础上,此乃太极阴阳钟的必然现象。另外还有一个很重要的方面,就是推动阴长运动发展的波动起伏状,亦必须得到阳的支持,才有可能实现。众所周知,阴主静,阳主动,阴为物质基础,阳为功能作用,但我们这里所论述的阳,亦有着物质基础的一面。所以就阴而言,它是相对静止的,它一般代表物质基础,这里所指的阴,前面已经指出,是一种溶于血分的水样物质。前人称之为天癸之水,使这种水样物质,处于一种有规律的被动起伏运动,及其源源不断地滋长来供养精卵,促使精卵发育成熟,为繁殖下一代作准备,需要阳的支助和促动。张景岳在《求正录·大宝论》中对生命科学等进而阐明,说:"命之系,唯阴与阳,不识阴阳,焉知医理?夫阴阳之体曰乾与坤,阴阳之用曰水与火,阴阳之化曰形与气……先天因气以化形,阳生阴也;后天因形以化气,阴生阳也,形即精也,精即水也。"把阴阳的互根关系、先后天关系,扼要地阐明,兹就经后期阳消的内含实质,阳消的形式、规律等分析之。

1. 阳消的内含实质　阳消为了阴长,阴长则阳消,阳的水平下降,阴的水平才能提高,才不会受到阳的干扰和克伐,同时又处于互相依赖的关系上,即互相生化,互相依赖,所谓"独阴则不长,孤阳则不生"。阴长之时,特别到达近重阴的高水平时,更需要阳的大力支持,因而阳就显然要消,此即是互相转化之理。那么阳消究系内含何种物质呢?我们通过长期的临床观察,发现阳消亦是水样的物质基础,亦即是张景岳所谓的无形之水。《女科经纶》引陈良甫所云:"天癸者,天谓天真之气,癸谓壬癸之水,壬为阳水,癸为阴水。"壬为阳水,即阳消之水也。与癸为阴水相一致,又相对立,阴长者,即癸阴之水长也。阳消者,即壬阳之水消也。两者均属于水样物质,达于冲任血海,至于子宫,行其消长转化的周期性变化。在临床我们经过客观检验的方法,发现癸阴之水、壬阳之水的变化。壬阳之水与黄体激素、雄激素相一致,甚至还可包括肾上腺皮质激素、甲状腺激素的部分功能在内,当然整个肾上腺皮质激素、甲状腺激素的功能,范围还要大得多,实际上这里所指的阳水,相当于黄体生成素,因为它与癸阴的雌激素的确存在消长转化的月周期变化。在经后期癸阴即雌激素增长过程中,属于壬阳的黄体激素自然要消,且两者来源于肾,为精卵的发育成熟、排卵受孕服务,亦与雌、孕激素来源于卵巢,为排卵生殖服务相一致,但作为阳,以及阳消的概念,除了主要的黄体激素外,还要扩大到雄激素等功能在内。

2. 阳消的形式　总体来说,阳消与阴长的运动曲线相对立,即阴长时其运动曲线升高,阳消时其运动曲线下降,阴愈长,其运动曲线愈升高,而阳愈消,其运动曲线愈下降,所以两者处于对立状态。但在经后末期时,其阳消的运动形式有所不同,不是下降过低,而是迅速上升,与阴长运动曲线呈一致性。兹则分析如下。

经后初期,阴长处于低水平,所以阳消也就显得平稳,阴阳消长对抗几乎处于均等状态,阳消的曲线运动与阴长的曲线运动亦基本上相一致,均处于相对静止的状态,一般无较大的波动起伏,到了经后初期的末后1~3日,必然要开始波动起伏,阴长与阳消的曲线运动将要拉开距离,进入经后中期,阴长水平必须达到中等水平,而阳消也就明显起来,由于阴长运动的动态反应,其波动起伏较大,固然是阴长本身的关系,但需要得到阳的支持和促动,才有可能。因而阳消就更为明显,所以经后中期阴长阳消的对立状态也越发明显,阳消运动的倒曲线状自然形成。当进入经后末期时,阴长达近高水平时,其波动起伏状的运动形式,也更为明显和激烈。按理说,阳更为消,这就是阴长阳消,阴愈长,阳愈消,阴长到最高,阳消到最低的道理。但是,人体内部的生理机制是复杂的,其运动形式也就有所不同,因为阴长到近高水平时,阳消到近低水平,就不能保障阴长的持续高涨及激烈波动性运动,故而出现阳消中见长,而且长到一定水平,其运动形式及其曲线状变化,与阴长相一致,否则就不能保证阴的持续滋长及其波动起伏的激烈生理变化,这就是临床上所出现的复杂情况。亦说明了阳消的曲线运动形式与阴长的曲线运动形式之不同,也反映了阳消的生理特点。

3. 阳消的规律 基于上述,阳消的形式与阴长的形式相对立,但至经后末期时,又趋于一致,即阴长至近高水平时,阳消转为阳长,由慢互快,由静止到波动,由低水平的平稳到中水平的起伏,其形式基本固定,从而也表示其规律的相对固定。具体地说,经后初期,阴长缓慢,阳消也缓慢,消长之间趋向平稳,进入经后中期。阴长见快,其波动起伏亦较明显,阴长已达中水平阶段,是以阳消也见快,阳消的曲线与阴长的曲线呈对立状态,阳消之故,使阳的水平下降,成为较低水平,进入经后末期,实际上应包括经后中期的最末1~2日在内,由于阴长进入近高水平阶段,加上波动起伏的加快加大,原本阴愈长,阳愈消,但由于生理上要维持高强度的活动和高水平的阴长,所以阳反见消中有长,而且长过于消,使阳达到一定高度的水平,或者亦达到中度水平,才有可能保证阴长水平的持续高涨及其加快加大的活动,这样就必然形成经后初期阳的缓消,经后中期的消长对立和加快,末期反见阳消有长,不仅是形式,亦是阳消的规律。但是具体的人各有不同,归纳起来,又有"7、5、3"三种奇数律之异。

7数律者,属于奇数中的一种。奇数属阳,故7数律者,阳数也。根据前人所论,结合我们实践的认识,7为少阳数,少阳数为7,少阳与厥阴相为表里,相为联系,一般来说少阳属胆,为胆经,厥阴属肝,为肝经,在中医妇科学上,曾有"女子以肝为先天"之说。且少阳与厥阴,反映了阴中之阳、阳中有阴、寒热错杂等特点,因而属于有少阳、厥阴特色的阴长阳消的经后期生理变化,必然带有错杂多变的特色,其经后初期中期,波动起伏也较多较快,且奇中兼偶数,经后末期时,起伏波动更大,甚至突然上升等运动现象,均充分反映了少阳、厥阴阴长阳消的运动特色。

5数律者,亦属于奇数中的一种。奇数属阳,故5数律者,亦是推动阴长的一种数律,根据前人所论,结合我们实践的认识,5为中土阳明数,阳明中土数为5,阳明与太阴为表里、为联系。一般来说,阳明与胃腑有关,太阴与脾脏有关,脾胃同居中焦,皆属于土,脾胃在妇科学上有"后天之本"之说,且太阴者,阴中之至阴也,所以脾亦为至阴之脏,属于阴中之阴脏,而阳明为多气多血,阳中之阳腑。阴者至柔,阳者至刚,阳明与太阴均属中土。刚柔相济,出现中和之性,所以消长运动变化也属于中和的现象,但在经后初、中期时,常可兼夹偶数律现象,波动起伏状的运动,似较7数律为小。

3数律者,亦属奇数中的一种数律。奇数属阳,故3数律者,亦是推动阴长阳消中的一种常见的数律。据古人所论,结合我们临床实践的体会,3数者,为太阳数,太阳本身就为三阳,太阳与少阴为表里、为联系。一般来说,太阳与膀胱有关,属膀胱经脉,少阴与肾或心有关,属肾与心的经脉,肾心亦借少阴经脉相联系,在妇科学上心肾相交有着调节平衡阴阳的重要意义。且肾主生殖,为"先天之本",天癸亦属肾的范畴。且少阴亦属阴中之少阴脏腑,所以经后期阴长阳消的运动虽表现为3数律,但实际上其主导的根本还在于少阴肾心,或者应包括天癸在内的作用。由于肾心天癸在内的主导,所出现太阳3数律的运动具有较为广泛的普遍意义。当然前面所论述的少阳、厥阴7数律,阳明、太阴5数律,虽然反映出其消长转化的特点,但仍以肾心天癸为前提,所以月经周期消长转化的节律运动是一致的,反映在经后期太阳、少阴3数律的消长运动,其形式规律复杂多变。就其主要者而言,就有3种,而且以3数律为一波动起伏,也较7数律和5数律的波动为多,在次要形式变化中,甚至有3日就进入经间排卵期者。这是3数律中的特点。

二、经后期的病理特点

经后期的病理特点,是在经后期的生理功能有所失常的情况下形成的。而经后期的生理特点,就在于阴长运动的开始和滋长,以奠定周期演变的物质基础。因此,其病变所在,也在于阴、精、血、水的物质基础有所不足,影响阴长运动的发展,或致运动失常,也有极少数阴盛有余,反致不能转化者。或者有一些病理产物,影响阴长运动者。这里所指的阴,是指溶于血分的癸水,即张景岳所言之"无形之水",傅青主所说的"肾中之水"。癸水的滋长,目的在于滋养精卵,阴不足,癸水不充,则精不熟,精不熟者指发育不得成熟,自然不能排卵,将大大地延长经后期,而且阴的病变,也常与血分病变有关,此所以我们要首先论述血、阴、精病变的缘故。再就是阴长运动中的深层次病变,即是阴长运动中动静失调,或者静之有余,缺乏动态变化,或者动之过甚,动之不协调,以及在个体中的"7、5、3"奇数律运动中失常的病变。最后还要论述的是阳消病变,因为经后期阴长阳消。阴长运动的发展,必然要涉及阳消,阳消的失常,必然要影响阴长,所以在论述经后期病理特点时,务必要注意到这类问题。

(一) 阴、精、血、水的病理变化

女子以血为主,阴与精是在血的基础上产生与发展的,因此,女子的病变,首先于血分,但最主要的机制还在于阴与精。女子每月行经,虽然为生理现象,但不同程度耗损一些血液,故前人有"有余于气,不足于血,以其数脱血也"。所以经行之后,血海空虚,体内出现一种血少气多的不平衡状态。正由于这种血少气多的不平衡状态的存在,所以极易导致血分的病变。阴与血有关,血分病变加重易致阴分病变,阴分病变出现可以直接地导致月经周期疾病。此正如《女科经纶》引虞天民所云:"妇人百病,皆自心生……先因心事不足,心血亏耗,故乏血以归肝……况月水全赖肾水施化,肾水既乏,则经水日以干涸,或先或后,淋漓无时。"说明月经周期性疾病,表面上看起来与血有关,但实际上是肾水即癸水的病变所致。肾阴、癸水的病变在月经病变中占有重要地位。其次是生殖之精,其病变亦在月经病中占有重要地位。兹分断如下。

1. **阴分病变**　月经后期的阴分病变是指癸阴的病变。就临床来说,主要是肾阴不足,天癸不充,虚证多见。其原因尚有先后天之别。先天原因者,与遗传、禀赋等有关,致使发育不良,或生殖器官发育异常或阙如,或者功能差,以致肾阴有所不足。天癸不充,从而导致阴长运动的不良和迟缓。后天(性)原因者,主要与房劳多产(包括人工流产)、七情内伤、紧张烦躁、迟睡失眠等有关,正如《校注妇人良方·室女经闭成劳方论》中所言:"积想在心,思虑过度,多致劳损……盖忧愁思虑则伤心,而血逆竭,神色先散,月水先闭……肾水绝则木气不荣,而四肢干痿,故多怒,鬓发焦,筋骨痿,若五脏传遍则死。"或者还有其他因素所致体虚,久而有如张景岳所说:"五脏之伤,穷必及骨。"肾虚阴伤,癸水不足。水不足则不能涵养精卵,精卵发育不能成熟,或则延后排卵,或则不能排卵,是以导致一系列病证。

肾阴偏虚,癸水不足者,其发生有五:一是阴虚血少。血少阴虚,相互影响,相互推进。阴者属于肾,血者属于肝,肝者,藏血之脏,血少则肝之藏血不足,血之与阴,亦包括精髓在内,与血有着互相生成的关系,故有乙癸同源之说。血虚虽致阴虚,而阴虚则血亦更不足,从而加深了阴血之间的虚损程度,血海空虚,则血枯。二是阴虚火旺。火旺亦致阴虚,阴愈虚,火愈旺,火愈旺则阴愈虚,且火旺又必伤精,以致精卵不得发育成熟,兼之阴虚不能滋长,不得滋长则月经周期中的阴阳转化运动无法进行,以致周期失常。阴虚火旺轻者,仅感带下甚少、胸闷烦躁等。重者,必致带下全无,形体消瘦,午后低热,月经先期量少等。三是阴虚津伤。即阴虚易致津液匮乏。张景岳论及脏腑时有曰:五脏之阴,非此不能滋。此者指肾阴而言。说明肾阴充实时,阴长至重时,津液亦将丰富。反之,肾阴不足,则津液必然有所亏少,故前人有"年逾四十,阴气自半",说明40岁以上肾阴有所不足,女性在这一年龄内,天癸将绝,肾阴不足。月经将要闭绝,是以津液亦有所不足,故皮肤渐趋干燥,并出现烦躁口渴等。四是肾虚癸水渐竭。癸水不足,生殖之精亦不得发育成熟,是以精衰髓空。前人认为:肾藏精而主骨髓,由于肾阴虚,癸水衰少,精不能熟,因而不能生髓,自然致骨髓不充。《傅青主女科·骨蒸夜热不孕》中有"况胞胎既通于肾,而骨髓者,亦肾之所化也……且胞胎非骨髓之养,则婴儿何以生骨……则骨中空虚"。故在40岁绝经前后时期,由于阴虚癸水衰少,出现骨中空虚类病变者,似与此有关。五是阴虚及阳。阴阳是相互化生的,无阴则阳无以生,无阳则阴无以化,亦即是物质与功能的相互转化,所以阴虚日久,必然导致阳的不足,前人对此论述颇多,而且在阴长运动的动态演变中亦必得到阳的支持才有可能。是以阴虚之后,必然要加强阳的消耗来弥补阴的不足,所以阴虚日久,必然要导致阳的不足,但由于阴虚占主导,或是阴虚火旺占主导,故阳不足的症状不能体现出来,或者有所体现,亦被阴虚或火旺的症状所掩盖,需要通过细心的观察或者微观检测才能发现。有的甚至要通过治疗才能发现。但要注意癸阴过盛亦即《傅青主女科》所谓水火俱旺的病变。

在阴虚的病变过程中,必须注意到心肾的失济。关于心(脑)肾—肝脾—子宫轴,我们在前面有关章节已经阐明。而心肾的交济是调节阴阳消长转化运动的主要所在。前人对此论述甚多,冯楚瞻在其《锦囊秘录》中说:"水(指肾)火(指心)宜平不宜偏,宜交不宜分,火性炎上,故宜使之下;水性就下,故宜使之上,水火上下,名之司交,交则为既济,不交为未济。"《慎斋遗书》亦云:"故欲补心者,需实肾,使肾得升,欲补肾者,须宁心,使心得降。"只有在心肾相交之下,任、督、脉才能协调阴阳之间的平衡,也才能保持在阴阳相对性平衡下的消长转化运动。故后人提出了肾虚的核心问题,是阴阳失去平衡,而阴阳失衡,又常与心火失降有关,所以肾阴偏虚,癸水不足的形成和发展,亦常与心肾水火之间的失济有关。

2. 精的病变　生殖之精,其主要病变在于先天发育不良或后天各种因素导致发育障碍,也有少数发育过程中出现异常,以致精卵不得排出者。究其原因,首在于先天发育问题;其次生长环境中种种原因导致癸水不足,不能涵养精卵。肾阴亏虚,癸水不足,生殖之精的滋生、发育受到影响,排卵活动不利;此外还有阴长过盛,水湿、痰浊、瘀血的兼夹,壅阻不化,形成有害的病理物质,阻碍精卵发育,甚至引起卵泡的囊性改变,形或多囊卵巢,或者卵泡未破裂形成黄素化;还有其他疾病的影响导致卵巢内产生巧克力囊肿、畸胎瘤、子宫腺肌病等均将影响精卵的生长,严重妨碍月经周期的正常,甚至导致不孕症。

3. 血分病变　月经后期血分发生病变,主要形成虚实寒热以及错杂性病变。血海空虚尤为多见,血海者与奇经有关,特别与冲任关系较大。而其中又常见血虚夹血瘀,血虚夹血寒,血虚夹血热,而以夹湿、热、瘀、黏者为常见。具体来讲,血虚则冲任不足,血海空虚,轻则症状不著,或仅感月经经量偏少,偶有头昏之感,稍重则月经失调,头晕眼花,重则月经后期、量少、色淡、质稀,面色㿠白,头昏心慌,夜寐甚差等,而且进而影响心、肝、脾、胃等脏腑而发病,且可间接影响肝肾,肝肾不足,可以导致闭经、不孕等一系列病证;血虚又必耗气,此乃气血互生之理。血虚则气亦弱,气弱则反过来不能统摄血液,常可导致月经先期量多、崩漏等出血性病证,由于失血较多,必致血气更虚,虚弱程度加重。其次是血虚夹血瘀,即血实中的瘀滞性病变。瘀滞性病变可致两种不同的病患,如因阻滞性病变可以出现月经后期、量少、经行不畅、痛经,甚则闭经、癥瘕,有时无临床症状,常可通过现代检测方法发现;血瘀又可以阻滞经络,络损血溢,或者占据血室,以致血不归经,可以出现各种出血性病证。如夹有血寒者,寒凝血滞,经行不利,可以发生月经后期、量少、痛经、闭经等疾病,如夹血热,热迫血行,不仅使月经周期提前,而且使经量增多,可以出现月经先期、量多、经期延长、崩漏等病证,或者热迫血升逆,又可致经行吐衄、乳衄等出血性病证。至于虚实中又兼夹寒热错杂病变者,临床上亦有所见,不仅病情错杂,而且与脏腑功能失调有关,尤其以肝脾失调为主要。肝脾是血气生成的主要所在,如《校注妇人良方·月经不通方论》中曰:"伤损肝脾,但滋其化源,其经自通。"历来认为血气的化源在于脾胃,而妇科必须加入肝者,有其重要意义,而且肝脾两脏还有着调节血气的作用,肝脾失调,常为血气失调的所在,血中所出现的寒热错杂,实际上是肝热脾寒的结果,所以我们认为:抓住肝脾两脏,是调理血气的关键。

4. 水的病变　主要有过少与过多。一般来说,过少者居多。主要分为先天和后天两类,先天因素责之于遗传因素,也就是肾之元阴不足,比如临床常见的早发性卵巢功能不足(POI)、先天性下丘脑性闭经(HH)等;后天因素主要有疾病的影响,如希恩综合征、结核性盆腔炎、干燥综合征等均可以导致肾水亏耗,经血之源,以致经水干枯,而出现经闭不行,绝经前后诸症。除了月经病之外,妊娠方面,水之不足可能会带来胎儿宫内发育迟缓、羊水过少;分娩后产褥期出现乳汁过少、大便难等病症。

综上所述,阴、精、血、水各有其独特的病变,但四者互有影响,互有关联,虚则皆虚,实则皆实,但有时四者间并不一致,如血虚阴盛,即营血不足,癸水过盛,以及阴盛而精不熟者,这就是病变的多样性复杂性,就经后期而言,既要分析阴、精、血、水的不足,物质基础的薄弱,又要分析四者的过盛和不协调,从而为经后期的治疗奠定理论基础。

(二) 经后期阴长特点及形式的失常

经后期阴长运动的特点及其形式有所失常,也是经后期最大的病理特点。所谓阴长运动的特点,实际上是指阴长运动中的动静的反应。一般来说,经后期的阴长运动,是一种较为缓慢的波浪式的运动,是以静为主的动态反应,至经后期,方见明显的或者突然的上升式的动态反应。如果在运动中动静失常,或者静之有余,甚则绝对性的静,或者动之较甚超过了静,不仅影响阴长运动本身的发展,而且也将导致脏腑经络气血的失和,特别是心、肾、子宫包括冲任等奇经的失和,或者正由于脏腑经络的功能失常,所致阴长运动中的动静失常,而其主要的还在阴虚静之有余,动之不足,不能应时地推动阴长运动的发展。其结果,造成子宫内膜及卵巢卵泡的发育不足和异常。至于阴长运动中的具体形式失常,主要是与"7、5、3"奇数律中的主次形式失常有关。有的虽然并不严重,程度较轻,介于生理病理之间,亦没有明显症状,但恰恰由于这些轻微的病变,可以导致月经病变、不孕症等,甚则可酿成器质性病变,防微杜渐,乃治本之道,借助现代科学检测手段,进行深层次的病理分析,是现代中医诊疗的需要,也是妇科发展的必然。

1. 阴长运动特点的失常　所谓阴长运动中的特点,即以静为主的动态反应,也即是阴长运动中的动静失常。因为经后期以阴长为主,阴主静,其特点是降、藏、缓的形式,所以阴长运动也必然体现出这些特点,即使动,也在静的基础上反映动态。但正由于阴静的特点,所以病理特点也就反映出静之有余,动之不足,所以阴长运动也必然极为缓慢,必然也带来卵泡的发育和子宫内膜的病理变化。但如动之过甚,使子宫失藏,冲任失约,反致阴长运动加快,也属异常。

(1) 阴长乏动,静之有余:在阴长运动中,由于阴虚癸水不充,以致阴长运动极为缓慢,静之有余,缺乏动态反应,必然导致一系列月经病变。根据我们的临床体会,之所以形成静之有余,动之不足,六阴主要是四阴,运动极为缓慢者,其原因有五:一是肾阴亏虚,癸水不充,以致阴长缓慢,该动而动之不足,处于一种阴长乏动静之有余状态,这是阴长运动中乏动的主要方面;二是阴盛有余,反致该动不动,趋向于绝对静止状态;三是阳气虚弱,不能助阴长的动态反应;四是痰湿瘀阻,阻碍阴长运动的进展,以致有静无动;五是心肝郁滞,气机不畅,亦必窒痹阴阳的消长运动。兹分述如下。

1) 肾阴亏虚,癸水不充:这是阴长运动不佳的最主要的病变。根据临床观察四阴中尤以水阴不足颇为常见,原因在于睡眠过晚,以及促排卵激素滥用等所致在一定程度上致肾虚水少。由于肾阴亏虚,癸水不足,故阴长不能及时,经后期将大大延长,而且阴长水平不够,亦必影响其动态反应,因而出现一种静止状态,以致卵泡的发育不利,子宫内膜的难以增殖,反过来又将使肾阴癸水更有所不足,相互影响,必使病变加重。我们在临床观察到,阴虚癸水不充者在程度上又有轻、中、重的区别。程度重者,其阴长运动趋于停止,有静无动,绝对性地静止,始终停留在经后初期。如先天发育不良者,可见原发性闭经,如因后天因素损害者,可见继发性闭经,或者卵巢早衰等病证;程度中等者,其阴长运动极其缓慢,有静少动,虽不至绝对静止,但动之极少,阴长运动常在经后初期与中期徘徊,可见于月经后期、量少等病证;程度轻者,其阴长运动缓慢,静多动少,一般在经后中期徘徊,有的甚至返回经后初期,可见月经先后不定期、经量偏少、经期延长等病证。

2) 阴盛欠动:我们在临床上也的确发现极少数女性因为阴盛癸水过多,反致阴长不利,因为阴分水平过高,因而其阴长运动也就没有动态反应,始终处于静止状态,如子宫内膜的过度增生,卵巢卵泡也不能循序发育,从而导致闭经、崩漏。

3) 阳弱致阴静乏动:肾阴亏虚,癸水不充,因而阴长不利,静而乏动,其中有少部分是由阳弱所致的。因阴阳是互相转化的,阳弱不能化阴,以致阴虚,阴虚必致癸水不充,是以阴长运动不利;其次阳主动,阴主静,在一定程度上阴长运动的动态反应,必须得到阳的支持才能较好地进行,是以阳虚所致阴不足而乏动者,亦将不同程度地影响经间排卵期的转化活动,可见月经量多、经期延长、不孕不育等病证。

4) 痰湿或瘀血阻滞:痰湿壅阻或血瘀内停,不仅影响气血的正常运行,且在一定程度上亦影响阴阳的消长和转化;而且痰湿和血瘀均是脏腑功能失调病理产物,有害于阴阳的产生及其长消运动的发展。我们在临床上发现一些女性患者,在行子宫输卵管造影术、通水术、诊刮术,或者在子宫颈口行电烙术、激光、冷冻后,常有影响月经周期演变者,测量 BBT,可见高温相退后,高温相不稳定,低温相起伏不定,亦类似病理产物的影响,同样出现月经周期落后、经量多少不一等病证。

5) 心肝气郁:心肝气机郁阻,必然影响肾阴癸水的滋长。一方面由于心肝肾之间存在着密切的关系,对阴与精的滋长有着重要的影响;另一方面由于气机的郁阻,影响阴长运动的反应,是以出现有静乏动的状态。临床上同样可见月经后期、量少等病证。

(2) 阴长运动过强,动之有余:即阴长运动中动态反应较为强烈,使月经周期演变中动之有余,静之不足,违反了经后期阴长运动以静为主的规律,这也是一种较为常见的病变。根据我们的临床体会,主要是与两种原因有关,一是火旺,火热迫血;二是阳盛化火,血液妄行。

1) 火旺:主要指阴虚火旺,肾阴不足,癸水不充,气火偏旺,火旺则气血运行加快,必然导致阴长运动的动态加强,以致子宫失藏,冲任失约,故可见月经先期、经量偏多等病证。

2) 阳盛化火:阳气内盛,邪热内甚,势必化火,火热迫血妄行,亦必迫阴长运动加速,从而出现月经周期先期、经量增多、经期延长等病证。

2. "7、5、3"奇数律运动的失常　经后期阴长运动失常表现在每位女性个体即是"7、5、3"奇数律失常。现分别述之。

(1) 7 数律阴长运动失常:鉴于 7 数律阴长运动的生理变化,其主要形式的病变有二:一是经后初期较长,如果发生病变,阴长缓慢,则经后初期,将更加延长。二是经后中期较长,如发生病变,阴长失常,则经后中期将更加延长,而且阴长的水平有可能徘徊在初期与中期之间,导致整个经后期延长,可出现月经后期、经量偏少等病证。有时还表现在周期连续性不能达到 7 个月经周期正常者,即连续正常 3 个月,失调 1~2 个月,或亦达 3 个月者;亦有连续 4~5 个月经周期正常,接着又失调 2~3 个月者。

(2) 5 数律阴长运动失常:其主要病变形式基本上与 7 数律的相一致,亦表现在经后初期与中期的延长,阴长运动的缓慢,其程度、差距较之 7 数律为大,而且亦将影响经间排卵期的转化运动,且为临床所常见。其表现在正常月经周期不能连续达 5 个月,即连续正常 3 个月或 4 个月就失调 1~2 个月,或者失调 2~3 个月,接着正常 2~3 个月,接着又见失调,而且失调的主要病变,就在于经后期阴长不利,不能适应 5 数律的运动演变。

(3) 3 数律阴长运动失常:3 数律阴长运动失常的主要病变形式,基本上与 5 数律、7 数律的相一致,亦表现在经后初、中期的延长,阴长运动缓慢。所不同者,其一是经后末期亦有所延长。就一般情况而论,包括 7 数律与 5 数律在内,其末期只有 1~2 日,即进入经间排卵期,而 3 数律者此期可达 3 日,或者 6 日,有的甚则进入经后末期 1~2 日,即带下增多,有少量锦丝状带下,但旋即又返回到经后中期,带下减少,BBT 低温相。其二是经后初期与经后中期,其延长较之 5 数律、7 数律的还要长。3 数律阴长运动失常,表现为连续性地出现 3 个周期的月经周期失调者较为多见。我们多年来运用 BBT 观察女性双温相的变化,发现多数患者很难保持连续性 3 个月经周期的正常和 BBT 双温相的正常。

3. 微观阴长运动的失常　阴者,癸水也,其长消运动,实际上是癸水中阴阳的生理演变。癸为阴水,壬为阳水。水者,乃无形之水,非肉眼所能及,必须通过现代医学微观检验的方法,始能发现。阴水者,相当于女性雌激素和促卵泡激素;阳水者,相当于黄体生成素。经后期阴长运动,即雌激素水平的提高,而雌激素水平不能随着经后期的发展而提高,水平处于低落状态,将影响卵泡的发育和子宫内膜生长。而肝郁肝火所致的症状,与催乳素偏高或过高一致。心神气血所主的证候也与前列腺素偏高相似。这些因素都将干扰阴阳消长转化运动,特别干扰阴长运动。因此通过微观检验,更能深入了解内在病变的存在。只有通过微观的检验,了解深层次阴阳的变化,同时亦为未病论治提供了重要依据。

(三) 阳消失常的病变

经后期最大的生理特点,在于阴长阳消,而其病理特点亦在于阴长与阳消两个方面。阴长虽是主要方面,其病变亦占主要地位,但阳消亦不容忽视,是对立的统一体。在阴长失常的病变中,自然也依附着阳消的病变。就一般而言,阴长失常与阳消不及有着密切的关系,但亦有一定的独立性。因此,在分析阳消病变时,既要注意到阴与阳的联系性,即从阴长失常的主要病变方面,分析有否阳消失常的存在,又要从阳虚或涉及气虚方面的单一性分析。

根据我们多年来对月经周期与调周法运用的观察,可以将经后期阳消失常归纳为以下三种病变:其一是阳消失常,所致阴长不利,由阳及阴,其病原在于阳;其二是阳消失常,阳的基础薄弱,必然于转阳后阳长不利,且阳者,火也,阳火不旺,火不暖土,影响脾胃运化,将出现脾肾薄弱的状态;其三阳消失常,不仅影响阴阳之间的关系,而且亦将影响气血之间的协调,出现阴阳气血的错杂病变。因此,在探析阴长失常的病理变化时,不仅要从阴长不利的本身去分析,还要善于从对立面的阳去寻找发病的原因。我们认为有相当部分阴长失常的原因,就在于阳消不及,或阳旺不消,气火偏旺,反而阻碍干扰阴长运动,甚或导致痰脂、水湿、血瘀、气火等病理产物,从而加深或加剧病情发展。但是经后期,毕竟以阴长为主,因此,所涉及的阳消病变,仅占其次,且经后期的病变,一般均表现出缓慢性、渐进性,也就容易忽略此一时期阳消失常病变的存在。

1. **阳虚及阴** 阴阳者,互相依赖、互相生化,阴赖阳以生长,阳赖阴以生存,所以在阴长不利的病变中,有相当一部分系属阳虚所致。根据我们多年来的临床观察发现,阳虚所致阴长失常者有两种情况。其一是阴虚及阳、阳虚及阴的互相影响所致。因为阴虚日久,势必及阳,阳虚久之,亦必致阴虚。《素问·阴阳离合论篇》曰:"天覆地载,万物方生……阳予之正,阴为主生。"王冰谓:"阳施正气,万物方生,阴为主持,群形乃立。"可见阳包括气在内是万物方生,群阴乃立的前提。而且在月经周期生殖生理中,阴阳处于对立统一运动过程中,阴长运动,更有赖于阳,是以一旦有阳虚为主者,既不能化阴以助阴长,又不能推动阴长运动的发展。因此,要从阳虚的高度来分析阴长不利的病变。但是亦必须注意到阴虚中稍有阳虚,而这种阳虚,并未或者稍有影响阴长运动者,仍应从阴的本身分析。其二,阳虚及阴。这里所说的阳虚,与上述之阳虚不同。这里的阳虚,是与体质因素、脾胃虚弱有关,其导致阴虚的病变有三:第一是属于先天性发育欠佳,亦即是禀赋阳虚,阳虚者在一定程度上亦必致阴虚,可见于先天性子宫卵巢发育欠佳性的月经后期量少,或者继发性闭经者。第二是后天病理性阳虚及阴,大多与产育过多,包括人工流产在内,或者劳累过度、房事过多、长期紧张过度等,先致阳虚,再致阴虚,由阳及阴,即阳虚不能化阴,以致出现阴阳俱虚而偏于阴虚。第三是精神心理因素,或者忧郁过久,或者烦劳过度,以致心肾失济,阴阳失衡。阳虚者,亦将致阴长不利,但在经后期阴长运动过程中首先是阳消不及。

2. **阳虚气弱,以致阳消不利者** 在经后期阴长运动过程中,还应看到有一种虽然少见但确实有之的纯系阳虚气弱所致病变者。所以这里所指的阳虚气弱,实际上是指肾与脾胃的不足。气与阳有着密切关系,而且脾胃为后天之本,先天之精包括天癸之水全赖后天水谷的供养。但后天的运化功能,必须得到先天肾之阴阳的支持,特别是先天肾阳命火的温煦。火能暖土,亦即是肾阳命火有助于脾胃运化。肾阳温煦不足,是以出现脾胃虚弱的种种病证。在脾胃虚弱的情况下,不仅可以反过来影响癸水肾精的充实,还有可能导致水湿痰浊的滋生,水湿痰浊(包括脂肪)一旦成为病理产物,壅阻于内,或泛溢于四肢头面,又将影响阴阳的消长转化,特别是阴长运动的发展。

肾阳不足属于先天性的,与发育有关。有些发育欠佳,禀赋不足者,表现出的肾阳虚症状一般较之明显或阴阳两虚者的症状明显。但是较之后天性损伤所致肾阳虚者,其症状要少得多,常常需要较详细的问诊才能发现。症状偏少,并不等于病变程度的轻微。相反,有的还顽固得多。如因后天病理因素损伤肾阳者,即使损伤的程度并不重,但在临床症状上所表现出的腰酸形寒,肢冷畏风,小便频数,甚则淋漓失禁,或者月经延后、经行腹痛、久婚不育等症状,较之先天性肾阳虚者多而且明显,其处于经后期者,仍应从阳分析,但必须考虑阴长运动的特点。

3. 阴虚火旺中的阳虚 阴虚火旺中间夹阳虚,是一种极为错杂的病变。我们在长期的临床观察中发现,在某些长期性的阴虚火旺病证中,如闭经、崩漏等,其病变虽然主要是阴虚火旺,在火旺的病理演变中,一般先伤其阴,阴愈伤,火愈旺,则阴更伤,火旺与阴虚相对立,但是还要看到在火旺阴虚的对立中,火旺亦有伤阳的一面。因为火旺与阳,从根本上来说有着统一性。阳者,正气也,火旺,邪气也,也可以说,火之所以旺,正由于阳气亢盛,人体功能处于一种代偿性的兴奋状态,因而稍久反而耗损其阳。另一方面,正由于阴虚火旺的病变存在,如烦热口渴,目赤舌红,便干尿黄,在治疗上自然要应用滋阴降火甚至清热泻火的治法,长期服用这种方药,亦必然会损伤脾肾之阳气。此外,由于阴虚火旺病变的存在,必然会使患者贪凉饮冷,居住于较凉的环境中,时间稍久,必伤其阳。在阴虚火旺的病变中,尚有一种原本阳火有余,伤及阴分,导致阴虚火旺者,反过来亦耗损阳气,始则有余,久而又成不足,亦将影响经后期的阴长运动;更有甚者,在阴虚火旺的前提下,既伤阴,又伤阳,伤阳之后,湿浊痰脂滋生,又易致湿浊痰脂积储,影响经后期的阴长阳消运动,将会出现月经后期、量少、闭经、肥胖、多毛多脂、面部痤疮等病证,致使病情更为复杂,而且在阴虚火旺、湿浊痰脂蕴阻下,很容易掩盖阳虚的病变,很可能出现头昏头痛、烦热口渴、面部潮红、有时喜冷饮等表面上的上部的火热证候。如不细心体察,就容易忽略腰酸肢冷、大便易溏、小腹亦有冷感、小便较频等内在的下部的阳虚症状。需要详加询问,始能加以辨别。

三、经后期的诊治特点

经后期是整个月经周期演变的奠基阶段,经后期生理、病理部分已经阐明,阴(水)长、精卵的发育、子宫内膜的生长等,都需要在此期完成,所以如果这一阶段没有关注,就会丢失关键时期。并且由于我们从事月经周期及调周法的临床研究,发现经后期不仅需要治疗,而且是治病防病的重要时期,因此非常重要。为了更好地把握该阶段的治疗效果,在临证辨证施治的前提下,需要借助现代医学检查手段,了解女性体内雌激素的水平是否与经后期生理演变相符合,或者查血中的 E_2、FSH、LH、睾酮(T),观察癸水中的(阴阳)长消运动,BBT 低温相的波动,如此就可从微小的变化中进行辨证,而且从阴道的干湿度及带下分泌的数量、质量等也可进行辨证。在治疗方面,前人曾经指出"经后以补虚为当"。前人所谓之补虚,无非是指养血而言,因为前人的观念认为女子以血为主,经行之后,血海空虚,是以补虚者,即是养血。我们已经了解到了癸水的重要性,知道补养和提高癸水之阴,达到精卵的发育成熟,才是经后期生理演变的主要目的。由于经后卵泡期较长,故整个经后期需分段论治,而且还要根据阴长特点和"7、5、3"奇数律属性进行深层次论治。我们需要遵循"上工治未病"的原则,从五行生克、运气学说推导论治,同时亦要从阴阳消长的阳消反向论治,这将大大拓宽经后期论治,奠定好月经周期演变的基础阶段。

(一) 分段论治,复阴(水)精调

经后期阴长阳消,因此经后期的主要治法在于滋阴养血。但由于经后期的时间较长,因此治疗需分三个阶段:第一阶段,即经后初期,阴长水平低,滋阴养血即可;第二阶段,即经后中期,该期尤为重要,阴

长运动必须达到中等水平,滋阴养血必须佐以助阳,才能达到这一时期的要求;第三阶段,经后末期,阴长运动必须达到近高水平,而且运动中的波动起伏较大,应滋阴养血,补肾助阳,阴阳并补,把滋阴与助阳放到均等地位,同时尚需注意滋阴的特点,以达到更好的滋阴效果。

1. 经后初期,滋阴养水　滋阴养水,不仅在于恢复或者充实阴水,而且更在于推动阴阳消长运动的发展。治疗上将血、阴、精、水联系在一处,以阴水为重点,以养血为基础,《傅青主女科》所制调经种子的补阴方药,均以四物汤为基础者可鉴。血中养阴(水),阴中育精,这也是整个经后期的治疗主要方法,临床上常选用的归芍地黄汤,也是我们在临床上常用而有效的方药,具体药物有:炒当归、白芍、山药、山茱萸、熟地黄、牡丹皮、茯苓、泽泻、续断、桑寄生、怀牛膝等,常规使用剂量,服药时间,按"7、5、3"奇数律的时间而定。我们体会:当归合熟地黄同用,常易引起腹泻,或者大便偏软,腹胀矢气,特别是暑湿天,更易引起腹泻,故经常会去当归,用丹参以代,甚至还要去熟地黄,或者去当归加入砂仁、木香、六曲以制之。

如阴虚较重,雌激素偏低,癸水明显衰少,又见于月经后期、量少、闭经等较为顽固的病证者,治疗上必须加强滋阴补水的作用,我们经过较长时间摸索创制的滋阴奠基汤,为我们的临床验方之一,适用于此类病证。具体药物有:丹参、白芍、怀山药、干地黄、女贞子、牡丹皮、茯苓、炙鳖甲、紫河车、怀牛膝等,必要时可加入炙龟甲、制何首乌等品。本方药味重质沉,峻补肾阴,提高癸水滋长的水平,在具体使用时,尚需注意两点:第一是阴虚即癸水衰少的程度,必须是程度较重者,癸水衰少,带下很少,阴道干涩,性欲缺乏,皮肤干燥,血查雌激素水平明显下降者;第二是脾胃功能薄弱,大便质软或偏溏,午后腹胀,矢气频作,或者纳食不馨,口腻多痰,苔厚腻者,夹有湿浊或湿热者,则非此方所宜。若临床上出现症状,应根据不同病证进行加减。大便偏软,或服用本方后大便有便溏现象者,去女贞子、干地黄,加入制苍术、制白术、炒六曲或砂仁;心烦失眠者,加入炒酸枣仁、钩藤、合欢皮、莲子心等;腰酸明显,小便较频者,加入川续断、桑寄生、益智仁等品;形体清瘦,午后低热,上方加入白薇、青蒿、玉竹等品;形体肥胖,口腻多痰者,去干地黄,加入制苍术、制半夏、陈胆星、陈皮、紫苏梗等品。

但是我们从临床上观察到阴虚脾弱者,的确用滋阴的方药,甚至白芍、牛膝等品亦易引起腹泻,故不得不从健脾滋阴入手。前人所制参苓白术散,原为脾阳不足者的使用,我们对此进行加减,制成健脾滋阴汤、二参养阴汤,具体方药如下:健脾滋阴汤,党参12 g,生炒白术各10 g,炒山药10 g,茯苓、茯神各10 g,广木香6~9 g,砂仁(后下)5 g,建莲肉10 g,山茱萸9 g,生薏苡仁15 g,桔梗6 g,炒扁豆10 g。二参养阴汤:太子参15 g,泡沙参10 g,生炒白术各10 g,制黄精10 g,茯苓、茯神各10 g,建莲肉10 g,合欢皮10 g,炒山药10 g,广陈皮6 g,炒白芍10 g。

海阴不足者,亦即是临床上子宫内膜偏薄者,月经量少、不易孕育或易流产者。临床上一般用归芍地黄汤或二甲地黄汤,清代崇尚大补奇经,我们临床常以加减二甲地黄汤用之,具体处方如下:炙龟板(先煎)10 g,炙鳖甲(先煎)10 g,生熟地黄各10 g,炒山药10 g,山茱萸9 g,莲子心5 g,茯苓、茯神各10 g,墨鱼10 g,海参10 g,熟怀牛膝10 g,生白术10 g,合欢皮10 g。一般来说子宫内膜偏薄者大多伴有宫腔粘连,亦即是夹有湿热瘀滞者,其治疗应着重经前期助阳,维持经前阳长健康,让BBT的高温相稳定达到标准要求。

精阴不足者,亦即是临床上卵泡发育欠佳,或过小,或不圆,或动力弱者,临床上一般用养精种玉汤、滋阴奠基汤。但我们认为精阴不足者,重在养水助阳。因为精阴在四阴中偏于动,是以我们用加味养精种玉汤,具体方药如下:炒当归10 g,白芍10 g,生地黄、熟地黄各10 g,山茱萸9 g,炙鳖甲10 g,川续断10 g,菟丝子10 g,泡北沙参9 g,麦冬6 g,炙怀牛膝10 g,茯苓、茯神各10 g,炒山药10 g,紫河车6~9 g。

水阴不足者,临床上颇为常见,亦即是经间排卵期锦丝状带下少或过少极为常见,可用麦味地黄丸。此方药前人曾称为八仙长寿丸,可见滋阴养水不仅对生殖重要,对生命亦非常重要。《傅青主女科》有生津益液汤,药用人参(西洋参)、麦冬、茯苓、大枣、竹叶、浮小麦、炙甘草、瓜蒌根、芦根。但我们认为清心安神、保证睡眠尤为要紧,所以我们较为常用的是清心养阴汤。见后常用方剂项。

2. **经后中期,即第二阶段,滋阴养水,必佐助阳** 进入经后中期的第二阶段,阴长运动亦进入中等水平阶段,其波动起伏较为明显,卵泡发育亦较经后早期为快,因而在滋阴养水的同时,必须加入一定量的补肾助阳类药物。这不仅是滋阴养水,使阴长达中等水平,促进精卵发育加快的需要,也符合阴阳互根化生之理。如张景岳在《新方八略·补略》中所说:"善补阴者,必于阳中求阴,则阴得阳升而泉源不竭。"又云:"善治精者,能使精中生气,此自有可分不可分之妙用也。"而且在阴长运动的波动起伏中,活动次数的增加,活动力的加大,均赖阳的资助,才有可能实现阴的增长,所以进入经后中期,尤其是精阴不足者更需重视,务必要在滋阴养水方药中加入一定量的补肾助阳方药,才能顺应这一阶段的生理变化。为此,我们在临床上常选用归芍地黄汤合菟蓉散加减。药用炒当归(或以丹参代之)、怀山药、山茱萸、熟地、牡丹皮、茯苓、泽泻、川续断、菟丝子、肉苁蓉等品,常规用量,服药时间按每个人应合的数律而定。我们体会:凡属一般性的月经不调,功能性不孕不育等病证的患者,均可应用此方药物,并随症加减。如阴虚较重,雌激素水平偏低,虽有时恢复到经后中期,有带下出现,血查性激素,证实阴长运动已达中等水平,但仍与经后早期相交替,阴长运动不稳定者,或者在服用上方归芍地黄汤合菟蓉散后,效果不大理想,即阴长运动不能发展前进者,甚或返回到初期者,不得不加强滋阴养水及补肾助阳的药力,所以必须选用较强的滋阴方法,即用滋阴奠基汤合菟蓉散加减。药用丹参、赤芍、白芍、怀山药、山茱萸、川续断、菟丝子、肉苁蓉、锁阳等品,必要时加入制何首乌、红参、炙鳖甲、炙龟甲等品,常规剂量,服药时间按病证特点和"7、5、3"奇数律的日期而定。我们认为本方药的特点,滋阴助阳,养血调肝,血肉有情之品,实际上是清代以来所强调的治理奇经的方法。柳宝诒在《柳选四家医案》中云:"古无专治奇经之病,亦无专入奇经之药,考《内经》经脉行度及前贤议论,均谓十二经气血有余,则溢入奇经,有病者,亦必日久病深,由正经而侵入之,然则用药治病,自觉仍以正经为主。"但叶天士、吴鞠通、谢映庐等医家非常重视奇经的治疗,并创制和提供了不少治疗奇经病证的药物,如把血气阴阳有机结合在一处的方药,重用血肉有情的药物、秽浊补养之品、酸涩柔敛之物,均视这些为补养奇经的方剂,所以本方在加重滋阴养水的同时,重用龟甲、鳖甲、紫河车、鹿血晶等血肉有情之品,不仅在于滋阴养水、调补奇经,推动阴长运动的进展,而且还有着涵养育阴精的意义。方中所用丹参、赤芍、川续断者,一方面由于经后中期阴长阳消运动的活动所需,另一方面亦由于能动地养精育精的需要,故凡闭经、崩漏、顽固性不孕不育病证处于经后中期者,均应考虑用此,柳氏所谓日久病深,意即指此而言。在服药过程中,还必须注意脾胃的运化,若脾胃薄弱,大便易溏,湿热蕴阻,纳久腹胀者,不宜服用,必待脾胃运化转佳,始能服此。

经后中期尤为重要,因为这一时期处理不当,阴长不能持续极易返回经后初期,是以安定心神、保证睡眠,恢复较强的脾胃运化非常重要。我们仍在长期的实践中观察并拟制了几首常用方药。宁心滋阴助阳汤,是经后中期较为常用的方药之一,具体用药如下:钩藤10～15 g,莲子心5 g,白芍10 g,炒山药10 g,山茱萸9 g,炙龟甲(先煎)10 g,炒酸枣仁15～30 g,合欢皮10 g,茯苓、茯神各10 g,太子参15 g,生白术12 g,灵芝粉(另吞)6 g,川续断10 g,菟丝子10 g,巴戟天6 g,炒荆芥6 g。清心滋肾助阳汤,一般用于卵巢早衰经治已有带下出现,能进入经后中期,故必须加强经后中期调治,使之进入经后末期,具体方药见下:钩藤12 g,莲子心5 g,黄连3～5 g,青龙齿(先煎)10 g,炙龟板(先煎)10 g,炒山药12 g,熟怀牛膝10 g,山茱萸9 g,炒酸枣仁30 g,川续断10 g,菟丝子10 g,紫河车6 g,灵芝粉(另吞)6 g,琥珀粉(另吞)3 g,茯苓、茯神各10 g,肉桂(后下)5 g。健脾滋阴强中汤,凡出现脾弱阴虚,亦即腹胀矢气、大便溏薄者,在进入经后中期者,临床上常使用此方药,具体方药见下:党参15 g,生炒白术各10～15 g,茯苓、茯神各10 g,广木香6～9 g,砂仁(后下)3～5 g,建莲肉9 g,合欢皮10 g,川续断10 g,巴戟天6～9 g,炒山药10 g,陈皮6 g,炙远志6 g,制半夏6 g,炒秫米10 g,炒山茱萸6～9 g。

3. **经后末期,即第三阶段,滋阴助阳,阴阳并调** 经后末期为时甚短,一般常与经间排卵早期紧密相连。由于这一时期,阴长运动接近重阴的较高水平,为了保证阴长进入重阴,故阳消者,消中见长,而长过于消,以便支持阴长近重阴的需要,促进六阴到位。同时由于阴长运动的加快和波动明显起来,也需要得到阳的支持,是以滋阴养水已不能满足生理变化之所需,故必须加强补肾助阳的方药应用。其中阳中阴虚者如此,而火中水少者更应如此。所以经后中期的方药中,需要适当运用助阳药。我们在临床上常选用《产科心法》所制的补天五子种玉丹。我们作了临床加减,方名加补天种玉丹,药用大生地、山茱萸、怀山药、泽泻、当归、茯苓、怀牛膝、莲子心、合欢皮、杜仲、续断、枸杞子、五味子、女贞子、紫河车、巴戟天等,常规用量,一般服用2~3剂即可。本方原为治疗男子不育症的方剂,所谓补天者,补乾也,乾为天,天一生水,补血添精之意;五子者,因方中有五子之药;种玉者,即为不孕不育症的专用方药。在服用此方药时,仍然要注意到脾胃的运化,以及是否夹有明显的湿浊或者湿热蕴阻,免致服药后引起腹胀泄泻等不良反应,从而亦影响治疗效果。

4.几点注意　在整个经后期以滋阴养水为主的调治过程中,为了保证肾阴癸水的充足,及其长消运动的健康发展,亦即是长消运动要在高水平基础上进展,同时亦为提高滋阴养水的临床疗效,除了临床上运用恰当的方法施治外,还必须注意如下几点。结合应用,将能更好地提高疗效,为患者解除痛苦。

(1)镇降:所谓镇降者,重在降也。因为阴阳的变化,在于阳升阴降,故滋阴养水亦要考虑降,故凡补阴方药,多味厚质重,用味而不用其气,是以沉降为主。沉降的方药,必然有利于补阴护阴,所以一些著名的补阴方药,如三甲复脉汤、六味地黄丸、左归丸等,方中所用熟地、山茱萸、龟甲、鳖甲、制何首乌、怀牛膝等,均为镇降之品。我们在滋阴奠基汤、加减归芍地黄汤中也加有此类药物,如不足,则加重用之。滋阴奠基汤中重浊镇降的药物较多,故滋阴养水之作用亦强,所谓大补肝肾者,亦含有此意。此外,降者,还含有降火泻火的意义在内。我们在临床上,经常碰到一些阴虚患者,伴有火旺,所谓阴虚则火旺,火旺则阴虚,阴愈虚,火愈旺,火性上炎,所以必须降火。虽然从根本上说治疗阴虚火旺证主要在于滋阴养水,但当火旺之时,急则治标,降火亦为要着。一般均以滋阴与降火合用,如大补阴丸、知柏地黄汤等,均具有滋阴降火、标本同治的作用。我们在处理一些阴虚火旺病证,症见月经紊乱,先期量多,或量少,烘热出汗,或烦热口苦,头痛,两目红赤,夜寐甚差,大便艰干,小便黄少,时常腰酸,治疗上有时先降火,后滋阴。《傅青主女科》的清经散、清骨滋肾汤等均为降火为主的方剂,甚至也有火降热除、阴水自复的情况。

(2)静息:静者安静也,息者休息也。这是一种通过生活起居,心理情绪调节的方法,以弥补滋阴养水药力的不足。前人有云:"静能生水。"意即安静有护阴养水的作用,反过来说,心烦急躁、忧虑紧张,均是以耗损肾阴,所以经后期以阴(水)长为主的时期,必须保持心理平和,忌急戒躁,避免紧张,保证充足的睡眠,将有利于阴水的恢复和提高。要求保持与自然界生物钟节律相一致,此不仅有利于经后期护阴,而且亦有利于身体的健康。

(3)敛藏:肾阴癸水,皆属于肾的范畴,肾的特点在于封藏敛固,尤其是肾阴,易静而不易动,易藏而不易泻,故五脏皆有泻,独肾脏无泻。前人提出"治肾宜补涩"。所以在治疗过程中务必要注意这些特点。我们曾经对《傅青主女科》的六张补阴方剂进行过统计和分析,发现这六张滋阴方剂中,对山茱萸、山药、菟丝子、芡实、五味子等较为常用和多用。由此可知,在滋阴养水的方药中务必加入敛藏之品,如发现带下过多质稀如水、小便频数、梦交等病证,尤当加入敛藏之品以护阴。

(4)择时:所谓择时,就是选择较佳的时间服药或调养。这里含有两个意义:其一是在整个经后期中选择初期与中期,作为治疗的重点时期。因为经后初期,实际上包括行经期,是奠基的重要时期,基础的好否,有关阴长运动的进展是否正常,所以滋阴养水的方药必须在这一时期服用。经后中期,是阴长运动进入较高水平的阶段,白带增多,质地稍黏,能否顺利地进入经间排卵期,此期至关重要。因此抓紧这一时期服药,是不容轻视的。其二是与日相、年相阴阳相对应的服药时间。经后期服滋阴养水的药物,应选择午后与晚间服药。在前人的医疗实践中入晚服滋阴药的记载,此乃与日相阴阳相对应。还有冬令进补,宜服滋阴养血补精的方药,因冬属阴,阴者沉降,大补肝肾,填补下焦,此时最宜,此乃与年相阴阳相对应,不可忽此。

(二) 分析阴长的特点性质,深层次论治

经后期滋阴养水法是最主要的治疗方法,目的在于奠定经后期的生理演变基础,实际上是整个月经周期演变的物质基础,促进阴长运动的进展,保证精卵的发育、血海的充实。随着对阴长运动中动静概念及其运动中形成规律及其内含性质等认识上的加深,我们应用滋阴养水法的水平也必须提高,也必须多样化,应结合女性个体"7、5、3"奇数律的特点进行治疗,才能适应不同女性经后期生理变化的需要。

前人张景岳是补肾名家,善于燮理阴阳,他之所以研究肾阴阳有成,就在于他研究《易经》,熟悉太极八卦的深层含义。他所创制的左、右归方剂,至今仍是我们调补肾阴阳的名方。在临床实践中,我们反复研究易理,意识到阴阳物质的多样性,特别是在于五脏阴阳的相关性方面,存在多层次的关联,针对女性月经周期各个阶段的阴阳变化,以调理五脏各不相同的阴的变化,同时启迪我们应对阴的内涵概念及阴长运动的特点形成等作进一步观察分析,以研究更为合适经后期的治疗;同时也启迪我们应着重对阴长运动中"7、5、3"奇数律有所失常者的治疗,以保障月经周期的规律运动。

1. 阴长运动中动静失常的调治 阴长运动,是经后期生理演变中的特点,所以滋阴法也是经后期的主要治法。阴长运动,即反映了阴长运动"动"的特点。一般来说,动者,阳也,阳主动,阴长之动,说明阴不是绝对的静。也有两面性,即静与静中有动,所以前人常有"阴中有阴,阳中有阳"之说。我们体会,此需从阴的两面性去理解,即阴中有阴者,静也,阴中有阳者,静中有动也。我们在临床上长期观察中,的确发现滋阴养水的方药亦有着偏静偏动的区别。作为阴本身来说,静则生水,滋阴方药偏静偏降偏凉,而且还偏于固藏,如二至地黄汤、三甲复脉汤、滋阴奠基汤等属此,就药物来说,龟甲、牡蛎、熟地黄、山茱萸、女贞子、墨旱莲等属此。但阴长运动中,又必赖阴之动,动则阴长,阴长就需要动,推进阴动的方药有益肾通经汤、活血生精汤、归芍地黄汤等,具体药物有鳖甲、枸杞子、稆豆衣、怀牛膝、玄参等。兹则分析如下。

(1) 阴动较甚者的治疗:阴长运动需要动,但静中有动,如动之较甚,将形成病变。此常与体质因素,以及精神心理上的不稳定、急躁、紧张、失眠等因素有关,常易出现月经先期、量多、崩漏等病证,或者亦可出现火旺所引起的系列病证。治疗的方法,在滋阴养水法中,务必加入镇静与敛藏方药,我们在临床较为常用的是加减二至地黄汤,药用女贞子、墨旱莲、山药、山茱萸、干地黄、左牡蛎、牡丹皮、茯苓、钩藤、五味子、白芍等品。常规用量,服药时间按具体经后初中期天数而定。临证使用时,必须注意脾胃的运化和兼夹的湿浊情况,如脾胃运化不健侧重于脾,可见腹胀矢气、大便溏泄,上方去干地黄,加入广木香、砂仁、炒白术等品;侧重于胃,可见脘痞纳呆、恶心呕吐,上方去干地黄,加入陈皮、制半夏、广木香等品;脾胃均失调,且脘腹胀滞,并伴冷痛,上方去干地黄、女贞子,加入干姜、佛手片、砂仁、白豆蔻、紫苏叶、紫苏梗等。进入经后中期或末期,应根据阴长的要求,加入补肾助阳药物,但亦要选择补阳药中较为平和、动中有静之品,如菟丝子、续断、覆盆子、桑寄生、杜仲等。进入经后末期,由于这一时期动态反应较明显,选用补阳药就不必拘泥于动中有静的特点,相反要加入如续断、巴戟天、淫羊藿、鹿茸片、紫石英等动性助阳药。

(2) 阴静甚者的治疗:阴静较甚者,不利于阴长运动,因而亦易致病。此亦与体质因素,精神心理上的忧郁、思虑过度,或活动少、睡眠过多有关。常可出现月经后期、量少,甚则闭经、不孕等病证。所以在治疗上除用滋阴养水法外,务必要加入促动的方药,根据我们临床上的经验有以下三种。

1) 阴中选动:我们在临床实践中发现,虽然大多数滋阴方药具有静的特性,但也有部分滋阴方药的特性为静中有动。考所有滋阴的药物,其中也有像鳖甲、牛膝、稆豆等品,均有一定的动态性能。所以我们在临床上所常用的加减归芍地黄汤,药用当归(或以丹参代之)、白芍、怀山药、大生地、怀牛膝、玄参、柏子仁、炙鳖甲、牡丹皮、茯苓等。常规用量,经后初期服用为佳。

2) 阳中求阴:即在滋阴方药中加入补肾助阳药。一般来说,补阳药除极少数外均有程度不同的动态性能,所以在治疗中所体现的阴静阳动,非常有意义。而且在进入经后中期时,其阴长运动的动态反应需要阳的支持,所以我们在临床上常用加减归芍地黄汤中加入续断、菟丝子、肉苁蓉、巴戟天一类药物,必要时尚可加入淫羊藿、鹿茸片等少量阳药。这样不仅有利于阴的物质基础的充实,而且亦有利于阴长运动的发展。

3) 阴中活血:即在滋阴方药中加入一定量的活血化瘀药物,以促进阴长运动的发展。但是必须注意到活血化瘀与滋阴养水的对抗性,即活血化瘀方药有损耗阴水的弊端,所以在使用活血化瘀的药物时,必须注意到每一味药的特点,尽可能筛选那些损耗阴水较轻的药物,以保证在消长中阴分物质的充实,所以我们临床所制活血生精汤,药用当归、赤芍、白芍、怀山药、山茱萸、熟地黄、炙鳖甲、红花、山楂、川续断、牡丹皮、茯苓。其中红花用量宜小,一般用 3~5 g,或者以藏红花代之,有时需要加入蜈蚣 3~5 g,五灵脂 3~5 g,其他药物,均按常规用量,服药时间以经后初中期为宜。据药理研究证明:当归、红花、赤芍等活血化瘀药,有改善盆腔血液流变学和微循环的作用,能够加强卵巢和子宫的供血功能,从而达到调经种子的功效,保证卵泡发育的健康,所以名之曰生精,也是我们针对阴长特点应用滋阴养水法的发展。

2.“7、5、3”奇数律失常的调治　“7、5、3”奇数律在月经周期演变中的重要意义,我们在前面作了论述。但由于“7、5、3”奇数律与脏腑经络有关,因此不管 7 数或 5 数或 3 数律,均有着脏腑经络的特色,反映了脏腑经络之特点,但月经周期演变的前提在于肾水天癸,所以奇数律有所失常者,其调治的方法,仍以肾水天癸为前提,但必须照顾到某一数律的特点。

(1) 7 数律失常的调治:7 数律者,属于少阳也。少阳与厥阴为表里,在脏腑属性上,应以胆、肝为主。少阳与厥阴的特点,是半阴半阳,或者阴将净、阳将生,因而一旦致病,将可出现寒热错杂的特征。所以在调治肝胆病证的方药中,也必然会反映出寒热错杂以及酸甘化阴的用药特点。如乌梅丸、小柴胡汤,就是调治肝胆的著名方剂。我们在临床上对属于 7 数律失常者,在归芍地黄汤的基础上加入小柴胡汤,这样就组合成滋肾生肝饮,所以我们常用的验方是加减滋肾生肝饮,药用当归、赤芍、白芍、山药、甘草、山茱萸、熟地黄、炒柴胡、牡丹皮、川续断、巴戟天等。如伴有头昏头痛者加入钩藤、白蒺藜、苦丁茶;烦躁、乳房胀痛者,加入青皮、绿萼梅、川楝子;口苦纳差,呕吐明显者加入吴茱萸、黄连、竹茹等。以上药物为常规用量,服药时间按要求在 7 剂后,加入肉苁蓉、菟丝子等,以适应经后期阴长至近重的生理演变的需要。

(2) 5 数律失常的调治:5 数律者,属于阳明中土也。而阳明与太阴相表里,在脏腑归属上应以脾胃为主,特别是 5 数律属于中土数,故明确是脾胃,属于足阳明、足太阴。阳明者,阳盛也。太阴者,阴盛也。一为阳中之阳,一为阴中之阴,但中土脾胃的特点还在于运化方面。所以对 5 数律有所失常者,调治的方法是在六味地黄丸的基础上必须组合调理脾胃的方药,张景岳对此甚有研究,他所制的五福饮、七福饮、理阴煎等,均是滋阴补肾合健脾和胃。但尽管如此,有时脾胃薄弱者,仍不能达到预期目的,因此,我们根据临床多年经验,创制了健脾滋阴汤,药用太子参、制黄精、怀山药、炒白术、山茱萸、广木香、陈皮、白芍、怀牛膝、建莲肉、川续断、菟丝子。如大便正常者,加入熟地;频躁失眠者,加入钩藤、合欢皮、莲子心;胃脘不舒,有时冷痛者加入陈皮、干姜、肉桂;腰酸腿软者加入杜仲、桑寄生。服药时间按 5 数律定。进入经后中期,加入肉苁蓉、巴戟天、紫河车等补肾助阳药,以适应阴长运动的生理要求。

(3) 3 数律失常的调治:3 数律者,属于太阳数也。太阳为三阳,人皆知之,太阳与少阴相为表里,在脏腑归属上,应以膀胱与肾为主,但亦包括小肠与心在内。肾者,司生殖,包括天癸,天癸亦有初、中、末3数的变化。所以3数者,外属太阳、内与少阴肾有关,肾与天癸,本来就是月经来潮的前提,是以3数律者具有普遍性的意义。3数律失常者,其调治按一般滋阴养水及早、中、末三期的特点论治,但在治疗过程中,有必要加入丹参、莲子心、茯苓、灯心、赤芍等品。以安心宁神,和络利湿。必要时加入黄连、青龙齿等品更好。

3. 微观辨病为主的调治 这是一种通过内在的微观检验手段,了解阴长的内涵实质,即通过血和尿检查女性性激素的失常情况,进行针对性的调治。一般以调治雌激素水平的异常为主,包括对与雄激素有关的男性激素、催乳素等失常的调治。

若雌激素水平低者,又可分为偏低、低、过低三种情况。在治疗上,由于程度不同,治法方药亦有异。偏低者临床上无任何不适,一般应用滋阴法,可选用归芍地黄汤;低者,在临床上可能会出现带下偏少,轻度的头昏腰酸,治法滋阴养血,佐以助阳,归芍地黄汤加入川续断、菟丝子或再加肉苁蓉等,或者选用定经汤;过低者,临床上可出现头昏腰酸,带下少,甚则全无。治法滋阴助阳,阴阳并调,一般可用归芍地黄汤合菟蓉散,药用丹参、赤芍、白芍、怀山药、山茱萸、熟地黄、牡丹皮、茯苓、川续断、菟丝子、肉苁蓉、巴戟天等,以促进雌激素水平的尽快提高。在辨病的同时,还要结合辨证。如出现气阴两虚者,在归芍地黄汤的基础上,需加入黄芪、太子参、黄精等品;如伴有脾胃薄弱、腹胀矢气、大便偏溏者,归芍地黄汤去当归、熟地,加入党参、炒白术、广木香、砂仁(后下)等品。

若雌激素水平高者,一般可表现出阴虚火旺的症状,亦即是《傅青主女科》所说的"肾中水火俱旺"的证候。治法:泻火滋阴,可用知柏地黄汤、清经散,药用黄柏、知母、青蒿、地骨皮、大生地、怀山药、山茱萸、牡丹皮、茯苓、泽泻等品;如出现锦丝状带下过多,舌红苔腻者,当以清利为主,可用四妙丸、导赤散、四苓散等,药如苍术、黄柏、川牛膝、薏苡仁、马鞭草、泽泻、碧玉散等;如出现舌质边红,小腹隐痛者,清利为主,可用知柏地黄汤加入丹参、赤芍、五灵脂、红花、山楂等。

若雄激素高者,一般可表现出痰热的证候。可见多毛多脂、痤疮等证候,治法清热化痰,甚则清热泻痰,轻则用越鞠二陈汤,重则用龙胆泻肝汤从小便以清泻之,或者用防风通圣丸从大便以泻之。

若催乳素高者,一般可出现月经后期量少,乳房肿痛,或时溢乳,属于肾虚肝郁,或肝郁化火的病证,治法清肝解郁,化肝煎、一贯煎等加减,药用炒当归、白芍、浙贝母、川楝子、生麦芽、青皮、陈皮、广郁金等。必要时加入敛肝柔肝法,药用白芍、甘草、山茱萸、炒牡丹皮、枸杞子、白蒺藜等品,同时结合辨证加减,方可获效。

(三) 推导五行生克,论治未病

经后期的滋阴养水,奠定月经周期演变的物质基础,顺应了女性生殖生理的最大特色,有着复杂的内涵。当按此原则治疗未能获得满意效果时,还要考虑到脏腑间的息息相关的关系,要从五行生克的关系,推导未病已病的所在。

在一定程度上,论治未病,尤为重要。经后期滋阴养水,疗效有不佳时,或者需要未病论治者,可按五行生克规律达行推导。一般五行相生的规律为木生火,火生土,土生金,金生水,水生木,所以水的母为金,水的子为木,水病可以治金,亦可治木,木虽为子,但反过来亦可供养其母。五行相克的规律为木克土,火刑金,土制水,金克木,水克火,水病可以治土,亦可治火,所以水病时治金治木,治土治火,皆谓治未病。仿此,经后期就应从见肾传心,当先宁心;土制水,从脾治肾,然后再从相生规律上治肝、治肺。由此将该期治疗分为四个方面。这不仅能大大拓宽治疗领域,启迪思路,而且亦的确能提高疗效。

1. 水能克火,先治其火,或水火同治 在五行相克规律中,水能克火。在脏腑上,水者,肾也,居北方,为壬癸之水,所以天癸之水亦属于肾。火者,心也,居南方,为丙丁之火。水通过克火,可用来调节火的过甚与上炎,从而保证水不受损耗,亦可借此维持水火的平衡。故凡出现肾水有所不足,用滋阴养水的方法尚不足使肾水恢复,或恢复后尚不能适应经后期消长运动发展者,或者伴有一些心烦寐差等火旺症状者,测量 BBT 低温相偏高,或低温相波动起伏呈犬齿状者,知肾传心,先当清心宁心。我们临床上常用加减《金匮要略》的酸枣仁汤治之。此方为我们的临床验方,药用:酸枣仁 15～30 g,炙知母 6～10 g,青龙齿(先煎)10 g,合欢皮 10 g,茯苓、茯神各 10 g,莲子肉 10 g,炙远志 6 g,或者加入夜交藤 15 g,柏子仁 10 g,莲子心 5 g,灯心 3 g;同时保证正常而充裕的睡眠,的确有保护或提高阴分癸水的作用。考酸枣仁汤有数方,除《金匮要略》方外,尚有《证治准绳》的酸枣仁汤,药用酸枣仁、甘草、生地、栀子、麦冬、人参、当归等,《中医大辞典》所载酸枣仁汤,系由酸枣仁、远志、黄芪、茯苓、莲子肉、当归、人参、陈皮、甘草,外加姜、枣所组成,临床使用时可参考之。其他如天王补心丹、清心莲子饮等均可选用。必须注意,在治疗心火时,务必要进行心理疏导,以解除心理障碍和压力,所谓改易心志,用药扶助,才能取得良效,如薛己在《校注妇人良方·精血篇》中云:"夫肾乃阴中之阴也,主闭藏者;肝乃阴中之阳也,主疏泄者,二脏皆有相火,其系上属于心。心火一动,则相火翕然而从之,所以丹溪先生只是教人收心养性,其旨深矣!"所以通过心理疏导,收心养性以达到保护和提高肝肾阴分的作用。

其次,心、肾之间存在着多种关系。首先是同属少阴,通过少阴经脉有着直接的联系,且心藏神,肾藏精,精神互依,在后天八卦上心居南方为离火,肾居北方为坎火,坎离相济,水火交合,维持一身阴阳的相对性平衡;在中医妇科学上,心肾与子宫脉络有着紧密的联系,且心、肾、子宫的紧密联系为女性生殖轴,主宰和维系月经周期与生殖之间的阴阳消长转化的节律运动,是以心肾合治者多,故凡有心肾不交现象者,均须心肾水火同治。我们在临床上常用加减坎离既济丹,药用肉苁蓉、生地、麦冬、山茱萸、枸杞子、五味子、黄柏、当归、白芍、天冬、熟地黄、远志、茯苓、茯神、牡丹皮、酸枣仁、太子参等常规用量。此方系《杂病源流犀烛》所载,具体应用时可将原方去生地、麦冬、天冬、泽泻等品,加入炙龟甲、黄连、肉桂等品较为合适。但在服药过程中,必须注意到脾胃的运化情况,如脾胃薄弱者,或夹有较明显的湿浊、湿热者,暂不宜服用此方。我们临证见 40 岁左右,或更年期中后期患者,在经后期,或者绝经期内,有心肾不交症状者,即使无任何症状,但检查雌激素水平低下,月经紊乱,甚或后期量少者,均可应用我们的验方滋肾清心汤,药如钩藤、牡丹皮各 10 g,黄连、莲子心各 3～5 g,紫贝齿(先煎)12 g,合欢皮 10 g,太子参、浮小麦各 30 g,怀山药、熟地、怀牛膝各 10 g,茯苓、茯神各 12 g 等,以清心火、安心神为主,滋养肾水亦不容忽视。服药后一般均能达到预期效果,长期服用亦有着延缓卵巢早衰的作用。

2. 以土制水,先治其土,或水土合治　在五行相克规律中,土能制水,水者,肾也,土者,脾也,脾土通过运输功能有着调节肾阴癸水的作用,而且由于阴长所带来的津液水湿较甚者,还包括排卵后未能受孕的精卵化为精浊的吸收,无不有赖于脾土。可见脾土通过其制水作用,可控制肾阴癸水的有余,而且通过运化功能,亦可调节肾阴癸水的不足。故凡服用滋阴养水的方药有所不适应,或服药后腹胀矢气、大便偏溏者,或伴有轻度的午后入夜腹胀者,或有脾胃病史者,或值暑令季节,或见舌苔黄白腻者,均需先治疗脾土,运用健脾滋阴的方法,在选择方药时,避免温燥类方剂,注意选用有一定滋阴作用的健脾方剂。我们临床上常用加减参苓白术散,药用党参、白术、茯苓、怀山药、陈皮、广木香、薏苡仁、建莲子肉、砂仁等。如平素系阴虚火旺之体,则党参改为太子参,加入白芍、牡丹皮;如已进入经后中末期,尚可加入川续断、菟丝子;舌苔腻厚,纳食欠佳者,加入藿香、佩兰、炒谷芽等;如伴有胸闷烦躁者,加入广郁金、合欢皮、炒荆芥等;如若肾阴不足,舌质偏红,苔黄腻者,应改用加减资生健脾丸,这亦为我们临床上常用的验方之一,药用太子参、炒白术、茯苓、怀山药、钩藤、黄连、牡丹皮、砂仁、薏苡仁、合欢皮等。加减资生健脾丸原为《先醒斋医学广笔记》的方剂,又名资生丸,是治疗脾虚夹湿热的病证。我们对其进行加减,变成补土生水、清心利湿的方剂,以适应临床上部分兼有心肝郁热患者的需要。

其次水土之间,除了生理上的相克关系外,肾水脾土之间还存在着先后天互相依赖的关系。正由于有这种互相依赖的关系,历来就存在着"治脾不如治肾""治肾不如治脾"之说。我们认为应根据病情和五行传变规律而定。在妇科学上,肾阴脾气有着重要意义。《景岳全书·经不调》中说:"调经之要,责在补脾胃以滋血之源,养肾气以安血室。"脾肾合治,历来就有之,但一般脾肾合治者,均着眼于脾肾之间的阳气。但在经后期对肾阴与脾气的合治,似为少见,在张景岳的《景岳全书·妇人规》中有所记载。如张氏所制的五福饮、理阴煎、补阴益气煎,均是肾阴脾气合治的方药,其中人参、熟地黄合用者多,反映了张氏用药的特点。他认为:"人参有健运之功,熟地禀静顺之德,一阳一阴,相为表里,一形一气互主生成,性味中和,无逾于此。"所以我们所用的健脾滋阴汤,即把香砂六君汤合六味地黄汤有机地结合,药用:熟地 10 g,砂仁(后下)5 g,怀山药、山茱萸、牡丹皮、茯苓各 10 g,煨木香 6 g,炒白术 12 g,陈皮 5 g,赤芍、白芍、六曲各 12 g。必要时加入川续断、菟丝子各 10 g;如胃脘胀痛、腹鸣便溏者,可加入干姜、肉桂各 3 g之类;如腹胀泄泻明显者,可暂去熟地黄,待泄泻愈后再加入之,已经成为我们的验方。

3. 水能生木,精血同源,先治其木,或水木同治　在五行相生规律中,水能生木。水者肾也,木者肝也。肾通过阴水而涵养肝木,所以肾与肝有着相生的母子关系。从肾藏精、肝藏血来看,精髓化生血液,较之后天水谷化生血液更加重要。反过来说,肝木亦能涵养肾水,此乃精血互生,乙癸同源之故,在前人的记述中,不乏其论。所以,一旦肾阴癸水有所不足,精卵发育欠佳,在治疗肾水匮乏时,必须考虑从肝血论治,这也属于治未病的范畴。我们在《傅青主女科·种子》中所见养精种玉汤,是四物汤去川芎加山茱萸而成。四物汤原为养血调经的要方,去川芎之升散,加入山茱萸酸敛之品,当然属于肝阴肝血的方剂,但却名为养精种玉汤,意即通过调养肝阴来提高癸水水平,促进精卵发育成熟,从而有利于受孕。有鉴于此,我们临床上常用加减养精种玉汤,药用:当归、赤芍、白芍、熟地黄、山茱萸、山药、牡丹皮、茯苓、枸杞子各 10 g,炙鳖甲 9～12 g。如有烦躁者,加入广郁金、荆芥各 6 g;如夜寐欠佳,头昏头疼者,加入钩藤、白蒺藜、合欢皮各 10 g,炒酸枣仁 15 g;纳食欠佳,脘腹痞闷者,加入青皮、陈皮、玫瑰花各 5 g,炒麦芽 30 g 等。

在肾肝水木之间,的确存在着母子相生的亲密关系,而且癸水溶于血液中,血与精之间有着可分又不可分的关联。因此,肝肾合治,水木同疗,是临床上颇为常用的方法。众所周知,《傅青主女科·调经》中用清经散治疗肾中水火俱旺的月经先期最多,两地汤治疗肾中水亏火旺的月经先期量少。从两方所用的药物分析,除了滋阴清热的补肾药外,均有白芍、牡丹皮、阿胶等品,可见兼用养肝调肝、肝肾合治的意义。我们在临床上所常用的滋肾生肝饮,药用:炒当归、赤芍、白芍、怀山药、山茱萸各 10 g,炒柴胡 8 g,甘草 5 g,牡丹皮、茯苓、熟地黄各 12 g,川续断、桑寄生各 12 g,即属于肝肾同治、水木合疗的方法。过入经后中期,尚需加入菟丝子、肉苁蓉等;脾胃不和,需加入炒白术、陈皮、焦山楂之类。肝肾不足,常夹肝经郁火,以致出现溢乳或乳房胀痛明显者,可选用加减一贯煎治之,药用沙参、麦冬、当归、生地、枸杞子、炒川楝子、赤芍、白芍、甘草、怀牛膝等品。如果说滋肾生肝饮偏于滋肾,水中生木,则一贯煎偏于养木,木中生水;滋肾生肝饮在滋养中疏木,而一贯煎在润养中泄木,两方有所不同,使用时可参考之。

4. 以金生水,先治其金,或金水同治　在五行相生规律中,金能生水。水者,肾也,金者,肺也,肺金通过自身的阴液可以滋养肾阴癸水,所以金水之间有着母子相生的关系,关于这一点,方书论述较少,但我们在临床上亦有所用。如对临床常见的闭经,或月经后期量少,带下缺如,烦热口渴,饮不解渴,尤喜冷饮者,从肾阴论治乏效者,可用养肺清热,先从金治,此亦治未病之法也。我们借用天冬单方治闭经有效的基础上,组成二冬饮加味,药用:天冬 10～30 g,麦冬 6～10 g,沙参 10 g,甘草 5 g,百合 10 g,丹参、赤芍、白芍各 10 g。据考证天冬能治疗肺痈虚劳咳嗽、消渴、热病津耗、大便秘结等证,李时珍谓其沁润益阴、清金降火,并有令人肌体滑泽白净之功;麦冬甘苦寒,主治基本上同天冬。两药相比较,天冬滋腻寒冷甚于麦冬,且有一定的滋肾清虚热的作用。因此,月经过少、闭经、烦热喜饮者,先从金治,用二冬饮加味,以复肾阴癸水。

金水肺肾之间,亦存在母子相生的关系,所谓肺肾合治,金水同调,也是临床上常用的方法。如麦味地黄汤、金水六君煎,皆属肺金肾水同治的方药。《金匮要略》中的百合地黄汤,药用在百合、地黄两药,亦属于此。但我们在临床上常用加减麦味地黄汤,即用麦冬、天冬、五味子、怀山药、山茱萸、干地黄、牡丹皮、茯苓、赤芍、白芍,常规用量。在具有月经失调、烦热口渴、大便秘结者,即可应用此方,颇能获效。

最后还必须说明一点,结合五行相生规律与年相阴阳对应的时令论治,如春令先调肝木,夏令要调心火,长夏调理脾胃,秋令善调肺金,冬令大补肾水,或者结合辨证论治,可以获取更好的调整月经周期的效果。

(四) 从阳虚论治,扶阳复阴

经后期的滋阴养水是谓正治,但如经后期从阳虚论治,扶阳以复阴,此谓反治。在运用正治方法时,有时的确有少数人需要结合这种反治。也即是要提高阴长水平,推动阴长运动的进展,必须从阴水的对立面——阳气这方面治疗。通过前所论述已知,阴的化生与滋长及运动有赖于阳,是以阴长则阳消,阳消才能阴长,阴愈长,阳愈消,没有阳消,也就没有阴长,这是物质转化为能量、能量又转化为物质的关系,能量不足,产生的物质必然不足,所以阳虚则化生的阴也必然见少。有相当部分的女性,正由于阳消不力,以致阴长失常,此乃阴阳互根之理。阳气不足,阴水难长,病既在阳,徒增补其阴,非其治,是以必须从阳消方面论治,才能真正地提高或恢复阴水及其滋长运动。所以前人一再教导,辨证求因,审因论治,就是要求找出原因。原因者,非阴之不足,而是阳之不强,治在扶阳,淫羊藿、肉苁蓉等方药,能使癸水充足,这在临床上也有所报道。我们认为:天癸者,究系阴水也,但阴水中也有阳水,这里所指的阳消不足,亦大多是指此而言,亦包括阳气,包括脾胃的不足。对那些长期服用滋阴养水方药后,未建寸功者,均需从阳消论治,以获佳效。

1. 阴中扶阳,重在助阳　经后期阳消阴长,但病在于阳消不及,以致阴长不足者,重在助阳,或则平素阳气不强者,亦当助阳益气,或则长期使用滋阴养水方法后,仍不理想者,亦当助阳。助阳者,可先从平补阴阳,或稍着重在阳的方面入手。对此前人早有范例。如《女科准绳》所引用的赵氏苁蓉菟丝丸,药用肉苁蓉、菟丝子、覆盆子、蛇床子、川芎、当归、白芍、牡蛎、海螵蛸、五味子、防风、黄芩。此方虽然亦属于平补阴阳,正如方后所说,此方不寒不热,助阴生子,但实际上还是重于动阳,目的在于扶阴。《景岳全书·古方八阵》所引载的无比山药丸,药用怀山药,重用菟丝子,其次是五味子、肉苁蓉、杜仲、牛膝、熟地黄、泽泻、山茱萸、茯苓、巴戟天、赤石脂。景岳指出,此方来源于《太平惠民和剂局方》。原书指出,本方常服壮筋骨,益肾水,令人不老,由此可知,平补阴阳,着重扶阳,确能益肾水之阴。正由于此,张景岳仿此而制左归丸,药用熟地黄、山药、山茱萸、菟丝子、枸杞子、怀牛膝、鹿角胶,亦含有阴阳并补之意,但毕竟是补阴之剂。正如张景岳所言:"善补阴者,必于阳中求阴。"我们在临床上有鉴于此,根据经验,组成扶阳菟丝汤,药用菟丝子、山药、熟地、肉苁蓉、牡丹皮、茯苓、川续断、杜仲、巴戟天、白术,必要时加入鹿血晶、鹿茸片、紫河车等。治疗在于扶阳济阴,着重扶阳,但目的还在于实阴,以促进阴长运动的进展。在扶阳扶阴的治疗过程中,也可间断使用助阳剂,即先服滋阴养水方药5日,再服助阳方药5日,然后再服滋阴药,再服助阳药,对经后期偏长者合宜。我们曾经治疗一例月经后期量少不孕。其月经后期量少已3年,结婚3年未孕,平时带下甚少,口干烦躁,偶有头昏腰酸,脉象细弦,舌质偏红,苔黄白稍腻,余症不著。血查雌激素水平低下,测量BBT呈单温相,或偶有双相体温,但高温相偏低偏短,所以治疗上着重经后期,从滋阴养血入手。方取归芍地黄汤加减。连续服药4个月经周期,疗效不著,再在本方中加入菟丝子、川续断、肉苁蓉,治疗2个月经周期,效仍不理想。经再三推敲,患者形体较胖,手足偏冷,不得不转从扶阳为主论治,用扶阳菟丝汤加入紫河车、锁阳等品,同时加入公鸡睾丸1对为药引。连续服药3个月经周期,带下增多,并出现锦丝状带下,即进入经间排卵期,经后期亦较前缩短,用补肾促排卵汤治疗,BBT上升呈高温相,按经前期论治,BBT高温相正常,隔月受孕,孕足月安产一子。

2. 气中补阳,健脾化阴　此类患者,实系气阴两虚,脾胃失和,用滋阴养水的方法,必然导致脾胃更弱,阳气更虚,则阴不能复,是以健脾益气为主,稍佐助阳,兼顾其阴。如著名的理阴煎,实际上是六味地黄丸(汤)合理中汤而成,缘于脾胃虚弱者可以用之,但若脾胃失和较为严重者,应先调理脾胃,故张景岳又制寿脾煎,药用白术、怀山药、酸枣仁、干姜、莲子肉、人参、大枣、炙甘草,此乃归脾汤之变方。景岳意图还在于摄血护阴,故又名摄脾煎。《傅青主女科》有健固汤,原为治疗经前泄水之证,药用人参、白芍、茯苓、薏苡仁、巴戟天,其中白芍用量最大,其次是人参、巴戟天。我们常用来作为经后期气中补阳的方药。我们认为虽然本方属于气中补阳,健脾利水,但方中白芍用量最大,可见气中补阳,其目的还在于阴,且固者,亦在于固护真阴也。为此,我们在临床上将其加减,一变而为健脾助阳化阴汤,药用党参、白术、白芍、山药、炒牡丹皮、茯苓、巴戟天、山茱萸、菟丝子。必要时尚需加入木香、砂仁、佩兰等品。凡见脾胃薄弱,或则在服用滋阴养水药后,腹胀矢气、大便或溏,或则午后或黎明时腹胀明显者,必用此方药。曾经有张姓女,患月经后期量少,结婚3年未孕,伴有胸闷烦躁、面部痤疮,或有头昏腰酸,带下甚少,形体清瘦,舌质偏红,脉象细弦,亦为较典型阴虚病证。以往用过雌孕激素序贯周期疗法,但停药后,月经依然如故。此病证的治疗重点,就在于经后期选滋阴养血,佐以健脾助阳。患者原治疗方法效果欠佳,心中烦急。加以性欲淡漠,夫妻感情不睦,意欲离婚。再三询问病情,发现患者在服药后,午后入暮腹胀矢气明显,常觉腰膝小腹有冷感,舌苔虽然罩黄,但舌底层白腻,不得不从阳论治,予以健脾助阳化阴汤,即原方加入广木香、广郁金。药服7剂,诸症减轻,见有白带,再服5剂,带下呈锦丝状,自感精神较佳,性欲恢复,按经间期论治,药后BBT上升呈双相,下次经行后先服滋阴养血方药7剂,而服健脾助阳化阴剂7剂,即出现锦丝状下的排卵状。继从经间期论,遂即受孕而痊。由此,我们深刻体会了《医宗金鉴·妇科心法要诀》所谓"先天天癸始父母,后天精血水谷生"的意义。后天脾胃气血旺盛,则水谷的精微自然能滋生先天天癸之阴水,阳与阴有着密切的关联与互根性。

3. 清热护阴,不忘助阳　一般在具备阳虚或脾弱的证候时,运用助阳运脾益气的方药并非难事,但如要在阴虚火脏证候的同时不忘助阳,加入补阳健脾益气的方药,的确是容易忽略之事。根据我们的经验,从以下几个方面可以帮助我们分析是否应该对阴虚火旺者施用补阳健脾益气的方药。其一是善于洞察先机,见微知著,即细心地观察有无阳不足的端倪,如足冷、小腹冷感、舌苔根部白腻厚,测量的BBT有无低温相偏低的波动;其二,在较长期服用滋阴降火药后进展不大,未建寸功;其三,在服用滋阴清热药后,无其他原因,而引起腹胀矢气,大便先硬后溏,或有溏泄现象者;其四,在长期服用滋阴降火药后,舌苔根部的白腻苔反增厚者;其五,虽具备阴虚火旺的典型证,但BBT测量低温相均偏低,雌激素水平低落,在服用滋阴降火药后,症状虽有改善,但雌激素水平仍未见上升者,均须兼以助阳或健脾益气。在使用过程中,一般应用兼加式,即在滋阴清热方药中加入川续断、菟丝子、肉苁蓉,或者广木香、砂仁、黄芪、党参之属,或者间断专用式,即在滋阴清热方药之后,间断用3剂助阳药,或健脾益气方药,然后再以滋阴清热药,在一些经后期偏长或过长的病证中,此类方式屡用不鲜,我们在临床上较为常用的方药是加减滋水清肝饮。药用丹参、赤芍、白芍、干地黄、怀山药、山茱萸、钩藤、炒栀子、柴胡、牡丹皮、茯苓、五味子、杜仲、菟丝子、锁阳等品,常规用量,按经后"7、5、3"数律决定服药剂数,这也是维持阳消阴长的正常生理演变,自然能获取较佳的临床效果。我们曾治愈一例倪某,顽固性闭经3年,带下甚少,形体消瘦,头晕腰酸,烦热口渴,午后低热,入夜寐差,大便偏干,小便黄少,脉象细数,舌红少苔,属于典型的阴虚火旺型闭经。用滋阴降火的知柏地黄汤加味,初服药时,症情大减,并有少量白带,继服则效果欠佳,但因阴虚火症状明显,不敢使用助阳药,唯恐用助阳药后引发火旺,基本上守用原方,病情无进退,带下仍少,偶患感冒,恶寒发热,关节酸痛,咳嗽有痰,从感冒论治、感冒愈后,神疲乏力,纳食不馨,时有恶寒,脉象细数,但软弱少力,舌质虽红,有薄白苔。经再三考虑,患者虽系阴虚火旺,但感冒之后,阳气虚者,已露端倪。且久病阴虚,必及其阳,阳虚则阴更不能复。因此,重用扶阳,乃当前之治法也,用扶阳菟丝汤合二仙汤治之,药用淫羊藿、仙茅、菟丝子、肉苁蓉、黄芪、太子参、巴戟天、怀山药、知母、黄柏等。药后未见火旺,相反午后低热未见,精神大振,纳食转佳,带下亦有所增加,患者见症状大减,要求服用原方,余曰:病属阴虚火旺。因久病及阳,阳方不足,且感冒之后,表气亦虚,故阳气虚者,始露端倪,用扶阳方药者,可暂而不可久,检视舌质,果然红绛较前为著,且口渴明显。故当滋阴降火为治,否则将火旺灼阴,致使阴虚加深,火旺益甚也。再予滋阴降火之知柏地黄汤,加入川续断、菟丝子、肉苁蓉等品。服后带下更多,遂即来经。因闭经无经间排卵期的转化,始终属于经后期,此例纯系阴虚火旺,故久而亦当从间断扶阳为主的治疗,以便更好地复阴,且不失为一个好的治疗方法。如阳虚症状明显者,更应从阳论治,但亦要考虑到经后阴长为主的前提。

第三节　经间排卵期的生理、病理、诊治特点

月经周期中的经间期,西医学称为排卵期,我们通常称之为经间排卵期。对于有经间期外排卵的问题,即在非经间期的排卵,临床上确有所见,但属于偶发现象,故我们从正常的大多数情况出发,仍然将此段时期称之经间排卵期。这一时期,非常关键,因为它不仅是整个周期中阴阳变化的分界处,也是推动周期演变,维持健康的月经周期的重要时刻。在古医籍中没有这一时期的提法。这是我们在中西医学互相渗透,互相应用的过程中提出来的,并已为当前医学界同仁所接受。这时期的生理、病理、诊治均有着明显的特点,故分节论述之。

一、经间排卵期的生理特点

经间排卵期的生理特点,在前人的医籍中缺乏明确的记载,但在《女科准绳》中引述袁了凡所云"凡妇人月经一月一度,必有一日缊缊之候",提出了"的候""真机"的名称,并且指出"顺而施治则成胎"。这已较为具体地描述了排卵时的生理变化。

月经周期中的经间期,含有特定的意义,即不仅是指时间概念,而且指还必须具有缊缊状的气血活动,包括锦丝状带下,以及少腹胀痛、腰俞酸楚等反应,后者较前者更为重要。一般来说,经间期是指在两次月经的中间阶段,具有缊缊状和锦丝样带下,相当于西医学谓之排卵期。我们以"经间排卵期"而论,似乎更为明确、合适。但也有少数因经后期缩短或延长,仍在正常生理范围内。从时间概念上说,虽已非经间期,但有缊缊状和锦丝样带下出现者,亦可属于"经间期"。

经间排卵期,仔细阅读在前人妇科著作中就有所记载《女科准绳》引袁了凡语说:"天地生物,必有缊缊时,万物化生,必有乐育之时,猫犬至微,将受娠也,其雌必狂呼而奔跳,以缊缊乐育之气,触之不能自止耳……凡妇人一月经行一度,必有一日缊缊之候……此的候也……乃生化之真机。"所谓月经一月一度,必有一日缊缊之候,即经间排卵期的真实描写。所谈到的"的候""真机",均是前人对经间排卵期状态的一种描述。《古今医鉴·求嗣门》中说:"人欲求嗣……经脉既调,庶不失其候也。诀云:三十时中两日半,二十八九君须算……但解开花能结子,何愁丹桂不成丛。"这里新指出的三十时中两日半,也就说明了在三十时日中有两日半的时间,属于与排卵有关的容易受孕时间。所谓三十时者,即 1 个月 30 日的时间,扣除二十八九日,剩下两日或加半日,是最易受孕的时间,其他二十八九日就不易受孕,而排卵受孕的时间,等于是开花的时间,因此亦有将经间排卵期称为开花期的。这种推算排卵日期的方法,有

着重要意义。我们今天已经能够借助西医学的微观手段,如女性内分泌激素的检测,宫颈黏液的观察,超声影像动态观察卵巢卵泡的发育成熟及排卵的具体日期,有助于我们更加深入、细致地认识月经周期中经间排卵期生理病理的特殊性。我们认为,经间排卵期的生理虽然与行经期有着相同的方面,但较之行经期更为复杂,更具有特点。通过长期的临床深入观察,我们发现经间排卵期的最大生理特点,首先就是排出精卵,同时通过细缊乐育之气血活动,达到排出精卵,还必须在重阴必阳的前提下才能够实现。重阴必阳是我们在长期的临床实践中,根据女性体内生物钟节律的变化,以中医学阴阳学说理论对经间排卵期排卵活动的描述,即指在经过体内阴分的积累,亦即是六阴到位,在这一时期卵泡成为优势卵泡产生排卵,与自然界的圆运动生物钟节律有关。因此,在论述经间排卵期生理特点时,必须从这三个方面阐明其生理上的特点。

(一) 排出精卵

经间期的到来,表示经后期的结束,而经间期是整个月经周期中的重要转化时期,因此经间期的到来,对整个月经周期来说,具有非常重要的意义。经间期的最大生理特点,在于排出精卵,而排出精卵的主要生理现象,是阴道出现一定量的绵丝状带下,有的较多,且能维持一定时间,见有拉丝状带下,亦称锦丝状带下。与此同时,一般亦可出现两少腹或少腹一侧轻度的作胀或作痛的反应,以及胸闷烦躁,乳房或乳头胀痛等所谓"细缊状"的气血活动。在前人的有关记载中,前人十分重视经间排卵期的细缊状气血活动,就是排卵受孕的最佳时间。前人称之为"的候""真机""乐育之气",而且将有可能影响到脏腑,特别是心(脑)等中枢系统,能够主宰人体功能活动,在《女科准绳》引袁了凡中说到"细缊乐育之气触之不能自止",是描述人具有自控能力的。我们在长期的临床观察中发现,女性个体其排出精卵时的细缊状态各不相同,有很大的区别,仅从生理角度而言,亦有如下强、中、弱三种反应。

(二) 细缊状较强情况

在两次月经的中间时期内排出精卵,其细缊气血活动较强者,一般在临床上可表现出少腹两侧或一侧胀痛较为明显,我们还发现左右少腹交替发作胀者,伴有腰俞酸楚。锦丝状带下虽有,但带下的质量与数量较正常略有减少,且维持时间虽亦在正常范围内,但有所减少。同时在整体方面出现胸闷烦躁,乳房胀痛,性欲增强。正如前人所云:"气蒸而热,昏而闷,有欲交接不可忍之状。"所有这些生理性反应,尚不足以影响工作、学习和生活。之所以形成细缊状较强者,我们认为与以下一些情况有关:其一,与体质的特点有关。有一些人的体质具有一定的特点,或者体禀阳盛,或者心肝气火易动,在经间排卵期时,细缊气血活动,必然触动阳盛或心肝气火,是以出现一贯的细缊状较强的状态;其二,与癸水肾阴的重阴略有不足有关:因为重阴癸水在高水平时,始能气血活动,转化顺利,排出精卵,如略有不足或略偏高,则必然要加强气血活动,才能保证顺利排卵;其三,与情志的变化有关:如心情有所不畅,情怀抑郁,或者较长期地处于精神轻度的刺激状态下,以致气机有所不畅,心肝气郁,在一定程度上会影响排卵期气血细缊状的活动,但排卵期的气血又必须活动,因而要保障排卵顺利,自然要加强细缊状的气血活动。

(三) 细缊状的一般情况

经间排卵期所出现的一般性细缊状,其临床表现为:可出现轻度的腰俞酸楚,少腹两侧或一侧作胀或作痛,胸闷烦躁,轻度的乳房胀痛,或者无任何生理反应。锦丝状较多,从数量上、质量上以及维持的时间上均符合正常的经间排卵期的生理要求。由于细缊状的气血活动处于一般程度,影响心(脑)的乐育之气不甚强烈,所以出现的整体性反应亦很轻微,不会影响工作、学习和生活,此属于正常健康类的女性月经周期演变。其癸水肾阴已达到高水平的重阴,可以不受一般内外在因素的干扰,行其健康的顺利的转化。

（四）细缊状不明显的情况

经间排卵期所出现的细缊状气血活动不明显，或者说很轻微，无任何局部的或全身整体的生理反应，或者亦可出现很轻微的腰酸少腹胀痛，以及很轻微的胸闷烦躁、乳房乳头胀痛等生理反应。但必须指出，锦丝状带下在数量上较多，在质量上较黏稠，完全符合生理上所需要的时间，且转化极为顺利，BBT 由低温相上升到高温相时较快，高温相与低温相的差距在 0.4℃ 以上，亦符合阴转阳的健康要求，可以抵御各种内外在因素的干扰和侵袭，即使在转换较差的环境下，亦能维持其正常经间排卵期的气血活动，或者偶尔遭受一次强烈的精神因素刺激，或者过度的疲劳因素，虽有所影响经间排卵期的转化，但能迅即自我调节正常，恢复健康的经间排卵期气血活动。此外，亦可能有体质特异者，感觉迟钝，在经间排卵期气血活动引起局部或者全身反应自然也就不明显。

（五）偶尔时间稍长的细缊状情况

我们在长期的临床观察中，发现一些类似亚健康的经间期气血活动。一种情况是经间期出现正常的细缊状气血活动，但因锦丝状带下偏少，或者维持的时间有所不足，或者因生活失常，情绪不稳定，或因环境改变，或因劳累过度等，以致转化不利，排卵未获成功，待 7、5、3 日后，再次出现锦丝状带下，细缊状气血活动较好，转化顺利，排卵成功，亦可作为生理。另一种情况是经间期出现正常的细缊气血活动，或有因锦丝状带下略有减少，维持时间稍短，或者亦因精神因素、环境因素、疲劳等的影响，以致经间期细缊状气血活动延长，排卵有所推迟，BBT 上升呈高温相者亦向后，但仍在一定的生理范围内，局部与整体方面也可以出现明显的反应，亦可能出现轻微的反应，均可属于生理范畴。

我们在长期的经间排卵期的观察中，发现细缊状的气血活动具有以下一些特点，与行经期相似而不同。首先是细缊状气血活动呈上行性，显然与行经期的气血活动呈下行性不同。这里所指的上行性，一方面是指与行经期气血活动所存在的差异作比较而言，有上行性倾向是指排卵时的细缊乐育之气，在有排卵的情况下就有受孕可能，所以一般在经间排卵期，情绪兴奋有助于排卵，排出精卵，虽在于下焦，但随着气血上升，由于排卵期的细缊乐育之气触动心脑，呈兴奋状态，这就是从深层方面所认识的上行性。其次是气血活动的部位。行经期气血活动在于小腹子宫部位，而经间排卵期的气血活动在少腹卵巢部位，属于厥阴少阳的经络要处，所以出现少腹作胀或作痛，以及烦躁、乳头胀痛等反应。再次是气血活动的规律。一般来说，排卵的日期，应在锦丝状带下最多的时候，但由于地区、体质、气候、心情等的不同，具体女性的排卵日期并不一致，有的偏前、有的偏后，即使个体的不同，月经周期亦有偏前偏后的差异。因此，采用现代科学检测方法，结合超声影像学的动态监测，就能够准确确定排卵的具体时间。关于气血活动的节律性，显然与行经期子宫冲任的气血活动不同，此则卵巢活动呈突破性，输卵管活动呈蠕动性。一般来说，其活动的强度与节律没有行经期子宫冲任明显，但涉及腹腔中的范围更大，排出精卵的同时，阴津水湿亦随之而出。

排出精卵时气血活动的简要机制，历来中医妇科学尚未归纳，我们试图总结为，首先具有成熟的精卵，然后通过心（脑）、肝肾及有关的经络，特别是冲任气血活动，才能形成排卵。在冲任、厥阴、少阳等经络气血活动明显，但是支配排卵气血活动的最高主宰者在于心（脑）肝。心主血，藏神明，肝藏血又藏魂，主疏泄，脑为元神之府，神能驭精，因此，精卵的排出，是受神所主宰，且心肝者，阴中之阳也，子宫之开，也即子宫之泻。来之于心肝，子宫开放，精卵才能结合，结合的精卵，摄受于子宫，亦借冲任厥阴等的活动。而在排卵期所出现的上通下达，左右流动的颇为明显的一种态势，称之细缊乐育之气，表示着排卵期的到来。

二、重阴必阳

经间期之所以到来，排卵之所以顺利，固然与细缊状的气血活动有关，但更为重要的是，必须具有重阴的前提。所谓重阴必阳,有了重阴,才有可能向阳的转化,有转化才能产生细缊乐育之气,有了细缊乐育之气,反过来又推动转化之顺利,从而排出卵子以及一些津液水湿。所以排卵是否顺利,排出的卵子是否健康,卵子的成熟程度等,均取决于是否能达到重阴,以及"必阳"转化的是否顺利等。重阴必阳,这是月经周期演变中极为重要的时期。重阴者,是指阴长至重的高水平阶段,也即是阴长阳消的不平衡状态已达生理极限,如不通过转化的调节,排泄有余之阴,让位于阳长,则阴阳间的消长对抗运动将会破坏,相对性的平衡就无法维持,月经周期性的生理演变,阴阳各半月的总体性平衡亦无法进行,必然形成病理变化,所以这一时期的转化调节,对于建立排卵周期的意义十分重大,也是阴阳运动生理调节所必然,正由于月经周期中阴阳运动所存在的这一调节时期,即经间排卵期,从而就保证了月经周期一次又一次顺利发展。经间排卵期与行经期一样,有着除旧迎新。迎新也即是生新的任务,生新是主要的,不仅有关推动月经周期的演变,而且更为重要的是排卵活动是为繁殖下一代。因此,我们极为重视这一时期的生理变化,着重探讨重阴的性质、内含、水平的差别性和必阳的转化能力等。

(一) 关于重阴的认识

重阴必阳,与重阳必阴一样,载于《素问·阴阳应象大论篇》中有:"天有四时五行,以生长收藏……人有五脏化五气,以生喜怒悲忧恐……故重阴必阳……"其意义是在于重叠,加倍之意也。重阴者,也就是说阴的成分达到双重的程度。正如已故名医任应秋所云,重阴者,重叠之阴也。由此可以悟出,这里所指的重阴,实际上包含着双重,两种以上阴的重叠,指阴的成分达到高水平,有如两阴重叠。国医大师夏桂成从事月经周期与调周法观察已近40年,觉得分析重阴的意义及内含十分重要。重阴者,概括阴长的高水平,有如两个阴重叠在一处,而且也包括其他多种阴的成分在内。正如陈良甫所说,女子二七而天癸至,癸为壬之水,为阴水,因此,重阴者,首先是指天癸之阴水。阴长至重,亦即是天癸之阴水高涨达到有如两个阴的重叠,即高水平之意。所谓阴水,亦即是张景岳所指出的无形之水,以长以立,是有助于生长发育的阴类物质,即有类似雌激素样物质,其高涨达到非常高的水平,经间排卵期雌激素募集高值时,才能促使精卵发育成熟,从而再排出卵子,这是重阴的主要方面。但重阴者,包括多种阴的提高,精卵的成熟,也是重阴的主要内容。精卵者,在一定意义内,与癸水肾阴分不开,前人在论述天癸时,常将其联系在一起。所谓天癸者,阴精也。《女科经纶》引马玄台曰:"《经》云,女子二七而天癸至。天癸者,阴精也,肾属水,癸亦属水,由先天之气蓄极而生,故谓阴精为天癸……男女之精,皆可以天癸称……男女当交媾之时,各有精……《灵枢》云,两神相搏,合而成形。常先身生,是谓精者是也,但女子之精,以二七而至。"因此,癸水之阴,滋长至重,实际上亦意味着精卵之发育成熟,所以癸水之阴与生殖之精有着极为密切不可分割的关系。癸水之阴长,滋养精卵成熟,而精卵的发育成熟,重阴必阳的根本目的在于排卵,排卵之后才有可能完成女性生殖生理的最终任务。

精卵就中医学而言,藏之于肾,前人所谓肾藏精,为生殖之本。而西医学认为,卵子藏于卵巢,卵泡是卵巢的主要组成部分,卵泡的发育,卵子的成熟,排卵的顺利,依赖于性激素水平不断提高和变幻。因此,重阴者,不仅癸水之阴长水平很高,类乎两个阴的重叠,亦包含着精卵发育成熟,成熟的卵子,亦应概括在重阴之内。

其次,重阴还当概括津液的增加。在癸水之阴滋长的同时,必然亦涉及津液的增长。因为癸水属于肾阴,肾阴者,与诸阴有关。张景岳在其所著的《景岳全书·命门余义》中说:"五脏之阴,非此(指肾命门之阴)不能滋。"且调节阴阳的奇经八脉中的任脉,主司诸阴,称为阴脉之海,故凡精、津、液、水湿,皆任脉所司,而任脉隶属于肾,故肾阴癸水长至重时,津液自然也随之增加。从周期演变的节律来看,这一时期最易观察到的带下数量增多,而且质量上的黏稠呈拉丝状,古医籍称作锦丝带下。一般而言,津液主要有滋润、濡养全身的作用,包括皮肤毛发在内。鉴于津液在性质、分布部位上的不同,其作用也有所不同。清而稀者为津,主要渗透浸润于肌肤腠理之间,流动性较大,主要在于濡养肌肉,充润皮肤,泽及毛发;浊而稠者为液,主要流行灌注于关节、脑髓、孔窍,二者都是流于体内的液体。在其运行过程中,互相影响,互相转化,所以常常津液并称,并不严格区分,与肾阴癸水有着内在关联,常可随肾阴癸水的滋长而增加,亦可随肾阴癸水的衰落而减少,甚则燥枯。

再次是水湿的代谢,也与肾阴癸水的滋长有关。当癸水之阴滋长达重时,水湿也必然增多。水湿与津液本为一体,但水湿则更为清稀,流动更为广泛,更为充实,全身对此的需要量也最大。水湿代谢的规律,虽与肺、脾、肾、三焦、膀胱的气化有关,但水湿毕竟属于阴类的物质,在妇科生理范畴尚与任、督、带脉等奇经有关,因而也就与北方癸水之阴长运动有关,阴长至重时,水湿亦必然高涨。阴长水平偏低时,水湿必然低,所以当癸水衰少时,生殖道特别是阴道也因而减少水湿而显得干燥。

综上所述,重阴的内含包括多方面,虽然以癸水之阴,生殖之精卵为主,还应包括津液水湿等在内,反映了重阴内含及其意义的多样性。

(二) 重阴水平的差别性

我们在长期的临床观察中,深切体会到经间排卵期在重阴的水平上,即使在生理范围内,亦有着很大差别性。我们通过对周期正常、内分泌功能较好之女性进行长期的、系统的观察,以及对西欧国家女性月经周期变化的观察,发现出于禀赋不同,环境有异,气候变迁,营养、生活、工作、情绪甚至肤色等不同,其重阴水平的差异性是很显然的,通过现代医学的微观检测手段,观察女性内分泌激素中的雌激素,及带下的数量、质量及其维持的时间等,是不难对重阴水平的差异性进行区别和分类的。根据我们的认识,大概有高、中、稍低三种重阴水平。所谓高、中、稍低者,也系比较而言。虽有差异,但也都是在重阴的基础上发生的,属于正常的健康水平上的差异。

1. 高水平的重阴　高水平的重阴不仅反映了阴长水平甚高,而且也反映了阳的水平较充实,正由于阳的水平亦较高,至少亦达到中等水平,所以,不仅转化很顺利,而且转化后阳长亦较快。由于转化顺利,排卵自然也顺利,而且所排出的卵子,质量好,容易受孕,且伴随的津液水湿亦较多。而且排卵期所出现的反应很有规律,生殖免疫功能较好,可以承受内外因素的干扰,包括气候、环境、生活因素等的干扰以及强烈的精神因素的刺激,不致发生病变。判定高水平重阴的标准,临证首先是观察白带的分泌情况,即数量上较多,质地上黏稠如蛋清样,且拉丝状很长,完全符合生理时间节律的要求;检验血中 E_2、LH 水平在高值范围。具备了高水平的重阴,即属于健康的经间排卵期,从而可以保证进入经前期。

2. 中高水平的重阴　这种水平的重阴,同样亦反映了阴长水平较高,阳的水平亦较充实。所以,不仅转化顺利,而且转化后阳长也较快,在转化的过程中,排卵也很顺利,排出的卵子,一般质量亦较好,也容易受孕。所伴随的津液水湿也较多,排卵的反应亦很有规律,生殖免疫功能亦较好,可以经受一般的内外因素的干扰,包括一般的精神因素的刺激,但经受不了稍强的内外因素影响,特别是较强的精神刺激,从而容易导致病证。判定中高水平重阴的标准,首先是观察白带的分泌,即数量上的增多,质量上黏稠如蛋清样拉丝状带下,基本上符合生理时间节律的要求;血中 E_2、LH 水平亦在中高水平数值上。中高水平的重阴亦属于健康的经间排卵期,也可以保证较为顺利地进入经前期。

3. 次高水平的重阴　这不仅反映了阴长的较高,而且也反映了阳的水平也有一定的基础。所以,不仅转化较为顺利,而且转化后阳长亦较快,但有时不太顺利;在转化过程中排卵有时顺利,有时不太顺利,排出的卵子质量一般,有时较好,有时稍差;且伴随的津液水湿等也属于一般,排卵期的生理反应所维持的时间基本上有规律;免疫功能一般,虽然亦可以抵御一般较轻微的因素的干扰,但抵御不了稍强因素的干扰,特别是精神因素的干扰。判定稍次高水平重阴的标准与同前高水平重阴一样,首先是观察带下的分泌,量上虽亦较多,但较重高水平重阴者略少,质量上的黏稠如蛋清样者,其拉丝状较短,维持时间上虽勉强符合生理节律的要求,但有时偏短;血中 E_2、LH 的峰值不明显,缺乏稳定性,经常只能归入亚健康的经间排卵期。

(三) 对于重阴必阳的认识

有了重阴的前提,才有可能发生必阳的转化。因为重阴者,即双重之阴,是阴长的重叠,说明阴长运动已发展到高水平的生理极限,在太极阴阳钟运动规律的作用下,发展到不平衡的顶点,必须通过转化,让有余的重阴下泄,让位于阳长,从而来纠正这种不平衡已到极限的状态,重新趋向相对性的总体性平衡,开始新的消长运动,以推动周期的正常发展。所以,经间排卵期的转化运动,是维持相对平衡即太极阴阳钟的重要手段,在重阴必阳的转化过程中,既存在消长对抗运动的关系和必然,又有在互根统一的关系,即开始转化时虽然阴长至重,重阴是主要的,但必须得有足够的阳,至少要相当于中等水平阳的支持和促动,才能产生缊缊乐育之气,推动转化,排出卵子。正由于阳有基础,转化后,让位于阳长,阳长亦顺利。由此我们认为重阴必阳,首先取决于重阴,但亦取决于阳,其次取决于气血活动,更重要的是取决于阴阳运动的自身规律。

总之,高水平的重阴者,重阴必阳的转化很顺利,缊缊状气血活动有时不明显;中高水平重阴者,转化虽亦顺利,但缊缊状气血活动较为明显;稍次高水平重阴者,转化一般,缊缊状气血活动显著,有时需借气血活动才能顺利转化。这就是经间期的生理特点。

三、月周运动生物钟节律

经间期之所以到来,排出精卵活动之所以正常,缊缊气血活动之所以产生,从表面上看,是与气血活动有关,故活血调气有助于促发排卵,而且在临床上也的确有重要意义,因而也更加证实了气血活动的重要性。然而,缊缊状的气血活动,又必须要在重阴的前提下才有可能产生,换言之,气血活动必须建立在重阴欲要转阳的前提下,但重阴必阳的转化,一次又一次很有规律地进行,乃月圆运动生物钟节律所致。重阴是阴长运动已达不平衡的极限,转阳是将形成有阴少阳、阴盛阳衰的极端局面进行生理节律的调节,从而达到新的相对性平衡,所以调节是重要手段,是阳运动发展的必然性规律。但重阴必阳的转化规律,是月经周期中一次非常重要的节律性调节,属于月圆运动生物钟节律,与自然界的生物钟节律相一致,并受其影响和制约。中医学中所强调的整体观,提出了人与自然的统一性,则月经周期的演变,特别是经间排卵期与行经期两次显著的节律性变化,与自然界的生物钟节律密切关联。由于个体的差异性,环境、情绪、生活、气候等影响因素的不同,不同个体女性的月经周期节律性变化颇不一致。我们经过长期统计归纳,发现不外乎"7、5、3"奇数律三种。兹分述如下。

(一) 7 数律

所谓 7 数律者,是月周运动规律中阴长运动按 7 数进行,特别是两次节律运动即行经期的阳转阴,经间排卵期的阴转阳中更是按此规律进行。7 数律的提出,首先源于我们在临床上对女性生理节律长期观察的结果,同时亦根据《素问·上古天真论篇》对生殖生理发育过程的描述而来。而生殖生理发育过程中的 7 数律运动,同样可以应用到月经周期演变中来。经间排卵期生理反应的指标,有外在内在之别。内在的指标,通过科学微观检测的方法客观发现体内激素的变化;而外在的指标,主要是带下状态的观察和分析。一般而言,凡出现锦丝状带下,呈蛋清样拉丝状者,即表明经间排卵期的到来。锦丝状带下所维持的时间,亦即表明经间排卵期的天数,而且对经间排卵期的天数,应该参考行经期排出经血的天数。凡是行经期排经 7 日者,并连续保持 7 个月经周期中的行经期均有 7 日者,始可谓之 7 数律。一般来说,行经期 7 日者,其经间排卵期也应有 7 日,这两个时期前后呼应,反应一致,所以行经期排出经血 7 日者,其经间排卵期排出锦丝状带下亦相应地应有 7 日。可是临床上常有可能观察不到 7 日者,需要通过阴道检查,窥诊看到宫颈黏液才能发现锦丝状带下者,特别是锦丝状带下偏少时,或者有些女性的阴道较深、较少的锦丝状带下不易流出,故外在难以发现,从而也会影响对何时排泄锦丝状带下的正确判断。就我们多年的临床观察,每个女性在经间期所排泄出的锦丝状带,不仅1个月要维持7日,而且要连续保持7个月经周期中经间排卵期分泌锦丝状带下7日。但是在日常的生活中,由于情绪、气候、环境等影响因素不同,7数律也有一些不同的变化,兹将7数律几种不同的生理演变分析如表4-3-1。

表4-3-1 7数律的几种运动形式

周期 类别	行经期	经间排卵期						
		1月	2月	3月	4月	5月	6月	7月
Ⅰ	7	7	7	7	7	7	7	7
Ⅱ	7	7	7	5	7	7	5	7
Ⅲ	7	7	3	7	7	3	7	7
Ⅳ	7	7	7	3	7	3	5	7
Ⅴ	7	7	7	5	7	5	3	7

从表4-3-1可以看出7数律中形式Ⅰ,属于最正常最健康最有规律的运动,即是在连续7个月经周期中均能保持分泌锦丝状带下7日的要求,规律性强,与行经期相呼应亦最为明显,是7数律中最为主要的一种运动形式,常为高水平重阴的一种运动形式,最为健康。但根据我们临床上的长期观察和调查,这种运动形式,较为见。形式Ⅱ,即在连续7个月经周期中偶或出现1~2次5日的锦丝状带下排出,但因大多数属于7日,故偶然出现1~2次5日锦丝状带下排出者,不能作为病理,又不能作为5数律,所以仍应归属于7数律。符合这种运动形式规律的,我们在临床上常有所见。形式Ⅲ,即在连续7个月经周期中偶或出现1~2次3日的锦丝状带下排出,但因大多数属于7日,故偶然出现1~2次3日排出锦丝状带下者,既不能作为病理,又不能作为3数律,所以仍应归属7数律,临床上仍有所见。形式Ⅳ,即在连续7个月经周期中偶或出现1~2次3日,1次5日有锦丝状带下排出者,但因大多数属于7日,故偶然所出现1~2次或者3次的不同时数,既然不能作为病理,亦不能作为其他数律,所以仍应归属7数律。形式Ⅴ,即连续7个月经周期中偶或出现1~2次5日、1次3日有锦丝状带下排出者,但因大多数属于7日,故偶尔出现1~2次或者3次的不同时数,又无临床症状,不能作为病理,亦不能作为其他数律,所以仍应归属于7数律。

(二) 5数律

所谓5数律月圆运动规律者,是阴长运动按5数进行,特别是两次转化时期,即行经期、经排卵期更是按5数进行演变。5数律的提出,一方面是基于五行生成数的理论而来的,一方面也是我们多年来临床统计所得。这种数律的运动形式,较之7数律、3数律为多见。观察的指标,同样是严格地、深入细致地分析锦丝状带下的分泌。一般确定5数律者,首先要从行经期的天数而定,即行经期5日,且连续5个月经周期的行经期均是5日者,或从月经来潮后,其行经期一贯是5日者,因而经间排卵期所出现的锦丝状带下也需要有5日,前后呼应,两个转化期的统一性,而且不仅是一次经间排卵期5日,还必须连续保持5个月经周期中经间排卵期锦丝状带下有5日,但由于个体有差异性,日常生活中遇有气候、环境、情绪等不同变化,所以5数律的运动形式亦可能会出现些不同的变化。但是这种变化仍然在生理范围内、程度上较轻,不会影响工作和学习。根据我们临床长期的观察和统计,大约有表4-3-2所示的几种形式的变化。

表 4-3-2　5 数律的几种运动形式

类别＼周期	行经期	经间排卵期				
		1月	2月	3月	4月	5月
Ⅰ	5	5	5	5	5	5
Ⅱ	5	5	5	3	5	3
Ⅲ	5	5	5	1	5	1
Ⅳ	5	5	5	2	5	1

　　从表 4-3-2 可以看出,5 数律中的形式Ⅰ,属于最正常的运动数律,亦即是在连续 5 个月经周期中的经间排卵期,均能保持分泌锦丝状带下 5 日的时数,规律性强、转化顺利,是 5 数律中最为常见的一种运动形式,亦颇为临床所常见,可不受任何内外在因素的干扰和侵袭,同时亦为最佳的生殖节律。形式Ⅱ,即在连续 5 个月经周期中偶或出现 1～2 次经间排卵期仅 3 日的锦丝状带下泌出,但大多数属于 5 日。故偶尔出现 1～2 次 3 日者,不作病理论,又不能作为 3 数律,所以仍应归属于 5 数律,这种运动形式,亦颇为临床所多见。形式Ⅲ,即在连续 5 个月经周期中,偶或出现 1～2 次经间排卵期 1 日或 1 日半的锦丝状带下泌出,但因大多数属于 5 日,故偶尔所出现的 1 或 2 次的 1 日或 1 日半者,亦不作病理,又不能作为其他数律,故仍应归属于 5 数律。形式Ⅳ,即在连续 5 个月经周期中,偶或出现 1～2 次经间排卵期 1 日或者 3 日的锦丝状带下泌出,甚或 1 次 2 日,1 次 3 日的错杂变化,但因大多数属于 5 日,故偶然所出现 1～2 次的错杂变化,亦不作病理论,又不能作为其他数律,所以仍应归属于 5 数律的范围。最后这一种形式,较为错杂,如在 5 个月经周期中,有可能出现更为复杂的变化,但程度较轻者,无明显的临床症状,仍应属于生理范围。

　　(三) 3 数律

　　所谓 3 数律者,是指阴长运动按 3 数进行,特别是两次转化时期中的经间排卵期,更是按 3 数进行演变。3 数律的提出,基于我们多年来临床观察所得,而且也是基本的奇数律,用之较广,在诊断治疗标准方面,也有着重要的意义。其观察的指标,同样要深入细致地分析分泌的锦丝状带下及其所维持的时间,必要时进行妇科检查、血查性激素的数值等。一般判定 3 数律者,其行经期的 3 日且很有规律,其经间排卵期排出的锦丝状带下也应有 3 日,前后相互统一,且经间排卵期与行经期的时数不仅表现在一次周期中一致,而且还必须连续保持 3 次月经周期中排泄经血与分泌锦丝状带下的 3 日的一致性。但是在日常的生活中,由于禀赋、体质的不同,气候、环境,特别是情绪的不同影响,有可能出现一些不同的变化,特别是在 3 个月经周期中,偶或出现一次时数律的变化,而且很轻微,不能作为病理。根据我们长期临床的观察和体会,3 数律亦有表 4-3-3 所示的几种运动形式。

表 4-3-3　3 数律的几种运动形式

类别＼周期	行经期	经间排卵期		
		1月	2月	3月
Ⅰ	3	3	3	3
Ⅱ	3	3	1	3
Ⅲ	3	3	4～5	3

从表 4-3-3 可以看出,3 数律中的形式 I,属于最正常的运动形式,亦即是在连续 3 个月经周期中均能保持分泌锦丝状带下 3 日的时数,规律性强,转化极为顺利,是 3 数律运动中最主要的一种形式,亦为月经周期演变中最为多见的一种。一般说,具有这种运动形式者最为健康,可经受任何内外在因素的干扰,同时亦属于最佳的生殖节律。形式 II,即在连续 3 个月经周期中偶或出现 1 次经间排卵期 1 日或 1 日半的锦丝状带下泌出,但因大多数属于 3 日,故偶尔出现 1 次 1 日者,可不作病理,亦不能作为其他数律,所以仍应归属 3 数律。形式 III,即在连续 3 个月经周期中偶尔出现 1 次 4 日或者 5 日的锦丝状带下排出,但因大多数属于 3 日,故偶尔出现 1 次较高的时数,可不能作为其他数律。由于 3 数律的时间短暂,运动形式较单纯,在临床上较 5 数律、7 数律为少,如果对两个 3 数律,即 6 个月经周期中的经间排卵期的时数与运动形式进行观察,那将更为复杂,这就是 3 数律的生理特点。

此外,在经间排卵期的重阴必阳转化运动中,尽管有着"7、5、3"日的时间规律,但真正的排卵期只有 1 日,一般来说是在锦丝状带下分泌最多的那日,也即是重阴的高峰时期。现在我们都根据血液检测和超声影像学确切地判定排卵日期。

最后还必须指出,月周运动生物钟节律中的经间排卵期,与自然界生物钟节律有关。前人对经间排卵期,还有着"开花期"的称呼,这就意味着与自然界花草植物的生物钟节律相一致,受年月日相应规律的影响;年相的春温、夏热、秋凉、冬寒的阴阳消长转化节律,自然对女性的月经周期与生殖节律有影响。如春天气温转暖是生发的季节,也是自然界植物开花的季节,由阴转阳,阳气温煦,与经间排卵期相一致,亦有助排卵后阳气升发,故易于受孕。我们体会,在年相变化中,这一时期的受孕率较高,年复一年,周而复始。日月相者,经间排卵期相当于月初,日相者相当于黎明,由阴转阳,开始阳长,不仅有助于整个月经周期终而复始的圆运动规律的发展,而且亦有助于经间排卵期的顺利转化,建立健康的经间排卵期。

四、经间排卵期的病理特点

经间排卵期,是重要的转化时期,也是生新的时期,生新必然要除旧。生新者,产生新的精卵,转化子宫内膜。除旧者,排除过多的阴与浊。所以说,经间排卵期与行经期相一致,同属于除旧生新的时期,但又有所不同。行经期是整个月经周期的结束阶段,以除旧排瘀为主,化瘀生新,瘀去则新生,所以病变的重点在于瘀浊的排泄。而经间排卵期是月经周期的中间阶段,生新除旧,以排卵为主,排卵顺利,则阴浊自除,阳气自然生长,所以病变的重点,在于排卵生新的失常、重阴转阳、周期节律的失常。所谓排卵失常,即新生精卵的排出有所障碍、有所失利和不协调等;重阴转阳的失常,又有重阴的病变和转化的病变;周期节律的失常,系指月圆运动生物钟节律失常,包括"7、5、3"时数律的运动形式失常。按其顺序,以此论述其病理特点如下。

(一) 排卵失常

经间排卵期,以排卵为主要任务。排卵必然要具有纲缊之状,纲缊之状,是转化的标志,但排卵与转化基本上虽趋于一致,但有时亦不完全一致,就排卵功能失常而言,其病变应包括无排卵、排卵功能障碍、排卵功能不良、排卵功能不协调。所谓排卵功能不协调者,即排卵过早过迟,时快时慢,很不规律。至于无排卵者,因其不能发展到经间排卵期,故不在这里论述。

1. 排卵障碍　在论述排卵障碍之前,必先了解其原因。一般来说,排卵障碍可分为两类。一类是无排卵者,又有器质性、功能性之别。其器质性者,先天性生殖器官发育不全、生理缺陷等;其功能性者,如多囊卵巢综合征、卵巢早衰、内分泌功能紊乱等。因为无排卵,阴长运动无法进行,更不能达到重阴必阳的转化期,形不成正常的月经周期,所以不应属于经间排卵期病变。而此处所指的排卵功能障碍,仅是指无器质性病变的属功能性病变者。故尚存有周期、有排卵,但排卵不良而有困难者属此。兹分述如下。

（1）肾阴虚，癸水有所不足：肾阴亏虚，癸水不足程度尚轻，仍能行其消长转化的演变。但由于精卵发育成熟欠佳，卵子的质量亦比较差，故致转化欠利，排卵困难。因此，可出现两方面的病变：其一是时间延长，不仅经间排卵期延长，而且经后期亦延长，所出现的锦丝状带下偏少，或者时有时无，忽断忽续，腰酸少腹隐隐作痛，BBT 低温相应较长，经间期 BBT 低温相起伏不定，有明显的波动状；其二是经间期的转化反应时甚时微，有时反应剧烈，出现明显的腰酸、少腹作痛、烦躁失眠等证候，有时反应轻微，除头昏、腰酸外无任何反应。锦丝状带下时黏时稀，BBT 的低温相波动将更为明显，或低温相偏高等。

（2）功能性者病变所致排卵障碍：一般可见以下一些病证，如多囊卵巢综合征、卵泡未破裂黄素化综合征等。

1）多囊卵巢综合征：多囊性卵巢综合征，简称 PCOS，西医学对 PCOS 的病因病理尚未完全明了，一般认为与下丘脑—垂体—卵巢功能失调，卵巢类固醇激素生物合成过程中酶系统的功能障碍（表现为肾上腺功能紊乱），以及遗传等因素有关，是多态性、异质性、难以治愈的内分泌紊乱疾病。其内分泌学的主要特点是，高雄激素血症和代谢异常。我们认为 PCOS 一般应属于无排卵性的月经，但亦有少数经治疗后，已能进入经间排卵期，出现一些锦丝状带下，但排卵仍存在困难，从而尚缺乏明显的气血活动絪缊状。

2）卵泡未破裂黄素化综合征：卵泡未破裂黄素化综合征，简称 LUFS。西医学对 LUFS 的病因病理尚未完全明了，一般属于无排卵的月经或是原因不明性不孕症。但亦有少数，或者经过治疗后已能进入经间排卵期，出现锦丝状带下，但因卵膜厚、卵子不能排出，气血活动不明显，絪缊状不能形成，排卵障碍，当然也就不能孕育。在不孕症等病中这种原因引起者颇为常见。

2. 排卵欠利　排卵欠利者，有比较正常的月经周期，但经间排卵期的确存在一定的排卵欠利，此首先与重阴不足有关，将在重阴必阳失常中详加论述。此处仅仅阐述由内外在因素所影响气血活动，乐育之气较弱，从而影响转化，在一定程度上影响顺利排卵。我们在临床长期观察中发现，排卵欠利者有以下几种情况。

（1）肝郁气滞：患者常有心情忧郁，或则忿怒急躁，或则突遭较剧精神刺激，或则遇有不良环境的干扰，以致心肝气机郁滞，故经间排卵见此者，必然影响这一时期的气血活动，在一定程度上影响转化，从而也影响顺利排卵。肝郁气滞不仅影响排卵，而且肝郁气滞阻碍乳房的气血活动，可以发作经间期乳房胀痛；肝郁化火，灼伤乳头，可以出现乳头触痛；或者肝郁气滞，阻于心胸之间，得阳气内动，痰浊内蒙，可出现经间期情志异常；如肝郁气滞阻滞于心脑之间，得阳气内动，痰浊上蒙，可出现经间期癫狂。

（2）血瘀内阻：常见经产留瘀，瘀阻胞宫，或则形寒饮冷，寒凝冲任，血行欠利，经间排卵期见此者，必然亦将影响这一时期的气血活动，影响絪缊乐育之气的形成，从而也将影响转化，影响排卵。血瘀阻于冲任、厥阴、少阴之经络，影响经间排卵期的气血活动，可以出现经间排卵期的腹痛。瘀阻伤络，络损血溢，加以经间期阳气内动，气血活动必然加剧，是以出现经间排卵期出血；瘀浊内阻，趁经间排卵后，卵巢空虚，流注于内，久而结为癥瘕，形成卵巢肿瘤样病变。

（3）湿浊壅阻：湿浊的性质有内湿、外湿之别。内湿者，主要由脾肾不足的脏腑功能失调所产生；外湿者，由自然界的湿邪及地处潮湿的环境所致。内湿颇为多见。妇科的湿浊病邪，又常与任带奇脉亏损，阴盛（即癸水过多）及阳长不及有关。且女性疾患，绝大部分发生在腰带以下，盆腔小腹部，即子宫、输卵管、阴道等部位，湿性下趋，故易在腰带以下，小腹盆腔之中发病；湿蕴生热，至经间排卵期阳气内动，气血活动，与湿热相搏，易致盆腔炎性疾患；气血活动欠利，血瘀气滞，经间期阳气内动，热伤血络，络损血溢，易致经间排卵期出血；经间排卵期，气血活动，湿浊随之而动，浸淫于下，可发为经间期带多阴痒的周期性疾患；如气血流动，湿浊被吸收入血分，发为周期性身痒；此外，湿浊蕴阻尚可导致癥瘕。根据我们长期临床的观察,还发现一种因为经间排卵期重阴过度,水湿津液蕴蓄,侵袭卵巢,因排卵后卵巢空虚,湿浊内阻,久而结为癥瘕,可致卵巢囊肿,或者发为输卵管积水等。具体病理变化在重阴病变中尚需详述。

3. 排卵不协调　经间排卵期的时间不一致,缺乏规律,或前或后,前后不一,前则周期甚短,后则周期过长,有违常道。我们认为,一般经间排卵期有其规律性,应在两次月经的中间时间,也即是在月经来潮后 7～9 日或是周期 10～12 日,即月经周期的半个月左右,下月的周期依然如此,有其一定的规律性,符合阴阳相对应的太极阴阳钟要求。即使稍有先期,亦应有先期的规律性;稍有后期,亦应有后期的规律性,此皆属于生理性变化。但如一旦导致病变,促使经间排卵期失去规律性,先后不一,不仅表现在月经周期的不协调,而且使经间排卵期亦不协调,从而不能孕育。根据我们在临床上细致的观察,又可分为以下三种类型。

(1)先期病变:即经后期大大缩短,经间排卵期提前,但又缺乏其先期的规律性。一般来说,先期而有规律,且先期时间并不多,亦属生理;一贯月经周期正常,偶有 1～2 次先期者,亦可不作病理论。如既有正常周期,又常见超 2 次以上的先期,且先期极为明显,又缺乏一定的规律,或者超前 5～6 日,或者超前 7～8 日,甚则 10 日者,同时由于先期的时日较多,并带来较多的全身症状,而且月经的量、色、质方面也有明显改变者,就属于病理变化了。根据我们的体会,凡先期病变者,常与阳热有关,所谓"阳有余则先期而至",此即是也。

(2)后期病变:即经后期延长,而经间排卵期亦延后,且呈现经间排卵亦相应延长,排卵欠顺利,而又缺乏其后期的规律性。一般来说,如后期有其规律性,且后期并不太过者,属于生理现象;一贯月经周期正常,经间排卵期正常,偶有 1～2 次后期,经间排卵期亦有所延长者,亦可不作病理论。如一贯后期,或以往正常,近来已有 3 次以上后期,且后期极为明显,又无一定的规律性,有时落后 7～10 日,有时后期 15～20 日,甚则后期 2 个月、3 个月者,并带来较多的全身症状,同时月经的量、色、质也有明显的改变,这就是后期的病理变化。我们的体会,凡经间排卵期延后延长者,常与阴血不足有关,所谓"阴不足则后期而来"。经间期的后期病变,亦与经后期的延后相一致也。

(3)前后不一的病变:经间排卵期的忽前忽后,很不一致,很无规律,而且还伴见经间期的忽长忽短,转化排卵亦表现出太过不及的状态,在临床上出现明显的症状,在月经的量、色、质方面亦有明显的改变,这亦属于病理变化。我们体会,此病不仅与阴阳失调有关,而且亦与肝郁脾弱有关。肝郁化火,火热迫气血妄行,加速了经间期的转化,是以经间排卵期提前,经间排卵期缩短,但气滞脾弱,气血活动缓慢,是以经间排卵期延后、延长,故出现经间排卵期的前后不一,长短不定,很不协调的病变。

排卵失常,一般与气血活动失常有关,反过来说,气血活动欠佳,其排卵亦必欠利,这是气血活动与排卵相一致的病变。但亦有气血活动与排卵不一致的病变,即气血活动基本正常,转化亦较顺利,但排卵欠佳,包括卵泡的发育亦欠佳,甚则无排卵的黄素化病证,通过 B 超以及有关检查,是不难发现的;或者排卵尚顺利,卵泡发育尚佳,但气血活动较强、较长,以致出现经间排卵期的腹痛、出血、情志异常等病证;或者出现忽强忽弱的气血活动或忽快忽慢的转化运动,导致一些错杂的病证。

(二)重阴必阳的失常

重阴必阳,是经间排卵期最显著的生理特点。因此,重阴必阳转化失常,也就是经间排卵期最为重要的病理特点。排卵失常,虽然与排卵的功能失调,包括气血活动失常有关,但从根本的原因上说,大多与重阴必阳的失常有关。因此,在分析排卵失常后,必须进而分析重阴必阳的失常。根据我们多年来的临床体会,重阴必阳失常有以下三个方面:其一,是重阴本身的病变:这也是重阴必阳中最为重要的一面,重阴有所不足,亦即是接近重阴,尚不能达到重阴高水平的要求,一般属于虚变,必然影响转化和排卵;重阴有余,即重阴过甚,一般属于实变,亦将影响转化和排卵;重阴不协调,时盛时衰,忽虚忽实,一般属于虚实夹杂的病变,不仅影响重阴必阳的规律性,而且在转化排卵中带来困难。其二,是必阳的转化失常:有欠利、缓慢、过快等病变。其三,是阳的病变:因为这一时期既存在阳消,又有阳长的问题。重阴必须以阳消作保证,同时必阳,已开始阳长,所以在这一时期阳本身的消长不应时,易致病变。故需分述如下。

1. 重阴病变　所谓重阴病变,是指重阴的不足、有余,以及不足与有余交替出现的不协调病变。不足者,虚变也,有余者,实变也。这里需要指出的,不足者,虽为虚变,但能达到接近重阴的水平,所以在程度上有区别性,不足与有余虽处于对立状态,一般不易见此,但在脏腑功能失调的情况下容易出现。

(1) 重阴不足:此种病变,临床上颇为常见,故列为重阴病变的首位。我们根据长年深入观察发现,重阴不足与生理范围内重阴稍次者,有着程度上的差异性,而病理上重阴不足,亦仅仅是有所不足而已,程度上较轻,否则就不可能达到经间排卵期这一阶段的生理要求。且重阴的实际内含,应包含三个方面:

首先也是主要的是癸水之阴有所不足。癸水之阴,的确是重阴中的主要成分,也是阴阳消长转化运动中的主要物质,它有所不足,主要有先后天的因素。青春期的月经病证及原发性不孕症,大多与先天因素有关,即禀赋与体质的因素,由于禀赋与遗传的关系,或者体质差,影响肾气、天癸。特别是癸水之阴有所不足,故常在初潮后形成月经方面的病变,且先天因素、体质因素所致阴虚者,一般均停留在经后期,较难进入经间排卵期,或亦有少数阴虚程度较轻,能够进入经间排卵期,但癸水之阴滋长达重时显然不足,或者虽然达重阴高水平,但又迅即下降,不能维持排卵期应有的时数节律。一般从月经病史及有关检查检验中,是不难获知的。后天的因素较多,或与心理不稳定,精神方面的烦躁、紧张、忧郁、悲哀等因素长期刺激有关,或与劳倦过度、长期失眠、环境变迁、寒热不调、工作学习节奏过快等因素有关,以致心、肾、肝、脾功能失调,久而将及肾阴不足。张景岳曾经说过:“五脏之伤,穷必及肾。”肾阴虚,则癸水必然有所不足,因癸水者,属肾也,乃北方壬癸水的意义。癸水,肾阴,均来源于先天,也均需得后天之滋养。肾阳足则癸水充,反之肾阴有所不足,则癸水自然亦有所不足,癸水不充,既不能滋养精卵,以致精卵发育成熟较差,又不能滋生子宫内膜,以致内膜较差,血海不得充盈。更为重要的是,癸水之阴达重,重阴必阳转化顺利,重阴不足,转化排卵自然欠利,即使极少数精卵发育成熟,子宫内膜基础较好,但重阴的内含不足,重阴必阳的转化必然有所不利,排卵以及受孕等亦必然欠佳。此外,非于重阴的内含不足,影响子宫内膜的增生或者精卵发育成熟的某一方面,即使重阴必阳转化顺利,亦将影响月经的经量和精卵发育成熟的质量,从而亦将导致月经病证及不孕症等。

其次是重阴内含的津液不充。一般而言,癸水与津液亦有着密切的关系,癸水不充,津液自然也有所不足,表现在经间排卵期的锦丝状带下,自然也就有所减少,或者锦丝状带下不能维持应有的时数律,而更重要的是阴道的润泽,排卵时输卵管与子宫内的滋养,以及蠕动的滑利性,有利于性交及精卵结合后输送运动等,津液不足者,必然影响到这些方面的功能。此外,亦有少数人出现癸水之阴与津液不一致的病变,如癸水之阴达重,检验雌激素符合排卵高水平要求,探测卵泡发育也已成熟,转化顺利,但因津液不足,带下偏少,以至于不能受孕者,同样属于重阴有所不足的病变范畴。

再者是重阴内含水湿有所不足。就癸水与水湿而言,所谓北方壬癸水。壬癸者,本来就有调节水湿的作用,故癸水之阴滋长,则水湿亦必然增多;癸水衰少,或有所不足,则水湿也就相应减少。所以当癸水之阴滋长达重时,水湿也就增加到一定的饱和状,经间期的带下除锦丝状外,尚有较多的水样带下;重阴有所不足时,水湿也就显得不足,带下因而偏少,生殖道可能有干燥的感觉。但亦有少数癸水之阴与水湿不一致的病变。如癸水之重阴较好,精卵发育成熟,而水湿偏少,水样带下很少,导致转化欠利,排卵时的气血活动亦较差。亦有重阴不足,转化欠利,但水湿过甚,水样带下偏多,或者水湿泛溢,出现面浮肢肿者,反映了经间排卵期重阴的复杂病变。

（2）重阴有余：此种病变，临床上虽属少数，但亦常可见到。根据我们长期深入的观察，所谓重阴有余，就是说癸水之阴过高，雌激素过高，超过了重阴的水平。一般通过血查雌激素水平，是不难发现这类病变的。不足多为虚变，而有余多为实变。重阴有余，亦必影响阴阳之间的转化，影响阴阳消长运动的发展，从而导致排卵困难。其所以形成重阴有余者，亦有先后天的因素。先天因素与禀赋、遗传有关，后天因素与高营养、多刺激性食物、药物，特别是滥用性激素类药物，或某些湿热性肝炎病变的影响等有关。此外，还要排除一些肿瘤疾病。重阴有余，不仅可以表现为经间期的锦丝状带下的增多或时数律的延长，而且还可以表现为性欲增强等。其次，津液亦必随着癸水之重阴而增多，而且亦超过一般重阴时的量，津液过多，容易壅阻而为脂肪，留着并侵害不同的部位，可导致各种病证。如卵巢冲任不足，痰浊内侵于该处为病，结聚不散，日积月累，必将成为痰浊型癥瘕；痰浊蕴阻，流注于下，随重阴下泄，而为痰浊性带下；痰浊蕴阻，结于腹腔，泛溢于四肢，造成肥胖症；当然，津液凝聚为痰湿，蕴阻于内，必然影响气血的活动，使转化不利，排卵有所困难，这是重阴有余中癸水与津液相一致的病变。亦有少数癸水之重阴并非有余，而津液有余，超过正常重阴的要求，形成痰浊或痰脂样病变者，这同时亦会给转化排卵带来一定的困难。

再次，水湿在重阴时增多，而在重阴有余时则水湿过多，形成病变。水湿过多，亦可蕴阻于腹腔之中，形成腹腔积水，或者流注于生殖道、阴道，以致带下过多呈水样；水湿泛溢于四肢皮肤之间，将会形成经间期水肿；湿蕴生热，湿热乘气血活动之机而下注，将可导致经间期带下症、阴痒症。一般来说，水湿过多，将对经间期气血活动不利，影响转化，影响排卵，这是重阴过盛中癸水之阴与水湿相一致的病变。但亦有少数癸水之阴并非有余，或者尚有不足，而水湿之阴邪有余者，尚可导致经间期水肿、泄泻等病变。

（3）重阴不协调：此说明重阴必阳的转化运动。在历次的月经周期运动中，忽而表现有余，忽而表现不足，忽而又趋向正常，同时还出现量、色、质方面的病理改变，谓之重阴不协调的病变。我们根据长期临床观察发现，重阴不协调者又有如下四种形式。

1）轻度不协调：既有正常的重阴转阳，顺利转化，排出卵子，亦有轻度的有余不足，重阴变化，表现出经间期的时盛时衰，忽长忽短，但程度较轻，虽不影响排卵，但在气血活动中，在排卵的功能中，必然有所影响。仔细分析经间排卵期的锦丝状带下，可以发现时多时少，时稀时黏，时长时短，很不规律，但又不十分明显，在青春后期，或者更年期早期，以及功能性不孕不育病证中，常有此病。

2）明显不协调：即重阴有余或重阴不足呈交替发作颇为明显，基本上已没有正常的重阴必阳的转化。在重阴有余时，锦丝状带下多，维持的时间长，在重阴不足时，锦丝状带下偏少，经后期的时间亦长，带下维持的时间很短，转化困难，排卵延后，有的甚至要经过 2～3 次的细缊状变化，才能获转化和排卵的成功。如此有余与不足交替出现，或者交替 2～3 个月经周期出现，同时还伴见明显的全身症状，以及月经量、色、质的明显改变。

3）偏向有余的病变：即是在重阴有余与不足的交替发病中，大多数呈有余病变。即在每项月经周期演变中，经间排卵期的转化运动虽然出现忽前忽后，时短时长，时盛时衰，但大多数呈有余病变，即在较多的经间排卵期中出现锦丝状带下过多，维持时间偏长，经间排卵期提前，转化时的气血活动过于强烈等，全身症状也出现明显的变化。月经的量、色、质的改变也很明显。而重阴不足，经间排卵期锦丝状带下偏少、偏短，转化排卵延后等病变较为少见，或间隔 3～5 个月一次。这种情况临床上颇为少见。

4）偏向不足的病变：即是在重阴有余与不足的交替发作中，大多数出现不足病变。即在每次月经周期，特别是经间排卵期的演变中，大多数呈现经间排卵期锦丝状带下偏少，维持时间偏短，转化排卵期延后、延长，甚则延后很长。亦可能出现 2～3 次的经间期气血活动，才能获得排卵成功。但亦有少数时间出现经间期重阴有余，锦丝状带下特别多，维持时间长等变化。这是不协调中偏于不足的病变，临床亦为少见。

2. 必阳转化病变 一般来说,必阳转化的动力在于气血活动,而气血活动又与排卵有关,转化不利,气血活动欠佳,自然影响排卵,导致排卵失常。所以在排卵失常的病理中,实际上已经论述这一点,而且必阳的转化与重阴亦有很大关系,其病变亦必然与重阴的失常有关,故不予赘述。至于转化时的阳消与转化后的阳长病变,亦可参考经后期的阳消的病理特点,本节不再复述。

(三)月周运动生物钟节律失常

对于月周运动生物钟节律失常,虽然已经在行经期的病理中进行了较为全面的论述,但本节所要讨论的是经间排卵期节律运动失常的病变。也即是说,是针对经间排卵期这一特定时期中的具体病变。我们根据多年来的临床观察,得知这一特定时期的病变涉及两个方面。首先是这一时期的节律运动的形式失常,一般可有三种情况:① 节律运动的超前,亦可以说加速运动,经间排卵期亦不例外,出现先期运动或加速运动的形式,破坏了阴阳各半月的运动规律。② 节律运动的落后,亦可以说迟缓运动,经间排卵期亦不例外,出现迟缓的减速运动形式,同样破坏了阴阳各半月的运动规律。③ 节律运动的超前落后不一致、不协调,忽前忽后,忽而加速运动,形成超前性病变,忽而减速运动,形成迟缓性病变。其次是经间排卵期中的"7、5、3"时数节律运动的失常,也即是时数律方面的病变。根据深入观察发现,这一时期所出现的时数律失常,不仅出现在"7"或"5"或"3"的时数不足,或者有余,或者不足与有余紊乱,而且在正常时数律中也会出现不协调、不统一,甚至出现"2、4、6"偶数律现象,并伴有明显的全身症状以及月经期、量、色、质的明显改变。但根据临床所见,时数律的不足较为常见,对此,我们论述如下。

1. 节律运动的形式失常 经间排卵期如同行经期一样,是月经周期中两次极为明显的节律活动时期之一,终而复始,始而复终,如环无端,一次又一次地推动月经周期向前发展。但是在正常的经间排卵期的节律活动中,由于天、地、人诸般因素的影响,干扰了正常的经间期的节律运动,导致运动形式的失常,如果体内的调节功能正常,偶尔出现1～2次的失常,不属于病变。如果体内的调节功能亦有所失常,则必然导致节律运动的形式失常,将会出现太过的先期病变、不及的后期病变,甚则出现忽而先期加速、忽而后期迟缓的不协调的节律运动失常的情况。

(1) 先期病变:即节律转化运动加速,经间排卵期提前,所以我们称之为先期病变。在确定先期节律运动病变时,必须排除两种情况。其一,是一贯如此者,亦即是月经初潮后,一贯形成的周期节律运动加速,致使月经周期超前,但程度较轻,超前不太过,可不作疾病论;其二,偶然1～2次节律运动加速,以致超前者,亦即月经周期运动一贯正常,偶因环境、气候、情绪等的影响,以致转化太过,周期节律运动加速,出现先期病变,甚则达到3次,但无明显的全身症状及月经量、色、质的改变,而能迅速恢复正常周期节律运动者,亦不作疾病论。一般的先期病变,必然是转化太过,周期节律运动加速,先期达3次以上者,同时伴有程度不同的全身症状及显著的月经量、色、质改变,并影响到生殖繁育者,根据我们的体会与阳旺有关,前人所谓"阳有余则先期而至"。阳者,大热也,热迫阴血运动加快,从表面上看,似乎属于有余的病变,实际上是与阴虚的本质有关,阴虚则火旺,火旺则阴血妄行;或者与自然界的气温偏高,或忿怒急躁的精神因素亦有关。近年由于自然界的气温有升高趋势,学习工作生活的节奏加快,因而月经周期节律也相应地有所加速,故先期病变有所增加。

(2) 后期病变:即周期节律运动迟缓,经间排卵期延后延长,我们称之为后期病变。一方面固然与经后期延后有关,但另一方面亦的确反映出经间排卵期延后与延长,甚则可能出现2～3次经间排卵期的反应。这是由于1～2次经间期的节律运动微弱,排卵未获成功所致,这亦反映了后期病变的特点。在后期病变中,亦要排除两种情况。其一,一贯如此的后期者,是指初潮后,一贯月经周期节律运动缓慢,致使月经周期落后,但程度较轻,落后不太过,又无明显的全身症状,月经的量、色、质的改变,可不作疾病论;其二,偶或出现1～2次,甚至3次的周期节律运动缓慢,经间排卵期延长延后,但能迅速恢复正常周期节律运动,同时又无明显的全身症状,及突出的月经量、色、质改变者,亦可不作病论。这里所谓的后期病变,是指在正常的月经周期节律运动中,出现了3次以上的周期节律运动的延后延长,同时伴见月经期、量、色、质的明显改变,同时存在全身症状,并可影响到生殖功能者。我们体会到,月经周期节律运动缓慢之后期病变与阴虚不足有关,前人所谓"阴不足则后期而来"。说明阴不足则阴长运动缓慢,从而亦延长了经间排卵期的节律活动。后期病变,有时还与自然界的风寒湿阴邪有关,因为寒湿等阴邪有凝滞阻碍气血活动的作用,因而也就可以影响阴阳消长转化运动的发展;其次,抑郁不畅的精神因素,或嗜睡困顿、缺少活动等因素,均可阻碍阴阳消长特别是阴阳转化运动,从而导致月经周期运动节律迟缓的后期病变。

(3)先后不定期病变:是指经间排卵期的节律运动超前落后的不一致,亦可称之为月经周期节律运动不协调病变。月经周期特别是经间排卵期的节律运动忽前忽后,时长时短,虽没有一定的规律性,但仍有其周期性,仍有其不太正常的节律活动,仍可以看出不太正常的月周运动生物钟节律性的存在。其中,超前者,从表面上看,月周运动生物钟节律呈有余状;落后者,从表面上看,月周运动生物钟节律呈不足状,有的出现超前落后的交替性发作,有的可能连续出现2~3次超前,然后又落后1次或2次,有的可能连续出现2~3次落后,然后又超前1次或2次。超前与落后之间的时间差距很大,同时伴见明显的全身症状和月经量、色、质的病理改变。我们认为这种前后不一的周期节律运动病变,同样要排除两种情况:其一,是一贯如此的前后不一,即是说,在月经初潮后,其月经周期节律忽前忽后,前后不一,但前后的差距不过大,又无明显的全身症状,可不作疾病论;其二,以往月经周期节律正常,偶或出现1~2次,甚则3~4次的前后不一,无明显的全身症状,也可不作疾病论。只有那些月经周期特别是节律运动的前后不一,时长时短,时间差距很大,伴见明显的全身症状,以及月经量、色、质的病理改变,并能影响生殖功能者,始作病论,必须重视。我们认为,之所以出现这类矛盾病变,必然与肾虚阴阳失衡、肝郁化火、脾胃失和等脏腑功能失调有关,与自然界气候失常,忽冷忽热,冷热交替,及精神上的忧郁烦躁等因素,亦必有关。

2.时数律的失常　所谓时数律,就是指在阴长运动中个体差异性所出现的数律,我们在长期的临床观察中发现,"7、5、3"奇数律,基本上代表了阴长运动中的几种形式,如果在数律中出现有余和不足,连续3次以上不能恢复,就谓之病变,见微知著,从时数律的不足或有余的变化中,探测月经周期特别是经间排卵期重阴转阳运动失调的所在,是十分重要的。兹对"7、5、3"奇数律的失调分析如下。

(1)7数律失常:7数律失常的病变,主要反映在三个方面。其一,运动太过,即经间排卵期所出现的锦丝状带下过多,维持的时间过长,即超过7日的生理要求,血查雌激素均属重阴过高水平,所以反而出现排卵欠利,或有障碍,或者欲排卵而不能,即使有时排卵后,重阴下泄欠佳,转阳不利,所以锦丝状带下依然存在,且排卵很不正常;其二,运动不足,即锦丝状带下较少,维持时间较短,少于7日,甚则少于5日,而且分泌带下的质量亦差,拉丝状很短,血查雌激素均在重阴不足的水平上,也就是接近重阴的水平,因而排卵有一定困难;其三,时数律运动形式有异,或出现紊乱。7数律在经间期的主要排卵运动,不管在中期,如3—1—3,或末期,如3—3—1,一旦发生病变,太过有余者,由末期转为中期,但排卵并不顺利;不足者,由中期转为末期,甚则还延长,排卵困难,或者无一定的时间,出现紊乱现象。

(2)5数律失常:5数律失常的病变,主要亦有三个方面。其一,运动太过,呈有余病变。即锦丝状带下过多,时间延长,超过5日,且质量黏稠,甚则夹有浓浊样带下,血查雌激素均在重阴过高水平,其排卵亦不太顺利,少数出现排卵障碍;其二,运动不及,呈不足病变,即绸缊状带下偏少,或少,时间偏短,不足5日,甚则少于3日,分泌的带下质量亦差,拉丝状不足,血查雌激素均在重阴不足的水平,排卵困难,但仍能排出卵子,质量欠佳,有的1次经间期未获成功,需2~3次的经间期,才能获得排卵成功;其三,时数律运动形式有异常或紊乱,即5日中的第3日或第5日排卵,但太过者,可由第5日提前到第2~第

3日,但排卵并不太顺利;不足者,可由第3日延后到第5日,甚则第6、第7日始能排卵,排卵亦有困难,或者排卵无一定时间,出现紊乱趋向。

(3) 3数律失常:3数律失常,如同7数律或5数律失常一样,也有三个方面。其一,运动太过,是有余病变,即锦丝状带下过多,时间延长,超过3日,甚则可超过5日,而且带下质量黏稠,血查雌激素均在重阴过高水平上,其排卵一般也不太顺利,有的有困难,有时过快,有时快慢不协调;其二,运动迟缓,呈不足病变,即锦丝状带下过少,维持时间偏短,不足3日,甚则只有1日,而且带下质量黏稠度差,拉丝状甚短,血查雌激素均在重阴不足即接近重阴的水平上,其排卵较为困难,排卵时间延长,排卵时气血活动差,有时甚或通过2次或3次的经间期气血活动,才能获排卵成功;其三,时数律的紊乱,因为3数律以3日为标准,连经后期的四三式为阴半月,转化期的气血活动应较7或5数律为明显。如果不足3数,转化过快,或者延后3日,转化过缓,忽而不足3日,忽而超过3日,其气血活动及其转化亦表现忽快忽慢,很不协调,缺乏规律,此属时数律不协调的病变。

总之,对经间期重阴必阳的转化运动失常,不仅要深入观察重阴水平的内含,而且还要注意到运动形式与时相规律相应的失常情况,不仅要对2~3次的"7、5、3"月圆运动生物钟节律的经间期病变进行观察,而且更要根据更多次的"7、5、3"月圆运动生物钟节律的经间期病变来分析,才能比较全面地探测到月运动生物钟节律中经间期的整个病变,以便较好地制定防治计划。同时要注意假排卵运动,可参考此前有关章节。

五、经间排卵期的诊治特点

关于经间期的诊治特点,首先应概述此期的诊断特点。一般来说,经间排卵期,通过西医学有关检查,是不难发现的。首先是测量BBT,观察低温相与高温相交接处。但就有关报道来看,BBT低、高温相呈双相型体温曲线,只能证实其有排卵现象,不能确定其具体的排卵日期。超声影像学的检查,不仅能观察到具体的排卵日期,而且还可以观察到卵泡发育及其成熟的情况,血检测E_2、LH的水平亦有助于了解排卵时期,有助于确定排卵日期的来临。从中医的角度而言,观察经间期所出现的锦丝状带下,包括其数量、质量,以及所维持的时数节律,不仅可以了解排卵日期的到来,亦可以了解到精卵成熟的质量。由于经间排卵期重阴转阳,气血活动显著,故经间期的治法,亦同行经期一样,活血通络是主要的治疗方法。因为通过活血通络,可以促使卵泡排出。但是由于每一个女性的生理病理不同,体质类型有异,以及气候、环境、生活等的区别,所以在主要治法方面虽有一致性,但其在次要或兼治方面,又有着不同的治法,本节将列出主要的促排卵方法和其他一些促排卵方法。

(一) 促排卵的主要方法

经间排卵期的主要治疗方法,在于活血通络,促发排卵,促进重阴必阳的顺利转化。由于经间排卵期的活动是在腹腔中进行的,体表观察不到,前人限于历史条件,缺乏对此阶段的认识,更谈不上提供治疗的方法。在中西医学相互渗透下,通过临床实践我们对经间排卵期有了较为深刻的认识,在全国高等中医院校第五版教材《中医妇科学》中列入了"经间期出血"病症,实际上是为了完善月经周期节律理论和调整月经周期节律的一整套内容。其中也重点论述经间排卵期的生理病理学,弥补了中医对经间排卵期认识的空白。经间排卵期与行经期均属于阴阳转化期,但行经期是由阳转阴,排出经血,是一个新的周期开始。而经间排卵期是由阴转阳,排出精卵,推动本周期的继续发展。因此,行经期的活血化瘀,以除旧为主,排出应泄之经血;经间排卵期活血通络,以生新为主,排出精卵,为了孕育。可见,经间排卵期的活血通络与行经期的活血化瘀,意义不同。根据我们临床多年的体会,经间排卵期促排卵的主要方药,有排卵汤、补肾促排卵汤。同时需结合我们在临床上应用时的几个要点,才能获取调周促排卵的疗效。

1. 排卵汤 该方早期受到江西省妇幼保健院的中药人工周期疗法启发,后来在我们不断的临床实践中加以修改运用,成为验方。组成:当归、丹参、赤芍、泽兰叶各10~15 g,茺蔚子15~30 g,香附10~15 g,红花5~10 g。服法:经间排卵期,或行经期按"7、5、3"时数律服药,每日1剂,水煎分2次服。禁忌:经间期出血,锦丝状带下偏少,腰酸头晕,烦热口渴;或者行经期经量过多,腹不痛者。

运用体会:本方适用于经间排卵期气血活动较差,排卵有一定困难,或者行经期经行不畅,经量偏少,色紫有血块,小腹疼痛者。方中由当归、丹参、赤芍等常用活血调经药组成;泽兰叶不仅有调达月经的作用,而且还有着利湿化浊的功能;茺蔚子调畅月经,且有引经血下行的作用,合红花活血化瘀,且有破血通络,促动排卵的功效;佐以香附理气疏肝,调畅气机,气行则血行,血行则气顺,且香附还有一定的活血作用。因而全方不仅有增强活血的作用,而且亦有破血通络,促发排卵,推动卵子运动的功能。但是根据我们的观察,本方宜加入川芎5~7 g,五灵脂10~15 g,川续断10~15 g;必要时,或者对血瘀严重,或者伴有癥瘕者,尚需加入䗪虫6~9 g,蜈蚣3~6 g,水蛭5 g,虻虫5 g等虫类药,因虫类药不仅具有较强的活血化瘀力量,而且攻窜血络,从而导致卵泡破裂而促发排卵,且对推动卵子运行有着较好的作用。由于排卵必须建立在重阴必阳的前提下,地处亚热带的中国女性,一般重阴的水平大多有所不足,因此在使用排卵汤时,还需加入适当的滋阴助阳药,亦即是补肾药,最为常用的有川续断、怀牛膝、枸杞子等,以适应这一时期阴阳转化运动的生理要求。治病本应顺遂生理趋势,因势利导,顺水推舟,才能达到事半功倍的效果。

2. 补天种玉汤与水火种玉汤 这是鉴于重阴有所不足或者由心(脑)为主LH、FSH有所低下,反映到临床上锦丝状带下有所减少,或者偏少者,可以考虑用此方药来促之。我们临床上多用补天种玉汤,丹参、赤芍、白芍各10 g,炒怀山药10 g,山茱萸10 g,莲子心5 g,合欢皮、川续断、杜仲、菟丝子各10 g,鹿茸片(先煎)6 g,炙鳖甲(先煎)10 g,茯苓、茯神各10 g,紫石英(先煎)12 g。水火种玉汤,丹参、赤芍、白芍各10 g,大生地10 g,炙鳖甲(先煎)10 g,麦冬9 g,灵芝粉6 g,炙桂枝6~9 g,鹿茸片(先煎)6 g,川续断10 g,五灵脂10 g。

3. 补肾促排卵汤 该方来源于我们在实践中摸索出的验方,载于《实用妇科方剂学》。组成:炒当归、赤芍、白芍、山药、熟地、牡丹皮、茯苓、川续断、菟丝子、鹿角片(先煎)各10 g,五灵脂12 g,山茱萸、红花各6 g。服法:经间期水煎分服,每日1剂,按"7、5、3"时数律服用。禁忌:经间期锦丝状带下少,并有烦热、口渴、低热者,或者腹胀矢气、大便溏泄者。

运用体会:这是一张临床极为常用的验方,它是从中药人工周期法中的排卵汤演化而来的。用排卵汤可以祛瘀生新,使成熟卵子突破卵巢表层而排出,故排卵期促排卵的重点在于活血化瘀。然而根据我们临床长期的观察,经间排卵期的生理特点在于重阴,只有阴长达重的高水平,才能促使气血显著活动,形成细缊状的排卵现象,才有可能顺利进行排卵。故本方中,不仅要应用当归、赤芍、五灵脂、红花等活血通络的药物来促发排卵,但更需应用归芍地黄汤为主,加入川续断、菟丝子、鹿角片等补肾药,这样才有助于肾之阴阳的提高,特别是肾阴的提高。肾阴的充实,将促使癸水之阴滋长达重的高水平。在阴长的同时,也不能忽略阳的重要性,不仅阴长达重需要阳的支持,而且重阴下泄后,让位于阳长,阳亦要有相当的基础,才能顺利地、迅速地开始长。此外,在重阴必阳的转化活动中,在气血细缊状态中,也需要有足够的阳的参与,才有可能出现较好的转化活动状态。所以,方中又加入了相当的补肾助阳药。我们体会,鹿角片一药,不仅有补肾助阳的作用,而且还具有活血通阳的功能,而且前人曾以此一味药,治疗乳房胀痛结块的乳癖病证,获得较好的疗效的经验。我们在应用鹿角片后观察BBT高温相,即呈双温相变化,确实有着良好的效果。但有时临床上缺此药物,或者对心肝气火偏旺者,可用紫石英代之。紫石英暖宫助阳,镇降入下焦,故阳虚而兼心肝火旺者,亦以用紫石英为宜。此外,熟地黄与当归相合,常易导致腹泻便溏,特别是对腹泻者,应去当归,以丹参代之,熟地黄据情而用,非用不可者,可配伍砂仁以防之。总之,应尽可能地避免药物副作用。

4. 几点注意　经间排卵期虽然与行经期同属于阴阳转化时期,气血活动较为显著,但是两者间又有所不同。其不同于行经期的治法与特点有五个方面。因此,在同样的调气活血治疗中,必须注意这五点,同时要进行针对性加减才能取得更好的疗效,更能达到促进排卵、恢复健康的转化功能。

(1) 活血通络,重在生新:行经期的气血活动,其结果是排出经血,除旧迎新,以祛瘀为主,结束本周期。而经间排卵期的气血活动,其结果是排出精卵,生新除旧,以生新为主,推动周期发展。因为经间排卵期是整个月经周期的半程阶段,排出精卵是为繁殖下一代服务的,而且排出的精卵,具有较强的生命活力,所以在活血通络的方法中,必须加入补肾之品,以利于排出精卵的生新活动。所以对肾虚症状明显者,或卵泡发育欠佳者,尚可加入紫河车 8～10 g,炙鳖甲 8～12 g,怀牛膝 10 g 等补养之品,以区别于行经期化瘀为主、不宜补养的特点。

(2) 活血化瘀,促之上行:经间排卵期的气血活动,是呈上行性的,此与行经期气血活动呈下行性者,显然不同。之所以出现这种不同的气血活动方向,就在于祛瘀为主与生新为主的不同生理要求。祛瘀为主者,要求将旧瘀排出体外,故活动呈下行性;生新为主者,要求精卵排于腹腔,在体内,故呈上行性,所以我们还可观察到具有一定的兴奋性。前人袁了凡曾经说过:“天地生物,必有絪缊之时,万物化生,必有乐育之时,猫犬至微,将受娠也,其雌必狂呼而奔跳,以絪缊乐育之气触之不能自止耳。”由此亦可说明经间排卵期的气血活动有上行性的特点。所以,我们认为在经间排卵期的活血化瘀药物中,要顺应这一生理特点,应加入川芎、红花、五灵脂等品,尤以川芎为主。

(3) 活血化瘀,疏肝通络:我们认为经间排卵期的气血活动部位在两少腹卵巢输卵管处。在中医学中少腹部属于肝经部位,故活血化瘀需与疏肝通络相结合,因此选用赤芍、五灵脂、香附等药,较为合适,尤其是五灵脂,化瘀疏肝,更为合适,故我们多用之。如需加强活血通络作用时,则䗪虫、蜈蚣、虻虫等亦可选择1～2味,以提高促排卵的作用。

(4) 利湿化浊,促发排卵:经间排卵期的最大特点在于重阴必阳,而重阴的内含,尚包括津液、水湿在内。但是过盛的津液水湿在一定程度上,亦将影响重阴必阳的转化而影响排卵,或因原有少腹卵巢输卵管处的水湿偏盛而影响顺利排卵。因此,适当配伍利湿化浊药物,亦有助于顺利排卵,如化浊的广藿香、佩兰,利湿的马鞭草、萹蓄、瞿麦之属。我们临床上较为常用的省头草,即佩兰之草,其芳香虽不及佩兰,但燥湿化浊、理气醒胃之功不减,故亦有一定的促排卵作用,可供临床参考运用。

(5) 气血絪缊,时间短暂:我们知道,排卵期属于阴阳转化期,为时短暂,虽然整个经间期有着“7、5、3”日,但真正的排卵日期只有1日。因此,在治疗上必须掌握快速奏效的活血促排卵的方法,选择恰当的服药方法与给药途径。我们认为,肌内注射复方当归注射液针剂快速有效,或者运用复方当归注射液小剂量作穴位注射,取三阴交、足三里、血海、太冲、关元、气海等穴,每次选其中两对穴位,每穴注射0.2 mL,按固有的时数律用之,亦可快捷奏效,以适应这一时期的生理要求。

(二) 其他促排卵方法

经间排卵期,除了采用活血通络或补肾活血促排卵的方法外,尚有其他一些促排卵的方法。众所周知,临床上的情况是复杂的,兼夹的因素很多。如心理因素所致心肝气郁,胞脉闭塞,脉络不畅,从而气血活动欠利,转化欠佳,排卵不良者,临床上亦颇为常见。治疗上除用宁心益肾通经法外,还必须加强心理疏导,调节心理,解除思想包袱,减轻精神上的压力,才能获取较佳效果,并能巩固之。对脾肾不足,湿浊蕴阻,以致气血活动欠利,影响排卵,造成排卵困难者,当用健脾补肾、芳香化浊之法以促排卵;对阳虚血瘀,易致经间期气血活动不良,从而影响排卵,造成排卵不良者,可用助阳温经、活血化瘀之法,偏于阳虚者选用各类温经汤,偏于瘀结者,选用桂枝茯苓丸;对痰脂蕴阻,形体肥胖,有碍阴阳转化,以致排卵不良者,可用化痰燥湿、活血化瘀法以促之;对湿热蕴阻、气血活动欠利,影响排卵而导致排卵功能不良者,可用清热利湿、化瘀活血法,以促进排卵,选取红藤败酱散;若或阴虚火旺,火旺明显者,亦或阴盛火旺,血查雌激素过多者,亦可导致气血活动失常,从而影响排卵,造成排卵障碍或不利者,需当降火滋阴,调节排卵,可用知柏地黄汤合柏子仁丸加减之。总之,知其特点而论治之,无可厚非,但尚必须遵循中医辨证施治的原则,针对各种不同情况或所兼夹的各种因素选取不同的治法,才能获取较佳的疗效。同时由于经间排卵期时间短暂,掌握时机,配合针刺,则可提高促排卵的成功率。

1. 宁心益肾,活血通络法　这是针对心理性因素所致不孕症、月经不调病证的经间排卵期而使用的治法。一般来说,心理性疾患,除少数确因心理因素所致外,大多数存在着肾虚,或者肝肾不足,或者卵巢功能欠佳的状态。因此,在药物治疗时必须心肾卵巢合治,当然治疗的重点在于心。我们经过长期的临床观察发现,心因性因素所致不孕症、月经病证有两种病变。一种是心气郁结,心肾失于交济,胞脉闭塞,其原因常与心情不畅,积想在心,思虑过度,工作、学习过度紧张等有关。久而久之,心肝气郁,特别是心气郁结,肝气不舒,心气不得下通,胞脉闭塞,可致月经后期,经量偏少,甚或闭经,伴见胸闷忧郁,时欲叹气,夜不能寐,或则寐梦纷纭,纳食较少,或时烦躁不宁,经间排卵期,虽有锦丝状带下,但数量少,质量差,不能维持固有的时数律,可用宁心益肾、活血通络的方法,选用益肾通经汤。另一种是兴奋过度,心神不宁,气火偏旺,但又郁阻不畅,其原因常与心情烦躁、睡眠偏少或失眠有关,久而久之,心肝火旺,神魂不宁,心肝气火不降,同样可致心肾失交,水火不济,阴阳失衡,从而导致月经先期,或经量多少不一,胸闷烦躁,头昏头疼,失眠心悸,口渴烦热,带下呈锦丝状亦少,或者可见经间期出血等证,可用宁心安神、降火通络的方法,选用益肾通经汤与远志菖蒲饮加减。

(1) 益肾通经汤:该方来源于《实用妇科方剂学》,为我们常用的验方之一。组成:柏子仁、丹参、合欢皮、熟地黄、川续断、赤芍、白芍各12 g,泽兰叶、川牛膝各12 g,茺蔚子、生茜草各15 g,广郁金、炙鳖甲(先煎)各10 g。服法:经间排卵期服,每日1剂,水煎分服。禁忌:大便溏泄,日行2次以上者;或纳欠胃痛,舌苔白腻者;或锦丝状带下少者。

运用体会:本方系从《景岳全书》的柏子仁丸合《妇人大全良方》的泽兰叶汤加减而成,原用于治疗肝肾阴虚,心火偏旺的闭经,今用于经间排卵期,故方中诸药,还应有所增减。一般尚需加入广郁金10 g、合欢皮10 g以宁心安神,合原有的柏子仁、丹参解郁,目的就在于降心气、舒气机,开通子宫脉络,行其泻(即开)的作用。众所周知,子宫之开,虽在于子宫本身的功能,但却深受心之影响。心气动,有助于子宫之开,子宫行泻即开的作用,不仅顺利排泄月经,而且亦有助于排出精卵,达到精卵结合受孕的目的,故以宁心安神药为君药。但肾也是主要的,因为精卵属于肾,肾为生殖之本,且胞胎系于肾,所以方中加入熟地黄、牛膝、川续断等补肾之品。本方与补肾促排卵汤的不同之处在于,除了主要药物着重宁心安神以外,其补肾药也有从阴从阳之别,而此则着重滋阴降火,故属于阴虚心肝火旺之排卵功能不良者宜用此方。我们曾经治疗了一例继发性肝肾阴虚型闭经,目的在于调治闭经,但在应用本方后获得了排卵成功。俟后我们又获得了两例肝肾阴虚,心肝火旺,烦躁失眠,形体消瘦的闭经患者,服本方药15剂后,居然也排卵成功,BBT呈双温相,10日后月经来潮。

(2) 远志菖蒲饮:该方来源于《实用妇科方剂学》,是我们常用验方之一。组成:炙远志、石菖蒲各6 g,丹参、赤芍、白芍、柏子仁、五灵脂、川续断各10 g,广郁金、合欢皮各10 g,青龙齿(先煎)15 g,莲子心5 g。或可加入川芎5 g。服法:经间排卵期服,每日1剂,水煎分服。禁忌:带下偏少,腹胀便溏,舌苔白腻而厚者。

运用体会:本方是从宁心安神的有关方剂中加减而来的。方中诸药,均为安定心神,活血通络,促发排卵而用。在经间排卵期,由于心神不宁,兴奋过度,气火偏旺,气血活动,或则太过,或则不及,从而影响转化,影响排卵,以致排卵欠佳者,当用宁心安神、活血降火、调节排卵的方法,应用远志菖蒲饮治之。我们曾碰到一患者,万姓,女,24岁,因学习紧张,心情烦躁,以致月经先期,经行量多少不一,继则逐渐闭经,夜寐更差,烦热头痛,大便干燥,脉弦细带数,舌质红,舌苔薄黄,测量BBT呈单温相,有时起伏不定。先予补养肝肾之归芍地黄丸,合宁心安神之酸枣仁汤治之。药后渐有锦丝状带下,但又因烦恼而失眠,予以远志菖蒲饮治之。药后不仅能安然睡眠,而且BBT出现双温相,已获排卵成功。从而亦使我们在宁心安神、调节排卵方面增添一个新的方法。我们深切体会,凡心理性所致的排卵功能不良和障碍者,除服药外,必须予以心理疏导,解除心理障碍,放下思想包袱,稳定情绪,然后合以药物治疗,才能获较佳的效果。

2.健脾补肾,理气活血法　此法用于治疗因脾肾不足,湿浊内阻,以致气血活动不利,转化排卵欠佳者,可见头昏腰酸,神疲乏力,腹胀矢气,大便易溏,经间期带下较稀,量较多,舌苔白腻,脉象细濡,测量BBT高温相偏低,上升缓慢。可运用健脾补肾、理气燥湿的药物组成方剂,同时更介入活血促排卵的药物。

健脾补肾促排卵汤:该方来源于我们的临床实践,为常用的验方之一。组成:党参、炒白术各12 g,茯苓、川续断、菟丝子、紫石英(先煎)各10 g,五灵脂、省头草各9 g,广木香10 g,山楂9 g。服法:经间排卵期服,每日1剂。水煎分服。禁忌:带下呈锦丝状略少者,头昏胸闷,烦躁,失眠,口干低热,大便干燥,舌红者。

运用体会:本方是从临床实践中产生的。方中用党参、白术、木香、茯苓以健脾益气,川续断、菟丝子、紫石英以温补肾阳,五灵脂、山楂以活血通络,促发排卵;省头草一味,芳香化浊,不仅有燥湿化浊的作用,而且还有理气行滞、推动血行,促动排卵的功能,也可以藿香、佩兰代之。从一般情况而言,经间排卵期乃是重阴必阳的转化时期,首先需有重阴,才能保证必阳的转化;但是重阴者,亦包括大量的津液水湿在内,如脾肾阳虚,津液水湿不能及时运化,必将蕴阻为湿浊,反过来影响必阳的转化,亦将影响到排卵,所以健脾益气,补肾助阳者,不仅能增强脾肾功能,祛除湿浊,而且扶助阳气,有利于必阳的转化和阳的生长,然后再以芳香化浊、活血通络药,达到顺利转化、顺利排卵的目的。如张姓女,29岁,结婚3年未孕、月经周期落后,经量时多时少,有盆腔炎、胃病等病史,测量BBT高温相偏低,且欠稳定,适值月经周期中的经间排卵期,已出现锦丝状带下,但夹有多量的湿浊样带下,同时伴有腹胀、便溏、神疲乏力等症,故予健脾补肾促排卵汤。服药后转化顺利,BBT高温相上升明显,症状减轻,俟后经间排卵期均用本方获效。

3.温阳活血,扶正通络法　此法用温阳活血、扶正通络的药物组成方剂,治疗阳虚湿浊蕴阻的病证。如经间排卵期,有锦丝状带下,并夹浓浊样带下,腰酸,小腹有冷感,形体较胖,或伴水肿,BBT高温相偏低,超声影像学检查等发现或有卵巢囊肿。

温阳活血促排卵汤:该方来源于我们的临床实践,为临床验方之一。组成:炒当归、赤芍、白芍、熟地、牡丹皮、茯苓各10 g,川桂枝6~9 g(或者用肉桂后下代之),川续断12 g,红花6 g,五灵脂10 g,制苍术10 g,或可加鹿角片(先煎)10 g。服法:经间排卵期,每日1剂,水煎分服。

禁忌:锦丝状带下少,头昏头疼,烦热口渴,形体清瘦,大便干燥,舌红少苔者。

运用体会:本方亦是我们从临床实践中摸索出来的方剂。由于适用病证少,所以临床运用亦不多。此方之组成,系从前人所制的各类温经汤的基础上加减而来,尤其是从《金匮要略》温经汤和《妇人大全良方》温经汤的变化而来,同时参考了桂枝茯苓丸的方义而制成。方中诸药,意在养血调经,温阳化痰,活血通络,推动血行,促进转化,诱导顺利排卵,较排卵汤的单纯活血化瘀,力量更大。由于温阳活血,易动肝火,耗损阴血,女子阴血虚者多,肝火者多,故用时宜慎。

4.燥湿化痰,活血化瘀法　此法用燥湿化痰、活血化瘀的药物组成方剂,治疗痰浊脂肪壅阻所致的排卵功能障碍,可见经间期带下或多或少,亦或夹有浓浊样带下,形体肥胖,腹胀矢气,大便或溏,胸闷烦躁,舌苔黄白腻,根部较厚,脉象细濡,BBT高温相偏低,经腔内超声检查,提示多囊卵巢综合征,拟化痰燥湿促排卵汤。

化痰燥湿促排卵汤：该方来源于临床实践，为我们临床验方之一。组成：制苍术、制香附、牡丹皮、山楂各 10 g，陈皮 6 g，川芎 5 g，制南星 9 g，川续断、丹参、赤芍、白芍、五灵脂各 12 g。服法：经间排卵期服，每日 1 剂，水煎分服。禁忌：头昏腰酸，锦丝状带下甚少，舌红少苔，脉象弦细带数者。

运用体会：本方是在越鞠二陈丸、启宫丸的基础上加入活血化瘀、补肾助阳的药物而成。考前人在治疗痰湿型月经量少或闭经的方剂，除燥湿化痰的越鞠丸、启宫丸外，还有芎归平胃丸、苍附导痰丸、开郁二陈汤等，但这些方剂平时服用是可以的，而在经间排卵期服用，必须加入活血化瘀的药物，以利于促转化，促排卵。我们深切体会到，痰浊脂肪壅阻者，除与脾胃有关外，与肾阳的不足亦有关，而且就与月经有关的痰浊脂肪而言，尤与肾阳有关。经间期重阴必阳，阳气内动，所以方中必须加入助阳补肾之品，才能较好地顺应经间排卵期的生理要求。

5. 清热利湿，活血化瘀法　此法用清热利湿、活血化瘀的药物组成方剂。治疗湿热所致经间期出血、经间期腹痛等病证，如见经间期黄白带多，或赤白杂下，腰酸，少腹作痛，胸闷烦躁，纳欠苔腻，舌根部厚腻，脉象细弦带数，妇科检查诊断为盆腔炎或盆腔炎性后遗症。

清热利湿促排卵汤：该方来源于临床实践，为我们常用的验方之一。组成：红藤、败酱草各 15～30 g，马鞭草 15 g，丹参、赤芍、白芍各 10 g，炒黄柏、怀牛膝各 9 g，制苍术、茯苓各 12 g，薏苡仁 30 g，广木香、延胡索、五灵脂各 10 g，川续断 12 g，或可加紫石英（先煎）15 g。服法：经间排卵期服，每日 1 剂，水煎分服。禁忌：阳虚脾弱，腹胀便溏，形体畏寒，舌苔白腻者忌。

运用体会：本方系从红藤败酱散合四妙丸加减而来，一般用于治疗盆腔炎所致排卵功能不良的病证。临床上湿热两者，尚有偏湿偏热，偏气偏瘀之不同。若偏于湿者，小便偏少，舌苔腻厚，尚需加入瞿麦、萹蓄、滑石、泽泻之属；偏于热者，舌红口渴，发热溲黄，尚需加入蒲公英、金银花、大黄等品；偏于气分者，还应加入制香附、枸橘李、乌药等类；偏于血分，还应加入桃仁、红花、山楂等品。脾胃薄弱，大便偏溏者，应去黄柏、败酱草、牛膝等药，加入炒白术、砂仁、六曲甚或炮姜等品。

第四节　经前期的生理、病理、诊治特点

经前期从经间排卵期后至下次月经来潮的阶段，即属于经前期。这一时期是黄体时期，应用 BBT 观察的方法，可以见 BBT 处于高温相时期，也就是阳长运动的时期，由于阳长运动与阴长运动有所不同，这也是由阴静阳动的特性所决定的，所以在排卵期或排卵后，阳长开始，少数女性的个体特点表现为此期心肝气火随阳长运动而稍旺，故可伴随一些情绪方面的反应，其中程度轻微者，可不作为病论。

一、经前期的生理特点

经前最大的生理特点在于阳长阴消，是阳长运动的重要时刻，是整个月经周期中的后备阶段，亦即是月经周期行将结束的前期。一般来说，经间排卵期后，BBT 开始上升后一直到行经期，也即是 BBT 高温相上升至开始下降的这一段时期内，称之为经前期。由于经前期是处于黄体时期，排卵后卵泡所形成的黄体分泌出黄体激素，使子宫内膜呈分泌改变，故这一时期，又称为"经前黄体期"。

经前黄体期的最大生理特点，有三个方面：其一是阳长至重，经间排卵期后，重阴下泄，让位于阳，开始阳长，阳长是经前期最大的、最主要的生理特点，也反映了经前期不同于其他时期的生理变化。测量 BBT，观察其高温相的变化，以分析阳长至重的生理、病理变化，同时亦可从临床上观察到一些阳气盛长的情况，如胸闷烦躁、乳房作胀、乳头触痛等。其二是伴随阳长而来的是阴消：阳长与阴消，虽处于对立

面,但又是互相统一的,相辅相成,对抗消长,组成经前期的生理特点,而且经前期与经后期相一致,属于消长期。一般消长期较长,转化期较短。经后期是阴半月中的主要时期,而经前期是阳半月中的主要时期,阴长运动是缓慢的,阳长运动是快速的,有时甚至是急剧的,反映了阴阳属性的特点。阴阳运动中,以消长运动为主,阳长阴消较经后期阴长阳消要快得多,之所以仍然维持到阳半月者,系由阴阳相对性平衡规律的要求所制约,而且在阳长近重时,阴消必须代之以长,消中见长,才能保证阳长至重及维持重阳的生理演变。其三是受月周运动生物钟节律所支配:在经前期阳长为主的时期内,其运动出现偶数律现象,此乃阳长赖阴,阴为偶数,故"2、4、6、8"偶数,是经前期阳长运动的数律,由于个体的差异性,以及气候、环境、肤色、种族等不同,故可表现为2、4、6或8数律的变化,循环往复,终而复始,始而复终,各按其不同的偶数律进行发展运动。这就是整个经前期的生理特点。

但是,在经前期的生理演变中,很可能出现一些心肝气火偏旺的现象,如头昏胸闷,烦躁乳胀,夜寐欠佳,情绪激动,或者亦可见到面部痤疮等反应。观察发现,有相当部分女性,在经前期乳房乳头胀痛亦出现"7、5、3"奇数律反应。此均与阳长至重,重阳所带来的一些生理反应有关。如果这些反应超越了正常的生理范围,甚至影响生活、学习、工作者,可从病态论治。

(一)血、气、阳、火的生理变化

血、气、阳、火在月经周期中,特别是经前期的生理演变中有着重要的意义。我们在长期对"月经周期与调周法"的观察运用中,发现血、气、阳、火四者,既有联系性,又其不同的特性,有同有异,同中有异,异中有同,既有相关,又具不同,共同形成经前期生理演变的特点。同时亦为经前期演变的四大物质特征,与经后期的血、阴、精、水一样,均为月经周期中生理演变的物质。

1. 血、气、阳、火的概念 女子以血为主,以气为用,不论在月经周期的任何时期,均应贯穿气血的概念。在经前期尤为重要。阳亦含有特定的意义,是经前期重要的特殊物质,不仅有暖宫养精作用,还有其他特殊作用,与血、气有着重要的关联。

(1)血:正如前人所言,女子以血为主,月经、妊娠、产育均赖血以维持,尤其是月经周期演变,更赖血液的支持,阴阳消长转化亦是在血中进行。换言之,阴阳消长转化运动,是通过血来完成的,行经期排出经血,重阳通过排经而泄出,让位于阴,经后期阴长,赖血才能滋长,经间排卵期有时也会有少量出血,重阴下泄,让位于阳,经前期阳长,赖血才能阳长。阳长亦是通过血来完成,尔后又将通过行经期排出经血,使重阳下泄,以便于重新在血中进行阴阳消长转化的运动。由此看来,血不仅是阴阳消长转化运动的所在处,正由于此,冲任血海也随着阴阳消长而出现盈亏变化,这种盈亏变化规律在一定程度上保护阴阳,扶助阴阳。一般人认为血属于阴的范畴,与阴的关系密切,故常阴血合称,对扶助阴者,似无疑意,但对血能扶助阳者,似不赞同。殊不知,血对阳亦有保护扶助的作用,当阳长至重时,血海盈满,正由于血海盈满,冲任充盛,才能保证重阳,维持重阳,将重阳直接输入冲任子宫,为排经受孕做准备。一旦经血下泄,重阳亦随之下泄,除旧生新,以燮理阴阳,达到新的相对性平衡。血藏之于肝,主宰于心,故心肝关系尤为密切,血中阳盛,动乎心肝,在经前期出现一些心肝火旺程度较轻者,乃是意料中事,亦属正常的生理反应。

(2)气:与血有着密切的关系。这里所指的气,实际上有两层意义:其一是一般所言的与血有关的气;其二是由阳所表现出来的气,常阳气并称。首先谈与血有关的气。它与血的关系表现在两个方面,一是相互生化,即气能生血,血能化气,气血之间,互相生成,互相依赖,气通过生化关系,与血维持着统一关系;二是相互调节,气为血之帅,血的运行、统摄、调节有赖乎气,所谓气行则血行,气之所至,血亦随至,气有所滞,血亦停滞,气能统摄血,使血行循其常道,脏腑经络血液不匀,亦赖气之调节。气与血之间,正是通过这种调节作用达到协调。气血正是通过生长与调节的双重关系,从而维护阴阳之间的消长转化运动。再谈谈与天癸有关的阳气。在前人的论述中,天癸之天,谓天真之气,癸谓壬癸之水,天真之气与阳水有关,所以经前期阳水长至重时会出现一些胸闷烦躁、乳房乳头胀痛等周期性反应,至行经期随经血而下泄,亦即前人所谓天真气降,经血始能来潮。

（3）火：一般指心火,实际上亦有命门之火的意思,在这里主要指心肾之火。心火、肾火在心肾交合中均有暖宫促进孕育的作用,亦有溶解血海促进月经来潮的作用,在月周律中、特别在经前期中发挥其重要作用,而且亦有助气中阳即生殖免疫功能抗邪祛邪,消除一切阴浊、痰脂、湿瘀的作用。

（4）阳：指天癸中的阳水,与阴相对立,但又相互促进。这里指的阳,并非一般所指的阳,而是水样的阳水物质。正如《女科经纶》引陈良甫言曰："《经》云女子二七而天癸至,天谓天真之气,癸谓壬癸之水,壬为阳水,癸为阴水。"此即天癸中的阳水与阴水一样,是一种肉眼看不到的水样物质,溶于血液之中,与血有关。水样物质之阳,更符合阴中之阳和阴阳相合的意义。正由于阴阳相合,以阳为主,一方面推动月经周期演变,使之进入经前期；另一方面由于阳的特性和作用,溶解重阴所带来的一些津液脂膜等阴浊类物质,为行经期做好准备,此即阳水的物质作用。此外,阳者,毕竟与气有关,所以当阳长至重时,其气亦较旺盛,不仅BBT要上升呈双温相,而且也可出现一些心肝气火偏旺的生理现象。据我们观察,经前期BBT上升呈高温相时,其脾胃功能亦较强健,表现在运化运输吸收方面、大小便以及饮食等方面较之经后期为佳。

2. 血、气、阳、火四者间的依存性　血、气、阳、火四者在经前期所反映出的生理特点,就在于四者间的依存性。血为月经周期演变的最普遍、最基本的物质,四期均如此,而气与阳的活动,才是经前期生理反应的特点,阳与气的活动,是依附于血的基础上,血不仅周流全身以养生,维持生命节律,而且流注于血海、子宫,维持月经周期节律和生殖节律；血与气,通过生化调节,达到相互间的协调,从而保证正常的生理功能,亦保证了阴阳消长转化月节律的正常。阳者,不同于一般所指的阳,是属于天癸中的阳水,溶于血分之中,作用于子宫冲任等有关生殖的器官与经络。我们借助现代科学微观检测手段,可以观察到经前期血中孕激素的变化情况,了解到血中之阳水滋长及其与阳气的密切关系。一般阳水滋长到一定程度时,其气也必然较为旺盛,所谓气有余是为火,此处之火,主要指黄体功能发展至极时的状态。此即是经前期血、气、阳、火四者相依存性所表现出来的生理特点。

（二）血、气、阳、火的特点

血、气、阳、火四者,除了相互依存,相互统一,不可分割的一面外,毕竟还有着各不相同、互有矛盾的特点。血者,有形可据,肉眼所能及,属于阴的物质基础,虽环流周身,营养全身,但就妇科而言,血汇集于冲任血海,充实子宫胞脉胞络,为月经周期演变的最基本的物质,藏之于肝,主宰乎心。清代学者提出了"女子以肝为先天"之说,此是从女子以血为主及肝藏血的观点而来的,虽欠妥当,但也反映了血的特点。气者,虽与血有着密切的关系,但毕竟属于阳的范畴,性能上具有阳的特点,有推动血液运行,畅通脉络,促进精卵活动的作用,又有着统摄血液津液循其常道,与脾胃的关系较大,与肝亦有关系。在经前期生理反应中,气亦有着重要意义。阳者,以阳水为主,是经前期生理活动的主要物质,阳长至重,即指此而言,同时亦包括阳气在内,与肾的关系极为密切,亦可涉及脾胃,经前期的生理活动,实际上决定于阳。至于阳的运动形式和规律,将在有关内容中详述之。

（三）阳长的形式与规律

经前期最大的生理特点,在于阳长阴消,而阳长尤为重要。阳长的目的,不仅在于经间排卵期所排出的精卵,需要阳的温养和输送,为受孕、排经做好准备,同时阳长亦为月周阴阳生物钟运动规律支配的必然,推动生殖功能的生长发育。阳长期应分为经前前半期和经前后半期,经前前半期实际上阳长已达重,一般在阳长6～7日,经前后半期是重阳的延续时期,是有一定区别的。

根据我们长期临床观察,以及应用后天八卦理论的分析。经前期属阳,以阳长运动为主,不同于月经周期中的任何一个时期,阳长赖阴,阴为阳长的基础,因此,经前期阳长运动的规律,就出现偶数律。偶者属阴,阴为偶数。所以在经前期的整个时期内,也分为两个阶段,此与月经周期中的行经期、经后期、经间排卵期分为初、中、末三期者不同。由于阳性主动,所以阳长运动远较阴长运动为迅速,一般当阳长至6～7日时,已达重阳,故经前的前半期末,实际上阳长达重,而经前后半期,是重阳的维持时期,这是阳长的总体情况。但具体的阳长运动,其形式和规律,与"2、4、6、8"偶数律有关,所以必须对"2、4、6、8"的偶数律进行分析。其中"2"数是最基本的最主要的,也是临床上最为常见的。"4、6、8"偶数律,临床上颇为少见。

为了探讨经前期阳长运动的形式和规律,就必须测量BBT,观察高温相的图像变化,这是我们分析阳长运动极为重要的依据;有条件的地方,亦可通过血查内分泌激素中的孕激素(或称孕酮),以便从内在的深层方面找出依据,这也是十分重要的;然后着重探讨"2、4、6、8"偶数律与阳长运动的关系,主要是在形式和规律方面。

1. 阳的性质及其内含　我们在前面血、气、阳的生理特点中,已经论述到经前期的阳,实际上是属于天癸中一种阳水。由于这种阳水,属于水样物质,溶于血液之中,非肉眼所能及,必须通过微观的检测方法才能发现它,所以古人只能从阳水、阴水的概念来论述之。既然属于天癸中的阳水物质,自然与天癸中的阴水物质,相互依赖和统一,相互对抗和消长,同时又相互转化,推动月经周期的演变和发展,形成月经周期节律和生殖节律。我们可以通过血检观察孕激素的变化,来了解阳水的变化。但是,经前期所指的阳,还包括气在内。因为阳水在经前前半期,亦即阳长达6～7日时,已达重的高水平,侯后阳水将下降,但经前后半期重阳维持时期,又必须以气阳来代替,且阳者,尽管是水样物质之阳,也必然与气有关,而且在经前后半期时,阳气占有重要地位,所以与脏腑上的脾肾亦有关。正由于经前后半时期,阳气偏盛,必然会动乎心肝之气火,所以在经前期的后半期,常可出现一些与心肝有关的气火偏旺的反应,一般来说,仍属经前期正常的生理反应,不该作为病理看。

2. 阳的作用及其临床意义　阳的重要作用,首先在于温煦子宫,子宫温暖,才能行使其藏泻作用,为受孕服务。正如《傅青主女科·种子》中说:"妇人有下身冰冷,非火不暖……阴中绝无温热之气……谁知是胞胎寒之极乎?夫寒冰之地,不生草木;重阴之渊,不长鱼龙。今胞胎既寒,又何能受孕。"并进而解释说:"盖胞胎居于心肾之间,上系于心,而下系于肾,胞胎之寒凉,乃心肾二火之火衰微也。"指出了阳火与心肾有关,其作用就在温煦子宫、胞脉胞络,精卵的结合,种植于子宫,胚胎的发育,均赖于阳、有赖乎子宫的温暖,所以前人喻之为:春气温和,万物生长,即此意也。我们在经前期要求测量BBT,观察BBT高温相的变化,有助于对阳长的了解。但更为重要的作用是为了着床,需要有良好的子宫内膜的窗口期和容受性;或者不为受孕,只需行经,则需要孕激素撤退,子宫内膜组织剥脱,为排经服务。子宫内膜组织,在前人的论述中,属于脂膜,脂膜者,得阴则凝,就是说得阴长则子宫内脂膜组织亦长,得阳则溶,就是说得阳长则子宫内的脂膜组织松软溶化,从而为受孕准备条件,为排经做好准备。阳长的次要作用是输送过盛的水湿液体。我们在经间排卵期重阴内含中,已经详细地分析了重阴者,尚包括过多的水湿津液,在重阴转阳时,虽然重阴下泄,水湿津液亦随之下泄,但毕竟不可能排泄干净,因此,所剩余的或过多的应该排泄的水湿浊液,亦仰赖阳气的输送。因为阳气与脾肾有关,脾肾是脏腑中水湿津液代谢的主要脏器,长至重,脾肾气化功能较强,自然能维持强有力的代谢功能,可以保证剩余水湿津液的全部排尽,不致引起卵巢输卵管以及腹腔中水湿浊液蕴积。此外,阳长至重,还有着帮助输卵管输送精卵,植于子宫,贯通血脉,促进脾胃输化吸收功能,推动或维持血海盈亏规律的进展等。

3. 阳长的形式与规律　阳长运动不同于阴长运动,是由阴阳的不同特性所决定的。一般来说,阴主静,所以阴长运动缓慢,特别是在经后初中期,阴长运动更为缓慢,至经后末期,才有可能出现剧烈的或者突然的上升性运动;而阳长主动,升、快、泻、暖、昼,其整个运动由快至慢是其特点,必须体现六阳尤其是四阳的重要性。阳长的形成分为两个阶段,呈偶数律运动规律。第一阶段,即经前期的前半时期,阳长上升很快,到前半时期末,一般为6日,或者7日、8日,就可达重阳高水平,几乎是呈直线状上升,如能应用测量BBT,观察其高温相图像,即有助于了解阳长运动的形式和规律,但其阳长至重的高水平又须通过血查孕酮才能了解。在阳长开始的1~2日,或者3日内,实际上应为经间排卵的后半期,因为阳长运动自真正排卵后即开始,其开始时BBT上升呈高温相时,一般要求直线上升,但或有升而复降者,或有缓慢上升者,或有上升偏低者,这些变化,均可从BBT上升呈高温相的图像中观察到,这些不同的上升形式,幅度不大,变化较小者,仍属于生理范畴的运动形式,也体现了阳性好动及个体差异性的特点。但如幅度大,变化多者,将为病理。第二阶段,即经前期的后半期,阳长运动是在维持重阳高水平。阳长至重,重阳必阴,但是为什么当达到重阳时不转化呢? 原因就在于阴阳消长运动必须保持其总体上的相对性平衡,也就是太极阴阳生物钟的规律要求,因此尽管阳长运动已达重,而时间仅仅6~7日,不能达到阳半月的规律要求,因而受月圆运动生物钟的制约,仍然要将重阳维持在相当的日期内。虽然天癸中的阳水达重后即开始下降,而阳气起而代之,亦即前人所谓天癸中的天真之气,阳气代阳水,维持重阳高水平达半月左右,然后天真气降,阳气下泄,重阳转阴,排出月经,进入行经期。这种阳半月的后半期,阳气或称天真之气代阳水维持重阳的观点,是我们近年来通过临床的深入观察,以及掌握了现代医学黄体激素的生理功能后提出来的。因为阳长的后半期,阳气代阳水,亦正是前人所谓的经前期,这样对经前以理气为先,也就可以理解了。正由于阳气代阳水,故对经前后半期之所以出现胸闷烦躁、乳房乳头胀痛,也就更易理解了。

阳长运动的规律,与偶数律有着极为密切的关系。只有了解了阳长运动的偶数律,才能深入地、具体地观察和分析阳长运动的规律。掌握了阳长的运动规律,便于临床进行推导,论治未病。我们之所以提倡研究月经周期与调周法,目的就在于此。就经前期与阳长运动有关的"2、4、6、8"偶数律而论之,"2"数律是偶数律中最基本最主要的数律,其他的"4、6、8"偶数律,也是"2"数律的倍数,常可用2数律来概括,但"4、6、8"偶数律有时还有它们的重要性。的确还有少数人也符合"4、6、8"偶数律,我们应用BBT,观察BBT所示高温相维持天数。一般高温相最少必须维持在12日,最好达14日,少数可达16日,甚则18日,如高温相偶然达16日,或18日者,要注意排除早早孕。如高温相维持在12日,而且很有规律性,或者偶有达14日者,此即为2数律;如高温相维持在12日,或者16日,相互交替,基本上有规律者,此即为4数律;如高温相维持在12日,或者18日,相互交替,亦基本上有规律者,此即为6教律;如高温相维持在16日,且有其一定的规律性者,此即为8数律。虽然"4、6、8"偶数律极为少见,但却反映了个体的特异性和多样性,故也应一并介绍之。

(1) 2数律:在经前期阳长运动中,2数律颇为常见,也是我们着重要论述的。从BBT高温相的图像分析,一般12日,很有规律,或者14日很有规律,其中高温相6日,或者7日,阳长即达重,进入经前期的前半时期,尔后转入重阳维持时期,或者称为重阳延续时期,即进入经前期的后半时期,也即是前人所称为的经前期。兹将2数律具体的运动规律和变化形式,列成表4-4-1并分析如下。

表4-4-1 2数律阳长运动形式与规律分析表

类别 周期	形 式	经 前 期 前半期	经 前 期 后半期
主式	I	2-2-2	2-2-2
	II	2-2-2(+1)	2(-1)-3-3
次式	III	2-2-2(或+1)	2(-1)-4-4
	IV	2-2-2(或+1)	2(-1)-4-3
	V	2-2-2(或+1)	2(-1)-4-6

表 4－4－1 中所列的阳长运动形式中,其中Ⅰ式、Ⅱ式是主要的形式和规律,一般在临床上尤以Ⅰ式为常见。Ⅰ式中很明显呈 2 数律等量发展,前半时期为 6 日,即 BBT 高温相 6 日,阳长达重的高水平,然后进入后半期亦是 6 日,即 BBT 高温相合前为 12 日,加上行经期的早期及经间排卵期的末期,合起来达到阳半月的运动规律。主式中的Ⅱ式,在经前期的前半时期,其阳长运动即 BBT 高温相 6 日,或者亦可能 7 日就到达重阳的高水平,但在经前期的后半期其重阳维持时间确在 8 日,或者 7日,维持重阳时间较之阳长运动时间为长,这种形式和规律虽较Ⅰ式为少见,但亦为临床所见。次式者,次要形式也,不仅较为少见,而且是生理健康较差的几种变态形式。在正常的阳长 12 日或 14 日中,偶尔夹杂Ⅲ、Ⅳ、Ⅴ式的变化。如Ⅲ式,在正常的形式规律下,一般经前前半期不变,而后半期维持重阳时间延长,可达 10 日;Ⅳ式,在正常的形式规律下,偶有延长呈奇数者,一般经前前半期不变,而后半期重阳维持时间达 9 日,呈整个阳长期为 15 日;Ⅴ式,在正常规律下,偶有更为延长者,一般经前前半期不变,而后半期重阳维持时间为 12 日,整个阳长期为 18 日,虽然极为少见,但也反映了个体的特异性和波动性。

(2) 4 数律:在经前期阳长运动,虽较 2 数律为少见,但亦常有之。其特点是阳长运动,即 BBT 高温相 12 日与 16 日相互兼见。在主要形式中如兼见 13 日、15 日、17 日者为次要形式。兹列表 4－4－2 分析如下。

表 4－4－2 4 数律阳长运动形式与规律分析表

类别	形　式	经　前　期	
		前半期	后半期
主式	Ⅰ	4－2	2－4
	Ⅱ	4－4(或－1)	4－3
次式	Ⅲ	4－2(＋1)	4－3
	Ⅳ	4－4(－1)	4－3
	Ⅴ	4－4(－1)	4－4－1

其中的Ⅰ式与Ⅱ式是主要的,两者实际上常常是互相兼见的,以 12 日为主要的是为Ⅰ式,以14 日为多见的为Ⅱ式。当然从临床上看,Ⅰ式尤为多见,其经前的前半期在 6 日,后半期亦为 6日,阳长至重刚好在 6 日,即中间时期,重阳维持时间亦在 6 日。Ⅱ式者,尤以 16 日的阳长期为多见,即 BBT 高温相在 16 日,其经前前半期在 7 日,或者 6 日,而经前后半期为 9 日,或者 10 日,为重阳维持日期。其中的Ⅲ式、Ⅳ式、Ⅴ式,主要是重阳维持时间的延长,有时呈奇数现象,但毕竟是以Ⅰ式或Ⅱ式为主要,此种单数偏长的现象毕竟很少,用测量 BBT 观察高温相的变化的方法就可以掌握。Ⅲ式,阳长期大多为 12 日或 16 日,偶有 13 日,也即是 BBT 高温相 12 日或 16 日,偶有 13日的。Ⅳ式的阳长期,亦即 BBT 高温相 12 日或 14 日,偶有 15 日的。Ⅴ式,阳长期,亦即 BBT 高温相 12 日或 14 日,偶有 17 日者,一般阳长至重的经前期仍然在 7 日或 6 日,偶有 8 日者,但重阳维持日期则有偏长者。

(3) 6 数律:虽然在经前期阳长运动中颇为见,但仍应论述之。其特点是既有阳长期,即 BBT 高温相的 12 日,亦或有 18 日者,其 12 日与 18 日,相互交替,亦有一定规律可循者,始能称为 6 数律。6 数律的主要形式和规律亦有两种,次要形式亦有两种。兹列表 4－4－3 分析如下。

表 4 - 4 - 3　6 数律阳长运动形式与规律分析表

类别＼周期	形 式	经 前 期	
		前半期	后半期
主式	I	6	6
	II	6(+1)	6 - 6
次式	III	6(+1)	6 - 5
	IV	6(+1)	6 - 6(+1)

6 数律有主式和次式两种,但 6 数律在临床上较之 4 数律还要少。其主式中,I 式者以阳长期即 BBT 高温相 12 日与 18 日互见,但以 12 日为多见,但经前前半期为 6 日即 BBT 高温相 6 日,阳长至重,经前后半期亦为 6 日,即 BBT 高温相为 12 日,为重阳维持期;II 式者,阳长期 BBT 高温相 18 日与 12 日互见,但以 18 日为多见,经前前半期为 7 日,或有 6 日,或有 8 日,为阳长至重的日期,经前后半期重阳维持期为 11 日,或者 12 日,时间偏长。其次要形式中,III 式者,即在 I 式或 II 式中,偶然兼见阳长期即高温相 17 日者,其只需 7 日或者 6 日即达到阳长至重,而经前后半期延长,达到 11 日;而 IV 式者,基本上相同于 III 式,所不同的是,重阳维持日期较之 III 式要长,竟达到 13 日。但是必须说明一点,当 BBT 高温相达到 18 日或以上者,要排除早早孕。

(4) 8 数律:在经前期阳长运动中更为少见。其特点是以阳长期即 BBT 高温相以 16 日为主,且有一定的规律性者。但在经前前半期时,阳长至重即 BBT 高温相达 6~7 日时,或者偶有 8 日时即达重阳,经前后半期,重阳维持时期一般亦在 10 日到 8 日,偶有 7 日、9 日的,即阳长至重即 BBT 高温相连前半期在内达 15 日或者 17 日者,为兼见的次要形式。凡是见到兼见次要形式和规律者,说明阳长运动的规律性不强,稳定性较差,虽然属于生理性规律,但易致病理变化,不可不察。

(四) 阴消的形式与规律

经前期最大的生理特点,在于阳长阴消的运动,阳长固然重要,但阴消亦不能轻视。没有阴消,就不叫有阳长,阳愈长,则阴愈消,阴消为了阳长,阳长必须阴消,只有阴消才能保证阳长。阴阳之间存在着对抗消长运动,是促进运动发展的重要关系,而阴阳之间的消长对抗又必须依赖相互间的生化作用,因为阳长特别是阳长达重时,必须通过大量阴消来完成,所谓阳赖阴生,通过阴的生化以转为阳,从而保证阳的迅速生长,这是阴阳互相转换的道理。而且经前期的阳,是一种水样物质,属于天癸中的阳水,本身就含有一定阴的成分,当进入经前期的后半期,阳水达重,即高水平,然后由盛转衰,但为了维持阳半月的规律,代之而起的是阳气,亦即是天癸中的天真之气,这种阳气在维持月经周期特别是经前期的演变中亦很重要。所以以经前期阳长为主时,亦当重视癸水阴血对阳的支持和促进。兹则将阴消的内含,及阴消的形式、规律,分别论述如下。

1. 阴消的内含　阴消为阳长,阳长需要耗阴,阴耗之后,才能转化为阳,以保证阳长。《景岳全书·真阴论》中说:“盖阴不可以无阳,非气无以生形也,阳不可以无阴,非形无以载气也,故物之生也生于阳,物之成也成于阴。”因此,说明了阴阳的转换和特性。我们在行经期及经后期的生理章节中,已经着重阐述了天癸之水的癸为阴水,壬为阳水。所谓阳水者,是一种有形的物质,水者本身就属于阴的范畴,水为阴、火为阳。阳水者,即水中之阳也,亦即水中之火也,所以张景岳制订出相当多的水中补火的方剂,就有以此为据也。而经前期阳长,所谓壬为阳水者,就是指此阳水的滋长运动,而此处所指阴消,就是指天癸中的癸阴之水。阴水主要指雌激素,阳水主要指孕激素,均来自卵巢。卵巢所分泌的雌、孕激素,是肉眼所看不到的水样物质,溶于血液之中,以血为基础,互相对抗,亦互相依效、互相促进,从而推动月经周期的不断演变和发展。我们体会,孕激素的演变和提高,亦必须有雌激素的基础和支持,这就是中医学中所谓阴阳的关系。但是当经前期前半期末,亦即是 BBT 高温相 6～7 日时,重阳必阴,即孕激素下降,阳水下降,而代之以阳气,以维持阳长至重的重阳规律,亦即阳半月的要求,这时随着阳水下降,而阴水也必然下降,而代之以阴血,阴血支持阳气,以维持太极阴阳生物钟阴阳各半月的相对平衡性的规律。阳气者,亦有称之为天真之气的,得肝肾阴血以支持,而且在重阳维持的最后时期,更需要有大量阴血的支持,才能保持阳气的持续充盛,亦即前人所谓的冲任旺盛,血海满盈,盈才能保证行经期的溢泻。

2. 阴消的形式　总的来说,经前阳长阴消的运动形式相对立,即阳长运动呈斜直线上升,阳长的水平亦必然呈斜直线提高,其 BBT 高温相的曲线一般上升很快,升高后有所波动,在一定程度上 BBT 高温相代表了阳长运动的变化形式。如欲了解内在的阳水滋长情况以及到达重阳高水平的时日,需要通过血查黄体激素,观察其激素水平。一般在 BBT 高温相 6～7 日时,才能了解到其激素水平高峰时的情况,亦可了解到阳长运动的形式。从临床来看,经前期前半时期阳长运动很快,呈斜直线上升的运动形式,反过来亦说明阴消的形式,即随着与阳长形式的对立,出现相反的斜直线下降。阳者阳水也,水中之阳,本身就含有相当阴的意义在内,当阳长至重,呈斜直线快速上升时,亦要有足够的阴,包括阴水及阳水本身所含的阴,才能促使阳迅速上升,达到斜直线的高峰阶段。所以从理论上看,阳愈长阴愈消,阴愈消阳才能愈长。但是实际上当阳长至中等度水平时,但阴消服从于阳长,阴消是为阳长服务,但又必须反映出"阴"的性能及总体阴阳协调统一的规律。阴则消中见长,不仅不呈斜直线下降,相反阴消中之长,长甚于消,出现反弹,反见一定程度的水平提高,曲线由降见升,从而保证阳的迅速上升达重。特别是重阳维持时期,亦即是经前期的后半期,孕激素高水平时,其雌激素也必然出现一次高水平时期,随着经前期后半期推移,阳气代替阳水,保持 BBT 的高温相,亦即是保持半月的运动规律,虽有所波动,但基本上维持稳定性相对平衡的水平,但其阴消的内容也随着阴水下降而代之以肝肾阴血。阴消的形式,消中见长,以长为主,亦维持在较高水平上,与阳长的形式一样,始终保持在充盈的状态,或稍有波动。阴始终是女性月经周期与生殖节律的基础,经前期亦是如此,但在经前期阴与阳相比较,居于次要地位。就经前期言之,阴虽居于次要地位,处于消的趋势,特别是阴消水平低的时期,但仍需保持一定的甚至相当的水平。特别当阳长达重,即孕激素高水平时,阴的基础极为重要,不仅转化为阳,而且阴本身的消中见长,以长为主,甚至在消的时候长至第二次高水平。这就是女性属阴,以阴为主的生殖生理特点,也是经前期阳长运动中阴消的特点。

3. 阴消的规律　经前期阴消的规律,及其在经前期所反映出的特点,为经前前半期,其阴消呈斜直线下降,但是到接近重阳时,阴消中又见阴长,并于消长中以长为主,达到反长的第二次高峰,但较之经间排卵期的重阴为低;接着经前期进入后半期,阴血代之而起,替代阴水,支助阳气以维持重阳,因而阴血亦必须充盈,与阳长达重时保持一致。这即是经前期阳长阴消的形式,也是阳长阴消运动的规律。根据我们多年来的临床体会,阳长与阴消的规律表现在偶数律上,因此"2、4、6、8"的偶数律在经前期的阳长运动中有重要意义,阴消也是为偶数律服务的。

(1) 2 数律:2 数律是偶数律中基本数律,也是最为主要的数律。3 数为奇数中的基本数,因此 2 数与 3 数非常接近。3 数属于太阳之数,太阳与少阴相表里,而 2 数是阴的基本数,也是起点数,应与少阴有关。少阴者,与肾或心的脏腑有关,但就妇科而言,尤以肾为主。肾者,是天癸中阴水、阳水之依赖者。癸水原本属肾,肾司生殖,为生殖之本,故凡生殖功能中所表现出的月经周期节律,皆与肾有关,亦即与癸水有关,因而在前人的论述中有月经来源于肾的说法。《女科经纶》曰:"月水原赖肾水施化。"所以肾水中的阴水推动阳水运动的规律,是以 2 数为主的,测量 BBT 可以观察到高温相 12 日或者 14 日的阳长运动节律,应与 2 数律有关。

（2）4 数律：偶数律中，4 数律是仅次于 2 数律者，也是偶数律中的主要数律之一。4 数是 2 数的倍数，一般与 2 数有关，但又有其本身的规律性。4 数与 5 数相接近，5 数为阳明中土数，而 4 数较 2 数为大，因而与太阴有关。太阴者，脾与肺也，就妇科而言，应以脾为主。脾为后天之本，气血生化之源，化生水谷之精以养生殖之精，为阴中之阴，可以 4 数又可为偶数中的偶数，故与阴中之阴相合，其推动阳长运动的规律一般高于 2 数律，故 BBT 高温相常 12 日与 16 日相兼见，体现了 4 数律的特点。

（3）6 数律：6 数律是偶数中较为少见的数律。6 数亦是 2 数的倍数，但为 2 的 3 倍数，虽与 2 数有关，有时为 2 数所替代，但与 2 数的关系小。6 数与 7 数，7 数为少阳数，而 6 数为厥阴数。少阳与厥阴有着内在的关系，厥阴者属肝与心包络，但应以肝为主。肝者，藏血之脏，可协助心肾以维持生殖功能，协助脾胃维持生化之源。且厥阴者，阴将尽，阳将生，其推动阳长的规律为 6 数。根据我们临床体会，经前期阳长运动的一半过程在 6～7 日，符合厥阴数的特点，阳长达重，这是厥阴 6 数的运动特点与规律，也有少数与 4 数有关，属太阴脾土运动规律者。

（4）8 数律：8 数律是偶数律的最高数律，临床上更为少见。虽亦为 2 数的倍数，但为 2 的 4 倍数，所以一般与 2 数关系小。8 数与 9 数相近。9 数亦为最高的奇数，根据前人应用后天八卦学说的认识，9 为老阳数，相当于乾卦，而 8 数则为老阴数，相当于坤卦，老阳依赖老阴，老阴依赖老阳，所以 8 数运动规律，是老阴推动老阳的运动数律，少数与 7 数相关，其运动与 6 数相似。一般表现为经前期阳长运动稍有延长，这是老阴数律的特点。

二、经前期的病理特点

经前期的病理特点，是在经前期的生理功能失常的情况下所形成的，而经前期的生理特点，就在于阳长活动的开始与重阳维持的规律，还有阴消的形式等，因此，病变所在，除阳长阴消的功能失常外，其中主要是血、气、阳的功能物质的失常影响阳长运动的发展，也有极少数因阳盛有余，反致阳长不利，甚至影响转化者。有的因功能紊乱，产生一些病理物质，反过来影响阳长阴消运动的发展。阳长运动失常，即指阳水的失常，不仅影响受孕，更将影响孕后胚胎的发育，而且亦将影响月经的期、量、色、质正常，特别是子宫中的内膜组织和瘀浊的排出和新生，还要影响月经周期的圆运动生物钟节律。论述经前期的病理变化，首先需要论述血、气、阳、火的概念和病变，然后论述阳长运动形式和规律的失常，最后论述阴消功能的失常，其中着重阐明阳长运动失常的病理分析，凭借 BBT 高温相曲线变化的异常，反映我们对此分析的特点，以及"2、4、6、8"偶数律的病理变化，还有有关的发病原因，病理产物等复杂变化。

（一）血、气、阳、火的病理变化

女子以血为主，以气为用，气与阳密切相关，阳与血亦有关，阳溶于血中，血内含阳，血、气、阳、火推动月经周期的发展，因而在女性经前期病变中，血虽然是重要的，但只能作为次要的病变，气病才在经前期病变中占有重要地位，前人曾有经前以理气为先之说。阳病是经前期最重要的病变，气病亦常与此有关。由此可知，女子经前期中，血病且有普遍性，但气病为重要者，阳病最为重要。血与气的关系较大。气血之间，不仅互相依存，互相转化，亦互相协调，以维持气血之间的密切关系。当然在气血的协调关系上，亦必须得到心、肝、脾、胃的支持，因而气血之间发生病变，或则气病，或则血病，均将影响气血双方，进而影响心肝脾胃。或者正由于心肝脾胃的功能失常所影响，其发生病变，由于涉及脏腑及阴阳的消长转化，故除一般的虚实寒热病变外，大多出现虚实寒热升降等复杂矛盾性的病变，反映了经前经期的生理病理特点。阳的病变与气血也有关，但就经前期的阳病而言，有两种情况：其一是阳水的病变，是经前期最主要的病变，本处仅论及一般的，对其深层次的病变，将在本节下文"阳长运动的失常"中讨论；其二是阳气的病变，即经前后半期的病变，先介绍一般的阳气病变，再对血中之阳、水中之阳、气中之阳分类介绍。

1. 血的病变　血分病变,以血海为主,在于虚实,虚者空虚也,实者,瘀浊、痰湿内阻也。从理论上分析,不外虚实寒热四者而已。至于虚实寒热四者的一般病理,已详述于经后期病理特点中的血、阴、精、水的有关内容中。本节针对经前期病证的特点,详述其复杂性的病理变化,甚至是非常矛盾的病变。所谓复杂与矛盾,是指临床上所出现的症状,或者通过各种检查所收集的资料,有两种以上的病理变化兼夹在一处,根据多年来的临床观察,我们认为经前期血分病变的复杂类型有:血寒与血瘀,血热与血瘀,血虚与血热,血虚与血寒,进而尚有血虚与血实(瘀)、血热与血寒等的相互兼夹。

(1)血寒与血瘀相兼:血寒者,血分之寒变也。血瘀者,血分有瘀,妇科之血瘀主要在于盆腔子宫之中。血寒与血瘀相兼,根据观察得知,常与阳之不足,阳长不及有关。阳不足则寒胜,故有寒变。阳不足,阳长不及,则子宫盆腔之瘀浊不易祛除,子宫的内膜组织溶解不利,是以致瘀。且阳不足,不仅产生内寒,而且易受外寒侵袭,从而形成寒瘀相兼。血寒与血瘀相兼在临床上颇为常见,可见于功能性痛经、膜样性痛经、功能性不孕症等。

(2)血热与血瘀相兼:血热者,血分之热变也。血瘀者,血分有瘀,妇科之瘀在于下焦。血热与血瘀相兼,根据观察得知,常与肾虚肝郁有关。肾虚者,偏阳虚也,肾阳虚弱,阳长不及,则血浊内凝,或子宫内膜溶解不佳,导致血瘀。肝郁者,肝郁气滞也,郁久化火,火热入于血分,迫血妄行。血瘀与血热相兼,可导致热与瘀的病变,出现月经先期,月经量多,经间期出血、痛经,以及经前期综合征等。

(3)血虚与血寒相兼:血虚者,血分之不足也。血寒者,血分有寒变也,寒变的部位在盆腔子宫的下焦。寒有外寒、内寒之别,但大多数系内寒。内寒与血虚相兼,谓之虚寒;外寒与血虚相兼,将形成实寒的病变。就虚寒而论,是与脾肾阳虚有关,尤以肾阳虚为主,故出现下寒现象,一般可导致月经后期、月经量少、痛经、带下过多等病证;而实寒病变者,可致剧烈性痛经、月经量少等病变。

(4)血虚与血热相兼:血虚者,血分不足也。血热者,血分有热也,其热的病变部位在盆腔子宫,亦包括胸乳及头目。热亦有内外之分,但大多数系内热。内热与血虚相兼,谓之虚热;外热与血虚相兼,将形成实热的病变。就虚热而论,是与肝肾阴虚有关,尤以肾阴虚为主,阴虚则火旺、阴虚则血更虚,得经前期阳长为重,其火热自然更旺。以热为主者,可出现月经先期、经行量多、经行头痛、经行发热等;以虚为主者,可出现月经量少、经行眩晕。实热为主者,亦可见月经先期、月经量多、经行吐衄等病证。

(5)血虚与血瘀相兼:血虚者,血分不足也。血瘀者,血分有瘀滞也。血虚为虚变,血瘀为实变,在血分之中出现虚实两种矛盾性病变,按理而言是不可能同时存在的,但是在临床上却常有之。之所以出现此种矛盾病变者,必与肝脾脏腑功能失调有关。肝郁气滞,久而可致血瘀,脾虚不运,生化乏源,以致血虚,故血虚与血瘀同时并存。血虚与血瘀相兼的病变中,以血虚为主者,可出现月经后期、月经量少、不孕不育等病证;以血瘀为主者,可出现痛经、月经量多、经期延长等病证。

(6)血寒与血热相兼:血寒者,血分寒变也。血热者,血分热变也。两者性质不同,水火不相容,本不应同时并见,但在临床上特别是更年期却常有之。之所以出现此种矛盾病变,必与肝肾或心脾的功能失调有关。据观察,所谓血热者,心肝之郁火也,火入于血分,谓之血热;肾阳虚,或脾肾阳虚,阳虚则下寒,寒及血分,谓之血寒。临床所出现的上热下寒者,即这种病变也,一般在更年期综合征、经前期综合征、膜样性痛经中颇为常见。

2. 气的病变　气分的病变,相同于血分病变。亦不外乎虚、实、寒、热四者。其一般变化,已详有关篇章,关于其复杂的病变,基本上与血的病变相似,因为气血之间有着密切的关系,气病及血,血病及气,相互影响。如寒热性的病变,特别是实证性的,常多由气及血,也符合经前期生理病理特点。我们在这里所要介绍的气分病变,主要是矛盾性病变的,如气虚与气滞(实)相兼,气寒与气热并存,气逆与气陷合并,气闭与气溃兼夹。兹分析如下。

(1)气虚与气滞相兼:气虚者,气分之不足也;气滞者,气分之阻滞也。两者相兼,按一般理论而言,相互矛盾,不可能并存,但是在临床上却常有所见。之所以出现这类矛盾病变者,是与肝脾失调有关。肝失调,则肝郁气滞,表现出气实的病变;脾失调,则脾虚气弱,表现出气虚的病变。两者相兼,就为气虚与气实相兼,但实际上应称为肝郁脾虚。一般在经前期综合征、更年期综合征、经行泄泻甚则崩漏、闭经等病证中易见此类病变。在经前期也易见此类证候。

(2)气寒与气热并存:气寒者,气分寒变也;气热者,气分有热也。两者相兼,就理论而言,两者具有对抗性,似乎不可同时并存,但在临床上却有所见。特别在更年期综合征中还较为常见。之所以出现这类矛盾病变者,与肝脾失调、肝肾失调有关。肝失调者,肝郁化火,首先见于气分;脾失调者,脾阳不足,虚寒见矣,故见气寒。两者并存,实际上应为肝热脾寒,可以导致更年期综合征、经前期综合征,特别在经前期可以出现明显的上热下寒的症状,反映了这一时期的特点。

(3)气逆与气陷合并:气逆者,气分之升逆也;气陷者,气分之下陷也。两者合并,虽然临床上并不多见,但亦有之。两者性质不同,似乎不可合并。之所以合并,同时出现上升下降病变者,亦与肝脾脏腑功能失调有关,因为肝与脾均有着升降的功能,肝之疏泄即升降也,脾胃之升清降浊亦即升降也。肝脾失调,升降倒置,亦有所见,如更年期综合征、经前期综合征、功能性不孕症等。

(4)气闭与气溃兼夹:气闭者,气分闭塞,气化不利也;气溃者,气分溃散,不能收摄虚脱之状。两者相兼,按理来说,性质不同,矛盾较大,不能并存,但就临床观之,虽为少见,但亦有之。之所以出现此类矛盾较大的病变者,与肝肾失调有关,其中尤与肾的阳气有关。肝郁气滞,阳气不足,则气机闭塞,气化不利;肾阳之气虚衰,不司摄纳,故可出现崩漏、胎漏等病证。

3. 阳的病变　阳的病变,在经前期占有重要地位。本节仅就一般的阳的病变加以论述。鉴于妇科以血为主,故在分析阳的病变时,可从三个方面入手:其一是水中之阳虚,亦即阳水之不足,或者阳水有余,这是经前期的主要病变;其二是气中阳虚,常为脾肾不足所致,或有过甚者,将为气火发病;其三是血中阳虚,大多为血虚与阳水不足的合并者,亦有气血不足与阳气虚合并者,亦有属有余病变者,临床少见。阳之不足,不仅影响经前期温暖子宫,保持子宫温和状态,溶解子宫内膜组织等功能,而且还将影响对重阴转阳后所带来的过多水湿津液的输化,更为重要的是推动经前期阳长运动就缺乏力量,从而影响到月经周期生物钟节律的正常。我们针对以上三种阳病作如下分析。

(1)水中阳虚:所谓水中阳虚,应该说是阳水之不足。阳者火也,水者阴也,水中阳虚,也可以说是水中之火不足。水火阴阳来源于肾,得后天水谷之精以养之,所以水中阳虚,完全是肾虚,水火阴阳属于肾的范畴。但阳水者,尚有它的独特性,是因为月经周期中阴阳消长转化属于阳的物质。阳水不足,一般即指黄体功能不全,可导致一系列与月经有关的疾病,如痛经、月经过多、经行浮肿、经行泄泻等,在功能性不孕症、先兆流产、滑胎、暗产中常易见此,甚则还引起癥瘕类疾病。

(2)气中阳虚:所谓气中阳虚,实际上应称之为脾肾不足。从临床上看,脾肾不足,尚有其侧重点,即由脾及肾,由气虚导致阳虚者,就妇科而言,较为少见;而由肾及脾,即由阳虚导致气虚者,亦称之为火不暖土者,在临床上颇为多见,特别对在经前的后半期发病,更有其重要影响,如经前期出血、月经先期、月经过多、经行泄泻、经行浮肿等,在先兆流产、滑胎、暗产等中,较之水中阳虚者更为多见,不可忽此。

(3)血中阳虚:所谓血中阳虚,实际上是血虚与阳水虚的并见,亦可称之为肝肾阳虚。肝者含血虚,肾者指阳水不足,所以合起来称为肝肾阳虚,这是妇科学上的特点。血中阳虚的病证即阳水不足的病证加上血虚的病证,或者表现为肝肾不足的症状加上一些阳虚的症状。阳虚的症状,有的十分明显,有的不太明显,根据我们长期的临床观察,BBT 高温相的变化,有助于我们对阳虚症状的认识和辨别。特别是对先天性发育较差者,其阴虚阳虚均需通过有关检测才能确定。BBT 高温相异常的变化,将在阳长运动的特点和形式失常中论述,可参考之。

4. 火(热)的病变 主要分为内、外、虚、实者,虚者,命门火衰,心阳不足,不仅月经周期节律失调,而且将会影响生命节律;实火者,心火偏亢,扰乱心神,神不守舍;肝火偏亢,情志失常,或是心肝火旺,耗伤阴营;肾之火旺,多是相火,久必耗伤心肾之阳;此外还有虚火上越,夹痰瘀内伏,酿成重症顽疾。

(1) 外热多为外感火热之邪。热为阳邪,其性炎上,善行数变,易动血、伤阴、生风。热邪为患,易耗气伤津,导致壮热,汗出,口渴;热扰神明则神昏谵语;热极生风则抽搐昏迷;热迫血行则血不循经而发生各种出血证。在经期、孕期或产后,正气偏虚,热邪易乘虚而入,直中胞宫,损伤冲任,发生月经先期、月经过多、崩漏、经行发热、子淋、产后发热等;若热邪结聚冲任、胞中,使气血壅滞,热盛则肿、热盛肉腐,则导致盆腔炎或阴疮、孕痈等。

(2) 内热多因脏腑阴血津液不足,阴不维阳;或七情过激,五志化火,以致火热炽盛,热伤冲任,迫血妄行,亦可导致月经先期、月经过多、经行吐衄、经行头痛、经行情志异常、胎漏、子痫、产后发热、阴疮等。

从热邪致病的证候而言,还有虚热、实热、热毒之分。临床上阴虚所致的内热称为虚热,症见月经淋漓不净、产后发热等;若情志化火、饮食不当以及外感之热等称为实热,可见月经过多、带下色黄、盆腔炎等;热毒乃邪热炽盛,蕴积成毒,如感染邪毒之产后发热、癥瘕恶证复感染热毒之带下病等。

(二) 阳长运动失常的病变

经前期阳长运动的特点和形式有所失常,是经前期最大的病理特点。所谓阳长运动特点的失常,可从 BBT 高温相的曲线图像观察到,主要是从对 BBT 高温相上升时的情况加以分析。因阳主动,阴主静,动者快也,静者慢也。所以 BBT 高温相上升较快,符合阳长运动的特点,但阳长运动中最大的问题在于阳长不及,也就是阳的不足。而阳的不足,原因很多,有先天的、后天的,将在阳长不及中论述。但亦有少数属于阳长过甚者,亦应有所论及,还有少数属于阳长运动不协调者,即或快或慢,或甚或微,或过或欠者,也应给予分析。在阳长运动的形式失常中,更应分析 BBT 高温相的曲线图像。我们提出阳长不及、黄体功能不健的 6 种高温相异常的形式,3 种阳有余的高温相异常形式,同时我们还分析"2、4、6、8"偶数律的失常,对在阳长运动失常的情况下所产生的痰脂、水湿、血瘀、气郁等病理物质,也将予以分析。

1. 阳长运动的特点失常 经前期以阳长运动为主,而阳长运动的特点就在于动,这固然是与阴长运动的相对静比较而言的,但亦确实反映了阳长运动的较快较强的动态。如这种动态失常者,根据我们多年来的临床观察,常见的是动之欠佳,动之不足,此与阳虚有关,为阳长之不及。但阳虚者,有先后天的原因,有精神心理上及体质的因素等;亦有少数动之过强过快者,此与阳盛有余,即阳水过甚,或则阳气过旺的因素有关。此外,动之不协调,即动态反映出现时盛时衰,时快时慢,时而太过,时而不及,这与心、肝、脾、肾等脏腑功能失调有关,主要有下列要点。

(1) 阳长运动不及:所谓不及者,即动之不足,动之缓慢,动之乏力,不符合阳的特性。如能观察 BBT 从低温相上升为高温相时的形式,亦有助于了解阳长运动不及的情况,以及了解经前期常见的病理变化。根据我们临床的体会,阳长不及与阳虚有关。究阳虚之原因有五:一是肾阳不足。也即是壬为阳水的降低以及阳气的不足,命火衰微,导致阳长运动不及,出现该动而乏力,或动之不够,可从 BBT 上升为高温时的形式中看出,这是最为主要的方面。二是阴消不及。阳长有赖于阴,阴消不及,自然导致阳长不及,将在阴消章节中论述。三是肝郁气滞。应该称为心肝气郁,阻碍或影响阳长运动的进展。四是脾土薄弱。气血不足,由气及阳,且脾胃为后天之本、精血化生之源。天癸者,亦赖后天水谷之精以养之,阳水亦不例外。五是痰脂血瘀的蕴塞。阳虚易导致痰脂血瘀,而痰脂血瘀反过来又阻碍或影响阳长运动的进展。阳长不及,一般表现为运动的缓慢,或活动的节奏失常,或者间歇,常可从 BBT 的低温相上升为高温相的形式中观察到,凡见上升缓慢,或间歇性上升,或上升后又复下降,或者上升幅度偏小等,均属于此类病变。

1) 肾阳不足,阳水不充:这是阳长运动中最为常见的病变。由于肾阳不足,阳水偏少,故致阳长不及,出现 BBT 上升缓慢等变化。阳长缓慢,阳水不足,必然会对温暖子宫、溶解子宫内膜、输化重阴时所带来的过多水湿津液、推动精卵结合种植于子宫等方面的功能,带来不利的影响,但毕竟阳虚不重,仅有所不足,故仍能行其长消运动,仍能推动月经周期演变。临床上所表现的病证,如月经先后期、经量过多、痛经、经前期漏红、经行浮肿、经行泄泻,以及不孕不育等,究其原因,主要有先后天的因素。① 先天因素:以遗传禀赋为主。先天肾气欠盛,天癸不充,主要是阳水不足,冲任通盛欠利。或则初潮来迟,或则初潮后月经后期、量少,或则初潮后淋漓不易净,或则痛经掉下腐肉样血块等,或原发性不孕症,或子宫发育欠佳者,均与先天肾阳偏虚有关。② 后天因素:或因劳累过度,或因房事过多,或因产育众多,流产较频,或则经行产后不慎风寒;或则久卧阴湿之地。根据我们的长期临床观察,学习、工作过度紧张,或则情怀不畅,长期处于心理紧张状态下,心肝气郁,久而窒痹阳气,所有种种,均可致肾阳不足,或者阳虚心肝气郁,正如《傅青主女科》在"经水先后无定期"中说"夫经水出诸肾,而肝为肾之子,肝郁则肾亦郁矣,肾郁而气必不宣……"

　　2) 阴消不及:关于阴消不及者必然导致阳长不及,将在以下"阴消失常的病变"中加以详述。

　　3) 肝郁气滞:准确地说应为心肝气郁。这常与精神情绪不畅有关。而肝郁者,根据我们临床的体会,常与心郁关联。心肝气郁,不仅有窒痹阳气导致肾阳不足的一面,而且心肝气郁,疏泄不利,从而亦影响肾的活动功能。因为前人认为:肝肾作用于下焦,一主开,一主阖,有开必有阖,有阖必有开,开阖之间,共同维持着下焦的功能;而且心与肾亦有上下交合、水火既济的作用,目的有维持阴阳消长转化的月经周期及生殖的节律;再者心气下降,有助于子宫胞脉胞络的开放和通利。是以心肝气郁,必然导致阴阳运动的进展不利,以及其他相关功能的失常。

　　4) 脾土薄弱,气分不足:脾土者,乃后天之本,气血生化之源,故凡气血的不足,首先有赖于脾胃化生之不足,天癸中的阳水亦不例外。如脾土薄弱,生化之源不足,不仅气血不能及时补充,而且亦影响阳水的充盛,是以导致阳的不足,影响阳的长消运动。

　　5) 痰脂血瘀:痰脂血瘀,原为阳虚后所产生的病理物质,当然产生这些病理物质,除阳虚外,还有肝脾失调的因素在内。痰脂血瘀内阻,特别是阻塞于子宫内及卵巢者,必然影响阳的滋长运动,同时亦影响气血活动,反过来更将耗损肾阳之气,导致阳虚与痰脂血瘀之间的持续因果性关系的发展。

　　(2) 阳长运动太过:指的是阳长运动有余。这在阳长运动中,原本是反映阳长运动较快速,BBT 低温相上升为高温相时较快速。但如阳长动之过甚,BBT 高温相上升过早过快,属于阳长运动太过,亦是一种病变,临床上虽为少见,但亦有之,其原因主要有三点:一是禀赋阳盛之体,先天发育有关者,其阳水偏甚,以致阳长运动太过;二是心情烦躁,或则忿怒过度,以致心肝气火偏甚,从而导致阳长过甚过快;三是嗜食辛辣,或常服羊肉、鹿血、狗腿、虾子等阳热物品,以致阳火偏甚,迫气血以妄行,这样亦将促成阳长运动太过。阳长运动太过者,一般可见月经先期、经量过多、经前期漏红等病证。

　　(3) 阳长运动不协调:指阳长运动的不及与太过交替出现,时盛时衰,时快时慢,没有一定规律,很不协调。此类病变,临床上亦为少见,但较之阳长运动太过者稍多。其原因主要与肾、肝或肝、脾、肾之间的功能失调有关。《校注妇人良方》曰:"经者,常候也,谓候其一身之阴阳愆伏,知其安危,故每月一至,太过、不及,皆由阴阳衰盛所致。"阴阳失调,来源于脏腑,因为脏腑有调节阴阳气血的作用,具有两重性,可以因脏腑功能失调导致阴阳盛衰的矛盾性病变。阳长运动不协调亦有先后天的因素。其先天因素,仍然与禀赋、遗传、发育等有关。后天因素很多,首先是与房事过多,产育过频,生活起居,饮食营养,特别是精神心理等因素有关。阳长运动不协调的病证,有月经先后无定期、经量或多或少、不孕等,通过测量 BBT,观察高温相上升时的变化,或者检查有关的内分泌激素,对此是不难确定的。

　　2. 阳长运动的形式失常　我们根据临床上对功能性不孕症的长期观察,发现 BBT 高温相的形式变化可代表阳长运动形式的病变。经分析和统计,经前期 BBT 高温相形式的变化,发现阳长运动不及所出现的 6 种异常形式,及阳长运动太过所出现的 3 种异常形式,是经前期阳长运动中形式失常的主要内容。

(1) 阳长运动不及所出现的形式失常:经前期阳长运动不及导致的 BBT 高温相的形式异常,经我们长期观察、分析和统计,有以下 6 种形式。

1) 上升缓慢:BBT 由低温相向高温相上升时,按照生理要求,自经间排卵期后,BBT 应迅速上升,一般在 1～2 日上升至高温相,而低温相与高温相之间的温差幅度应在 0.4℃。所谓缓慢上升者,即 BBT 上升的温相缓慢,超过 3 日始能达到高温所要求的幅度。可能有两种缓慢上升的形式:一种是渐进式,一种是阶梯式。渐进式者,是指体温逐渐上升,每日上升 0.05～0.1℃,低温相上升到高温时需要 4～5 日,甚则 6 日,才能达到高温相的要求。阶梯式上升,是指上升 0.1～0.15℃ 时,必然停留 2 日或者 3 日,然后再上升 0.1～0.15℃ 时,再停留 2 日或者 3 日,呈阶梯状,需要 4～6 日时才能达到高温相水平的要求。这种缓慢上升的形式,主要表现在经前前半期,故与阳水的不足有关,应属于阴中阳虚,水中火弱。

2) 缓慢下降:即 BBT 高温相在经前期的后半期,开始呈缓慢下降之势,而这一时期,属于重阳时期,不应下降,故亦是阳长运动不及的病理反应。亦有两种形式:一种是渐降式,一种是阶梯状下降式。所谓渐降式,是指逐渐下降,指经前后半期每日下降 0.05～0.1℃,高温相从行经期前的 5～6 日即开始下降,到行经期达到最低的低温相水平;阶梯式下降式,是指经行前 5～6 日下降 0.1～0.15℃,然后停留 2 日,再下降 0.1～0.15℃,再滞留 2 日甚或 3 日,才能达到低温相水平而行经。这种经前后半期的缓慢下降,性质上均属于气中阳虚,即阳气不足,阶梯式下降者,或伴有心肝郁火,很可能出现经前期漏红、经前期综合征等病证。

3) 升后复降:BBT 由低温相上升 1～2 日后,又复下降,但其下降的幅度仍较低温相为高。在 BBT 高温相上升之时,其上升幅度基本上达到 0.3～0.4℃ 的生理要求,但上升 1～2 日后又复下降 0.2～0.3℃,或下降 1 日,又复上升,上升后又复下降,或者在第一次上升后,下降 2 日再上升,说明上升后不能维持。我们分析,其升后复降,基本上与上升缓慢相一致,亦属于阳水不足,水中火弱,阴中阳虚的病变。但与上升缓慢不同者,其气血活动的功能尚较好,所以通过气血的显著活动,尚能冲击达到高温相水平的要求,但由于物质基础的不足,故不能维持其高温相的高度。

4) 高温相低:即 BBT 的高温相低于正常水平。我们认为:BBT 低温相与高温相之间,需要保持在 0.4℃ 的差距性,即低温相在 36.5℃ 者,其高温相应在 36.9℃,或者达到 37℃,偶尔出现 1～2 日的 36.8℃,均属正常的健康的双温相。但如高温相偏低者,一般高低温相的差距在 0.2℃,或者少数达 0.3℃,并不稳定。根据我们临床观察,高温相偏低者,又有三种形式:一是高温相全程均低,二是高温相前半期低,三是高温相后半期低。

高温相全程低者,整个高温相时期均低,亦即是低温相在 36.5℃,而高温相仅在 36.7℃,或者偶有达 36.8℃,甚则达 36.9℃ 者。在高温相低的类型中,还有高低温相均低者,如低温相在 36.1℃ 或 36.2℃ 时,其高温相亦在 36.4℃ 左右。高温相前期低者,即高温相在上升的 5～6 日温相低,而在高温相 7 日后达到正常水平;高温相后期低者,即高温相在 6～7 日后下降低落,直至月经来潮者。一般来说高温相低者,与阳的不足有关,前半期低者,与阳水的不足有关,后半期低者,与阳气的不足有关。如低高温相期间,出现不规则波动如犬齿状者,说明在阳不足的前提下,尚夹有肝郁脾弱的因素。

5) 高温相短:即 BBT 高温相维持的时间短于正常者。高温相维持应在 12 日,或者 14 日,甚至可达 16 日、18 日,所以少于 12 日者,谓之高温相短,我们又将其分为太短、短、略短三者。

高温相太短者,高温相维持的时间很短,一般在 6～7 日;高温相短者,高温相维持的时间短,一般在 8～9 日;高温相略短者,高温相维持时间稍短一些,一般在 10～11 日。这三种形式虽有所不同,但性质上是相同的,均属阳水不足,但程度上有差异,高温相维持时间越短,说明阳虚的程度越重,临床上可见月经过多、月经先期、痛经、不孕等病症。

6) 高温相不稳定：即 BBT 高温相不稳定，出现紊乱状态。根据我们的统计，BBT 高温相乱者，又可出现马鞍状、犬齿式等反应。高温相呈马鞍状形式者，即在高温相的中间时间，出现温相低落，一下降 0.2℃，甚或 0.3℃，达 3～4 日，或者 5～6 日，然后体温又上升至高温相水平要求，一般与阳水不足有关，如在高温相的后半期出现马鞍状者，与阳气不足有关，或者兼有肝脾失调；高温相犬齿状形式者，即在高温相所维持的时间内，出现明显的波动，上下起伏较大，谓之犬齿状，如高温相整个时期除起伏外，尚能维持在正常水平者，此与心、肝、脾、胃的功能失调有关；如整个高温相偏低，而又出现犬齿状者，应为阳虚夹心、肝、脾、胃功能失调也。

(2) 阳长运动有余所出现的形式失常：亦即是 BBT 高温相形式呈有余状的变化。根据我们临床上观察所得有 3 种形式变化。

1) 高温相高：即 BBT 高温相超过了正常高温相的水平限度。一般又有平高式、犬齿式两种形式。

高温相平高式，即 BBT 高温相与低温相的温差在 0.5℃ 或者 0.6℃ 以上的差距，而且过高较为平稳地维持在 37℃ 以上，有的可达到 37.3～37.4℃，当然与低温相的水平有关，而低温相水平偏高者，则高温相水平相应提高，直至行经期始下降，此与阳水有余有关。高温相犬齿式，即高温相不仅过高，而且波动起伏较大，所以出现犬齿式，不仅阳长有余，而且心肝气火偏旺，可致出血病证。

2) 高温相过长：即 BBT 高温相超过了阳长运动的时限，即在 16～18 日以上，亦非早孕者。

高温相过长者，指原来正常，现连续数次超长。因为我们知道 BBT 高温相，一般维持在 12 日，亦有 14 日，甚至 16 日者，但此则超过 16 日，甚至 18～20 日，有的于 18 日或 20 日后已开始行经，但 BBT 仍在高温相水平，这种情况虽然在临床上颇为少见，但亦有之，可见于经期延长、月经量少、月经量多、不孕等病证中，即西医学所指出的黄体萎缩不全，或黄素化病证，中医学中认为与阳盛心肝郁火有关，是阳长阴短的一种病变。

3) 高温相过早：即 BBT 高温相过长的病变形式过早出现。一般 BBT 高温相应在阴半月后出现，亦即是在经行半个月后，BBT 开始上升呈高温相，而此则仅在经后 3 日，甚至 2 日，即出现高温相。

如无临床症状，高温尚符一般要求，属于亚生理的状态，可不作病论；如过早而高温相偏低者，此阳虚而心肝火旺也；如过早而偏短，亦属于阴虚及阳，阳虚为主，心肝火旺也；如过早而高温相不稳定，此属阴虚火旺，夹有阳虚肝郁。高温相早可出现月经先期，经量或多或少，以及不孕不育等病证。但如一贯高温相早，又无临床症状者，亦可不作病理论。

总之，阳长运动的形式失常，可从 BBT 高温相的变化中观察到。因此 BBT 的高温相具有重要的临床意义。测量 BBT 务必按照要求进行，遇有失眠、腹泻、发热、疼痛等，亦应注明，只有客观的、正确的 BBT 高温相曲线图像的变化，才能有助于我们分析、诊断和辨证。此外，高温相的形式变化，有时可能会有 2 种或 3 种不同形式兼夹，如高温相低与高温相短并见，缓慢上升与高温相紊乱相兼。所有这些，均反映了经前期阳长运动在形式病变方面的复杂性。

3. 阳长运动的规律失常　阴长运动呈偶数律规律，亦即是说阳长是由阴偶数所推动的。因此，分析阳长运动的规律失常，必须从"2、4、6、8"偶数律找原因，亦要从 BBT 高温相所维持的时数律着手。

(1) 2 数律的失常：阳长运动以偶数律为主，2 数律是偶数中的基本数，在经前期阳长运动的过程中，2 数律的失常主要表现在两个方面：其一是整个经前期分为两个阶段，即经前前半期和后半期，缓慢上升，实际上是经前前半期的失常；缓慢下降，实际上是经前后半期的失常，高温相低，前半期低与后半期低，从经前期整体来说，实际上也是 2 数律的失常；其二是具体的时数律失常，因为经前期具体的高温相应为 12 日，或者少数人为 14 日，失常则以不足为多见，偶或出现有余之变。不足之变，即 BBT 高温相维持日期不能达到 12 日，或者在连续 3 个、5 个、7 个月经周期中，大部分周期中不能达到 12 日，这就是阳长运动不及,属阳虚不足的病变;有余之变,即 BBT 高温相超过 12 日,甚至在 17 日,但一般在 13 日或 15 日,亦或在 3 个、5 个、7 个月经周期中,出现多次的周期性高温相延长,出现奇数现象,而且伴有头昏头痛、胸闷烦躁、乳房胀痛等一系列病证。2 数律的失常可见于经前期综合征、不孕症、膜样性痛经等疾病中。

(2) 4 数律的失常:符合 4 数律者在经前期的阳长运动中虽较 2 数律者为少,但常亦有之。在具体的经前期变化中,一般表现为 BBT 高温相 12 日与 16 日相交替,但以 12 日为主。4 数律的失常则亦有两种变化:一为不足,一为有余。不足者,即 BBT 高温相不足 12 日,或者偶有延长至 12~15 日,但在 3—5—7 个月经周期中大多数周期中的高温相不足 12 日,此为不足之病变,与阳虚,特别是阳水有所不足有关。有余者,亦即是 BBT 高温相大多数延长,即超过 12 日,甚至超过 16 日,但又非早孕者,并伴有头痛、烦躁、寐差、乳痛等症状,此与阳盛,特别阳气偏盛,兼夹心肝郁火有关。

(3) 6 数律的失常:符合 6 数律与 8 数律者,在经前期阳长运动中颇为少见,仅偶有之。其在具体的经前期阳长运动中发生的病变,亦不外乎不足与有余两个方面。不足者,即经前期 BBT 高温相不足 12 日,或不足 16 日。我们曾观察到极少数人的经前期高温相一贯维持在 16 日,符合 8 数律,如不足 16 日,则行经期必掉下腐肉样血块,或者在 3、5、7 个月经周期中,大多数周期出高温相维持不足原有的 12 日或 16 日者,此乃阳水偏少之故也。有余者,更为少见,即 BBT 高温相超过原有的 12 日或 16 日,甚则 18 日,又非早孕,并伴有明显的症状,亦为阳盛夹心肝郁火也。

(三)阴消失常的病变

经前期阳长运动的失常,固然重要,但对阴消运动的失常,亦不容忽视。且阴者,指阴水也,本为女性特有的物质基础,也是女性生殖的物质基础,不仅体现在经后期、经间排卵期,而且也体现在经前期阳长运动中。在经前期,阴水的重要性几乎与阳长运动中的阳水等同。所以我们在研讨阳长运动失常的时候,亦必须同样地研讨阴消运动失常的病变。

就阴消失常的病变而言,主要有三个方面。其一,互根生化之不足,阴少助阳:所谓阴少助阳者,不仅指阴有所不足,生化阳不够,而且还包括阴在生化阳时的力度不强。其二,消长对抗之失常,阴致阳乱;所谓消长失常,是指阴不足,则与阳的对抗消长力也弱,阴少消则阳亦少长。其三,阴盛阳衰,浊阴用事:阴盛者,阴之有余也,阳衰者,阳之不足也,至于阴浊用事,说明机制复杂,涉及肝脾气血,前两点着重虚变论析,而后一点,从实论虚,兼析痰脂、血瘀、湿浊、气火等病理物质,所致阴消不利者。

1. **互根生化之不足,阴少助阳** 阴者,主要指阴水;阳者,主要指阳水。经前期阴消是为阳长服务的,有阴消才能有阳长,特别是阳长达重,必赖大量阴消作保证,这是由阴阳之间互根生化作用所决定的。因此,阴的充足与否,是有关阳长运动及其迅速达重的重要影响因素。阴水过少,程度较重者,必将影响月经周期的演变,甚则停留在经后期,导致闭经,而属经前期阴少助阳者,阴水仅有所不足,故月经周期仍能顺序进行演变,但将影响到周期演变中的质量和日期。阴水之所以有所不足,其原因有先天、后天及心理因素等。

(1) 先天发育因素:禀赋遗传不足,先天发育欠佳,肾气欠盛,天癸欠充,阳水、阴水均有所不足。阴水有所不足,自然不利于化为阳,阴不助阳,阳的水平亦会不高,自然在经前期阳长运动容易有所不及,故见到初潮后,月经先期量少、后期量多、膜样痛经、原发不孕症等。

(2) 后天病理因素:或因房事过多,或因流产过频,或因劳累过度,最易损伤肝肾冲任,以致肾阴阳亏虚,天癸之阴阳水有所不足。阴水有所不足,自然使阳水有所不足者更不易恢复,必然影响到经前期阳长运动的发展。在这里,我们还需要指出一点。近年来,由于滥用激素类药物,特别是过多地使用孕激素、枸橼酸氯米芬、绒毛膜促性腺激素等药物,导致肾阴癸水之亏耗,或者反常地阴水过多,临床上屡见不鲜,重则造成月经不行,轻则可使经后期、经前期的阴阳消长不利。

（3）精神心理因素：长期的心理紧张，或则忧郁，或则烦躁，或则忿怒不已，必然导致心肝气郁化火，耗损阴血阴水，轻则影响阳长不利，以致经前期的阳长运动欠佳。

此外，尚有因劳逸失度、睡眠过少、饮食不当、辛辣过多等，导致脏阴癸水不足。脏腑失和，反过来使阴之不足更难恢复。

2. 消长对抗之失常，阴致阳乱　阴阳之间的消长对抗，是推动月经周期发展的主要方面；经前期阳长阴消，亦是推动经前期发展的主要方面。因此，影响阳长的，除了阳本身方面的原因外，主要是由阴消失常所致的。阴消失常影响阳长运动发展的病变又有三个方面：① 阴消无力，与阳长对抗不强：阴不抗阳，说明阴消无力，其对抗阳长的力量亦弱，阳长与阴消虽然是处于一种生理性的不平衡，但这种不平衡，又必须在阴阳相对性的均衡状态下才能形成，今阴不抗阳，自然也就导致阳长无力，这就是阴阳有所不足的虚性病变。其二是阴消过多，阳长过甚，形成火热病变：一般来说，阴消与阳长基本上是对等的，亦即是阴消一分，阳长一分，阴消十分，阳长十分，阴愈消，阳愈长，但消长应保持在一定的生理限度内。如果消长太过，超过了生理限度，形成阴消过多，必致阴虚，而阳长过甚，又必形成火热病变。前人曾经说过"气有余便化火"，阳盛则更易化火，火热甚则反过来耗损阴水阴血，而火热甚则使阳长过甚，其结果，必然导致阴虚更甚。如更年期出血病证，其经前期反应，的确体现了这方面病变的特点。② 消长不协调：所谓消长不协调者，是指消长之间的不一致，及连续数次月经周期中的经前期消长变化不一样。根据观察，又有三种情况：即消多长少，消少长多，消长前后不一致。所谓消多长少者，即阴消多而阳长偏少，消长之间不相同。其阴之所以消得多，可能有其他因素的影响，如紧张、烦心过度、房事过多，或者因发热出血等其他疾病损耗阴分所致。所谓消少长多者，说明阴消少而阳长多，消长之间亦不一致，可能与阴虚较重，物质亏少，因而消之不利有关，而阳长多者，说明心肝郁火，火热所致。所谓消长不协调者，说明在连续数次的月经周期中，时而周期消长太过，时而周期消长不及，出现时强时衰、时快时慢的不协调状态，此与肝肾、肝脾脏腑功能失调有关，有一定的病理复杂性。

3. 阴盛阳衰，浊阴用事　阴盛者，阴之有余也；阳衰者，即阳之不足也。阴盛阳衰，表现在经前期阳长不利，具有明显的脾肾阳虚症状，如头昏腰酸、神疲乏力、形寒肢冷、腹胀矢气、大便溏泄等，测量BBT高温相示偏低、偏短。浊阴用事者，尚可兼见脘腹痞胀，痰多黏腻，带下亦多，舌苔白腻而厚，或伴有盆腔包块，妇科检查常可见到子宫内膜异位症、炎症性包块、输卵管积水、卵巢囊肿等。阴盛与浊阴相关，主要是阳衰所致，阳衰则痰脂、血瘀等浊阴凝结，水湿蕴聚，因而助长了阴盛，实非阴之有余，在一定程度上，真正的阴水阴精尚呈不足、有时浊阴有所溶解，阳气有所恢复时，就会呈现出阴不足的现象。此阴盛阳衰中所夹阴水不足的复杂一面，为医者，不可不预为知之。

三、经前期的诊治特点

经前期的诊治特点极为重要，因为根据我们多年来的临床体会，经前期诊断、辨证明确，治疗得当和及时，其疗效远较经后期的治疗为佳。

首先简述经前期的诊断和辨证。经前期以阳长为主，阳者阳水也，亦包括阳气，这是经前期辨治的主要方面。一般来说，经前期辨证的重点，在于经前期的后半期，而经前期的前半期常常是无证可辨的。而经前期的后半期，常可见到胸闷烦躁、乳房胀痛、夜寐较差、头昏腰酸等反应和症状。而在这些症状中，我们必须抓几个主要的证候特点：其一是腰腿酸的情况和程度，这是肾虚的主要表现，特别是程度上的差异性，一般、中等还是十分严重，即重度的腰腿酸，亦决定了肾虚的程度严重；其二是腹胀矢气、大便溏薄否及神疲等情况，用以观察脾虚的情况和程度；其三，带下分泌的情况，同时还要注意到带下的量、色、质、气味的变化，以了解阳虚及湿浊的情况。在诊断上，主要着重在测量BBT，观察BBT高温相变化，来了解阳长运动的病理变化。我们在经前期阳长运动失常的病理论述中，列述了6种BBT高温相曲线失常的变化,以了解阳长的不足,以及3种高温相失常的变化,了解阳长有余的病变。血查内分泌激素,主要是LH与PRL的失常,更有其诊断与辨证价值。LH的降低,表示阳长不及,这是主要方面,亦可能有少数LH偏高,表示阳长有余;PRL的偏高或过高,表示系肝郁、郁火的病证,这些是属于深层次辨证的内在要求,也反映了经前期诊断、辨证的特点。

经前期在治疗上,与经后期滋阴养血一样有着多样性。前人虽然提出"经前以理气为先"的大法,但这仅仅是针对经前期心肝气郁或郁火等证候而言,具有一定的调经意义,但并非调整月经周期之要求。因此,我们根据对经前期病理和诊断辨证的特点,与经后期治疗一样,提供正治、反治、深层论治、未病论治四个方面的治疗方法,这样才能较为全面地调理经前期阳长阴消的运动。其中,补肾助阳、养血理气属于正治法;从阳长特点性质深层论治,从五行推导,行未病论治,还有从阴论治,滋阴助阳,均属于反治法。

补肾助阳,养血理气

补肾助阳,提高和维持阳长的水平,是经前期的正治方法,也是经前期的一般治疗方法。因为经前期必须达到阳长运动的高水平,特别经前期的后半期。重阳延续,才能保障行经期的顺利转化,排出经血。前人有"经前期理气为先"之说,其理气的目的在于保证行经期的排经顺利,缓解经前期所常出现的气郁或郁火的症状。我们认为,理气虽有一定的重要性,但毕竟是次要的,因为气血的活动,必须建立在重阳必阴的转化前提下,所以保证重阳,才是主要的,理气要在补肾助阳的主法下结合应用。根据我们多年来的临床运用,补肾助阳亦有三种稍有不同的方法。这种法中之法,是为了区别使用于同类型不同体质和兼证等的患者,亦说明临床上病变的多样性和复杂性。其一是阴中求阳,即水中补火的方法。此法是补肾助阳法中的最常用最主要的一种方法,因为水火阴阳,均属于肾的范畴。其二是气中补阳,实际上是脾肾双补的方法,亦为常用之法,但已涉及脾肾两脏,虽然前人有肾气之说,但我们从临床上来看,大多涉及脾。其三是血中补阳,是补血与补阳的有机结合,这是由于女子以血为主,月经周期演变,阴阳消长转化是在血中进行的,但血者必涉及肝,所谓肝为藏血之脏,肝肾又需同治。以下将具体分析之。

1. **阴中求阳** 阴中求阳即水中补火的方法。我们认为经前期阳长阴消中的阳,主要就是指天癸中的阳水,阳水的不足、不健,需要通过阴中求阳、水中补火的方法来纠正与提高。有关阴中求阳的方剂较多,具有代表性的是张景岳所制右归丸(饮)加减,仍然是在六味地黄丸的基础上,加入温补肾阳的药物,较之金匮肾气在性能上要纯和,后人多用此。

我们今天针对妇科临床的需要组成滋阴助阳汤,具体方药如下:炒当归、赤芍、白芍、山药、山茱萸、熟地黄、牡丹皮、茯苓、川续断、菟丝子、鹿角片(胶)、巴戟天等。常规用量,服药从BBT开始上升时,至行经前2~3日停服,每日1剂,2次分服。临床使用时的加减,如腹胀、大便易溏者,去当归、熟地黄。根据我们临床的观察,当归合熟地黄用之,易引起腹胀便溏,故去之,加入牡蛎、炒白术、砂仁等品;若心烦失眠者,去当归、巴戟天,加入钩藤、合欢皮、青龙齿等品;若胸闷烦躁,乳房胀痛者,上方去巴戟天,加入广郁金、绿萼梅、青皮、制香附等品;若头昏头痛,烦躁口渴者,去巴戟天,加入钩藤、白蒺藜、苦丁茶等品。

临床体会:本方是对右归饮(丸)稍事加减而成的,其中归芍地黄丸(饮)是滋阴养血的要方;加入川续断、菟丝子、巴戟天、鹿角片为助阳药,其中鹿角片对促BBT上升,及维持高温相的高水平有特殊意义。但由于经前期阳长达高水平时的心肝气火偏旺,常可引起一系列的偏热偏实的证候,故我们常以紫石英代鹿角片,因为紫石英属于石类药,有镇降作用,其温暖下焦子宫的同时,对中上焦的心肝气火影响不大,而且其维持BBT高温相水平的作用较为明显。如腰腿酸软、小腹冷感明显者,尚可加入杜仲、肉桂、紫河车等品;头昏耳鸣,小便频数者,亦可加潼蒺藜、覆盆子、鹿角胶等品。

2. **气中补阳** 气中补阳即脾肾双补的方法。虽然在经前期以阴中求阳、水中补火为主要的治疗方法,但我们在临床上观察发现,与阳有关者,脾气之不足关联很大,此亦符合阳与气的密切关系。特别是当水湿、湿浊等阴邪用事时,病机关乎阳与气,肾与脾,所以真武汤会成为脾肾双补、火中暖土、气中补阳的代表方剂。考真武之命名,实亦是北方司水之神之意。真武汤由茯苓、炮附子、芍药、白术、生姜组成,功效温阳化气,健脾利水,但我们在经前期的治疗,目的在于温补脾肾之气,气中补阳,以使阳旺,促使阳长至重及重阳延续正常,并不在于温阳利水,所以临床较为少选用它。

　　临床上较为多用的是《傅青主女科》的健固汤、温土毓麟汤等方,尤以健固汤加味为常用,药用如下:党参、炒白术、山药、神曲、薏苡仁、巴戟天、川续断、菟丝子、鹿角片等。常规用量,服法同前。临床加减:若腹胀矢气,大便溏泄明显者,加入煨木香、砂仁、炮姜等;胸闷心烦,头昏头痛者,加入钩藤、牡丹皮、白蒺藜等;乳房胀痛或乳头触痛者,加入绿萼梅、醋青皮、制香附等;若腰酸显著,小便频数者,加入杜仲、覆盆子等品。

　　临床体会:虽然我们常以健固汤气中补阳,但该方着重在健脾利水方面,因为健固汤所治为经前泄水,温补肾阳只有巴戟天一味,力量偏小,所以常需加入川续断、菟丝子、鹿角片,才有可能达到气中补阳、脾中温肾的目的。在具体运用中,我们又将前健脾补肾方药的鹿角片改成紫石英,并命名为补脾温肾汤,保证了脾肾同治,达到真正的气中补阳。凡临床上见到 BBT 高温相偏低,或缓慢下降,或高温相不稳定,神疲乏力,腹胀大便易溏者,均需运用此方,以达到较快恢复阳长至重特别是重阳维持的规律。

　　3. 血中补阳　血中补阳实即补血与补阳并重,也可以称之为肝肾同治,但一般调补肝肾指阴分而言,而此则通过补养肝血达到温补肾阳的目的。肝与肾存在着子母相生、乙癸同源的关系,正由于这种关系,不仅在阴血方面,而且在阳气方面亦应存在着密切关系。肝气的抒发达到疏泄的作用,目的之一就在于对肾阳命门的推动;反过来肝气的疏泄和行“开”的功能,有利于肾之气的活动和行“阖”的功能,而肝气疏泄的作用,常取决于肝体藏血的状况,所谓体阴用阳也。因此养血助阳,也是妇科的特殊治法之一,代表方剂有张景岳所制的毓麟珠。该方以四物汤为基础,再加上四君子汤,并加入温润助阳之品而成。俟后《傅青主女科》所制宽带汤、并提汤,亦属于此类方剂,均以四物汤为基础加入温润补阳等药物。

　　我们在临床上常以毓麟珠加减用之。药用:炒当归、赤芍、白芍、山药、熟地黄、茯苓、白术、川续断、菟丝子、紫石英、炒牡丹皮、枸杞子等。常规用量,服法同阴中求阳法。临床加减:若腹胀矢气,大便易溏者,去当归、熟地黄,或去当归一味,加入煨木香、砂仁、党参等;头昏头疼、胸闷烦躁者,加入钩藤、广郁金、白蒺藜、合欢皮等;若乳房乳头作疼、胃脘不舒者,加入青皮、陈皮、玫瑰花、绿萼梅、佛手片等。

　　临床体会:女子以血为主。故血中补阳者,类似于阴中求阳。我们所研制的助孕汤,即以上面的常用方去枸杞子、白术,再加紫河车、炒柴胡而成,其中紫石英的剂量加重,治疗黄体不健性不孕不育症有效率达 94.55%。助孕汤也含有阴中求阳的意义在内,因为血也属于阴的范畴,所以有时也可将之归属于阴中求阳、水中补火的方法内。

　　4. 水中补火　水中补火与阴中求阳相似而不同,补火者药物较为刚强也,首推《金匮要略》所载的肾气丸或者名之曰附桂八味丸、八味肾气丸,后世称为金匮肾气丸,该方中桂附刚强驾驭滋阴养水六味地黄丸方药,水中补火,振奋阳气,对于老年、更年期泌尿疾患尤为适用。

　　5. 火中助阳　药物刚强猛烈,因为火阳不足,命火衰微,心火不振,轻则影响生育,所谓“寒冰之地,不生草木,重阴之渊,不长鱼龙”,不用刚强之剂,故不得生育。故《傅青主女科》用温胞饮,该方的具体用药处方如下:白术 15 g,巴戟天 10 g,红参 9 g,杜仲 10 g,菟丝子 10 g,炒山药 10 g,炒芡实 9 g,肉桂(后下)5 g,制附片 6 g,补骨脂 9 g,但在临床上应用时还可加入炙甘草 6 g、炙桂枝 6～9 g、茯苓 10 g、茯神 10 g、茺蔚子 15 g。重者将会影响生命,可用回阳救逆汤,此方系《伤寒六书》方,具体方药见下:熟附子、人参、制半夏各 9 g,炒白术 10 g,茯苓 12 g,干姜、陈皮各 6 g,甘草 5 g,肉桂、五味子各 3～5 g,生姜 3 片,麝香 0.1 g。

6. 土中温阳　实际上是脾肾阳气不足,经前期阳长与脾肾关系较大。《傅青主女科》在"种子门"中所列出 10 条不孕不育病症中有 7 条是与脾肾阳虚有关,其中有一条所提出的"胸满少食不孕",用温土毓麟汤,具体方药:巴戟天 10 g,覆盆子 10 g,白术 12 g,党参 10 g,炒山药 10 g,神曲 9 g。临床运用时尚可加入陈皮 6 g、炮姜 5 g、茯苓 10 g、茯神 10 g、广郁金 6～10 g 等药。

7. 几点注意事项　在整个经前期中,以补肾助阳为主,为了保证肾阳水及阳气的充足,和重阳延续的要求,除了临床运用确当的治疗方法外,若能注意适当结合运用好如下几点,将能更好地提高助阳的疗效。

(1) 宁神:宁神者,宁心也。在温补肾阳、扶助阳长的同时,还需要结合宁神。我们在前面的论述中已经阐明,阴或阳的消长运动,必须建立在心肾交合、水火既济的前提下,也只有保证心肾相交,才能达到阴阳的充实和提高。正如《慎斋遗书》中所说:"欲补心者,需实肾,使肾得升,欲补肾者,需宁心,使心得降。"所谓宁神者,安定心神,以保证阳之不足者能较快地恢复。

(2) 理气:前人在调经中曾说"经前以理气为先"。理气者,即调理月经也。因为经前期是为行经期做准备的,所谓经血未动理气为先,所以经前期结合理气,有助于保证顺利排泄月经;此外经前期大多伴有胸闷烦躁、乳房乳头胀痛等,所以理气者,还有着缓解经前期这些心肝气郁症状的作用。

(3) 利湿:阳长不及,大多与湿浊有关。湿浊蕴阻,固然与脾肾之阳气有所不足有关,但湿浊蕴阻后又必反过来损伤阳气,阳气更虚则湿浊更甚,故利湿化浊有助于阳气的恢复和盛长。所以在经前期补肾助阳的同时,应结合利湿化浊,特别是对脾虚者更具有重要意义。

此外,在经前期补肾助阳的治疗时,还应注意到避免感受寒凉,生活起居有时,适当运动,饮食有节,保护好脾胃等,才能较好地保证补肾助阳的疗效。

四、分析阳长的特点和性质,深层论治

经前期所使用的一般补肾助阳法,不管是水中补火,还是气中补阳,或者是血中补阳,均是经前期的主要治疗方法。阳长运动与阴长运动不同,阳所具有的特性,包括阳水、阳气等在内,凡是与阳有关者,无不具有阳性刚强好动的特点。前人所谓"阴静阳动",所以又有"静能生水""动则助阳"的方法,指出了助阳更符合动的特点。但如动之过甚或动之不足者,将为病理,必须予以治疗。经前期阳长运动常常呈"2、4、6、8"的偶数律现象。2 数律与 3 数律相近,3 数为太阳数,2 数应为少阴数,少阴属肾,肾者包含天癸,所以 2 数律具有广泛的、实用的价值者,也在于此。故 2 数律失常,一般可按少阴肾论治。4 数与 5 数相近,5 数为中土阳明数,则 4 数应为太阴数,太阴者脾也,故 4 数律失常者,一般可按太阴脾论治。6 数与 7 数相近,7 数为少阳数,则 6 数应为厥阴数,厥阴者肝也,故 6 数律失常者,一般可按厥阴肝论治。此外还应根据阳的属性和内含,对从属于阳的黄体激素,包括肾上腺皮质激素或部分甲状腺素在内,以及锌、铜等有关微量元素的失常进行调治,此谓之深层次论治,也是提高经前期补肾助阳疗效的方法之一。

(一) 阳长运动中动静失常的调治

经前期以阳长运动为主,但亦要静动结合,以动为主。这也表明了阳长运动在发展过程中需要有阴有静来制约,也反映了"阳中有阴"的特点,但持续发展,其动也随着增强,因而也必然体现出"阳中有阳"的特点。我们在临床上长期实践的基础上发现,补肾助阳药,也即是补阳药,的确也存在着偏于动或偏于动中有静的区别。如肉桂、制附片、淫羊藿、鹿角片等偏于动,有温阳流通的作用,菟丝子、覆盆子、鹿角胶、补骨脂等偏于温涩,有温阳固涩的作用,动中偏静。兹则分别将阳长运动中动静失常者的治疗介绍如下。

1. 阳动过甚者的调治　阳长需要动,但动之太过将形成病变。此常与体质因素,以及精神心理上的不稳定,特别是烦躁、忿怒、失眠等因素有关,以致阳甚化火,火旺血热,但在本质上又存在不足,需从阳

治。如本质上属于阳盛有余者,就不能从本治疗。由于标阳有余而化火,必然导致月经先期、出血遗溺等病变,所以在治疗上,着重补肾助阳、固经收敛等法,可选用五子补肾丸,药用覆盆子、菟丝子、韭菜子、鹿角胶、五味子等,加入钩藤、炒牡丹皮等品。另外,脾胃虚弱、虚阳不敛者,还亦出现月经先期、经量过多、便溏、遗溺等,用补阳理中汤治之,即用红参或别直参、鹿角胶、黄芪、炒白术、炮姜、炙甘草等,这类补肾助阳、益气温阳类方药,均属于阳中偏静偏守的方药。如确伴有心肝火旺,出现烦躁头痛者,亦可在补阳理中汤中,加入钩藤、黄连、牡丹皮等品以调治之。

2. 阳动不足者的调治　阳长需动,而且其动较快较强,若动之不足,或者动之无力,亦为病变,这里就我们临床所见,有两种病变的可能:其一是阳水或阳气本身的有所不足,以致长消运动欠佳而乏力;其二是阳气不足与痰湿、脂浊、血瘀等病理物质的蕴阻有关,从而影响了阳的长消运动。兹分别阐明如下。

(1) 补阳助动:对阳水或阳气不足的治疗,应根据病变属于经前前半期还是经前后半期而定。经前前半期,可应用右归饮加减,如属阳气不足者,可运用补脾温阳汤,但应适当加入山药、山茱萸等品;经前后半期,亦按阳水、阳气的不同选方用药,再适当加入补气理气之品——调之,如党参、太子参、广木香、荆芥、陈皮之类。

(2) 化痰利湿:在经前期阳长运动过程中,对因痰湿蕴阻而影响阳长运动,从而使阳动欠佳者,应以化痰利湿为主法,结合助阳。痰湿者,阴邪也,在经前期调治,更有其重要意义;助阳是必须结合应用的方法,因为助阳不仅有助于化痰利湿,而且促进阳长运动的发展,反过来达到更好地化痰利湿的目的。一般可以越鞠二陈汤为主,加入川续断、菟丝子、紫石英等品,此为我们临床所常用的方法之一。

(3) 消脂化浊:在经前期阳长运动过程中,对因脂肪脂浊蕴阻而影响阳长运动,从而使阳动欠佳者,当以消脂化浊为主法,结合助阳。脂浊者,被前人列入于痰湿之内。实际上两者是有区别的。脂浊亦属阴邪,但阴中有阳的一面,其特点是肥胖而且有的表现出烦躁多毛、皮肤粗糙等症状,当以消脂化浊主法,结合助阳,轻则仍当以越鞠二陈汤,重则当以防风通圣丸等,加入川续断、菟丝子、肉苁蓉、紫河车、紫石英等品,同时还应加入瓜蒌皮、炒枳壳等,但大便溏泄者不宜。这类病证在青年女子中颇为多见,但如无周期者,不能全用本法。

(4) 活血化瘀法:在经前期阳长运动过程中,对因血瘀或瘀结成癥,即子宫肌瘤、卵巢囊肿、子宫内膜异位症等,影响阳长运动,从而使阳动欠佳者,当以活血化瘀为主法,结合助阳。对于属于妇科的血瘀,特别是与生殖道有关的血瘀癥瘕,采用助阳的治法很重要,因血瘀亦为阴邪,得阳才能溶解,所以这期结合助阳法,不仅有助于阳的长消运动,更能提高活血化瘀的效果。我们临床上常用助阳消癥汤,药用:炒当归、赤芍、白芍、山药、牡丹皮、茯苓、川续断、菟丝子、紫石英、生山楂、五灵脂、石见穿等。此法亦为临床所常用。

(二) 阳长运动中偶数律失常的调治

对阳长运动中出现"2、4、6、8"偶数律失常者,当从其归属的脏腑经络进行针对性的调治,其中 2 数律是偶数律中的主要数律,其治疗较为重要。

1. 2 数律失常的调治　2 数者与 3 数相近,因此 2 数与 3 数,外属太阳,内属少阴,但皆属于肾脏,而肾者亦包括天癸之水在内。所以对 3 数律与 2 数律的失常应从少阴肾的阴阳论治,一般可用阴中求阳或血中补阳的方法,以右归饮或毓麟珠加减即可。药用:丹参、赤芍、白芍、山药、山茱萸、干地黄、牡丹皮、川续断、菟丝子、紫石英、五灵脂等品。必要时要加入紫河车、肉苁蓉或者淫羊藿、仙茅等品。尿频尿失禁现象者,应加入覆盆子、桑螵蛸、潼蒺藜等品。

2. 4 数律失常的调治　4 数者与 5 数相近,因此 4 数与 5 数,外属阳明中土,内属太阴脾土,即均属于脾胃。所以出现 4 数者,可从太阴脾土论治,一般可用气中补阳、脾肾双补的方法,如健脾补肾汤、健固汤、温土毓麟汤等。但经前期阳有所不足者,大多是与阴虚有关,故应选用那些阴中求阳、水中补火的方药,如右归丸等,同时更应加入健脾益气之品,如太子参、党参、白术、陈皮、广木香等品,必要时尚需加入炮姜、砂仁、肉豆蔻等药,以适应太阴脾土阳明胃土之阳有所不足者的治疗要求。

3.6 数律失常的调治　6 数者偶数也,6 偶数应归属厥阴,厥阴者肝也,所以 6 数律失常者,可从厥阴肝来论治,一般可用血中补阳、肝肾同治的方法,如毓麟珠等。但经前期阳有所不足者大多与阴虚有关,故应注意采用阴中求阳、水中补火的方法,如右归饮等方药。同时还要加入疏肝类的药物,如炒当归、白芍、荆芥、广郁金等品;如心肝火旺者,还应加入钩藤、陈皮、白蒺藜、绿萼梅、苦丁茶等。

其他尚有 8 数律失常者,由于临床较少见到,不予详述。

(三) 根据微观检查结果对阳的属性进行调治

我们在实践过程中,常常运用辨病与辨证相结合的方法调治。辨病者,需要通过有关检查,特别是性激素中的 LH 的水平有所低下,可用血中补阳的方法,我们所常用的临床验方助孕汤,本方是从毓麟珠方药中加减而成,一般药用炒当归、赤芍、白芍、山药、熟地黄、炒牡丹皮、茯苓、川续断、菟丝子、紫石英、紫河车、炒麦芽等品,其中紫石英用量较之在毓麟珠中要大,一般可用至 $12\sim15\,g$,超出常规用量。如 PRL 偏高者,尚需加入疏肝理气之柴胡、香附、青皮等品。如临床上出现乳房乳头胀痛、烦躁口苦、头痛头昏者,应加入钩藤、川楝子、甘草、生地、白蒺藜等品;如若雌激素亦偏低者即水平低下,应改用右归饮加减,即归芍地黄汤加入菟丝子、肉苁蓉、紫河车、紫石英、五灵脂等品。其次血查锌铜微量元素,如锌铜之间的比例倒置,可用助孕汤以治之,若锌铜稀少者,在一般补肾助阳方中加入二仙汤即可。

五、推导五行生克,论治未病

经前期以补肾助阳为主,促进孕育,或者为排经做准备,这是一种正治的方法。其效果远较经后期滋阴养水为佳。但是在临床实践中,由于经前期所存在的复杂性,其疗效尚不够理想时,要考虑到脏腑间的直接或间接的相关性,即五行的生克关系。推导未病,即虽未病而将很快受到影响,或者已病,但求病由之源的所在,进行调治,亦谓之论治未病。论治未病,必须运用五行生克,甚则奇偶数律、运气学说等推导的方法。正如《金匮要略》在其卷首中即说:"上工治未病,何也? 师曰:夫治未病,见肝之病,知肝传脾,当先实脾。"这一段文字中清楚地告诉我们,运用肝木克伐脾土的机制,亦即五行相克的规律,推导出木必克土,先治脾土,使肝病不能传土,截断了病情的传变,的确是一种高于"头痛医头,足痛医足"的上工境界。我们体会,在治疗上,对有些疑难病证,按一般常规处理的方法其临床效果并不理想时,需要按五行生克的规律论治未病,这亦反映了临床上治疗方法的多样性。水之母是金,水之子是木,这是相生规律。土能制水,水能克火,这是相克的规律。被五行生克规律推导而论治,这就必然涉及生我(反生)、我生、克我(反克)、我克四个方面,为论治未病增添了多种思路。同时根据阴阳消长转化的规律,在一个新的月经周期的开始阶段即予以治疗,也含有未病论治的意义。

(一) 肾阳不足,可以从心火论治或心肾论治

在五行相克规律中,水能克火,这是正常的传变规律,也即是说肾阳所有不足,命火有所衰微,必然要影响到心火有所不足,是以提高心火亦有助于弥补肾阳之不足,且心肾同为少阴,心肾之间,本来就存在着密切的交合关系,肾阳的活动和提高亦必须在心肾交合、水火既济的前提下,才有可能。所以我们在更年期综合征中,偏于肾阳虚所出现的一系列证候常常运用二加龙牡汤调治,常能收到较好的临床效果。药用桂枝、赤芍、白芍、甘草、龙骨、牡蛎、生姜、大枣、茯苓、合欢皮等药,常规用量,同时测量 BBT,观察 BBT 的高温相变化。在治疗心火的同时,务必注意到,心火宜降,降则和,以及心神安宁,故凡在经前期出现烦躁、寐差或夜寐乱梦者,均宜加入炒酸枣仁、五味子、紫贝齿或青龙齿等镇静降下之品,以宁心神,才能保证肾阴阳的恢复和提高。特别是阴虚及阳的,更要安定心神,舒畅情怀,所以朱丹溪教人收心养性,其旨深矣,意味着在宁心安神的治疗中,亦应注意到心理疏导的重要性。前人所言"静能生水"者,不仅通过静养静调，能弥补肾阴之不足，而且生水者，亦包括肾阳在内，所谓水属肾，肾属水，且经前期所谓之阳长，亦即癸水中阳水之长也，故药治之外，精神心理的调节亦至关重要。

其次心肾合治，水火同调，这是临床上最常用的方法。不仅是肾阴方面，亦包括肾阳。我们在更年期综合征中所用温肾宁心汤，药用淫羊藿、仙茅、肉桂、党参、白术、连皮茯苓、钩藤、牡丹皮、紫贝齿、黄连、川续断等品。此方系我们的临床验方。可见《实用妇科方剂学》在具体的经前期运用中，一般应去仙茅、肉桂、党参、白术、黄连等品，加入怀山药、炒酸枣仁、合欢皮、紫石英等品，这样，才能适合经前期的生理病理特点需要，也才能收到较好的效果。

(二) 肾阳不足，可以从脾土论治或脾肾论治

在五行相克规律中，土能制水，这也是传变规律。亦即是说脾土制肾水，在肾之阴阳不足或有余的状态下，后天脾胃可以发挥调节的作用。因脾胃为后天之本，气血化生之源，水谷之精微能够源源不断地滋养天癸，癸水中的阳水自然亦无例外地需要得到后天水谷精微之滋养。在前人很多论述中经常有治肾不如治脾或治脾不如治肾之争。我们认为在治肾无益的情况下，可以考虑治脾。如果经过临床上的细心观察，发现有些患者的确具有脾虚的症状，如腹胀矢气、大便溏泄、神疲乏力、纳食欠佳者，必须从健脾运脾入手。我们曾治疗一女性患者，证候的确属于肾虚、阴阳失衡的功能失调性子宫出血，从调补肾的阴阳入手，治疗效果欠佳。后发现患者在服用补肾药，特别是服滋阴药后腹胀矢气，尤其是入晚腹胀明显，考虑缘于太阴脾土不运，转从脾胃论治，竟以归脾丸而获效。所以我们大多用香砂六君汤加减，药用党参、炒白术、陈皮、茯苓、木香、砂仁、六曲、炙甘草，或者再加入黄芪、炮姜、紫苏梗等，亦可应用归脾汤或补中益气汤加减而成，待脾胃健运后，有可能使肾阴阳得到康复。

其次水土合治，即脾肾双补，在妇科方面极为重要。就经前期阳气而论，其脾肾双补的方药颇多，特别在不孕的生殖医学方面更为多用。《傅青主女科》中的并提汤、温胞饮、化水种子汤、温土毓麟汤、健固汤等，均属于此类方药。其中的健固汤、温土毓麟汤，虽重在于脾，但亦不能忽略阳的重要性，例如温土毓麟汤，虽然在药物的数量上补气类的药多于补肾类的药，但温补肾阳的药物如巴戟天、覆盆子，用量上大大超过了补脾土药物的用量，且温土者需得肾阳之火以暖之。我们所制的补脾温肾汤，即在健固汤的基础上加入川续断、菟丝子、紫石英，更适合于经前期使用。

(三) 肾阳不足，可先从肝木论治，也可肝肾合治

在五行相生观点中，水能生木。水者肾也，木者肝也，肾通过水而涵养肝木，所以肾与肝有着相生和反相生的母子关系。这不仅是阴与血的关系，而且亦包含着阳与气的关系。不仅肾精主骨髓，精髓化生血液，血藏之于肝，肝血亦能滋养肾水，此乃精血互生、乙癸同源之故。但是就阳气而言，肾阳与肝气之间亦有着相互支持的关系，且肝肾相互间亦有着开阖协调的作用，肝主开，肾主阖，在子宫的藏(阖)泻(开)的作用中，实亦关乎肝开肾阖的作用在内。因此肾阳之气或阳水的有所不足，则肾的闭阖作用亦必然不强。有时与肝气主开的作用不强有关，或者正由于肝主开的作用太强所致，因此需要补肝、调肝或泄肝，一般可用调肝汤，药用当归、白芍、山茱萸、阿胶、山药、甘草、巴戟天等，如能加入荆芥为最好。在《辨证奇闻》《辨证录》中将调肝汤加黑荆芥 10 g，命名为"后调汤"确有深意。有时亦可加入醋炒柴胡、黄芪、太子参等品，更符合调治肝阴血、肝阳气的作用，从而达到恢复肾阳的目的。

其次肝肾木水同治，即是调治经前期阳之不足的常用方法。一般来说，肝肾同治，水火并疗，是指阴血而言。如经后期五行推导论治未病中所指出的归芍地黄汤、养精种玉汤、杞菊地黄汤等。但在肝肾阳的方面，一般以四物汤为基础，加入温补肾阳的方药，如毓麟珠等，以及《傅青主女科》的宽带汤、并提汤等。临床上常用药物，如炒当归、赤芍、白芍、山茱萸、熟地黄、牡丹皮、茯苓、川续断、菟丝子、紫石英、荆芥等。若伴有心肝郁火症状者，尚可加入钩藤、白蒺藜、广郁金、绿萼梅等品，这是临床上较为常用的方法。而且用之亦确实有效。

（四）肾阴阳不足可先从肺金论治，或肺肾合治

在五行相生规律中，金能生水。水者肾也，金者肺也，肺通过金生水与肾呈母子相生的关系。一般来说在经前期以阳长为主，应用补肾助阳法时，欲从肺论治者，即着重调治肺气。如临床上常用的玉屏风散加减，药用黄芪、太子参、炒防风、甘草、泡沙参、桑寄生、茯苓等。必要时亦可加入桂枝、北细辛等温脾助阳之品，开提肺气，卫外固表，调和营卫，亦确实有提系肾阳之气的作用。

其次金水肺肾之间，亦存在母子相生的关系，从肺气而复肾阳者，虽亦有之，但毕竟少用，一般临床上常常以肺肾合治，金水同疗，虽然益养肾阴与润肺生津合用者多，但在阳气方面亦常肺肾合治。且肾阴阳特别是肾阳不足时，痰脂蕴阻，多毛，皮肤干燥，面部痤疮，周身常有痒疹者，亦说明肺肾同病也，不必悉具，但见一二症者，亦应考虑合治之。肺肾合治的方法有《经效产宝》的黄芪汤，药用黄芪并重用。白术、防风、熟地黄、煅牡蛎、白茯苓、麦冬、大枣治疗产后自汗，《济阴纲目》之黄芪汤有甘草一味。我们在临床上曾收得验方一张，治疗月经失调，即月经后期量少、形体肥胖、面部痤疮者，特别注明治疗青春期肥胖症因月经失调者，药用麻黄、桑白皮、熟地黄、鹿角片、川续断、茯苓、牛膝、贝母等品，此亦属于肺肾合治之方，而且是从阳气而化痰脂者。

在进行以上推导论治未病时，还必须掌握体质因素的影响，以及可能出现的一些先兆症状。其次在具体运用中还要考虑时令与五行相对应。如春令属于肝木，届时要适当地照顾到肝血肝气；夏令属于心火，要适当地照顾到心血心气，包括安定神魂；长夏属于脾胃之土，要适当地照顾到脾胃中土；秋令属于肺金，届时要照顾到肺气、肺津；冬令属于肾水，届时要照顾到肾阴肾阳。此亦中医治病的最大特色，亦是运用五行推导治疗的内容之一。此外除药物治疗外，其调养生活起居等，包括心理精神的调养，亦应按照五行的属性而调之。如春令肝木升发时期，肝气宜疏泄，故人要早睡早起，适当运动，舒畅情怀，以应木气升发的要求等。不仅有助于治病，而且亦有助于养生，提高健康水平，余仿此而调之。

六、从阴虚论治，滋阴助阳

经前期的补肾助阳是谓正治法，但如经前期从阴虚论治，扶阴以复阳，此谓反治。在众多的正治方法中，的确也需要有反治的方法。也就是说，既要从提高阳长水平，推动阳长运动进展的方面纠正阳长不足，有时也要从阴虚的方面解决阴虚导致的阳长不利。从阴虚论治包括以下三个方面：其一，是纯从阴治，滋阴以复阳；其二，阴阳并治，侧重益阴以复阳；其三，清火抑阳，滋阴以复阳。前两法是针对虚证而用的，后一法则是针对实证，或标实证而施的。

（一）从阴虚论治，扶阴以复阳

在经前期阳长运动有所不及或不利，或者长达重阳后又复下降回落者，病变虽在阳，但从阳治而效果欠佳者，不得不考虑是否由于阳长对立面的阴消失常所致。此即是所谓阴虚及阳，以致阳长不及。因其根源在于阴，自然就要从阴虚方面来论治了，扶阴才能达到复阳的目的。治阴的方法很多，就妇科而言，首先是应用血中补阴的方法，可用归芍地黄汤、六味地黄汤等。曾经有人报道过，经前期应用六味地黄汤（丸）治疗黄体功能不健性不孕不育具有良好的效果。可见滋养肾阴同样能达到扶助阳长的临床效果。文献报道以及我们长期临床的体会，熟地黄、山茱萸、山药，是六味地黄丸中的主要滋阴药，而熟地黄、山茱萸性偏温，本身就含有阴中阳药的意义，山药实际上是脾胃两脏的滋阴药，对黄体功能不全亦有着较好的疗效，也可以说是阴中的阳药。所以，我们在临床上，凡是遇有因阴虚而阳不足，从而影响阳长，出现 BBT 高温相缓慢上升，高温相偏短、偏低性的不孕不育症，常用滋阴养血汤，药用：丹参、赤芍、白芍、山药、山茱萸、熟地黄、牡丹皮、茯苓、枸杞子、太子参、川续断、杜仲、白术等品。必要时加入鳖甲、怀牛膝等品。但是阴虚及阳，虚为主要者，在经前期大多伴有心肝火旺。伴有心火旺者，可见心烦失眠、舌尖偏红，上方应加入莲子心、炒酸枣仁、青龙齿等品。肝火旺者，可见头昏、头痛、忿怒烦躁、胸胁胀痛、

脉弦舌红,上方应加入钩藤、白蒺藜、绿萼梅、炒栀子等品。我们曾治疗一例阴虚功能性不孕症者,患者32岁,结婚4年未孕。月经后期、量多、色红、有较大血块并有腐肉状血块排出,经前胸闷烦躁,乳房胀痛,头昏头痛,口苦口渴,平时带下偏少,经间期锦丝状带下亦少,2日即净,大便干燥,小便偏黄,脉象细弦带数,舌质偏红,苔黄腻。经妇科及特殊检查未发现异常,测量BBT,示高温相缓慢上升,且高温相偏后偏短,血查女性内分泌激素,示 E_2 低于正常水平,P亦偏低,PRL偏高。诊断为:黄体功能不全性不孕症。曾用滋肾助阳,水中补火的右归饮治疗未获成功,并出现头疼烦躁加重。可见此系阴虚肝火偏旺所致,而转用滋阴养血汤去杜仲,加入钩藤、白蒺藜、炒栀子、醋炒柴胡等品,经间排卵期后即服本方,经后服用归芍地黄汤。如是调整3个月经周期,诸症缓解,BBT高温相基本上恢复正常。这说明对少数确系阴虚所致阳长不及的患者,施以滋阴以复阳的治疗可获佳效。

(二) 阴阳并治,侧重滋阴以复阳

此指对经前期阳长不及、不利,以及重阳延续不稳者,运用阴中求阳、水中补火的方法,如分析右归饮、右归丸的方药可知,均是阴阳两补,有时甚则滋阴药多于补阳药,但它们仍然属于补肾助阳药者。这里有两个方面的原则:① 补阳药在数量上占优势:如右归丸,其中滋阴药4味,而补阳药却有5味,如当归也算为阳药的话,则补阳药能达到6味。② 补阳药在质量上占优势:有些药物,性烈力宏,含有元帅将军之力,有统驭他药的作用。如《金匮要略》肾气丸,滋阴药有3味,而助阳药仅2味,但附片、肉桂两药,药性猛烈,有如将军之能力,有统驭他药的作用,故药味虽少,仍然能决定本方的作用,是以为补肾助阳方药。而此处所谓阴阳并补侧重扶阳者是阴药加阳药,所加入助阳药性能平和,药物数量上仍以滋阴药为主。如左归丸,药用熟地黄、山药、山茱萸、枸杞子、菟丝子、怀牛膝、鹿角胶、龟甲胶,其中6味药属于滋阴药,2味药属于补阳药,故左归丸属于著名的滋阴方剂。我们临床上所制的妇孕方,是用丹参、赤芍、白芍、山药、山茱萸、熟地、牡丹皮、茯苓、柴胡、川续断、菟丝子、肉苁蓉等品所组成的,实际上是由定经汤加减而成,原是适用于经后中期的方剂,今改用于经前期阴虚及阳,阳亦有所不足者。我们曾治一位张姓妇女,年已35岁,继发不孕5年,月经量偏少,平时带下又少,经间排卵期锦丝状带下亦偏少,头昏腰痛,形体清瘦,烦躁口渴,舌质偏红,苔黄而稍腻,大便干燥,小便黄偏少,脉象细弦数,妇科检查未见异常,免疫检查血抗呈阳性,测量BBT低温相偏高,高温相偏低、偏短。血查 E_2、LH低下。前已从右归饮论治,BBT高温相仍然偏低偏短,不得不在经前期改服妇孕方,加入钩藤等品。连续在3个月经周期的经前期服用,BBT高温相渐趋正常,诸症也逐渐缓解,取得较为良好的疗效。

(三) 清火抑阳,滋阴以复阳

阴虚大多阳旺,阳旺即火旺,火旺更易阴虚,而且在阴虚过程中亦可导致阳的不足,以致亦有阳虚。因此,这是一种极为复杂的病变。我们根据临床实际,可以将之概括为三种情况:其一是阳盛化火,火热伤,其原因在于阳盛火旺;其二是阴虚火旺,火旺则阴更虚,而其火旺者,又有肾火、心火、肝火之别;其三是阴虚火旺,又夹阳虚,但病原在于阴虚。兹则分别论述如下。

阳盛化火,火旺伤阴,必然在经前期表现出烦热口渴,大便艰小便黄,月经淋滴,或多或少,色红有血块,BBT示高温相有所延长,行经期BBT高温相下降不明显,脉象弦数,或舌红苔黄腻,或舌苔黄燥少津。治当泻火清降,方药当选三和饮或玉烛散,药用:当归、赤芍、白芍、生地黄、丹参、薄荷、栀子、连翘、黄连、大黄、枳实、钩藤等品,以清泻为主,佐以养血滋阴以护阴保津,目的亦在于祛邪热之阳,扶助癸水中的阳长。

阴虚火旺,火旺愈加伤阴,在经前可表现出头昏、头晕或时头痛,烦躁口渴,午后低热,腰俞酸楚,便艰尿黄,夜寐欠佳,月经量多,或有量少色红或有小血块,测量BBT低温相偏高,或低温相不规则波动,高温相有时偏短,脉象细弦带数,舌质红,苔薄黄。治当滋阴降火,可选用知柏地黄丸(汤)、大补阴丸(汤)等加减。药用:知母、黄柏、生地黄、熟地黄、山茱萸、山药、牡丹皮、茯苓、泽泻、女贞子、钩藤、枸杞子等。另外尚需加入桑寄生、川续断等平补肾阳之品。但在阴虚火旺的病证中,尚需辨别心火、肝火。若肝火偏旺者,尚可伴见头痛、目赤、忿怒、乳房乳头胀痛等证,上方应加入苦丁茶、白蒺藜、栀子等品。若心火偏旺者,尚可伴见五心烦热、失眠、舌尖偏红等,上方应加入黄连、莲子心、黛灯心等品。总之阴虚火旺,重在滋阴降火,火旺者以清热降火为主,佐以滋阴,但经前期应用此方,仍当考虑到阳长为主的方面,故根据病情发展,适当加入平和的助阳补肾药物,目的就在于维护阴消阳长。

阴虚火旺伴见阳虚者,病情至为复杂,也常有所见。一般可见头昏头痛,烦热口渴,夜寐欠佳,或伴乳房胀痛,腰俞酸楚,小腹作痛或有凉感,经间期锦丝带下偏少,月经或前或后,经量大多偏多,色紫红有较大血块或有腐肉状血块,不孕或不育,测量BBT可见低温相偏高、偏长,高温相偏短,或高温相不稳定,脉细弦,舌质偏红,苔白罩黄。治法当以抑阳扶阴,清热助阳,方选右归饮合丹栀逍遥散加减。药用:钩藤、牡丹皮、栀子、丹参、赤芍、白芍、山药、熟地黄、茯苓、泽泻、川续断、紫石英、菟丝子、怀牛膝、五灵脂等品加减。我们曾治一张姓妇女,继发不孕3年,形体清瘦,月经后期量多,色紫红,有人血块,甚则掉下腐肉状血块,小腹坠痛,腰酸头昏,经前头昏头痛,胸闷烦躁,乳房作胀,乳头触痛,平时及经间期带下偏少,大便平时干燥,行经时有溏软现象,脉象细弦,舌质偏红苔黄腻。测量BBT,示低温相延长,且呈不规则波动,高温相偏低且欠稳定,血查E_2、P低下。从滋阴动阳,清肝解郁论治,以右归饮合丹栀逍遥散治之,从经前期服至月经来时停服,经后期着重滋阴养血。治疗半年,月经基本恢复正常,BBT恢复到正常高温相,两个月后受孕,翌年产子。

七、经前后半期的有关问题

整个经前期,我们认为,可以划分为两个时期,即经前前半期,也可以称为经前黄体时期,经前后半期,称之为经前重阳维持期,也就是前人在妇科医籍中所指出的经前期。经前前半期与后半期,同属于经前期,同时以阳为主,缘何要划分为两个时期? 我们认为,在一般情况下,可分亦可不分,但在经前后半期的生理反应特别明显时,需要将它划出作为另立一个时期,目的在于帮助我们进一步探讨月经周期中的变化、病理和诊治的特点。虽然在前文经前期的生理、病理、诊治中已作了一些论述,但仍有必要对经前后半期进行深入的探讨。

我们认为把经前后半期作为一个特定时期提出,其理由有三。

其一,是五行分类法而设立的。众所周知,月经周期的演变,固然是在太极阴阳钟的规律支配下所形成的,也即是基于阴阳消长转化的节律所形成、所分类的,因而按两个转化期、两个消长期进行划分。重阳转阴的行经期,重阴转阳的经间排卵期,阴长阳消的经后期,阳长阴消的经前期,这是月经周期中主要的分类方法,故多年以来,我们均以此阴阳分类方法为准。然而,随着实践的深入,随着我们对自然界生物钟规律的认识增多,以及学习气象、气候等有关的运气学说,发现阴阳与五行的关系极为密切,在圆运动生物钟中,其阴阳五行的结合,更为重要。如前人在阐明年相气候规律中,既分四季,又可分为五季。四季者,阴阳分类也,如春夏秋冬,即春温、夏热、秋凉、冬寒。五季者,五行分类也,即春、夏、长夏、秋、冬,亦即春温、夏热、长夏暑、秋凉、冬寒。长夏者,即夏热的后半期,对应的是木、火、土、金、水五行中的土,以此喻月经周期,春夏季节,相当于排卵后期与经前期,以阳为主,而划出长夏季节,相当于经前后半期,是重阳维持期,是火让位土,土当令时期,而肾阳脾气主持经前后半期,与年相气候学中分为五季相合,此即月经五行分类法的由来。

其二,是按"7、5、3"奇数律分类而设立的。因为女子属阴,与男子属阳者相对立,其女阴的生殖功能的发育成熟,是以奇数分类,而月经周期的演变,除经前期外,均按奇数律发展和分类。说明阳奇数律,是女阴生长发育的主要动力。在阳奇数律中,根据我们多年来的观察,主要有"7、5、3"三者,而其中尤以5数律更为常见和重要。因此,月经周期的演变,也必然与此有关。既然有关,所以月经周期也可按

"7、5、3"奇数来划出。如按5数即五期分类,亦必然分为行经期、经后期、经间排卵期、经前前半期、经前后半期,也是比较符合客观实际的,也是较为常用的分类方法。如按3数律来分类,将月经周期划分为三个时期,则行经期与经间排卵期,有着明显的生理特征,可作为两个时期,经后期是阴长阳消,经前期阳长阴消,两个消长期。一般无明显的生理变化,故可合并为一个消长期,这就是3数律分类法。而且在消长期有些医家采用平补阴阳的方法,认为两个消长期并无大的区别,故在有的著作中作为经后期,或者平时期,亦在有的医籍中,以行经期为中心,提出经前、经期、经后的三期分类法,这均属于3数分类法。由于3数分类法,过于简单,且过于笼统,故从月经周期与调周法的角度来看,似嫌笼统,临床上较为少用。如果以7数律分类,则月经周期要分为7个时期,我们按周期中的特点分为:行经期、经后初期、经后中期、经后末期、经间排卵期、经前前半期、经前后半期,即是两个转化期,行经期与经间排卵期,因为时间较短,两个消长期较长,特别是经后期阴长更长,故可分为初、中、末三个时期,而经前期阳长阴消,可分为经前前半期与经前后半期,这样就可分为7个时期。这样不仅分类细致,而且也的确符合客观实际,较之四期分类法,似乎更能反映出月经周期中的阶段特点。但是医学的发展,不仅需要实践资料的积累,而且需要科学研究的证实。我们认为:月经周期的分类,在一般情况下,仍当以四期分类,对经前后半期生理特征较为明显者,可按5数律分类法划分,如经后期过长,为了论治,亦可按7数分类法划分。

其三,是按临床上的生理特征分类。一般来说,经间排卵期后,BBT上升为高温相,标示着已进入经前黄体期的到来,BBT高温相6～7日后,可出现胸闷烦躁、乳房胀痛、小腹作胀、夜寐较差等一系列生理反应特征,则说明经前后半期重阳维持期到来。而且这些经前期特有的生理反应,一般在经前7日,或者5日,少数在3日,有规律地出现,也说明这一时期的重要。由于这一时期的划出,因此,必须针对这一时期的生理、病理、诊治特点,加以专题论述。同时我们在前面的经前期中已有所论述,可参考之。

(一) 经前后半期的生理特点

女子虽然以阴血为主,也必赖阳气为用,经前后半期属重阳维持期。说明癸水之阳长至重的程度后,已开始下降,由阳气起而代之,以维持总体上的阴阳相对性平衡,也即是受太极阴阳钟阴阳各半月的规律的支配。形成这一特点,尚与心(脑)肾—肝脾—子宫轴的调节功能有关,并与个体的特异性节律有关。有的稍短,有6日的,有的稍长,可达7日或8日,结合BBT高温相的观察,以及经前期一系列心肝气火稍旺的生理特征等,有助于我们认识经前重阳维持期的生理特点。兹则将论述重阳维持的特点,还将叙述心肝气火稍旺的一系列生理反应。

1. 重阳维持期的特点　经前期以阳长为主,阳长则BBT呈高温相。由于阳长不同于阴长,阳主动,其长较快,所以当BBT高温相第6～第7日时,阳长已达重的水平,重阳必阴,故阳水下降,阳气起而代之,以维持阳半月的要求。阳气之所以起而代之者,总的来说是受太极阴阳钟的规律支配。我们在长期的观察中发现,阳长至重及其维持阳半月的过程中,的确也存在着两个时期。经前前半期,其阳长是天癸中的阳水为主,阳水者,即张景岳所谓之无形之水,溶于血分,亦即现代医学所描述的黄体激素。或称之为孕激素,溶于血分,推动月经周期发展,溶解增生的子宫内膜,有助于受孕或排经。由于阳长的快速,故在BBT高温相6～7日时即已达到重阳高水平阶段。然后阳水下降,由阳气起而代之,以维持重阳达到半月左右的时间。阳气者,主要来源于肾,亦来于脾。所谓肾阳之气、肾气或天真之气,名称虽不同,但均属于先天肾的范畴。脾者后天之本,生化之源,气之培育与脾有关,关于这一点,我们长期在临床上的确观察到,凡经前期特别是经前后半期阳长或重阳有所不足者,在行经期,或有少数在经前2～3日时,出现腹胀、便溏的症状,证实了脾阳之气的重要性。阳气的来源,亦与阴血的充盈,特别是冲任血海的充盈有关。在前人的医籍中,描述经前期时的生理变化,责之于冲任气血旺盛,血海充盈,古人在解释月经周期演变时,以及月经之所以来潮,均从血海的盈亏规律入手,并喻之为月亮的盈亏,认为经前期,血海充盈,满则血溢,血溢则排经,所以血海阴血盈满,自然亦促使阳气之旺盛,阳气旺盛,重阳延续的目的,不仅在于温煦子宫,溶解增厚的子宫内膜,为受孕、排经做准备,同时亦为排除和吸收因较长期阴长至重所带来的精浊、水湿、津液之残余或潴留于体内者。我们深切体会到,残留于子宫的卵巢以及输卵管、盆腹腔内的水湿阴浊,非阳气则不能化除。正如前人所说"离照当空,阴霾自散"。因为经前后半期,也即行经的前期,准备时期,需要旺盛的阳气来祛除生殖器,包括卵巢输卵管处的阴浊水液,以及有关部位血液中的瘀浊,只有这样,才能达到行经期除旧务尽,生新较快的周期更替要求,从而也就保证了行经期的转化顺利。正由于经前后半期的阳气旺盛,重阳维持,冲任血海充盈,故这一时期会表现出阴阳气血充实,体质壮实的状态。

2. 心肝气火亦呈现稍旺的特征 心肝气火呈现出稍旺的反应,此亦是经前后半期阳气旺盛所带来的生理反应,也反映了经前后半期不同于经前前半期的特征。之所以出现心肝气火稍旺者,首先是在重阳的影响下。因为阳长至重后,BBT由低温相上升至高温相,而高温相至6~7日后,正由于阳水下降,阳气起而代之,阳气之旺盛也,有可能带动心肝之气亦偏盛,偏盛则呈现出火的现象。因为心肝是脏腑中的阴脏,但亦是阴中之阳脏,最易激动气火,从而出现阳盛火动的外在反应。其次冲任血海充盈,盈则不仅阴血的物质基础丰厚,而且亦必然形成阳气的偏盛,且冲任两脉与心肝的关系,至为密切,心主血脉,冲任属于奇经八脉,但亦属于血脉的范畴,故亦属于心君之所主。肝为藏血之脏,而司疏泄,其阳气易动,冲为血海,其血来源于肝,故常冲肝并提。冲任血海充盈,由于冲气亦易动,故冲任气血旺盛,亦将激动心肝之气旺,故形成心肝气火稍旺的生理反应,常可见到胸闷烦躁,或时夜寐较差,乳房乳头或胀或痛,但均轻微的反应。小腹作胀,带下稍多,口干便艰,自觉有轻度的兴奋状态。有的还可出现较轻的忧郁、忿怒、急躁、紧张等反应,而且有规律地出现,有的稍为明显一点,有的很轻微,也有少数人呈间歇性发作,一般与工作紧张、学习忙碌、生活节奏长期加快有关。若程度较轻,仍属于经前后半期的生理范围。

(二) 经前后半期的病理特点

经前后半期的病理变化,主要是围绕重阳维持期的生理变化失常,重阳维持期,说明阳长至重后,必须维持到与阴长半月相适应的时期,一般需要6~7日,少数可达8日,始终保持着这一时期的高水平。从测量的BBT高温相上亦可初步观察到。在高温相6~7日后,高温相一般有所上升,而且保持稳定状态,表现出一派有余的气势。如果这一时期发生了生理上的失常,也就是重阳的功能失常。根据我们长期的临床观察,重阳的失常,虽与外界因素有关,但主要的还在于内在因素、体质因素、先天遗传因素、自我调节不良等因素,在发病学上占有重要地位。我们从实践中发现,重阳失常的病变有三个方面: ① 重阳不足的虚变: 即重阳不足,阳气薄弱,或者冲任气血欠盛,这是经前后半期中最主要的病变。② 重阳有余的实变,即重阳太过,阳气过盛,或者冲任气血过旺,以致经前后期的气火有余,可以导致诸多病证。③ 重阳不协调的病变,即忽而重阳有余,忽而重阳不足,交替发作,很不协调,兹将分别论述之。

1. 重阳不足 重阳不足即阳气有所不及,一般与脾肾有关。经前后半期由阳气代替阳水而维持此重阳时期,按五行学说来说,此期应为脾土当令,相当于年相中的长夏时期。长夏者,乃夏季的后半期,夏季为火当令,所以这一时期,虽为土当令,与火亦有关。火者,来源于心肾,以肾为主。因此,阳气不足者,实际上是脾肾不足也。脾土者,后天之本,脾土有不健,必将形成脾虚,表现出气分不足。肾者,先天之本,阳气之根,前人曾有"气者,生化于脾,根源于肾,主宰于肺"之说。所以脾肾有不足,阳气薄弱,不能维持经前后半期重阳延续时期,可以导致诸多病证。

导致脾肾不足的原因,除先天发育因素、体质因素外,还有三个方面的原因。① 劳累因素: 即工作繁忙、劳累,缺乏应有的休息,所谓劳累伤阳气。② 精神心理因素: 长期的紧张心理、忧郁、急躁,甚至思虑过度等,均能导致脾肾的不足。③ 感受寒冷,饮冷受凉: 我们发现女子两足感受寒冷者颇多,足部乃三阴经脉之所在,足部受寒易使脾肾之阳气受损。

脾肾阳气不足,有轻、中、较重三者,程度不同,表现的证候亦有所不同。

轻者,一般可无明显的全身症状,测量BBT,双温相虽基本正常,但有所波动,或者维持的时间有所缩短。或可出现腰俞酸楚。行经期间,常可出现大便偏溏,经行时夹有较大血块或掉下腐肉片状血块,或易流产。

中者,一般亦无明显的症状,或者可出现腰酸,小腹有冷感,BBT高温相后半期欠稳定,或者呈缓慢下降,行经期大便易溏,经行血块较大较多,或夹有腐肉片状较大血块,小腹冷痛,经前1~2日漏红,常或有功能性不孕症,或流产、滑胎病证。

较重者,可伴有胸闷烦躁,乳房胀痛,或乳头触痛,腰俞酸楚,小腹冷痛,经行便溏更为明显,行经时小腹坠痛,有大血块,或掉下腐肉片状大血块,腰部亦有冷感,BBT高温后半期可见明显的不稳定,或呈明显的缓慢下降。常可见于功能性不孕症、流产等病证,亦可出经前期3~5日,甚则7日就开始漏红。

2. 重阳有余　重阳有余即在经前后半期中,出现阳气亢盛,呈有余状的实证病变。之所以出现这类病变,可能与先天肾气偏盛,功能亢盛有关;少数亦可能由肿瘤所致;或者与后天诸多因素的干扰有关,尤其是精神心理因素的不断刺激,如兴奋、烦躁、忿怒、激动等导致心肝气火偏旺,旺则亦致阳气亢盛,从而形成有余状病变;还可因营养过多,或长期、大量进食辛辣刺激,助阳生火的物品,如姜、椒、狗肉、羊肉、虾子、鹿肉、鹿血等,甚或过多地服用人参、鹿茸、附子、肉桂等温补之品,导致体内阳气旺盛,呈现有余状病变。我们在长期的临床观察中还发现,冲任气血过盈亦可促动心肝气火上升,表现出阳气旺盛的状态。对重阳有余者,在临床上可以观察到BBT高温相过高或过长,或在高水平的基础上呈不规则的波动,或呈犬齿状。正由于阳盛有余,故可出现诸多病证。阳热有余,迫子宫冲任等有所失藏,可出现经前期漏红;阳盛火旺,升扰清空之窍,可出现经前头痛、目痛、耳痛、衄血等病证;阳盛火郁,营卫失和,可出现经前发热、经行失眠、经前惊狂等证;阳盛火热,犯乎乳房乳络,可出现经前乳房胀痛,乳头触痛、乳泣等;阳盛火升,犯乎脘胁,亦可出现经前脘痛、胁肋胀痛,甚则经行呕吐等病证。

3. 重阳有余与重阳不足交替,出现不协调的病变　我们在长期的临床观察中,的确亦发现少数患者在经前前半期出现忽虚忽实、忽短忽长的不协调不稳定的状态。分析这类患者的情况,我们发现大多与肾虚肝郁、脾虚肝郁等矛盾病变有关,亦或与精神心理因素的不协调,如时喜时悲,时怒时郁,或时而积极亢奋,或时而消极忧郁,或者生活起居不一,工作劳逸不匀等有一定关系。在观察这类病变时,必须运用BBT,观察BBT的高温相变化,特别是高温相后半期的变化。我们发现,在此期不协调的病变中,亦有三种情况。

(1) 有余为主的病变:即BBT高温相呈偏高、偏长者为主,并伴有烦躁、头痛、胸闷等症状,在2~3次有余病变后,偶然出现1次或2次的BBT高温相不稳定,波动较大,或者高温相后半期早缓慢下降状态,并伴有腰酸、神疲乏力、大便或溏等病变。

(2) 不足为主的病变:即BBT高温相呈不稳定,波动较大,或者高温相后半期呈缓慢下降,或者有所降低者为主,并可伴见腰腿酸软、神疲乏力、腹胀便溏等症状,在连续2~3次不足病变后,或可偶然出现1~2次的BBT高温相偏长、偏低,并伴胸闷、烦躁、头痛、乳胀、乳痛、便干等症状。

(3) 有余与不足相交替、虚实各半的病变:即BBT高温相偏高、偏长,并伴烦热、头痛、胸闷胁胀者1次或2次后,又出现BBT高温相后期不稳定,缓慢下降,并伴神疲乏力、腰酸腿软、大便易溏者1~2次,继之又将出现有余状病变,然后再出现不足的病变,忽虚忽实,忽寒忽热,交替发作,各占一半,但亦或偶尔出现短时间的有余或不足,继则又呈交替状况。这是一种颇为复杂的病变。

此外,我们在长期的临床观察中,还发现一些寒热虚实更为错杂的病变,特别是在进入40岁后的女性患者中较为多见。这都有待于我们今后进一步研究,更好地发掘经前期,特别是经前后半期的病理变化,为提高治疗效果服务。

（三）经前后半期的诊治特点

经前后半期,此即前人所谓之经前期,其诊断辨证的特点,主要在于观察 BBT 的高温相变化,尤以高温相后半期为主,其他血查性激素,以孕激素为要,还有依据这一时期的明显证候,可参考我们在前面所撰述的经前期诊治特点中的有关内容,这里就不予详述了。我们着重这一时期的治疗。前人提出了"经前期以理气为先"的治法。所谓理气为先,是针对调理月经而言,实际上目的在于顺利地排泄月经,促进转化。鉴于经前期经血未动,故予理气为先。但我们知道,月经之所以按时顺利来潮,重点在于"重阳必阴"转化,所以就月经周期的规律及调周法而言,首先要保证重阳,有了重阳的条件,才有可能行正常的转化,出现气血活动的情况,所以我们认为经前期首先在于助阳,其次才是理气。但前人之所以提出理气,亦有它一定的理由与实践意义。因为经前期理气,调理气分,不仅能为排泄月经做准备,而且也有着缓解经前期一些气分病证的作用,所以在经前期使用理气法时,所选择的方药要贯穿理气解郁、理气调经的意义在内。根据我们临床上应用的情况,需要分为三个具体治法,即疏肝理气、理气化瘀、助阳疏肝。兹分别介绍之。

1. 疏肝理气　此为经前后半期,也即是前人所说的经前期所常用的方法。一般来说,这一时期所用的疏肝理气法,有两个目的:其一是缓解经前期所出现的气滞、气郁、气逆等证候;其二是调畅气机,为顺利排泄月经做准备,亦为重阳必阴的顺利转化做准备。为此,凡在经前后半期 BBT 高温相基本正常的情况下,不论有无气分的证候,均可应用之。疏肝理气的方药很多,如《金匮要略》所制的半夏厚朴汤,《太平惠民和剂局方》所载的逍遥散。《丹溪心法》所制的越鞠丸,以及四制香附丸、加味乌药汤、清肝达郁汤等。在临床上具体使用时,应根据患者所出现的症状及体质类型而选取方药。如对体禀阴虚,而又肝郁不得舒发患者,可选用逍遥散;如肝脾失调,又兼夹痰湿者,可选用越鞠丸。鉴于具体患者的症状并不完全一致,故临床上选用某一方后,尚有所加减。如临床上所用的加减越鞠丸,药用制苍术、制香附、牡丹皮、山楂、陈皮、广郁金、茯苓等品;如阴血虚,肝郁不得疏解者,常出现胸闷不舒、乳房胀痛等症状者,可予逍遥散加减,药用当归、赤芍、白芍、白术、茯苓、醋炒柴胡、广郁金、荆芥、玫瑰花、陈皮等药;如是肝郁化火,火热旺盛者,可选用清肝解郁、固冲止血的方法,丹栀逍遥散加减,药用栀子、牡丹皮、黑当归、白芍、白术、茯苓、荆芥炭、醋炒柴胡、钩藤、大小蓟等品。但如无明显的症状,测量 BBT 双温相又基本正常者,在这经前后半期时亦当予以理气调经,可选用四制香附丸加减,目的就在于为调理月经做准备,药用制香附、当归、赤芍、白芍、陈皮、茯苓、广郁金、川续断、焦山楂等品,理气调经,养血补肾,在 BBT 高温相基本正常的情况下,可作为经前后半期的常规处方。

2. 理气化瘀　这也是经前期较为常用的方法。理气者,为经前期所常用;化瘀者,较之一般活血调经之方药力量要大,所用剂量亦较重,为了排除血瘀,促进瘀浊吸收,需用此法,故本法常用于血瘀性月经病证,以及癥瘕类病证。就妇科而言,以血为主,故血滞、血瘀、血癥等疾患颇为多见。近年来,我们在临床上发现子宫内膜异位症、盆腔血瘀证、急性盆腔炎及盆腔炎性后遗症不仅多见,而且发病率呈逐年上升趋向。我们在临床上经常碰到一些子宫内膜异位症患者,在经前 3～5 日,甚则 4～7 日即开始小腹坠痛,个别的甚至疼痛剧烈,有的至行经期反而疼痛减轻,但大多数在行经期加剧,故必运用理气化瘀、控制疼痛的方法和药物,才能有效地控制疼痛。为此,我们制定了消癥汤。药用石见穿、五灵脂、丹参、䗪虫、生山楂、当归、赤芍、生鸡内金,再加入制香附、广木香等品,疼痛剧烈时,尚需加入延胡索。原方之意在于消散癥瘕,故方中使用虫类药。如在一般血瘀性月经病证中,可选用加减七制香附丸(汤)。考此方系《医学入门》方,以香附为主药,用当归、莪术、牡丹皮、艾叶、乌药、川芎、延胡索、三棱、红花、柴胡、乌梅煎汁制香附,再以香附为末,制丸。我们在临床上时,化丸为汤,药用制香附,用量加大,一般在 10～12 g,其他加入当归、川芎、乌药、牡丹皮、红花、延胡索、五灵脂、山楂等品,达到理气化瘀、调经止痛的目的。

3. 助阳疏肝　此法在经前后半期颇为常用,是调周法中重要一环。一般用于 BBT 高温相欠稳定,或者高温相出现下降趋向者。常伴有腰酸、小腹有冷感,行经时或者经前期大便易溏者,或者亦伴有胸闷、烦躁、乳房胀痛等气机不畅等证候。在治疗上,一方面必须养血补肾,助阳益气以维持或提高阳气功能,恢复和提高 BBT 高温相的稳定性和高度,同时加入疏肝理气的方药,以适应经前后半期的生理要求,或者亦是为了解除经前所出现的一些气机郁滞或气机不畅的证候,以及有助于保证行经期的顺利转化和排经,根据我们临床上使用方药的体会,以张景岳的毓麟珠合朱丹溪的越鞠丸最为常用。药用丹参、赤芍、山药、牡丹皮、茯苓、川续断、紫石英、制苍术、制香附、五灵脂、山楂、绿萼梅等品,服至月经来潮即停。如月经量少,周期落后,经行不畅,经期延长者,可在前方药中,加入泽兰叶、五灵脂、川牛膝等品,有助于调经。如果患者有经行腹痛、癥瘕、炎症性不孕不育症者,需要补肾助阳,合理气化瘀,可选用毓麟珠合七制香附丸,具体应用时,可参考前面经前期诊治特点与理气化瘀的方药内容。

总之,我们认为:经前后半期的治疗特点,仍以维护重阳为主,仍以经前前半期的治疗特点为主,但要考虑结合疏肝理气,在重阳功能正常,BBT 高温相稳定的情况下,理气为先的治疗占有重要地位。如果这一时期出现气分不畅,或气机郁滞,或气郁化火,并具有较为明显的症状者,更需要应用理气为先的治法,如夹有血瘀性疾患者,则理气化瘀,亦当用之。但在一般情况下,或者无任何症状者,可考虑助阳与理气合用之,以适应这一时期的生理要求,提高这一时期生理演变的水平。

第五节　应用调周法必须注意几点

调周法是一套整体而又系统的月经节律调整的方法,其治疗顺应女性体内气血阴阳变化的自然规律,恢复体内气血阴阳平衡。调周法的应用在四个时期基础上,尚有一些注意点需要考虑,比如四期基础上再细化分为七期的更加精准的调周;顺应季节变化的影响;注重按照"7、5、3"数律体质调整等,下面将予以详细论述。

一、掌握原则性,亦要注意变动性与特异性

首先,掌握四期变化调理的原则性。我们自提出经间期后,以此为着眼点,完善了月经周期分类,研究其各个时期的生理病理特点,创制化裁了一系列方药予以治疗。女性月经行经、经后、经间及经前的顺序变化,完成一个周期演变进程,受阴阳消长规律支配,表现为行经期重阳必阴,转化开始,排出经血,标志着本次月经结束,新的月经周期开始;经后期阴长阳消,阴愈长阳愈消,推动月经周期的发展;经间期重阴必阳,转化开始,排出卵子,开始阳长的新时期;经前期阳长阴消,阳愈长阴愈消,推动经前期后移;行经期重阳必阴,又形成新的周期。如此循环往复,如环无端,掌握基本调周法治疗,可以进行择期用药。由于很多患者经后期偏长,比如多囊卵巢综合征患者等。因此,针对经后期需要加以进一步细分为初、中、末三期,在滋阴的基础上更加具有精准性,力求使得阴长达重,促使阴阳转化,周期缩短。

同时,尚需注意周期发展的变动性与特异性。变动性是指周期节律圆运动的更新性,看似重复的月经周期,实际上每一周期都有着阴阳消长对抗,受内外因素干扰而有所不同。自 14 岁左右来经,至 49 岁左右绝经,每一次的循环,并不是简单的重复,时常可能存在有转化不利的情况。但在总体圆运动规律影响下,依然可以向前发展。这种阴阳消长的激烈运动维持在一定生理范围内,形成月节律性,从而也反映出月经的周期循环呈一定节律。月经周期周而复始,循环往复,不同阶段,不同时期,其运动方式、性质、程度,均有所不同。我们从临床观察到有两种情况,其一是不断更新,是指每一次圆运动,或说每循环一次,自始至终,看似重复,旧的循环,实际上是不断更新的,绝不是简单的重复。也正由于有更

新的内容,因而不断地推动事物向前发展。以月经周期演变而言,我们应用测量基础体温的方法,简称BBT,观察其低高温相的变化,就可以看到天时、地理、气候、情绪等不同。每一次月经周期的循环,亦即是低高温相的延续,温差、波动等有所不同,有的表现明显,有的表现不太明显,但均有程度不同的差异性,这种差异性,亦即是更新性。其二是间断更新,是指每二或三次圆运动,或者说每循环二次或三至四次后,才出现一次或两次差异性变化,亦即是BBT低高温相出现差异性变化,这种变化就是更新型的现象,所以我们倡导月经周期与调周法,就是要看到周期的不断或间断的更新,从而亦要不断或间断更新调周方法。因此,治疗起来,绝对不能一成不变,而是要不断作调整,找出差异矛盾,因人因地制宜。

同时,调周法确立以经后期复阴,经前期助阳,以达到阴半月阳半月阴阳平衡,阴平阳秘的主导思想,滋阴补阳是为法则。但是,对于脏腑的阴阳偏颇,虚实不同,应当需要进一步分辨与用药。我们通过临床发现,经后期癸水之阴、精卵之阴、血海内膜之阴、水液之阴殊为重要。同时,心阴、肝阴、脾阴、肺阴的虚损均在临床上有着重要意义,临床不容忽视。经后期把握阴长运动的特点,甄别药物的沉降升浮的属性,则更加具有针对性。而经前期阳长,尚需注意八阳的辨识,即水中之阳(火)、阴中之阳、气中之阳、火中之阳;以及心阳、肝阳、肺阳、脾阳。这样,才能够对于经前期阳长有着更加深入的认识,助阳补阳才更有针对性,从而收到更好的临床疗效。我们认为,每一个周期阴阳亦有新变化,不能一成不变,胶柱固执;各类人的体质不同,是以治疗策略上必须有所改变。

二、顺应四季五时的变化,调周法应有新的变化

《素问·宝命全形论篇》指出:"人以天地之气生,四时之法成。"而《素问·四气调神大论篇》中更是指出了人顺应四季变化养生预防的建议和准则,务必使得和于阴阳,"顺四时而适寒暑""合人形以法四时五行而治"等。女性月经周期的形成本来就是天人相应的一个重要印证,顺应一年四季乃至二十四节令,相当重要。春天升发,夏天长,秋天收(降),冬天固藏,是以调周法亦应据此而作微调。我们认为:诸凡一切呈生物钟现象的,大多与气候气象的变化有关,甚至受其支配。一年四季或称五季中的生长盛收藏,与春温、夏热、长夏暑、秋凉、冬寒的气候变化有关;反过来说,如果没有春温、夏热、长夏暑、秋凉、冬寒的气候转换,就不可能有生长盛收藏的生物钟规律。治疗上顺应季节变化,调周法应当有所侧重。举例来说,立春以来,历经雨水、惊蛰、春分3个节气,均体现了厥阴风木之气,主升发的特点为受孕的佳期。同时,六气中风气属木,与肝有关,肝木主条达升发,升发太过,风气过盛,因而易发头胸胁乳房部疾患,如经行头痛、胸乳胀痛、胁痛、眩晕、风疹等疾。治疗上应当注重疏肝理气、养肝柔肝、顺应春气生发的特点,预防疾病的发生。同时,春季多风,气候由寒转暖,故有时在服药时特别是调治慢性妇女病,要稍稍加入荆芥、桑叶、防风之类。夏季和长夏火热至极,多兼暑热,临床调周法应当多结合有清暑利湿法,暑湿当令,故在此时服药,亦应适当地加入广陈皮、六一散、炒扁豆、薏苡仁等品。同时需要注意心肝气火偏旺引起的不良反应如经行头痛、月经先期、经量过多等的处理。秋季前半期须得注意夏暑延续带来的湿气致病较多,而白露后则转为秋燥为节令特点,治疗上需要注意养阴润燥,避免燥邪,药物可入沙参、麦冬、玉竹、杏仁等品。冬令主藏,寒水当令,易致寒疾,调周同时注重温养祛寒。此时气主沉降,服药应适当地加入牛膝、巴戟、杜仲等品。

三、按"7、5、3"奇数律所属体质,重视微调周期方法

"7、5、3"数律在临床上对女性的生理病理特点的认识,临床治疗具有很好的指导意义,同时结合调周法,能够进一步提高临床疗效。

7数律者,少阳数也,阳中之少阳,又有成为一阳,少阳与厥阴相表里,手少阳三焦经与手厥阴心包经者,其脏腑缺乏实体,因此足厥阴肝、足少阳胆者,实体明显,故7数律者,外属于足少阳胆,内属足厥阴

肝,故以肝为主体,肝藏血而主疏泄,疏泄者,升降也,故肝的功能失常,特别是肝郁、郁火及其风阳、痰脂的病变,将严重影响阴阳的周期演变,故 7 数律者,肝胆病变较为多见,此也是体现 7 数律的特点,治疗需要加入调肝之品。

5 数律者,阳明数也,又有称为二阳,阳明与太阴相表里,足阳明胃经,足太阴脾经,是 5 数律的主体脏腑。此外,5 数律者,乃中土脾胃数也,而脾胃者,乃升降之枢纽,有协助心(脑)肾—肝脾—子宫轴调节阴阳消长转化,动静升降维系周期节律的作用,故脾胃失和;不仅生化不足,致阴阳血气虚少,而且亦将影响心、肾、子宫的调节作用,从而出现女性生殖及月经周期的不足和失常。经我们长期的临床观察,我们发现 5 数律者,的确有程度不同的脾胃失和,脾胃虚弱的病变,这是 5 数律的特点,这种 5 数律的脾胃体质,必须加入健脾和胃的药物。

3 数律者,太阳数也,又有称为三阳,太阳与少阴相表里。少阴者,手少阴心也,足少阴肾也,心肾交合,结合子宫,是调节阴阳血气,是指形成月阴阳消长转化,动静升降的周期节律。心肾有所失调失济,必将直接干扰月周期节律,形成生殖与月周期中诸多病变,虽然临床上 3 数律较为少见,但 3 数律者,乃奇数中的起始数,是以 3 数律仍有其重要性,其属于心肾体质,临床需要加入交济心肾之品。

四、注意药物之间的协同性,慎用或避用拮抗性药

药物之间,既存在协调性,既相互协调,相互促进,而又存在对抗性。我们用药需要注意到其协调性,避免对抗性。协调性,即是配伍之间的相须相使。举例来说,麻黄配桂枝、荆芥合防风,配伍之后能够较好地增强其解表发汗的作用,功能相同的配合能够发挥较好的效应,起到一加一大于二的效果。同时,荆芥配伍防风后,仍然可以再加入桑叶、羌活、紫苏叶等,增强解表功效;妇女出血证中,阿胶配艾叶,如果同时再加入血余炭、莲房炭等,也是加强止血的效果,增加协同效应。在调周法中,经后期如何加强滋阴药物的协同作用,比如女贞子配伍墨旱莲,制龟甲合炙鳖甲,山药配合山茱萸,能够一定程度上加强滋阴药物的功效,更快地促进经后期的复阴。经前期在助阳药物的基础上,酌情增加一些具有协同效应的助阳药,比如仙茅配合淫羊藿,锁阳配伍肉苁蓉,紫石英协同鹿角片等,能够进一步增强补阳的效果。

同时,避免药物的对抗性需要加以重视,比如七情合和中有相畏、相恶、相杀,以及药物之间的十八反、十九畏等对抗性,在调周中也应当避免使用。比如人参补气,莱菔子、枳壳破气,加入后对人参补气作用的发挥起到破坏作用,乌头以及附子能够温阳祛寒,而入绿豆等清凉药物则有对抗性,影响温阳作用的正常发挥。

五、长期服药,必须注意有毒性的药物

在服药过程中,特别是长期服药,必须注意到肝、肾、脾胃的情况,避免有部分小毒药物长期造成肝脏毒害,或者损伤脾胃功能。肝者,为藏血之脏,具有解毒的作用,亦有一定的调节激素功能。肾者,肾脏也,为泌尿排泄系统的主要脏器,故凡具有毒性的药物,需要通过肝脏以解之,肾脏以排泄之。女性激素的分解和消除,亦常需通过肝肾特别是肝脏才有可能。如肝肾脏有器质病变,且功能甚差,务必注意毒性药物的使用,或者禁用之,即使淫羊藿、菟丝子、仙茅等品亦应慎用。脾胃失和者,均应慎用滋阴药、养血药、清热药等。有的脾胃失和,在服用滋阴或清热药后才体现出来,可以出现腹胀矢气,或大便偏溏等现象。所以在服用药物时,一定要注意到脾胃的运化,以免影响药物的效果。

很多药物长期服用其实并没有毒性,有可能是加工炮制不到位所致,比如何首乌这味药。既往我院有延年益寿丹,即是何首乌为主药,久之并未有副作用传闻。何首乌加工炮制要求较高,需要有经验的老药工监督保证,则既能保证质量和疗效,又能避免其副作用。因此,药物的加工炮制需要更加提到重中之重的地位,为临床保驾护航,也是中医药发挥特色优势的一个关键点。

六、处方用药宜精简，不宜庞杂

我们临床用药药味往往保持在 10～15 味，临证需要做好取舍，避免药味过于庞杂。现在很多医生开出的药方就像一个小膏方一样，补阴补阳，补气补血，疏肝健脾皆有之，多达二三十味，不利于中医的传承，用药思路也值得商榷。常言用药如用兵，君臣佐使皆有当，不能一哄而上，用药需要抓住矛盾的主次性，解决主要矛盾，再议次要矛盾，先集中兵力解决主要问题，然后再解决残留问题，切不可追求一次性解决所有问题。《伤寒论》所代表的经方，配伍精当，比例精妙，其往往药味增减、剂量增减都能够改变药物的方义和属性，在临床上应用极其广泛，值得我们学习效仿。调周法中，选择滋阴或者补阳的药物，不宜庞杂，而是需要有所选择，比如经前期脾肾不足者，可酌情选择健固汤等，脾肾双补，这个时候就需要用巴戟天温肾暖脾，而不是单纯使用紫石英等药物暖宫助孕了。

七、耐药性与过敏性

我们通过临床上的观察，服用中药，也的确存在着一定的耐药性，主要是长期服用同一类型药物的患者。例如长期服用补肾阴药，或补阳药，或者健脾和胃的药物，在我们调治功能性不孕不育症，特别是一种肾阳虚，BBT 高温相失调，西医学称之为黄体功能不全的不孕不育症。刚开始时服用温肾阳的助孕汤，效果明显。但久服之后，效果波动，所以要考虑耐药性问题，故需加重主药的剂量，或者再加入一些协助药，促进疗效提高的温补药物。经后期服用滋阴养血药，有人初期服用后，出现腹胀泄泻，但很快就消失，带下增多，明显效果，但久服之后，即服用 3～6 个月后，效果又欠，说明初期不适应，长期服后，又出现一定的耐药性，因而需更动主药，或加重剂量，以提高疗效。不仅扶正药如此，即是祛邪药，如清热利湿、活血化瘀药物，在久服之后，疗效明显者，有可能与耐药性有关。所以一旦出现了耐药性，就适当地加重主药的剂量，或再加入一些协助主药的新药，这可以巩固已取得的疗效。关于过敏性的问题，中药似乎除含毒性及大辛大苦、大寒大热的药物，有所谓的过敏性外，平性的药物，一般应无副作用，无过敏反应。然而在长期的实践中，我们发现服用当归、白术、党参所谓普通药，亦有极少数人出现明显的不适，甚则头昏皮肤干燥，出现痒疹者，所以临床上必须注意这些情况。我们曾发现一例服黄芩不适，服后烦热口渴，大便溏泄，每服均如此，故此人为黄芩过敏者；又有一人服用白术而反腹胀泄泻，以后多次均如是，此为白术过敏者。我们还发现，有些药物在长期服用后，出现明显不适，虽非过敏，但亦应注意，如蒲公英、紫石英、马兜铃等，虽然亦为少数，必须予以注意，以防发生不良后果。还有些药物，在配伍后服用引起不良反应者，如人参与五灵脂配合，在出血病中，常有用此者，虽然在十九畏中有人参最怕五灵脂之记载，但临床上用此较多，未见不良反应，但亦确有个别人服后不适，出现恶心泛吐、头晕等不良反应，用时慎之。

第五章

两个转化期的相关性、差异性以及协调性

在月经周期的四个时期中,经间期与行经期是月经周期中两次转化时期,经间期阴阳的变化是"重阴必阳",即是阴分积累到多水平,即发生转化为阳的时期,是月经周期中极为重要的时期,没有经间期,月经周期的正常运转就不能实现,就没有健康正常的月经周期。行经期则"重阳必阴",也即是由阳长至极转化为阴的时期,这也是月经周期中一个重要的时期。所谓"转化",是阴或阳发展到顶点、极致时,阴和阳达到极度不平衡的状态,出现的转化,实质上是为了纠正或者协调这种不平衡状态所进行的一种方式。在整个月经周期中长消对抗是主要的,经后阴长阳消,阴长为主,经前期阳长阴消,阳长为主,经过经后期阴长半月,经前期阳长半月,达到"重"的水平,重则转化,故出现经间期与行经期的两次转化,是阴阳运动的必然,也是月周律变化活动的必然。这两个时期既是阴阳圆运动的必然,也存在着相关联系性、差异性,也即是区别性及不同点。这种转化运动,与心(脑)肾—肝脾—子宫轴的主调有关,但亦有着阴阳的自我调节。

第一节　两个转化时期的相关性

经间期与行经期,是月经周期中的两个时期,行经期排出经血(水),可以观察到,而经间期排出精(卵)需要通过超声影像才能观察到。但在这个时期排出锦丝状白带,直接可以通过肉眼观察到,这两个不同时期,存在着紧密的联系,是以经间期排卵顺利,才能保证行经期的排经顺利。反过来说行经期的排经顺利,也能对经间期的排卵起到保障作用。但是经间排卵期是整个月经周期中的最为重要时期,故称为"生殖节律"的重要时期,根据我们临床上长期的观察,两个时期的相关联系性主要有六个方面。

1. 转化运动的整体联系　众所周知,我们提出月周律与生殖节律,是由阴阳消长转化的圆运动规律所形成。经间期,一般指两次月经周期中的中间时期,也即是排卵期,尽管有少数女性排卵未必在经中间时间,但大多数女性的排卵在月经中间时间,是阴阳运动的"重阴必阳"的时间,也即是说"阴转阳"的转化时期,是受孕的最佳时期,也是体现生殖节律健康与否的时期,重阴转阳,开始阳长阴消,进入经前期,阳长极为快速。一般在 BBT 上升 6～7 日时已达"重阳"的水平,按理而论,"重阳必阴",应该转化,但在阴阳总体平衡规律要求下,在心(脑)肾—肝脾—子宫轴的强力调控下,"阴半月,阳半月"是必须维护的,是以重阳还必须延续 6～7 日,故经前期有两个时期,即经前前半期、经前后半期。然后"重阳必阴",进入行经期,排出经血(水),结束本周期,开始新的月周律运动。排经顺利,排经健康,让位于新的阴长,

175

进入经后期,开始新的阴长阳消圆运动,周而复始,循环往来,不是重复,而是不断更新或衰老,直至绝经。所以经间期与行经期,是阴阳消长转化圆运动生物钟节律变化中的两个时期或环节。

2. 气血活动,促进阴阳转化　经间排卵期"重阴必阳"的转化是通过血气活动来完成,故经间期又可称绌缊期,绌缊者氤氲也,原是指一种气流状反应,实际上是血气的现象,猫犬等动物在血气活动较强的情况下出现一种狂呼乱叫的状态,人类的自控力强,不至于狂呼乱叫。行经期"重阳必阴",其血气活动不强,故排出经血经水,总之两个转化期均需应用调血气的方药。

3. 天癸与水阴的关联　经间期排出精(卵),但有大量水液,以供营养,而这种水液呈锦丝状者说明天癸之水(阴)与一般水液不同,不仅养卵,促进孕育,而且营养生殖器官,维护母体的健康,行经期排出经血,肉眼能所及。但在前人的论述中,称为"经水",如《诸病源候论》《傅青主女科》均以经水名之。是以曾有天癸或癸水来称呼月经者,虽然欠妥,但也说明"排出经血",与癸水有关。故经间期与行经期两个时期均与天癸与水阴有关,故天癸竭,则月经绝,天癸至则月经来潮。

4. "7、5、3"奇数律的关联　经间期与行经期是"阴阳交替"的时期,一般来说,阴长为主的时期,以阳奇数为主,因阴长赖阳,此"阴阳互根互长"之理,前人曾有"孤阴则不生,独阳则不长"。女性属阴,故女性的生长发育与奇数律有关。"3、5、7、9"是奇数律,9数是3的倍数,可用3数来代替,是以"3、5、7"是奇数的代表。行经期与经间期是阴阳交替时期,但由于女性属阴的整体性关系,故行经期与经间期也应以阴为主,均体现"3、5、7"奇数律。如行经期排出经血7日,且每月如此很有规律,谓之7数律,经间排卵期排出锦丝状带下亦应有7日,不得少于5日,与之相应;经期排出经血5日,且每月如此很有规律,谓之5数律,则经间排卵期排出锦丝状带下亦应有5日,与之相应;行经期排出经血3日,且每月如此很有规律,谓之3数律,则经间排卵期排出锦丝状带下亦应有3日,且每月均如此相应者。不仅说明两个时期的相连相关,亦说明这两个时期的生理健康与"7、5、3"奇数律相一致。

5. "初、中、末"三个时期的关联　行经期与经间期,是月周律中两个转化时期,经间期亦即排卵期,重阴必阳,由阴转阳,转化结果,排出精卵与水液。但真正的排卵仅1日,但"7、5、3"奇数律者,说明转化期有7日或5日,或3日,临床上所观察到的锦丝状带下确有7日、5日、3日。因此,存在着"初、中、末"3个时期,初期锦丝状带下尚偏少,中期锦丝状带下多或较多,我们认为锦丝状带下最多时,就是排卵时期,但人体内部是复杂的,有较多的因素干预着排卵,目前应用B超观察排卵期较为准确科学。末期者有短有长,锦丝状带下减少,或者质稀如水。行经期,重阳必阴,由阴转阳,转化结果排出经血与经水。但排经的高峰是行经中期,仅1~2日,如3数律者仅1日,甚至半日,5数律与7数律者,中期为1~2日。末期稍长,3数律者1日,或1日半,5数律者2日或3日,7数律者4日甚或5日。末期实际上已开始新周期的阴长。经间期同样如此,末期已开始阳长。

6. 在治疗方面,经间期与行经期在三个方面有着相关性　主要是气血活动,在阴阳交替时,亦即是经间期"重阴必阳",由阴转阳时,需要通过血气的活动才有可能,行经期"重阳必阴"由阳转阴,结束本周期的阴阳运动,而进入新周期的运动,故排出经血与经水。因此在处方用药中,经间期所用的排卵汤方药有:当归、丹参、赤芍、泽兰叶各10~15 g,茺蔚子15~30 g,制香附9~15 g,红花5~10 g。行经期所使用的五味调经汤方药有:当归、赤芍、泽兰叶各10 g,艾叶5~9 g,益母草15~30 g。方药几乎相同,说明活血化瘀,促进血气活动,也促进阴阳的顺利转化。其次助阳温经,两个转化期也有一致之处。行经期,"重阳转阴",为了使血气活动顺利,排经通畅,就必须保障"重阳",且重阳者,温暖也,血得温则行,得寒则凝,是以在行经期必须加入川续断、肉桂、艾叶、胡芦巴,甚则制附片、吴茱萸等品;而经间期"重阴必阳",由阴转阳,必须奠定阳的基础,故在较多的促排卵方药中必须使用大量助阳药,如鹿茸、鹿角片、紫石英、巴戟天,甚则鹿胎、制附片、肉桂等品,有助于转阳后,阳长的健康。再次是排出的水液,经间排卵期排出精卵同时腹腔内也会出现大量的卵泡液,外在较容易见到质如锦丝晶莹剔透的分泌物,被称为锦丝状带下,是体现六阴到位的标志,因此在众多促排卵方药中需加茯苓、薏苡仁、牛膝等品,所以在《诸病源候论》《傅青主女科》书中称为"经水",是以在"调经高手"中不仅要活血化瘀,还要利湿化浊,防其湿浊有所残留致病。如茯苓、薏苡仁、川牛膝等品加入调经方中,较为合适。

第二节　两个转化时期的差异性

经间期与行经期是两个不同时期,但又属于整个月经周期中,亦等于太极阴阳钟的两个时期,既有内在的统一性,又是不完全相同的两个时期,是以有着很大的差异性。根据我们临床上多年的观察,有七大差异性,亦即是区别性。

(1) 性质上的不同。是指转化时的阴阳属性不同。经间期,也即是排卵期的"重阴必阳",先阴后阳,以阴为主,是月经周期中第一次极为重要的转化,也是生殖节律的体现。通过《周易》"十二月消息卦"的深入学习(图3-2-3),经间期,重阴必阳的重阴,应有六阴,因为十二月消息卦,从六十四卦的演变运转,其中代表"阴"的坤卦在运转演变中仅二卦重叠,一卦三个阴爻,二卦则六个阴爻,一年十二月,阴长至重六个月,每月一爻,故为六个阴爻。张仲景所著《伤寒论》三阴三阳,六经传变,手三阴足三阴合起来亦为六阴,是以近代易学学者南怀瑾在其《易经系传别讲》中说"三极(天、地、人三才)六爻,因此三极产生六个变化……自然科学进步到现在,也没有超过这六个范围"。六阴达重,转化顺利。六阴者在具体的医学临床中指什么? 经长期的临床医疗实践,我们认为八卦学为基础,是由四阴卦、四阳卦组成(表3-2-1)十二辟卦见表5-2-1。

表 5-2-1　十二辟卦

卦 名	卦 象	月 份	地 支	阴阳消长
复卦	䷗	十一月	子	一阳
临卦	䷒	十二月	丑	二阳
泰卦	䷊	正月	寅	三阳
大壮卦	䷡	二月	卯	四阳
夬卦	䷪	三月	辰	五阳
乾卦	䷀	四月	巳	六阳(重阳)
姤卦	䷫	五月	午	一阴
遁卦	䷠	六月	未	二阴
否卦	䷋	七月	申	三阴
观卦	䷓	八月	酉	四阴
剥卦	䷖	九月	戌	五阴
坤卦	䷁	十月	亥	六阴(重阴)

四阴卦尤为重要。四阴者天癸之阴,简称癸阴,实际上是指女性最为重要的 E_2 而言;血海之阴,简称海阴,实际上是指女性的子宫内膜;育精(卵)之阴,简称精阴,实际上是指滋养卵泡的阴液;水阴,是营养盆腔、子宫、输卵管,包括卵巢在内的水液,一旦受孕后,还有养胎的作用,故有"水是生命之源"之说。还有随着经后中末期阳长近重所提高的火中之水,或称带火之水,实际上是指 FSH,以及阳中之阴,或称带阳之阴,实即指 LH,由于后两者之阴与阳火有关明显是偏于心(脑),对重阴转阳的转化有利,六阴达重是生殖节律健康的体现,缺一不可。年龄偏大,水阴常有所不足,对生殖健康带来影响。

(2) 行经期,重阳必阴,先阳后阴,以阳为主,但意在阳长,亦即是结束本次月圆运动,开始新的月周运动,也是月周律的体现,是月经周期中的第二次转化,重阳必阴,以阳为主,先阳后阴。我们在深入学习易学后,体会八卦中四阳卦是最基本,但十二月消息卦中所提示的"乾卦",应有六个阳爻,故六阳达重,始能转化顺利,亦是月周律的健康表现。首先四阳者,癸水之阳也简称癸阳,实际上是指 P;血海之阳简称海阳,实际上是指溶解子宫内膜促进孕育或排经的物质;育精之阳简称精阳,是指促进精卵排出及受孕相似水中之火;气中之阳,简称气阳,实指生殖免疫功能。此处还有土中之阳,简称土阳,土者脾胃之阳也;火中之阳,简称火阳,此生命之火之阳也。六阳到位转化顺利,让位于阴生,新的月周律开始。

(3) 从转化运动中血气活动的形式不同。经间期,重阴必阳,排出精卵及水液,其血气活动的形式呈向上向内的状态。重阴者,极则变,一般来说阴长的运动形式是静、降、缓,但到了重阴时,突然加剧呈上升性剧动性者,因为排出的精卵及富营养的水液者,为受孕服务,受心神所主宰。而且又是月周演变的中兴阶段,欣欣向荣,在心神统驭之下,故血气活动呈缊缊状。这是一种向上向内缭绕流动的状态,由于突然性、冲击心脑,故猫犬等动物出现难以抑制的狂躁状态。行经期,重阳必阴,排出经血经水,其血气活动形式呈向下向外状。重阳者,极则变。一般来说,阳长运动的形式是动、升、快,到达重阳时,特别在重阳延续时,由于重者极也,极则改变,且在心(脑)肾—肝脾—子宫轴的强力调控下,故行经期的血气活动呈向下向外排出,因为重阳必阴的行经期是本周期的结束,新周期的开始,故出现一种没有生气的衰落状态。

转化运动所涉及的脏腑范围程度不同。经间期是重阴必阳的转化时期,也是月周演变运动中最为重要的一次转化,排出精卵以及水液,涉及心(脑)肾—肝脾—子宫轴,以阴阳为主,范围较大,程度较为明显,猫犬等动物,可引起狂呼乱叫的反应;行经期,是"重阳必阴"的转化期,排出经血与经水,主要涉及子宫冲任,以血气为主,范围一般较小,程度较轻,因为这是月经周期结束,新周期的开始。

(4) 排出物的性质不同。经间排卵期,排出的物质是精卵,以及含有营养性质的水液,是为生殖繁育下一代服务的,欣欣向荣,呈现较强的生命力;行经期排出的物质是经血与经水,这种物质,由于本月周期的结束,是经间期所排出的物质已成为陈旧性必须排出的有害物质,以及子宫血海必须清除的物质。

(5) 排出物的由来不同。经间期"重阴必阳",排出精卵及水液,是来源于精室,古人认为"肾""肾藏精而司生殖"。《傅青主女科》认为"经水出诸肾",精室者,现代医学指卵巢。行经期"重阳必阴",排出应泄之经血经水,来源于子宫血海,古人认为"冲为血海",实际上是指子宫内膜,现代医学指子宫内膜之分泌脱落也,一为卵巢器官,一为子宫内膜脱落,概念不同,意义自然也就不同。

(6) 排出物的要求不同。行经期"重阳必阴"排出经血与经水,使重阳下降,随经血经水排出而下降,让位于新周期的阴长。从而结束本周期的阴阳演变,故要求排出的经血经水,"完全干净,全部彻底",丝毫不能有所滞留。所谓"留得一分瘀,影响一分新生"。经间期"重阴必阳",排出精(卵)及水液,重阴将随着排精排水而下降,让位于阳长,但由于精(卵)及盆腔、子宫的需要,特别是水液,将有所延续,为生殖和排经服务。

(7) 两个转化期在治疗方面所存在的差异性方面有三点。其一是性质上的不同:经间排卵期"重阴转阳"，由阴转阳，首先要保证重阴，四阴最为基本，癸阴为主，海阴偏静，精阴偏动，水阴易失，然而还要保证阳中三阴，火中之水的高水平，欲其转化，转化顺利，必须阴中有阳。《傅青主女科》说得对：之所以通与变化着，以其阴中有阳也。故经间排卵期，诸多促排卵方药，均以六味地黄汤为基础加入针对性的助阳药，要考虑多层次、立体性、复杂性、全面性的要求。行经期"重阳必阴"，由阳转阴，首先要保证重阳，四阳为基本，癸阳为主，海阳偏静，相对性静，精阳偏动，水中之火，气阳易耗。然而还要保证火中之阳，土中之阳的高水平。在这一前提下，适当考虑血、阴、水的问题，是以在治疗亦即是处方用药方面"阴"为主，还是"阳"为主的不同。其二是转化形式不同，经间排卵期的血气活动呈向上向内的形式，因此促排卵的用药亦必须考虑这一特点。川芎、荆芥、桑叶等，在众多促排卵方药中选择应用之；行经期的血气活动呈向下向外的形式，因为这是结束本期的阴阳运动，故排出的经血经水务必排除干净，在调经方药亦必须考虑这些特点，川牛膝、泽兰叶、茺蔚子，甚则桃仁、红花亦可选用。其三是调"心神"之不同，我们认为在两个转化期中，调心安神的处方用药是不同的。心主神明，心主血脉之外，尚有"心主精髓"。精者，生殖之精也，髓者，骨髓也。生殖之精，亦即是卵泡，卵子的发育特别是排卵是心（脑）所主宰。是以在排卵时，出现一些兴奋状态，亦是心神驭赖的一些表现。因此在经间排卵期所使用的调血气向上向内，实际上就是促使心（脑）活动而得以顺利排卵，如川芎、丹参、荆芥、石菖蒲等药。行经期重阳转阴，血气活动呈向下向外的形式，排出经血与经水，只要保持心气下降，主要在子宫冲任的血气活动，故处方用药常用川牛膝、茺蔚子、泽兰叶、赤芍、当归即可，不必过多的治心安神的方药。

第三节　两个转化时期的协调性

经间期"重阴转阳"，行经期"重阳转阴"。两个转化时期，本就为纠正阴阳不平衡。重阴必阳，说明阴长已达生理极限，如不纠正必将形成病理。所以必阳的转化，阴者下泄，让位于阳长，当阳长达重，又引起阳多阴少的不平衡状态，又必须通过必阴的转化，使阳下降，让位阴长，再一次通过转化来纠正这种不平衡达极限的状态，故一个周期中的两次转化实际上是为阴阳运动从不平衡到平衡，再从平衡到不平衡过程中的发展。当然这种转化方式来达到纠正不平衡需要在心（脑）肾—肝脾—子宫轴的调控，以及阴阳自我调节下完成。

阴阳的协调非常重要，不仅是阴与阳两者的对立统一在演变过程中不断地协调统一，整个中医学在治疗过程中亦非常强调阴阳的统一性，相对平衡性，互根互长性，有如《素问·至真要大论篇》所说"谨察阴阳所在而调之，以平为期……寒者热之，热者寒之，微者逆之，甚者从之……适事为故"。因为我们认为：人身内部阴或阳的多样性、多层次、立体性、复杂性、全面系统性，就女性生殖节律而言，阴或阳均有四到六，四阴到六阴，四阳到六阳，是以阴或阳某一方面都有着协调统一、全面平衡地发展提高，故重阴重阳时，必须六阴六阳到位。更为重要的是与自然界阴阳生物钟节律的协调，与"天、地、人"之间的协调所谓"天人相应，地人相应，人人相应"。自然界生物钟节律与人体内部的生物钟节律，人与人的生物钟节律，均有一定的影响与调控作用，当女性衰老时，生殖节律中的阴阳自然也要衰退，需要得到自然界阴阳运动的帮助，借此来维护生殖节律，故有"冬至一阳生，夏至一阴生"及"子时一阳生，午时一阴生"的说法。这种与自然界天、地、人之间的相应，尚需得到现代科学的阐释。

阴或阳任何一方面均有其多样性。因此单阴单阳一面亦存在协调统一性，因为重阴重阳者，必须要有六阴，或六阳到位，亦即是六阴六阳均有高水平，这样的转化，才算健康，亦是健康的标志。阴或阳的一方协调，我们认为有三点，其一，主者主调也。在六阴中，癸阴是主要的，因此有着主调的作用，根据临床观察，六阴中水阴最易耗损，是以在经间期时锦丝状带下较少，或不符奇数律要求，大多与睡眠过晚，心烦不悦有关。六阳中癸阳为主,气阳亦常有不足或土中之阳不健,是以导致流产,或不孕不育,常与睡眠、活动、感寒、心态不良有关。因此扶助癸阴癸阳,同时纠正不良的生活习惯和心理;其二互相促进,共同协调。水阴不足者,除增强癸阴外,亦更增强水阴,使之互相促进,齐头并进以达重阴;其三纠正偏盛偏衰。必须借药物治疗,心理调节,而中医药的特点,不仅仅在抑制有余,扶助不足,而是强调第二、第三者的治疗。如癸阴过盛,雌激素过高,海阴过盛,子宫内膜过厚者,不是在抑制雌激素、子宫内膜,而是通过调周法维护阳长以及心理调治来达到整体调控,其他均可参此而处理之。

第六章
两个长消期的相关性、差异性、复杂性处理

月经周期的四个时期中,经后期是阴长阳消的时期,经前期是阳长阴消的时期,是月经周期节律中两个消长的时期,所谓的"阴半月""阳半月"就是指此而言。这其中阴长阶段是奠定基础的时期,显得极为重要。阳长是功能活动的表现,其中也包括有一定的物质基础,在月周律中占有重要的地位。阴阳两者,既有区别又有关联,这就是阴阳的互根统一及消长对立。正如《傅青主女科》所说"之所以通于变化,以其阴中有阳,阳中有阴也"。

但是在临床的实际上,阴阳是复杂的,具有多层次、立体性、全面整体性、系统性,所以在处理中极为复杂。

第一节 两个长消期的相关性

经后期阴长阳消,经前期阳长阴消,这是两个不同时期,但作为整个月周律来讲,存在统一协调性。周而复始,循环往来,在不断发展、不断更新或不断衰老的变化中,有关联的两个时期或两个环节。根据我们临床上长期观察,亦有着以下几个方面的相关性。

一、太极阴阳中的整体联系

经后期阴长为阴半月,经前期阳长为阳半月,阴半月和阳半月,组成一个月周律,有如太极阴阳钟图(图6-1-1)。

在太极阴阳鱼钟图中,不难看出阴阳圆运动规律,把经后期与经前期连成一个整体,周而复始,始而复周,循环往复,不断在运动中。没有经后期也就没有经前期,没有经前期也就没有经后期,经后期和经前期是由于对方的存在而存在。一般来说,经后期阴长阳消,阴长是奠定生殖月周律的基础。经前期阳长阴消,阳长是消除阴长所带来的一切阴浊瘀滞物质。阴阳既有互根统一,又有消长对立,在阴长时阳消,在阳长时阴消。阴长奠定月周律的基础。阳长又为阴长时所带来的,如不化解,就将成为有害物质。故重阴转阳,是治疗痛经、出血病证的最佳时期。正由于阴阳相关形成圆运动节律,故调周法是治未病的方法。

二、天癸阴阳相关联

经后期阴长,经前期阳长,阴与阳属性不同,但均与天癸有关。天癸者,心肾之产物也。而月周律、

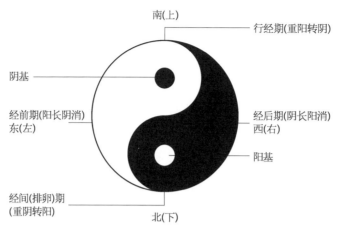

图 6-1-1　太极阴阳钟

生殖节律中的经后期阴长,经前期阳长,就是天癸之阴阳也。癸阴、癸阳,是多样性中的主阴主阳,癸阴长则其他五阴亦随之而长,是以经后期阴长至重,"重阴必阳"进入经间期,让位于阳长。癸阳长则其他五阳亦随之而长,进入经前期,经前期阳长至重,"重阳必阴"进入行经期,再让位于阴长。故阴阳消长转化的运动不会停息,均是天癸阴阳所使然,也是天癸阴阳所主导。

三、水液相关

水液者偏阴也,是以水阴是经后期阴长四阴中之一。水阴是女性特别是生殖节律的月周节律中的重要物质。因此前人有"经水"之说,不仅在两个转化期亦即是经间期、行经期所排出的精卵与经血,均有水液存在,而且在两个消长期,亦即是经后期、经前期,亦有水液存在。上面所列之天癸,癸者属肾系北方壬癸水。月经周期演变,现代医学认为,系女性生殖内分泌激素所形成,所以明代药物大家李时珍在其所著的《本草纲目》中指出女子以血为主,上应太阴(月亮),下应海潮,潮水有两涨落,月有阴晴圆缺,月经周期也有两次涨落,即两次转化。可见经前期阳长阴消,也与水液有关联。

四、奇偶数律的关联

奇者,单数也;偶者,双数也。奇为阳数,偶为阴数,女子属阴,原当以偶数为主,但女性的生长发育必赖阳,阳者奇数,故"3、5、7"为奇数,是女性的常用数律。不仅阴长为主的经后期,就连阴阳交替的经间期、行经期亦用此。奇偶本是对立的,但在阴阳运动中既对立又统一,故在阳长为主的经前期,必须用"2、4、6、8"偶数律。从测量的 BBT 高温相,可以观察到高温相达到标准要求 12 日到 14 日,也有少数达 16 日,甚则 18 日。有奇必有偶,有偶必有奇,所以月周律者,亦与奇偶数律相关也。

第二节　两个长消期的差异性

经后期阴长阳消,以阴长为主,阳消是为了保证阴长而消,消是为了长,长就需要消,消长之间,存在着既对立又互根统一。一般来说经后期阴长是缓慢的、渐进式的。因为是奠定月经周期演变的物质基础阶段,阴长的内含有四到六,四阴者最为基本。前已阐明是血、阴、水、精四大物质,符合后天八卦中的四阴卦的要求,但到达"重阴时",又必须"六阴"达重,除四阴外还需火中之水,阳中之阴达重。重阴必阳,由阴转阳,这是经间期的特点。阳长开始进入经前期,经前期阳长阴消,阳长为主,阴消为次,阴消为了阳长,阳长必须阴消,按理说阳愈长阴愈消,阳长至重,阴消到底,但事实上并非如此。因为阴消到一定程度,消中见长,甚则长甚于消,故阳长至重,则阴亦有一定基础,否则重阳必阴,进入行经期,由阳转阴,让位于阴长,阴若无基础,阴长很为不利。经前期阳长者前亦有"血、气、火、阳"四者阐述,亦符合后天八卦中四阳卦的要求,但到阳长至"重"的"重阳"时,除四阳卦外,还应有土中之阳,命火之阳达重,即六阳达重,再维持一周始能"重阳必阴"的转化,进入行经期,然后开始阴长,开始阳消,进入经后期。周而复始,循环往复,不断更新,不断发展,或则不断衰老直至绝经。

一、阴阳消长的性质不同

经后期阴长阳消,以阴长为主。阴者阴冷也。一般经后期阴长指"血、水、阴、精"四大物质,但经后期所指血者,主要指血海也,实际上是指子宫的内膜,前人指"冲为血海",扩大到奇经八脉,所谓"血海充盈则月经来潮量多,血海空虚则月经来潮少,或不易来经"。阴者,主要指天癸之阴,简称癸阴,实际上意指女性的雌激素;精者,实即卵泡也。《易经》曰:"天地纲缊,万物化醇。男女构精,万物化生。"水者,水阴也,是一种营养性物质,所谓"水是生命之源"。此四者乃女性阴长中最为重要的基本物质。符合后天八卦中四阴卦的要求,阴长者实际上指天癸之阴滋长,癸阴相当于坤阴,即母阴,其他如海阴、精阴、水阴的滋长发育有如女性在天癸母阴的滋长下发展。其中海阴偏静,精阴偏动,偏静者与肾的关系较大,偏动者与心的关系较大,水阴者亦偏静,随着年龄的增长,水阴就显得有所不足。至阴长中期或中末期时,还有火中之水,阳中之阴的增长提高。根据我们临床上长期观察火中之水,实际上意指垂体激素的FSH,阳中之阴意指垂体激素的LH,此两种激素动态明显虽然仍列入天癸范围内,但与心(脑)关系较大,含有阳的成分。一般来说"重阴必阳",进入经间期时,必须有阳的参入,否则就不易转化,所以近"重阴时"亦即是进入到经后终末期时,或者经后末期时,其"心、阳、动"必须参与,才能使经间期转化顺利,也才能保障排卵顺利。明乎此才能正确认识和处理经后期"阴长"的重要性。

经前期阳长阴消,以阳长为主。阳者,火热也,一般经前期阳长,亦指血、气、阳、火四者。血者,本是属阴的物质,这里是指血海之阳,亦称海阳或血阳,实际上可以理解为是子宫内膜所含物质,便于受孕和排经;气者,气中之阳,简称气阳,实际上是指生殖免疫功能,不仅有保障母体在排经或经前期抗击内外邪之能力,一旦受孕后亦能保护胎儿的作用;火者,水中之火,是精阳的意思,不仅有暖宫助孕的作用,而且还有协助海阳等排经除浊等功能;阳者,阴中之阳也,是天癸之阳,简称癸阳,实际上是指黄体激素,是四阳中的主阳,不仅有主调血海促进孕育,一旦受孕后还有暖宫固护胎儿的作用,而且还有排经除浊,协调诸阳的作用;四阳虽为基本,但达重阳时,尚有火中之阳,亦即是命火之阳;土中之阳,亦即是脾胃后天之本的阳。六阳到位,才能达到真正健康的重阳,由于诸阳均处于一种火热状态。故经前期可用测量BBT观察高温相的变化,一般来讲阳半月是以BBT高温相需要维持在12~14日。亦充分说明阳长偏热体温升高的一面,这种经前期阳长偏温,不仅在于溶解由阴长带来的一切阴浊瘀湿的有害物质,而且亦有助于孕育或排经(水)。

在经前期阳长至重的过程中,必须注意到"阴消"的一面。阴消是保障阳长的,一般来说阳愈长阴愈消,阳长至重,是否会"阴消到底"?这是不可能的,在生理调控机制下,也即是心(脑)肾—肝脾—子宫轴以阴阳的自我调控在阴消的情况下"消中见长"。一面阴消来保证阳长,但一面阴长,甚则长甚于消,来维持生殖生理的需要。根据我们的临床长期观察,"阴消"者,主要是阴与水也,来保障阳与火的长,由于经后期到经间期,阴长至重的阴十分充足,所以经前期阳长十分顺利,但毕竟经前期阳半月,阳和火的耗阴耗水量大,行经期"重阳必阴"转化排除的阴浊水湿较多,且又是本月周期的结束,是以阴的不足就较为明显,给阴长带来一定的难度。

二、阴阳消长的形式不同

经后期阴长阳消,阴长为主,经前期阳长阴消,阳长为主,其阴阳消长运动的形式是截然不同的。经后阴长的运动形式是:静、降、藏、缓、凉、夜,阴半月由慢转快,突然上升;经前期阳长的运动形式是动、升、泻(开)、快、暖、昼,由快至慢。亦要维持阳半月。两大阵营形式完全对立,体现了互相的鲜明特征。

经后期阴长的特点:静,相对性静,静中有动,以静为主,辅之以动,非绝对之静,所谓"静能生水""静则阴生"。我们提出"心不静则肾不实"。所以静者与心(脑)有关,也特别是天癸之阴更需要清静才能保障阴生。海阴亦即血海子宫内膜,亦需静才能增生,水阴亦需心(脑)阳火的安静才能增多。

降:亦是相对性的,降中需升,以降为主,辅之以升,有升无降,有降无升,是一种病态。一般来说,降与静是相关的,静降的运动形式能够使阴生,但随着经后期的后移,阴长进入到经后中期,或经后中末期时,其降中之升,日益明显起来,升之渐强,至经后末期时其升很强,或则突然上升而进入经间期。

藏:亦是相对性,藏中有泻,以藏为主,辅之以泻,藏之实才能泻,即开放也,与肾、子宫有关。在月经周期中,两次转化时,子宫行泻的作用。但在两次消长期,分泌带下亦是肾与子宫的藏泻有关。一旦孕育后以藏为主,辅之以泻。

缓:慢也,亦是相对性。缓中有快,以缓为主,以缓为多,但也有少数较快,随着时间的后移,其阴长也必然加快,至经后末期时,阴长突然加快,但也有经后中期阴长转慢,甚则又返回经后初期者,偶然 1~2 次者,可不作病理论。

凉:阴者凉也,在上属性中已论述之。

夜:阴长是在夜间进行的。因为入夜才能体现出静、降、藏、缓、凉的特点。入夜睡眠后,阴长才能保证,才能发展,方能提高。为此,我们曾经观察女性生殖年龄的 100 余例统计 98 例资料,发现排卵时间在夜间的约占 89%。

经前期阳长运动的形式特点是:动、升、泻(开)、快、暖、昼。由于这一特点,故阳长至重,在 BBT 呈高温相 6~8 日时已达重。由于阴阳相对平衡规律的要求,重阳需得延续 1 周左右,在重阳延续期,其运动形式转缓,趋静趋藏。

动:相对性动。以动为主,辅之静,其中气中之阳,火中之阳,甚动态尤为明显,所谓"动则阳生""火性升动",是以测量 BBT 呈高温相,且较迅快。达到重阳后动则趋缓。

升:亦是相对性的,以升为主,辅之以降。其阴中之阳,血海之阳,升动较缓。但达重阳后,其升趋缓,到转化排经时,由升趋降,以降为主。

泻(开):亦是相对性。泻中有藏,藏泻结合,至行经期时,才能体现以泻为主,辅之以藏,使排经正常。

快:迅速之意,亦是阳长的特点,但快中有慢,以快为主,是以经前期阳长迅速,在 BBT 高温相 6~7 日时已达重,重阳延续时间内,阳长趋缓,此乃经前期阳长的特点。

温:温暖之意,乃阳之特点属性,是以在经前期测量 BBT 呈高温相预示阳长能温煦子宫,促进孕育,或者亦有利于排泄月经。

昼:白天之意,阳长在白天,因为阳长的特点,在动、升、泻、快、温,白天具有这些特点。行经期重阳必阴,为此我们观察女性生殖年龄的 100 余例,统计 98 例,其月经来潮日在白天的占 82%,同时进行分类观察:7 数律者阳数也,其行经大多在早晨或上午;5 数律者,阳明数也,其行经大多在下午或者傍晚;3 数律者,太阳数也,其行经大多在正午。符合"重阳必阴"的规律,亦符合"生物钟"变化规律。

三、奇偶数律不同

奇数者,单数也,以"7、5、3"数律为主。单数属阳,由于女性属阴,阴的生长发育赖阳,故女性以阳奇数为主,在经后期阴长过程中,奇数律也即"7、5、3"十分重要。首先是经后期阴长较慢,故一般应划分3个时期,即初、中、末三个,经后初期,阴长尚不明显。我们认为:阴长以观察带下,如无带下,为经后初期。有了带下进入经后中期,如带下似有似无则经后初期与经后中期的交替时期。带下量多,甚则有少量质黏如锦丝状带下说明已进入经后末期,或经后中末期的交替时期。

经后初期,由于经前期行经期耗阴分及水较多,所以初期,血、阴、水的恢复颇为重要。7数律者,经后较短,一般3日,少数可能达到6～7日;5数律者,经后期稍长,因此初期亦可有4～5日;3数律者,经后期较长,一般初期,可达6～7日。

经后中期,阴长开始,可见带下。7数律者,经后中期亦可有3日,但这一时期波动性较大,有时与初期交替,有时与末期交替。有些顽固性病证如卵巢早衰、多囊卵巢综合征,其经后中期与经后初期交替者尤多,忽而进入经后中期,忽而又返回经后初期,即带下时有时无。5数律者,经后中期有4～5日,或者6～7日;3数律者,经后中期可达6～7日,甚或7～8日。这一时期极为波动。

经后末期,一般很短。7数律或5数律者,均在1日,或者1日半,甚则仅有半日,亦有的突然带下见少,又返回经后中期,3数律者,一般也只有1日,少数可达2日。

经前阳长,阳长呈偶数律,所以经前期划分两个阶段,为经前前半期和经前后半期。阳长的标志,测量BBT示高温相的变化。一般来说BBT高温相必须达到12日,或者14日,也有16日,极少数的女性可达到18日,所以阳长呈"2、4、6、8"的偶数律。

经前前半期,也即是BBT高温相在6～8日者,阳长由于快速迅猛,已达重阳,而重阳的顺利增长,与"经间期"有着密切的关系。因为"重阴转阳"阴的物质基础较好,是以转阳亦好,自然阳长顺利,六阳到位,迅速达重。

经前后半期,是阳长达重的延续时期,一般BBT高温相的后半期与前半期相对称,亦在6～8日。这一时期内,由于阳火偏重,心肝气火或郁火亦较为明显,一般可见胸闷烦躁,乳房乳头胀痛、触痛、刺痛,寐差,小腹或有作胀等感觉,故前人提出"经前以理气为先"者,就是针对这一情况而言。

四、阴阳论治不同

在两个消长期内,亦即是经后期阴长阳消,经前期阳长阴消的论治,我们认为有三大特点及其不同的治疗:其一是治疗时间,亦是最为重要的时间。其二是六阴六阳的不及(足)与太过。不及在前面有关章节中已详细介绍。太过虽有所论及,但还不够,需在这里补叙之。其三,加强或促进消长对抗,推动月经周期的演变,由于后两者涉及妇科领域内颇为难治或者很难治的病证,我们所提供的治疗有的较为成熟,有的仅供参考,还需进一步研讨。

1. 最佳时间　经后期阴长阳消,以阴长为主,阴长赖阳,是以经后划分3个阶段:以带下为标志,尚无带下为经后初期,有了带下已进入经后中期,带下较多或多兼有少量黏丝状者,为经后末期。经后初期一般以血、阴、水的恢复为主,而经后中期开始有带下分泌液体,真正的阴长开始,根据我们长期的临床观察,此一时期论治极为重要。也可以说是"调周"中最为重要时期,论治得当,可以保障经后期顺利进入经间期,有了经间期,才能有真正月经周期,所以这一时期不仅要把"血、阴、水"提高,使"精"发育得好,还必须考虑到助阳,因为"阴"的提高需得阳助,阳消者是保障阴长之所需。且阳亦当为消中见长服务,所以在经后期论治中,一面用血中养阴,血中养水,一面加入一定量的助阳药,这类助阳药,主要为阴长服务,如菟丝子、肉苁蓉、紫河车、杜仲、巴戟天之流。更为重要的是"宁心安神"或"清心养神"的加入。

因为月经周期中演变,是由天癸阴阳的消长转化所形成,天癸阴阳,实际上是受心(脑)肾—肝脾—子宫轴所主宰所调控。特别到经后中期,阴长开始,精卵发育开始,"心(脑)"的重要性也明显起来,卵巢早衰、卵巢功能差、卵巢储备不足、多囊卵巢综合征等病证,进入经后中期,波动性大,很容易返回经后初期,不易进入经后末期,所以我们常用清心滋肾汤加入巴戟天、菟丝子、紫河车,或清心健脾汤加入巴戟天、菟丝子等品。如果脾胃薄弱者,可用健脾滋阴强中汤等。经后末期,极为短暂,一般很快进入经间期。一般来说,经后中期,加大加多助阳药即可。经前期阳长阴消,我们经长期临床观察,其阳长的重要时间在经间期,因为经间期是"重阴必阳"转化期,转化顺利,阳长顺利,阳长主要体现在经前半期,而其重要的最佳时间是经间期,我们常用3张方子为补天种玉丹(汤)、健脾温肾促排卵汤、水火种玉汤。

(1)补天种玉丹(汤):丹参10 g,赤芍10 g,白芍10 g,炒山药10 g,山茱萸9 g,炙鳖甲(先煎)9 g,茯苓10 g,茯神10 g,川续断10 g,菟丝子10 g,杜仲10 g,鹿茸片6 g,紫石英10~15 g,荆芥6 g。

(2)健脾温肾促排卵汤:党参15 g,炒白术10~15 g,茯苓10 g,茯神10 g,广木香6~9 g,川续断10 g,杜仲10 g,巴戟天9 g,胡芦巴9 g,鹿角片(先煎)10 g,炮姜5 g,六曲10 g,赤芍10 g,白芍10 g,生山楂10 g。

(3)水火种玉汤:丹参10 g,赤芍10 g,白芍10 g,炙鳖甲(先煎)10 g,麦冬6~9 g,山茱萸9 g,大生地10 g,鹿茸片6 g,灵芝粉(另吞)6 g,鹿血晶(另吞)1 g,五灵脂10 g,炙桂枝9 g(或肉桂5 g)。

2. 补偏利弊,协调阴阳　经后期阴长,主要是六阴滋长,滋长不及,其具体论治已见前,这里从简,滋长太过,将分别叙述之,天癸之阴滋长过甚,亦即是雌激素太过。《傅青主女科》所谓"肾中水火俱旺",用清经散,乃水中抑火,阴中清热。根据我们临床上观察,癸阴过盛者,大多兼有湿热者多,清经散合四妙丸用之甚合。最佳的治疗是调周助阳,通过助阳清火,提高阳长的水平,达到协调阴阳之间的平衡;如海阴太过者,则子宫内膜过厚。最好的治法,亦在于调周扶阳提高海阳水平,溶解子宫内膜;若精阴太过,卵泡发育过大,反致不能排卵,治疗方法,可用活血化瘀的排卵汤,促进排卵,或者选用水火种玉汤来促发排卵。方药见前。若水阴太过,水湿过多,引发卵泡过度刺激综合征,轻则理气利水,一般可用加味乌药汤合四苓散。重则阳虚可用真武汤加味;若火中之水太过,亦即是FSH过高者,此乃卵巢早衰病证,可用清心滋肾汤治之;若阳中之阴太过,亦即是LH过高者,常与多囊卵巢综合征有关,在宁心滋阴的前提下,促发排卵,才是最佳的治疗方法。

经前期阳长,主要亦在于六阳的增长。阳长迅快,一般在BBT示高温相6~8已达重,不论是癸阳(孕激素"P"),还是海阳、精阳(水中之火)、气阳或者土阳、火阳均表现出火热状态或者湿热、痰脂热等。若六阳太过均表现阳热偏盛,一般均采用以下三法纠正之:其一是清火,主要是清心、肝、肾火,或者泻火、降火等法,我们常用的方药有凉膈散、丹栀逍遥散,甚则龙胆泻肝汤、防风通圣散、知柏地黄汤等方药,结合临床进行加减。其二是调经逐瘀,促进排经排瘀,阳热随经血以泻之。一般可选用血府逐瘀汤、益肾通经汤,甚则促经汤、荡胞汤、玉烛散、三和饮等方药,且可随证加减。其三是除脂利浊,阳热得脂浊而不能除,是以必须除脂利浊,临床上常可选用越鞠丸、黄连温胆汤,甚则竹沥达痰丸、防风通圣丸等方药用之。

3. 打破绝对平衡,促发消长对抗　主要在经后期使用之。一般多见于多囊卵巢综合征顽固类型、卵巢早衰证,以及发育较差者。若有器质性病证或发育不全、发育缺陷者除外。我们认为这一类患者,必须首先在滋心肾之阴,或佐以助阳的前提下,有了一定量带下分泌后,可以使用打破平衡,促发消长对抗,基本采用两种方法:一是理气活血,以活血为主,如红花、当归、川芎三药,各量需重,按"7、5、3"奇数律用药,就是7数律者服7日,5数律者服5日,3数律者服3日,以观察其动静。二是助阳药,如桂上加桂汤,即桂枝、肉桂同用,二仙汤等。亦按"7、5、3"奇数律服药。服后无变化,再以滋养心肾稍加助阳等药服之以奠基,待有带下分泌液后,再用此法以促发之。反复用之,观察疗效。

第三节　复杂性处理

从我们多年来的临床观察：慢性顽证、慢性重证，不仅病程长，而且证候复杂，除生殖系统病证，还有多脏器、多系统方面的病证兼类，加上各种类型的体质因素，痰、脂、浊、湿、瘀的病理产物，是以更增加复杂性。我们在研观阴阳血气的消长转化中发现多层次、立体性、全面系统性的变化，所谓多层次，除了经后期六阴，经前期六阳外，还有五脏六腑的阴阳，也就是说除了生殖系统的激素外，还有其他影响内分泌的激素如促甲状腺素（TSH）、PRL、肾上腺皮质激素等的激素，对生殖生理都有一定影响。在病理方面影响更大，这些复杂性病变，在经前期表现尤为明显。根据我们临床上的长期观察，上热下寒证候较为多见，以往年龄较大者为多见，但现在发现年轻者亦有之，上则心肝火旺，与阴虚有关，下则脾肾阳虚，故出现寒象，亦包括宫寒在内。一般来说下寒是主要的，治疗上应着重下寒。但不尽然，上热为主者，亦有所见。而且下寒者亦有偏于肾寒，偏于脾寒，极少数可能出现偏肝寒为主。上热者亦有偏于心热，偏于肝热，极少数偏于肺热。还应注意一种假上热，下真寒。上假热者虚火也，虚阳上越，戴阳证也，或是龙雷之火上升，此乃危重症也。如再兼有痰、脂、浊、湿瘀者，自然显得更为复杂。此外还有"前热后寒""内热外寒""左热右寒"，极少数可出现"前寒后热""左寒右热""内寒外热"的反常情况。"前热后寒"者，亦是心肝郁火，脾肾阳虚。"内热外寒"乃心肝郁火，而"左热右寒"与肝郁热、脾阳虚有关。一般年龄偏大者有之，而处理这类矛盾复杂病证，我们认为治有三法。

一、全面综合，复方论治

在复方论治中，亦应有重点，有主次轻重，不能杂药凑合或所谓"特效药堆积"。上热下寒以肾寒为主者，可用右归或毓麟珠合钩藤汤；上热下寒以脾寒为主，一般可用健固汤加炮姜合钩藤汤；上热下寒以心热为主者，可用钩藤汤、二齿安神汤合毓麟珠治之；上热下寒以肝热为主者，丹栀逍遥散合毓麟珠治之；上热下寒以肝寒为主者，调肝汤或暖肝煎合钩藤汤治之。上热下寒以肺热为主者，可选用凉膈散合毓麟珠治之。下真寒上假热，虚阳上越，乃危重病也，需用回阳救逆汤、四逆汤、桂枝加龙骨牡蛎汤等救之，此在《伤寒》《温病》中有之，一般很少见。上热下寒兼夹痰浊者，不仅要上清下温中化痰浊，右归、钩藤汤、越鞠二陈汤治之；兼夹湿热者，还要加入四妙丸类方药；兼夹血瘀者，加入化瘀类方药，如通瘀煎、血府逐瘀汤之流，若瘀积成癥瘕者，加入化瘀消癥类方药，如山楂、生鸡内金、三棱、莪术等品。外寒内热者，心肝郁火也，可用钩藤汤、丹栀逍遥散或加桂枝汤治之。如前热后寒者，大多为肝郁热肾寒湿，可用清肝温肾的复方，丹栀逍遥散合二仙汤加减，左热右寒大多为肝郁热脾虚寒，可用越鞠丸合香砂六君汤治之，同时还加入鸡血藤、川续断、钩藤、炙桂枝等品调和血脉。在处理矛盾治疗，还要注意药物之间的对抗性和协同性，尽可能应用协同性，避用拮抗性。

二、急则治标，标中求全

在复杂病证中，有时很难处理，特别是有些病证表现得很急，很危重，就得按急则治标论治。如上热下寒中的上热为重，心肝之火特旺，严重失眠，烦躁特重，上热为急，予以先治特治，清心肝之火安神定魂，予以清心养阴汤，或称养阴清心汤。此方是我们临床上较为常用的验方，其中珍珠粉是主要药物，必须保证质量，保证炮制，才能保证疗效，如能配合灵芝粉、琥珀粉服之，提高临床疗效。如下寒中的腹泻严重，当先治腹泻，予以附子理中汤，待腹泻愈后再治他证。又如下寒中小便不行，小腹胀急，当先通利小便，用温阳化气、通利小便的《金匮》肾气丸，待小便通利后再治他证。我们体会，急则治标，标中求全者,就是一脏一腑治疗,尽可能求得全面,就以上治心而言,"心"的全面性,"血、气、水、火、阴、阳、髓、脉"也,符合八卦中四阴四阳的要求,亦体现全方位立体性,同时还要求"静中有动""降中有升",可选用《备急千金要方》中茯苓补心汤加入珍珠粉、灵芝粉、石菖蒲、远志等药物。但如一病一证过急,可单刀直入,不必求全,就不在此例。

三、分段处理,调周治法

在复杂病证中,有时综合措施,复方治疗亦很难处理得当。就可分段处理,按月经的周期阶段特点用药。经后期从阴长论治兼清心肝,经前期从阳长论治重在助阳兼以健脾,两个转化期排卵排经,排出物质。凡实证邪毒,可通过排经排卵尤其是排经时排出。因势利导,可收事半功倍之效。此外还有一种顽固性的病证,如闭经、月经量少、月经后期等,但临床上可出现无证可辨。复杂疑难症状过多,无证可辨均属难题。无证可辨者,我们认为,可根据患者体质,特别有关的检查检验,如测量 BBT,观察体温曲线,检查有关激素,寻找有关资料进行辨治,或者亦可试用"周期疗法",观察服药后的反应,而决定治疗方案。

总之,我们认为,从调经到调周,是一个发展。调经意在治病,而调周在于治未病,是一个大整体系统治疗的方法,强调经后期尤重经间期治疗的方法,不仅是为解除某个病患的痛苦,而且也是在临床不断地实践,探索更加优越的方法推广运用,更为重要的是,提高女性生殖健康水平,创造优生率。

第七章

月经周期节律中六阴六阳物质基础的精准调控

早在 20 世纪 90 年代,曾经于《南京中医药大学学报》刊登了"调整月经周期节律法"的连载,经过 30 余年的不断实践,已经在临床推广运用。然而,我们并不止步于此,对于调周法的精准内涵一直是我们研究的课题,也是如今中医妇科学研究和创新发展的必然。女性生殖健康,天癸最重要,精阴精阳占第二位,其中阴阳的不及、太过需要结合临床创立新说,而调治必须充实。

根据我们长期对月经周期节律的理解,周期不仅仅是治病的问题,调周法更为重要的实际上是生殖健康与月经周期健康的内涵。所以调整月经周期疗法,我们以行经期、经后期、经间期、经前期四个阶段为基础,但临床上可细分为七期,七期中实际上都是围绕卵巢、子宫的生理活动而来,充分认识女性生殖生理的周期节律变化,深入探究周期演变的内涵,对提高女性的生活质量、生育能力具有深远的意义。

第一节 癸阴、癸阳在月周律中的盛衰重要性及其诊治

月周律中的阴阳运动,经长期观察是由六阴六阳所组成,即癸阴癸阳,精阴精阳,海阴海阳,水阴气阳,阳中之阴,火中之水及土阳、火阳而成。兹首论天癸之阴阳,主要在于治疗方面。

癸阴者,即天癸之阴也,亦可称为阴水。实际上主要指雌激素,在经后期中十分重要。经后期中的阴长,亦主要指此而言。癸阳者,即天癸之阳也,亦可称为阳水,实即主要指黄体激素,尚包括其他激素在经前期中十分重要,经前期中的阳长,亦主要指此而言。经后阴长的病变主要是虚衰,亦即是雌激素低下为主,但也有少数表现太过盛即雌激素过高。经前期阳长的病变主要亦在于虚,即黄体激素低下衰,但亦有少数出现黄体激素过高盛者。在具体的诊治中需参合前经后期,经前期的诊治。

一、经后期,癸阴不足,阴长不及,雌激素低下者

临床上颇为多见。一般亦要根据轻、中、重三种情况来制定诊治方案。

1. 轻者 阴虚一般,可以六味地黄丸化丸为汤,药用生地 10 g,熟地黄 10 g,炒山药 10 g,山茱萸 10 g,炒牡丹皮 10 g,茯苓 10 g,茯神 10 g,白芍 10 g,熟怀牛膝 10 g,若能加入炒酸枣仁 15 g,合欢皮 10 g 为好。

2. 中者 阴虚较重,带下偏少。一般可选用二至地黄丸或大补阴丸为汤,药用女贞子 10 g,墨旱莲 10 g,生地 10 g,熟地 10 g,炒山药 10 g,山茱萸 10 g,炒牡丹皮 10 g,茯苓 10 g,茯神 10 g,炙龟甲(先煎) 10 g,熟怀牛膝 10 g 等药,若能加入酸枣仁 10 g、青龙齿(先煎)10 g 为宜。

3. 重者　阴虚较重,带下很少,甚则全无。一般要选用三甲地黄汤或滋阴奠基汤,药用炙龟甲(先煎)10 g,炙鳖甲(先煎)10 g,煅牡蛎(先煎)15 g,熟地黄 10 g,熟怀牛膝 10 g,炒山药 10 g,山茱萸 10 g,川续断 10 g,菟丝子 10 g,紫河车(先煎)6 g。需加入莲子心 5 g、炒酸枣仁 10 g、青龙齿 15 g 为更好。

(1) 癸阴不足(衰)者:不仅在于肝肾之阴,还应重视心神。根据我们的长期临床体验,心阴更应受到重视,因而提出心阴、心肾阴、心脾阴三者的治疗。

(2) 心阴虚者:需用清心养阴汤(夏氏验方)。药用钩藤 12 g,莲子心 5 g,黄连 3 g,青龙齿(先煎)10 g,大生地 10 g,麦冬 6～9 g,珍珠粉(另吞)0.3 g,灵芝粉(另吞)6 g,炒酸枣仁 15～30 g,茯苓 10 g,茯神 10 g。若脾胃虚寒,大便溏泄者不宜。

(3) 心肾虚阴者:需用坎离既济丹(《杂病源流犀烛》方)。药用肉苁蓉 9 g,生地黄 10 g,麦冬 6 g,山茱萸 10 g,枸杞子 10 g,五味子 6 g,黄柏 6 g,当归身 10 g,白芍 12 g,天冬 6 g,熟地黄 9 g,远志 6 g,茯苓 12 g,茯神 12 g,牡丹皮 10 g,炒酸枣仁 15 g,人参 6 g,泽泻 10 g。但我们从临床上体验到从事脑力劳动的知识女性,脾胃功能较差者多,故上方中宜去肉苁蓉、天冬、枸杞子,加入炙龟甲(先煎)10 g、灵芝粉(另吞)6 g、琥珀粉(另吞)3 g 较为合适。

(4) 心脾阴虚者:可用钩藤汤和参苓白术散合方,药用党参 15 g,炒白术 10～15 g,茯苓 10 g,茯神 10 g,广木香 6～9 g,炒白扁豆 10 g,建莲肉 10 g,炒山药 10 g,砂仁(后下)5 g,白芍 10 g,山茱萸 10 g,炒酸枣仁 10 g,灵芝粉(另吞)6 g,合欢皮 10 g。

此外,还有少数偏于阳虚者,临证见有形寒肢冷,大便溏薄,小便清长此乃阳虚所致,按辨证需要从阳治,可用赵氏苁蓉菟丝子丸,见《证治准绳·女科》有记载,药用肉苁蓉 10 g,覆盆子 10 g,蛇床子 9 g,川芎 5 g,当归 10 g,菟丝子 10 g,白芍 9 g,牡蛎(先煎)10 g,海螵蛸 10 g,五味子 5 g,防风 5 g,艾叶 5 g,黄芩 6 g。方后注释云,此方不寒不热,助阴生子。可见阴不足亦有阳虚所致者,必须从阳论治。

少数有因气血不足导致癸阴即雌激素低下者。亦当按辨证论治,可用八珍汤加减,八珍汤系四君四物合方而成,药用炒当归 10 g,川芎 6 g,熟地黄 10 g,白芍 10 g,党参 15 g,白术 10 g,茯苓 10 g,炙甘草 5 g,生黄芪 12 g,菟丝子 10 g。

少数有因痰脂壅阻,形体或腹部肥大,所致癸阴即雌激素低下者,亦当按辨证论治,可用越鞠二陈汤或苍附导痰汤或者再加入一些滋阴助阳的药物,如熟怀牛膝、白芍、川续断、菟丝子、淫羊藿之类。但如痰脂壅阻较甚者,可用泻痰祛脂的重剂,如防风通圣丸、枳实导痰丸等治之。

二、经后期,癸阴(盛)太过,亦即雌激素过多、过高者

临床上虽较癸阴不足为少见,但亦常有之。根据我们长期的体验,需从两方面入手:一是抑制太过,调控癸阴;二是促发转化排卵,以阳抗阴,疗效虽不满意,但亦得使用。首先从调控癸阴有三法。

1. 清火滋阴,以阴制阴　可选用《傅青主女科》清经散,药用青蒿 6～9 g,地骨皮 10～15 g,炒黄柏 6 g,熟地黄 9 g,炒牡丹皮 10 g,白芍 10 g,茯苓 10 g。傅氏用来治疗月经过多,所谓"水火太旺",实际上本病证所致崩漏者居多,如崩者还要加入炒黄芩 6～9 g、炙龟甲(先煎)10～15 g、椿根皮 10 g 等。

2. 清热利湿,泻火宁心　癸阴过盛,雌激素过多者,临床上大多表现火旺湿热性证候。重则龙胆泻肝汤,或黄连解毒汤等。一般性则可用四妙丸加味,药用制苍术 12 g,生白术 12 g,炒黄柏 6 g,生薏苡仁 10 g,怀牛膝 10 g,苦丁茶 6 g,六一散(包煎)10 g,白芍 12 g,青黛拌灯心草 3 g 等,疗程较长。

3. 从阳抑阴　可以选用加减二仙汤,临证根据辨证论治。药用淫羊藿 10 g,仙茅 9 g,白芷 10 g,炙知母 6 g,炒黄柏 9 g,茯苓 10 g,鹿衔草 15～30 g,炒当归 10 g,生白术 10 g,羊红膻 6～9 g 等药。

其次是促转化、促排卵,因癸阴过盛,其体内内分泌激素容易出现失调状态。如果雌激素过多者,则将影响转化,影响排卵。故凡有少量的锦丝状带下或者正常带下较多者,必须促发排卵,只有促发排卵

成功,使阴转阳,通过阳长才能达到对抗或抑制阴长过盛的状态。促排卵较为困难,尽管如此,我们的经验就是选用"中药人工周期"中的排卵汤,药用炒当归10 g,赤芍10 g,泽兰10 g,茺蔚子15 g,红花6 g,香附10 g。于排卵期或近似排卵期按"7、5、3"数律服药。最好还应根据不同体质所出现的症状进行加减方药。可以同时针刺排卵。凡是一切能促发排卵的方法、药物,均可使用。

复方当归注射液:是由当归、川芎、红花3味等同剂量的药物组成,然后制成针剂,每支2 mL,一般用2~3支,大腿内侧肌内注射。我们在使用时,最大剂量用到20支一次注射,居然获得排卵成功,BBT呈双温相,免除了闭经崩漏之苦。

三、经前癸阳不足衰者多

临床上多表现BBT呈高温相不足,或者高温相有爬坡上升,或者高温相不能维持很快跌落,这种孕激素不足,经常是黄体生成素偏低下,临床上颇为常见。故治疗上主要着重助阳,有阴中助阳、血中补阳、气阴中温阳、火中助阳等法。少数还要从阴血论治,从风寒、从痰湿论治,从肝郁论治。因为导致阳虚的LH偏低的原因较多,是以治法亦多,同时还有一些外治方药。但临床也有少数还可出现癸阳过盛,排卵不畅或致不能排出的卵泡如未破卵泡黄素化综合征(LUFS),故治疗各不相同。

1. 阴中助阳　一般适用于阴虚阳弱者,方药以右归饮、右归丸为主。但我们常用右归丸加减成方,药用熟地10 g,炒山药10 g,枸杞子9 g,菟丝子10 g,姜汁炒杜仲10 g,鹿角胶(另炖烊化)10 g,炒当归10 g,肉桂(后下)6 g,炒川续断10 g,巴戟天9 g,炙甘草5 g。经前期服,观察BBT的高温相变化。

2. 血中补阳　一般适用于血虚阳弱证者,方药以毓麟珠为主,以四君四物为辅,加入助阳药物。临床上适当加减,药用炒当归10 g,白芍10 g,熟地10 g,生炒白术10 g,茯苓10 g,茯神10 g,党参10 g,杜仲10 g,鹿角霜10 g,鹿茸片6 g,炒川椒6 g,菟丝子10 g,川芎5 g,炙甘草5 g。服法观察同前。

3. 气阴中温阳　一般适用于气阴虚弱证者。可以选用人参鹿茸丸,但我们临床上常选用《证治准绳》补肾丸,药用巴戟天10 g,炮干姜5 g,芍药10 g,山茱萸9 g,桂心5 g,炙远志6 g,细辛5 g,菟丝子(酒制)10 g,泽泻10 g,石斛10 g,黄芪12 g,炒当归10 g,蛇床子9 g,炒牡丹皮10 g,肉苁蓉(酒制)6 g,人参10 g,炮附子6 g,甘草3 g,石菖蒲5 g,茯苓10 g,炒防风5 g,羊肾6 g加减。

4. 火中助阳　一般适用于火阳不足,子宫寒冷者。方药一般均选用温胞饮,此乃《傅青主女科》方。药用白术15 g,巴戟天15 g,党参12 g,杜仲10 g,菟丝子10 g,炒山药10 g,炒芡实9 g,肉桂(后下)6 g,制附片5~9 g,补骨脂10 g。我们认为:尚应加入治疗心火心阳心神之品,如紫石英(先煎)10 g、炙桂枝6~9 g、琥珀粉(另吞)3 g。

还有少数需从阴血论治,予以六味地黄丸或化丸为汤,亦可以菟丝覆盆地黄丸治疗;少数从风寒风湿侵犯子宫,潜伏子宫,致子宫虚寒者,可选用艾附暖宫丸、秦桂丸等方药治疗;有的需从痰湿肝郁治疗,方选用越鞠二陈丸、开郁四物汤、启宫丸等,或单用或兼夹在前主证型中用之。

此外,在外治方药中恢复或提高癸阳,亦即黄体功能低下的两法:其一是泡洗两足法,选用桂乌温经汤前后趁热泡洗两足,方药用桂枝10 g、制草乌6 g、制川乌6 g、北细辛6 g、鸡血藤15 g、炒当归10 g、淫羊藿10 g,每晚泡洗0.5小时。自经间排卵期开始用,至月经来潮时即停。其二是阴道塞药,《金匮要略·妇人杂病脉证病治》所用的蛇床子散:药用蛇床子适量,铅粉少许,以蛇床子仁为细末,加铅粉少许,和药如枣大,每用1丸以绵裹纳入阴道内,如有阴道炎、宫颈炎者不宜。用法可参上桂乌温经汤泡洗法。

四、经前期癸阳过盛亦即是黄体激素偏甚者

治疗上有两法:其一是促排卵法,亦即是促转化,转化排卵顺利,有助于阴阳的自我调节。促排卵已如上述。其二是抑制过剩之阳,在经前期根据所出现的证候予以清热利浊泻下法治之。

1. **清热法** 属于血热证者的芩连四物汤：药用黄连 3～5 g，黄芩 9 g，炒牡丹皮 10 g，大生地 10 g，生白芍 10 g，丹参 10 g，川牛膝 10 g 等品。

2. **利浊法** 属于心火旺证者，药用导赤散：生地 10 g，炒牡丹皮 10 g，木通 6 g，黛灯心 1 g，泽泻 10 g，车前子 9 g，竹叶 5 g，茯苓 10 g，茯神 10 g。

3. **泻下法** 症状见大便秘结难解、口渴、舌红、苔黄腻者，可用三承气汤，以泻下之。热解后，可用杞菊地黄汤善后。

4. **调经法** 如月经量偏少或很少者，必须泻之通之，用玉浊散、三和饮治之，亦可用益肾通经汤治之。

如月经量出血多者，临床上较为少见。可用固经丸和加味失笑散治之。总之调畅经血始能泻除过盛的癸阳。

第二节　精阴、精阳在月周律中的重要性及其诊治

《素问·阴阳应象大论篇》曰："天地者，万物之上下也；阴阳者，血气之男女也；左右者，阴阳之道路也；水火者，阴阳之征兆也；阴阳者，万物之能始也。"这就说明世间的万物均属于阴阳的范畴，所以有学者认为："对中医阴阳概念理解的深度，很大程度上决定了中医理论临床的高度。"我们从易学和《内经》的阴阳学说来认识和把握女性生理病理的规律，对问题的破解和创新就有了定力。

月经周期的产生与月节律圆运动规律相符合。李时珍在《本草纲目》曾经对此有所描述，月节律的变迁是建立在一定物质的基础之上，其最基本的物质是精。关于精的概念，分为精阴、精阳两种概念。《易经》中讲到："男女媾精，万物化生。"说明男精、女精的结合能够繁衍后代。张景岳在《类经·藏象·本神》中提到"两精者，阴阳之精也"，所以男精，女精，这里的女精，类似今天所讲的卵子、卵泡，而精的概念在中医学早就有所定义。

后来还有一种认识谓之女血。所谓血者，《济生方》所云："男女之合，二情交畅，阴血先至，阳精后冲，血开裹精，阴外阳内，阴含阳胎而男形成矣。"精血结合才能生育，这里女血也是指女性的卵子。后人有很多著作没有提出这个概念，只提到血，血实际上是指卵的含义。还有第三种说法是女阴，所谓女阴者，实际上也是说明卵子的问题，所以我们讲周期疗法，周期的变化，所涉及物质基础有女精，女血，还有是女阴，三种说法归为一处是指女性的生殖之精，即指卵子。我们按照中医阴阳属性将此称为"精阴"，由于精阴的功能，对胞宫血海就有支撑作用。血海的满盈和排泄需要肾气、天癸作用，也主要是阴类物质，故可以谓之"海阴"。癸水者本属于肾阴所主，也是归属在这类物质中。

精阴涵盖了六阴成分，我们提出精阴、癸阴、海阴、水阴等物质，加上水中之火、阳中之阴等称为六阴。六阴在周期中占重要地位，其核心就是精阴的问题。精阴主要与经后期有关，月经周期节律变化的第二个阶段经后期即月经干净后，是奠定基础阶段，需要精、阴、血、水，四者俱备，才能过渡到经间期，所以要看经后期精阴的发育程度。精阴所代表的卵子，精阴既要有癸阴（雌激素），还要有血、水、阳，构成精阴的内涵。我们在临床上经常看到卵泡发育差，如卵巢功能不全、卵巢早衰、多囊卵巢综合征的小卵泡发育、无排卵等，都是存在精阴缺乏，以前仅认为是癸阴不足的问题，实际上还有血的匮乏。傅青主提出养精种玉汤，该方药实际是四物汤去川芎，加山茱萸。四物汤是养血的方药，加上熟地黄、山茱萸，补益阴血，属于肝的问题。因此说，傅青主提出养精种玉，实际告诫人们在补益精阴时不可忘却阴血的补养。傅青主列出养精种玉汤注重补血养阴，在今天就是强调卵泡发育的问题，血也就作为精阴、癸水的一类对卵泡发育起到至关重要作用的物质。再者精阴不可以没有水分，不单是卵泡发育需要大量水分，受孕及其妊养过程，子宫、盆腔、内在生殖器方面都需要这类物质。研究衰老表明，最明显的就是水分体

液匮少,俗话说年轻为水样年华。张景岳曾云"年过四十阴气自半",缺乏水分濡养,皮肤干燥,营养卵泡的物质不足,导致卵泡的生长发育受限,酿生诸疾。

精阴中间还要有阳的成分,因为卵泡不断生长,卵泡是动态的,不断发展的,不像内膜,内膜相对是静态的。我们临床研讨的问题,精阴内涵为阴、血、水,还有阳,阳即帮助卵泡活动,因为卵子本身需要活动。为了了解卵泡发育的情况,B超的监测固然能够观察卵泡发育,中医要观察锦丝状带下,客观上反映卵泡有无发育,我们提出要与"7、5、3"数律相对应。一些学者指出:发现能体现中医特色的检测指标体系,是使中医理论与临床走向定量和实证的首要步骤。月经周期中,一个月一次月经,由于存在体质不同,用怎样的监测方法才能够客观地描述各个体之间的演变规律?我们用"7、5、3"数律区别,7数律的人月经7日干净,很有规律。7数律非常重要,因为生长发育、绝经与7有紧密关系;5数律为月经5日干净,3数律即每次行经3日干净,每次都是如此。因此月经7日、5日、3日,那么排卵时间的拉丝白带也要与之相应,也就是月经来潮7日,排卵期锦丝带下最好要7日,因为相应,阴如此,阳亦如此,才能表示生殖健康。但是临床情况往往比较复杂,有些人说行经5日干净,进一步追问也可能会告诉我们是在20~30岁时是7日干净,后来变为5日干净,可以知晓20~30岁时是育龄高峰期,生殖功能基本是一生的鼎盛阶段,后来可能因为各种因素,比如手术、药物治疗等因素导致数律改变,带下减少,实际上仍应按照原来的规律7数律计算,目的是要了解拉丝带下能不能达到该数律,当然拉丝带下随着年龄而变化,年轻的时候必然能达到数律的要求,年长之时拉丝带下逐渐减少,因为癸水减少,带下也会随着年龄而有所减少,属于生理现象,所以这些都应该属于周期疗法的基本内涵,需要掌握。

而且带下符合"7、5、3"数律的变化规律,就是说不仅仅这个月符合,下个月也要符合,应该每个月都遵循"7、5、3"数律,也要包括"7、5、3"周期。根据我们临床经验,作为健康标准,还要恢复数律的正常,所以中医对于调整周期节律的疗效标准应当考虑数律问题,使中医在客观评估方面有衡量的方法。

有人认为"7、5、3"数律是张景岳提出来的,我们考证过,他提出的"7、5、3"数律为治流产而设,即7个月、5个月、3个月时容易流产,并不指月经。月经的"7、5、3"数律是我们临床实践中研究数律的特点,分析归纳,观察而来,不仅是1个月经周期,要有"7、5、3"个周期的数律观念,实际上符合六阴到位,也符合"7、5、3"时间段的锦丝状带下特征,从而所揭示的生殖健康才有保证。但是临床发现接受试管婴儿助孕的妇女带下减少,可能因为超促排卵之后,卵巢功能一度耗竭,也许在超促排卵过程中由于发生卵巢过度刺激,进而使卵巢功能受损,其他还有很多对卵巢的创伤,比如放、化疗等因素的造成卵巢影响,带下减少,这种都是例外。所以观察卵泡发育是否好,带下非常重要,一个要素是质量,一个是与数律相应,才能表示生殖健康。

关于精阳,卵泡排出后,阴转变为阳的问题。精阳的问题实际上是癸阳,LH激素,还包括了其他有关激素,如男性T、PRL等在内。同时还要有气、火,不仅只有火还有水,水火成分偏向火。还要观察BBT的高温相,用"2、4、6"偶数律来判断阳在月经周期中变化规律。众所周知,排卵之后BBT上升,体温上升我们观察高温相变化,这里有几项要求:① 以前是低高温相差0.3℃即可,也就是基础体温36.5℃,达到36.8℃即可。今天来说还要更高,要0.4℃才可,也就是36.5℃,到达36.9℃,体温要与"2、4、6、8"偶数律对照。之前我们提出达到标准高温相,要维持12日,但有的人只有10日、11日,说明阳不足;有的人13日,实际是14日,稍微差一点,所以高温相应该12~14日比较多见,符合阳的要求,但也有少数人可以达到16日,但不是妊娠,极个别人达到18日,高温相超过16日考虑妊娠可能。有少数人达到16日,极个别人到达18日,所以我们提出"2、4、6、8"偶数律,偶数律的确如此,临床上测量体温有的人确实达到这个状况,2、4、6、8,最少12日、14日、16日、18日都可以作为BBT高温相标准,符合偶数律说法,用以表述精阳所需达到的生殖健康标准。

经后期从中医讲4个主要物质,阴、血、水、精四种属于阴类物质;那么经前期则要强调阳、气、火、神四种属于阳类物质;精阴与经后期有关,月经干净后,因为精阴,阴是来养卵泡,阳是卵泡排出之后,怎么促进受孕,受孕之后怎么样、促使胎儿的生长等,都与心神有很重要关系,所以神在这里体现,并与阳、气、火共同构成经前期的布局。

《傅青主女科》在《种子门》中记载:"胞胎为五脏外之一脏耳,所以是奇恒之府,以其不阴不阳。所谓不阴不阳者,以胞胎上系于心包,下系于命门。系心包者通于心,系命门者通于肾。"实际上阐述子宫在中医上属于心,下属于肾,因此肾主生殖是要通过子宫才能妊娠,然而妊娠的前提是阴阳的结合媾精才能成孕。精、卵子的产生,中医讲都是属于肾的,我们认为肾藏精,历来如此,肾乃生殖之本。今天教科书也是以肾主生殖,因此精子、卵泡隶属于肾。肾藏精,为生殖之本,所以到现在为止,都认为卵泡发育、生成与肾有关。但通过长期临床实践观察,我们认为卵泡的生成、发育虽与肾有关,但是心更为重要。所以我们认为,卵泡是否发育,发育的好坏,健康与否,仅仅从肾的角度讲实际上并不全面。心的关系更大,因为卵泡的发育不仅是阴精,实际上还有其他成分参与才能促进卵泡发育。在中医学里历有"心主神明,为五脏六腑之大主",具有统摄其他脏腑的功能活动,起到主宰作用。历代医家论述心对其他脏腑的管辖、统领作用,实际指脑的功能。卵泡生长、发育,主宰与驭精问题,卵子的动态、活动、流动,都受到心(脑)的支配,心更为重要。第一种卵泡自身发育不单是肾,还有心的作用;第二卵泡的活动、动态,与心相关,特别是排卵之后,它的活动以及受孕等问题,心占更重要的地位,属于精阳、神的问题。

心神的重要性,第一在《广嗣纪要》卷之二中说"盖神者,精气之主也。神以御气,气以摄精,故人寤则神栖于心,寐则神栖于肾。心肾,神之舍也",心肾交合神才正常。所以在妊娠中心神非常重要。我们刚才所讲在高兴、兴奋状态下受孕率高,当然过度兴奋也不行。不但养精驭精,而且促精成孕,妊娠之后心神还能保养子宫,还有固宫问题。西医都知道,妊娠之后,子宫收缩次数多,流产情况下用镇静剂,就是心神问题,所以心神的安定是固宫保胎的重要保证。所以保胎时候特别重视心神的问题,补肾安胎,实际上肾的静固首先要保证心的安定,滋肾育胎是好方法,但是我们讲在固肾的情况下一定要保证心神安定才能真正达到生殖的健康。第二就是兴奋心神,提高免疫功能。人在兴奋、高兴的情况下气、阳充足,抵抗力强,所以我们必须要提高心神的亢奋,防止瘀、浊、水湿、癥瘕形成,在癥瘕治疗过程中使之改邪归正,使得囊肿、炎症恢复正常。有一个重要因素,一定要安定心神,只有安定心神,血气流动才能通畅。因为心主血脉,血脉形成很多与心神有关,所以有时子宫发现肿块,心神不安定,忧郁,紧张,病情很快恶化。只有情志愉悦、情绪稳定情况下才能延长生命,所以心神不仅仅是这个问题,整个免疫功能,阳、气、火都在心神的前提下印证这个情况。还有疼痛的问题,心不但主神明,还主血脉,所以保证血脉通畅,才能控制疼痛,因此古人有"诸痛疮痒,皆属于心",因此对于治疗子宫内膜异位症的疼痛,在经前期安定心神至关重要。

为了调整月经周期,治疗不孕症,提高健康的妊娠率,我们试图以精的概念表述生殖相关的精阴、精阳的问题,注重其在周期变化中的活动。那么我们通过对这两者的调治,是否能够证实我们的推断。于是,我们从长期医疗实践中总结了经后期补养精阴的滋阴育精汤和经前期温补精阳的加减茯苓补心汤,精阴与经后期有关,月经干净后,因为精阴,阴是来养卵泡,阳是卵泡排出之后,怎样促进受孕,受孕之后怎样改善子宫内在环境、促使胎儿的生长等,都与心神有很重要关系,所以神在这里体现。

一、关于精阴,主要在经后期的盛衰之变

所谓盛者太过也,水平过高,精卵发育过火,较为少见。所谓衰者不及也,也即是不足、水平低下,精卵发育不良或者不能发育。一般临床上颇为多见、常见。因此,提高阴精水平促进卵泡发育极为重要,我们拟定了一张滋阴育精汤。该方实际上是养精种玉汤合杞菊地黄汤加减而来,药物有白芍、钩藤、炒山药、山茱萸、生地黄、炙鳖甲、莲子心、茯苓神、珍珠粉、灵芝粉、生白术、淫羊藿,淫羊藿在这里用量宜

小,有的时候用川续断、菟丝子都可以,但是因为菟丝子动力不够,有时需要活动力大,用淫羊藿较好,但用量宜少,因为这里用阳药不是为了阳,而是助阴,因为上面提到的阴、血、水、阳的成分问题。

我们的用药特色:① 以治心的药物为主,如用钩藤、莲子心、生地黄、珍珠粉、灵芝粉,这些都属于心阴的药,这里一定要增加心阴,其次睡眠要好,根据我们经验,凡是拉丝带下少与睡眠有关,现在由于工作压力等,在 12 点后入眠者较多,这样不保证睡眠,不保证心神安定,水分、阴分不易补足,包括癸阴都要受到损害,所以说首先要保证阴分、水分,因此必须要清心安神,保证睡眠。同时还要增加水分、阴分,促进卵泡发育好。② 山药、大生地、山茱萸,属于肾阴药,必须承认卵泡发育与肾有关,所以肾阴药必须要用。③ 肝血肝阴药物,山茱萸、白芍、炙鳖甲,因为卵泡发育还要有血分,因此作为临床上研讨。然后需要加用阳药,淫羊藿、川续断、菟丝子、巴戟天等都可以用,必须少量,因为这里用阳药关键是帮助阴药,主要是助长卵泡发育。卵泡要动,这里需要加白术、茯苓、茯神,因为大多数城市的女性属于脑力劳动者,脑力劳动者身体活动少,所以肠胃差。有些人服用补阴药后脾胃不好,需加健脾理气药物预防,防止胃肠功能紊乱,还需要加用除湿药物。这些药主要是发育精的,属于精阴的药,本身是阴分的药,提高阴分,让精阴发育得更好,只有这样才能提高临床疗效。同时,在应用时候,因体质不同,气候节令不同,人的生长环境不同,比如苏南苏北人体质差异,南北方亦有体质差异。所以要随证加减,首先要符合辨证论治,要结合情况辨证,符合辨证的观念。其次要保证睡眠,时间定在 22 点,要深、长、熟,还要稳定情绪,来帮助卵泡发育好。再次是服药时间,经后期的药最好下午、晚上服药,阴时服阴药,阴药要阴分服用,才能提高精阴的内涵。

如伴阳虚明显者,应该选用补天五子种玉丹加减。该方原为治疗男性精子发育差的方子。药物有当归、白芍、生地黄、怀山药、山茱萸、牡丹皮、茯苓、泽泻、菟丝子、覆盆子、韭菜子、车前子、五味子。实际上是由归芍地黄汤和五子补肾丸加减而来。考虑到精卵的发育,不仅在于肾,而更为重要的在于心(脑),是以我们认为这里的补天,并非全是补肾之先天,而心(脑)才是真正的先天。故需加入灵芝、炙鳖甲、琥珀粉、紫河车等,去车前子、泽泻等祛瘀利湿的药物。如有痰湿脂浊者,并当兼用消脂化痰的方药。

若精阴过盛,精阴发育太过,非但不能排卵,还易形成黄素囊肿。除用《傅青主女科》的清经散,再加入我们临床上常用的钩藤汤。用抑制精阴过盛,疗效并不满意。是以我们重在促转化,亦即是促排卵,用调周法中的排卵方药。通过整体或各个方面来抑制精阴过盛,才是较好的治疗。

二、关于精阳主要在经前期的盛衰

一般精阳之衰为多见、常见。是以提高精阳,维持经前期阳、火、神的作用,十分重要。我们用加减茯苓补心汤(《备急千金要方》)。该方由茯苓补心汤加减而来,体现阳、气、火、神的问题。因为神属于心,但不仅是心,有的与肾有关,所以我们这里茯苓补心汤用丹参(或当归)、赤芍、白芍、茯苓、茯神、生地黄、珍珠粉、灵芝粉、炙桂枝、肉桂、鹿血晶、紫石英、琥珀粉、炙甘草、太子参等。这些方子有所加减,原茯苓补心汤没有鹿血晶、琥珀粉、灵芝粉,有麦冬等药。现加减之后分析:炙桂枝、肉桂、鹿血晶、紫石英、太子参、炙甘草、茯苓、茯神是心、阳、火、神的问题。因为阳的问题,卵泡排出之后,与心的影响更大,因为心神为主宰,调周促进受孕,除改善受孕的条件外,心神的主宰至关重要。方中桂枝、肉桂、鹿血晶、紫石英这些阳药都与心有关,而且一定程度上与火有关。桂上加桂,加鹿血晶、紫石英,使火气旺,与心、阳、火、神均有关系。神影响受孕,并促进怀孕,同时改善子宫、生殖器内在的条件,以利于胎儿生长。这里神至关重要,妊娠与心神关系非常大,如果心态好,则受孕率高;越是急躁,越是心态不好,越是不容易受孕。心、阳、火、神,神主宰精,驾驭精。我们用琥珀粉安心神,化瘀浊。因为该药不仅安心神,还能化瘀利浊,所以可以治疗淋证。经后期到排卵之后,由于阴带来的一些有害物质,比如瘀阻、湿浊,必须通过心神的作用才能化解。如临床上多见的子宫内膜异位症、巧克力囊肿、子宫腺肌病等,病理因素是瘀阻。

瘀滞可以加重疼痛,若心神不宁,加重病态,则疼痛不能控制。所以茯苓补心汤以治心神为主,阳、火、神到位,不仅是促进妊娠,实际上对于子宫内膜异位症、巧克力囊肿、子宫腺肌病有一定的效果,甚至子宫、输卵管问题也可使用。因为阳、火可以化瘀浊,提高阳的水平,可以驱逐、排出瘀浊。所以心、阳、火、神至关重要。肉桂、鹿血晶也可属于肾阳药,属于癸阳,有助于黄体作用;丹参、白芍、山茱萸是肝血,因为精阳是精阴的转化,应该也有血、水,所以要用生地黄、珍珠粉、灵芝粉维持心阴、水分。因为阳、火中的之后还有阴来支持,所以我们创茯苓补心汤,该方内涵比较复杂,涉及心阳问题、生殖问题和心脑问题。同时还要根据临床症状有所加减。由于体质不同、时令不同、心态不同,各种状况下运用要辨证加减,虚寒严重用制附片、红参,同时也要保证睡眠,阳药要阳时服用,白天服药,或则早、中、晚,稳定情绪,谨防忧郁,这是精阳问题。

若精阳过盛,虽较少见,但亦有之。一般与癸阳过盛有关。同时表现出心肝郁火过盛,特别与心的关系尤为密切。致使经行量少不畅,BBT 呈高温相偏高,或呈犬齿状不稳定。行经期一般 BBT 应下降呈低温相,但此则不易下降或极缓慢下降。是以调经泻火的治法较为重要。泻火者,主要在泻心火也。一般可选用张子和的三和饮。三和饮者系凉膈散合四物汤所组成,原为治疗热涸闭经的主方。或者亦可应用《证治准绳》的清心汤。药用:防风、当归、川芎、芍药、大黄、芒硝、连翘、薄荷、麻黄、桔梗、石膏、黄芩、滑石各一两(约现 30 g),白术、栀子、荆芥各二钱五分(约现 8 g),甘草、黄连五钱(约现 15 g),研粗末,每日取 30 g,水煎去渣服。调经者,亦为重要,一般可用《医统》的促经汤,或者我们临床上较为常用的益肾通经汤,心肾合治,通经逐瘀,务使经血畅行,则过盛之精阳亦可随经血之畅行而泻之。

精阴、精阳作为女性生殖最基本的物质,其充实、太过,或者不足、太少都直接影响卵泡的发育、排卵、受精和妊娠,所以法于阴阳,应该充分调节使之达到平衡,是精阴、精阳在月经周期节律中盛衰及其诊治的根本体现。

第三节　海阴、海阳在月周律中盛衰及其诊治

海阴、海阳的概念在古今医籍里未见论述,我们在长期的临床实践中,特别是近年随着辅助生殖医学的开展,子宫腔和子宫内膜的病变逐渐增多。而且,西医药的治疗难以很好地解决有些复杂情况,所以我们首先就这个问题从理论上立论,提出治疗的方法,供临床参考予以应用。冲脉为血海,其中有阴阳,海阴者,血海之阴也;海阳者,血海之阳也。海阴更为重要,与子宫相关,是月经来潮的基础。海阳连接海阴是生殖中的重要物质。两者在诊治上也极为重要。

一、血海的概念

血海者,是血液汇聚之处。但这里有特定的含义实即指子宫内膜而言。在前人的认识中,有三种观点:① 冲脉为血海。② 冲任皆起于胞中,似乎冲任二脉皆为血海。在《女科经纶》引马玄台说:"任冲二脉,奇经八脉之二也。《经》云任主胞胎,冲为血海。今二脉俱通,月事而下。《灵枢》云,冲脉、任脉,皆起于胞中。又云冲脉为血之海,又云血海有余,按血海之海,虽曰既行而空(既行而空,即月经来潮,血海空虚)至七日而渐满,如月之盈亏相似……故始得以行耳。"血海盈亏规律,经行月经排泄而下血海空,7 日渐满,经净后 7 日血海渐盈,完全符合子宫内膜生长规律。经净后 7 日,子宫内膜滋长到一定的程度,即超声测量达到 8~12 mm 的厚度,为排卵受孕做好准备。③ 冲、任、督以及奇经诸脉皆与血海有关说。亦如《女科经纶》引程扶生曰:"任脉者,起于中极之下,以上毛际,循腹里……属阴脉之海。督脉起于下极之腧,并于脊里……属阳脉之海。任脉主任一身之阴血,太冲属阳明为血之海,故谷气盛则血海满而

月事以时下也。"虽说任、督、冲三脉,并注明阳脉之海、阴脉之海、太冲脉血之海,太冲脉者包含诸多经脉,也即是阴阳血气充盛,血海满盈,则月经始能按时而下也。

前人亦有十二正经比作江河,奇经八脉比作湖泊,湖泊者阴阳血气汇聚之处,回来调节江河,故奇经八脉似有作为血海之喻。

二、血海的病变

海阴者,主要在于血海充盈。也即是子宫内膜增长到丰厚的程度,才能保证月经来潮时的量、色、质正常。在一般情况下海阴者,应包含癸阴、血、水,即内膜组织。海阴较精阴为静,"静能生水""静则阴生"。从临床上来看,血海空虚,有较虚和甚虚者,也即子宫内膜薄或菲薄者较为多见。特别是行手术清宫,或者麻醉下清宫,次数较多、较频,对子宫内膜损伤较大,术后没有注意养生,造成血海较虚或甚虚者,颇为多见。严重者西医称为宫腔粘连综合征(Asherman syndrome),较难治疗。由于血海空虚,局部抵抗能力下降,加上湿热瘀浊之邪极易内侵,发为湿瘀粘连者,出现子宫内膜粘连亦常有之,将增加治疗难度。若海阴过盛,即雌激素较盛,又容易出现子宫内膜息肉、黏膜下肌瘤、子宫腺肌病等。子宫血海的病变临床上经常出现月经失调、闭经、崩漏,甚则发为癥瘕。

海阳者,在某种程度上主要表现为功能状态,不仅促进子宫内膜松软、疏松、溶解,使排经顺利,而且还能够温煦子宫,促进受孕,保护胚胎的发育。与排卵有关,必须在排卵后"重阴转阳"才有可能。临床上海阳不足为多见,至于海阳有余者很少见,治疗上也以海阳不足为主。

三、海阴的病变

1. 海阴不足　血海较虚,子宫内膜薄,以及血海空虚,子宫内膜过薄的治疗极为重要。根据我们临床长期实践体会,子宫内膜薄者,一般较为虚弱,治疗疗效尚可。但是如果是子宫内膜菲薄、很薄者,疗效不满意,特别是多次刮宫,或刮宫时间很长,对子宫内膜损伤大者,临床上很难恢复。在对于子宫内膜薄者,属于较虚治疗的要求,不仅要子宫内膜生长较厚,而且还要补充血、水类物质,使得这类物质的增多。有的患者子宫内膜菲薄,多次流产,易转为不孕症。经过我们多次治疗子宫内膜有所恢复,但仍薄,或者子宫内膜没有得到恢复,不过血、水增加得以改善,从而患者经量增加、保胎成功者,不乏其例。所以我们通过中医药治疗,改善周边环境,或则通过其他方面来调节或改善,从而获得较好的疗效。我们认为海阴不足,血海虚或空虚,子宫内膜薄、菲薄者,有三种主要的治疗方法。

① 滋肾为主,佐以宁心安神。一般以二甲地黄汤加减,药用炙龟甲(先煎)10 g,炙鳖甲(先煎)10 g,炒山药 10 g,大生地 10 g,山茱萸 10 g,莲子心 5 g,茯苓、茯神各 10 g,白芍 10 g,合欢皮 10 g,熟怀牛膝 10 g,阿胶(炖烊冲)10 g,川续断 10 g,菟丝子 10 g 等。其他大补肝肾奇经的方药,特别是墨鱼、海参等,均可以加入使用。按辨证论治的原则处方用药。② 养阴清心为主,佐以安神滋肾。一般以养阴清心汤加减。药用大生地 10 g,钩藤 12 g,莲子心 3～5 g,黄连 3～5 g,珍珠粉(另吞)1.5 g,灵芝粉(另吞)6 g,琥珀粉(另吞)3 g,麦冬 6～9 g,茯苓、茯神各 10 g,炒酸枣仁 15～30 g,紫贝齿(先煎)10 g,生甘草 5 g 等。③ 调理心脾佐以养血滋肾。一般以清心健脾汤加减。药用钩藤 12 g,莲子心 5 g,黄连 3～5 g,青龙齿(先煎)10 g,党参 10～15 g,生炒白术各 10 g,茯苓、茯神各 10 g,广木香 6～9 g,陈皮6 g,砂仁(后下)5 g,白芍 10 g,山茱萸 9 g,建莲肉 10 g 等。若形体肥胖,特别是小腹脂肪肥厚者,还要加入化痰燥湿,如越鞠二陈汤、苍附导痰丸等方药加入之。若海阴不足,血海空虚,子宫内膜薄,但又同时存在慢性子宫内膜炎(CE)而致子宫内腔粘连者,在治疗上不仅依据上三法使用,适当加入山楂、薏苡仁、生牛膝、皂角刺、地龙、僵蚕、鸡血藤等品,而且着重经间期以及经前期论治,维持好阳气功能,使粘连得以缓解。

2. 海阴过盛者 海阴过盛者,血海过盈,亦即是子宫内膜过厚。此类病证,临床虽较少见,但亦有之。大多发生在年龄较大、崩漏、闭经、癥瘕等病证中,治疗需参考癸阴过多。根据我们临床上长期实践的体会,一者调周疗法,重在经间期促转化、促排卵,排卵顺利,阳长顺利。阳气抗阴,自然能使阴盛消解。但排卵相当困难,必须反复使用。另一者是从心脾论治,通过清心调脾胃的方法。因为清心安神者,有调节女性生殖激素的作用,从而也有调节血海子宫内膜的作用。调理脾胃者,不仅有利湿化浊、控制海阴过盛的功能,而且脾胃是后天之本,前人曾有"天癸将绝或既绝,治在太阴"之说。太阴者主要指脾胃,是以我们在临床上常用清心健脾汤加减。药用钩藤 12 g,莲子心 5 g,黄连 3~5 g,青龙齿(先煎) 10 g,党参 15 g,炒白术 10~15 g,茯苓、茯神各 10 g,广木香 6~9 g,陈皮 6 g,灵芝粉(另吞)6 g,制苍术 10 g,草果 6 g,六一散(包煎)10 g 等。如果在崩漏发作阶段还应加入炒五灵脂 10 g,蒲黄炭 6~9 g,血余炭 10 g,三七粉(另吞)1.5 g;在月经闭止期还应加入川续断 10 g,菟丝子 10 g,淫羊藿 10 g 等品。清心健脾汤、清心温脾汤、清心和胃汤,是我们在临床上大龄高龄女性较为常用的方药。据我们临床观察,海阴不足,子宫内膜薄;海阴高涨,子宫内膜肥厚证者,也与癸阴相关。癸阴虚者,海阴也会虚少,血中雌激素低落,或癸阴盛则海阴也高涨,对于性激素的双向调节需要时刻关注。

四、海阳的病变

1. 海阳不足 也即是血海不匀,子宫内膜增长不均匀,显得内膜不够松软。不仅有碍于孕育,而且易影响排经。这类病变临床上较常见。一方面与癸阳即 LH 的不足有关;另一方面海阳的不足,子宫内膜自身的松解分泌功能差更为重要。在治疗上主要有二法:

① 血中助阳:血海者,是奇经八脉、阴阳气血汇聚之处。血中助阳,通过血分直达子宫内膜处。助阳者,温煦子宫内膜,目的在于孕育、繁殖下一代。一般常用的方药,是毓麟珠加减,药用炒当归(或用丹参亦可)10 g,赤芍、白芍各 10 g,熟地黄 10 g,太子参 15 g,生炒白术各 10 g,茯苓、茯神各 10 g,炙甘草 5 g,川续断 10 g,杜仲 10 g,鹿茸片 6 g,鹿血晶(另吞)1 g,肉桂(后下)5 g 等加减之。之所以加重助阳暖宫的药物,目的就在于松解血海子宫内膜,促进受孕。② 水中补火:通过心肾以心为主,因为心阳、心火、心神有助于排精(卵),而且直通于子宫血海,有助于温煦子宫内膜,使内膜容受性好,促进孕育,保护胚胎的发育。一般常用的方药是水火种玉汤。药用:丹参 10 g,赤芍、白芍各 10 g,大生地 10 g,珍珠粉 0.3 g(另吞),麦冬 6~9 g,炒山药 10 g,灵芝粉(另吞)6 g,炙桂枝 6~9 g,肉桂(后下)5 g,紫石英(先煎)10 g,鹿血晶(另吞)1 g,琥珀粉(另吞)3 g 等。依据临床上的症状,加减所使用的药物。此方重在心阳、心火、心神,水中补火,直达子宫。不仅有助于海阳而促进孕育,而且亦有助于血脉和瘀化瘀,亦有利于控制子宫内膜异位性痛经及癥瘕。由于滋水药性寒,脾胃有寒性病患者不宜。

2. 海阳有余 海阳有余者,临床上极为少见。一般来说,海阳有余,血海偏热。正如《傅青主女科》"血海太热血崩"中所说:"妇人有每行人道,经水即来,一如血崩……谁知是子宫血海因太热而不固乎……治法必须滋阴降火,以清血海而和子宫……"方用青海丸。原方是熟地、山茱萸、山药、牡丹皮、麦冬、五味子、白术、白芍、龙骨、地骨皮、桑叶、玄参、沙参、石斛。傅氏女科是崇尚扶正的,即使在邪气昌盛的情况下仍然要扶正,其方中用药体现出扶正观念。青海丸者系清海丸也。但我们在临床上常喜用芩连四物汤加减,药用:黄芩 9 g,黄连 5 g,生地黄 10 g,炒牡丹皮 10 g,白芍 10 g,地骨皮 10 g,生白术 10 g,茯苓、茯神各 10 g。如有出血较多者加生地榆 10 g,大、小蓟各 10 g,紫草 10 g 为合。如系心火旺导致血海过热者,当泻心火为主,可用《普济本事方》的清心丸加减,药用地骨皮、黄芩、麦冬、青黛、车前子、乌梅肉、炒蒲黄、炒黄连。按常规用量加减。清心者,不仅在心血之火泻血海之热,而且安定心神,促进睡眠。亦有利于清血热之源之意。

第四节　水阴与气阳在周期中的盛衰及其治疗

一、水阴的概念及其在经后期的重要性

(一) 概念

水阴者即生殖道的液体。不仅维护生殖功能,有助于胚胎的发育成长,而且对性功能亦有着重要的作用。女性在年轻时期,水阴充足,皮肤润泽鲜嫩,有着"水样年华"之称。年龄大约在七七之年,或者超过 50 岁时,水液亏少,皮肤干瘪失去弹性。因此水阴是生命之源,生殖生长中的重要物质。

(二) 水阴的调节

水阴者,即女性体内的水液成分,首先是癸阴的调节作用。天癸之阴,又称癸水。癸水溶于血内,来源于心肾,主宰于心肾,是阴阳中的主要物质。李时珍所著《本草纲目·论月水》中所说:"女子,阴类也,以血为主。其血上应太阴(指月亮),下应海潮。月有盈亏,潮有朝夕,月事一月一行,与之相符,故谓之月水、月信、月经。经者,常也,有常轨也。"李时珍在这里说明了几个问题。其一是血上应太阴(月亮),下应海潮,实际上是说水,水者有癸水与水液,与月亮的盈亏规律相符,故称之为月水。其二是月周期的节律,海潮的涨退节律,月经一月一行,而其中有两次海潮涨落及一月一次的盈亏规律,这就是周期节律。其三,与天地相应者,实际上是受天地的主宰与制约,是女性体内心(脑)肾—肝脾—子宫轴在日月光照下所形成的周期节律。水液包括人体内部的水液都是日月光照下通过心肾在内所形成的两次节律。一次是生殖节律,一次是月经周期节律。这两次节律都是水阴高涨时期,特别是经间排卵期亦即是生殖节律,为了繁殖下一代,延续人类生命的重要时期。其癸阴与水液的高涨都十分明显。精卵,生殖器官,一旦受孕后的胚胎发育均需大量水液,故"水是生命之源"者其体现于此。

(三) 水阴的不足

水阴的不足,亦即是水阴的衰落。主要表现在经后期:一般选用麦味地黄汤,又名八仙长寿丸,之所以命名为八仙长寿丸者,说明该方药滋阴养水,亦即滋阴生津,有健康长寿的作用。亦说明水阴在生命中的重要性。

若表现出明显的津液亏耗证候,一般出现脾胃津伤者,可选用《傅青主女科》的生津益液汤,方用麦冬、茯苓、大枣、竹叶、浮小麦、制甘草、天花粉、芦根。

若表现出心肝火旺,夜寐甚差,烦热口渴者,清心滋肾汤或清心养阴汤,或滋水清肝饮。

若心肝火旺,脾胃薄弱者,可选用清心健脾汤或清心和胃汤。我们在治疗更年期干燥综合征中,发现该病症属于阴液耗伤。本应滋阴养液,填精生水为宜。但是,临证诊察患者的舌苔和脉象均以一派湿浊内蕴为主的表现,故治疗方法遇到了疾病的性质与体内病理产物之间呈燥湿矛盾病变,所以临床上我们只能两相兼顾,常用清心健脾汤而获良效。清心健脾汤是我们的经验方,药用:钩藤 10 g,莲子心 5 g,黄连(另包)3 g,党参 12 g,生炒白术各 12 g,青龙齿(先煎)20 g,广木香 10 g,陈皮 10 g,茯苓 10 g,茯神 10 g,灵芝粉 6 g,或太子参 15 g,白芍 10 g 等品。

若在经间排卵期出现水液不足,夜寐甚差者,可选用水火种玉汤,亦系我们的临床验方。药用:丹参 10 g,赤芍 10 g,白芍 10 g,生地黄 10 g,麦冬 6 g,珍珠粉 0.3 g,灵芝粉 6 g,炒山药 12 g,炙桂枝 6 g,肉桂 6 g,鹿血晶(另吞)1 g,紫石英(先煎)20 g,川续断 12 g,生甘草 3 g 等。

（四）水阴过多

水阴过多,一般在滥用促排卵激素,或者体质因素等影响下,形成盆腹腔积液,胸闷烦躁等变化称之为卵巢过度刺激综合征。临床上虽为少见,但亦有之。主要的诊治方药有三类:① 脾虚湿泛,可用全生白术散加减。我们临床上常合防己黄芪汤,或则五皮饮加减,方药:党参 15 g,生炒白术各 10～15 g,连皮茯苓各 10 g,广木香 6～9 g,陈皮 6 g,生薏苡仁 15～30 g,黄芪 15～25 g,防己 6～9 g,冬瓜皮 6～10 g,大腹皮 10 g。② 肾虚特别是肾阳虚,水湿壅蓄,温阳化湿,一般选用真武汤、《金匮》肾气丸(化为汤)方药:制附片 6～9 g,肉桂(后下)5 g,生炒白术各 10 g,茯苓 10 g,泽泻 10 g,台乌药 6～9 g,红参 6～9 g,川续断 10 g,杜仲 10 g,炒山药 10 g。③ 心阳虚水湿泛溢证,当于温阳化饮、健脾祛湿,一般选用苓桂术甘汤加减。方药:炙桂枝 6～9 g,肉桂(后下)5 g,连皮茯苓各 10 g,生炒白术各 10～15 g,炙甘草 3～6 g,广木香 6 g,炙黄芪 15 g,红参 6～9 g,合欢皮 9 g,茯神 10 g。中病即已不宜多服。

二、气阳的概念及其在经前期的重要性

（一）概念

气阳,亦称为阳气,是生殖免疫功能中的重要内涵。特别是经间排卵期后,亦即是经前期。一方面需要阳气来温煦子宫,促进受孕,为生殖服务。而另一方面由于经后期阴长较长,浊瘀阴液较多,也需阳气来分化吸收,使阴浊类物质不致形成有害病理产物。其次,还要防御抵抗外来之邪,特别是孕育之后,保护胚胎更为重要。

（二）阳气的调控

调控阳气主要在于心(脑)肾—肝脾—子宫轴的总体调节下,特别是心、肾、脾胃较为重要。一般来说,气阳偏于不足(衰)者较为多见,气阳过旺(盛)颇为少见。而且有些气阳过旺者反映出虚实夹杂,既有过旺的一面,又或呈现不足的一面,而且兼有阴血不足(衰)。在气阳不足方面也有复杂情况,这就是临床上的特点。

（三）气阳不足

经前期气阳不足者较为多见,就我们在临床上所见者而言之,大约有三:气阳不足,气阴阳不足,夹有痰脂瘀浊者。

(1) 气阳不足者,一般选用人参鹿茸丸,简称参茸丸。又可选用人参鹿茸丸(《常用中成药》)。药用人参 9 g,鹿角胶 10 g,肉苁蓉 9 g,菟丝子 12 g,补骨脂 10 g,巴戟天 10 g,当归 9 g,茯苓 12 g,五味子 6 g,怀牛膝 10 g,杜仲 10 g,香附 10 g,甘草 3 g,黄柏 6 g,黄芩 9 g,桂圆肉 10 g。

(2) 气阳不足偏于气阴虚者,一般选用《景岳全书》人参固本汤,药用人参,或者可用红参 6 g、别直参 6 g、炒天冬 6～9 g、炒麦冬 6～9 g、生地黄 9 g、熟地黄 9 g。

(3) 气阳不足,偏于气虚者,可选用《医垒元戎》的黄芪汤,药用:黄芪 10 g,人参 6 g,白术 10 g,茯苓 10 g,白芍 10 g,甘草 6 g,生姜 3 g。亦可选用《金匮要略》的黄芪桂枝五物汤,药用:黄芪 10 g,桂枝 6 g,芍药 12 g,生姜 3 g,大枣 6 枚。如兼夹痰脂瘀浊者,可兼用化痰减脂、化瘀利浊的方药。

（四）气阳有余（盛）

阳气太过极易化火,火热甚则灼精(卵)或者溶精(卵)可致不孕不育,月经失调等。

一般来说,阳气有余者需清热养阴来治疗,我们常可用滋阴抑亢汤。药用:炒当归 10 g,赤芍 10 g,白芍 10 g,生地黄 6 g,熟地黄 6 g,炒山药 12 g,山茱萸 9 g,牡丹皮 10 g,茯苓 10 g,苎麻根 12 g,白花蛇舌草 10 g,钩藤 6～9 g,生甘草 3 g,柴胡 6 g。

如虚实夹杂者,可选用《证治准绳》的清热补气汤,药用:人参 9 g,白术 12 g,当归 10 g,乌药 10 g,升麻 6 g,甘草 3 g,五味子 6 g,茯苓 10 g,玄参 6 g,麦冬 6 g。如火热太盛,大便秘结,偏于实证,可选用三黄解毒汤,三和饮即凉膈散合四物汤等方药用之。

第五节　火中之水,阳中之阴在经后期中的盛衰及治疗

火中之水者,或称为带火之水,这个名称未见有运用,我们在临床长期实践中对于促卵泡激素即FSH作用的认识,其具有促进卵泡生长的作用,并且是在中枢发挥作用,另一则是阳中之阴,或称为带阳之阴,指促黄体生成素亦即是LH。两者为脑垂体分泌的激素,来源于大脑,与中医学的心(脑)有关,属于"天癸"。其来源也与肾亦有关,心肾两脏,实属水火的关连,心(脑)属火脏,在上为阳,肾在下属水,主要在于心(脑),是阳与火必与心(脑)有关。前人有云"孤阴不长,独阳不生",必须阴中有阳,阳中有阴,才能通于变化。"重阴必阳"由阴转阳,促发排卵,必须有阳,而且有较强的阳与火。癸阴、精阴、海阴、水阴虽达重,没有阳火的参与,是不可促发阴阳之间的大变化。是以火中之水,阳中之阴亦要达重,即达到一定的量才能促发顺利转化。由于火中之水,阳中之阴的相关性,且均来源于心(脑),故两者合而论之。西医的月经病变如果涉及下丘脑—垂体—卵巢轴(HPO轴)发生变化,就会出现这两者的高促性腺与低促性腺闭经的病变。高促性腺病变者FSH及LH均处于较高状态,但是卵巢功能是低下的;低促性腺病变者FSH及LH均处于较低下的状态,卵巢功能也是处在低下的水平。当然这里亦存在不同程度的病理,即在上的脑属于心,和在下的性腺属于肾的范畴,两方面的功能衰退和损伤,在治疗方面都有一定的难度。偏高与中度者,患者配合医生治疗,主要是睡眠要达到"早、深、熟、长"以及心情稳定舒畅、乐观,是有希望能恢复的。低促性腺病变者,即FSH与LH的水平低,有的很低,临床上虽然少见,但亦有之,治疗上在于提高心肾肝脾、阴阳血气的功能。特别是心肾阴阳,尤重于心脑的治疗,难度很大。过低者,属于难治病症。

一、心肾失济、阴虚心火旺者,治用清心滋肾汤

火中之水,阳中之阴,亦即是FSH、LH呈高促者,临床上颇为多见,不仅大龄的女子易见,而且年轻女子也常有所见。卵巢储备功能不足、卵巢损伤或早衰就是指此类证象。心肾失济、阴虚心火旺者尤为多见。是以在治疗上着重清心滋肾,清心滋肾汤是我们常用的方药,药用:钩藤10～15 g,莲子心3～5 g,黄连3～5 g,青龙齿(先煎)10 g,炙龟甲(先煎)10 g,熟怀牛膝10 g,炒山药10 g,茯苓、茯神各10 g,山茱萸10 g,太子参15 g,合欢皮10 g,灵芝粉(另吞)6 g。但是在临床上具体使用时尚有五个方面的重要加减。

① 火热较重,出现烘热、烦躁较重,发作次多者,上方中应加入青蒿6～9 g、炒黄柏6～10 g、白薇6～9 g、胡黄连6 g、地骨皮10 g。② 出汗多或很多时,上方中应加入浮小麦30 g、煅牡蛎(先煎)15 g、瘪桃干10 g、五味子5 g。③ 火旺扰神,失眠加重者,上方中应加入紫贝齿(先煎)10 g、琥珀粉(另吞)3 g、炒酸枣仁15～30 g、合欢皮10 g。④ 火热伤津,烦躁口渴明显者。应加入北沙参10 g、麦冬6 g、芦根10 g、天花粉9 g。⑤ 痰浊壅阻,形体肥胖且越来越肥者。应加入制苍术10 g、六一散(包煎)10 g、陈胆星10 g、生山楂10 g。

二、心肝火旺,脾肾阳虚者治用清心温肾汤

临床上由于女性疾病的复杂性,体质的差异等,还容易出现上热下寒,即上有心肝火旺,下则脾肾阳虚者,表现出烦躁不安、失眠多梦等心肝火旺症状,同时还有下肢酸软,四肢不温,大便溏薄,遣方用药颇为棘手,需用清心温肾汤。药用:钩藤12 g,莲子心5 g,茯苓、茯神各10 g,合欢皮10 g上清心肝之火,有时要配合加用宁心安神的琥珀粉3 g等;同时用淫羊藿10 g,仙茅9 g,巴戟天10 g,肉桂(后下)6 g,川续断15 g,以温补下焦脾肾之阳。

三、其他方面诊治

其次还应考虑心阴虚心火旺者，以及心脾失调、心肝失和这三方面的诊治。

（1）心阴虚心火旺者，出现烘热出汗、烦躁失眠，口渴便艰等症状，当选用清心养阴汤。药用：钩藤15 g，莲子心5 g，黄连3～5 g，大生地10 g，珍珠粉（另吞）0.3 g，灵芝粉（另吞）6 g，麦冬9 g，炒酸枣仁15 g，茯苓、茯神各10 g，太子参15 g，生甘草5 g。

（2）心脾（胃）失调者，从临床上来看，亦较为多见，一般有四种情况。

1）火旺脾虚者：不仅出现心火旺，而且脾胃虚。我们临床上常选用清心健脾汤，药用：钩藤12 g，莲子心3～5 g，黄连3 g，青龙齿（先煎）10 g，党参15 g，炒白术10～15 g，茯苓、茯神各10 g，广木香6～9 g，砂仁（后下）5 g，陈皮6 g，合欢皮10 g，炒山药10 g，灵芝粉（另吞）6 g。

2）火旺脾寒者：亦可出现上热下寒证候。临床上常用清心温脾汤，药用：钩藤12 g，莲子心3 g，炒牡丹皮10 g，灯心草1 g，青龙齿（先煎）10 g，党参15 g，生炒白术各10 g，茯苓、茯神各10 g，炮姜5 g，巴戟天6～9 g，草豆蔻6～9 g，砂仁（后下）5 g，白豆蔻（后下）5 g，广木香6～9 g。

3）火旺伤气者：出现心火旺及气虚乏力的证候。临床上常可选用清心益气汤，药用：钩藤10 g，莲子心5 g，炒牡丹皮10 g，党参15 g，太子参15 g，生白术、炒白术各15 g，茯苓、茯神各10 g，生黄芪12 g，制黄精10 g，合欢皮10 g。

4）火旺胃伤者：出现心肝火旺的症状，但又出现胃脘失和的症状，且临床上亦较为常见，可选用清心和胃汤，药用：钩藤12 g，莲子心3～5 g，炒牡丹皮10 g，青龙齿（先煎）10 g，茯苓、茯神各10 g，广木香6～9 g，陈皮6 g，佛手片6 g，甘松6～9 g，淡干姜3～5 g，合欢皮9 g，灵芝粉（另吞）6 g。

（3）心肝失调者：临床上虽亦有所见，一般用清心平肝的方药，可选用我们所拟的钩藤汤加减，药用：钩藤10～15 g，白蒺藜10 g，炒牡丹皮10 g，紫贝齿（先煎）10 g，白芍10 g，茯苓、茯神各10 g，合欢皮10 g等。若肾阴虚、心肝火旺者，可用高鼓峰的滋水清肝饮，实际上是由六味地黄汤和丹栀逍遥散组成。若心肝气郁化火者，选用丹栀逍遥散，适当加入灯心草1 g、炒酸枣仁25～30 g、灵芝粉6 g等治之。

此外，尚有《金匮要略》的温经汤，越鞠二陈汤等温经、化痰等法来治疗此类病证。务必要按辨证论治的原则施行。

火中之水，阳中之阴呈低或过低水平者所致月经后期、闭经或崩漏者，有称之为"低促性者"，临床上颇为难治。过低者，更为难治。特别是先天发育不良，更为困难。治疗的中心还在于心肾阴阳，与经后期有关，同时还要考虑到血气，仍然要重视与发掘心（脑）的治法方药，才能提高疗效。

偏于阴虚者，一般可选用三甲复脉汤（《温病条辨》）方。我们在临床上应用，还应有所加减。常用的是加减三甲复脉汤，药用：炙龟甲（先煎）15 g，炙鳖甲（先煎）12 g，煅牡蛎（先煎）15 g，炙甘草6 g，生地黄15 g，麦冬6～9 g，白芍10 g，阿胶（另炖、烊化、冲）10 g，紫河车6～9 g，太子参15 g。其他如我们在临床上常用的滋阴奠基汤亦可使用。疗程较长，需耐心服药。

偏于阳虚者，一般可选用大补元煎（《中药大辞典》）方，药用：熟地黄9 g，党参9 g，山药12 g，杜仲10 g，酸枣仁15 g，枸杞子10 g，山茱萸9 g，补骨脂6 g，白术10 g，炙甘草、肉桂、附子各3 g，但临床上具体使用时，尚需要加入红参10 g或别直参10 g，鹿茸片（先煎）6～9 g，紫河车（先煎）6～9 g等。

偏于血虚者，一般选用张景岳的大小营煎。阴血虚有偏热者，以小营煎为主，药用：熟地12 g，当归、白芍、炒山药、枸杞子各10 g，生甘草3 g。临床具体使用时，尚需加入炒牡丹皮9 g，阿胶（炖烊冲）10 g；如血虚偏寒者，以大营煎为主，药用炒当归、熟地、枸杞子、杜仲、怀牛膝各10 g，肉桂、炙甘草各5 g，临床使用时加入紫河车6～9 g、鹿角胶（炖烊冲）10 g等品。

偏于气虚者，一般选用十全大补汤（《太平惠民和剂局方》），药用：人参10 g，川芎5 g，熟地黄、茯苓、炒白术、黄芪、当归、白芍各 10 g,肉桂、炙甘草各 5 g,临床上具体使用时加入太子参 15 g,红参 6～10 g,川续断 10 g,菟丝子 10 g 等品。但临床上常使用的补气方药应以补中益气汤加入益肾之品为主。具体方药为：黄芪 15～30 g,党参 12～20 g,生炒白术各 15 g,茯苓、茯神各 10 g,炙甘草 6 g,陈皮 6 g,炙升麻 5 g,炒柴胡 5 g,白芍 10 g,川续断 10 g,巴戟天 6～9 g,紫河车 6～10 g。

总之在火中之水、阳中之阴的偏低或过低水平调治中,由于疗程长,除了要调控心理,保证睡眠,舒畅情怀,同时使用上述偏阴虚、偏阳虚、偏血虚、偏气虚的方药外,还应加入调心益脑的药物,如合欢皮、炒酸枣仁、灵芝粉、琥珀粉、龙齿,甚至如远志、石菖蒲、广郁金之类按证加入。在长期的治疗中,有时还要使用理气解郁,化瘀消脂,活血通络,清热利湿,或则寒者寒治,热者热治,虚则实治,实则虚治等所谓反治,短期使用能够获取治疗效果。

第六节　火中之阳,土中之阳在经前期中的盛衰及治疗

火中之阳,或称火阳,是心肾中偏心的阳。火神意义,与火中之水,也即是 FSH 相应。土中之阳,或称土阳,是脾肾阳气偏于脾心的意义,与阳中之阴也是 LH 相应。四者亦属天癸范围。前两者在经后期有非常重要的意义。而此火阳与土阳在经前期也十分重要。土阳一般在经前期健康的生理状态下,没有任何显现。如在亚健康状态下,可以出现 BBT 高温相不稳定,偏短、偏低,经行时大便易溏,或先干后溏、神疲乏力等变化。特别影响受孕率、流产率,而且容易导致炎症、肿瘤、息肉等病证。火阳更为重要,不仅在经前期生殖节律所需要,特别是预防炎症、肿瘤、息肉的需要,而且对生命节律方面,亦有其重要性。土阳与火阳在临床上所导致病变,根据我们长期的观察亦主要是不足、不及的虚衰病变。而过盛者较为少见,甚则很少见,但亦有之。土阳过盛,脾肾实变、热变。火阳过盛、心肾火旺,实变、热变者虽亦少,本虚标实者多,从而导致土阳的不足、不及。《傅青主女科》在"种子"门中列出 10 条不孕,其中有 7 条均与脾肾有关,与土阳有关,重在扶脾肾温土也。而"小产"门中列出 5 条小产,其中有 3 条与脾肾土阳有关。跌闪小产本属瘀血,故方用理气散瘀汤。但具体药物恰重用参、芪、黑姜,强调扶正益气,意在恢复体质。火阳者,正如《傅青主女科》在"下部冰冷不孕"中所说:"夫寒冰之地,不生草木;重阴之渊,不长鱼龙。今胞胎既寒,何能受孕……盖胞胎居于心肾之间,上系于心而下系于肾。胞胎之寒凉,乃心肾二火之衰微也。"子宫寒冷,心肾大衰,亦即是火中阳虚。不仅影响生殖,亦影响生命。

一、土阳不足,脾肾阳虚

临床上颇为多见,治疗方法在于健脾温阳(肾),有轻、中、重三法。

(1) 轻者,一般选用《傅青主女科》的健固汤,我们进行加减。药用:党参 15 g,炒白术 10～15 g,茯苓 10 g,薏苡仁 15 g,巴戟天 10 g,炒川续断 10 g,炒白芍 10 g。

(2) 中者,一般选用《傅青主女科》的温土毓麟汤。我们在临床上有所加减。药用:巴戟天 12 g,杜仲 10 g,炒白术 15 g,党参 12 g,炒山药 10 g,焦六曲 10 g,鹿角霜 10 g,菟丝子 10 g,茯苓、茯神各 10 g。

(3) 重者,一般选用《傅青主女科》的宽带汤。但临床上具体使用时还应有所加减。药用炒白术 15 g,巴戟天 10 g,补骨脂 10 g,党参 15 g,麦冬 6 g,杜仲 12 g,熟地黄 6 g,鹿角胶(炖烊)10 g,炒白芍 9 g,炒当归 6 g,五味子 5 g,建莲肉 10 g。

偏于脾胃者,应选用健脾温脾为主,佐以补肾的方药。一般可选用《局方》附子理中汤加减。临床常用的附子理中汤加减方药是:炮附子 6 g,炮干姜 5 g,炒白术 10 g,党参 15 g,炙甘草 5 g,陈皮 6 g,茯苓、茯神各 10 g,杜仲 12 g,鹿角霜 10 g,益智仁 10 g 等品。

如在先兆流产中使用,不仅要注意健脾补肾,而且还要注意护胎、益胎之法。凡是有损胎儿的药,非必要即不能用。如附片、薏苡仁等去之,加入砂仁、桑寄生、黄牛鼻子、炙黄芪等品为佳。我们常用的牛鼻保胎丸,即脾肾双补的方药。张景岳所著的《景岳全书》之胎元饮。药用:人参、当归、杜仲、白芍、炒白术、熟地黄、陈皮、炙甘草等品。亦属脾肾双补的方药。

二、火阳不足,心肾之火衰微

此型一般虽为临床上少见,但亦有之。因心肾火衰,所致子宫冰冷者,程度较重。诸凡癸阳不足、海阳、精阳以及土阳的不足,均可导致子宫虚寒,但程度不同。治疗上应根据不同因素,施以治疗。就心肾火衰而言,不能温煦子宫。也有偏于肾、偏于心之不同。偏于肾者,重视气分,偏于心者,重视血分。既然火中之阳,心肾并重,因此在处方用药时,应有所照顾,而且尤重于心也。

偏于肾阳虚者,一般均选用《傅青主女科》的温胞饮。本方者,全从肾治。我们根据火阳的特点,加入心阳、心血、心神之品,名之曰"加减温胞饮"。药用:巴戟天 10~12 g,白术 10~15 g,红参 6~9 g,杜仲 10 g,菟丝子 10 g,炒山药 10 g,肉桂(后下)6 g,制附片 5 g,补骨脂 10 g,炙桂枝 6~9 g,琥珀粉(另吞)3 g,茯苓、茯神各 10 g。

偏于心火不足者,一般选用《妇科玉尺》的暖宫螽斯丸。本方用药似嫌庞杂,可能受古方秦桂丸、女金丹等的影响。我们根据临床情况及认识,制定加减暖宫螽斯汤。药用:厚朴 6 g,吴茱萸 6 g,茯苓 10 g,制白附子 6 g,石菖蒲 5 g,肉桂(后下)6 g,红参 6~9 g,制乳香、制没药各 6 g,当归 10 g,北细辛 5 g,怀牛膝、灵芝粉(另吞)、紫石英(先煎)各 10 g,茯苓、茯神各 10 g 等。我们在长期的调整月经周期节律法使用中,深切体会到心阳、心火、心神在经前期的重要性,而且要从多方面考虑,血、气、阴、阳均照顾到,才为合适。

三、土阳有余

土阳有余者,即脾肾阳气过旺。一般表现腹胀便秘、胃胀呕恶、烦热口渴等证,治疗上应根据"实则泻之",采取清热泻下和胃等法。首先是清热,清脾胃之热。《小儿药证直诀》上有一张泻黄散,泻黄散是清泻脾胃之热,药用:藿香叶 6~9 g,栀子 3~6 g,石膏 15~30 g,生甘草 5 g,防风 10 g,如能加入黄连则更好。方虽来自小儿科专著,但对清泻脾胃较合。《证治准绳》的泻火散,药用青皮、赤芍、黄连、地榆,冷开水调下,似更合适于妇科。

泻下,清泻脾胃之实热。凡病情危重,不得不用清泻脾胃实热者,可选用大小承气汤,或则调胃承气汤。由于妇科重视血分,故大多采用玉烛散,该方是调胃承气汤合四物汤而成。一般临床上用加减玉烛散。药物有生地黄 10 g,当归 10 g,赤芍、白芍各 10 g,川芎 5 g,生大黄 6~9 g,生甘草 5 g,元明粉(后下)6 g。

和胃泻胃,脾肾实热者,肾无泻,主要泻脾胃,脏无泻,泻者,泻腑也。脾胃者,脾为脏;胃为腑,故清热泻下,均在于胃腑也。而和胃、泻者更在于胃腑也。而这里的泻胃,实际上也是一种和胃的方法。《万病回春》里有泻胃汤,药用:当归 10 g,川芎 10 g,芍药 10 g,生地黄 10 g,栀子、牡丹皮各 6~9 g,防风、荆芥各 5 g,黄连 3 g,薄荷、甘草各 5 g。妊娠期土阳有余,呕吐剧烈者,用抑肝和胃饮,药用:黄连 3~10 g,紫苏叶 3~5 g,陈皮 6 g,姜竹茹 5 g,制半夏 6 g,钩藤 10 g,炙枇杷叶 6~9 g。

四、火阳有余

火阳有余者,即心肾阳火过旺,一般表现在烦躁内热,口渴尿黄,夜不能眠等。治疗上亦当清之泻之。主要三法:清利,清泻,清降。

1. 清利　清热利尿。一般常用《小儿药证直诀》的导赤散,药用:生地15 g,木通、生甘草各5 g,竹叶3 g。临床上用于妇产科者,还应加入黛灯心3 g,琥珀粉(另吞)3 g,赤芍、白芍各10 g等,让火热随小便而去。

2. 清泻　清热泻下。一般常用《儒门事亲》卷十二《下剂》的三和汤,药用:当归10 g,川芎6 g,白芍、地黄各10 g,大黄6 g,元明粉(后下)6 g,黄芩、栀子、连翘各9 g,薄荷、生甘草各5 g。心肾阳火尤以心火过旺者,通过大便而去之。

3. 清降　清热降火。一般常用《金匮要略》的泻心汤,又名三黄泻心汤。药用:大黄9 g,黄连5 g,黄芩6 g。在临床上具体使用时,还当加生地9 g,黛灯心3 g,生甘草5 g。凡心肾阳火偏盛者,重在清心降火。其他清热降火类方药,与心有关者,在辨证的前提下均可使用,务使阴阳协调。

第二篇

临证指要

第八章

妇科诊法概要

中医诊断疾病,是通过问、望、闻、切四诊手段,结合主要的有关的病史,以主要的症状来确定病证,方法简单,而对隐伏在内部的、潜伏在血液中的病证,则很难做出诊断,有一定的缺陷性,但其运用整体观念,广泛收集资料,进行辨证分析,还是大有裨益的。

第一节 妇科辨证的特点与诊断概要

中医妇科学在今天的辨证诊断,除了运用中医的四诊八纲,必须汲取现代西医的各种检查方法,特别是先进的现代仪器检查,不仅能协助排除一些隐性的器质性疾病,以及一些异常的生理缺陷,特别对于恶性病证,能够提供大量有力的客观资料,明确疾病的诊断,更加有助于进一步辨证分析,以弥补传统四诊的不足。根据我们长期临床实践所得,辨证诊断分类有以下几个方面。

(1)妇科特征为主的辨证诊断,就月经病而言,要抓住月经的期、量、色、质四个方面,分析四者的一致性,特别要分析四者间的矛盾性,所谓三大矛盾有分析,才有辨证。带下病要分析带下的量、色、质、气味四者,带下的四者较月经病四者为简单。胎前病,围绕胎与母体两个方面的因素进行辨析。产后主要集中在虚实两个方面进行分析,也是金、元、明、清以来虚实争论的延续和进一步分析。

(2)微观辨证,亦可称之为深层次辨证,即通过现代妇科学有关检查,把隐藏在体内的器质性疾病,以及潜伏在血内的各类物质的变化,通过细微的检查,或较长期的反复观察,不仅有助于辨证分析,而且亦有助于辨病定性。

(3)宏观推导,或称宏观辨证。这是一种大整体的、大系统的推导方法,亦即是一种科学预测,论治未病,防病强体的方法。

(4)辨病与辨证相结合,有时辨证中贯穿辨病,要求总结临床,进行主证型的纵向辨析;有时辨病中贯穿辨证,要求在明确病证后,尚要辨证分类处理,以适应相同病证中不同体质类型患者的治疗要求;在处理时,有时要舍病从证,有时舍证从病。

(5)脉诊,亦即是诊脉,诊脉虽属四诊之末,但在妇产科临床中有着重要意义,特别是在胎产中更有其重要性,故列专节以言之。

所谓妇科的辨证,就是抓住妇专科的特征,结合全身症状、脉象舌苔做出分析归纳,完成辨证要求。所谓妇专科特征,就月经而言,主要是期、量、色、质四者。带下病着重在量、色、质、气味四者。而四者之间表现出一致性,不难辨证,称为一般辨证。四者之间,出现矛盾病变,甚则一者之间,亦会出现矛盾状态,需要进行矛盾辨析,其病变远较一般辨证为复杂和深刻,将在以下三大矛盾辨析中阐述。

一、一般辨证

一般辨证,又称一般辨析,主要是妇科特征之间表现出一致性。如月经病中的期、量、色、质四者间的一致,对照全身症状、脉象、舌苔,是否相符合。符合者,即可作出初步诊断。这就是一般辨证,也就是以妇专科特征为主的一般辨证方法。为了便于分析,提高分析质量,就必须掌握妇科的基本知识,基本概念,包括基本方法。

(一)月经病的辨证

月经病,首先要抓住月经的周期,包括行经期,简称期;月经期排出的量,主要指血量,亦包括水液,简称量;月经期排出血量的颜色,简称色;月经期排出血量的质地,简称质;四者间出现的情况是否一致,但首先要掌握三个基本。

1. 期　主要指月经周期,一般来说,"一月一次,经常不变"。如变者,有三:即先期、后期、先后无定期。先期者,超前而来,甚则一月两行,连续数次。数次者,我们认为,必须要在3次月经周期以上,甚则有的要在5次、7次月经周期以上,始能称为月经先期;后期者,落后而来,甚则2～3个月一行,连续数次。我们认为,必须要在3次月经周期以上,甚则有的要在5次、7次月经周期以上者,始能称为月经后期;先后无定期者,月经周期忽前忽后,前后不一,或者先期为多,或者后期为多,一般要连续3次月经周期以上,甚则要连续5次、7次月经周期以上,始能称为先后无定期。

先期者,其病因有三:一是血热,热迫血行,故见先期,此即前人所谓"阳有余则先期而至",是先期中主要原因;二是气虚,气不摄血,气虚常伴脾虚,脾不统血,血无所依而妄行,故亦见先期;三是血瘀,瘀血占据血室,致血不归经,或则瘀阻伤络,络损血溢,故亦见先期。

后期者,其病因亦有三:一是阴血虚,物质不足,肝肾亏损,血海不充,癸水衰少,故见月经后期,此即前人所谓"阴不足则后期而来",为月经后期的主要因素;二是阳虚血寒,寒凝血行不利,故见后期;三是瘀滞,气滞血瘀,阻碍经血运行,以致经行不利,故见月经后期,亦包括瘀阻。

前后无定期,其病因有三:但首先要说明的是因为先后无定期,就"期"而言,是矛盾病变,矛盾病变者,其病理变化较为复杂,已超越气血范围,而进入到脏腑失和。肝郁是本病证的主要原因,肝郁者有可能引起两种不同的病理变化,肝郁则气滞,气滞则血滞,血滞自然经行不利,因而出现经行后期,肝郁又易化火,在阴虚与精神的刺激下,肝郁化火,火热迫血妄行,月经又见先期,经行之后,火热下泄,让位于阴虚肝郁,肝郁气滞,气滞血滞,是以又见月经后期,后期月经量少,经行不畅,气郁加重,又可化火,火热又必迫血妄行,又可出现月经先期。其次是肾虚,肾虚者,又有阴虚与阳虚,从阴虚论之,阴虚血少,物质亏虚,血海较虚,故见月经后期;阴虚又易火旺,火旺则迫血妄行,可见月经先期。经行之后,火随血泄,让位于阴虚,阴虚血少,又可见经后期,是以出现月经先后无定期,两者交替,是以出现月经先后无定期,再次是脾虚,脾虚者,亦有两种不同的病理变化,即生化之源不足,后天不能营养先天,阴血不足,癸水不充,是以月经后期,脾虚气弱,统摄血液乏力,经血妄行,可见月经先期,两者交替,忽而先期,忽而后期,故致月经先后无定期。

2. 量　指月经排泄的血量。一般来说,月经排泄的血量均有一定的标准。我们认为:每个女性,情况、体质各有不同,因此,衡量月经的排泄量,可以其一贯的排泄量为标准。经量的病变,主要有二,即量多与量少,多于一贯经量的为多,少于一贯经量的为少,至于量多如崩冲者,量少无几者,当然容易识别。但经量多,经量少还包括经期在内,行经期的长与短,必须与"7、5、3"奇数律有关。一般经期有所延长者,归属于量多范围,经期缩短者,归属于量少范围。如7数律者,延长至8日,属于量多;5数律者,经行至7日者,属于量多;如7数律变为5日,5数律变为3日者,属于量少。3数律者,经行5日即为量多,不足3日,就为量少,或有量多,量少,不一致,也即是或多或少,此属矛盾病变,将在矛盾分析中讨论。一般来说,月经量多,其病因与月经先期相同,但月经过多者,要注意血瘀,因为就临床而言,月经量多,血瘀者亦占据多数,几乎与血热相并列,月经量少,其病因与月经后期相同,阴血虚更为重要,其次瘀滞,最后是血寒。

3. 色　指排出的月经血量的颜色。其病变主要有两种,即色深与色淡,色深者,经色紫黑、暗红、鲜红等;色淡者,经色淡红,或呈咖啡色等;色深者,多属于实证;色淡者,多属于虚证。但对色淡者,要注意行经初期及行经末期,以及有时排出的血量过少,就没有辨析的价值。但经色鲜红者,与血热有关,经色紫暗,与血寒有关,是以还有辨别寒热的作用。

4. 质　指排出经血的质地,其病变也有两种,即质地黏稠有块,与质地清稀如水。质黏有块者,属于实证;质稀如水者,属于虚证。就血块而言,血块少者,与气滞有关;血块多,血块大者,与血瘀有关。如出现腐肉状血块,属于膜样血瘀,一般血瘀较重;如出现黏腻状血块,属于痰湿。但如出现质稀如水,又夹有黏腻状血块,或夹有腐肉状血块者,此属矛盾病变,有复杂性,将在矛盾病变中分析之。

在掌握期、量、色、质四者的病变知识后,即可进行妇科特征为主的辨证分析,即把四者的资料联系起来,进行分析归纳,即可得出妇科特征的初步结论。我们根据多年来的临床观察,将月经病妇科特征为主的一般辨证归纳如表 8-1-1。

表 8-1-1　月经病妇科特征一般辨证

病证	妇科特征				证型
	期	量	色	质	
月经先期	先	多	红	黏	血热
	先	多	淡	稀	气虚
	先	多	紫黑	黏块	血瘀
月经后期	后	少	淡红	稀	阴血虚
	后	少	紫暗	黏	血寒
	后	少	紫	黏	气滞
月经先后无定期	先后	多少	紫	稍黏	肝郁
	先后	多少	红	稀、黏	阴虚
	先后	多少	淡、暗	稀	阳虚
	先后	少多	淡	稀	脾虚
月经量多	先	多	红	黏稠	血热
	先	多	紫黑	块	血瘀
	先	多	淡红	稀	气虚
月经量少	后	少	淡红	稀	阴血虚
	或后	少	紫黑	黏腻	血寒
	或后	少	紫黑	块	血瘀
	或后	少	紫红	黏	气郁
	或后	少	淡红	黏腻	痰脂

从表 8-1-1可以看出,将期、量、色、质四方面的资料联系起来,不难作出妇科特征上的初步结论。其中期、量是辨别寒热的主要依据,色、质是分析虚实的主要依据,但期、量也有一定的辨别虚实的意义,而色、质也有一定的分辨寒热的价值。

然而,在妇科特征上作出的初步结论,还必须得到全身症状、脉象、舌苔的支持,才能作出较为正确的诊断。如血热性月经先期,还必须有烦热口渴,便艰尿黄,脉象弦数,舌质红,苔黄腻等证候的支持;气虚性月经先期,除妇科特征外,必须有头昏神疲,气短懒言,腹胀便溏,脉象细弱,舌质淡红,苔白腻等证候;血瘀性月经先期,除妇科特征外,必然还有小腹胀痛,痛则经行血块多,口渴不欲饮,脉象细涩,舌质边紫或有瘀点瘀斑等证候;血寒性月经后期,除妇科特征外,亦必有小腹冷感,四肢寒冷,脉象细紧,舌苔白腻等证候;阴血虚的月经后期,除妇科特征外,亦必须有头昏腰酸,带下少,脉象细弦,舌质淡红或有裂纹,或边有齿痕等证候;气郁性月经后期,除妇科特征外,以必须有胸闷腹胀,时欲叹气,脉象细弦,舌质暗红,苔黄腻等证候;脾虚性月经量多,除妇科特征外,亦必须有纳欠神疲,腹胀便溏,脉象细弱,舌质淡红,苔白腻等证候;阴虚火旺月经量多,除妇科特征外,还需有头晕腰酸,烦热口渴,寐差,脉象细弦带数,舌质红,苔少等证候;阳虚血寒性月经量少,除妇科特征外,亦须有腰酸形寒,尿多大便易溏,脉象沉,舌质淡红苔白腻等证候;痰湿性月经量少,除妇科特征外,还必须有形体肥胖,胸闷口腻多痰,脉象细滑,舌苔白腻等证候;凡妇科特征上的初步结论,必须与全身症状,脉象舌苔之反应相符合,就可作出初步诊断,完成辨证要求。

(二) 带下病的辨证

带下的一般辨证,主要是抓住带下的量、质、色、气味四个方面。四方面的资料一致性,就可做出初步结论,较月经病为简单。

1. **量** 带下者,乃阴道应有的分泌物,所谓津津常润,以润泽生殖道,有助于生殖。因此,带下为病,不外量多与量少两者。量多者,主要是湿浊内阻,《傅青主女科》所谓"夫带下,俱是湿证"。但湿浊之所以产生,除湿浊之邪过盛,侵入为患外,又与脾肾不足有关,但脾肾不足所致湿浊者,属内湿,故湿浊有外湿内湿之别,内湿又有脾虚、肾虚的差异性。

2. **色** 带下颜色的变化较为复杂,前人曾有五色带之称。即:白、黄、赤、青、黑,或者五色杂陈。一般来说,白色者,除正常的生理性带下外,为病则与湿浊、寒湿、脾虚、肾虚有关;黄色者,多为湿热,湿热蕴蒸则带色转黄,由热蒸的程度不同,可见一般黄、深黄、黄褐等变化;赤色者,多与火热有关,实际上赤色带下,常为夹血的病变;赤褐色带下,多与血瘀有关;青色,多为肝经湿热;黑色带下多为火热太甚所致,但亦有少数属于虚寒;五色带下,多与湿毒恶候有关。

3. **质** 带下质地的变化,有稀与黏两种,质黏者为实证、热证,质稀者为虚证、寒证,相同于月经质地的变化,但其中质黏腻如豆腐渣状者,常为湿浊重证,临床上多为霉菌性病证。如质黏腻呈泡沫状者,亦为湿浊重证,临床上多为滴虫性病证。

4. **气味** 带下者,阴道分泌物也,正常的生理性带下无气味,是以有气味者,一般多为实证、热证,无气味者,多为虚证、寒证。但有气味中,又有腥臭、热臭、奇臭等,不仅为实证、热证,而且有的为恶证耳。

把量、色、质、气味四诊结合起来,就可以做出妇科特征为主的初步结论,有如表8-1-2:

表8-1-2 带下病妇科特征辨证

病　证	妇　科　特　征				证　型
	量	色	质	气味	
白　带	多	白	黏	或	湿浊
	多	白	黏稠	有臭气	湿热
	多	白	黏或稀	有腥气	寒湿
	多	白	稀	无	脾虚
	多	白	清稀	无	肾虚

病　　证	妇　科　特　征				证　型
	量	色	质	气味	
黄　带	多	黄	黏稠	或	湿热
	多	黄绿	黏、脓样	有	湿浊
	多	深黄	脓样	有,奇臭	热毒
	多	淡黄	稍稀	无	脾虚
	多	黄白	稀	无	寒湿
赤　带	多	赤	黏稠	无	肝火
	多	赤白	黏稠	有	湿热
	多	赤黑	黏稠	无	血瘀
青　带	多	青绿	黏腻	有、或	肝经湿热
黑　带	多	黑褐	黏稠	或、无	火热
带下过少	过少	白	稀	无	阴虚
	过少	黄	稀	无	阴虚
	过少	白	稀	无	痰阻

　　带下妇科特征的一般辨证,较为简单,把量、色、质、气味四者结合起来,作出初步的结论,仍然要对照全身症状,脉象舌苔,即可作出初步的诊断。如湿浊性带下过多,必然有纳欠腹胀,尿少身困,舌苔白腻,脉象细濡等证候;寒湿型带下过多者,必然有腰酸形寒,小腹冷感,舌苔白腻,脉象细紧等证候;湿热型带下过多者,必然有腹胀,纳欠,烦热口渴,尿少色黄,舌苔黄腻,脉象濡数等证候;脾虚型带下过多者,必然有腹胀便溏,神疲乏力,舌苔白腻,舌质淡红,两脉细弱等证候;肾虚型带下过多,必然有腰酸尿频,脉细舌质淡红;肝郁型带下过多者,必然要有胸闷烦躁,情绪抑郁,脉象细弦,舌苔黄白腻等证候;湿热热毒所致带下过多,必然还有烦热口渴,尿黄便艰,舌红苔黄腻,脉象弦数等证候;阴虚型带下过少,必然还有头昏腰酸,皮肤干燥,脉象细弦带数,舌质偏红等证候;阳虚型带下过少,必然还有腰酸、尿频、形寒肢冷,脉象细弱,舌苔淡白;痰脂型带下过少,必然还有形体肥胖,胸闷口腻,皮肤干燥,脉细滑,舌质淡红,苔白腻等证候。

二、矛盾辨证

　　矛盾辨证,又称矛盾分析,也即是复杂证候的辨证分析。临床上的证候,一致的固然有,但较多的是复杂证候。既有虚证,又有实证;既有寒证,又有热证,虚实寒热,互相兼夹,形成虚实寒热错杂矛盾的状态。因此,要求我们深入分析,归纳出一个恰当的诊断,为治疗提供步骤和方法。就我们多年来临床实践发现,妇科领域内的矛盾证候,主要表现在三个方面,亦称三大矛盾病证:一是妇科特征之间的矛盾证候;二是妇科特征与全身症状之间的矛盾;三是妇科特征与全身症状之间均有矛盾,称为复杂矛盾,分析处理这三个方面的矛盾证候,即是矛盾辨证。

(一) 妇科特征之间的矛盾分析
　　首先分析月经病证中妇科特征之间的矛盾。月经病的妇科特征,即期、量、色、质四者的不一致,是妇科月经病所有矛盾的基本所在。根据我们临床观察所得,又有如下三种情况。

1. 三对一,或称一对三的矛盾分析 所谓三对一,或一对三者,即期、量、色、质四者之间有三者是一致的,而其中一者与其他三者有矛盾,亦即是不一致。分析的方法是:首先归纳三者一致的属性、原因。得出一个印象,亦即是证型,然后分析一者矛盾的原因、属性、证型,与三者相接近的可能性,逐一对照加以否定或肯定。一般来说,妇科特征,月经病的期、量、色、质四者发生矛盾,除少数情况外,一般有两个或以上的证型兼夹在一起。如:先期、色红、质黏三者是一致的,属于血热证型,应予以首先肯定,血热者量多,今恰恰是量少,量少与期、色、质三者不一致,亦即是不相符合。因此,要就量少的属性,原因与三者的血热相对照,量少者有三:一是阴血虚,虚者,必须得到色质的支持,色红、质黏不能支持阴血虚,因而可以排除。二是血寒,寒与热相对立,冲突较大,且期、色也不能支持血寒存在同一分析中的可能性。虽有寒热病变的存在,但病位不同,因而亦可排除。三是瘀滞,色、质是辨别虚实的主要依据,色、质能支持实证,因而可以作出血热夹瘀滞的初步结论。瘀滞者,包括气滞与血瘀两者,进而再分析色、质的情况,色黑、质黏有较大血块者,夹血瘀也;色紫,有小血块者,夹气滞也;再结合全身症状,脉象舌苔的变化,就可以作出初步的诊断。也有人指出:三对一,也可以作为二对二的分析,特别是全身症状上也有矛盾,需要多方面分析时,可采用本法。将先期、色红作为血热,而量少,质黏作为瘀滞,同样可以得出血热夹瘀滞的初步结论。由于二对二,在数量上处于均等地位,不能确定主证型,故临床上尽可能应用三对一的矛盾分析方法。在确定主证型时,除数量上占优外,亦即是三对一,三者占优,故血热为主证型。还有一者非常突出,如一者量少,非常突出,因为中医的诊断,是以主证型为主,月经量少非常突出,故亦能作为主证型,而且诊断上也是以主证型而判定。这里仅举例分析之,临床上可依此类推。

2. 二对二的矛盾分析 或者亦可称为二对一对一的矛盾分析,因为在临床证候中,有时十分复杂,不仅期、量、色、质四者间有矛盾,而且临床上全身症状之间亦有矛盾。如月经先期,色红,量少,质稀。其中先期、色红,是一致的,属于血热;量少,质稀是一致的,属于阴血虚。那么把四者合起来,血热与阴血虚兼夹,谁是主证型,二对二处于均等地位。无法确定,就必须通过全身症状,脉象、舌苔的多数来定之。如血热症状占多数,而且脉舌亦支持血热者,那么血热为主证型。但全身症状上,阴血虚占多数,脉象、舌苔亦支持阴血虚者,则阴血虚为主证型。但如全身症状,脉象舌苔亦处于均等状态者,必须进一步审核症状,尤其是妇科特征之间症状,谁最突出,如先期明显者,血热为主证型;量少突出者,阴血虚为主证型。再者,如果妇科症状的二对二的分析,亦即是先期,色红属血热,量少,质稀属阴血虚,与全身症状上不相符合,就必须采用二对一对一的方法进行分析。先期,色红为血热,量少为血虚,质稀为阳虚,与全身症状上的上热下寒相符,脉象舌苔亦支持上热下寒、虚实错杂的病证。这样才能符合临床辨证的要求。

3. 色或质一者间的矛盾分析 在色、质一者之间的矛盾,在临床也是颇为常见的,先以色论之,排出经血的颜色淡,但夹有的血块则呈紫黑,或者经色时淡时深,色淡者,虚证也,色深者,实证也;有深有淡,时淡时深者,有虚有实也,虚实夹杂也。再以质言之,排出经血质地稀薄如水,但又夹有血块,或者经血时稀时黏,稀者,虚证也;黏稠者,有块者,实证也;有稀有黏,时稀时黏,说明虚实夹杂也。何虚何实,谁为主证,可通过全身症状,脉象舌苔的反应而定。如全身症状,脉舌尚不能定者,必须审核妇科特征或全身症状的突出性,如质黏血块多非常突出,实证为主;如质稀为主,稍有血块者,虚证为主。色亦如此,色深为主,非常突出,实证为主;色淡为主,非常突出,虚证为主。但要注意,量过少的虚假性,及矛盾未暴露者。其色、质的辨证价值很小,甚则无价值。

兹将期、量、色、质四者的矛盾错杂列表分析归纳如表8-1-3。

表 8 - 1 - 3　月经期、量、色、质的矛盾错杂

病　证	妇　科　特　征				证　型
	期	量	色	质	
月经先期量少	先	少	红	黏	血热肝郁
	先	少	紫红	黏、血块	血热血瘀
	先	少	淡红	稀	气虚血虚
	先	少	红	稀	阴虚血热
	先	少	淡红	稀、稍黏	气虚阴虚
	先	少	殷红	稀、或黏	阴虚火旺
月经后期量多	后	多	紫暗	黏、血块	血寒血瘀
	后	多	红紫	黏、血块	血瘀血热
	后	多	红	稀、稍黏	阴虚血热
	后	多	紫黑	黏、血块	气虚血瘀
	后	多	淡红	黏、腻	血热痰湿
	后	多	紫黑	稀、有块	血瘀气虚
	后	多	红	稀、血块	阴虚血瘀
月经色质错杂证	先	多	红	稀、稍黏	阴虚血热
	先	多	紫黑或红	稀、有块	虚热血瘀
	先	多	淡红或紫	稀、有块	气虚血瘀
	先	多	淡红或紫	稀、有块	血瘀阴虚
	后	少	紫黑淡	血块、稀	血瘀阳虚
	后	少	紫、淡	稀、黏	肝郁、气血虚
	后	少	淡、黑	稀、血块	阴虚血瘀
	后	少	淡、紫	稀、黏	阳虚痰湿
	后	少	暗紫黑腻	黏腻、小块	肝郁痰湿

　　带下病的复杂辨证,较之月经病简单得多,因为正常的生理性带下,是天癸之水所产生,主要表现在质地方面,质地稀薄,但又夹有脓样者,或时稀时黏稠,有稀有黏。稀者为虚证,不外肾虚、脾虚;黏稠者,为实证,不外湿热、痰湿、湿毒、寒湿也,稀黏夹杂,或时稀时黏者,此虚实夹杂也,一方面有脾虚、肾虚的存在,而另一方面又必夹有湿热、湿毒等证型。至于带下中的的,量、色、气味方面的矛盾,涉及面小,分析较易,故此处从略。

　　(二) 妇科特征与全身症状之间的矛盾分析

　　指的是妇科特征上的证候是一致的,亦即是期、量、色、质四者的反应是一致的,并已得出初步结论,但是对照全身症状,与之不合,发生矛盾。分析的方法:首先要审核证候,特别是妇科特征,然后是全身症状,防止虚假性及误差性,分析这种矛盾,就必须依据月经史、病史、各种检查检验、病程,以及诸证出现的前后,以往诊疗后的反应等,做出全面的、系统的分析,如月经先期、量多、色红、质黏是一致的,属于血热证候,经审核无虚假,但全身症状上却反映出头昏、神疲、四肢懈怠、水肿纳欠、腹胀便溏、脉象细弱、舌质淡红,显然属于脾虚。血热与脾虚是矛盾的,冲突非常突出,那么这一患者究系脾虚还是血热。先对照月经史。患者 14 岁初潮,初潮后,一贯期先、量多、色红、质黏等,血热就难以成立,最多亦只能作为

次要的兼顾的证据。全身症状上所出现的脾虚证型,占有重要地位。并需进一步分析脾虚证候的原因及证候程度。如果患者 14 岁初潮后,一贯期、量、色、质四者正常,近一年来始出现先期、量多、色红、质黏的血热证型,占有重要地位,因此,要对照病史,分析全身症状上产生的原因,发现患者近期内有胃病发作或者患有胃肠炎,出现呕吐泄泻,则全身症状上反映出的脾虚,是与此有关的,两病相合,在处理上可兼顾之。如果患者未发现胃肠病史,但通过检查检验,发现有肝炎病变证实有肝炎病者,那么全身症状上的脾虚就与此有关。妇科特征上的血热证型仍占重要地位,处理上仍当与此有关。如果患者无胃肠病史,又无肝炎病发作史,那么全身症状上的脾虚与妇科特征的血热有何关联?谁为主者,需要审核血热与脾虚证候出现的先后及其病程长短而定。根据我们临床上长期辨证体会,常可由血热性月经先期、量多,耗损血气,加以病程过长,血气耗损过多,逐渐累及脾,所以出现脾虚,在病程上可以看到血热在前,而脾虚在后,倒果为因,互相影响,既矛盾又统一。但血热是主要的,脾虚是次要的。处理上以血热为主,但要照顾到脾虚。如果血热与脾虚的矛盾难于做出中肯的分析,没有充分的理由来排除或降低任何一方,亦可以从以往的治疗中,或者在试探治疗中分析其主次因果,作出正确的治疗。

(三) 妇科特征之间与全身症状之间均有矛盾之分析

这一矛盾,又称为复杂矛盾分析的方法。先审核及解决妇科特征之间的矛盾,再审核及解决全身症状上的矛盾。在审核症状时,必须核定症状的真实性和程度。分析妇科特征的矛盾时,还必须注意排除两种情况。其一未暴露的或已将结束的证候,如行经期初期,末期的量、色、质的反应就缺乏辨证价值;其二是一贯如此的期、量、色、质,亦少辨证价值。此与体质、禀赋、种族、气候、环境的不同有关。其次是通过月经史、病史,各种检查检验,症状出现先后,病程演变,以及治疗经过等,做出全面分析,才能有一个较为正确的结论,兹举例分析如下。

一妇患月经过多,伴腹痛已 4 年,近数月来,月经后期、量多、色鲜红,有大小不等之血块较多,经行时小腹胀痛,尤以第 2～第 3 日为著,掉下血块后疼痛缓解,并伴有小腹冷痛喜热按,腰酸尿频等证候。又见头昏头痛,脉象细弦带数,舌质偏红,苔色白腻罩黄,根部较厚。妇科特征上分析归纳为血热血瘀,把妇科特征上所归纳的热与瘀,与全身症状上的郁火、血瘀连在一起。证明热与郁火相关,瘀与瘀相一致,但与寒或虚寒有矛盾,所以必须通过月经史、病史、各种检查等,才能作出全面的分析。如果患者初经来迟,且初潮后月经一贯后期,妇科检查:子宫小或偏小,说明患者先天发育欠佳,肾气欠盛,肾虚偏阳,阳虚宫寒,自然出现下焦虚寒,那么虚寒、郁火、血瘀三者,是否有着内部的关联,究竟谁是本质,谁是现象,可通过病程演变及症状出现的先后,以及有关的检查,掌握资料,进行理论分析后确定。一般来说,肾气欠盛,肾阳不足,子宫等生殖器官发育不良在先,而郁火、血瘀在后。检查子宫发育不良,证实先天肾虚偏阳是本质,由于肾虚偏阳,子宫失于温煦,不仅子宫本身发育不良,而且不能溶解阴浊血瘀,致使血海瘀结,血瘀导致疼痛出血。由于肾虚者,阴阳均不足也,阴虚不能滋养心肝,所以心肝气郁,易于化火,故致郁火、血瘀、虚寒三者的矛盾状态。至于再深入的分析,可参考上述有关部分,主要是妇科特征与全身症状之间的矛盾分析,有的还要结合参考微观辨证,最终才能完全确定。

三、妇科的微观辨证

何谓微观辨证?是采用现代医学先进的检查检验新方法,通过深入盆腔内部以及血液的检查,发现内在的以及血液中的微量物质,是否隐伏在内的器质性及功能失调性病变,及其病变程度,提供客观的依据。众所周知,在妇科临床实践中,病证错杂,矛盾重重,固然是辨证中难题,但亦有症状很少,甚则无症可辨,但病变确实存在,而且极为顽固,不得不借助现代医学各种先进的微观检查方法,获取资料,进行针对性的辨治。这种微观辨证的方法,不仅有助于辨证,辨病,提高辨证水平,而且亦是妇产科诊疗发展的方向。

微观辨证的方法较多,由于现代妇产科发展迅速,新的检查检验的内容层出不穷。就我们临床所及常用的几种方法而言,如生殖内分泌激素检查,超声影像学、内镜检查,微量元素的检验,子宫内膜的病检,BBT 监测等。其中生殖内分泌激素的检查,有助于了解内在癸水阴阳的消长转化的客观依据,微量元素的监测亦有助于了解体内阴阳的生理变化,BBT 的波形变化有助于了解经前阳长变化,B 超监测有助于了解盆腔内癥瘕的变化,下面将具体介绍这方面的内容。

(一) 生殖内分泌激素的检查

一般在临床上采取血液检查,行经期第 3 日是血查 E_2、FSH、LH、PRL、T 等项的监测的最佳时期。E_2 检查的最佳时期,应在经间期,亦即排卵期前,此时是 E_2 高峰时期,卵泡发育至优势,子宫内膜增殖,相当于中医学所谓的月经周期调节中的阴长至重,重阴必阳,转化排卵,排卵后黄体激素开始提高,等于重阴转阳,阳长迅速,故排卵后 1 周左右,孕激素达到高峰,BBT 高温相,6～7 日时测血中 P 水平亦等于阳长达重。一般来说,重阳必阴,应该转化,但受总体阴阳平衡规律的制约,故阳长虽至重,仍更要维持 1 周左右。雌孕激素的交替演变,实即癸水阴阳消长转化的月节律变化。是以 E_2 的低落,即阴长不及,孕激素的不足,是阳长不利。E_2 过高,亦即是高雌激素血症,《傅青主女科》所谓"水火俱旺",孕激素峰值前,卵泡未能排出即产生黄素化,即临床常见的未破裂卵泡黄素化综合征,也有黄体功能不全或黄体萎缩不全者,中医学谓之:"气火偏旺。"重阳不转,或转化不利。但黄体激素低下,即预示着阳虚,阳虚血海阴浊不化,极易产生膜样性血瘀,特别在先兆流产中,阳虚宫寒不利于胚胎之发育,故致流产。PRL 过高者,或称高催乳素血症,其表现与肝经气郁或郁火有关。促卵泡刺激素即 FSH 的过高,或称高 FSH,乃卵巢早衰(卵巢储备功能下降)的病症,亦属于中医的闭经病证。FSH 过低,或称低下 FSH,或简称低促性腺型,亦属中医的闭经病证,高促性腺激素型的闭经,常在卵巢早衰性闭经中可以见到,由心肾阴虚火旺所致,治在滋阴清火,而低促性腺型闭经,即 FSH、LH 均低下的闭经,与心肾阴阳不足、心气郁闭有关,这种 FSH、LH 过高、过低病症极为顽固,治在滋阴助阳,佐以纾解忧郁,可运用调周法反复治疗,始能有效。LH 过高者,亦易致闭经,与多囊卵巢综合征有关,亦相当于心肾阴阳失调,痰脂蕴阻型闭经,治疗予以调节阴阳,蠲化痰脂,反复应用调周法。睾酮激素高,或称高雄激素血症,亦致月经失调,重在清火利湿浊等。

(二) 血查微量元素

根据我们以往研究发现微量元素的影响较多,如锌、铜、钙、磷、钾、镁、铁等。若属不孕不育者,尚需检查锰、钼等,检查的时间,应选择在经间排卵期前的 2～4 日,这时锌、铜处在高峰时期,同时要注意锌、铜比值数,一般锌高于铜值,如是数值倒置,亦应看作为肾虚偏阳的病变,铜的含量升高,血瘀加重,可能与血瘀证产生有关。锌、铜低下与肾阳不足有关。另有报道,锌的下降主要与气的功能失调有关,尤其气虚时更为显著。钙、磷的少与低,又与心肾阴虚有关,钙者还与肾的精髓有关,而磷又与心脑之阴有关。钾者与心阳有关,如缺钾者,或钾的低下,或低下明显者,必须引起重视,谨防突然的心衰导致危证。镁的缺少或低下者,必须注意心肝神魂的欠安宁。铁元素的缺少或低下,常与贫血有关,亦属于心、肝、脾的阴血范畴。

(三) 基础体温测定

测量基础体温,简称 BBT,正确的静息的体温,也即是在休息 6～8 小时后,尚未起床、进食、谈话,以及任何活动的情况下所测定的口腔温度,而且必须固定在早晨同一时间内测定,根据我们临床的观察,体温表以水银柱的口表温度为宜,电子体温计可以由于电池的原因而出现测量不稳定的现象。把每日测量出来的体温,记录在特定的体温表格上,然后把它连成一线,观察期体温曲线的变化。

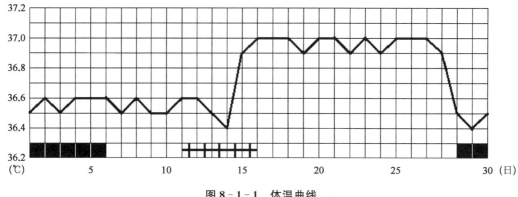

图 8－1－1　体温曲线

　　图 8－1－1 显示正常 BBT 低温相一般在 36.5℃或以下,行经期与经后期属于阴半月,大约在 15 日,然后进入经间排卵期与经前期,BBT 应上升呈高温相,一般亦要半月,为阳半月,阳半月呈偶数律亦即是高温相需达 12 日,12 日为达标时间,但也有需达 14 日,少数可达 16 日,个别的甚至可达 18 日。一般高温相达 16 日以上者,结婚女性要考虑早孕的可能性。其低温相与高温相之间的温差在 0.4℃以上,以往认为 0.3℃以上就可以。

　　一般来说,BBT 的高温相,具有辨证的重要价值,高温相失常者,根据我们的临床观察,有 10 种失常的高温相变化,即偏低式、偏短式、上升缓慢式、下降缓慢式、前低后高式、前高后低式、马鞍式、锯齿式、另有偏高锯齿式、偏高不规则波浪式。

　　BBT 高温相失常的 8 种形式,均与心肾阳虚有关,其一是高温相偏低式,属于阴虚阳弱,水火俱不足(图 8－1－2)。

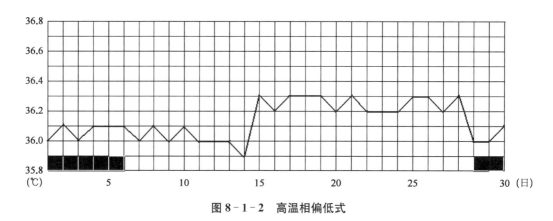

图 8－1－2　高温相偏低式

　　其二是高温相偏短式,既有阴虚阳弱,亦有脾肾阳虚,需合全身症状而定(图 8－1－3)。

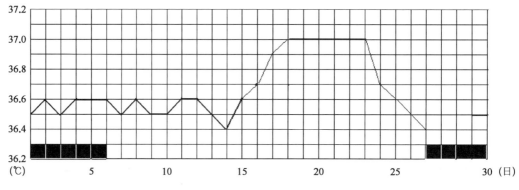

图 8－1－3　高温相偏短式

其三是高温相呈缓慢上升式,既有阴虚阳弱,又有血中阳虚,以及气中阳虚者,需合全身症状而定(图 8-1-4)。

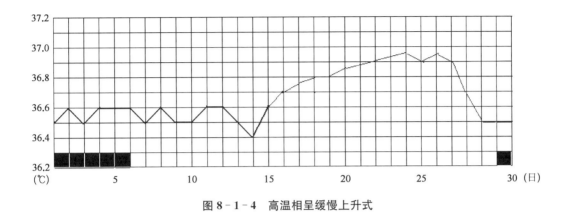

图 8-1-4　高温相呈缓慢上升式

其四是高温相呈缓慢下降式,大多为脾肾不足,气中阳虚,亦有心肾阳虚者(图 8-1-5)。

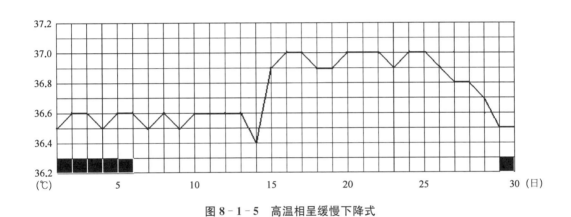

图 8-1-5　高温相呈缓慢下降式

其五是高温相呈前低后高式,与缓慢上升相似(图 8-1-6)。

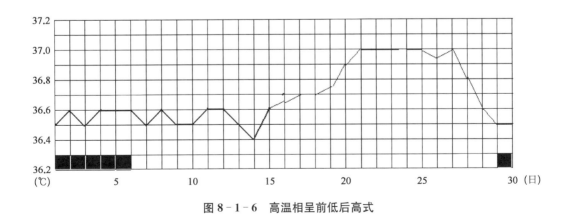

图 8-1-6　高温相呈前低后高式

其六是高温相呈前高后低,与缓慢下降式相似,脾肾阳气虚为主,或夹肝郁者(图 8-1-7)。

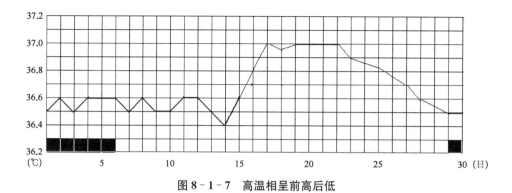

图 8-1-7　高温相呈前高后低

其七是高温相呈马鞍状式,多与阴中阳虚,或心之阴阳俱虚者(图 8-1-8)。

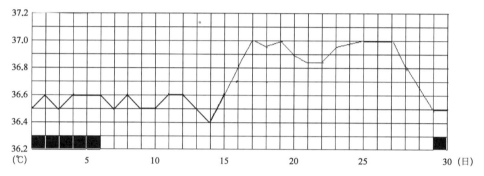

图 8-1-8　高温相呈马鞍状式

其八是高温相呈犬齿状式,多与阴中阳虚,心肝郁火有关(图 8-1-9)。

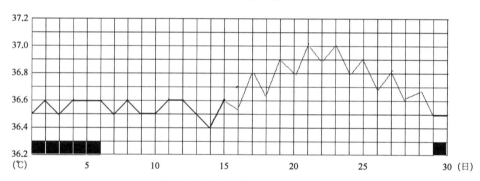

图 8-1-9　高温相呈犬齿状式

另有 2 式是与阴虚有关,一者偏高的不规则波浪式,二者是偏高的犬齿状式,不规则波浪式,虽属于阴虚,但阳亦不足,而且心肝郁火,亦较之不规则偏高犬齿状为轻。

其九,偏高的不规则波浪体温曲线形式图见图 8-1-10。

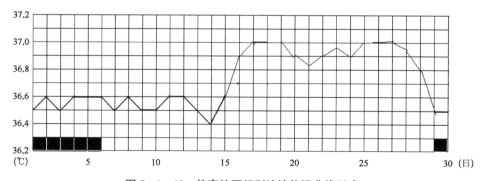

图 8-1-10　偏高的不规则波浪体温曲线形式

其十,偏高的犬齿状式体温曲线形式图见图8-1-11。

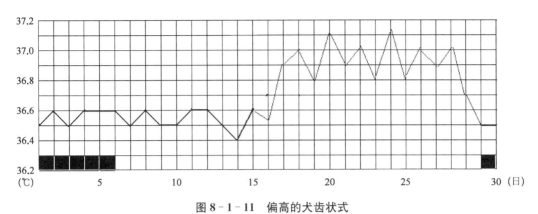

图8-1-11 偏高的犬齿状式

其九、其十两式,属于阴虚为主,故有以六味地黄汤,或知柏地黄汤,再加入逍遥散,或越鞠丸始能取效,是经前期治疗中的反常治法。

在经后期中,BBT的低温相形式,其辨证价值虽无经前期高温相的价值大,但低温相中的3种形式亦有一定的辨证意义。其一是整个体温偏低,其二是整个体温偏高,其三是低温相起伏不定。偏低者,偏于脾肾阳气虚弱也;偏高者,偏于阴血即水分不足也,低温相起伏不定者,在阴虚火偏阴虚前提下,并兼夹心肝气郁,或郁火也。

(1) 低温相过低:一般与阳虚气弱火衰或者阴血亦不足有关(图8-1-12)。

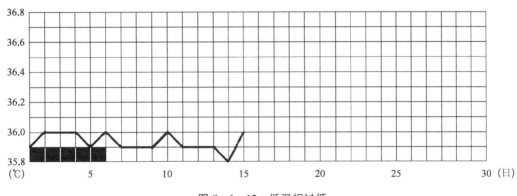

图8-1-12 低温相过低

(2) 低温相偏高,一般在36.7～36.8℃,甚则36.9℃之间,与阴血虚火旺有关,或则心肝郁火有关(图8-1-13)。

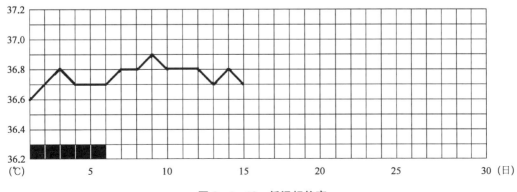

图8-1-13 低温相偏高

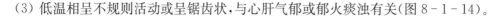

（3）低温相呈不规则活动或呈锯齿状,与心肝气郁或郁火痰浊有关(图8-1-14)。

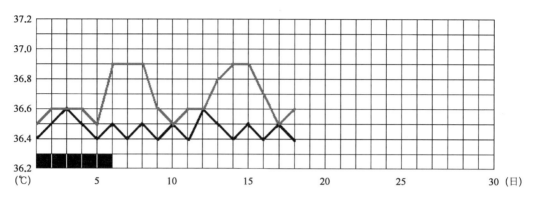

图8-1-14　低温相呈不规则活动或呈锯齿状

（四）B超检查

一般B超,有助于发现盆腔内的器质性病证,如子宫肌瘤、卵巢囊肿、盆腔炎性包块。也有助于提高对癥瘕的辨证,即鉴别诊断。从而对血瘀、湿热、湿浊的性质,在程度上有一个定性定量的认识。同时,还有助于观察精(卵)的发育及血海(子宫内膜)的变化,实际上均属于阴长至重的范围,对胚胎的发育及宫外孕的诊断和排除尤为重要。在保胎过程中,胎儿的生长发育,及其先兆流产时出现的一些内在变化,均可通过B超的检查,有助于诊断和辨证。三维B超,发现的问题更为细微,如子宫内腔粘连的程度范围,子宫内膜菲薄的程度,子宫形态的变化等,有助于辨别阴虚、阳虚、湿浊、湿热、血虚等。

（五）诊断性刮宫、子宫内膜活检

诊断性刮宫,取子宫内膜行病理检查,以明确诊断,且有助于辨证。子宫内膜呈增生性变化,内膜增生过厚,虽然与血瘀、血郁、湿浊有关,但临床上并不表现出血瘀证候,仅与闭经、量少、崩漏有关,是一种有阴无阳的瘀浊内结证,有可能向癥瘕发展。子宫内膜分泌欠佳,但有分泌可以脱落者,属于膜样性血瘀。内膜呈腺囊样病变者,多为干性血瘀;内膜呈瑞士干酪样增生病变者,多为干性膜样性血瘀;内膜少者,示血海空虚也,常与阴虚及子宫本身的功能不足有关。子宫内膜由增生过长,发展到腺囊性增生,然后再发展到腺瘤性增生,亦符合中医学中血瘀—瘀结—癥瘕的发展过程,但之所以如此发展,就是在于有阴无阳,阴浊瘀阻始能如此发展。

（六）基因组学在妇科生殖疾病诊断中的意义

人类基因组学已揭示出每个人的遗传背景是有差异的,构成人体遗传图谱共30亿个核苷酸分子,其遗传图谱字母排列的99.9%是相同的,但剩下的0.1%的差别是至关重要的,这些变异称为基因多态性,其中最为重要、最常见的为单个核苷酸多态性,是继限制性片段长度多态性、短串联重复序列之后的第3代遗传学标记,是功能基因组学、药物基因组学、疾病基因组学和环境基因组学的重要研究内容。高通量测序是指一次性对几百万到十亿条DNA分子进行并行测序,泛称为二代测序技术。该技术可对一个物种的转录组和基因组进行深入、细致、全貌的分析,又称为深度测序。目前深度测序技术呈风起云涌般发展,已经深入到基础和临床遗传学的各个方面。分子生物检测技术的飞速发展,为基因芯片、二代测序等高通量全基因组分析技术的应用提供了强大、有力的技术平台,从而实现了一些罕见性遗传相关疾病的病因确诊。利用新一代深度测序技术完成的全基因组、全外显子组捕获、高通量靶向基因的测序,以及RNA-Seq、microRNA表达谱等,对新型的以基因组医学为基础的个体化诊断医疗预防之医学模式提出了全新的挑战和革命。通过新一代测序技术检测母血中的游离胎儿DNA(cffDNA)进行无创产前诊断已成为近年来产前诊断的新趋势,且越来越多地被用于临床。完成对cffDNA的全基因组测

序,使得单基因疾病的无创诊断和筛查的临床应用指日可待。

辅助生殖技术解决了很多不孕夫妇的生育问题,但仍有许多困难的病例和令人困惑的个体差异问题无法解决。对人类早期生殖活动的遗传学规律的研究,使人们更多了解自然和环境对人类生存和繁殖的调控,制定更好的优生优育的生殖健康计划,人们将更加关注辅助生殖技术对配子和胚胎表观遗传学的影响,观察人工助孕技术对子代安全性的关系,这些都将会依赖后基因组时代的各类新型技术的应用,以进一步地深入研究和指导临床。

人类遗传通过生殖来实现,与生殖直接相关的疾病更是与遗传、变异密切相关。以往对生殖疾病的遗传易感因素的研究多是基于假说的候选基因的研究。近年随着生物医学技术的不断发展,生殖领域迅速地进入了后基因组时代的应用领域,力求发现基因组中可能与复杂疾病相关联的变异。围绕着对人卵母细胞和早期胚胎的基因组研究、多囊卵巢综合征、卵巢早衰、原发性卵巢功能不全、子宫内膜异位症以及胚胎植入前遗传学诊断等生殖医学领域的重大热点和难点问题正在利用更为精准的手段进行深入的探讨。

四、妇科的宏观辨证

所谓宏观辨证,实际上是宏观推导,也即是一种科学预测。我们认为,宏观推导的方法有二:其一是论治未病,其二是预防疾病。

其一是论治未病。论治未病者,是指已病而不是治疗本病,这里有两种概念:第一是根据传布途径,而预为防范,即《金匮要略》所提出的:"见肝之病,知肝传脾,当先实脾。"是按五行生克规律,进行推导,知肝传脾,亦即是木克土的规律,故重在实脾,亦即是强健脾土也。这是在内科病证方面较为多用,而妇科方面,我们所倡导的"调周法",强调经后期、经间期的治疗的重要性。根据推导,经后期是阴长的基础,经间期重阴转阳,阳长开始,阳能溶化阴浊血瘀的作用,是以瘀阻不通,不通则痛的痛经,血瘀性月经过多等病证,应着重经间期论治,是从源头上治疗,使重阴转阳,阳长顺利和强盛,从而能较好地缓解或控制痛经,以及出血病证,亦是论治未病的重要措施。

此外,还有一种冬病夏治、夏病冬治的方法,如阴虚类型的哮喘,关节疼痛等病证,常常夏季发作,而以冬令治疗为佳,在针灸科,开展此项治疗,颇为常见,乃是根据"冬不藏精"之理论推导而来。阳虚类型的哮喘、关节疼痛,常在冬季发作,而需在夏季治疗为佳,亦是从"春夏养阳"而来。为此,有少数女性患崩漏,或月经过多者,阴虚类型者,大多在夏令发作,亦可从冬令治疗。阳虚类型,秋冬发作者,但亦可从夏令治疗,我们认为较好。

其二是预防疾病,强身健体,要从大整体,即天、地、人三个方面,以人的体质因素为主,结合阴阳五行、九宫八卦、五运六气、子午流注等全面推导。首先从年相来推导,一般阴虚气弱之体,或夹有湿热湿浊者,常易在夏季,特别是长夏时期发病,如崩漏闭经。因此,从治未病的角度来说,是在冬令,但预防发作应在春季。年复一年,均需重视夏季特别是长夏季节的发病,还要结合火运值年,气候过热的季节,将更易发病。如何改善阴虚体质,乃治本之道。秋冬季节是强身健体、复阴的重要时期;阳虚痰湿偏重之体,常易在冬令季节,发生闭经,或崩漏,甚或痛经者。治疗的最佳时期,是在夏令,但预防发作应在冬季。年复一年,均需重视冬令季节发病,还要结合水运,即寒水运值年,气候过寒,将更易发病。如何改善阳虚体质,亦是治本之道。春令季节,是健体强身,复阳的重要时期。从月相来看,月圆时,适逢经行,有人会月经减少,精神抑郁,情绪不畅;有的会月经增多,情绪狂躁不安。此乃阴虚与阳旺的两种体质类型的人易见此等病证。防治的最佳时期,应在上弦月,有的还要重视下弦月。再从日相来看,阳虚者,其病在天明,晨时加重;阴虚者,在午后黄昏加重,入夜更甚。故防治的时辰,阴虚者,应在半夜寅卯之时;阳虚者,应从午时开始。总之,掌握体质方面的数据,把它提高到阴阳血气的纲领上来,结合五行生克,子午流注,五运六气,进行全面的科学的预测。

其次,应根据女性的"7、5、3"节律进行推导,根据我们临床上的长期观察,7数律者:以 7 日、70 日、7个月、7 年,为关键时,测量 BBT,可见在 7 个月中,观察到逢 3、逢 5、逢 7 时,BBT 高温相的稳定性多少有些变化,特别是第 6 或第 7 次,BBT 高温相欠稳定似乎更为明显。因此,7 数律者,逢 7 是一个关键时期,强体防病要注意 7 数。5 数律者,以 5 日、50 日、5 个月、5 年,为关键时,测量 BBT,可见在 5 个月中,观察到逢 5,或逢 3 的 BBT 高温相的欠稳定性更为明显。因此,5 数律者,逢 5 是一个关键时期,防病强身要注意 5 数。3 数律者,以 3 日、30 日、3 个月、3 年,为关键时期,测量 BBT,可见在 3 个月时,出现高温相的不稳定。因此,3 数律者,要注意 3 数的防治强身的时间。

五、妇科的辨病与辨证相结合

在妇科学的领域内,辨病与辨证相结合,是常用的方法,也是中西医学结合在诊断学内的必然趋势。辨病是现代妇科学的优势,凭借先进的仪器及有关先进的检查,深入地认识疾病,客观指标明确,诊断明确,对病的特殊性认识深刻,并能做出鉴别诊断,免致贻误病情。辨证是中医的长处,运用整体观念,对四诊收集来的资料,按八纲分析证候所在即证型的主次轻重,具有普遍性意义,便于指导治疗。现代中医妇科工作者,应把中西医两者的优势亦即是长处结合起来,形成新的诊断。所以我们在病房中,对每一位住院患者,均采用中西医结合的辨病与辨证相结合的诊断方法,称为双重诊断,如今融合在一处,如中医诊断:"崩漏,证属心脾两虚证。"西医则是"排卵障碍性异常子宫出血"等。在具体的临床应用中,还有以下四种情况:一是舍证从病,二是舍病从证,三是辨证中辨病,四是辨病中辨证,兹分述如下。

(一)舍证从病

在临床上既要辨病,又要辨证,病证并重,病证结合,这是常规,亦即是临床常用的一种诊断方法。但又有两种情况,就得舍证从病:一是无证可辨,或者虽伴有一些症状,治之有效而不佳,亦得从病治疗。如我们在临床上常见的子宫肌瘤,卵巢囊肿或者早期宫颈癌等,当这些器质性疾病,处于轻、中程度时,虽然有一些症状,如头昏、心悸、神疲、带下稍多,均需舍证从病,以癥瘕病论治。但宫颈癌者,应考虑热毒的病理特点。二是症状较多,治之无效时,或者急重病证均需舍症从病。如临床上有见头昏神疲,纳食欠佳,腹胀矢气,大便或溏,月经先期、量多,或先后不一,经量或多或少,历经调理脾胃,补益气血,治之无效,通过有关检查,发现肝炎疾患者,应从此病论治。又如腹痛剧烈者,亦当及时鉴别宫外孕还是卵巢囊肿蒂扭转、盆腔炎等急性病证,免致误事。

(二)舍病从证

在临床上有些病证,应舍病从证。如宫颈炎、老年性阴道炎,虽经确诊,治炎无效,当从脾虚、肾虚、阴虚等证型论治,始能收效。又如经前期综合征,亦当从症状特点论治,如经行以头痛为主者,按头痛证型论治,经前以乳房乳头胀痛为主者,按经前乳房乳头胀痛论治;经行发热者,按以发热为主的证型论治;经行泄泻者,按以泄泻为主的证型论治。再如更年期综合征,亦应舍病从证:阴虚者,滋阴清心;阳虚者,助阳清心;脾虚者,健脾利湿,清心调肝;夹痰浊者,还要化痰利浊;夹瘀滞者,还要化瘀理气等。

(三)辨证中辨病

在辨证中结合辨病。这是中西医结合的需要。亦是本节的前提,免致误诊误事。但这里所谓辨证还要强调辨病者,不仅为确立主证型服务,而且促进对主证型更佳深入认识和分析,如崩漏病证。从辨证而言,有气虚、血热、血瘀、肾阴虚、肾阳虚,究竟谁是主证型,虽然在妇科特征上与全身症状上能作出分析,但尚不能完全肯定,需通过辨病,确诊无排卵性子宫功能性出血。其病理变化,在出血期,是属于子宫内膜增生过长,坏死脱落而出血,而出血量多者,乃血热夹瘀,所以本病证的最主要证型在于血瘀,但此血瘀是指子宫内膜而言,是不易脱落的血瘀,是膜样性血瘀。但出血停止后,血瘀已非主证型,而是让位于肾阴虚,是以阴虚及阳,血海有增无减,故导致崩漏不已。如长期出血,又易继发湿热型病变,所以在辨证中再结合辨病,结合病理变化,使辨证更加精确。又如先兆流产类疾病,胎漏、胎动不安、滑胎等,在辨证过程,即脾虚、肾虚、血热,甚至血瘀,但在保胎过程中,必须经常注意胚胎生长发育情况,如果胚胎发育不良,或则停止发育,则保胎无益,辨证亦无价值,应促其流产。此乃辨证中辨病的意义所在。

(四) 辨病中辨证

通过有关检查,明确诊断,乃辨病的要求。如慢性盆腔炎,或称盆腔炎性后遗症,既然已明确,但是在诊治过程中尚需结合辨证。如以血瘀为主,疼痛明显,必须按血瘀论治;以湿热为主,带下较多,当从利湿燥湿论治,以脾虚为主,腹胀便溏,神疲乏力,当从健脾益气论治;以肾虚为主,腰酸明显,当从补肾论治;虚实夹杂的,以虚为主,从虚致实,以实为主,从实致虚。又如急性盆腔炎,明确诊断后,亦需从湿热、血热、热毒论治,否则单纯消炎抗毒,虽能取得一定疗效,但尚有例外者。夏教授曾记得在 20 世纪 60 至 70 年代,在乡下农村,一农妇,30 余岁,产褥期间,突发急性盆腔炎,恶寒高热,少腹疼痛剧烈,体温上升到 39℃到 40℃,西医学习中医班中有三位高年资的妇产科医生,在诊断此病后一面用抗菌消炎的西药,一面用大剂量的清热解毒的中草药,治疗后病情有所好转,体温亦有所下降,少腹疼痛亦有所好转。侯后病情反复,发热仍高,口表体温仍 38.8~39℃,纳欠神疲,大便溏泄,腹部有包块。找夏教授诊治,他认为:脾虚湿重,夹有瘀热癥瘕,用香砂六君子汤合桂枝茯苓丸治疗之,并停消炎中西药,此时三位西医妇产科医生均不同意,特别对停用西药消炎药,在夏教授的坚持下,如是服用扶正及温化之法,半个月病瘥,可见辨证的重要性。扶正温化反使热去瘀化。

第二节　脉诊在妇产科学上的重要性

脉诊,又称诊脉,俗称号脉,是中医诊治疾病,收集资料的四诊之一,于妇产科学有着极其重要的意义。根据文献记载,昔华佗诊李将军妻之死胎,郭玉别脉之男女,无不出神入化,令人叹为观止。历史之记载远不止此,但如将之过分神话,过分夸张,固然不对,但如否定脉诊,或者很不重视脉诊,亦是不对的。亦有人认为舌苔与脉象是连在一处的,舌苔有重要性,脉诊价值不大,认舌苔,不认脉诊,也是不对的。

诊脉有很多要求,此属于理论的基本知识,就女性而言,女子之脉,一般较男子为弱,正如《备急千金要方》中所说:"凡妇人脉常濡弱于丈夫。"因为女子有经、带、胎、产的不同,所以身体内部出现一种"血少气多"的状态,气多非真多也,乃针对血少而言,所以脉象稍弱于男子。一般细弦而柔软。明李梴著《医学入门》中说:"凡男子诊脉,必先伸左手,女子诊脉,必先伸右手,男子得阳气多,故左脉盛,女子得阴气多,故右脉盛,男子以左手为精府,女子以右手为血海。"这种男左女右的诊脉方法,仅供临床参考。

但是,历来诊脉,讲究三部九候。是以本节,首先介绍三部九候,然后独尊寸口。亦即是独取手腕部的寸口脉,由于脉诊在胎产上更为重要,故次列胎产脉诊,再次是月经生理病理方面的脉诊,最后是杂病方面的脉诊。

一、三部九候的概念

所谓脉诊中的三部九候,有两种概念:一是大概念,指上、中、下三大部的三种脉诊法;一是小概念,即独取寸口,亦即是手腕部的寸、关、尺三种诊法。先就大概念中的三部九候论而言之,《素问·三部九候论篇》:"帝曰,何谓三部? 岐伯曰:有下部,有中部,有上部,部各有三候,三候者,有天、有地、有人也,必指而导之,乃以为真。上部天,两额之动脉;上部地,两颊之动脉;上部人,耳前之动脉。中部天,手太阴也;中部地,手阳明也;中部人,手少阴也。下部天,足厥阴也;下部地,足少阴也;下部人,足太阴也。故下部之天以候肝,地以候肾,人以候脾胃之气。"对此,在王冰的注释中把这大概念的三部九候说得极为详细。兹则扼要而言之:上部者,指头部脉诊,分为三个部位,头额两旁,亦即是两太阳穴外;两颊前在鼻孔下两旁处;还有两耳前,即耳前陷中者三处动脉跳动处。下部者,指足部脉诊:大腿内侧上部动脉,足后跟骨旁动脉,大腿内侧前上方动脉,实即足跟部、足前部、足内侧部动脉者。中部者,指手腕部脉诊。虽有一些不同的说法,但大多认为,寸、关、尺三部简称为寸口脉。寸口脉者,一般亦有寸、关、尺三部,寸者主上焦,候心肺;关者,主中焦,候脾胃,或亦包括肝;尺者,主下焦,候肾与膀胱,或亦包括肝;但尚有左血,右气,即右手寸、关、尺,候肺、脾、肾(阳);左手寸关尺,候心、肝、肾(阴)。同时,由于生理上的特殊性,并有斜飞,亦即是脉诊需在腕侧;反关亦即是脉诊需在腕部反面。诊脉的方法,有轻取或称浮取、中取、重取,或称沉取。寸、关、尺三部,轻、中、重三取或三候,三三得九,亦有一次作为九候者。

独取寸口,寸口者,又称为气口。《素问·五脏别论篇》曰:"气口何以独为五脏主? 岐伯曰:胃者,水谷之海,六府之大源也。五味入口,藏于胃,以养五脏气,气口亦太阴也。是以五脏六府之气味,皆出于胃,变见于气口。"《素问·经脉别论篇》又曰:"食气入胃……经气归于肺,肺朝百脉……气归于权衡;权衡以平,气口成寸,以决生死。"《难经·一难》曰:"寸口者,脉之大要会,手太阴之动脉也,人一呼脉行三寸,一吸脉行三寸,呼吸定息,脉行六寸……故五十度而复会于手太阴。寸口者,五脏六腑之所终始,故法取于寸口也。"手腕部的寸口脉,不仅简单方便,而且是肺胃血气汇聚之处,又是经脉三大要会,是以现在脉诊独取寸口也。

二、胎产生理病理脉诊的重要性

历来脉诊在妇产科学上都是通过胎产的诊断反映出来的。首先是早孕的诊断上。我们认为:脉诊有重要的参考价值,但不能作为依据。我们正是根据重要参考,提早保胎获取明显效果。根据前人所论,结合我们的临床实践认为孕脉者,归纳为三:手少阴脉滑动,亦即是左寸脉滑利搏动,前人所谓"阴搏阳别也"。足少阴脉滑动,亦即是左尺脉滑利搏动,亦包括右尺脉在内;六脉平和,实际上亦有一定的滑利状态,并伴一些早孕反应。现代临床上公认的一种方法是:凡正值生育年龄的已婚女性,平时月经正常,突然停经,脉来滑数冲和,所谓滑者,前人提出:如盘走珠,滑利异常,且兼饮食异于平常,嗜酸或有呕吐,尿稍频,乳房乳头增大,乳头乳晕着色加深,乳头易勃起等。又根据张越林《简易妊娠诊断》一书中认为:"妇人停经,两手中指、环指的两侧指脉呈放射状搏动者,为怀孕征象。"正常人手指脉不易触及。脉动显于第 1 指节者,为怀孕 2~3 个月;脉动显于第 2 指节者,为怀孕 5~6 个月;脉动达于第 3 指节者,为怀孕 8~9 个月;脉动至指末,为胎足 10 个月。如指脉波动已达第 3 指节,但突然消失的,为死胎之候。其又认为:妇人停经,自感天突穴处有脉动者,为怀孕 2 个月以上,脉动明显,肉眼可见者,为怀孕 4 个月以上,所有这些引自《朱氏脉诀》,供临床参考。

妊娠之后,胎脉的好坏,不仅有关先兆流产的保胎,而且对妊娠中后期的子眩、子痫亦有重要意义。一般来说,胎脉宜滑利洪大弦牢,说明血气旺盛,阴津充足,胎儿发育正常。前人曾有"胎前一盆火,产后一块冰"。胎前者,是针对产后而言,一盆火者,正是说明胎气旺盛;若胎脉细涩尺弱,重取软弱无力,说明气血不足,阴津亏虚,胎儿生长不利,发育不良,没有火热旺盛的生长状态,必须通过有关激素的监测及超声的检查,鉴定胎儿是否存活,如胎儿确已停止发育,尤当从速促其流产。若胎儿发育到中后期时,出现子眩、子冒病证时,胎脉出现弦滑劲数,谨防发生子痫,再结合血压测定,血压过高,脉来弦数急疾,预示即将发生子痫,应采取有效方药,控制子痫的发生。

临产之脉:主要是离经脉。离经脉者,离乎经常之脉也。一般来说,离经脉有几种说法,如《诸病源候论》曰："诊其尺脉转急如切绳,转珠者即产也。"《脉经》曰："妇人妊娠离经,其脉浮。设腹痛引腰脊,为今欲生也。"又曰："妇人欲生,其脉离经,夜半觉,日中则生也。"以上指出:临产妇人可以出现不同于平常的脉象,其脉多浮,或浮数而滑紧。清代王燕昌《医存》则云："妇人两中指顶节之两旁,非正产时则无脉,不可临盆,若此处脉跳,腹连腰痛,一阵紧一阵,乃正产时也。"明代薛己《女科撮要保产》曰:"临产之时,但觉腹内转动,即当正身仰卧,待儿转身,向下时作痛,试捏产母手中指中节,或本节跳动,方与临盆,即产矣。"这说明孕妇在平时无脉的中指中节或本节的两旁出现脉动,即是临产之兆。这种方法在现代得到了很好的补充和发挥,成为临床上有实用价值的诊断方法。

产后之脉:一般来说,虚缓为福,实大牢弦,其凶难赎,倘或刚娩,血气未复。亡血伤津,阴虚火旺,脉常滑数,重按无力,产后稍久,阴虚及阳,出现"产后一块冰",脉趋细缓。倘或新产出血不住,甚则血崩,重虚之体,脉象细弱,或凡洪滑带数,重按无根,尺不上关,乃危证也。

三、月经生理病理脉诊

月经将至,或正值经期,脉多滑象,而身无疾,是为月经常脉。血海位于下焦,妇人血旺于气,所以在脉象上表现为尺大于寸。如果尺脉涩微,则有月经过期不来的证候。根据我们临床上长期观察,痛经发作剧烈时,大多出现弦脉。故《金匮要略》认为:"脉弦主痛。"弦脉属肝,"诸痉项强,皆属于肝"。诸痉,实际上是肌肉包括血管在内的一种痉挛性收缩。缓解痉挛才能控制疼痛。崩漏出血过多者,又常出现芤脉。《金匮要略·妇人杂病脉证并治》:"寸口脉弦而大,弦则为减,大则为芤,减则为寒,芤则为虚……妇人则半产漏下。"但崩漏较剧时,出现芤脉,一般出现细数,弦数,或者弦涩的脉象变化。闭经,或称经闭,脉象大多出现细郁,细涩,或细数等,说明血气运行不畅,正如《诸病源候论》所说:"妇人脉,寸关调如故,而尺脉绝不至者,月经不利,当患少腹引腰绞痛,气血聚,上攻胸胁也。"

四、带下杂病脉诊

带下病证,恒多濡脉,因为《傅青主女科》认为:"带下俱是湿证。"脉濡,主湿浊下注,但如濡数者,湿浊生热也;如濡细、濡迟者,又为寒湿也;如脉濡中带有细弱者,此乃脾虚湿浊也,脉象细濡中尺脉更弱者,肾虚夹湿浊也。

癥瘕积聚脉证:癥瘕积聚,非独妇人,但妇人患此最多,当为妇科常见病证;其脉多沉搏弦滑,瘕聚脉结涩或细滑。癥瘕者,气滞于大经,兼累于血;瘕聚者,血窒于经络,兼累于气也。《史记·扁鹊仓公列传》之涌疝、气疝,皆曰大而实,大而数。论遗积瘕,则曰紧小,即此义也。推牡疝得看阳脉,入虚里处,似沉细者,盖以滞入血分故也,巢氏有八瘕之目,见后鬼胎篇。实际上在前人论述的七癥八瘕等病证,大多是器质性疾病,内含子宫肌瘤、卵巢囊肿、盆腔炎性包块、肠胃功能失调、疝气等。其脉象的确多见沉搏弦滑,或结涩,或细滑。预示着血气壅塞,痰瘀湿浊内结颇甚,一般不易治愈,但如早治,或有期望。

五、证脉合参,舍证从脉

我们在临床上,亦发现一些中老年女性患者的病程较长,或者体质很差,或则长期服药,疗效不明显,不得不重视证脉合参,细心地、深入地研究脉象。因为每个人的脉象均有其共同性和特殊性,其特殊性处,往往有着重要意义。有时舍证从脉,把脉诊放到极为重要的地位,以下择几类病证而言之。

1. 老年性阴道病证　如老年性阴道炎,或称老年性阴痒,尽管症状繁多,甚则舌苔黄白较腻,中根部稍厚,但治疗上当以脉诊为主,甚则个别的还要舍证从脉。如脉象细弱,或者浮大而软,均应从后天脾胃论治,予以补中益气汤。但如脉象中出现寸部有小数者,就必须清心健脾,予以加味归脾汤;如脉象细弱中出现弦脉者,则必须在健脾益气法中,加入白芍、荆芥、绿萼梅等养肝调肝之品;如脉象出现弦数,或细弦数者,就应从肝肾阴虚,或阴虚火旺论治,予以杞菊地黄汤,或知柏地黄汤治之;如脉象出现寸关不弦数,尺脉偏弱者,当以清心滋肾汤加减治之。

2.先兆流产病证　如胎漏下血,妊娠腰酸,胎动不安。其证脉合参,尤重脉诊,甚则舍证从脉,不仅在于缓解症状,而且还要注意胚胎的生长状况,如脉象细滑虚软者,当予健脾补肾,方用牛鼻保胎丸,或补中益气汤合寿胎丸;如脉象细滑数,尺脉尤为明显者,当从阴虚火旺论治,予以保阴煎加减;若脉象细滑,重按虚软,寸部动甚者,尤当在补气养血、健脾益气方药中加入清心安神之品;若脉象细滑数,寸部尤为明显者,在滋阴降火法中,必须予以清心安神之品。特别是胎漏下血病证,证脉合参,要注意瘀血性出血,凡脉象细滑重按有弦涩之象者,不仅有气血不足一面,而且尚有瘀滞性出血的一面,是以在补气养血的前提下,加入和瘀止血之品,一般用加减胶艾汤。若发现脉象细涩不扬,或细涩不畅者,必须通过有关激素的监测及B超的探查,尽早排除死胎或空胎,或已停止发育者,应予以有力的下胎措施。

3.更年期综合征　症状繁多,上热下寒,矛盾很多。其中有部分患者,必须重视脉诊。如脉象弦滑数,寸关部尤为明显者,当从心肝火旺论治,清心平肝,清心调肝,息风静阳等;若脉象寸关弦数,尺部较弱,或则尺部亦动甚者,当予清心肝、滋肾水法治之;若脉象寸关弦而滑数,尺部较小较弱者,当予清心肝、温脾肾论治之;若寸关弦滑者,当予清心肝、化痰浊法治之。

我们在临床上还发现,部分盆腔炎性后遗症,甚或伴有炎性包块者,其脉诊很为重要,因为脉诊能反映内在的体质变化、脏腑的生理病理演变等。正如《金匮要略·血痹虚劳病脉证并治》中所说:"脉大为劳,极虚亦为劳。"江苏省中医院已故妇科老主任黄鹤秋,把此病症喻为"虚劳证"。因其劳累则发作,休息就减轻,治疗根据脉诊,两脉细弦者,从肝肾论治,予归芍地黄汤;脉象细软者脾肾不足也,予健脾补肾、健固汤,或则全从脾胃论治,如香砂六君汤、归芍六君汤等;有炎性包块者,如有隐痛者,可加服桂枝茯苓丸等;若无疼痛者,可予扶正为主,所谓"养正则积自除"。若不放心,亦可在扶正前提下,加少量的化瘀利湿之品。

第三节　中医妇科医案(病历)的书写与要求

医案,即今之病历,是中医诊治疾病的重要资料。从古至今,有着不同的名称,如脉案、方案、病案、诊籍、医记、病历等。很早以前,仅仅写几味药的一纸药方,后来逐渐发展形成前段病历、后段方药的医案。嗣后曾有一度以处方用药为主,包括药物名称、剂量、炮制、煎法、服用方法等,较详细的记录在案。如今随着中医院的建立和发展,病区的开设,医案为病历所替代。作为中医妇科的专科病历,不论门诊病历,还是病房病历,均应突出中医妇科的专科特点,如主诉,反映妇科的主要病痛,月经史、带下史、婚产史,然后专科检查应列入首位。证候演变、辨证分析、诊断、论治方药及医嘱调护,都应有规范格式和项目要求。为了总结经验,便于交流学习,以及医疗纠纷的防范,现代的中医病历还要求将实验室检查结果、影像学检查结果、病理学检查结果都写在病历的辅助检查中。为此,要求写好中医学病历,要能整体表述中医学的脉因证治及理法方药,反映中医学的传统特色。在中医学临证诊疗过程和诊疗结果中将特色得到充分体现。我们认为,一份好的中医病历不仅遵循相关管理部门统一规定的格式和要求,还应有中医特色,包括患者、时间、节气、年龄及身体体质在内。一份好的中医病历还要突出中医理论和思辨过程的创新性,兼顾复诊过程中辨证用药的多样性,使之成为医教研最好的文本。我们体会,学好中医学文化以及古今哲学非常重要。《周易》又称《易经》,简称《易》学,是古典文学和古典哲学的结晶,也是中医学的起源,需要搞懂搞通。唐代医药宗师孙思邈说:"不知《易》,便不足以言大医。"明代医学大家张景岳亦说:"医不可无《易》,《易》不可以无医。"并强调医易同源。随着社会的进步发展,中医妇科医案也必然要发展。医案分析亦必然要深化,在整理总结医案时,也将由"个案分析"到"多案合析"。不仅能总结出个案的特点及特殊规律,又能总结出共同规律,即普遍性规律,以推动中医妇科学术发展。

一、几种形式

(1) 病历形式。一般临床医案的首诊者,特别是门诊病历均采用这种形式。其内容以专科特征为主,主诉概括患者的主要症状、病位及病程,一般不超过 20 字,主诉能推导出第一诊断。现病史应围绕主诉展开,既要记录与诊断相关的伴随症状,还要记录用于鉴别诊断的阴性症状,以及与疾病诊疗相关的既往病史资料、辅助检查结果及用药经过。中医病历还有特殊的病机分析、诊断治法、方药医嘱、预后防护等中医内容。一般门诊病历医嘱预后防护从略。由于门诊患者较多,病历书写亦从简。随着西医辨病要求的进展,年轻或中医基础不扎实者,趋于西医化,在病机分析上也以西医学的病作为分析中医的基础,如盆腔炎,就把它作为湿热内阻,子宫肌瘤属于癥瘕,作为血瘀内结等,仅限于局部的病变,缺乏传统中医整体病变的特色。整体观念是中医学的精髓,强调"动态"观、转化观、天人相应观,认为邪正虽不两立,虽有矛盾对抗的一面,但亦有其统一的一面,亦即相互转化,故"扶正改邪""改邪归正"。把炎症细胞、肿瘤细胞可以转化为正常细胞,但是由于西医化倾向较重,不论在理论分析上,或者在诊治上均以西医学为主,不能反映传统的中医特色,亦即是缺乏整体性、转化性、变动性。如何体现中医的整体观,我们认为要做到如下三点:

1) 使用中医学术语言。由于对中医学术的重视不够,中医人文素养有待提升,中医理论功底不扎实,病历中使用中医学术语也相应的不足,故在中医病例中显现不出传统的特色,如"阴道下血,时多时少,连续 10 余日不干净",换成中医学术语为"崩漏旬余"。又如"月经来潮,小腹如刀刺样疼痛已经有 10 年",换成中医学术语为"经行刺痛十年"等。类此颇多,不予一一列举。

2) 适当引用经典或者先哲格言。如"阴虚阳搏谓之崩""二阳之病发心脾,有不得隐约……女子不月""诸痛痒疮,皆属于心"等。以及"通则不痛""瘀结占据血室,新血不得归经""养正则积自除"。

3) 运用哲学观点,重视理论分析。就妇科而言,妇科的三大矛盾分析很重要:一为妇科特征之间的矛盾分析,即期、量、色、质四者间的一致性及矛盾性;二为妇科特征与全身症状间的矛盾分析,即期、量、色、质间的一致性,全身症状本应与之相符,但却有矛盾,故需深入分析;三为复杂性矛盾分析,即妇科特征间有矛盾,全身症状上亦有矛盾,故称复杂性矛盾,需要从病史、月经史、婚产史、各种检查检验的资料及病程演变的先后进行深入的分析,反映中医妇科的学术特点。

病案 1(《哈荔田妇科医案医话选》)

韦某,女,31 岁。

婚后 3 年,迄今未孕育,常以嗣续为念。1 年来,月事不经,一月二三至,颜色紫红,时夹血块,量一般,素多白带,间或色黄。刻诊正值经期,腰酸背楚,小腹胀坠,头晕心烦,口干不欲饮,舌红少津,脉弦细数。病属肝郁化热,蕴伏血分,热迫血行,久损及肾。诊断为血热性月经先期。治拟清热凉血,兼益肝肾为法。处方:

秦当归 12 g,粉丹皮 12 g,凌霄花 4.5 g,黄芩炭 9 g,细生地黄、软白薇各 15 g,刘寄奴 12 g,川茜草、香附米各 9 g,台乌药 6 g,海螵蛸 12 g,炒杜仲 12 g。

3 剂,水煎服。经净后服加味逍遥丸,六味地黄丸各 1 剂,一日分 2 次,按常规剂量服用。

病案 2(《中医临床妇科学》夏桂成主编第 2 版)

方某,女,18 岁。未婚,学生,江苏江宁县某乡。2002 年 4 月 20 日初诊。

主诉:月经紊乱 2 年,阴道流血 10 日,量多 5 日。

现病史:患者 2000 年 1 月 12 日在经期内参加了长跑,后致阴道大量出血,住市一院,经大剂量苯甲酸雌二醇治疗血止出院。出院后给予补佳乐(戊酸雌二醇片)、安宫黄体酮周期治疗法,效佳。但停药后,月经非时而下,甚则漏下不止。2002 年 3 月 16 日再次阴道大量流血而第 2 次住院,经人工周期治疗血止后于 2002 年 4 月 11 日出院。出院第 1 日(2002 年 4 月 13 日)阴道又有少量出血,色紫,并逐渐增多,至 16 日下午出血量多如冲,共用纸 10 包,卫生巾 2 包,血色淡红质稀,夹有大血块。

初潮 14 岁,月经周期:7/30 日,量多(约 3 包卫生巾),色紫,质稠夹小血块,有时有大血块,小腹坠痛,平时白带量多、黏稠、无气味。

否认药物及食物过敏史。

辨证分析:阴道出血量多,色淡红质稀,原属虚证,但夹大血块者,此与虚证有矛盾,验之全身,腰酸、头晕耳鸣,伴心悸气短、面肢轻浮、夜寐多梦,舌质淡,苔薄白,脉细数者,乃系肾虚气血不足,崩漏之后气血必然大耗,再细审之,血崩是阵发性,小腹胀痛者,实属肾虚瘀结,而出血义与血瘀关系较人。即前人所谓"瘀结占据血室,新血不得归经"也。

诊断:中医,崩漏(肾虚夹瘀型);西医,青春期异常子宫出血。

治法:急则治标,拟化瘀固冲为主。方选四草汤合固经丸加减。

马鞭草 15 g,茜草 15 g,益母草 15 g,大蓟、小蓟各 10 g,失笑散(包煎)12 g,黄芩 10 g,墨旱莲 10 g,炙龟甲(先煎)10 g,阿胶(烊化)10 g,党参 10 g,炒川续断 10 g,五灵脂 10 g。

此式在于全面收集资料,系统记载和分析情况,花时虽多,病历资料较为完整,有利于医教研工作。

(2)症状、病机、诊断有序而列,不言治法已暗含其中,在复诊中多用之。

病案 1(《班秀文妇科医论医案选》)

莫某,女,30 岁。

平素夜难入寐,寐则多梦。孕后 4 月余,经常失眠,每晚仅能入睡 2～3 小时,头晕目眩,心烦心悸,口苦咽干,但不多饮,脉细数,苔少,舌红。证属:阴虚于下,阳亢于上,心肾不交之证。仿《伤寒论·辨少阴病脉证并治》"少阴病,得之二三日以上,心中烦,不得卧,黄连阿胶汤主之"之意为治。

川黄连 3 g,黄芩 5 g,白芍 10 g,阿胶(烊化)12 g,鸡子黄(另焗冲服)2 枚,夜交藤 15 g,麦冬 10 g。

水煎服,每日 1 剂,连服 5 剂。

病案 2(《叶天士医案》)

背为阳,四肢亦清阳司之,阳微则恶风,怯冷,肢痹矣。桂术姜附草枣。

(3)突出辨治法则,以证论治,直击病机而予处方用药,非精于临床者,不能为此。

病案 1(《妇人大全良方》引薛氏医案)

一寡妇不时寒热,脉上鱼际,此血盛之症,用小柴胡汤加生地黄治之而愈,但畏风寒,此脾胃气虚,用加味归脾,补中益气二汤兼服而止。

病案 2(《叶天士医案》)

形盛脉微,阴浊内盛,阳困不宣之象。食下腹胀,中脘时作胀痛,阳以通为运,阳气流行,阴浊不得上干矣,所谓离照当空,阴霾消散是也。而久痛非寒,偏于辛热刚愎。又非所宜,唯和之而已。《外台》茯苓丸。

病案 3(《王旭高医案》)

凡证于阴阳虚实疑似之间,最当详审。此证音低神倦似虚,而便泄臭水、中脘按痛,实也;肢冷脉细似阴,而小便热痛,阳也。至于舌白谵语,乃痰蒙火郁之证,而日暮烦躁,为阴虚阳盛之兆。鄙意百般怪症,多属于痰,痰蒙火郁,清化不解,须从下夺,即使正虚,而虚中夹实,亦当先治其实耳。

羚羊角,天竺黄,石菖蒲,橘红,竹沥,胆星,鲜石斛,朱茯神,郁金,姜汁。

另滚痰丸。

(4)夹叙夹议,边叙边论,叙中有论,论中有叙,类似证候分析,又非证候分析,此乃名家的风范,也对后学者颇有启迪。

病案1(《女科医学实验录》王慎轩)

平江路,协大酒号,主任潘镇海之夫人,因姑媳不睦,夫妇反目,致郁怒伤肝,多年不育,委余诊治,诊得脉象弦涩。弦为肝亢,涩属气滞,气为血之帅,气滞则血亦滞,故经期腹痛而胀大也。肝之志为怒,肝亢则易怒,故略遇小事而大怒也。大怒则肝火不静,犹如赤地千里,焉得生育。腹胀则诸气皆郁,犹如春风不至,奚能生发。是以望子之心虽切,而梦熊之兆终虚也。余拟理气解郁之汤剂。

用香附、广郁金、柴胡、陈皮、玄胡等药,继投益肾柔肝之膏方,用熟地、沙苑、阿胶、菟丝子、鱼螵蛸等品得能孕育。

病案2(《朱少鸿医案》)

产后腹痛,气血凝滞,不以为异耳。但脉躁急而不柔静者,为一忌;大便利而身发热者,又为一忌。盖以为发热宜凉,腹痛宜温,温凉两背,极难着乎矣。前用交加法不应,今勉从调气和血之法,冀其气血行而痛止,热退是。

大白芍一钱半(真官南桂二分炮汁炒),乌药一钱,生香附三钱(童便拌炒),南楂炭三钱(砂糖拌炒),青陈皮各一钱半,丹参两钱,川楝子三钱,米茯神三钱,沉香曲一钱半,茺蔚子三钱,软白薇二钱,鲜荷梗(去刺),竹二青一钱(吴萸一分同炒)。

(5)引经典论析病证,据先哲格言制定治法,或则引经典而定治法,据先哲格言而析理。

病案(《杏轩医案》)

梅氏女呕吐经闭,病逾四载。起初呕吐,渐致经期不行,温清攻下,遍投无验,医乃视为痨瘵,弃而不治。诊脉不数,亦无风消息贲。寒热咳嗽兼证,似与痨瘵有间。果真损怯已成,病患膏肓,焉能久延岁月乎?《经》云:治病必求其本。又云:先病为本,后病为标。恙由呕吐而起,自当以呕吐为病之本也。苟能止其呕吐,则仓廪得藏,生生有赖,气血周流,诸证不治而自安矣。考诸方书,论吐证非止一途。斯病既非真寒,又非实火,所以温清俱不投机。至于下法,乃治伤寒暴急之方,施于内伤久病,殊属悖谬。询其饮食,下嗌停注膈间,不肯下行,旋即呕出,冲逆不平,时时嗳噫。所以然者,乃肝为受病之源,胃为传病之所。胃宜降则和,肝气横逆,阻胃之降,致失其和而为患也。夫脾为湿土,胃为燥土,六君、异功,止可健运脾阳。今病在胃而不在脾,湿燥异歧,不容笼统而论矣。再按肝为将军之官,脏刚性急,木喜条达,最嫌抑郁。古人治肝病辛散酸收甘缓,与夫补水生木,培土御木,方法多端,非仅伐之泻之而已。治宜安胃制肝,厥阴、阳明两调,王道无近功,戒怒舒怀,以佐药力为要。

(6)用骈体文写医案,注重文辞修饰,甚则重文不重案,但又不离案,儒医者多为之,或则屡经文学高手润色,文美而案佳。

病案(《王旭高医案》)

病将一载,肝气横逆而不平,中气久虚而不振,推肝逆故胸脘阻塞而攻冲;推中虚故营卫不和而寒热。凡大便溏,饮食少,右脉细,左脉弦,是其证也;四君子合逍遥加左金,是其治也。

党参,冬术,茯苓,柴胡,白芍,川连(吴萸炒),香附,陈皮,归身,神曲,谷芽,玫瑰花。

(7)或证或理,简明突出,重在方药,或则以治为主,类似处方,又非处方。

病案1(《朱少鸿医案》)

经行紫黯,腹痛,温化。

官桂,艾绒炭,牡丹皮,延胡索,全当归,炒白芍,补骨脂,乌药,泽兰,生蒲黄,川芎,青皮,陈皮,老姜。

病案 2(《许履和外科医案医话》)

女青年许某。

胸部、腋窝等处均起汗斑,已有四年,微有痒感,冬令更显,诸治无效。余用西月石研细末,再用黄瓜(如无,可用茄子)切片,蘸药末搽患处,每日 1 次,连擦 5 次,其病即愈。

二、病历的格式要求案例

(一) 住院病例

入 院 记 录

姓名:董某	职业:工程师
性别:女	工作单位:南京翰港文化有限公司
年龄:29 岁	住址:南京小市村 15 幢 1 单元 601
婚姻:已婚	供史者(注明与患者关系):患者本人
出生地:河南省登封市	联系方式:＊＊＊＊＊＊＊＊＊＊＊
民族:汉	入院日期:2014 年 1 月 2 日 17 时 49 分
发病节气:冬至	记录日期:2014 年 1 月 2 日 18 时 15 分

主诉:屡孕屡堕 3 次,停经 48 日,阴道流血伴腹痛半日。

现病史:患者曾于 2011 年 3 月孕 42 日自然流产,2012 年 8 月及 2013 年 7 月先后 2 次孕 50 余日因"稽留流产"行清宫术。患者末次月经:2013 年 11 月 16 日,量、色、质同平素月经。2013 年 12 月 24 日停经 39 日,于我院妇科门诊抽血查孕三项:E_2 451 ng/L,P 37.91 ng/mL,β-HCG 4 377.0 mIU/mL,提示妊娠。2013 年 12 月 31 日复查孕三项:E_2 1 106 ng/L,P 26.93 ng/mL,β-HCG 62 986.0 mIU/mL。2014 年 1 月 2 日下午,停经 48 日,无明显诱因出现阴道少量流血,色黯红,有少量血块,下腹坠痛,遂于我院妇科门诊就诊,查妇科经腹部 B 超,显示:宫内见一 2.5 cm×2.1 cm 妊娠囊,内见胚胎回声及胎心搏动。为求进一步保胎治疗由门诊收住我院妇科病区。入院时:停经 48 日,阴道少量流血,色黯红,下腹坠痛,伴头晕耳鸣、心烦寐差、纳差、腰膝酸软、小便频数、夜尿 2～3 次。

既往史:否认"糖尿病、冠心病、高血压病、脑梗"等慢性病史;否认"肝炎、结核、伤寒"等传染病史;否认重大手术及外伤输血史,预防接种史不详。

个人史:出生于河南省登封市,现定居于南京市,否认疫水疫区接触史,否认烟酒等不良嗜好,否认粉尘、毒物、放射性物质、传染病接触史。

过敏史:否认药物及食物过敏史。

婚育史:26 岁结婚,0-0-3-0,2011 年 3 月孕 42 日自然流产,2012 年 8 月孕 56 日因"稽留流产"行清宫术,2013 年 7 月孕 55 日因"稽留流产"行清宫术,未避孕。配偶体健。

月经史:14 岁月经初潮,月经周期 30 日,经期 2～3 日,量少,色红,无血块,无痛经。末次月经:2013 年 11 月 16 日,3 日净,量、色、质同平素。

家族史:否认家族性遗传疾病史。

四诊析要:停经 48 日,双目少神,面色少华,眼眶黯黑,倦怠嗜卧,气怯声低,阴道少量流血,色黯红,无阴道组织物排出,下腹坠痛,伴头晕耳鸣、纳差、腰膝酸软、小便频数、夜尿 2～3 次、大便日行 1～2 次,质软成形,按之腹软,无积聚包块,不痛,舌质淡,苔薄白,脉沉滑尺弱。

体格检查

T 36.8℃,P 83 次/分,R 16 次/分,BP 113/70 mmHg

神志清楚,精神可,发育正常,营养良好,神情紧张,自主体位,轮椅推入病房,查体合作。皮肤正常,未见皮疹及皮下出血点,毛发正常,肤温正常,未见蜘蛛痣,未见肝掌,浅表淋巴结未扪及肿大。头颅正常,眼睑正常,巩膜未见黄染,眼球正常,角膜正常,瞳孔等大等圆,对光反射正常,辐辏反射正常。耳廓正常,未见外耳道分泌物。鼻外形正常,未见鼻翼扇动,未见鼻塞。口唇红润,舌体伸出居中,扁桃体未见肿大,声音正常。颈软无抵抗,颈动脉搏动未见异常,颈静脉未见异常,气管居中,肝颈静脉回流征阴性,甲状腺未扪及肿大。胸廓匀称,无畸形。乳房正常。双肺呼吸运动对称,肋间隙正常,语颤对称,呼吸活动度对称,未及胸膜摩擦感,未及皮下捻发感,叩诊清音,听诊呼吸规整,呼吸音未闻及异常,未闻及干湿啰音。心尖搏动正常,位置正常,触诊心尖搏动正常,未及震颤,心率83次/分,律齐,各瓣膜听诊区未闻及病理性杂音,未闻及心包摩擦音,未见异常血管征。腹软,无压痛,无反跳痛,腹式呼吸正常,未见腹壁静脉曲张,未及液波震颤,未及振水声,肝脾肋下未触及。墨菲征阴性。肾脏未触及。叩诊肝浊音界存在,移动性浊音阴性,未及叩痛。肠鸣音正常,未闻及血管杂音。肛门直肠未查。脊柱正常,未及棘突压痛,未及叩痛,活动度正常,四肢活动自如,无畸形。神经系统生理反射存在,病理反射未引出。

专科检查

妇科检查(常规消毒下):

外阴:已婚式。

阴道:通畅,见少量黯红色血液。

宫颈:光滑,口闭,见少量黯红色血液自宫颈口流出。

宫体:中位,增大如孕7周大小,质软,活动度可,无压痛。

附件:双侧未触及异常。

辅助检查

(1) 孕三项:E_2 1 106 ng/L,P 26.93 ng/mL,β-HCG 62 986.0 mIU/mL(2013年12月31日,本院)。

(2) 妇科经腹部B超:子宫体积增大,宫内见一2.5 cm×2.1 cm妊娠囊,内见胚胎回声及胚心搏动。提示:早孕(2014年1月2日,本院)。

初步诊断

中医:滑胎

　　　　肾虚证

西医:复发性流产

　　　　　　住院医师:＊＊＊

　　　　　　主治医师:＊＊＊

首次病程记录

2014-01-02　17:49:16

患者董某,女,29岁,因"屡孕屡堕3次,停经48日,阴道流血伴腹痛半日",拟"中医:滑胎(肾虚证);西医:复发性流产"于2014年01月02日17时49分经门诊收住入院。

病例特点

病史:患者曾于2011年3月孕42日自然流产,2012年8月及2013年7月先后2次孕50余日因"稽留流产"行清宫术。患者末次月经2013年11月16日,3日净,量、色、质同平素月经。2013年12月24日停经39日,于我院妇科门诊抽血查孕三项:E_2 451 ng/L,P 37.91 ng/mL,β-HCG 4 377.0 mIU/mL,提示妊娠。2013年12月31日复查孕三项:E_2 1 106 ng/L,P 26.93 ng/mL,β-HCG 62 986.0 mIU/mL。2014年01月02日下午无明显诱因出现阴道少量流血,色黯红,有少量血块,下腹坠痛,遂于我院妇科门诊就诊,查妇科B超:宫内见一2.5 cm×2.1 cm妊娠囊,内见胚胎回声及胎心搏动。为求进一步保胎治疗由门诊收住我院妇科病区。入院时：停经 48 日，阴道少量流血，色黯红，下腹坠痛，伴头晕耳鸣、纳差、腰膝酸软、小便频数、夜尿 2～3 次。

查体：双目少神，面色少华，眼眶黯黑，气怯声低，倦怠嗜卧，轮椅推入病房，下腹轻压痛，妇科检查示少量黯红色血液自宫颈口流出。

辅助检查：① 孕三项：E$_2$ 1 106 ng/L，P 26.93 ng/mL，β-HCG 62 986.0 mIU/mL（2013 年 12 月 31 日，本院）。② 妇科经腹部 B 超：子宫体积增大，宫内见一 2.5 cm×2.1 cm 妊娠囊，内见胚胎回声及胚心搏动。提示：早孕（2014 年 1 月 2 日，本院）。

四诊要析：屡孕屡堕 3 次。停经 48 日，面色少华，眼眶黯黑，倦怠嗜卧，寐差心烦，气怯声低，阴道少量流血，色黯红，阴道无组织物排出，下腹坠痛，伴头晕耳鸣、纳差、腰膝酸软、小便频数、夜尿 2～33 次，大便日行 1～32 次，质软成形，按之腹软，无积聚包块，不痛，舌质淡，苔白，脉沉滑尺弱。

拟诊讨论（诊断依据及鉴别诊断）

中医辨病辨证依据：患者适龄妊娠，因"屡孕屡堕 3 次，停经 48 日，阴道流血伴腹痛半日"入院。入院时：停经 48 日，阴道少量流血，色黯红，下腹坠痛，伴头晕耳鸣、纳差、腰膝酸软、小便频数、夜尿 2～3 次。四诊合参，辨病当属中医学"滑胎"范畴，辨证当属"肾虚"。因伴下腹坠痛，可与胎漏相鉴别。《叶天士女科全书》云"有屡孕屡堕者，由于气血不充，名曰滑胎"。初孕时孕 42 日流产，其后两次孕后应期而堕胎，乃先天肾虚，复损于肾气，不能荫胎系胎，以致屡孕屡堕。复又受孕，冲任亏虚，冲任不固，胎失所系，以致胎元不固，而成胎动不安，故伴腰酸、下腹坠痛。孕后阴血下聚以养胎，肾阴不足，虚火内动，扰及胎动，血不循经，故孕后阴道下血。孕后血聚养胎，气血相对虚弱，故伴见神倦嗜卧、纳差等妊娠反应。肾虚髓海不充，脑失所养，故头晕耳鸣；肾虚膀胱失约，加之孕后胞宫逐渐增大，压迫膀胱，故小便频数，夜尿多；舌淡苔薄白，脉沉滑尺弱，均为肾虚之候。纵观脉证，病在下焦，主要病机为肾虚胎元不固，病性属虚。宫内妊娠明确后，治疗以补肾健脾，养血安胎为大法，补肾是固胎之本，培脾是益血之源，本固血充则胎自安。但安胎过程中要注意动态观察胎儿发育及母胎健康状况，若胎元异常，或胎堕难留，或胎死腹中，宜下胎益母。

西医诊断依据：① 患者青年女性，因"屡孕屡堕 3 次，停经 48 日，阴道流血伴腹痛半日"由门诊拟"中医：滑胎（肾虚证）；西医：复发性流产"收住入院。② 入院时：停经 48 日，阴道少量流血，色黯红，下腹坠痛，伴头晕耳鸣、心烦寐差、纳差、腰膝酸软、小便频数、夜尿 2～3 次。③ 妇科检查：宫颈，光滑，口闭，见少量黯红色血液自宫颈口流出；宫体，中位，增大如孕 7 周大小，质软，活动度可，无压痛。④ 辅助检查：a. 孕三项：E$_2$ 1 106 ng/L，P 26.93 ng/mL，β-HCG 62 986.0 mIU/mL（2013 年 12 月 31 日，本院）。b. 妇科经腹部 B 超：子宫体积增大，宫内见一 2.5 cm×2.1 cm 妊娠囊，内见胚胎回声及胚心搏动。提示：早孕（2014 年 1 月 2 日，本院）。

西医鉴别诊断：患者青年女性，有停经史，阴道少量流血，下腹坠痛，查孕三项：E$_2$ 1 106 ng/L，P 26.93 ng/mL，β-HCG 62 986.0 mIU/mL。妇科经腹 B 超：子宫体积增大，宫内见一 2.5 cm×2.1 cm 妊娠囊，内见胚胎回声及胚心搏动。先兆流产诊断明确，应与以下疾病鉴别。

（1）异位妊娠：患者停经后突发性一侧下腹撕裂样疼痛、阴道流血为主要症状，妇检可有宫颈举痛，血或尿妊娠试验呈阳性，但血查孕三项数值偏低，B 超检查可在子宫腔以外部位发现妊娠囊，或早期异位妊娠未见宫内妊娠囊。该患者妇科 B 超提示宫内妊娠，血查孕三项数值与停经天数相符合，可排除异位妊娠。

（2）难免流产：指流产不可避免。在先兆流产基础上，阴道流血量增多，阵发性下腹坠痛加剧，或中期妊娠后出现阴道流液（胎膜破裂）。妇科检查宫颈口已扩张，有时可见胚胎组织或胎囊阻塞于宫颈口内，子宫大小与停经周数基本相符或略小。该患者阴道流血量少，妇科检查未见宫颈口扩张，未见胚胎组织或胎囊阻塞于宫颈口内，暂可排除难免流产。但转归方面，先兆流产有时可发展为难免流产，若保胎失败,有可能转为难免流产。

(3) 不全流产:难免流产继续发展,部分妊娠物排出宫腔,且部分残留于宫腔内或嵌顿于宫颈口处,或胎儿排出后胎盘滞留宫腔或嵌顿于宫颈口,影响子宫收缩,导致大量出血,甚至休克。妇检宫颈口已扩张,宫颈口有妊娠物阻塞及持续性血液流出。该患者阴道流血量少,妇科检查未见宫颈口扩张,未见胚胎组织或胎囊阻塞于宫颈口内,查妇科 B 超示孕囊位于宫内,可排除不全流产。

(4) 完全流产:妊娠物已全部排出,阴道流血逐渐停止,腹痛逐渐消失。妇科检查宫颈口已关闭,子宫接近正常大小。该患者否认阴道妊娠物排出史,查妇科 B 超提示孕囊位于宫内,可排除完全流产。

初步诊断

中医:滑胎(肾虚证);西医:复发性流产。

入院诊断

中医:滑胎(肾虚证);西医:复发性流产。

诊疗计划

(1) 予以妇科护理常规、Ⅱ级护理、普通饮食、陪客一人、健康宣教。

(2) 观察患者阴道流血、腹痛、腰酸、饮食、二便等症状改善情况,观察舌苔、脉象变化,了解证候转归,及时辨证施治,调整方药。

(3) 动态监测血 β - HCG 水平及妇科 B 超,了解胚胎发育情况。

(4) 完善入院常规检查,血、尿、粪常规、肝肾功能、输血前筛查、凝血功能、ABO 血型＋Rh(D)、肿瘤六项、甲状腺功能七项、心电图等了解母体健康状况。

(5) 进一步检查血小板聚集试验、D - 二聚体及抗心磷脂抗体(ACA),进一步 B 超检测子宫动脉阻力,了解双侧子宫动脉搏动指数、抵抗指数,排除血栓前状态所致流产。

(6) 本病证虽属"肾虚之滑胎",但要注意到两大特点,其一是心神的安定。肾虚大多与心有关,所谓心不静则肾不实,肾的特点就在于"静、降、藏、固",故安定心神才能使肾充实;其二是"5、7、3"奇数律的临床意义。流产类疾病,50 日左右、70 日左右是最为重要的时期,加强静心固肾治法心理疏导亦需重视。入院时各项检查提示胎元正常,遵"治病与安胎并举"的治疗原则,拟补肾健脾、清热养血法。方选寿胎丸加入宁心固胎之品。处方:

菟丝子 10 g,炒川续断 10 g,槲寄生 10 g,五味子 5 g,怀山药 10 g,山茱萸 9 g,杜仲 10 g,广陈皮 6 g,炒白术 10 g,茯苓、茯神各 10 g,苎麻根 15 g,覆盆子 10 g,炒酸枣仁 25 g。

5 剂,水煎服,每日 1 剂(2014 年 1 月 3 日—2014 年 1 月 7 日)。

(7) 若治疗过程中,血查孕激素下降,阴道流血不止,则中西医结合治疗,增加黄体酮注射液 20 mg 肌内注射,每日 1 次;地屈孕酮片(达芙通)10 mg 口服,每日 2 次,补充孕激素安胎。若进一步检查提示有血栓前状态,可予低分子肝素 4 000 U 皮下注射,每日 1 次。

(8) 行健康宣教,观察腹痛、阴道流血情况,了解证候转归。若阴道流血增多、妇科 B 超提示胚胎停止发育,或胎元异常,或胎堕难留,或胎死腹中,宜下胎益母,及时行清宫术。

(9) 患者诊断"中医:滑胎(肾虚证);西医:复发性流产"明确,符合入组先兆流产中医临床路径标准,按照临床路径要求施行中西医诊疗方案。

医师:＊＊＊

(二) 门诊病例

门 诊 病 历

姓名:赵某　　　　　性别:女　　　　　　年龄:18 岁

民族:汉　　　　　　婚姻:已√　否　　　医保号:无

通讯地址：江苏省句容市南工路六巷　　　　　　联系电话：1890529××××

过敏史：否认药物及食物过敏

门诊初诊记录

就诊时间：2016 年 6 月 24 日　　　　　　　　　　　　　　　　科别：妇科

主诉：经行腹痛 5 年余。

现病史：患者 2 年前因经期淋雨后出现经行腹痛，行经第 1～第 2 日腹痛较剧，得热则舒，经期尚准，经量少，色紫暗，夹有血块，无烂肉状血块，伴形寒肢冷。患者每于月经来潮时自服西药止痛，未系统治疗。末次月经 5 月 31 日，近日少腹隐痛，腹胀，腰骶酸楚，稍有恶寒，乳房作胀，睡眠甚晚较差，二便调，舌质淡红，苔薄白腻，脉细弦。

既往史：无特殊疾病史。

经带胎产史：

月经史：$13\dfrac{7}{30\sim50}$ 日，量少，色暗红，有血块，有经前乳胀，有经行腹痛史，第 1～第 2 日腹痛较剧，夹有血块，无烂肉状血块，得温得按痛减，伴畏寒肢冷，经期便溏。末次月经 2016 年 5 月 31 日，7 日净，量色质如常。婚育史：未婚，否认性生活史。带下偏少，主要是经间排卵期锦丝状带下仅 2～3 日。

体格检查：未见明显异常。妇科检查（肛门指检查）：外阴，发育正常，未婚式；宫体，中位，常大，质中，无压痛；附件，双侧附件未及明显异常。

四诊要析：面色㿠白，头昏心悸，寐差，小腹及股臀冰冷，经前烦躁乳胀，带下亦少，脉细弦，舌苔白腻，心肾阳虚，火不暖土，脾肾欠佳，阳虚瘀阻，心肝气郁化火，经行瘀阻不通畅，不通则痛。

辅助检查：

（1）2016 年 6 月 24 日本院妇科 B 超：子宫大小：6 cm×5 cm×4 cm，子宫内膜 1.2 cm；提示：子宫及双侧附件未见明显异常。

（2）2016 年 6 月 24 日本院 CA125 10.60 U/mL。

初步诊断：

中医诊断：痛经（寒凝血瘀，心肾阳虚）。

西医诊断：原发性痛经。

诊疗措施：

（1）中医治疗：正值经期，"急则治标"，宜温经散寒，理气止痛。

1）方选痛经汤加减。处方：

琥珀粉（另吞）3 g，赤芍 12 g，川芎 5 g，桃仁 10 g，红花 9 g，合欢皮 10 g，茯神 10 g，陈艾叶 10 g，制香附 10 g，小茴香 12 g，肉桂（后下）5 g，川续断 10 g，广木香 9 g，延胡索 10 g。

7 剂。每日 1 剂，水煎 400 mL，早晚两次空腹温服。

2）妇科特色治疗：① 中医封包治疗。② 耳穴压豆（皮质下、内分泌、交感、子宫、卵巢），经前 3～5 日以王不留行籽压穴，每日揉按数次。

（2）一般处理

1）保证足够的休息及睡眠，忌食生冷，适量锻炼，调畅情志。

2）若经行腹痛未缓解，疼痛难以忍受可暂口服布洛芬止痛，及时就诊。

医师签名：×××

门诊复诊记录

就诊时间：2016 年 7 月 2 日　　　　　　　　　　　　　　　　　科别：妇科

二诊：经水 2016 年 6 月 26 日转，经行腹痛较前明显缓解，量中等偏少，色暗红，夹少量血块，已将净止，形寒肢冷较前减轻，现感疲乏，纳谷不馨，二便尚调，舌质淡红，舌薄腻，脉沉细。

目前诊断：中医诊断：痛经（心肾阳虚，寒凝血瘀）；西医诊断：原发性痛经。

诊疗措施：

（1）中医治疗：补肾调周，重在宁心助阳。经血已净，"缓则治本"，经后期论治，滋阴养血，宁心安神。

方选杞菊地黄汤合圣愈汤加减。

处方：枸杞子 12 g，太子参 12 g，黄芪 10 g，炒山药 10 g，炒酸枣仁 15 g，桑寄生 10 g，菟丝子 10 g，山茱萸 9 g，炒川续断 10 g，熟地 10 g，炒白术 9 g，白芍 10 g，茯苓、茯神各 10 g。

7 剂。每日 1 剂，水煎 400 mL，早晚两次空腹温服。

（2）一般处理：保证足够的休息及睡眠，避风寒，少食生冷瓜果，适量锻炼，调畅情志。

医师签名：×××

三、有关病历的几点思考

在书写中医妇科病案（病历）中，诊疗标准十分重要，明确诊断，疗效显著，医案（病历）才有价值。在诊疗标准中，存在着不少问题，值得商讨，我们所提出的"7、5、3"奇数律，又有着重要的意义。首先谈病例的个案特性。

（一）书写病案（病历）需体现个案特性

我们认为一份病历，不仅在体例上要有严格的格式或规范要求，所谓"无规矩不成方圆"，但如千篇一律、墨守成规，不能反映个案特性，甚至同一病种同一患者，由于时间节令的差异，亦存在差异性。因此必须反映出个案特性，包括治疗护理等特点。因为书写病案病历，不仅是医疗的文件，而且亦是教学、科研的重要的资料。曾记得有张姓妇人，40 岁左右，患崩漏病证，两次住院，一次是高温季节，夏至前后，辨证为血热性崩漏，用清热凉血的清热固经汤（本院验方），有效出院。一次是寒冷季节冬至前后，辨证为"血热夹瘀性崩漏"，同时合并胃脘胀痛病证，就非清热固经汤所能治。还有如同血瘀性癥瘕，由于体虚、年龄、病程、时令的不同，亦存在差异性。甚则心理，嗜好的不同，亦有一定的差异性，所以中医学中的辨证论治，根据实际情况应有不同的处理和调护，是十分重要的。

（二）诊断标准的商讨

近年来由国家中医药管理局及中医学会组织编写了《中医妇科疾病的诊疗标准》，经过多次讨论，争议很大，很难达到统一。因为传统的中医，是以主证命名的。如月经来潮不到 1 个月的，甚则 20 日或半个月即来潮的，称为"月经先期"。月经来潮超过 1 个月的，甚则 50 日或 2～3 个月才来一次的，称为"月经后期"。经行腹痛称为"痛经"。经行血量很多，或出血量多，淋沥不净者，称为"崩漏"。而且，传统的中医，对诊断是不够重视，强调辨证论治，尤其重视治疗。在诊疗标准讨论中争议最大的是"崩漏"。因为拘泥于主证命名，故凡一切出血病，皆可以"崩漏"命名。这是欠妥的，不符合诊断要求。实际上出血的疾病很多，胎前病的出血，有因胎，或因母体出血的不同。产后出血，亦有子宫复旧不良，或炎症湿热所致者。肿瘤性的出血，其病证较多，除子宫肌瘤、宫颈癌，还有癌症性的出血，炎症湿热性的出血，还有其他性质的出血。即使是女性月经病的出血，亦有月经周期性的出血，如"月经过多""经期延长"，无周期性的出血。我们认为，无周期性但与月经有关的出血，才能作为"崩漏"。由此"崩漏"的范围内容将大大缩小。原来崩漏是一个很大的病证，故在认识上很难接受。又如经间期出血，本病证是由我们提出，并写入全国高等院校《中医妇科学》教材中去的，是扩充的新增加的病种。我们的目的，主要是经间期，因为在中医妇科学中有经前期、行经期、经后期，但无经间期，整个月经周期很不完整，是以经间期出血重在经间期，这是月经周期中至关重要的时期，亦即是西医学中的排卵期，排卵期不一定在经间期，可有早有晚，但我们观察，大多数在经间期，故仍以经间期命之。排卵在中医学中是"重阴必阳"的转化时期，出血除少数顽固性者外，阴阳有所脱节所致。至于兼夹湿热或血瘀者，亦为次要，保证"重阴必阳"的转化顺利，控制出血极为次要。在流产类疾病中，有胎漏、胎动不安，但是就保胎的意义而言，一旦出现胎漏、胎动不安的证候，其保胎的成功率要小得多，根据我们的临床观察，孕后早期，无证可辨，但检查妊娠激素偏低，细询问患者大多有程度不同的腰酸。因此我们认为"妊娠腰酸"作为"先兆流产"的中医病证，较为合适，弥补中医妇科在先兆流产中诊断方面的缺憾。

（三）疗效标准的商讨

古人在医案（病历）报道中常有霍然而愈。顿愈，即愈，一朝而愈，似有扩大疗效，哗众取宠之嫌。我们认为，判定治疗的效果，首先与诊断有着紧密的关联，就以"崩漏"而言，控制出血，未必就是痊愈，因为在疗效标准中有痊愈、有效（或好转）无效三个类别。或者有显著好转、好转、无效。或者临床痊愈（或称基本痊愈）有效、无效。亦有分为痊愈、显著有效、有效、无效四个类别。所以控制出血，只能作为有效，如控制几日后，观出血尚不能显示有效。控制出血达1个月者，始能称为有效。功能性的"崩漏"，在控制出血后恢复月经周期，恢复"重阴必阳"的经间排卵的正常转化，且符合正常的生理节律的演化，才能算作痊愈。而肿瘤性的出血，必待肿瘤之消失，炎症性的出血，亦有待炎症之消失，身体健康，才能算作痊愈。但炎症易致后遗，形成慢性炎症，组织变态，也即是血瘀，反复发作，痊愈标准很难判定。胎产期的崩漏自然控制，可作痊愈：一是胎儿发育正常，保胎成功，崩漏自然控制，可作痊愈；二是流产完全，崩漏控制，只能作为有效。我们体会，在不全流产中曾有一例引发感染出血如崩，且绒毛变性，有恶变可能，原方主治西医提出切除子宫，无奈患者年轻，尚未生育，故坚拒之，用中医药创造了奇迹，不仅控制出血，消除炎症，排除宫内瘀浊，防治恶变，亦可算显效。产后崩漏，大多与子宫复旧不良有关，因此，子宫复旧好，才能算作痊愈，控制出血只能算有效。再以绝经期出血的疗效标准而言，痊愈的标准，在于恢复排卵的正常，亦即是恢复"重阴必阳"的顺利转化，月经周期的正常，所以控制出血，只能算作有效。

（四）"7、5、3"奇数律的应用

女性的生殖节律及月经周期节律与"7、5、3"奇数律有着很大的关系。一般来说，女性属阴，而阴的发生发展又与阳有关，而奇数属阳，故女性的发生发展与阳奇数有关。是以《素问·上古天真论篇》提出女性的发生发展与"7"有关，从二七开始月经来潮，三七至四七女性发展成熟，五七开始下降，六七已现衰退，七七天癸竭……月经断绝。我们在长期的临床观察中，不仅发现"7"奇数的生殖节律，还有"5、3"奇数律，而且"7、5、3"奇数律与女性的生命节律亦有着重要的关联。也即是说女性在绝经后期的50年中，仍然有着"7、5、3"奇数律的影响，至于影响的具体内容有待研究生命节律者揭示。

在诊断方面的重要性，表现在确定具体概念。月经周期1个月1次，28~30日，但行经期，少则3日，多则7日，一般5日。特别妊娠之后，30日因过早尚难确定。50日、70日、90日是早孕的关键时期，因此妊娠流产大多在50日、70日、90日左右。在月经病的诊断中，月经先期、月经后期、月经过多、月经过少、月经行先后无定期均需连续3次以上者，才能名此。如偶然1~2个月月经周期失常者，可不做疾病论。闭经绝大多数是继发性闭经，我们认为，应按"7、5、3"奇数律而定之。3数律者，超过3个月经周期未行者，即可名此；5数律者，超过5个月经周期未行者，即可名此；7数律者，超过7个月经周期未行者，方可名此。是以闭经应分三类，即停经3个月者，或停经5个月者，或停经7个月者，均以生理上生殖与月经周期的节律数来衡定。

在疗效方面，我们认为，亦应按"7、5、3"数律来判定。以功能性"崩漏"而言，3数律者，控制出血，尚需阴阳消长转化正常，月经周期正常在 3 个月以上者，才能算作痊愈，5 数律者，控制出血后，阴阳消长转化正常，月经周期正常在 5 个月以上者，才能算作痊愈；7 数律者，控制出血后，阴阳消长转化正常，月经周期正常在 7 个月以上者，始可作为痊愈。在月经病方面，如月经先期、月经后期、月经量多、月经量少、经期延长，以及痛经、经行前后诸证等，均应按患者原有的 7 或 5 或 3 的奇数律来判定。我们曾经在功能性崩漏中发现控制出血后，有进行调周法。患者 4 个月月经周期正常，行经期出血量亦基本正常，按以往 3 个月标准判定，此病已痊愈。但恰巧在 5 个月时周期失常，经行时出血量多，其病又发，说明本病并没有痊愈。有意义的是，我们在测量 BBT，观察高温相是否存在，高温相能否维持 12 日以上，发现这类患者在"7、5、3"的奇数律中的确出现明显波动和不稳定。可见"7、5、3"奇数律在女性生殖生理及病理及疗效方面的重要性。

第九章
月经病的调治

　　月经病是指月经的周期、经期、经量异常为主症,或伴随月经周期,或于经断前后出现明显症状为特征的疾病。月经病是妇科临床的常见病、多发病,被列为妇科病之首。常见的月经病有:月经先期、月经后期、月经先后无定期、月经过多、月经过少、经期延长、经间期出血、崩漏、闭经、痛经、月经前后诸证、经断前后诸证、经断复来等。

　　月经病多因寒热湿邪侵袭、情志因素、房事所伤、饮食失宜、劳倦过度等引起脏腑功能失常,气血失调,间接或直接地损伤冲任督带和胞宫、胞脉、胞络,以及心(脑)肾—肝脾—子宫轴失调而致。同时,痛经、月经前后诸证等疾病,其所以随月经周期而发,除致病因素外,又与经期及经期前后气血变化、血海盈亏等特殊生理状态有关。

　　月经病的诊断多以四诊收集的临床表现为依据,着重月经期、量、色、质的异常及伴随月经周期或经断前后出现明显不适的症状,同时结合全身症状,运用四诊八纲辨其脏腑、气血、经络的寒热虚实。临证时还要根据月经周期不同阶段的阴阳转化和气血盈亏的变化规律进行综合分析。

　　月经病的治疗原则:一是重在调整月经周期节律以治其本,治本以调经,即运用各种治疗方法消除导致月经病的病因以使月经恢复正常。临证中要分清先病和后病。正如萧壎在《女科经纶·月经门》按语云:"妇人有先病而致经不调者,有月经不调而生诸病者。如先因病而后经不调,当先治病,病去则经自调。若因经不调而后生病,当先调经,经调则病自除。"在这个原则指导下,具体采用补肾、宁心、扶脾、疏肝、调理气血、调治冲任、调养胞宫,总体调控心(脑)肾—肝脾—子宫轴的方法。

　　治疗月经病同时要顺应和掌握一些生理性规律:一是顺应月经周期中阴阳转化和气血盈亏的变化规律,经期血室正开,宜和血调气,或引血归经,过寒过热、大辛大散之剂宜慎,以免滞血或动血;经后血海空虚,宜予调补,勿滥攻;经前血海充盈,宜予疏导,勿滥补。二是顺应不同年龄阶段论治的规律,即青春期重治肾,生育期中年重治肝,绝经后或老年期重治脾,对临床有一定的指导意义。

第一节　月　经　不　调

　　月经不调,有广义狭义两者。广义者,泛指一切月经病,甚至概括闭经、崩漏、绝经前后诸证、老年经断复来等在内;狭义者,仅指月经的期量方面的失常,一般有月经先期、月经后期、月经先后无定期、月经量多、月经量少、经期延长六个病证。本节所指的月经不调,就是狭义性的六个病证。

　　月经量多与经期延长,在出血量上有着明显的区别,但在经期的时限上似乎很难划清,我们认为月经量多一般时限虽有所增加,但以 2～3 日为限度。如"7"数律者,最多在 10 日以内,超过此时限者为经期延长。月经量少,近年来较为多见,且较难治。原因是宫腔手术过早过频,损伤血海所致,是以更加强调"周期疗法","调经必须调周,调周才是更好的调经",而且持之以恒,才能收到较好的疗效。

一、月经先期

月经 1 个月一次,经常不变。如果月经周期提前 7 日以上,甚至 10 余日一行,连续 3 个周期以上者,前人称为"月经先期",亦称"经期超前""经行先期""经早""经水不及期"等。

【病因病机】

本病历来认为是以血热为主因,所谓"阳有余则先期而至""血热迫血妄行"。但从临床上看,血热虽为主因,与心肝火旺有关,而肾虚更为重要。肾阴虚不能滋养心肝,是以心肝火旺,故致火旺阴虚。我们在临床上还发现,有相当多的患者 BBT 高温相偏短、偏低且不稳定,火旺迫血,不仅先期而且量多,阴虚稍久,亦致阳虚,表现出"上热下寒"的症状,说明不仅有阴虚,还有明显的阳虚虚寒的存在,反映出病症的复杂性。

本病的主要病变因素在于血热,血热必然伤阴,阴虚则血热渐盛,血热者阳热也,阳与阴处于对立状态,所以在月经先期中所见血热者,除少数与阴虚无关外,大多与阴虚有关,血热愈甚,愈将耗损其阴,所以血热阴虚是主证型。但临床病症是复杂的,不仅有血热阴虚证,而且还有血热阳虚证。阳虚则寒,表现在下焦的为肾寒,称之为血热肾寒证,临床上亦常见,亦为主证型之一。其他尚有气虚者,气虚与脾虚有关,称为脾气虚,常与劳倦过度、饮食失调、思虑过多、坐卧较久、缺乏运动,以致脾虚气弱,不能协助子宫冲任之固藏,故见月经先期,但大多与心肝郁火有关,所以属于兼证。主要有如下方面。

1. 血热阴虚　素体阴虚,或久病耗伤阴血,或房劳多产,精血两亏,癸水不充,心情烦躁,或工作学习紧张,以致阴虚生内热,阳热颇甚,动而不静,子宫失藏,血海不宁,故发为先期。

2. 血热肾寒　素体阳虚,或血热伤阳,或久病耗伤阴血,由阴及阳,或房劳多产,精血两亏,癸水不充,阳虚则寒,生于下焦为肾寒,阳虚子宫失养,冲任不固,可致月经先期。

3. 血热肾虚不固　素体虚弱,或血热伤于阴阳,久病及肾,肾虚封藏失职,冲任子宫失固,兼之血热迫血,致经水先至。

4. 郁热　素体阴虚,情志不畅,烦躁不已,心肝气郁化火,以致冲任化热,扰动血海,迫使子宫失藏,故致先期,正如茹十眉《医药顾问》云:"在性多急躁,多怒多妒者,此气血俱热,且有郁也。"

5. 实热　素体阳盛,或禀赋较盛,或过食辛燥助热药物、食物,或外感热邪,必致内在的阳热太过,热扰冲任,血海不宁,子宫失藏,故月经先期而至。有如《女科指南》云:"经水先期而至,属实而热也。"

6. 脾弱气虚　素体虚弱,劳倦过度,饮食失调,思虑伤脾,中气虚弱,不能司子宫冲任之固藏而致月经先期。

【诊断与鉴别诊断】

(一) 诊断

1. 一般诊断　月经先期,以 3 数律为主者,即每次月经提前 3～6 日,或 9 日以上,甚则近半月,且连续 3 个以上月经周期提前者;5 数律为主者,即每次月经提前 5 日以上,且连续 5 个以上月经周期提前者;7 数律为主者,即每次月经提前 7 日以上,且连续 7 个以上月经周期提前者。

2. 体格检查　妇科检查排除炎性、肿瘤等器质性病变。

3. 辅助检查

(1) 测量 BBT 呈双相,一般情况下高温相应达 12 日,低温与高温差应＞0.4℃,但本证高温相偏短

(不足 12 日),或高温相缓慢上升,或上升幅度偏低(<0.3℃)。

(2) 于行经第 3 日,或在 BBT 高温相 6～7 日时查血 E_2、P、PRL、LH 等生殖内分泌激素测定以了解卵巢功能。

（二）鉴别诊断

1. 经间期出血　本病发生在月经周期第 12～第 16 日,持续 2～3 日,流血量一般较少。此病与经间期生理变化密切相关,排卵之期,肾中阴阳消长变化,此期阳气易动,阴精易泄,若素体阴阳偏盛,邪伏冲任,或湿盛,或瘀阻均易扰动血海而发生出血。肾中阴阳平秘,气血调匀,出血即止。BBT 测定有助于鉴别。

2. 轻度崩漏　本病发生时周期、经期、经量、经色、经质均发生紊乱,可通过测量 BBT、监测卵泡及孕激素的变化以区别有无排卵。

3. 癥瘕性出血　即子宫肌瘤,可通过 B 超、宫腔镜等检查鉴别。

【辨证】

本病治疗重在调整周期,使之恢复常度。按其证候属性或补或泻,或养或清,勿犯虚虚实实之戒。但若月经先期日久失治,或本有血热而过用辛燥活血剂,使邪火更旺,内伤冲任;或本有气虚而过伤阳,使摄纳无力更甚,终致一月二三至,即半月或旬日而至,如若病情加重流血量多涌急如崩,即易转变为崩漏。

（一）主要证型

血热证型,又可分为血热阴虚证、血热肾寒证二者。

1. 血热阴虚证

［证候］月经先期,经量一般偏多,偶或量少,色红、质稍黏,或有小血块;烦躁内热,手足心热,咽干口燥,两颧潮红,潮热盗汗,心烦寐差,甚则失眠,口舌糜烂,便干尿黄,舌红少苔,脉细弦数。

［分析］素体或诸多因素导致精血两亏,癸水不充,心情烦躁,或工作学习紧张,以致阴虚生内热,阳热颇甚,动而不静,子宫失藏,血海不宁,均可发为月经先期;热久伤阴,阴血耗伤,故两颧潮红,潮热盗汗,手足心热;血热阴虚日久伤津,故便干尿黄;舌红少苔,脉细弦数,亦为血热阴虚之象。

2. 血热肾寒证

［证候］月经先期,经量一般较多,色紫红有小血块;烦热口渴,夜寐较差,头昏头痛,腰膝酸冷,腰俞酸冷,小腹冷,尿频,大便易溏,或先干后软;BBT 不仅高温相偏短,而且起伏不定,稳定性极差;脉象弦细,重按乏力,舌质偏红,苔白腻。

［分析］素体或诸多因素导致上有内热,烦热口渴;下有阳虚则为肾之虚寒,阳虚子宫失养,冲任不固,可致月经先期。血热肾寒,上热下寒,故可见月经色紫有小血块;肾阳虚,则腰膝酸冷,腰俞酸冷,小腹冷,尿频,脾失温煦,大便易溏;脉象弦细,重按乏力,舌质偏红,苔白腻,亦为佐证。

（二）次要证型

1. 血热肾虚不固证

［证候］月经先期,甚或经行频频,经量或多或少,以多为主,色红或淡红;头昏烦热,口干喜饮,腰俞酸楚,带下较多,尿频小腹有冷感,脉细弦,尺部虚软,舌质偏红,苔根微腻。

［分析］素体虚弱,或血热伤于阴阳,久病及肾,肾虚封藏失职,冲任子宫失固,兼之血热迫血,致经水先至。血热妄行,肾虚摄血不固,可见经行频频,量或多或少;肾虚兼血热,热久伤阴,可见口干喜饮;肾虚不固,故带下较多,尿频;脉细弦,尺部虚软,舌质偏红,苔根微腻,均为血热肾虚不固之象。

2. 郁热证

［证候］月经先期,经量或多或少,色紫红,有小血块;经行小腹作胀,或有不畅,胸闷烦躁,时欲叹气,

乳房乳头胀痛,口苦咽干,舌质偏红,苔黄白腻,脉象弦数。

[分析]素体阴虚,情志不畅,烦躁不已,心肝气郁化火,以致冲任化热,扰动血海,迫使子宫失藏,故致先期。肝气郁结,疏泄失常,则小腹作胀,胸闷烦躁,时欲叹气,乳房乳头胀痛;郁热久则伤津,可口苦咽干;舌质偏红,苔黄白腻,脉象弦数,此皆郁热表现。

3. 实热证

[证候]月经先期,经量多,色深红,质黏稠有血块;烦热口渴,喜冷饮,面红唇赤,尿黄,大便干结,舌质红苔黄腻,脉象滑数。

[分析]素体阳盛,或禀赋较盛,或过食辛燥药、食物,或外感热邪,必致内在的阳热太过,热扰冲任,血海不宁,子宫失藏,故月经先期而至。实热灼伤津液,则烦热口渴,喜冷饮,面红唇赤,尿黄,大便干结;舌质红苔黄腻,脉象滑数均为热象表现。

4. 脾弱气虚证

[证候]月经先期,经量较多,色淡红,质稀薄;神疲乏力,面色萎黄,气短懒言,倦怠嗜卧,小腹空坠,或腹胀矢气,纳少便溏,语声低微,舌质淡边有齿痕,脉象细弱或缓弱。

[分析]素体虚弱,劳倦过度,饮食失调,思虑伤脾,中气虚弱,不能司子宫冲任之固藏而致月经先期。脾气亏虚,气血不足,无以濡养,则神疲乏力,面色萎黄,气短懒言,倦怠嗜卧;舌质淡边有齿痕,脉象细弱或缓弱皆为脾弱气虚之象。

【治疗】

本病的治疗主要一是辨证论治,二是调周治疗,以治未病为主,着重在经后期与经间期的论治,以调治阴阳为重点;三是其他治法,主要包括配合中成药和针灸治疗。

(一) 主要证型

1. 血热阴虚证

[基本治法]清热养阴,调经止血。

[方药运用]清经散(《傅青主女科》)加减。

地骨皮 10 g,牡丹皮 10 g,熟地黄 10 g,白芍 10 g,茯苓 10 g,炙龟甲(先煎)10 g,川续断 10 g,菟丝子 10 g,莲子心 5 g。

方中地骨皮、牡丹皮、熟地黄、白芍、茯苓补益养血调经;炙龟甲、川续断、菟丝子补肾益精;莲子心清心宁神。诸药组合,清中有补,调节月经。

[服法]水煎分服,每日 1 剂。

[加减]如伴月经量多,行经期服用,需加大蓟、小蓟、炒蒲黄等品。

2. 血热肾寒证

[基本治法]清心温肾,调经固冲。

[方药运用]清心温肾汤加减(夏桂成经验方)。

钩藤(后下)10 g,紫贝齿(先煎)15 g,莲子心 5 g,黄连 6 g,淫羊藿 10 g,仙茅 6 g,川续断 12 g,肉桂(后下)5 g,丹参 10 g,白芍 10 g,炒白术 10 g,茯苓 10 g,广木香 6 g。

方中钩藤、紫贝齿镇心安神;莲子心、黄连清心火;淫羊藿、仙茅、川续断温肾助阳;肉桂(后下)、丹参、白芍温阳养血;炒白术、茯苓健脾补血;广木香理气和胃。

[服法]水煎分服,每日 1 剂。

[加减]若经期服,可去白芍,加入炒蒲黄、马齿苋等品。

（二）次要证型

1.血热肾虚不固

[**基本治法**] 清热安神，固肾止血。

[**方药运用**] 清心固肾汤加减（夏桂成经验方）。

钩藤（后下）10 g，紫贝齿（先煎）15 g，莲子心 5 g，黄连 6 g，杜仲 10 g，菟丝子 10 g，巴戟天 10 g，潼蒺藜 10 g，白芍 10 g，金樱子 10 g，炒芡实 10 g。

方中钩藤、紫贝齿镇心安神；莲子心、黄连清心火；杜仲、菟丝子、巴戟天、潼蒺藜补益肾气；白芍滋阴养血；金樱子、炒芡实收敛固肾。

[**服法**] 水煎分服，每日 1 剂。

[**加减**] 行经期间服，去金樱子、炒芡实、菟丝子、潼蒺藜等，加入炒牡丹皮、大蓟、小蓟、益母草等品。

2.郁热证

[**基本治法**] 清肝解郁，凉血调经。

[**方药运用**] 丹栀逍遥散（《校注妇人良方》）加减。

炒牡丹皮 10 g，炒栀子 6 g，炒柴胡 8 g，薄荷（后下）6 g，黑当归 10 g，白芍 12 g，白术 12 g，茯苓 10 g，炮姜 6 g，陈皮 6 g，绿萼梅 6 g，生甘草 5 g。

方中牡丹皮、炒栀子清热凉血；炒柴胡、薄荷疏肝解郁；黑当归、白芍养血补肝；白术、茯苓以补中理脾之功；炮姜以温脾摄血；陈皮、绿萼梅理气；生甘草健脾调和诸药。

[**服法**] 水煎分服，每日 1 剂。

[**加减**] 若经期服用，需加赤芍、益母草。

3.实热证

[**基本治法**] 清热泻火，凉血调经。

[**方药运用**] 先期汤（《女科准绳》）加减。

生地 10 g，当归 10 g，川芎 6 g，阿胶（烊化）10 g，黄柏 10 g，知母 10 g，黄芩 10 g，黄连 6 g，制香附 10 g，炙甘草 5 g。

方中生地、当归补肾滋阴；川芎乃血中气药，行气活血助调经；阿胶（烊化）养血止血；黄柏、知母、黄芩、黄连清热泻火；制香附理气解郁，调经止痛；炙甘草健脾兼调和诸药。

[**服法**] 水煎分服，每日 1 剂。

[**加减**] 若行经期服，去阿胶、川芎，加入大蓟、小蓟、地榆炭、炒蒲黄等品。

4.脾弱气虚证

[**基本治法**] 健脾益气，固冲调经。

[**方药运用**] 补中益气汤（《脾胃论》）加减。

党参 10 g，炙黄芪 10 g，白术 10 g，茯苓 10 g，炙升麻 6 g，柴胡 6 g，当归 10 g，白芍 10 g，广木香 6 g，陈皮 6 g，炙甘草 5 g。

方中党参、炙黄芪、白术、茯苓健脾益气；炙升麻、柴胡升举阳气；当归、白芍养血调经；广木香、陈皮理气和胃；炙甘草健脾兼调和诸药。

[**服法**] 水煎分服，每日 1 剂。

[**加减**] 若行经期服者，加入艾叶炭、砂仁（后下）、炮姜等品。

[**周期疗法**] 本病证属于"血热证"与"阳虚""阴虚"者为多。血热阴虚者经前、经期治疗固属重要，但因此证重在阴虚，阴虚得复，血热自降，前人就有"寒之不寒，自无水也""壮水之主，以制阳光"之论。阴者，水也，而经后期是阴长时期，故血热阴虚者应重在经后期治疗。如血热肾寒者，由于肾阳虚明显，故

应重视经间排卵期及经前前半期的治疗。因为经间期是重阴转阳时期,经前前半期是阳长的重要时期,所以应着重这两个时期的治疗。

【中成药】

1. 丹栀逍遥丸　每次 6 g,每日 2 次。适用于郁热型月经先期。经后期服。
2. 固经丸　每次 6 g,每日 2 次。适用于阴虚血热型月经先期。经期、经后期服。
3. 补中益气丸　每次 6 g,每日 2 次。适用于气虚型月经先期。经前、经期服。
4. 五子补肾丸　每次 6 g,每日 2 次。适用于肾虚型月经先期。经前期服。
5. 定坤丹　每次 5 g,每日 2 次。适用于肾虚型月经先期,经前期服。

【转归及预后】

本病通过及时治疗,多可痊愈,如伴有月经量多、经期延长者日久可以发展为崩漏,迁延难愈,因此应重视早期治疗。

【预防与调护】

(1) 注意身心健康,控制不良情绪。
(2) 临床用药忌温燥助阳动血之品,以及烟、酒等辛辣之品。

【夏桂成临证经验】

月经周期不足 21 日,连续 3 个周期以上,为月经先期。根据经色、经量、经质及伴随症状、舌苔脉象,可分为脾气虚弱、肾气不固、阳盛血热、肝郁血热、阴虚血热等证型。治疗总以热者寒之、虚者补之、实者泄之,分别对证予以健脾益气、补肾固冲、清热凉血、疏肝解郁、滋阴清热等法,对于病及多脏者,或心脾同治,或脾肾双补,若虚而夹火者,则重在补虚,养营安血为先,不可妄用苦寒之剂。临床上随着对月经病认识的深入,我们发现女性的月经周期演变,存在"3、5、7"奇数律的不同类型,因此,判定月经先期,亦因根据具体女性属于"3"数或"5"数、"7"数来决定。如月经周期中,四个时期均按"7"数律演变者,即月经周期须提前 7 日以上者,始能判定为先期。按"5"数律演变者,提前 5 日以上,即可判定为先期。按"3"数律者,提前 3 日以上,即可判定为先期。而且尚须连续 3 次以上,有的要连续 5 次,甚则有的要连续 7 次,始能真正称之为月经先期。其疗效标准,亦必须按具体女性的奇数律不同而衡定之。符合中医学中具体对象不同,其诊断、疗效标准亦有区别的要求。但最少"3",最多"7"的标准是肯定的。

关于先期的病理认识。月经先期的主要原因在于阳热。夏桂成认为阳热仅是标证,是在肝肾阴虚的前提下形成的。《傅青主女科》在分析月经先期量多时说"肾中之水火俱旺乎",分析月经先期量少时说"肾中水亏火旺乎""经水出诸肾"。肾水亏损程度决定了经水之多寡。而先期者,乃火旺所致。因此,我们认为实热、虚热、郁热之所以致月经先期者,阴亏损程度较轻。在外界因素如天暑地热、嗜食辛辣、素体阳盛等影响下,火旺偏甚者,谓之实热;肾阴不足,不能涵养心肝,情绪不畅,烦躁忿怒,所致郁热者,与虚热、实热亦有所不同。至于尚有少数血瘀、气虚所致者,从月经先期这一病证而言,血瘀亦大多数属于阴虚病变发展中的兼夹证型或次要证型,因为阴阳是互相的关联,即相互依赖而生存发展,长期阴虚,又必及阳,导致阳虚。我们在此病的观察中,运用测量 BBT 发现高温相偏短欠稳定者,占有很大比例,是可以证明在肾阴虚的前提下,亦有偏于肾阳虚的一面。正由于肾阳的不足,阳虚不能溶解膜样血瘀,血瘀占据血室,致血不归经。但此处的血瘀,由于肾阴阳虚损的程度较轻,故形成的血瘀程度较之无排卵性崩漏的"瘀结"要轻得多,所以出血的程度就轻得多,血瘀只能作为兼夹因素或者是标的病理变化。气虚除部分确因素体脾胃薄弱,中虚气不足外,有相当部分系先期量多的时间病程较久,出血过多,血去气弱,气虚是果而非因,但气虚之后倒果为因,在一定程度上增剧了先期量多的出血病变。但正由于此,必须认清阴虚阳盛是前提,有些患者所表现的复杂性、顽固性。就是由一面阴虚火旺,一面又出现阳虚血瘀的错杂病变。

在辨治方面,不仅要深入分析月经的量、色、质的变化,如量多、色鲜红、质黏稠者属于血热证;量多、色淡红、质较稀者,属于气虚证;量多、色紫黑、有血块者属血瘀证。而且要结合观察BBT和检验性激素的微观辨证方法,同样是血热实证,不仅有着轻、中、重的程度差异,通过妇科的细致辨析,以及BBT温相的偏高偏低,不难作出区别。血热轻证,除了先期量多的症状较轻外,BBT所反映的温相变化亦基本符合轻证要求,因此,治疗上可选用荆芩四物汤,稍为加减即可。一般血热证,除先期量多的症状有所明显外,全身症状上也可出现烦热口渴、舌红脉数等证候,BBT温相过高,治疗上需选用凉血清热重剂,如先期汤。但是通过微观检查,可以观察到女性内分泌激素中雌激素偏低或过高,偏低可以引起阴虚火旺,或者是火旺血热中潜伏着阴虚,在治疗上应用凉血清热方药的同时,必须照顾到阴虚的一面。但阴盛火旺,于理论上似乎很难理解,故《傅青主女科·调经门》中所提出的"肾中水火之太旺乎",水者,阴也,火者,热也,在临床上的确有水太旺的所谓雌激素过多引起先期出血病证,由于水即阴之太旺,所以在治疗上当以清热为主,苦以燥湿,寒以泻火,故先期汤,清经散正为此而用。但实践告诉我们,水即阴之太旺,泻火燥湿虽是主要的,但不能忽略血中之阴即肾水的调节,故《傅青主女科》之清经散,仍然使用熟地黄、白芍滋养阴血之品,此可以了解到滋阴养血药的双重调节作用。至于阴虚火旺又夹阴虚血虚的复杂病证,可参考矛盾辨证方法所作出的恰当处理,亦可参阅有关章节。

二、月经后期

月经周期延后7日以上,甚或40日或50日一至,也有的2～3个月一行,连续出现3个周期以上者,称"月经后期"。亦称"经行后期""经期错后""经迟""过期经行"。如仅延后7日以内,且无其他不适者,不作本病论。若偶见一次延后,下次仍然如期来潮者,或青春期初潮方至,或围绝经期月经时有延后,未伴其他证候者,一般不属病论。

月经后期最早见于张仲景《金匮要略》用温经汤治疗月经至期不来,至万全《万氏妇人科》始把月经后期从月经不调中独立出来,专篇论述。历代医家都主血虚之说,明代以后逐渐接受血寒致病说,也有从不同角度提出各种的观点,使本病病因病机,辨证理论不断丰富。

【病因病机】

本病的主要病理在于阴虚。阴虚者,即肾阴癸水之不足也,亦即是阴不足,则阴长运动不及,带下少,经后的初中期大大延长,故而月经周期延后。正如《校注妇人良方·调经门》引王子亨方论中有:"阴不足则后期而来。"所谓阴不足者,就意味着肾阴癸水之不足也。阴虚而阴长迟缓,就月经周期而言,阴半月阳亦半月,说明阴长运动在半个月内必须达到重阴,然后进入经间排卵期,此则阴长运动迟缓,在半个月内仍在经后的初中期,故而月经周期落后。阴虚之所以形成,首先在乎肾虚,与劳累、烦躁、紧张、长期睡眠偏少、睡眠过迟有关。其次是肝阴不足,肝者,为肾之子,肾水能养木,但反过来肝木亦有帮助肾水的作用,前人云"乙癸同源",肝阴亦包括血也。但阴虚亦常与阳有关,亦即是与阴阳的互根有关,阴虚既能及阳,阳虚亦能及阴,这是月经后期中最为主要的病因及其病机演变。

其他尚有血寒、瘀滞、痰湿、肝郁等兼夹因素。血寒者常与素体阳虚有关,以及经期受寒饮冷有关;瘀滞者,常因心肝气郁、情绪不畅以及经行排经不利积蓄而成;肝郁者,气机不畅也,阻滞阴血运行,而且素多忧患,情志不畅,阻滞胞脉胞络冲任,血海不能如期溢泻,因而月经后期;痰湿者,常与肾虚偏阳,多食肥甘所致肥胖女性者,恒多见之。

本病的病因病机复杂,按辨证可分为主要证型和兼夹证型,具体如下。

（一）主要证型

1. 阴虚血少　素体阴虚,或久病伤阴,或情志过极,暗耗癸水,或房事不节,损伤肾阴,或内火偏甚,阴不制阳,阳火伤阴等有关。《妇人规·经脉类》说:"其有阴火内灼,血本热而亦过期者,此水亏血少,燥涩而然。"燥涩者即阴虚不能行其滋长使然。

2. 阴虚脾弱　素体阴虚,或久病伤阴,或情志过极,暗耗癸水,脾阴失滋,或素体脾胃不足,气血虚弱,冲任子宫不能按时满盈,血运无力,可致月经后期。

3. 阳虚血少　素体阳虚,或素体阴虚,阴虚及阳,阳不生阴,阴益虚,则阴长运动缓慢,经后期延长,血从阳化,阳虚血少,冲任子宫充盈不足,血海不能如期溢泻,因而月经后期。

4. 阳虚血寒证　素体阳虚,气阳不足,无以化阴,阴分不足,则阴长运动缓慢,经后期延长,且阳虚者易感受寒凉,导致寒凝,血滞失运,日久致月经后期。

（二）兼夹证型

1. 夹痰脂　素体阳虚,或多食肥甘,或忧思过度,损伤心脾,致痰脂壅滞,气血运行不畅,致经水不能按时而下。

2. 夹血瘀　情志不畅,或气虚不达,或感受寒邪,或宿瘀留滞,经血瘀滞,不得流畅,经水难下,发为月经后期。

3. 夹肝郁　情志不舒,多有忧郁、情怀不畅,肝气郁结,不得宣达,疏泄失常,血行不利,胞脉受阻,致经水后期。

【诊断与鉴别诊断】

（一）诊断

1. 一般诊断　月经后期,以 3 数律为主,不仅指月经周期落后 3 日以上,而且需连续 3 个月经周期以上者;5 数律者,月经周期落后 5 日以上,且连续落后 5 个月经周期以上者;7 数律者,月经周期落后 7 日以上,且连续落后 7 个月经周期以上者。

2. 体格检查　妇科检查或肛查,无明显器质性病变。

3. 辅助检查

（1）BBT 一般呈高温相偏后,低温相延长;带下偏少或全无。

（2）B 超检查,了解子宫、卵巢情况,排除器质性病变。

（3）生殖内分泌激素测定,检查血清 E_2、P、FSH、LH、PRL、T 等,以了解生殖内分泌功能。

（4）妊娠试验,排除早孕。

（5）有条件的地方,应检查甲状腺功能、肾上腺皮质功能等,以排除相关疾病。

（二）鉴别诊断

1. 并月、居经　并月指身体无病而月经常呈 2 个月一行,居经为月经 3 个月一行,此两者特殊的生理现象,周期固定,且不伴有其他症状。

2. 妊娠　育龄期妇女既往月经如期而至,未避孕而月经闭止,伴恶心、呕吐,乳房作胀,下腹逐渐膨隆,脉象滑,尿妊娠试验呈阳性。

3. 胎漏、胎动不安　妊娠早期,阴道少量出血,或伴下腹疼痛,腰酸或腹坠者。

【辨证】

（一）主要证型

1. 阴虚血少证

[证候] 月经后期,经量少,或偏少,色淡红,无血块;头昏腰酸或有心慌,平时带下少甚或全无,夜寐欠佳,脉象细弦,舌质淡红,苔薄腻。

[分析] 素体阴虚,或久病伤阴,或情志过极,或房事不节,暗耗癸水,或内火偏甚,阴不制阳,阳火伤阴等有关。阴血不足,心脑失养,故头昏或心慌;腰为肾府,肾阴不足,腰府失养,则腰酸;肝肾不足,心神失养,则夜寐不安;脉象细弦,舌质淡红,苔薄腻,亦为阴虚血少之象。

2. 阴虚脾弱证

[证候] 月经后期,经量偏少,偶或量多,色淡红,质稀无血块;神疲乏力,腹胀便溏,头昏心慌,或下午腹胀,入晚腹胀,矢气较多,带下少或偶有偏多,脉象细弱,舌质淡红,苔白腻。

[分析] 素体阴虚,或久病暗耗营阴,脾阴失滋;或素体脾气不足,气血虚弱,冲任子宫不能按时满盈,血运无力,可致月经后期。阴血不足,心脑失养,故头昏心慌;脾虚气血不足,无以外荣,则神疲乏力,脾虚运化失职,故可见腹胀便溏。脉象细弱,舌质淡红,苔白腻皆为佐证。

3. 阳虚血少证

[证候] 月经后期,经量偏少,色淡红,质稀或稍黏;腰酸,小腹有凉感,大便有时溏、有时干,头昏心慌,脉象细弦,或沉迟无力,舌质淡红,苔白腻。

[分析] 素体阳虚,阳不化阴,血从阳化,阳虚血弱,则阴长运动缓慢,经后期延长,血少冲任子宫充盈不足,血海不能如期溢泻,因而月经后期。气血不足,心脑失养,无以上荣,故头昏心慌;肾阳亏虚,不能温煦脾阳,可见腰酸、小腹凉,大便时溏时干;脉象细弦,或沉迟无力,舌质淡红,苔白腻,均为阳虚血少之象。

4. 阳虚血寒证

[证候] 月经后期,经量少,色暗红,有小血块;腰酸,小腹冷,肢凉形寒,小便清长,大便或溏,脉细滑,舌质淡红,苔白腻。

[分析] 素体阳虚,或素体阴虚,阴虚及阳,阳不生阴,阴愈虚则阴长运动缓慢,经后期延长,且阳虚者易感受寒凉,导致寒凝,血滞失运,日久致月经后期。肾阳亏虚,阳气不能温养,可见腰酸、小腹冷,大便或溏,小便清长;血寒,经血运行不畅,瘀血内阻,新血难生,故可见经色暗,有小血块;脉细滑,舌质淡红,苔白腻,均是阳虚血寒之征。

（二）兼夹证型

1. 夹痰脂证

[证候] 月经后期,经量偏少或甚少,色淡红,质黏稠;形体肥胖,且越来越胖,胸闷,口腻多痰,平时带下少,毛发多,痤疮,脉象细滑,舌质淡红,苔白腻。

[分析] 素体阳虚,或多食肥甘,或忧思过度,损伤心脾,致痰脂壅滞,气血运行不畅,致经水不能按时而下。痰湿内生,则形体肥胖,且越来越胖,口腻多痰;痰浊壅滞,气机不畅,则胸闷;脉象细滑,舌质淡红,苔白腻,此皆为痰脂证佐证。

2. 夹血瘀证

[证候] 月经后期,经量少或极少,色黑或有血块;小腹或胀或痛,胸闷烦躁,腰俞酸甚,口干不欲饮,大便色黑,脉细弦带涩,舌质边紫暗或有紫点瘀斑,苔黄白根腻。

[分析] 情志不畅,或气虚不达,或感受寒邪,或宿瘀留滞,经血瘀滞,不得流畅,经水难下,发为月经

后期经量少或极少。瘀血阻滞,气机不畅,则小腹或胀或痛;瘀血内阻,新血难生,故可见经色黑,有小血块;瘀久化热,则烦躁,口干不欲饮;脉细弦带涩,舌质边紫暗或有紫点瘀斑,苔黄白根腻,亦为血瘀之象。

3.夹肝郁证

[**证候**]月经后期,经量偏少,色淡红或紫红,有小血块;胸闷不舒,时欲叹气,夜寐甚差,两脉细弦,舌质边紫,苔色黄白微腻。

[**分析**]情志不舒,多有忧郁,肝气郁结,不得宣达,疏泄失常,血行不利,胞脉受阻,致经水后期。气机阻滞,经血运行不畅,故可见经色淡红或紫红,有小血块;肝郁气结,疏泄失常,则胸闷不舒,时欲叹气,夜寐甚差;两脉细弦,舌质边紫,苔色黄白微腻,均为肝郁之象。

【治疗】

本病证主要有阴虚血少,脾弱虚寒(阳虚)之主要证候,其次是痰湿、肝郁、血瘀等兼夹证,治疗上着重滋阴养血。具体辨治如下。

(一)主要证型

1.阴虚血少证

[**基本治法**]滋阴养血,佐以调经。

[**方药运用**]小营煎(《景岳全书》)加减。

炒当归10 g,熟地黄10 g,白芍10 g,山茱萸10 g,枸杞子10 g,焦山楂10 g,怀牛膝10 g,炙甘草5 g。

方中炒当归、熟地黄滋阴养血;白芍养血调经;山茱萸、枸杞子补肾益精;焦山楂活血调经;怀牛膝引血下行,通畅血脉;炙甘草调和诸药。

[**服法**]水煎分服,每日1剂。

[**加减**]若心慌、寐差明显者,加入五味子、炒酸枣仁、合欢皮等;若饮食欠佳,胃脘不舒者,加入广陈皮、广木香、佛手等品。若行经期服时,加入赤芍、益母草。

2.阴虚脾弱证

[**基本治法**]健脾养阴,滋血调经。

[**方药运用**]参苓白术散(《太平惠民和剂局方》)加减。

党参10 g,炒白术10 g,茯苓10 g,怀山药10 g,莲子肉10 g,炒薏苡仁10 g,炒白扁豆10 g,砂仁(后下)3 g,广木香6 g,白芍10 g,山茱萸10 g,炙甘草5 g。

方中党参、白术、茯苓益气健脾;怀山药、莲子肉健脾益气,兼能止泻;炒薏苡仁、炒白扁豆健脾渗湿;砂仁、广木香行气和胃;白芍滋阴调经;山茱萸补肾益精;炙甘草健脾调和诸药。

[**服法**]水煎分服,每日1剂。

[**加减**]经期服用,经量偏少者,加入丹参、赤芍、生山楂;经量偏多者,加入陈棕炭、荆芥炭等品。

3.阳虚血少证

[**基本治法**]温经助阳,养血调经。

[**方药运用**]大营煎(《景岳全书》)加减。

当归10 g,熟地黄10 g,枸杞子10 g,杜仲10 g,肉桂(后下)5 g,台乌药6 g,怀牛膝10 g。

方中当归、熟地黄、枸杞子滋肾养精;杜仲补益肾精;肉桂温阳补肾,有助于活血调经;台乌药温肾散寒;怀牛膝引诸药下行,通畅血脉,诸药合用,共奏温经助阳,养血调经之功。

[**服法**]水煎分服,每日1剂。

[**加减**]若腹胀便溏明显者,上方去当归、熟地黄,加入广木香、砂仁、炒白术等品;若经量过少者,加入丹参、赤芍等品。

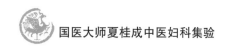

4. 阳虚血寒证

[**基本治法**] 温经祛寒,扶阳调经。

[**方药运用**] 温经汤(《金匮要略》)加减。

吴茱萸 3 g,桂枝 6 g,党参 10 g,当归 10 g,白芍 10 g,丹参 10 g,阿胶(烊化)10 g,麦冬 6 g,生姜 5 g,制半夏 6 g。

方中吴茱萸、桂枝温经散寒、通利血脉;党参、当归补气养血;白芍、丹参养血活血;阿胶养血止血,滋阴润燥,麦冬养阴清热,共制吴茱萸、桂枝之温燥;生姜、制半夏辛开散结,通降胃气,助祛瘀调经。

[**服法**] 水煎分服,每日 1 剂。

[**加减**] 若夹实寒者,上方去阿胶、麦冬、人参,加入北细辛、炒防风、艾叶等品;若夹湿浊者,上方去阿胶、麦冬,加入制苍术、生薏苡仁、泽泻等品。

(二) 兼夹证型

1. 夹痰脂证

[**基本治法**] 燥湿化痰,养阴助阳。

[**方药运用**] 越鞠二陈汤(夏桂成经验方)合归芍地黄汤(《薛氏医案》)加减。

丹参 10 g,白芍 10 g,山茱萸 10 g,怀牛膝 10 g,炒牡丹皮 10 g,广郁金 10 g,茯苓 10 g,制苍术 10 g,陈皮 10 g,六一散(包煎)10 g。

方中丹参、白芍养血调经;山茱萸补益肝肾;怀牛膝引血下行,通畅血脉;炒牡丹皮清热凉血、活血化瘀;广郁金行气解郁、凉血破瘀;茯苓、制苍术健脾燥湿;陈皮行气宽中,降逆化痰;六一散清热利湿。

[**服法**] 水煎分服,每日 1 剂。

[**加减**] 行经期服用时,加入泽兰叶、赤芍、益母草;若形体肥胖明显者,可合防风通圣丸服之;若腰酸,有冷感者,加入川续断、菟丝子等品。

2. 夹血瘀证

[**基本治法**] 活血化瘀,理气调经。

[**方药运用**] 血府逐瘀汤(《医林改错》)加减。

桃仁 10 g,红花 10 g,赤芍 10 g,川芎 6 g,丹参 10 g,川牛膝 10 g,桔梗 6 g,枳壳 10 g,柴胡 6 g,生山楂 10 g,生薏苡仁 10 g。

方中桃仁破血行滞,红花、赤芍、川芎、丹参活血化瘀;川牛膝引血下行,活血通经;桔梗、枳壳一升一降,宽胸行气;柴胡疏肝解郁,理气行滞,气行则血行;生山楂行气散瘀,生薏苡仁健脾利湿。

[**服法**] 水煎分服,每日 1 剂。

[**加减**] 行经期服用时,加入泽兰叶、生茜草、益母草等品;若小腹有冷感,加入制附片、肉桂等品;若腹胀便溏者,加入广木香、炒白术等品。

3. 夹肝郁证

[**基本治法**] 疏肝解郁,养血调经。

[**方药运用**] 黑逍遥散(《医宗己任编》)加减。

炒柴胡 6 g,当归 10 g,白芍 10 g,白术 10 g,茯苓 10 g,广郁金 10 g,合欢皮 10 g,熟地黄 10 g。

本方乃《太平惠民和剂局方》逍遥散加熟地黄而成。方中炒柴胡疏肝解郁,养血柔肝;熟地黄滋阴养血;当归养血和血;白芍养血敛阴,柔肝缓急;白术、茯苓健脾祛湿;广郁金行气解郁,凉血破瘀;合欢皮解郁安神。诸药同用共奏养血疏肝,解郁安神,健脾和胃之功。

[**服法**] 水煎分服,每日 1 剂。

[**加减**] 若行经期服时,加入赤芍、益母草等品;若心烦、寐差者,加入炒酸枣仁、炙远志、青龙齿等品;

若胃脘不舒,纳食欠佳者,加入广陈皮、炒谷芽、炒麦芽、娑罗子等品。

[**周期疗法**]本病证主要在于阴虚,或有阳弱者。阴虚者,在于养阴,着重经后期论治,可按经后初、中、末三期进行反复调治;阳弱者,要着重经间期论治,重阴转阳,只有阳长至重,才能使血瘀、痰脂等标实证逐步化解。

【中成药】

1. 益母八珍丸　每次5g,每日2次。适用于气血偏虚型月经后期。
2. 六味地黄丸　每次5g,每日2次。适用于阴虚型月经后期。经后期服。
3. 定坤丹　每次5g,每日2次。适用于肾阳虚型月经后期。经间期服。
4. 艾附暖宫丸　每次6g,每日2次。适用于阳虚血寒型月经后期。
5. 血府逐瘀口服液　每次1支,每日3次。适用于血瘀型月经后期。行经期服。
6. 七制香附丸　每次6g,每日2次。适用于肝郁型月经后期。
7. 苍附导痰丸　每次6g,每日2次。适用于痰脂型月经后期。

【转归及预后】

本病的一些证型如兼夹痰脂证,常常伴有量少,如不及时治疗,逐渐发展为闭经,生育期常可导致不孕症,所以应该重视本病的治疗。

【预防与调护】

(1)注意调节情志,防止不良事件对月经的影响。临床用药注意必须排除生理性月经后期,避免过用寒凉之品,滞阻经血。

(2)注意忧郁、学习压力、工作紧张等不良情志对月经的影响,如果由于这类问题应当缓解情绪因素,适当辅助心理治疗。

【夏桂成临证经验】

月经后期,其主要原因,虽在于阴血不足,不能及时地或适应周期演变,亦正由于阴长不及,阴的物质不足而其动态的功能亦必然有所不足。故前人曾有"阳有余则先期而至,阴不足则后期而来",但亦有"先期者血热有余也,后期者血寒不足"之说。因此月经后期还反映出阳虚血寒一面的特点。而阳虚血寒的特点,实际上既包括阴血不足、物质亏损的一面,即阴损及阳;又包括功能不强、消长动态不明显的虚寒性一面,而且阴血的物质基础,与阳气的功能条件两者有着密切的关联。无阳则阴无以生,无阴则阳无以长,阴阳本就在彼此互根、消长中形成和发展,月经周期也藉此而得到推动产生变化。正由于此,月经后期的主证型,就必然有阴血虚损与阳虚血寒两者,舍此则是兼证。

在辨治方面,首先在于辨析妇科特征上的后期,量少、色淡红、质清稀,是属于虚证。一般来说,是偏于阴血虚;但如色暗,或稍带紫红色者,均为阳虚血寒的现象;后期量少,色紫黑,有血块者,属于兼血瘀;后期量少,色淡红,质黏腻者,属于兼痰湿,必须结合全身症状,就不难作出初步诊断结论。在治疗方面,一般在滋阴养血的方药中适当地加入温阳祛寒的药物。如前人常用的《医略六书》方过期饮,顾名思义,就是用来治疗月经后期的,方中药物是:熟地黄、当归、白芍、川芎、肉桂、炮姜、附子、香附、艾叶。其中四物汤是滋阴养血类药物;附、桂、姜完全是为温阳祛寒而用;艾叶不仅有温阳的作用,而且还有调经的功能。此方药适用于经前经期服用,而经后期服用时,附、桂、艾叶或减其量而用之,或删去不用,适当加川续断、杜仲、巴戟天等品以调之。必须说明,其中血瘀、痰湿证所用的主方主药,均适宜经前期、行经期服用,如在经后期,一般应以归芍地黄汤加减服用为佳。这也含有调整月经周期节律的意义。

特别要提出的,我们对月经后期的诊断,必须按照月经周期中"7、5、3"的内源性数律来衡量。尽管以往有关的妇科书籍,提出月经落后 7 日以上,但我们从"7、5、3"数律理论上看,必须结合患者一贯月经史的内源节律来衡定。"7"数律的,月经落后,即周期逾期 7 日以上,而且必须连续 3 次以上者,始能确定为月经后期;"5"数律的,月经逾期 5 日以上,连续 3 次以上者,可确定为月经后期;"3"数律的月经逾期 3 日以上,连续 3 次以上者,亦可确定为月经后期。至于有些患者,其内在"7、5、3"数律不明显,即有时 4 数律、6 数律者,或者 7、5、3 数律交替出现者,则以一般的超过 7 日以上,连续 3 次的方法确定之。还有些人在青春期后 1~2 年,或者临界围绝经期时,所出现的"3 数""5 数"律月经后期,无明显临床症状者,可暂不作病论。

三、月经先后无定期

月经周期时或提前,时或错后,超过 7 日,连续出现 3 个周期以上者,称"月经先后无定期",亦称"经行先后无定期""经水不定""经行或前或后""月经愆期"及"经乱"等。月经先后无定期若伴有经量增多及经期延长,常可因经乱之甚发展为崩漏。

"月经先后无定期"经过历代医家的研究与论述,对本病的病因病机及治法的认识渐趋于完善,病因病机突出了肝郁、肾虚、脾虚致病的特点,并形成了补益气血、疏肝解郁、益肾等为主的治疗大法,至今仍有重要的临床指导意义。

【病因病机】

《校注妇人良方·王子亨方论》云:"经者,常候也。谓候其一身之阴阳愆伏,知其安危,故每月一至,太过不及,皆为不调。阳太过则先期而至,阴不及,则后时而来,其有乍多乍少,断绝不行,崩漏不止,皆由阴阳衰盛所致。"月经先期,以及月经过多,与阳热有余有关,月经后期,月经量少,与阴血不足有关,而先后无定期者,既有阳热有余的一面,又有阴血不足的一面,所以在病理上必然具有阴阳两个方面的病变。本病的发病机制主要是气血失调,冲任功能紊乱,血海蓄溢失常。其致病因素涉及五脏,尤其于肝、脾、肾三脏功能失常密切相关。若肝失疏泄,脾失运化,肾失闭藏,均可累及气血冲任,造成血海蓄溢失常而致月经先后无定期。其中又以肾虚肝郁为多见,且易发展致肝肾同病,阴阳失调,就我们临床所见主要有肝郁、肾虚,以及脾虚三者。临床上应详加辨别。

1. 肝郁　肝郁者常包括心气郁阻在内,因为心肝气郁,与情志有关,心情不畅,忧郁烦躁、紧张、恚怒等常易致郁。肝郁之后,疏泄失常,而肝气之疏泄有进行排经排卵之功能,如若肝郁气滞,疏泄不利,则月经延后,肝郁日久化火,必然疏泄太过,迫血妄行,以致月经提前而至;气随血泄,让位于肝郁,肝气又必疏泄不利,经行不畅,发生月经后期,如此反复故出现月经先后无定期。此乃临床所常见者。

2. 肾虚　素体虚弱,房劳久病,或禀赋不足,初潮之年,肾气未充,或年届七七,肾气日衰,均可致肾虚。肾虚则子宫亦弱,藏泄失职,冲任受损,当藏不藏,冲任失约,则月经先期量多;当泄不泄,冲任不得通达,则月经后期;经量偏少,藏泄紊乱,则月经先后无定期,经量多少不一。肾虚则阴阳失衡,源于肾阴亏虚,天癸之水不足,物质亏少,阴长不及,则月经不能应期而潮,表现后期而至;若阴虚火旺,火热逼血妄行,以致月经先期;月经来潮后,火热随经血以下泄,又让位于阴虚,癸水不足,以致月经落后经少等,然而阴虚日久,虚火迫血,又会致月经提前发作。同时又必须指出,肾阳虚者,肾阳之气具有两种不同的功能,既有封藏统摄的功能,以助子宫之固藏,冲任之约制,如子宫失于固藏,冲任失于约制,势必致月经先期经量增多,但阳者,又有气运推动的功能,有助于子宫之泻,冲任脉之通,如其失去推动作用,则子宫失于泻,冲任通达无力,亦致经行后期,这两种功能交替失调,自然形成月经先后无定期。

3. 脾虚　脾为气血生化之源,若劳倦过度,或饮食失节,或思虑过度,使脾气受损,脾胃化源不足,血海过期不能满盈,则月经应期不能来潮,是以月经延后,脾主统摄血液。若脾虚气弱,统摄失职,冲任亦不能约制,子宫亦失于固藏,则可致月经提前,时而生化不足,时而统摄失常,冲任子宫有时失达,有时失充,自然会出现月经先后无定期,此乃肝、肾、脾脏腑双相功能失调所反映的复杂病变。

【诊断与鉴别诊断】

（一）诊断

1. 一般诊断　3 数律者,月经周期一般有 3 日左右的波动,既有超前,又有落后,忽前忽后,超越 3 个月经周期以上者谓之先后无定期。5 数律者,不仅月经周期忽前忽后,超越 5 次或以上,而且还伴有明显的肝脾肾失常的症状,有的偏于以月经后期为主者,有的偏于以月经先期为主者。

2. 体格检查　妇科检查或肛查,无器质性病变。

3. 辅助检查

（1）BBT 一般呈双相,高温相偏前偏后不一;带下一般偏少,特别经间排卵期的锦丝状带下偏少。

（2）B 超检查了解子宫卵巢情况,排除卵巢、子宫的器质性病变。

（3）生殖内分泌激素测定,检查血清 E_2、P、FSH、LH、PRL、T,以了解卵巢功能。

（二）鉴别诊断

1. 早孕　通过妊娠试验,排除早孕。

2. 经间期出血　可通过测量 BBT,以及卵巢功能检测以辨别之。

3. 绝经前后诸证　可通过年龄及烘热出汗、烦躁失眠及血中激素水平的结果以辨别之。

【辨证】

1. 肝郁证

［证候］月经先后无定期,经量或多或少,色紫红,有小血块;小腹作胀,胸闷烦躁,乳房乳头胀痛,脘闷不舒,时欲叹气,夜寐较差,脉细弦,舌质淡红,苔黄而微腻。

［分析］肝郁之后,疏泄失常,而肝气之疏泄有进行排经排卵之功能。如若肝郁气滞,可见胸闷烦躁,乳房胀痛;疏泄不利,排经不畅,可见经血色紫红,有小血块,则月经后期,经行量少;经量少则肝气不得下泄,肝郁加剧,气有余则易化火,肝经郁火,必然疏泄太过,迫血妄行,以致月经先期,经量增多,气随血泄,让位于肝郁,肝郁之后,又必疏泄不利,经行不畅,故又见后期,如此反复发作故月经先后无定期。脉细弦,舌质淡红,苔黄而微腻,皆为佐证。

2. 肾虚证

［证候］月经先后无定期,量或多或少,色或红或暗,质稍黏,有小血块。偏于阴虚者,头晕耳鸣,腰俞酸甚,烦热口干,夜寐甚差,便艰尿黄,舌质红苔少,脉弦带数;偏于阳虚者,头昏耳鸣,形体偏寒,小便频数,带下清稀,舌质淡红,苔白腻,脉象细弱。

［分析］素体虚弱,房劳久病,或禀赋不足,初潮之年,肾气未充,或年届七七,肾气日衰,均可致肾虚,肾府失养,可见腰酸,夜寐欠安,日久化热,则烦热口干,阴损及阳,可见头晕耳鸣,形体偏寒,小便频数,带下清稀,肾虚则子宫亦弱,藏泄失职,冲任受损,当藏不藏,冲任失约,则月经先期量多;当泄不泄,冲任不得通达,则月经后期,经量偏少,藏泄紊乱,则月经先后无定期,经量多少不一;舌质淡红,苔白腻,脉象细弱,此均为本证之象。

3. 脾虚证

［证候］月经先后无定期,但大多为后期,经量稍多,偶有偏少者,色红较淡,一般无血块,偶有小血块;腹胀矢气,大便偏溏,神疲乏力,面色萎黄,胸闷叹气,头昏心悸,带下偏少,偶或增多,脉象细弱,舌质

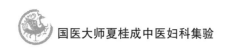

淡红,苔腻白。

[分析]脾为气血生化之源,若劳倦过度,或饮食失节,或思虑过度,使脾气受损,脾胃化源不足,可见神疲乏力,血海过期不能满盈,则月经应期不能来潮,是以月经延后,又脾主统摄血液,若脾虚气弱,运化无力,腹胀矢气,大便偏溏,且统摄失职,冲任亦不能约制,子宫亦失于固藏,则可致月经提前,时而生化不足,时而统摄失常,冲任子宫有时失达,有时失充,自然会出现月经先后无定期。脉象细弱,舌质淡红,苔腻白,皆为脾虚证的表现。

【治疗】

本病的治疗原则以疏肝、补肾、健脾,调理冲任气血为主,在以疏肝为前提的基础上补益脾肾,调畅冲任。

1. 肝郁证

[**基本治法**]养血疏肝,解郁调经。

[**方药运用**]逍遥散(《太平惠民和剂局方》)加减。

炒柴胡6 g,薄荷(后下)6 g,当归10 g,白芍10 g,白术10 g,茯苓10 g,广陈皮6 g,广郁金10 g,甘草5 g。

方中炒柴胡、薄荷疏肝解郁,透达肝经郁热;当归养血和血;白芍养血敛阴,柔肝缓急;白术、茯苓、广陈皮健脾去湿,使运化有权;广郁金行气疏肝,宁心活血;甘草益气补中,缓肝之急。

[**服法**]水煎分服,每日1剂。

[**加减**]月经先期者,应加入炒栀子、炒牡丹皮;月经后期者,加入川续断、菟丝子;行经期服用时,还应加入泽兰叶、制香附、益母草等品。

2. 肾虚证

[**基本治法**]补肾调经。偏于阴者,滋阴清热;偏于阳者,补肾助阳。

[**方药运用**]固阴煎(《景岳全书》)加减。

白人参(另煎)9 g,熟地黄10 g,山茱萸10 g,菟丝子10 g,山药10 g,炙远志6 g,五味子6 g。

方中白人参现用党参补益气血;熟地黄、山茱萸、菟丝子补肾涩精;山药健脾固肾;炙远志交通心肾、安神益智;五味子酸敛肾气,补以固阴。

偏于阴虚者用杞菊地黄汤。熟地黄、山茱萸、枸杞子滋肾养髓;泽泻泻肾降浊;炒牡丹皮清肝泻火;山药滋肾补脾;白芍滋阴养血;茯苓利湿健脾;菊花清肝除火。

偏于阳虚者用内补丸加减。方中鹿茸、肉苁蓉补肾温阳,益血脉;菟丝子、潼蒺藜、覆盆子补肾固精;熟地黄、山茱萸滋肾补肝;山药、黄芪、紫河车补益气血;白芍柔肝缓急,滋阴养血。

[**服法**]水煎分服,每日1剂。

[**加减**]若在行经期间服用时,需加入赤芍、泽兰叶、益母草等调经药。

3. 脾虚证

[**基本治法**]健脾益气,疏肝调经。

[**方药运用**]人参养荣丸(《太平惠民和剂局方》)加减。

党参10 g,炙黄芪10 g,炒白术10 g,茯苓10 g,炙甘草6 g,广木香6 g,陈皮6 g,砂仁(后下)3 g,炙远志6 g,五味子6 g,肉桂(后下)3 g,白芍10 g。

方中党参、炙黄芪、炒白术、茯苓、炙甘草,健脾益气,化湿行气;广木香、陈皮、砂仁宽胸理气;炙远志、五味子交通心肾,宁心安神;肉桂温阳补肾,活血调周;白芍柔肝缓急,养血调经。

[**服法**]水煎分服,每日1剂。

[加减] 若月经先期者服, 去肉桂, 加入炒牡丹皮、莲子心; 若行经期服用时, 应去五味子、炙远志, 加入丹参、赤芍、益母草等品。

[周期疗法] 按调周法的经后期论治, 结合心肝气郁的特点进行调治。若阳气虚者, 还要考虑经前期治疗的方药。

【中成药】

1. 六味地黄丸　每次 5 g, 每日 2 次。适用于肾阴虚型月经先后无定期。经后期服。
2. 乌鸡白凤丸　每次 5 g, 每日 2 次。适用于肾虚型月经先后无定期。经后期服。
3. 逍遥丸　每次 5 g, 每日 2 次。适用于肝郁型月经先后无定期。经后期服。
4. 归脾丸　每次 5 g, 每日 2 次。适用于脾虚型月经先后无定期。经后期服。
5. 人参养荣丸　每次 5 g, 每日 2 次。适用于脾虚型月经先后无定期。经后期服。
6. 定坤丹　每次 5 g 或一丸, 每日 2 次。适用于肾虚型月经先后无定期。经间期服。

【转归及预后】

本病如果治疗及时得当, 维持健康的生活方式, 可以好转或治愈, 如果治疗不及时或调护失当, 则可发展为崩漏或闭经, 故应重视早期的治疗。

【预防与调护】

(1) 注意调节情志, 防止不良事件对月经的影响。临床用药注意必须排除生理性月经后期, 避免过用寒凉之品, 滞阻经血。

(2) 生活调摄, 注意保暖, 经期禁食冷饮。

【夏桂成临证经验】

月经先后无定期, 在周期的病变上存在着矛盾, 忽前忽后, 以月相为准则。但是根据我们的长期观察, 其月经周期一般存在着"3、5、7"奇数律的周期节律演变。3 数律者, 其超前落后在 3 数范围上, 即超前是在周期的 26~27 日之前, 落后在周期的 33~34 日之后, 且连续在 3 个月经周期以上者; 5 数律者, 其超前落后在 5 数范围上, 即超前在周期的 25 日之前, 落后在周期的 35 日之后, 且连续在 3 个月经周期以上者; 7 数律者, 其超前落后在 7 数范围上, 即超前在周期的 23 日之前, 落后在周期的 37 日之后, 且连续在 3 个月经周期以上者。在这里还必须说明一点, 即先后无定期, 并不全是一次先期一次后期, 又一次先期, 又一次后期的, 有的可能连续 2 次先期, 再来一次后期, 亦有少数连续 3 次先期, 然后出现一次后期, 反之如连续 3 次后期, 再来一次先期, 亦谓先后无定期。但亦要注意到有一种在后期中的时间不一致, 如有时 35 日左右来一次, 有时 40 日、50 日或 2~3 个月来一次, 由于没有超前 1 个月的标准, 所以仍然只能作为月经后期, 不能称为先后无定期。关于本病证, 既然存在着周期上的矛盾, 必然也反映了病理上错杂性。一般来说阳有余则先期而至, 阴不足则后期而来, 或者亦有人说, 后期而来者与血寒有关。那么先后无定期, 必然存在着阳热有余, 阴血不足, 血寒滞冲等复杂变化, 而这种变化, 我们认为根植于肾虚肝郁的肝肾矛盾病变中。肾不足, 肝有余, 肾阴偏虚, 阴精不足, 滋长不利, 则经后期大大延长, 以致月经后期。但阴虚者常易使肝经相火偏旺, 阴虚有时程度较轻, 但有着滋长的变化, 在肝火的促动下, 有时可能提前排卵, 但毕竟肾阴有所不足。因此排卵后, 由阴转阳, 阳赖阴长, 阴不足则阳亦有所不足, 因此阳长不及, 阳长期缩短, 月经又必先期; 先期量多, 必耗阴血, 又让位于阴长不及, 加之肝郁气滞, 经血运行不利, 因此月经后期, 从而形成月经先后无定期, 这也是月经先后无定期中的主要机制。近年来夏桂成尤重视"心（脑）"的调节作用,不管是肝郁、肾虚、脾虚,均应考虑心的因素,宁心调神至为要着。不仅在方药中有所照顾,而且还要注意心理疏导。

我们认为辨证论治,也必须掌握这一主要的病理变化。辨证上虽然仍以妇科特征为主,即期、量、色、质四者,尤其是色、质的变化。一般而论,色深质黏属于实证范围,色淡质稀属于虚证范围,而色淡有时色深,质稀但有时有血块,属于虚实夹杂的范围。虚实夹杂较为多见,在治疗上,一般要按经前经期从实论治,从调经入手,以逍遥散加减。一般要加入制香附、五灵脂、焦山楂等品,月经先期量多的,尚须加入黑栀子、炒牡丹皮、大小蓟、炒荆芥;月经后期量少的,需加入泽兰叶、丹参、益母草等;在经净后,即当以补肾调周法调治,由于治本治标的结合,以补肾调周的系统治疗中,要适当加入疏肝理气的药物,如荆芥、炒柴胡、合欢皮、陈皮等药物;如属于阴虚证型者,即使在经间及经前期补阳为主时,仍然要体现滋阴的特点,再加入补阳的药物;如属阳虚证型者,即使在经后期滋阴为主时,仍然要强调补阳的特点,加入滋阴的药物,但补阳时,可用平补法以照顾这阶段的特点。至于脾虚、血瘀,亦在一定程度上与阴阳的不足有关,所以治本治标均在肾肝。

本病及时治疗,精于调护,生活与药物相互配合,可望治愈。若调护不当,可发展为崩漏或闭经,并可导致不孕,治疗则比较困难。同时应注意本病由于各证型之间的转化与兼夹,往往使病情趋于复杂,临证时应重视积极早期治疗,以防变生他证。

临证应把握月经先后无定期的临床特点进行诊断,偶尔的提前或延后不属于病理状态。对本病的辨证论治,注意各证型之间兼夹的情况。还应注重平时调治,针对月经周期中不同阶段特点,结合具体证候进行辨治。平素注意调节情志,节制嗜好,预防其发生。一旦确诊后,应积极调治,以防进一步发展为闭经、崩漏,或导致不孕等。

四、月经过多

月经周期基本正常,而量较以往明显增多,或者行经期亦有所延长,一般在3次月经周期以上者,称为"月经过多"。月经过多既是病名又是症状,西医学排卵功能障碍性异常子宫出血、子宫肌瘤、子宫肥大症、盆腔炎、子宫内膜异位症等疾病及宫内节育器引起的月经过多,可参考本病治疗。

如仅1～2个月月经量偏多,且无明显症状,育龄期放置节育环后出现月经量偏多者,可不作病证论。

本病中医又称为"经水过多",部位在冲任二脉,常见证型有热瘀、郁火、气虚等。临床虽有虚实之分,但以虚实兼夹证居多。本病如及时治疗,一般能获愈,预后良好。

【病因病机】

本病主要原因在于热与瘀,或瘀热相合,如血热夹瘀,阴虚血热,郁火亦有少数与气虚有关,如脾肾气虚等兼夹出现。凡出血病,时间较长则气血皆虚,而且常出现热与气虚、瘀与气虚相兼夹的复杂证型,这也是本病的特点。

1. 血热夹瘀　素体阳盛,或七情过极,五志化火,或过食辛燥、动血之品,或外感热邪,使血分伏热,扰动血海;或素多抑郁,气滞而致血瘀,瘀而化热,瘀热交阻,或经期产后瘀血不净,感受外邪或房事不节,瘀血内停,与邪搏结,形成瘀热。瘀热阻滞冲任,血不归经,故经行量多。

2. 阴虚血热　素体阴虚,或者情志过激,心肝气郁而化火,心肝肾之火妄动,火热下扰冲任子宫,而致经行量多。

3. 郁火　素体热盛,或肝郁化火,或过食辛燥动血之品,或外感热邪,郁热扰及冲任,迫血妄行,月经量多。

4. 脾肾气虚　素体虚弱,或饮食失节,或过劳久思,或大病久病损伤脾气,致中气不足,冲任不固,血失统摄,故经行量多。

5. 气虚夹瘀　素体虚弱,或饮食劳倦,或过劳久思,或大病久病损伤中土,气虚行血无力,久而成瘀,瘀血内阻,血不循常道,溢于脉外,经行之际,气随血泄,其虚益甚,不能摄血固冲,而见经行量多。

【诊断与鉴别诊断】

（一）诊断

1. 临床表现　于行经期经量自觉明显增多,影响生活质量,也可伴月经先期或后期,经期延长,但仍有一定的周期性。

月经过多有轻重之分:轻者月经量 90～100 mL,重者月经量超过 200 mL。

月经过多有急慢性之分:急性者多因精神刺激、感受外邪等,突发月经量多,但经期仍正常;慢性者多见于原有疾病日久失治误治后,月经量逐渐增多。

月经过多的并发症:可与周期、经期异常并发,见月经先期量多、月经后期量多、经期延长量多,以月经先期量多为多见。

2. 特殊病史　如凝血机制障碍、甲状腺疾病、精神刺激,经期、产后感邪或未节制性生活;或放置宫内节育器史,以及停经后再出血病史。

3. 体格检查　妇科检查注意子宫的大小、质地、活动及压痛情况,排除器质性病变。

4. 辅助检查

（1）B 超:观察子宫与内膜及卵巢情况。

（2）宫腔镜检查:观察宫腔的异常病变。

（3）诊断性刮宫:检查内膜情况。

（4）血液检查:排除凝血功能障碍性出血。

（二）鉴别诊断

1. 崩漏　崩漏在大量阴道出血时的症状与月经过多相似,但崩漏的出血无周期性,同时伴有经期延长,淋漓日久不能自然停止,与月经过多的有周期性出血和正常的经期显然不同,通过病史、发病经过等的询问,结合临床症状,不难鉴别。

2. 子宫肌瘤及流产　通过血、尿 HCG 与 B 超、宫腔镜以及诊刮病检等以区别。

此外,诊断本病需排除如凝血机制障碍、甲状腺疾病、精神刺激,或经期、产后感染等,以及有停经后再出血等疾病。

【辨证】

1. 血热夹瘀证

［证候］经行量多,色紫红,有血块,或较大血块;小腹疼痛,血块下后,疼痛消失,胸闷烦躁,便艰尿黄,口苦口渴,脉象细弦带数,舌质红,边有紫点或紫斑。

［分析］热盛于里,扰及冲任血海,瘀血内阻,新血不能归经,乘经行之际迫血下行故经量增多,血为热灼,则经色紫红,瘀血凝结,经行不畅,故有血块;瘀血内阻,不通则痛,而见小腹疼痛,血块下后瘀滞解除,通而不痛,故疼痛消失;热瘀扰心则胸闷烦躁,夜寐不安;热盛伤津则烦热口渴,便艰尿黄;舌质红,边有紫点或紫斑,脉象细弦带数均为血热夹瘀之象。

2. 阴虚血热证

［证候］经来量多,大多先期,色鲜红,质黏稠,有小血块;头昏腰酸,烦热口渴,尿黄便艰,脉弦细滑

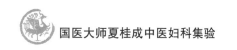

数,舌质红,苔黄薄腻。

[分析]素体阴虚,或情志过激,心肝气郁而化火,心肝肾之火妄动,火热下扰冲任子宫,而致经行量多,先期而至;阴虚阳热偏盛,血为热灼,而见经色鲜红,质稠有血块;肝肾阴精亏虚而见头晕腰酸,心肝火旺则胸闷烦躁,夜寐不安;热盛伤津则烦热口渴,尿黄便艰;脉弦细滑数,舌质红,苔黄薄腻均为阴虚血热之象。

3. 郁火证

[证候]经来量多,色紫红,有血块;小腹胀痛,胸闷烦躁,乳房乳头胀疼,大便或干或稀,脉象细弦,舌质淡红,苔色黄白腻。

[分析]肝郁疏泄失调,血海失司,故经量多,肝郁化火,火热灼血,故经色鲜红,质黏稠有血块;肝经气滞则胸闷不舒,两乳房、乳头胀痛,小腹胀痛;精神抑郁,郁火扰心则胸闷烦躁,肝郁疏泄失调,故大便或干或稀;脉象细弦,舌质淡红,苔色黄白腻皆为郁火之象。

4. 脾肾气虚证

[证候]经量偏多,色淡红,一般无血块;大多伴有先期,头昏腰酸,神疲乏力,腹胀矢气,大便偏溏,形体畏寒,脉象细弱,舌质淡红,苔白腻。

[分析]诸种原因气虚冲任不固,经血失于制约,故经行量多或伴先期而至;气虚火衰,不能化血为赤,故色淡红,质清稀无血块;脾虚中阳不振,故神疲乏力,形体畏寒;脾虚运化无力故见腹胀矢气,大便偏溏,肾虚精亏而见头昏腰酸,脉象细弱,舌质淡红,苔白腻皆为脾肾气虚之象。

5. 气虚夹瘀证

[证候]经量较多,色淡红,质黏有血块;小腹作痛,血块下痛减,或伴月经先期,头昏腰酸,面无华色,心悸寐差,腹胀矢气,大便易溏,神疲乏力,脉细弦,舌质淡红,边有紫瘀。

[分析]气虚则冲任不固,经血失于制约,故经行量多或伴月经先期;气虚火衰,不能化血为赤,故色淡红;气虚行血无力,久而成瘀,故经血质黏有血块;瘀血内阻,不通则痛,而见小腹疼痛,血块下后瘀滞解除,通而不痛,故血块下后疼痛消失;气虚不荣,则头昏腰酸、面无华色、心悸寐差;中气亏虚,运化无力,而见腹胀矢气,大便易溏,脉细弦,舌质淡红,边有紫瘀皆为气虚夹瘀之象。

【治疗】

本病应根据经期和平时期的不同采取不同的治疗方法,经期以辨证止血固冲为主,目的是在于减少出血量,防止失血伤阴;平时则根据辨证采用益气、清热、养阴、化瘀等法以治本。全程均需慎用温燥动血之品,以免增加血量。

1. 血热夹瘀证

[基本治法]清热凉血,化瘀止血。

[方药运用]凉血调经丸(《妇科玉尺》)合失笑散(《太平惠民和剂局方》)加味。

黄芩10 g,黄柏10 g,椿根皮10 g,鳖甲(先煎)10 g,枸杞子10 g,当归10 g,白芍10 g,五灵脂10 g,蒲黄(包煎)10 g,三七粉(另吞)3 g,花蕊石(先煎)10 g。

方中黄芩、黄柏、椿根皮清火坚阴,止血固冲,鳖甲、枸杞子滋阴补肾,壮水以制火,潜阳以敛阴;当归、白芍为调经排瘀之品;五灵脂、蒲黄、三七、花蕊石化中能止,止中寓化,重在化瘀。

[服法]经前期服,每日1剂,水煎分2次服。

[加减]若行经期,可去白芍、枸杞子,加入赤芍10 g、益母草15 g、大蓟10 g、小蓟10 g等品;若以血瘀为主,小腹痛较剧者,还应去黄芩、黄柏,加入广木香6 g、延胡索10 g、肉桂3 g等品。凉血调经丸为《妇科玉尺》方,具有一定的调经作用,但主要在于凉血,只适宜经前期服用;若在行经期服用时,应去失

笑散、三七、花蕊石等。

2. 阴虚血热证

[**基本治法**] 清热凉血，固经止血。

[**方药运用**] 保阴煎(《景岳全书》)加减。

生地黄10 g，熟地黄10 g，白芍10 g，黄芩10 g，黄柏10 g，山药10 g，续断10 g，生甘草5 g。

方中生地黄清热凉血，养阴生津；熟地、白芍养血敛阴；黄芩、黄柏清热凉血；山药、川续断补脾肾，填精血，生甘草调和诸药，全方共奏凉血养血之功。

[**服法**] 经前期服，每日1剂，水煎分2次服。

[**加减**] 行经期间服用时，可去怀山药，加入地榆10 g、大蓟10 g、小蓟10 g。

3. 郁火证

[**基本治法**] 清肝解郁，调经止血。

[**方药运用**] 丹栀逍遥散(《校注妇人良方》)加减。

牡丹皮10 g，栀子10 g，赤芍10 g，柴胡6 g，当归10 g，白芍10 g，白术10 g，茯苓10 g，薄荷(后下)6 g，大蓟15 g，小蓟15 g，炒黄芩10 g。

方中牡丹皮、栀子、赤芍、柴胡疏肝解郁，清热凉血；当归、白芍养血柔肝；白术、茯苓健脾理气；薄荷助柴胡疏达肝气；大蓟、小蓟、炒黄芩凉血止血，诸药合用，使肝气畅达，肝火得清，火清血宁，则经量如常。

[**服法**] 经前期服，每日1剂，水煎分2次服。

[**加减**] 行经期服用时，尚应加入炒荆芥6 g、制香附10 g、益母草15 g等品。

4. 脾肾气虚证

[**基本治法**] 健脾益气，补肾固冲。

[**方药运用**] 补气固经汤(《妇科玉尺》)加味。

党参10 g，白术10 g，茯苓10 g，甘草6 g，木香6 g，砂仁(后下)3 g，白芍10 g，杜仲10 g，川续断10 g，补骨脂10 g。

方中党参、白术、茯苓、甘草健脾益气，木香、砂仁醒脾和胃；白芍养血补血；杜仲、川续断、补骨脂补肾益气，全方共奏健脾益气、补肾固冲之效。

[**服法**] 经前期服，每日1剂，水煎分2次服。

[**加减**] 行经期服用者，尚应加入炮姜6 g、阿胶珠6 g，必要时尚需加入赤石脂10 g、禹余粮10 g、艾叶炭10 g。

5. 气虚夹瘀证

[**基本治法**] 益气摄血，化瘀固冲。

[**方药运用**] 健固汤(《傅青主女科》)合加味失笑散(夏桂成经验方)。

党参10 g，白术10 g，茯苓10 g，陈皮6 g，砂仁(后下)3 g，炒五灵脂10 g，炒蒲黄(包煎)10 g，赤芍、白芍各10 g，巴戟天10 g，川续断10 g。

方中党参、白术、茯苓健脾益气；陈皮、砂仁醒脾和胃；炒五灵脂、炒蒲黄、赤芍、白芍化瘀固冲；巴戟天、川续断补肾益阳，以助摄血，全方共奏益气摄血、化瘀固冲之功。

[**服法**] 经前期服，每日1剂，水煎分2次服。

[**加减**] 行经期尚应加入花蕊石10 g、三七粉3 g、益母草15 g等品。

[**周期疗法**] 本病证如阴虚明显，或偏于阴虚者，着重经后期治疗，如偏于阳气虚或以阳气虚为主者。应着重在经前期论治，具体证治，可参阅第四章月经周期节律与调摄。

【中成药】

1. 知柏地黄丸　每次 8 丸,每日 3 次。适用于阴虚血热型月经过多。
2. 二至丸　每次 9 g,每日 2 次。适用于阴虚血热型月经过多。
3. 丹栀逍遥丸　每次 6 g,每日 2 次。适用于郁火热型月经过多。
4. 定坤丹　每次 5 g,每日 2 次。适用于阳气虚夹瘀型月经过多。
5. 归脾丸　每次 8 丸,每日 3 次。适用于阳气虚型月经过多。
6. 固经丸　每次 6 g,每日 2 次。适用于虚热型月经过多。
7. 云南白药　每次 0.5 g,每日 4 次。适用于出血多的各型月经过多。
8. 龙血竭胶囊　每次 5 粒,每日 3 次。适用于血瘀型月经过多。

【转归及预后】

本病常因失血过多引起气血俱虚,严重影响身体健康,故应针对病因,积极治疗。如病程过长,可发展为崩漏,反复难愈。

【预防与调护】

(1) 调畅情志,避免不良情志刺激。
(2) 注意饮食调理,少食辛辣温燥之品,饮食要富有营养,易于消化。出血期间忌辛辣刺激之品。
(3) 经期要注意休息,避免过度劳累。出血较多时,宜避免剧烈的活动。

【夏桂成临证经验】

本病的主要机制,亦在于血热、血瘀、气虚三者。从长期的临床观察中发现血瘀性出血占有很大的比重。就血瘀的形成而言,其原因:一是经期,产后将息不慎,余瘀不净,瘀血滞留,积于冲任子宫,瘀血不去,新血不得循经而妄行;二是肾虚肝郁,情志不畅,气滞则冲任不得畅达,而且冲任功能依赖于肾,肾阳之气不足,既不能溶解子宫内的瘀浊,又不能助冲任以司通达,因而造成子宫内血瘀,以致血不归经,离经之血,溢于脉外,排出体外;如排泄不畅,又将加重血瘀,正如《血证论·瘀血》篇所说:"吐衄便崩,其血无不离经,凡系离经之血,与营养周身之血,已睽绝而不合……此血在身,不能加之好血,而反阻新血之化机……"从临床角度来看,月经过多的病证,其血瘀大多属于后者,即由肾肝脏腑功能失调,使气血阴阳的月节律变化失常,导致子宫冲任内的血瘀,但其程度、范围、性质远较崩漏为轻,但其出血者,理亦相同。

瘀热互兼,亦是月经过多中颇为常见的原因。血热除素体阳盛、嗜食辛辣所致外,大多与心、肝有关,心、肝为五脏中的阳脏,极易动火,加上情志不畅,或大怒暴怒,情绪急躁,工作紧张,均足以使心肝气郁而化火,而心肝气郁,所以易于化火以及致瘀者,又常与肾的不足有关。肾阳偏虚,心肝气郁,可以导致瘀痰,肾阴偏虚,心肝气郁,又可以致气郁化火,故心肝气郁病变在肾虚的前提下,极易导致化火致瘀两种不同病变的存在,故临床上常可出现瘀热的病变。

其次气虚脾弱,若素体虚弱,或饮食劳倦,损伤脾气,化源不足,或大病久病,气血俱伤,更为重要的是月经过多,日久之后,阴血耗损,未有不及气虚的,此乃气血间相互滋生、相互依存、相互影响的关系所致。前人所指出的"血为气之母",亦含有此意。血去气弱,气血不足,则血海冲任不能制约,子宫亦有所失藏,故致月经过多,然而此则发病者少,大多为血瘀或瘀热的兼夹因素。

在辨治方面,着重在化瘀调经,控制出血。根据临床疾病谱的演变,相当部分患者因用固涩止血方药,长期服用后,子宫肌瘤、子宫内膜异位症、盆腔瘀血症、盆腔炎症将有所增加,而且随着时间的后移,服用固涩止血药后疗效渐差,经期延长。所以,固涩止血并非良法,有瘀者,必当化之逐之,以免贻误病情,西医学在这一点上,采用刮宫止血可以起到双重作用。血瘀的程度和范围不同,以及出血的缓急有异,治疗也就不同。一般程度较轻的,用加味失笑散,即药用黑当归、赤芍、白芍、五灵脂、蒲黄、川续断、茜草炭、景天三七、血见愁、荆芥、益母草各 10 g 等。其次血瘀程度较甚,手按小腹有疼痛感觉,经血阵下,夹有大血块,用《傅青主女科》的逐瘀止血汤。药用生地黄(酒炒)、大黄、赤芍、炒当归、炙鳖甲、炙龟甲、炒枳壳、牡丹皮、桃仁。水煎服,一剂病轻,两剂病止,三剂血亦全止。根据此方治疗作用的描述,显系月经过多的典型血瘀证。因为我们临床长期观察,发现真正的无排卵性崩漏,一般均无腹痛症状,而有排卵型的月经过多,之属于血瘀证,均有程度不同的腹痛症状。《傅青主女科》虽指出闪跌血崩,我们体会,此乃血瘀性的月经过多病证也。血瘀较为严重者,我们可以运用加味脱膜散,药用肉桂、三棱、莪术、五灵脂、三七粉(分服)、益母草等。凡是功能性出血病患者,不论有无排卵性,若属于血瘀证型,确实应按血瘀的程度、范围,分别轻、中、重予以施治,然而活血化瘀的确也有引起出血增多者,特别是阴虚血管脆弱者,更应有所慎重。如《傅青主女科》的逐瘀止血汤之所以有生地黄、龟甲、鳖甲,就是针对阴虚而用;如有气虚者,尚应加入党参、黄芪、甘草、沙参、白术;如有肾虚者,应加入川续断、杜仲、补骨脂、鹿角胶等品;肝肾阴虚,虚热偏甚者,应加入女贞子、墨旱莲、山药、熟地黄、白芍等品;出血特多者,必须加入大蓟、小蓟、血余炭、茜草炭、飞廉、血竭、花蕊石、三七粉、琥珀粉、荆芥等偏于止血之品;如若偏于阳气不足者,则应加入艾叶炭、赤石脂、禹余粮、炮姜、补骨脂等温涩止血之品。在活血化瘀的同时,也要注意加强控制出血。

本病因失血过多引起气血俱虚,严重影响健康。如病程过长,将会发展为崩漏。若运用温燥动血之品,则伤阴动血反致经水量多,甚则月水淋漓不断而致崩漏之症;若过用寒凉之品,致血凝气滞。《素问·离合真邪论篇》曰:"天地温和,则经水安静;天寒地冻,则经水凝泣。"若早用收敛止血药,因其适用于虚损不足的出血证,其属实热出血、湿热下注及瘀血内阻所致月经量多者,若早用收敛止血之品致留邪养患不愈;若治疗得当,预后良好。

五、月经量少

月经周期基本正常,经量减少,或明显减少,不足 30 mL,甚或点滴即净;或经期缩短不足 2 日,经量亦少者,称为"月经量少",亦称"月经过少""经水涩少""经量过少""经行微少"。这是临床上较为常见且又难治的一个病证,又可能是闭经的前期病证。

本病证常与月经后期伴见,一般多伴月经色、质的改变,由于近年宫腔手术较多,以及生活工作节奏加快,紧张的心理持续不断,迟睡失眠等不良生活习惯,因而月经过少这一病症亦渐渐增多,在不孕不育、先兆流产这些病证中也常见此类疾患,故应引起重视,尽早给予诊治。但如在青春期,或绝经前后期见此,无全身不适,可不作病证论。

就临床资料分析,月经过少有以下特点。

(1) 从青春期到围绝经期皆可发病,但如在青春期或围绝经期见此,无全身不适,可不作疾病论。

(2) 有失血、结核病、反复流产等病史及刮宫史的女性为高发人群。

(3) 本病常与月经先期或月经后期伴见,一般多伴月经色、质的改变。月经后期量少往往为闭经的前驱症状。

【病因病机】

本病的主要机制在于阴血不足,血海较为空虚,子宫内物质亏少,所以经血量少。原因其一是先天因素,禀赋薄弱,天癸不充,泌至偏少,子宫偏小,故经行量亦偏少;其二是后天因素,或大病久病之后,损耗阴血,或心脾亏损,化源不足,水谷之精不能养先天之精,精血不足,血海空虚,但我们在临床上体会到较为常见的是刮宫流产手术创伤,以致肝肾不足,阴血亏虚,更为重要的是子宫血海受伤,以致经行血少,其次服用激素类药物,或者长期服用避孕药抑制天癸的泌至,阴长不良,阴阳消长、转化的月节律受到抑制,长期不能形成阴阳消长转化,亦将损害到子宫血海,使子宫血海排泄不良,故终致排经量少;其三是长期的精神紧张,心情忧郁,五志不遂,心肝郁阻,化火伤阴,阴血不足,血海子宫亏虚兼以气郁不畅,胞脉虽不致闭塞,但毕竟开放不利,是以经行量少。

本病证的原因复杂,不仅是阴血不足、血海空虚,而且常夹湿浊,或痰脂,或血瘀,或气郁,虚中夹实,实中有虚。亦有少数脾弱阴虚,或阳虚寒凝;或血瘀难盈,虚中夹实;或血海过盈,瘀浊内结,虚中夹实,实中有虚,虽经通经化瘀,涤荡子宫,但经血仍难排出,是以治之较难也。

(一) 主要证型

阴虚血少证 阴与血是女性生殖包括月经周期演变的物质基础。阴者,阴水也,即天癸水样物质,存在着动态反应,月经周期之所以形成,经后期之顺利演变,就在于阴水的滋长运动,阴水不足亦等于肾水不足,《傅青主女科》就认为"肾水足则经水多""肾水少则经水少"。天癸之水不足,实际上就含有女性雌激素的低下。血不足即血海之不足也,亦等于血室空虚,子宫内膜薄或者很薄,无血可下,以致月经过少也。所以阴血不足,或称为肝肾亏损,可致经行量少。

(二) 兼夹证型

1. 兼阳弱证 阴血不足者,体阴亏耗也,阴损及阳,阳用不及,因此出现月经量少。

2. 兼郁火 素多忧郁,情志内伤,肝失疏泄,气郁化火,气郁血滞,冲任受阻,血行不畅,故经行量少。

3. 兼湿热 阴血不足之体,阳热偏亢,加之痰浊内盛,化为湿热之邪,阻滞经脉,故血行不畅而月经量少。

4. 兼瘀血 血瘀者,常因经产留瘀,瘀滞子宫,子宫居下焦,且湿浊常与余瘀交合,粘留于子宫内,阻遏于血海之中,每逢经行,必滞遏经血下行,亦致经血量少。

5. 兼痰湿 素多痰湿,或脾失健运,湿聚成痰,痰阻经脉,故血不畅行而经行量少。

6. 偏于阳虚 阳虚则血寒,但此则恐为经期产时感寒,阴血虚,血室胞宫正气不足,寒邪入侵以致血寒,寒凝血滞,经行不利,故致月经量少。

【诊断与鉴别诊断】

(一) 诊断

1. 临床表现 月经周期正常,经量少,甚或点滴即净,或行经时间缩短不足 2 日即净,排泄经血总量少于以往经量。

月经过少有轻重之分:重者经量减少一半以上,经行 1～2 日,经量仅为护垫量,甚至点滴即净;轻者经量稍微减少,仍能行 5～7 日,经色、经质改变不明显。

月经过少有急慢性之别:急性者起病突然,常有突发病史,如失血、服药、手术等;慢性者或因延误治疗,或有慢性病史(如结核病),月经量逐渐减少。

月经过少的并发症:有时与周期异常并见,如先期伴量少、后期伴量少,后者往往为闭经的先兆。

2. 病史 注意有无失血病、经期产后腹痛、发热史,发病前有无使用过避孕药及堕胎史,有无干血痨或痨瘵接触史。

3. 体格检查 妇科检查示盆腔器官基本正常或宫体偏小,排除器质性病变及早孕。

4. 辅助检查

(1) 经期第 2～第 3 日性激素测定:对性腺功能低下引起月经过少的诊断有参考意义。

（2）B超：了解子宫发育状况,排除器质性病变。

（3）诊断性刮宫：可发现子宫内膜炎、子宫内膜结核等病变。

（4）宫腔镜检查：或可发现宫腔粘连。

（5）子宫造影：了解宫腔是否有粘连。

（6）BBT测定：以了解卵巢功能及高温相变化。

（二）鉴别诊断

1.激经　妊娠后仍按月行经而无损于胎儿者称为激经。此时月经量较以往月经明显减少,可伴有恶心、头晕等早孕反应。而月经过少一般很少突然发病,多为逐渐减少,且无早孕反应,尿妊娠试验阴性。

2.经间期出血　其出血量较月经量明显减少,但经间期出血发生在两次月经之间,从时间上可与月经过少鉴别。

3.胎漏　胎漏是停经一段时间以后,发生的少量阴道流血,应与月经后期伴月经过少相鉴别,胎漏者大多有早孕反应。

4.异位妊娠　妊娠后有少量出血,可伴有腹痛,血清β-HCG测定及B超检查可助鉴别。

5.宫腔粘连　可通过宫腔镜检查以鉴别。

6.子宫内膜菲薄　可通过宫腔镜检查以鉴别。

7.卵巢早衰　通过血清检查生殖内分泌激素、抗苗勒氏管激素以资鉴别。

【辨证】

（一）主要证型

阴虚血少证

[证候]月经量少,且越来越少,色淡红,质稀薄;头晕耳鸣,腰膝酸软,小便频数带下少,口渴咽干,脉象细弦,舌质淡红。

[分析]阴血衰少,或禀赋素弱,或后天伤肾,肾气亏虚,精血不足,冲任血海不盈,故经量逐渐减少,甚则点滴即净;血虚赤色不足,精微不充,故色淡,质清稀,无块;精亏血少,胞脉失养,脑髓不充,故头昏眼花,或有耳鸣;肾虚外府经脉失养则腰膝酸软;舌淡,苔薄白,脉细弦亦属血虚之象。

（二）兼夹证型

1.阳弱证

[证候]月经量少,经行大多后期,色暗红,质稀薄;头昏耳鸣,腰膝酸软,稍有恶寒,小便频数,带下少,脉象细弱,舌苔白,质稍红。

[分析]阴血不足,精血不足,冲任血海不盈,故经量偏少,多伴后期;阴虚及阳,阳气亏损,血运无力,而致经色暗红,质稀薄;脑髓不充,故头昏耳鸣;肾虚外府经脉失养则腰膝酸软、带下少;阳虚则稍恶寒,肾阳不足,气化无力,而见小便频数,脉象细弱,舌苔白,质稍红皆为阴虚阳弱之象。

2.郁火证

[证候]月经量少,色暗红,经多后期,偶有先期,质黏稠,有小血块;头昏腰酸,胸闷烦热,乳房胀痛,便艰尿黄,带下偏少,脉象细弦数,舌质偏红,苔黄腻。

[分析]肝失条达,冲任气血郁滞,故月经周期延后或提前,经行涩少,经行不畅,或色暗质黏稠有块;肝郁气滞,经脉不利,胸闷烦热,乳房作胀;郁热扰及下焦,故腰酸;损伤阴津,故见便艰尿黄,带下量少,舌质红,苔黄腻,脉细弦数均属郁火之象。

3.湿热证

[证候]月经量少,色淡红,质黏腻,或伴有月经周期落后;头昏腰酸,尿少神疲,带下少,或黄腻较多,

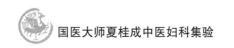

大便或干或溏,脉象细濡数,苔黄白、根腻。

[分析]素多痰湿,湿遏化热,致成湿热,阻滞经脉,故血行不畅而月经量少,或伴有月经周期落后。精微不充,故色淡红,湿热郁结,故而经质黏腻;精亏血少,胞脉失养,脑髓不充,故头昏神疲,腰酸,带少,湿热蕴结或见带下黄腻,大便或干或溏,脉象细濡数,苔黄白、根腻亦属湿热之象。

4. 血瘀证

[证候]月经量少,色暗紫,有血块;或有腹痛,大多伴有月经后期,头昏腰酸,带下偏少,口渴不欲饮,脉象细弦,舌质暗紫或有瘀点。

[分析]瘀血内阻胞宫胞脉,经行不畅,故致经血量少,或伴有月经后期,色暗紫,有血块;瘀血内阻,气机不畅,而见小腹痛,或头晕腰酸;瘀血内阻,津液输布障碍,则口渴不欲饮,带下偏少,脉象细弦,舌质暗紫或有瘀点皆为血瘀之象。

5. 痰湿证

[证候]月经量少,色淡红或紫红,有小血块,或有黏腻物;月经大多后期,形体肥胖,胸闷口黏多痰,带下一般偏少,偶或量多质稠,头昏腰酸,小腹有凉感,脉细滑,苔黄白腻。

[分析]痰湿内阻,阻滞经络,气血运行不畅,血海盈满不足,故经来量少且越来越少,色淡或紫红,质黏腻或混杂黏液,有小血块。痰湿内阻,中阳不振,故形体肥胖,胸闷口黏多痰,头昏腰酸,小腹有凉感;痰湿阻塞,冲任血海,不能按期盈满,故月经后期,带下量少,痰湿下扰带脉亦可见带下多质稠;脉细滑,苔黄白腻亦为痰湿之象。

6. 偏于阳虚证

[证候]月经量少,色淡红,一般无血块;大多月经后期,头昏腰酸,形体畏寒,小腹有冷感,带下少,大便易溏,脉象细弦,舌质淡红,苔白腻。

[分析]阴阳俱虚,冲任血海不盈,故月经量少,多伴后期,精微不充,故色淡红,一般无血块;精亏血少,脑髓不充,故头昏腰酸,肾阳不足,故形体畏寒,下腹冷感,带下少;脾阳不足,故大便易溏,脉象细弦,舌质淡红,苔白腻皆为偏于阳虚之象。

【治疗】

治疗原则:虚者重在滋肾补肾,或濡养精血以调经,不可妄用攻伐之品,以免重伤精血;实者宜活血通利,佐以温经行气祛痰,中病即止,不宜过量久用;虚实错杂者,宜攻补兼施。

(一) 主要证型

阴虚血少证

[基本治法]滋阴养血。

[方药运用]左归丸(《景岳全书》)加味。

当归10g,白芍10g,炙龟甲(先煎)10g,生地黄10g,熟地黄10g,山茱萸10g,阿胶(烊化)10g,牡丹皮10g,怀牛膝10g,茯苓10g。

方中炙龟甲、生地黄、熟地黄、山茱萸滋阴益肾,阿胶、白芍养血调经,当归、牡丹皮、怀牛膝养血活血;茯苓益气健脾,助血生化。共奏滋阴养血之功。

[服法]经后期服,每日1剂,水煎分2次服。

[加减]行经期间,上方去龟甲、阿胶、熟地黄,加入丹参10g,赤芍10g,泽兰叶10g,益母草15g等品。

(二) 兼夹证型

1. 阳弱证

[基本治法]滋阴助阳。

［**方药运用**］归芍地黄汤(《薛氏医案》)合苁蓉散(《证治准绳》)。

炒当归 10 g,白芍 10 g,熟地黄 10 g,山药 10 g,茯苓 10 g,山茱萸 10 g,川续断 10 g,菟丝子 10 g,肉苁蓉 10 g,牛膝 10 g,牡丹皮 10 g。

方中炒当归、白芍、熟地黄滋肝肾之阴以养血;山药、茯苓健脾和中,以滋气血生化之源,山茱萸、川续断补益肝肾,菟丝子、肉苁蓉温肾助阳;牛膝、牡丹皮益肾活血通经,全方共奏滋阴助阳之功。

［**服法**］经前服用,每日 1 剂,水煎分 2 次服。

［**加减**］行经期间上方去山茱萸、菟丝子,加入丹参 10 g、赤芍 10 g、泽兰叶 10 g 等品。

2. 郁火证

［**基本治法**］滋阴解郁,理气调经。

［**方药运用**］滋水清肝饮(《医宗己任编》)加减。

熟地黄 10 g,山药 10 g,山茱萸 10 g,牡丹皮 10 g,茯苓 10 g,泽泻 10 g,栀子 10 g,柴胡 6 g,当归 10 g,白芍 10 g,酸枣仁 10 g。

方用六味地黄丸以滋补肝肾;栀子配牡丹皮以清肝泄热;柴胡、当归、白芍以补肝血,疏肝气;酸枣仁养心阴、益肝血而宁心安神,全方配伍,共奏滋肾养阴、清肝泄热之疗效。

［**服法**］经后期服,每日 1 剂,水煎分 2 次服。

［**加减**］若在行经期间服,去山茱萸、酸枣仁、怀山药,加入赤芍、川牛膝、益母草等品。

3. 湿热证

［**基本治法**］滋阴补肾,清热利湿。

［**方药分析**］归芍地黄汤(《薛氏医案》)合四妙丸(《全国中药成药处方集》)加减。

白芍 10 g,山茱萸 10 g,怀牛膝 10 g,川续断 10 g,丹参 10 g,赤芍 10 g,牡丹皮 10 g,茯苓 10 g,泽泻 10 g,薏苡仁 10 g,黄柏 10 g。

方中白芍、山茱萸滋阴养血,怀牛膝、川续断补益肝肾;丹参、赤芍化瘀行血;牡丹皮、茯苓、泽泻泻肾浊,薏苡仁、黄柏清热利湿,全方共奏滋阴补肾,清热利湿之功。

［**服法**］经后期服,每日 1 剂,水煎分 2 次服。

［**加减**］若经行期间服,去山茱萸,加入泽兰 10 g、益母草 10 g、生茜草 10 g 等品。

4. 血瘀证

［**基本治法**］滋阴补肾,化瘀通经。

［**方药分析**］六味地黄汤(《小儿药证直诀》)合桃红四物汤(《医宗金鉴》)加减。

熟地黄 10 g,山药 10 g,山茱萸 10 g,炙鳖甲(先煎)10 g,牡丹皮 10 g,茯苓 10 g,泽泻 10 g,丹参 10 g,赤芍、白芍各 10 g,桃仁 10 g,红花 10 g,山楂 10 g。

方中六味地黄丸"三补三泻"补肝肾,泻肾浊,桃红四物汤养血活血化瘀,熟地黄、山药、山茱萸、炙鳖甲补肝肾益阴血;牡丹皮、茯苓、泽泻泻肾浊,丹参、赤芍、白芍养血活血;桃仁、红花、山楂化瘀通经,全方共奏滋阴补肾、化瘀通经之功。

［**服法**］经后期服,每日 1 剂,水煎分 2 次服。

［**加减**］行经期间,去熟地黄、山药、山茱萸,加入川牛膝 10 g、泽兰 10 g、益母草 10 g 等品。

5. 痰湿证

［**基本治法**］滋肾助阳,化痰燥湿。

［**方药分析**］毓麟珠(《景岳全书》)合越鞠丸(《丹溪心法》)加减。

白芍 10 g,山茱萸 10 g,茯苓 10 g,白术 10 g,丹参 10 g,赤芍 10 g,香附 10 g,川续断 10 g,菟丝子 10 g,鹿角片(先煎)10 g,巴戟天 10 g,六一散(包煎)10 g。

方中白芍、山茱萸滋阴养血,茯苓、白术健脾益气;丹参、赤芍、香附活血调经;川续断、菟丝子、鹿角片、巴戟天温养脾肾,调补冲任,补肾益精;六一散祛湿化痰,全方共奏滋肾助阳、化痰燥湿之功。

[**服法**] 经前期服,每日1剂,水煎分2次服。

[**加减**] 行经期去山茱萸、菟丝子、巴戟天,加入泽兰叶10 g、益母草10 g、红花10 g等品。

6. 偏于阳虚证

[**治法**] 健脾补肾,滋阴助阳。

[**方药**] 毓麟珠(《景岳全书》)加减。

党参10 g,白术10 g,茯苓10 g,茯神10 g,广木香10 g,薏苡仁10 g,白芍10 g,川续断10 g,巴戟天10 g,鹿角片(先煎)10 g,丹参10 g,肉桂(后下)3 g。

方中党参、白术、茯苓、茯神健脾益气;广木香、薏苡仁健脾和胃;白芍、川续断补养血益肾;巴戟天补肾温阳,以助生血;鹿角片、肉桂温阳调血,复加丹参加大调血之功,全方共奏健脾补肾、滋阴助阳之功。

[**服法**] 经前期服,每日1剂,水煎分2次服。

[**加减**] 行经期应加入丹参10 g、赤芍10 g、泽兰叶10 g、益母草15 g等品。

[**周期疗法**] 本病证如血海空虚,物质亏少性的月经量少,重在经后期论治以奠定物质基础,如阳偏虚、痰湿蕴阻者,或湿瘀蕴阻者,重在经间、经前期论治,以振奋脾肾之阳,提高免疫功能,自能溶解瘀浊,有助于排泄精血,控制脂肪、痰湿。具体治疗方需参阅月经周期节律调治法。

【中成药】

1. 六味地黄丸　每次5 g,每日2次。适用于阴虚血少型月经量少。经后期服。

2. 乌鸡白凤丸　每次5 g,每日2次。适用于阴虚阳弱型月经量少。经后期服。

3. 血府逐瘀口服液　每次1支,每日3次。适用于阴虚血瘀型月经量少。经期服。

4. 定坤丹　每次6 g,每日2次。适用于阴虚血瘀型月经量少。经前期服。

5. 越鞠丸　每次6 g,每日2次。适用于阴虚郁火型月经量少。经前期服。

6. 苍附导痰丸　每次5 g,每日2次。适用于阴虚痰湿型月经量少。经前期服。

7. 女金胶囊　每次6 g,每日2次。适用于阴虚血瘀型月经量少。经后期服。

8. 鹿胎膏　每次适量。适用于阳虚型月经量少。经前期服。

【转归及预后】

本病常与月经后期同时并见,如不及时调治,可发展为闭经、不孕。

【预防与调护】

(1) 经期应注意保暖,不宜冒雨涉水,不宜过食生冷寒凉,以免因寒而滞血。

(2) 保持心情舒畅,避免情志刺激。

(3) 节制房事,节制生育,避免手术损伤。

(4) 积极治疗原发病,如子宫发育不良、子宫内膜结核等。

【夏桂成临证经验】

月经过少,属于月经不调而以经量排出明显减少,甚至点滴即净为主要表现。其发病机制有虚实之分,虚者或因血虚,或脾虚或肾虚致精血不足;实者可因血寒,气滞血瘀,痰阻致气血不畅。宜对因治疗,祛除病因以调经。本病详询病史,搜集各种检查资料极为重要。生育年龄妇女,如经量突然减少,应首先排除妊娠后再行治疗。若月经过少合并月经后期者,调治失误或不及时,可转为闭经、不孕。服用避孕药期间血量过少者,停药后多可恢复正常。经量过少除妇科原因导致外,也是机体受病的反应。若因全身性疾病所致者,治愈原发病,经量也可逐渐恢复正常。注意有无癥瘕,以便审因论治。同时长期经量过少,可给患者带来心理压力,因此应积极治疗。临证结合月经色质、全身情况及舌脉以辨虚实寒热。本病虚多实少,故治疗不可恣投攻破,实者宜中病即止,不可过量,以免损伤中气,使经血难复。平素应注意预防,经期严禁涉水饮冷,以免凝滞气血。本病易向闭经转化,应积极治疗。如因疾病(如癥瘕)导致经少,则预后稍差,当治疗原发疾病后,则月经尚可调畅。根据我们多年来的临床观察,月经量少,其阴虚的程度性质,较之月经后期尤为重要,过少者常与后期相伴见。治疗时间较长,近 40 岁或者超过 40 岁女性见此,尤需注意是否为卵巢早衰存在,一方面检查激素以确诊之,另一方面应注意烘热出汗、烦躁失眠、带下过少等症,治疗必须心肾合治,可用清心滋肾汤或坎离既济丹,均见下篇,耐心服药,才能有效。

六、经期延长

月经周期基本正常,行经时间超过 7 日以上,甚或淋漓半个月方净者,称为经期延长。经期延长既是病名又是症状。

本病中医亦称"月水不断""月水不绝""经事延长"等,病变在冲任二脉,本病证的原因在于瘀、热、湿三者的兼夹,常见证型有郁热夹瘀证、肝经郁热证、湿热蕴阻证、脾虚夹瘀证。临床虽有虚实之分,但以虚实兼夹证居多,如及时治疗,一般能获痊愈,预后良好。

【病因病机】

本病证以标为主,但主证还在于心肾阳虚。本病的主要机制在于瘀热,而且以瘀为主。瘀者,阻塞不通也,说明排经不畅,也就是崩漏中所谓"瘀结占据血室,致血不归经也"。但崩漏无周期性,常伴有闭经,有阴无阳,无阳则瘀浊不化,是以形成瘀结,此则有周期性,有阴有阳,但阳偏弱,维持阳长时间偏少偏短,瘀浊虽有溶解,但溶解不尽以致脱落不全,程度上远较崩漏为轻,不至于形成结聚。血热亦是出血病中常见的因素,而且常常与血瘀相合,形成瘀热的病理变化。

其次尚可兼夹脾虚、湿热。脾虚者,常是主要的病因病理变化,但在出血期间,只能作为兼夹因素,予以照顾之;湿热者,可能有两方面原因:一是原有的湿热因素,在出血期,可能加剧瘀热使经期更加延长;二是继发因素,由于经期延长,子宫血室有泻无藏,湿邪下注或由下上侵而成,亦将使经期延长变得更为复杂和顽固。

(一)主要证型

心肾阳虚　先天不足,或大病久病之后心肾阳气偏虚,月节律之中维持阳长时间偏少偏短,瘀浊虽有溶解,但溶解不尽以致脱落不全,而致经期延长。

(二)兼夹证型

1. 郁热夹瘀　素性抑郁,或愤怒伤肝,郁久化热,或气郁血滞外客于子宫,邪与血相搏成瘀,瘀而化热,致瘀热阻滞冲任、子宫,经血妄行而致经期延长。

2. 肝经郁热　素体热盛,或急躁易怒,肝气不舒,久郁化热,迫血妄行,而致经期延长。

3. 湿热蕴阻　情怀不畅,心肝气郁,克伐脾胃,不能化水谷精微以生精血,反聚生湿,蕴而化热,湿热蕴阻,滞于冲任,扰动血海,以致经血妄行,是以经期延长。

4. 脾虚夹瘀　素体脾弱,或因劳倦过度,伤脾耗气,脾虚气弱,统摄无权,冲任不能约制经血,血海冲任失摄,故致经期延长。

【诊断与鉴别诊断】

（一）诊断

1. **临床表现** 月经周期基本正常,而行经时间延长,超过 7 日以上,甚或淋漓半个月始净,连续 3 个周期以上。

经期延长有轻重之分:轻者病程短,8~9 日月经干净,重者月经淋漓 12~15 日,甚至 20 余日方净。

经期延长有急慢性之别:有因突然患病或手术导致经期延长者,有因失治误治发展为慢性者。

经期延长的并发症:常见月经过多、盆腔炎性后遗症等。

2. **妇科检查** 妇科检查功能性子宫出血者,多无明显器质性病变;盆腔炎性后遗症者,妇科检查有宫体压痛,附件增粗、压痛等阳性体征;子宫肌瘤者,有时可及子宫增大。

3. **辅助检查**

(1) 测量 BBT:了解黄体功能。

(2) 黄体中期孕激素测定:了解卵巢功能状况。

(3) B 超:检查子宫、卵泡发育等情况。

(4) 子宫内膜病理检查:了解子宫内膜和卵巢功能情况。

(5) 宫腔镜检查:排除黏膜下子宫肌瘤等器质性病变。

（二）鉴别诊断

1. **崩漏** 周期紊乱,漏下乃经血非时而下,淋漓不断,持续时间无规律,常与崩交替出现。经期延长则月经周期正常,持续时间延长而能自止,每月反复,有规律可循。

2. **赤带** 下赤带者,月经期量正常,经净后阴道流出似血非血的赤色黏液,绵绵不绝。本病系经血淋漓不净,所下主要是血,湿热者也是血多黏液少,终与赤带不同。

3. **流产、不全流产** 有妊娠史,通过 B 超、激素测定,以及诊刮等病检以区别。

4. **宫颈、宫腔内息肉样病变** 可以通过妇科检查、宫腔镜检查以辨别。

5. **子宫肌瘤** 特别是诊断黏膜下肌瘤,亦可通过宫腔镜检查以鉴别。

【辨证】

（一）主要证型

心肾阳虚证

[证候] 经前漏红数日,伴乳房胀痛,经色紫红有血块,经行小腹疼痛,心悸气短,失眠多梦,腰腹酸冷,经期大便溏薄,舌胖紫黯苔薄,脉细弦。

[分析] 先天不足,或大病久病之后心肾阳气偏虚,月节律之中维持阳长时间偏少偏短,瘀浊虽有溶解,但溶解不尽以致脱落不全,故经前漏红数日;心肾阳虚不能疏发肝气,故伴经前乳房胀痛;心阳不足,不能化血养心,故心悸气短,失眠多梦;肾阳不足,火不暖土,故腰腹酸冷,经期大便溏薄;心肾阳虚,气血运行乏力,瘀血乃生,故经色紫红有血块;舌胖紫黯苔薄,脉细弦,均为心肾阳虚,瘀血内生之征。

（二）兼夹证型

1. *郁热夹瘀证*

[证候] 经行时间延长,经量或多或少,经色紫红有血块,经行小腹或有作痛之感,胸闷烦躁,或伴乳房胀痛,口渴不喜饮,脉象细弦带涩,舌质边紫红或有紫瘀点。

[分析] 瘀血阻于冲任,瘀血不去,新血难安,故月经淋漓不净,量或多或少,瘀血阻滞,气血运行不畅,不通则痛,故经色紫红有血块,小腹胀痛,或有不舒之感,瘀滞化热,阻滞气机,故胸闷烦躁,或伴乳房

胀痛,瘀血阻滞气机,津不能上承,故渴不喜饮,热扰心神故夜寐甚差。舌质边紫红或有紫瘀点,苔黄或腻,脉细弦或带涩亦为郁热夹瘀之象。

2. 肝经郁热证

[证候]经期延长,出血量较多,色红有小血块;小腹作胀作痛,胸闷烦躁,经前乳房乳头胀痛,头昏腰酸,口渴喜饮,两脉弦细带数,舌质偏红,苔黄腻。

[分析]肝气不舒,久郁化热,迫血妄行,而致经期延长,热迫血行,故出血量多,色红;肝气不舒,肝经郁火,不通则痛,而见经前乳房乳头胀痛;肝经郁滞,精不布达,而见头晕腰酸;热盛伤津,而见口渴喜饮,两脉弦细带数,舌质偏红,苔黄腻,皆为肝经郁热之象。

3. 湿热蕴阻证

[证候]经期延长,经量较多,色红质黏腻,有小血块;头昏腰酸,小腹或有隐痛,神疲乏力,口腻多痰,平时带下偏多,色黄白质黏腻,尿少色黄,脉象细濡带数,舌质偏红,苔中根部较厚腻。

[分析]心肝气郁,克伐脾胃,不能化水谷精微以生精血,反聚生湿,蕴而化热,湿热蕴阻,滞于冲任,扰动血海,以致经血妄行,是以经期延长,经量较多,色红质黏腻,有小血块;湿热搏结,瘀滞不通,故见头昏腰酸,小腹或有隐痛,湿邪阻络,故神疲乏力,湿热之邪内盛,聚湿生痰,故而口腻多痰,带下偏多,色黄白质黏腻,湿热下注,蕴阻膀胱,故见尿少色黄,脉象细濡带数,舌质偏红,苔中根部较厚腻皆为湿热蕴阻之象。

4. 脾虚夹瘀证

[证候]经期延长,血量较多,色淡红有血块;小腹隐痛,神疲乏力,腹胀矢气,大便易溏,头昏心慌,面色萎黄,脉象细涩,舌质淡红,苔白腻。

[分析]脾虚气弱,统摄无权,冲任不能约制经血,气虚日久,血瘀胞宫,血海冲任失摄,故致经期延长,经量较多,色淡红有血块,脾虚运化不足,不荣则痛,故而时有下腹隐痛,腹胀矢气,脾虚不能化水谷精微以生精血,故见神疲乏力,头昏心慌,面色萎黄,脾虚运化无权,湿邪内生,而见大便溏,脉象细涩,舌质淡红,苔白皆为脾虚夹瘀之征。

【治疗】

本病总的治疗原则,应以固冲止血调经为大法,重在缩短经期,以经期服药为主。郁热夹瘀者清热化瘀,调经止血;肝经郁热者宜清热解郁,调经止血;湿热蕴阻者清热利湿,调经固冲;脾虚夹瘀者健脾补肾,益气化瘀。本病不可概投固涩之品,防止留瘀为患也。平时则应当根据辨证以治本。

(一) 主要证型

心肾阳虚证

[基本治法]温肾健脾,养血安神。

[方药运用]毓麟珠(《景岳全书》)合钩藤汤(夏桂成经验方)加减。

当归10 g,白芍10 g,山药10 g,山茱萸10 g,党参10 g,黄芪15 g,白术10 g,菟丝子10 g,川续断10 g,鹿角霜10 g,钩藤10 g,莲子心5 g,五灵脂10 g,柴胡6 g。

方中山药、山茱萸、菟丝子、川续断、鹿角霜补肾助阳,党参、黄芪、白术健脾生血,当归、白芍、钩藤、莲子心养血安神,五灵脂、柴胡理气化瘀,诸药合用共奏温肾健脾、养血安神的功效。

[服法]经期服用,每日1剂,水煎分2次服。

[加减]若腹胀矢气,大便易溏者,去当归,加砂仁(后下)5 g、煨木香6 g、炮姜6 g;心烦寐差者,加夜交藤15 g、酸枣仁10 g;乳胀结块者,加青皮6 g、广郁金10 g、浙贝母10 g;经行腹痛者,加艾叶10 g、制香附10 g、五灵脂10 g。

（二）兼夹证型

1. 郁热夹瘀证

[**基本治法**]清热化瘀，调经止血。

[**方药运用**]凉血地黄汤（夏桂成经验方）合失笑散（《太平惠民和剂局方》）加减。

生地黄10 g，牡丹皮10 g，黄芩10 g，大蓟15 g，小蓟15 g，马齿苋10 g，五灵脂10 g，炒蒲黄（包煎）10 g，赤芍10 g，白芍10 g，益母草15 g。

方中大生地、牡丹皮凉血化瘀止血；黄芩、大蓟、小蓟、马齿苋清热凉血止血，五灵脂、炒蒲黄化瘀止血，益母草祛瘀生新，赤芍、白芍养血活血调经。全方共用，共奏清热化瘀、调经止血之功。

[**服法**]经期服用，每日1剂，水煎分2次服。

[**加减**]若腹胀矢气，大便易溏者，去生地黄、黄芩，加入炒白术10 g、茯苓10 g、砂仁3 g等；若大便干燥，头晕明显者，加入女贞子10 g、墨旱莲10 g等。

2. 肝经郁热证

[**基本治法**]清热解郁，调经止血。

[**方药运用**]丹栀逍遥散（《校注妇人良方》）加减。

牡丹皮10 g，栀子10 g，当归10 g，赤芍、白芍各10 g，柴胡6 g，荆芥穗6 g，炒白术10 g，茯苓10 g，陈皮6 g，钩藤（后下）10 g。

方中牡丹皮、栀子清解郁热，当归、赤芍、白芍养血柔肝，柴胡、荆芥穗解郁疏肝，炒白术、茯苓、陈皮健脾益胃，钩藤清肝火疏肝郁，全方共奏清热解郁、调经止血之功。

[**服法**]经前期服用，每日1剂，水煎分2次服。

[**加减**]若行经期间，应加入大蓟10 g、小蓟10 g、益母草15 g等；若头昏痛，夜寐不安者，加入莲子心6 g、紫贝齿15 g等。

3. 湿热蕴阻证

[**基本治法**]清热利湿，调经固冲。

[**方药运用**]四妙丸加味（《全国中药成药处方集》）。

黄柏10 g，苍术10 g，白术10 g，牛膝10 g，薏苡仁10 g，茯苓10 g，桑寄生10 g，川续断10 g，荆芥10 g，白芍10 g。

方中以黄柏为君药清热燥湿；苍术、白术健脾燥湿；牛膝活血通经络，补肝肾；薏苡仁、茯苓利水渗湿，加强祛湿之功；桑寄生、川续断补益肝肾；荆芥止血固冲；白芍养血调经。全方共奏清热利湿，调经固冲之功。

[**服法**]经前期服用，每日1剂，水煎分2次服。

[**加减**]行经期服，需加入大蓟10 g、小蓟10 g、侧柏叶10 g、泽兰10 g、益母草15 g等；夹有血瘀者，应加入马鞭草10 g、五灵脂10 g、蒲黄10 g等。

4. 脾虚夹瘀证

[**基本治法**]健脾补肾，益气化瘀。

[**方药运用**]香砂六君子汤（《古今名医方论》）合加味失笑散（夏桂成经验方）。

党参10 g，白术10 g，茯苓10 g，陈皮6 g，木香6 g，砂仁（后下）3 g，川续断10 g，杜仲10 g，五灵脂10 g，炒蒲黄（包煎）10 g，花蕊石（先煎）10 g。

方中以党参益气健脾，补中养胃为君，臣以白术健脾燥湿，佐以茯苓渗湿健脾，陈皮、木香芳香醒脾，理气止痛；砂仁健脾和胃，理气散寒，川续断、杜仲补肾固冲任，五灵脂、炒蒲黄、花蕊石化瘀止血，全方共奏健脾补肾、益气化瘀之功。

[**服法**] 经前期服,每日 1 剂,水煎分 2 次服。

[**加减**] 行经期服用,需加入益母草 15 g、赤芍 10 g、泽兰叶 10 g;畏寒肢冷者,加入黄芪 10 g、巴戟天 10 g、炮姜 6 g。

[**周期疗法**] 经期延长者,就我们临床观察,以血瘀为多见,而血瘀之所以形成,又与阳气不足有关,是以经前维持阳长至重及重阳延续的功能,非常重要。因此,着重经前期论治,同时亦要注重行经期的治疗。

【中成药】

1. 定坤丹 每次 5 g,每日 2 次。适用于脾虚夹瘀型经期延长。经前期服。
2. 益母草膏 每次 1 匙,每日 3 次。适用于郁热夹瘀型经期延长。行经期服。
3. 乌鸡白凤丸 每次 1 丸,每日 2 次。适用于气血两虚型经期延长。经后期服。
4. 固经丸 每次 6 g,每日 2 次。适用于肝经郁热型经期延长。行经期、经后期服。
5. 二至丸 每次 5 g,每日 2 次。适用于肝经郁热型经期延长。行经期、经后期服。

【转归及预后】

本病一般预后尚好,虽出血时间较长,但因出血量不多,故对身体影响不大。然行经时间长,对生活造成不便,甚至影响受孕或发生自然流产。若合并月经过多,或持续半月不净者,有转为崩漏之势,应予重视。

【预防与调护】

(1) 避免经期重体力劳动和剧烈运动。
(2) 经期、产褥期注意外阴卫生,禁止房事,注意生活起居,规律作息时间。
(3) 调畅情志,避免七情过极。
(4) 用药不宜过温过寒,以免伤及阳气或耗伤阴血,导致病情缠绵难愈。

【夏桂成临证经验】

经期延长,是从月经过多中衍化出来的,与月经过多相似而有别,虽然均以血瘀、血热为主要机制,但月经过多者,治疗在于化瘀与止血并重,而经期延长者,在于清除余瘀缩短经期。

关于经期延长的具体概念,尚须进一步明确。一般认为经期超过 7 日以上,甚则淋漓达 10 余日者,谓之"经期延长",殊不知在日常生活中,各种不同体质类型的女性,其行经期标准也有所不同,3 数律者,行经期均在 3 日净,而且有其规律性,如果超过 3 日,即在 3 日以上者,均可谓之经期延长;5 数律者,行经期均在 5 日净,亦有其规律性,如果超过 5 日,即在 6 日以上者,亦可谓之经期延长;因此并非都要 7 日以上者,而且偶然 1 次,甚则 2 次经期延长,又无临床症状,迅即恢复正常经期者,可不作经期延长论治。所以需连续 3 次以上,或者连续 2 次经期超长,具有一定的临床症状者,才能诊断为"经期延长"的病证。

经期延长,从病变角度而言,主要在于"瘀热",尤以瘀为主,但亦关系到肾虚与子宫固藏的问题。所以在治疗上必须排除子宫残存的血瘀,才能保障子宫的固藏,然而此残存的血瘀,不同于一般血瘀,单纯的祛瘀药有时并不能达到排瘀的目的。相反,有部分患者还会引起出血增多,经期更有所延长。此何故? 盖因此瘀与肾阴阳失衡有关,与子宫的藏泻有关,而且瘀血为膜样性血瘀,膜样血瘀前已详述,但是瘀由肾阴阳的失衡,特别是阴虚及阳虚所致,阳虚所致膜样血瘀具有脂膜与血瘀相合的特点,在有阴阳转化保持月经周期性的前提下,仍能排除。但必须与补肾相结合,与收缩子宫相结合,轻则可运用加味失笑散,见崩漏血瘀证,同时加入川续断、杜仲、桑寄生等品。如果表现出明显的阴虚血热病证,则应运用二至地黄丸(汤)合加味失笑散,即女贞子、墨旱莲、山药、山茱萸、左牡蛎、牡丹皮、茯苓、五灵脂、蒲黄、茜草、益母草等品;如果表现明显的阳虚血寒病证,则可应用人参鹿茸汤合加味失笑散,即红参、党参、鹿角胶、补骨脂、杜仲、炒白术、赤石脂、五灵脂、蒲黄、茜草、益母草等品,治疗子宫冲任,原本就有通涩并用、补理兼施的方法。血瘀偏重,可运用逐瘀脱膜汤加入补肾之品,如当归、赤芍、五灵脂、肉桂、三棱、莪术、川续断、杜仲、益母草、炒枳壳等品;偏于肾阳虚的,尚应加入紫石英、补骨脂等品;偏于阴虚火旺的,上方应去肉桂,加入钩藤、女贞子、墨旱莲、炒牡丹皮等;如再兼湿热者,必须加马鞭草、鹿衔草、败酱草、薏苡仁等品。经期延长属于黄体萎缩不全。黄体萎缩不全,可引起经期延长及经量增多的特点。若以经期延长为主者,则可按经期延长辨治,主要抓住心肝郁火论治,但亦必须照顾到血瘀。西医学认为,由于黄体萎缩不全,雌孕激素不能迅速下降,子宫内膜由于激素水平的失衡,不能按时而下,反而呈不规则的脱落,使出血期延长、血量增多,又称子宫内膜脱落不全,辨治虽同上。但我们体会,黄体萎缩不全,BBT 高温相该下降而不顺利,或下降幅度偏小,因当清心肝之郁火,结合化瘀调经,可用钩藤汤、越鞠丸、泽兰汤加减,药用钩藤、白蒺藜、合欢皮、牡丹皮、制苍术、制香附、泽兰叶、赤芍、丹参、益母草、川牛膝,有时甚则加炒枳壳、大黄等品通泻之方能取效。平时着重滋肾调心肝气血以治之。

第二节 痛 经

妇女正值经期,或经行前后,出现周期性小腹疼痛或痛引腰骶,甚则剧痛至晕厥者,称痛经,亦称"经行腹痛"。其中经过详细妇科临床检查,未发生器质性异常者,称为原发性痛经,亦谓之功能性痛经。原发性痛经是青春期女性常见的妇科疾患之一,发病率达 30%~50%。

痛经之症,最早记载见汉代《金匮要略·妇人杂病脉证并治》"带下,经水不利,少腹满痛"之中,至宋代《妇人良方大全·调经门·月水行止腹痛》列出治疗痛经方温经汤,均责之"风冷之气客于胞络,损伤冲任之脉"所致。后来《丹溪心法·妇人》指出痛经有经行作痛、经后作痛分辨虚实。直至明清时期《景岳全书·妇人规·经期腹痛》,对本病辨证作了较系统的论述,《宋氏女科秘书》《傅青主女科》《医宗金鉴·妇科心法要诀》等对本病治法及方药作了大量的探索。

本节主要介绍原发性痛经的证治。

一、原发性痛经

凡在初潮后不久,行经期间,或者经行前后发生的小腹胀痛,疼痛难忍,影响学习工作生活者,未见有器质性病变均可称为本病。

原发性痛经可由子宫发育不全、子宫屈曲、宫颈管狭窄、体质因素及精神因素等原因所致,与前人所提出的先天禀赋不足,后天风冷、寒湿、气滞瘀阻胞宫导致的痛经因素颇相吻合。

【病因病机】

本病大多起于月经初潮后即有痛经之患,按《素问·上古天真论篇》中女性生殖发育过程来分析,此期正应是肾气盛、天癸至的时期,所以这一时期发生周期性的与月经有关的腹痛,必与肾气天癸有关。《圣济总录·室女月水来腹痛》中说:"室女月水来腹痛者,以天癸初至,营卫未和,心神不宁,间为寒气所客,其血与气不流利,致令月经结搏于脐腹间,如刺疼痛。"这一论述的确反映了天癸营卫气血的本质有所不足,寒气与血瘀相搏结而成为痛经。但在发病机制上更要认识到疼痛发作时心肝两脏有关功能的重要性,而在平时与肾密切关联。先从疼痛时而言。《素问·至真要大论篇》有言:"诸痛痒疮,皆属于心。"说明一切疼痛与心脑神明有着关系。夏桂成发现一些痛经患者,由于对疼痛存在着恐惧紧张的心理,因此在轻微的疼痛状态下,也突然会感到疼痛剧烈或休克,说明对疼痛的感觉特别敏锐,可以出现一些人为的疼痛,但是西医学也证实疼痛的传导感觉可以来之于中枢神经。《金匮要略·心痛短气病脉证治》:"夫脉当取太过不及……所以胸痹心痛者,以其阴弦故也。"《金匮要略·腹满寒疝宿食痛脉证治》:"寸口脉弦者,即胁下拘急而痛。"可见《金匮要略》以阴弦即尺弦或寸口脉弦者,均主痛,脉弦者一般属于肝脉,说明疼痛与肝亦有关。而且肝主筋脉,子宫呈痉挛状收缩者,亦与肝有关,故疼痛剧烈,甚则晕厥,在一定程度上与心肝的神魂有关。且痛经来之于血分,有其周期性,更应从疼痛的深层次研究,考虑心肝的机制。现代医学在研究痛经时,已发现前列腺素(PG)浓度升高,而微量元素中镁的浓度降低,是一个内在的重要因素。为此夏桂成认为,在分析痛经的机制,气血不畅、气血不调、不通则痛时,应该进而分析主宰气血,主宰血脉的心肝两脏,从而能更好地为临床提供止痛的方法。但是之所以形成气血不调,或者血瘀者,不仅仅在于肝,更在于肾。肾者生殖之本,经血之源,痛经基本上来之于初潮,而且呈周期性发作。其中有相当部分的确是与先天发育有关,张景岳所指出的"全实者少,夹虚者多",其所谓夹虚者实即指肾而言,因此肾虚偏阳,亦即是肾阳有所不足者,乃系原发性痛经之根本也。夏桂成认为认识痛经,亦必如此。痛经的形成在于本虚标实,本虚者在于肾,在于肾气的欠盛,癸水的不充,然肾气、天癸的不足,需要影响到营卫的气血和畅,从而导致气滞血瘀而致痛经。所以肾虚血瘀是本病证最主要的标本因素,标者血瘀也,本者肾虚也。

(一) 主要证型

1. 心肾亏虚　素体薄弱,或禀赋不足,肾气欠盛,以致胞宫发育不良,颈管狭小,肾虚奇经气血失畅,冲任不得流通,经血排泄不畅,不通则痛。胞脉者属心而络于胞中,疼痛发作时心气不降者,更致血脉不和,疼痛剧作。

2. 血瘀　胞宫或前或后屈曲,冲任气血不得流通,瘀血内阻,经血排泄困难,冲任失畅,不通则痛。

(二) 次要证型

1. 气血虚弱　平素气血不足,或大病久病之后,气血亏虚,经行后期或经净之后血海更虚,胞脉失养,引起疼痛。

2. 肝肾不足　禀赋薄弱,肝肾不足,或大病久病之后,损及肝肾,或房劳多产,精亏血耗,经行之后,血海空乏,胞脉失养,以致疼痛。

(三) 兼夹证型

1. 气滞血瘀　肝气不舒,气机不利,不能运血以畅行,血不能随气而流通,以致冲任经脉不利,经血滞于胞中作痛。在肾虚的前提下,通过心肝气郁而致血瘀,从而形成不通则痛。《沈氏女科辑要笺正·辨色与痛》中云:"经前疼痛无非厥阴气滞,络脉不疏。"气血不通,络脉失疏是瘀滞疼痛的病变所在。

2. 寒湿凝滞　久居阴湿之地,或经期感寒涉水,多饮酸冷,寒湿伤于冲任,客于胞宫,血为寒凝,运行不畅而作痛。如《傅青主女科·调经》在"经水将来脐下先疼痛"中说:"寒湿乃邪气也,妇人有冲任之脉,居于下焦……经水由二经而外出,而寒湿满二经而内乱,两相争而作疼痛。"

3. 肝郁化火　素体肝旺,性急易怒,在肾虚偏阴的前提下,肝郁气滞,郁而化火,郁则气滞瘀阻,不通则痛,如《傅青主女科·调经》"经水未来腹先疼痛"中说:"夫肝属木,其中有火,舒则通畅,郁则不畅,经欲行而肝不应,则抑拂其气而疼生。"然而火热灼伤络脉,亦可致痛。

【诊断与鉴别诊断】

(一) 诊断

1. 临床表现　以小腹疼痛为主症,并随月经周期发作。一般多发在经期前一二日或行经第1日,随后即逐渐减轻至消失,偶见有延缓至经净或于经净后始发生疼痛者。疼痛程度有轻有重,剧烈疼痛常历时约半小时至 2 小时,继而为阵发性中等度疼痛,12～24 小时渐渐消失。疼痛部位多在下腹部,亦可波及全腹或腰骶部作痛,或有外阴、肛门坠痛。严重疼痛可出现恶心、呕吐、面色苍白,冷汗淋漓,甚至昏厥。

2. 体格检查　妇科检查:观察内外生殖器发育情况及排除器质性病变的存在。

3. 辅助检查

(1) 盆腔 B 超检查。

(2) 腹腔镜检查、宫腔镜检查。

(3) 性激素水平测定、BBT 测定等。

(二) 鉴别诊断

其他病证所出现的腹痛亦可在经期发生或加重,临证时当详问病史,细察现证,进行全身检查与妇科检查,以资鉴别。如盆腔炎、子宫内膜异位症、生殖器器质性疾病、行经期的阑尾炎、结肠炎、盆腔瘀血综合征等疾病,均可以通过相关病史与检查,以资鉴别。

【辨证】

(一) 主要证型

1. 心肾亏虚证

[证候] 月经后期,量少,色紫红,有血块,一般经行第 1 日腹痛剧烈,伴有腰酸,舌质偏红,脉细弦,初潮后即有月经不调史。

[分析] 素体或产后摄生不慎损伤肾精,冲任失养,血海不能盈满而下,故月经后期,月经量少;阴精亏少,虚热内生,热灼血瘀,故经血色紫红,有血块;瘀滞胞宫,经行不利,不通则痛,故经行第 1 日腹痛剧烈;肾虚不能荣养外府,故见腰酸;脉细弦,舌质偏红均为肾精亏虚兼夹血瘀之象。

2. 血瘀证

[证候] 月经后期,量少,色紫黯,有血块,经行第 1 日腹痛剧烈,严重时可晕厥,伴有腰酸,舌质瘀斑,脉涩。

[分析] 胞宫或前或后屈曲,冲任气血不得流通,使血行不畅形成血瘀,阻滞冲任,经行不利,故月经后期,量少,色紫暗,有血块;瘀血阻滞胞络,不通则痛,故经行第 1 日腹痛剧烈,若瘀血阻窍,可发生晕厥;血瘀阻滞,气血不畅,故腰酸;脉涩,舌质瘀斑均为血瘀之征。

(二) 次要证型

1. 气血虚弱证

[证候] 月经后期,或有先期,经量偏少,或有量多,色淡红,无血块,经后小腹隐痛,坠痛,绵绵不休,头昏眼花,心悸神疲,脉细,舌质偏淡。

[分析] 气血两虚,气虚固摄无力,则月经先期,量多;或气虚推动无力,则月经后期,量偏少;血虚冲任未满而溢,故色淡,无血块;经行之后,气血更虚,血虚冲任失养,气虚托举无力,故经后小腹隐痛,坠痛,绵绵不休;气血虚弱,不能上荣头面,故头昏眼花;脾阳不振,心神失养,故心悸神疲;脉细,舌质偏淡为气血虚弱之象。

2. 肝肾不足证

[证候] 月经先期或后期,量偏多或偏少,色红,无血块,小腹隐隐作痛,头昏腰酸,夜寐甚差,舌质偏红,脉细弦。

[分析] 肾失封藏,肝不藏血,则月经先期,量偏多;肝肾不足,精血俱虚,则血海不得满盈而下,则月

经后期,量偏少;胞宫失于濡养,故小腹隐隐作痛;脑失所养,故头晕;外府失养,故腰酸;心神失养,故夜寐差;脉细弦,舌质偏红均为肝肾不足之征。

(三) 兼夹证型

1. 气滞血瘀证

[证候] 月经后期为多,量多或少,色紫红或紫黑,有血块,一般经前期或经期小腹作痛,胀痛或坠痛,或阵发性疼痛,伴有胸闷烦躁,乳房胀痛,脘痞腹胀,舌质偏红,脉细弦。

[分析] 肝失调达,冲任气血郁滞,经血不利,故月经后期为多,量少,色紫黑,有血块;瘀血阻滞脉络,血不循经而溢脉外,故月经量多,色紫红;气滞血瘀,不通则痛,故经前期或经期小腹作痛,或胀痛或坠痛,或阵发性疼痛;经脉不利,气滞胸腹,故胸闷烦躁,乳房胀痛,脘痞腹胀;脉细弦,舌质偏红均为气滞血瘀之征。

2. 寒湿凝滞证

[证候] 月经后期,经量偏少,色紫黯,有血块,经行第 1 日小腹阵发性剧痛有酸冷感,伴有腰酸形寒,肢体酸楚,或有关节酸痛,脉细濡,舌苔白腻。

[分析] 经期或产后感受寒湿之邪,邪气客于冲任、胞宫与经血搏结,使经血运行不畅,故月经后期,经量偏少,色紫黯,有血块;寒湿凝滞,胞宫失于温煦,故经行第 1 日小腹阵发性剧痛有酸冷感;肾阳不足,不能温煦腰府和形体,故腰酸形寒;寒湿凝滞四肢关节,故肢体酸楚,或有关节酸痛;脉细濡,舌苔白腻均为寒湿凝滞之象。

3. 肝经郁火证

[证候] 月经先期或先后无定期,经量偏多,色紫红,有血块,或夹黏腻之物,经前经期小腹胀痛,热灼性痛,刺痛,伴有胸闷烦躁,乳房胀痛,触痛,小便黄少,脉细弦数,舌红苔黄腻。

[分析] 情志不畅,肝气郁结,疏泄失常,气机逆乱,则月经先后无定期,经前经期小腹胀痛,伴有胸闷烦躁,乳房胀痛,触痛;郁久化火,热扰冲任,迫血妄行,则月经先期,经量偏经多,经血色紫红,经前期小腹热灼性痛;血为热灼,伤阴耗津,则小便黄少;血热互结,煎熬成瘀,则有血块,或夹黏腻之物,经前经期小腹刺痛;脉细弦数,舌红苔黄腻皆为肝经郁火之象。

【治疗】

本病证为原发性痛经,主要在于肾虚瘀阻,肾虚是本,瘀阻为标。以实证为多,虚证较少,实证者不通则痛,虚证者不荣则痛,亦有症情复杂,实中有虚,虚中有实,虚实兼夹者,临证需知常达变。因痛经病位在子宫冲任,变化在气血,故治疗以调理子宫冲任气血为主,治法分为两个阶段:一为行经期重在调经理气、活血止痛治其标,及时控制或缓解疼痛;二是平时期辨证求因以治本,夏桂成倡导重在经间排卵期治疗,期望气阳达重。对于子宫发育位置宫颈狭窄等所造成的痛经当根据实际情况选择最佳的治疗方案。

(一) 主要证型

1. 心肾亏虚证

[基本治法] 补肾助阳,化瘀止痛。

[方药运用] 痛经汤(夏桂成经验方)加减。

钩藤(后下)10 g,牡丹皮 10 g,当归 10 g,赤芍 10 g,五灵脂 10 g,莪术 10 g,益母草 15 g,肉桂(后下)8 g,川续断 10 g,杜仲 10 g,琥珀粉(另吞)5 g。

方中钩藤、牡丹皮清心肝而安神魂,因为疼痛者,必与心肝神魂有关,镇静安宁,乃止痛的前提;当归、赤芍、五灵脂、莪术、益母草、琥珀粉活血化瘀,调经止痛,且气血畅达,通则不痛,亦是针对不通则痛的实证而用,当痛经处于剧烈时,绝大多数呈现不通则痛的实证现象,故必须调畅气血,通畅脉络,以解决疼痛之主因。方中又用肉桂、川续断、杜仲补肾暖宫,温阳调血,其作用意义有三:第一是补肾助阳,以治痛经发作的根本;第二是温阳调血,推动气血运行,有助于活血化瘀,通畅脉络;第三是补肾温阳,使阳气旺盛,温煦子宫,溶解膜样性血瘀,治标治本合而为一。可加入延胡索、五灵脂,不仅有化瘀调经的作用,而且有较好的止痛作用。本方具有活血化瘀,补肾助阳,控制疼痛,安定心神的功能,故治疗痛经有效。

[服法]水煎分服,每日1剂。

[加减]恶心呕吐加姜半夏10 g、陈皮6 g;痛剧者加全蝎6 g、制乳香5 g;畏寒明显者加桂枝6 g、艾叶10 g。

2.血瘀证

[基本治法]活血化瘀,理气止痛。

[方药运用]膈下逐瘀汤(《医林改错》)加减。

桃仁10 g,红花10 g,当归10 g,赤芍10 g,五灵脂10 g,蒲黄(包煎)10 g,乌药6 g,延胡索10 g,制香附10 g,川芎6 g,枳壳10 g。

方中桃仁、红花、当归、赤芍活血化瘀,五灵脂、蒲黄化瘀止痛,乌药、延胡索、制香附、川芎、枳壳理气止痛,全方活血化瘀药物效专力宏,伍以疏肝理气之大品,气行则血行,共奏活血化瘀、理气止痛之功。

[服法]水煎分服,每日1剂。

[加减]痛剧者加全蝎6 g、琥珀5 g;胸闷乳胀者加钩藤、广郁金各10 g;便溏薄者,广木香、干姜各6 g。

(二) 次要证型

1.气血虚弱证

[基本治法]健脾益气,养血止痛。

[方药运用]八珍汤加减(《正体类要》)。

党参10 g,白术10 g,茯苓10 g,炙甘草10 g,当归10 g,白芍10 g,熟地黄10 g,川芎6 g,制香附10 g。

方中党参、白术、茯苓、炙甘草补气健脾,当归、白芍、熟地、川芎、制香附养血止痛,诸药合用,使气血充足,疼痛得止。

[服法]经行时水煎分服,每日1剂,至经后3日停。

[加减]夹血块者加失笑散(包煎)、延胡索、益母草各10 g;若腹痛便溏者,去当归、川芎,加木香6 g、补骨脂9 g、焦谷芽12 g;若月经量少,面乏华色,加黄芪15 g。

2.肝肾不足证

[基本治法]调补肝肾,养血止痛。

[方药运用]调肝汤(《傅青主女科》)加减。

山药10 g,阿胶(烊化)10 g,山茱萸10 g,枸杞子10 g,巴戟天10 g,川续断10 g,当归10 g,白芍10 g,乌药6 g,甘草5 g。

方中山药、阿胶(炖烊冲入)、山茱萸、枸杞子滋补肝肾,巴戟天、川续断强腰固肾,当归、白芍、乌药养血理气止痛,甘草调和诸药,全方共奏调补肝肾、养血止痛之效。

[服法]经行时水煎分服,每日1剂,至经后3日停。

[加减]腰骶疼痛者,加杜仲15 g、狗脊12 g;少腹两侧疼痛,痛引两胁者,加川楝子、延胡索、橘核各9 g。

(三) 兼夹证型

1. 气滞血瘀证

[**基本治法**] 理气疏肝,化瘀止痛。痛经期过后转入经后期,给予月经周期节律调节治疗,重在调补心肾。

[**方药运用**] 加味乌药汤(《证治准绳》)。

乌药 10 g,制香附 10 g,延胡索 10 g,木香 6 g,青皮 6 g,陈皮 5 g,当归 10 g,赤芍 10 g,山楂 10 g,益母草 15 g。

方中乌药、制香附、延胡索疏肝理气,木香、青皮、陈皮理气行滞,当归、赤芍、山楂、益母草养血活血,全方共奏疏肝理气、化瘀止痛功效。

[**服法**] 经前 3 日,水煎分服,每日 1 剂,经净停服。

[**加减**] 头昏头痛者,加钩藤 15 g、白蒺藜 10 g;大便溏泄者,上方去当归,加炒白术 10 g、炮姜 5 g。

2. 寒湿凝滞证

[**基本治法**] 温经散寒,活血止痛。

[**方药运用**] 少腹逐瘀汤加减(《医林改错》)。

肉桂(后下)5 g,小茴香 6 g,炮姜 5 g,延胡索 10 g,没药 6 g,川芎 6 g,当归 10 g,赤芍 10 g,五灵脂 10 g,蒲黄(包煎)10 g,苍术 10 g。

方中肉桂(后下)、小茴香、炮姜温经散寒,延胡索、没药、川芎理气行血,当归、赤芍、五灵脂、蒲黄活血化瘀,苍术散寒除湿,全方旨在温经散寒,祛湿化瘀,血随气行,疼痛自消。

[**服法**] 经前 3 日,水煎分服,每日 1 剂,经净则停。

[**加减**] 形体畏寒,关节酸痛明显者,上方加川桂枝 5 g、制附片 6 g、吴茱萸 5 g;大便溏者,上方去当归,加炒白术 10 g、砂仁(后下)5 g;恶心呕吐者加姜半夏 10 g、厚朴 6 g;伴胸胁乳房胀痛者,加柴胡、青皮、陈皮、橘叶各 6 g,香附、橘核各 9 g。

3. 肝经郁火证

[**基本治法**] 清热解郁,化瘀止痛。

[**方药运用**] 宣郁通经汤(《傅青主女科》)加减。经后期再从调周治疗。

牡丹皮 10 g,炒栀子 10 g,黄芩 10 g,柴胡 6 g,制香附 10 g,川郁金 10 g,当归 10 g,赤芍、白芍各 10 g,五灵脂 10 g,甘草 6 g。

方中牡丹皮、炒栀子、黄芩清肝解郁,柴胡、制香附、川郁金疏肝理气,当归、赤芍、白芍养血柔肝,五灵脂化瘀止痛,甘草调和诸药,全方使肝火清降,气畅瘀祛,自无疼痛之虞。

[**服法**] 经前 3 日,水煎分服,每日 1 剂,经净则停。

[**加减**] 胸闷腹胀者,加青皮、陈皮、炒枳壳各 6 g,乌药 9 g;腹痛甚者加延胡索 9 g、乳香 6 g;夹瘀块者加桃仁、五灵脂各 9 g,益母草 15 g;头晕胀痛者,加天麻、菊花各 9 g;恶心呕吐者加陈皮、姜半夏各 6 g。

[**周期疗法**] 本病证属于功能性痛经,行经期的治疗重在控制疼痛。虽然中医的调经止痛亦有一定的调整作用,但夏桂成认为月经周期中以经间排卵期治疗极为重要,补肾助阳,促进排卵活动,只有提高阳的功能才能更好地温煦胞宫,流畅气血,溶化瘀滞,"通则不痛",这是最重要的治疗痛经的方法,也是治本之法。但少数如阴虚为主者,或者阴虚及阳者,就必须从经后期论治。经后期与排卵期的治疗可参考有关章节。

【中成药】

1. 玄胡止痛片 每次 3 粒,每日 3 次。适用于肾虚瘀阻型痛经。经期服。

2. 血府逐瘀口服液　每次1支,每日3次。适用于肾虚瘀阻型痛经。经期服。

3. 三七胶囊　每次5粒,每日3次。适用于肾虚瘀阻型痛经。经期服。

4. 桂枝茯苓丸　每次5g,每日3次。适用于寒凝型痛经。

5. 定坤丹　每次5g,每日2次。适用于血虚气弱型痛经。经间、经前期服。

6. 鹿胎膏　每次适量,每日2次。经间、经前期服。

7. 丹栀逍遥散　每次5g,每日2次。适用于郁火型痛经。经前期服。

8. 八珍益母丸　每次5g,每日2~3次。适用于血虚气弱型痛经。经间、经前期服。

9. 女金胶囊　每次5g,每日2~3次。适用于肾虚瘀阻型痛经。经前期服。

10. 痛经宝颗粒(月月舒)　每次5g,每日2~3次。适用于血瘀阻型痛经。行经期服。

【转归及预后】

原发性功能性痛经通过上述治疗,一般均可以缓解或治愈。但需注意避免导致痛经的因素再次或反复影响,以致复发。

【预防与调护】

(1) 调节情志,注意心理调摄。重视精神心理治疗,进行健康宣教,告知经期轻度的不适是生理反应,对于需要用药物缓解的经行腹痛必须积极治疗。

(2) 保持充足的休息和睡眠时间。

(3) 临近行经期忌食生冷,注意保暖,防止淋雨涉水。

【夏桂成临证经验】

(一) 功能性痛经的辨证

夏桂成认为关于痛经的辨证:从疼痛的性质、程度上分析最为重要,时间、部位上的疼痛,虽亦有一定的意义,但只能占次要地位,如胀甚于痛,时痛时止,是气滞为主的疼痛;痛甚于胀,持续性、抽掣性、阵发性剧痛,是血瘀性为主。灼热痛属于火热,酸冷痛属于寒湿,跳痛、刺痛有热有寒但均夹有血瘀;绞痛、收缩痛多为较重的瘀证或寒证;绵绵隐痛、空痛、挛急性痛,按之疼痛减轻者,大多为虚证。此外还有一些疼痛的性质颇为复杂。如下坠性痛者有虚有实,一般而言,坠痛明显者偏于实,临床上所见内膜异位症者见此。坠痛轻微者偏于虚,坠痛见于行经初期者偏于实,坠痛见于经行末期或经净时者偏于虚。但亦有例外者,撑痛者,即腹部膨胀有如开裂状者,其痛剧烈者,常是阳虚血瘀较为严重的一种病证;此外还有一种出现呼吸性疼痛,即既有收吸性作痛,又有呼胀性疼痛,我们称之为呼吸性疼痛,不仅有气滞血瘀性存在,又有肝脾肾不足的一面。临床上必须仔细辨别之。

(二) 功能性痛经治疗的两大思路

在治疗上,存在痛经发作时与平时期两种不同的治疗思路。

1. 痛经发作时治疗　疼痛发作时的治疗,首先是止痛治标,要更好地控制疼痛,调理月经,就必须注意到止痛、温阳、宁心、调肝、止痉、通经的七大特点。

(1) 止痛:痛经者,必须控制疼痛,越是疼痛剧烈越要止痛,止痛是治疗痛经的首要任务,疼痛减轻或者疼痛消失,是治疗痛经的要求,前人虽然提出"不通则痛""通则不痛"的认识和治疗方法,夏桂成在临床上发现通畅气血、活血化瘀,虽然亦能达到缓解疼痛的作用,有时却很难满意,如众所周知的血府逐瘀汤,亦可以治疗痛经,但有时止痛作用并不满意,故改用膈下逐瘀汤,止痛作用就较为明显,原因就在于活血化瘀的方药中,尚必须加入止痛的药物,如膈下逐瘀汤中的五灵脂、延胡索,就属于止痛性的药物,因此,夏桂成认为在活血化瘀、疏通脉络中,应加入延胡索、乳香、没药、五灵脂、琥珀等1～2味,以加强止痛的作用。

(2)温阳:温阳者是指温经祛寒,助阳活血。疼痛剧烈,来之于血分者,常与血分的瘀滞有关。血分的瘀滞,阻滞气血的运行,不通则痛,瘀阻严重,不通亦重,是以疼痛加剧,通则不痛。因此,欲其通畅,除活血化瘀外,需要温阳,因为"血得热则行,得寒则凝"。温阳者,即助阳火也,火热甚则推动血行,而且血瘀不畅,仅是标象,而本质上还是肾虚偏阳。正由于肾阳偏虚,而瘀浊内阻,温阳不仅有助于推动血行,而且还有着助阳补肾的深层含义。如前人治疗痛经的大多数方剂,均偏于温阳,如温经汤、琥珀散、折冲饮等方剂,其中所用的肉桂、桂枝、艾叶、乌药,甚则干姜、附片亦可选择用之,其中肉桂尤为常用或主用,因为肉桂不仅有助于活血化瘀,通畅血脉,而且还有补肾助阳,溶解痰浊膜瘀的功能,有着重要的临床意义。

(3)治心:治心者,在痛经中应用夏桂成认为主要有两个方面的含义,即宁心安神与心理调节。宁心安神方面,夏桂成重视平时保证睡眠,镇静与安眠是一致的。故凡心理因素加剧的痛经者,根据我们临床上的观察,一般与失眠、心烦、紧张、恐惧等因素相关,因此安定心理,放下包袱,同时配合宁心安神的方药治之,始能收到较好的疗效。夏桂成自拟安神定痛汤,药用:丹参10 g,赤芍10 g,钩藤12 g,合欢皮10 g,琥珀粉5 g(分两次吞),延胡索12 g,茯苓、茯神各10 g,青龙齿(先煎)10 g,景天三七10 g,其中延胡索、琥珀不仅是止痛良药,尤其是延胡索乃止痛的灵药,而且又有镇静安神的作用。此外心理调节,或称转移法,即将恐惧疼痛的心理转移开去,如针灸疗法,经过强刺激,把疼痛的心理感觉转移开去;还有音乐疗法,通过一定强有力的音乐,把患者从疼痛的恶性循环的感觉中转移开去,从而减轻疼痛。

(4)调肝:调肝者,夏桂成认为有三种含义。其一是养血调肝法,也即是养血止痛法。在《金匮要略》一书中,提到"妇人腹中诸疾痛,当归芍药散主之"。妇人腹中诸疾痛,包括痛经在内,当归芍药散,即以归、芍为主,乃滋养肝体之要药。肝者体阴也,亦即阴血也,故滋养肝体阴血而控制疼痛也;其二是治肝调气止痛,是调肝用止痛的主要方面。如《傅青主女科》"调经"中"经未来腹先痛"中所使用的宣郁通经汤,方中用归、芍、丹、栀、柴胡、香附、郁金、黄芩等药,正如方后所说:此方补肝之血,而又解肝之郁,利肝之气,而又降肝之火,所以奏功之速也。又如《叶氏女科论治》一书中用川楝汤,治疗吊阴痛,亦包括吊阴痛痛经,其中主要是用川楝子,苦寒入肝,凡肝经郁火所致疼痛,其疼痛部位在少腹部、乳房乳头部、外阴部者,均宜用此,且控制疼痛效佳。实际上,前人早有金铃子散,金铃子散者仅川楝子、延胡索二味药,善治脘胁痛,张洁古认为:"热厥暴痛非此不能除。"张璐亦曰:"功胜失笑散而无腥秽伤中之患。"但如在行经期使用此川楝汤或金铃子散方药,必须配伍以调经类药物,如赤芍、益母草等品,始为允当。其三是缓解挛急,以控制疼痛。此乃体用并治的方法。一般用芍药甘草汤,芍药者酸以敛之,以治肝体,甘草者,甘以缓之,乃缓解肝用,故有"疼痛者,恒多用此以缓之"。

(5)止痉:止痉者控制痉挛状态,因为痛经之所以发作和加剧,是与子宫的收缩强度有关。凡子宫出现一种强烈性,呈痉挛状态的收缩,必然出现疼痛,而且是剧烈的疼痛,因此,控制子宫痉挛状的收缩,也有利于控制疼痛,一般临床上常用的止痉药物有全蝎、蜈蚣、干地龙、青风藤、葛根、赤芍、白芍、甘草等品,常可选用2～3味,而其中,赤芍、白芍必须与甘草合用,才能缓解痉挛,控制疼痛。

(6)通经:即活血化瘀,通畅气血,使其"通则不痛"。一般来说,月经来潮,是除旧生新的时期,也即是说,排除应泄之旧血,促进血海滋生新血。在除旧方面,要求"全部彻底",所谓"留得一份瘀浊,影响一份新生"。陈旧性血瘀包括应泄水液,如不及时排除,遗留下来,将导致痰浊。而且痛经者,绝大多数已存在"瘀浊"阻碍气血运行,故导致"不通则痛"。夏桂成认为"通则不痛"有三个意义:其一是上面所述的陈旧性应泄之经血,必须保证全部排尽;其二是应泄之水液。在前贤的论述中,月经亦被称为月水、经水,在经血含有一定量的癸水。陈旧性的癸水亦必须及时排出,否则停聚于内,将形成湿浊,阻碍经血之排除;其三是内阻之血瘀。所谓痛经者,绝大部分均有血瘀内阻,故不通则痛,排除瘀血,或者减少减轻瘀血,因为有的瘀血久而结成癥瘕,癥瘕之血瘀,非易消散。在行经期,只减轻或减少,使之不通者有所改善。此外活血的目的在于调畅气血,排除应泄的经水经血。有血瘀者,更应排除,使重阳转阴顺利。从月经周期的演变来说,是阴阳消长转化,动静升降的结果,也是圆运动的必然。重阳必阴是行经期的特点,排经顺利通畅,重阳转阴亦顺利。这样经后期阴长阳消也顺利,经间排卵期重阴必阳亦能顺利。所以活血调经,不仅能调治痛经,而且亦有一定的调整月经周期的作用,夏桂成常用的五味调经散(汤)与王清任治疗血瘀痛经的血府逐瘀汤是异曲同工的效应。

降低血中的前列腺素(PGF$_{2a}$)。现代医学认为子宫之所以痉挛状收缩,亦所以发生痛经,是与血中PGF$_{2a}$的浓度增加有关。因此降低血中的PGF$_{2a}$,减轻或解除子宫痉挛状收缩,才能真正控制疼痛,临床上常用的降低PGF$_{2a}$的药物,大多是调理心肝经的血分的药物,如琥珀、当归、赤芍、红花、延胡索等。

(7)利湿:在前人的论述中,经血的内含,主要是天癸之水,实际上内含大量的液体,也即是湿浊。特别要指出的是败精成浊的问题,即排出的精卵,由于没有能受孕,则败精也即是衰败的卵子将化为浊液,通过经血而排出体外。由于湿浊不仅内含于子宫内的经血之中,而且还散布浸润冲任少腹的有关部位,故而利湿化浊,不仅有助于排泄月经,通利血脉,缓解疼痛,而且还有着清除冲任即卵巢、盆腔处的积液和残浊,临床上常用的利湿化浊药物有茯苓、泽泻、车前子、泽兰叶等,甚则可以加入马鞭草、萹蓄、蚕沙等品1~2味,甚则3味以助之。

2. 平时期治疗　平时治本的方法,亦即是"月经周期节律调节法",主要着重在经间排卵期的治疗,尤其重视补肾助阳。经间排卵期夏桂成认为是治疗痛经的重要时期。有认为排卵与痛经的等同性,即有排卵就会发生痛经,抑制排卵,就可控制痛经,把排卵和痛经放在等同的地位,因而不赞成经间期促排卵的治疗方法,相反采取抑制排卵的方法以控制痛经。另一种是补肾促排卵,加强排卵功能恢复和提高阳长的功能和水平,从而达到溶解瘀浊,推动血行,消除痛经,是治本之道。不仅如此,经间排卵期的补肾调气血,扶助阳水阳气,客观上还起到促进子宫等生殖器官的生长和发育。原发性功能性痛经与生殖器官的发育以及天癸之不充有着密切的关系,因而助长发育提高癸水之水平,的确是治本的方法。所用的补肾促排卵汤,与一般调周法所用的加减亦有所不同,夏桂成临床上常用的具体药物如当归、赤芍、白芍、怀山药、熟地黄、怀牛膝、牡丹皮、茯苓、川续断、菟丝子、紫河车、鹿角片、红花、肉苁蓉等品,从经间排卵期开始服,服至经前前半期结束,一般服10剂即可。当然在具体服药时,还可根据患者临床表现,月经周期的变化以及有关的检查和检验调节。原发性痛经大多是青年女子未婚者,学生占的比例大,有紧张的心理,包括学习紧张等因素,因而在应用补肾促排卵汤的同时进行心理疏导,注意经期卫生,注意生活规律,避免饮冷着凉,才能达到较为理想的效果。

二、膜样痛经

经行小腹疼痛剧烈,甚则恶心呕吐,四肢厥冷,并伴经量过多,排出腐肉样血片(即子宫内膜片状脱落),叫做膜样性痛经或称脱膜性痛经,属于功能性痛经的范畴,但由于本病证临床上常见,且具有一定难治的特点,故单列一节予以介绍。

在中医学的书籍中,虽无膜样性痛经的记载,但在朱丹溪的著作中,已经有"脂膜闭塞胞宫"的描述。《叶天士女科证治》中更有"经行下牛膜片"的记录,而且认识到本病证不同于一般痛经,我们从临床观察中,亦发现本病证有其病变特点和治疗方法。

【病因病机】

本病证的主要原因,在于肾或者涉及脾的阳气不足,无法化解冲任子宫中的膜瘀和湿浊的蕴结,凝成膜样瘀血于经期成片状排出。所以痛经发作时出现较重的瘀浊证,但根本的原因在于脾肾阳气的不足,也有肝郁夹瘀的。

1. **肾虚瘀浊** 先天不足,禀赋薄弱,或者房劳多产,劳损过度,以致肾阳偏虚,气化不及,冲任流通欠佳,经血与瘀浊蕴结在子宫。

2. **脾虚瘀浊** 素体脾胃薄弱,中虚气陷,或者饮食不节,劳逸失常,脾虚气弱,均致湿浊下流,冲任流通受阻,瘀浊与经血蕴阻于子宫。

3. **肝郁夹瘀** 情志抑郁,肝气郁结,郁而化火,血气不畅,冲任流通受阻,瘀浊不化,与经血蕴阻于子宫。

总之,子宫系于肾,冲任等隶属于肝肾,又隶属于脾胃,肾脾阳气不足,肝气郁阻,势必影响冲任子宫的经血流通。《妇人良方》曾云:"肾气全盛,冲任流通。"冲任不得应时流通,必然导致瘀阻子宫。湿浊依赖脾肾阳气之运化和肝气之疏泄,肾、脾、肝之气机失调,亦必将导致瘀浊蕴阻,与瘀血相合,凝结于子宫内,经行之时,瘀血顺经血排出,以致膜样痛经。

【诊断与鉴别诊断】

(一) 诊断

1. **临床症状** 经行第2~第3日腹痛加剧,呈阵发性,出血量多,色紫红有大量血块,夹有大片腐肉样血块,血块下后疼痛减轻,出血减少,同时伴腰酸腿软,胸闷烦躁,或有乳房胀痛等症状。

2. **妇科检查** 应注意有无器质性疾病,子宫的形态、位置、大小和质地是否正常,两侧附件有无增厚、包块及压痛等。

3. **辅助检查**

(1) 测量BBT:BBT显示有排卵,但高温相不稳定,偏短、偏低,黄体高峰期血清孕酮偏低。

(2) B超检查:监测观察卵泡变化,可见排卵。

(3) 病理检查:一般腐肉样血块呈内膜片状,经病理检查为子宫内膜组织。

(二) 鉴别诊断

可通过详细询问病史,辅助检查以及病理检查,与流产类疾病、子宫黏膜下肌瘤和子宫内膜息肉作出鉴别诊断。

【辨证】

本病证与原发性痛经的不同之处是在排出膜样血块,以第2或第3日痛剧为特点。

1. **肾虚瘀浊证**

[**证候**] 经行腹痛,量多色红有大血块,块下则痛减,出血减少,头昏耳鸣,胸闷乳胀,腰背或腰骶酸楚,小腹冷痛,舌质偏红,苔白腻,脉象弦滑,

[**分析**] 肾阳虚弱,胞宫失煦,血行迟滞,瘀阻胞宫,故经行腹痛,排出大血块,块下则痛减,出血亦减少;肾虚脑失所养,故头晕耳鸣;外府不荣,故腰背或腰骶酸楚;阴寒内盛,气郁不畅,故小腹冷痛,胸闷乳胀;脉象弦滑,舌质偏红,苔白腻皆为肾虚瘀浊之象。

2. **脾虚瘀浊证**

[**证候**] 经行小腹坠痛,量多色淡红有内膜片状大血块,块下后,腹痛消失,出血减少,伴有头昏神疲,纳欠脘痞,大便易溏,形体清瘦,舌质淡红,脉细弱。

[**分析**] 脾虚气弱,运血无力,血行迟滞致瘀,瘀阻胞宫、冲任,故见经行小腹坠痛,量多色淡红,有内膜状大血块,排出后腹痛消失,出血减少;脾失健运,故见纳欠脘痞,大便易溏;气血不足,大脑肌肤失养,

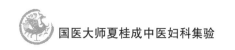

故见头昏神疲,形体清瘦;舌质淡红,脉细弱皆为脾虚之象。

3.肝郁血瘀证

[证候]经行小腹胀痛,或者少腹刺痛,量多色红,有内膜片状大血块,块下痛减,胸闷烦躁,乳房胀痛,大便艰,小便黄,平时黄白带下量多质黏腻,舌质紫红,舌苔黄腻脉弦滑。

[分析]肝失条达,气机不畅,血行迟滞,瘀血内阻胞宫冲任,故见经行小腹胀痛,或少腹刺痛,量多色红,有内膜状大血块,块下痛减;肝经气滞则胸闷烦躁,乳房胀痛;郁热内生,伤津耗液则大便艰,小便黄,平时黄白带下量多质黏腻;脉弦滑,舌苔黄腻皆为肝郁血瘀之象。

【治疗】

膜样性痛经虽属于功能性痛经的范畴,但是由于其发作时疼痛剧烈,难以很好地控制,所以在治疗上非一方一法所能攻克,其中绝大多数是肾虚血瘀因素,肾阳不足,脂膜、瘀血、湿浊胶结以致不通则痛;少数是脾胃虚弱,瘀浊互结;个别是由痰瘀凝结而成。治疗分为两步:一为急则治其标,月经期以化瘀脱膜为第一要义;二为经间排卵期论治是治本的方法,较之更为重要。

1.肾虚瘀浊证

[基本治法]补肾温阳,逐瘀脱膜。

[方药运用]脱膜散(夏桂成经验方)加味。

肉桂(后下)8 g,五灵脂10 g,三棱10 g,莪术10 g,川续断10 g,杜仲10 g,钩藤10 g,延胡索15 g,牡丹皮10 g,益母草15 g,胡芦巴10 g。

方中肉桂温经助阳;五灵脂化瘀止痛;三棱、莪术攻削逐瘀,是化瘀的峻药;川续断、杜仲、胡芦巴温肾强腰;钩藤、延胡索镇降行气,消滞止痛;牡丹皮、益母草活血化瘀调经。服此方后血块变小,且易排出,疼痛减轻,痛时缩短,乃用之有验。

[服法]经前经期水煎分服,每日1剂。

[加减]小腹冷痛明显者,加艾叶10 g、吴茱萸3 g;小腹胀疼明显者加制香附10 g、乌药10 g;出血特多的加血竭(分吞)3 g、炒蒲黄(包煎)6 g。

2.脾虚瘀浊证

[基本治法]补气健脾,化瘀脱膜。

[方药运用]补中益气汤(《脾胃论》)加减。

黄芪10 g,党参10 g,白术10 g,茯苓10 g,炒柴胡6 g,延胡索10 g,木香6 g,陈皮6 g,当归10 g,赤芍10 g,生山楂10 g,五灵脂10 g,川续断10 g,益母草15 g,胡芦巴10 g。

方中黄芪、党参益气,为君;白术、茯苓健脾补中,为臣;炒柴胡、延胡索、木香理气行滞止痛;陈皮行脾胃气滞;当归、赤芍、生山楂、五灵脂化瘀止痛;川续断、胡芦巴温肾止痛;益母草活血通经。全方共奏补气健脾,化瘀脱膜之功。

[服法]经前经期水煎分服,每日1剂。

[加减]如胃脘胀痛,形体畏寒者加炮姜5 g、肉桂(后下)6 g;出血过多者加蒲黄炭6 g、参三七粉(另吞)3 g;小腹坠胀明显者加炒枳壳10 g、炙升麻5 g、荆芥10 g。

3.肝郁血瘀证

[基本治法]清肝利湿,化瘀脱膜。

[方药运用]金铃子散(《素问病机气宜保命集》)合脱膜散(夏桂成经验方)加减。

川楝子9 g,延胡索10 g,炒柴胡6 g,制香附10 g,当归10 g,三棱10 g,莪术10 g,五灵脂10 g,赤芍10 g,牡丹皮10 g,薏苡仁15 g,巴戟天10 g。

方中川楝子、延胡索、炒柴胡疏肝解郁,行气止痛;制香附、当归理气养血,活血调经;三棱、莪术攻坚逐瘀;五灵脂化瘀止痛;赤芍、牡丹皮活血化瘀;巴戟天、薏苡仁温肾阳利湿浊。全方共奏清肝利湿,化瘀脱膜之功。

[**服法**] 经前经期水煎分服,每日 1 剂。

[**加减**] 烦热口干口苦者,加炒栀子 10 g、碧玉散(包煎)10 g;腰背酸楚者加川续断 10 g、桑寄生 10 g;纳差,舌苔腻者加制苍术 10 g、青皮、陈皮各 10 g。

【中成药】

(1) 大黄䗪虫丸,每次 5 g,每日 2～3 次。用于血瘀性痛经。

(2) 痛经宝颗粒(月月舒),每次 10 g,每日 2 次。用于血瘀性痛经。

(3) 女金丸(丹),每次 10 g,每日 2 次。用于寒瘀性痛经。

【转归及预后】

膜样性痛经需要注意青春期女性的发育情况,若有不足者,治当以补益加调经之法,冬令温补元阳。通过中医药的治疗可以逐渐缓解痛经,并且可以治愈。

【预防与调护】

(1) 本病患者体质偏阳虚者多见,因此平时要注重防寒保暖,忌食生冷瓜果等。

(2) 本病发作时以内膜样物排出为快为畅,故治疗同时可以配合活动,利于经血排出疼痛缓解。

【夏桂成临证经验】

膜样性痛经,绝大多数属肾虚血瘀。肾虚者阳虚也,血瘀者,实际上是由脂膜、血瘀、湿浊三者相合。多数为肾阳虚冲任子宫失运所致,少数系脾胃虚弱,瘀浊交结的,个别由肝郁凝结痰瘀所致。治疗上分为两步,第一步急则治标,即月经来潮时是化瘀脱膜为主。治以脱膜散为主方,肾虚的加补肾温阳的方药,脾胃虚弱的合补中益气汤,肝经郁热的参金铃子散。第二步掌握经间排卵期论治,这是治本的方法,较之逐瘀脱膜尤为重要。肾阳偏虚的,要以温补肾阳为主,可选用毓麟珠加入调理气血的方药治之,药用当归、赤芍、白芍、怀山药、牡丹皮、茯苓、川续断、菟丝子、鹿角片、山茱萸、紫石英、五灵脂、柴胡等,自经间期服药,至经前 2～3 日停药。脾胃虚弱的,以健脾补肾为主,可选用温土毓麟汤加调理气血之品,药如党参、白术、巴戟天、茯苓、怀山药、神曲、覆盆子、五灵脂、陈皮等,经间期开始服药,至经行前 3 日停。肝郁血瘀的,经间期仍当以补肾调气血为主,但应加入丹栀逍遥散,服药时间同上。

膜样性痛经系原发性者,必与发育有关,故疗程较长,常有反复发作的可能性,因而必须坚持服药,稳定后再以膏丸剂巩固调之,如定坤丹、全鹿丸、人参鹿茸丸等适用于较长时间服用。但勿忘与补阴相结,故宜间断地合用六味地黄丸,以达到阳生阴长、泉源不竭的目的。

三、痛经(子宫内膜异位症、子宫腺肌病)

子宫内膜异位症(endometriosis,EMS),简称内异症,是指具有生长功能的子宫内膜组织出现在子宫腔被覆内膜及宫体肌层以外的其他部位所引起的一种疾病。本病多发于 25～45 岁,发病率为该年龄段妇女的 10%～15%,是常见的妇科疾病。

子宫腺肌病(adenomyosis)是指子宫内膜腺体及间质侵入子宫肌层中,伴随周围肌层细胞的代偿性肥大和增生,形成弥漫病变或局限性病变的一种良性疾病。少数子宫内膜在子宫肌层中呈局限性生长形成结节或团块,称为子宫腺肌瘤。多发于 30～50 岁经产妇,约半数患者合并子宫肌瘤,15％合并内异症。

本病属中医"痛经""癥瘕""不孕"等范围。本病证为继发性痛经,临床特点为经期及行经前后下腹胀痛,肛门作坠,疼痛剧烈,进行性加剧,经量甚少,或有量多,一般伴有不孕不育,类似古人所描述的血瘕。如《证治准绳》所说:"血瘕之聚……腰痛不可俯仰……小腹里急苦痛,背脊疼,深达腰腹……此病令人无子。"本病证的主要原因亦在于"不通则痛"。而不通者,亦由于癥瘕性血瘀所致的不通而痛,较一般性血瘀疼痛自然要顽固且不易治疗。为临床难治病证之一。

【病因病机】

本病证的主要原因亦在于本虚标实,标实者"不通则痛"。而不通者,亦由于癥瘕性阳虚瘀结所致的不通而痛,属于疑难病症。此外,本病证与心肝关系更为密切,患者心理脆弱、敏感,出现上则心肝郁火,下则肾阳偏虚的上热下寒证。因此,阳虚瘀结是病证的主证型;其他如郁火、寒凝、气虚均为兼夹证型。

(一) 主要证型

阳虚瘀结 主要产生机制在于患者素体肾虚偏阳,气血不足,瘀浊内结,脉络不畅。随着月经周期的演变而变化,经后期阴长阳消,则内在之瘀结亦随之增长,经间期后,阳长阴消则内在的瘀结随之而有所控制,并逐渐融化一些,故前人称之为"血瘕"。具体是素体肾虚偏阳与经产有关。经行产后,血室空虚,胞脉胞络不畅,离经之血瘀滞,留于血室,久而结于胞脉胞络,随着月经周期中的阴阳消长,阴长则瘀浊加重,阳长则瘀浊有所化,排经时阻碍经血排出,反而逼迫好血妄行,故致量少腹痛。由于好血去而瘀浊留,反致血瘀加重,形成顽症。

(二) 兼夹证型

1. **夹郁火** 在肾虚偏阴的前提下,肝郁气滞,郁而化火,郁则气滞瘀阻不通则痛,如《傅青主女科·调经》在"经水未来腹先疼痛"中说:"夫肝属木,其中有火,舒则通畅,郁则不畅,经欲行而肝不应,则抑拂其气而疼生。"然而火热灼伤络脉亦可致痛。此外亦可能有湿热影响气血运行,不通则痛者。

2. **夹寒凝** 在肾虚偏阳前提下,或因临经冒雨受寒,涉水游泳,或贪食生冷,或久居湿地,使寒湿客于冲任,入侵胞宫,运行滞阻,不通则痛。如《傅青主女科·调经》在"经水将来脐下先疼痛"中云:"寒湿乃邪气也,妇人有冲任之脉,居于下焦……经水由二经而外出,而寒湿满二经而内乱,两相争而作疼痛。"经期或产后将息失宜,阴寒之邪乘虚侵入,经血凝滞不行,或经期性交,或妇科手术等损伤,以致瘀血内伤,瘀阻胞络而形成本病。

3. **夹气虚** 素体脾虚,或因饮食、劳倦、思虑所伤,或大病、久病耗气,气虚运血无力而发病。

血瘀内阻,气机不畅,痰湿凝结,下注于子宫冲任,故经血不行。

【诊断与鉴别诊断】

(一) 诊断

1. **症状** 疼痛:继发性、进行性加剧的痛经,疼痛部位固定不移,多位于下腹深部和腰骶部,可放射至会阴、肛门或大腿内侧。常于经前 1～2 日开始,经期第 1 日最剧,之后逐渐减轻。若子宫直肠凹陷及子宫骶韧带有病灶时可伴有性交痛、肛门坠胀感,经期加剧。

2. **检查**

(1) 妇科检查:子宫多后倾固定,宫颈后上方、子宫后壁、子宫骶韧带或子宫直肠陷凹处可扪及硬性、触痛性结节,一侧或双侧附件可触及囊实性肿块,活动度差,有轻压痛。若病变位于宫颈,可见宫颈表面有稍突出的紫蓝色小点或出血点,质硬光滑有触痛。若病变累及直肠阴道隔,可在阴道后穹隆扪及隆起的小结节或包块。若病变累及腹壁切口脐部等,在相应部位可触及结节性肿块。

（2）辅助检查

1）血液检查：血清 CA125、CA199、抗子宫内膜抗体(EMAb)值测定可提高内异症的诊断率,并可作为药物疗效评价的参考指标。

2）影像学检查：B 超检查有助于发现盆腔或其他病变累及部位的包块,了解病灶位置、大小和形状,对诊断卵巢内膜异位囊肿有重要意义。钡剂灌肠有助于发现子宫直肠陷凹及直肠阴道隔内异症病灶。必要时盆腔 CT 及 MRI 检查。

3）腹腔镜检查：腹腔镜检查的最佳时间是月经干净后立即进行,可直接了解病灶范围和程度。

4）测量 BBT：注意高温相的变化,一般 BBT 示高温相偏短、偏低、不稳定,或上升缓慢,或下降缓慢等变化。

（二）鉴别诊断

1. 盆腔炎性痛经　可通过妇科检查双合诊或三合诊检查,血清炎性因子检查,或 B 超检查以及腹腔镜检查以鉴别,排除炎症、盆腔子宫内膜异位症及其他肿瘤引起的经期腹痛。

2. 痛经　原发性痛经,通过妇科检查双合诊或肛诊检查,有助于诊断。

3. 异位妊娠　一般有停经史,若输卵管妊娠破裂出血,则伴发下腹部剧烈疼痛拒按,肌紧张,抽血检查 HCG 及 B 超检查有助于诊断和鉴别。

4. 卵巢囊肿蒂扭转　有囊肿病史,可通过 B 超检查以助诊断和鉴别。

【辨证】

本病证根据夏桂成多年来的临床经验,主要是阳虚瘀结。其疼痛之所以剧烈,不仅是瘀结不通,不通则痛,而且还有"心"的因素。其他还有夹郁火、夹寒凝、夹气虚三者,均是在阳虚瘀结的前提下出现兼夹证型,反映出临床上病理的错杂性。

（一）主要证型

阳虚瘀结证

［证候］经行小腹坠胀,进行性加剧;经行量或多或少,色紫暗,有血块,甚则排出烂肉状血块;腰酸腹冷,胸闷烦躁,舌边紫红,苔黄白腻,脉象弦细。

［分析］肾为冲任之本,胞脉系于肾而络于胞中,肾阳虚弱,虚寒内甚,瘀阻冲任,胞宫失煦,虚寒滞血,故见经行小腹坠胀,时有加重,经行量少或紫暗夹血块;瘀伤血络,则阵发性量多,甚则排出烂肉状血块;肾阳不足,腰际失煦,故腰酸腹冷;阳虚及阴,不能上济心火,心火亢于上,故见胸闷烦躁;脉象弦细,舌边紫红,苔黄白腻为虚寒夹瘀之象。

（二）兼夹证型

1. 夹郁火证

［证候］经行小腹抽掣胀坠较剧;经量较多,色红,有血块;腰酸,小腹有凉感,但又头痛心烦,胸闷,乳头乳房胀痛,夜寐甚差,神经过敏,便艰尿黄,舌质红边紫,苔黄白腻,脉弦数。

［分析］足厥阴肝经循少腹,肝气调达则血海通调。肝失调达,冲任气血郁滞,经气不利,血海不畅,故见经行小腹抽掣胀坠;情志怫郁,久而化火,热扰冲任,故见经量多,色红夹块;加之肾阳虚弱,腰府失温,则见腰酸,小腹凉感;肝经绕阴器、布胸胁、过乳房、至巅顶,气郁化火则肝经循行部位疼痛,故见头痛、乳头乳房胀痛、便艰尿黄;肝郁化火,疏泄不及,则见心烦胸闷,乃至夜寐甚差、神经过敏;脉弦数,舌质红边紫,苔黄白腻均为阳虚瘀结夹郁火之象。

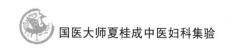

2. 夹寒凝证

[证候]经期或经期前后小腹坠痛有冷感,经量偏少,色紫暗,有血块;腰俞酸楚,四肢厥冷,舌质淡红,苔白腻,脉象细弦。

[分析]寒客胞宫,血为寒凝,瘀滞冲任,血行不畅,故经期或经期前后小腹坠痛有冷感;寒凝血瘀,冲任失畅,可见经量偏少,色紫暗而有块;寒邪内盛,阻遏阳气,故腰俞酸楚,四肢厥冷;脉象细弦,舌质淡红,苔白腻均为寒凝血瘀之象。

3. 夹气虚证

[证候]经行或经净时,小腹坠痛,经量或少或多,色淡红,有血块,腹胀矢气,大便偏溏,神疲乏力,舌质淡红边紫,苔白腻,脉象细弦。

[分析]气血不足,血海空虚,胞脉失养,故经行或将净之时小腹隐隐坠痛;气虚阳气不充,血虚精血不荣,故经量少,色淡红;气虚血运无力,营血虚滞,故时见经血量多夹血块;气虚脾阳不振,脾运失职,故见腹胀矢气,或大便偏溏,神疲乏力;脉象细弦,舌质淡红边紫,苔白腻均为气血亏虚之象。

【治疗】

本病证经行时疼痛剧烈,治疗上急则治标,在于活血化瘀,宁心安神;缓则治本,应以调周法中着重在经间期论治,重在助阳,促进阳长,提高阳的功能,方能蠲化瘀浊。

(一) 主要证型

阳虚瘀结证

[基本治法]化瘀镇痛,宁心止痉。

[方药运用]内异止痛汤(夏桂成经验方)。

钩藤(后下)10 g,紫贝齿(先煎)15 g,全蝎3 g,蜈蚣2条,赤芍10 g,五灵脂10 g,延胡索10～15 g,肉桂(后下)6 g,川续断10 g,当归10 g,莪术10 g,木香6 g,胡芦巴10 g。

方中钩藤、紫贝齿清心肝而宁魂魄,因为疼痛者,必与心肝神魂有关,只有镇静安神,才能有效地控制疼痛,故为止痛的前提;全蝎、蜈蚣祛瘀通络,赤芍、五灵脂、延胡索活血化瘀,调经止痛,此乃通则不痛之意;肉桂、川续断、胡芦巴补肾暖宫,温阳活血,不仅有助活血化瘀,推动气血畅行的作用,而且阳气温煦、暖宫溶瘀,寓消除子宫瘀滞的深层含义;当归养血止痛;莪术、木香理气行滞。

[服法]行经期服,每日1～2剂,水煎分2次服,按"7、5、3"数律服药。

[加减]若脾胃薄弱,大便溏泄,腹胀矢气者,加入炒白术、炮姜、茯苓等品;若心烦寐差者,加入合欢皮、景天三七、琥珀粉。

(二) 兼夹证型

1. 夹郁火证

[基本治法]化瘀止痛,清热解郁。

[方药运用]内异止痛汤(夏桂成经验方)合钩藤汤(夏桂成经验方)。

钩藤(后下)10 g,紫贝齿(先煎)15 g,全蝎3 g,赤芍10 g,五灵脂10 g,延胡索10 g,肉桂(后下)6 g,当归10 g,莲子心3 g,白蒺藜19 g,合欢皮10 g,炙远志6 g,茯神10 g。

在内异止痛汤基础上着眼于解决心神情志等伴随症状,合用钩藤汤重在安神宁心,钩藤为肝经主药,有清热平肝、镇惊息风的作用,因为在心神不宁的情况下,容易引起肝经风火的升扰,故以此莲子心、白蒺藜、合欢皮、炙远志、茯神平之;且合用等药,可以加强宁心安神之功效。

[服法]经期服,每日1～2剂,水煎分2次服,按"7、5、3"数律服药。

[加减]少腹抽掣性疼痛明显,尚需加入川楝子、甘草等品;经量过多,心肝火旺者,加入黑栀子、牡丹

皮炭等。

2. 夹寒凝证

[**基本治法**] 化瘀止痛,温经祛寒。

[**方药运用**] 内异止痛汤(夏桂成经验方)合温经汤(《妇人大全良方》)。

钩藤(后下)10 g,全蝎 3 g,赤芍、白芍各 10 g,五灵脂 10 g,延胡索 10 g,肉桂(后下)6 g,川续断 10 g,当归 10 g,莪术 10 g,木香 10 g,牛膝 10 g,炙桂枝 10 g,川芎 8,香附 10 g,党参 10 g,甘草 6 g。

在内异止痛汤基础上加强温经祛寒之功效。良方温经汤中肉桂温经散寒,加桂枝助其温经祛寒;当归、川芎、香附行气活血调经,四药配伍有温经散寒调经大全之功用;党参、甘草甘温补气。助肉桂通阳散寒;白芍、川续断滋阴补肾养血;莪术、牛膝、赤芍活血祛瘀。全方共奏温经散寒、活血祛瘀、益气通阳调经之效。

[**服法**] 经期服,每日 1～2 剂,水煎分 2 次服,按"7、5、3"数律服药。

[**加减**] 若脾胃亦阳虚者,可加入高良姜、陈皮、炒白术、砂仁等品;若夹湿浊者,应加入制苍术、广藿香、生薏苡仁等。

3. 夹气虚证

[**基本治法**] 补气升提,化瘀止痛。

[**方药运用**] 内异止痛汤(夏桂成经验方)合补中益气汤(《脾胃论》)。

钩藤(后下)10 g,全蝎 3 g,赤芍 10 g,延胡索 10 g,肉桂(后下)6 g,川续断 10 g,莪术 10 g,木香 10 g,党参 10 g,黄芪 10 g,当归 10 g,炙升麻 6 g,柴胡 6 g,陈皮 6 g。

在内异止痛汤基础上加强补气健脾之功效。补中益气汤方中党参、黄芪补气;当归、赤芍、五灵脂养血活血,调经止痛;柴胡、五灵脂行气止痛;炙升麻、柴胡、陈皮升阳气,温通经脉;全方共奏益气补血止痛之功。

[**服法**] 行经期服,每日 1 剂,水煎分 2 次服,经净则止。

[**加减**] 瘀阻明显,疼痛重剧者,加琥珀粉、景天三七、血竭等;肾虚腰酸明显者,加入川续断、杜仲、制狗脊等。

(三) 周期疗法

调整月经周期疗法中着眼于经间期以及经前期是治疗痛经的治本时间。因为行经期疼痛为主,急则治标,故以止痛为要务。治本者,经间期重阴必阳,是阳长的开始阶段,运用测量 BBT 观察高温相的变化来了解阳长的水平及其程度,一定要保持高水平的阳气,才能有效地控制瘀结,从而达到融解瘀浊,缓解"不通则痛"的状态。以下将介绍经间期促转化,亦即促排卵的三法。

1. 微促法　即是在滋阴助阳的基础上,稍加活血通络的方法。

[**方药**] 补天五子种玉丹(夏桂成经验方)。

丹参 10 g,赤芍、白芍各 10 g,怀山药 10 g,山茱萸 10 g,炙鳖甲(先煎)10 g,茯苓 10 g,川续断 10 g,杜仲 10 g,紫河车 5 g,鹿角片(先煎)10 g,肉桂 6 g,五灵脂 10 g。

[**服法**] 经间期服,每日 1 剂,水煎分 2 次服。如在经前期服用时,可去炙鳖甲、丹参、肉桂,加入巴戟天、黄芪、太子参等品。

[**加减**] 如心烦寐差者,可加入莲子心、合欢皮;腹胀纳欠,苔黄者,应去怀山药、山茱萸,加广木香、省头草。

2. 促转法　即是在一般补肾法的基础下,加强活血通络。

[**方药**] 补肾促排卵汤(夏桂成经验方)。

丹参 10 g,赤芍、白芍各 10 g,怀山药 10 g,炙鳖甲(先煎)10 g,茯苓 10 g,川续断 10 g,菟丝子 10 g,鹿角片(先煎)10 g,五灵脂 10 g,川芎 10 g,红花 10 g。

[服法] 经间期服,每日1剂,水煎分2次服。如在经前期服,可去川芎、红花,加入肉桂、天山雪莲、胡芦巴等品。

[加减] 若心肝火旺,出现心烦寐差者,应加入钩藤、莲子心、合欢皮、紫贝齿、炒酸枣仁等品;若痰湿内阻,胸闷、口腻,痰多,应去怀山药、菟丝子,加入制苍术、省头草、广陈皮等品。同时合用复方当归注射液肌内注射,以加强促排卵,即促转化的作用。

3. 健脾补肾促转法　即是阴虚与阳气虚同时存在,但程度较轻,故能进入经间期,在阴阳同调的情况下,亦是一种微促的方法。

[方药] 健脾补肾促排卵汤(夏桂成经验方)。

党参10 g,白术10 g,茯苓10 g,广木香10 g,砂仁10 g,川续断10 g,杜仲10 g,鹿角片(先煎)10 g,巴戟天10 g,赤芍、白芍各10 g,省头草10 g,五灵脂10 g,荆芥10 g。

[加减] 若腹胀肠鸣,大便溏泄次数较多者,还应加入炮姜、六曲、补骨脂等品;若心烦失眠者,可去鹿角片,加入莲子心、炒酸枣仁、合欢皮等品。

[服法] 经间期服,每日1剂,水煎分2次服。若经前期服,去五灵脂,加入黄芪、炙升麻等品。

【中成药】

1. 玄胡止痛片　每次5片,每日3次。适用于癥瘕性痛经。经行疼痛时服。
2. 痛经宝颗粒(月月舒)　每次6 g,每日3次。适用于瘀结证的癥瘕性痛经。经行疼痛时服。
3. 田七痛经胶囊　每次5 g,每日3次。适用于瘀结证的癥瘕性痛经。经行疼痛时服。
4. 定坤丹　每次5 g,每日2次。适用于阳虚瘀结夹气虚型癥瘕性痛经。经间期服。
5. 鹿胎膏　每次10 g,每日2次。适用于阳虚瘀结型癥瘕性痛经。经间期服。
6. 补中益气丸　每次6 g,每日2次。适用于阳虚瘀结夹气虚型癥瘕性痛经。经前期服。
7. 艾附暖宫丸　每次6 g,每日2次。适用于阳虚瘀结夹寒凝型癥瘕性痛经。经前期服。
8. 桂枝茯苓丸　每次5 g,每日3次。适用于寒凝型癥瘕性痛经。

【转归及预后】

本病为良性疾病,但以反复发作进行性加重为特征,少数病例会发生恶变。10%～15%的卵巢癌患者在手术后发现同时并存子宫内膜异位症,其中3%可看到从良性内膜异位组织过渡到完全恶性的转换带,引起癌变。中药、西药、手术等干预可减轻痛经等症状,如长期不治疗或病程迁延日久可致不孕。病情极易反复发作,需治疗与随访。

【预防与调护】

(一) 减少子宫内膜种植的机会

(1) 避免人工流产。

(2) 月经过多者尽量不用宫内节育器(含孕激素节育器除外)避孕。

(3) 妇科手术包括宫颈冷冻、激光、锥切等,应尽量避免接近经期施行。

(4) 严格掌握输卵管通畅试验(通气、通液)及造影的操作规程。

(二) 去除发病的高危因素

(1) 注意发现并积极治疗宫颈狭窄、生殖道梗阻。

(2) 月经期不做剧烈运动,并应避免高度精神紧张。

(3) 积极治疗重度原发性痛经和月经过多。

（4）有子宫内膜异位症家族史者应定期做妇科检查，以便及时发现和及早治疗本病。

【夏桂成临证经验】

辨治子宫腺肌病，在辨证方面重视 BBT 的高温相变化。一般来说，BBT 高温相出现偏短、偏低，以及高温相不稳定三种情形，也作为协助诊断阳虚或偏阳虚的证据。在治疗方面，可分为两个方面：一是痛经时的治疗，夏桂成着重化瘀消癥，解痉止痛，安定心神。二是经间期、经前期是痛经治疗的治本方法。经期的治疗在上述治疗中已经详述，此处将经前期的治疗助阳消癥，或助阳调肝，分别介绍如下。

（一）痛经时的治疗

发时治标，平时治本，因此当痛经时，控制疼痛最为重要，解痉止痛、化瘀消癥、安定心神三者颇为重要。

1. 解痉止痛　子宫腺肌病行经时疼痛剧烈，有的因疼痛而晕厥，故在止痛药物中，还需要控制痉挛，子宫肌肉组织的痉挛，才有可能导致剧烈性的疼痛，故而缓解痉挛，才能缓解疼痛。我们在前痛经中已谈到，但对子宫腺肌病而言，更有必要。全蝎是止痉散中的主要药物，必要时加入蜈蚣、地龙、葛根等药物，均有缓解痉挛的作用，故我们所用的内异止痛汤，常用此类药以助之，延胡索是止痛的要药，根据有关报道，延胡索镇静止痛作用十分明显，凡疼痛病症恒多用之，五灵脂是肝经药物，也有一定的止痛作用，而且化瘀止血，在子宫腺肌病中，出血偏多，应用此药甚合。总之解痉止痛为急则治标的要务。

2. 安定心神　在剧烈的痛经痛证中，无不涉及心肝，尤其是心神，更为重要。根据我们临床上的观察，子宫腺肌病所致痛经的剧烈，与患者心理状态的不稳定、恐惧、紧张的因素有关，因此安定心神，稳定情绪，才能有效地控制疼痛。在前痛经中亦已谈到，但在本病中仍当复述之。所以方中用钩藤、青龙齿、茯苓、茯神等药，就在于安定心神。钩藤、龙齿，甚至琥珀等药，息风静阳，安神宁心，均有较好的镇静作用。又据我们临床观察，子宫腺肌病所反映出的肾阳虚或偏阳虚，均伴有不同程度的心肝郁火，所以有人认为黄体功能不足之患者，多见有心肝郁火，故疏解心肝之郁，但是安定心神，稳定情绪，需结合心理疏导，祛除顾虑，才能获效。

3. 化瘀消癥　本病证属于中医的"血瘕"范围，"血瘕"者，本就是一种难治的顽固疾病。历来均从活血化瘀入手，目的在于消散癥瘕。故本病在治标的时候，亦当加入莪术、山楂等品，同时结合用丹参、赤芍、五灵脂等品。在化瘀中消癥，在消癥中止痛，不仅要控制疾病，还要考虑到消癥。在具体运用中，还要根据患者出血量多的情况而定之。

（二）重视经前期的治疗

此即所谓平时治本之道。子宫腺肌病反映出的 BBT 高温相失常的变化，也即是反映出黄体功能不健全，所以经前期治疗，恢复正常的 BBT 高温相，就显得十分重要。根据我们的临床观察，阳虚肝郁十分明显的，BBT 高温相所出现的偏低偏短，以及不稳定也比较明显的，纯从助阳调肝论治，如果症状不重，BBT 高温相失常尚好者，当予助阳消癥合用之。

1. 助阳消癥　即指助阳与消癥合用的方法，助阳消癥汤是我们临床上使用的验方，药用丹参、赤芍、白芍、山药、牡丹皮、茯苓、川续断、紫石英、生山楂、石见穿、五灵脂等品。必要时尚可加入三棱、莪术等品。或者把补肾助阳与消癥散积分为两种用法。即把补肾助阳的毓麟珠水煎服，把消癥散的大黄䗪虫丸或桂枝茯苓丸另服之，水剂扶正助阳，丸剂消癥缓缓行之亦可。均在经前期服用为宜。

2. 助阳调肝　即指补肾助阳与疏肝解郁药的合用。目的在于更好地扶助阳气，恢复健康的黄体功能。夏桂成常用补肾助孕汤，可参考不孕症在此阶段的治疗。目的在于扶助阳气，温暖子宫，达到阳长则瘀浊能溶解。从而亦将有效地控制疼痛。如临床症状十分明显者，当予调周法的系统序贯疗法。

第三节　崩　　漏

崩漏即经血非时而下,或量多如注,或量少淋漓不净。经血暴崩不止,势若山崩,故谓之崩,即《诸病源候论》所说"忽然暴下,谓之崩中";或量少淋漓不净,状若器漏,故谓之漏,即《诸病源候论》所说"非时而下,淋漓不断,谓之漏下"。崩中漏下,互相关联,互相转化,均属于经血非时而下的出血性病证,合称为崩漏。

崩漏是妇科常见病,属于急、重、疑难病证,历来为临床家所重视。关于本病的分类,历史上有归属于胎产类、带下类、癥瘕类、月经病类的,但后世大多数妇科论著均将其列入"调经门",属于月经病中功能性出血的病证。因此,我们认为既然列入月经病范围,只能属于月经病中无周期性功能性出血的病症,不应包括其他疾病在内。本病即西医学所指的排卵障碍性异常子宫出血。该病又分为无排卵型和排卵型两大类。无排卵型比较多见,占80%～90%,常发生在青春期和绝经期,部分病例较为顽固性,所以我们把青春期崩漏和围绝经期崩漏分节阐述。

【病因病机】

探讨崩漏的病因病机,既要从出血时的子宫局部因素入手,更要从出血后闭经时的整体病变分析。出血期以阴虚火旺、血瘀为主。而阴虚火旺、血热、血瘀三者,常多结合在一处,在发病中有所偏胜,即偏于热,偏于瘀,偏于虚之不同,且久则阴虚及阳,导致阳虚瘀浊,这也是病证病程长、病情复杂的特点。其在演变过程中之所以形成热、瘀者,还与心肾阴血亏虚、心肝郁火偏旺有关,特别是心(脑)肾—肝脾—子宫轴的功能失调,心肾失济则阴虚加剧,天癸衰少,或少数出现过甚,过甚亦易化火,阴虚火旺若下扰冲任血海,导致子宫失于固藏,亦正如《素问·阴阳别论篇》中所云:"阴虚阳搏谓之崩。"另一方面,阴虚则阳长,运动不良甚至处于静止,阴必然及阳,且阴长运动不能至重,因此难以转化,有阴而无阳,则瘀浊不得溶解,再加上心肝气郁,气郁血滞,更易加重瘀阻,从而导致瘀结。故《备急千金要方》谓血崩者:"瘀结占据血室,而致血不归经。"这是由于阴阳失衡,心(脑)肾—肝脾—子宫轴功能紊乱所致,属整体导致局部病变。所以病在局部子宫,包括在冲任的瘀浊内结,其根源于心肾整体的失调,阴虚阳搏而致。其他如肝经郁火,肝郁犯脾,以及营血耗损必致气虚脾弱者,尚有湿浊内阻,蕴而化热所致的湿热证,均属于兼夹因素。

本病的本源在于心肾阴血不足,不能涵养心肝,致心肝气火偏旺,子宫冲任亦因阴虚及阳,阳亦不足,致瘀结;或肾虚偏阳,不能暖土运脾,子宫冲任亦因阳虚而藏纳失职,心肝脾胃及子宫冲任失调,从而引起热、瘀、虚三者之出血。

常见以下主要证型。

1. *心肾阴虚夹瘀热*　素体阴虚,或久病、失血,心肾阴血亏虚;阴虚水亏,肝失涵养,肝郁气滞,气滞生瘀,瘀热内阻,扰动血海,故经血非时而下,发为崩漏。

2. *瘀热为主夹阴虚*　素体肾虚,情怀不畅,肾虚肝郁,肝郁则气滞,冲任不得畅达,经血瘀结子宫,好血不得归经,或者久漏致瘀,瘀血不去,好血难安,致发崩漏。

3. *血瘀为主夹阴虚*　禀赋薄弱,或因房劳不节,或因手术不当,或因长期用脑过度,损伤肾阴阳及子宫冲任,肾阴虚则子宫冲任失于约制,不能固藏,是以出血。

4. *心脾虚夹瘀*　忧思过度,饮食劳倦,损伤心脾,气不摄血,脾不统血;或者崩漏耗损气血,气虚则子宫冲任不司藏纳,气虚则血瘀,加剧崩漏。

5.阳虚瘀浊 素体肾虚,或崩漏日久,阴虚必及其阳,有阴而无阳,则瘀浊不得溶解,子宫冲任亦藏纳失职。

【诊断与鉴别诊断】

(一)诊断

1.临床症状 不规则子宫出血,其特点是月经的周期、经期以及经量发生严重紊乱。月经周期紊乱,常可在停经数周或数月后月经来潮,出血量多如注,暴下不止,或淋漓不断,甚至屡月不止,血崩时多有较大血块排出,一般无腹痛。

应详细询问病史,应注意患者的年龄,以往月经情况,婚否,孕产次数,分娩经过,发病时间,出血量多少,出血持续时间,有无周期、有无血块及组织排出,采取了何种避孕方法,近期有无精神创伤、情绪波动、过劳等,一般健康状况,有无慢性肝病、血液病、高血压病、心衰及代谢性疾病等。

2.妇科检查 包括经直肠肛检,无器质性病变。

3.辅助检查

(1)BBT测定:呈单相型波动。

(2)雌、孕激素测定:无周期性波动,特别是孕激素始终停留在增殖期水平。

(3)诊断性刮宫:提示无排卵,子宫内膜病理多为增生期改变,或单纯增生过长、亚性增生过长、腺性增生过长等。

(4)宫腔镜检查:子宫内膜无器质性改变。

(5)B超探查:子宫附件等未见器质性疾病,子宫内膜增厚等。

(二)鉴别诊断

崩漏常需与下列病证相鉴别。

1.月经先期,量多,经期延长 月经较正常周期提前7日以上而至,经量较以往增多,经期延长,但仍有一定的规律性可循。

2.月经先后无定期 月经周期先后不定,但超越7~14日内外,提前或错后,经期一般正常,与崩漏无周期者不同。

3.经间期出血 本病亦为非经期出血,常发生在两次月经的中期,出血量少,一般持续2~5日,常可自然停止,有一定的规律性。

4.胎漏 妊娠早期,阴道少量流血,常伴有轻度的妊娠反应,尿妊娠试验阳性且前3个月的月经周期正常。

5.堕胎、小产 停经后阴道出血,伴小腹阵发性疼痛,腰部酸痛,阴道出血量多,甚则胚胎组织排出。少数需通过诊断性刮宫、宫腔镜等检查可以鉴别之。

6.异位妊娠 大多发生在停经后,阴道少量不规则出血,少腹部一侧突然剧烈疼痛,伴肛门坠胀,甚则面色苍白、头晕乏力,尿妊娠试验阳性。

7.滋养叶细胞类疾病 以往月经规律,停经后阴道少量不规则出血,无腹痛,恶心呕吐明显,B超可以确诊。

8.外阴、阴道外伤性出血 病发于外阴、阴道,有创伤史或粗暴的性行为史,阴道出血色鲜红,呈活动性,检查未见宫颈口溢血。

9.赤带 赤带多混夹黏液,局部可有痒痛等刺激症状,常可伴小腹隐痛、腰酸等症。

10.癥瘕出血 某些良性肿瘤,如子宫肌瘤,可见月经量多,或淋漓不净,恶性肿瘤如子宫内膜癌、宫颈癌会出现非时阴道下血,多少不定,伴有溃臭气味。

【辨证】

本病的主证型为瘀、热、虚三者因素的综合,这些因素经常兼夹发生疾病。

1. 心肾阴虚夹瘀热证

[证候]经血非时而下,时下时止,时多时少,淋漓不净,或崩中下血,阵发性出血,色红或黑,夹有紫黑血块,有时有腐肉片状血块,胸闷烦热,小腹作胀,头昏腰酸,大便干结,脉象细弦,舌质偏红边紫,苔色黄腻。

[分析]素体阴虚,心肾阴虚水亏,肝失涵养,气滞生瘀,瘀热内阻,扰动血海,故经血非时而下,或量多如冲,或漏下淋漓不止,呈阵发性出血,色红或黑,夹有紫黑血块,有时腐肉片状血块;心肾阴血不足,无以上荣则头昏;腰府失养则腰酸;瘀阻冲任胞宫,不通则痛,故小腹作胀。脉象细弦,舌质紫黯,苔色黄微腻均为瘀血内阻之象。

2. 瘀热为主夹阴虚证

[证候]经血非时而下,量多如注,阵发性出血,色鲜红而质稠,或量一般,淋漓不净,色红有血块,小腹不舒,心烦内热,夜寐较差,小便黄少,大便偏干,脉象细数,舌质红,苔黄腻。

[分析]肾虚肝郁,气滞冲任不畅,经血瘀结子宫,好血不得归经,或者久漏致瘀,瘀血不去,好血难安,故经血非时而下,量多如注,阵发性出血;血为热灼,瘀阻冲任,故见色鲜红而质稠,或量一般,淋漓不净,色红有血块;瘀热内阻,故小腹不舒;热扰心神,心烦内热,夜寐较差;热盛伤津,故小便黄少,大便偏干。舌质红,苔黄腻,脉象细数,为热盛之象。

3. 血瘀为主夹阴虚证

[证候]经血非时而下,量或多或少,久而不已,色红质稀有血块,量多时呈阵发性,头昏腰酸,神疲乏力,脉细数或细弱,舌质淡红,苔薄黄。

[分析]诸因导致瘀血阻于冲脉,宿血不祛,瘀伤血络,故经血非时而下,量或多或少;出血日久阴虚生热,热灼阴血,故色红质稀有血块;肾阴不足,虚热内扰。故头昏腰酸,神疲乏力。脉细数或细弱,舌质淡红,苔薄黄,亦为阴虚有热之象。

4. 心脾虚夹瘀证

[证候]崩漏日久量多,色淡红,或有血块,或淋漓不已,色淡红无血块,或亦有紫血块,伴气短神疲,面色欠华,纳欠腹胀,或时便溏,头晕心悸,四肢欠温,脉象细弱或沉细,舌质淡,苔薄白腻,或舌质边有瘀点。

[分析]心脾两虚,气不摄血,脾不统血;或者崩漏耗损气血,气虚则子宫冲任不司藏纳,气虚则血瘀,加剧崩漏。脾虚中气虚弱,甚或下陷,冲任不固,血失统摄,故经血非时而下,量多,继而淋漓;气虚火不足,血涩成瘀,故血色淡,质稀薄,或夹有血块;脾虚气血不足,故头晕心悸,气短神疲,面色欠华,四肢欠温;脾失健运,则纳欠腹胀,或时便溏;脉象细弱或沉细,舌质淡,苔薄白腻,或舌质边有瘀点,均为脾胃虚弱之象。

5. 阳虚瘀浊证

[证候]阴道不规则流血,时多时少,多则如注,少则淋漓,色淡,质稀,夹有血块,或掉下腐肉状血块,头昏腰酸,形寒肢冷,或小腹有冷感,面色晦暗,小便较频,脉细,舌质淡紫,苔白腻。

[分析]阴虚及阳则瘀浊不得溶解,子宫冲任亦藏纳失职,故见阴道不规则流血,时多时少,多则如注,少则淋漓;肾阳不足,血失温煦,涩而结瘀,故色淡,质稀,夹有血块,或掉下腐肉状血块;脾肾阳气不足,故见头昏腰酸,形寒肢冷,或小腹有冷感,面色晦暗,小便较频。脉细,舌质淡紫,苔白腻为阳虚瘀阻之象。

【治疗】

崩漏是妇科疾病中常见的出血性疾病,在出血阶段时以瘀结、血热为突出。是以本病证在崩漏期,为瘀、热、心肾阴虚三者综合出现为主,瘀结尤为重要。月经停闭阶段,以心肾阴虚为主要证型。但在出血的后期阶段,能转化为阳气虚衰的证型。同时在病证发展过程中,有可能出现兼夹气虚、郁火、心火等,应区别辨治之。

在治疗上,由于崩漏的发病缓急不同,出血的新旧各异,因此,治疗崩漏需本着"急则治其标,缓则治其本""暴崩宜温宜涩,久漏宜清宜通"的原则,灵活掌握塞流、澄源、复旧三法。塞流:即是止血。这是治疗血崩的紧急措施。暴崩之际,急当止血防脱。因气血相依,互为关联,失血过多,气无所依,必致浮散,导致气随血脱,故出血的同时,必佐固气摄血,如独参汤、生脉散。若出现四肢厥逆、脉微欲绝等证,需加附子、炙甘草、炮黑姜等,即使一般大出血者,亦需止血,以防止因出血过多而致贫血加重塞流,属于急则治标法。

澄源:即正本清源。辨证求因,审因论治,是治疗崩漏的重要措施。对一般性的崩漏出血,或者血止之后,根据不同的病因病机和主次证型进行辨证论治,可以运用清热、补肾、健脾、化瘀、解郁等法以取佳效。

复旧:即固本善后。崩漏之疾以经期、经量的严重紊乱为发病特点,血止后当以调理月经周期为治本之法。调理月经周期,必须重视肾,特别是肾阴癸水、肝脾气血、心脑神明,不仅应使贫血得到纠正,而且要恢复正常的月经周期。

治疗崩漏之法又不可截然分割开来,塞流需澄源,澄源当固本,互相参合,因证而施,灵活运用。

1. 心肾阴虚夹瘀热证

[**基本治法**] 清热滋阴,化瘀止血。

[**方药运用**] 固经丸(《丹溪心法》)合加味失笑散(夏桂成经验方)。

炙龟甲(先煎)10~15 g,炒黄柏 6 g,白芍 10 g,椿根白皮 12 g,炒黄芩 9 g,大蓟、小蓟各 10 g,炒五灵脂 10 g,蒲黄炭(包煎)6~10 g,炒川续断 10 g。

方中龟甲滋肾固冲为君药;炒黄柏坚阴泻火,佐龟甲以纠正阴虚火旺的不平衡状态;白芍、椿根白皮助龟甲滋阴养血,固经止血;炒黄芩助黄柏以清热;大蓟、小蓟清热凉血止血;炒五灵脂、蒲黄炭化瘀止血;炒川续断补肾止血。诸药合用,共奏清热凉血、固经止血之功效。

[**服法**] 出血期每日 1 剂,水煎 2 次分服,大出血时每日 2 剂,分 4 次服。

[**加减**] 头昏头痛,烦热口渴,夜寐甚差者,加入钩藤 15 g,黑栀子 9 g,莲子心 5 g;小便偏少者,加入碧玉散(包煎)9~12 g,桑寄生 10 g,茯苓 10 g;胸闷烦躁,腹胀矢气者,加入炒荆芥 9 g、醋炒柴胡 6 g、广木香 10 g。

2. 瘀热为主夹阴虚证

[**基本治法**] 清热化瘀,佐以滋阴。

[**方药运用**] 四草汤(夏桂成经验方)合二至地黄丸(汤)(《小儿药证直诀》)。

鹿衔草、马鞭草各 15 g,茜草、益母草、五灵脂、蒲黄各 10 g,女贞子、墨旱莲各 15 g,生地黄、熟地黄、山药、山茱萸、川续断、桑寄生、炒牡丹皮各 10 g,大蓟、小蓟各 15 g。

方中鹿衔草清热止血;马鞭草清热利湿,化瘀止血;茜草化瘀止血;益母草化瘀止血,收缩子宫;五灵脂、蒲黄化瘀止血,化中有止;女贞子、墨旱莲既能滋补肝肾之阴,又能止血;生地黄、熟地黄、山药、山茱萸滋补肝肾;川续断、桑寄生补肾止血;炒牡丹皮,凉血散瘀;大蓟、小蓟各清热止血。

[**服法**] 行经期日服 1 剂,水煎 2 次分服,出血量多时 3 小时服 1 次,每日 2 剂。

[加减]出血量多时,加入花蕊石(先煎)12~15 g,三七粉 3~10 g,血余炭 10 g,大黄炭 6~9 g;腰酸明显,头昏耳鸣者,加入桑寄生 12 g、杜仲 9 g、钩藤 10~15 g;烦热口渴,便艰尿黄者,加入生地黄 10 g、炒子芩 9 g。

3. 血瘀为主夹阴虚证

[基本治法]化瘀止血,滋阴清热。

[方药运用]加味失笑散(夏桂成经验方)合二至地黄丸(汤)(《小儿药证直诀》)。

炒五灵脂、蒲黄炭各 10 g,女贞子、墨旱莲各 15 g,生地黄、熟地黄、山药、山茱萸各 10 g,川续断、桑寄生各 10 g,炒牡丹皮 10 g,炒黄柏 6 g,大蓟、小蓟各 15 g。

方中炒五灵脂、蒲黄炭化瘀止血;女贞子、墨旱莲既能滋补肝肾之阴,又能止血;生地黄、熟地黄、山药、山茱萸滋补肝肾;川续断、桑寄生补肾止血;炒牡丹皮、炒黄柏清热凉血散瘀;大蓟、小蓟清热止血。诸药合用,共奏化瘀止血,滋阴清热之功效。

[服法]出血期日服 1 剂,水煎 2 次分服;大出血时日服 2 剂,分 4 次服。

[加减]头昏头痛,烦热口渴,夜寐甚差者,加入钩藤 15 g、黑栀子 9 g、莲子心 5 g;腰俞酸楚,小便偏少者,加入碧玉散(包煎)9~12 g,桑寄生 10 g,茯苓 10 g;胸闷烦躁,腹胀矢气者,加入炒荆芥 6 g、醋炒柴胡 5 g、广木香 6~9 g。

4. 心脾虚夹瘀证

[基本治法]补气健脾,化瘀固冲。

[方药运用]加味归脾汤(《济生方》)。

黄芪、党参各 15 g,炒白术、茯苓、茯神、黑当归各 10 g,炒酸枣仁、龙眼肉各 15 g,五灵脂、炙蒲黄、广木香各 10 g,广木香 6~9 g,砂仁(后下)5 g。

方中黄芪、党参益气健脾;炒白术、砂仁、茯苓补气健脾;黑当归生血止血;炒酸枣仁、龙眼肉、茯神养心安神;炒五灵脂、炙蒲黄化瘀止血;广木香理气醒脾,使补而不滞。全方益气以生血,气旺则能摄血,故脾胃虚弱之崩漏可愈。

[服法]出血期每日 1 剂,水煎 2 次分服。

[加减]夜寐甚差者,加入莲子心 5 g、炒酸枣仁 15 g、青龙齿(先煎)10 g;头痛烦躁者,加入钩藤 15 g、苦丁茶 10 g、白蒺藜 12 g;腰酸尿频者,加入炒川续断 10 g、牡蛎(先煎)15 g;腹胀矢气,大便质软者,加入炒白术 10 g、砂仁(后下)5 g。

5. 阳虚瘀浊证　一般见于崩漏的中后期。

[基本治法]补肾助阳,化瘀固冲。

[方药运用]固本止崩汤(《傅青主女科》)加减。

党参 30 g,炙黄芪 15 g,白术、熟地黄、当归、炒川续断、陈棕炭各 10 g,黑姜 5 g,炙甘草 6 g。

方中党参(红参)、炙黄芪大补元气,升阳固本;白术健脾,资血之源又统血归经;熟地黄滋阴养血,"于补阴之中行止崩之法""气不足便是寒",佐黑姜既可引血归经,又有补火温阳而收敛之妙;黄芪配当归含有当归汤之意;熟地黄配当归一阴一阳,补血和血;炒川续断温肾止血;陈棕炭固摄止血;炙甘草补气和中。诸药合用,共达补肾助阳,化瘀固冲之功。

[服法]水煎分服,每日 1 剂,出血量多时可日服 2 剂。

[加减]腹胀矢气,大便偏溏者,去熟地黄,加炒白术 10 g、砂仁(后下)5 g、赤石脂 10 g;胸闷心烦,口渴咽燥者,加入莲子心 5 g、钩藤 12 g、炒牡丹皮 10 g;夹有血块,淋漓不净者,加失笑散(包煎)10 g;出血量多时,加入血余炭 10 g、三七粉 6 g(分吞)。

附一：青春期崩漏

女性初潮后至 18 岁之前发生的崩漏为青春期崩漏,大多为排卵功能障碍性异常子宫出血。

【病因病机】

青春期崩漏是因为心(脑)肾—肝脾—子宫轴调节功能尚未协调所致,所谓肾气初盛,天癸既至而未充实,冲任虽达通盛但未趋坚实。加之青春期女生学习紧张,升学压力大,心情烦躁,睡眠过晚,睡眠欠佳等,导致心肾阴血不足,心肾失于交济,心火偏旺,火旺若下扰冲任血海,导致子宫失于固藏;崩漏日久,阴虚必然及阳,再加上大量耗损阴血,阴虚则阳更弱,血耗则气亦不足,且阴长运动不能至重,则难以转化,有阴而无阳,则瘀浊不得溶解,再加上心肝气郁,气郁血滞,更易加重瘀阻,从而导致瘀结占据血室,而致血不归经。

因此本病证的特点在于心肾阴虚夹瘀热、心脾虚夹瘀、阳虚瘀浊三者。

1. 心肾阴虚夹瘀热　肾气初盛,天癸未实,冲任虽达通盛但未趋坚实。加之心情烦躁,睡眠过晚,睡眠欠佳等,导致心肾阴血不足,心肾失于交济,心火偏旺,火旺若下扰冲任血海,导致子宫失于固藏。阴虚水亏,肝失涵养,肝郁气滞,气滞生瘀,瘀热内阻,扰动血海,故经血非时而下,或量多如冲,或漏下淋漓不止。

2. 心脾虚夹瘀　学习紧张,忧思过度,饮食劳倦,损伤心脾,气不摄血,脾不统血;或者崩漏耗损气血,气虚则子宫冲任不司藏纳,气虚则血瘀,加剧崩漏。

3. 心肾阳虚瘀浊　崩漏日久,阴虚及阳,则阳更弱,血耗则气亦不足,有阴而无阳,则瘀浊不得溶解,更易加重瘀阻,从而导致瘀结,而致血不归经。

【诊断与鉴别诊断】

(一) 诊断

1. 临床症状　青春期 18 岁之前出现不规则子宫出血,其特点是月经的周期、经期以及经量发生严重紊乱。月经周期紊乱,常可在停经数周或数月后月经来潮,出血量多如注,暴下不止,或淋漓不断,甚至屡月不止,血崩时多有较大血块排出,一般无腹痛。

详细询问病史,应注意患者的年龄,以往月经情况,发病时间,出血量多少,出血持续时间,有无周期、有无血块及组织排出,近期有无精神创伤、情绪波动、过劳等,一般健康状况等。

2. 妇科检查　肛门检查排除器质性病变。

3. 辅助检查

(1) BBT 测定:呈单相型。

(2) 雌、孕激素测定:无周期性波动,特别是孕激素始终停留在增殖期水平。

(3) B 超探查:经直肠子宫附件等未见器质性疾病。

(二) 鉴别诊断

青春期崩漏常需与下列病证相鉴别。

1. 月经先期,量多,经期延长　月经较正常周期提前 7 日以上而至,经量较以往增多,经期延长,但仍有一定的规律性可循。

2. 月经先后无定期　月经周期先后不定,但超越 7~14 日内外,提前或错后,经期一般正常,与崩漏无周期者不同。

3. 经间期出血 本病亦为非经期出血,常发生在两次月经的中期,出血量少一般持续 2～5 日左右,常可自然停止,有一定的规律性。

【辨证】

1. 心肾阴虚夹瘀热证

[证候]崩中下血,量多或淋漓不尽,呈阵发性,色红或黑,夹有紫黑血块,心烦不宁,小腹作胀,头昏腰酸,大便干结,脉象细弦带数,舌质偏红边紫,苔色黄腻。

[分析]肾气初盛,天癸未实,心肾阴血不足,心肾失于交济,心火偏旺,火旺若下扰冲任血海,导致子宫失于固藏;心肾阴血亏虚,阴虚水亏,肝失涵养,气滞生瘀,瘀热内阻,扰动血海,故崩漏量多如冲或淋漓不止,呈阵发性出血,色红或黑,夹有紫黑血块;心肾阴血亏虚,无以上荣则头昏;腰府失养则腰酸;瘀阻冲任子宫,不通则痛,故小腹作胀,脉象细弦,舌质紫黯,苔色黄微腻均为心肾阴虚,瘀血内阻之象。

2. 心脾虚夹瘀证

[证候]崩漏日久量多,色淡红,或有血块,或淋漓不已,色淡红无血块,或夹有黏腻如白带状物,头晕心慌,神疲乏力,面色欠华,纳谷欠香,脘腹痞胀,大便时溏,脉象细弱,舌质淡,苔薄白腻。

[分析]心脾两虚,气不摄血,脾不统血;或者崩漏日久耗损气血,气虚则子宫冲任不司藏纳,气虚则血瘀,加剧崩漏。脾虚中气不足,甚至下陷,冲任不固,血失统摄,故崩漏量多,继而淋漓;气虚火不足,血涩成瘀,故血色淡,质稀薄,或夹有血块;脾虚气血不足,故头晕心慌,神疲乏力,面色欠华;脾失健运,则纳谷欠香,脘腹痞胀,或时便溏;脉象细弱,舌质淡,苔薄白腻,均为脾胃虚弱之象。

3. 心肾阳虚瘀浊证

[证候]崩漏量多,或淋漓不止,色淡红,质稀,或有血块,头昏腰酸,面色㿠白,形寒肢冷,纳欠神疲,心慌心悸,脉细弱,舌质淡,苔白腻。

[分析]崩漏日久,血耗则气亦不足,有阴而无阳,则瘀浊不得溶解,更易加重瘀阻,从而导致瘀结,而致血不归经。子宫冲任亦藏纳失职,故见阴道不规则流血,时多时少,多则如注,少则淋漓;肾阳不足,血失温煦,涩而结瘀,故色淡,质稀,夹有血块;脾肾阳气不足,故见头昏腰酸,形寒肢冷,面色㿠白;脉细弱,舌质淡,苔白腻为阳虚瘀阻之象。

【治疗】

青春期崩漏治疗原则同上,以止血为主,"急则治其标"。控制出血后,固本复旧,存在两种观念:一是补肾养血,助长发育,顺其自然,不必强调调周与促排卵。另一是务必调整月经周期,促发排卵,才能巩固疗效,防止再度崩漏。一般初潮 2～3 年者,按补肾养血,助长发育论治,如初潮 3～4 年后,应该运用调整月经周期的方法,以恢复排卵功能,达到控制出血的目的。

1. 心肾阴虚夹瘀热证

[基本治法]滋阴清热,化瘀止血。

[方药运用]钩藤汤(《济生论》)合固经丸(《丹溪心法》)、加味失笑散(夏桂成经验方)。

钩藤 15 g,炙龟甲、白芍、椿根白皮各 10 g,炒黄柏、炒黄芩各 6 g,大蓟、小蓟各 15 g,炒五灵脂、蒲黄炭各 10 g,花蕊石 15 g。

方中钩藤清热疏肝为君药;龟甲滋肾固冲;炒黄柏坚阴泻火,佐龟甲以纠正阴虚火旺的不平衡状态;白芍、椿根白皮助龟甲滋阴养血,固经止血;炒黄芩助黄柏以清热;大蓟、小蓟清热凉血止血;炒五灵脂、蒲黄炭,花蕊石化瘀止血;炒川续断补肾止血。诸药合用,共奏滋阴清热、化瘀止血之功效。

［服法］出血期日服 1 剂,水煎 2 次分服,大出血时日服 2 剂,分 4 次服。

［加减］小便偏少者,加入碧玉散(包煎)9～12 g,桑寄生 10 g,茯苓 10 g;胸闷烦躁,腹胀矢气者,加入炒荆芥 9 g、醋炒柴胡 5 g、广木香 6～9 g。

2. 心脾虚夹瘀证

［基本治法］补气健脾,化瘀止血。

［方药运用］加味归脾汤(《济生方》)合加味失笑散(夏桂成经验方)。

黄芪、党参各 15 g,炒白术、茯苓、茯神、黑当归各 10 g,炒酸枣仁、龙眼肉各 15 g,五灵脂、炙蒲黄各 10 g,大蓟、小蓟各 15 g,川续断、桑寄生各 10 g,广木香 6 g,砂仁(后下)5 g。

方中黄芪、党参益气健脾;炒白术、砂仁、茯苓补气健脾;黑当归生血止血;炒酸枣仁、龙眼肉、茯神养心安神;炒五灵脂、炙蒲黄化瘀止血;辅以大蓟、小蓟以止血;广木香理气醒脾,使补而不滞;川续断、桑寄生补肾养血;全方益气以生血,气旺则能摄血,故治脾胃虚弱之崩漏。

［服法］出血期每日 1 剂,水煎 2 次分服。

［加减］夜寐甚差者,加入莲子心 5 g、炒酸枣仁 15 g、青龙齿(先煎)10 g;头痛烦躁者,加入钩藤 15 g、白蒺藜 12 g。

3. 心肾阳虚瘀浊证 一般见于崩漏的中后期。

［基本治法］补肾助阳,宁心化瘀。

［方药运用］固本止崩汤(《傅青主女科》)合震灵丹(《道藏》)加减。

党参 30 g,炙黄芪 15 g,白术、茯苓、茯神、熟地黄各 10 g,合欢皮、炒酸枣仁各 15 g,黑姜 5 g,炒川续断、菟丝子、补骨脂、鹿角胶各 10 g,陈棕炭 10 g,炙甘草 6 g。

方中党参、炙黄芪大补元气,升阳固本;白术、茯苓健脾,资血之源又统血归经;熟地黄滋阴养血,"于补阴之中行止崩之法""气不足便是寒",佐黑姜既可引血归经,又有补火温阳而收敛之妙;黄芪配当归含有当归汤之意;熟地黄配当归一阴一阳,补血和血;茯神、合欢皮、炒酸枣仁宁心安神;炒川续断、菟丝子、补骨脂、鹿角胶温肾止血;陈棕炭固摄止血;炙甘草补气和中。诸药合用,共达补肾助阳,化瘀止血之功。

［服法］水煎分服,每日 1 剂,出血量多时可日服 2 剂。

［加减］腹胀矢气,大便偏溏者,去熟地黄,加砂仁(后下)5 g、赤石脂 10 g;胸闷心烦,口渴咽燥者,加入莲子心 5 g、钩藤 12 g、炒牡丹皮 10 g;夹有血块,淋漓不净者,加失笑散(包煎)10 g;出血量多时,加入血余炭 10 g、三七粉 6 g(分吞)。

［周期疗法］控制出血后,在平时期必须要调理月经周期,恢复排卵功能。一般重在滋养肾阴,提高天癸肾水的滋长水平,因此着重经后期的治疗,同时亦不能忽略经间排卵期的治疗,因为在奠定物质基础后,即肾阴癸水的滋长运动得到恢复后,经间促排卵亦是非常重要的,促排卵成功,才能真正达到恢复月经周期的阴阳消长转化节律运动的目的。所以经间排卵期的治疗与经后期有着同样的重要性。具体治疗参考月经周期与调周法。

附二：围绝经期崩漏

围绝经期是指妇女从生育期向老年期过渡的生理转化时间,介于 40～60 岁,在此阶段出现的经血非时而下,或量多如注,或量少淋漓不尽称之为围绝经期崩漏。

【病因病机】

围绝经期崩漏是因卵巢功能衰退而导致的,此时肾气渐衰,天癸将竭,肾阴亏虚,心(脑)肾—肝脾—子宫轴功能失调,而致心肝气郁,脾胃虚弱的病变,并可以产生脂浊、痰湿、血瘀、气火等病理物质。心、肝、脑皆需肾阴癸水滋养,紧张烦躁等易致火动,火动则阴虚。肝体阴用阳,为阴中之阳脏,最易产生肝郁,肝郁之后得阴虚而易化火,在更年期崩漏中至关重要。脾胃为后天之本,气血化生之源,崩漏必耗气血,营血既耗,气分亦弱,自然影响脾胃,出现脾胃气虚运化不良的状态。脾胃者,不仅是气血生化之源,而且又有统摄血液的功能,因此脾胃气虚,虽为崩漏出血的结果,但倒果为因,反过来又必然影响到子宫冲任的固藏与统摄血液,从而可以加剧出血。围绝经期由于其心理的稳定性差,整体体质的下降,故在辨治中必须注意心脾失调偏多,心肝脾失调、上热下寒者更为常见。

1. **心脾失调夹瘀** 围绝经期心(脑)肾—肝脾—子宫轴失调,心火偏旺,脾胃虚弱,而致郁火瘀血内生。瘀热内阻,扰动血海,故崩漏或量多如冲或漏下淋漓不止。

2. **上热下寒** 围绝经期精神紧张,心情烦躁等易致火动,火动伤阴,热扰冲任;崩漏日久,阴虚必及其阳,再加上大量耗损阴血,阴虚则阳更弱,血耗则气亦不足,出现上热下寒之象。

3. **心肝脾失调夹瘀** 围绝经期肾阴亏虚,阴血不足。肝气郁结,肝脾失调。肝郁之后得阴虚而易化火,迫血妄行。而脾胃为后天之本,气血化生之源,崩漏必耗气血,营血既耗,气分亦弱,自然影响脾胃,出现脾胃气虚运化不良的状态。脾胃者,不仅是气血生化之源,而且又有统摄血液的功能,因此脾胃气虚,虽为崩漏出血的结果,但倒果为因,反过来又必然影响到子宫冲任的固藏与统摄血液,从而加剧出血。

【诊断与鉴别诊断】

(一) 诊断

1. **临床症状** 围绝经期指妇女从生育期向老年期过渡的生理转化时间,介于 40～60 岁,在此阶段出现的不规则子宫出血,其特点是月经的周期经期以及经量发生严重紊乱。月经周期紊乱,常可在停经数周或数月后月经来潮,出血量多如注,暴下不止,或淋漓不断,甚至屡月不止,血崩时多有较大血块排出,一般无腹痛。

详细询问病史,应注意患者的年龄,以往月经情况,婚否,孕产次数,分娩经过,发病时间,出血量多少,出血持续时间,有无周期、有无血块及组织排出,采取了何种避孕方法,近期有无精神创伤、情绪波动、过劳等,一般健康状况,有无慢性肝病、血液病、高血压病、心衰及代谢性疾病等。

2. **妇科检查** 排除器质性病变。

3. **辅助检查**

(1) BBT 测定:呈单相型,或不规则的高相。

(2) 雌、孕激素测定:无周期性波动,特别是孕激素始终停留在增殖期水平。

(3) 诊断性刮宫:提示无排卵,子宫内膜病理多为增生期改变,或单纯增生过长、腺囊性增生过长等。

(4) 宫腔镜检查:患者子宫内膜无器质性疾病。

(5) B超探查:子宫附件等未见器质性疾病,子宫内膜增厚等。

(二) 鉴别诊断

围绝经期崩漏常需与下列病证相鉴别。

1. **月经先期,量多,经期延长** 月经较正常周期提前 7 日以上而至,经量较以往增多,经期延长,但仍有一定的规律性可循。

2. 月经先后无定期　月经周期先后不定,但超越 7～14 日内外,提前或错后,经期一般正常,与崩漏无周期者不同。

3. 经间期出血　本病亦为非经期出血,常发生在两次月经的中期,出血量少一般持续 2～5 日,常可自然停止,有一定的规律性。

4. 外阴、阴道外伤性出血　病发于外阴、阴道有创伤史或粗暴的性行为史,阴道出血色鲜红,呈活动性,检查未见宫颈口溢血。

5. 赤带　赤带多混夹黏液,局部可有痒痛等刺激症状,常可伴小腹隐痛、腰酸,多有子宫内膜炎。

6. 癥瘕出血　某些良性肿瘤,如子宫肌瘤,可见月经量多,或淋漓不净,恶性肿瘤如子宫内膜癌、宫颈癌会出现非时阴道下血,多少不定,伴有血臭气味。

除此之外,也要注意偶尔排卵时的妊娠出血性疾病,此时卵巢功能下降,一旦早孕容易出现胎漏、堕胎、小产;甚至发生异位妊娠、滋养叶细胞类疾病。

【辨证】

1. 心脾失调夹瘀证

[证候]崩漏量多,色红,有血块,或淋漓不已,色紫红,有小血块,伴有失眠心悸,时欲叹气,神疲乏力,纳欠腹胀,大便易溏,脉象细弱,舌质淡红或有紫气,苔白腻。

[分析]围绝经期心火偏旺,脾胃虚弱,心脾失调而致郁火瘀血内生,瘀热内阻,扰动血海,故崩漏或量多色红,有血块,或淋漓不已,色紫红,有小血块;心火偏旺,上扰心神,故失眠心悸,时欲叹气;心脾失调,脾失运化,则神疲乏力,纳欠腹胀,大便易溏;脉象细弱,舌质淡红或有紫气,苔白腻均为心脾失调夹瘀之象。

2. 上热下寒证

[证候]崩漏量多色红有血块,或淋漓不已,色紫红有小血块,一面可见头昏头疼,烦热口渴,一面又可见腰酸小腹有冷感,大便稍溏,尿频,脉象细弦,舌质偏红,苔黄根白偏腻,舌质紫瘀。

[分析]围绝经期肝火易动,火动伤阴生瘀,扰及冲任,故崩漏量多色红有血块,或淋漓不已,色紫红有小血块;崩漏日久,阴虚必及其阳,再加上大量耗损阴血,阴虚则阳更弱,血耗则气亦不足,出现上热下寒之象,则一面可见头昏头疼,烦热口渴,一面又可见腰酸小腹有冷感,大便稍溏,尿频;脉象细弦,舌质偏红,苔黄根白偏腻,舌质紫瘀,亦为上热下寒之象。

3. 心肝脾失调夹瘀证

[证候]崩漏量多,色红,有血块,或淋漓不已,色红,有小血块,伴有头昏头痛,胸闷烦躁,纳欠腹胀,口苦口干,尿黄便坚,脉象弦细,舌质红,苔黄腻。

[分析]心肾阴血亏虚,肝气郁结,肝脾失调,郁而化火生瘀。而脾胃为后天之本,气血化生之源,崩漏必耗气血,营血既耗,气分亦弱,脾失统摄,故崩漏量多,色红,有血块,或淋漓不已,色红,有小血块;肝郁化火故伴有头昏头痛,胸闷烦躁,口苦口干,尿黄便坚;脾失健运,则纳欠腹胀;脉象弦细,舌质红,苔黄腻亦为肝脾失调夹瘀之象。

【治疗】

围绝经期崩漏治疗原则同上,以止血为主"急则治其标"。

具体分型治疗如下。

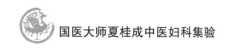

1. 心脾失调夹瘀证

[**基本治法**] 清心健脾,化瘀止血。

[**方药运用**] 清心健脾汤(夏桂成经验方)合加味失笑散(夏桂成经验方)加减。

钩藤、青龙齿(先煎)、合欢皮各 15 g,莲子心 3 g,太子参 15 g,炒白术、茯苓各 10 g,炒五灵脂、炙蒲黄各 10 g,大蓟、小蓟各 15 g,广木香 9 g,陈皮 6 g。

方中加入钩藤、莲子心、青龙齿(先煎)、合欢皮清心安神;太子参、炒白术、陈皮、茯苓补气健脾,因为心肝气郁者,必影响脾胃,即前人见肝传脾,当先实脾之意也。炒五灵脂、炙蒲黄化瘀止血;辅以大蓟、小蓟以止血;广木香理气醒脾,使补而不滞。

[**服法**] 水煎分服,每日 1 剂,出血量多时可日服 2 剂。

[**加减**] 腹胀矢气,大便偏溏者,加砂仁(后下)5 g、赤石脂 10 g;出血量多时,加入血余炭 10 g、三七粉 6 g(分吞)。

2. 上热下寒证

[**基本治法**] 清热固冲,化瘀止血。

[**方药运用**] 钩藤汤(《何氏济生论》)合震灵丹(《道藏》)加减。

钩藤 15 g,党参各 15 g,白术、茯苓、熟地黄、当归各 10 g,黑姜 5 g,炒川续断、菟丝子各 10 g,陈棕炭 10 g,炙甘草 6 g。

方中钩藤疏肝清热,党参(人参)补益脾气;白术、茯苓健脾和胃,资血之源又统血归经;熟地黄滋阴养血,"于补阴之中行止崩之法""气不足便是寒",佐黑姜既可引血归经,又有补火温阳而收敛之妙;当归含有当归汤之意;熟地黄配当归一阴一阳,补血和血;炒川续断、菟丝子温肾止血;陈棕炭固摄止血;炙甘草补气和中。诸药合用,共达清热固冲,化瘀止血之功。合震灵丹加强化瘀止崩之功。

[**服法**] 水煎分服,每日 1 剂,出血量多时可日服 2 剂。

[**加减**] 腹胀矢气,大便偏溏者,去熟地黄,加砂仁(后下)5 g、赤石脂 10 g;胸闷心烦,口渴咽燥者,加入莲子心 5 g、炒牡丹皮 10 g;夹有血块,淋漓不净者,加失笑散(包煎)10 g;出血量多时,加入血余炭 10 g、三七粉 6 g(分吞)。

3. 心肝脾失调夹瘀证

[**基本治法**] 疏肝解郁,化瘀止血。

[**方药运用**] 逍遥散(《太平惠民和剂局方》)合加味失笑散(夏桂成经验方)加减。

柴胡 6 g,合欢皮 15 g,钩藤 10 g,炒酸枣仁 15 g,当归、白芍、茯苓、白术各 10 g,炒五灵脂、炙蒲黄各 10 g,大蓟、小蓟各 15 g。

方中柴胡疏肝解郁;当归、白芍养血补肝,三药配合,补肝体而助肝用为主;配伍入脾之茯苓、白术为辅,以达补中理脾之用;黑当归还有生血止血之功;加入合欢皮、钩藤、炒酸枣仁宁心安神;炒五灵脂、炙蒲黄化瘀止血;辅以大蓟、小蓟以止血。全方共奏疏肝解郁,化瘀止血之效。

[**服法**] 水煎分服,每日 1 剂,出血量多时可日服 2 剂。

[**加减**] 出现大便稀溏、口干心烦等肝热脾寒的情况,需要用钩藤、牡丹皮合干姜或炮姜同用,寒热夹杂的情况在围绝经期患者中常见。

崩漏控制后,除对围绝经期早期或部分中期患者需运用调周法,恢复月经周期和恢复排卵功能外,围绝经期晚期的患者,一般已不适用调周治疗,相反要使用绝经法,通过清心、清肝、调脾、二仙助阳法以争取早日绝经。二仙汤为上海中医药大学经验方,有补肾温阳、调益冲任的作用。夏桂成在此基础上,自拟温肾宁心汤(淫羊藿、仙茅各 9 g,肉桂 3~5 g,党参 15 g,炒白术、连皮茯苓各 10 g,钩藤 15 g,牡丹皮 12 g,紫贝齿 10 g,黄连 3 g,广木香 6 g,川续断 10 g)。本方寒热并用,补理兼施,有温肾健脾、清肝宁心的功效。调理心肝者,在于稳定心理,舒畅情怀,防其发作,以巩固疗效。而脾胃为后天之本,先天已衰,需赖水谷以滋养,故其固本复旧的重点应转为调理心肝与脾胃。

【中成药】

1. 出血期用药

（1）功血宁（《中医妇科经验方选》王绵之方）

[处方] 黄芪 60 g,炙知母 20 g,柴胡、桔梗各 10 g,升麻炭 30 g,红参 18 g,吴茱萸 30 g,桑寄生 60 g,莲房炭 30 g,棕榈炭 30 g,石榴皮炭 30 g,艾叶炭 24 g,仙鹤草 60 g,煅牡蛎 30 g,三七粉 18 g,炮姜炭 18 g,当归身 24 g,荆芥穗炭 24 g。

[服法] 上药共为细末,用伏龙肝 100 g 煎水,和山药粉 50 g 打糊为丸,每丸 6 g,早晚各服 1 丸,忌食生冷。

[适应证] 脾肾两虚性崩漏。

（2）震灵丹：每次 9 g,每日 3 次。适用于血瘀性崩漏。

（3）血安片：每次 4 片,每日 3 次。适用于血热性崩漏。

（4）断血流片：每次 10 片,每日 3 次。适用于血热性崩漏。

（5）益宫止血口服液：每次 20 mL,每日 3 次。适用于气阴两虚者。

（6）参三七胶囊：每次 3 粒,每日 1~2 次。适用于崩漏血瘀证。

（7）龙血竭胶囊：每次 4~6 粒,每日 3 次,15 日为 1 个疗程。能活血化瘀,收敛止血,消炎止痛,生饥敛疮,补血益气,适用于子宫异常出血。服药期间忌服酸性。

（8）断血流片（颗粒）片剂：每日 3~6 片,每日 3~4 次,颗粒,每次 6.5 g,每日 3 次。适用于崩漏血热证。

（9）十灰散：每次 9 g,每日 2 次。适用于崩漏血热证。

2. 非出血期用药

（1）紫河车胶囊：每次 1~5 粒,每日 1~3 次,饭后服用。适用于崩漏属肾精不足证。

（2）复方阿胶浆：每次 10 mL,每日 2 次。适用于崩漏属气血两虚,头晕目眩,心悸失眠,食欲不振及白细胞减少症和贫血。

（3）定坤丹：大蜜丸,每次半丸至 1 丸,每日 2 次。适用于崩漏气血两虚兼有瘀滞者。

（4）杞菊地黄丸：每次 9 g,每日 2 次。适用于崩漏肝肾阴虚阳亢者。忌食酸性及生冷食物。

（5）乌鸡白凤丸：水蜜丸,每次 6 g,每日 3 次。适用于崩漏属气血两虚型。服药过程中如遇感冒、发热暂停服药。

（6）生脉饮：每次 10 mL,每日 3 次。适用于崩漏属气阴两伤型。实热之邪未尽者禁用。

（7）归脾丸：水蜜丸,每次 6 g,每日 3 次。大蜜丸,每次 1 丸,每日 3 次。适用于心脾气虚型崩漏出血期,或用于止血后调理。

【转归及预后】

崩漏常多脏受累,气血同病,因果转化。暴崩下血,气随血脱,阴随血伤,不论病发何因,最易出现气阴（血）两虚夹瘀。气阴两虚又可阴损及阳,血崩日久化寒,正如《血证论》曰:"阳不摄阴,阴血因而走溢。"崩漏日久,离经之血为瘀,故出血期必有冲任、瘀阻的转归,止血务必兼顾病机转归,灵活处理。

崩漏的预后与发育和治疗相关。青春期崩漏随发育日渐成熟,心（脑）肾—肝脾—子宫轴协调,最终可建立正常排卵的月经周期;少数发育不良或治疗不规范者,易因某些诱因而复发。生育期排卵旺盛,有部分崩漏者有自愈趋势,大多可恢复或建立正常排卵周期,达到经调而后有子嗣。亦有少数患者,子宫内膜长期增生过长伴发不孕症,恐有酿生恶变的可能。更年期崩漏疗程相对较短,止血后宜健脾补血,消除虚弱症状,少数需手术治疗或促使其绝经以防复发。本阶段需注意排除恶性病变。

【预防与调护】

(1) 注意个人卫生,防感染;增加营养,适当劳逸,调畅情怀。

(2) 及早治疗月经过多、经期延长、月经先期等出血行月经病,以防发展成崩漏。

(3) 崩漏一旦发生,必须及时治愈。大出血时应注意顾护阴血,防止虚脱,必要时予以输血。

(4) 饮食忌辛辣刺激之品,注意避免温燥助阳动血之品。注意补充营养,防止继发贫血等疾病。加强锻炼,以防复发。

【夏桂成临证经验】

(一) 青春期崩漏患者,经夏桂成治疗 2 月余后月经恢复正常

患者朱某,女,23 岁,未婚,南京大学。2009 年 8 月初诊。因"月经紊乱 1 年余,阴道不规则流血 2 月余"。慕名求诊。

患者既往月经稍有后期,1～2 个月一潮,时有经间期出血,但常淋漓不净,最长 1 月余。近 1 年来月经紊乱明显,需注射黄体酮撤药止血。末次月经 2009 年 6 月 2 日,量时多时少,持续 1 个月干净。干净 5 日后阴道又有少量出血,淋沥至今,色如褐色,偶有少量血块,无腹痛,二便调。平素学习压力大,夜寐较迟,体毛较重。舌质偏红,苔腻,脉细弦。月经史:初潮 14 岁,周期 30～80 日,经期 7 日,量中偏多,色红,无血块,痛经时作。既往身体健康,无特殊病史可载。曾在外院盆腔 B 超提示:双侧卵巢未见明显多囊改变。子宫内膜 12 mm。中医诊断:崩漏(肾虚血瘀型)。西医诊断:排卵障碍性异常子宫出血。辨证:患者证属肾虚偏阴,癸水不足,阴虚则火旺,火旺夹血瘀,瘀血内阻,子宫冲任失于固藏。治拟滋阴清热,化瘀固冲。方取二至地黄合加味失笑散加减。处方:

女贞子 10 g,墨旱莲 10 g,山药 10 g,山茱萸 9 g,大生地 10 g,茯苓 10 g,川续断 10 g,炒五灵脂 10 g,炒蒲黄(包煎)10 g,大蓟、小蓟各 10 g,茜草炭 10 g,血余炭 10 g,太子参 10 g,合欢皮 10 g。

二诊:服药 7 剂后复诊诉仍有少量阴道流血,咖啡色,偶有鲜红,无腰酸,无腹痛,心烦易怒,夜寐可,二便自调。舌红,苔薄腻,脉细弦。治拟滋阴清热,化瘀理气。方选固经汤加减。处方:

炙龟甲(先煎)15 g,炒黄柏 10 g,白芍 10 g,椿根白皮 10 g,炒黄芩 10 g,炒五灵脂 10 g,炒蒲黄(包煎)10 g,香附炭 10 g,大蓟、小蓟各 10 g,生地黄 10 g,炒川续断 10 g,太子参 15 g,合欢皮 10 g。

三诊:服上药 7 剂后阴道流血干净,刻下:阴道少量白带,质稀,无气味,小腹不痛,腰略酸,心烦不宁,夜寐欠安,纳谷尚可,二便自调,舌红,苔薄腻,脉细弦。从调周法论治,从经后期治疗,治拟滋肾养血,疏肝宁心。方拟归芍地黄汤合越鞠二陈汤加减。处方:

丹参 10 g,赤芍、白芍各 10 g,山药 10 g,山茱萸 9 g,茯苓、茯神各 10 g,牡丹皮 10 g,川续断 10 g,菟丝子 10 g,怀牛膝 10 g,制苍术 10 g,广陈皮 6 g,合欢皮 10 g,广郁金 10 g,太子参 15 g。

此后按调周法治疗,患者月经恢复正常。

[按] 结合患者病史、症状、体征和实验的检查,属中医"崩漏"的范畴,分析其病症,当首先抓住妇科特征,因崩漏无月经周期可言,故着重量、色、质三方面进行辨证。通过详诊,量:崩时出血量较多,色红,但淋漓不净成漏证时,见阵发性出血,呈褐色,说明有瘀滞;色:在崩时出血呈鲜红,偶亦夹有紫黯色,漏证时为咖啡色,亦为瘀滞。质:漏证时夹有少量血块,也属于瘀滞。经对量、色、质三方面情况的分析,可得出瘀滞的初步结论,而从全身整体情况看,患者初潮后月经即有紊乱,可见肾气欠盛,癸水不充,故先天肾阴阳即有所不足,这是发生崩漏的最根本的原始因素,所以月经周期失常。再从病史来看,患者正

读研期间,学习紧张,压力较大,且夜寐较迟,是以肾虚偏阴,心肝火旺,夹有瘀滞,瘀血内阻,子宫冲任失于固藏,而致阴道流血淋沥不净。夏桂成拟以滋阴清热、化瘀固冲法治疗,先拟二至地黄汤合加味失笑散加减,服药后阴道流血减少,无血块,呈咖啡色,偶尔为鲜红色。此为病程日久,阴虚较甚,火旺明显,故夏桂成再转用固经丸合加味失笑散,药用炙龟甲、炒黄柏、椿根白皮等滋肾阴清虚火。患者药后血止,转入补肾调周,着重经后期补肾滋阴论治,患者月经恢复正常。

崩漏者从月经病角度而言,属异常子宫出血。所以凡属于功能性崩漏者,既要重视出血的局部因素,即子宫内在的因素,内在的瘀结,但也要重视整体性因素,即脏腑间的功能及其相互联系的失常。故这里肾是主要的,但不能忽略心、肝,因为子宫局部的瘀滞,实际上是肾虚阴阳失衡,心肝功能失调的病理产物,故崩漏的治疗分为两个阶段,即控制出血与调理月经周期,在控制出血阶段,要急则治标,前人有"久崩宜清宜通"之说,目的在于通过清利疏通,排除子宫的残剩瘀滞、瘀结等,才能更好地止血。也即临床上所说的"子宫在于藏泻,泻之尽,藏之固",故夏桂成用滋阴清热、化瘀止血的方法,患者服药后阴道流血完全干净,月经恢复正常。

(二) 夏桂成治疗崩漏的三大要点

1. 病因病理 崩漏为异常子宫出血。本病证的病机主要在于心肾阴虚。阴虚是本病证最主要病变,且与两个方面关系较大。其一是年龄关系:青春期肾气初盛,天癸至而未充,因此肾阴虚;更年期肾衰天癸竭,肾阴自然虚。其二是精神心理因素:心、肝病皆需肾阴癸水滋养,紧张烦躁等易致火动,火动则阴虚。但是在出血期,本病以瘀结与血热为主,而瘀结、血热是阴虚病变发展的结果。

崩漏的出血时期,瘀结占据血室,致血不归经是矛盾的主要方面。西医学采取刮宫的方法清除膜瘀(即膜样性血瘀)是最有效的止血方法,这点是帮助我们深层次地认识到瘀结为主要病变的客观证据。但在临床症状上也的确见到血热阴虚的存在,运用滋阴清热也的确有一定的止血效果,从而也证实了崩漏出血期存在着综合因素,但肾阴虚癸水不足,始终占有重要地位。崩漏日久,由于阴虚必及其阳,再加上大量耗损阴血,阴虚则阳更弱,血耗则气亦不足,所以其病情发展必然导致阳气的虚衰,由阴崩转为阳崩,呈现整个身体的虚衰,这是本病发展的一般结果。

在崩漏病情发展过程中务必注意到心肝脾胃的变化。心(脑)肾—肝脾—子宫轴功能异常同样表现在崩漏病证中。肾阴癸水的不足及其消长运动的不良,除肾的因素外,与心有着很大的关系。我们曾经观察过青春期中学生与更年期妇女,凡心理紧张,心情烦躁,睡眠过晚、过差者,其发生崩漏的比例不仅多,而且发作亦较严重,说明心火、心神在本病中的重要性。其次是肝郁,肝体阴用阳,为阴中之阳脏,最易产生肝郁,肝郁之后得阴虚而易化火,所以郁火也是本病中常易见到的兼夹因素,在更年期崩漏中至关重要。脾胃为后天之天,气血化生之源,则漏必耗气血,营血既耗,气分亦弱,自然影响脾胃,出现脾胃气虚运化不良的状态。脾胃者,不仅是气血生化之源而且又有统摄血液的功能,因此脾胃气虚,虽为崩漏出血的结果,但倒果为因,反过来又必然影响到子宫冲任的固藏与统摄血液,从而可以加剧出血。以前将气虚作为崩漏的主要证型,也是有一定道理的。但我们认为除极少数确实是出于气虚而致崩漏,多数可能是继发性的气虚,属于倒果为因,只能属于兼夹的证型。由于在心(脑)肾—肝脾—子宫轴功能失调下所致的肝郁脾虚的病变,常常可以产生脂浊、痰湿、血瘀、气火等病理物质,因此在反复发作的崩漏患者中,同时亦出现肥胖、水肿、多毛、痤疮等病证,从而使病情的变化更为复杂。

此外还有一种系肾阴盛,癸水过多所致的崩漏。《傅青主女科》在"调经"中说:"妇人有先期而经来者,其经水甚多,人以为血热之极也,谁知是肾中水火太旺乎?夫火太旺则血热,水太旺则血多,此有余之病,非不足之症也。"以往我们对此缺乏深入的认识,经内分泌激素检查发现,过高的雌激素水平亦影响排卵,亦影响月经周期的演变,也可引起火旺的表现,此与阴盛极化火,物极必反的道理有关,但重点还在阴盛则阳不足,子宫内膜样血瘀蕴结更甚,瘀结占据血室,程度较重,变化亦较多,所以致血不归经

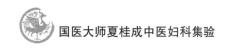

者亦更为明显,亦更易内结为癥瘕,且易致恶性变。

2.青春期崩漏的辨治特点　青少年的崩漏,往往是调节功能尚不足以协调所致,所谓肾气初盛,天癸既至而未充实,冲任虽达通盛但未趋坚强。因此本病证的特点在于心阴虚夹瘀热、心肾阳虚夹瘀浊、心脾虚夹瘀三者。

关于青少年崩漏,我们的体会有两点:一是虽然亦以心阴虚瘀热为其主要证型,在治疗上也当以固经丸合加味失笑散,但必须更加强调滋养肾阴癸水的重要性,二至丸是较为常用的方药,亦符合青春期以肝肾为主的特色。我们曾治疗一例青春期崩漏病例,自初潮两年后,即患崩漏而偏于漏证,历3年不已,选经清热、化瘀补气、温肾固涩等法均未获良效,后来嘱长期服用二至地黄丸(汤)合乌鸡白凤丸半年余,不仅控制了出血,而且逐步地恢复了月经周期。二是青春期崩漏除大出血时必须止血外,一般不宜过用止涩的药物,相反要加入一定的化瘀排经的药物,如五灵脂、蒲黄、荆芥、益母草等。

3.更年期崩漏的辨治特点　围绝经期崩漏,是因卵巢功能退化导致的,即在前人所谓肾气衰、天癸竭的衰退过程中发生。其辨证论治大致如上所述。但围绝经期者,由于心理的稳定性差,整体体质的下降,故在辨治中必须注意心脾失调夹瘀偏多,心肝脾失调夹瘀者亦不少,而上热下寒者更为常见,其瘀结成癥者亦较为多见。

崩漏控制后,除对围绝经期早期或部分中期患者需运用调周法,恢复月经周期和恢复排卵功能外,对围绝经期晚期或中期者已不适用调周法来固本复旧。其固本复旧的重点应转为调理脾胃与心肝,因脾胃为后天之本,先天已衰,需赖水谷以滋养。而调理心肝者,在于稳定心理,舒畅情怀,防其发作,以巩固疗效。此外,在青春期或围绝经期崩漏中的确有部分患者属于肾阴癸水过盛者。对这样的患者,不仅要尽快控制出血,而且要防止其结为癥瘕。一般来讲,清热滋阴可选清经散、知柏地黄汤以治之,同时加入化瘀止血之品,务在于止血,必要时应采取综合措施以止血。

在整个崩漏的辨治中,临床体会中所列出的青春期、围绝经期的治疗特点,亦需在辨证论治的前提下应用,方能更好地获益。

第四节　闭　　经

闭经为常见的妇科症状,表现为无月经或月经停止。根据既往有无月经来潮,分为原发性闭经和继发性闭经两类。原发性闭经,是指年龄超过16岁,女性第二性征已发育、月经还未来潮,或年龄超过14岁、第二性未发育者。继发性闭经,是指正常月经建立后月经停止6个月以上者,或按自身原有月经周期计算停止3个周期以上者。古医籍中都称作"经闭""不月""月事不来"。

凡青春期前、妊娠期、哺乳期以及绝经后的月经不来潮,均属生理现象,不属于本节讨论内容。至于因先天性生殖器官的异常和缺陷,或因肿瘤导致无月经者,非药物治疗所能奏效,则不属本节讨论范畴。

原发性闭经较少见,多为遗传学原因或先天性发育缺陷引起。约30%患者伴有生殖道异常。根据第二性征的发育情况,分为第二性征存在和第二性征缺乏两类。第二性征的原发性闭经包括米勒管发育不全综合征,雄激素不敏感综合征,对抗性卵巢综合征,生殖道闭锁和真两性畸形。第二性征缺乏的原发性闭经包括低促性腺激素性腺功能减退和高促性腺激素性腺功能减退两种。

本节主要介绍继发性闭经,我们在临床上根据我们对女性生殖生理数律的认识的规律,将闭经按照其奇数数律变化,即原来生理节律属于7数律,应该停经8个月以上,5数律应该停经6个月以上,3数律应该停经4个月以上,定义为闭经,给予诊治。

闭经在临床上是复杂的病症,特别是现代疾病谱,病理有多样性。然而无论证型复杂多变,其病变部位在胞宫,涉及病变则关系到心、肾、肝、脾等脏腑,常见有血枯、血隔、阴阳低水平绝对平衡的三大类,其中涉及阴血虚证、气阳虚衰证。兼夹证有气血虚弱、气滞、血瘀、寒凝、痰湿等证型。

【病因病机】

本病是月经病中最复杂而又难治的一个病种,对于其机制的论述,首先是在《素问·阴阳别论篇》中所谓"二阳之病发心脾,有不得隐曲,女子不月"。不月意指闭经,并指出了心在闭经中的重要性,同时提供一张四乌鲗骨一蔗茹的处方。也是《素问》的第一张药方,指出是治疗血虚精亏的"血枯经闭"。此后的医家均从血枯血隔来论述闭经。明代的补肾大家张景岳,在他所著的《景岳全书·妇人规》中说:"血枯之与血隔,本自不同。盖隔者,阻隔也;枯者,枯竭也。阻隔者,因邪气之隔滞,血有所逆也。枯竭者,因冲任之亏败,源断其流也。凡妇女病损,至旬月半载之后,则未有不闭经者。正因阴竭,所以血枯,枯之为义,无血而然……欲其不枯,无如养营,欲以通之,无如充之,但使雪消则春水自来,血盈则经脉自至,源泉混混,又孰有能阻之者?奈何今之为治者,不论有滞无滞,多兼开导之药,其有甚者,则专以桃仁、红花之类,通利为事,岂知血滞者可通,血枯者不可通也。血既枯矣,而复通之,则枯者愈枯,其与榨干汁者何异?"

究其病因,大凡能够导致冲任血海匮乏之因,如大病久病耗伤阴阳气血,或刮宫流产较多,子宫内膜损伤,内膜太薄,无血可下;或精神压力思想负担过重暗耗营阴,血海不充;所以在病变过程中阴水亏乏,阴长不利,甚至出现阴长的静止,累及阳亦虚弱,阴阳两虚,始终停留在经后初期,带下欠缺,阴道干涩,影响受孕。因此,我们从大概念的血枯、血隔,亦即虚实阴阳两方面来阐述闭经。血枯为病,阴血匮乏为主,但与阳气亦有关,认识血枯闭经,具有阴阳两端。血隔者,实证也,以痰脂壅阻、气郁、血瘀外,尚有寒凝、热涸五大类,本病病程长,平时摄生不慎感寒饮冷,思虑过多,阴血亏虚,损伤脾胃,出现阴血虚脾胃弱的病变。气郁者,即指心肝气郁也,思虑在心,工作学习过度紧张,或长期抑郁不舒,在阴血虚的前提下,极易导致精神心理性的闭经。瘀结者,血瘀内结,形成癥瘕或瘀浊内结,蕴阻子宫内,导致闭经,如双侧多囊卵巢综合征、脑垂体微腺瘤病等。痰湿者,实际上是肥胖性闭经。此外我们在临床上还发现,阴阳水平低下处于绝对平衡,既非血枯,又非血隔,临床上大多无证可辨,亦无周期演变,故作为第三种情况。本病的病因病理复杂,按"辨证求因"出发,可分虚实两端,虚者,多因先天不足,或后天损伤而致;实者,多因邪气阻滞,气血不通所致,经常兼夹为患。

【辨证】

(一) 血枯

1. 阴血类病证

(1) 肝肾阴血虚

[证候] 经闭不行,头晕目涩,面颧潮红,腰膝酸软,足跟作痛,带下少,甚至全无,阴道干涩,舌质偏红或淡红,苔薄黄,脉沉细弱。

[分析] 禀赋不足,肾精未充,肝血虚少,冲任失养,无以化为经血,源断其流而致经闭。或因早婚多产,房劳过度,堕胎小产,或久病失养致肾精亏损,肝血耗伤,精血匮乏,源竭流断,冲任俱虚,血海无余可下而成闭经。阴血不足,肝经失养,故头晕目涩;阴虚阳易亢故面颧潮红;腰为肾府,肾阴不足,腰府失养,则腰膝酸软或足跟作痛;阴液不足,任带空虚,带下乏源,阴器失濡则带下甚少或全无,阴道干涩;舌质偏红或淡红,苔薄黄,脉沉细弱亦为肝肾阴血虚之象。

(2) 心肾阴虚

[证候] 月经闭止较久,形体清瘦,头晕心悸,夜寐多梦,或则胸闷烦躁,午后潮热,汗出尤甚,腰膝酸

软,舌质偏红,或舌红少苔,有裂纹,脉细弦带数。

[分析]禀赋不足,肾气未盛,天癸未充,冲任失养,血海不得盈满,经血不能应期而潮,或房劳多产,或久病及肾,以致肾精亏损,精血匮乏,源断其流,子宫无血可下。或则产时大出血,或则刮宫手术过频,以致阴血耗伤,肾水不足,无以上承心神失养,胞脉胞络损伤,亦致源断其流,经水不下,均可导致闭经日久,形体消瘦;阴血不足,心脑失养,故头晕心悸;腰为肾府,肾阴不足,腰府失养,则腰膝酸软;阴虚火旺,故潮热出汗,午后尤甚;心肾不足,心神失养,则夜寐多梦;肾虚肝郁,气机不畅,故胸闷烦躁;舌质偏红,或舌红少苔,有裂纹,脉弦带数偏细,亦为心肾阴虚之象。

（3）肝血亏虚

[证候]月经数月不行,带下偏少或无,面色少华,甲色偏白,头晕目眩,时而头痛,视物模糊,或肢体麻木、关节拘急不利,周身乏力,舌质淡苔薄,脉虚细无力。

[分析]"女子以肝为先天",肝肾同源,肝主藏血,若青春期崩漏,以致血枯竭于内,或大病之后,致肝血不足,肾精不充,精不化血,冲任失养,从而导致月经数月不行,带下偏少或无;肝血不足,无以外荣,则面色少华,甲色偏白,乏力;阴血不足,肝经失养,则头晕目眩,时而头痛,视物模糊,或肢体麻木、关节拘急不利。舌质淡白薄,脉虚细无力均为肝血亏虚之征。

（4）肝脾肾阴虚

[证候]经闭不行,带下偏少或无,性欲减退,头晕耳鸣,两目干涩,视力减退,腰膝酸软,纳差,口干咽燥,大便干结。舌质红少津,苔黄或无苔,脉细数。

[分析]素体虚弱,未老先衰,经水断绝,带下偏少或无,肝脏体阴而用阳,肝阴不足,不能上滋头目,则导致头晕耳鸣,两目干涩,视力减退;腰为肾府,肾阴不足,腰府失养,则腰膝酸软;脾阴不足,运化失常,则纳差;阴不足,则口干咽燥,大便干结。舌质红少津,苔黄或无苔,脉细数均是阴虚佐证。

（5）阴虚血燥

[证候]月经闭止,面红口渴,心胸烦热,急躁不安,舌燥唇干,小便黄赤,大便秘结。舌红少津,脉细数。

[分析]大病久病,暗耗营阴,阴虚者,即肝肾不足,冲任失养,血枯经闭;阴虚火旺,暗灼营阴,致血海干涸,发为闭经,阴分不足,虚热上扰,灼耗阴液心胸发热,急躁。火热上冲,津液亏少,故面红口渴,舌燥唇干,小便黄赤,大便秘结。舌红少津,脉细数俱为阴虚血燥之象。

（6）心火肾虚

[证候]月经后期渐量少而经闭,头昏头晕,腰酸,腿软,面部潮红,烘热出汗,烦躁失眠,夜眠多梦,心情抑郁,或则烦躁易怒,神疲乏力,带下甚少或全无,阴道干枯,性交困难,脉象细弦带数,舌质偏红,舌苔黄白干燥。

[分析]肾阴亏虚,精血虚少,则继发闭经,或月经后期,量少;肾虚腰府失养,故腰酸,腿软;肾阴不足,虚火上炎,心肾不交,则头昏头晕,面部潮红,烘热汗出,烦躁失眠,神疲乏力;肾虚肝郁,故心情抑郁,或则急躁易怒;阴液不足,任带空虚,带下乏源,则带下甚少或全无,阴道干枯,性交困难;脉象细弦带数,舌质偏红,舌苔黄白干燥亦为阴虚火旺之象。

（7）阴虚火旺（结核性）

[证候]月经量少渐至闭经,形体瘦削,两颧潮红,五心烦热,盗汗,或骨蒸劳热,或咳嗽咯血,口干咽燥,舌红、苔少,脉细数无力。

[分析]罹痨瘵之恙,伤及肝肾,阴虚不足,天癸不充,故血海空虚,经闭不行;肾主五液,全赖精气充之,阴虚精少,津液不充,是以口干咽燥,夜间尤甚,形体瘦削;阴津伤涸可致燥,燥盛化火又必灼津伤阴,阴愈虚则燥愈甚,燥愈甚则火愈旺,热扰心神,故五心烦热,盗汗,骨蒸劳热;火热灼伤肺络,故咳嗽咯血。

舌红、苔少,脉细数无力俱为佐证。

(8)阴精枯竭

［证候］月经稀发渐至闭止,阴道干涩,带下全无,或有少量黄水黏液,伴口干咽燥,夜间尤甚,目涩视昏,唇口干燥,肌肤干燥,形瘦色苍,头晕耳鸣,腰膝酸软,倦怠无力,五心烦热,牙齿松动,纳少便结,舌质光红,舌苔少,脉细数。

［分析］久病之恙,导致阴分衰败,天癸将竭,冲任失养,故月经后期量少,甚或闭经。天癸者阴精也,与肾阴有关。肾主五液,全赖精气充之。天癸将竭或已竭,阴虚精少,津液不充,人体各脏器组织及四肢百骸无不津亏。下不能涵养阴窍,故阴道干燥,带下全无,或有少量黄水黏液;上不能奉养七窍,外不能润养皮肤,是以口干咽燥,夜间尤甚,唇干燥裂,目涩视昏,涕泪甚少,肌肤干燥,形瘦色苍;阴津伤涸可致燥,燥盛化火又必灼津伤阴,阴愈虚则燥愈甚,燥愈甚则火愈旺,热扰心神,故五心烦热,牙齿松动;脾胃失运,脾虚湿浊内阻,故倦怠乏力,纳少便结;肾气亏虚,故头晕耳鸣,腰膝酸软;舌苔少,质光红,脉细数均是阴虚之象。

2. 阳气类病证

(1)气血虚弱

［证候］闭经日久,带下偏少,心悸怔忡,神疲肢软,面色苍白或萎黄,头晕目眩或纳少便溏,舌质淡红,脉细弦或细弱。

［分析］素体气虚,化源不足,或饮食劳倦,忧思过度,损伤心脾,气虚不能化血生血,血海空虚,无经可下,以致经闭不行,带下偏少。脾虚化源不足,气血虚弱,心脑失养,则头晕目眩,心悸怔忡;气血不足,无以外荣,则面色苍白或萎黄,神疲肢软;脾虚失运,则纳少便溏;舌质淡红,脉细弦或细弱,均为气血亏虚之象。

(2)心火脾虚(早衰)

［证候］月经闭止,面部潮红,烘热出汗时作,但程度较轻,烦躁寐差,面容苍老,腰酸腿软,小便较频,乳房萎缩,带下全无,阴道干枯,性欲低下,面浮足肿,腹胀纳差,大便溏泄,神疲乏力,脉象细弱,舌质淡红,舌苔薄白。

［分析］肾阴不足,冲任失养,则经闭不行,乳房萎缩;阴虚生热,心肾不交,故面部潮红,烘热出汗时作,烦躁寐差。阴血不足,无以上荣,则面容苍老。肾虚腰府失养故感腰酸腿软。阴虚日久及阳,则见脾肾阳也虚,温煦无力,则小便较频,面浮足肿,腹胀纳欠,大便溏泻。任带空虚,带下乏源,则带下全无,阴道干枯,性欲缺乏。脉象细弱,舌质淡红,舌苔薄白亦为肾虚之征。

(3)阳虚痰湿

［证候］月经闭止,形体水肿,畏寒,头眩耳鸣,神疲乏力,嗜睡纳欠,大便易溏,胸闷嗳气,口腻痰多,舌苔白腻有齿痕,脉象濡滑。

［分析］久病阴虚及阳,阳虚气化不利,体内津液代谢失常,湿浊内停,阻滞血脉,壅塞胞宫,故闭经。阳气虚无以温煦,则畏寒,形体水肿,头眩耳鸣,神疲乏力,嗜睡纳欠,大便易溏;痰湿内停,阻遏气机,则胸闷嗳气,口腻痰多。舌苔白腻有齿痕,脉象濡滑为阳虚痰湿之征。

(4)脾肾虚弱

1)偏于脾

［证候］经闭不潮,头晕心慌,神疲乏力,纳谷不馨,大便偏溏,舌质淡红,苔薄白腻,脉细软。

［分析］素体脾胃不强,又饮食失节,劳倦过度,思虑过多,损伤脾胃。脾虚气血生化乏源,冲任失调,故经闭不潮;脾虚失运,故纳谷不馨,大便偏溏;化源不足,气血虚弱,故神疲乏力;心脑失养,故头晕心慌;舌质淡红,舌苔白腻,脉细软亦是佐证。

2）偏于肾

[证候] 闭经,面色晦暗,腰酸腿软,头晕耳鸣,夜尿频多,大便不实,或四肢不温,带下甚少,舌淡苔白,脉沉细或沉迟。

[分析] 禀赋素虚,肾气不足,任脉不充,冲脉不盛,故闭经;肾气不足,无以上荣,故面色淡白或晦暗;腰府失养,故腰酸腿软;清窍失养,故头晕耳鸣;气化不利则夜尿频多,大便不实;冲任不足,阴津亏虚,故带下量少;气虚阳微,故肢冷;舌淡苔白,脉沉细或沉迟均为肾虚之象。

（5）阴阳两虚

[证候] 闭经日久,带下极少,阴道干涩,头晕腰酸,腹胀,脱发,面容苍老,尿频清长,形体水肿,畏寒,性欲缺乏,小腹坠胀,大便或溏,苔白脉细。

[分析] 素体脾胃不足,气血虚弱,化源不足,或饮食劳倦,忧思过度,损伤心脾,或大病久病,耗伤元阳,或数脱血后气随血脱等,以致阳气虚衰,难以化气生血,冲任子宫不得按时盈满,故闭经较久,带下全无,阴道干涩;气血不足,无以上供,故头晕,脱发,面容苍老;肾阳不足,故尿频清长,畏寒,性欲缺乏;脾肾不足,运化失职,故形体水肿,小腹坠胀,大便或溏;苔白脉细亦为阳气虚衰之象。

（二）血隔

1. 痰湿

（1）痰脂壅阻

[证候] 经闭不行,形体肥胖,且越来越胖,胸胁满闷,恶心呕吐,口腻多痰,神疲倦怠,带下量多,质黏腻,如痰状,舌苔黄白腻,脉细滑。

[分析] 素体脾肾阳虚,脂肪水湿不能很好地运化,以致痰湿内生,下注冲任,蕴塞子宫,胞脉不畅,经血不得下行,或肾阴偏虚,肝郁气滞,痰浊凝聚,或瘀血内阻,气机不畅,痰湿凝结,下注于子宫冲任,故经闭不行;脾肾阳虚,痰湿内生,故形体肥胖,且越来越胖,口腻多痰,神疲倦怠,或带下量多,质黏腻,如痰状;肝郁气滞,痰浊凝聚,故胸胁满闷,恶心呕吐;舌苔黄白腻,脉细滑均为痰湿之象。

（2）痰脂肝火

[证候] 经闭不行,形体肥胖,恶心呕吐,口腻多痰,或带下量多,质黏腻,如痰液黏状,胸胁满闷,急躁易怒,烦躁口渴,舌红苔黄腻,脉滑数。

[分析] 妇人肥盛,肠胃多痰,阻滞经络,故经闭不行;痰湿内阻,故形体肥胖,恶心呕吐,口腻多痰,或带下量多,质黏腻,如痰状;痰脂内蕴,阻滞气机,故胸胁满闷;痰脂积聚日久,郁而化火,故急躁易怒;火热耗伤阴液,故烦躁口渴;舌红苔黄腻,脉滑数均为痰脂肝火之象。

（3）湿热壅盛

[证候] 经闭不行,带下量多,色黄质黏稠,有秽臭,外阴瘙痒,面部痤疮,毛发浓密,经前胸胁乳房和肢体肿胀,便秘尿黄,红苔黄厚,脉沉弦或弦数。

[分析] 肝气郁结,湿热内盛,肝失条达,疏泄不利,故经闭不行;肝经湿热上逆,故面生痤疮;肝气郁结日盛,不得发散,故经前胸胁乳房和肢体肿胀,经行气随血泄则胀缓;肝热内盛伤津,故便秘;湿热下注则小便黄,阴痒,带下量多;舌红苔黄厚,脉沉弦或弦数为湿热壅盛之象。

2. 血瘀

（1）成癥

[证候] 经行停闭,小腹触及包块坚硬,固定不移,疼痛拒按,面色晦暗,形体清瘦,肌肤甲错,口干不欲饮,舌质紫黯有瘀点,脉象沉涩。

[分析] 瘀阻冲任胞宫,经水不得下行,冲任不固发为闭经;瘀结较重,内有癥积,故小腹触及包块坚硬;气血运行受阻,不通则痛,故刺痛、固定、拒按;瘀血阻络,血行障碍,全身得不到气血的温煦濡养,故

面色晦暗,形体清瘦;瘀久不消,营血不能濡养故肌肤甲错;瘀热搏结,津液不足和有形瘀滞并存,阻滞气机,津不能上承,出现口干不欲饮。舌质紫黯有瘀点,脉象沉涩俱为佐证。

（2）血瘀

[证候]闭经不行,小腹酸痛感,烦躁口渴,不欲饮,或则有少量出血,色紫黯,有如经行之状,小腹作胀。舌质紫暗,或有瘀紫点,脉象细涩。

[分析]情怀不畅,或感受寒邪,或气虚不达,或宿瘀留滞,经血不得流畅,瘀阻冲任胞宫,经水不得下行,发为闭经。瘀血阻滞,气机不畅,则小腹或有酸痛感;瘀血内阻,新血不生,故或有少量出血,色紫黯,有如经行之状,小腹作胀;瘀久化热,则烦躁口渴,不欲饮;舌质紫暗,或有瘀紫点,脉象细涩均为血瘀之征。

3. 气郁

（1）偏于肝郁

[证候]月经闭止,精神抑郁,烦躁易怒,胸胁胀满,少腹时有胀痛,胸胁及乳房胀痛,时欲叹气,纳食不馨,或便溏腹胀。舌苔薄白或薄黄,脉象沉弦。

[分析]忧郁、忿怒、情怀不畅,肝气郁结,不得宣达,疏泄功能失常,以致血行不利,胞脉受阻,经水不得下行而闭经;肝气郁结,疏泄失常,故精神抑郁,烦躁易怒,胸胁胀满,纳食不馨;气机阻滞,不通则痛,故少腹胀痛,胸胁及乳房胀痛;肝郁克脾,脾胃不和,则便溏腹胀。舌苔薄白或薄黄,脉象沉弦均为肝郁之象。

（2）偏于心郁

[证候]闭经,饮食突然减少,默默不欲饮食,形体消瘦,心情抑郁,或则胸闷烦躁,夜寐欠佳,舌质淡紫,舌苔色黄白腻,脉象细弦。

[分析]工作压力,学习过度紧张,思虑在心,心气郁结,血行不利,故闭经,《金匮要略》记载在百合病节中有,意欲食,复不能食,常沉默不语,性格内向,甚至不欲见人,欲卧不能卧,欲行不能行,得药得食则吐利如有神灵者,均是心气郁结,气机不畅所致。舌苔黄白腻,脉象细弦。

4. 热涸

（1）偏于心火亢盛

[证候]经闭不行,带下甚少,胸闷烦热,溲黄不畅,夜寐甚差,脉弦滑,舌质偏红,苔黄干燥。

[分析]心火郁阻胸膈之中,心气不得下降,故胞脉闭塞,致月经停闭、带下甚少;心火郁阻胸膈,则胸闷烦热;火性上炎,心肾不交,则夜寐甚差;心火较旺,灼伤津液,故溲黄不畅。脉弦滑,舌质偏红,苔黄干燥均为佐证。

（2）偏于胃热

[证候]月经经闭,带下甚少,口渴喜饮,口中有异味,大便干结,面红火升,尿黄不畅,脉弦滑,舌质偏红,苔黄干燥。

[分析]因胃热甚,则烁其血,冲任失调,故月事不下;胃热蕴蒸,以致热涸津伤,口渴喜饮,有异味,大便干结,面红火升,尿黄不畅。脉弦滑,舌质偏红,苔黄干燥俱为佐证。

5. 寒湿凝滞

[证候]月经闭止,小腹胀痛,白带量多,质稀薄,四肢不温,骨节酸痛,舌质紫黯,或边尖有瘀点,脉沉涩。

[分析]经期、产后感受寒邪,或内伤生冷,血为寒凝,瘀血阻于冲任,寒湿留于下焦,以致经闭不行;瘀血内阻,气机不利,故小腹胀痛;感受风寒,故白带量多,质稀薄,四肢不温,骨节酸痛;舌质紫黯,或边尖有瘀点,脉沉涩为佐证。

(三) 阴阳低水平绝对平衡

大多无证可辨,即按照月经周期的节律予以调治。

【诊断与鉴别诊断】

(一) 诊断

1. **临床症状** 月经周期建立以后,非生理性停经 6 个月以上,或根据自身月经周期计算停经 3 个周期以上者。有时或伴有全身症状。因闭经是一种症状,其所涉及的病因和疾病较广,故首先必须寻找引起闭经的原因。

临床上应详细地询问病史,包括月经史、婚育史、服药史、子宫手术史、家族史以及发病可能的起因和伴随症状、环境的变化、精神心理创伤、情感应急、运动性职业或过强运动、营养状况及有无头痛、溢乳等。

2. **体格检查** 智力、身高、体重,第二性征发育状况,有无体格发育畸形,甲状腺有无肿大,乳房有无溢乳,皮肤色泽及毛发分布,性发育的状态是否正常等。妇科检查:观察内、外生殖器官的发育情况、形态及有无缺陷,腹股沟区有无肿块,外阴色泽及阴毛生长情况。已婚女性可以做妇科内诊检查。

3. **辅助检查** 生育年龄的女性闭经需排除妊娠。通过病史及体格检查应对闭经病变环节及病因应有初步印象。再通过有选择的辅助检查明确诊断。

(二) 鉴别诊断

通过体检和实验室检查,对原发性闭经,应先排除生殖器官发育不良、先天畸形等;对继发性闭经者则应先除外早孕、哺乳等生理性闭经;对青春期少女考虑是否有多囊卵巢综合征可能,年轻妇女需注意与结核性盆腔炎鉴别,对经产妇尚应注意由于宫腔或宫颈粘连所致的闭经。此外,对甲状腺、肾上腺皮质功能异常,糖尿病等引起闭经者,均应通过有关检查予以鉴别。

【治疗】

治疗原则:虚则补之,实则通之,虚者当补益肾气,填精滋肝,益气养血,养阴润燥为主。使肾气充盛,冲任流通,血海滋盈,月经方能应时而下。实者当根据其郁、寒、瘀、痰之不同病因及证候,分别以行气解郁、温经散寒、活血通经、祛痰除湿为治。

(一) 血枯

1. **阴血类病证**

(1) 肝肾阴血虚证

[**基本治法**] 补益肝肾,调通冲任。

[**方药运用**] 归肾丸(《景岳全书》)加味。

熟地黄、制何首乌各 6 g,山药、山茱萸、茯苓、炒当归、杜仲、菟丝子、怀牛膝各 12 g,女贞子、枸杞子各 15 g。

原方主治肾水真阴不足,精衰血少,腰酸脚软,形容憔悴,遗泄阳衰等证。方中菟丝子、杜仲补益肾气;熟地黄、制何首乌、山茱萸、枸杞子、女贞子滋肾养肝;山药、茯苓健脾和中;当归补血调经;怀牛膝导血下行。全方滋肾养肝兼顾脾,重在益精养血。

[**服法**] 水煎分服,每日 1 剂。

[**加减**] 若咽干,手足心热,入晚低热者,上方加炙鳖甲 15 g,炙知母 6 g,地骨皮 10 g;失眠烦躁者,上方加入炒酸枣仁 15 g、青龙齿(先煎)15 g、莲子心 5 g;形体作寒,腰膝酸软明显者,上方加川续断、淫羊藿、锁阳各 10 g;头昏眩晕明显者,上方加入潼白蒺藜各 10 g、菊花 6 g;纳谷不馨,脘痞神疲者,上方加入

陈皮、炒谷芽、广木香、党参各 10 g。

（2）心肾阴虚证

[**基本治法**]滋阴养血,交通心肾。

[**方药运用**]柏子仁丸(《景岳全书》)合益肾通经汤(夏桂成经验方)加减。

柏子仁、丹参、熟地黄、泽兰、川牛膝、当归、赤芍、白芍各 10 g,生茜草、茺蔚子各 15 g,炙鳖甲(先煎) 12 g,生山楂 10 g,川续断 12 g。

柏子仁、丹参有宁心安神之功效,同时亦有调理子宫的作用;熟地黄、川续断、牛膝、炙鳖甲大补肝肾,奠定阴阳转化的基础;泽兰、当归、赤芍、茺蔚子、生茜草等,俱是活血调经之品,同时促进血气活动加剧,方药组合,完全适应心(脑)肾—肝脾—子宫轴的生殖生理活动所需。

[**服法**]水煎分服,每日 1 剂。

[**加减**]若阴虚火旺,潮热明显者,加地骨皮、玄参各 10 g;脾胃虚弱,大偏溏者,上方去柏子仁、熟地黄,加炒白术 10 g、焦建曲 10 g、炒怀山药 10 g。

（3）肝血亏虚证

[**基本治法**]补血养肝,调通冲任。

[**方药运用**]调经养荣汤(《内经拾遗》)加减。

当归 10 g,川芎 3 g,白芍 12 g,生地黄、熟地黄各 10 g,丹参 8 g,延胡索 8 g,牡丹皮 10 g,制香附 10 g,陈皮 6 g,炒白术 10 g,砂仁(后下)5 g,红花 5 g。

本方主治血枯经闭,当归、白芍、川芎、生地黄即四物汤,治一切血虚,生地黄、熟地黄并用,更增补血之功;丹参活血养血,"一味丹参,功同四物汤",延胡索、制香附疏肝理气,活血调经;白术补气健脾,陈皮、砂仁理气健脾,一则使全方补而不滞,滋而不腻,二则以旺生化之源,共同补血养肝,调经养荣之功效。

[**服法**]水煎分服,每日 1 剂。

[**加减**]若虚烦失眠,心悸不安,可加酸枣仁 25～30 g、枸杞子 10 g;若兼头痛者,可加僵蚕、蔓荆子各 10 g;若兼气虚,症见神疲乏力、气短懒言者,可加党参、黄芪各 10 g 等。

（4）肝脾肾阴虚证

[**基本治法**]补益肝脾肾,益精调经。

[**方药运用**]益经汤(《傅青主女科》)加减。

人参、牡丹皮、当归、山药、酸枣仁、沙参、白芍、白术、熟地黄、杜仲各 10 g,柴胡 5 g。

故方中以人参大补元气,以杜仲补肾气,以山药、白术补脾气;以熟地黄益肾精,沙参益肾阴;当归、白芍、酸枣仁滋肝血;柴胡疏肝气,牡丹皮清郁热。诸药配合,共奏补脾肾之气,益肝肾之精,通冲任之脉的功用。

[**服法**]水煎分服,每日 1 剂。

[**加减**]若心烦失眠,加重茯神 15 g、合欢皮 10 g、莲子心 5 g。记忆力减退加石决明 10 g、制何首乌 6 g;大便干结加桃仁 10 g、肉苁蓉 6 g、鸡血藤 10 g。

（5）阴虚血燥证

[**基本治法**]清热养阴,活血通经。

[**方药运用**]加减一阴煎(《景岳全书》)或一贯煎(《续名医类案》)合瓜石汤(《刘奉五妇科经验》)加减。

生地黄、熟地黄、白芍各 15 g,地骨皮、麦冬各 9 g,炒当归、北沙参各 12 g,枸杞子 10 g,炒川楝子 6 g,石斛 12 g,瞿麦、车前子(包煎)、川牛膝各 10 g,益母草 15 g。

方中生地黄、熟地黄、枸杞子滋养肝肾;白芍柔肝敛阴,配沙参、麦冬、石斛养胃生津,以增强滋阴养液之功;当归养血柔肝、活血,疏肝利气;川楝子以调肝木之横逆,能顺其条达之性,是为涵养肝阴之良药;瞿麦、车前子、益母草活血通经;牛膝引血下行。

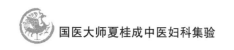

［服法］水煎分服,每日1剂。

［加减］若大便燥结,便秘不通者,可加大黄6~10 g,桃仁8 g;若胸闷烦躁,口渴较甚者加入绿萼梅6 g、丹参10 g、广郁金10 g;虚阳上扰头疼发作时可加入炙鳖甲15 g;里热燥实解除后,还可加入当归、赤白芍、丹参、泽兰叶各10 g等。

（6）心火肾虚证

［基本治法］滋阴益肾,宁心安神。

［方药运用］清心滋肾汤(夏桂成经验方)。

钩藤(后下)10 g,莲子心3 g,黄连3 g,青龙齿(先煎)10 g,生地黄6 g,熟地黄6 g,制龟甲15 g,山茱萸10 g,怀牛膝10 g,麦冬6 g,怀山药10 g。

清心滋肾汤,主要是在于清心安神,故方中用钩藤、莲子心、黄连等品,同时又加青龙齿以安魂魄,同时又加入生地黄、熟地黄、龟甲、怀牛膝、山药、山茱萸、麦冬滋养肝肾,复加太子参、浮小麦以扶助心气,收敛汗液,目的在于清心滋肾,安定魂魄。

［服法］水煎分服,每日1剂。

［加减］头昏头晕明显者,上方加入白蒺藜、珍珠母各10 g;烘热出汗较著者,上方加入莲子心5 g、左牡蛎(先煎)15 g、浮小麦(包煎)30 g;脘腹胀闷,纳食欠佳者,上方加入广木香10 g、陈皮6 g、炒麦芽15 g;口渴喜饮,咽喉干燥,皮肤失润者,上方加入北沙参、麦冬、石斛各9 g。

（7）阴虚火旺(结核性)证

［基本治法］滋阴降火,养精复阴。

［方药运用］秦艽鳖甲煎(《卫生宝鉴》)合银甲散(《温证指归》)加减。

秦艽10 g,炙鳖甲(先煎)15 g,当归10 g,炙知母10 g,地骨皮10 g,青蒿6 g,醋柴胡6 g。

方中鳖甲、知母、当归滋阴养血,秦艽、柴胡、地骨皮、青蒿清热除蒸。诸药合用,既能滋阴养血以治本,又能退热除蒸以治标。

［服法］水煎分服,每日1剂。

［加减］若咳嗽咯血,烦热口渴者,加入五味子、百合各12 g,川贝母6 g,沙参9 g;若大便秘结者,加入玄参、全瓜蒌各10 g;若烦躁失眠者,加入炒酸枣仁9 g、紫贝齿(先煎)10 g、莲子心5 g。

（8）阴经枯竭证

［基本治法］滋阴养津,宁心安神。

［方药运用］三甲复脉汤(《温疫论补注》)加减。

炙龟甲(先煎)20 g,炙鳖甲(先煎)15 g,枸杞子、钩藤(后下)、怀山药、干地黄、山茱萸、牡丹皮、茯苓、泽泻、怀牛膝各10 g,甘草6 g,赤芍、白芍各12 g,川续断10 g。

方中炙龟甲、炙鳖甲大补肝肾,滋阴平冲,配合干地黄滋肾填精;山茱萸养肝肾而涩精;山药补益脾阴而固经;茯苓淡渗脾湿;泽泻清泄肾火;牡丹皮、钩藤清泄肝火;枸杞子滋补肝肾;怀牛膝导血下行,通畅血脉;赤芍、白芍养血活血;川续断滋肾养血调经。全方有补益肝肾,滋肾降火,养血平冲的功效。

［服法］水煎分服,每日1剂。

［加减］夜寐甚差者,加炒酸枣仁9 g、青龙齿(先煎)10 g、五味子6 g;烦热口渴,大便干燥者,加炙知母6 g、炒黄柏6 g、全瓜蒌10 g。

2.阳气类病证

（1）气血虚弱证

［基本治法］益气养血调经。

［方药运用］人参养荣汤(《太平惠民和剂局方》)加减。

炒当归 10 g,白芍 12 g,熟地黄 9 g,党参 12 g,黄芪 10 g,白术 10 g,茯苓 10 g,远志 6 g,五味子 5 g,肉桂 6 g,炙甘草 5 g。

方中以炒当归、白芍、熟地黄益阴养血,党参、白术、茯苓、炙甘草益气生血,即为八珍汤益气养血调经,黄芪益气生血;远志、五味子养血宁心安神,因欲补肾者先宁心,肉桂温阳补肾,活血调经。

[服法]水煎分服,每日 1 剂。

[加减]腹胀便溏去当归、熟地黄,加广木香 10 g、砂仁(后下)5 g;腹鸣,形寒,再加炮姜 5 g、六曲 10 g、大枣 5 枚。

(2) 心火脾虚(早衰)证

[基本治法]清心安神,健脾助阳。

[方药运用]清心健脾汤(夏桂成经验方)。

钩藤(后下)10 g,莲子心 5 g,青龙齿(先煎)15 g,茯苓、茯神各 10 g,党参 12 g,炒白术 12 g,广木香 10 g,砂仁(后下)5 g,炒川续断 10 g,炮姜 5 g。

本方药主要在于清心健脾,实际上亦是清心温脾,故方中用钩藤、莲子心、黄连以清心。复用党参、白术、广木香、砂仁以健脾益气,实际上有炮姜等温中,复加青龙齿、茯神以安魂魄。心火生胃土,此乃旺后天生化之源的良方。

[服法]水煎分服,每日 1 剂。

[加减]若脾阳不足,虚寒明显,小腹冷痛,肠鸣辘辘者,不仅要加重炮姜用量,或者再加入肉桂;若伴肝经郁火,出现头痛、烦躁、目赤者,加入苦丁茶、白蒺藜等;若胃失和降,出现胃脘不舒,恶心呕吐者,可加入姜半夏、佛手片等;若兼有湿浊者,纳呆口腻,可加广藿香、佩兰、陈皮各 6 g 等。

(3) 阳虚痰湿证

[基本治法]补肾健脾,助阳化痰。

[方药运用]加减防己黄芪汤(《金匮要略》)。

防己、黄芪、白术、山药、党参、茯苓、陈皮各 10 g。

防己祛风利水,水不自行,赖气以动,用黄芪益气利水;白术、山药、党参、茯苓健脾益气祛湿;陈皮理气健脾,燥湿化痰,兼有醒脾之功,可恢复脾之运湿之力。

[服法]水煎分服,每日 1 剂。

[加减]口泛黏痰,舌苔白腻者,加入制半夏 6 g、石菖蒲 10 g、陈胆星 10 g;腹胀便溏,日行 2~3 次者,上方去当归,加入煨木香 9 g、砂仁(后下)5 g。

(4) 脾肾虚弱证

1) 偏于脾证

[基本治法]益气养血,健运脾胃。

[方药运用]加减补中益气汤(《叶天士女科证治》)。

黄芪、党参、白术、茯苓、补骨脂各 10 g,白芍 15 g,当归、干地黄各 10 g。

方中党参、白术、茯苓补脾益气;当归、白芍、干地黄滋养心肝;黄芪、肉桂温补气血,活血通经;补骨脂补肾温脾。诸药合用,有益气养血、健脾固胃的功效。

[服法]水煎分服,每日 1 剂。

[加减]兼有胸闷烦躁者,加炒柴胡 6 g、陈皮 6 g;睡眠甚差,心悸不宁者,加炒酸枣仁 15 g、炙远志 6 g、莲子肉 10 g。

2) 偏于肾证

[基本治法]温补脾肾,助阳调经。

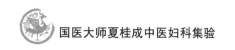

[**方药运用**] 内补丸(《女科切要》)加减。

鹿茸 5 g,肉苁蓉 10 g,菟丝子 15 g,潼蒺藜 10 g,肉桂 5 g,制附子 6 g,黄芪 10 g。

原方主治命门火衰,肾气虚弱,失于温煦,不能封藏,任带失调,精液滑脱之重证。方中鹿茸、肉苁蓉补肾阳益精血;菟丝子补肝肾、固冲任;潼蒺藜温肾止腰痛;肉桂、制附子补火助阳,温养命门;黄芪补气助阳。全方共奏温肾助阳之功。

[**服法**] 水煎分服,每日 1 剂。

[**加减**] 脾胃薄弱,大便偏溏者,上方去柏子仁、熟地黄,加炒白术 10 g、焦建曲 10 g、怀山药 10 g。

(5) 阴阳两虚证

[**基本治法**] 养血补肾,温阳益气。

[**方药运用**] 二仙汤(《中医方剂临床手册》)合右归丸(《景岳全书》)加减。

仙茅、淫羊藿、怀山药、山茱萸、巴戟天各 10 g,鹿角胶(另炖烊入)9 g,杜仲、菟丝子各 12 g,熟地黄、炒当归、赤芍、白芍、枸杞子各 10 g,肉桂(后下)6 g,制附子 8 g。

方中仙茅、淫羊藿温肾阳补肾精,辛温助命门而调冲任;附子、肉桂、鹿角胶亦温补肾阳,填精补髓;巴戟天温助肾阳而强筋骨,性柔不燥以助二仙温养之力;当归养血柔肝而充血海,以助二仙调补冲任之功;熟地黄、枸杞子、山茱萸、山药滋阴益肾,养肝补脾;菟丝子补阳益阴,固精缩尿;杜仲补益肝肾,强筋壮骨。诸药配合,共奏养血补肾、温阳益气之功。

[**服法**] 水煎分服,每日 1 剂。

[**加减**] 头昏心慌,眼花者,加入熟地黄 10 g、桑椹 9 g、稆豆衣 9 g;纳欠脘痞者,加入炒香谷芽、炒麦芽各 12 g,广木香 9 g;气短易汗,形体畏寒明显者,加入炙黄芪 15 g、炙桂枝 9 g、浮小麦 20 g、炙甘草 6 g。

(二) 血隔证

1. 痰湿证

(1) 痰脂壅阻证

[**基本治法**] 燥湿化痰,理气调经。

[**方药运用**] 苍附导痰汤(《叶氏女科证治》)加减。

制苍术 15 g,丹参 10 g,制香附 12 g,陈皮、制半夏、制南星、炒枳壳、川芎各 10 g。

本方系从《济生方》导痰汤衍化而来,方中制苍术、陈皮化痰燥湿,复加制半夏、制南星以增强化痰之力,枳壳导痰下行,丹参、香附、川芎理气调经,与枳壳相合调理气机,导痰下行之力较强。所谓"痰滞闭经",必须理气行滞以佐之。

[**服法**] 水煎分服,每日 1 剂。

[**加减**] 若痰脂壅阻明显者,按急则治标论治,予以防风通圣丸、竹沥达痰丸等。形体肥胖的可以结合运动疗法,可以加用二陈汤。

(2) 痰脂肝火证

[**基本治法**] 化痰清肝,降火调经。

[**方药运用**] 地骨皮汤(《叶天士女科证治》)加减。

地骨皮 10 g,当归 10 g,川芎 6 g,知母 10 g,麦冬 6 g,牡丹皮 10 g,甘草 5 g。

柯琴曰:阴虚者阳往乘之,发热也。当分三阴而治之。阳邪乘入太阴脾部,当补中益气以升举之,清阳复位而火自熄也。若乘入少阴肾部,当六味地黄丸以对待之,壮水之主而火自平也。乘入厥阴肝部,当地骨皮饮以凉补之,血有所藏而火自安也。四物汤为肝家滋阴调血之剂,加地骨皮清志中之火以安肾,补其母也;加牡丹皮清神中之火以凉心,泻其子也。二皮凉而润,但清肝火不伤脾胃,与四物加知柏之湿润而苦寒者不同也。故逍遥散治肝火之郁于本脏也,木郁达之,顺其性也;地骨皮饮,治阳邪之乘于肝脏者也,客者除之,勿纵寇以遗患也。二方皆肝家得力之剂。

[**服法**] 水煎分服,每日 1 剂。

[**加减**] 患有脂肪肝者加用广郁金 12 g,青皮、陈皮各 10 g;两胁时有疼痛者加延胡索 10 g,赤芍 10 g;烦躁易怒者加绿萼梅 6 g,川楝子 8 g,莲子心 5 g;夜寐差者加炒酸枣仁 15 g。

(3) 湿热壅盛证

[**基本治法**] 清热利湿,疏肝调经。

[**方药运用**] 龙胆泻肝汤(《医宗金鉴》)加减。

龙胆草 5 g,黄芩 10 g,炒栀子 6 g,泽泻、车前子(包煎)各 10 g,当归、白芍、白术、茯苓各 10 g,醋柴胡 6 g,木通 6 g,甘草 5 g。

方中龙胆草清泻肝经湿热,为君;黄芩、栀子清泻肝火,泽泻、木通、车前草清肝经湿热,使湿热从小便而解,为臣;当归、白芍补血养肝,缓诸药苦寒之弊,为佐;白术、茯苓健脾化湿,实脾以疏肝;柴胡疏肝引经,甘草调和诸药为使。全方泻中有补,清热降火而利湿,使肝气条达,疏泄有常,则月经可调。

[**服法**] 水煎分服,每日 1 剂。

[**加减**] 若湿热阻滞下焦,大便秘结者,加制大黄清热利湿通便;若湿热下注,带下量多色黄者,加黄柏 8 g,薏苡仁 15 g,茵陈 10 g 泻火解毒、燥湿止带。

2. 血瘀证

(1) 成癥证

[**基本治法**] 活血化瘀,消癥散结。

[**方药运用**] 大黄䗪虫丸(《金匮要略》)合小金丹(《外科全生集》)。

大黄 6~9 g,生地黄、桃仁、杏仁、赤芍、白芍各 10 g,甘草、黄芩各 6 g,䗪虫、水蛭、虻虫各 6 g。

大黄活血化瘀,䗪虫、水蛭、虻虫等虫类药物及干漆、桃仁以行血祛瘀。甘草、芍药、生地黄以补虚。黄芩清热,杏仁利气,用于瘀血停积,元气未伤者,有很好的效果。

[**服法**] 水煎分服,每日 1 剂。

[**加减**] 若小腹胀痛加炒枳壳 12 g,小茴香 10 g;小腹冷痛,喜热熨者,加入制附子 6 g、肉桂(后下) 8 g、艾叶 10 g;若病久体弱者,加入黄芪 15 g、党参 12 g、灵芝 15 g。

(2) 血瘀证

[**基本治法**] 活血化瘀,通调经血。

[**方药运用**] 血府逐瘀汤(《医林改错》)或促经汤(《医统》)加减。

桃红四物汤加牛膝 10 g,莪术 10 g,苏木 6 g,香附 12 g,肉桂 8 g。

方中以桃红四物汤为主药。桃红四物汤是化瘀的基本方剂,也是一切通经活血的方剂的基础,但是为了加强逐瘀通经的功效,故加入川牛膝、莪术、苏木等药。考川牛膝引诸药下行,是治疗闭经中的要药;莪术通经,并有消癥散结的作用;苏木活血通络,加入桃红四物汤中,并有增强活血通经的力度。加入香附理气活血通经,加入肉桂者,因肉桂温阳补肾,温阳有助于活血,补肾有助于调周。全方药的运用有着活血通经,促进月经来潮的作用。

[**服法**] 水煎分服,每日 1 剂。

[**加减**] 小腹有冷感者,可加入艾叶 9 g,吴茱萸 6 g;烦热口渴,舌红者,加入牡丹皮 10 g、钩藤 12 g、大黄 5 g;心烦失眠者,加入炒酸枣仁 15 g、柏子仁 12 g、合欢皮 10 g。

(3) 气郁证

1) 偏于肝郁证

[**基本治法**] 疏肝解郁,理气调经。

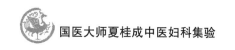

[**方药运用**] 开郁二陈汤(《万氏妇人科》)合逍遥饮(《景岳全书》)加减。

青皮、陈皮各 10 g,炒柴胡 8 g,茯苓、白芍、苍术、香附各 10 g,川芎 10 g,广木香 10 g,当归 10 g,生甘草 5 g。

方中青皮、柴胡疏肝理气;香附理气调经;木香、陈皮健脾理气;茯苓健脾;川芎行血中之滞气;白芍柔肝敛阴,当归补血活血,以防大量理气药耗伤阴液;甘草调和诸药。

[**服法**] 水煎分服,每日 1 剂。

[**加减**] 若肝郁化火,症见口苦心烦,胸胁乳房胀痛明显,舌质红、苔黄,脉象弦数,上方去白术,加入炒栀子 10 g,炒牡丹皮、钩藤、黄芩各 10 g;若大便秘结,加制大黄(后下)5 g、枳壳 10 g;若肝郁克脾,脾胃不和,症见脘腹痞胀,矢气频作,大便溏泄者,上方去炒当归,加入煨木香 10 g、炒六曲 12 g、炮姜 3 g、党参 10 g、炒防风 10 g。

2)偏于心郁证

[**基本治法**] 疏肝解郁,宁心安神。

[**方药运用**] 柏子仁丸(《妇人大全良方》)合远志菖蒲饮(《夏桂成实用中医妇科学》)。

柏子仁 10 g,炒酸枣仁 25 g,炙远志 6 g,石菖蒲 10 g,丹参 6 g,赤芍、白芍各 10 g,广郁金 10 g,合欢皮 10 g,青龙齿(先煎)15 g,莲子心 5 g。

柏子仁,《本草纲目》云:"养心气,润肾燥,安魂定魄,益智宁神。"炒酸枣仁滋养心肝,安神宁心;远志、石菖蒲、合欢皮、青龙齿、广郁金、莲子心均入心安神,解心郁;赤芍活血清肝,白芍柔肝敛阴。诸药共奏解心肝之郁,重在心。

[**服法**] 水煎分服,每日 1 剂。

[**加减**] 若头晕头疼者,加入白蒺藜 10 g、炒甘菊 6 g;心悸失眠者,加入五味子 5 g、紫贝齿(先煎)15 g、夜交藤 12 g;神疲乏力,气短懒言者,加入太子参 15 g、制黄精、功劳叶各 10 g;头昏晕心慌,舌质红裂者,加入熟地黄、枸杞子、玉竹各 10 g。

(4)热涸证

1)偏于心火亢盛证

[**基本治法**] 养阴生津,凉血泄热。

[**方药运用**] 三和汤(《丹溪心法》)去朴硝、薄荷。

当归 10 g,川芎 6 g,白芍 10 g,地黄 10 g,制大黄 6 g,黄芩 10 g,炒栀子 8 g,连翘 10 g,甘草 5 g。

本方集四物汤、调胃承气汤、凉膈散三方合一故名。方以四物汤养血活血,以调冲任;芩、翘、栀清心凉膈于上,大黄泄热通腑于下,甘草调和诸药。全方清上泄下,共奏凉血泄热之功。对瘀热交炽、热迫三焦、发热较甚者,本方峻切有力,立见抽薪熄火之效。

[**服法**] 水煎分服,每日 1 剂。

[**加减**] 如内热甚去归、芎,加水牛角 15 g、玄参 8 g;夹有瘀滞,加桃仁 8 g、红花 6 g;如倒经,去川芎,加牛膝 10 g。

2)偏于胃热证

[**基本治法**] 养血清热,泻积通便。

[**方药运用**] 玉烛散(《儒门事亲》)加减。

当归 10 g,生地黄 10 g,赤芍 10 g,川芎 8 g,制大黄 9 g,芒硝 6 g,甘草 5 g。

方中四物汤养血和血,大黄、芒硝泄热通腑。可使气血和调,腑气得通,人体安和,好似自然界风调雨顺,四气和融一样,故名玉烛散。

[**服法**] 水煎分服,每日 1 剂。

[**加减**]若口干语音沙哑,加石斛 12 g、藏青果 10 g;失眠多梦,加炒酸枣仁 15 g、夜交藤 12 g;若口中气秽加紫苏梗 12 g、泽兰 12 g、砂仁 5 g。

(5) 寒湿凝滞证

[**基本治法**]温经散寒,逐瘀通经。

[**方药运用**]温经汤(《金匮要略》)加减。

吴茱萸 6 g,当归、芍药、川芎各 9 g,人(党)参、桂枝、阿胶、牡丹皮各 10 g,生姜、甘草各 3 g,半夏、麦冬各 6 g。

方中吴茱萸、桂枝温经散寒,通利血脉,其中吴茱萸功擅散寒止痛,肉桂长于温通血脉,共为君药。当归、川芎活血祛瘀,养血调经;牡丹皮既助诸药活血散瘀,又能清血分虚热,共为臣药。阿胶甘平,养血止血,滋阴润燥;白芍酸苦微寒,养血敛阴,柔肝止痛;麦冬甘苦微寒,养阴清热。三药合用,养血调肝,滋阴润燥,且清虚热,并制吴茱萸、桂枝之温燥。人参、甘草益气健脾,以资生化之源,阳生阴长,气旺血充;半夏、生姜辛开散结,通降胃气,以助祛瘀调经;其中生姜又温胃气以助生化,且助吴茱萸、桂枝以温经散寒,以上均为佐药。甘草尚能调和诸药,兼为使药。诸药合用,共奏温经散寒,养血祛瘀之功。

[**服法**]水煎分服,每日 1 剂。

[**加减**]若腹痛甚加制乳香、制没药各 6 g 以化瘀止痛;若小腹冷痛明显者,加小茴香、艾叶各 10 g 以暖宫散寒止痛;若因内有癥积,瘀血阻滞明显者,如正气尚实,可用大黄䗪虫丸以化瘀破血;若久攻无效,则当改用养血调经之法,以免伤正。

(三) 阴阳低水平绝对平衡

大多无证可辨,治疗模仿月经周期的变化,进行治疗,经常需要打破原来低水平平衡,先以归芍地黄汤奠定基础,后活血助阳以促消长对抗,需反复治之,短暂时间难以奏效。

周期疗法:调整月经周期节律法治疗闭经,是夏桂成所提出的一种系统的治疗方法。它是顺应月经周期中四期的变化,运用药物与精神心理疏导方法相结合的治疗方法。对于闭经患者而言经后期,即以激素撤退出血后,用滋阴养血、补肾,提高天癸,促进卵泡发育,为此还需"静能生水",安定心神,注意休息和睡眠,避免烦躁和紧张的心理状态。常用的药物为加减归芍地黄汤、杞菊地黄汤、二甲复脉汤等,同时经常配合心理治疗方法,针灸、气功等多种方法。经间期即排卵期或排卵前期,以补肾调气血,促排卵为重点,使气顺血动,功能增强而促发排卵,常用方药为补肾促排卵汤,加上针刺三阴经穴位,促进重阴转阳,提高排卵率。此法至关重要。但有一定时间要求,不能反复使用,以防损耗阴分,反致阴长不利。经前期,是排卵之后的黄体期阶段,以补肾阳为主,健全黄体功能。我们常用毓麟珠加减,重用怀山药、川续断、菟丝子、鹿茸片或鹿角片、紫石英等。心理疏导主要在于动,不仅要求在身体方面要活动,而且在心理亦要有动的意识,即维持兴奋状态,有利于阳长。行经期,是重阳转阴,排出月经,所以活血调经,促使月经正常来潮。月经期,必须活血促使经血下行,使子宫内膜剥脱,在心理疏导宜静心下气,必要时按摩子宫,由上向下反复顺时针按摩,促使气血下行,帮助月经来潮,如此周而复始,形成周期的演变,方能取得较好的效果。如经 3～5 个月经周期治疗后仍无效者,可进一步寻找病因,根据患者的病因及病症选择治疗方案,疑难的闭经常常需要中西医结合诊治,调整月经周期节律法,才能求得较好的疗效。

【**中成药**】

1. 杞菊地黄丸　每次 5 g,每日 2 次。

2. 六味地黄丸　每次 5 g,每日 2 次。

3. 知柏地黄丸　每次 5 g,每日 2 次。

以上三药适用于阴虚火旺的证型。

4. 益母八珍丸　每次 5 g,每日 2 次。

5. 人参养荣丸　每次 5 g,每日 2 次。

以上两药适用于气血虚弱证型。

6. 血府逐瘀口服液　每次 1 支,每日 3 次。

7. 桂枝茯苓丸　每次 5 g,每日 2 次。

8. 苍附导痰丸　每次 5 g,每日 2 次。适用于痰湿闭经。

【转归及预后】

继发性闭经,通过适当的调治,多能痊愈。对多囊卵巢综合征、卵巢早衰等闭经者,临床容易出现反复,疗程较长,但通过调治,仍可奏效。此外,对甲状腺、肾上腺皮质功能异常,糖尿病等引起闭经者,要积极治疗原发病。

【预防与调护】

(1) 疏导精神心理,消除患者精神紧张、焦虑及应激状态。

(2) 低体重或因节食消瘦导致闭经者应调整饮食,加强营养,尽快恢复标准体重。

(3) 运动性闭经者应适当减少运动量和训练强度,如必须维持运动强度者应供给足够的营养,矫正激素失衡。

【夏桂成临证经验】

(一)夏桂成诊疗闭经验案

吕某,女,26 岁,南京市人,已婚。

初诊(2019 年 10 月 12 日):主诉月经停闭 3 个月。月经周期 15～21 日一潮,末次月经 2019 年 6 月 24 日来潮,至今闭止未行经 3 个月。月经史:14 岁初潮,7/15～21 日,月经色红,经量中等,无血块及痛经,轻微腰酸。刻下症状:3 个月月经未潮,乳胀时作,腰酸背痛,白带量多,色偏黄,尿频昼甚,大便稀溏,下颌痤疮。体格检查:腹部肥胖,臀部偏凉。辅助检查:11 月 8 日血查 AMH 1.17 ng/mL,脱氢表雄酮(DHEA) 187.4 μg/dl,性激素结合球蛋白(SHBG)18.3 nmol/L,E_2 39 pg/mL,LH 13.05 mIU/mL,FSH 5.2 mIU/mL,P 0.19 ng/mL,B 超:内膜 6 mm,双侧卵巢多囊样改变。病因病机分析:肾虚偏阴,癸水不足,阴虚日久,势必及阳,阴虚阳弱,痰脂内阻,子宫失于温煦,胞脉闭塞,月经停止。经后中末期论治:健脾补肾促排卵汤。处方:炒党参 15 g,炒白术 12 g,广陈皮 6 g,广木香 6 g,炒怀山药 10 g,茯苓、茯神各 10 g,鹿茸片(先煎)6 g,巴戟天 12 g,炒川续断 10 g,赤芍、白芍各 10 g,山茱萸 9 g,莲子心 5 g,合欢皮 10 g,钩藤(后下)10 g,炒酸枣仁 25 g,灵芝粉(另吞)6 g。12 剂。

二诊(2019 年 11 月 25 日):服用上方后,患者 11 月 19 日月经来潮,7 日净,量不多,经色偏深红,血块少许。刻下:经周 7 日,诉服用上方大便稀,每日 4～5 次,入睡困难,尿频。BBT 无高温相。治疗:经后期:健脾滋阴汤。处方:党参 12 g,炒白术 10 g,茯苓、茯神各 12 g,炒山药 12 g,炮姜 3 g,菟丝子 12 g,山茱萸 9 g,炒白芍 12 g,法半夏 10 g,广郁金 10 g,木蝴蝶 6 g,合欢皮 10 g,紫苏梗 5 g,陈皮 10 g,焦六曲 10 g。12 剂。

三诊(2019 年 12 月 9 日):末次月经 11 月 19 日,月经周期 21 日,夜寐差,入睡困难,大便正常,日行 1 次,BBT 体温未升,无带下,乳房作胀,肩背部酸痛感,脉细,舌质淡舌苔黄微腻。拟清心健脾汤。处方:钩藤(后下)10 g,炒酸枣仁 15 g,茯苓、茯神各 12 g,合欢皮 10 g,菟丝子 15 g,党参 15 g,炒白术 12 g,广木香 10 g,砂仁(后下)5 g,莲子心 5 g,炒牡丹皮 10 g,川续断 12 g,炒怀山药 12 g,鹿茸片(先煎)5 g,荆芥 10 g,灵芝粉(另吞)6 g,琥珀粉(另吞)3 g。12 剂。

四诊(2019 年 12 月 30 日):末次月经 12 月 10 日,经周 21 日,BBT 未升,白带不多,质地黏稠,夜寐尚安,大便质软,日行 1 次。舌红苔腻,脉细。拟清心健脾汤:12 月 9 日方去炒牡丹皮、炒荆芥,加制黄精 12 g,建莲肉 10 g,山茱萸 10 g。12 剂。

五诊(2020 年 1 月 20 日):末次月经 1 月 8 日,8 日净,月经量少,经色发黑。刻下:经周 13 日,前无高相,带下不多,腰酸时作,颈部酸胀痛,经后乳胀时作,脉细弦,舌质淡红苔腻。处方:炒山药 15 g,山茱萸 10 g,广木香 12 g,砂仁(后下)3 g,炒白芍 12 g,菟丝子 12 g,茯苓、茯神各 12 g,炙鳖甲(先煎)10 g,川续断 10 g,灵芝粉(另吞)5 g,炒柴胡 5 g,太子参 12 g,炙远志 9 g,炒酸枣仁 15 g,白术 10 g,六一散(包煎)10 g。14 剂。

六诊(2020 年 3 月 9 日):末次月经 2 月 25 日,行经 7 日干净,经量不多,经色偏深红,血块少许。前次月经 1 月 31 日。刻下:月经第 14 日,BBT 36～36.5℃,近日可见拉丝白带,晨起痰出、鼻涕,时感腹胀,容易腹泻,夜寐尚可,昨晚欠佳,大便质稀黏腻,余无不适。舌淡紫苔腻脉细。BBT 已经两个周期呈双相。治疗:按经后中末期论治,补天种玉丹加利湿之品。处方:丹参 10 g,炒赤芍 10 g,鹿茸片(先煎)5 g,盐杜仲 10 g,麸炒苍术 12 g,麸炒白术 12 g,陈皮 10 g,木香 10 g,盐巴戟天 10 g,生白术 10 g,生薏苡仁 10 g,醋五灵脂(包煎)10 g。12 剂。

[按]此例闭经,夏桂成临证分析病理机制为肾虚偏阴,癸水不足,胞宫无血可下。正如《医学正传》云:"月经全借肾水施化,肾水既乏,则经血日以干涸。"同时阴虚日久,势必及阳,阴虚阳弱,痰脂内阻,子宫失于温煦,胞脉闭塞,但又与心有关。《素问·阴阳别论篇》云:"二阳之病发心脾,有不得隐曲,女子不月。"胞脉者属心而络于胞中,今心气不得下降,胞脉闭塞,月事不来。中医的调理月经周期法是夏桂成率先提出的一种系统的中药治疗方法。行经期以活血调经为要,经后期滋阴养血,补肾填精,提高天癸水平,促进卵泡发育,经间期补肾助阳,调气和血,使气顺血动,促发排卵,经前期补肾助阳为主,健全黄体功能,患者月经停闭 3 个月,平时白带较少,阴精不足,肾水亏虚,有心烦、失眠等心肝郁火症状。夏桂成认为肾之阴阳处在一种运动状态中,阴虚日久阳分不足,生痰蕴湿,碍及脾土,加重胞脉闭阻,月事不行。湿邪与心火有着特别重要的关系,所谓心肾相交,水火既济,才能保障肾阴阳的提高和正常运动。即欲补肾者,先宁心,心神安定,则肾能充足,正如前人所提出的"静能生水",故在调周方中都加入并且重用炒酸枣仁、莲子心、合欢皮等宁心安神之品,使其安定心神,保证在静的前提下较好地恢复肾阴。由此说明治疗疾病时要注意到患者的精神心理变化,要稳定患者心理,放松情绪,使心气下通,胞脉畅达,则月经有望恢复来潮。

(二)夏桂成治疗闭经的六大特点

闭经的主要原因在于肾阴不足,癸水不充,因此解决肾阴不足,提高癸水水平,才是治疗闭经的主要方法。一般可以选用归芍地黄汤、杞菊地黄汤、滋肾生肝饮、二甲复脉汤等。具体的药物有:熟地黄、鳖甲、龟甲、怀牛膝、怀山药、山茱萸、丹参、赤芍、白芍、川芎、川续断、牡丹皮、茯苓等品,但是在使用这类药物时,有时效果并不理想,所以临证时还应该考虑以下几个结合才能提高治疗效果。

1. 与养血相结合　因为主宰女子月经生殖的阴水,亦即癸水溶于血分之中,促进血海充盈,子宫充实,且血者,肝也,阴者,肾也,养血与滋阴,实则上是肝肾合治,血中养阴,上面所提出的归芍地黄汤、归肾丸等,就属于血中养阴的方剂。《傅青主女科》的两地汤、益经汤、养精种玉汤等,均属于血中补阴、肝肾两补的方剂。具体药物应以当归、白芍、熟地黄为基础,再加入山药、山茱萸、玄参、牡蛎、龟甲、牛膝、女贞子等品,因为闭经是一个病程极长的病证,因此养血滋阴的服药过程亦较长,血者除静的一面外,主要在于流动,因此尚需加行血调经之品,如丹参、赤芍、川芎、鸡血藤等品,间替使用之。

2. 与降火相结合　阴虚多火旺,火旺则阴更虚,在闭经病证中,主要在于阴虚,癸水不足,因而也就容易出现火旺的证候。《景岳全书·阴阳篇》中说"火性本热,使火中无水,其热必极,热极则亡阴,而万物焦枯矣",阐明了火热在阴虚中的危害性,故阴虚出现火旺者,务必要结合降火,火不降则阴亦不能复,降火就是滋阴,滋阴必须降火,在朱丹溪所制大补阴丸,以及知柏地黄丸中均用知母、黄柏以降火,在《傅青主女科》的一些滋阴方中,所用地骨皮、牡丹皮、黄柏、青蒿之类降火而清虚热,更符合这类滋阴的要求。

3. 宁心安神相结合　肾阴阳是处在一种运动状态中,与心火有着特别重要的关联,所谓心肾相交,水火既济,才能保障肾阴阳的提高和正常运动。肾者,水也,其癸水更与水有关,而心者火也,在与肾水相交后,其火有助于水的提高和发展,因此《慎斋遗书》中说:"欲补肾者,须宁心,使心得降;心得降,则肾自升(实)。"前人所提出的"静能生水",亦指出在安定心神,保证在静的前提下,才能较好地恢复肾阴,提高癸水水平,常用的药物有莲子心、炒酸枣仁、青龙齿、合欢皮等。

4. 与补阳相结合　水中补火,气中补阳,这亦是基于阴阳互根的观念所提出来的。《景岳全书》中写道:"无阳则阴无以生。"因此在补阴的基础上,加入补阳之品,才能更好地提高补阴的作用,所以他创制左归丸、饮,归肾丸,即是在大量的滋阴养血药物中,加入巴戟天、菟丝子、杜仲、党参、白术等1～2味,甚则3味,我们在临床上常用此法。闭经是一个顽固病证,更应运用此法,具体运用可参考调周疗法中有关内容。

5. 心(脑)肾—肝脾—子宫轴的协同调节　在闭经阴虚证型中,我们发现阴虚者,固然属于肾阴虚,但却与心神有关,特别是学习紧张,工作紧张所致的肾阴虚闭经,乃肾阴亏虚后,心火上炎,心气不得下降,胞脉闭塞,子宫有藏无泻,是以月经不能来潮,我们从《景岳全书》所制的柏子仁丸与《妇人大全良方》的泽兰叶汤加减而成的益肾通经汤,具体药物有柏子仁、广郁金、益母草(或者改用茺蔚子)、生茜草、川续断、熟地黄、茯苓等是一般阴虚性闭经的常规用方,是我们用在治疗学生因学习紧张所致闭经的有效验方。

6. 现代常见疾病谱中痰湿闭经　大多与西医学所谓多囊卵巢综合征相吻合,治疗虽可按痰湿论治,但乃治标方法,非治本也,治本仍然要按调整月经周期节律法施治,同时注意病理产物痰湿、水湿、瘀血对脏腑功能的损伤,杜绝其源,才能恢复月经周期节律。

第五节　经间期诸证

一、经间期出血

一般在两次月经中间,即氤氲乐育之时,出现周期性的阴道出血,或者赤白带下,不同于崩漏及月经先期、月经量少等病证,称为经间期出血。在中医文献中没有专论,散见于月经先期、月经量少、经漏、赤白带下等有关记载中。

关于经间期出血,据临床观察,一般多在月经周期的第10～第16日,即月经干净后7日左右出血。如出血量很少,仅仅一两日,或偶然一次者,不作病论。反复地经间期出血,持续时间较长,将推迟经间期的到来,影响排卵,甚至反复发作,临床上颇为常见,严重者可影响生育,需引起重视。

本病名在中医文献中无明确记载,但其临床表现可散见于一些疾病的描述中。经间期出血,应该包含两个概念。其一是经间期,其二是出血的问题。李时珍《本草纲目·人部·妇人月水》云:"女子阴类也,以血为主,其血上应太阴,下应海潮,月有盈亏,潮有朝夕,月事一月一行,与之相符,故谓之月水。"此论已经意识到天地间有物质是遵循一定规律变化的,与人体内部特别是月经生物钟样变化,是有着相似的阴阳消长转化节律,所谓"月经一月一度,必有一日氤氲之候",即经间排卵期的真实描述。医籍中所涉及的"的候""真机",均是前人对经间排卵期的一种比喻称谓。《金匮要略·妇人杂病脉证并治》曰:"带下经水不利,少腹满痛,经一月再见者,土瓜根散主之。"这是最早记载关于瘀血阻滞导致月经1个月2次的治疗。《景岳全书·妇人规·经脉类》谓:"所谓经早者,当以每月大概论;所谓血热者,当以通身藏象论……若一月二三至，或半月或旬日而至者，此血气败乱之证。当因其寒热而调治之，不得以经早者并论。"强调了结合全身症状辨证论治月经不调，月经 1 个月来潮二三次，或 10 日、半个月即来潮者，多属血气紊乱之证，当辨其寒热而治之。

1983 年时任南京中医学院教授的夏桂成在高等院校《中医妇科学》教材编写工作中提出"经间期"的概念，获得主编罗元恺的支持，将"经间期出血"一节编入中医高等医药院校教材，对本病的病因病机、诊断、治疗首次进行了系统的论述。

【病因病机】

本病的形成有主因、兼因两个方面。主因者，是主导因素，即指肾阴有所不足，癸水有所欠实。至经间期时，阴长不能达到重阴的水平。由于时间节律的要求，不得不行转化的时机。重阴既有所不足，转化时的絪缊状不得不加强，加强的絪缊状中的气血活动，又将影响子宫之藏、冲任之固，是以引起出血。此外阴水有所不足者，对涵养子宫冲任，包括胞脉胞络亦有所不足。胞络失养，脉管血络脆性化，故气血活动稍强则极易出血，这就是一般经间期出血的主要因素。但随着本病证的发展，阴虚稍久，容易导致火旺，火旺则阴虚不易恢复，且肾阴虚，相火旺，火旺者迫血妄行也，火旺者扰乱子宫冲任之固藏也，是以出现经间期絪缊状即气血活动下出血也，此乃阴虚前提下火旺所致。阴虚日久，还将导致阳虚，此乃阴阳互根的关系所致，或者素体阳气虚弱，实际上形成阴阳两虚。阴有所不足则转化时絪缊状气血活动加强，致阴阳不能及时接替；阳虚气弱，则冲任子宫的固藏功能薄弱，固藏乏力，亦易出血，此乃主因之中的三种病理转变，亦是阴虚过程中的必然现象。

兼夹因素者，亦即是在主要因素的前提下，尚有兼夹因素，导致经间期出血加剧或反复发作。从临床来看，兼因有郁火、湿热、血瘀三者。

（一）主要证型

1. 肾阴虚 阴精有所不足，重阴有所不及，故重阴必阳的转化就不太顺利，但又不得不转化，因而絪缊状加剧，子宫血海的固藏受到一定影响，故经间期排卵的同时出现漏红。

2. 阴虚火旺 阴精虚弱的程度较重，不仅阴精滋长缓慢，经后期延长，而且转化期到来后在月经规律的支配下，活动较强，动之较甚，火气偏旺，迫血旺行。

3. 偏阳虚 素体阳气虚弱，亦有阴虚及阳，阳气不足，不能固藏子宫，统摄冲任，故常见于经间后期出血。

（二）兼夹证型

1. 郁火 或有未婚女子，年龄偏大，积想在心，或者急躁易怒，动乎心肝，心肝气郁化火，在转化时，由于阴有所不足，阳气内动较甚，郁火更甚，扰乎胞脉胞络，动乎血海，是以出血。

2. 湿热 湿有内外之分。外湿者，多为湿邪乘虚而入，蕴阻于胞络冲任之间，蕴而生热；内湿者，常与情怀不畅，心肝气郁，克伐脾胃，不能化水谷之精微以生精血，反聚而生湿，下趋任带二脉，蕴而生热。在阴虚冲任子宫失养的前提下，得絪缊阳气内动之机，损伤子宫冲任，故见出血。

3. 血瘀 体虚不足，经产留瘀，瘀阻胞络，或因七情内伤，气滞冲任，久而成瘀。在阴虚冲任子宫失养的前提下，适值絪缊之时，阳气内动，血瘀与之相搏，胞络伤损，以致出血。

【诊断与鉴别诊断】

（一）诊断

1. 临床症状 一般在两次月经中间，即絪缊乐育之时，出现周期性的阴道出血，或者赤白带下，排除月经先期、月经量少，即可诊断为经间期出血。本病的发生多见于青春期及育龄期妇女。两次月经中间,绸缊乐育之时,在周期的第12~第16日或下一次月经来潮前第16日时出现规律的阴道出血,其量少于经量,出血持续数小时或2~3日,一般不超过7日,呈周期性发作。有的伴有明显的腰酸,少腹作胀作痛,带下增多,色白质黏如蛋清,或呈赤白带下。

2. 体格检查

(1) BBT 测定:多见于高、低相交替时出血,一般 BBT 升高,则出血停止,亦有 BBT 升高后继续出血者。

(2) 妇科检查:常无明显阳性体征,宫颈无赘生物,无接触性出血,宫颈黏液透明呈拉丝状夹有血丝。

3. 辅助检查

(1) B 超检查:监测卵泡变化。了解子宫大小、形状,宫腔内有无赘生物,子宫内膜厚度等。

(2) 宫颈黏液检查:宫颈黏液评分。

(3) 激素测定:黄体中期血中雌、孕激素测定水平偏低。

(4) 诊断性刮宫:经行6小时子宫内膜呈早期分泌期改变,可能有部分呈晚期增生期。

(二)鉴别诊断

本病在临床上应与月经先期、月经量少、宫颈炎(包括宫颈糜烂、宫颈息肉)、子宫内膜炎、子宫内膜息肉、子宫黏膜下肌瘤等相鉴别。

经间期出血首先要通过检查检验确认排卵的存在,是围排卵期发生的出血。而月经先期、月经量少可以是有排卵或无排卵的经期出血;宫颈炎、宫颈糜烂、宫颈息肉通过妇科检查可以窥见宫颈或宫颈赘生物的活动性出血;子宫内膜炎需运用诊断性刮宫,子宫内膜的病理检查来确诊;子宫内膜息肉、子宫黏膜下肌瘤,可以通过 B 超检查、宫腔镜检查明确诊断。

【辨证】

经间期出血的发生,主要机制是重阴必阳之时阴阳转化不协调,阴络易伤,损及冲任,血海固藏失职,血溢于外所致。主要表现为肾阴虚证、阴虚火旺证、阴虚阳弱证,可兼有郁火证、湿热证或血瘀证。

(一)主要证型

1. 肾阴虚证

[**证候**] 经间前期或经间中期出血,量少或稍多,色红无血块,头昏腰酸,夜寐不熟,便艰尿黄,舌质偏红,脉细数。

[**分析**] 经间期绸缊之时,阳气内动,若肾阴偏虚,重阴必阳的转化欠顺利,绸缊活动加剧,子宫血海的固藏失职,冲任不固,故阴道出血,色鲜红无血块,下则腰府失养,上则心神失济,故腰酸头昏,夜寐不熟,阴液不足,便艰尿黄,舌质偏红、脉细数均为肾阴虚损之征。

2. 阴虚火旺证

[**证候**] 经间期出血,出血量稍多,色红或有小血块,头昏腰酸,烦热口干,夜寐甚差,或有失眠,入夜盗汗,便艰尿黄,舌红苔黄腻,脉细数。

[**分析**] 经间期重阴必阳,若重阴不足,则转化不利,子宫血海固藏受到一定影响,君相之火偏旺,得阳气内动,其火益炽,火旺则迫血伤络,络损血溢。阴虚火旺,故可见出血量稍多,色红,热灼血瘀,故见小血块;肾阴亏虚,不能上济心火,故夜寐甚差,或失眠,热迫液泄,则入夜盗汗;阴虚火旺,阴液亏耗,故腰酸头昏,烦热口干,便艰尿黄;舌红苔黄腻,脉细数均为阴虚火旺之征。

3. 偏阳虚证

[**证候**] 经间后期或者经间中期出血,量少,色淡红,无血块,腰酸,神疲乏力,尿频,大便或溏,脉细软,舌质淡红,苔薄白腻。

[分析]阴虚日久,将导致阳虚,此乃阴阳互根的关系所致,或者素体阳气虚弱,日久阴亦不足,形成阴阳两虚。阴有所不足则转化时阴阳不能及时接替;阳虚气弱,则冲任子宫的固藏功能薄弱,固藏乏力,亦易出血。阳弱血虚,故见出血量少,色淡,舌淡红,苔薄白,脉细软;脾肾阳气不足,失于荣养,故神疲乏力,气化无力故尿频,运化失司故便溏;阴虚阳弱,腰府失养,故腰酸。

(二)兼夹证型

1. 郁火证

[证候]经间中期或经间前期出血,量稍多,色红,或有小血块。胸闷烦热,头昏头痛,身热口渴,夜寐不佳,大便秘结,小便黄赤,舌质偏红苔薄黄,脉弦数。

[分析]心肝气郁化火者,在经间期阴阳转化时,由于阴有所不足,阳气内动之时,郁火更甚,下扰胞脉胞络,动乎血海,是以出血,且量稍多,色红;气郁则易生瘀,或有小血块;心肝气郁化火,神魂失养,故胸闷烦热,头昏头痛,夜寐不佳;舌红苔黄、脉弦数等均是心肝气郁化火之征。

2. 湿热证

[证候]经间期出血,量稍多,色红质黏稠,或赤白带下,质黏腻,或有臭气,神疲乏力,周身酸楚,胸闷烦躁,纳食较差,小便短赤,平时带下甚多,色黄白,质黏腻,少腹胀痛,脉细弦数,舌质红,苔黄白腻厚。

[分析]湿热之邪在阴虚冲任子宫失养的基础上,得阳气内动之机,损伤子宫冲任,故见经间期出血,质黏稠,或赤白带下,质黏腻,或有臭气;热重于湿则出血量稍多,湿热阻滞上中之焦则纳食较差,胸闷烦躁;湿热阻络则周身酸楚,神疲乏力,湿热下注则平时带下甚多,色黄白,质黏腻,小便短赤;苔黄白腻厚,脉细弦数均为湿热之征。

3. 血瘀证

[证候]经间期出血,量多少不一,色紫黑有血块,少腹胀痛或刺痛,胸闷烦躁,口渴不欲饮,舌质黯红边有紫点,脉象细弦。

[分析]瘀血阻滞胞络,因阳气动而血亦动,动则血海不宁,络脉损伤,故见经间期出血,色紫黑有血块且伴少腹胀痛或刺痛;气机不畅则胸闷烦躁;瘀血内阻,津不上承,故口渴不欲饮;舌质黯红有紫点,脉细弦等均是血瘀的表现。

【治疗】

治疗原则:一般出血极少无其他症状者,可暂不予治疗而注意调护。若调护未愈,则需按临床表现虚者补之,热者清之,湿者除之,瘀者化之。由于本病出血量较少,故应以滋肾养血为主,佐以利湿化瘀,但必须注意到本病的病理特点及其阴阳互根的依赖性,故补阴不忘阳,选择适当的补阳药物,也是非常重要的。但如阴虚及阳,阳虚为主者,亦要考虑在补阳的同时补阴,以保持阴这一基础。在平时未出血时,宜根据经间期生理特点,用滋阴法固本,使阴阳平和,气血调匀,以防止出血。

(一)主要证型

1. 肾阴虚证

[基本治法]滋阴补肾,清热止血。

[方药运用]二至丸(《证治准绳》)合补天种玉汤(夏桂成经验方)加减。

女贞子10 g,墨旱莲10 g,炙鳖甲(先煎)10 g,紫河车5 g,丹参10 g,白芍10 g,熟地黄10 g,山茱萸10 g,川续断10 g,菟丝子10 g,鹿角霜10 g,五灵脂10 g,合欢皮10 g。

《医方集解》在分析二至丸时说:此足少阴药也。女贞子甘苦平,补肝肾,泻相火;墨旱莲甘酸凉,滋肝肾,凉血热,两药成于冬夏二至,故以二至为名,药味虽少,补而不腻,实为妙方;补天种玉汤由五子补肾丸和归芍地黄汤合成,适用于月经经后终末期快要进入排卵期时,需要阴阳并调,促使阴长至重,为阴阳顺利转化奠定基础。药用炙鳖甲、紫河车血肉有情之品滋阴奠基,再加入川续断、菟丝子、鹿角霜等阳药为促使转化做准备,此乃微促之方,意在滋阴助阳。

[服法]水煎分服,经净后第5日开始服,至BBT上升第3日停服。

[加减]大便偏溏的,去干地黄,加炒白术10 g、焦建曲10 g;头昏烦热的,加钩藤15 g、地骨皮10 g;药后BBT上升缓慢者,加鹿角片10 g、肉苁蓉10 g;兼郁火证,上方加莲子心5 g、醋炒柴胡5 g、黑栀子10 g、合欢皮9 g;兼湿热证,上方去干地黄,加马鞭草15 g、薏苡仁15 g、碧玉散(包煎)10 g;兼血瘀证,上方去山茱萸、荆芥炭,加五灵脂10 g、红花5 g、丹参10 g、山楂10 g。

2. 阴虚火旺证

[基本治法]滋阴降火,清热止血。

[方药运用]知柏地黄汤(《医宗金鉴》)。

黄柏10 g,知母10 g,熟地黄10 g,山药10 g,山茱萸10 g,茯苓10 g,牡丹皮10 g,泽泻10 g,川续断10 g,菟丝子10 g,五灵脂10 g,大蓟15 g,小蓟15 g。

方中熟地黄滋肾填精,为主药;辅以山药补脾固精,山茱萸养肝涩精,称为三补。又用泽泻清泻肾火,并防熟地黄之滋腻;茯苓淡渗脾湿,以助山药之健运,牡丹皮清泄肝火,并制山茱萸之温,共为佐使药,谓之三泻。六药合用,补中有泻,寓泻于补,相辅相成,补大于泻,共奏滋补肝肾之效。加黄柏、知母,名知柏地黄丸,其滋阴降火之力更大,用于阴虚火旺所致的诸证。方中炙知母配黄柏,配牡丹皮滋水坚阴,川续断、菟丝子阳中求阴,五灵脂、大蓟、小蓟化瘀止血。阴足火降,顺利转化,自无出血之患。

[服法]水煎分服,经净后第5~第7日开始服,至BBT上升后即停服。

[加减]失眠明显者,加入莲子心5 g、青龙齿(先煎)10 g;头疼头晕者,加入钩藤12 g、白蒺藜10 g;脾胃不和,脘胀腹胀者,可去炙知母,加入广木香6~9 g,广陈皮、佛手片各10 g。

3. 偏阳虚证

[基本治法]健脾助阳,益气摄血。

[方药运用]健脾补肾促排卵汤(夏桂成经验方)加减。

党参10 g,苍术10 g,白术10 g,丹参10 g,赤芍10 g,白芍10 g,山药10 g,山茱萸10 g,菟丝子10 g,川续断10 g,紫石英(先煎)10 g,佩兰10 g,五灵脂10 g。

本方重在健脾补肾,通过健脾补肾结合调理气血以促进排卵,故方中党参、苍术、白术、川续断、紫石英、佩兰、五灵脂为要药。

众所周知,经间排卵期者,重阴必阳的转化,是以肾阴充实,癸水高涨,才可能排卵,故肾阴癸水是排卵的基础,偏阳虚的本病患者,必须运用健脾温肾,燥湿调理气血以促发排卵的方法始能取效。

[服法]水煎分服,经净后第7日始服,至BBT上升第5日停服。

[加减]大便溏泄,次数较多者,上方去紫石英,加巴戟天10 g、炮姜5 g;伴有胸闷烦热口渴的,上方去党参、佩兰,加黑栀子9 g、炒柴胡5 g、牡丹皮炭10 g。

(二)兼夹证型

1. 郁火证

[基本治法]滋肾清肝,解郁宁心。

[方药运用]加减滋肾生肝饮(夏桂成经验方)加减。

丹参10 g,白芍10 g,山药10 g,山茱萸10 g,牡丹皮10 g,焦栀子10 g,白术10 g,茯苓10 g,泽泻10 g,柴胡10 g,五味子6 g,菟丝子10 g,川续断10 g。

方用归芍地黄汤滋肾养肝,丹栀逍遥散清肝解郁,二方合之补肝体而助肝用。方中健脾之茯苓、白术为辅,以达补中益脾之用;甘草和中调药。加入牡丹皮、栀子善清心肝郁火;五味子宁心安神;菟丝子、川续断补肾阳,顺应经间期重阴转阳的变化,全方共奏滋肾清肝、解郁宁心之功。

[服法]水煎分服,经净后第5日始服,至BBT上升第3日停服。

[加减]脾胃虚弱的,去当归,加炒苍术10 g、六曲10 g;反复出血或出血稍多者,加地榆炭10 g、侧柏叶炭10 g;夜不安眠者,加炒酸枣仁9 g、青龙齿(先煎)10 g、黄连3 g。

2. 湿热证

[基本治法]清热利湿,益肾止血。

[方药运用]清肝止淋汤(《傅青主女科》)去阿胶、红枣。

当归炭10 g,生地黄10 g,白芍10 g,山药10 g,山茱萸10 g,菟丝子10 g,川续断10 g,牡丹皮10 g,黄柏10 g,牛膝10 g,小蓟15 g,茯苓10 g,香附10 g,小黑豆10 g。

本方原治赤带,方中有阿胶、红枣,因纳食较差,苔腻,故去之。方中白芍、当归、山药、山茱萸、小黑豆养血补肝;生地黄、牡丹皮凉血清肝;黄柏、牛膝、小蓟、茯苓清利湿热;香附理气调血,菟丝子、川续断阴中求阳。配合同用,使血旺而火自抑,火退则赤带自愈。傅青主在本方后说:"此方但主补肝之血,全不利脾之湿者,以赤带之为病,火重而湿轻也。夫火之所以旺者,由于血之衰,补血即足以制火,且水与血合而成赤带之症,竟不能辨其是湿非湿,则湿亦化为血矣,所以治血则湿亦除。"

[服法]水煎分服,经净后第7日服,至BBT上升第3日停服。

[加减]湿热甚者,加入瞿麦9 g、车前草10 g、石韦6 g、木通6 g、滑石(包煎)10 g、猪苓10 g等;少腹胀痛明显的,加入五灵脂10 g、延胡索10 g;出血偏多者,加入侧柏叶10 g、椿根白皮10 g。

3. 血瘀证

[基本治法]化瘀和络,益肾止血。

[方药运用]逐瘀止血汤(《傅青主女科》)加减。

炙龟甲(先煎)15 g,生地黄10 g,牡丹皮10 g,桃仁10 g,赤芍10 g,归尾10 g,大黄10 g,枳壳10 g,菟丝子10 g,川续断10 g。

方中桃仁、赤芍、归尾活血化瘀;大黄或用熟大黄增强逐瘀之力,炭用又有止血之功;生地黄、牡丹皮、龟甲滋阴益肾,凉血固任;枳壳理气行滞,有助化瘀;菟丝子、川续断温肾化瘀。全方共奏活血化瘀,瘀去血得归经之效。傅青主谓"此方之妙,妙在活血之中,佐以下滞之品,故逐瘀如扫,而止血如神"。

[服法]水煎分服,经净后第7日服,至BBT上升第3日停服。

[加减]夹有湿热者,上方加红藤15 g、败酱草15 g、薏苡仁15～30 g、延胡索10 g;大便溏薄者,去生地黄、大黄,加煨木香5 g、炒白术10 g、焦建曲10 g;腰酸明显者,加桑寄生15 g、骨碎补6 g。

【中成药】

1. 乌鸡白凤丸 月经干净后始服,每次5 g,每日2次,服至BBT上升3日后停。适用于肾虚偏阴的经间期出血。

2. 二至丸 月经干净后服,每次5 g,每日2次,服至BBT升3日后停。多用于肾阴虚证经间期出血。

3. 六味地黄丸 滋补肝肾之阴,每次6 g,每日2～3次,淡盐水送服。多适用于肾阴虚证经间期出血。

4. 逍遥丸 疏肝理气,清热调经,每次6 g,每日2～3次。适用于肝郁气滞证经间期出血。

5. 复方当归注射针(夏桂成临床验方) 于月经周期第10～第15时,有白带较多,或夹红赤,BBT迟迟不能上升,反复阴道出血,取复方当归注射液4 mL,肌内注射,每日1次,连用5～7日。如用后BBT上升3日后停,如连用7日后BBT未见上升亦停,改服补肾滋阴药。

【转归及预后】

经间期出血,由于阴精有所不足,细缊之时,重阴转阳,转化欠顺利,影响子宫、冲任固藏,故出现经间期出血。若阳气不能恢复则出血可延续至经前期;反复出血,病情缠绵者,治疗不及时可引起月经周期紊乱,月经淋漓不尽,甚或崩漏、不孕症等。

【预防与调护】

(1) 舒畅情怀,调节心理,保持身心健康。

(2) 出血期间应适当休息,注意保暖,避免过度劳累和紧张情绪,保持外阴卫生,可用碘伏液冲洗外阴,保持局部清洁,忌性生活,以防感染。

(3) 饮食宜清淡且富有营养,忌辛辣刺激之品。

【夏桂成临证经验】

(一) 夏桂成诊疗经间期出血验案

张某,女,30岁,工人。

主诉经间期出血伴鼻衄3个月。患者月经稍有超前,7/25日,量中色红,少量血块,腹不痛。月经初潮14岁,7/28日,量中,色红,有小血块,无痛经。25岁结婚,1-0-1-1。妇科检查未见异常。据述,近3个月来每于经净后5日,带下呈锦丝状,夹有血液,伴鼻衄3日。初诊时,正值经前期,鼻衄复见,色红,无血块,口干心烦,胸闷乳胀,腰俞酸楚,大便不实,自觉腰腿有冷感,脉象细弦,舌质边紫苔黄腻。

初诊:正值经前期,一系列肝经郁火的症状,同时亦有肾阳不足的反应。但以郁火症状为明显,前人提出"经前以理气为先",目的是调肝为主,因此本例以清肝解郁为主法,但补肾调周仍很重要,故当组合补肾助阳法,温清并用,虚实同调,以丹栀逍遥散合毓麟珠加减。处方:黑当归10g,赤芍、白芍各10g,怀山药、牡丹皮、茯苓、川续断各10g,紫石英(先煎)12g,钩藤15g,黑栀子9g,炒荆芥6g,五灵脂10g。5剂。行经期去怀山药、紫石英,加入炒蒲黄(包煎)10g、益母草15g。

二诊:经后期仍感头疼、口干、腰俞酸痛,阴道仍有极少咖啡色物流出,脉象细弦,舌质偏红。从滋阴清热,疏肝化瘀论治,用二至地黄汤合越鞠丸、失笑散等方治之。药如女贞子、墨旱莲、怀山药各10g,左牡蛎(先煎)15g,炒川续断12g,陈皮6g,炒苍术、炒白术各10g,蒲黄(包煎)10g,五灵脂10g,太子参12g,六一散(包煎)10g,荆芥5g。5剂。

三诊:进入经间排卵期,带下量多,呈锦丝状,夹有极少量血液,腰酸明显,伴有烦躁,舌脉如前,按经间期论治,用补肾促排卵汤。处方:黑当归、赤芍、白芍、怀山药、熟地黄各10g,山茱萸6g,牡丹皮、茯苓各12g,川续断、菟丝子、紫石英各9g,五灵脂12g,山楂10g,荆芥9g。药后症状趋缓,经前期再按上法图治,服药2个月,病遂告痊。

[按语] 患者月经周期有所先期,经量有时偏多,色红,血块少者,符合血热证型。经间期出血,量虽少但色红,同样属于血热,从全身症状上来分析,属于肝经郁火,可以看出其妇科特征上包括经间排卵期的出血,是与肝经郁火有关的,而所伴的鼻衄亦与肝经郁火有关。因此,在治疗上清肝解郁,也就是凉血清热,合疏肝解郁的治疗方法,才能有效地控制出血,丹栀逍遥散是首选的方药。但是在全身症状上,还有肾虚偏阳的证候。肾虚偏阳与肝经郁火存在着矛盾,再从经间期出血的病证来看,主要是阴虚,从现代医学中来说,是与雌激素的低下有关,阴虚者癸水不足,雌激素与癸水相一致。由此可知,肾虚偏阳者,即阴虚导致阳的不足,而肾阴癸水不足,不能滋养肝木,从而使肝木之气郁者,容易化火。所以肝经郁火之形成者,还在于肾阴偏虚。癸水不足,而且肾阳偏虚者,亦与肾阴不足有关,此病的根本原因在于

肾阴偏虚,癸水不足,其治疗的重点在于经后期的滋阴清热,疏肝健脾,二至地黄汤合越鞠丸加减,是非常重要,然后再根据经间排卵期及经前期的阶段特点予以针对性治疗。故能获得较好的疗效。

本例虽为经间期出血,但尚伴有鼻衄,月经稍有先期量多的疾患。由于经间排卵期出血的病程尚短,出血量不多,出血时间不过长,所以治疗的过程较短,以夏桂成平时治疗经间期出血的经验来看,一般较轻的经间期出血,分析为阴虚者,有时可以六味地黄丸合乌鸡白凤丸同服,但必须掌握经净后即服,服至经间排卵期即停。当进入经间排卵期时,即按补肾促排卵法论治,用补肾促排卵汤。因为这一时期,是重阴必阳的转化时间,顺利转化,才能促进排卵的顺利。顺利的排卵是经间期的生理要求,因此,经间期是处于一种活动状态,前人曾有"缊缊期",缊缊即氤氲状,是一种气血流动十分明显的状态,活动太过,以致冲任有所失约,子宫有所失藏所致。故经间排卵期的治疗,不在于止血,而在于保障重阴必阳的顺利转化活动,调理气血,促进活动,这是经间期治疗的最大特点。

(二) 在辨治经间期出血的过程中,夏桂成认为以下几个问题极为重要

1. 概念必须明晰 所谓经间期者,即是排卵期,指月经周期的中间时间,亦即是阴半月、阳半月的交替时间。但不仅是时间概念,而且还必须具有"重阴"及缊缊状活动,即锦丝状带下的出现。反映在经间期出血这一具体病证中,以及少数正常女性中,其排卵期未必在月经周期的中间时间,有的延后,甚至延后1个月、1个半月等,有的提前,甚至在月经净后3~5日即进入排卵期,似乎不符合经间期的概念。但是大多数周期正常的女性,其排卵均发生在经间期,而且是有规律性的,因而仍沿用"经间期"这一时间概念。之所以提出经间期出血这一病证,目的在于重视经间期排卵的重要性。在临床上,还发现由于顽固性反复出血,以致不能排卵转化者,阴虚较甚,故在主要治疗中运用加重滋养肾阴以达到止血之目的之方药,如固经丸之属。

2. 主次需要细辨 阴虚是本病的主要所在,也是贯穿本病始终的主要证型。其之所以导致出血在本病的机制中已作了分析。阴虚易引起火旺,因此本病较多地发生于大龄未婚女性,所以在一定程度上与郁火有关。但本病阴虚者又不同于崩漏等出血病的阴虚,或阴虚日久,导致阳气亦弱。因为本病患者的阴长尚能进入到经间排卵期,说明阴虚的程度不重,但毕竟存在着阴虚,所以在阴长到重阴时程度上有所不足,因而出现转化不顺利,但又不得不转化,气血活动加强以促进转化,故子宫冲任的藏固摄纳有所失常,是以形成出血。

本病的辨证,着重出血时间及色质的辨别。一般应结合基础体温所示曲线图及月经周期中依次后移的日期,区分为经间前期、经间中期和经间后期。经间中期即经净后的第7日左右,BBT高低相交替时。经间前期指经净后第3~第5日 BBT 依然低相时。经间后期出血发生于经净后10日左右,即 BBT 高温相时的出血。经间中期与经间前期出血均与肾阴虚有关,但虚损的程度与转化的时间有所不同。经间后期出血,与阴虚及阳、阳气不足有关,结合舌脉即可确定。此外还要辨别湿热与血瘀两个兼型。湿热的辨证着重在赤白相杂而下,阴道出血与白带同时并存,及舌苔厚腻;血瘀的辨证,重在少腹作痛,出血色紫黯及有血块等。

治疗重在滋阴,适量加入助阳药。助阳的目的,不仅在于动态地滋阴,维持高水平的阴,亦有助于阴阳转化活动,促进排卵。在阴虚的前提下,常易兼夹郁火、湿热、血瘀三者,因而在处理上,不仅要针对兼夹证型特点,分别予以清解、清利、疏化的治法药物,仍然要顾及滋阴这个大前提,同时还要考虑到经间期气血活动、排卵顺利的特点。少数阴虚及阳虚以阳虚为主者,在滋阴助阳、补阳为主的前提下,适量加入益气的药物,将有利于控制出血。

3. 动静相对结合 经间排卵期这一时期最大的生理特点,是重阴及缊缊状的气血活动,所以"动"是主要的绝对的,只有保证"动",才能保证顺利排卵,这也是转化期的特点。但如动之过甚,或者动之有余,必将影响到子宫藏泻,冲脉失固,导致出血的病理变化。因而在治疗上辅之以静,抑制其过动,可以减少或控制出血。有极少数患者，从表面上看似乎动之过甚，但实质上仍是动之不及，即动的频率增加，而动的力度不够，仍然不能达到顺利排卵的要求。此时不仅不能辅之以静，恰恰相反，仍然要促进其动，增强其动的力度。除少数出血较多者非用止血方药不可外，一般不宜过多使用止血药。因为这一时期的特点是气血缊缊，止血药物程度不同地有着抑制气血活动的作用。在补阴的前提下，促进气血的活动，可以促进顺利排卵。因此夏桂成应用复方当归注射液，强有力地促进气血活动而助顺利排卵。这也是动静矛盾较大时，抓住主要者，解决主要者的处理方法，故能得良效。但亦不是摒弃止血药物，如出血较多，阴血火旺，动之过甚者，亦当加用凉血止血的药物；脾气虚明显者，亦当加入益气止血的药物。有些复杂病例，表面上动之有余，实际上动之不足者，活血促动为主，佐以止血，则既得佳效，又无副作用。当然肾阴偏虚之体，其子宫的脉络与冲任等经脉失于涵养，血管脉道脆弱，易于出血，在促气血活动的前提下加少量止血药也是可以的。对于少数反复发作，大龄未婚者，除服药外，进行心理疏导，安定心神，平降心火，也是不容忽视的。

4. 与行经期数律不相一致，不相平衡　经间排卵期的外在标志是排出锦丝状带下，一般来说，行经期排出经血，排出经血应与排出锦丝状带下相一致，相平衡，即"7、5、3"奇数律者的一致性。凡行经期7日者，经间排卵期排出的锦丝状带下者亦应有7日，因为行经期是重阳转阴，经间排卵期是重阴转阳，两个转化期，本应一致，亦即是在总体上的平衡性；行经期5日者，经间排卵期排出的锦丝状带下者亦应有5日；行经期3日者，经间排卵期排出的锦丝状带下者亦应有3日。相互一致，达到相互间的平衡。但是经间期出血者，一般排出的锦丝状带下较少，与行经期排出的经血数律不相一致，再加上上述的因素所以导致出血。因此，恢复经间排卵期的锦丝状带下的周期节律，是非常重要的，远比止血更为重要。但是恢复锦丝状带下，除了提高阴长水平外，在一定程度上亦要助阳，此乃阳生阴长、阴阳互根之理。此外，提高津液水湿，亦颇为重要。但养阴滋液，要视情况而定。近年来，有人认为天冬、麦冬、石斛有一定的延缓衰老的作用，是以颇为推崇。但是，我们认为，经间排卵期的锦丝状带下的多少，固与阴长水平有关，同时与内在的水湿津液的充足与否亦有关，但与调节水湿津液的脏腑更有关，相关因素主要是肝、脾、肾的调节失常。

5. 湿热因素的重要性　经间期出血，固然前提在于阴虚。阴虚失守，阴虚凝固乏权，经脉失固，是导致出血的最为主要的因素。然而根据我们的长期临床观察，经间排卵期出血与湿热亦有着重要的关联。我们认为有两个方面的因素：其一是经间排卵期出血，属于子宫性出血，亦在腰带以下。凡下部出血，与湿浊有关，此乃湿性趋下故也，特别是反复顽固性出血，更与此有关。其二是继发性感染，凡反复性出血，子宫开放，湿浊之邪，极易由外入侵，侵入子宫内膜，与宫内瘀浊交阻，引起湿瘀交蒸，从而引起继发性湿热性出血。故在前人的经间期出血病证中，常多兼夹湿热性者，有的甚则需用大剂量的清热利湿之剂，如四草汤、红藤败酱散等，甚则温病学中的清利方剂等，才能收到较好的效果。

二、经间期腹痛

在两次月经中间，即缊缊乐育之时，出现周期性少腹两侧或一侧作痛，称为"经间期腹痛"，或称排卵期腹痛。本病与经行腹痛相似，少数痛甚致厥。若经间期少腹隐痛，时间短暂者，可不作病论。

西医学认为经间期腹痛分为两类。第一类表现为钝痛，程度轻，仅为隐痛，常为单侧，1～2日中少腹隐痛反复发作多次，此为成熟卵泡表面的血管发生破裂，腹腔内有少量出血，或为排卵时，漏出卵泡液，进入腹腔，刺激腹膜的神经而出现腹痛；第二类腹痛位置在腹正中线，疼痛稍剧，呈痉挛性，间歇性发作，疼痛发作时间与子宫收缩有关。

【病因病机】

本病证的主要机制在于肾虚瘀阻，转化不利。肾虚者，偏于阴虚也，阴长缓慢，至重阴时亦有所不足,因而当其转化时必然要加强气血的活动,从而触动原来厥少脉络的瘀滞。瘀阻者,即厥少之络瘀阻,亦即两少腹经络之间的瘀滞,乃微观检查所见盆腔粘连的瘀滞。不通则痛,痛在少腹,于经间排卵期发作,此乃本病证的特点。此外,还有湿热所致,湿热蕴阻厥少之络,本来就常有隐痛之状,因经间排卵期肾虚而絪缊状加剧,亦必然出现较明显的少腹痛。

1. 肾虚 肾阴较虚,阴长不及,心肝失养,心气不降,肝气郁逆,坎离失济,经间期阴精转化为阳时不利,冲任厥少等气血活动明显加强,因而脉络失和,故见少腹作痛。

2. 瘀滞 经行产后,余瘀未净,留阻脉络,影响经络气血运行。经间期阴精转化为阳,阳气内动,触及瘀阻,脉络失畅,以致疼痛,疼痛较著。

3. 湿热 经行产后,湿邪内侵,久而化热,伤乎脉络。经间期阳气内动,触及湿热,络脉更失和畅,气血不得运行,因而作痛。

【诊断与鉴别诊断】

(一)诊断

凡在两次月经中间,即絪缊乐育之时出现周期性少腹两侧或一侧作痛,或小腹疼痛,呈胀痛或刺痛等,伴有明显的腰酸,带下增多,色白质黏腻如蛋清,或呈赤白带下,即可诊断为经间期腹痛。

(二)鉴别诊断

通过详细询问病史,细致的全身检查和有关的实验室检查及辅助检查,可与急慢性附件炎、子宫内膜异位症及盆腔瘀血症等相鉴别。

(三)相关检查

1. 妇科检查 常无明显阳性体征。

2. 辅助检查

(1)测量 BBT:大多在高低相交替时出现腹痛,一般 BBT 升高则腹痛消失。

(2)宫颈黏液检查。

(3)检验尿 LH 或血中 LH,以明确是否为排卵期腹痛。

【辨证】

1. 主要证型

肾虚血瘀证

[证候]经间期两少腹胀痛作坠,有时甚剧,以致昏厥,或有少量出血,色黑或有血块,腰酸如折,头昏耳鸣,胸闷烦躁,失眠多梦,舌质偏红或有暗紫色,脉细弦。

[分析]肾阴亏虚,重阴不足,适逢经间期气血活动剧烈,触动厥少脉络的宿瘀,故经间期两少腹胀痛作坠,有时甚剧,以致昏厥,或有少量出血,色黑或有血块;肾虚腰府失养,故腰酸如折,头昏耳鸣;肾阴下虚,心肝火旺,坎离失济,故胸闷烦躁,失眠多梦;舌紫暗,脉弦细均为肾虚血瘀之象。

2. 兼夹证型

湿热证

[证候]经间期两少腹作痛,或伴有赤白带下,平时带下黄白量多,质黏腻,有臭气,腰酸神疲,纳食欠佳,小便偏少,大便或溏,腹胀矢气,舌苔黄白腻,根部尤厚,脉细濡。

[分析]湿热蕴阻厥少之络,素有隐痛之状,正值经间排卵期肾虚而絪缊状加剧,故出现明显的少腹疼痛和腰酸;湿热中阻,故纳食欠佳,神疲便溏;湿热下注,故带下黄白量多,质黏腻,有臭气,小便偏少;舌苔黄白腻,根部尤厚,脉细濡等均为湿热之象。

【治疗】

经间期腹痛的发生主要是肾虚血瘀、转化不利所致,可兼有湿热,由于适值排卵期,故治疗在补肾养血的前提下,务加疏肝通络之品。

1. 主要证型

肾虚血瘀证

[**基本治法**]补肾养血,化瘀通络。

[**方药运用**]补肾促排卵汤(夏桂成经验方)合膈下逐瘀汤(《医林改错》)加味。

当归 10 g,赤芍、白芍各 10 g,怀山药 10 g,干地黄 10 g,牡丹皮 10 g,川续断 10 g,菟丝子 10 g,五灵脂 10 g,鹿角片(先煎)10 g,青皮、陈皮各 10 g,延胡索 10 g,山楂 10 g,红花 6 g,钩藤(后下)10 g,夜交藤 15 g。

补肾促排卵汤重在补肾,通过结合调理气血以促进排卵,故方中以归芍地黄汤为基础。众所周知,经间排卵期重阴必阳的转化是以肾阴充实,癸水高涨为基础。当归、白芍,血药也,血中养阴,乃是妇科之特点;加入川续断、菟丝子、鹿角片温肾补阳,阳中求阴;复用当归、赤芍、五灵脂、红花活血化瘀,以促排卵。膈下逐瘀汤出自清代王清任的《医林改错》,王清任谓之曰:"无论积聚成块,在左肋、右肋、脐左、脐右、脐上、脐下,或按之跳动,皆以此方治之,无不应手取效。"方中当归、赤芍养血活血,与逐瘀药同用,可使瘀血祛而不伤阴血;牡丹皮清热凉血,活血化瘀;五灵脂能破血逐瘀,以消积块;配青皮、陈皮、延胡索行气止痛;尤其当归、地黄,不仅养血活血,而且能行血中之气,增强逐瘀之力;钩藤、夜交藤清肝宁心。全方以逐瘀活血和行气药物居多,使气帅血行,更好地发挥理气活血、逐瘀止痛之力。

[**服法**]经净后 5～7 日开始水煎分服,BBT 上升 3 日后停药。

[**加减**]腰酸甚剧者,加桑寄生 10 g、杜仲 10 g;烦躁失眠,加钩藤(后下)15 g、炒酸枣仁 15 g;大便偏溏者,去当归,加炒白术 10 g、砂仁(后下)5 g;小腹胀痛明显者,应加柴胡 6 g、制香附 10 g;小腹有冷感者,加川桂枝 6 g、艾叶 10 g。

2. 兼夹证型

湿热证

[**基本治法**]清热利湿,和络止痛。

[**方药运用**]补肾促排卵汤(夏桂成经验方)合复方红藤败酱散(夏桂成经验方)。

炒当归 10 g,赤芍、白芍各 10 g,红藤 15 g,败酱草 10 g,薏苡仁 15 g,制苍术 10 g,茯苓 10 g,泽泻 10 g,焦山楂 10 g,川续断 10 g,广木香 5 g,紫石英(先煎)15 g,五灵脂 10 g,合欢皮 12 g,黛灯心 3 g。

补肾促排卵汤功效如上所述。复方红藤败酱散中红藤又名大血藤,具有明显的活血通络作用,与败酱草清利湿热相结合,复加当归、赤芍、五灵脂等活血化瘀通络;木香、茯苓、山楂健运脾胃,分利湿浊;合欢皮、黛灯心清心利湿。本方虽以活血通络、清利湿热为主,但补肾健脾者亦不在少数,虚实兼顾,治此甚合。

[**服法**]经净后 5～7 日开始水煎分服,BBT 上升 3 日后停药。

[**加减**]大便偏溏,每日 2 次者,加炒白术 10 g、焦六曲 10 g;小便甚少者,加瞿麦 10 g、猪苓 10 g;疼痛剧烈者,加延胡索 10 g、制乳香 6 g、制没药 6 g。

【针灸】

[**选穴**]中极、气海、三阴交、次髎、肾俞。每日 1 次,留针 20～30 分钟,疼痛缓解后停针。

[**适应证**]经间期腹痛的肾虚血瘀证。

【中成药】

1. 定坤丹(《北京市中药成方选集》)　每次 1 丸,每日 2 次,温开水送下。用于肾虚血瘀性经间期腹痛。

2. 月月舒(痛经宝)　每次 1 袋(10 g),每日 2 次,温开水送服。适用于血瘀性经间期腹痛。

【转归与预后】

中医药治疗经间期腹痛具有良好的临床疗效。功能性经间期腹痛经及时有效的治疗,常能痊愈;由器质性病变引起者虽病程缠绵,难获速效,但辨证施治亦可取得较好的止痛效果,坚持治疗亦有缓解之机。

【预防与调护】

(1) 积极锻炼身体,增强体质。

(2) 注意身心健康,避免忧思恚怒。湿热下注者,需及时清洁外阴,避免上行感染。

(3) 饮食调摄,可酌量饮食温性食品,忌生冷瓜果。

【夏桂成临证经验】

经间期腹痛主要以少腹部为主,而痛经则以小腹部为主。少腹疼痛主要缘于冲任厥少的脉络失畅,小腹疼痛系子宫强烈收缩排除瘀血所致。两者均与肾虚有关,但经间期腹痛偏于阴虚者多,痛经偏于阳虚者多。肾之阴阳互根,特别是月经周期中阴阳的消长规律是严格的,肾阴较虚,阴长不及,心肝失养,心气不降,肝气郁逆,坎离失济,经间期阴精转化为阳时不利,冲任厥少等气血活动明显加强,因而脉络失和,故见少腹作痛。阴虚可以及阳,阳虚血瘀,将由经间期腹痛转化为行经期腹痛,临床上不乏其例。

在治疗上,补肾调气血之品主要是续断、薏苡仁、丹参、红花、川芎、香附等,还需加入和络止痛的药物,如制乳香、制没药、延胡索、五灵脂、琥珀等;兼有湿浊蕴阻者,必须加入利湿化浊之品,如省头草、滑石、通草、瞿麦、石韦、车前子等;少数疼痛剧烈者,需加入虫类攻窜之品,如水蛭、虻虫、全蝎、蜈蚣等,始能获效。盖经间期血瘀不能借子宫以排出体外,只能依赖本身的吸收,所以化瘀不能太轻,轻则无效。另一方面,行气活血止痛不可用之太过,否则可促成经间期出血。经间期更需重视心肝气火对重阴必阳的转化的影响,因此在治疗中尚需加入钩藤、夜交藤、黛灯心等清降气火之品。此外,子宫内膜异位症及结核性盆腔炎患者若经间期腹痛十分剧烈者,临床需采用一些虫类药方能获效。此则有所不同。

三、经间期乳房乳头胀痛

在两次月经中间,或者在经前半个月左右,即絪缊乐育之时,出现周期性的乳房胀痛,或乳头触痛不可近衣者,有的 5~7 日后逐渐消失,有的直至经行始已,称为经间期乳房胀痛证。

本病证的特点在于重阴转阳时心肝气火偏旺,但肾虚是主因,肝郁气滞亦不可忽视,与经前期乳房胀痛以肝郁为主者有别。

确切的发病原因至今尚不清楚,可能与雌激素/孕激素值升高,使水钠潴留及内啡肽、催乳素浓度增高,前列腺素过多和心理因素有关。

【病因病机】

本病的病机是肾阴较虚,心肝气火偏旺。经间期精化为气,阳气内动,心肝气火乘机升扰而致。一般有心肝气郁、肾虚两种。

1. 心肝气郁　素性忧郁,或患怒忧思以致肝郁气滞,疏泄失常,加之体质阴虚,心肝气火偏旺,得经间期阳气内动,心气失降,肝郁化火,上扰乳房,乳络不利,故乳房胀痛。本型一般血查催乳素偏高。

2. 肾虚　素体肝肾阴虚,或先天肾气不足,火不暖土,脾胃失和,经间期精化为气,阴转为阳,均有所不足,阳气薄弱,胃络失和失畅,故致乳房作胀。

【诊断与鉴别诊断】

(一) 诊断

1. 临床症状　经间期即经前半个月出现乳房胀痛或乳头触痛,部位大多在乳房外侧或偏外上侧,有的直至腋窝处,一般3~7日消失,有的直至经行始已,或逐渐加重,或逐渐减轻,伴情绪烦躁或心情忧郁者,即可诊断为经间期乳房胀痛。

2. 妇科检查　常无明显阳性体征。

3. 全身检查　检查乳房局部有无触痛性结节或包块。

4. 辅助检查

(1) 测量BBT:大多在高低相交替时出现乳房胀痛,一般BBT升高则乳房胀痛消失。

(2) 宫颈黏液检查。

(3) 性激素检测血中E_2、LH,观察激素变化的峰值,以明确是否为排卵期乳房胀痛。

(4) 乳房B超,如果有包块可行乳房钼靶摄片。

(二) 鉴别诊断

乳房结块,应分清善恶,注意与"乳癖""乳岩"等的鉴别。乳癖多见乳房有片状包块,且多为单侧,乳腺B超或钼靶摄片有助于鉴别诊断。乳岩初期也可有乳房胀痛,但呈随月经周期而发的特点,乳房可扪及结块,并有压痛,病变晚期可伴有乳头凹陷、溢血、表皮呈橘皮样改变。

【辨证】

1. 心肝气郁证

[证候] 经间期两侧乳房胀痛,以外侧或外侧偏上或直至腋窝处疼痛为主,或乳房触痛不能近衣,胸闷烦躁,性情忧郁,寡言或愤怒声高,夜寐欠佳,舌质偏红,脉细弦。

[分析] 平素肝郁,气血运行不畅,经间期气血活动加剧,肝气郁滞,克伐脾胃乳络不畅,故经间期两乳胀痛;肝气不舒,气机不畅,肝失条达,故性情忧郁寡言;肝郁化火则乳房触痛不能近衣,胸闷烦躁,愤怒声高;母病及子,引动心火,故夜寐欠安;舌偏红,脉细弦亦是肝经郁火之象。

2. 肾虚证

[证候] 经间期乳房胀痛,或则乳头触痛不可近衣,腰酸头昏,带下量少,胸闷心烦,夜寐不安,胃脘胀痛,或小腹有凉感,尿频,舌质淡红,脉细弦。

[分析] 素体肝肾不足,经间期精化为气,阴转为阳,均有所不足,乳头属肝,乳房属脾胃,肾经入乳内,肝肾亏虚,乳络失于滋养,故经间期乳房胀痛;木旺侮土,故胃脘胀痛;阴精亏虚,故腰酸头昏,带下偏少;火不暖土,气化不利,故小腹有凉感,尿频;肝肾不足,心肝气郁,故胸闷心烦,夜寐不安;舌淡红,脉细弦均是肝肾亏虚,阴血不足之象。

【治疗】

经间期乳房胀痛的发生主要是肾虚肝郁所致,表现为肝郁和肾虚,治疗当以补肾养血、疏肝通络为大法。肾虚为主者着重补肾,兼以疏肝;肝郁为主者治以滋阴养血,理气通络。

1. 心肝气郁证

[**基本治法**] 疏肝宁心,滋肾养血。

[**方药运用**] 清肝达郁汤(《感症辑要》)加减。

炒当归 10 g,赤芍、白芍各 10 g,牡丹皮 10 g,炒栀子 9 g,制苍术、制白术各 10 g,茯苓 10 g,炒柴胡 5 g,青皮、陈皮各 6 g,路路通 6 g,广郁金 6 g,制香附 6 g,川续断 10 g,菟丝子 10 g,怀山药 10 g,合欢皮 15 g,熟地黄 10 g,菊花 6 g,鲜橘叶 5 片,炙甘草 5 g。

本方既有柴胡疏肝解郁,又有当归、赤芍、白芍养血柔肝,尤其当归芳香行气,味甘缓急,更是肝郁血虚之要药;制苍术、制白术、茯苓健脾祛湿,使运化有权,气血有源;炙甘草益气补中,缓肝之急,虽为佐使之品,却有襄赞之功,温胃和中之力益专;炒栀子、菊花、橘叶助柴胡疏肝清热。如此配伍,既补肝体,又助肝用,气血兼顾,肝脾并治,立法全面,用药周到。方中牡丹皮能入肝胆血分,以清泄其火邪。黑栀子亦入营分,能引上焦心肺之热屈曲下行,自能解郁散火,火退则诸病皆愈耳。《成方便读》另加怀山药、菟丝子、川续断、熟地黄补益肝肾,青皮、陈皮、路路通、制香附增柴胡疏肝解郁之力;广郁金、合欢皮疏肝宁心。诸药合用,共奏疏肝宁心、滋肾养血之效。如能加入莲子心、炙远志等宁心舒气为更好。

[**服法**] 经净后 5 日起水煎分服,BBT 上升 6 日后停服。

[**加减**] 乳房内侧胀痛明显,纳食欠佳者,加麦芽 30 g、鸡内金 10 g、焦山楂 10 g;肝火偏旺、乳头触痛者,加炒栀子 9 g、白蒺藜 10 g、蒲公英 10 g;乳胀痛而有块者,加炙穿山甲片 6 g、牡蛎(先煎)15 g。

2. 肾虚证

[**基本治法**] 补肾滋阴,疏肝和胃。

[**方药运用**] 加味滋肾生肝饮(夏桂成经验方)。

熟地黄 10 g,山茱萸 12 g,怀山药 10 g,茯苓 10 g,炒白术 10 g,甘草 6 g,当归 10 g,川续断 10 g,菟丝子 15 g,炒牡丹皮 10 g,五味子 10 g,炒柴胡 5 g,泽泻 10 g,炙龟甲(先煎)10 g,怀牛膝 10 g。

本方是调补肾、肝、脾胃的方剂。方中炙龟甲、熟地黄、山茱萸、怀山药、怀牛膝补肾养肝,佐以白术、茯苓、甘草以和脾胃,柴胡、五味子、牡丹皮、茯苓以调理心肝,疏解肝郁,以遂肝气调达之性。全方通过滋补肾阴、涵养肝木而疏肝和胃。

[**服法**] 经净 5~7 日后水煎分服,BBT 上升 6 日后停服。

[**加减**] 脾胃失和者,去当归、熟地黄,加砂仁(后下)5 g;烦躁内热,偏于阴虚火旺者,去当归,加枸杞子 10 g、钩藤(后下)10 g。

【中成药】

1. 小金丹(丸)　口服,每次 0.6 g,每日 2 次。适用于乳腺增生、结节。

2. 乳癖消片　口服,每次 3 片,每日 3 次。适用于乳腺增生、结节。

【转归与预后】

肝郁者以在经间期前治疗效佳,肾虚者宜注意平时调养。若久治不愈,并可触及肿块,或乳头有溢液或溢血者,需排除器质性病变,定期检查,及早防治。

【预防与调护】

（1）注意身心健康，舒畅情志，避免忧思恚怒。

（2）积极参加户外活动和有益的群体活动。

（3）饮食调摄，多食新鲜蔬菜，适量进食新鲜水果，忌食滋腻肥甘食物。

【夏桂成临证经验】

本病主要在于肾阴偏虚，肝郁气滞，得经间期阳气内动之势而肝郁化火。病发时虽以肝郁为主，但病根在于肾阴偏虚，故疏肝泻肝必须佐以滋肾，或先予疏肝泻肝，症状缓解后再予滋肾固本。疏肝泻肝之方药很多，参照上海朱小南家传疏肝汤尤为合适。药用：制香附 9 g，广郁金 6 g，娑罗子 10 g，合欢皮 9 g，路路通 6 g，焦白术 10 g，炒枳壳 6 g，炒乌药 6 g，赤芍 10 g。夏桂成另加入怀山药 10 g、川续断 10 g、菟丝子 10 g、炙鳖甲（先煎）10 g、熟地黄 10 g，这样更适合经间期乳房胀痛的治疗要求。经间期乳房胀痛有的可以延续到行经期，严重者屡用一般疏肝之品不效，可以考虑从肾与肝的关系着手。肝肾之间不仅乙癸同源，而且在阳的方面也互相支持，特别是肾阳对肝之疏泄功能有支持作用，故临床上屡用疏肝气之药而肝气不得舒畅者，宜用温肾疏通肝络的方法，药用鹿角片、穿山甲等药物。因此，转入经前期论治时，疏肝缓肝要与养血补肾助阳的方药相结合，与经间期的区别就在补肾阴为主，还是补肾阳为主的不同。

第六节　经行前后诸证

经行前后诸证，系指经行前后出现的一系列证候，如头痛、乳房胀痛、发热、泄泻、烦躁、眩晕、水肿等。因其与月经来潮有关，故称月经前后诸证，亦属月经病范畴。其发病有周期性，和女性月经周期独特的生理特点密切相关，症状多出现于经前数日，可延及经期或经后。一般行经后症状减轻或消失。少数患者整个月经周期中均有不适，或在经期加重。如仅在行经前后稍有不适，见轻度烦躁乳胀，不属病态，无需治疗。

本病证主要与心肝功能失调有关，其中尤以心肝气郁为主要的病理机制，因此分析心肝气郁的形成和发展，实际上就是把握其发生发展的机制。一般而言，心肝之郁的形成，首先在于女性素性忧思多虑，容易情怀不畅，其次在于阴血不足，或者阴虚及阳，肝肾不足。同时，经前期是重阳高涨的时期，此时阳长旺盛，冲任气血亦随之充盛，易于引发心肝化火，从而在经前期造成阳长过旺，气火偏盛的病理状态，引发经行前后诸证的发生。所谓女子，阴类也，以血为本，以血为用，由于经、孕、产、乳，屡耗于血，故使妇女处于阴常不足、阳常有余的状态，此为本病发生的内在条件。但其属生理状态，对健康妇女不足为病，临经之际，阴血下注血海，经前期冲脉血海日渐满盈，行经期血海由藏而泻，由盈而虚，阳长至重，阳气偏旺，使全身本已偏虚之阴血，益显不足。阴不足，则心肝郁火易于妄动。又因个人体质禀赋不同，阴阳各有所偏，若不能适应此时的生理性失衡，则可能引起脏腑功能失常，气血阴阳紊乱，而于经前经期屡见上述诸证。经净后，阴血渐复，气血顺调，脏腑功能恢复平衡，诸证可随之消失。但如禀赋不足，阴血、肝肾有损，必然有导致肝郁的可能，加以素性抑郁，情志不舒，或恚怒伤肝，或长期紧张烦恼，以致肝失条达，形成肝郁，由于体质阴虚，故肝郁易于化火，必然导致郁火，火性炎上，导致与肝有关的各种证候；阴虚肝郁化火，火旺则肝阳肝风上扰，必然又可致肝阳亢盛类疾病；肝郁气滞，脾肾阳气亦虚，气化不利，津液水湿不运，极易凝聚为痰湿。若素体脾肾阳虚，饮食不慎，损伤脾胃，则肝郁气滞，克伐脾胃，脾胃更虚，肝气更郁，更郁更虚，必致土虚木郁，以致腹痛泄泻、水肿呕吐等证候；血虚气弱，心肝气郁，可致神魂失宁,亦可导致一系列心脾为主的证候。此外,肾虚肝郁,亦可致气滞、血滞、滞久生瘀的血瘀证候。很多女性在周期的 BBT 中出现经前期体温偏低、偏短、不稳定的表现,一定程度上反映阳长不及。因此,对于虚证或虚实夹杂的患者,临床上见到此类体温应当注重助阳理气,必要时清心肝之火,综合考虑。

本病多见于青壮年妇女,也可见于更年期妇女,病变涉及多个脏腑器官。重者经久难愈,往往影响生活、学习和工作,且常与多种妇科病并见,属于妇科杂病之一。如上述症状均很突出,称为经前期综合征。如仅以某一症状为主,仍按传统命名,称作经行头痛、经行泄泻等。本章将分别细述经前乳房乳头胀痛、经行发热、经行眩晕、经行口糜、经前期漏红、经前期黄褐斑、经行痤疮、经行泄泻、经行呕吐、经行头痛、经行吐衄、经行浮肿等。

一、经前乳房乳头胀痛

经前乳房乳头胀痛是指妇女月经前出现周期性的乳房乳头肿胀疼痛。乳房胀痛是妇科常见病,各年龄均可发生,值得重视。本病即西医学所谓"乳腺小叶增生",以往均归入外科病中。

乳房胀痛有以下临床特点:① 本病的起因与女性内分泌功能失调有关,并常与月经不调、不孕、痛经以及更年期综合征等并发,其治疗以内治为主。② 对已形成纤维瘤或癌变者,非内服药所能消散,应采取外科手术治疗。

【病因病机】

本病的发生首先与心肝气郁有关。心者,君主之官,神明出焉,对人体的情志有着很大的影响。自《内经》肇始,宋以前所谓"郁"相关论述,多责于心,心火动,则相火易随,心肝气郁的发病机制中,心起到主导作用,心在乳房胀痛的发病中有着重要的地位。其次,乳房、乳头属于肝胃两经,肝气郁结,乳络不畅,积久致乳房囊性增生。肝郁也与心郁、肾虚、脾弱有关,因此就本病形成而言,以心肝气郁、心肝郁火为主要,同时又有肾虚肝郁、脾虚肝郁两证型。肾虚肝郁者,又有阴虚气郁、阳虚气郁、兼夹痰湿和兼夹血瘀之别;脾虚肝郁者,又有偏于脾虚和偏于胃虚之别,兹分析如下。

《素问·本病论篇》云:"人愁忧思虑即伤心。"《素问·举痛论篇》更云:"思则气结。""思则也有所存,神有所归,正气留而不行,故气结矣。"明确指出了七情伤身,心先受之。而明代《景岳全书·郁证》云:"凡五气之郁则诸病皆有,此因病而郁也。至若情志之郁,则总由乎心,此因郁而病也。"明确指出了情志之郁,总关乎于心。因此,心郁在情志之病的发病机制中是最为重要的因素。心气郁闭,气机不畅,因郁气结致瘀,或者郁而化火,是经前乳房胀痛的重要发病因素。

肝藏血而主疏泄,喜条达,恶抑郁。乳头乳房是肝胃两经所居之处,若素性忧郁,心绪不佳,多愁善感,情怀不畅,或恼怒郁闷,日久不得解脱,心肝气郁,郁阻于胃,脉络不畅,乳络瘀阻,经前期阳长至重,重阳动肝,气郁化火,故致乳房胀痛。

肝郁与肾有着密切的关系。肾阴虚则不能涵养肝木,木气不舒,发为肝郁。肾阳虚则不能助肝气以舒发,肝气不发,也易成郁,且肾经入乳内,故乳腺结构不良或卵巢分泌功能紊乱者易患本病。本病虽在于肝,但本质上属肾,尤其是肾阳不足在本病发病中有重要作用。

同时,肝郁易于克伐脾胃,致使脾胃虚弱,运化失司,酿生痰湿,若夹有瘀浊等,则容易形成乳房结块,阻滞经络,脉络不通则痛,而经前气火偏旺之时,发为疼痛,较为明显。

【诊断与鉴别诊断】

(一)诊断

1. 临床表现　以经前乳房胀痛为主。

2. 检查　主要为乳房的局部扪诊。乳房未扪及肿块,可行 B 超检查和钼靶摄片,以排除乳房纤维瘤、乳腺导管扩张症、乳腺癌等。

（二）鉴别诊断

本病需与乳房其他疾病相鉴别:

1. 乳癖　本病以经前几日乳房胀痛为特征,一般无乳房肿块;乳癖则是以乳房内肿块为特征。

2. 乳衄　无肿块,有乳头溢血。

3. 乳癌　多在外上象限,肿块呈圆形或巉岩不齐,边界不清,坚硬如石,大小不一,生长迅速,早期可活动,中晚期不能活动,且乳头回缩、溢血。

【辨证】

本病以心肝气郁为主要证型,但肾虚也是重要因素。

1. 心肝气郁证

［证候］经前乳房胀痛,以胀为主,兼月经不调,经量偏少,色紫红,有小血块,伴胸闷烦躁,胁肋胀痛,腋下抑或胀痛,头昏腰酸,舌质偏红,苔黄白腻,脉细弦。

［分析］经前期阳长至重,重阳动肝,气郁化火,故乳房胁肋胀痛,腋下抑或胀痛,胸闷烦躁;肝气郁结,冲任不调,故月经不调,经量偏少,色紫红,有小血块;舌质偏红,苔黄白腻,脉细弦俱为佐证。

2. 肝郁化火证

［证候］经前乳房乳头触痛明显,口苦口干,烦躁寐差,脉细弦带数,舌质红,苔黄腻。

［分析］心肝气郁,日久气郁化火,则经前乳房乳头触痛明显;火热耗伤津液,则口苦口干;心火扰神,则烦躁寐差;脉细弦带数,舌质红,苔黄腻俱为佐证。

3. 肾虚肝郁证

（1）阴虚肝郁证

［证候］经前乳房胀痛、触痛明显,头晕腰酸,烦热咽干,舌质暗红,苔黄略腻,脉细弦略数。

［分析］肾阴虚不能涵养肝木,则木气不舒,肝气郁结,故经前乳房胀痛、触痛明显;肾虚失养则头晕腰酸;阴虚生热,故烦热咽干;舌质暗红,苔黄略腻,脉细弦略数亦是肾阴不足之象。

（2）阳虚肝郁证

［证候］经前期乳房胀痛,胸闷烦躁,时欲叹气,腰酸,小腹作胀,形体畏寒,经行小腹作痛,有较大血块,大便偏溏,舌质淡红,苔白腻,脉细弦尺软。

［分析］肾阳虚,不能助肝气以舒发,故经前期乳房胀痛,胸闷烦躁,时欲叹气;肾虚腰府失养,故腰酸;肾阳不足,无以温煦,故形体畏寒,经行小腹作痛,有较大血块;阳虚不能暖土,故大便偏溏;肾阳虚,故舌质淡红,苔白腻,脉细弦尺软。

（3）兼夹血瘀证

［证候］乳房素有结块,经前增大变硬,胀痛难忍,经后缩小渐软,胀痛消失。月经量少不畅,夹有血块,小腹疼痛,血块下后疼痛减轻。舌暗或有瘀点,脉弦涩。

［分析］素有肝气郁结,有碍血行,气滞血瘀,故乳房有结块;经前肝郁更甚,则经前结块增大变硬,胀痛难忍;瘀血内阻,有碍经血下行,则月经量少,夹有血块,经行不畅,则小腹疼痛;经血下行,瘀浊随之下行,则经后缩小渐软,胀痛消失,且血块下后小腹疼痛减轻。舌暗或有瘀点,脉弦涩为血瘀征象。

（4）兼夹痰湿证

［证候］经行乳胀且痛,触之有块,经净后渐缩而软。形体肥胖,胸胁胀闷,纳食不香,白带量多,质稀色白,舌胖苔厚腻,脉弦滑。

［分析］素体痰湿壅阻，或脾虚失运，水湿内停，凝聚为痰，阻遏乳络，经脉不畅，而发为乳房胀痛。形体肥胖，胸胁胀闷，纳食不香，白带量多，质稀色白，舌胖苔厚腻，脉弦滑均为痰湿内阻之征象。

4. 脾虚肝郁证

（1）偏脾虚

［证候］经行乳房胀痛，触之有块，经净后渐缩而软。情志抑郁，忧思恚怒，大便溏稀，畏寒肢冷，神疲乏力，纳食不香，白带量多，质稀无色，舌胖苔白腻，脉细滑。

［分析］肝郁易于克伐脾胃，致使脾胃虚弱，运化失司，酿生痰湿。若夹有瘀浊等，则容易形成乳房结块，阻滞经络，脉络不通则痛，而经前气火偏旺之时，发为疼痛，较为明显。脾虚运化无力，则大便稀溏，纳谷不香；气虚及阳，温煦无力，则畏寒肢冷；气虚带脉失约，则白带量多，质稀无色；舌胖苔白腻，脉细滑俱为佐证。

（2）偏胃虚

［证候］经行乳胀痛，触之有块，经净后渐缩而软。烦躁易怒，胃痛胃胀，喜按喜揉，大便或干或溏。舌质淡，苔薄白，脉细。

［分析］恼怒郁闷，日久不得解脱，心肝气郁，郁阻于胃，脉络不畅，乳络瘀阻。经前期阳长至重，重阳动肝，气郁化火，故致乳房胀痛，烦躁易怒。肝气犯胃，则胃痛胃胀，病属虚寒则喜按喜揉。舌质淡，苔薄白，脉细俱为佐证。

【治疗】

本病以心肝气郁为主要证型，但肾虚也是重要因素，所以在疏肝解郁为主的基础上经后期、经前期均可按补肾调周法论治。

1. 心肝气郁证

[基本治法] 疏肝解郁，理气通络。

[方药运用] 越鞠丸（《丹溪心法》）合五香丸（《景岳全书》）等加减。

制香附 10 g，川芎 9 g，制苍术 10 g，炒柴胡 5 g，赤芍、白芍各 10 g，广郁金 9 g，青皮、陈皮、橘叶、橘核各 6 g，五灵脂（包煎）10 g，合欢皮 15 g，茯苓、茯神各 10 g。

方中香附、苍术、炒柴胡疏肝解郁；青皮、陈皮、橘叶、橘核理气通络止痛；白芍养血柔肝止痛；赤芍、川芎、广郁金、五灵脂既可活血祛瘀，又可增强行气解郁之功；合欢皮、茯苓、茯神可宁心定志。

[服法] 经前经期水煎分服，每日 1 剂。

2. 肝郁化火证

[基本治法] 清肝解郁，泻火通络。

[方药运用] 丹栀逍遥散（《内科摘要》）合钩藤汤（夏桂成经验方）合金铃子散（《素问病机气宜保命集》）。

牡丹皮 10 g，炒栀子 6 g，柴胡 6 g，炒白术、炒白芍、广郁金、茯苓各 10 g，陈皮 6 g，生姜 3 g，薄荷 6 g，钩藤（后下）、白蒺藜、川楝子各 10 g 等。

方中柴胡疏肝解郁调经，广郁金、钩藤、薄荷、陈皮、理气行滞消胀，白芍柔肝止痛，白蒺藜、牡丹皮、栀子清泻肝火，川楝子行气通络止痛，辅以白术、茯苓以增健脾除湿之效。

[服法] 经前经期水煎分服，每日 1 剂。

[加减] 头痛者，加夏枯草 10 g、僵蚕 10 g、蒲公英 15 g；夹有血瘀，乳房胀痛结块，经行腹痛，有大血块，且血块较多者，加王不留行 12 g、路路通 15 g、炙穿山甲片 6 g、五灵脂（包煎）10 g。

3. 肾虚肝郁证

(1) 阴虚肝郁证

[**基本治法**] 滋阴补肾,疏肝通络。

[**方药运用**] 滋肾生肝饮(《校注妇人良方》)合金铃子散(《素问病机气宜保命集》)。

当归、赤芍、白芍、怀山药、生地黄、熟地黄、牡丹皮、茯苓各10 g,五味子6 g,山茱萸10 g,炒柴胡6 g,制香附10 g,五灵脂(包煎)10 g,川楝子6 g,延胡索10 g。

方中炒当归、赤白芍养血柔肝,怀山药、生地黄、熟地黄、山茱萸补养肝肾;辅以茯苓健脾渗湿;配入牡丹皮、炒柴胡、制香附、五灵脂、五味子调理心肝,疏肝解郁;延胡索、川楝子理气止痛。全方通过补养肾阴,涵养肝木而达滋水生肝之意。

[**服法**] 水煎分服,每日1剂。

[**加减**] 心肝火旺,见烦热口苦,失眠者,加钩藤(后下)15 g、炒栀子6 g、炒酸枣仁15 g;脾胃失和,伴脘痞纳差,神疲乏力者,加党参12 g、广陈皮10 g、炒香谷芽15 g。

(2) 阳虚肝郁证

[**基本治法**] 补肾助阳,疏肝通络。

[**方药运用**] 毓麟珠(《景岳全书》)合五香丸(《景岳全书》)加减。

丹参、赤白芍、怀山药、熟地、牡丹皮、茯苓各10 g,川续断、菟丝子、鹿角片(先煎)各12 g,制香附9 g,五灵脂(包煎)10 g,丁香6 g,广木香9 g。

方中丹参、赤芍、白芍、怀山药、熟地黄养血调经;川续断、菟丝子、鹿角片、丁香温肾暖宫,调补冲任;配入牡丹皮、茯苓、制香附、五灵脂、广木香有调养气血、疏肝通络之效。

[**服法**] 水煎分服,每日1剂。

[**加减**] 心肝气郁明显,胸闷气窒,情怀抑郁,乳房胀痛明显者,加广郁金9 g、绿萼梅5 g、炒柴胡5 g;脾胃不和,腹胀矢气,纳欠神疲者,加炒白术、党参各10 g、煨木香6~9 g;痛经,小腹冷感明显者,加紫石英(先煎)10 g、肉桂(后下)6 g。

(3) 兼夹血瘀证

[**基本治法**] 活血化瘀,理气行滞。

[**方药运用**] 毓麟珠(《景岳全书》)合血府逐瘀汤(《医林改错》)合小金丹(《外科全生集》)加减。

炒当归、赤芍、白芍、茯苓、杜仲、香附各10 g,紫石英15 g,菟丝子10 g,桃仁10 g,红花6 g。

方中炒当归、白芍养血柔肝,杜仲、紫石英、菟丝子温肾助阳,赤芍、香附、桃仁、红花理气活血,辅以茯苓有健脾助运之效。

[**服法**] 经前、经期水煎分服,每日1剂。

[**加减**] 伴有肝气郁滞者加香附、青皮各10 g,以理气行滞;月经血块多者加莪术10 g,以活血祛瘀;伴有畏寒肢凉者加桂枝、制附子各8 g,以温经散寒;乳房硬块较大者加石见穿15 g,以软坚散结。

(4) 兼夹痰湿证

[**基本治法**] 祛湿化痰,理气止痛。

[**方药运用**] 毓麟珠(《景岳全书》)合越鞠丸(《丹溪心法》)合小金丹(《外科全生集》)加减。

[**药物**] 炒当归、赤芍、白芍各10 g,川续断、杜仲、巴戟天、苍术、香附、陈皮、半夏、枳壳、南星各10 g,茯苓10 g,甘草3 g,姜汁少许。

方中炒当归、赤芍、白芍养血柔肝,川续断、杜仲、巴戟天补肾助阳,苍术、香附、陈皮、半夏、枳壳、南星、茯苓化痰利湿,配合甘草调和诸药。

[**服法**] 经前、经期水煎分服,每日1剂。

[**加减**] 伴有血瘀者加三棱、莪术各 10 g,以活血化瘀;乳房结块不消者加海藻 10 g、昆布 15 g,以祛痰散结;胀痛甚者加橘核 10 g、青皮 6 g,以理气通络。

4. 脾虚肝郁证

(1) 偏脾虚

[**基本治法**] 健脾燥湿,理气止痛。

[**方药运用**] 健固汤(《傅青主女科》)合逍遥散(《太平惠民和剂局方》)合五香丸(《景岳全书》)加减。

党参 15 g,巴戟天、川续断、杜仲、炒白术、茯苓各 10 g,柴胡 9 g,赤芍、白芍各 10 g,陈皮、香附各 10 g,丁香 6 g,木香 9 g。

方中党参、白术、茯苓、陈皮健脾益气、燥湿化痰,辅以柴胡、香附、木香疏肝通络,可使肝气调达;赤芍、白芍养血敛阴,可使肝血濡润,再加入川续断、杜仲、巴戟天、丁香补肾助阳,使脾肾双补,以益阳气生化之源,诸药共奏健脾燥湿、理气止痛之效。

[**服法**] 经前、经期水煎分服,每日 1 剂。

(2) 偏胃虚

[**基本治法**] 疏肝和胃,理气止痛。

[**方药运用**] 越鞠二陈汤(夏桂成经验方)合香砂枳术丸(《景岳全书》)合五香丸(《景岳全书》)加减。

香附、制苍术、川芎、广陈皮、广木香各 10 g,砂仁(后下)5 g,枳实 6 g,白术 10 g,丁香 6 g,五灵脂(包煎)10 g。

方中香附、木香、枳实疏肝通络、下气行滞,陈皮、砂仁、苍术、白术化湿和胃、化湿、理气除胀,配入丁香一味可温中焦降逆气,又可补助肾阳、散寒止痛,再辅以川芎、五灵脂入肝经血分,可活血化瘀,使瘀散痛止,诸药共奏疏肝和胃、理气止痛之效。

[**服法**] 经前、经期水煎分服,每日 1 剂。

【中成药】

(1) 小金丹(《中华人民共和国药典》):每次 1 粒,每日 2 次。适用于肝郁夹痰证。

(2) 逍遥丸:每次 8 粒,每日 3 次。适用于肝郁脾虚证。

【转归及预后】

本病经过适当的治疗,预后较好。若不注意乳房结块加剧,其病变加重,需要及时发现问题,及时治疗,防止不良病变。

【预防与调护】

(1) 注意身心健康,消除患者精神紧张、焦虑及应激状态。

(2) 临床忌温燥助阳动血之药及酒浆等辛辣之品。

(3) 饮食上以清淡易消化的食物为主。

【夏桂成临证经验】

(一)夏桂成诊疗经前乳房胀痛验案

张某,35 岁,干部。

患者近两年来每于经前辄有乳房胀痛。月经初潮 12 岁,3～5/26～35 日,量中偏少,色紫红,有血块,或有痛经。25 岁结婚,1-0-3-1,上节育环。妇科检查未见异常。测量 BBT,高温相欠稳定,低温相亦偏高。平时带下较多。

就诊时正值经前期,乳房胀痛,乳头触痛,近半年来加剧,每于经前7日,有时甚则自经间排卵期开始乳房胀痛,有时月经过少时,行经期乳房胀痛不消失,胸闷烦躁,头昏头痛,时有腰酸,夜寐欠佳,口苦咽干,大便干结,小便黄少,舌质偏红,边有齿痕,脉象弦细。

初诊:正值经前期,根据乳房胀痛等一系列症状,此属肝郁化火之象,但经行量少,又当在清肝解郁方法中参入温阳调经之品,方取毓麟珠合丹栀逍遥散再合五香丸(汤)治之。处方:丹参、赤芍、白芍、山药、牡丹皮、茯苓、川续断、鹿角片(先煎)各10g,钩藤(后下)15g,炒柴胡、绿萼梅各6g,五灵脂(包煎)、制香附各9g,川楝子10g。

二诊:药服5剂,月经来潮,量不畅,色紫红,少腹隐痛,不得不转用疏肝调经,方取越鞠丸、五香丸、五味调经散治之。处方:制苍术、制香附、牡丹皮、丹参、赤芍、山楂、五灵脂(包煎)、泽兰叶、川牛膝各10g,益母草15g,绿萼梅6g,延胡索12g,醋青皮6g。

三诊:用5剂,经净之后,隔1周,出现一定量的锦丝状带下,腰酸,少腹胀痛,胸闷心烦,睡眠较差,头昏头痛,脉象细弦,舌质偏红,仍当从经间排卵期论治,予以补肾促排卵汤,加入疏泄肝木之品。处方:炒当归、赤芍、白芍、山药、熟地黄、牡丹皮、茯苓各10g,川续断、菟丝子、鹿角片(先煎)各12g,五灵脂(包煎)10g,绿萼梅5g,炒柴胡5g,白蒺藜12g,红花5g,炒栀子6g。经行时再服越鞠丸、五香丸、五味调经散,如是反复使用,经间期再用上方,经治3个月经周期,经前乳房胀痛基本消失,嘱继服杞菊地黄丸,越鞠丸以善后。

[按语]从妇科特征来分析,月经周期忽前忽后,经量偏少,色紫红,有小血块,此亦属于气滞血瘀,而以气滞为主,全身症状上也表现出气滞的证型,而且是一系列肝郁气滞的症状,在一定程度上肝郁气滞有化火的现象。而且患者自感乳房胀痛结块,但细扪之尚无核块,故在经行之后乳房乳头胀痛消失,乳房柔软,并无结块之象。所以此病妇科特征与全身症状均属肝郁气滞,且有化火的现象,并无矛盾,辨证并不困难。但是从测量的BBT的曲线来看,高温相不稳定,低温相偏高,说明阴虚心肝火旺,且有肾虚的一面。再细察证候,亦有腰酸头晕等反应,说明的确有肾虚存在。因此,本病证,既有肝郁气滞、且将化火的主要方面,又有肾虚阴阳不足的一面,证情较为复杂。

经行乳房胀痛,在经前期综合征中颇为常见。它与乳癖的差异,就在于乳房有无结块。乳房有结块者,属于乳癖;乳房没有结块者,属于经行乳房胀痛,实际上应属于经前乳房胀痛。根据我们多年来的临床体会,辨治本病,疏肝解郁,或者清肝解郁,以调治肝郁为主者,非治本之道。治本者仍在于补肾调周,同时要测量BBT,但也不能否定治肝的重要性,同时必须结合心理疏导,稳定情绪,放下思想包袱,避免紧张急躁忧郁等因素,才能获巩固性效果。

(二)夏桂成治疗经前乳胀的特点

经前乳房胀痛,临床上颇为多见。乳房胀痛属于西医学乳腺增生性疾病。夏桂成认为,本病虽发于乳房局部,为肝郁气滞,脉络不畅,但实际上与肾之阴阳消长转化不足有关,即肾阳偏虚,阳长不及,不能助肝脾气血以运转舒发,因而肝脾(胃)之气血活动失调,不通则痛也。《朱小南妇科经验选》云:"经前有胸闷乳胀等症状者,十有六七兼有不孕症,该乳房属胃,乳头属肝,情绪不欢,肝气郁滞,木横克土,所以经前有胸腹胀闷不宽、乳部胀痛等情况,同时往往影响孕育。"在《实用妇科学》中也言及:"乳房胀痛,经前期常有乳房胀满感,有时疼痛且甚严重,可影响睡眠。检查有触痛性结节,系乳腺腺体及周围纤维组织水肿所致。行经后消肿,疼痛亦消失,但下周期重新出现。"该书又指出:"乳痛证,为乳腺结构不良症中最常见最轻型的病变。多发生在30~40岁乳房发育正常的妇女;少数在20~30岁,并伴有乳房发育不全现象。

我们认为经前期为阳长至重,冲脉气盛,心肝气火偏旺,是以出现乳房胀痛,此其一也。但据我们临床观察,乳房胀痛甚则结为癥瘕,但大多数是肾虚偏阳,即阴中阳虚,久则不能涵养肝木,又不能助肝气以疏发，以致肝郁气滞，加以肾阳偏虚，气化不利，水湿欠运，乳络之间痰湿与肝郁气滞相阻，所以形成乳房胀痛结块。而且经前乳房胀痛的部位在外上、外中，即前总论中所说以后天八卦，对应乳房部位而言，乳房胀痛以及结块在四阴卦处，经前期属阳，其发育长运动规律呈偶数律，此乃阳中赖阴之故。而经前乳房胀痛，由于地处四阴卦阴赖阳的运动规律，故大多出现"7、5、3"奇数律的变化，即乳房胀痛，大多出现在经前 7 日、5 日、3 日的时间内，反映出阳中有阴，阴中有阳的错杂变化，而且程度较轻，无结块现象者，不作疾病论治。

在治疗上，单纯性的肝郁气滞，或肝郁化火者，可选用疏肝解郁，或清肝解郁的逍遥散，或丹栀逍遥散加入一些疏肝通络之品，如橘叶、橘核、路路通、八月札、绿萼梅等品。但必须注意两点：其一是心气不舒，心火偏旺者，又必须加入黄连、石菖蒲、五灵脂（包煎）、琥珀、合欢皮等；其二是痰湿阻络者，尚需加入茯苓、浙贝母、黄药子、牡蛎、海藻、陈皮、制半夏等。但是乳房胀痛，大多数是属于肾虚偏阳，因此补肾助阳是治疗本病症的主要方法。可用毓麟珠加入疏肝通络化痰之品。药用当归、赤芍、白芍、怀山药、左牡蛎、牡丹皮、茯苓、川续断、菟丝子、鹿角片、丝瓜络、绿萼梅、浙贝母、五灵脂（包煎）、瓜蒌皮等品，其中鹿角片、大贝母、五灵脂（包煎）、绿萼梅是主要药物，据报道一味鹿角片亦能治愈乳癖。在治疗过程中测量 BBT，观察 BBT 高温相的变化有助于补肾温阳药的应用，按调周法进行施治，同时进行心理疏导，稳定情绪，保持心肝气血的和畅，才能取得较好的效果。

本病虽然本质上与阴阳的消长转化失调有关，但其形成和发展与心肝的关系十分密切。《疡医大全》引陈远公曰："有左乳内忽大如桃，又不疼，色亦不赤……以为痰气郁结也，谁知肝气不舒乎。夫乳属阳明，乳肿宜责阳明矣，而余独谓之肝，不起世人之疑乎。夫阳明胃土最畏肝木，肝气亦不舒矣……治法不必治胃，治肝而肿自消矣。"该论述指出，在乳房胀痛中肝较之脾胃更为重要，调治心肝也是乳房胀痛治疗的主要方法。陈远公乃陈士铎也，其学术观点大多来源于傅青主，可供参考。

二、经行发热

女性每值经期或经行前后，出现以发热为主症，经净后其热渐退者，称为经行发热。若偶尔出现一次经行发热者，不属此病之列，并应与经期外感，或其他疾病引起的发热相区别。经行发热，一般以经前、经期发作者偏于实，经后发作者偏于虚。

【病因病机】

本病的病理机制主要在于阴虚郁火。其次还有气虚与血瘀等因素。阴虚者，素体阴血不足，或房劳多产，久病损伤，精血亏虚，月经来潮之后，阴血益虚，相火偏旺，阴不制阳，亦即《济阴纲目》所说："经行潮热有时为内伤。"而且阴虚相火偏旺，经行之前，阳长至重，重则必然气火更旺，更旺则烦热不已，或者经行之后，阴血更虚，虚则火更旺，是以出现发热。肝经郁火者，或由平素情绪烦躁，或由精神抑郁，郁而化火。经前期阳长至重，阳气偏旺，激动肝火，肝郁之火内蒸自然出现经前发热。

此外，尚有瘀热所致者，或因产后恶露未净，瘀血内停，或经血未尽，外感六淫，或内伤七情，致瘀血滞于子宫，经行之际，因瘀阻于子宫，气血乖违，营卫失和，而致经行发热，亦正如《女科要旨》中："人之气血周流，忽有忧思忿怒则郁结不行，经前产后忽遇饮冷形寒，则恶露不尽，此经候不调，不通则痛。发热所由作也。"气血虚弱之发热，临床虽较少见，但亦有之，其原由在于素体亏虚，或劳倦思虑伤脾，或病后失养，气血虚弱，经行气随血泄，其气亦虚，气血阴阳失和，虚阳浮越在外，是以发热，类乎产后之虚热。

本病总体上与阴阳气血失调有关，主要属内伤发热，临床上有郁火、瘀热、阴虚、气虚之分，但常以阴虚郁火的兼夹证型为多见。

1. 郁火　平素情绪烦躁或精神抑郁，肝郁气滞，久而化火，经前阳气偏旺，化火更甚，郁火内蒸，以致发热。

2. 瘀热　肾虚或阴血不足之体常有情怀不畅,气郁于内,一面化火,一面滞血生瘀,瘀阻气滞,值经前阳气偏旺时而发本病。

3. 阴虚　素体阴虚,经行量多,阴血更虚,经前阳旺,经期体虚,虚火内炎,亦致本病。

4. 气虚　脾胃素弱,气血不足,经行之后气虚更著,气虚下陷,清浊交混,营卫失和,故致本病。

【诊断与鉴别诊断】

（一）诊断

1. 临床表现　发热每伴月经周期而出现,一般经前经期发热,经后自愈,亦有经将净时或经后初期发热者,数日即愈,有其规律性。

2. 妇科检查　患者一般无异常改变。若有盆腔炎性后遗症、盆腔结核病史,或宿有瘀血留滞胞宫胞脉者,局部可扪及包块,或压痛不适,或触痛明显。

（二）鉴别诊断

通过详细询问病史、细致的全身检查、有关的实验室和辅助检查,如血常规、红细胞沉降率、盆腔B超、腹腔镜等,排除外感发热、炎症性疾病、结核、风湿及结缔组织疾病等。

【辨证】

本病实证以郁火、瘀热为主,虚证以阴虚、气虚为主。

1. 郁火证

[证候]经前或经期发热,月经先期,量或多或少,色紫红有小血块,或有小腹胀痛,伴头昏头痛,胸闷烦躁,乳房胀痛,口渴寐差,尿黄便艰,舌质偏红,苔色黄腻,脉细弦。

[分析]平素精神抑郁,肝郁气滞,久而化火,经前阳气偏旺,郁火内蒸,以致经前或经期发热;肝郁化火,迫血妄行,故月经先期,量多;肝郁气滞,故经量少,色紫红有小血块,或有小腹胀痛;肝火偏旺,上扰心神,故头昏头痛,胸闷烦躁;肝郁不舒,乳络失畅,故乳房胀痛;口渴寐差,尿黄便艰,舌质偏红,脉细弦带数均为肝郁化火之象。

2. 瘀热证

[证候]经前或经行发热,月经先后不一,经行量较少,色紫红有血块,小腹胀痛,头昏,胸闷烦躁,内热口渴,或有乳胀,小腹作胀等,舌偏红有紫点,脉细弦。

[分析]肾虚或阴血不足,情怀不畅,气郁于内,一面化火,一面滞血生瘀,瘀阻气滞,故于经前阳气偏旺时发热;肾虚肝郁,故月经先后不一;气滞血瘀,故经行量较少,色紫红有血块,小腹胀痛;郁而化火,上扰清空,故头昏;瘀热内阻,故胸闷烦躁,内热口渴,或有乳胀,小腹作胀等;舌偏红有紫点,脉细弦亦是瘀热之象。

3. 阴虚证

[证候]多见经后发热,月经先期,量多少不一,色红无血块,头昏腰酸,夜不能寐,心悸,舌质红,少苔,脉细数。

[分析]素体阴虚,经行量多,阴血更虚,经前阳旺,经期体虚,虚火内炎,故经后发热;阴虚血热,故月经先期,量多少不一,色红无血块;肾阴偏虚,故头昏腰酸;阴虚有热,虚火内炎,心失所养,故夜不能寐,心烦心悸;舌质红,少苔,脉细数为阴虚之象。

4. 气虚证

[证候]多见经后发热,月经周期或有提前,行经量多,色淡红,无血块,头昏,神疲乏力,四肢倦怠,不思饮食,气短声低,动则汗多,舌质淡红,苔薄润,脉细或弱。

［**分析**］脾胃气虚，营卫失和，故经后发热；气血不足，冲任失养，故月经周期或有提前，行经量多，色淡红，无血块；气血亏虚，无以上荣，故头昏；气血不足，无以濡养，故神疲乏力，四肢倦怠；脾胃虚弱，运化无力，故不思饮食；中气不足，故气短声低，动则汗多；舌质淡红，苔薄润，脉细或弱均为气血不足之象。

【治疗】

实者清之，虚者补之。

1. 郁火证

［**基本治法**］清肝解郁，理气调经。

［**方药运用**］丹栀逍遥散（《内科摘要》）加减。

炒牡丹皮、栀子、柴胡各 6 g，炒当归、赤芍、白术、茯苓、制香附、黄芩各 10 g，钩藤（后下）10 g。

方中君药为柴胡、当归与芍药，其中柴胡有疏肝解郁之效，当归与芍药养血涵肝，三药合用，补肝体而助肝用，恢复肝气条达之性；予以白术、茯苓健脾为辅，乃"见肝之病，知肝传脾，当先实脾"之意；牡丹皮泻血中伏火，栀子泻三焦之火，导热下行，兼利水道，二药皆入营血，能解肝郁化火生热之患；加入香附理气调经，黄芩清热泻火，钩藤疏肝理气。全方共奏清肝解郁，理气调经之效。

［**服法**］经前经期水煎分服，每日 1 剂。

［**加减**］夹有瘀血者，加失笑散（包煎）10 g、益母草 15 g；兼有脾胃虚弱者，加陈皮、党参、六曲各 10 g。

2. 瘀热证

［**基本治法**］调气化瘀，清热通经。

［**方药运用**］血府逐瘀汤（《医林改错》）合越鞠丸（《丹溪心法》）。

炒柴胡、桔梗各 6 g，牛膝、枳壳、当归、赤芍、生地黄、牡丹皮、泽兰、桃仁、红花各 10 g，制香附 6 g，山楂 15 g。

方中当归、赤芍、桃仁、红花、泽兰活血祛瘀，牛膝祛瘀血，通血脉，并引血下行，为该方的主要配伍；柴胡疏肝解郁，升达清阳；桔梗、枳壳开胸行气，使气行则血行；加入生地黄凉血清热，当归能养血润燥，使祛瘀而不伤阴血；香附行气解郁；牡丹皮清热泻瘀；山楂消滞化瘀。全方有调气化瘀，清热通经的功效。

［**服法**］经前经期水煎分服，每日 1 剂。

［**加减**］兼肝郁化火者，加炒栀子 9 g，川楝子 10 g；木横克土，致乳房胀痛，食欲不振者，宜疏肝健脾，合逍遥散。

3. 阴虚证

［**基本治法**］滋阴养血，清热降火。

［**方药运用**］加味地骨皮饮（《医宗金鉴》）。

生地黄、当归、白芍各 10 g，川芎 6 g，牡丹皮、地骨皮各 10 g，胡黄连、软白薇各 6 g。

方中地骨皮、胡黄连、软白薇善清虚热除骨蒸，生地黄凉血兼能滋阴清热，当归、白芍、川芎养血活血，增以牡丹皮泄热柔肝，又可除无汗之骨蒸。全方有滋阴养血，清热降火的功效。

［**服法**］经前经期经后水煎分服，每日 1 剂。

［**加减**］气阴不足者，加麦冬、北沙参各 10 g，五味子 6 g；兼心神不宁，失眠多梦者，加炒酸枣仁 15 g、钩藤（后下）10 g；头晕耳鸣者，加枸杞子、石决明各 10 g。

4. 气虚证

［**基本治法**］补中益气，甘温除热。

［**方药运用**］补中益气汤（《脾胃论》）。

黄芪、党参、白术各 15 g,炙甘草、炙升麻、炒柴胡各 6 g,陈皮 5 g,白芍、当归各 10 g,炮姜 3～5 g,大枣 5 枚。

黄芪补气助阳,升阳举陷为主,伍以党参大补元气,两药相合,互为协同作用,加强补气之力;炙甘草补中益气,善调脾胃不足,补三焦之元气;白术燥湿健脾,为补脾气第一要药,与参、芪配伍,大补后天之本,可培养气血生化之源;当归、白芍补血调肝,与参、芪配伍,补血而能守气,兼能养脾之阴;陈皮理气健脾,于本方中使补气而无气滞之弊;升麻既可升提清阳,又可清热凉血解毒;柴胡和解退热,疏达肝气,二药配伍,寓"火郁发之"之意,又与益气健脾药配伍,能鼓动脾胃清阳升发;配入炮姜、大枣调和营卫之气。诸药共奏补中益气,甘温除热之功效。

[服法] 经前经期水煎分服,每日 1 剂。

[加减] 大便溏泄者,去当归,加焦六曲 10 g;夹有肝经郁火者,加炒栀子 9 g、炒牡丹皮 10 g。

【中成药】

1. 清解颗粒　每次 9 g,每日 2～3 次。适用于血热内盛证。

2. 丹栀逍遥丸　每次 4～6 g,每日 2～3 次。适用于肝经郁火。

【转归及预后】

本病经过适当的治疗,一般预后较好。

【预防与调护】

(1) 临床忌辛辣温燥、助阳动血之品。

(2) 注意身心健康,避免过度劳累。

【夏桂成临证经验】

经行发热有周期性,少数患者可于月经中间期(排卵期)发热。夏桂成认为,本病总体上与阴阳气血失调有关。治疗经行发热的要旨包括:

1. 主要从内伤发热论治　临床上虽有郁火、瘀热、阴虚、气虚之分,但常以阴虚郁火的兼夹证型多见。治疗上,一般经前、经期着重从郁火论治,治以丹栀逍遥散,兼外感者,应加入荆芥、防风、桑叶、菊花、金银花之属;经净后应着重滋阴,可选用杞菊地黄汤或二甲(龟甲、鳖甲)地黄汤等治之。对瘀热性发热,应注意有无感染。如系炎性发热者,当用红藤败酱散合银翘散治之。气虚发热颇为少见,《类证治裁》有"经后发热倦息,两目如帛蔽不明,此脾肾精华不能上注于目也,朝用补中益气汤,夕用地黄丸加杞子"之说,实际上是气阴两虚之证。夏桂成对此常用补中益气汤加青蒿、鳖甲、炒牡丹皮、炒黄柏等,待经净之后转从脾肾论治以巩固之。

2. 热入血室　也是经期发热的一种证型,以小柴胡汤合四物汤加牡丹皮等治之,疗效较为满意。临证时只要见到寒热往来,几乎都可按热入血室论治,至于口苦欲呕、默默不欲饮食等症,不必悉具,亦不必追究有无外感史。如系感染性发热,可配合西药抗感染疗法以加速治愈过程。

三、经行眩晕

适逢经行或行经前后出现头目眩晕,视物昏花,并呈周期性发作者,称经行眩晕。若因睡眠不足,劳倦烦恼而致经期轻度眩晕,偶然发作一次,又无其他症状者,可不作疾病论。

本病有虚实之分,经及时治疗,一般能获愈,预后良好。

【病因病机】

本病证主要因虚所致,虚者指阴血不足,正如《沈氏女科辑要》引《撮要》云"经后目暗,属血虚",张山雷谓是"肝肾阴虚,不能上荣于目"所致。血虚者,大病失血,或素体血虚,或脾虚化源不足,营血亏虚,经行则气血下注,其血益虚,不能上荣头目,故经行头目眩晕;阴虚阳亢,素体肝肾不足,精亏血少,或多产房劳,致阴精耗伤,经行阴血下泄,精血益虚,清空失养而眩晕,亦即张景岳所谓"无虚不作眩";或则复因忧郁、恚怒等情志刺激,使肝郁化火而伤阴,阴虚阳亢,阳亢生风,风阳上扰,经行时重阳转阴,排出经血,使阴血更虚,而阳亢盛化风,而为经行眩晕,亦即是《素问》所谓"诸风掉眩,皆属于肝"。

1. *血虚*　大病失血,素体血虚,或脾虚化源不足,营血不充,经行气血下注,其血更虚,不能上荣清窍,故致本病。

2. *阴虚阳亢*　素体肝肾不足,精亏血少,或房劳多产,肝肾阴血更虚,每届经前、经期阳气更旺、阴虚阳亢致发本病。

3. *脾虚夹痰*　脾虚生痰,阻遏清阳之气上升,经期气血下注,气虚益甚,痰湿内蕴,清阳之气不升,痰浊上扰清窍,故致本病。

【诊断与鉴别诊断】

(一) 诊断

1. *临床表现*　经期或经行前后头晕目眩,或头晕沉重,头部昏浑如处雾中,常伴耳鸣恶心,并随月经周期发作。

2. *妇科检查*　常无明显阳性体征。

(二) 鉴别诊断

(1) 通过详细询问病史、细致的全身检查、有关的实验室和辅助检查,如外耳道、听力检查无明显异常者,可与梅尼埃病相鉴别。

(2) 通过心、脑、血管病等的检查,与高血压、低血压及颅脑疾病等相鉴别。

【辨证】

本病常见有血虚、阴虚阳亢、脾虚夹痰。

1. *血虚证*

[证候] 经行或经后头晕目眩,经期错后,经行量少,色淡红,质稀,体倦乏力,面色萎黄,心悸少寐,舌淡苔薄,脉细弱。

[分析] 素体血虚,或脾虚化源不足,营血不充,经行气血下注,其血更虚,不能上荣清窍,故致经行或经后头目眩晕;营血不充,冲任失养,故月经后期,量少,色淡红,质稀;气血不足,无以上荣,故面色萎黄;心失所养,故心悸少寐;血虚气弱,故体倦乏力;舌淡苔薄,脉细弱亦是血虚之象。

2. *阴虚阳亢证*

[证候] 经行头晕目眩,或头部昏痛,血压升高,经行量少或量多,色红质黏腻,烦躁易怒,口干咽燥,舌红苔黄,脉弦细数。

[分析] 素体肝肾不足,精亏血少,或多产房劳,阴虚阳旺,故经行头晕目眩,或头部昏痛,血压升高;肝肾阴虚,阴虚生热,故经行量少或量多,色红质黏腻,口干咽燥;肾虚肝郁,气机不畅,故烦躁易怒;舌红苔黄,脉弦细数为有热之象。

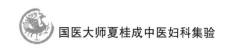

3. 脾虚夹痰证

[证候] 经行前后头晕而沉重,或头部昏浑,如处迷雾之中,平时带下量多,色白质腻,胸闷泛恶,神疲嗜睡,纳少便溏,苔白腻,脉濡滑。

[分析] 脾虚生痰,阻遏清阳之气上升,经期气血下注,气虚益甚,痰湿内蕴,清阳之气不升,痰浊上扰清窍,故经行前后头晕而沉重,或头部昏浑,如处迷雾之中;痰气交阻,浊阴不降,故胸闷泛恶,神疲嗜睡;湿浊下注,故平时带下量多,色白质腻;脾虚不运,故纳少便溏;苔白腻,脉濡滑亦为脾虚夹痰之象。

【治疗】

本病常见有血虚、阴虚阳亢、脾虚夹痰,治疗分别宜补养心脾,益气养荣;滋阴清热,息风潜阳;健脾升阳,除湿化痰。

1. 血虚证

[**基本治法**] 补养心脾,益气养荣。

[**方药运用**] 人参养荣汤(《太平惠民和剂局方》)加减。

当归、白芍、黄芪、人参、白术、熟地黄、茯苓各 10 g,炙远志、陈皮、炙甘草、五味子各 5 g,枸杞子、夜交藤各 12 g,稆豆衣 9 g,桑椹子 10 g。

方中以八珍汤、稆豆衣、桑椹子补益气血;黄芪益气养荣;辅以五味子、炙远志补养心脾,交通心肾而定志宁心;枸杞子、夜交藤补血养心安神;陈皮健脾理气,以防益气补血药过于滋腻滞气,有碍脾胃的运化气血功能。诸药合用,有补益心脾、益气养荣的作用。

[服法] 经前经期水煎分服,每日 1 剂。

[加减] 大便偏溏者,去当归、熟地黄,加六曲 10 g、砂仁(后下)5 g;恶心呕吐,纳食甚差者,去熟地黄,加炒谷芽、炒麦芽各 15 g,焦山楂 10 g。

2. 阴虚阳亢证

[**基本治法**] 滋阴清热,息风潜阳。

[**方药运用**] 天麻钩藤饮(《杂病证治新义》)加减。

明天麻、栀子、黄芩、杜仲各 9 g,钩藤(后下)、生石决明(先煎)、牛膝、益母草各 12 g,夜交藤、茯神各 15 g。

方中君以明天麻、钩藤、生石决明,三药均有平肝息风之效;栀子、黄芩清热泻火,使肝经之热不致偏亢,是为臣药;益母草活血利水;牛膝引血下行,配合杜仲补益肝肾,是为佐药;夜交藤、茯神安神定志,俱为使药。全方共奏滋阴清热,息风潜阳之效。

[服法] 经前经期水煎分服,每日 1 剂。

[加减] 烦躁失眠甚者,加黄连 3 g,青龙齿(先煎)10 g;腰膝酸软明显者,加熟地黄、山茱萸各 10 g;腹胀便溏者,去栀子、川牛膝,加炒白术、六曲各 10 g。

经后期当以滋阴息风之杞菊地黄丸善后。

3. 脾虚夹痰证

[**基本治法**] 健脾升阳,除湿化痰。

[**方药运用**] 半夏白术天麻汤(《医学心悟》)加味。

制半夏、明天麻、橘红各 6 g,白术、茯苓各 10 g,生姜 3 片,大枣 6 枚,炒荆芥 6 g,广藿香 10 g,蔓荆子 10 g。

方中半夏燥湿化痰,降逆止呕,天麻化痰息风而止头晕,二者合用,为治风痰眩晕头痛之要药。李东垣云:"足太阴痰厥头痛,非半夏不能疗,眼黑头眩,风虚内作,非天麻不能除。"本方以此二味为君,以白术为臣,健脾燥湿,与半夏、天麻配伍,祛湿化痰,止眩之功益佳。佐以茯苓健脾渗湿,与白术相合,尤能治痰之本。再增入橘红理气化痰,荆芥疏肝祛风,蔓荆子祛风止痛,广藿香芳香化湿,配合姜、枣调和脾胃。诸药共奏健脾升阳,除湿化痰之效。

[**服法**] 经前经期水煎分服,每日1剂。

[**加减**] 痰郁化火,症见头目胀痛,心烦口苦者,加黄连(另包)3 g,炒竹茹10 g,钩藤(后下)12 g,炒枳壳6 g;大便溏泄,次数偏多者,加砂仁、白豆蔻(后下)各5 g,六曲10 g。

经后期以芎归六君汤善后。

【中成药】

1. 归脾丸　每次9 g,每日3次。适用于血虚证。
2. 杞菊地黄丸　每次3 g,每日3次。适用于阴虚阳亢证。
3. 知柏地黄丸　每次3 g,每日3次。适用于阴虚阳亢证。
4. 半夏天麻丸　每次6 g,每日3次。适用于脾虚夹痰证。

【转归及预后】

本病经及时治疗一般能获愈,预后良好。

【预防与调护】

(1) 临床忌温燥助阳动血之药及酒浆等辛辣之品。
(2) 注意身心健康,合理安排作息时间,避免精神过度紧张及过度劳累。

【夏桂成临证经验】

经行眩晕,以血虚为常见,所谓血虚者,实际上包含两层意义。其一是阴血不足,即肝肾亏虚,治疗着重在滋阴养血,适当加入平肝息风药物。前人王春山有云"治风先治血,血充风自灭",在"治风先治血,血行风自灭"的前提下更动个字,但却反映出两种不同的观念和治法。所以我们在临床上对此类病证,常喜欢运用杞菊地黄丸(即汤)进行治疗,一般尚需加入制何首乌、钩藤等品;其二是气血不足,常是心脾亏虚的反应,治疗上着重在补气养血,亦要加入一些养血息风的药物。前人根据气能生血,脾胃为后天生化之源,所以制定很多补气养血的方药,著名的方剂有:当归补血汤、养血归脾汤、十全大补汤、人参养荣汤、人参滋血汤、归芍六君汤等,张景岳的大营煎、小营煎均含有此类方意。我们临床对于气血不足所致经行眩晕者,常选用归脾汤,加入枸杞子、稆豆衣、桑椹子等具有养血息风的药物。但是在经净之后,凡属虚证者,均需补血为主,阴血虚者,从先天肝肾而滋血;气血虚者,从后天脾胃而补气生血,尤为重要。至经前期,仍当在滋补肝肾,或补益心脾前提下,加入适量的息风治晕的药物,肝肾不足,阴血亏虚的,清降息风;气血不足,心脾失养的,温养息风,以达到标本合治。至于肝旺阳亢,脾虚痰湿的患者,大多见于更年期,或者中壮年后期者,治疗的方法有所不同。将在更年期眩晕症中加以较详细的论述。同时在辨治中,还要贯彻调经的意图,如果月经不是过多者,均需加入炒当归、丹参、泽兰、鸡血藤、赤芍、白芍等品,以保证正常经血的顺利排泄,从而亦有利于调复本病证。

四、经行口糜

经期或经行前后口舌糜烂,每月如期发作,多年反复难愈,称为经行口糜。就临床资料分析,经行口糜有以下特点:① 经期或经行前后周期性发作。② 常多年难愈。

【病因病机】

本病在历代医家中虽无专题论述,但有关资料还是有所记载的,因其病发的部位主要表现在口舌,口为胃之门户,舌为心之苗窍,故本病之发生,当责之于心、胃二经。病因主要是热,而有胃热、心火及虚热之别。经行口糜,主要是胃热,《诸病源候论》巢元方称:"心气通于舌……脾气通于口,脏腑热甚,热乘心脾,气冲于口与舌,故令口舌生疮。"孙思邈谓:"胃中客热,舌干口干燥生疮。"一般来说胃热与多嗜食辛辣香燥之物,膏粱厚味……致肠胃蕴热,阳明胃经与冲脉相通,经前经期,冲脉气盛,冲脉之气夹胃热上蒸而为口糜。或则思虑过度,耗伤心阴,心主血,或者失眠过久,长期熬夜,耗伤阴血。胞脉胞络属心而络于胞中,经行阴血不足,心火愈亢,火性炎上,以致口舌生疮。经行口糜,还有一种属虚火所致者。虚火有阴虚火升,火热假心胃而升炎,或则阴虚之体,心情不畅,心肝郁火,得经前经期阳长气旺而郁火更甚,是以发为口舌溃疡,或则素体脾肾阳虚,或房事过频,或多次流产,或过食生冷,以致肾之耗损,虚火上浮,发为口舌糜烂。

1. 阴虚火旺　素体阴虚,或欲火内动,虚火上炎,热乘于心,心火升发,遂致口舌糜烂。
2. 胃热熏蒸　素食辛辣香燥或膏粱厚味,肠胃蕴热,经行重阳转阴,冲脉气盛,夹胃热上冲,以致口糜。
3. 脾肾阳虚　素体脾肾阳虚,或房事过频,或多次流产,或过食生冷,以致肾元耗损,虚阳上浮,或心情不畅,夹心肝郁火而致口糜。

【诊断与鉴别诊断】

(一) 诊断

1. 临床表现　经行口糜舌溃,每月如期发作,经净自愈,缠绵难愈。
2. 妇科检查　盆腔器官无异常。
3. 其他检查　应注意皮肤、眼、生殖器官及神经系统体征,对口糜较重者,应查血常规,必要时可行病变局部渗出物的涂片培养及皮肤过敏试验等。

(二) 鉴别诊断

根据病史、体征、实验室及有关的辅助检查,必要时可行肛门指诊、钡剂灌肠及内镜检查等,与营养缺乏性口舌病变及白塞病等相鉴别。

【辨证】

1. 阴虚火旺证
[证候] 经期口舌糜烂,唇燥咽干,五心烦热,夜寐甚差,尿少色黄,舌红苔少,脉细数。
[分析] 阴虚内热,虚火上炎,热乘于心,心火升发,遂致经期口舌糜烂;阴虚火旺,伤精耗液,故唇燥咽干,尿少色黄;热扰心神,故五心烦热,夜寐甚差;舌红苔少,脉细数也是阴虚火旺之象。

2. 胃热熏蒸证
[证候] 经行口舌生疮,口臭,口干喜饮,尿黄便结,舌苔黄厚,脉滑数。
[分析] 过食辛辣香燥或膏粱厚味,肠胃蕴热,经行重阳转阴,冲脉气盛,夹胃热上冲,故致口糜;胃热熏蒸,故口臭,口干喜饮;肠胃蕴热,热移肠腑,故尿黄便结;舌苔黄厚,脉滑数为肠胃蕴热之象。

3. 脾肾阳虚证
[证候] 经行口舌糜烂,患处色晦暗,气少乏力,胸闷烦躁,形寒便溏,舌质淡红,苔黄白腻,脉沉细。
[分析] 素体加上诸因以致肾元耗损,虚阳上浮,或心情不畅,心肝郁火,故经行口舌糜烂,患处色晦暗;肾虚不足,故气少乏力;脾肾阳虚,失于温煦,运化失职,故形寒便溏;肾虚肝郁,心火上扰,故胸闷烦

躁;舌质淡红,脉沉细为脾肾阳虚之象。

【治疗】

经行口糜多属于热,治宜清热为主。虚者养阴清热,实者清热泻火,但脾肾阳虚者当施以引火归元法。

1. 阴虚火旺证

[**基本治法**] 滋阴降火,宁心安神。

[**方药运用**] 知柏地黄汤(《医宗金鉴》)合清心丸(《普济本事方》)。

炙知母 6 g,炒黄柏 9 g,熟地黄、怀山药、山茱萸、牡丹皮、茯苓、泽泻各 10 g,黄连 3 g,莲子心 3 g。

方中知母、黄柏滋肾阴,清相火,熟地黄滋肾阴,益精髓,山茱萸酸温滋肾益肝,山药滋肾兼能补脾阴,三者共成"脾阴、肝阴、肾阴"三阴并补之功,亦即王冰所谓"壮水之主以制阳光"之义。此外,泽泻配熟地黄泻肾降浊,牡丹皮配山茱萸以泻肝火,茯苓配山药渗脾湿,辅以黄连、莲子心宁心安神。诸药合用,有滋阴降火、宁心安神之功效。

地骨皮、麦冬、青黛、车前子、乌梅肉、炒蒲黄、炒香附各等分研末,蜜丸如弹子大,每重 9 g,每服一丸,温水化服,每日 2～3 次。

[**服法**] 经前经期水煎分服,每日 1 剂。

[**加减**] 口干舌燥明显者,加麦冬 6 g,玄参 10 g;大便偏软者,去知母,加炒白术 10 g、炒扁豆 10 g。

2. 胃热熏蒸证

[**基本治法**] 清热泻火,荡涤胃热。

[**方药运用**] 凉膈散(《太平惠民和剂局方》)加减。

大黄(后下)5 g,甘草 10 g,栀子 10 g,薄荷叶 5 g,黄芩 10 g,连翘 10 g,竹叶 10 g,黄连 3 g。

方中君药连翘有清热解毒之效;臣以黄芩、黄连清心胸郁热;栀子通泻三焦之火,可引上焦郁火下行,合以大黄荡涤肠胃邪热,导热下行;配合薄荷叶、竹叶外疏内清;甘草既能缓和大黄峻泻,又可助大黄、栀子等清热解毒。全方共奏清热泻火,荡涤胃热之功。

[**服法**] 经前经期水煎分服,每日 1 剂。

[**加减**] 经行不畅者,加丹参 10 g,凌霄花 6 g、泽兰叶 10 g、桃仁 10 g;腹胀脘痞者,加枳实、枳壳各 10 g,广木香 5 g;小便甚少者,加车前子(包煎)10 g、泽泻 10 g、碧玉散(包煎)10 g。

3. 脾肾阳虚证

[**基本治法**] 益气温阳,佐以清心。

[**方药运用**] 十全大补汤(《太平惠民和剂局方》)加减。

党参 10 g,炒当归 10 g,白术、炮姜各 5 g,茯苓 12 g,白芍 12 g,广木香 5 g,肉桂(后下)5 g,炙甘草 5 g,炙黄芪 10 g,山楂、炒牡丹皮、钩藤各 10 g。

方中参、术、苓、草补脾益气,当归、白芍滋养心肝,配合黄芪、肉桂温补气血,炮姜温补脾肾,加入木香理气健脾,山楂活血行气;又予钩藤清心疏肝,牡丹皮清热泻火,防上药温补太过而化热伤阴。全方补而不滞,温中有清,诸药共奏温补脾肾及养血活血之功。

[**服法**] 经前经期水煎分服,每日 1 剂。

[**加减**] 腹冷便溏者,加干姜 5 g,吴茱萸 3 g;水肿者,加车前草(包煎)10 g,并重用党参、白术;寒甚者,加制附片 6 g;月经少者,加红花 9 g、泽兰 10 g、丹参 10 g。

【中成药】

1. 知柏地黄丸　每次 6 g,每日 3 次。适用于阴虚火旺证。

2. 黄连解毒片 每次 4 片,每日 3 次。适用于胃热熏蒸证。

3. 石膏散 取药粉少许敷患处。适用于胃热熏蒸。

【转归及预后】

本病经适当的治疗,一般预后较好。若口疮长期不愈,需与其他疾病相鉴别。

【预防与调护】

注意身心健康。经前劳逸结合,避免进食刺激性食物,多补充果蔬。

【夏桂成临证经验】

经行口糜多为本虚标实。本虚者,肾阴虚也;标实者,胃热熏蒸也。本病实际上是阴虚火旺与胃热熏蒸并见。所以然者,在于肾阴虚于下,经前经期冲任气盛化火,上犯乎胃,胃本有热,气火加之,故每至经前经期出现胃热熏蒸的证候,或可见冲肝气火偏旺的症状。

本病治疗上宜分两步。经前经期清泄胃热为主,佐以调肝平冲以治标,可选用玉烛散,即四物汤合调胃承气汤或凉膈散。胃热熏蒸常夹有湿浊,因此需合利湿浊、调气机等法,可选用甘露消毒丹加调肝平冲之品,药用滑石(包煎)、绵茵陈、黄芩、泽泻、干地黄各 10 g,石菖蒲、木通、广藿香、连翘各 5 g,白豆蔻 6 g,川贝母、黄连各 3 g,五灵脂(包煎)、碧玉散(包煎)、山楂各 10 g。经后期滋养肾阴为主,佐以涵冲柔肝,可选用归芍地黄丸或汤剂。心火偏旺,即以舌尖糜烂为主者,在治疗上应以清心火为重点,用知柏地黄汤合导赤散,再加入 1～2 味调经药,如丹参、泽兰等。经净后常服六味地黄汤或丸剂,以杜绝火源。脾肾阳虚者临床上颇少见。

在本病论治中,还要注意月经的变化。月经量少,排泄不畅,应加入丹参、泽兰、益母草等;月经量多,子宫泻而不藏,应加入陈棕炭、阿胶珠、茜草炭等固经止血之品。此外,滋阴降火重在滋阴,长服应选用甘寒、咸寒之品,苦寒药物不宜久用,以防苦燥伤精以及苦寒凝滞血脉,影响月经的正常排泄。当然,阴虚火旺早期,或心肝火旺,或湿热实火,又不得不用苦寒之品。湿热实火,或心肝郁火,在大队清火药中,可佐少量发表药,乃"火郁发之"之意,每能增加疗效,特别是火旺导致阴道出血者,疗效尤佳。常用的发表药有荆芥、桑叶、薄荷、防风等。江苏省中医院已故黄鹤秋老中医治疗阴虚心肝郁火所致的头痛、口糜、月经过多时,常投自制藁芷逍遥散,用炒栀子、牡丹皮、黄芩、黄柏、钩藤、白芷、藁本、白芍等,效果较好,可供参考。

五、经前期漏红

经前期阴道点滴出血,随月经周期而发作者,称经前期漏红,又称经前期出血。西医称为黄体期出血。

本病的特征是经前期反复出血,有周期性,少则 2～3 日,多则 7～10 日,甚则整个经前黄体期均有出血现象,很难与行经期相区别。本病与经漏、经期延长相似,故散见于这些疾病的记述中,但实则与上述疾病不同,有时较为顽固反复发作,不易治愈,在临床上亦常见,故专篇论述。

【病因病机】

本病主要在于肾之阳气不足,脾气虚弱,心肝郁火为患,以致子宫失藏,冲任失固。正如《景岳全书·妇人规》所说:"若脉证无货而经早不及期者,乃心脾气虚,不能固摄而然……"《傅青主女科·种子门》中说:"肝气郁则心肾之脉必致郁之极而莫解。盖子母相依,郁必不喜,喜必不郁也……肝木不舒,必下克脾土而致塞。脾土之气塞,则之气必不利……则带脉之气亦塞矣。"

1. 脾肾不足,或禀赋不足 先天肾气虚弱,后天脾胃不足,统摄失职,以致子宫固藏欠实,经前期漏红,是本病的主要病机。

2. 心肝气郁 情怀不畅,愤怒急躁,以致心肝郁而化火,下扰子宫,以致子宫固藏失实,藏中有泻,故经前下血。

【诊断与鉴别诊断】

(一) 诊断

1. 临床表现 经前3~5日甚则7日有少量阴道出血,色红或淡红,一般无血块,有的影响月经量,连续2个月以上。多见于40岁以上的妇女,若发生于生育年龄者,常可影响生育,导致不孕不育,若能怀孕,也易发生早期流产或习惯性流产。

2. 妇科检查 常无明显阳性体征。

3. 辅助检查 测量BBT,呈双温相,短于12日,而且高温相呈上升下降缓慢状,或者偏短,或高温相不稳定,或高温相时出血,血查孕酮低下,诊刮子宫内膜病检示分泌欠佳。

(二) 鉴别诊断

通过详细询问病史、细致的全身检查、有关的实验室和辅助检查(BBT测定、卵巢功能检查,甚则宫腔镜检查)可明确诊断,同时需排除宫颈宫腔息肉及宫颈肌瘤、炎症等病变,并与经间期出血、经期延长、经漏等相鉴别。

【辨证】

本病证除了证候辨证外,BBT高温相的变化亦有助于辨证,凡高温相欠稳定,高温相偏低、偏短、缓慢下降等,均可作为阳虚辨证,高温相偏高,或锯齿状上升较高者,可作为阴虚火旺辨证。同时要注意主证型、次证型、兼证型的辨别。我们认为脾肾阳虚是主要证型,阴虚火旺是次证型,郁火、湿热、血瘀是兼证型。

(一) 主要证型

脾肾阳虚证

[证候] 经前3~5日,甚则7日以上,阴道漏红,血色淡红无血块,腰酸腿软,神疲乏力,纳谷不佳,行经期大便易溏,舌质淡红,苔薄白腻,脉象细软,BBT高温相欠稳定,或高温相偏低、偏短等形式。

[分析] 肾脾阳虚,统摄失职,以致子宫失于固藏,故经前3~5日甚则7日阴道有少量出血,色淡红,无血块,BBT高温相欠稳定,偏短,或呈缓慢下降,或偏低;肾虚腰府失养,故腰酸;脾虚,故大便偏溏,纳谷欠香,神疲乏力;舌质淡红苔薄白,脉细弦亦为脾肾不足之象。

(二) 次要证型

阴虚火旺证

[证候] 经前期3~5日,甚则7日以上,阴道漏红,色红质稍黏,胸闷烦躁,口干咽燥,头昏头痛,夜寐甚差,腰俞酸楚,大便干燥秘结,尿少色黄,脉象细弦,舌质红绛,苔黄而少,BBT高温相偏高,或锯齿状偏高。

[分析] 肾阴虚弱,阴虚火旺,扰动子宫,则经前漏红,色红质稍黏,BBT高温相偏高,或锯齿状偏高;肾中阴血亏少,无以上荣,故头昏头痛;腰府失养,则腰俞酸楚;火旺扰动心神,则胸闷烦躁,夜寐甚差;津液亏损,则口干咽燥,大便干燥秘结,尿少色黄;脉象细弦,舌质红绛,苔黄而少为阴虚火旺之征。

（三）兼夹证型

1. 郁火证

[证候] 经前期漏红,反复发作,有时较多,色红,质黏,头昏头痛,腰俞酸楚,胸闷烦躁,口苦咽干,乳房胀痛,夜寐甚差,大便偏干,小便偏黄,舌质偏红,苔色偏黄,脉象弦细或带数,BBT 高温相常呈锯齿状波动。

[分析] 素体肾虚血少,或脾肾不足,情怀不畅,愤怒急躁,肾虚肝郁,心肝气郁化火,下扰子宫,子宫固藏失实,藏中有泻,泻之较甚,故经前期漏红,反复发作,有时较多,色红,质黏,BBT 高温相常呈锯齿状波;肾虚血少,无以上荣,故头昏头晕;肾虚血少,腰府失养,则腰俞酸楚;肝郁化火,气机不畅,故胸闷烦躁,乳房胀痛;肝热胆泄,故口苦咽干;心肝气郁,化火扰心,故夜寐甚差;热伤津液,故大便偏干;心肝郁火,下移膀胱,故小便偏黄;舌质偏红,苔黄,脉弦细或带数为郁火之象。

2. 湿热证

[证候] 经前期漏红,或赤白杂下,量少,色红,质黏腻,胸闷烦躁,口苦口腻,头昏头晕,腰酸神疲,少腹隐隐作痛,平时带下量多,色黄白,质黏腻,纳食较差,小便黄少,舌红苔腻,脉象弦细带数。

[分析] 脾肾不足,不能助阳行气,内湿自生,湿性下流,夹有郁火,故致肝经湿热,湿热下扰子宫,子宫固藏失职,故经前期漏红,或赤白杂下,量少色红,质黏腻,少腹隐隐作痛;湿热内阻,运化无力,故纳食欠佳;肝经郁火内扰,故胸闷烦躁;湿热内阻,肝胆失疏,故口苦口腻,小便黄少;舌质红,苔黄白根腻,脉细弦数是肝经湿热之象。

3. 血瘀证

[证候] 经前期出血,量偏少,或偶有增多状,血色紫黑,或有小血块,少腹或小腹作痛,腰酸头昏,胸闷烦躁,口渴不欲饮,脉象细弦,舌质紫黯,边有瘀点或斑。

[分析] 经产之余瘀留蓄于子宫或肝郁气滞,经血瘀阻,伤及冲任,故月经前期出血,量偏少,或偶有增多状,血色紫黑,或有小血块;瘀血阻滞,经脉气机不畅,故小腹胀痛,胸闷烦躁,口渴不欲饮;脉象细弦,舌质紫黯,边有瘀点或斑。均为瘀血阻滞之象。

【治疗】

在治疗上主要是补阳益气,健脾补肾,结合清肝解郁、利湿除热、化瘀止血等法,总的是恢复阳长功能以控制出血。

（一）主要证型

脾肾阳虚证

[基本治法] 健脾补肾,温阳固冲。

[方药运用] 温土毓麟汤（《傅青主女科》）加减。

党参、炒白术各 15 g,川续断、菟丝子、鹿角胶、白芍、山药各 10 g,巴戟天 9 g,六曲 12 g,覆盆子 9 g。

方中巴戟天、菟丝子温命门之火,为主药,命门火旺,以火暖土,有助于脾阳之运;白术、党参健脾益肾,佐山药脾肾同补;川续断、鹿角胶、覆盆子加强温补肾阳之功;辅以云茯苓、焦六曲健脾助运;白芍养血柔肝。全方有健脾益肾,温阳补气的功效。

[服法] 经前期服,水煎分服,每日 1 剂。

[加减] 兼有轻度郁火现象,症见胸闷烦躁,乳房乳头轻度胀痛者。上方应加入炒柴胡 5 g、钩藤（后下）15 g、炒牡丹皮 10 g、绿萼梅 5 g;心神失宁,夜寐甚差,心慌不安者,上方加入合欢皮 10 g、炒酸枣仁 25 g、夜交藤 15 g、茯神 10 g;腹胀矢气,大便易溏,小便短少,舌苔黄白腻者,上方去覆盆子,加入制苍术、茯苓各 10 g,薏苡仁 20 g,广藿香 6 g。

（二）次要证型

阴虚火旺证

[**基本治法**] 滋阴养血,清火安神。

[**方药运用**] 滋水清肝饮(《医宗己任编》)。

当归、白芍、山药、生地黄、熟地黄各 10 g,山茱萸 10 g,炒牡丹皮、茯苓各 12 g,泽泻 10 g,炒柴胡 6 g,炒酸枣仁 15 g,炒栀子 9 g,地榆 10 g。

方中当归、白芍、生地黄、熟地黄、山药、山茱萸滋水养阴,柴胡、栀子、牡丹皮清肝,茯苓、酸枣仁健脾宁心,泽泻降泄肾浊,地榆凉血止血。全方共达滋水养阴清肝之功。

[**服法**] 经前期服,水煎分服,每日 1 剂。

[**加减**] 腰俞酸楚者,应加入炒川续断、桑寄生各 10 g,菟丝子 9 g;入夜失眠,心慌不安者,应加入合欢皮 10 g、莲子心 5 g、青龙齿(先煎)10 g;若见腹胀矢气,大便先干后溏者,加入炒白术 10 g、太子参 15 g、砂仁(后下)3 g。

（三）兼夹证型

1. 郁火证

[**基本治法**] 养血补肾,清肝解郁。

[**方药运用**] 毓麟珠(《景岳全书》)合丹栀逍遥散(《内科摘要》)。

黑当归、赤芍、白芍、山药、炒牡丹皮、茯苓各 10 g,山茱萸 6 g,川续断、菟丝子、紫石英(先煎)各 9 g,钩藤(后下)15 g,黑栀子 10 g,炒柴胡 5 g,白蒺藜 10 g,黛灯心 1 米。

方中山茱萸、川续断、菟丝子、紫石英养血补肾,牡丹皮清热凉血,黑栀子泻火除烦,清热利湿,又有凉血的作用,与白蒺藜相合清肝泻火;柴胡疏肝解郁;当归、赤芍、白芍养血柔肝;山药、茯苓健脾祛湿,使运化有权;配以钩藤清心疏肝及黛灯心清心除烦。

[**服法**] 经前期服,水煎分服,每日 1 剂。

[**加减**] 如失眠明显者,上方加入炒酸枣仁 20 g、青龙齿(先煎)20 g;如大便偏溏,腹胀矢气者,上方去黑栀子、黑当归,加入炒白术 10 g、煨木香 10 g、砂仁(后下)5 g;如纳少、神疲、胃脘不舒、小便偏少者,上方去黑栀子,加入广陈皮 10 g、炒谷芽、麦芽各 10 g、薏苡仁 12 g、泽泻 10 g。

2. 湿热证

[**基本治法**] 养血补肾,清肝利湿。

[**方药运用**] 健固汤(《傅青主女科》)合清肝止淋汤(《傅青主女科》)加减。

党参 15 g,炒白术 10 g,巴戟天 10 g,黑当归、赤芍、白芍、山药、炒牡丹皮、茯苓各 10 g,川续断、桑寄生各 12 g,炒柴胡 5 g,碧玉散(包煎)10 g,大蓟、小蓟各 12 g,泽泻 10 g,炒黄柏 9 g,鹿角霜 10 g。

方中党参、炒白术、巴戟天、川续断、桑寄生、鹿角霜养血补肾,黑当归、赤芍、白芍养血柔肝,柴胡疏肝解郁,山药益肾健脾,生地黄养血清热,牡丹皮清热凉血,茯苓健脾渗湿,黄柏清利湿热,大蓟、小蓟凉血止血,碧玉散、泽泻利水通淋。

[**服法**] 经前期服,水煎分服,每日 1 剂。

[**加减**] 脾胃失和,脘腹痞胀,大便偏溏者,上方去黑当归,加入陈皮 10 g、砂仁(后下)5 g、焦山楂 10 g、广木香 10 g、薏苡仁 20 g、延胡索 10 g;腰酸小腹有冷感者,上方去黑当归,加入紫石英(先煎)20 g、乌药 10 g。

3. 血瘀证

[**基本治法**] 养血补肾,活血化瘀。

[**方药运用**] 毓麟珠(《景岳全书》)合加味失笑散(夏桂成经验方)加减。

炒当归、赤芍、白芍、山药各 10 g,牡蛎(先煎)15 g,牡丹皮、茯苓、川续断、炒白术各 10 g,五灵脂(包煎)、紫石英(先煎)各 12 g,蒲黄(包煎)9 g,血见愁 12 g,景天三七 10 g,血竭 6 g。

方中当归、白芍补血调经,川续断、紫石英、山药、茯苓、炒白术补肾健脾,赤芍、牡丹皮、五灵脂、蒲黄活血化瘀,牡蛎收敛止血,血见愁、景天三七、血竭化瘀止血。全方重在补养脾肾,务使督脉壮而摄血之权复,则血不妄行,经漏自止。

[**服法**] 经前期服,水煎分服,每日 1 剂。

[**加减**] 若兼心肝郁火,症见乳房乳头胀痛,夜寐较差者,上方紫石英改用 10 g,加入钩藤(后下)15 g,广郁金 9 g,绿萼梅 6 g,川楝子 9 g;若兼湿热,症见纳欠脘痞,神疲乏力,舌苔黄白腻厚,带下量多,色黄白,质黏稠者。上方去牡蛎,加入败酱草 12 g,薏苡仁 30 g,制苍术 10 g,陈皮 6 g,马鞭草 12 g;若小腹有冷感,小便欠畅者,加入肉桂(后下)5 g,乌药 6 g。

【中成药】

1. 归脾丸　每次 10 g,每日 2 次。适用于脾气虚证。
2. 固经丸　每次 10 g,每日 2 次。适用于阳盛血热证。
3. 定坤丹(《北京市中药成方选集》)　每服 1 丸,每日 2 次,适用于气弱肾虚之经前漏红。

【转归及预后】

经前期漏红常由黄体功能不健引起,经过适当调治,多能痊愈。本病有时颇为复杂和难治,对反复不愈者,要查明原因,明确诊断。发现宫颈、宫腔息肉、子宫内膜炎、子宫黏膜下肌瘤等,需及早手术治疗。

【预防与调护】

(1) 临床忌温燥助阳动血之药及酒浆等辛辣之品。
(2) 注意身心健康,避免过度劳累。

【夏桂成临证经验】

(一) 夏桂成诊疗经前漏红验案

杨某,女,43 岁,南京人,已婚。

初诊(2005 年 11 月 30 日):主诉:经前漏红 1 年。近 1 年来经前 10 日即见少量阴道出血,色淡红,无血块,小腹不痛,腰略酸。月经初潮 14 岁,周期 28 日,3～5 日净,量中等,夹血块,无痛经。末次月经 2005 年 11 月 17 日(经前少量漏红 9 日),量中等。经间期拉丝状带下偏少。刻诊:经周 14 日,白带少,双乳不胀,纳谷尚可,二便自调,舌红,苔薄,脉细弦。1－0－2－1,上环 13 年。诊断:经前漏红。病机:肾阴偏虚,阳亦不足,心肝火旺。治法:按益肾调周法治疗,滋阴养血,疏肝调经。处方:炒黑当归 10 g,赤芍、白芍各 10 g,山药 10 g,山茱萸 9 g,熟地黄 10 g,牡丹皮 10 g,茯苓 10 g,川续断 10 g,杜仲 10 g,五灵脂(包煎)10 g,炒荆芥 10 g,菟丝子 10 g。7 剂,并嘱患者测 BBT。

二诊(2005 年 12 月 8 日):患者 BBT 上升 4 日,小腹不痛,腰略酸,双乳胀痛,心烦寐差,纳谷尚可,大便偏溏,舌淡红,苔薄腻,脉细弦。治从经前期,健脾补肾,清肝解郁,方用健固汤合丹栀逍遥散加减。处方:党参 12 g,炒苍术、白术各 10 g,怀山药 10 g,炒牡丹皮 10 g,茯苓 10 g,川续断 10 g,紫石英(先煎)10 g,菟丝子 10 g,鹿角霜 10 g,炒荆芥 6 g,五灵脂(包煎)9 g,煨木香 9 g,黑栀子 10 g,钩藤(后下)12 g。

三诊(2005 年 12 月 15 日):末次月经 2005 年 12 月 15 日(此次经前漏红改善,持续 4 日),量少,色暗红,小腹不痛,腰酸隐隐,纳谷尚可,二便自调,舌红苔薄,脉细弦。从经期治疗,越鞠丸合五味调经散加减,处方:制苍术 10 g,制香附 10 g,牡丹皮 10 g,山楂 10 g,泽兰 10 g,丹参 10 g,赤芍 10 g,延胡索 10 g,川续断 10 g,怀牛膝 10 g,陈艾叶 6 g,广陈皮 6 g。

四诊:服药 5 剂后转从二至地黄汤合越鞠二陈汤加减,处方:女贞子 10 g,墨旱莲 10 g,山药 10 g,山茱萸 10 g,牡丹皮 10 g,茯苓 10 g,川续断 10 g,桑寄生 10 g,炒五灵脂(包煎)10 g,广陈皮 6 g,广郁金 10 g,制苍术 10 g,六一散(包煎)10 g。如此按调周法治疗 3 个月,患者痊愈。

[按语] 经前期漏红,西医称为黄体期出血,常由黄体功能不全所致。患者月经前阴道少量出血,反复发作 1 年,故属经前期漏红。夏桂成认为,本病的主要病机在于经前期阳气不足,子宫失藏,冲任失固,故见阴道少量出血。阳气不足的根本原因在于肾虚,常兼夹心肝郁火或湿浊、血瘀,病情错综复杂。患者年过 40,阴气自半,肾阴不足,阴虚日久,阳气亦虚,加之平素心情不舒,肝气郁滞,气郁化火,在经前期阳长至重的情况下,心肝郁火更旺,热扰胞宫,冲任不固,故经前期漏红约 1 年。夏桂成治疗本病,不是单纯的见血止血,而是按补肾调周的方法,恢复患者肾的阴阳平衡,故经后期滋阴养血,清肝解郁以求阴长充分,转阳顺利。本病的治疗重点在于经前期,即阳长之后,阳气充足则胞宫得固,漏红即止。所以,经前要补肾助阳,益气固宫,但又必须与疏肝宁心相结合,临床常用的方剂是健固汤合丹栀逍遥散加减,药用党参、炒苍术、炒白术、怀山药、炒牡丹皮、茯苓、川续断、紫石英、菟丝子、鹿角霜、炒荆芥、五灵脂(包煎)、钩藤等。同时,注意结合心理疏导,稳定患者的情绪,故治疗 3 个月即收到良效。

(二) 夏桂成治疗经前漏红特点

经前期漏红临床上较为常见,在患者主诉中,常与经期延长相混淆,因此必须细心审察和鉴别。夏桂成认为,治疗本病必须注意两个方面:一是测量 BBT,观察高温相的变化。如高温相时漏红,就属于经前期漏红,因为月经来潮时 BBT 高温相必定下降至低温相水平。二是按行经期初中末的时数律加以分析和判断。一般来说,行经初期为 1 日甚或 2 日者,可迅速进入行经中期,即行经期的高峰时期,经量多或较多。经前期漏红一般在经前 3 日,甚则 6~7 日,最长的自排卵期后就开始少量出血,淋漓不净。故凡主诉经期延长或经漏的患者,均需仔细地分析其出血的多少与时间的关系,再结合 BBT 高温相的观察,及早确诊。经前期漏红大多伴有高温相的失常,主要有偏短、偏低以及下降缓慢三种形式,均属于阳虚的病变。因此,要从补肾助阳论治。

本病有时颇为复杂和难治,常在肾阳偏虚之中兼夹心肝郁火或湿浊,甚则兼夹血瘀,而且在治疗上常互相矛盾,治此碍彼,不易照顾和处理。所以治疗的效果有时很不理想。如有一朱姓患者,患经前期漏红已 2~3 年,每次经前期漏红,少则 7 日,多则半月,从 BBT 上升开始即出现少量出血,量少色红,或如咖啡色,无血块,伴腰酸头昏,胸闷烦躁,纳欠神疲,有时腹胀矢气,大便偏溏,脉细濡带数,舌质淡红,苔黄白腻,舌根部厚。BBT 高温相欠稳定,或上升缓慢,或下降缓慢。夏桂成采用养血补肾助阳、疏肝理气解郁的方法,以毓麟珠合越鞠丸加减,处方:黑当归、赤芍、白芍、怀山药、炒牡丹皮、茯苓各 10 g,山茱萸 6 g,川续断、菟丝子、紫石英(先煎)各 10 g,制苍术、白术各 9 g,制香附、五灵脂(包煎)、省头草各 10 g,大蓟、小蓟各 12 g。药后出血似有减少,但大便偏稀,不得不改用健脾补肾、清肝解郁的方法,用健固汤合越鞠丸加减,处方:党参、炒苍术、炒白术、怀山药、炒牡丹皮、茯苓、川续断、紫石英(先煎)各 10 g,广藿香、佩兰各 6 g,炒荆芥 6 g,五灵脂(包煎)9 g。药服 5 剂后月经来潮,经量稍多,色红有小血块,7 日净,净后仍有少量咖啡色液体,持续 3~5 日始净,净后有少量锦丝状带下,转从经间排卵期论治,以补肾促排卵汤加减。药后 BBT 呈高温相提示进入经前期,又见少量漏红,BBT 上升缓慢,舌苔黄白厚腻,腹胀矢气,大便偏溏,胸闷心烦,属脾肾不足,心肝郁火,湿浊内阻,并夹有血瘀,故治之半年不巩固,不得不进行宫腔镜检查,发现宫腔息肉、子宫内膜炎。子宫内膜病检示炎性病变,分泌反应较差,除行手术摘除息肉外,予以清利化瘀等法,病情始有好转。因此,本病夹有血瘀者务必注意宫颈、宫腔息肉以及黏膜下肌瘤的器质性病变;兼夹湿热者务必注意子宫内膜的炎性疾患;兼夹郁火者,务必要注意到精神心理方面的因素,结合心理疏导。在治疗上,要抓住助阳益气的根本。夏桂成常用益气温肾汤,即党参、炒白术、茯苓、怀山药、川续断、菟丝子、鹿角胶或鹿角霜、紫河车、五灵脂(包煎)、煨木香、砂仁、钩藤等,或配服人参鹿茸丸。

六、经前期黄褐斑

黄褐斑是一种面部色素沉着性皮肤病,以黄褐色斑片对称分布于面部而得名。本病多发于妊娠期的妇女,或分娩以后的女性。亦有因肝病及其他慢性疾病而起者,故又称为"肝斑",属于中医学"黧黑斑""面尘"范畴。

【病因病机】

情志不遂,肝气郁结而生,气滞血瘀,久则面部发作色斑;或由肾气不足,冲任失调所致;或则肠胃失调者,乃是脾虚湿阻。胃肠者,阳明也,面部乃阳明所属,气滞血瘀,脾虚湿浊上注,或浸风寒之邪,上蕴面部所致。本病与月经周期变化密切相关,尤其经前期阳长不足,或者虚火夹瘀上扰头面,容易致使黄褐斑逐渐形成。慢性肝病者,多因气滞血瘀;或由阴虚火旺者,火性上炎,面部为诸阳之会,是以火炎上,发作色斑,或呈黧黑黄褐之色也。

【诊断与鉴别诊断】

(一) 诊断

临床表现　面部黄褐色或咖啡色,边界清楚的斑片,形态多样,大小不等,孤立散在,或融合成蝴蝶状网状等,表面光滑,无肿胀及脱屑,常发展到一定程度即自行停止扩大,多数对称分布于额部面颊鼻部和口的周围,病程经过缓慢,一般无自觉症状和全身不适,但也可因原发疾病不同而伴有其他全身表现。

(二) 鉴别诊断

本病临床上当与艾迪森病相鉴别。

艾迪森病:斑片颜色较深,呈棕黑色或褐黑色,边界不清,除面部外,四肢、手背及身体屈侧均可有弥漫性色素沉着。同时伴有神疲乏力,食欲减退,体重减轻等全身症状。

【辨证】

1. 肝郁内热证

[证候]女性典型皮损外,情志抑郁,胸胁胀满,面部烘热,月经不调,口干苦,舌红,苔薄黄,脉弦细。

[分析]忧思抑郁,血滞不华,面络失和,瘀结于上,则发为褐斑。肝郁不舒,则情志抑郁,胸胁胀满,月经不调;郁久化热,则面部烘热,口干苦;舌红,苔薄黄,脉弦细为肝郁内热型之征。

2. 肾气不足证

[证候]面部色斑呈深褐色,边界截然,状如蝶形,面色多晦暗无华,兼有头昏耳鸣,腰膝酸软,舌淡,苔少,脉细弱。

[分析]肾气不足,冲任失调,故面部色斑呈深褐色,边界截然,状如蝶形,面色多晦暗无华;肾气不足,无以上荣,则头昏耳鸣;骨失所养,故腰膝酸软;舌淡,苔少,脉细弱亦为肾气不足之象。

3. 气滞血瘀证

[证候]多由慢性肝病引起,症见皮疹灰褐发青,兼有肝区胀痛不适,舌质暗或有瘀斑,脉弦细。

[分析]肝病日久,气血不畅,脉络失和,则皮疹灰褐发青,伴肝区胀痛不适;舌质暗或有瘀斑,脉弦细为气滞血瘀之征象。

4.脾虚湿热证

[证候] 皮疹黄褐,状如尘污,兼有胃纳不香,脘腹闷胀,大便异常,小便黄赤,苔黄腻,脉滑数。

[分析] 脾虚不能运化水湿,饮渍于上,生为褐斑,状如尘污;痰湿中阻,则脘腹闷胀;痰湿为患,郁久化热,津液输布失常,故小便黄赤,大便异常;苔黄腻,脉滑数为脾虚湿热之象。

5.阴虚内热证

[证候] 皮疹黄褐而色淡,边界模糊,兼有低热,神疲,头昏,月经不调,苔薄黄,舌质红,脉细数。

[分析] 肾阴亏耗,精髓不足,故头晕耳鸣;水亏火旺,火燥于面部,故结成色斑;阴血亏虚,不能华肉,则色斑黄褐而淡,边界模糊;阴虚生内热,故低热;阴精不能濡养全身,故神疲、头昏;冲任失司,血海蓄积失常,故月经失调;苔薄黄,舌质红,脉细数亦为阴虚内热之象。

【治疗】

1.肝郁内热证

[基本治法] 疏肝清热。

[方药运用] 丹栀逍遥散(《内科摘要》)加减。

牡丹皮9 g,栀子9 g,柴胡9 g,当归9 g,赤芍、白芍各9 g,茯苓9 g,白芷9 g,白花蛇舌草30 g,益母草2 g,生卷柏10 g,生甘草3 g。

方中牡丹皮、栀子清肝泻火,柴胡疏肝解郁,当归、白芍养血柔肝,茯苓健脾去湿,赤芍、益母草、生卷柏活血化瘀,白花蛇舌草、白芷解毒淡斑,生甘草益气补中,缓肝之急。

[服法] 水煎分服,每日1剂。

2.肾气不足证

[基本治法] 补肾养阴。

[方药运用] 六味地黄汤(《小儿药证直诀》)加味。

生地黄、熟地黄各15 g,怀山药12 g,山茱萸9 g,牡丹皮9 g,泽泻9 g,茯苓9 g,淫羊藿12 g,枸杞子10 g,女贞子15 g,墨旱莲30 g,白鲜皮30 g。

方中生地黄、熟地黄、枸杞子、女贞子、墨旱莲滋阴补肾,填精益髓;山茱萸补养肝肾,并能涩精;山药补益脾阴,亦能固精;泽泻利湿泄浊,并防熟地黄之滋腻恋邪;牡丹皮清泄相火,并制山茱萸之温涩;茯苓淡渗脾湿,并助山药之健运,白鲜皮祛风消斑。

[服法] 水煎分服,每日1剂。

3.气滞血瘀证

[基本治法] 理气养血,活血化瘀。

[方药运用] 桃红四物汤(《医宗金鉴》)加减。

桃仁9 g,红花9 g,生地黄、熟地黄各15 g,川芎9 g,赤芍、白芍各9 g,白蒺藜9 g,白菊花9 g,白芷9 g,炙地龙9 g,生卷柏9 g,泽兰10 g。

方中桃仁、红花、生卷柏、泽兰活血化瘀,地龙通经活络,白芷祛风消斑,配合生地黄、熟地黄滋养肾阴,川芎、赤芍、白芍理气养血,加入白蒺藜、白菊花有清肝泻火之效。

[服法] 水煎分服,每日1剂。

[加减] 偏于气滞者,加广郁金10 g,青皮、陈皮各6 g;夹有郁火者,加牡丹皮、栀子各9 g;偏于血瘀者,加莪术9 g。

4.脾虚湿热证

[基本治法] 健脾,清利湿热。

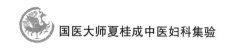

[**方药运用**]二妙散(《丹溪心法》)加味。

苍术、白术各9 g,黄柏9 g,野赤豆30 g,生薏苡仁15 g,绿豆衣9 g,太子参9 g,姜半夏9 g,陈皮9 g,虎杖30 g,车前子(包煎)9 g,瞿麦9 g,萹蓄10 g,生甘草3 g。

方中黄柏苦以燥湿,寒以清热,其性沉降,清利下焦湿热;太子参、白术、苍术、生薏苡仁健脾利湿;姜半夏、陈皮理气化痰;野赤豆、绿豆衣解毒清热;虎杖、车前子、瞿麦、萹蓄渗湿泄热,导热下行;辅以生甘草调和诸药。

[**服法**]水煎分服,每日1剂。

[**加减**]腰酸下肢冷者,加制附片5 g,肉桂(后下)3 g;大便溏泄者,加砂仁(后下)5 g、炮姜6 g、六曲10 g;烦躁乳胀者,加青皮6 g、荆芥6 g、娑罗子9 g。

5. 阴虚内热证

[**基本治法**]滋阴清热。

[**方药运用**]增液消斑汤(夏桂成经验方)加减。

生地黄30 g,玄参9 g,麦冬9 g,肥知母9 g,黄柏9 g,地骨皮15 g,枸杞子9 g,白花蛇舌草30 g,女贞子9 g,墨旱莲30 g,淫羊藿15 g,生甘草3 g。

方中生地黄、玄参、麦冬滋阴降火,肥知母、黄柏、地骨皮清退虚热,枸杞子、女贞子、墨旱莲补益肝肾,白花蛇舌草解毒消斑,辅以淫羊藿温补肾阳,符合经前期"助阳"的周期生理特点,辅以生甘草调和诸药。

[**服法**]水煎分服,每日1剂。

[**加减**]火旺者,加知母6 g、黄柏9 g;失眠者,加炒酸枣仁6 g、青龙齿(先煎)10 g。

【转归及预后】

本病一般预后较好,但对于其他慢性原发病,应当进行积极治疗。

【预防与调护】

(1) 避免长时间日晒,杜绝使用劣质化妆品。
(2) 积极预防和治疗引起黄褐斑的慢性病。
(3) 调节饮食,多食碱性食物,少摄入酸性食品。
(4) 调畅情志,平和心态,保证睡眠。

【夏桂成临证经验】

(一)夏桂成诊治黄褐斑验案

赵某,44岁,干部。

现病史:面部黄褐斑已4年,近年来色斑加重。月经初潮15岁,5～7/30±日,量一般,色质正常,无痛经,近4年来月经周期4～5/20～30日,量一般偏多,色红,少量血块。24岁结婚,1-0-1-1,外用工具避孕。妇科检查未见异常。测量BBT,示低温相偏高,高温相欠稳定。

两颊至鼻翼旁有蝶状褐斑,心烦易怒,夜寐不熟,大便时干时溏,现值周期第13日,已有蛋清样带下,量少,腰酸头昏,经前乳房胀痛,一般有7日,脉象细弦,舌质偏红。据述面部黄褐斑逐渐加重,经用多种祛斑的化妆品和药物少效。

初诊:根据诸多症状,特别是面部黄褐斑,从阴虚火旺论治,予以滋阴解郁,方取滋肾生肝饮治之,处方:丹参、赤芍、白芍、山药、熟地黄、炒牡丹皮、茯苓、川续断、菟丝子各10 g,炒白术、泽泻、山楂各9 g,醋炒柴胡、山茱萸各 6 g,五灵脂(包煎)12 g。药服 7 剂。

二诊：BBT 上升呈高温相,遂在上方中加入紫石英(先煎)9 g,绿萼梅 5 g。再服 7 剂。

三诊：患者自述经前 5 日阴道少量漏红,BBT 高温相不稳定,呈缓慢下降,经行时血量中等,色红,有血块,腹胀腰背酸痛,经前乳房胀痛减轻,经行 7 日末净,腹胀便溏,脉细弦,舌质偏红,苔腻。不得不从健脾滋阴、化瘀固经论治,方取参苓白术散合加味失笑散治之。处方：太子参 15 g,炒白术、山药、炒牡丹皮、茯苓、桑寄生、五灵脂(包煎)各 10 g,煨木香、六曲各 9 g,大蓟、小蓟各 12 g,炒蒲黄(包煎)6 g,牡蛎(先煎)15 g。药服 7 剂。

四诊：至经间排卵期时,予补肾促排卵汤治之,加重滋阴降火,理气健脾等法治之。经前期亦按上经前期方,行经期予以疏肝调经,取越鞠丸五味调经散治之。经后期如大便仍溏者,仍用参苓白术散合失笑散治之,如大便偏干者用滋肾生肝饮加减,但需要加入碧玉散(包煎)、薏苡仁、焦山楂,或者再加入桑白皮、炙鳖甲等品。如法调治 4 个月经周期,面部黄褐斑基本消失,月经亦渐趋正常,患者十分感激,疗效亦出于医者之所料也。

[**按语**] 根据患者的妇科特征分析,周期超前、经量有所增多,色红有血块,此血热夹瘀滞也。全身症状上呈现阴虚火旺,肝脾失调,可见其妇科特征上的血热者,是由阴虚心肝郁火所致,而其滞者以气滞为主,亦由心肝气郁所致,心肝气郁化火不仅可以导致血热与瘀滞,而且亦可致脾胃失和,这就增加了阴虚郁火的复杂性,而且亦增加了治疗上的难度,无怪乎在应用滋阴降火后,反致腹胀便溏的脾虚病变,大大影响了治疗的进展,延长了疗程。当然,在阴虚火旺的长期演变中亦必及乎阳虚,阳气虚弱,故在治疗初期时出现经前期漏红,通过不断调整方药,故在不太长的疗程中获得显效,亦属治之合度耳。

(二) 夏桂成治疗经前黄褐斑的特点

面部黄褐斑,在中医学属于"面部黑黚"或称"黧黑斑""面尘"等病证。《外科正宗》曾说："黧黑斑者,水亏不能制火,血弱不能华肉,以致火燥结成斑黑,色枯不泽。"一般求治者,青年女子为多,但随着生活水平的提高,中老年女子有此苦衷,亦当求治。我们用调周法获效,但重点还在于滋阴降火,调复天癸功能,至于还有痰饮、血瘀、阳虚等病变者,必有其临床表现,可按此论治,当能获效。

本病的发生,多与周期阴阳失调,转化不利,兼有肝气郁结、气滞血瘀、痰湿内阻等,共同为患。面部者,诸阳之会也,气血上行之处。《针灸大成》指出："诸阳皆会于面,统其所属,唯胃脉起鼻,交额中,入上齿中,侠口环唇,循颊车,上耳前过客主人穴,故人之面,阳明之属也。"所以面部色斑,与阳明脾胃有关也。日积月累,致使黄褐斑逐步加重,治疗的疗程较长,临床上需要反复调理。经前期是阳长旺盛,达到重阳的阶段,如果此时阳长欠佳,平素有肝气郁结,气滞血瘀,肝脾不调,酿生痰湿,瘀、痰、湿等,上扰头目,则易于形成黄褐斑。治疗起来,需要标本兼顾,调周治本,注重经间期阴阳转化顺利,经前期注重阳长,离照当空,阴霾自去。同时尤需顾及肝、肾、脾、肺四脏之虚实辨别,补虚泻实,注重脏腑气血调畅。其中,尤其需要注重肝的调治。黄褐斑又称为肝斑,由此可见,肝在发病机制中的重要作用,女性血少气多,肝血不足,肝气有余,时可犯脾胃,循经上炎,郁而化火,形成瘀滞,治疗最需顾及。祛邪治标,顾及头面的循经部位,适当加入引经药物,注重疏散瘀滞,适当加入桑叶、菊花、薄荷、白蒺藜等。

七、经行痤疮

女性经前或经期,面部起疙瘩,或称粉刺,高出皮肤,或痒或痛,经后逐渐消退,呈周期性发作者,称为经行痤疮,或称经行面部痤疮,或称经行粉刺。因本病证还可见于上前胸及背项部,并不局限在面部,但发于面部者,颇为多见,所以常有经行面部痤疮,或经行面部粉刺之称。在育龄期亦有患此病证者,但极为少见。因为本病证发于面部,影响美观,且为面部皮肤病证,故有载于皮肤病学或美容学中。

【病因病机】

本病证主要由于热与湿所致,与脾胃、肝、肺有密切关系。

按照经络循行部位,面部与脾胃有关,与足阳明胃腑关系更大。如平素饮食不节,过食甜物或辛辣滋腻之品,致使脾胃蕴生湿热,经行时冲脉气盛,重阳转阴的活动时期,湿热随阳盛而上蒸,郁于面部肌肤,发为痤疮,此为常见。其次为肝经郁火湿热,如情志内伤,烦躁忿怒,致使肝郁化火,兼以湿热之体,肝火夹以湿热,随经前经期阳盛,冲气升逆而上腾,湿热郁蒸于面部肌肤,同样导致痤疮,得经行热随血泄而好转。再次是肺经郁热,或再感风邪、风热相搏,肺部郁热更甚,不得宣泄,得经前重阳与冲脉气盛而蒸腾,发于面部皮肤,导致痤疮,亦必得经行血泄,热势衰减而好转,下次经前经期,又复发作。

【诊断与鉴别诊断】

(一) 诊断

1. 临床表现　经前经期,面部或胸背上部近颈项处起疙瘩,高出皮肤,或称粉刺,或痒或痛,影响美观,经后逐渐消退,经前期又复发作,有周期性者。

2. 检查　血查女性内分泌激素,特别要注意睾酮以及脱氢表雄酮的增高情况,以及 BBT 测量的双温相变化。必要时检测肾上腺皮质激素有无异常。

(二) 鉴别诊断

通过 B 超、MRI、CT 或性激素及肾上腺皮质激素的检查,排除脑垂体、卵巢等部位的肿瘤及肾上腺皮质方面的病变。

【辨证】

辨治本病,首先要分清脾胃、肝、肺之不同,然后再遣方用药。脾胃之病,多发生于口唇周围,痛痒明显,伴有口臭;肝经之病,多发生于两眉之间及口鼻周围,易成黄白色小脓疱,伴有口苦目赤;肺经之病,多发生于鼻部周围,红赤作痒,伴有鼻息气热,口鼻干燥。

1. 脾胃湿热证

[证候] 经前经期,面部起散在的小疙瘩,如粟米大小,时作痒痛,以口周为多,可挤出乳白色油状物,甚则化腐成脓。月经先期,量多,色红,平时黄带绵绵,口腻而臭,喜食冷饮,大便秘结,小便黄赤,舌质红,苔黄厚腻,脉象滑数。

[分析] 平素饮食不节,过食甜物或辛辣滋腻之品,致使脾胃蕴生湿热,经行时冲脉气盛,重阳转阴的活动时期,湿热随阳盛而上蒸,郁于面部肌肤,发为痤疮,粟米大小,时作痒痛,以口周为多,可挤出乳白色油状物,甚则化腐成脓。热扰冲任,则月经先期,量多,色红;湿热下注,则平时黄带绵绵,口腻而臭;湿热内阻,则喜食冷饮,大便秘结,小便黄赤;舌质红,苔黄厚腻,脉象滑数为脾胃湿热之征。

2. 肝经湿热证

[证候] 经前或经期,颜面出现散在痤疮,如米粒大小,或形成黄白色小脓疱,以口鼻周围和两眉之间为多,伴心烦易怒,胸胁胀满,经前乳房胀痛,口苦咽干,目睛赤痛,月经先期或先后不一,经量或多或少,色紫红,有血块,大便干燥,小便黄赤,舌红苔黄腻,脉弦滑而数。

[分析] 情志内伤,忿怒致使肝郁化火,兼以湿热之体,肝火夹以湿热,随经前经期阳盛,冲气升逆而上腾,湿热郁蒸于面部肌肤,导致经前或经期,颜面出现散在的痤疮,或形成黄白色小脓疱,以口鼻周围和两眉之间为多,得经行热随血泄而好转;心烦易怒,胸胁胀满,经前乳房胀痛,口苦咽干,目睛赤痛,月

经先期或先后不一,经量或多或少,色紫红,有血块,大便干燥,小便黄赤,舌红苔黄腻,脉弦滑而数俱为肝经湿热之象。

3. 肺经郁热证

［**证候**］经前或经期,面部起小疙瘩,赤色痒痛,可挤出白色粉汁,以鼻周围较多,伴有口鼻气热,鼻咽干燥,咳嗽少痰,舌红、苔薄黄少津,脉象细数。

［**分析**］肺经郁热,或再感风邪、风热相搏,肺部郁热更甚,不得宣泄,得经前重阳与冲脉气盛而蒸腾,发于面部皮肤,导致痤疮,亦必得经行血泄,热势衰减而好转,下次经前经期,又复发作。口鼻气热,鼻咽干燥,咳嗽少痰,舌红、苔薄黄少津,脉象细数俱为肺经郁热之象。

【治疗】

1. 脾胃湿热证

［**基本治法**］清泻脾胃湿热。

［**方药运用**］凉膈散(《太平惠民和剂局方》)加减。

芒硝 6 g,大黄 6 g,栀子 6 g,连翘 10 g,黄芩 10 g,甘草 3 g,薄荷 5 g,竹叶 10 g。

方中以连翘轻清透散,清热解毒为君;黄芩清透胸膈之热;栀子通泻三焦之火,引火下行;薄荷叶、竹叶外疏内清;大黄荡涤肠胃邪热,导热下行;甘草既能缓和大黄峻泻,又可助大黄清热解毒。

［**服法**］水煎分服,每日 1 剂,于经前、经期服。

［**加减**］小便黄赤偏少者,加入木通 5 g,碧玉散(包煎)10 g,泽泻 12 g;月经量多,色鲜红、质黏稠者,加入地榆 10 g,大蓟、小蓟各 12 g;月经量偏少,色紫红有血块者,加入泽兰、丹参各 10 g,益母草 15 g。

2. 肝经湿热证

［**基本治法**］清泻肝经湿热。

［**方药运用**］龙胆泻肝汤(《医宗金鉴》)加减。

龙胆草 6 g,黄芩、栀子、泽泻各 9 g,木通 5 g,车前子、炒当归、生地黄、熟地黄各 10 g,柴胡、甘草各 5 g。

方中龙胆草大苦大寒,既能清利肝胆实火,又能清利肝经湿热,故为君药。黄芩、栀子苦寒泻火,燥湿清热,共为臣药。泽泻、木通、车前子渗湿泄热,导热下行;实火所伤,损伤阴血,当归、生地黄、熟地黄养血滋阴,邪去而不伤阴血;共为佐药。柴胡舒畅肝经之气,引诸药归肝经;甘草调和诸药,共为佐使药。

［**服法**］水煎分服,每日 1 剂,经前、经期服。

［**加减**］脾胃不和,脘腹作胀者,加入煨木香 9 g,陈皮 6 g,焦山楂 10 g;经量多,色鲜红、质黏稠者,加入大蓟、小蓟各 12 g,侧柏叶 10 g;经量偏少,色紫红,有血块者,加入丹参 10 g,赤芍、泽兰各 10 g。

3. 肺经郁热证

［**基本治法**］清肺凉血润燥。

［**方药运用**］清金散(《医宗金鉴》)加减。

天花粉 10 g,栀子 6 g,黄芩、麦冬、玄参、桔梗各 9 g,枇杷叶、连翘、生地黄各 12 g,薄荷、甘草各 6 g。

方中天花粉清肺润燥,不伤津液;栀子、黄芩、连翘、薄荷清透郁热;生地黄、麦冬、玄参滋阴润燥;桔梗、枇杷叶宣畅气机;甘草调和诸药。

［**服法**］水煎分服,每日 1 剂,经前、经期服。

［**加减**］烦热面赤者,加入牡丹皮、赤芍、白芍各 10 g,大黄 3 g;面部疙瘩痒痛明显者,加入丹参 10 g、金银花 10 g,白鲜皮 12 g;月经先期量多者,加入地榆、侧柏叶各 12 g;月经后期量少者,加入泽兰叶 10 g、凌霄花 5 g,益母草 15 g。

【中成药】

痤疮灵(江苏省中医院院内制剂) 每次 2 包,每日 3 次。

【转归及预后】

本病积极治疗,配合生活调摄,一般预后较好。

【预防与调护】

(1) 养成温水洗面的习惯,不要滥用化妆品,尤其粉质化妆品易堵塞毛孔,容易导致痤疮。

(2) 饮食注意清淡,忌食辛辣刺激、油腻、甜食,多吃新鲜蔬菜、水果。

(3) 保持大便通畅,保持心情愉悦,避免忧思抑郁、急躁易怒等不良情绪。

在治疗的同时,务必注意饮食,故凡一切辛辣刺激、膏粱厚味均有所忌,多吃新鲜蔬菜水果,同时保持愉快乐观,避免忧思抑郁、急躁暴怒等不良情绪。讲究卫生,经常洗脸洗澡,防止感受风寒,以免引动肺胃之火。保持每日大便通畅,多饮绿豆汤、菊花汁等饮料,以控制发作,巩固疗效。

【夏桂成临证经验】

本病证临床上颇为常见,大多认为皮肤疾病,由于本病证有明显的周期性,故求治于妇科者,亦常有之。当其发作时,可从脾胃湿热论治。实际上应为胃腑湿热,肝经湿热,还包括肝经郁火、肺经郁热在内,临床上以肝胃经湿热为多见,尤以胃腑湿热为主。夏桂成认为,本病证如在行经期治疗,必须注意与调经相结合,月经量多者,要加入一定量的止血药;月经量少,或经行不畅,小腹疼痛,务必加入活血调经药,以保障经血的顺利排出。只有经血顺利排泄,相当部分的火热湿毒可随经血而排出,故一些寒凉凝血的药物,如生地黄、山栀、黄芩等品用之宜慎,或减轻其量。经行之后,按经后期滋阴养血,佐以清利湿热法论治。经前、经期再按上法辨治之。

八、经行泄泻

妇女经行前后或经期,大便溏薄,甚或水泻,日解数次,经行即作,经净即止,称为经行泄泻。经行泄泻常与他症兼夹出现。明代《汪石山医案·调经》称之为"经行而泻"。清代《叶氏女科证治·调经门》称为"经来泄泻"。

【病因病机】

本病证的发生,总在于虚。《医宗金鉴·妇科心法要诀》中云,此证分脾虚、虚寒、虚热、虚湿等,但总因为虚。而且其虚者,以脾虚为主,因脾统血,属湿土,司运化,若素体脾气虚弱,经期脾血注入血海,脾气既亏,则化湿无权,水湿渗于肠胃而为泄泻;其次是肾虚,肾主开阖,司二便,而经本于肾,若素体先天不足,或因房劳多产,克伐肾气,经行则肾气更虚,开阖失司,且火不足以暖土,阳虚无以制水,则经行泄泻;再则肝郁克伐脾土者,经前经期肝气偏旺,旺则克伐脾胃,影响脾土的正常运化,是以导致经行泄泻。但是,之所以周期发作者,必与冲任及心肝有关。因为经期是重阳必阴,冲任气血较盛,心肝气火偏旺,克伐脾土,脾胃虚弱,故容易泄泻。经后期阴血下泄,冲任气盛缓解,心肝气火亦平,脾胃稍和,泄泻自止。临床上所见脾肾两虚者,较为多见。

(一) 脾肾两虚

1. 偏于脾虚 素体脾虚,经行之际脾气更弱。脾弱则不能运化水谷,水谷之气不能化为精微,反化为湿浊,随脾气下陷而为泄泻。

2. 偏于肾虚 平素肾阳不足,命门火衰,或脾虚及肾,阳气虚弱,经行之际阳气尤弱,命火愈衰,不能上温脾土而为泄泻。

(二) 心肝气郁

1. 偏于肝郁 平素情怀不畅,经行之际肝气郁逆更甚,横克脾胃,因而泄泻。

2. 偏于心郁 心情不舒,或睡眠不足,心火上炎,不能下暖脾胃之土,经行之际,心肝火炎更甚,故脾胃失和而致泄泻。

【诊断与鉴别诊断】

(一) 诊断

1. 临床表现 经行大便泄泻,伴随月经周期出现,经后自愈。

2. 其他检查 内分泌检查,E_2/P 值异常。大便常规检查常无异常。

(二) 鉴别诊断

通过详细地问病史和检查,必要时行肛门指诊、钡剂灌肠及内镜检查等,可与胃肠道炎症及肿瘤等相鉴别。

【辨证】

经行泄泻以脾虚、肾虚、肝郁证多见。

(一) 脾肾两虚

1. 偏于脾虚证

[证候] 经行泄泻,泻下溏薄或稀水,月经后期,或量较多,色较淡,无血块,面色萎黄,精神疲倦,四肢乏力,水肿腹胀,头昏目眩,或胸闷烦躁,口腻痰多,舌淡,苔白脉细弦。

[分析] 素体脾虚,经行之际脾气更弱,不能运化水谷,水谷之气不能化为精微,反化为湿浊,随脾气下陷,故经行泄泻,泻下溏薄或稀水;脾虚不足,运化无力,气血亦虚,冲任失养,故月经后期;气虚固摄乏力,故经量较多,色较淡,无血块;脾虚气弱,无以上荣,故面色萎黄,精神疲倦,四肢乏力,头目昏眩;脾虚失运,故水肿腹胀;脾虚生湿,湿聚为痰,故胸闷烦躁,口腻痰多;舌淡,苔白腻,脉细弦均为脾虚之象。

2. 偏于肾虚证

[证候] 月经期间或经后大便溏薄,或五更泄泻,腰酸腿软,下肢冰冷,头晕耳鸣,小便清长。BBT 高温偏低偏短且不稳定,有时呈马鞍状。舌质淡,苔白滑,脉沉细尺弱。

[分析] 平素肾阳不足,命门火衰,或脾虚及肾,阳气虚弱,经行之际阳气尤弱,命火愈衰,不能上温脾土,故月经期间或经后大便溏薄,或五更泄泻;肾虚腰府失养,故腰酸腿软;肾阳虚弱,失于温煦,膀胱气化不利,故下肢冰冷,小便清长;肾虚不能上荣,故头晕耳鸣;舌质淡,苔白滑,脉沉细尺弱均为肾虚之象。

(二) 心肝气郁

1. 偏肝郁证

[证候] 经前或经期腹痛泄泻,伴胸闷烦躁,乳房胀痛,夜寐不安,头昏头痛,口渴,舌苔黄白微腻,脉细弦带数。

[分析] 平素情怀不畅,经行之际肝气郁逆更甚,横克脾胃,故经前或经期腹痛泄泻;肝郁不舒,故胸闷烦躁,乳房胀痛;肝郁化火,上扰心神,故夜寐不安,头昏头痛;热盛伤津,故口渴;舌苔黄白微腻,脉细弦带数为肝郁之象。

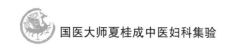

2. 偏心郁者

[证候]经前或经期腹痛泄泻,伴烦躁焦虑,失眠多梦,甚则抑郁多疑,怔忡健忘,舌尖红苔薄,脉细弦。

[分析]心情不舒,或睡眠不足,心火上炎,不能下暖脾胃之土,经行之际,心肝火炎更甚,故脾胃失和而致泄泻;心火扰动心神,故烦躁焦虑;心火不能下交于肾,水火失济,故失眠多梦;舌尖红苔薄,脉细弦俱为佐证。

【治疗】

经行泄泻以脾虚、肾虚、肝郁证多见,治疗宜健脾益气,化湿调经,或补肾止泻,或疏肝理气,调经止泻,但均需调和心肝冲任佐之。

(一) 脾肾两虚

1. 偏于脾虚证

[基本治法]健脾益气,化湿调经。

[方药运用]香砂六君子汤(《古今名医方论》)加减。

党参、茯苓、炒白术各10～15g,白芍、合欢皮、茯苓、茯神各10g,砂仁(后下)5g,炒川续断10g,鹿角霜10g,炒白扁豆15g,煨木香5g,薏苡仁15g,陈皮6g,焦建曲10g。

方中党参益气健脾为主,辅以茯苓、薏苡仁、炒白扁豆、砂仁渗湿止泻,佐以木香、陈皮健脾理气,焦建曲健脾和中,白芍柔肝缓急,川续断、鹿角霜温肾助阳,增以茯神、合欢皮有宁心安神之效。

[服法]经前经期水煎分服,每日1剂。

[加减]月经量少的,加香附、丹参、泽兰、山楂各10g,益母草15g;月经量多的,加砂仁(后下)5g、炮姜6g、陈棕炭10g等止血之品。

2. 偏于肾虚证

[基本治法]补肾止泻。

[方药运用]健固汤(《傅青主女科》)合四神丸(《证治准绳》)。

党参、白术、茯苓、薏苡仁各15g,巴戟天、补骨脂各9g,砂仁(后下)5g,肉豆蔻、炮黑姜各6g,合欢皮、茯神各10g。

方中党参、白术益气健脾,为君药,加茯苓、薏苡仁以健脾利湿,巴戟天补肾以固任带,补骨脂补命门之火,肉豆蔻温脾肾而涩肠止泻,砂仁行气健脾,炮黑姜温土暖中,合欢皮、茯神宁心安神。诸药合用,有补肾止泻的功效。

[服法]经前经期水煎分服,每日1剂。

[加减]月经过少的,去炮黑姜、肉豆蔻、补骨脂,加丹参、鸡血藤、益母草各15g等;经量过多的,加艾叶炭5g,鹿角胶、陈棕炭各10g。

(二) 心肝气郁

1. 偏肝郁证

[基本治法]疏肝理气,调经止泻。

[方药运用]痛泻要方(《医方考》)加味。

炒防风6g,赤芍、白芍、陈皮、白术、茯苓、丹参各10g,制香附6g,山楂、六曲各10g,绿萼梅、玫瑰花各5g,合欢花、茯神各10g。

方中白术燥湿健脾,白芍养血泻肝,陈皮理气醒脾,防风散肝舒脾。四药相配,补脾土而泻肝木,调气机以止痛泻。再以丹参、赤芍养血补肝,绿萼梅、玫瑰花疏肝解郁,合欢皮、茯神宁心安神,香附行气解郁,六曲消食和中,山楂行气活血。诸药合用,有疏肝理气、调经止泻的功效。

[服法] 经前经期水煎分服,每日1剂。

[加减] 月经量少,加泽兰、紫苏梗、炒当归各10 g,益母草15 g,川芎9 g,广郁金10 g等;头昏头痛者,加入钩藤(后下)10 g、白蒺藜10 g、天麻10 g等;乳房胀痛明显者,加川楝子10 g、路路通10 g、青皮6 g。

2. 偏心郁者

[基本治法] 清心解郁,健脾和胃。

[方药运用] 清心健脾汤(夏桂成经验方)。

钩藤(后下)10～15 g,炒牡丹皮10 g,莲子心3 g,煨木香 g,茯苓12 g,砂仁(后下)5 g,陈皮6 g,青龙齿(先煎)10 g,党参10～15 g,炒白术12 g,黄连3 g。

方中用钩藤、青龙齿、丹皮、莲子心、黄连为清心肝,安神魂。其中,青龙齿是安神的主要药物,较之紫贝齿安神更为明显。党参、木香、茯苓、白术、砂仁、陈皮等健脾理气,振奋脾胃之阳气,恢复其后天生化之源,达到心肝火降,脾胃健旺的功效。

[服法] 经前经期水煎分服,每日1剂。

[加减] 失眠较著者,加酸枣仁15～30 g、灯心草3 g、合欢皮15 g;心悸怔忡者,加煅龙骨15 g(先煎)、煅牡蛎15 g(先煎)、炙远志6 g;抑郁多疑者,加石菖蒲10 g、婆罗子10 g、广郁金10 g。

【中成药】

1. 肉蔻四神丸 每次9 g,每日2～3次。适用于脾肾两虚证。

2. 四苓散 每次9 g,每日1～2次。适用于脾虚证。

3. 附子理中丸 每次4～6 g,每日2～3次。适用于脾肾阳虚泄泻者。

【转归及预后】

本病如治疗得当,一般预后较好,如果泄泻经久不愈,则需行肛门指诊、钡剂灌肠及内镜检查等,与胃肠道炎症及肿瘤等相鉴别。

【预防与调护】

(1) 饮食宜清淡,经期慎食生冷瓜果之类,以防食滞更伤脾阳。

(2) 注意身心健康,避免过度劳累。

【夏桂成临证经验】

经行泄泻者,必然反映两个方面的特点:其一泄泻与脾胃有关,脾胃之所以形成泄泻,乃脾胃不能运化水谷精微所致,所以健脾化湿,乃是治疗泄泻的要法,故凡治疗泄泻的香砂六君丸、参苓白术散、理中汤等,均是治疗此等病证的方剂。但经行泄泻者,与月经有关的泄泻存在着周期性的特点,而月经的来潮与否与肾的关系较大,"经水出诸肾",因此,我们体会,临床上所见脾虚型泄泻者,大多兼有肾虚,即脾肾两虚证,一般尚伴有较明显的阴虚寒湿症状。《医宗金鉴》说得对:"经行泄泻,乃脾虚也,若鸭溏、冷痛,是寒湿也。"亦说明脾阳弱之中,显有肾阳不足的一面。因此,在治疗上必须温补脾肾之阳,或取真武汤的刚猛之剂,或用温土毓麟汤、健固汤等平和之剂。但同时必须加调经固冲之品,如月经量不太多时,一般要加入泽兰、益母草、鸡血藤等品;如月经量较多或过多时,一般尚需加入炒蒲黄(包煎)6～9 g,茜草炭、阿胶珠、鹿角胶(另炖烊化)以调之。其二,是泄泻与肝郁有关,因泄泻随经血来潮而发作,显系其泄泻由来于血分,肝为藏血之脏,以血为主,以气为用,气用不及,肝气不得疏发,郁滞于脾胃之间,久之必然导致脾虚。前人称之为"木郁克土",脾土虚弱,运化不良,故致泄泻。经前期阳长至重,行经期重阳转阴,阳长至重,极易激动心肝之气火,气火偏旺,则克伐脾胃更为明显,故出现腹痛、腹胀、泄泻于行经期,治当疏肝健脾,从血调气,方用逍遥散加减,药用炒当归、赤芍、白芍、炒白术、茯苓各 10 g,广郁金、山楂、广木香各 9 g,炒柴胡、玫瑰花各 5 g,炒牡丹皮 10 g,益母草 15 g,党参 10 g。经前期服用,月经量少者,务必加入泽兰叶、川牛膝各 10 g,红花 9 g,益母草 15 g;月经量较多者,应加入黑栀子 9 g,大蓟、小蓟各 15 g,荆芥炭 6 g,经净之后,当从健脾养血以善其后,或者从补肾调周以巩固效果。

九、经行呕吐

每值经期,或月经前后,出现恶心呕吐,甚至食入即吐,呕吐频频,经后则自然缓解,称为经行呕吐,或称经来呕吐,经来饮食后即吐,若经前经期仅仅出现恶心不舒,饮食有所不足者,一般不作为病证论。

【病因病机】

本病证主要是肝胃不和,所谓肝胃不和者,包括两种含义:一在于肝郁,一在于脾胃虚弱,尤其是胃虚。肝郁者,在于情志所伤,肝气郁结,郁怒伤肝,经期气血下注胞宫,冲任气盛,气结不畅,郁逆上扰,随肝气横逆犯胃,以致经前经期呕吐。其次是脾胃虚弱,或因脾胃素虚,运化失常,经行之际,气随血泄,脾胃更弱,致使清气下陷,浊气不降而上逆,再加上经前期冲任气血偏盛,冲气有所升逆,则浊气更不得降。所以,宋代陈素庵《陈素庵妇科补解》认为:"妇人经正行,忽然呕吐,属胃虚。"胃虚不司和降,故浊气上升则为呕吐。

此外,尚有痰饮阻胃证,此乃久病或劳倦所伤,脾胃失和,运化失司,水湿不行,痰饮内停中脘,经行血下,胃气不足,失于和降,冲气升逆,则呕吐痰涎,正如《竹林寺妇科证治》认为:"经来饮食后即吐,乃因痰在胸膈,米谷不能下胃所致。"

总之,我们认为:之所以在经前、经期发作呕吐者,不管是肝郁胃不和或者脾胃虚弱,或者痰饮阻胃,均有冲脉气盛,上逆犯胃的前提。因此,病变虽各有不同,而经前、经期发作则相同也,平冲和胃也就显得重要。

【诊断与鉴别诊断】

(一) 诊断

1. 临床表现　每次经前,或经行期间,反复有规律的恶心呕吐,将胃内容物吐出,甚至食入即吐。
2. 辅助检查　测量 BBT,检查女性内分泌激素,观察功能失调情况。

(二) 鉴别诊断

通过有关检查及详细询问病史,排除平素脾胃虚弱及慢性胃病、胃脘痛,以及经行胃肠型感冒等病证。

【辨证】

1. 肝胃不和证

[证候] 经前经期,恶心呕吐,吐出黄色黏液,伴有口苦咽干,胸闷烦躁,脘痞胁痛,情志抑郁,头昏目眩,月经先期量或多或少,色紫红,有小血块,舌质暗红、苔薄黄,脉象细弦。

[分析] 情志所伤,肝气郁结,郁怒伤肝,经期气血下注胞宫,冲任气盛,气结不畅,郁逆上扰,随肝气横逆犯胃,以致经前经期恶心呕吐,吐出黄色黏液;肝郁化热,热扰冲任,经血妄行,故月经提前;肝郁疏

泄失调,血海失司,故经量或多或少;热灼于血,故色紫红,有血块;气滞血瘀,则经行不畅,或有血块;气滞肝经,热伤心神,则胸闷,烦躁;肝胃不和,则脘痞胁痛,情志抑郁,头昏目眩;舌质红,苔薄黄,脉弦数均为肝郁化热之象。

2. 脾胃虚弱证

[证候] 经行之际,呕吐食物,食少腹胀,大便溏薄,神疲乏力,胃脘不舒,或隐隐作痛,得热则舒,精神萎靡,气短懒言,月经后期,经量偏少,色淡红无血块,脉象缓弱,舌质淡红,苔薄白。

[分析] 脾胃虚弱,或因脾胃素虚,运化失常,经行之际,气随血泄,脾胃更弱,致使清气下陷,浊气不降而上逆,再加上经前期冲任气血偏盛,冲气升逆,则浊气更不降,故浊气上升则为呕吐;脾胃虚弱,运化无力,则食少腹胀,大便溏薄,神疲乏力,胃脘不舒,或隐隐作痛,得热则舒;脾胃虚弱,气血不足,则精神萎靡,气短懒言,月经后期,经量偏少,色淡红无血块;脉象缓弱,舌质淡红,苔薄白为脾胃虚弱征象。

3. 痰饮阻胃证

[证候] 经行恶心呕吐,吐出痰涎黏液,胸闷脘痞,身少力,月经后期,经量偏少,色紫红,有黏腻样血块,平时带下少或有痰浊样带下,形体肥胖,舌苔白腻,脉象弦滑。

[分析] 久病或劳倦所伤,脾胃失和,运化失司,水湿不行,痰饮内停中脘,经行血下,胃气不足,失于和降,冲气升逆,则呕吐痰涎,胸闷脘痞,身少力;痰湿内停,阻滞经络,气血运行不畅,血海不能按时满溢,故月经后期,经量偏少,色紫红,有黏腻样血块;痰湿下注,伤及任、带二脉,故平时白带甚少,或有痰浊样带下;痰湿内阻,中阳不振,则形体肥胖;舌苔白腻,脉象弦滑为痰饮内阻之象。

【治疗】

1. 肝胃不和证

[基本治法] 疏肝理气,平冲和胃。

[方药运用] 越鞠二陈汤(夏桂成经验方)、左金丸(《丹溪心法》)合方。

制苍术、制香附、炒栀子、六曲各 10 g,陈皮、制半夏各 6 g,茯苓 12 g,黄连 5 g,吴茱萸 3 g,炒竹茹 6 g,泽兰叶 9 g,赤芍、白芍各 10 g,旋覆花 6 g(另包)。

方中制苍术、制香附、陈皮理气解郁;制半夏、竹茹、旋覆花降逆止呕;茯苓、六曲健脾和胃;炒栀子、黄连为清泄胃热,胃火降则其气自降;吴茱萸辛能入肝散肝郁,苦能降逆助黄连降逆止呕之功,温则佐制黄连之寒,使黄连无凉遏之弊,且能引领黄连入肝经;白芍柔肝缓急;赤芍、泽兰叶活血通经。

[服法] 水煎分服,每日 1 剂,经前、经期服。

[加减] 胸闷气窒,脘腹胀满者,上方加入广木香 9 g,紫苏梗、制川朴各 5 g;泛吐酸水明显者,上方加海螵蛸 9 g、煅瓦楞子 12 g;烦热口渴明显者,可加入黄芩 9 g、钩藤(后下)15 g;月经过多者,上方加入地榆炭、仙鹤草各 12 g;月经过少者,上方加入丹参 12 g、益母草 15 g。

2. 脾胃虚弱证

[基本治法] 健脾和胃,平冲止呕。

[方药运用] 理中汤(《伤寒论》)加减。

淡干姜 5 g,党参、炒白术、茯苓各 10 g,陈皮、煨木香、制半夏各 6 g,砂仁(后下)5 g,炙甘草 5 g,焦山楂 10 g,生姜 3 片,旋覆花 6 g(另包),柿蒂 5 g。

方中干姜温胃散寒,党参、白术、茯苓、陈皮健脾和胃,配合木香、砂仁、生姜温中止呕,制半夏、旋覆花、柿蒂平冲降逆,加入山楂行滞散瘀,使之补而不滞,又配以甘草以建中州,兼有调和诸药之效。

[服法] 水煎分服,每日 1 剂,经前、经期服。

[加减] 胸闷心烦,口苦苔罩黄者,上方加入黄连 3 g、炒牡丹皮 10 g;舌苔白厚,口腻痰多者,上方加

入藿香、苍术各 10 g;月经偏少者,可加入泽兰、丹参各 12 g,红花 9 g。

3. 痰饮阻胃证

[**基本治法**] 化痰和胃,平冲止呕。

[**方药运用**] 小半夏加茯苓汤(《金匮要略》)合旋覆代赭汤(《伤寒论》)加减。

制半夏 6 g,茯苓 10 g,淡干姜、陈皮各 6 g,生姜三片,制川朴、紫苏梗各 8 g,制苍术、制白术各 10 g,丹参、赤芍、白芍各 12 g,旋覆花 6 g(另包),代赭石 10 g(先煎)。

方中半夏祛痰散结,和胃降逆;陈皮、川朴、紫苏梗理气宽中;干姜、生姜温胃化饮;茯苓、苍术、白术健脾利湿;辅以旋覆花下气消痰,降逆止呕;代赭石质重而沉降,善镇冲逆;丹参、赤芍、白芍活血调经。

[**服法**] 水煎分服,每日 1 剂,经前、经期服。

[**加减**] 兼有脾胃不和者,上方可加广木香 9 g,党参、炒白术各 10 g;大便秘结,解而不畅者,上方加炒枳实、山楂各 10 g;大便溏泄,日行 2～3 次者,加入炒煨木香、炒白术各 10 g,砂仁(后下)5 g。

【转归及预后】

本病通过适当的调治,一般预后较好。

【预防与调护】

(1) 饮食调摄,注意清淡饮食,忌食辛辣刺激,多食新鲜蔬菜、水果。

(2) 经前、经期注意保暖。

【夏桂成临证经验】

本病证临床虽不常见,但亦有之,病位在胃,以肝胃不和、脾胃虚弱为多见,肝胃不和者,在治疗上不仅要注意到肝郁气滞的一面,还要注意肝郁化火,损耗津液。因此,在治疗肝胃不和时,如见舌红苔有干燥之象者,即应稍加入沙参、芦根等养津之品;在脾胃虚弱类型,既要注意到虚寒的一面,亦要注意到虚热的一面,即胃阴不足,虚热上扰,胃失和降者可以沙参麦冬饮治之,药用沙参、麦冬、黄连、竹茹、陈皮、太子参、甘草、白扁豆、黄精之属以调治之。

至于痰饮内阻证,还要注意到饮食积滞证的兼夹,影响到胃的和降功能,在小半夏加茯苓汤中兼用保和丸或枳实导滞丸等以消导之,同时还要兼调月经,这是治疗经行呕吐的特色。

十、经行头痛

每值经期或经行前后出现头痛,称为经行头痛。本病个别患者甚为顽固,治愈后可由精神因素等触发,故稳定情绪,避免刺激颇为重要。本病在古籍中缺乏专篇论述,仅散见于月经不调等病症中。

本病在清代张璐《张氏医通》中有"经行辄头痛"的记载。文中云:"每遇经行辄痛,气满,心下怔忡,食之减少,肌肤不泽,此痰湿为患也。"并附有治疗方药二陈汤加当归、炮姜、肉桂以化痰除湿。另外,他还认为经行头痛与气血亏虚有关,每遇经行头辄痛,此气虚血弱也。经行时阴血下注冲任,髓海失养,以致头痛,这些观点为后世医家认识经行头痛这一疾病提供了依据。

就临床资料分析,经行头痛有以下特点:① 呈周期性,在经期或经行前后发作。② 受精神因素影响,每因情绪不稳而触发。

【病因病机】

头为诸阳之会,五脏六腑之气血皆上荣于头,足厥阴肝经上巅络脑。而头部经络又与三阳经有关,少阳行头侧,太阳经与督脉经循行头后,上巅顶,阳明经行头额前面。子宫、冲任与三阴三阳经有关,而发生的主导因素在于肝为藏血之脏,冲脉血海之本。经行时血液下注冲任而为月经,若素体虚弱,或脾虚化源不足,或失血伤精,或精血不足,经前经行时,阴血下注子宫,或行经时出血过多,阴血更虚,虚则肝脏不足,不能通过经络上行至头,以致清窍失养,脉络失养,是以发生头疼,或者头晕;或者由于情志所伤,肝气郁结,肝脏阴血不足,则肝郁易于化火,经前冲脉气旺,上逆;乃肝之气火上冲清窍,故发生头痛,或致目赤;或者,肾虚肝郁,气滞不畅,久而血滞致病,或者形寒饮冷,血为寒凝,或跌仆外伤,以致瘀血阻滞经脉,气之横窜入络,上犯清窍,脉络壅阻,不通则痛。还有一种肝郁脾弱,水湿痰浊内阻,窜入脉络,上犯清窍,清窍脉络水肿,不通则痛,同样发生经前、经期头痛,常与肝火血瘀相伴见,反复发作,时重时轻,不可轻视。但本病发作时,是以血虚、肝火、血瘀、痰湿的局部病变出现,而且这些局部病变虽与肝有着重要的关系,但亦涉及三阴三阳的经络,故出现不同部位的病证。但之所以形成经前、经期、经后发作者,主要是与整体的心肾阴阳消长转化的演变有所失常有关。如阴血有所不足,则转化为阳气亦有所不足。气载血行,经前期阳长较差,重阳有所不及,阴血不足,又不能较多地赖气载之上行,故致血虚头痛,或者阴分不足,气火偏旺,经前期阳长至重,虽有所不足,但毕竟能达到接近重阳的水平,因而易于激发肝经气火上升,上犯清空之窍,发为头痛;得经血下行,重阳下泄,气火下降,是以头痛自止;若阴血不足,阳亦薄弱,经前重阳不及,不能溶解子宫内的瘀浊,及协助冲任子宫的顺利排泄,故致血瘀,瘀随任督经脉上行,上犯清窍脉络,故经行之前冲任肝气盛而头痛发作。阳虚则不能助脾运化水湿,以致湿痰随经前期任、督、冲、肝较盛之气上行而犯乎清窍,蕴于脉络所致,所以疼痛的局部病变,实与阴阳消长转化较差及冲任督脉络偏盛偏衰有关。

经前经期头痛,病因不外乎火、风、瘀三者。如今在风、火、瘀中夹痰湿阻络亦不在少数,且增加了病情的复杂性,所以规律性地发作于经前、经期或经后期,与冲任气血有关。

1. 肝火　素体阴血不足,肝火易动。每于经前或经行初期阳气偏旺,肝火更甚,激发肝经之火,升扰于上,发为头痛。

2. 瘀血　肝郁气滞影响冲任,滞久生瘀,瘀痹阻络。经前、经期冲任气血易动,郁逆之气窜扰清空之窍,发为头痛。

3. 虚风　素体阴血亏虚,每逢经行经量偏多,阴血更虚,虚风上扰,亦致本病,一般头痛较轻。

4. 痰湿　一般痰浊水湿常兼于肝火,血瘀病证中,且能加重其疼痛,并可伴面目水肿、尿少等症状。

【诊断与鉴别诊断】

(一) 诊断

1. 临床表现　头痛有明显的周期性是本病的典型特征。头痛有规律性地发生在经前、经期或者经后较短时期内,与月经周期有密切关系,且反复发作;亦或有平素隐隐头痛,或则偏头痛,但近经期或经前经后期加剧,且有规律者。

2. 妇科检查　常无明显阳性体征。

3. 其他检查　内分泌激素检查可见血中 E_2 和 P 比值异常,BBT、头颅检查(包括 CT 检查、脑电图等)有助于诊断女性内分泌功能失调性病变的诊断。

(二) 鉴别诊断

(1) 通过详细询问病史、细致的全身检查、有关的实验室和辅助检查、血液常规检查等,可排除鼻及副鼻窦病变所致的头痛、颅脑占位性病变等。

(2) 同时与外感头痛和雷头风相区别。① 外感头痛:外感头痛适值经期而发时需与经行头痛相鉴别,临床上外感头痛必有表证可辨,且其发病与月经周期无关。② 雷头风:初期眩晕呕吐,渐至头痛难忍,头中有声,轻则若蝉鸣,重则两耳若雷响,风动作响。其发病虽可见于经期,但无一定规律,不同于经行头痛。

【辨证】

1. 肝火证

[证候]经前期头痛大都发生于两侧太阳穴,可见跳痛、抽痛、刺痛或胀痛,月经超前,量多色红有血块,胸闷心烦,口苦口渴,便秘尿黄,或目赤乳胀,舌红苔黄腻,脉弦数。

[分析]素体阴血不足,肝火易动,一旦激发肝经之火,每于经前或经行初期阳气偏旺,肝火更甚,升扰于上,发作头痛,表现为两侧太阳穴呈跳痛、抽痛、刺痛或胀痛;肝火偏旺,热扰冲任,故月经超前,量多色红;肝郁夹瘀则经行有血块;肝热上扰,故胸闷心烦;肝热胆泄则口苦口渴,便秘尿黄;肝火上蒸,故目赤;肝气郁结,故经前乳胀;舌红苔黄腻,脉弦数亦是肝火之象。

2. 瘀血证

[证候]经期头痛如针刺,月经或前或后,以后期为多,量少色紫黑,有血块,小腹痛,经行不畅,胸闷烦躁,脘腹不舒,舌质紫暗,苔黄白腻,脉细涩或弦细。

[分析]肝郁气滞,影响冲任,滞久生瘀,瘀痹络阻,郁逆之气上扰清空,故经期头痛如针刺;瘀血内阻,冲任失调,故月经或前或后,以后期为多,量少色紫黑有血块;瘀血阻滞,不通则通,故小腹痛,经行不畅;肝郁气滞,乳络失和,故胸闷烦躁;气机不畅,故脘腹不舒;舌质紫暗,苔黄白腻,脉细涩或弦细亦为瘀血之象。

3. 血虚证

[证候]经行之后头痛绵绵,或呈晕痛之感,月经量多,色淡红,心悸怔忡,腰酸寐差,神疲乏力,舌质淡红少苔,脉细弦。

[分析]素体阴血亏虚,每逢经行阴血更虚,虚风上扰,故经行之后头痛绵绵,或呈晕痛之感,且月经量多,色淡红;阴血亏虚,心神失养则心悸怔忡,寐差,脉细弦;腰府失养,故腰酸;阴血不足,无以濡养,故神疲乏力;舌质淡红少苔亦为阴血不足之象。

4. 痰湿证

[证候]经前经期头痛,有沉重感,有时头痛剧烈,面目水肿,小便偏少,脉细濡,舌苔腻。

[分析]阳虚则不能助脾运化水湿,以致湿痰随经前期任、督、冲、肝较盛之气上行而犯清窍,蕴于脉络,故经前经期头痛;痰蒙清窍,故有重浊感,时头痛剧烈;水湿不化,不能排出体外,故面目水肿,小便偏少;脉细濡,舌苔腻俱为痰湿之象。

【治疗】

经前期头痛大多属于肝火、瘀血、虚风等,治疗应首先予以止痛,然后调理肝脾。因其部位在上,治疗宜降宜清,以平为期。

1. 肝火证

[基本治法]清肝泻火,息风和络。

[方药运用]羚角钩藤汤(《通俗伤寒论》)合龙胆泻肝汤(《医宗金鉴》)。

羚羊角(先煎)6～9 g,钩藤(后下)15 g,苦丁茶 10 g,夏枯草 15 g,龙胆草 6 g,泽泻 10 g,甘菊 6 g,白蒺藜、牡丹皮各 10 g。

方中羚羊角凉肝息风,清肝泻火;钩藤为清肝息风的良药,佐以苦丁茶、甘菊、白蒺藜,加强羚羊角清肝息风之力;龙胆草清肝胆湿热;泽泻助龙胆草清肝泄浊;夏枯草、牡丹皮清热凉血,清泻肝火。诸药合用,有清肝泻火,息风和络的作用。

[**服法**] 经前经期水煎分服，每日 1 剂。

[**加减**] 夹有瘀血，疼痛剧烈者，加干地龙、丝瓜络；夹有痰浊者，加白僵蚕、茯苓等；大便秘结不行，舌苔黄、根部厚者，当予清通大便为主，以当归龙荟丸治疗，使肝火随之而下降；大便稀溏，胃脘不适者，去龙胆草、夏枯草，加炒白术、焦建曲、砂仁、陈皮等调理脾胃；更年期见此等证候者，尤应注意调理脾胃。

2. 瘀血证

[**基本治法**] 调气化瘀，通窍行经。

[**方药运用**] 通窍活血汤（《医林改错》）加减。

当归、赤芍、桃仁、红花各 10 g，川广郁金各 6 g，青风藤 15 g，炙蜈蚣 3 g，干地龙 10 g，全蝎 5 g。

方中当归、赤芍、桃仁、红花为基础，活血祛瘀止痛，主治血瘀所致诸症；配以炙蜈蚣、干地龙、全蝎等虫类药增强通络化瘀止痛的功效；川广郁金活血止痛，行气解郁；青风藤行气通窍，活血止痛。

[**服法**] 经前经期水煎分服，每日 1 剂。

[**加减**] 夹痰湿者，加制南星 9 g；夹肝火者，加钩藤（后下）15 g、苦丁茶 10 g。

3. 血虚证

[**基本治法**] 滋阴养血，息风静阳。

[**方药运用**] 加减杞菊地黄汤（《医级》）。

枸杞子 10 g，甘菊 6 g，熟地黄、怀山药、牡丹皮、茯苓、泽泻各 10 g，钩藤（后下）15 g，楮实子、女贞子各 10 g。

方中杞菊地黄汤由六味地黄加枸杞子、甘菊而成。方中熟地黄滋肾阴，益精髓；山药滋肾补脾；枸杞子、甘菊滋阴养血，息风静阳；泽泻配熟地黄泻肾降浊；牡丹皮泻肝火；茯苓配山药渗脾湿；楮实子、女贞子滋阴养血；钩藤平肝息风。诸药合用，有滋阴养血、息风潜阳的功效。

[**服法**] 经后水煎分服，每日 1 剂。

[**加减**] 面浮足肿，身困倦乏者，乃脾虚气弱，水湿泛溢，虚风上扰，当予健脾补气、利水息风等法治之，可选半夏白术天麻散合防己黄芪汤，药用制半夏、白术、煨天麻、防己、黄芪、连皮茯苓、钩藤、陈皮等。

4. 痰湿证

[**治法**] 行气化痰，利湿化浊。

[**方药运用**] 指迷茯苓丸（《全生指迷方》）加减。

茯苓 15 g，制半夏 6 g，炒枳壳 9 g，风化硝 5 g，车前子（包煎）10 g，生薏苡仁 15 g，全蝎 6 g，炙僵蚕 10 g，泽泻 10 g，猪苓 10 g。

方中半夏燥湿化痰，茯苓健脾渗湿，湿去则痰不生；枳壳调畅气机，气行则痰湿行；风化硝软坚涤痰，坚去则痰不固；车前子、生薏苡仁、泽泻、猪苓利湿化浊；全蝎、炙僵蚕通络止痛。

[**服法**] 经后水煎分服，每日 1 剂。

[**加减**] 水肿甚者，加入防己、冬瓜皮 10 g；伴有眩晕者，加入半夏 10 g、天麻 10 g、石决明 10 g。但痰湿常为兼夹病证，单纯发病者少。

【中成药】

（1）补血当归精，每次 5 mL，每日 2 次。适用于血虚证。

（2）通天口服液，每次 10 mL，每日 3 次。适用于血瘀证。

【转归及预后】

本病通过适当的调治，一般预后较好。有其为顽固者，治愈后可由精神因素等触发故稳定情绪、避免刺激颇为重要。

【预防与调护】

(1) 临床忌温燥助阳动血之药及酒浆等辛辣之品。

(2) 注意身心健康,避免经前精神紧张。

(3) 调摄饮食,控制水盐摄入。

【夏桂成临证经验】

(一) 夏桂成诊疗经行头痛验案

此为经行头痛患者,经夏桂成治疗2月余,疾病告痊。

施某,女,32岁,已婚,福建人。

初诊(2003年10月):患经前经期头痛10年。近10年来经前1周即感头痛,持续至月经来潮第1、第2日,偶尔经后亦痛,以两侧太阳穴为主,伴腰骶酸楚。月经史:初潮14岁,周期30日,7日净,量一般,无血块。1-0-2-1,节育环避孕。就诊时正值月经周期第22日,头痛不适,心烦不宁,双乳亦痛,小腹不痛,腰不酸,纳谷尚可,二便自调,舌质淡,边有紫气,苔薄白,脉细弦。证属肝肾不足,心肝郁火,夹有血瘀,按调周法治疗,从经前论治。治拟滋肾助阳,疏肝清心,理气解郁。方取毓麟珠、逍遥散合钩藤汤加减。处方:丹参10g,赤芍、白芍各10g,山药10g,牡丹皮10g,茯苓10g,川续断10g,五灵脂(包煎)10g,钩藤(后下)10g,白蒺藜10g,合欢皮10g,川牛膝10g,炒柴胡6g。7剂。

二诊:患者头痛缓解,月经来潮4日,量一般,色红,无血块,头痛未作,小腹不痛,腰略酸,纳可便调。从经期经后论治,治拟清肝解郁,化痰调经,用钩藤汤合五味调经散治之。处方:钩藤(后下)10g,川牛膝10g,赤芍、白芍各10g,牡丹皮10g,丹参10g,制香附10g,泽兰10g,五灵脂(包煎)10g,益母草15g,山楂10g,广陈皮6g。服药5剂后改服经后方,滋阴息风,疏肝和胃,方取杞菊地黄汤合越鞠丸,处方:枸杞子10g,山药10g,山茱萸10g,钩藤(后下)10g,牡丹皮10g,茯苓10g,川续断10g,桑寄生10g,川牛膝10g,制苍术10g,广郁金10g,广陈皮6g。7剂。

三诊:时正值月经前期,患者头痛不显,小腹隐痛,面有褐斑,目眩色暗,腰酸绵绵,肠鸣辘辘,大便不实,舌红苔腻,脉细弦。于健脾温肾汤中加入清肝解郁之品,处方:党参15g,炒白术10g,茯苓10g,山药10g,牡丹皮10g,川续断10g,紫石英12g,煨木香9g,钩藤(后下)15g,白蒺藜10g,五灵脂(包煎)10g,佛手片6g,合欢皮10g。服药7剂后,患者月经来潮,头痛亦未发作。如此又调治两个月经周期,患者头痛得到控制。

[按语] 经行头痛与内科头痛不同,其受月经影响,呈周期性发作,所以郁火、血瘀、痰湿等病理产物仅是局部现象,其整体必与心肾、子宫、冲任的功能失调有关,临证不仅要从局部病变考虑,更要从整体加以调治。头为诸阳之会,五脏六腑之气血皆上荣于头,且足厥阴肝经上巅络脑,冲任气血阴阳的变化均易致本病发生。患者经前、经期头痛即作,且痛以头部两侧为主,此处与太阳穴相合,系足厥阴肝经和足少阳胆经的部位,与肝经郁火有关,经前冲脉气旺,肝气上逆,侵犯清窍而发头痛。全身症状方面,患者经前头痛不适伴乳房胀痛,心烦不宁等,亦为肝经郁热所致;患者工作繁忙,平素性情急躁,经期腰酸较甚,可见其禀赋薄弱,肾气不足,肾阴偏虚,阴虚则肝郁;病已10年,久病入络,夹有气滞血瘀。综上所述,肾虚为头痛反复发作的根本原因。治疗方面,经前期补肾助阳为根本,兼以疏肝清心,理气解郁,方取毓麟珠、逍遥散合钩藤汤加减。服药7剂后重阳得至,阴充阳盛,故头痛缓解。月经来潮后按补肾调周法治疗,并加入清肝解郁之品,服药2个月经周期后病即痊愈。

（二）夏桂成临床辨证治疗本病的几个要点

（1）头为诸阳之会，五脏六腑之气血皆上荣于头，足厥阴肝经上巅络脑。若素体本弱或脾虚化源不足，或失血伤阴，经行前后或经行期阴血下注血海，脑窍相对不足，清窍失养，故致头痛；或情志所伤，肝气郁结，气有余而化火，肝火上逆，侵犯清窍而发头痛或肾虚肝郁，久而血滞，脉络壅阻，不通则痛；或肝郁脾弱，水湿痰浊内阻，上犯清窍而致头痛。其分别于经前、经期、经后发作者，主要与整体的阴阳消长转化失常有关。若阴血不足，阳长欠佳，至经前期阳长不足，重阳不及，难以载血上行，故致血虚头痛；或阴不足，气火偏旺，经前期阳长至重，肝经气火极易上升，易发生头痛；经后阳气随经血下泄，脑窍空虚则头痛；平素阳气不足，血脉流通不畅，子宫内瘀浊留驻则致血瘀；气不化津则停痰积液，经前气血变动，痰瘀随冲气上犯清窍，发为痰浊瘀血头痛。由此可见，疼痛的局部病变实与阴阳消长转化及冲任督脉的盛衰有关。

（2）临床辨证方面，首先要辨别头痛的部位。两侧头痛多为肝经郁火；前额部疼痛多与阳明胃经有关，属气火风阳夹痰；后脑部乃太阳经与督脉部位，与风湿或血瘀有关；巅顶作痛乃督阳不足，常夹风寒。其次是疼痛的性质，如跳痛、胀痛、刺痛一般属热证、实证，以风火或血瘀多见，亦有血瘀夹痰湿者；收缩性疼痛剧烈者，多属血瘀血寒；绵绵隐痛、晕痛，多属虚证。再次，疼痛发作的时间也有一定诊断价值。清晨或上午痛甚，多与痰湿血瘀有关；下午或夜间痛甚多属阴虚火旺；进行性加剧、持续不已的头痛，要注意顽固性瘀血证。

（3）治疗方面，经前期以补肾助阳调周法为根本。重阳得至，阴充阳盛，本足则标静，病即得止。发作时不可忘记对于肝火、血瘀、血虚、痰湿四者的治疗。肝火头痛，除了清肝解郁止痛之外，还需注意两种情况：其一，是否夹有痰湿，如若夹有痰湿必须化之，可加石菖蒲、茯苓、泽泻之类药物，而非单纯的丹栀逍遥散所能治；其二，是否有肝阳肝风内动，如有必须在养阴的前提下兼用潜阳息风之法，用羚羊角（现用水牛角代）、石决明、珍珠、白蒺藜、牡蛎等，同时加强调经固经，保持经血畅行，使肝火随经血而下泄，并防经血过多，阴血耗损，水不涵木，肝火更甚。血瘀头痛者必须活血化瘀，并根据"血得热则行"的原理，加入艾叶、肉桂等品。痰湿多与肝火、血瘀兼见，需用利湿化痰之法，甚则重用利湿之品，使脑血管水肿消退，头痛消失。

十一、经行吐衄

在月经来潮前后或正值经期发生衄血、吐血，称为经行吐衄。

本病与月经周期有关，常伴月经量少，甚或月经不行。因其类乎月经倒行逆上，所以有倒经或逆经之称。李时珍在《本草纲目》中就曾经写道："有行经只衄血、吐血或眼耳出血者，是谓逆行。"由于吐衄代替了月经的来潮，故又有代偿性月经之称。

就临床资料分析，本病有如下特点：① 多见于青春期女性，月经周期常失调，甚则闭经。② 临床上以鼻衄最为常见，有的出现吐血，与鼻部出血回流至口咽部有关。

【病因病机】

经行吐衄的原因是血热气逆。气为血帅，血随气行，血的升降运行皆从乎气。气热则血热妄行，气逆则血逆而上溢。月经来潮时或经行前冲气较盛，血海满盈，血热气逆，必然迫血上行而为吐衄。之所以形成血热气逆，动乎冲任，与肾阴阳的失衡有关。

1. 肝经郁火　情志抑郁恚怒或学习工作紧张，肝气怫逆，相火内盛，火升气逆，以致口鼻吐衄。肝藏血而司血海，冲脉为血海，隶属于肝经，经行之时冲气旺盛，气升血升，随肝气上逆上溢而为吐衄。肝气之怫逆，冲气之升逆，多是由肾精不足、阴虚火旺使然。

2. 阴虚肺燥　素体阴虚,复因忧愁思虑,积念在心,以致心阴不足,心火偏亢。阴虚火不旺者,心肾尚能相交,水火有既济之象;阴虚心火旺者则不能下济于肾,反上迫于肺,灼肺伤络,故出现衄血,延之日久易成痨瘵。

3. 瘀阻气逆　肾虚肝郁之体,冲任失于通畅,肝郁则气滞,气滞则血滞,血滞子宫,积久成瘀,或瘀随气逆,停留于鼻腔之间,形成经行鼻腔之血,瘀阻气机不畅。经前经期冲脉气盛,气机升逆,经血随冲脉之气上逆,遂成经行吐衄。

【诊断与鉴别诊断】

(一) 诊断

1. 临床表现　经行前后或正值经期出现周期性的衄血、吐血,经后自止。多伴经量减少,甚至无月经。

2. 妇科检查　常无明显阳性体征。

(二) 鉴别诊断

本病应详细检查鼻咽部及气管、支气管、肺、胃等黏膜,必要时可行活检以排除恶性肿瘤及炎性出血,或通过胸部 X 线及纤维内镜检查排除鼻咽部、气管、支气管、肺、胃等器质性病变。

通过详细地询问病史和检查,本病可与鼻咽部的器质性病变及其他全身性疾病如维生素 C、维生素 K 的缺乏和血液病等引起的出血相鉴别。

【辨证】

经血倒行,必须引血下行,治疗当遵热者清之、逆者顺之、激者平之、瘀者去之的原则。待经行之后,需培补本元,帮助发育,杜绝热、逆、瘀的产生,才能巩固疗效。

1. 肝经郁火证

[证候] 经前经期吐血、衄血,量较多,色红或有血块,头昏耳鸣,胸闷烦躁,两胁胀痛,口干而苦,或月经周期超前,量少,甚至停经,舌质红苔黄,脉弦而数。

[分析] 精神紧张,抑郁恚怒,肝气怫逆,相火内盛,火升气逆,以致经前经期吐血、衄血,量较多,色红或有血块;肝藏血而司血海,冲脉为血海,隶属于肝经,经行之时,冲气旺盛,气升血升,随肝气上逆而为吐衄;肝气之怫逆,冲气之升逆,是由肾精不足、阴虚火旺而致,故头昏耳鸣,胸闷烦躁,两胁胀痛,口干而苦;肝火偏旺,冲任失调,故月经周期超前,量少,甚至停经;舌质红苔黄,脉弦而数为肝经郁火之象。

2. 阴虚肺燥证

[证候] 经期或经后衄血吐血,量多或少,色鲜红,无血块,头昏耳鸣,潮热咳嗽,手足心烦热,唇红口干,舌质红绛,苔剥,脉细数。

[分析] 形体瘦弱,阴血亏虚,复因忧愁思虑,积念在心,以致心阴不足,心火偏亢,不能下济于肾,反上迫于肺,灼伤肺络,故经期或经后衄血吐血,量多或少,色鲜红,无血块,延之日久,易成痨瘵;阴虚则头昏耳鸣;肺燥,故潮热咳嗽;阴虚火旺,故手足心烦热,唇红口干;舌质红绛,苔剥,脉细数是阴虚有热之象。

3. 瘀阻气逆证

[证候] 经期衄血,或多或少,月经后期居多,行经量少,色黑有块,小腹疼痛拒按,或经血不行,胸闷烦躁,舌边有紫点,脉细弦。

[分析] 肾虚肝郁之体,冲任失于通畅,肝郁气滞,气滞血滞,血滞子宫,积久成瘀,瘀阻气机,经前经期冲脉气盛,经血随冲脉之气上逆,致成经行吐衄,或多或少;瘀阻气滞,故行经量少,色黑有块,小腹疼痛拒按,或经血不行;肝郁气滞,故胸闷烦躁;舌边有紫点,脉细弦亦为肝郁气滞所致。

【治疗】

经血倒行,必须引血下行,治疗当遵热者清之、逆者顺之、激者平之、瘀者去之的原则。待经行之后,需培补本元,帮助发育,杜绝热、逆、瘀的产生,才能巩固疗效。

1. 肝经郁火证

[基本治法] 清肝泻火,降逆调经。

[方药运用] 三黄四物汤(《医宗金鉴》)。

当归、白芍、生地黄、牡丹皮各 10 g,黄连 3 g,黄芩 6 g,大黄 5 g,牛膝 10 g。

方中当归、白芍养血疏肝;生地黄清热凉血,养阴生津;牛膝功擅苦泄下降,能引血下行,以降上炎之火;牡丹皮泻血中伏火;黄连、黄芩、大黄分别清三焦之火。诸药合用,有清肝泻火、降逆止血的功效。

[服法] 经前经期水煎分服,每日 1 剂。

[加减] 鼻衄偏多者,加黑栀子 9 g,茅针花、荆芥炭各 6 g;经行小腹作痛,有血块者,加五灵脂(包煎)、茺蔚子各 10 g,丹参、泽兰叶各 9 g;腰酸头晕明显者,加熟地黄、川续断各 10 g。

2. 阴虚肺燥证

[基本治法] 养阴润肺,清热止血。

[方药运用] 活血润燥生津汤(《医方集解》)加减。

当归、白芍、生地黄各 10 g,天冬、麦冬各 6 g,天花粉、桃仁、红花各 9 g,莲子心 3 g。

方中当归、白芍活血养血;生地黄养肾阴;天冬、麦冬养肺阴;天花粉清泻肺热,并润肺燥;桃仁、红花活血祛瘀;莲子心养心益肾,交通心肾。全方有养阴润肺,清热止血的作用。

[服法] 水煎分服,每日 1 剂。

[加减] 衄血偏多者,加茅针花、仙鹤草各 10 g;腰酸头晕者,加玄参 10 g、炙龟甲(先煎)15 g;咳嗽较剧者,加青蛤壳 10 g,杏仁 10 g,南北沙参各 15 g。

3. 瘀阻气逆证

[基本治法] 逐血通瘀,顺气降逆。

[方药运用] 血府逐瘀汤(《医林改错》)加减。

桃仁、红花、当归、赤芍、丹参、熟地黄、川牛膝各 9 g,枳壳 6 g,制香附 10 g,益母草 15 g。

方中桃仁、红花、当归、赤芍、丹参、益母草活血祛瘀,牛膝祛瘀血,通血脉,并引血下行,为方中主要组成部分;香附疏肝理气,枳壳开胸行气,使气行则血行;熟地黄滋阴养血,配当归养血润燥,使祛瘀而不伤阴血。诸药合用,不仅行血分瘀滞,而且能解气分郁结,活血而不耗血,祛瘀又能生新,瘀去血行,则诸证可愈。

[服法] 经期水煎分服,每日 1 剂。

[加减] 小腹冷痛者,加肉桂(后下)3 g,艾叶 9 g;头痛衄血偏多者,加钩藤(后下)10 g,牡丹皮、茅针花各 9 g,亦可于上方中加入大黄、旋覆花、童便等潜降通泄之品。

如属于子宫内膜异位病灶之倒经,必须按"调周法"论治,尤重经前期治疗。

【中成药】

丹栀逍遥丸,每次 4～6 g,每日 3 次。适用于肝经郁火者。

【转归及预后】

经行吐衄相当于西医学的代偿性月经。西医学认为,鼻黏膜和胃黏膜对卵巢分泌的雌激素较为敏感,雌激素可使毛细血管扩张,脆性增加,因而易破裂出血。对子宫内膜异位所致的周期性鼻出血,需要对症治疗,使异位之内膜样组织得到控制而达到止血。对药物治疗无效者,可考虑手术治疗。

【预防与调护】

(1) 临床应调控情志,注意身心健康。

(2) 饮食应忌辛辣之品,防止引发出血。

【夏桂成临证经验】

经行吐衄是临床常见疾病之一,常反复发作,不易治愈。夏桂成在临证中提出如下几点要旨。

1. 清肝降逆　这是治疗本病的主要方法。本病虽有阴虚肺燥、瘀阻气逆等多种证型,但最常见的还是肝郁化火型,夏桂成常用的倒经汤是根据《丁甘仁医案》中治疗经行吐衄的处方化裁而来,故又命名为倒经汤,重在通达月经,清降气火,稍佐轻清止血。药用丹参、牛膝、泽兰、茺蔚子、炒牡丹皮、制香附、茅针花、荆芥炭、炒栀子、竹茹等。若大便秘结者,可加大黄,既有清热泄下降火之作用,又可入血行瘀,导血下行,是火热偏甚经行吐衄的要药。若伴有胸闷气短,可加醋炒柴胡。由于本方性偏凉,故适合经前阳长至重阶段服用,经后阴长至重阶段不宜使用。

2. 补肾降逆　经行吐衄主因在于肝郁化火,根本原因还在于肾虚。肾阴虚,子宫冲任失于涵养,冲脉之气上逆化火所致者,以《傅青主女科》顺经汤化裁,制成补肾降逆汤,标本合治,用于阴虚肺燥,肝郁化火,瘀阻气逆,经治疗后仍反复发作者。经后期治本,尤应选本方以助阴长至重,药用熟地黄、白芍、当归身、山药、女贞子、牡丹皮、茯苓、紫河车、怀牛膝、茜草、牡蛎等。如在经后期服用,尚需加入川续断、菟丝子等补阳纳气之品,或从补肾调周法调治之。

3. 子宫内膜异位症的证治　由瘀血内滞所致者,可出现严重的经行吐衄,顽固难治,鼻腔黏膜病理检查发现,部分属于子宫内膜异位于鼻腔。此时必须首先清除子宫内膜异位病灶,然后根据肝旺、阴虚、阳虚等不同证型选用倒经汤、补肾降逆汤、血府逐瘀汤等,并加入血竭、鳖甲、石见穿等消瘀化结之品。除此之外,子宫内膜异位症受卵巢激素周期性变化的影响,与中医的阴阳消长转化的月节律有关。经后期阴长,内膜样血瘀亦长,经前期阳长,膜样血瘀逐渐融化,因此,维持经前期阳长对消除子宫内膜异位性血瘀十分重要。临床常用补肾助阳的前期方药来维持或延长经前期的阳长,药选毓麟珠合血竭、五灵脂(包煎)、石见穿等。由于经前期的阳长易激动肝经之火,出现气火偏旺的证候,故需加入钩藤、栀子、炒牡丹皮、白蒺藜等清肝降逆之品,以防火热迫血妄行。对于阴虚火旺的患者,则需运用阴中求阳的方法来照顾经前期特点,防止不良反应,方选归芍地黄汤加助阳之品,如鹿角胶、淫羊藿等;肝郁化火的,再加入丹栀逍遥散,以防火热迫血妄行。对素体阴虚或一贯阴虚火旺的体质,只能在补阴的基础上加入适量的补阳药以照顾经前期特点,从而提高疗效,防止不良反应。根据我们体会,子宫内膜异位症性倒经,运用中药调整月经周期节律法常获良效。

十二、经行浮肿

经期或经行前后出现面目及四肢水肿,称为经行浮肿。因劳倦或睡眠少所致的轻度水肿,或偶然与月经相关,尔后又恢复正常者,一般不作疾病论。

【病因病机】

历代医家将经行水肿分为脾虚、肾虚、气滞三种。《校注妇人良方》又谓有气分、血分之异。脾阳靠肾阳蒸腾,脾虚与肾虚可合二为一,即脾肾阳虚。气滞虽与肝有关,但宜从血分论治,重点在血瘀。

1. 脾肾阳虚　脾主运化,肾司气化。若劳累伤脾,或房劳、多产伤肾,以致脾肾阳气不足,脾虚不能制水,肾虚不能行水,水湿不运,渗入脉络之中。经行血气下注,气随血下,脾肾之阳气更虚,脉络之水愈多,泛溢于肌肤之间而成水肿。更年期尤为多见。

2. 气滞血瘀　七情郁结,气机不畅,血行受阻,气滞血瘀。经行则气血益发不畅,脉络之水湿外溢亦可致肿。

【诊断与鉴别诊断】

(一) 诊断

1. 临床表现　随月经周期而发作,大多在经前或经期发作,经行后则愈,亦有少数发作于经后期,表现为周身或面目四肢水肿。

2. 妇科检查　常无明显阳性体征。

3. 性激素检查　雌激素、催乳素水平增高,雌激素与孕激素比值升高。

(二) 鉴别诊断

通过详细询问病史、细致的全身检查、有关的实验室和辅助检查,如肝肾功能、血浆蛋白、尿常规检查等,可明确诊断。水肿严重者应结合内科检查,排除心、肝、肾功能不良及甲状腺功能低下等引起的水肿。

【辨证】

1. 脾肾阳虚证

[证候] 经前或经行面目水肿,按之没指,晨起头面肿甚,月经错后,量少色淡,胸闷纳少,腹胀便溏,神疲肢冷,小便短少,形体畏寒,舌淡苔白,脉沉缓或沉弱。

[分析] 脾主运化,肾司气化。劳累伤脾或房劳、多产伤肾,以致脾肾阳气不足,脾虚不能制水,肾虚不能行水,水湿不运,渗入脉络之中,泛于肌肤之间,故经前或经行面目水肿,按之没指,晨起头面肿甚;脾肾阳虚,冲任失养,故月经错后,量少色淡;脾虚失运,故纳少,腹胀便溏;肾阳不足,失于温煦,故神疲肢冷,形体畏寒;气化不利,故小便短少;舌淡苔白,脉沉缓或沉弱亦为脾肾阳虚之象。

2. 气滞血瘀证

[证候] 经行或经前面肢水肿,尤以下肢为主,月经推迟,量少,色紫黯有块,伴有腹痛,胸脘胁肋闷胀,烦躁呃逆,舌质紫黯,脉弦涩。

[分析] 七情郁结,气机不畅,血行受阻,气滞血瘀,脉络之水湿外溢,故经行或经前面浮肢肿,尤以下肢为主;肝气郁结,气机不畅,故月经推迟,量少,色紫黯有块;气滞血瘀,故经行腹痛;肝气不舒,故胸脘胁肋闷胀,烦躁呃逆;舌质紫黯,脉弦涩亦为气滞血瘀之象。

【治疗】

本病的治疗原则是:虚证健脾温肾,化气行水;实证理气活血,化瘀利水。

1. 脾肾阳虚证

[基本治法] 健脾温肾,化气行水。

[方药运用] 有偏于肾者,真武汤(《伤寒论》)加减;偏于脾者,防己黄芪汤(《金匮要略》)加减。

真武汤:白术、茯苓、白芍各 10 g,制附片 9 g,生姜 5 g,党参、黄芪、防己各 12 g,薏苡仁 15 g,车前子(包煎)10 g。

方中君药制附片大辛大热,温肾暖土以助阳气;茯苓甘淡渗利,健脾渗湿以利水邪,为臣;生姜辛温,既助附子温阳祛湿,又伍茯苓温散水气;白术健脾燥湿以扶脾之运化,为佐药;党参、黄芪益气补脾;防己祛风行水;薏苡仁渗利湿热而健脾;车前子清利湿热;白芍敛阴护液。诸药合用,共奏健脾温肾、化气利水之效。

防己黄芪汤:黄芪 10 g,防己 10 g,白术 15 g,茯苓 10 g,泽泻 10 g,猪苓 10 g,甘草 3 g。

方中防己祛风行水,黄芪益气固表,兼可利水,两者相合,祛风除湿而不伤正,益气固表而不恋邪;白术、茯苓、泽泻、猪苓健脾祛湿。甘草和中,兼可调和诸药。

[**服法**] 经前经期水煎分服,每日 1 剂。

[**加减**] 月经过多者,加砂仁(后下)6 g、阿胶珠 10 g;月经过少者,加泽兰叶、丹参各 10 g,益母草 15 g。

2. 气滞血瘀证

[**基本治法**] 理气活血,化瘀利水。

[**方药运用**] 小调经散合泽兰叶汤(《妇人大全良方》)。

制没药、明琥珀(粉剂吞服)各 5 g,桂心 3 g,赤芍、当归、泽兰叶、丹参各 10 g,制香附 9 g,益母草 15 g。

方中琥珀入血分,配合没药活血化瘀,宁心安神;桂心温阳行水;泽兰叶行血消水,疏肝解郁,李时珍《本草纲目》谓其走血分,能治水肿、破瘀血、消癥瘕而为妇人要药;当归、赤芍、丹参养血活血;香附行气理气;益母草化瘀利水。

[**服法**] 经前经期水煎分服,每日 1 剂。

[**加减**] 腹胀胸闷明显者,加青皮、陈皮各 5 g,娑罗子、炒枳壳各 9 g;便溏神疲者,加炒白术、茯苓、六曲、党参各 10 g;烦躁失眠者,加合欢皮 10 g、炙远志 6 g、钩藤(后下)15 g。

【中成药】

1. 补中益气丸、济生肾气丸 每次各 4.5 g,每日 3 次,适用于脾肾阳虚证。
2. 逍遥丸 每次 9 g,每日 3 次,适用于气滞血瘀证。
3. 金匮肾气丸 每次 4~6 g,每日 2~3 次,适用于肾阳虚之经行浮肿。

【转归及预后】

本病经过适当的治疗,预后多较好。若水肿严重者,应结合内科检查,排除心、肝、肾功能不良及甲状腺功能低下等引起的水肿,以免贻误病情。

【预防及调护】

(1) 经前适当控制水盐摄入量,经期慎食生冷瓜果,以防感寒湿滞。
(2) 注意身心健康,避免精神过度紧张及过度劳累。

【夏桂成临证经验】

(1) 历代文献将经行浮肿分为脾虚、肾虚、气滞三证。《校注妇人良方》又有气分、血分之异。夏桂成认为,本病脾虚肾虚证可合二为一。气滞虽与肝有关,但重点在血瘀。我们体会,对经行浮肿来说,血分水肿更为重要。当然,不能排除脾肾阳虚的存在,临证当辨析之。

(2) 夏桂成曾治一例经行浮肿。该患者在内科诊治年余,始从脾虚论治,健脾利水未效继从肾阳偏虚施治,进肾气丸、真武汤类方药,似乎有效,但亦不理想。偶因感冒,水肿明显,转入风水治,用宣肺发汗法,得小效,再治则乏效。夏桂成细询病情,知源于产后平时虽有水肿但甚轻,每值经前明显加重,经行始消退,同时月经量逐渐减少,体形丰隆,水肿日渐发展,舌质淡,边有紫点,脉细弦,有不畅之感。除水肿外,经前尚有烦躁、乳胀等。病在血分,瘀阻而气不畅,痰湿蕴聚,病根仍在于肾。年届不惑,肝气不达,肾虚肝郁,经血瘀阻。治分两步:经前经期以活血化瘀为主,用小调经散合泽兰叶;经后补肾调肝,用补肾调周法。初诊时适值经前 2 日,故以小调经散、泽兰叶汤加川牛膝、车前子,经行仍服原方。服药后尿量大增,经行亦畅,水肿消失,乃近年来未有之快适。经后补肾调周。调治半年,基本稳定。

第七节　绝经前后诸证

部分妇女在自然绝经前后,因肾气衰,天癸竭,阴精亏耗,心肝失养,心脾失和,出现月经紊乱或绝止,烘热出汗,头昏耳鸣,烦躁不安,心情忧郁,失眠心悸,神疲乏力等证候,称为更年期综合征,中医称"绝经前后诸证""经断前后诸证"。此病反复发作,历程较长,一般认为从 40 岁到 65 岁,所以曾有更年早期、更年中期、更年晚期的区别。而西医学中又有称之为"绝经期综合征"。

本病在前人的著作中无专篇记载,散见于"年老血崩""经断复来""脏躁""百合病""经行量少""闭经"等病名,类似现在月经不调、眩晕、心悸、失眠、抑郁等有关病证。治疗除内服药外,应注意摄生保护、饮食、心理等多方调节,才能取得稳定性效果。如果因手术切除或放化疗以及医源性原因,丧失卵巢功能后所出现的类似本组症状者亦属于本病治疗范畴。

【病因病机】

妇女绝经前后期肾气渐衰,天癸将竭,冲任子宫功能减退,月经紊乱而至断绝,原为自然的女性生殖生理衰退的现象。但因有些妇女肾衰天癸竭的程度过早或过速,或者因社会、心理等因素的干扰,引起肾阴阳失衡,心肝气火偏甚,或心脾失和,冲任气血不再下泄,上逆犯于心、肝、脾出现一系列证候,发为绝经前后诸证。

经我们临床上长期观察,发现绝经前后诸证以阴虚心肝火旺、脾胃失和为其主要病变。肾虚偏衰,癸水耗竭,阴水不足看起来是病变的前提,其实心才是绝经前后诸证的主导因素。通过临床观察,我们发现心(脑)的虚损早于肾发生,俗谓"心烦催人老",用脑过度的脑力劳动者较单纯体力劳动者更加容易发生绝经前后诸证,正是表明心(脑)对于绝经前后诸证更有决定意义。

同时,阴虚则火旺,火旺则阴更虚,相互影响,势必加重病情。女性年逾四十,所谓阴气衰半,整个身体呈现阴虚的状态,"七七"之年天癸将竭,癸水衰少,是以整体的阴气衰半与癸阴衰少将竭,促使出现阴虚火旺,素体心肝偏郁,火气偏旺,心绪烦恼,易于出现心肾之间不得交合,由于心火旺则火性炎上,心火下降才能交和,今心火上炎难以与肾相交,则必然出现神明与主血脉的功能失常,故出现烘热、面部潮红,心悸心慌以及烦躁、失眠、抑郁、焦虑等病证,均与"心"有关。因此夏桂成认为"心"在绝经前后诸证中起着更加决定的作用,提出"心不静则肾不实,心不静则肝不藏不舒,心不静则脾胃失和"的认识。心的病变影响他脏,导致更多的病理变化和症状。心肾相交,水火既济,上下交通,肾水上涵心火,心火下温肾水,循环往复,此时肾中真阴才能得以滋长。反之,则心不静,心火上炎,心火妄动。正如《玄关秘论》所云:"心火既动,真精必摇。"不利于肾精滋长。在临床上我们经常观察到阴虚火旺,除心火旺外还常常伴有肝火旺,此缘于肾阴癸水不足,不能涵肝,乙癸同源,肝木失养,敛藏失职,疏泄失当,且肝为阳脏,内寄相火,加上心火上炎,必然引动肝火上升,所以心肝火旺者较多。而心肝郁火者,不仅耗阴伤液(水),而且易凝痰致瘀,血脉不利等。心神不定,则易脾胃失和,运化失职,心胃相邻,母病及子,心火上炎不能暖脾胃,亦使得脾胃虚寒,酿生痰湿,变生他患,同时痰浊易于上蒙上扰,从而加重绝经前后期的心神诸证。

因此,本病以心神虚损、心火偏旺为本,肾虚为辅因。心肾的阴阳平衡失调,又影响到肝、脾胃等,其中心主神明、心主血脉的功能失常为主要,同时在心、肝、脾失和的情况下,又可导致痰浊、脂膜、血瘀、郁火等病变。本病的病因病理主要有心肾失济、心脾失和、心肝失调及兼夹痰脂、湿热、水湿、瘀浊、瘀积、水亏阴虚、精髓亏虚等之别。

(一)主要证型

绝经前后诸证发病以心为主导,阴虚火旺,心肾不交,主要体现在心肾、心脾、心肝三个方面,同时又有多种兼夹因素的干扰。

1. **心肾失济** 心者火也,肾者水也。八卦学说认为,心火者离卦也,肾水者坎卦也。心火居上为南方,肾水居下为北方。上下南北,坎离水火,必须相交,始为正常。绝经前后女性阴气衰半,心神不宁,导致"心不静则肾不实",兼之肾气将衰,天癸将竭,阴虚气弱,不能涵养以及扶助心火,心火偏旺,极易上炎,更不能下交于肾,下温于肾,不交不温,肾水肾阴就不能上涵于心,上交于心。心肾水火之间,就不能交济,心肾失济将涉及以下多方面的具体病变。

(1)心热肾虚:心火偏旺,肾水亏虚,火热者上炎也,出现头面部烘热。心火加重,肾阴、癸阴耗损亦多,故烘热加重,发作较频。

(2)火热扰神:心火偏旺,肾水亏虚,阴血亦虚,既不能养神,反而扰神,神失安宁,故出现失眠为主的证候群。

(3)君相火旺:心火偏旺,肾阴亏虚,心者,君火也,君火动则相火随之而动。前人曾有君火者一也;相火者有五,即肝、胆、三焦、肾、肺(膀胱)也,未必五火皆动,但诸火交杂,自然加重火热也。

(4)火旺表虚:心火偏旺,肾水亏虚,表气空虚,皮肤疏松,腠理不密,故出汗尤多。个别者汗多亡阴亡阳酿成危证。

(5)火旺津伤:心火偏旺,肾水亏虚。久而必耗伤津液,津液耗损过多形成干燥综合征,病久则有些夹有湿热,将致外燥内湿的矛盾错杂病变。

(6)火旺髓空:心火偏旺,肾水亏虚,久而将致骨髓空疏。肾藏精而主骨髓,夏桂成认为:"心亦主精髓。"心(脑)肾是精髓的主宰者。保睡眠,保阴精,保阳光,才能保骨髓。

(7)火旺灼脉:心火偏旺,肾阴亏虚,阴血不足,瘀浊内留,火旺灼血,易致血黏稠,胶着于脉,脉道失畅,产生心(脑)方面的病变,如健忘、心悸、胸痹等病证。

(8)火旺伤精(卵):心火偏旺,肾水亏虚,亦致癸阴不足,水分衰少,带下少,月经失调,不易生育。

(9)上热下寒:肾虚心火旺,肾虚者,阳虚也。阳虚则宫寒,阳虚则脾土不运,故出现下则脾肾阳虚为下寒,上则心火上炎,带动肝火上炎为上热,成为错杂的病变。

2. **心脾失和** 心者,火也,脾胃者,土也。在五行学说中,火生土,亦即是说脾胃之土,赖心火以生存。在《河间六书》中云:"天癸未行,治在少阴;天癸既行,治在厥阴;天癸既绝,治在太阴。"说明女性的一生,在月经将来时,重视少阴心肾的治疗,月经来潮后生殖年龄时,重视厥阴肝胆的治疗,月经将绝或已绝的更年期需要重视太阴脾胃的治疗。因为这一年龄段,先天肾气已衰,天癸将竭,全赖后天水谷滋养,亦即养脾胃的重要。但是后天脾胃受心火的干扰较多,绝经前后期烦心过多,既有生理上的影响,肾衰天癸竭,又有病理、社会等影响,将较多出现心脾失和的病证。根据我们临床上长期观察,以下多方面的病变为常见。

(1)心热脾虚:心火旺,脾胃虚弱,在本病中颇为多见,一面多烦少寐,或者烦躁失眠,而另一面又见脾虚的腹胀矢气大便溏泄,或者便溏次数较多,或则仅1~2次,神疲乏力较为明显。

(2)心热气虚:心火旺,肺脾气虚,一面心烦寐差,口渴而不欲饮,一面神疲乏力,心慌气短,懒言身重,并无腹胀便溏症状。

（3）心热脾寒：一面心火偏旺而见烦热寐差；一面又见小腹作冷作胀，大便溏泄。

（4）心热胃寒：宿有胃寒，但值此期若心烦明显，是以出现心热胃寒，严重影响生活。

（5）心热湿溢：一面心气郁塞不舒，烦躁内热，一面脾虚水湿泛溢，形成水肿，轻则仅面目水肿，重则四肢亦肿，小便偏少。

3. 心肝失调　心肝者，火、木也。绝经前后期阴气衰半，或称阴气自半，这是此期的生理特点，体阴稍虚，加之女性体处"血少气多"的状态，肝气易旺，心烦事多，夜寐较差较晚，自然心火偏旺，心火旺则肝火易动，因"肝受气于心""神统帅魂"，故肝为将军之官，亦得听命于心，且君火动，则肝胆相火亦动，是以心肝一致。但因气运不同，肝者疏泄也，以疏为主；疏者升也，是以肝木喜条达，条达畅者，舒畅也。而心者，虽属火，但心火、心气需得下降，心气、心火下降，心肾才能交济，故心气、心火下降则顺。是以肝不升则气郁，心不降则气不和，所以宋代以来，治疗女性抑郁证，均从肝论治，条达肝木。但实际上肝郁亦常与心郁有关。心气不舒，心火不降，多致肝郁。怡情养性，升降并用，乃治心肝之变法也，心肝失调者，不仅在气郁方面，而且涉及火、阳、风等变化，以下将就心肝失调四个方面述之。

（1）心热肝郁：心火偏旺者必热，肝气郁阻者气不畅，不仅影响睡眠，而且亦影响血气的活动，反映出郁火的证以及月经紊乱、崩漏等病证，具体病变还有偏心偏肝之不同。

（2）心肝火旺：心肝火旺者，大多与阴虚水少，以及烦躁郁怒有关，所谓"心火动则肝火随之而动也"，但还有偏心火、偏肝火旺之不同。

（3）心肝阳亢：由于阴虚之体烦心，急躁过度，以致心肝火旺，火旺尤多伤阴，久则虚火更旺，肝失濡养，自然阳亢失潜，甚则阳亢化风，风阳上旋，致晕厥危证。

（4）心热肝寒：心火偏旺，肝木虚寒，易将形成上热下寒，或前热后寒，或里热外寒，以及一些矛盾危重病证。

此外，尚有内热外寒、内寒外热、前热后寒等特殊病变，体现了更加复杂的病理变化，临床上需要考虑。

（二）次要证型

1. 兼痰脂　肝脾失调，肝郁脾弱，运化失常，痰浊脂肪内生，蕴蓄于中下焦者，此为兼夹痰脂；痰脂又有痰热、脂盛、痰浊之分，痰热上扰者，易于头晕目眩，口苦痰多；脂盛者，易于脂肪堆积，形体肥胖，气短胸闷；痰浊者，犯心神者，易致情志异常，燥扰神烦；犯心脾者，则易胸闷烦躁，呕恶痰涎，腹胀不舒。

2. 兼湿热　素体脾虚湿盛，郁积日久，郁而化热，可流注下焦为患，白带异常，小便黄赤等，此为兼夹湿热。

3. 兼水湿　素体脾虚，中阳不足，运化失职，水湿停滞，泛溢于外者，此为兼夹水湿。

4. 兼血瘀证　素体心肝气滞，气血不畅，易于留瘀，再加上和湿浊、寒湿、痰湿等交织，形成瘀浊和瘀积等病变。偏瘀浊者，气机不畅，经血行而不达，甚则经血瘀滞，同时痰浊阻滞，易于致子宫肌瘤、卵巢囊肿等肿块。瘀积者，痰湿壅阻，血行不畅，脉络阻滞，瘀阻血脉，结为瘀积，以盆腔炎性包块为多见。

【诊断与鉴别诊断】

（一）诊断

1. 临床表现

（1）月经紊乱：绝经前半数以上妇女出现月经紊乱，多为月经周期不规则，持续时间长及月经量增加，系无排卵性周期引起，致生育力低下，但有意外妊娠可能。

（2）血管舒缩症状：潮热为更年期最常见的症状。症状典型，面部和颈部皮肤阵阵发红，伴有烘热，继之汗出，持续时间短者 30 秒，长则 5 分钟，症状轻者每日发作数次，重者十余次或更多，夜间或应激状

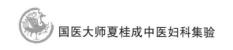

态易促发。

（3）精神、神经症状：更年期妇女往往激动易怒、焦虑不安或情绪低落、抑郁寡欢、不能自我控制。雌激素缺乏还影响睡眠、记忆力及认知功能，使生活质量及工作效率降低。近年来研究发现雌激素缺乏对发生阿尔茨海默病可能有潜在危险，表现为痴呆、记忆丧失、失语失认、定向计算判断障碍，及性格行为情绪改变。

（4）泌尿、生殖道症状：盆底松弛，乳房萎缩、下垂。尿道缩短，黏膜变薄，括约肌松弛，常有尿失禁；膀胱因黏膜变薄，易反复发作膀胱炎。

（5）心血管疾病：绝经后妇女易发生动脉粥样硬化、心肌缺血、心肌梗死、高血压和脑卒中，因绝经后雌激素水平低下，使血胆固醇水平升高，各种脂蛋白增加，而高密度脂蛋白/低密度脂蛋白比率降低。

（6）骨质疏松：绝经后妇女骨质吸收速度快于骨质生成，促使骨质丢失变为疏松，此期过程中约25％妇女患有骨质疏松症。骨质疏松主要是指骨小梁减少，最后可能引起骨骼压缩使体格变小，严重者导致骨折，桡骨远端、股骨颈、椎体等部位易发生。

（7）皮肤和毛发变化：雌激素不足使皮肤胶原纤维丧失，皮肤皱纹增多加深；皮肤变薄、干燥甚至皲裂；皮肤色素沉着，出现斑点；皮肤营养障碍易发生更年期皮炎、瘙痒、多汗水肿；暴露区皮肤经常受日光刺激易致皮肤癌。绝经后大多数妇女出现毛分布改变，通常是口唇上方毫毛消失，代之以恒久毛，形成轻度胡须，阴毛、腋毛有不同程度的丧失；躯体和四肢毛发增多或减少，偶有轻度脱发。妇科检查无阳性体征。

2. 辅助检查

（1）激素测定 FSH、LH、E_2：绝经过渡期 FSH＞10 mIU/mL，提示卵巢储备功能下降，FSH＞40 mIU/mL 提示卵巢功能衰竭。

（2）B 型超声检查：排除子宫、卵巢肿瘤，了解子宫内膜厚度。

（3）分段诊刮及子宫内膜检查：除外子宫内膜病变。

（4）影像学检查：测定骨密度等，确诊有无骨质疏松。

（二）鉴别诊断

1. 高血压　舒张压及收缩压持续升高（＞140/90 mmHg）常合并有心、脑、肾等器官病变。更年期综合征患者血压不稳定，呈波动状态。

2. 冠心病　心电图异常，胸前区疼痛，服用硝酸甘油症状可缓解，而更年期综合征患者胸闷胸痛时服用硝酸甘油片无效。

3. 甲状腺功能亢进症　甲状腺功能亢进症患者血清 TSH 减低，游离三碘甲状腺原氨酸（FT3）、游离甲状腺素（FT4）增高。而更年期综合征患者甲状腺功能正常。

4. 更年期精神病　更年期精神病患者以精神神经症状为最主要临床表现，往往较更年期综合征患者的精神神经症状严重。

【辨证】

（一）主证型

1. 心肾失济

（1）心热肾虚证

［证候］绝经前后，烘热出汗，烦躁失眠，腰膝酸软，五心烦热，便艰尿黄。月经紊乱，或先期，或后期，经量或多或少，经色鲜红，质稀稍黏，有小血块；舌质红，苔黄少，脉细弦数。

［分析］心火偏旺，肾水亏虚，火热者上炎也，是以出现烘热汗出，烦躁失眠，五心烦热；肾阴偏虚，腰

府失养,故腰膝酸软;阴血不足,肠腑失濡,心火下移膀胱,故便艰尿黄;肾阴亏虚,天癸渐竭,冲任失养,故月经紊乱,或先期,或后期,经量或多或少,经色鲜红,质稀稍黏,有小血块;舌质红,苔黄少,脉细弦数为心热肾虚之象。

（2）热扰心神证

[证候] 绝经前后,烘热出汗,烦躁失眠,失眠为主,或多梦健忘,头疼头昏,甚则情绪异常。舌尖偏红,舌红少苔,脉细数。

[分析] 心火偏旺,肾水亏虚,阴血亦虚,既不能养神,反而扰神,神失安宁,故出现失眠为主的证候群。舌尖偏红,舌红少苔,脉细数俱为佐证。

（3）君相火旺证

[证候] 绝经前后,烘热发作频繁,甚则日发十余次乃至数十次,出汗反不多,可有手足心热,腰酸腿软,尿少便干,心烦易怒等。舌质红苔少,脉弦数。

[分析] 心火偏旺,肾阴亏虚,心者,君火也,君火动则相火随之而动,自然加重火热,则烘热发作频繁,甚则日发十余次乃至数十次,出汗反不多,可有手足心热;肾阴偏虚,腰府失养,故腰酸腿软;阴血不足,肠腑失濡,热移膀胱,故便艰尿黄;舌质红苔少,脉弦数为佐证。

（4）火旺表虚证

[证候] 绝经前后,烘热出汗,汗多热少,汗出频繁,汗出透衣,动辄益甚,心悸怔忡,神疲乏力。舌质红苔少,脉细。

[分析] 心火偏旺,肾水亏虚,肌表空虚,皮肤疏松,腠理不密,故出汗尤多;汗多耗伤心神,故心悸怔忡;耗气伤阴,故神疲乏力;舌质红苔少,脉细为佐证。

（5）火旺津伤证（干燥综合征）

[证候] 绝经前后,烘热出汗,肌肤干燥,阴中干涩,手足心热,头晕耳鸣,甚则口舌生疮,可伴有干燥综合征。舌质红苔光,脉细数。或脘腹作胀,神疲乏力,舌苔中根部较厚腻,大便先干后软。

[分析] 心火偏旺,肾水亏虚,则烘热汗出,手足心热,头晕耳鸣,甚则口舌生疮;久而必耗伤津液,津液耗损过多形成干燥综合征,则肌肤干燥、阴中干涩;舌质红苔光,脉细数为火旺津伤之证。病久则有些夹有湿热,脾失运化,出现脘腹作胀,大便先干后软;舌苔中根部较厚腻为湿热内阻之象。

（6）肾虚髓亏证

[证候] 绝经前后,烘热出汗,腰脊酸痛,甚则不能扭转,头晕耳鸣,心烦内热,口渴咽干,带下偏少,皮肤干燥,时有烘热出汗,两腿酸软乏力,可伴有腰椎骨质疏松症。舌质红苔薄,脉细略沉。

[分析] 心火偏旺,肾水亏虚,久而将致骨髓空疏,则出现上述烘热出汗,腰脊酸痛,甚则不能扭转,头晕耳鸣,心烦内热,口渴咽干,带下偏少,皮肤干燥,时有烘热出汗,两腿酸软乏力等症。舌质红苔薄,脉细略沉为佐证。

（7）火旺灼脉证

[证候] 绝经前后,烘热出汗,烦躁失眠,同时伴有胸闷、健忘、心悸等,有时心前区隐痛、刺痛,即伴有冠心病、健忘症等病证。脉细涩,舌质红少苔,甚则伴有瘀点。

[分析] 心火偏旺,肾水亏虚,火热者上炎也,是以出现烘热汗出,烦躁失眠;心火偏旺,肾阴亏虚,阴血不足,瘀浊内留,易致血脉硬化,易致心脑方面的病变,如健忘、心悸、胸闷等病证。脉细涩,舌质红少苔,甚则伴有瘀点为佐证。

（8）火旺伤精（卵）证

[证候] 绝经前后,烘热出汗,烦躁失眠,既往多有月经量少,腰膝酸软,毛发脱落,月经过早停闭,有不孕不育史。脉细数,舌质红苔少。

[分析]心火偏旺,肾水亏虚,火热者上炎也,是以出现烘热汗出,烦躁失眠;心火偏旺,肾水亏虚,亦致癸阴不足,水分衰少,带下少,月经量少,毛发脱落,月经过早停闭,有不孕不育史。脉细数,舌质红苔少为肾精亏虚之象。

(9)心热肾寒证(上热下寒证)

[证候]绝经前后,月经紊乱,大多后期,经量或少或多,色红,质较稀;头昏晕,腰俞酸冷,烘热出汗较轻,烦躁寐差,夜尿较多,下肢冰冷,脉象细弦带数,舌质偏红,苔中根部白腻。

[分析]肾虚心火旺,肾虚者,阳虚也。阳虚则宫寒,阳虚则脾土不运,故出现下则脾肾阳虚,月经紊乱,大多后期,经量或少或多,色红,质较稀;头昏晕,腰俞酸冷,夜尿较多,下肢冰冷,脉象细弦带数,舌质偏红,苔中根部白腻。上则心火上炎,亦可能带动肝火上外为上热,烘热出汗,烦躁寐差。此乃矛盾错杂的病变。脉象细弦带数,舌质偏红,苔中根部白腻为上热下寒之象。

2.心脾失和

(1)心热脾虚证

[证候]绝经前后,烘热汗出,胸闷烦躁,夜不安眠,忧郁,焦虑,腹胀矢气,大便溏泻,神疲乏力。胃不舒,纳食欠佳,舌质红苔白腻,脉象细弦。

[分析]心火旺,烘热汗出,胸闷烦躁,夜不安眠,忧郁,焦虑;脾胃虚弱,运化失常,则腹胀矢气、大便溏泄,神疲乏力较为明显,胃不舒,纳食欠佳。舌质红苔白腻,脉象细弦为佐证。

(2)心热气虚证

[证候]绝经前后,胸闷烦躁,睡眠欠佳,心慌气短,忧郁焦虑,或有纳差便溏,身重乏力,脉细数,舌质淡红,苔黄白腻。

[分析]心火旺,上扰心神,则胸闷烦躁,睡眠欠佳,忧思焦虑;肺脾气虚,则神疲乏力,心慌气短,纳差便溏,身重乏力。舌质淡红,苔黄白腻为佐证。

(3)心热脾寒证

[证候]绝经前后,烘热出汗,烦躁失眠,忧虑多思,大便溏泄,腹部不温,四肢欠温,气短懒言。脉细濡,舌质淡红,苔白腻浊。

[分析]心火偏旺而见烦热寐差,烘热出汗,烦躁失眠,忧虑多思;脾胃虚寒,则又见大便溏泄,腹部不温,四肢欠温,气短懒言。脉细濡,舌质淡红,苔白腻浊为心热脾寒之象。

(4)心热胃寒证

[证候]绝经前后,烘热出汗,烦躁失眠,忧郁多思,伴见腰腹畏寒,胃痛绵绵、大便溏稀、食少便溏、畏寒肢冷等症状,脉细濡,舌质淡红苔白腻厚。

[分析]心火偏旺而见烘热出汗,烦躁失眠,忧郁多思;宿有胃寒,是以出现腰腹畏寒、胃痛绵绵、大便溏稀、食少便溏、畏寒肢冷;脉细濡,舌质淡红苔白腻厚为佐证。

(5)心热湿溢证

[证候]绝经前后,除有烘热出汗、失眠心烦等症外,尚有水湿泛溢肌肤,下肢水肿,神疲乏力,肌肤萎黄等,脉细濡,舌质红尖偏红,苔白腻。

[分析]一面心气郁塞不舒,则烦躁内热,烘热出汗,失眠心烦;一面脾虚水湿泛溢,形成水肿,轻则仅面目水肿,重则四肢亦肿,小便偏少;脾气亏虚,则神疲乏力,肌肤萎黄等;脉细濡,舌质红尖偏红,苔白腻为佐证。

3.心肝失调

(1)心热肝郁证(偏心郁)

[证候]绝经前后,烘热出汗、烦躁失眠、忧郁心慌、神疲乏力,甚则情绪低落,抑郁烦闷等症状,舌红

欠润,脉弦细数,或细而无力。

[分析]心火偏旺者必热,则烘热出汗、烦躁失眠、忧郁心慌;心火偏旺影响血气活动,则神疲乏力;肝气郁滞,则情绪低落,抑郁烦闷;舌红欠润,脉弦细数,或细而无力为佐证。

(2)心热肝郁证(偏肝郁)

[证候]绝经前后,头昏腰酸、烘热出汗、胸闷忧郁、夜寐极差、纳食不馨、神疲乏力等病证,舌红欠润,脉弦细数,或细而无力。

[分析]肝气郁阻者气不畅,不仅影响睡眠,而且亦影响血气的活动,反映出郁火的证,则烘热汗出,胸闷忧郁,头昏腰酸;肝郁犯脾,则纳食不馨、神疲乏力;舌红欠润,脉弦细数,或细而无力俱为佐证。

(3)心肝火旺(偏心火旺)

[证候]绝经前后,烦躁失眠、心烦易怒、腰膝酸软、口干口苦、大便干结、小便黄、脉弦舌红等证。

[分析]"心火动则肝火随之而动也",心肝火旺者,阴虚水少则腰膝酸软;心肝火旺,则烦躁失眠、心烦易怒、口干口苦、大便干结、小便黄。脉弦舌红为佐证。

(4)心肝火旺(偏肝火旺)

[证候]绝经前后,头昏头痛、烦躁内热、腰膝酸软、口干口苦、大便干结、小便黄、脉弦舌红等证。或见烦热口干,胁肋作痛,饥而不能食,腰膝酸软等证。

[分析]绝经前后,头昏头痛,烦躁内热;肝火较旺,则烦热口干,胁肋作痛;腰府失养,则腰膝酸软;火旺伤阴,则口干口苦,大便干结,小便;小便黄、脉弦舌红为佐证。

(5)心肝阳亢证

[证候]绝经前后诸伴见头晕头痛,面红潮热,目睛红赤,烦躁易怒,失眠健忘,胸闷心烦,大便干结,小便短赤,舌质红,苔少,脉细弦数。

[分析]由于阴虚之体,烦心急躁过度,以致心肝火旺,则头晕头痛,面红潮热,目睛红赤,烦躁易怒,失眠健忘,胸闷心烦;火旺尤多伤阴,大便干结,小便短赤。舌质红,苔少,脉细弦数为佐证。

(6)心热肝寒证

[证候]绝经前后诸证心热肝寒者,除烘热出汗外,可有巅顶作痛,四肢冰凉,抑郁易惊,疲劳倦怠,临床可能伴有肝病的存在。舌质偏红苔少,脉弦细。

[分析]心火偏旺,肝木虚寒,易将形成上热下寒,或前热后寒,或里热外寒,以及一些矛盾危重病证。上热则烘热出汗外,或有巅顶作痛;下寒则四肢冰凉;舌质偏红苔少,脉弦细为佐证。

(二)兼夹证

兼痰脂证　主要又可分为痰热证、脂盛证、痰浊证等。

(1)兼痰热证

[证候]绝经前后,烘热出汗,兼有烦躁失眠,口苦痰多,甚则头晕目眩等痰热上扰的症状,舌红苔黄腻,脉细滑。

[分析]肝脾失调,肝郁脾弱,运化失常,痰浊脂肪内生,蕴蓄于中下焦者,郁而化热,痰热上扰者,易于烦躁失眠,头晕目眩,口苦痰多;舌红苔黄腻,脉细滑为痰热之象。

(2)脂盛证

[证候]绝经前后,烘热出汗,兼有痰脂堆积,气虚不足的一面,多有形体肥胖、动辄气喘、胸闷心慌、气短乏力、白痰较多等症状。

[分析]肝脾失调,肝郁脾弱,运化失常,痰浊脂肪内生,蕴蓄于中下焦者,脂盛者,易于脂肪堆积,形体肥胖,动辄气喘,胸闷心慌,气短乏力,白痰较多等症。

（3）兼痰浊证

1）犯心神者

[**证候**] 绝经前后，月经紊乱，周期落后，经量渐少，逐渐闭绝，伴随月经闭绝，失眠健忘，心神不宁，烦躁易怒，甚则呕恶痰涎，情志异常，悲喜交加。舌红苔腻，脉濡。

[**分析**] 肝脾失调，肝郁脾弱，运化失常，痰浊脂肪内生，阻滞胞宫，则月经紊乱，周期落后，经量渐少，逐渐闭绝；痰浊扰心，则情志异常，失眠健忘，心神不宁，烦躁易怒，悲喜交加；痰浊上泛，则呕恶痰涎；舌红苔腻，脉濡为佐证。

2）犯心脾者

[**证候**] 绝经前后，月经紊乱，周期落后，经量渐少，逐渐闭绝，伴随月经闭绝，突然发胖，烘热汗出，胸闷烦躁，痰多呕恶，颜面水肿，神疲乏力，舌质淡，苔白厚腻，脉细滑。

[**分析**] 肝脾失调，肝郁脾弱，运化失常，痰浊脂肪内生，阻滞胞宫，则月经紊乱，周期落后，经量渐少，逐渐闭绝；痰浊犯心脾者，则易胸闷烦躁，呕恶痰涎，腹胀不舒。舌质淡，苔白厚腻，脉细滑为佐证。

（4）兼湿热

[**证候**] 绝经前后，心烦易怒，烦躁失眠，小便黄赤、尿频尿急反复发作，舌红苔黄腻，脉细数。

[**分析**] 素体脾虚湿盛，郁积日久，郁而化热，则心烦易怒，烦躁失眠；湿热流注下焦为患，则小便黄赤、尿频尿急发作。舌红苔黄腻，脉细数为兼夹湿热之象。

（5）兼水湿

[**证候**] 绝经前后烘热出汗兼有胸闷烦躁，睡眠欠佳，心慌，忧郁焦虑，面浮肢肿，纳欠腹胀，小便不利，身重乏力，或周身关节酸痛，脉弦浮，舌质淡红，苔黄白腻。

[**分析**] 素体脾虚，中阳不足，运化失职，水湿停滞，泛溢于外者，面浮肢肿，胸闷，小便不利，身重乏力；心肝火旺，内扰心神，故烦躁，睡眠欠佳，心慌，忧郁焦虑；肝郁脾虚，运化无力，故纳欠腹胀；脉弦浮，舌质淡红，苔黄白腻为佐证。

（6）兼血瘀证（瘀积、瘀浊）

[**证候**] 绝经前后烘热出汗，月经紊乱，或崩漏不止，烘热出汗，胸闷痹痛，情绪不宁，夜寐较差，或有卵巢良性包块，舌质紫黯，苔白厚腻，脉细涩。

[**分析**] 素体心肝气滞，气血不畅，易于留瘀，再加上和湿浊、寒湿、痰湿等交织，形成瘀浊和瘀积等病变。肝郁不舒，气郁化火，故烘热出汗，情绪不宁，夜寐较差；气机不畅，经血行而不达，则月经紊乱，或崩漏不止，甚则经血瘀滞，同时痰浊阻滞，易于致子宫肌瘤、卵巢囊肿等肿块；舌质紫黯，苔白厚腻，脉细涩为血瘀之象。

【治疗】

（一）主证型

1. 心肾失济

（1）心热肾虚证

[**基本治法**] 滋肾清心，清热安神。

[**方药运用**] 清心滋肾汤甲方（夏桂成经验方）。

钩藤（后下）10 g，莲子心 3 g，黄连 3 g，青龙齿（先煎）10 g，生地黄 6 g，熟地黄 6 g，制龟甲 15 g，山茱萸 10 g，怀牛膝 10 g，麦冬 6 g，怀山药 10 g。

方中黄连清心泻火，佐莲子心加强清心安神的作用；钩藤清心肝而安神魂，青龙齿善安神魂而泻心肝;麦冬养心阴而除躁烦。上药均以清心为主,并有降心火,安神魂,和心血的作用。同时,配入生地黄、熟地黄、制龟甲、山茱萸、怀牛膝、怀山药可滋肾养阴,治癸水不足之本。诸药合用有交通心肾,兼有滋水涵木之意。

[**服法**] 水煎分服,每日 1 剂。

[**加减**] 夜寐甚差者,加入紫贝齿、酸枣仁;肾虚水少,津液亏耗明显者,加入麦冬、玄参、玄晶石等品。

(2) 心热扰神证

[**基本治法**] 清心滋肾,镇静安神。

[**方药运用**] 清心滋肾汤乙方(夏桂成经验方)。

钩藤(后下)10 g,莲子心 3 g,黄连 3 g,青龙齿(先煎)15 g,夜交藤 15 g,酸枣仁 30 g,茯苓、茯神各 10 g,合欢皮 15 g。

方中黄连、莲子心、钩藤、青龙齿清泻心肝,夜交藤、酸枣仁、茯神、合欢皮安神解郁,茯苓健脾渗湿。全方共奏清心宁神之效。

[**服法**] 水煎分服,每日 1 剂。

[**加减**] 若胸闷叹气者,加入广郁金、炙远志、合欢皮等品;若肾阴虚明显者,加入熟地黄、怀牛膝等品。

(3) 君相火旺证

[**基本治法**] 清心滋肾,泻热安神。

[**方药运用**] 清心滋肾汤丙方(夏桂成经验方)。

钩藤(后下)10 g,莲子心 5 g,黄连 5 g,青龙齿(先煎)15 g,紫贝齿(先煎)15 g,生地黄 10 g,牡丹皮 10 g,青蒿 6~9 g,地骨皮 10 g,黄芩 9 g,夏枯草 10 g,茯苓 10 g,灯心草 3 g。

方中钩藤、莲子心、黄连、青龙齿、黄芩、紫贝齿、夏枯草清心肝而安神魂,灯心草清心火,利小便,辅以生地黄滋阴降火,牡丹皮、青蒿、地骨皮凉血退蒸,再加入茯苓健脾益气,使中州运化有权、心脾共治。

[**服法**] 水煎分服,每日 1 剂。

[**加减**] 面红目赤者,加入桑叶、菊花;口苦咽干者,加入茵陈、广郁金等。

(4) 火旺表虚证

[**基本治法**] 滋肾清心,益气敛汗。

[**方药运用**] 清心滋肾汤丁方(夏桂成经验方)。

钩藤(后下)10 g,莲子心 3 g,黄连 3 g,青龙齿(先煎)15 g,浮小麦 30 g,碧桃干 10 g,煅龙骨(先煎)15 g,煅牡蛎(先煎)15 g,糯稻根 10 g。

方中钩藤、莲子心、黄连、青龙齿清心安神;煅龙骨、煅牡蛎、碧桃干敛阴潜阳,固涩止汗;小麦、糯稻根入心经,养气阴,退虚热。

[**服法**] 水煎分服,每日 1 剂。

[**加减**] 盗汗明显者,加入地骨皮、白薇、青蒿、知母等;心慌心悸者,加入麦冬、炙远志、黄芪等。

(5) 火旺津伤证(干燥综合征)

[**基本治法**] 清心滋肾,清热养液;或清心滋肾,利湿祛浊。

[**方药运用**] 清心滋肾汤(夏桂成经验方)合八仙长寿丸(《医级》)加减。

钩藤(后下)10 g,莲子心 3 g,黄连 3 g,青龙齿(先煎)10 g,麦冬 10 g,五味子 6 g,生地黄 10 g,山药 10 g,山茱萸 9 g,浮小麦 30 g,六一散 10 g,灯心草 3 g。

方中钩藤、莲子心、黄连、青龙齿、紫贝齿清心泻火,生地黄、山药、山茱萸滋肾降火,麦冬、五味子滋阴养液,浮小麦养护气阴,六一散、灯心草导热下行。

清心滋肾汤合四妙丸(《成方便读》):钩藤(后下)10 g,莲子心 5 g,黄连 3 g,青龙齿(先煎)10 g,生地黄 10 g,炙龟甲 12 g,熟怀牛膝 10 g,麦冬 8 g,生炒白术 12 g,茯苓、茯神 12 g,炒黄柏 6 g,生薏苡仁 30 g,合欢皮 10 g。

方中钩藤、莲子心、黄连、青龙齿清心泻火,生地、炙龟甲、熟怀牛膝滋养肾阴,麦冬养阴除烦,辅以炒白术、茯苓、炒黄柏、生薏苡仁利湿祛浊,茯神、合欢皮宁心安神。

[服法]水煎分服,每日 1 剂。

[加减]大便干结者,加入玄参、天花粉、石斛等;手足心热甚者,加入知母、黄柏、银柴胡等;皮肤干痒者,加入地肤子、白鲜皮、乌梢蛇等;肌肤甲错者,加入桃仁、红花、当归等。

(6) 肾虚髓亏证

[**基本治法**]补肾滋阴,填精生髓。

[**方药运用**]清心滋肾汤(夏桂成经验方)合养荣壮肾汤(《傅青主女科》)。

钩藤(后下)10 g,莲子心 3 g,黄连 3 g,煅龙骨(先煎)10 g,当归 10 g,防风 10 g,独活 10 g,桂心 6 g,杜仲 10 g,续断 10 g,桑寄生 10 g,制狗脊 10 g。

方中钩藤、莲子心、黄连清心泻火,煅龙骨镇心安神,收敛固涩,杜仲、续断、桑寄生、制狗脊补肾填髓,配合独活、防风祛风除湿,当归养血和络,桂心温化肾气。全方以清心滋肾为主,兼能平补气血。

方中水牛角清营凉血,生地黄凉血滋阴,麦冬清热养阴生津,丹参清热凉血、活血散瘀,防热与血结,辅以珍珠母镇惊安神,莲子心、黄连、钩藤清泻心肝,茯神、柏子仁育养心神,制龟甲填补肾精,茯苓、甘草健脾补中。全方药性偏寒凉,重在凉血散血,则血热清而脉络宁,瘀血散而血归经。

[服法]水煎分服,每日 1 剂。

[加减]若心火偏盛,心烦失眠明显者,可加入莲子心 5 g、炒酸枣仁 9 g、青龙齿(先煎)10 g;若脾胃不和,纳差药胀,大便溏泻者,本方药去熟地黄、黄柏,可加入煨木香、砂仁(后下)5 g;若肝火肝风甚者,口苦烦躁,头痛愤怒者必可加入钩藤(后下)、苦丁茶各 10 g;若湿热内阻,纳差口腻,舌苔黄腻根厚者,可加入制苍术 10 g,薏苡仁 15～30 g,泽泻、碧玉散各 10 g。

(7) 火旺灼脉证

[**基本治法**]养阴清心,化瘀消浊。

[**方药运用**]养阴清心汤(夏桂成经验方)加入灵芝粉、琥珀粉。

水牛角(先煎)50 g,麦冬 10 g,珍珠粉(另吞)1 g,莲子心 3 g,黄连 3 g,紫丹参 10 g,钩藤(后下)10 g,生地黄 10 g,茯苓 10 g,茯神 10 g,柏子仁 10 g,制龟甲(先煎)10 g,甘草 3 g。

[服法]每日 1 剂,水煎分 2 次。

[加减]瘀滞明显者,加入桃仁、红花、薤白;气虚明显者,加入太子参、黄芪、西洋参等;气滞明显者,加入广郁金、香附、延胡索等。

(8) 肾虚精亏证

[**基本治法**]补肾填精,清心滋肾。

[**方药运用**]滋阴奠基汤(夏桂成经验方)加减。

制龟甲(先煎)10 g,炙鳖甲(先煎)10 g,煅牡蛎(先煎)10 g,浮小麦 30 g,熟地黄 10 g,山药 10 g,山茱萸 9 g,怀牛膝 10 g,紫河车 6～9 g,茯苓 10 g。

方中制龟甲、炙鳖甲补肾填精,熟地黄、山药、山茱萸、牛膝、紫河车滋阴养血,煅牡蛎、浮小麦固表止汗,养心安神,辅以茯苓健脾,以防滋腻碍胃。

[服法]水煎分服,每日 1 剂。如脾胃稍差者,改为饭后服。

[加减]脾胃虚弱者,需加入炒白术、广木香、砂仁、陈皮等品。腰酸明显者,加入骨碎补、制狗脊、独活、杜仲、川续断等;脱发明显者,加入桑椹子、何首乌等;小便频数、夜尿频繁者,加入覆盆子、金樱子、桑

螵蛸等。

（9）心热肾寒证（上热下寒证）

［**基本治法**］清心温肾，交济心肾。

［**方药运用**］清心温肾汤（夏桂成经验方）加减。

钩藤（后下）10 g，莲子心 3 g，黄连 3 g，青龙齿（先煎）10 g，淫羊藿 10 g，仙茅 10 g，巴戟天 10 g，川续断 10 g，茯苓 10 g，茯神 10 g，白术 10 g，山药 10 g。

方中钩藤、莲子心、黄连、青龙齿、茯神清心平肝，安定神魂；淫羊藿、仙茅、巴戟天、川续断温补肾阳；白术、茯苓、山药健脾助运。全方寒热并用，补理兼施，上清心肝之火，下温脾肾之阳。

［**服法**］水煎分服，每日 1 剂。

［**加减**］若夜寐甚差失眠者，加入酸枣仁、紫贝齿（先煎）、炙远志或加肉桂；若大便不实，神疲乏力，四肢水肿者，加入黄芪、党参、防己、广木香等。

2. 心脾失和

（1）心热脾虚证

［**基本治法**］清心安神，健脾理气。

［**方药运用**］清心健脾汤（夏桂成经验方）。

钩藤（后下）10～15 g，炒牡丹皮 10 g，莲子心 3 g，煨木香 g，茯苓 12 g，砂仁（后下）5 g，陈皮 6 g，青龙齿（先煎）10 g，党参 10～15 g，炒白术 12 g，黄连 3 g。

本方首在清心火，故以莲子心为主药，莲子心专清心火，伍以黄连，黄连能清心胃之火，故佐莲子心，加强清心安神的作用；钩藤清心肝而安神魄；青龙齿，善安神魂而泻心肝；浮小麦能养心安神，并有止汗作用；牡丹皮清热凉血；同时又以木香、茯苓、砂仁、陈皮、党参、白术理气健脾，心脾同治。

［**服法**］水煎分服，每日 1 剂。

［**加减**］本方药在实际使用中，若脾阳不足，虚寒明显者如出现腹冷痛，肠鸣辘辘明显者，加入炮姜 3～5 g，肉桂（后下）3～5 g；若伴有肝经郁火，可出现头痛，烦躁，目赤，加入苦丁茶 10 g、白蒺藜 12 g、甘菊 6 g；若胃失和降，出现脘痞不舒，恶心呕吐，可加入制半夏 6 g、吴茱萸 3 g、佛手片 6 g。若兼夹痰湿可见胸脘痞闷，纳呆口腻，痰涎偏多，舌苔黄白腻厚者，可以加入广藿香 6 g、佩兰 9 g、制半夏 6 g、制川朴 3 g。纳食甚差，神疲乏力者，加入炒香谷麦芽各 10～15 g、炒荆芥 6 g。

（2）心热气虚证

［**基本治法**］清心滋肾，健脾益气。

［**方药运用**］清心益气汤（夏桂成经验方）加减。

钩藤（后下）10 g，莲子心 3 g，黄连 3 g，青龙齿（先煎）10 g，太子参 10 g，黄芪 10 g，柴胡 6 g，炙升麻 6 g，茯苓 10 g，陈皮 6 g，合欢皮 10 g，夜交藤 10 g，炒白术 10 g。

方中钩藤、莲子心、黄连、青龙齿清泻心火，安定神魂；合欢皮、夜交藤安神解郁；黄芪补中益气，升阳固表；太子参、白术、茯苓补气健脾；陈皮理气和胃，使诸药补而不滞；增以升麻、柴胡以升提下陷之中气。

［**服法**］水煎分服，每日 1 剂。

［**加减**］疲劳无力者，再加入党参、白扁豆、炮姜；失眠较重者，加入酸枣仁、紫贝齿。

（3）心热脾寒证

［**基本治法**］清心宁神，温脾健脾。

［**方药运用**］清心温脾汤（夏桂成经验方）。

钩藤（后下）10 g，莲子心 3，合欢皮 10 g，炮姜 6 g，白豆蔻 5 g，陈皮 6 g，佛手 6 g，茯苓 10 g，党参 10 g，白术 15 g，炒薏苡仁 20 g，甘草 3 g。

方中钩藤、莲子心、合欢皮清心宁神,党参、白术、茯苓、甘草培补中土,辅以炮姜温补脾阳,白豆蔻、炒薏苡仁健脾利湿,陈皮、佛手健脾理气,共奏温脾益气之效。

[**服法**]水煎分服,每日1剂。

[**加减**]失眠较著者,加入酸枣仁、青龙齿(先煎)、紫贝齿;忧思过度者,加入广郁金、柴胡、娑罗子;脾阳虚甚者,加入干姜、附子;五更泻者,加入吴茱萸、补骨脂、肉豆蔻等。

(4)心热胃寒证

[**基本治法**]清心宁神,暖胃散寒。

[**方药运用**]清心温胃汤(夏桂成经验方)。

钩藤(后下)10 g,莲子心3 g,黄连3 g,生龙齿(先煎)10 g,合欢皮10 g,党参10 g,炒白术10 g,陈皮6 g,干姜6 g,佛手6 g,甘松6 g,砂仁(后下)3 g,茯苓、茯神各10 g,川续断10 g。

方中钩藤、莲子心、黄连、生龙齿清泻心肝,安定神魂,合欢皮、茯神解郁安神,辅以干姜、甘松温胃散寒,党参、炒白术、茯苓健运脾胃,砂仁化湿开胃,陈皮、佛手理气和胃,川续断温暖肾水以助脾阳,可增强燥土暖胃之力。

[**服法**]水煎分服,每日1剂。

[**加减**]胃胀甚者,加入莱菔子、荜澄茄、广木香等;胃中积冷,如有水饮者,加入高良姜、姜半夏、厚朴、紫苏梗等;胃疼明显者,加入香附、延胡索。

(5)心热水泛证

[**基本治法**]清心健脾。

[**方药运用**]清心健脾汤(夏桂成经验方)合防己黄芪汤(《金匮要略》)。

钩藤(后下)10 g,莲子心3 g,黄连3 g,青龙齿(先煎)10 g,防己10 g,黄芪10 g,白术10 g,苍术10 g,茯苓皮10 g,猪苓10 g,泽泻10 g。

方中钩藤、莲子心、黄连、青龙齿清泻心肝,安定神魂;防己、黄芪祛风行水,益气固表;白术、苍术、茯苓皮补气健脾祛湿;猪苓、泽泻淡渗利水,兼可泄热;甘草和中,兼以调和诸药。

[**服法**]水煎分服,每日1剂。

[**加减**]身倦气短,困乏无力者,加入太子参、人参等;水肿较著,腰以下明显者,加入厚朴、大腹皮、木瓜等;大便溏泄,脾虚湿盛者,加入炮姜、白扁豆、草果等。

3. 心肝失调

(1)心热肝郁证(偏心郁)

[**基本治法**]清心宁神,解郁滋肾。

[**方药运用**]清心解郁汤(夏桂成经验方)。

钩藤(后下)10 g,莲子心3 g,黄连3 g,合欢皮10 g,夜交藤10 g,麦冬10 g,酸枣仁15 g,茯苓神10 g,柏子仁10 g,青龙齿(先煎)10 g,甘草3 g。

方中钩藤、莲子心、黄连、青龙齿清泻心肝,安定神魂;麦冬滋阴清热;合欢皮、茯神解郁宁心;酸枣仁、柏子仁、夜交藤养心安神;加入茯苓、甘草有调建中州之意。

[**服法**]水煎分服,每日1剂。

[**加减**]喜悲伤欲哭者,加入百合、小麦、大枣等;情绪低落,抑郁明显者,加入石菖蒲、娑罗子、炙桂枝、煅龙骨(先煎)等。

(2)心热肝郁证(偏肝郁)

[**基本治法**]滋补肝肾,解郁健脾。

[**方药运用**]滋肾生肝饮(《校注妇人良方》)。

熟地黄 10 g,怀山药 10 g,山茱萸 10 g,牡丹皮 10 g,茯苓 10 g,泽泻 10 g,白术 10 g,当归 10 g,柴胡 6 g,五味子 6 g,甘草 3 g。

本方由六味地黄丸加味而成,主治妇人肾阴亏虚,肝郁脾虚之证。方以六味地黄丸滋补肝肾为主;当归养血柔肝,白术健脾燥湿,五味子固肾涩精,并为辅药;柴胡升举清阳,调和脾胃,引药入肝,甘草益气和中,调和诸药,并为佐使。

[**服法**]水煎分服,每日 1 剂。

[**加减**]纳差便偏溏者,去熟地黄、当归,加入炒白术、六曲各 10 g,太子参 15 g;夜寐甚差或失眠者,加入夜交藤 15 g、青龙齿(先煎)10 g。

(3)心肝火旺证(偏心火旺)

[**基本治法**]滋养肾阴,清肝泄热。

[**方药运用**]清心滋肾汤(夏桂成经验方)合天王补心丹(《景岳全书》)加减。

钩藤(后下)10 g,莲子心 5 g,黄连 5 g,青龙齿(先煎)15 g,合欢皮 15 g,茯苓 10 g,柴胡 6 g,当归 10 g,白芍 10 g,炙远志 6 g,柏子仁 10 g。

方中黄连清心泻火,佐莲子心加强清心安神的作用;钩藤清心肝而安神魂,青龙齿善安神魂而泻心肝;当归、白芍滋阴清热,配合白术、茯苓健脾助运;柴胡疏肝理气,合欢皮解郁宁心,柏子仁、炙远志养心安神。

[**服法**]水煎分服,每日 1 剂。

[**加减**]舌尖红甚,夹有溃疡者,加入灯心草、淡竹叶;失眠较著,烦躁不安者,加入酸枣仁、珍珠母、夜交藤等;小便黄赤者,尚可加入甘草梢、木通、野菊花。

(4)心肝火旺证(偏肝火旺)

[**基本治法**]滋养肾阴,清肝泄热。

[**方药运用**]滋水清肝饮(《医宗己任编》)加减。

当归 10 g,白芍 10 g,酸枣仁 20 g,栀子 6 g,熟地黄 10 g,山药 10 g,山茱萸 9 g,牡丹皮 10 g,茯苓 10 g,泽泻 10 g,柴胡 6 g。

本方以六味地黄丸滋阴补肾,壮水制火;柴胡、栀子、牡丹皮以清泻肝火;当归补血活血;茯苓、酸枣仁镇心安神。诸药并用,补中有泻,寓泻于补,具有滋肾养阴、清泻肝火功效。

[**服法**]水煎分服,每日 1 剂。

[**加减**]大便干结较重者,加入玄参、火麻仁;失眠较重者,加入酸枣仁、紫贝齿;脾气暴躁、情绪波动者,加入夏枯草、川楝子、青皮、炙远志等。

(5)心肝阳亢证

[**基本治法**]滋阴清心,平肝潜阳。

[**方药运用**]清心养阴汤(夏桂成经验方)合杞菊地黄汤(《医级》)加入石决明、珍珠母、白蒺藜等。

钩藤(后下)10 g,莲子心 3 g,黄连 3 g,麦冬 10 g,生地黄 10 g,山茱萸 10 g,枸杞子 10 g,甘菊花 6 g,牡丹皮 10 g,石决明(先煎)10 g,珍珠母 15 g,白蒺藜 10 g。

方中钩藤、莲子心、黄连清心平肝,枸杞子、山茱萸滋补肝肾,生地黄、麦冬、甘菊花、牡丹皮养阴清热,石决明、珍珠母、白蒺藜三药共具平肝潜阳之效。

[**服法**]水煎分服,每日 1 剂。

[**加减**]目赤,口苦,大便秘结甚者,加入龙胆草、制大黄、泽泻、焦栀子;健旺较著者,加入益智仁、黄柏、天麻等。

(6)心热肝寒证

[**基本治法**]清心宁神,暖肝养肝。

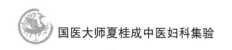

[**方药运用**]清心暖肝汤(夏桂成经验方)。

钩藤(后下)10 g,莲子心 3 g,黄连 3 g,合欢皮 10 g,柴胡 6 g,枸杞子 10 g,吴茱萸 5 g,煅龙骨(先煎)15 g,黄芪 15 g,垂盆草 9 g,小茴香 6 g,甘草 3 g。

方中钩藤、莲子心、黄连清降心火,枸杞子、吴茱萸、小茴香暖肝经养肝阴,合欢皮解郁安神,煅龙骨、黄芪益气固表,配以柴胡疏肝理气,垂盆草渗利湿浊,加一味甘草可调和诸药。

[**服法**]水煎分服,每日 1 剂。

[**加减**]四肢冰凉者,加入柴胡、桂枝、枳实等;疲倦乏力甚者,加入太子参、制黄精等。

(二)兼夹证

1.兼痰脂证 兼痰脂证又可分为痰热证、脂盛证、痰浊证等。

(1)兼痰热证

[**基本治法**]清心滋肾,化痰宁心。

[**方药运用**]清心滋肾汤(夏桂成经验方)加黄连温胆汤(《六因条辨》)加减。

钩藤(后下)10 g,莲子心 3 g,黄连 3 g,青龙齿(先煎)10 g,姜半夏 6 g,广陈皮 6 g,炙远志 10 g,焦栀子 6 g,酸枣仁 20 g,炒当归 10 g,茯苓 10 g,竹茹 10 g。

方中钩藤、莲子心、黄连、青龙齿清心平肝,焦栀子、竹茹、姜半夏清热燥湿化痰,陈皮、茯苓理气健脾消痰,炙远志、酸枣仁、当归养阴清热安神。

[**服法**]水煎分服,每日 1 剂。

[**加减**]痰湿重者加入胆南星、厚朴;心烦易怒者加入柴胡、广郁金、夏枯草;胸闷者加入瓜蒌、桔梗、枳壳等。

(2)痰脂盛证

[**基本治法**]清心滋肾,化痰消脂,补气宁心。

[**方药运用**]清心滋肾汤(夏桂成经验方)加苍附导痰汤(《叶氏女科证治》)加减。

钩藤(后下)10 g,莲子心 3 g,黄连 3 g,龙齿(先煎)10 g,苍术 10 g,厚朴 6 g,香附 10 g,法半夏 6 g,枳壳 6 g,陈皮 6 g,太子参 10 g,合欢皮 10 g,柴胡 6 g。

方中钩藤、莲子心、黄连、青龙齿清心平肝,半夏、陈皮、厚朴、苍术化痰消脂,香附、枳壳理气行滞,合欢皮、柴胡解郁疏肝,太子参补气宁心,炙甘草调和诸药。

[**服法**]水煎分服,每日 1 剂。

[**加减**]痰湿重者加入胆南星、浙贝母,气虚乏力甚者,加入黄芪、党参;形体肥胖者,加入荷叶、猪苓、泽泻等。

(3)兼痰浊证

1)内扰心神证

[**基本治法**]清心化痰,醒神定志。

[**方药运用**]钩藤汤(夏桂成经验方)合黄连温胆汤(《六因条辨》)加减。

钩藤(后下)10 g,莲子心 3 g,黄连 3 g,竹茹 10 g,枳实 6 g,半夏 6 g,橘红 6 g,甘草 3 g,生姜 6 g,茯苓 10 g。

方中钩藤、莲子心、黄连清心安神,半夏、橘红、生姜燥湿化痰,竹茹醒神定志,枳实理气行滞,茯苓健脾宁心,甘草调和诸药。

[**服法**]水煎分服,每日 1 剂。

[**加减**]喜悲伤欲哭者,加入麦冬、百合、小麦、娑罗子等;失眠健忘甚者,加入酸枣仁、益智仁;头疼头昏者,加入白蒺藜、白僵蚕。

2）内扰心脾证

[**基本治法**]滋阴息风,化痰燥湿。

[**方药运用**]半夏白术天麻汤(《医学心悟》)合清心健脾汤(夏桂成经验方)加减。

钩藤(后下)15 g,牡丹皮 10 g,莲子心 3 g,怀山药 10 g,明天麻 9 g,制半夏 6 g,白术 12 g,泽泻 10 g,薏苡仁 15 丸,陈皮 6 g。

方中半夏燥湿化痰,天麻化痰息风,钩藤清热平肝,牡丹皮清热泻火,莲子心养心益肾,山药滋肾健脾,白术健脾燥湿,薏苡仁健脾利湿,泽泻利水渗湿,陈皮理气和中。诸药合用,有滋阴息风,化痰燥湿的功效。

[**服法**]水煎分服,每日 1 剂。

[**加减**]血瘀性崩漏者,去桃仁、红花,加入马鞭草 15 g,五灵脂、益母草各 12 g,蒲黄(炒)12 g;小腹胀滞,胸闷叹气者,原方去熟地黄,加入制香附 9 g、广木香 6 g。

2. 兼湿热

[**基本治法**]清心滋肾,清热利湿。

[**方药运用**]清心滋肾汤(夏桂成经验方)合知柏地黄汤(《医宗金鉴》)加减。

钩藤(后下)10 g,莲子心 3 g,黄连 3 g,青龙齿(先煎)10 g,知母 6 g,黄柏 6 g,牡丹皮 10 g,泽泻 10 g,茯苓 10 g,山茱萸 9 g,合欢皮 10 g。

方中钩藤、莲子心、黄连、青龙齿清心平肝,知母、黄柏滋阴清热,山茱萸补益肝肾,泽泻、牡丹皮清利湿热,茯苓健脾宁心,合欢皮解郁安神。

[**服法**]水煎分服,每日 1 剂。

[**加减**]烦躁较著者,加入广郁金、柴胡、焦栀子;小便刺痛者,加入野菊花、甘草梢、木通。

3. 兼水湿

[**基本治法**]健脾益气,利水消肿。

[**方药运用**]新加防己黄芪汤(《金匮要略》)。

白术 10 g,甘草 5 g,防己 12 g,黄芪 15～30 g,党参 15 g,连皮茯苓 12 g,泽兰叶 10 g,生姜 3 片,大枣 5 枚,合欢皮 9 g。

方中防己祛风行水,黄芪益气固表,兼可利水。两者相合,水湿俱去,表虚得固;党参、白术、茯苓补气健脾祛湿;生姜、大枣调和营卫;泽兰叶活血利水;合欢皮解郁安神;甘草和中,兼可调和诸药。

[**服法**]水煎分服,每日 1 剂。

[**加减**]若水湿重者,可加入制苍术 10 g、薏苡仁 15～30 g;若胸腹胀满者,可加入陈皮 6 g、炒枳壳 6～9 g;若形寒,肢体关节酸明显者,可加入桂枝 6～9 g、生姜皮 3 g;若心烦失眠明显者,可加入莲子心 5 g、青龙齿(先煎)10 g;若关节酸痛明显者,加入威灵仙 10 g、桑枝 10 g。

4. 兼血瘀证(瘀浊、瘀积)

[**基本治法**]滋阴清心,活血化瘀。

[**方药运用**]偏于瘀浊证者,杞菊地黄汤(《医级》)合血府逐瘀汤(《医林改错》)。偏于瘀积证者,杞菊地黄汤(《医级》)合少腹逐瘀汤(《医林改错》)。

杞菊地黄汤合血府逐瘀汤:桃仁、红花各 9 g,当归、赤芍、白芍、丹参、熟地黄各 10 g,炒柴胡、桔梗各 6 g,枸杞子 12 g,甘菊 6 g,怀山药、炙鳖甲(先煎)、茜草各 12 g,广郁金 9 g。

方中当归、赤芍、桃仁、红花活血祛瘀;牛膝通血脉,引血下行;柴胡、桔梗有升提而开胸行气之效;熟地黄、白芍、枸杞子、怀山药养血润燥,祛瘀而不伤阴;加入丹参、郁金、茜草、炙鳖甲可增强活血化瘀,行气消滞之功;配以甘菊有清肝、疏肝之效。

杞菊地黄汤合少腹逐瘀汤:桃仁、红花各 9 g,当归、赤芍、白芍、丹参、没药各 10 g,炒柴胡、肉桂(后下)各 6 g,枸杞子 12 g,甘菊 6 g,小茴香、炒蒲黄(包煎)、五灵脂(包煎)各 10 g。

方中当归、赤芍、桃仁、红花活血祛瘀;柴胡疏肝解郁,升达清阳,合以甘菊清心养肝;小茴香、肉桂温肾助阳;丹参、乳香、炒蒲黄、五灵脂化瘀消积;配以白芍、枸杞子滋养阴血,使瘀滞祛而不伤阴。

[服法]水煎分服,每日 1 剂。

[加减]血瘀性崩漏者,去桃仁、红花,加入马鞭草 15 g,五灵脂、益母草各 12 g,炒蒲黄(包煎)12 g;小腹胀滞,胸闷叹气者,原方去熟地黄,加入制香附 9 g、广木香 6 g。慢性瘀积者,应按照周期论治,尤其注重经前期助阳消癥汤,保证阳长,促进病理物质的消散,所谓"离照当空,阴霾自去",此为治本之法。

【中成药】

1. 更年安　每次 6 片,每日 3 次。适用于肝肾阴虚型绝经前后诸证。

2. 一叶荻片　每次 2 片,每日 3 次,连服 20 日。适用于肝肾阴虚,虚阳上亢之绝经前后诸证。

3. 莉芙敏　每次 1 片,每日 2～3 次,连服 30 日。适用于肝肾不足绝经前后诸证。

【转归及预后】

卵巢功能衰退是引起本病的主要因素。由于卵泡分泌雌、孕激素的功能减退,使下丘脑、脑垂体和卵巢间的功能平衡失调,雌激素对脑垂体的反馈抑制作用减弱,导致脑垂体促性腺激素(FSH 和 LH)的分泌增加,从而影响下丘脑与脑垂体的调节机制及其他内分泌腺(如甲状腺、肾上腺)与垂体间的平衡关系,并干扰大脑皮层与自主神经系统的功能,产生各种临床表现及代谢紊乱,其中自主神经功能紊乱的临床症状尤为常见。但本病的发生及其症状程度的轻重,除与上述内分泌功能状态有关外,同时与人的体质和心理健康状态、环境和神经精神因素密切相关。所以经过中医的辨证治疗,以及心理疏导,生活的调摄,本病预后尚好。

【预防与调护】

(1) 避免精神刺激。

(2) 注意调节生活节律。

(3) 饮食调摄:绝经前后期饮食尚需注意以下 3 个方面:① 多进含钙类食物,如虾皮、虾米、大豆制品、肉骨头、骨粉、鱼粉、鱼松、黑木耳、瓜子、山楂等。对缺钙引起的烦躁不安、腰脊疼痛、颈腰椎综合征者为适合。② 多进养血降压之品,如小米粥、蘑菇烧鸡块、首乌鱼片、麦冬牛乳、东坡肘子、芹菜肉丝、天麻鱼头汤等,适用于水肿、眩晕、高血压等病证。③ 多进滋阴软化血管之品,如新鲜水果、新鲜蔬菜、黑米粥、山楂片、菊花瘦肉片、芪蒸鹌鹑、清蒸鳝苗等,适用于肥胖、血胆固醇增高、动脉硬化等现象者。

【夏桂成临证经验】

(一) 夏桂成诊疗绝经前后期失眠验案

许某,女,60 岁,退休教师,连云港人。

初诊(2003 年 8 月 17 日):绝经 8 年,失眠 3 年。近 3 年来夜寐欠安,或难以入睡或易惊醒,伴四肢麻木,胸闷心慌,坐立不安,心烦易怒,纳谷欠香,口干不欲饮,舌质淡红,有紫气,苔腻,脉细弦。既往月经尚正常,有高血压、浅表性胃炎病史 20 年。证属肾阴不足于下,心肝郁火痰湿于上。治拟清心健脾,疏肝理气,化痰安神。方取清心滋肾汤合越鞠二陈汤,合黄连温胆汤加减。处方:钩藤(后下)10 g,黄连 5 g,莲子心 5 g,青龙齿(先煎)10 g,合欢皮 10 g,制苍术 10 g,广郁金 10 g,广陈皮 10 g,陈胆星 10 g,茯苓

10 g,制半夏 6 g,炒荆芥 6 g。以此方进退,服药 28 剂后,患者睡眠明显改善。

[按语]绝经前后诸证是一个多脏器多功能失调的整体性病变。就中医的整体观来说,虽然本病的前提在于肾虚,天癸将竭,但却与阴阳运动有关,与天、地、人三个方面为大整体的阴阳运动有所失常的影响有关。患者年过半百,肾阴亏虚,不能涵养心肝,心肾水火失于交济,心火偏亢,上扰心神,因而夜寐欠安,或难以入睡或易惊醒,伴坐立不安,心烦易怒。肾为先天之本,脾为后天之本,先后天相互充养,脾赖肾阳的温煦,先天之精靠后天水谷之精的滋养,肾虚阳亦不足,火不暖土,致脾运失常,故产生痰浊郁火等症,形成更年期复杂和顽固的状态,如四肢麻木、胸闷心慌、纳谷欠香、口干不欲饮。故夏桂成认为本病的根本,虽在于肾,在于肾阴癸水的不足,但发病时尤主要在于心,包括肝在内,心神心血的功能失常。故证属肾阴不足于下,心肝郁火痰湿于上,是以阴虚火旺、心肾失济,所以我们提出病发较剧时,以治心为主,清心安神为要。症状稳定后,以滋肾为主,养阴为要。因而夏桂成多年摸索改进的清心滋肾汤,正适合此病证所用,本病症以清心滋肾健脾和胃以治,并配合心理疏导,患者临床疗效较好。

(二)夏桂成治疗绝经前后诸证的特点

(1)随着社会的高龄化,对于本病的病因病理认识,本病的前提在于肾衰、天癸将竭,但却与阴阳平衡有关,大整体的阴阳运动有所失常的影响有关。

1)天者,不仅是指自然界变化的天,而且也包括人体、生理上先天之本——肾。自然界的气候与空气质量对人体影响至关重要。气候的变化,也是有规律的,也是圆运动形成的,如春温、夏热、秋凉、冬寒的规律性变化,促进了生物间的生长收藏变化。而人体内部也必然出现生、长、降、藏的内在变化,自然也就形成体内阴阳消长转化的变化,推动了生命节律、生殖节律、月经周期节律的发展。更年期由于生理上的肾衰天癸竭的变化,由于"经、孕、产、乳"数伤于血,易处于"阴常不足,阳常有余"的状态,加上"年逾四十而阴气自半",因此气候的变化,特别是气候过分温热,或气候闷热,空气质量不佳,新鲜氧气不足,碳酸气、氮气或者其他污浊气体的侵袭,将不利于阴虚之体,将有可能促进心肝之气火外扰,从而诱发或加剧这一时期综合征。肾为先天之本,肾衰自然易致天癸的早竭、快竭或应竭未竭,反致肾衰而发病。

2)地者,主要指地面上的水土,其中尤以水为重要。水者与天癸之水相应,所以李时珍在《本草纲目·论月水》中指出下应海潮,潮有潮汐,潮水涨落的规律,与月经内在的阴阳消长转化规律有一定的相应性。一月两次的水涨水落与一个月经周期中两次转化相一致,人又必须依赖水,特别是癸水,水的多少,亦将影响月经周期中的转化,以及心肾肝脾脏腑的功能。此外,水内含的微量元素,如锌、铜、钙、钾、磷、铁、镁的稀少,亦将影响心肾肝脾的功能,诱发和加剧本病证的发生。

3)人者,主要指人的心理因素与社会因素的两个方面。其中尤以心理因素在本病的发病学上,占有重要地位。我们前期研究发现神经质的个性心理者发病率高。而且神经质的个性心理早在更年期前即已形成,说明本病证防重于治。在临床观察中亦发现承受精神创伤或精神紧张、心理忧郁的妇女,远较一个生活在和谐欢乐的环境中的女性更易发病。所以夫妻、子女、婆媳之间的关系处理的好坏,环境的优劣,脑力劳动的紧张,生活规律性很差,长期失眠等,对本病证的发生和加剧有着重要的影响。

4)社会因素更是人际关系的影响,以及社会工作的紧张或激烈、文化素质的影响等,均能诱发或加剧本病证。在脑力劳动知识型的女性发病中,尤以工作紧张、睡眠很差者发病率为高。

(2)在发病后的内在病理变化上,主要反映在心(脑)肾—肝脾—子宫轴的紊乱。其病的根本在于肾虚,在于肾阴亏虚、癸水不充。一般来说,年龄在 40 岁以上者出现肾衰、天癸将竭者原属正常的生理变化。但如肾衰,天癸竭过早、过快或者紊乱者,必然导致肾阴亏虚,阴虚就不能涵养心肝,特别是不能涵养心血心神,心肾水火失于交济,因而心火偏亢,火性炎上,必将影响到心主血脉,心主神明的功能失常,故而出现烘热出汗,面红升火,心悸失眠,烦躁忧郁。其中以烘热汗出表现最为突出。虽然烘热汗出发生于午后或夜间,可以用阴虚火旺来解释,但我们在临床系统观察中发现这种烘热如潮水上涌,遂之汗出一症,当精神紧张,情绪激动,注意力过分集中时容易发作,且也常在上午出现,尚不足以用阴虚火旺来解释,就必须用心火(气)才能解释。《丹溪心法》云:"心之所藏,在内者为血,发外者为汗,盖汗乃心之液。"心火动则汗液外泄,心气虚则汗液亦能外溢。现代有学者以灸感治汗证,也已证实了感传入心经的经象。说明汗出与心密切相关,其烘热也系之于心肝。故夏桂成认为本病的根本,虽在于肾,在于肾阴癸水的不足,但发病时尤主要在于心包括肝在内,在于心神心血的功能失常,在于心火的偏旺,心气的不足。至于子宫失调,还应包括冲任等气血失调,既不能应时下泄,势必上逆,因而必然促动心肝气火上升,有升无降,故使心肝脑部的气火更旺,故而加剧本病证的发作。

需要指出的是,心(脑)肾—肝脾—子宫轴紊乱,阴阳失衡,是发生本病证的主要机制。绝经前后诸证肾气衰,天癸竭,冲任虚衰,原属正常的生理现象,但衰退过早,或在衰退过程中受到其他因素的干扰,以致心(脑)肾—肝脾—子宫轴的任何一个环节受到干扰,引起整体功能的紊乱,也就必然影响到阴阳的平衡,肝脾气血失调。就临床来看,发病最主要的因素由肾阴虚,阴虚则不能上济心火,心火偏亢,火性炎上,炎上则不能下交于肾,从而导致心肾不交,而且在阴虚不能上济心火的同时,由于阴虚水少,水不涵木,肝木之火亦动,心肝火动,益不能下交于肾,从而导致心肾不交,故心肾不得交济是发病机制中最主要的环节。心者主血脉,藏神明,正由于心火偏亢火性炎上,故发生一系列心主血脉、心藏神明的病变,或者伴随肝郁、肝火的病证,再加上子宫、冲任胞脉反馈加强,形成气机上逆,反扰心脑,使清空神明之窍失和,是以发病,谓之更年期综合征。但是本病的根本原因在于肾阴癸水的衰少,在于阴阳消长转化的节律失常。我们认为阴阳消长转化的运动规律,必须在心肾交合的调节下才能正常进行,肾属水,心属火,肾为坎,心为离,所以常有坎中之水、离中之火的称呼。坎居北方,离为南方,坎离既济,推动阴阳的不断运动,这是分析自然界阴阳运动的指导思想,所以与更年期内在的阴阳运动相适应,相平衡,不仅可以防止及发生,而且也可大大提高更年期的健康水平。

同时,近年来我们发现,绝经前后诸证,尤其是出现情志抑郁,忧思多虑者,不能忽视从脾论治,重视心肾,顾及肝脾,往往能够收到更好的效果。《灵枢·本神》曰:"脾藏营,营舍意。"脾气虚弱,生化乏源,散精不足,则不能很好地滋血充营,脑失濡养。同样,脾土不足,升清乏力,亦导致清空失养,则情志异常。众所周知,绝经前后诸证患者往往以受教育程度高,用脑过多的患者为著,也充分体现了思虑伤脾。年届七七之时,诸脏虚损,脾虚更甚,对于绝经前后诸证的情志影响则更为显著,发病率则更高,临床需要加以重视。同时,《素问·上古天真论篇》云:"五七,阳明脉衰,面始焦,发始堕。六七,三阳脉衰于上,面皆焦,发始白。七七,任脉虚,太冲脉衰少,天癸竭,地道不通,故形坏而无子也。"也就是说,早在天癸竭之前的五七,阳明脉就开始衰弱了,并且这是一个由盛转衰的重要节点。此后一直发展到三阳脉衰,即阳明、少阳、太阳三阳脉共同虚损,最终任冲衰虚,致使天癸衰竭而经断的过程。因此,阳明脾胃衰损不容忽视,而且需要提高到一定的重视程度。首先,肾主生殖,肾为先天之本,脾胃为后天之本,先后天相互滋养,脾胃作为后天之本主运化、散精、濡养四肢百骸,为先天之肾的充养起到非常重要的作用,使其能很好地行使主生殖、资天癸的作用。其次,冲脉隶于阳明,脾胃虚损,冲脉则不足。而《景岳全书·妇人规·经脉之本》指出:"经本阴血,何脏无之?唯脏腑之血,皆归冲脉,而冲为五脏六腑之血海,故《经》言太冲脉盛,则月事以时下,此可见冲脉为月经之本也。"冲脉不足则月事衰少,甚至闭止。因此,阳明虚损既可以直接导致冲脉不足,资生乏源导致经水不足,也可以致使肾虚精亏,天癸衰少,从而导致月经异常,甚则天癸早竭,年未老而经水断。因此,通补阳明,对于女性疾病的治疗较为重要,临床需要兼顾之。第三,更年期综合征中以心肾不交为多见,而交通心肾尤赖脾胃的滋养交通。脾升胃降,气机调和,使得上下沟通便利,最大程度消除心肾失济。同时,不能忽视脾胃虚弱,阳明脉衰所带来的脾胃运化失职,酿生痰湿,痰浊上蒙,增加绝经前后期发作的精神症状的情况,比如出现悲喜无常、头痛眩晕等症状。脾胃虚弱,痰浊上扰,既可能导致清阳不升,脑髓充养不足,神识受损,又可能痰邪闭阻,神机受扰,变生他症。

(3) 病理特点中的寒热分析:夏桂成认为本病的病理是十分复杂的,其中寒热错杂尤为明显,根据我们长期的临床体会,就其病证反应约可分为如下三种。

1) 热多寒少,重在心肝气火偏旺:一般来说,绝经前后期在于阴虚火旺,其表现形式有:① 上下热,中有轻寒,即阴虚心肾之火偏旺,兼有胃寒,可见月经偏多,烘热出汗频作,心烦寐差,口渴喜饮,心情不畅,时或烦躁,神不守舍,但又伴中脘作胀有冷感,喜热按,或有胃病史,因此这种热多寒少的病理变化,在治疗上滋阴清热法中亦应照顾胃脘的寒性病变。② 上中热,下有轻寒,即阴虚心肝火旺,兼有轻度肾阳虚寒,可见月经愆期、闭止,烘热出汗频作,头昏头痛,烦躁失眠,胸闷心悸,口渴咽干,情怀不畅,但又伴有小腹作胀,有冷感,腰酸尿频等,在治疗上,滋阴清热法中应照顾肾阳虚寒的一面。

2) 热少寒多,重在脾肾阳虚:这类病证虽为少见,但亦常有所见。热少者心肝气火偏旺者尚可,而脾肾阳虚较为明显,其表现形式亦有:① 阳虚气化不利,水湿潴留或泛溢,可见水肿尿少,经闭形寒,轻度烘热出汗,头昏烦躁,寐差,神疲等,治疗当以温阳利水中照顾到清心安神等。② 阳虚气滞,血行不利,凝结为血瘀者,可见经行腹痛,有膜样血瘀,腰酸小腹冷感,轻度烘热出汗,胸闷烦躁失眠等,治疗亦当补肾温阳法,佐入清心化瘀的治疗,才能更好地控制综合征的发作。

3) 寒热参半,阴阳紊乱:寒热参半,绝大部分是阴阳俱虚,肝热脾寒的复杂病变。除少数属于阴阳衰竭病情发展的终末阶段外,大多是病变过程中的短暂相持时期,随着病情的发展,将让位于偏阳虚寒为主,或偏阴虚热为主的偏胜状态。就本病证而言,阴虚占有主导地位,因此热为主者,极为常见,在处理上一般得同时兼顾,但在具体选用方药上要尽可能避免相互间有冲突性,即矛盾性,而且注意到寒热间的脏腑归经学说,使滋阴清热不影响到祛寒,祛寒温阳不影响到清热,才能获得较好的效果,免得带来不良的副作用,这是分析处理更年期错杂病变的要法。

(4) 治疗策略:夏桂成认为,应用中医药的滋肾清心疗法,配合心理疏导和调节,同时使这类群体得到家庭、社会的关爱非常重要。

1) 中医药的清心滋肾疗法:夏桂成认为本病多由于阴虚火旺、心肾失济,所以提出病发较剧时,以治心为主,清心安神为要,症状稳定后,以滋肾为主,养阴为要。初期所用的滋肾清心汤,以及多年摸索改进的清心滋肾汤,正适合此病证所用,本方药用钩藤、莲子心、黄连、紫贝齿、合欢皮、太子参、浮小麦、广郁金、炒酸枣仁、茯苓、丹参等品,必要时尚可加入炙远志、夜交藤、左牡蛎、肉桂等品。在具体使用时尚需依据加减,如出现上热下寒,上热则心肝火旺,下寒则脾肾阳虚,故应加入淫羊藿、炮姜、肉桂,甚则补骨脂、制附片等;若出现脾胃失和,脘腹痞胀,矢气频作,大便偏溏者,需加入煨木香、砂仁、炒白术、陈皮、佛手片、娑罗子、玫瑰花等品以调治之;若夹有痰浊者,胸闷口腻,痰多者,需加入制半夏、陈皮、藿香、石菖蒲等品。总之,根据不同的病证进行加减,但重点在心(脑)、兼顾肾与子宫,在结合不同的兼夹因素而进行加减。但病情稳定后,再从肾阴阳或肝脾气血而论治之。同时夏桂成还认为,45~50 岁以后的绝经前后患者,肾气渐衰,癸水日减,应当不忘后天脾胃的调治,时刻顾护后天,以补先天之日损,才能纠正绝经前后阴阳失衡的状态。

2) 心理疏导的调节:在发病因素中,已经阐明了心理因素的重要性,因此,心理疏导的调节显得十分重要。根据临床体会,在心理调节中,有个性心理调节、家庭调节、社会调节、气功疗法几个部分,将予一一叙述之。

个性心理调节:可采用如下的一些措施。首先要客观的评价自我,不能过于傲横骄躁,亦不能过于消极悲观,千万要注意防止心理上的衰老观。工作学习生活要养成规律,适当的调节工作节奏,注意劳逸适度,避免忙乱和紧张,克服心理上的不平衡,同时注意与他人沟通思想,舒畅情怀,培养业余爱好,如种花、养鱼、书画、音乐、旅游、打猎等,使心理上有所寄托,可以避免一些不良好的心理影响,保持较为稳

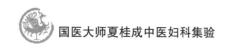

定和愉快乐观的心理状态。

家庭调节：家庭境况的好坏，亦有着重要意义。家庭调节，主要是家庭成员之间的关系处理。如处理好夫妻、父子、婆媳间关系。要让丈夫、子女、媳妇等了解更年期的生理心理变化，要让他们树立谅解和理解的心情，同时让患者提高心理耐受阈值，或者由家庭成员陪同外出旅游，转换环境，提供比较和睦的家庭生活环境，同时要有豁达的胸怀，随遇而安的心境。

社会调节：社会竞争渐激烈，对更年期的女性来讲，已有力不从心之感。因为此期的大多数妇女感到精力明显下降，有人对这一时期的女性精力能级作过估计，大约 1/3 不可能保持原有的节奏了。所以社会各阶层对妇女更年期保健应有一个相当的重视，并有一定的措施，避免较重或过重的工作负担，同时注意协调周围的人际关系，互谅互让，谦虚谨慎，保持心境平和。

气功疗法：一般可应用气功疗法中的静松功，要求思想静，意识放松；调息功，即深呼吸运动；内养强壮功，意守丹田，排除杂念，加强呼吸吐纳等。

本病证，一般来说，已不适用调周方法，但更年早期，亦即是 46 岁之前，特别是出血性疾病，更应运用调周法，一般恢复经间期，不仅出血得以控制，而且综合征也得以消除。根据我们的临床体会，甚则有些更年中期，也即是 49～50 岁的崩漏转折，也得从经后期调治，恢复经间期，才能有效地控制崩漏。若恢复无望，则采取绝经的方法，可参阅前崩漏项。一般来说，更年早期调周法治，亦主要是经后期的调治，更强调心阴脾气。亦即是心火心阴与肾阴并重。同时还要注意津液水湿的增加，其次是脾气亦即是脾胃后天问题，先天肾衰是不可抗拒的规律，缓解肾衰重在滋阴，所以滋养肾阴，也很重要，但毕竟肾衰是不可抗拒的，故运用调周法其困难亦较大，必须经受反复挫折的考验。

第八节　经　断　复　来

妇女绝经数年见阴道流血，有如经行，故称老年复经，又称年老经水复行。本病始见于《妇科百问》。其《女科百问·目上》曰："妇人卦数已尽，经水当止而复行者，何也……或劳伤过度，喜怒不时，经脉虚衰之余，又为邪气攻冲，所以当止而不止也。"《医宗金鉴·妇科心法要诀》指出："妇人七七四十九岁时，天癸竭，地道不通，当月水不下。若月水不断，不见他证，乃血有余，不可用药止之。若已断，或一年或三五年复来者，当审其有故无故，是何邪所干，随证医治也。"同时也指出该疾病由血热、阴虚、肝脾损伤所致，制定了相应方药。

对本病应该高度重视，首先要排除生殖器肿瘤，以免延误病情，导致预后不良。

【病因病机】

妇女自 50 岁左右绝经后，肾气已衰，天癸已竭，太冲脉亦衰少，子宫亦渐趋萎缩，身体内部亦趋向于阴气虚衰的状态，自然不能行经。但正由于阴虚血热，或者气虚湿热等因素，导致子宫出血，所以老年复经，并非复经，而是一种出血病变，类乎经行之状。年老经断，这是不可抗拒的新陈代谢规律，所以年老经水复行者，还必须注意到肿瘤出血的病变。

根据我们的临床观察，老年复经最主要的是阴虚血热，心肝肾之阴虚水少，气郁化火。阴虚者，常与早婚多产，或素体体阴不足，房室不节，失眠伤神等以致肾阴亏耗、复加烦恼忿怒、忧郁焦虑等心肝火动，阴血更虚，老年子宫萎缩、胞脉胞络脆性增强、火热扰乎胞脉胞络，是以出血，有如经行之状。但阴虚之体，又多伴气虚，多见心肝脾不足，肝脾不司藏统，亦易导致胞脉胞络冲任不固而出血。正如《傅青主女科·年老经水复行》中说："妇人有年五十外或六七十岁，忽然行经者，或下紫血块，或如红血淋，人或谓老妇行经者,是还少之象,谁知是血崩之渐乎?夫妇人至七七之外,天癸已竭,又不服济阴补阳之药,如何能精满化经,一如少妇?然经不宜行而行者,乃肝不藏,脾不统之故也。"然临床观之实际上肝脾失于藏统,与心的气阴不足,失于主血亦有关。

其次尚或兼有瘀毒湿热内结等病变,往往由于下元亏虚,湿热蕴结,郁而化热毒,瘀毒交织,毒邪乘虚袭入胞宫,损伤冲任胞络,迫血妄行,此为湿热(毒)所致出血者,临床亦较多见。

【诊断与鉴别诊断】

(一) 诊断

1. 临床表现　自然绝经余年或数年后,发生阴道出血,出血量多少不一,持续时间长短不定,部分患者白带增多,呈血性或脓血样有臭气,或伴有腹痛,下腹部包块,低热等,若出血反复发作,或经久不止,或伴腹胀、消瘦者要注意恶性病变。

2. 妇科检查　注意阴道流血及分泌物性质,有无大量浆液性、脓性,或米汤样恶臭白带,或脓血样物;宫颈是否光滑,有无糜烂、菜花样、凹陷性溃疡,或息肉状赘生物等;子宫体是否萎缩,有无增大或结节、压痛等;附件有无包块、压痛等。绝经数年后,生殖器有不同程度的萎缩,宫颈口有血液或血性分泌物流出,无臭气,说明出血来自宫腔,且多为良性病态;宫颈有改变,且有大量排液,或脓血样分泌物,有恶臭气,应注意除外子宫颈癌;子宫增大无压痛,且出血反复发作,应注意子宫肉瘤、子宫内膜癌等恶性病变;附件有包块,则可能为卵巢颗粒细胞瘤,或卵泡膜细胞瘤。腹部肿瘤伴腹水者,多为恶性病变;晚期恶性肿瘤可伴恶液质状态。

3. 辅助检查　红细胞沉降率明显增高,碱性磷酸酶、乳酸脱氢酶或氨基转移酶的升高多见于恶性肿瘤;血清 E_2 水平升高多提示卵巢存在分泌性激素肿瘤。行宫颈液基细胞学检测(TCT)、HPV 检查进一步明确疾病。其他如宫腔镜、腹腔镜、B 超扫描,亦有助于诊断。

(二) 鉴别诊断

通过以上有关检查,排除肿瘤性疾病。

【辨证】

本病证有虚证、实证,以及虚实夹杂证,但老年期的特点在于虚证为主,尤以阴虚、气虚为常见。还有瘀毒内结亦较为多见。

1. 心肝肾阴虚夹火证

[证候]绝经多年经水复来,血量较多,色鲜红,有血块,口渴口苦,胸闷烦热,头晕心慌,五心烦热,两颧潮红,烦躁失眠,夜睡不宁,便秘尿黄,舌红,苔少,脉细数。

[分析]素体阴亏,或早婚多产,或久病伤阴,或房事不节伤肾,肾阴不足,相火妄动,热扰冲任血室,迫血妄行,故经断复来;阴虚生内热,热灼阴血故量少,色鲜红,有血块;腰为肾之府,肾虚腰失所养,故腰膝酸软。阴不制阳,阳亢于上,故头晕心慌,五心烦热,两颧潮红,烦躁失眠,夜睡不宁;阴虚津液不足故口渴口苦,便秘尿黄;舌红少苔,脉细数,均为阴虚内热之征。

2. 气虚证

[证候]绝经多年,经水复来,血量或多或少,色淡质稀,无血块,头昏心慌,神疲乏力,气短懒言,面色㿠白,小腹坠胀,矢气频繁,时而便溏,舌淡红,苔薄白,脉细弱。

[分析]气虚中气下陷,冲任不固,故经水复来,血量或多或少,小腹坠胀;气虚脾弱,生化之源不足,故流血色淡质稀,无血块;中气不足,故神疲乏力,头昏心慌,气短懒言;中阳不振,则面色㿠白;脾虚失运,则矢气频繁,时而便溏;舌苔薄白,脉细弱也为气虚之征。

3. 湿热瘀毒证

（1）偏湿热瘀毒者

［证候］绝经数年后，经水复来，量时多时少，色紫黑有血块，质浓稠，或五色杂下，有小血块，有臭气，或复经之前带下较多，色黄白质黏，小腹作痛，或伴有小腹癥瘕，胸闷烦躁，大便色黑，舌苔黄白，舌质边紫斑，脉象弦涩，或细涩有力。

［分析］家族或体质因素，加之经期、产后摄生不慎，或房事不洁感受湿毒之邪，日久瘀结，损伤冲任胞宫胞络，故经断复行，瘀滞内阻，量时多时少，色紫黑有血块，质浓稠，或五色杂下，有小血块，有臭气；湿毒下注，故带下较多，色黄白质黏；湿毒瘀结，阻滞气机，不通则痛，故小腹疼痛；瘀久化热，则胸闷烦躁；瘀结成癥，则小腹癥瘕。舌苔黄白，舌质边紫斑，脉象弦涩，或细涩有力为佐证。

（2）偏上热下寒证

［证候］绝经多年，经水复来，色红质黏，或色淡红无血块，伴有头晕头痛，胸闷烦躁，口渴咽燥，烘热出汗，心悸失眠，面浮足肿，小腹胀满，小便频数，或小便清长，腰腿酸软，形寒肢冷，舌质淡红，舌苔白腻略黄，脉细弦。

［分析］绝经前后期精神紧张，心情烦躁等致肝郁火动，火动伤阴生瘀，扰及冲任，故绝经多年，经水复来，色红质黏。崩漏日久，阴虚必及其阳，再加上大量耗损阴血，阴虚则阳更弱，血耗则气亦不足，出现上热下寒之象，则一面可见头胸闷烦躁，口渴咽燥，烘热出汗，心悸失眠；一面又可见面浮足肿，小腹胀满，小便频数或小便清长，腰腿酸软，形寒肢冷；舌质淡红，舌苔白腻略黄，脉细弦，亦为上热下寒之象。

【治疗】

治疗除针对各证型施以恰当的治法外，亦要考虑到这一时期的特点，予以扶正宁心、抗恶性病变的药物。

1. 心肝肾阴虚夹火证

［基本治法］滋阴清热，固冲止血。

［方药运用］芩心丸或钩藤汤（夏桂成经验方）合固经汤（《医学入门》）。

黄芩心60g（枝条者，用米醋浸7日，炙干，又浸又炙，如此7次）。上药为细末，醋糊为丸，如梧桐子大，每服70丸，空腹时用温酒送下，日进二服。

钩藤（后下）10g，白蒺藜10g，苦丁茶10g，合欢皮10g，茯苓10g，丹参6g，赤芍、白芍各10g，桑寄生10g，黄芩10g，制龟甲（先煎）10g，椿根白皮10g，黄柏10g，香附10g。

芩心丸：可清泻心肝实火，又能凉血止血，适用于妇人七七之后，天癸当住，每月却行，或过多不止，效果尤佳。

钩藤汤合固经汤：方中钩藤为疏肝解郁的良药，佐以苦丁茶、白蒺藜、香附，加强清肝息风之力，配合赤芍、白芍、丹参养肝血、补心阴，制龟甲、桑寄生补益肝肾、固经止崩，加入合欢皮、茯苓健脾宁心，黄芩、黄柏、椿根白皮清中下焦气火湿热，固摄冲任经血。诸药共奏滋阴清热、固冲止血之功。

［服法］水煎分服，每日1剂。

［加减］若肝火偏旺，头晕头痛，烦躁明显者，加入炒栀子9g、菊花6g；若心火偏旺，烦躁失眠，舌尖偏红，小便偏少者，加入莲子心5g、黛灯心1米、生地黄12g、青龙齿（先煎）15g、木通5g；若胃火偏甚，口有臭气，大便燥结者，加入黄连5g、炒枳实9g、全瓜蒌、玄参各10g。

2. 气虚证

［基本治法］补脾养肝，固经摄血。

［方药运用］安老汤（《傅青主女科》）加减或归脾汤（《医学心悟》）加减。

安老汤：党参、黄芪各15g，白术10g，当归、熟地黄、山茱萸各9g，阿胶、黑芥穗、香附、木耳炭、甘草各 6 g。

方中党参、黄芪、白术健脾益气,当归、熟地黄、山茱萸、阿胶养血荣肝,共助气血生长之功,辅以黑芥穗、香附疏肝理气,木耳炭凉血止血,并配入甘草调和诸药。诸药共奏补脾养肝、固经摄血之功。

归脾汤:白术 12 g,当归 10 g,白茯苓 10 g,炙黄芪 30 g,龙眼肉 10 g,远志 6 g,酸枣仁 25 g,木香 6 g,炙甘草 5 g。

方中黄芪甘微温,补脾养气,龙眼肉甘平,益脾补血,共为君药;白术助芪补脾益气,酸枣仁、茯苓助龙眼养心安神,当归滋养营血,以上并为臣药;佐以远志交通心肾,木香理气利脾,使诸益气养血之品补而不滞,共为佐药;炙甘草甘温益气,调和诸药,共为使药。诸药合用可养心与健脾,心血、脾气健旺则能统血摄血。

[服法] 水煎分服,每日 1 剂。

[加减] 若腹胀矢气明显,大便偏溏者,去当归、熟地黄,加入砂仁(后下) 5 g,煨木香 9 g,陈皮 6 g;若烦热口渴,舌质偏红者,加入炒牡丹皮、炒白芍各 10 g,钩藤(后下)15 g;若夜寐甚差,甚则失眠、心悸怔忡者,加入炒酸枣仁 9 g,合欢皮、炙远志各 9 g;若出血较多者,加入阿胶珠(烊化)10 g,血余炭、陈棕炭各 9 g。

3. 湿热瘀毒证

(1) 偏湿热瘀毒者

[基本治法] 清热利湿,化瘀止血。

[方药运用] 蜀羊泉汤(王慎轩经验方)合加味失笑散(夏桂成经验方)。

蜀羊泉 15～30 g,土茯苓 10 g,地榆 10～15 g,紫草 10 g,莪术 10 g,黄芪 15 g,党参 12 g,怀牛膝 10 g,五灵脂(包煎)10 g,蒲黄(包煎)10 g,茜草 10 g,大蓟、小蓟各 10 g,黑当归 10 g。

方中蜀羊泉、地榆、土茯苓、紫草清热凉血、祛湿解毒,辅以五灵脂、蒲黄、莪术活血化瘀、散结止血,加入茜草、大蓟、小蓟、黑当归加强凉血止血、逐瘀调经之功,配合党参、黄芪补益脾气,怀牛膝补益肝肾,以增机体扶正祛邪之力。诸药共奏清热利湿、化瘀止血之效。

[服法] 水煎分服,每日 1 剂。

[加减] 若黄白脓样带下,有臭气颇著者,加入桔梗 9 g,败酱草 30 g,金银花 15 g,白花蛇舌草、仙鹤草各 15 g;纳欠腹胀,大便偏溏者,加入煨木香 10 g,炒白术 10 g,砂仁(后下)5 g,白人参 15 g;心肝气郁,胸闷忧郁,情怀不畅者,加入荆芥 6 g,合欢皮 9 g,娑罗子 10 g。

(2) 偏上热下寒证

[基本治法] 上清下温,化瘀止血。

[方药运用] 蜀羊泉汤(王慎轩经验方)合震灵丹(《太平惠民和剂局方》)。

蜀羊泉 15～30 g,土茯苓 10 g,地榆 10～15 g,紫草 10 g,莪术 10 g,黄芪 15 g,党参 12 g,怀牛膝 10 g。

震灵丹:中成药(《道藏》引南岳魏夫人方,录自《太平惠民和剂局方》)。

方中蜀羊泉、地榆、土茯苓清热凉血、祛湿解毒,辅以紫草、莪术活血化瘀止血,党参、黄芪健脾益气,以助气血生化有源;怀牛膝补益肝肾,逐瘀下行而调经;配入中成药震灵丹,其具有补肾助阳、镇心定神、固摄冲任之效,诸药既能上清心火、下温肾阳,可使湿热、瘀滞能除,共奏固经止血之功。

[服法] 水煎分服,每日 1 剂。

[加减] 若夹寒湿者,加入艾叶 9 g,制苍术 10 g,吴茱萸 5 g;若夹血热者,加入马鞭草 15 g,炒黄柏 10 g,侧柏叶 10 g;若夹肾虚腰酸、腿软、小便较频者,加入炒川续断、桑寄生各 12 g,覆盆子 9 g;若夹肝郁,胸闷烦躁,小腹胀痛,时欲叹气者,加入制香附 10 g,炒荆芥 6 g,娑罗子 9 g。

【转归及预后】

经断复来,必须进行有关检查,排除恶性变。如经检查未发现异常时,仍要定期动态进行追踪观察,防止变生癌症。

【预防与调护】

(1) 饮食忌辛辣刺激之品。注意补充营养,防止继发贫血等疾病。加强锻炼,以防复发。

(2) 加强生活管理,注重个人卫生,防止泌尿生殖系统感染。

(3) 劳逸结合,舒畅情怀。

【夏桂成临证经验】

老年复经,轻者多见于老年性阴道出血病证,重者则要注意肿瘤类疾患,正如《女科百问》所说:"妇人卦数已尽,经水当止而复行者何也……七七则卦数以终……或劳伤过度,喜怒不时,经脉虚衰之余,又为邪气攻冲,所以当止而不止也。"老年阴道出血,俗称"老树开花",非善证也。但也不必过分紧张。根据我们观察,常发现体虚慢性炎性所致者,以及少数天癸即女性内分泌激素尚未全竭,导致子宫瘀浊性出血。经过治疗,还是可以痊愈的。但是老年复经,如属炎症性,或者内分泌功能失调,以致子宫内瘀浊性出血,虽与湿热、血瘀有关,但在辨治上要着眼阴虚火旺与肝热脾虚两者。阴虚火旺者,除知柏地黄丸(汤)外,我们常用二至地黄丸(汤)加入五味子、地榆炭、黑木耳、鹿衔草、太子参等。必要时尚需加入清肝宁心之品,如钩藤、莲子心、炒酸枣仁、紫贝齿等。然而老年期肝热脾虚者,几乎占据与阴虚火旺等同的地位,治疗上既要清肝解郁,又要健脾宁心。清肝解郁者,需用丹栀逍遥散;健脾宁心者,需用归脾丸。因此,多用丹栀逍遥散合归脾丸(汤)加减,药用炒栀子、钩藤、鹿衔草、炒柴胡、白芍、白术、茯苓、黄芪、党参、煨木香、炒酸枣仁、炙远志、陈棕炭、血余炭等,连服之。如湿热比较明显者,亦只能加入碧玉散、侧柏叶等品;血瘀明显者,加入炒五灵脂、炒蒲黄等品。总之,老年复经,以虚为主,阴虚脾弱是治疗的终始着眼点。

但是在治疗本病证时,尚需要考虑这一时期的特点,即本病容易发生恶性病证,以及恶性肿瘤所出现的老年复经者。名医王慎轩有蜀羊泉散者,即蜀羊泉 15～30 g,地榆 10～15 g,红枣三枚,煎汤代茶常服。必要时加入半枝莲 10～15 g、白花蛇舌草 15～30 g、仙鹤草 10～15 g。如恶性肿瘤后期气血大虚者,除蜀羊泉散外,必须应用黄芪,而且要重用,一般用量在 30～50 g,及太子参或党参、炒当归、白芍、甘草等始为确当。夏桂成曾经治一例老年复经,颇有意义。刘某,女,65 岁。绝经 16 年,因操劳过度,烦恼过多,始则阴道有少量黄水,继则阴道流红,逐渐增多,色红有少量血块,胸闷烦躁,头昏头痛,咽干口燥,大便偏干,小便黄少,夜寐甚差,腰俞酸楚,脉象弦数,舌质偏红,苔黄干燥,显系阴虚火旺。治当滋阴降火,平肝宁心。杞菊地黄丸(汤)合二至丸加减,药用枸杞子、钩藤、山药、五味子、左牡蛎、牡丹皮、茯苓、女贞子、墨旱莲、鹿衔草、炒酸枣仁、莲子心等品治疗。始服之时,出血减少,症情尚较稳定,妇科及诊刮检查,诊断为:萎缩性子宫内膜炎,已排除恶性病变。但服药半月余,腹胀矢气,神疲乏力,大便偏软,或则溏泄,舌苔白腻。不得不转从清肝健脾论治,方用丹栀逍遥散合木香六君子汤加减,药用鹿衔草、苦丁茶、钩藤、炒牡丹皮、荆芥、炒白术、党参、陈皮、茯苓、炒白芍、合欢皮、五味子等品,连续服药 20 余日,出血未见复发,症状缓解,并嘱戒操劳,怡情志,转服杞菊地黄丸(汤)合越鞠丸,观察 2 月余,则基本痊愈。

第十章
带下病的调治

　　带下，始见于《素问·骨空论篇》"任脉为病……女子带下瘕聚"。在《史记·扁鹊仓公列传》中记载："过邯郸，闻贵妇人，即为带下医。"这些带下均指广义性带下，即妇科病证的统称。本章节所要讲述的带下病之"带下"是狭义的带下。

　　狭义的带下，是指女子阴道内的分泌物，有润泽阴道、胞宫的作用。因其见于带脉以下，与带脉相关，故名"带下"。正常带下，色白或无色透明，无异常气味，量适中，黏而不稠。《沈氏女科辑要》引王孟英之言："带下，女子生而即有，津津常润，本非病也。"虽然带下生而即有，但自女子月经来潮，带下也具有与月经阴阳消长转化同步的周期节律性变化。在女子月经初潮至绝经期间的每个月经周期中，经后期阴长阳消，带下由无到有，由少到多；进入重阴转阳进入到经间排卵期，带下呈锦丝样，量较多，呈一种黏性透明拉丝样的液体；排卵后阳长阴消进入经前期，带下渐少；行经期重阳转阴，带下亦随之有新的分泌。初潮时，肾气盛，天癸至，阴精逐步充实，故带下分泌较多；绝经后，天癸已竭，阴精亏少，故白带缺乏。妊娠初期，阴血聚以养胎，带下亦有所增加。

　　带下的产生，多认为与肾阴相关。如《素问·逆调论篇》说："肾者水藏，主津液。"然而，夏桂成认为带下与心的关系更为密切，因为除了肾阴，带下还与癸阴有关。天癸者，心肾之阴也。心静神宁，才能肾阴充实，津液充沛，乃带下之主要来源，由此可见心的重要性。其次，带下与任脉、带脉、脾胃也有关。任脉主一身之阴，凡精、血、津、液、水等均为任脉所主。带脉环腰一周，有约束联系诸纵行经脉的作用，使肝、脾、肾三阴经脉之阴液循其常道而涵养生殖器官。脾胃为后天之本，运化水谷之精微，滋养先天之本肾，使肾精充实。同时，脾胃还可化生津液、运化水湿，与带下关系密切，如《傅青主女科》提出"带下俱是湿证"。

　　尤其是女性经后期、经间排卵期的带下，可作为判断月经周期中阴阳消长转化状态的重要指标。临床上我们根据经后期带下的有无、多少及质地来判断女性所处月经经后期初、中、末三期中哪个分期。如无带下，即为经后初期，是阴的恢复期；如有带下，较少，即为经后中期，阴长开始或已达中等水平；如带下量多，或呈锦丝样改变，即为经后末期，此期较短暂，阴长近高水平。经间排卵期正常的锦丝样带下的出现，对生殖生理有重要意义，不仅可润泽阴道，有助于精卵结合，还标志着女性有正常的排卵受孕生殖能力。但若带下出现异常表现，就属于病理，即本章节要讨论的狭义性带下病。

　　《诸病源候论》首先以疾病提出，有五色带下，即白带、黄带、赤带、青带、黑带，或五色杂下之带。临床上以白带及黄带最为多见。《傅青主女科》将带下病列在首篇，并指出带下病与带脉有关，在"带下"门云："而以带名者，因带脉不能约束而病此患，故以名之。"历代医籍中论述带下病，均指带下量多，我们认为还应该包括带下量少，或带下不能在月经周期中随阴阳消长转化呈现周期节律性变化，或经间排卵期锦丝样带下量少或无，临床观察中我们发现带下过少与女性生殖障碍及卵巢功能减退密切相关。

第一节 带 下 过 多

带下过多,量明显增多,伴色、质或气味有所异常,及全身或局部症状者,称为"带下过多""下白物""流秽物"等。带下量多有两种情况:一是带下数量上过多,指经间排卵期与经前期而言;二是在不应有带下的时候却出现带下,并伴色、质、气味的明显异常。在前人论述中,有白带、黄带、赤带、赤白带、青带、黑带、五色带及白崩、白淫、白浊之分。临床上以白带、黄带、赤白带为多见。五色带大多见于宫颈癌晚期。白崩是带下重症。白淫是指欲火妄动或房事太过所致阴道内分泌过多黏液。白浊是指从尿道内排出的混浊性液体。本病与女性内生殖器官的炎症有关。

西医妇科疾病如阴道炎、宫颈炎、盆腔炎性疾病等引起的阴道分泌物异常与带下过多临床表现者,可参照本病论治。

【病因病机】

本病的病因很多,中医认为主要与湿、任带失约有关。湿有内湿、外湿之别。内湿,由脏腑功能失调所致;外湿,湿邪由外入侵,久之必及心、肾、肝、脾胃而致下元不固。

从局部变化而言,与子宫、任带有关,首先是子宫行藏泻的功能有所失常,如子宫功能正常则藏中有泻,有微量的水湿津液泄出以润泽阴道,濡养生殖器官。但若藏的功能失职,则水湿津液下流发为带下病。其次,任带失约,如《傅青主女科》"带下"中云:"夫带下俱是湿症……因带脉不能约束而病此患,然带脉通于任督,任督病而带脉始病。带脉者所以约束胞胎之系也。带脉无力,则难于提系,必然胞胎不固。"又如《难经·二十九难》所云:"带之为病,腹满,腰溶溶如坐水中。"意思为腹部膨满不舒,腰间寒湿内侵,故带脉弛缓无力,不能制约水湿,水湿下流形成带下病。因为任、督、带三脉不仅维持阴阳相对性平衡,还维护调节水湿津液代谢,所以失约则带下过多。

内湿形成,与整体有关。脏腑中脾、肾、肝三脏与带下病关系密切,而任、督、带等奇经八脉,既属肾,又隶属于中焦脾胃。若脾虚失运,土不制水,水湿下流,任带失约,或肾虚,气化不利,不能分化水湿,因而内湿下注,任、督、带脉失约,发生带下病。赵养葵云:"带者,奇经八脉之一也……八脉俱属肾经,下焦肾气虚损,带脉漏下。此外尚有一种与肝郁有关的带下,因为心肝气郁,必然克伐脾胃,从而形成带下,或赤白下带。"《妇科玉尺》认为:"妇人多思恚怒,损伤心脾,血不归经,而患赤白带下。"

外湿,或湿毒,常在经行、产后、人流术后等胞脉虚损时,或因不洁生活方式,入侵阴道而上行感染子宫、盆腔,任、督、带经脉失约,子宫藏而欠固,形成带下病。

本病可分为炎症性带下与非炎症性带下,炎症性带下以湿热、湿毒为主证型,少数有气滞血瘀者,多与慢性炎症有关;非炎症性带下多与脾虚、肾虚、肝郁有关。在此从主要证型和兼夹证型加以讨论。

(一) 主要证型

1. 湿热 经行、产后、人流术后胞脉空虚,或摄身不洁,或久居阴湿之地,湿热之邪乘虚而入;或素体脾虚,湿浊内生,郁而化热,以致湿热流注或侵及下焦,损伤任带,发为带下病。带下日久,耗伤阴液,致虚中夹实的病变。

2. 湿毒 经期产后,胞脉空虚,或摄身不慎,或房事不洁,或手术损伤,感受湿毒之邪,或感受湿热之邪日久不愈而成湿毒,损伤任带,而致带下过多。

3. 脾虚 素体脾气虚弱,或劳倦、思虑过度、饮食不节等损伤脾气,脾运失健,水谷之精微及津液不能上输而化为营血,反聚而成湿浊,湿浊下注,任带失约而发带下病。

4. 肾虚　禀赋薄弱,下元亏虚,或房劳多产,或劳乏过甚,致肾元更亏,既不能行其封藏之职,亦不能通任带行其约束之责,使津液阴精滑脱而发带下病。

（二）兼夹证型

1. 血瘀　素体情志失畅,肝郁气滞;或摄身不慎、外伤可致局部络脉损伤,血行受阻而成瘀,瘀血内阻,任带失约,水湿津液代谢失常,发为带下病。

2. 阴虚夹湿热　素体阴虚,或年老久病,天癸渐亏,或房事不节,阴虚失守,湿热之邪下注,任带损伤而致带下过多。

3. 心肝气郁　平素情志失调,气机失畅,心肝气郁而乘脾,脾失健运,水湿下注,任带失约而致带下过多。

【诊断与鉴别诊断】

（一）诊断

1. 临床表现　带下明显增多,淋漓不断,色白或黄,或赤白带下,质地黏腻,或质清稀,或呈黏液脓性,或呈血性,或呈泡沫黄绿色,或白色豆渣样,或凝乳状,或如黄水样,或有秽臭异味,或伴阴部灼热肿痛,或外阴瘙痒,或阴部、小腹坠痛不适,或腰骶酸胀,或尿急尿痛,或性交痛,甚则下腹或全身不适,或伴不孕,或伴月经不调、崩漏、闭经交替而作。

2. 妇科检查　可无异常;或外阴、阴道、宫颈红肿、充血、糜烂,或阴道触痛,或宫颈糜烂、肥大、纳氏囊肿、息肉等;或宫颈口见脓性分泌物;或阴道内见白带多,色黄、灰、绿、红,质稠或稀,或泡沫样、豆渣样等。

3. 辅助检查

（1）实验室检查:阴道炎患者阴道分泌物检查,清洁度Ⅲ度以上,或检查出滴虫、细菌、假丝酵母菌等病原体。急性盆腔炎伴全身症状时,血常规检查白细胞计数增高。必要时,可行宫颈分泌物病原体培养、病变局部组织活检等。

（2）B超检查:对盆腔炎性疾病及盆腔肿瘤有意义。

（二）鉴别诊断

1. 经间期出血、漏下　带下色赤时应与经间期出血、漏下相鉴别。经间期出血是指月经周期正常,在两次月经周期中间出现的周期性出血,一般持续3～5日,可自行停止。漏下是指经血非时而下,淋漓不尽,无正常的月经周期。

2. 白淫　女子骤然从阴道内流出较多液体,或与欲念冲动有关,古称白淫。与带下过多有区别,首先,带下过多是长期存在持续性带下量多,而白淫则是骤然量多;其次,白淫质地如水样,而炎症性带下过多则为黏液,甚为脓液。此外,患白淫者可有幻觉,常伴梦交。

3. 白浊　白浊是指从尿道流出的如米泔水样的秽浊尿液,或伴尿痛,而非出于阴道,是泌尿生殖系统等化脓性感染,故较易区别。

4. 生殖道癥积、癌症　如带下五色夹杂,似脓似血,其臭难闻,应与宫颈癌相鉴别;如长期有阴道排液,大量浆液性、脓性、脓血性恶臭带下时,要警惕输卵管癌、子宫颈癌、子宫内膜癌等生殖道癌症的发生,可通过妇科检查、B超、诊断性刮宫、阴道镜、宫腹腔镜等检查来鉴别。

【辨证】

（一）主要证型

1. 湿热证

[证候]带下量多,色黄白、黄、黄绿,质黏腻,或脓样,外阴瘙痒或阴中灼热,伴臭气;伴口苦咽干,胸

闷纳呆,小腹作痛,小溲黄赤短少,大便黏滞难解,头昏身困。舌质偏红或红,苔黄腻,脉细濡带数或滑数。

[分析]湿热蕴结于下,损伤任带二脉,故带下量多,色黄或呈脓性,伴臭气;湿热熏蒸,伤津耗液,口苦咽干;湿热中阻,脾失健运,清阳不升,则胸闷纳呆,大便黏滞难解,头昏身困;湿热蕴结,瘀阻胞脉,则小腹作痛;湿热下注膀胱,可见小溲黄赤短少;湿邪黏滞,阻滞肠腑,可见大便黏滞难解。舌质偏红或红,苔黄腻,脉细濡带数或滑数,皆为湿热之征。

2. 湿毒证

[证候]带下量多,色黄绿如脓,或五色杂下,质黏稠,臭秽难闻;伴小腹或腰骶酸痛,烦热头昏,口苦咽干,小便短赤或色黄,大便干结。舌红,苔黄腻,脉滑数。

[分析]湿毒内侵,损伤任带,故带下量多,色黄绿如脓,甚或五色杂下,秽臭难闻;湿毒蕴结,瘀阻胞脉,故小腹或腰骶胀痛;湿浊热毒上蒸,故口苦咽干;湿热伤津,则小便短赤或色黄,大便干结。舌红,苔黄腻,脉滑数,皆为湿毒之征。

3. 脾虚证

[证候]带下量多,色白,质稀薄,如涕如唾,无臭味;伴面色萎黄,神疲乏力,少气懒言,倦怠嗜睡,纳呆便溏。舌体胖质淡,边有齿痕,苔薄白或白腻,脉细缓。

[分析]脾气虚弱,湿邪下注,任带受损,使任脉不固,带脉失约,而带下量多;脾阳不振,气血生化不足,故面色萎黄,神疲乏力,少气懒言,倦怠嗜睡;脾虚失健,故纳呆便溏。舌体胖质淡,边有齿痕,苔薄白或白腻,脉细缓,皆为脾虚湿阻之征。

4. 肾虚证

[证候]带下量多,色淡,质稀如水,绵绵不绝;面色晦暗,畏寒肢冷,腰背冷痛,下腹冷,夜尿次频,小溲清长,大便溏薄。舌淡,苔白润,脉沉迟。

[分析]肾阳不足,命门火衰,封藏失司,阴液滑脱而下,故带下量多,色淡质稀,绵绵不绝;阳气不能外达,故畏寒肢冷;肾阳虚腰府失养,故腰背冷痛;胞宫失于温煦,故小腹冷;肾阳不足以上温脾阳,下暖膀胱,故大便溏薄,小溲清长。舌淡,苔白润,脉沉迟,皆为肾阳虚之征。

(二)兼夹证型

1. 血瘀证

[证候]带下量多,色黄白或夹暗色血,质黏稠;腰骶酸痛,或少腹单侧或双侧痛,或少腹刺痛,烦热口渴,但渴不喜饮。舌淡暗或有瘀点瘀斑,脉弦涩。

[分析]瘀血内阻,任带失约,故见血不归经,水湿津液失约,带下量多,色黄白或夹暗色血,质黏稠;气滞血瘀,气血经脉运行受阻,不通则痛,故腰骶酸痛,或少腹单侧或双侧痛,或少腹刺痛;瘀血内停日久,瘀而化热,故见烦热,津液受阻不能上承,故见口渴,但渴不喜饮。舌淡暗或有瘀点瘀斑,脉弦涩,皆为血瘀之征。

2. 阴虚夹湿热证

[证候]带下量多,质稍稠,色黄或赤白相兼,有气味,阴部瘙痒或灼热;伴五心烦热,失眠多梦,烘热汗出,咽干口燥,头晕耳鸣,腰酸腿软。舌红,苔薄黄或黄腻,脉细数。

[分析]阴虚内热,损伤血络,感受湿热之邪,任带受损,故带下量多,色黄或赤白相兼,有气味,阴部瘙痒或灼热;热扰心神,故五心烦热,失眠多梦,烘热汗出,咽干口燥;肝肾阴虚,肝阳上亢,耳窍及腰府失养,故头晕耳鸣,腰酸腿软。舌红,苔薄黄或黄腻,脉细数,皆为阴虚夹湿热之征。

3. 心肝气郁证

[证候]带下量多,色白或黄,质稍黏,或黏稀不一,无臭气;头昏目眩,胸闷烦躁,两胁作胀,精神抑

郁,情志不畅,喜叹息,夜寐欠安,常伴月经不调,或乳胀。舌淡红,苔黄白腻,脉细弦。

[分析] 心肝气郁乘脾,脾失健运,水湿下注,任带失约,故带下量多,色白或黄,质稍黏,或黏稀不一,无臭气;心肝气郁,气机不舒,故头昏目眩,胸闷烦躁,两胁作胀;肝失条达,心肝之气不舒,故精神抑郁,情志不畅,喜叹息;心神不宁,肝失疏泄,故夜寐欠安,月经不调;肝经气血瘀滞,乳络不畅,故乳胀。舌淡红,苔黄白腻,脉细弦,皆为心肝气郁之征。

【治疗】

(一) 主要证型

1. 湿热证

[基本治法] 清热利湿止带。

[方药运用] 止带方(《世补斋不谢方》)。

猪苓、茯苓、泽泻、赤芍、牛膝、车前子(包煎)各10 g,牡丹皮、茵陈、黄柏、栀子各9 g。

方中黄柏、栀子、茵陈清热利湿解毒;牡丹皮、赤芍、黄柏清热凉血,泻火解毒;配猪苓、茯苓、泽泻、车前子利水除湿;牛膝引药下行。

[服法] 水煎分服,每日1剂。

[加减] 若臭气甚者加苦参10 g、土茯苓12 g,以清热解毒;若湿重于热,身困乏力,带下色白,质黏腻,舌苔厚白腻者,上方去栀子、茵陈,加制苍术12 g、荆芥6 g、薏苡仁15 g,此即止带方、四妙丸;若热重于湿,加入龙胆草、炒黄芩各6 g,碧玉散(包煎)10 g;若痰湿下注者,加入陈胆星6~9 g、制半夏6 g、紫苏梗5 g、炒枳壳6 g;若夹有寒湿者,上方去栀子、茵陈、黄柏,加入吴茱萸6 g,艾叶9 g,大、小茴香各5 g;若阴痒甚者,配以外洗方药。

若湿浊偏甚,症见带下量多,色白,如豆渣样或凝乳状,阴痒,脘闷纳差,舌红,苔黄腻,脉滑数,治宜清热利湿,化浊止带,方用萆薢渗湿汤(《疡科心得集》)酌加苍术、藿香。

2. 湿毒证

[基本治法] 清热利湿,解毒止带。

[方药运用] 五味消毒饮(《医宗金鉴》)加土茯苓、薏苡仁、黄柏、茵陈。

蒲公英、紫花地丁、紫背天葵各10 g,金银花15~30 g,野菊花6~9 g,薏苡仁15~30 g,黄柏、茵陈各9 g,土茯苓15~20 g。

方中金银花清热解毒力大,为主药;野菊花、紫花地丁、紫背天葵为治疔毒之要药,辅助金银花清热解毒;蒲公英清热解毒,为佐药,因其消肿散热之力甚大,亦寓兼治之功;土茯苓、薏苡仁、黄柏、茵陈清热利湿止带。

[服法] 水煎分服,每日1剂。

[加减] 若脾胃不和,脘腹胀满,纳呆苔腻,加广木香9 g、陈皮6 g、焦山楂10 g、炒白术12 g;若气血不足,神疲乏力,面目水肿,加黄芪15~30 g,党参15 g,炒当归、白芍各10 g,茯苓12 g,甘草5 g;若肾虚明显,腰膝酸软,头昏耳鸣,加炒川续断、桑寄生各12 g,杜仲9 g。

3. 脾虚证

[基本治法] 健脾益气,升阳除湿。

[方药运用] 完带汤(《傅青主女科》)。

白术、山药各30 g,党参6 g,白芍15 g,车前子、苍术各10 g,甘草3 g,陈皮、荆芥穗各6 g,柴胡6 g。

方中重用白术、山药以健脾束带;白术、苍术、山药、党参、甘草以益气健脾,以消水湿;荆芥穗、柴胡、白芍合用,升提肝木之气,恐脾虚被肝所乘;车前子利水除湿。前人曾提出,带下病中"治脾宜升燥",如本方中柴胡、荆芥穗之升,白术、苍术、车前之燥。此方乃脾、胃、肝三脏同治,寓补于散之中,寄消于升之内。

[服法]水煎分服,每日1剂。

[加减]如脾虚气陷明显,见神疲气短,小腹坠胀者,加黄芪15～30 g,炙升麻5 g;如兼肾虚,腰酸,小溲次频者,加炒川续断、杜仲、菟丝子各10 g;如腹胀便溏甚,肢冷肠鸣者,加入炮姜、砂仁(后下)各5 g,制附片6 g(先煎);若带下日久,滑脱不止者,加入炒芡实9 g、海螵蛸15 g(先煎)。

4. 肾虚证

[基本治法]补肾助阳,固任涩带。

[方药运用]内补丸(《女科切要》)加味。

鹿茸6 g,肉苁蓉9 g,菟丝子12 g,潼蒺藜10 g,肉桂6 g,制附子6 g,黄芪10 g,桑螵蛸10 g,白蒺藜10 g,紫菀茸9 g。

方中鹿茸、肉苁蓉补肾阳,益精血;菟丝子补肝肾,固冲任;潼蒺藜温肾止腰痛;肉桂、制附子补火助阳,温养命门;黄芪补气助阳;桑螵蛸收涩固精;白蒺藜祛风胜湿;紫菀茸温肺益肾。

[服法]水煎分服,每日1剂。

[加减]如腹泻便溏,去肉苁蓉,加入补骨脂10 g、肉豆蔻3 g;如精液滑脱,带下如崩,即"白崩",治宜补脾肾,固奇经,佐以涩精止带之品,方选固精丸(《仁斋直指方》)。

(二)兼夹证型

1. 血瘀证

[基本治法]活血化瘀,利湿止带。

[方药运用]复方红藤煎(《中医外科学》)加减。

红藤15 g,乳香、没药各6 g,金银花12 g,牡丹皮、延胡索各10 g,甘草5 g,大黄5 g,炒当归、赤芍、白芍各10 g,川续断10 g。

方中红藤、金银花、大黄,可清热解毒利湿;炒当归、赤白芍、大黄,可活血化瘀;乳香、没药、延胡索行气活血止痛。

[服法]水煎分服,每日1剂。

[加减]如热象不著,疼痛隐作,上方可去金银花、大黄等,加入广木香9 g、生山楂10 g、五灵脂9 g;如带下多,色黄白,质黏稠,加入炒黄柏9 g、制苍术12 g、薏苡仁30 g;如腰酸明显,加入桑寄生、杜仲各9 g;如脘腹胀满,矢气频作,便溏,上方去当归、大黄,加入广木香9 g、陈皮6 g、六曲10 g、炒白术10 g;如小腹冷痛,加入炮姜5 g、小茴香6 g。

2. 阴虚夹湿热证

[基本治法]滋阴益肾,清热祛湿。

[方药运用]知柏地黄汤(《医宗金鉴》)加炒芡实、金樱子各9 g。

熟地黄9 g,山茱萸9 g,山药9 g,泽泻9 g,牡丹皮9 g,茯苓9 g,知母9 g,黄柏9 g,炒芡实9 g,金樱子9 g。

方中用黄柏、知母以滋肾水,降虚火;熟地黄、山茱萸、山药以补肾、肝、脾三阴,是"三补";泽泻、牡丹皮、茯苓以泻肾火、泻肝火、渗脾湿,是"三泻";炒芡实、金樱子以健脾固精止带。

[服法]水煎分服,每日1剂。

[加减]如失眠多梦明显者,加入柏子仁10 g、酸枣仁20～30 g、远志6 g、石菖蒲5 g以养心安神;如咽干口燥甚者,加入沙参、麦冬各10 g以养阴生津;如五心烦热甚者,加入地骨皮10 g、银柴胡6 g以清热除烦;如头晕耳鸣,腰酸腿软,加入黄精、桑寄生、杜仲各10 g。

3. 心肝气郁证

[基本治法]宁心疏肝,健脾止带。

[**方药运用**] 逍遥散(《太平惠民和剂局方》)加味。

柴胡 8 g,当归 10 g,白芍 12 g,白术 10 g,茯苓 10 g,薄荷 3 g,生姜三片,甘草 5 g。

本方是治疗妇科郁证名方,由四逆散化裁而来。方中柴胡疏肝解郁,当归、白芍养血补肝,三药合用,补肝体而助肝用为主;加入广郁金、合欢皮,以宁心安神、疏肝解郁;配伍入心脾之茯苓、入脾之白术为辅,以达补中理脾之用;加入少许薄荷、生姜为佐,助本方之疏散条达;炙甘草为使药,助健脾并调和诸药。诸药合用,使肝郁得解,血虚得养,脾虚得补,则诸症自愈。

[**服法**] 水煎分服,每日 1 剂。

[**加减**] 如肝郁化火,带下赤白,烦热口渴明显,加入黑栀子 10 g、炒牡丹皮 10 g、钩藤(后下)15 g,亦或加入龙胆草 6～9 g、黄连 3 g、黛灯心 2 g;如脾胃不和,出现胸脘痞胀、腹胀矢气、大便溏薄者,加入煨木香 10 g、砂仁(后下)5 g、陈皮 6 g、玫瑰花 3 g、炒防风 5 g;如湿甚带多,尚加入制苍术 10 g、车前子(包煎)10 g、金樱子 10 g。

【中成药】

1. 康妇炎胶囊　每次 3 粒,每日 2 次。适用于湿热下注证、湿毒蕴结证。
2. 知柏地黄丸　每次 8 丸,每日 3 次。适用于阴虚夹湿热证。
3. 定坤丹　每次 3.5～7 g,每日 2 次。适用于气血两虚证。
4. 参苓白术散　每次 6～9 g,每日 2～3 次。适用于脾虚证。
5. 金匮肾气丸　每次 4～5 g,每日 2 次。适用于肾阳虚证。

【外洗方】

土荆皮 12 g,一枝黄花 10 g,蛇床子 15 g,花椒 10 g,明矾 10 g,苦参 15 g,冰片 6 g,水煎趁热先熏后坐浴。适用于带下过多、湿浊较重者。

【转归及预后】

带下过多经过及时治疗多可痊愈,预后良好。若治疗不及时或不彻底,或病程迁延日久,反复发作,可致月经异常、盆腔疼痛、癥瘕和不孕症等。若因癥瘕癌症复感毒邪而致带下过多,五色带下,臭秽难闻,形体消瘦者,则预后不良。

【预防与调护】

(1) 情绪稳定,心态平和,避免急躁易怒,抑郁多思等。
(2) 饮食有节,起居有常,勤换衣裤,保持外阴清洁及良好的生活方式。
(3) 癥瘕或恶性病变引起的带下过多或五色带下者,还应积极治疗原发病。

【夏桂成临证经验】

(一) 夏桂成验案

带下过多病例,治疗 2 周后,带下恢复正常。

戴某,女,37 岁,南京人。

初诊(2017 年 9 月):主诉为带下量多,伴色黄绿有腥味 5 日。

患者近 5 日来,带下量多,色黄绿,伴有腥味,无腰酸,纳可,夜寐欠安,易凌晨 4～5 点早醒,二便调。既往因"早发性卵巢功能不全,闭经"自 2017 年 5 月至夏桂成门诊调治,病情好转,月经恢复为 2～3 个月一潮。末次月经:2017年8月16日。舌淡红,苔腻,脉细弦。中医诊断:带下病,属肾阴虚夹有湿热。按经后中期论治。治以滋阴益肾,清热祛湿。方取滋肾生肝饮＋钩藤汤＋易黄汤加减。处方:白芍10 g,山茱萸9 g,茯苓、茯神各10 g,炒续断、菟丝子10 g,钩藤(后下)10 g,莲子心5 g,合欢皮、怀牛膝10 g,生薏苡仁15 g,炒黄柏9 g,制苍术10 g,芡实12 g,车前子10 g。

患者经治疗2周后带下减少,恢复正常。

[按语]本案患者带下量多,又兼早发性卵巢功能不全病史是其特点,《傅青主女科》有"带下俱是湿证"之说,因此,带下过多与湿浊或湿热有关。对带下过多的具体辨治,不仅要重视对带下的量、色、质、气味的局部辨证,还要重视对患者既往病史、全身症状包括脉象、舌苔等的分析,即整体辨证。该患者既往有早发性卵巢功能不全病史,属于肾偏阴虚,癸水亏少,兼心肝郁火之证,复感湿热之邪而发病,属于正虚为本,湿热为标,治疗应标本兼治,结合调周法,方取滋肾生肝饮＋钩藤汤＋易黄汤加减,2周后带下恢复正常。

(二) 夏桂成治疗带下过多的经验,主要集中体现在以下几个方面

带下病,结合西医妇科学观点,可分为两大类:一是非炎症性带下,一是炎症性带下。非炎症性带下,多与全身性或脏腑功能失调有关,与月经关系密切;炎症性带下,多与细菌、微生物等病原体感染有关,以局部症状为主。临证辨证有以下两点体会。

(1)辨证方面,首先根据局部带下量、色、质、气味进行辨别,明确这四个方面病变等辨证意义,得出初步诊断。如带下量多,或非常多,色白质稀,无臭气,属于虚证,或虚寒证;带下量多,或时多时少,绵绵不绝,色黄,质黏腻,有臭气,为湿热实证;带下量多,或时多时少,色赤白相兼,质黏腻,有臭气者,为湿热伤络之象等。再结合病史、全身症状、舌苔脉象,就可以更明确诊断。

同时,经过长期临床观察和体会,我们发现在脏腑功能失调中,脾虚、肝郁、肾虚三者易相兼发病,甚则三者同时发病。如肝郁脾虚、脾肾不足、阴虚肝旺、脾肾不足兼肝郁等。而脏腑功能失调,正虚邪气内侵,又易感受湿热、湿毒之邪而发病,形成虚实夹杂之证,如慢性带下过多。

(2)治疗方面,重在治湿,与月经周期节律调节法相结合。内湿的治疗要与心、肝、脾、肾四脏相结合,因为带下病的产生,与心、肝、脾、肾关系更为密切。心为君主之官,五脏六腑之大主,子宫藏泻由心肾所主,任、督、带三脉属肾及脾胃,故治疗上重在宁心疏肝,补肾健脾,利湿止带。应以"治心宜清镇,治肝宜疏达,治脾宜升燥,治肾宜补涩"为要旨。对有月经的青中年患者,在局部病情减轻后,与月经周期节律调节法相结合,获效更速。外湿包括湿毒的治疗,重在清利、风燥、解毒杀虫等法,若阴道、宫颈局部病变严重,可结合外治法。如滴虫性阴道炎,可用蛇花洗冲洗;对假丝酵母菌性阴道炎,可用土荆皮洗剂冲洗;对细菌性阴道炎,可用龙胆草洗剂冲洗,这三张处方,均可见我们早期编撰的《实用妇科方剂学》。需强调,在治疗脾虚和肾虚证时,还需与调治心肝相结合,如老年性阴道炎所致带下过多者,在治脾肾时,也要配合调治心肝,方可奏效。

第二节　带下过少

带下量少,甚则全无,不能润泽阴道,阴道干涩,伴有全身、局部症状者,称为带下过少。主要见于经后期到经间排卵期者。带下过少的相关记载首见于《女科证治准绳·赤白带下门》:"带下久而枯涸者濡之。凡大补气血,皆所以濡之。"本病在前人文献中记载较少,当今临床则较为多见,如在不孕不育中常见患者经间排卵期锦丝样带下减少或无。夏桂成认为本病应引起重视,因为带下与肾阴、癸阴密切相关,如经后期、经间排卵期的带下情况,可作为判断月经周期分期中阴阳消长转化状态的重要指标,调治本病,对闭经、不孕症、早发性卵巢功能不全、阴痒等疾病亦有重要的预防和治疗作用。

西医学的早发性卵巢功能不全,绝经期综合征,希恩综合征,手术、放化疗及药物等影响卵巢功能而出现雌激素水平低,阴道分泌物减少,均可参照本病治疗。

【病因病机】

带下,与月经相同,与肾阴、天癸密切相关。女性 14 岁初潮后,阴道内分泌一种液体,润泽阴道,直至绝经后一段时间。在育龄期有月经,带下亦有周期节律性变化,而且与月经的周期节律性变化一致,有高有低。如经后期带下,从经后初期至经后末期,带下量逐渐增多,尤其是经后末期及经间排卵期,可见大量锦丝样带下,或应该增多时不增加,带下质地无改变,这表明生殖内分泌出现异常,如卵泡发育不良、月经异常等。因此,带下与月经一样,亦受心肾、天癸、任带等奇经八脉的主宰和影响。当绝经后,肾阴亏少,天癸竭后,这种阴道分泌物减少或无,表现为带下过少。因此,本病其中与心关系较为密切,主要病机是冲任失养,不能润泽阴户。阴虚水少、肝肾亏损、心肾失济是导致带下过少的主要原因,但亦与心肝郁火、脾胃虚弱、痰浊瘀血内阻有关。

（一）主要证型

1. 阴虚水少　先天禀赋不足或年老天癸已竭,或房劳多产,或手术损伤等,使肾虚偏阴,癸水衰少,津液亏少,冲任失养,不能润泽阴窍,故见带下过少。

2. 心肾失济　先天禀赋不足,或房劳多产,或大病久病后,或手术损伤等,使肾虚偏阴,心肝气郁化火,出现心肝火旺于上不能下温肾水,肾阴虚于下不能上济心火,心肾失济,阴精更伤,冲任失养;或夜寐过晚,或长期失眠,或烦心过度,以致心火偏旺,火愈旺,水愈亏,不能润泽阴道,阴道干涩,故带下全无,带下过少。

3. 肝肾亏损　先天肝肾不足,或者房劳多产,或大病久病后,以致肝肾阴精匮乏,不能充养天癸,天癸衰少,精亏血少,冲任失养,故见带下过少。

（二）兼夹证型

1. 血枯瘀阻　大病久病后,或产后血伤;或经产受寒,余血内留,新血不生,导致精亏血枯,瘀血内停,血行受阻,气机失畅,津液不得输布,润泽阴窍,而发带下过少。

2. 脾虚血少　素体脾胃虚弱,或饮食不当,或思虑过度,或劳倦过度,或寒暖不调,损伤脾胃,化源不足,水谷精微精血亏少,不能充养先天,癸水、津液不足,冲任失养,而致带下过少。本证分为偏阳虚者和偏阴虚者,偏于阴虚者在年龄较大患者中多见。

3. 痰浊　素为痰湿之体,或脾胃受损,运化失健,痰浊内生;或阴虚久病及阳,阳虚失于温化,痰浊内生,癸水不足,阴窍失养或气机失畅,不能输布津液,而见带下过少。

4. 心肝气郁　平素忧郁,或情志失调,致心肝气郁,心气不舒,肝失疏泄,气机不畅,不能输布津液,而见带下过少。

【诊断与鉴别诊断】

（一）诊断

1. 临床表现　带下量明显减少或无,或阴道干涩、头昏腰酸、胸闷心烦、性功能减退、月经后期、月经过少、闭经等症。BBT 低温相延长,或低温相偏高,或单相体温等。

2. 妇科检查　阴道黏膜皱褶减少,阴道壁菲薄充血,分泌物极少或无,宫颈、宫体或有萎缩。

3. 辅助检查　① 实验室检查:血清性激素检查示雌激素水平明显降低,FSH 偏高。② B 超检查:可见双侧卵巢体积变小或缺如,或子宫体积偏小,子宫内膜菲薄。

（二）鉴别诊断

带下过少,多与卵巢功能低下相关,常见于早发性卵巢功能不全、绝经后、希恩综合征、手术或放化

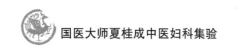
疗后等,诊治时需进一步明确诊断,进行疾病和病因的鉴别。

1.早发性卵巢功能不全(POI)、卵巢早衰(POF) 是指40岁之前卵巢功能减退,表现为闭经或月经稀发,促性腺激素FSH>25 U/mL为POI,FSH>40 U/mL为POF,同时雌激素降低。

2.绝经后 女性一般在45~54岁绝经,卵巢功能衰退,雌激素降低,出现带下过少、阴道干涩等症状。

3.希恩综合征 是由于产后大出血、失血性休克而造成垂体前叶急性坏死,丧失正常分泌功能而致带下量少、阴道萎缩、性欲减退、闭经等症状。

【辨证】

(一) 主要证型

1.阴虚水少证

[证候]经后期至经间排卵期带下过少,甚或全无,阴道干涩,或伴阴痒;头晕腰酸,胸闷烦躁,夜寐差。舌偏红,苔薄黄或少苔,脉细弦或数。

[分析]肾虚偏阴,癸水衰少,津液亏少,冲任失养,不能润泽阴窍,故见带下过少,甚或全无,阴道干涩,或伴阴痒;清窍及腰府失养,则头晕腰酸;阴虚生热,则胸闷烦躁,夜寐差。苔薄黄或少苔,脉细弦或数,皆为阴水虚少之征。

2.心肾失济证

[证候]经间排卵期锦丝样带下量少,甚或全无,阴道干涩;烘热汗出,夜寐差,头昏头痛,烦躁焦虑,易怒。舌红少苔,脉细数。

[分析]心肾失济,阴精更伤,冲任失养而致带下过少,甚或全无,阴道干涩;心火旺于上,心不静而主不明,故见烘热汗出,夜寐差;心火上扰神明,故见头昏脑痛,烦躁焦虑,易怒。舌红少苔,脉细数,皆为心肾失济之征。

3.肝肾亏损证

[证候]带下量少,甚或全无,阴道干涩,或伴阴痒,阴部萎缩,性交痛;头晕耳鸣,腰膝酸软,烘热汗出,烦热胸闷,夜寐差,小便色黄,大便干结。舌红少津,少苔,脉细沉或细弦。

[分析]肝肾阴精匮乏,天癸衰少,精亏血少,冲任失养,故见带下过少,甚或全无,阴道干涩,或伴阴痒,阴部萎缩,性交痛;清窍失养,则见头晕耳鸣;肾虚腰府失养,则见腰膝酸软;肝肾阴虚,阴虚生热,心肝火旺,则见烘热汗出,烦热胸闷,夜寐差,小便色黄,大便干结。舌红少津,少苔,脉细沉或细弦,皆为肝肾亏损之征。

(二) 兼夹证型

1.血枯瘀阻证

[证候]带下量少,甚或全无,阴道干涩,阴痒;面色无华,头晕眼花,心悸失眠,神疲乏力,或经行腹痛,经色紫黯,夹有血块,肌肤甲错,或下腹有包块。舌黯,边有瘀点瘀斑,脉细涩。

[分析]精亏血枯,瘀血内停,血行受阻,气机失畅,津液不得输布,润泽阴窍,而见带下过少,甚或全无,阴道干涩,阴痒;血虚不能上荣头面,故见面色无华,头晕眼花;血虚不能濡养心,故见心悸失眠;筋脉失养,故见神疲乏力;瘀阻冲任、胞宫,故见经行腹痛,经色紫黯,夹有血块,下腹有包块;瘀血内阻,精血不能濡养肌肤,故见肌肤甲错。舌黯,边有瘀点瘀斑,脉细涩,皆为血枯瘀阻之征。

2.脾虚血少证

(1)偏阳虚证

[证候]带下量少,甚或全无,阴道干涩,阴痒;纳欠香,神疲乏力,脘腹胀满,喜温喜按,怕冷,矢气频

作,面白少华,口淡不渴,大便稀溏。舌淡胖或有齿痕,苔薄白腻,脉细弱或细濡。

[**分析**]脾胃虚弱,化源不足,精血亏少,不能充养先天,癸水、津液不足,而致带下过少,甚或全无,阴道干涩,阴痒;脾虚中阳不振,失于温煦,故见神疲乏力,喜温喜按,怕冷;脾虚失运,故见纳欠香,脘腹胀满,矢气频作,面白少华,口淡不渴,大便稀溏。舌淡胖或有齿痕,苔薄白腻,脉细弱或细濡,皆为脾阳虚之征。

（2）偏阴虚证

[**证候**]带下量少,甚或全无,阴道干涩,阴痒;纳欠香,食后腹胀,脘腹不适,口唇干燥,心烦,大便偏干,形体消瘦。舌偏红,苔薄少,脉细弱或细数。

[**分析**]脾胃虚弱,化源不足,精血亏少,癸水、津液不足,冲任失养,而致带下过少,甚或全无,阴道干涩,阴痒;脾阴虚失健,故见纳欠香,食后腹胀,脘腹不适;阴血及津液不足,虚火内生,故见口唇干燥,心烦,大便偏干,形体消瘦。舌偏红,苔薄少,脉细弱或细数,皆为脾阴虚之征。脾虚血少偏阴虚证相较于偏阳虚者少见,多见于年龄较大患者。

3. 痰浊证

[**证候**]经后期至经间排卵期锦丝样带下量少,甚或全无,阴道干涩,阴痒;头痛昏蒙,胸脘满闷,呕恶痰涎。舌体胖大有齿痕,舌苔白腻,脉滑或弦滑。

[**分析**]痰浊内生,癸水不足,阴窍失养或气机失畅,不能输布津液,而见带下过少,甚或全无,阴道干涩,阴痒;痰浊上蒙清窍,清阳不升,故见头痛昏蒙;痰浊中困脾阳,运化失司,故见胸脘满闷,呕恶痰涎。舌体胖大有齿痕,苔白腻,脉滑或弦滑,皆为痰浊之征。

4. 心肝气郁证

[**证候**]经后期至经间排卵期锦丝样带下量少,甚或全无,阴道干涩,阴痒;胸闷烦躁,精神抑郁,情志不畅,喜叹息。舌苔腻,脉弦。

[**分析**]心肝气郁,肝失疏泄,气机不畅,不能输布津液,而见带下过少,甚或全无,阴道干涩,阴痒;心气不舒,肝郁气滞,故见胸闷烦躁,精神抑郁,情志不畅,喜叹息。苔腻,脉弦,皆为心肝气郁之征。

【治疗】

（一）主要证型

1. 阴虚水少证

[**基本治法**]滋补肝肾,生津养液。

[**方药运用**]麦味地黄汤（《疡科心得集·方汇》补遗）合钩藤汤加减（夏桂成经验方）。

生地黄 24 g,山茱萸 12 g,山药 12 g,茯苓 9 g,牡丹皮 9 g,泽泻 9 g,五味子 6 g,麦冬 6 g。

方中六味地黄丸为三阴并治之方,再加麦冬养阴生津,清心润肺;五味子补养心肾,酸收固阴,共滋五脏。

[**服法**]水煎分服,每日 1 剂。

[**加减**]如伴见倦怠乏力、气短懒言者,乃气阴两虚,酌加党参、黄芪各 15～20 g 以气血双补;咽干口渴,重用麦冬 12 g,加石斛 10 g 以养阴生津;腰膝酸软甚者,加桑寄生、续断各 10 g 以养血补肾。

2. 心肾失济证

[**基本治法**]清心滋肾,养阴生津。

[**方药运用**]清心养阴汤（夏桂成经验方）加减。

水牛角 50 g,生地黄、麦冬、紫贝齿、茯苓、茯神、柏子仁各 10 g,莲子心 5 g,炙甘草 6 g,珍珠粉 0.3 g。

本方根据天王补心丹合犀角地黄汤加减变化而来,重在清心火,亦滋养心肾之阴,使心火降而肾水升,心肾相交。

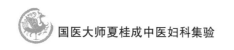

[服法]水煎分服,每日1剂。

[加减]如虚火内盛,烘热明显者,加地骨皮、玄参各10g以滋阴清热;汗出多者,加浮小麦30g、瘪桃干6g;心烦少寐,重用酸枣仁20~30g、柏子仁10g,以滋阴安神,交通心肾。

3. 肝肾亏损证

[基本治法]滋补肝肾,养血益精。

[方药运用]归肾丸(《景岳全书》)加减。

熟地、炒山药、菟丝子、茯苓、当归、枸杞子、杜仲各10g,山茱萸9g。

方中熟地黄、枸杞子、当归滋肾养血,山茱萸、山药补肾益精,菟丝子、杜仲温肾阳、益精气,茯苓补脾行水。诸药合用,不寒不热,有阴阳双补之效。

[服法]水煎分服,每日1剂。

[加减]如皮肤瘙痒者,加蝉蜕5g,防风6g,白蒺藜10g祛风止痒;大便干结者,加生地黄、玄参、何首乌各10g以润肠通便;烘热汗出甚者,熟地黄改为生地黄10g,加炙龟甲9g,炙鳖甲9g以滋阴清热。

(二)兼夹证型

1. 血枯瘀阻证

[基本治法]补血益精,活血化瘀。

[方药运用]滋血汤(《太平惠民和剂局方》)加减。

人参10~15g,山药10g,黄芪10~30g,茯苓10g,川芎6g,当归、白芍、熟地黄各10g。

方中人参、黄芪、山药、茯苓以补气健脾,以化生精微;当归、白芍、熟地黄、川芎以滋阴养血,活血化瘀。

[服法]水煎分服,每日1剂。

[加减]如小腹疼痛明显者,加五灵脂、延胡索各10g以活血化瘀止痛;大便干结者,加火麻仁、生何首乌各10g以润肠通便;下腹有包块者,加鸡血藤、三棱、莪术各9g以消癥散结。

2. 脾虚血少证

(1)偏阳虚证

[基本治法]健脾和胃,益气养血。

[方药运用]归脾汤(《正体类要》)加减。

人参3g,炙黄芪15g,茯苓、炒白术、当归、炒酸枣仁、龙眼肉各9g,远志6g,木香3g,炙甘草5g,生姜2片,大枣3枚。

方中参、苓、术、草为四君子汤,补气健脾,辅黄芪以增强益气之效;当归、酸枣仁、龙眼肉、远志以补血养心安神;木香理气醒脾,使补而不滞;生姜开胃进食,大枣补脾和胃,益气调营,并能益血止血,养心安神。本方是健脾养心与益气补血兼施,重在治脾,使脾旺而气血生化有源,方名归脾,意在于此。

[服法]水煎分服,每日1剂。

[加减]如脾胃虚弱,正气不足者,加大黄芪用量至15~30g以健脾益气;大便溏者,加煨木香6~9g、焦神曲10g以健脾和胃;心烦寐差者,加合欢皮10g,莲子心3~5g,加大炒酸枣仁用量至20~30g。

(2)偏阴虚证

[基本治法]健脾和胃,益气养血。

[方药运用]参苓白术散(《太平惠民和剂局方》)加减。

人参、白术、茯苓、甘草、山药各12g,白扁豆9g,莲子肉、薏苡仁、桔梗、砂仁各6g,大枣3枚。

方中参、苓、术、草为四君子汤,补气健脾和中;山药、莲子肉助四君子补脾阴;白扁豆、薏苡仁助白术健脾渗湿;砂仁和胃醒脾,理气宽胸;桔梗载药上行,宣肺利气,借肺气之布津而养全身;甘草健脾和中,调和诸药。本方是取"甘平"之法,以补阴为主,同时注重气阴兼顾,发挥补脾阴、运脾气、化脾湿之功。

[**服法**] 水煎分服,每日 1 剂。

[**加减**] 如脾胃虚弱,纳呆者,加山楂、鸡内金各 10 g 以健脾开胃;大便溏湿重者,加煨木香 6～9 g、制苍术 10 g 以健脾止泻;心烦寐差者,加合欢皮 10 g,莲子心 3～5 g,加炒酸枣仁用量至 20～30 g。

3. 痰浊证

[**基本治法**] 滋肾养肝,化湿祛痰。

[**方药运用**] 杞菊地黄汤(《医级》)合防己黄芪汤(《金匮要略》)加减。

枸杞子、菊花、熟地黄、山药各 10 g,山茱萸 9 g,牡丹皮、茯苓、泽泻、白术各 10 g,防己 6～9 g,甘草 6 g,黄芪 10～30 g,白术 10 g,生姜 6～9 g。

杞菊地黄汤是在六味地黄丸上加枸杞子、菊花,加强滋阴清肝之效。防己黄芪汤,主治风湿、风水,方中防己祛风行水,黄芪益气固表、行水消肿,二药合用利水而不伤正,为君;白术补气健脾祛湿,助黄芪固表为臣;甘草培土和中,调和诸药;姜枣调和营卫。

[**服法**] 水煎分服,每日 1 剂。

[**加减**] 如胸脘痞闷食少者,加焦山楂、神曲、鸡内金各 10 g 以消积导滞。

4. 心肝气郁证

[**基本治法**] 滋补肝肾,宁心疏肝。

[**方药运用**] 滋肾生肝饮合钩藤汤(均为夏桂成经验方)加减。

丹参、熟地黄、炒山药各 10 g,山茱萸 9 g,茯苓神、赤芍、白芍、白术、钩藤、合欢皮各 10 g,莲子心 5 g。

滋肾生肝饮是调肾、肝、脾胃之方剂,钩藤汤重在调心肝,兼顾心肾。方中熟地黄、山茱萸、怀山药补养肝肾脾,佐以白术、茯苓益气健脾;钩藤、莲子心以清心肝之火;合欢皮、茯苓神兼以健脾宁心安神,佐制心肝之火;丹参、赤芍凉血调经。

[**服法**] 水煎分服,每日 1 剂。

[**加减**] 如肝郁日久化火者,加栀子 6～9 g 以清热凉血;脘闷烦躁者,加枳壳、陈皮各 6 g 以理气健脾。

【中成药】

1. 六味地黄丸　每次 3～6 g,每日 3 次。适用于阴虚型带下过少。

2. 大黄䗪虫丸　每次 3 g,每日 3 次。适用于血瘀型带下过少。

3. 杞菊地黄口服液　每次 10 mL,每日 3 次。适用于肝肾阴虚型带下过少。

【转归及预后】

带下过少多因各种引起卵巢功能低下等疾病所致,因此原发病的病情轻重与治疗效果相关。如因生殖内分泌失调引起,经过调治多可好转或治愈,预后良。若因手术、放化疗及药物损伤引起,疗效较差。

【预防与调护】

(1) 保持心态平和,避免急躁易怒,抑郁多思等。

(2) 保证健康的生活方式,如充足睡眠,避免熬夜。

(3) 积极治疗原发病,尽量保护卵巢功能。

【夏桂成临证经验】

(一) 夏桂成诊疗月经过少验案

梁某,女,22 岁,北京人。

初诊(2014 年 7 月):主诉经行延后伴带下量少 1 年,经水停闭 4 个月。患者自 2013 年起出现经行延后,时 2 个月一行,伴带下量少。B 超示:双侧卵巢多囊样改变。面部痤疮,就诊时月经停闭 4 个月。月经史:12 岁初潮,7/32 日,量中等,夹血块,色红,无痛经,近 1 年月经延后如上所述。末次月经:2014 年 3 月 25 日。中医诊断:闭经,带下过少。属肾虚偏阴,久病及阳,阳虚痰浊内生,气血发源,血海空虚,不能濡养阴窍而发为闭经、带下过少。西医诊断:多囊卵巢综合征。按调周法,属于经后期中期,从养血滋阴、宁心安神治之。方取滋肾生肝饮合钩藤汤加减。处方:丹参、赤芍、白芍、山药各 10 g,山茱萸 9 g,钩藤、茯苓、茯神、合欢皮、川续断、菟丝子、炙龟甲、炒酸枣仁各 10 g,莲子心 5 g。服药 12 剂后,见锦丝样带下,但痤疮明显,嘱其继续调治。

[按语] 该患者虽然有多脂肥胖、痤疮等痰湿蕴阻之证,但其根本病因是肾虚阴弱,癸水不足,阴虚日久及阳,阳亦不足,痰浊内生。治疗按经后中期论治,阴静而动,选用滋肾生肝饮合钩藤汤加减。此期是治疗本病的关键时期,治疗得当可顺利进入经后末期及经间排卵期。该患者服用 12 日中药汤剂后已见锦丝样带下,说明已进入经后末期。

带下过少,虽然不少主证及兼证,但主要病机是冲任失养,不能润泽阴户。主要病因是精血亏少,津液不足。因此,治疗重在滋阴补肾,临证具体诊治时还需用调周法及个体化辨证相结合来施治。

(二) 夏桂成治疗带下过少的临床体会

夏桂成认为心(脑)阴,包含髓在内,为带下之本,而心(脑)阴需在"深、足、熟"之睡眠下才能充足,故夏桂成在治疗时非常注重患者睡眠情况,不仅遣方用药时加宁心安神助眠之品,更重视对病患养成良好睡眠习惯的宣教。

经后期是阴长时期,纠正阴虚、养血填精,应重视经后期治疗,根据经后初、中、末三期施治,带下的周期性节律与月经周期性节律是一致的,同步的,故调治带下,也是在调治月经和生殖功能。

此外,在更年期和绝经后的一段时间,维持一定量带下,保证部分阴精,润泽萎缩中的阴窍,则可以维持阴阳气血在衰退过程中的相对平衡,延缓衰老速度,提高机体综合能力和生活质量,发挥中医药延缓衰老的作用。

第三节　赤　白　带

赤白带,是指带下色赤或赤白相兼,伴量、质、气味异常,或伴全身、局部症状者。"赤白带下"为病证名,首见于《备急千金要方》卷四,又名赤白沥、赤白漏下等。《女科证治准绳·赤白带下门》将"赤白带下"列为独立篇目,治疗宜香桂六合,即四物汤加上香附、桂枝。

西医妇科疾病如阴道炎、宫颈炎、盆腔炎性疾病等引起的阴道分泌物异常与带下赤白临床表现者,可参照本病论治。

【病因病机】

在病因病机方面,巢氏认为:"秽液与血相兼,连带而下。冷则多白,热则多赤,故名带下。""带下之色随脏不同。""心脏虚损,带下挟赤色;肺脏虚损,带下挟白色。""带下无子者,由劳伤于经血,经血受风邪则成带下。带下之病,白沃与血相兼带而下也。病在子脏,胞内受邪,故令无子也。"明代王肯堂《证治准绳·女科》"赤白带下"篇目,注重脏腑辨治,引《诸病源候论》"妇人平居,血欲常多,气欲常少,百疾不生。或气倍于血,气倍生寒,血不化赤,遂成白带。若气平血少,血少生热,血不化经,遂成赤带。寒热交并,则赤白俱下",针对赤白带所选之方剂,不离温经活血、行气化瘀之则。经典方剂有赤白带久而不愈之伏龙肝散,治赤白带下之养气活血丹,治赤白带下不止之玳瑁丸,治胎前产后赤白带下之艾煎丸,所选方剂常配伍白芷、羌活、独活、防风。赵献可《邯郸遗稿》云:"下焦肾气虚损,带脉漏下,白为气虚,赤为有火,治法俱补肾为主。"且带虽分五种,但以赤白二带居多,"白者热入大肠,赤者热入小肠。白者属气,赤者属血,气虚者用参、术,血虚者用芎、归也"。清代《傅青主女科》以五色、五行、脏腑论带,循色辨证,如赤带属肝郁克脾,湿热蕴结带脉,创清肝止淋汤主之;白带属脾虚湿盛,创完带汤主之。《妇科玉尺》认为:"妇人多思恚怒,损伤心脾,血不归经,而患赤白带下。"

(一)主要证型

1. 肝经郁火　素性抑郁,或情志内伤,肝气郁结,郁久化热,热扰任带,发为赤白带下。

2. 湿热　经行产后胞脉空虚,或摄身不洁,或久居阴湿之地,湿热之邪乘虚而入;或素体脾虚,湿浊内生,郁而化热,以致湿热流注或侵及下焦,损伤任带,发为赤白带下。带下日久,耗伤阴液,致虚中夹实的病变。

3. 血瘀　素体情志失畅,肝郁气滞;或摄身不慎、外伤可局部络脉损伤,致血行受阻而成瘀,瘀血内阻,任带失约,水湿津液代谢失常,发为赤白带下。

(二)兼夹证型

1. 阴虚夹湿热　素体阴虚,或年老久病,天癸渐亏,或房事不节,阴虚失守,湿热之邪下注,任带损伤而致带下过多。任带失约而发赤白带下。

2. 心肝郁火　平素情志失调,气机失畅,心肝气郁,郁而化热,热扰任带,任带失约而致带下赤白。

【诊断与鉴别诊断】

(一)诊断

1. 临床表现　带下明显增多,淋漓不断,色赤或赤白,质地黏腻,或质清稀,夹血性,或秽臭异味,或伴阴部灼热肿痛,或外阴瘙痒,或阴部、小腹坠痛不适,或腰骶酸胀,或尿急尿痛,或性交痛,甚则下腹或全身不适,或伴不孕,或伴月经不调、崩漏、闭经交替而作。

2. 妇科检查　可无异常;或外阴、阴道、宫颈红肿、充血、糜烂,或阴道触痛,或宫颈糜烂、肥大、纳氏囊肿、息肉等;或宫颈口见脓性分泌物;或阴道内见白带多,色赤或赤白,质稠或稀等。

3. 辅助检查

(1)实验室检查:阴道炎患者阴道分泌物检查的清洁度Ⅲ度以上,或检查出滴虫、细菌等病原体。急性盆腔炎伴全身症状时,血常规检查白细胞计数增高。必要时,可行宫颈分泌物病原体培养、病变局部组织活检等。

(2)B超检查:对盆腔炎性疾病及盆腔肿瘤有意义。

(二)鉴别诊断

1. 经间期出血、漏下　带下色赤白时应与经间期出血、漏下相鉴别。经间期出血是指月经周期正常,在两次月经周期中间出现的周期性出血,一般持续3～5日,可自行停止。漏下是指经血非时而下,淋漓不尽,无正常月经周期。

2. 生殖道癥瘕、癌症　如带下五色夹杂,似脓似血,其臭难闻,应与宫颈癌相鉴别;如长期有阴道排液,大量浆液性、脓性、脓血性恶臭带下时,要警惕输卵管癌、子宫颈癌、子宫内膜癌等生殖道癌症的发生,可通过妇科检查、B超、诊断性刮宫、阴道镜、宫腹腔镜等检查来鉴别。

【辨证】

(一) 主要证型

1. 肝经郁火

[证候] 带下量多,或时多时少,色赤或赤白相兼,质黏稠,外阴瘙痒;伴口苦咽干,胸闷胁胀,乳房胀痛,小腹胀痛,烦躁易怒。舌质偏红或红,苔黄腻,脉弦数。

[分析] 肝郁化热,损伤任带二脉,故带下量多,或时多时少,色赤或赤白相兼;灼津液,故质稠;肝郁气滞,则胸闷胁胀,乳房、小腹胀痛,烦躁易怒;肝郁化火,则口苦咽干。舌质偏红或红,苔黄腻,脉弦数,皆为肝经郁火之征。

2. 湿热证

[证候] 带下量多,或时多时少,色赤或赤白相兼,质黏腻,或脓样,外阴瘙痒或阴中灼热,伴臭气;伴口苦咽干,胸闷纳呆,小腹作痛,小溲黄赤短少,大便黏滞难解,头昏身困。舌质偏红或红,苔黄腻,脉细濡带数或滑数。

[分析] 湿热蕴结于下,损伤任带二脉,故带下量多,或时多时少,色赤或赤白相兼,质黏腻,或呈脓性,伴臭气;湿热熏蒸,伤津耗液,口苦咽干;湿热中阻中焦,脾失健运,清阳不升,则胸闷纳呆,大便黏滞难解,头昏身困;湿热蕴结,瘀阻胞脉,则小腹作痛;湿热下注膀胱,可见小溲黄赤短少;湿邪黏滞,阻滞肠腑,可见大便黏滞难解。舌质偏红或红,苔黄腻,脉细濡带数或滑数,皆为湿热之征。

3. 血瘀证

[证候] 带下量多,色赤或赤白相兼,质黏稠;腰骶酸痛,或少腹单侧或双侧痛,或少腹刺痛,烦热口渴,但渴不喜饮。舌淡暗或有瘀点瘀斑,脉弦涩。

[分析] 瘀血内阻,任带失约,故见血不归经,水湿津液失约,带下量多,色赤或赤白相兼,质黏稠;气滞血瘀,气血经脉运行受阻,不通则痛,故腰骶酸痛,或少腹单侧或双侧痛,或少腹刺痛;瘀血内停日久,瘀而化热,故见烦热,津液受阻不能上承,故见口渴,但渴不喜饮。舌淡暗或有瘀点瘀斑,脉弦涩,皆为血瘀之征。

(二) 兼夹证型

1. 阴虚夹湿热证

[证候] 带下量时多时少,以多为主,质稍稠或稀,色赤或赤白相兼,有气味,阴部瘙痒或灼热;伴五心烦热,失眠多梦,烘热汗出,咽干口燥,头晕耳鸣,腰酸腿软。舌红,苔薄黄或黄腻,脉细数。

[分析] 阴虚内热,损伤血络,感受湿热之邪,任带受损,故带下量多,质稍稠或稀,色赤或赤白相兼,有气味,阴部瘙痒或灼热;热扰心神,故五心烦热,失眠多梦,烘热汗出,咽干口燥;肝肾阴虚,肝阳上亢,耳窍及腰府失养,故头晕耳鸣,腰酸腿软。舌红,苔薄黄或黄腻,脉细数,皆为阴虚夹湿热之征。

2. 心肝郁火证

[证候] 带下量多,色赤或赤白相兼,质稍黏,无臭气;头昏目眩,胸闷烦躁,两胁作胀,精神抑郁,情志不畅,喜叹息,夜寐欠安,常伴月经不调,或乳胀。舌偏红或红,苔黄白腻,脉细弦。

[分析] 心肝气郁化火,任带失约,故带下量多,色赤白相兼,质稍黏,无臭气;心肝气郁,气机不舒,故头昏目眩,胸闷烦躁,两胁作胀;肝失条达,心肝之气不舒,故精神抑郁,情志不畅,喜叹息;心神不宁,肝失疏泄,故夜寐欠安,月经不调;肝经气血瘀滞,乳络不畅,故乳胀。舌偏红或红,苔黄白腻,脉细弦,皆为心肝郁火之征。

【治疗】

(一) 主要证型

1. 肝经郁火

[**基本治法**] 疏肝清热,凉血止带。

[**方药运用**] 清肝止淋汤(《傅青主女科》)加黄芩 9 g、栀子 6 g。

白芍、当归、生地黄、牡丹皮、香附各 10 g,黄柏、怀牛膝各 9 g,阿胶 6 g,黄芩 9 g,栀子 6 g。

方中白芍养血平肝,当归、阿胶养血补肝;生地黄、牡丹皮、黄芩、栀子凉血清肝;黄柏、牛膝清利湿热;香附理气调血。全方共奏疏肝清热,凉血止带之功。

[**服法**] 水煎分服,每日 1 剂。

[**加减**] 如头痛寐差,加白蒺藜 10 g、黄连 3 g、夏枯草 9 g;如肝火犯胃,口干舌燥,加知母 9 g、生地黄 10 g;如胸胁、乳房胀痛严重,加郁金 10 g、橘核 9 g;如出血多,加侧柏叶 9 g、荆芥炭 6 g;如湿盛者,加薏苡仁 15 g、制苍术 10 g。

2. 湿热证

[**基本治法**] 清热利湿止带。

[**方药运用**] 止带方(《世补斋不谢方》)加马齿苋 15 g。

猪苓、茯苓、泽泻、赤芍、牛膝、车前子(包煎)各 10 g,牡丹皮、茵陈、黄柏、栀子各 9 g,马齿苋 15 g。

方中黄柏、栀子、茵陈清热利湿解毒;牡丹皮、赤芍、黄柏清热凉血,泻火解毒;配猪苓、茯苓、泽泻、车前子利水除湿;牛膝引药下行;马齿苋凉血止带。

[**服法**] 水煎分服,每日 1 剂。

[**加减**] 若带下臭味甚者加苦参 10 g、土茯苓 12 g,以清热解毒;若湿重于热,身困乏力,带下色白,质黏腻,舌苔厚白腻者,上方去栀子、茵陈,加制苍术 12 g、荆芥 6 g、薏苡仁 15 g,此即止带方四妙丸;若热重于湿,加入龙胆草、炒黄芩各 6 g,碧玉散(包煎)10 g;如出血多,加侧柏叶 9 g、荆芥炭 6 g;若阴痒甚者,配以外洗方药。

3. 血瘀证

[**基本治法**] 活血化瘀,利湿止带。

[**方药运用**] 逐瘀止血汤(《傅青主女科》)加减。

生地黄、赤芍、牡丹皮、当归、炙龟甲、茯苓、白术各 10 g,枳壳、大黄各 5 g,桃仁 6 g。

方中生地黄、牡丹皮、龟甲养阴化瘀止血;当归、赤芍、桃仁、大黄活血祛瘀止血;茯苓、白术健脾祛湿;枳壳行气散结。全方共奏活血化瘀、利湿止带之功。

[**服法**] 水煎分服,每日 1 剂。

[**加减**] 如出血偏多,去当归、赤芍,加当归炭、蒲黄炭、五灵脂各 10 g;如带下多,色赤白夹黄,质黏稠,加入炒黄柏 9 g、制苍术 12 g、薏苡仁 30 g;如腰酸明显,加入桑寄生、杜仲各 9 g;如脘腹胀满,矢气频作,便溏,上方去当归、大黄,加入广木香 9 g、陈皮 6 g、六曲 10 g。

(二) 兼夹证型

1. 阴虚夹湿热证

[**基本治法**] 滋阴益肾,清热祛湿。

[**方药运用**] 知柏地黄汤(《医宗金鉴》)加炒芡实 9 g,马齿苋 15 g。

黄柏 6 g,知母 10 g,熟地黄 10 g,山茱萸 10 g,山药 10 g,泽泻、牡丹皮、茯苓各 10 g,炒芡实 9 g,马齿苋 15 g。

知柏地黄汤为六味地黄汤加黄柏、知母,方中用黄柏、知母以滋肾水,降虚火;熟地黄、山茱萸、山药以补肾、肝、脾三阴,是"三补";泽泻、牡丹皮、茯苓以泻肾火、泻肝火、渗脾湿,是"三泻";炒芡实健脾固精止带;马齿苋凉血止血止带。

[**服法**]水煎分服,每日1剂。

[**加减**]如失眠多梦明显者,加入柏子仁10 g、酸枣仁20~30 g以养心安神;如咽干口燥甚者,加入沙参、麦冬各10 g以养阴生津;如五心烦热甚者,加入地骨皮10 g、银柴胡6 g以清热除烦;如头晕耳鸣,腰酸腿软,加入黄精、桑寄生、杜仲各10 g。

2. 心肝郁火证

[**基本治法**]宁心清肝,健脾止带。

[**方药运用**]丹栀逍遥散(《内科摘要》)加减。

炒当归、白芍、白术、茯苓、炒栀子、炒牡丹皮各10 g,炒柴胡5 g,钩藤15 g,炒黄芩9 g,广郁金6 g,马齿苋、生薏苡仁各15 g。

方中柴胡疏肝解郁;当归、白芍,补血和营,养血柔肝;牡丹皮、栀子、黄芩,清热凉血;茯苓、白术,健脾益气;钩藤、广郁金,清肝宁心;马齿苋、生薏苡仁凉血利湿止带。全方共奏宁心清肝,健脾止带之功。

[**服法**]水煎分服,每日1剂。

[**加减**]如头痛寐差,加白蒺藜10 g、黄连3 g、夏枯草9 g;如腰骶酸楚,小便次频,加熟地黄10 g、桑寄生12 g、菟丝子9 g;如脘痞不舒,纳食差,加陈皮6 g、佛手片6 g、炒谷芽12 g。

【中成药】

1. 丹栀逍遥丸 每次6 g,每日3次。适用于肝郁化火证。
2. 康妇炎胶囊 每次3粒,每日2次。适用于湿热下注证、湿毒蕴结证。
3. 知柏地黄丸 每次8丸,每日3次。适用于阴虚夹湿热证。

【外洗方】

土荆皮12 g,一枝黄花10 g,蛇床子15 g,花椒10 g,明矾10 g,苦参15 g,冰片6 g,水煎趁热先熏后坐浴。适用于带下过多、湿浊较重者。

【转归及预后】

赤白带经过及时治疗,多可痊愈,预后良好。若治疗不及时或不彻底,或病程迁延日久,反复发作,可致月经异常、盆腔疼痛、癥瘕和不孕症等。若因癥瘕癌症复感毒邪而致五色带下,臭秽难闻,形体消瘦者,则预后不良。

【预防与调护】

(1)情绪平和,避免急躁易怒,抑郁多思等。

(2)饮食有节,起居有常,保持健康的生活方式。

(3)勤换衣裤,保持外阴干燥清洁。

(4)癥瘕或恶性病变引起的带下过多或五色带下者,还应积极治疗原发病。

【夏桂成临证经验】

夏桂成治疗赤白带的经验主要集中体现在如下方面。

1. 从肝脾论治　对于赤白带下病,多认为肝木盛则侮脾土,血不藏而湿热重,赤带下;肝郁脾虚,湿气盛大,则白带下。夏桂成认为,赤白带下,见带下色红或红白相兼,分析其病因,多为妇人情志不遂致肝郁化火,脾虚湿热盛,故重责在肝,脾及带脉次之。妇人忧思伤脾,郁怒伤肝,肝郁火炽,乘侮脾土。肝热而不藏血,则血渗于带脉之间,脾失运化,湿热之气蕴于带脉之间,且脾虚升提不足,故血及湿热随气下陷,赤白带下。治疗时要分清主次,随证施治,或清肝养肝,或清理湿热为主,健脾为辅。

2. 从瘀血论治　除了肝经郁火及湿热外,夏桂成认为瘀血所致赤白带下临床上亦较常见。这类患者多因素体情志失畅,肝郁气滞;或摄身不慎、外伤可致局部络脉损伤,血行受阻而成瘀,瘀血内阻,任带失约,水液代谢失常,而发为赤白带下。同时,还应注意兼夹证,如阴虚夹湿热证和心肝郁火证,故治疗上需仔细辨证施治。

第十一章

妊娠病的调治

妊娠期间,由于生理上发生变化,精神情绪上亦有所不同,因而容易导致一些与妊娠有关的疾病,主要是母子双方的安危问题,故称为妊娠期疾病,前人亦称为胎前病。

妊娠期的常见疾病有:妊娠恶阻、异位妊娠、胎漏、胎动不安、滑胎、子肿、子晕、子痫、胎水肿满、胎萎不长、子嗽、子淋、妊娠小便不通等,此外还包括妊娠身痒、羊水过多、羊水过少、前置胎盘等。

妊娠病大多是治病与安胎并重。如因病而致胎动的宜治病,病去胎即安;因胎不安而致病的,宜先安胎,胎安病自去。《素问·六元正纪大论篇》曰:"妇人重身,毒之何如,有故无殒,亦无殒也。""大积大聚,其可犯也,衰其大半而止,过者死。"因此,我们知道,妊妇如病,凡一切大毒大热、破血泻下药,所谓有病则解病当之,病减即停用。如有胎死腹中,或胎堕难留,甚则空胚者,安之无益,当从速促其流产,以保护母体。还有"胎前宜凉",是针对子病气火偏旺者而言,母体虚弱、脾肾不足,又当培补脾肾,温固胎元,不可偏执。

第一节　妊　娠　恶　阻

妊娠早期出现严重的恶心呕吐,头晕厌食,甚则食入即吐,阻隔饮食者,称为"妊娠恶阻"。中医学古籍中没有妊娠恶阻专名,但依据古医籍可称为"病儿""阻病"及"子病"等范畴内。

病变部位在胃,临床上常见证型有肝胃不和证和脾胃不和证,其中肝胃不和证又分轻、中、重三种情况,重者极为顽固,如再加上夹痰浊阻滞证,舌苔出现腻厚,则更加顽固。恶心呕吐严重,必耗津液,伤及正气,出现夹气阴两虚证,现在有支持疗法等措施,一般发展到气阴两虚者并不多见,但亦有之。脾胃失和较为少见,故为次要证型。西医之"妊娠剧吐"可参照本病治疗。

【病因病机】

胎气者即子因也,本病的主要机制在于孕妇脏腑能力和体质因素,如痰滞、肝胃不和及脾胃虚弱等容易导致胃失和降、冲气上逆,引起疾病发生。

孕后阴血下聚以养胎元,肝血虚弱,肝阳旺盛,进而侵犯到胃,胃失和降,造成恶心呕吐发生,若患者情志抑郁,气机不顺畅,肝气郁结,则患者孕后更容易发病。痰湿体质机体内水液停滞造成痰湿凝聚,孕后经血停止,冲气较盛,同时夹杂痰饮逆行,胃失和降,引起疾病发生,故肝胃不和者是为主要的原因,其次是脾胃不和。在肝胃不和中,夹痰滞,还有夹食滞者。在肝胃不和中还有轻、中、重的区别,轻者肝气犯胃,胃失和降,中者肝气挟冲气,气郁化火,胆火随胃气上逆,重者肝胆挟冲气郁而化火,进一步耗伤气阴。

1. 肝胃不和　平素性躁多怒,郁怒伤肝,或素性抑郁,肝气郁结,郁而化热。孕后血聚冲任养胎,肝血益虚,肝火愈旺,加之冲脉气盛,这里的冲盛实即是胎气盛逆,肝脉夹胃贯膈,冲气、肝火上逆犯胃,胃失和降,遂致恶心呕吐。

2. 脾胃虚弱　胃气素虚,孕后经血停闭,血聚冲任养胎,冲脉气盛,冲脉隶于阳明,冲气挟胃气上逆,胃失和降,而致恶心呕吐。

3. 夹痰滞　脾阳素虚,水湿不化,痰饮内停,孕后血聚冲任养胎,冲脉气盛,冲气夹痰饮上逆,以致恶心呕吐。

【诊断与鉴别诊断】

(一) 诊断

1. 临床表现　有停经史、早期妊娠反应,多发生在孕 3 个月内。频繁呕吐,厌食,甚者全身乏力,精神萎靡,全身皮肤和黏膜干燥,眼球凹陷,体重下降,极个别严重者可出现血压下降,体温升高,黄疸,嗜睡和昏迷。

2. 妇科检查　发现子宫增大与停经月份相符合。

3. 辅助检查　妊娠试验阳性,尿酮体阳性。为识别病情轻重,可进一步测定外周血红细胞计数、血细胞比容、血红蛋白、血酮体和血钾、钠、氯等电解质,必要时做尿素氮、肌酐及胆红素测定,记 24 小时尿量等。

(二) 鉴别诊断

1. 葡萄胎　所致恶心呕吐较剧,阴道不规则流血,偶有水泡状胎块排出,子宫大多较停经月份大,质软,HCG 水平显著升高,B 超显示宫腔内呈落雪状图像,而无妊娠囊及胎心搏动。

2. 妊娠合并急性胃肠炎　所致呕吐前多有饮食不洁史,除恶心呕吐外常伴有腹痛、腹泻等胃肠道症状,大便检查可见白细胞及脓细胞。

3. 孕痈(妊娠期急性阑尾炎)　所致恶心呕吐常伴见脐周或中上腹部疼痛,24 小时内腹痛转移到右下腹;查体腹部有压痛、反跳痛,伴肌紧张、体温升高和白细胞增多。

【辨证】

本病辨证需分清寒热虚实。呕吐清水清涎,口淡者,多属虚证、寒证;呕吐酸水或苦水,口苦者,多属实证、热证;呕吐痰涎,口淡黏腻者为痰湿阻滞;而吐出物呈咖啡色黏涎或带血样物则属气阴两亏之重证。

(一) 肝胃不和证

1. 主证型

(1) 轻证

[证候]妊娠早期,恶心呕吐,晨间明显,脘胀嗳气,不吐酸水苦水,大便偏干,舌质偏红,苔薄黄腻,脉象弦滑。

[分析]孕后经血停闭,血聚冲任养胎,冲气偏盛而上逆,胃气虚弱,失于和降,故妊娠早期,恶心呕吐,晨间明显,脾胃运化失职,因而脘胀嗳气,但胆热尚未泄溢,故不吐酸水苦水,热盛伤津,故大便偏干,舌质偏红,苔薄黄腻,脉象弦滑舌红,苔黄燥,脉弦数,俱为有妊肝胃失和之象。

(2) 中证

[证候]妊娠早期,恶心呕吐,呕吐频繁,吐出黄苦水或酸水,口苦口干,脘腹胀闷,尿黄量少,大便干结,舌质偏红,苔黄薄腻,脉象弦滑。

[分析]肝胆相表里,孕后冲气挟肝火上逆犯胃,胆热随之溢泄,故妊娠早期,恶心呕吐。呕吐频繁,吐出黄苦水或酸水,肝郁气滞,气机不利,故脘腹胀闷,热盛伤津,故口苦口干,尿黄量少,大便干结,舌质

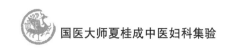
偏红,苔黄薄腻,脉象弦滑,俱为肝热内盛,胃失和降之象。

（3）重证

［证候］妊娠早期,恶心呕吐,呕吐剧烈,吐出黄苦水或酸水,甚则吐出黄绿胆汁;脘腹胀闷,烦躁口苦,尿黄量少,大便干结,数日不行。舌质偏红,苔黄腻,脉象弦滑。

［分析］素体阴虚,孕后冲气挟肝火胆热上逆犯胃,故呕吐剧烈,吐出酸水或苦水,甚则吐出黄绿胆汁,肝郁化火,脾胃运化失司,故脘腹胀闷,烦躁口苦,热盛伤津,故尿黄量少,大便干结,数日不行。舌红,苔黄燥,舌质偏红,苔黄腻,脉象弦滑,俱为肝热胆火炽盛伤津,胃失和降之象。

2. 兼夹证

（1）夹痰浊证

［证候］妊娠早期,恶心呕吐,不能进食,口腻多痰,呕吐痰涎,胸腹胀满,神疲嗜睡,舌质淡,苔白腻而厚,脉滑。

［分析］痰湿之体,或脾虚停饮,孕后血壅气盛,冲气上逆,挟痰饮上泛,故呕吐痰涎;膈间有痰饮,中阳不运,故胸膈满闷,不思饮食,口中淡腻;痰饮中阻,清阳不升,故有头晕目眩;饮邪上凌心肺,则心悸气短。舌淡胖,苔白腻,脉滑为痰饮内停之征。

（2）夹食滞证

［证候］妊娠早期,恶心呕吐,不能进食,口气酸腐,呕吐宿食,胃脘胀满,嗳气频频,大便秘结。舌质淡,苔焦黄中部厚腻,脉滑。

［分析］脾虚运化失司,孕后血壅气盛,冲气上逆,挟水谷上泛,故呕吐宿食;胃间有不消化谷物,中阳不运,故胃脘胀满,不思饮食,口气酸腐,腑气不通则大便秘结。苔焦黄中部厚腻,脉滑为宿食内停之征。

（二）脾胃不和证

［证候］妊娠早期,恶心呕吐,甚则食入即吐,吐出清水黏痰,脘腹胀闷,不思饮食,头晕体倦,怠惰思睡;舌淡,苔白,脉缓滑无力。

［分析］孕后血聚于下以养胎元,冲气偏盛,胃气素虚,失于和降,冲气夹胃气上逆,则呕吐不食,或食入即吐;脾胃虚弱,运化失职,则胃脘胀闷,不思饮食;中阳不振,清阳不升,则头晕体倦,怠惰思睡。舌淡,苔白,脉缓无力,为脾胃虚弱之征。滑脉,有妊之象也。

夹痰湿证

［证候］妊娠早期,恶心呕吐,不能进食,呕吐痰涎,胸腹胀满,大便溏薄,舌质淡,苔白腻,脉濡。

［分析］痰湿之体,或脾虚停饮,孕后血壅气盛,冲气上逆,挟痰湿上泛,故呕吐痰涎;痰湿内阻,故胸膈满闷,不思饮食,口中淡腻,大便溏薄。舌淡胖,苔白腻,脉濡为痰湿内蕴之征。

（三）气阴两虚证

［证候］妊娠早期,呕吐不止,呕吐带血样物,不能进食,病程较长,精神萎靡,形体消瘦,眼眶下陷,双目无神,尿少便秘,唇舌干燥,舌红,苔薄黄或光剥,脉细滑数无力。

［分析］呕则伤气,吐则伤阴,呕吐日久,浆水不下,气阴两虚。胃阴伤不能下润大肠,便秘益甚,腑气不通,加重呕吐;肾阴伤则肝气急,则呕吐愈剧,如此因果相干,出现阴亏气耗之恶阻重症。

【治疗】

在治疗上以肝胃不和所相应的抑肝和胃法为要法,常用的是抑肝和胃饮,同时不能忽视外治法的配合治疗,特别是重度的顽固恶阻,如因剧吐导致酸中毒,电解质平衡失调,肝功能异常,需住院治疗,此时不仅要配合外治法,而且要注重输液扶助气阴,待其转入妊娠中期,而恶阻自然恢复。

若经治疗无好转,或体温超过38℃以上,心率超过120次/分,或出现黄疸时,应考虑终止妊娠。中药治疗以调气和中,降逆止呕为主。并应注意饮食和情志的调节,忌用升散之品。

(一) 肝胃不和证

1. 主证型

(1) 轻证

[**基本治法**] 抑肝和胃,降逆止呕。

[**方药运用**] 抑肝和胃饮加减(夏桂成经验方)。

紫苏叶 6 g,黄连 3 g,钩藤 9 g,乌梅 10 g,白芍 10 g,广陈皮 6 g,炒竹茹 10 g,佛手 6 g,黄芩 10 g。

方中紫苏叶、广陈皮、竹茹、佛手片理气和胃;黄连、黄芩清热安胎;乌梅养阴清热,除烦止呕。

[**服法**] 水煎频服,少量多饮,犹如饮茶,每日 1 剂。

[**加减**] 呕吐甚剧者加芦根、藕节炭、炙枇杷叶。

(2) 中证

[**基本治法**] 抑肝和胃,降逆止吐。

[**方药运用**] 抑肝和胃饮(夏桂成经验方)合左金丸(《丹溪心法》)加减。

紫苏叶 6 g,黄连 3 g,钩藤 9 g,吴茱萸 3 g,乌梅 6 g,白芍 10 g,广陈皮 6 g,竹茹 9 g,佛手 6 g,黄芩 10 g,生姜 5 g。

方中钩藤、黄连、吴茱萸清心除烦止呕;紫苏叶、广陈皮、竹茹、佛手片、生姜理气和胃;黄芩清热安胎。乌梅养阴清热,除烦止呕。

[**服法**] 水煎频服,少量多饮,犹如饮茶,每日 1 剂。

[**加减**] 头昏晕甚者,加入甘菊、石决明(先煎)。

(3) 重证

[**基本治法**] 抑肝和胃,降逆止吐。

[**方药运用**] 抑肝和胃饮(夏桂成经验方)合旋覆代赭汤(《伤寒论》)加减。

紫苏叶 6 g,黄连 3 g(猪胆汁拌炒),制半夏 9 g,钩藤 9 g,旋覆花 6 g,代赭石 10 g,竹茹 9 g,乌梅 9 g,生姜 5 g。

方中钩藤、黄连、代赭石清肝热,除烦止呕;旋覆花、紫苏叶、陈皮宽胸和胃,调气降逆;半夏、竹茹除湿化痰,降逆止呕;乌梅养阴清热,除烦止呕;生姜调和诸药。

[**服法**] 水煎频服,少量多饮,犹如饮茶,每日 1 剂。

[**加减**] 吐出痰涎颇多者,加入茯苓、川朴花。

2. 兼夹证

(1) 夹痰浊证

[**基本治法**] 化痰除湿,和胃降逆。

[**方药运用**] 抑肝和胃饮(夏桂成经验方)合小半夏加茯苓汤(《金匮要略》)加减。

紫苏叶 9 g,广陈皮 6 g,黄连 3 g,茯苓 10 g,生姜 6 g,广藿香 9 g,炒竹茹 9 g,川朴花 6 g,法半夏 9 g,炒麦芽 10 g。

方中半夏、陈皮燥湿化痰,降逆止呕;竹茹除烦止呕;茯苓、生姜健脾温胃,渗湿止呕;紫苏叶、藿香宽胸和胃;黄连清心除烦止呕。

[**服法**] 水煎频服,少量多饮,犹如饮茶,每日 1 剂。

[**加减**] 偏于寒凝者,加淡干姜;夹食积者,加入山楂、炒枳实、制川朴。

(2) 夹食滞证

[**基本治法**] 化痰除湿,和胃降逆。

[**方药运用**]抑肝和胃饮(夏桂成经验方)合保和丸(《丹溪心法》)加减。

紫苏叶9g,制半夏9g,广陈皮6g,黄连3g,茯苓10g,广藿香9g,炒竹茹9g,川朴花6g,炒谷芽10g,炒麦芽10g,六曲10g,焦山楂6g。

方中半夏、陈皮燥湿化痰,降逆止呕;六曲、焦山楂健脾消食。若大便秘结,必要时加莱菔子6g。

[**服法**]水煎频服,少量多饮,犹如饮茶,每日1剂。

[**加减**]偏于寒凝者,加淡干姜;偏于火热者,加黄连;夹食积者,加入炒枳实、制川朴。

(二) 脾胃不和证

[**基本治法**]健胃和中,降逆止呕。

[**方药运用**]香砂六君子汤(《古今名医方论》)。

党参10g,白术10g,茯苓10g,甘草6g,制半夏9g,广陈皮6g,广木香9g,紫苏叶6g,砂仁5g,生姜5g,大枣10g。

方中人参、白术、茯苓、甘草、大枣健脾养胃,益气和中;生姜、半夏降逆止呕;砂仁、木香、陈皮、紫苏叶理气和中。

[**服法**]水煎频服,少量多饮,犹如饮茶,每日1剂。

[**加减**]若脾胃虚寒者,加丁香、白豆蔻;若吐甚伤阴,症见口干便秘者,去木香、砂仁、茯苓等,加玉竹、麦冬、石斛、火麻仁;若唾液异常增多,加益智仁、白豆蔻。

夹痰湿证

[**基本治法**]化痰除湿,健脾和胃。

[**方药运用**]香砂六君子汤(《古今名医方论》)合苍朴二陈汤(《医林绳墨大全》)。

党参10g,白术10g,茯苓10g,甘草6g,制半夏9g,广陈皮6g,广木香9g,紫苏叶6g,砂仁5g,生姜5g,大枣10g,炒苍术10g,厚朴6g。

方中人参、白术、茯苓、甘草、大枣健脾养胃,益气和中;砂仁、木香、陈皮理气和中;苍术、厚朴燥湿通腑。

[**服法**]水煎频服,少量多饮,犹如饮茶,每日1剂。

[**加减**]偏于寒湿者,加干姜;偏于火热者,加黄连;夹食积者,加入山楂。

(三) 夹气阴两虚证

[**基本治法**]益气养阴,和胃止呕。

[**方药运用**]生脉散(《内外伤辨惑论》)合增液汤(《温病条辨》)。

人参10g,麦冬10g,五味子5g,玄参10g,麦冬10g,生地黄10g,黄连3g,陈皮6g。

方中人参、麦冬、五味子益气养阴,玄参、麦冬、生地黄、黄连养阴清热,陈皮理气和中。

[**服法**]水煎频服,少量多饮,犹如饮茶,每日1剂。

[**加减**]口舌干燥加乌梅、竹茹、芦根;呕吐带血样物者,加藕节、海螵蛸、乌梅炭。

【中成药】

1. 香砂养胃丸 每次9g,每日2次。适用于胃虚型妊娠恶阻。

2. 左金丸 每次1.5g,每日3次。适用于肝热型妊娠恶阻。

3. 生脉饮口服液 每次10mL,每日3次。适用于气阴两虚型妊娠恶阻。

【其他治疗】

1. 穴位封闭 用维生素$B_6$100mg于足三里穴位行封闭治疗。

2. 耳穴　用维生素 B₁ 0.1 mL 于肾穴、内分泌、交感穴封闭。

3. 拔火罐　取中脘穴拔火罐,适用于胃虚证。

4. 敷脐　丁香、半夏加生姜汁熬成膏敷脐,适用于各证。

【转归及预后】

本病经及时治疗,大多可治愈。若体温升高达 38℃ 以上,心率每分钟超过 120 次,出现持续黄疸或持续蛋白尿,精神萎靡不振,应及时考虑终止妊娠。

【夏桂成临证经验】

蔡某,女,34 岁,公司职员,体重 51 kg。

初诊(2018 年 10 月 23 日):停经 9 周,恶心、呕吐半个月。患者末次月经 2018 年 8 月 21 日,停经 40 日时,自测尿妊娠试验阳性,半个月前无明显诱因出现恶心、呕吐,呕吐物均为胃内容物,后逐渐呕吐频繁,每日 8 次,伴纳差,脘闷,嗳气时作,泛酸,食入即吐,甚则不进食亦吐,呕吐物为少量黏液,呈泡沫状,间或含有胆汁,无明显腹痛,无阴道流血、流液,时有头晕。伴有皮肤口唇干燥,夜眠可,小便少,大便近 2 日未见。体重较孕前减轻 3 kg,遂就诊于当地医院,尿分析示:酮体(+++),无尿蛋白等其他异常。于 2018 年 10 月 23 日就诊于我院名医堂夏桂成门诊,行超声检查示:早孕。既往身体健康,否认重大疾病史,否认药物、食物过敏史。月经规律,无痛经史。平素情绪易急躁,孕后更甚,时有胃脘隐痛,纳食不馨,舌质偏红,苔黄腻,脉象弦滑。

本病当属"肝热胃虚"之证,治以抑肝和胃,降逆止吐。药用:抑肝和胃饮合旋覆代赭汤加减。处方:紫苏叶 6 g,黄连(猪胆汁拌炒)3 g,制半夏 9 g,钩藤 9 g,旋覆花 6 g,代赭石 10 g,竹茹 9 g,乌梅 9 g,生姜 5 g。

服法:水煎频服,少量多饮,犹如饮茶,每日 1 剂。入院后第四日,患者恶心呕吐的症状明显缓解,小便量正常,精神可,治疗 1 周后,患者恶心呕吐缓解,进食增加,复查理化指标正常,病愈出院。随访 1 个月未发妊娠恶阻。

[按语] 妊娠呕吐,即恶阻,出自《金匮要略·妇人妊娠病脉证并治》,是指受孕后 2～3 个月,反复出现以恶心、呕吐、厌食或食入即吐为主要症状的病症。宋代《妇人大全良方》认为"妊娠呕吐恶食,体倦嗜卧,此胃气虚而恶阻也"。明代《景岳全书》又指出"凡恶阻多由胃虚气滞,然亦有素本不虚,而忽受胎妊,则冲任上壅,气不下行,故为呕逆等证"。本病因妇人受孕后,血下聚养胎,肝血愈虚,肝火愈旺,火性炎上,逆而犯胃所致。因肝脉挟胃贯膈,肝胆互为表里,肝气既逆,胆火随之而生,故见呕吐、泛酸、脘闷;本病例患者平素性急而躁,肝气郁结,而气机又欲得条达疏利,故时而嗳气;肝火上炎,逆行空窍,则见头晕、烦躁易怒。舌红苔黄腻,脉弦滑,均为肝热内盛之象。方用抑肝和胃饮(夏桂成经验方)合旋覆代赭汤加减。

方中钩藤、黄连、代赭石清肝热,除烦止呕;旋覆花、紫苏叶、陈皮宽胸和胃,调气降逆;半夏、竹茹除湿化痰,降逆止呕;乌梅养阴清热,除烦止呕;生姜调和诸药。全方共奏清肝和胃、降逆止呕之效。

妊娠恶阻疾病有轻重之别,病情轻者,以中医辨证施治为主,注意治病与安胎并举;病情重者,则需中西医结合诊治;若病情严重危及孕妇生命,则需下胎益母。

本病发生与精神因素密切相关,患者应保持乐观的情绪,避免精神刺激。饮食宜清淡、易消化,少量多餐,忌肥甘厚味及辛辣之品,餐前可进食少量生姜汁。

第二节　异位妊娠

异位妊娠是指受精卵在子宫体腔以外着床发育,俗称"宫外孕"。但两者含义有不同,宫外孕,是指子宫以外的妊娠,如输卵管妊娠、卵巢妊娠、腹腔妊娠、阔韧带妊娠等;异位妊娠是指受精卵在子宫正常体腔以外的妊娠,除上述妊娠部位外,还包括宫颈妊娠、子宫残角妊娠、子宫瘢痕妊娠等,较"宫外孕"的含义更广。临床以输卵管妊娠最为常见,约占异位妊娠的95%以上,输卵管妊娠破裂或流产是妇科临床上最常见的急腹症之一,可造成急性腹腔内出血,发病急,病情重,处理不当可危及生命。在处理中如何杀胚是治疗的重点。

【病因病机】

异位妊娠的主要病机是冲任不畅,少腹血瘀。若少腹宿有瘀滞,冲任不畅,运送孕卵受阻,不能到达子宫体腔。

1. 未破损型

(1)胎元阻络:或先天肾气不足,后天脾气虚弱,运送孕卵无力,不能按时到达子宫体腔时,此阶段病机是胎元阻络,系异位妊娠未破损期的早期表现。

(2)胎瘀阻滞:若胎元停于子宫外,继而自殒,与余血互结而成瘀,但未破损,此阶段病机为胎瘀阻滞,属异位妊娠未破损期的晚期。

2. 已破损型

(1)气血亏脱:若胎元停于子宫外后渐长,致脉络破损,血液离经妄行,血亏气脱而致厥脱,此阶段病机为气血亏脱,属异位妊娠已破损期。

(2)正虚血瘀:胎元停于子宫外,继而自殒,阴血外溢但量较少,气随血泄,离经之血积聚少腹。此阶段病理为正虚血瘀,亦属异位妊娠已破损期。

(3)瘀结成癥:胎元停于子宫外,自殒日久,离经之血与胎物互结成瘀,久积少腹成癥,此阶段病理改变为瘀结成癥,此阶段属于异位妊娠已破损期的晚期。

【诊断与鉴别诊断】

(一)诊断

1. 临床表现

(1)多有停经史,既往可有盆腔炎性疾病、不孕症、异位妊娠等病史。

(2)下腹痛:早期可有一侧下腹隐痛;输卵管妊娠流产或破裂时,突感一侧下腹疼痛或撕裂样剧痛,持续或反复发作,常伴有恶心呕吐,肛门坠胀和排便感。

(3)阴道流血:阴道有不规则流血,量少,亦有阴道流血量较多者,可同时排出蜕膜样组织。

(4)晕厥与休克:由腹腔内急性出血和剧烈腹痛引起,初始或轻者出现晕厥,严重者出现低血容量性休克,休克程度与腹腔内出血的速度及血量成正比,但与阴道流血量无明显关系。

2. 全身检查 异位妊娠破裂或流产,腹腔内出血较多时,出现面色苍白,脉数而细弱,血压下降等;下腹部有明显压痛及反跳痛,以患侧为甚,但腹肌紧张不明显;叩诊移动性浊音阳性。

3. 妇科检查 异位妊娠未破损期有宫颈举摆痛;子宫略增大,小于孕月,质稍软;一侧附件区可有轻度压痛,或可扪及质软有压痛的包块。若异位妊娠破损内出血较多时,阴道后穹隆饱满,宫颈举摆痛明显,子宫有漂浮感;一侧附件区或子宫后方可触及质软肿块,边界不清,触痛明显。陈旧性异位妊娠时,可在子宫直肠窝处触到半实质性压痛包块,边界不清楚。

4. 辅助检查 ①β-HCG测定:常低于同期的正常宫内妊娠水平,动态监测其上升幅度小于同期的正常宫内妊娠的升幅。②B超检查:宫内未见妊娠囊,一侧附件区出现低回声或混合性回声包块,包块内或可见原始心管搏动。异位妊娠破裂或流产时可见盆、腹腔积液。③诊断性刮宫:刮出的宫内组织物病理检查未见绒毛等妊娠组织物。④ 阴道后穹隆穿刺或腹腔穿刺：腹腔内出血较多时，可经阴道后穹隆或腹腔穿刺抽出黯红色不凝血。⑤ 腹腔镜检查或剖腹探查：可见异位妊娠灶局部肿胀增粗，表面紫蓝色；或异位妊娠灶破口处活动性出血；有血块附着，或腹腔内或可找到妊娠组织物。

（二）鉴别诊断

1. 未破损期输卵管妊娠与胎动不安鉴别　两者均可有停经史，出现阴道不规则流血及下腹痛，β-HCG阳性。常需根据动态测定β-HCG、B超检查等进行鉴别。

2. 已破损期输卵管妊娠的鉴别诊断　应与流产、急性输卵管炎、卵巢囊肿蒂扭转、黄体破裂等急腹症相区别。

【辨证】

异位妊娠的主要证候是"少腹血瘀"之实证或虚实夹杂证。临证时可根据腹痛程度、有无晕厥、休克等临床症状、血压表现、B超检查等辨别异位妊娠有无破损，参考血β-HCG的升降判断异位胎元之存殒，分为未破损期和已破损期。未破损期可辨为胎元阻络证、胎瘀阻滞证，已破损期可辨为气血亏脱证、正虚血瘀证、瘀结成癥证。

（一）辨证论治

1. 未破损期

（1）胎元阻络证

［证候］停经，或有不规则阴道流血，或伴下腹隐痛；B超检查一侧附件区或有包块；舌质暗，苔薄，脉弦滑。

［分析］胎元尚存阻于子络，胞脉瘀阻，气血运行不畅，不通则痛，故下腹隐痛，一侧附件区或有包块。瘀阻冲任，血不循经，则见不规则阴道出血，舌质暗，苔薄白，脉弦滑均为胎元阻络之征。

（2）胎瘀阻滞证

［证候］月经停闭，小腹坠胀不适；B超检查或有一侧附件区局限性包块；舌质暗苔薄，脉弦细涩。

［分析］瘀血阻滞致异位胎元失血滋养而自殒，此为输卵管妊娠未破损期的晚期，胎与血互结成瘀，瘀血阻滞胞络，瘀阻气滞，胎瘀互结，滞于子络，故见小腹坠胀不适，或有一侧附件区局限性包块，舌质暗，脉弦细涩为瘀血阻滞征象。

2. 已破损期

（1）气血亏脱证

［证候］停经，不规则阴道流血，突发下腹剧痛；B超提示有盆、腹腔积液，后穹隆穿刺或腹腔穿刺抽出不凝血；面色苍白，冷汗淋漓，四肢厥冷，烦躁不安，甚或昏厥，血压明显下降；舌淡，苔白，脉细微。

［分析］孕卵停滞于胞宫之外，胀破脉络，故突发下腹剧痛；络伤血崩，阴血暴亡，气随血脱，则面色苍白，四肢厥逆，冷汗淋漓；亡血心神失养，故烦躁不安；脉细微为阴血暴亡，阳气暴脱之征。

（2）正虚血瘀证

［证候］输卵管妊娠发生破损不久，腹痛拒按，不规则阴道流血；盆腔一侧有混合性包块；头晕神疲；舌质暗，苔薄，脉细弦。

［分析］脉络破损，伤络而血溢，血不循经成瘀，瘀血阻滞不通，则腹痛拒按；瘀血内阻，新血不得归经，故有阴道流血；气血亏虚，无以上养头目，故头晕神疲；气血骤虚，脉道不充，故脉细弦。

（3）瘀结成癥证

［证候］输卵管妊娠发生破损已久，腹痛减轻或消失，小腹坠胀不适，β-HCG曾经阳性现转为阴性，盆腔一侧有局限的混合性包块；舌质暗，苔薄，脉弦细涩。

［**分析**］络伤血溢于少腹成瘀,瘀积成癥,故腹腔血肿包块形成;瘕块阻碍气机,则小腹坠胀不适。脉弦细涩为瘀血内阻之征。

【治疗】

治疗始终以活血化瘀为主,杀胚为重点。应随着病程发展,动态观察,根据病情变化,及时采取恰当的中医或中西医结合或手术治疗等措施。中医治疗只适用于异位妊娠的某些阶段,有其明确的适应证。并要在有输液、输血及手术准备的条件下进行。

(一) 未破损期

1. 胎元阻络证

［**基本治法**］化瘀消癥杀胚。

［**方药运用**］消癥杀胚汤(夏桂成经验方)。

丹参 10 g,赤芍 10 g,桃仁 10 g,蜈蚣 1 条,地龙 10 g,石见穿 10 g,炒莪术 10 g,炙乳香 10 g,炙没药 10 g。

方中丹参、赤芍、桃仁活血化瘀;莪术、蜈蚣、地龙破血通络、杀胚消癥;石见穿、乳香、没药活血理气止痛。

［**服法**］每日 1 剂,水煎分 2 次服。

［**加减**］若大便溏薄,加茯苓、炒白术;若阴道出血较多,加鹿衔草、马鞭草。

必要时配合西药甲氨蝶呤杀胚。

2. 胎瘀阻滞证

［**基本治法**］化瘀消癥。

［**方药运用**］宫外孕Ⅱ号方(山西中医药大学第一附属医院经验方)。

丹参 10 g,赤芍 10 g,桃仁 10 g,三棱 10 g,莪术 10 g。

方中丹参、赤芍、桃仁活血化瘀,三棱、莪术消癥散结。

［**服法**］每日 1 剂,水煎分 2 次服。

［**加减**］若兼神疲乏力,心悸气短者,加黄芪、党参以益气;兼见腹胀者,加枳壳、川楝子以理气行滞。

(二) 已破损期

1. 气血亏脱证

［**基本治法**］益气止血固脱。

［**方药运用**］圣愈汤(《兰室秘藏》)加黄芪、党参。

生地黄 10 g,熟地黄 10 g,人参 10 g,当归身 10 g,黄芪 10 g。

方中黄芪、人参益气摄血,生地黄、熟地黄、当归养血滋阴。

［**服法**］每日 1 剂,水煎分 2 次服。

［**加减**］若腹痛剧烈,加全蝎、蜈蚣;若腰酸、肛门坠胀,加川续断、杜仲、广木香。

此证为腹腔内出血所致,首应及时手术止血治疗。术后再辅以益气养血,活血化瘀治疗。

2. 正虚血瘀证

［**基本治法**］益气养血,化瘀杀胚。

［**方药运用**］宫外孕Ⅰ号方(山西中医药大学第一附属医院经验方)加党参、黄芪、何首乌、熟地黄、蜈蚣(去头足)、紫草、天花粉。

丹参 10 g,赤芍 10 g,桃仁 10 g,党参 10 g,黄芪 10 g,何首乌 10 g,熟地黄 10 g,蜈蚣(去头足)1 条,紫草 10 g,天花粉 10 g。

方中丹参、赤芍、桃仁活血化瘀;党参、黄芪、何首乌、熟地黄益气养血;蜈蚣破血消癥;紫草凉血活血;另据《本草纲目》记载,天花粉治"胞衣不下"。

[**服法**] 每日1剂,水煎分2次服。

[**加减**] 若腹胀甚者,加枳壳、川楝子以理气行滞。

3. 瘀结成癥证

[**基本治法**] 活血化瘀消癥。

[**方药运用**] 宫外孕Ⅱ号方(山西中医药大学第一附属医院经验方)加乳香、没药。

丹参10 g,赤芍10 g,桃仁10 g,三棱10 g,莪术10 g,乳香10 g,没药10 g。

方中丹参、赤芍、桃仁活血化瘀;三棱、莪术消癥散结;乳香、没药活血理气,通络止痛。

[**服法**] 每日1剂,水煎分2次服。

[**加减**] 兼气短乏力、神疲纳呆,加黄芪、党参、神曲以益气扶正,健脾助运;若腹胀甚者,加枳壳、川楝子以理气行滞。

(三) 急危重症

异位妊娠破裂或流产致腹腔内急性出血,属危急重症,其典型症状表现为突发下腹剧痛,伴肛门坠胀感,面色苍白,四肢厥冷或冷汗淋漓,血压下降或不稳定,有时烦躁不安,甚或晕厥,脉微欲绝或细数无力,并有相应的腹部及妇科检查体征。需立即进行抢救。

1. 一般处理 患者平卧,观察患者血压、脉搏、呼吸、体温、神志,急查血常规、血型、交叉配血等,做好自体血回输准备。

2. 开放静脉补液通路 立即给予吸氧、输液。若出现失血性休克应开放两条静脉通路,迅速补充血容量。

3. 益气固脱 可用50%的葡萄糖注射液40 mL加参附注射液10 mL静脉注射,或用5%葡萄糖注射液500 mL加参附注射液20 mL静脉滴注。

4. 手术治疗 如血压下降、腹腔内出血较多者,应立即手术治疗。

【中成药】

1. 血府逐瘀颗粒 每次1包,每日3次。适用于气滞血瘀证异位妊娠。

2. 散结镇痛胶囊 每次4粒,每日3次。适用于痰瘀互结兼气滞证异位妊娠。

3. 丹参注射液 20 mL加入5%葡萄糖注射液500 mL静脉滴注,每日1次。适用于血瘀证异位妊娠。

【外治法】

1. 中药外敷 以侧柏叶、大黄、黄柏、薄荷、泽兰等研末,加适量蜂蜜调敷患侧下腹部,活血化瘀消癥,促进包块吸收。每日1次。

2. 中药保留灌肠 以毛冬青、败酱草、忍冬藤、大黄等煎液保留灌肠,促进包块吸收。每日1次,每次100 mL。适用于胎瘀阻滞证和瘀结成癥证。

【夏桂成临证经验】

石某,30岁,已婚。

因"停经43日,腹痛伴阴道不规则出血7日"于2018年10月17日收住我院生殖医学科。现病史:既往月经规则7/30日,末次月经2018年9月5日,经行7日净,量色可,无血块,经前经期无明显不适。患者10月9日自测尿妊娠试验(+),7日前无明显诱因出现阴道少量出血,伴腰酸,小腹隐痛,纳呆,夜寐安,小便调,大便偏溏,日行 2～3 次。舌淡,有紫气,苔薄白,脉弦滑。0－0－2－0,2012 年、2014 年自然流产。辅助检查:2018 年 10 月 17 日查血 β－HCG 720 mIU/mL,B 超示子宫内未见妊娠囊,左侧附件区不均质包块,宫外孕待排(左侧附件区可见一大小约 25 mm×20 mm 不均质包块,周界尚清,周界可见线状血流信号)。妇科检查:宫体稍大软,后位,无压痛,双侧附件未及明显包块,压痛不明显。诊断:异位妊娠(未破损期)。患者因既往流产史,担心手术影响日后受孕,要求保守治疗。

初诊:夏桂成查房时认为,胎元尚存阻于子络,胞脉瘀阻,气血运行不畅,不通则痛,故小腹隐痛,β－HCG 阳性。瘀阻冲任,血不循经,故见不规则阴道出血,舌质淡,有紫气,苔薄白为胞脉不通之征,脉滑为妊娠表现。辨证属于异位妊娠未破损期,胎元阻络型。病机为气滞血瘀,瘀是贯穿异位妊娠整个疾病过程中的主要病机,故治疗当从瘀论治,治以化瘀消癥杀胚。方药:消癥杀胚汤(夏桂成经验方)加减。处方:丹参、赤芍、桃仁、蜈蚣、地龙、石见穿、炒莪术、炙乳香、炙没药、炒白术、醋香附、陈皮。

每日 1 剂,水煎分 2 次服。

二诊:1 周后复查血 β－HCG 160 mIU/mL,B 超示左侧附件区混合性包块(20 mm×17 mm),患者无明显腹痛,阴道出血量增多,夹小血块(留送病理检查提示:蜕膜样组织)。

上方加马鞭草 10 g 继服 7 剂后,复查血 β－HCG 25 mIU/mL,B 超示左侧附件区混合性包块(12 mm×10 mm)。患者要求出院,出院后继服上方 10 日,复查血 β－HCG 转为阴性,B 超示双侧附件区未见包块,肝功能、血常规检查无异常。

[按语] 异位妊娠是指受精卵种植在子宫体腔以外的部位着床发育而引起的异常妊娠。异位妊娠病位在少腹,少腹素有瘀滞,冲任、胞脉、胞络不畅,或先天肾气不足,后天脾气受损等皆与异位妊娠发生有关。《证治准绳·女科·积聚癥瘕》曰:"妇人癥瘕,并属血病……宿血停凝,结为痞块。"《景岳全书·妇人规·癥瘕类》曰:"瘀血留滞作癥,惟妇人有之。"异位妊娠的主要病机是冲任不畅,少腹血瘀。少腹宿有瘀滞,冲任、胞脉、胞络不畅,或先天肾气不足,脾气虚弱,孕卵运送无力,此为发病之本,气滞血瘀、瘀结成癥为致病之标。瘀血阻滞冲任,气血运行受阻,不通则痛,故小腹隐痛;瘀血不去,新血难安,则有阴道不规则流血;瘀血日久,气血结聚则为盆腔包块,阻塞气机,日久化热,热入血分,迫血妄行,引起出血。本例病案辨证属于异位妊娠未破损期,胎元阻络型。病机为气滞血瘀,瘀乃是贯穿异位妊娠整个疾病过程中的主要病机,故治疗当从瘀论治,治以化瘀消癥杀胚。方药:消癥杀胚汤(夏桂成经验方)加减。消癥杀胚汤为夏桂成经验方,方中丹参、赤芍、桃仁活血化瘀;莪术、蜈蚣、地龙破血通络、杀胚消癥;石见穿、乳香、没药活血理气止痛;炒白术健脾利湿,香附、陈皮理气健脾开胃。共奏化瘀消癥杀胚之功。

中医治疗异位妊娠有严格的指征要求,病情轻者,可中医辨证施治;病情较重者,则需中西医结合诊治;若出现异位妊娠破裂或流产致腹腔内急性出血等急危重症,应及时抢救。

第三节　胎漏、胎动不安

妊娠期间,见少量阴道流血,时下时止,无腰酸腹痛者,称为"胎漏";妊娠期间,腰酸腹痛,或小腹坠胀,或伴有少量阴道流血者,称为"胎动不安"。胎漏、胎动不安均属于现代医学"先兆流产"的范畴,属于不同的临床表现,但究其病因病机及治疗均类似,故置于同节而论。

【病因病机】

"胞脉者上系于心""胞脉者系于肾"。心(脑)肾—肝脾—子宫轴对本病的发生有明显影响。因为子宫的藏泻,是建立在心肾交济的基础上,心肾升降交合与子宫的胞脉胞络紧密联系在一起,子宫摄纳胎孕及胚胎的生长发育与心神的宁静有关。若孕妇心肾阳虚或阴虚,导致心肾失济,胎失所养,可致胎元不固,发为本病。张景岳认为:"气有虚而不安者,最费调停,然有先天虚者,有后天虚者,胎元攸系,尽在于此,先天虚者,由于禀赋,当随其阴阳之偏,渐加培补,万无欲速,以其保全。后天虚者,由于人事,凡色欲、劳倦、饮食、七情之类,皆能伤及胎气。"(《景岳全书·妇人规》)

从临床来看,胎漏、胎动不安的病因以心肾之气不足为主,不能系固胞胎,在孕后劳累过度,或房事不节,或五志化火、跌仆闪挫等原因诱导下发病,形成偏阳虚或偏阴虚的病理机转。故临床上最常见的是心肾阳虚之胎漏、胎动不安,其次为心肾阴虚的胎漏、胎动不安;气血虚弱、跌仆伤胎均为次要证型。

（一）主要证型

1. 心肾阳虚偏气虚　堕胎小产,损伤肾气;多虑伤脾,心脾亦虚,气虚不举,则举胎无力,胎元不固也,而见心肾阳虚偏气虚之胎漏、胎动不安。

2. 心肾阳虚偏阳虚　禀赋薄弱,久病伤肾,或堕胎小产,心肾阳虚,不能温煦子宫,且阳气有固经摄血的作用,阳虚失摄,固纳无力,故见心肾阳虚之胎漏、胎动不安。

3. 心肾阴虚偏阴虚　素体阴虚或孕后房事不节,耗损阴精,阴血暗耗,则子宫不藏,而见胎漏、胎动不安。

4. 心肾阴虚偏火旺　素体阴虚或孕后房事不节、阴精暗耗,阴虚火旺,火旺损伤冲任,而见胎漏、胎动不安。

（二）兼夹证型

1. 气血虚弱　久病劳损,或后天脾胃运化不力,或流产损伤肾气,致脾肾不足,气血虚弱,系胎无力,胎元不固则胎漏,胎动不安。

2. 血瘀　宿有癥瘕锢害,或孕后不慎跌仆受伤,气血紊乱,瘀血内阻,必伤胞络,最终均可使胎元有所触动,而见胎漏、胎动不安之症。

【诊断与鉴别诊断】

（一）诊断

1. 临床表现　询问病史,患者有停经史,胎漏者少量阴道流血,时下时止,无腰酸腹痛;胎动不安者,伴腰酸腹痛,或小腹坠胀,或伴有少量阴道流血。

2. 辅助检查　血查 β-HCC,动态测定正常妊娠 6～8 周时,HCG 值每日 66％速度增长,若 48 小时增长速度<66％则妊娠预后不良。P 测定,因其呈脉冲式分泌,血 P 值波动程度很大,对临床指导意义不大。结合 B 超盆腔检查为宫内妊娠。

（二）鉴别诊断

（1）通过询问病史,尤其是末次月经时间及上述的妊娠检查,B 超检查排除异位妊娠、胚胎停止发育、葡萄胎及不全流产、难免流产等疾病,排除因妊娠合并宫颈糜烂、宫颈息肉等引起的阴道流血。

（2）与激经鉴别:胎漏、胎动不安为病理性阴道出血,而激经为生理性的,每至周期时间规律性的阴道少量流血,对胚胎发育无碍。

【辨证】

（一）主要证型

1. 心肾阳虚偏气虚证

[证候]妊娠期间,腰酸,腹坠,或阴道漏红,量少,色褐,神疲乏力,小便频数,舌淡苔白,脉细滑。

[分析]堕胎小产,损伤肾气;多虑伤脾,心脾亦虚,气虚不举,故妊娠期间,腰酸,腹坠;

气虚固摄无力,则阴道漏红,量少,色褐,无血块;气血不足,故神疲乏力;肾气不足,气化失职,则小便频数;舌淡苔白,脉细滑为心肾阳虚偏气虚之象。

2. 心肾阳虚偏阳虚证

［证候］妊娠期间,头昏腰酸,小腹有冷感,或有坠痛,或阴道漏红,量少,色淡红,无血块,夜尿多,舌淡苔白根稍腻,脉沉弱。

［分析］久病伤肾,或堕胎小产,心肾阳虚,固摄无力,故阴道漏红,量少,色淡红,无血块;肾阳亏虚,温煦失职,不能温暖腰腹,故腰酸,小腹有冷感,或有坠痛;肾阳不足,气化失职,则夜尿多;舌淡苔白根稍腻,脉沉弱,为肾阳偏虚之象。

3. 心肾阴虚偏阴虚证

［证候］妊娠期间,胎漏色红无血块,或则小腹隐痛,腰酸隐隐,头晕耳鸣,口干欲饮,大便偏干,舌淡红或有裂纹,脉细滑弦。

［分析］素体阴虚或孕后房事不节,孕后血聚养胎,阴血更虚,血海失藏,故阴道漏红,量少,色红,或小腹隐痛;阴精暗耗,清窍失养,故头晕耳鸣;腰府失养,故腰酸;阴虚津亏,津不上承,肠失濡润,则大便干;舌红少苔,脉细滑数为肾阴虚之象。

4. 心肾阴虚偏火旺证

［证候］妊娠期间,出血稍多,色鲜红,质黏稠,头昏腰酸,烦热口渴,夜寐欠安,便艰尿黄,舌质偏红,苔黄腻,脉细滑带数为心肾阴虚偏火旺之象。

［分析］素体阴虚或孕后房事不节、阴精暗耗,阴虚火旺,火旺损伤冲任,而见妊娠期间,出血稍多,色鲜红,质黏稠,阴血亏虚,无以上荣,则头昏;腰失所养故腰酸;心火上扰,津不上承,则烦热口渴;心神不宁,故夜寐欠安;火旺伤津,则便艰尿黄。舌质偏红,苔黄腻,脉细滑带数为心肾阴虚火旺之象。

(二) 兼夹证型

1. 气血虚弱证

［证候］妊娠期间,腹胀下坠,阴道少量下血,色淡红,质稀薄,神疲乏力,面色不荣,舌质淡,苔薄白,脉细滑。

［分析］房劳过度,久病劳损,或后天脾胃运化不力,或流产损伤肾气,致脾肾不足,气血虚弱,系胎无力,胎失所系,冲任不固,故阴道少量下血,色淡红,质稀薄;脾肾气虚系胞无力,故腹胀下坠;气血虚弱,无以上荣,则面色不荣;舌质淡,苔薄白,脉细滑为气血不足之象。

2. 跌仆伤胎证

［证候］妊娠期间,跌仆受伤,腹痛下血,色紫黑,有血块,胸闷腹胀,舌质黯红,边有紫点,脉细滑。

［分析］孕后不慎跌仆受伤,气血失和;或胎居胞内,胞宫之癥积瘀血碍其生长,则胎元不固,则腹痛下血,色紫黑,有血块;瘀血内阻,气血运行失畅,心神不宁,故胸闷腹胀;舌质黯红,边有紫点,脉细滑。

【治疗】

本病以心肾虚为主,同时有偏阳虚、偏阴虚及兼夹气血不足和瘀血内阻。治疗重在益肾健脾,同时重视宁心安神。

(一) 主要证型

1. 心肾阳虚偏气虚证

［**基本治法**］补肾益气,固肾安胎。

［**方药运用**］滋肾育胎丸(罗元恺经验方)加味。

吉林参 6～12 g,党参、白术各 12 g,炒川续断、桑寄生、杜仲、菟丝子各 10 g,钩藤 12 g,茯神 10 g,阿胶(另炖入)10 g。

方中吉林参、党参、白术益气健脾以固胎气,炒川续断、桑寄生补益肝肾,杜仲、菟丝子有固肾的作用,且白术为安胎要药,阿胶(另炖冲)养血补血。再加入钩藤、茯神等宁心安神。诸药合用,使心肾得固,胎元得安。

[服法]水煎分服,每日1剂。

[加减]兼肝郁化火者,症见胸闷烦躁,乳房胀痛,脉弦,舌苔黄腻者,加入钩藤15 g,醋炒柴胡6 g;兼脾胃薄弱,症见腹胀便溏,矢气频频,加入紫苏梗、煨木香各6 g,焦建曲、炒谷芽各10 g,茯苓9 g。

2. 心肾阳虚偏阳虚证

[基本治法]补肾益气,养血安胎。

[方药运用]寿胎丸加味(《医学衷中参西录》)。

菟丝子15~30 g,桑寄生12 g,阿胶(另炖入)10 g,杜仲12 g,山药10 g,砂仁(后下)5 g,钩藤12 g,炒酸枣仁15 g,茯神10 g。

本方中菟丝子能补肾,肾旺自能荫胎也。桑寄生能养血、强筋骨,能大使胎气强壮。续断亦补肾之药,阿胶系驴皮所熬,最善伏藏血脉,滋补肾阴,故《神农本草经》亦载其能安胎也。寿胎丸重用菟丝子为主药,而以续断、桑寄生、阿胶诸药辅之。加杜仲、山药补肾安胎,砂仁理气健脾,加入钩藤、炒酸枣仁、茯神等宁心安神。

[服法]水煎分服,每日1剂。

[加减]脾胃不足,兼见腹胀矢气、大便偏溏者,加党参10 g,木香、紫苏梗各6 g。

3. 心肾阴虚偏阴虚证

[基本治法]滋阴益肾,养血安胎。

[方药运用]滋阴养胎方(夏桂成经验方)。

当归身、白芍各10 g,怀山药、山茱萸、熟地黄各12 g,炒川续断、桑寄生各10 g,太子参15 g,茯苓10 g,阿胶(另炖冲)10 g,茯神10 g,黄连3 g,苎麻根15 g。

方中当归身、白芍养血补血,怀山药、山茱萸、熟地黄等滋补肾阴,炒川续断、桑寄生补肾安胎,太子参、茯苓益气健脾,阿胶(另炖冲)养血补血,茯神、黄连宁心安神,苎麻根清热止血安胎。

[服法]水煎分服,每日7剂。

[加减]夜寐甚差,心悸明显者,加入五味子6 g、炒酸枣仁9 g、莲子心5 g;胃脘不适、恶心呕吐明显者,加入广陈皮6 g、炒竹茹10 g。出血量稍多者,加入地榆炭10 g、白及粉(另吞)3 g,每日2~3次。

4. 心肾阴虚偏火旺证

[基本治法]滋阴清热,固冲安胎。

[方药运用]保阴煎(《景岳全书》)加减。

大生地、熟地黄各10 g,杭白芍、山药、山茱萸、川续断各10 g,炒黄芩、黄柏各9 g,苎麻根15 g。

方中生地黄凉血止血;杭白芍配熟地黄养血敛阴;山药益肾健脾;川续断补肾安胎,且有助阳之效,乃阳中求阴之意;黄柏治肾中之相火以退虚热,黄芩清心肺之热,黄芩、黄柏合用泻火以止血。全方滋阴补肾,壮水清热,使血止胎安。

[服法]水煎分服,每日1剂。

[加减]阴道流血略多,色鲜红者,上方加炙龟甲(先煎)10 g,墨旱莲、阿胶珠各10 g;心烦寐差者,上方加莲子心5 g、钩藤15 g、五味子6 g;恶心呕吐者,上方加黄连3 g、竹茹10 g。

(二)兼证型

1. 气血虚弱证

[基本治法]健脾益气,补肾安胎。

黄芪 15～30 g,党参 15～30 g,炙甘草 5 g,白术 12 g,当归、白芍、熟地黄各 10 g,桑寄生、杜仲各 12 g,陈皮 6 g。

[方药运用]补中益气汤(《脾胃论》)加减。

方中黄芪补气助阳,伍以人参大补元气,两药相合,名为参芪,互为协同,补气之力较强。炙甘草补中益气,善调脾胃不足,补三焦之元气;白术燥湿健脾,为脾脏补气第一要药,与参、芪配伍,培气血之生化。当归身补血调肝,与参、芪配伍,取补气生血之意,补血而能守气,还能养脾之阴。陈皮理气健脾,使补气而无气滞之弊。白芍敛阴和营,熟地黄滋阴补肾;桑寄生、杜仲补肾安胎。

[服法]水煎分服,每日 1 剂。

[加减]大便溏泄者,上方去熟地黄,加入砂仁(后下)5 g、煨木香 6 g、炒谷芽 15 g;心悸失眠者,上方加钩藤 15 g、炒酸枣仁 6 g、茯神 10 g。出血量多者,加入陈棕炭 10 g、阿胶珠 10 g。

2. 跌仆伤胎证

[基本治法]益气化瘀,养血安胎。

[方药运用]胶艾汤(《金匮要略》)合加味失笑散(夏桂成经验方)。

阿胶(另炖)10 g,艾叶 6 g,白芍、黑当归各 10 g,黄芪 15 g,白术 10 g,川续断 12 g,五灵脂 10 g,蒲黄 6 g。

胶艾汤中阿胶养血止血,艾叶温经暖胞,止血安胎,二者共为主药。白芍敛阴和营,黑当归补血安胎,黄芪、白术益气养血,健脾和胃;川续断补肾安胎;五灵脂、蒲黄(包煎)是化瘀止痛且无留瘀之弊,胎漏者用之,取其化瘀止血之效。

[服法]水煎分服,每日 1 剂。

[加减]腹胀矢气者,上方加入紫苏梗、陈皮各 6 g,砂仁(后下)5 g;胸闷烦躁,口渴欲饮,舌苔黄燥者,去艾叶,加黄连 3 g,钩藤、苎麻根各 15 g;腰酸明者,加桑寄生、菟丝子各 10 g。

【中成药】

1. 滋肾育胎丸 每次 5 g,每日 3 次。用于属肾虚之胎漏、胎动不安。
2. 胎产金丹 每次 1 丸,每日 2 次。用于属气血亏虚之胎动不安。

【转归及预后】

胎漏,胎动不安者,若胎元未损,经及时有效治疗后,大都可继续妊娠,分娩出健康的婴儿。若胎元已损,则会发展为堕胎或胎死不下。若为父母遗传基因的缺陷或子宫畸形等,非药物所能奏效。因此,流产后必须夫妻双方检查,及早治疗预防本病的再次发生。

【预防与调护】

(1)阴道出血期间应卧床休息,避风寒,慎起居,防止发生外感等疾病。同时,需安慰患者,消除其紧张焦虑的情绪。

(2)保持外阴的清洁,禁止性生活,避免不必要的妇检及增加腹压的活动。

(3)饮食营养且易消化。阴道出血期间忌食生冷瓜果,并保持大便的通畅。

【夏桂成临证经验】

(一)夏桂成诊疗胎动不安合并子宫肌瘤验案

陈某,女,30 岁,南京人。

初诊(2005 年 12 月 19 日)：主诉停经 45 日,两少腹隐痛伴腰酸 3 日。现病史：患者末次月经 2005 年 10 月 26 日。12 月 16 日无明显诱因下出现两少腹隐痛,腰酸,在某医院查尿 HCG(＋)。因腹痛腰酸未有好转,今日来我院就诊,查血 E_2 323.59 ng/L,P 26.11 ng/mL,HCG 3 342 mIU/mL。故收住入院。刻下：经周第 45 日,BBT 高相 19 日,两少腹隐痛,腰酸,无阴道流血,无恶心呕吐,纳可,寐安,二便尚调。初潮 14 岁,周期 30 日,经期 6～7 日,痛经(＋)。末次月经 2005 年 10 月 26 日。24 岁结婚,0-0-3-0。2 次药流,1 次自然流产。实验室检查：① 2005 年 11 月 4 日生殖免疫全套(－)。② 2005 年 11 月 29 日 B 超盆腔示：子宫肌瘤,盆腔少量积液。③ 尿 HCG 阳性。④ 2005 年 12 月 9 日血 E_2 323.59 ng/L,P 26.11 ng/mL,HCG 3 342 mIU/mL。中医诊断：胎动不安(肾虚夹瘀证)；癥瘕。西医诊断：妊娠合并子宫肌瘤。病因病机：肾虚瘀阻,系胎无力,胎元不固。治法：补肾化瘀,止痛安胎。处方：黑当归 10 g,白芍 10 g,怀山药 10 g,山茱萸 9 g,钩藤 15 g,莲子心 5 g,黄芩 6 g,苎麻根 20 g,紫苏梗 6 g,桑寄生 10 g,炒蒲黄(包煎)10 g,茯苓 10 g。10 剂。每日 1 剂,水煎服。

二诊(2005 年 12 月 20 日)：现停经 56 日,BBT 高相 30 日,两少腹偶有隐痛,腰酸乳胀,晨起偶泛恶心,无呕吐,无阴道流血,纳可,寐安,二便尚调,舌淡,苔薄白,脉弦滑。复查 E_2 460.0 ng/L,P 22.68 ng/mL,HCG 42 118 mIU/mL。中药仍补肾安胎,化瘀宁心治疗。处方：黑当归(去归尾)10 g,白芍 10 g,怀山药 10 g,山茱萸 9 g,钩藤 15 g,莲子心 5 g,黄芩 6 g,苎麻根 30 g,紫苏梗 6 g,桑寄生 10 g,炒蒲黄(包煎)10 g,茯苓 10 g,陈皮 6 g。7 剂。每日 1 剂,水煎服。

三诊(2005 年 12 月 28 日)：患者停经 64 日,无阴道流血,两少腹隐痛,腰酸,双乳作胀,恶心泛泛,无呕吐,纳可,寐安,二便尚调。舌尖红,苔薄白,脉细滑。复查血 E_2 572 ng/L,P 23.37 ng/mL,HCG 88 953 mIU/mL。B 超示：子宫体积增大,宫内见一 3.7 cm×2.5 cm 的妊娠囊,内见胚胎回声及胚心搏动。附件(一)。子宫内部回声不均匀,内见一个类圆形低回声区,其大小约 6.9 cm×6.6 cm,周围见胞膜,境界尚清。印象：早孕,子宫肌瘤。中药拟原方出入。上方去紫苏梗,加广木香 9 g。14 剂。每日 1 剂,水煎服。

四诊(2006 年 1 月 1 日)：患者现停经 78 日,BBT 高相 52 日,无阴道流血,无腰酸腹痛,常感心烦不宁,夜间汗出较甚,双乳微胀,晨起恶心泛泛,纳谷尚可,夜寐尚安,二便尚调,舌尖红,苔薄白,脉滑有力。夏桂成认为患者妊娠合并子宫肌瘤,且肌瘤较大,患者情绪容易波动,心肝火旺较甚,故仍复查性激素,B 超盆腔以了解胚胎发育情况及子宫肌瘤大小。中药大法不变,拟前方出入。处方：黑当归(去归尾)10 g,白芍 10 g,怀山药 10 g,山茱萸 9 g,钩藤 15 g,莲子心 5 g,黄连 5 g,苎麻根 20 g,陈皮 6 g,桑寄生 10 g,炒蒲黄(包煎)10 g,茯苓 10 g。

后经中药补肾安胎,化瘀宁心法调治,胎儿宫内发育良好,至足月分娩。

[按语]患者曾有两次药流,一次自然流产病史,可知流产伤肾,肾气不足,加之合并有"癥瘕",瘀血内结胞中,肾虚瘀阻,胞宫失养,胎元不固,故孕后常感两少腹隐痛,腰酸,肾虚偏阴,心肝火旺,上扰心神,故感心神不宁,夜间汗出较甚,舌尖红,辨为肾虚夹瘀,系胎无力,胎元不固。夏桂成拟补肾安胎化瘀宁心法以治之,方中用黑当归(去归尾)、炒蒲黄二药养气活血化瘀之品。患者药后腹痛缓解,胚胎发育良好,此乃妊娠病治疗原则,治疗与安胎并举,在病情需要的情况下,亦可选用活血化瘀之品,所谓"有故无殒,亦无殒也"。夏桂成认为：在补肾前提下,还应重视"心"的作用,胎元方可固摄。

(二) 夏桂成治疗胎漏、胎动不安六大要点

我们通过临床观察,发现运用辨证论治的方法治疗本病,不仅能止血,缓解腹痛、腰酸等临床症状,而且使用补肾为主的药物,对胎儿的生长发育亦有良好的作用。

1. 补肾养血,以固先天之本　《女科经纶》引《女科集略》曰："女子肾脏系于胎,是母之真气,子所系也。若肾气亏损,便不能固摄胎元。"因此,补养肾气是固摄胎元的主要方法。女子以血为主,补肾必当养血,血聚以养胎。可见补肾养血的目的不仅在于固摄胎元,而且还在于养胎以助发育。如补肾的著名方剂寿胎丸就是公认的保胎名方,其中阿胶就是补血养胎的药物。夏桂成常在本方中加入炒当归、白芍、山药、山茱萸等。前人认为"气以载胎",凡欲保胎者,务必注意到这一点,故为了使肾气充盛,有必要在补肾的方药中加入黄芪、党参、白术以助之,而非为脾虚所设。

2. 宁心安神,调节情志,使心肾相济以固摄胎元 《傅青主女科》一书中多次提到"胞脉者上系于心""胞脉者系于肾"。可见,子宫的藏泻,实际上是建立在心肾交济的基础上的,《马培之医案》曾经这样说过:"心主定神,肾主定精。"精者,神之依也,神者,精之驭也。所以子宫摄纳胎元及胚胎的生长发育,自然与心神的宁静密切相关。现代医学治疗先兆流产常合用镇静剂,理缘于此。《慎斋遗书》中亦指出:"欲补肾者,须宁心,使心得降,肾始实。"为此,夏桂成常在补肾安胎方药中加入钩藤、酸枣仁、莲子心、黄连、茯神、青龙齿等安神之品,使胎元得到稳固。此外,稳定心理,调节情志,让患者放下思想包袱,积极配合治疗也是非常重要的。古人十分重视胎教,胎教的中心,就是心理调节,包括行为规范化,如目无邪视,耳无邪听,口无邪言,心无邪念,无妄喜怒,无得思虑,保持正常稳定的心理,有利于优生优育。

3. 健脾和胃以旺生化之源 前人认为胎孕之形成在于肾精,胎元之固在于肾气,而肾需在心神安宁的情况下,才能使肾得实。肾精、肾气又必赖后天水谷之精以充养之,胎儿之成长亦有赖于后天水谷之精,故脾胃为后天之本。孕后由于活动减少,甚至较长期卧床休息,脾胃之运化不健,故健脾和胃亦是十分重要的,如泰山磐石散、牛鼻保胎丸、胎元饮等,无不脾肾双补。我们在临床上,亦常在补肾安胎的治疗中,兼用香砂六君子丸另服的方法,来达到健脾和胃,以旺后天生化之源的目的,不仅使保胎成功率高,而且亦有利于胎儿生长发育。

4. 化瘀止血药物的应用 《血证论》谓:"离经之血虽清,鲜血亦是瘀血。"现代医学认为先兆流产是整个流产过程中的一个阶段,多有底蜕膜下出血、胎盘后出血、绒毛变性和白细胞浸润等病理改变。本病如并非跌仆伤胎证,而见阴道流血量少色黑,小腹隐痛,为兼夹瘀血之征,在补肾养血等的基础上,可酌加化瘀止血的药物,如炒五灵脂、蒲黄炭等品,使瘀血散而新血生,与补肾养血、滋阴养血、益气养血等法共奏安胎之功。

5. 应用"7、5、3"奇数律,指导保胎,防治结合 我们在临床上观察到,流产的时间与"7、5、3"奇数律有密切的关系,即早期流产大多发生在 30、50、70、90 日,这也与女子属阴,其生殖节律也与奇数律有关。因此,我们非常重视本病在这些时期的治疗,尤其是有流产史的患者,即使本次妊娠尚未发生本病诸多临床表现,仍然需要预防性服用保胎方药。若本次发病,服药时间均应超过 50、70、90 日这些易流产时期,这样才较为稳妥。

6. 逐月养胎,注重胎养 北齐徐之才著有《逐月养胎法》,对于胎儿逐月发育的情况叙述较为详尽。如妊娠"一月始胎,二月始膏,三月始胞,四月形体立,五月能动,六月筋骨立,七月毛发生,八月脏腑俱,九月谷气入胃,十月诸神备,日满即产也"。根据这一理论,我们指导孕妇适当调摄饮食。如第 1～第 2 个月以肝经为主养胎,饮食宜酸性食物,如梅子、糖醋烹调的食物等;第 3～第 4 个月以心经为主养胎,嘱孕妇饮用宁心养心的莲子汤、鱼汤等;第 5～第 6 个月以脾胃经为主养胎,嘱孕妇多食鸡鸭肫、猪肚等;第 7～第 8 个月以肺经为主养胎,嘱孕妇多食新鲜蔬菜、瓜类水果等;第 9～第 10 个月以肾经为主养胎,嘱孕妇多食甲鱼、黄鳝、瘦肉、鸡蛋等使胎儿发育健壮。

第四节　滑　　胎

堕胎或小产连续发生 3 次以上,称为滑胎,或称"数堕胎"。《叶氏女科证治》云:"有屡孕屡堕……名曰滑胎。"本病首见于《经效产宝》,谓其是"应期而堕"。如《妇婴至宝》亦云:"凡遇三、五、七月份,尤易堕胎,下次复坠,辄亦如期。"

本文所讨论的滑胎,即西医学的复发性流产。

【病因病机】

本病的主要原因在于心肾脾阳气虚或阴虚致子宫失固,但亦有少数患者与血瘀有关。心者,君主之官;脾胃者,仓廪之官;肾者,封藏之本。《傅青主女科》曰"胞脉者上系于心""胞脉者系于肾"。可见,子宫的藏泻,实际上是建立在心肾交济的基础上。《马培之医案》曾经这样说过:"心主定神,肾主定精。"精者,神之依也,神者,精之驭也。所以子宫摄纳、胎元及胚胎的生长发育,与心神的宁静密切相关。心肾脾虚不能司封藏之职,且不能助子宫之藏,故屡孕屡堕,屡堕则肾愈虚,愈虚则愈不能系胎,所以滑胎也。肾为肝之母,与心相交济,心肝气火偏旺,必然耗损肾阴与肾气,且滑胎患者,孕后心情紧张,思虑过度,心肾不能交合,肾虚不得恢复,更不能系胞固胎也。此外,尚有少数血瘀阻于子宫,或血结成癥,子宫癥积,亦致滑胎也。

本病的主要证型是心阳气虚兼肾虚,心阳气虚偏脾虚,心阳气虚兼心肝火旺,心肾脾阴虚,单纯性血瘀者较为少见。

(一)主要证型

1. 心阳气虚(兼肾虚) 素体阳虚,心之阳气不足,致肾气亦虚。肾者,封藏之本。子宫者,系于心肾。心肾气虚不能司封藏之职,且不能助子宫之藏,故屡孕屡堕,屡堕则肾愈虚,愈虚则愈不能系胎,所以滑胎也。

2. 心阳气虚(兼脾虚) 心气不足,思虑伤脾。脾者,主运化水谷精微。心脾气虚,运化无力,则气血虚弱,心脾两虚不能司封藏之职,且不能助子宫之藏,故屡孕屡堕。

3. 心肾不交偏心肝火旺 心气不足,心血亦虚,则心肝气火偏旺,必然耗损肾阴与肾气,致滑胎也。孕后心情紧张,思虑过度,心肾不能交合,肾虚不得恢复,更不能系胞固胎也。

4. 心肾脾阴虚 久病体虚,思虑劳神太过,或情志不畅,暗耗心阴脾血,致心肾不交,肾阴亦虚,系胞无力,则屡孕屡堕。

(二)次要证型

血瘀证 瘀血阻于子宫,或血结成癥,子宫癥积,而致滑胎。

【诊断与鉴别诊断】

(一)诊断

1. 临床表现 屡孕屡堕连续3次以上,常见腰膝酸软、体质较弱、夜尿频数等症。

2. 检查 再次妊娠前,男女双方应进行详细的体格检查,如卵巢功能测定,精液检查,生殖免疫检查,子宫输卵管造影,超声影像检查,宫腔镜、腹腔镜检查,内分泌激素测定,染色体核型分析等。一旦停经,应及早通过有关检查确诊妊娠(妊娠的诊断详见胎漏、胎动不安节)。

(二)鉴别诊断

通过详细地询问病史和检查,在妊娠前主要明确引起习惯性流产的原因,如染色体异常;或生殖道异常,如纵隔子宫、双子宫、宫腔粘连、子宫肌瘤、宫颈功能不全等;或内分泌失调如黄体功能不全、高催乳素血症等,以及免疫因素;或男方精液异常等。妊娠后应排除葡萄胎、胎死宫内、胎儿畸形以及羊水过多等。

【辨证】

(一) 主证型

1. 心阳气虚(兼肾虚)证

[证候]屡孕屡堕,其或应期而堕,小腹隐痛,腰膝酸软,体质较弱,夜尿频数,神疲乏力,纳谷不馨,带下偏多,舌质胖嫩,苔薄白腻,脉沉弱。

[分析]胞脉者,系于心肾。心肾气虚不能司封藏之职,且不能助子宫之藏,肾气虚则冲任不固,胎失所系,故屡孕屡堕,甚或应期而堕;腰为肾之府,肾虚则腰膝酸软;肾气虚,膀胱失约,气化失职,故夜尿频数;心阳不足,温煦功能减弱,不能振奋中阳,故神疲乏力,纳谷不馨;带脉失固,则带下偏多;舌质胖嫩,苔薄白腻,脉沉弱均为心肾阳虚之象。

2. 心阳气虚(兼脾虚)证

[证候]屡孕屡堕,其或应期而堕,小腹隐痛作胀,肢体倦怠,神疲乏力,少气懒言,纳谷不馨,大便溏稀,舌质胖,苔薄腻,脉细弱。

[分析]心阳不足,脾气亦虚,心脾气虚,运化无力,则气血虚弱,不能司封藏之职,故屡孕屡堕,甚或应期而堕。脾虚运化无力,则小腹隐痛作胀,纳谷不馨,大便溏稀;气血虚弱,则神疲乏力,少气懒言。舌质胖,苔薄腻,脉细弱均为心阳气虚偏脾虚之象。

3. 心肾不交偏心肝火旺

[证候]屡孕屡堕,其或应期而堕,腰酸,腹坠,头晕耳鸣,心烦不宁,口干欲饮,大便偏干,舌红少苔,脉细滑数。

[分析]心气不足,心血亦虚,阴虚则心肝气火偏旺,耗损肾阴与肾气,则屡孕屡堕,甚或应期而堕,小腹作坠,腰酸;阴虚火旺,上扰心神,则头晕耳鸣,心烦不宁;阴虚火旺,伤津耗液,故口干欲饮,大便偏干;舌红少苔,脉细滑数为心阳气虚偏心肝火之象。

4. 心肾脾阴虚证

[证候]屡孕屡堕,其或应期而堕,腰酸隐隐,心烦心悸,夜寐多梦,口燥咽干,手足心热,舌红少津,脉细滑数。

[分析]久病体虚,思虑劳神太过,或情志不畅,暗耗心阴脾血,致心肾不交,肾阴亦虚,系胞无力,则屡孕屡堕,甚或应期而堕;肾虚腰府失养故腰酸隐隐;阴液不足,心失所养,则心烦心悸,夜寐多梦;阴虚失润,故口燥咽干,手足心热;舌红少津,脉细滑数为心肾脾阴虚之象。

(二) 次证型

血瘀证

[主证]屡孕屡堕,其或应期而堕,小腹隐痛或作胀,心烦,口干不欲饮,有子宫肌瘤病史,脉细弦,舌质淡红,边有紫点。

[分析]子宫素有癥瘕,冲任损伤,累及胎元,胎元受损,则屡孕屡堕,甚或应期而堕;瘀血内积,气血运行受阻,不通则痛,故小腹隐痛或作胀;瘀血内阻,津失输布,心神失养,故心烦,口干不欲饮;脉细弦,舌质淡红,边有紫点均为瘀血之象。

【治疗】

本病的治疗方法除与先兆流产相似之外,以预防为主,重在治本。若已发生先兆流产症状,被动地对症治疗,但往往难免再次堕胎。治宜补肾安胎,固摄冲任为要。

（一）主证型

1. 心阳气虚偏肾虚证

[**基本治法**]补益气血,安胎固胎。

[**方药运用**]泰山磐石散(《景岳全书》)加减。

黄芪、党参各15 g,炒当归、炒川续断、杜仲、菟丝子、白术各12 g,熟地黄10 g,黄芩9 g,砂仁(后下)5 g。

方中黄芪、党参、白术益气健脾以固胎气,炒当归、熟地黄补血养血以养胎元,炒川续断补益肝肾,杜仲、菟丝子有固肾的作用,白术、黄芩同为安胎要药,砂仁调气和胃。诸药合用,使气血调和,冲任得安,胎元得安。本方表面上分析着重补养气血,以后天脾胃为根本。但深层次看,必须由脾及肾,以后天充养先天,才能固胎,肾实则胎元亦实,始达到稳如泰山磐石。

[**服法**]水煎分服,每日1剂。

[**加减**]兼肝郁化火者,症见胸闷烦躁,乳房胀痛,脉弦,舌苔黄腻者,加入钩藤15 g、醋炒柴胡6 g;兼心火偏旺,症见心烦失眠,情绪紧张,脉细数,舌质偏红,去当归,加入钩藤15 g、黄连5 g、炒酸枣仁6 g、茯神10 g;兼脾胃薄弱,症见腹胀便溏,矢气频频,去当归、熟地黄,加入紫苏梗、煨木香各6 g,焦建曲、炒谷芽各10 g,茯苓9 g。

2. 心阳气虚偏脾虚证

[**基本治法**]补气血,安胎元。

[**方药运用**]牛鼻保胎丸(《中药成方配本》)加减。

黄牛鼻、党参、炙黄芪各15 g,川续断、杜仲、白术各12 g,炙甘草、砂仁(后下)各5 g,白芍、当归、熟地黄、阿胶、怀山药各10 g,黄芩9 g。

方中黄牛鼻有壮肾强身之功效;党参、炙黄芪、白术、炙甘草、砂仁益气健脾和胃;白芍、当归、熟地黄、阿胶养血补血;怀山药健脾养阴;川续断、杜仲补肾安胎;黄芩止血安胎,为保胎之圣药。全方共奏补益气血,固肾安胎之功效。

[**服法**]水煎分服,每日1剂。

[**加减**]兼肝郁化火者,症见胸闷烦躁,乳房胀痛,脉弦,舌苔黄腻者,加入钩藤15 g、醋炒柴胡6 g;兼心火偏旺,症见心烦失眠,情绪紧张,脉细数,舌质偏红,加入黄连5 g、炒酸枣仁6 g、茯神10 g;兼脾胃薄弱,症见腹胀便溏,矢气频频,去当归、熟地黄,加入紫苏梗、煨木香各6 g,焦建曲、炒谷芽、茯苓各10 g。

3. 心阳气虚偏心肝火旺

[**基本治法**]益气养血,宁心安神。

[**方药运用**]钩藤汤(《何氏济生论》)合寿胎丸加减(《医学衷中参西录》)。

钩藤15 g,茯神、太子参、当归各12 g,菟丝子15～30 g,川续断、桑寄生各12 g,阿胶、杜仲、山药各10 g,砂仁(后下)5 g。

方中钩藤清心热,平肝风;茯神宁心安神;太子参、当归益气养血。张锡纯自释云:"胎在母腹者,果善吸其母之气化,自无下坠之虑,且男女生育者,皆赖肾气作用。菟丝子能补肾,肾旺自能荫胎也。寄生能养血,强筋骨,能大使胎气强壮。续断亦补肾之药,阿胶系驴皮所熬,最善伏藏血脉,滋补肾阴,故《神农本草》亦载其能安胎也……寿胎丸重用菟丝子为主药,而以续断、寄生、阿胶诸药辅之。"加杜仲、山药补肾安胎,砂仁理气健脾。

[**服法**]水煎分服,每日1剂。

[**加减**]脾胃不足,兼见腹胀矢气,大便偏溏者,上方去太子参,加党参10 g,木香、紫苏梗各6 g。

4. 心肾脾阴虚证

[**基本治法**]滋阴益肾,养血安胎。

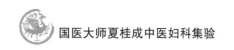
[**方药运用**]保阴煎(《景岳全书》)加减。

生地黄、熟地黄各10 g,杭白芍、山药、山茱萸、川续断各10 g,炒黄芩、黄柏各9 g,苎麻根15 g。

方中生地黄凉血止血;杭白芍配生地黄养血敛阴;山药、山茱萸益肾健脾养血;川续断补肾安胎,且有助阳之效,乃阳中求阴之意;黄柏治肾中之相火以退虚热,黄芩清心肺之热,黄芩、黄柏合用泻火以止血。全方滋阴补肾,壮水清热,使血止胎安。

[**服法**]水煎分服,每日1剂。

[**加减**]阴道流血略多,色鲜红者,上方加炙龟甲(先煎)10 g,墨旱莲、阿胶珠各10 g;心烦寐差者,上方加莲子心5 g,钩藤15 g,五味子6 g;恶心呕吐者,上方加黄连3 g,竹茹6 g。

(二) **次证型**

血瘀证

[**基本治法**]活血化瘀,益肾安胎。

[**方药运用**]胶艾汤(《金匮要略》)合震灵丹(《太平惠民和剂局方》)加减。

黑当归、白芍各10 g,阿胶(另炖冲)10 g,艾叶6 g,黄芪15 g,炒川续断、五灵脂、白术各10 g,炒蒲黄6 g。

胶艾汤中阿胶养血止血,艾叶温经暖胞,止血安胎,两者共为主药。白芍敛阴和营;黑当归补血安胎;黄芪、白术益气养血,健脾和胃;川续断补肾安胎;配五灵脂、炒蒲黄活血化瘀。

[**服法**]水煎分服,每日1剂。

[**加减**]小腹作痛明显者,加入木香6 g,延胡索10 g;腹痛有漏红者,去川芎、赤芍,加入炒蒲黄(包煎)6 g、茜草炭10 g;神疲乏力,腹胀大便不实者,去当归、熟地黄,加入炒白术、焦山楂各10 g,黄芪、党参各12 g,煨木香、砂仁(后下)各5 g。

【中成药】

1. 滋肾育胎丸 每次5 g,每日3次。用于属肾虚的滑胎。
2. 固肾安胎丸 每次5 g,每日3次。用于属肾虚的滑胎。

【转归及预后】

滑胎患者,必须查明原因,审因论治,如因宫颈内口松弛所致滑胎的患者,每当滑胎的妊娠周而发生流产应于孕12~18周采取措施,同时配合补肾健脾、益气固冲治疗,亦可正常妊娠与分娩。若因免疫因素而滑胎者,则应查明原因对症治疗。

【预防与调护】

(1) 染色体异常的夫妇应孕前进行遗传咨询,确定具体原因,选择辅助生殖技术助孕。

(2) 宫颈内口松弛者应在妊娠前或于孕12~18周行宫颈内口环扎术。

(3) 一旦确诊妊娠,应治疗并休息,安定情志。保持外阴的清洁,禁止性生活,避免不必要的妇检及增加腹压的活动,饮食营养且易消化,避免外感。

【夏桂成临证经验】

(一)**夏桂成诊疗屡孕屡堕验案**

武某,女,28岁。安徽人。

初诊(2010年3月3日):主诉屡孕屡堕3次,小腹隐痛6日。现病史:患者既往3次均在停经60~70日时,因胚胎停止发育行清宫术。末次月经2010年2月5日,量、色、质同平素月经。近6日自觉小腹坠痛隐隐,腰酸,自测尿 HCG 阳性。故来我院门诊查血 E_2 169.56 ng/L,P＞40.00 ng/mL,HCG 151.3 mIU/mL。患者要求保胎治疗。刻诊:BBT 高温相 11 日,小腹隐痛,腰酸,无乳胀,无阴道流血,无恶心呕吐,纳谷尚可,夜寐尚安,二便自调,舌淡红,苔薄腻,脉细弦。既往月经史 12 岁初潮,周期 25～26 日,经期 6 日,量中等,色红,无血块,小腹隐痛。0-0-3-0。实验室检查:① 2010 年 1 月 16 日本院抗心磷脂抗体(ACA)(－)。② 甲状腺功能:3,5,3′-三碘甲状腺原氨酸(T3)1.28 nmol/L,甲状腺素(T4)86.69 nmol/L,TSH 2.72 μIU/mL,游离 3,5,3′-三碘甲状腺原氨酸(FT3)4.66 pmol/L,游离甲状腺素(FT4)40.74 pmol/L。中医诊断:滑胎,胎动不安(肾虚型);西医诊断:习惯性流产,先兆流产。证属肾气不足,系胎无力,胎元不固,屡孕屡堕。治拟益气补肾,固冲安胎。处方:炒山药 10 g,炒黄芩 10 g,白术、白芍各 10 g,太子参 15 g,黄芪 15 g,川续断 10 g,桑寄生 10 g,杜仲 10 g,菟丝子 10 g,钩藤 12 g,广陈皮 6 g,紫苏梗 10 g。

二诊:服药 12 剂后夏桂成查房,患者诉现停经 39 日,无阴道流血,无腹痛腰酸,小腹作胀,矢气多,纳谷尚可,二便自调。复查血 E_2 443.00 ng/L,P 28.05 ng/mL,β－HCG 5 166.00 mIU/mL。舌质淡红,苔薄白,脉细滑数。中药仍从补肾安胎为主,佐以健脾理气。处方:炒黄芩 6 g,白术、白芍各 10 g,太子参 15 g,黄芪 15 g,川续断 10 g,桑寄生 10 g,杜仲 10 g,菟丝子 10 g,钩藤 12 g,广陈皮 6 g,紫苏梗 10 g,佛手片 6 g,苎麻根 20 g。

三诊:服药 7 剂后患者小腹作胀不显,纳谷尚可,心烦不宁,二便自调,舌质淡红,苔薄白,脉细滑数。复查血 E_2 521.00 ng/L,P 32.05 ng/mL,HCG 10 689.00 mIU/mL。

四诊:中药仍从补肾安胎为主,佐以健脾宁心。前方去佛手片 6 g,加黄连 5 g。服药 14 剂。患者停经 60 日,无阴道流血,无腹痛腰酸,纳谷欠香,心烦不宁,恶心泛泛,二便自调,舌质淡红,苔薄白,脉细滑数。复查血 E_2 1 023.00 ng/L,P 36.05 ng/mL,HCG 120 518.00 mIU/mL。盆腔 B 超提示:早孕(宫内见一 4.5 cm×3.8 cm 的妊娠囊,胎心搏动良好)。此后中药续服,于停经 70 日时,B 超提示:胎儿成形,胎心搏动好,予以出院。此后足月分娩一女婴。

[按语]患者屡孕屡堕 3 次,损伤肾气。肾者,封藏之本;子宫者,系于肾,肾虚则不能司封藏之职,亦不能助子宫系胎、固胎,故成滑胎。本病证属肾虚不固,故治疗时益气补肾、固冲安胎,同时加入了钩藤、黄连等清心安神之品,并安定患者的情绪,使其保胎成功。

(二)夏桂成治疗滑胎的两大特点

(1)更强调心肾脾胃的治疗,尤其重视补肾固胎:若欲固肾,必须使心肾相济,除药物上要注意心肾合治以外,心理疏导不容忽视,务必使患者稳定情绪,特别是当出现腰酸、小腹胀痛作坠、胎漏见红的先兆流产症状时,心理安和和情绪稳定十分重要。当然经诊断已无保胎价值者,又当从速促其流产,免致流血过多,损害母体健康,影响恢复。

(2)防重于治:有滑胎史的患者,应在滑胎发生前服用补肾安胎药,以防犯之。一般自孕后开始服药,同时必须注意到"3、5、7"数的时期,即妊娠第 50 日、第 70 日,以及 3 个月、5 个月、7 个月的时期,称其为易流产期,故更当预防,加强补肾安胎,绝对卧床休息。同时予以心理疏导,以安度危险期,获取较好疗效。服药的时间要超过以往流产的时期,并密切观察胎儿的发育情况,方可步入坦途。

第五节　子　　肿

妊娠中晚期,孕妇肢体面目发生肿胀者,称为"子肿",亦称"妊娠肿胀"。子肿,始见于《金匮要略》"妊娠有水气,身重小便不利,洒淅恶寒,起即头眩",葵子茯苓散治之。《经效产宝》明确指出"脏气本弱,因产重虚,土不克水"的发病机制。《医学入门》提出"子肿"的病名沿用至今。《沈氏女科辑要》认为妊娠肿胀"不外有形之水病,与无形之气病而已",将肿胀分为水病和气病,为该病的病因奠定了基础。根据妊娠肿胀的部位不同,分为有子气、子肿、皱脚、脆脚等名称。《医宗金鉴·妇科心法要诀》云:"头面遍身浮肿,小水短少者,属水气为病,名曰子肿;自膝至足肿,小水长者,属湿气为病,名曰子气;但两脚肿而肤厚者,属湿,名曰皱脚;皮薄者属水,名曰脆脚。"再如妊娠七八月后,仅脚部水肿,休息后自消,且无其他不适者,为妊娠晚期常见现象,可不必治疗,西医学的"妊娠期高血压疾病"可参照本病辨证治疗。

【病因病机】

子肿的主要病机为脾虚、肾虚或气滞,导致水湿痰聚发为子肿。本病主要以脏腑虚损、阴血不足为本,湿痰为标。或素体脾气素弱,运化失职,水湿停滞,溢于四肢,泛溢肌肤,发为本病;或责之于素体肾虚,孕后阴血下聚养胎,有碍肾阳敷布,则水湿泛溢四肢肌肤而为子肿;邪实者多因于气滞,素体抑郁,气机不畅,孕后胎体渐长,阻碍气机,气滞湿郁,泛溢肌肤,遂致子肿。

1. **心脾两虚证** 素体脾气素弱,心情不畅,或怀情抑郁、烦躁不安,运化失职,水湿停滞,溢于四肢,泛溢肌肤。

2. **脾虚湿盛证** 脾虚日久,加之体内水湿内聚,胎体渐长,妨碍运化,水湿进展,可泛溢全身。

3. **脾虚肝旺证** 素体脾虚,加之情绪易怒,肝阳上动,加之胎体阻碍气机,水湿停聚,发为水肿。

4. **肾阳虚证** 素体肾虚,孕后阴血下聚养胎,有碍肾阳敷布,则水湿泛溢四肢肌肤而为子肿。

5. **心肝气滞证** 素体抑郁,气机不畅,孕后胎体渐长,阻碍气机,气滞湿郁,发为水肿。

6. **血虚证** 素体气血不足,孕后气血下行滋养胞宫,血虚气行不畅,日久化湿,发为水肿。

【诊断与鉴别诊断】

(一) 诊断

1. 临床表现

(1) 有慢性肾炎、高血压、糖尿病、心脏病、贫血、营养不良等病史或高龄初孕、多胎妊娠、羊水过多史。

(2) 妊娠 20 周后出现水肿,多由踝部开始,渐延至小腿、大腿、外阴部、腹壁,甚至全身水肿或有腹水。若无明显水肿,但每周体重增加异常也是临床表现之一。

(3) 根据水肿部位,确定水肿的严重程度。水肿局限于膝以下为"+",水肿延及大腿为"++",外阴腹壁水肿为"+++",全身水肿或伴有腹水为"++++"。

2. **辅助检查** 注意体重、血压、尿蛋白、血红蛋白含量、肝肾功能等检测,及时发现子肿的原因。若尿蛋白≥0.3 g/24 h,或尿蛋白定性≥(+)为蛋白尿。若每周体重增加≥0.9 kg,或每 4 周体重增加≥2.7 kg 是子痫前期的信号。

(二) 鉴别诊断

子肿需与妊娠合并慢性肾炎、妊娠合并心脏病、营养不良性水肿等鉴别。

【辨证】

妊娠肿胀有水病和气病之分。水盛而肿者,皮薄色白而光亮,按之凹陷难起,证有脾虚、肾虚之别,病在脾者,以四肢面目水肿为主;病在肾者,面浮肢肿,下肢尤甚。气病者,皮厚而色不变,随按随起。治疗大法以利水化湿为主,脾虚者健脾利水,肾虚者温肾利水,气滞者理气化湿。并根据"治病与安胎并举"的原则,随证加入养血安胎之品。慎用温燥、寒凉、滑利之品,以免伤胎。

1. 心脾两虚证

[证候] 妊娠中晚期,面浮肢肿,小腿肿明显,皮薄按之凹陷,腹胀纳差,夜寐不安,舌胖,苔薄白,脉沉缓。

[分析] 脾主肌肉四肢,脾虚不运,水湿停聚,泛溢四肢肌肤,故面浮肢肿;水聚皮下,则皮薄按之凹陷;脾虚不运,水湿内停,故脘胀纳差;血不养心故夜寐不宁。舌淡胖,苔薄白,脉沉缓,为脾虚之征。

2. 脾虚湿盛证

[证候] 妊娠中晚期,面浮肢肿,甚则遍身俱肿,皮薄光亮,按之凹陷,脘腹胀满,气短懒言,口中淡腻,食欲不振,小便短少,大便溏薄,舌体胖嫩,边有齿痕,苔白润,脉沉缓。

[分析] 脾虚不运,水湿停聚,泛溢四肢肌肤,甚则遍身俱肿,水溢皮下,故皮薄光亮,按之凹陷,脾虚日久,中阳不振,则脘腹胀满,气短懒言,湿邪内停,运化失司,则口中淡腻,食欲不振,大便溏薄,小便短少,舌体胖嫩,边有齿痕,苔白润,脉沉缓,俱为脾虚湿盛之征。

3. 脾虚肝旺证

[证候] 妊娠中晚期,面浮肢肿逐渐加重,头昏头重状若眩冒,胸闷心烦,呃逆泛恶,神疲肢软,纳少嗜卧。舌淡胖有齿痕,脉弦滑而缓。

[分析] 脾虚不运,水湿停聚日久,故面浮肢肿逐渐加重,脾虚日久,肝阳偏亢,上扰清窍,则头昏头重状若眩冒,胸闷心烦,呃逆泛恶,中阳不振,则神疲肢软,纳少嗜卧,舌淡胖有齿痕,脉弦滑而缓,俱为脾虚肝旺之征。

4. 肾阳虚证

[证候] 妊娠中晚期,面浮肢肿,下肢尤甚,按之没指,头晕耳鸣,腰酸无力,下肢逆冷,心悸气短,小便不利,面色晦黯,舌淡,苔白润,脉沉迟。

[分析] 肾阳不足,不能化气行水,水湿泛溢肌肤,故面浮肢肿,按之没指,小便不利;湿性趋下,故下肢肿甚,阳虚不能达外,故下肢逆冷;肾虚髓海不足,外府失荣,故头晕耳鸣,腰膝酸软;舌淡苔白润,脉沉迟,均为肾阳不足之征。

5. 心肝气滞证

[证候] 妊娠数月,肢体肿胀,始肿两足,渐及于腿,皮色不变,压痕不显,头晕胀痛,胸胁胀满,饮食减少,夜寐不安,苔滑或腻,脉弦或滑。

[分析] 气机郁滞,升降失司,清阳不升,浊阴下滞,故始由足肿,渐延于腿;因气滞而非水停,故皮色不变,随按随起;清阳不升,故头晕胀痛;气滞不宣,故胸胁胀满,血不养心,故夜寐不安。苔滑腻,脉弦滑,均为气滞湿郁之象。

6. 血虚证

[证候] 妊娠数月,肢体肿胀,始肿两足,渐及于腿,面萎无华,头晕眼花,心悸怔忡,不思饮食,舌淡苔少,脉细滑弱。

[分析] 素体气血不足,孕后气以载胎,血以养胎,因孕重虚,气血愈加不足,气血虚日久,水行不畅,停聚日久则肢体肿胀,气血虚清阳不升,脑失所养,发为头晕;心血不足,心失所养则心悸怔忡;面萎无华、舌淡苔少、脉细滑弱均为血虚之征。

【治疗】

本病由脾肾两虚,运化无权,水湿内停;或气机阻滞,津液不布而发,临证时需辨明肾虚、脾虚、气滞之别。病在脾者,以四肢面目水肿为主;病在肾者,面浮肢肿,下肢尤甚。气病者,皮厚而色不变,随按随起。治疗以利水化湿为主,脾虚者健脾利水,肾虚者温肾利水,气滞者理气化湿。并根据"治病与安胎并举"的原则,随证加入养血安胎之品。

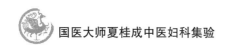

1. 心脾两虚证

[**基本治法**] 健脾宁心,消肿安胎。

[**方药运用**] 五皮饮加减(《证治准绳》)合香砂六君汤(《古今名医方论》)加减。

陈皮 9 g,大腹皮 10 g,生姜皮 6 g,桑白皮 10 g,茯苓皮 9 g,广木香 9 g,白术 10 g,党参 10 g,合欢皮 10 g,远志 6 g,茯神 10 g。

方中桑白皮清肺肃金,大腹皮泄滞宽胀,茯苓皮渗皮肤之湿热,生姜皮散皮肤之水肿,党参、白术扶正利水,合欢皮、远志、茯神等宁心安神。

[**服法**] 每日 1 剂,水煎分 2 次服。

[**加减**] 若肿势明显,加猪苓、泽泻、防己;大便溏薄者加炒白术。

2. 脾虚湿盛证

[**基本治法**] 健脾除湿,行水消肿。

[**方药运用**] 防己黄芪汤(《金匮要略》)。

黄芪 15 g,防己 12 g,白术 10 g,甘草 6 g,生姜 5 g,大枣 5 g。

方中防己、黄芪共为君药,防己祛风行水,黄芪益气固表,兼可利水,祛邪扶正;白术补气健脾祛湿,姜、枣调和营卫;甘草和中,兼可调和诸药。

[**服法**] 每日 1 剂,水煎分 2 次服。

[**加减**] 若肿势明显,加猪苓、泽泻;肿甚并伴胸闷而喘者,加杏仁、厚朴;食少便溏严重,加山药、薏苡仁、扁豆、芡实;气短懒言,神疲乏力重者,加党参。

3. 脾虚肝旺证

[**基本治法**] 健脾利水,息风静阳。

[**方药运用**] 半夏白术天麻汤(《医学心悟》)。

半夏 5 g,白术 10 g,天麻 3 g,钩藤 5 g,白芍 10 g,白蒺藜 10 g,茯苓 9 g。

方中半夏燥湿化痰,降逆止呕;天麻平肝息风,而止头眩;白蒺藜平肝解郁,三药合用,止眩效佳;以白术、茯苓健脾祛湿,能治生痰之源,且白术可助安胎;白芍平抑肝阳,养血柔肝。

[**服法**] 每日 1 剂,水煎分 2 次服。

[**加减**] 蛋白尿明显者,加猪苓、土茯苓、白茅根;血压甚高者,加珍珠母、生牡蛎(先煎)。

4. 肾阳虚证

[**基本治法**] 补肾温阳,化气行水。

[**方药运用**] 真武汤(《伤寒论》)。

制附片 9 g,白术 10 g,白芍 10 g,茯苓 10 g,生姜 5 g。

附子温肾阳化气行水,兼暖脾土,以温运水湿。茯苓利水渗湿;白术健脾燥湿;生姜温阳散寒;白芍平抑肝阳,养血柔肝。

[**服法**] 每日 1 剂,水煎分 2 次服。

[**加减**] 若腰痛甚者,加杜仲、续断、桑寄生。

5. 心肝气滞证

[**基本治法**] 理气行滞,养心安神,化湿消肿。

[**方药运用**] 正气天香汤(《证治准绳》)合钩藤汤(夏桂成经验方)。

香附 9 g,陈皮 10 g,乌药 10 g,干姜 5 g,紫苏叶 10 g,钩藤 10 g,莲子心 5 g,合欢皮 9 g。

方中香附、陈皮、乌药利气行滞;干姜温中行气;紫苏叶理气和胃安胎,钩藤、莲子心、合欢皮宁心安神。

[**服法**] 每日 1 剂,水煎分 2 次服。

[**加减**] 若兼肝郁明显,加柴胡、佛手。

6. 血虚证

[**基本治法**] 益气养血,消肿安胎。

[**方药运用**] 千金鲤鱼汤(《备急千金要方》)。

白术 9 g,生姜 5 g,茯苓 9 g,陈皮 9 g,白芍 10 g,当归 10 g。鲤鱼一尾去鳞及内脏,中药用干净纱布包裹与鲤鱼同煮 1 小时,去药包,分次饭前空腹吃鱼饮汤。

方中鲤鱼行水消肿,白术、茯苓、生姜健脾除湿,陈皮芳香利气,令脾运健则水自行;白芍养血柔肝;当归补血以利气行。

[**服法**] 每日 1 剂,水煎分 2 次服。

[**加减**] 若兼胃胀明显,加佛手。

【中成药】

1. 五苓散　每次 1 袋,每日 3 次。适用于脾虚型子肿。

2. 济生肾气丸　大蜜丸每次 1 丸,每日 3 次。适用于肾阳虚型子肿。

【针灸疗法】

1. 体针　取穴涌泉、腰阳关、公孙、关元,适用于肾虚型子肿;取穴水分、水泉、商丘、血海,适用于脾虚型子肿;取穴三阴交、肾俞、水泉、孔最,适用于气滞型子肿。

2. 预防与调护

(1) 重视孕期保健,做好产前检查。

(2) 注意水肿、体重的变化,定期测量血压,检查尿蛋白。

(3) 应摄入足够的蛋白质、维生素等营养物质,低盐饮食。

(4) 注意休息,睡觉以左侧卧位佳。

【转归及预后】

本病及时治疗可痊愈,治疗后孕妇肢体面目肿胀消失,胎儿继续顺利正常发育生长;或经治疗后孕妇肢体面目肿胀明显减轻,胎儿继续发育生长;若经治疗后孕妇肢体面目肿胀进一步加重,甚至必须尽快终止妊娠。

【夏桂成临证经验】

夏桂成诊治子肿验案

张某,女,31 岁。

初诊(2014 年 11 月 6 日):水肿 2 周,怀孕 5 个半月时发现双下肢水肿,血压最高达 150/90 mmHg,现症恶心欲呕,全身水肿,自觉肿胀。晨起较重,尿蛋白(＋＋＋),患者既往无产史,且有 2 次流产史。但目前下肢水肿严重。于 2018 年 10 月 23 日就诊于我院名医堂夏桂成门诊。现症双下肢高度水肿,恶心,腹胀,不思饮食,夜卧不安,乏力,小便少,色黄,舌淡胖,脉沉滑数。血压 150/100 mmHg。患者既往体健,无家族遗传病。查患者红细胞 3.23×10^{12}/L,血红蛋白 103 g/L,尿蛋白定量 7 848.2 mg/24 h,尿常规示:尿隐血(＋＋),尿蛋白(＋＋＋)。

患者素体脾虚,水湿内停,气机不畅,孕后胎体渐长,湿郁日盛,泛溢肌肤,遂致子肿。舌淡胖,脉沉滑数乃脾虚湿盛证;患者双下肢肿甚,伴恶心,腹胀,不思饮食,夜卧不安,乏力,小便少,色黄,此脾虚湿盛。治以健利脾肾、化气行水,佐以和胃止呕;方用防己黄芪汤加减。方中以防己、黄芪共为君药,防己祛风行水,黄芪益气固表,李东垣认为:"脾虚失运,以致浮肿尿少者,应以黄芪与之。"黄芪既能补脾气,又起到利水消肿的作用,是治疗水肿之要药;白术、山药、扁豆、大枣健中补气,坐镇中州,与黄芪配伍,可增强黄芪益气利尿的作用;恶心、呕吐为胃气虚损、胃气不降的表现,故加入竹茹、神曲、砂仁以调理中气、降逆止呕;该方5剂治疗后双下肢水肿明显好转,血压有所下降,复查尿常规示尿隐血(-),尿蛋白(+);恶心呕吐症状较前有所改善,可少量清淡饮食,小便量可,夜寐尚安,予前方继服7剂扶正行水;此后患者随诊水肿不显,恶心呕吐缓解,进食增加,大小便均正常,睡眠好;复查尿常规基本正常。

[按语]《金匮要略》记载:"皮水为病,四肢肿,水气在皮肤中,四肢聂聂动者,防己茯苓汤主之。"水在四肢中,故四肢肿,为黄芪主治;聂聂动者,属动悸类,为茯苓主治。《景岳全书·肿胀》载:"盖水为至阴,故其本在肾,水化于气,故其标在肺,水唯畏土,故其制在脾。"强调治疗水肿重在健脾。"诸湿肿满皆属于脾",水湿为病,主治于脾。子肿有轻重之别,病情轻者,以中医辨证施治为主,注意治病与安胎并举;病情重者,则需中西医结合诊治;若病情严重危及孕妇生命,则需下胎益母。本病发生与脾之先天因素密切相关,患者应注意饮食宜清淡、易消化,少量多餐,忌肥甘厚味及辛辣之品,嘱咐本案患者需要注意生活的调护。

第六节　子　　晕

子晕,又称妊娠眩晕,本病特点是常发生在妊娠中晚期,以眩晕为主证,并伴心烦、急躁等证。叶天士《女科诊治秘方》指出:"妊娠七八月,突然卒倒僵仆,不省人事,顷刻即醒,名曰子晕。"《女科证治约旨》进一步明确指出子晕是由"肝火上升,内风扰动"或"痰涎上涌"所致。轻者,除血压升高外无明显自觉症状。重者,头晕目眩伴血压升高、面浮肢肿等症,西医学的妊娠期高血压疾病等引起的眩晕,可参照本病辨证治疗。至于单纯性阴血不足所引起的眩晕就不在此范围。

【病因病机】

本病发生的主要机制是阴血不足,肝阳上亢或痰浊上扰。《内经》曰:"诸风掉眩,皆属于肝。"又有"无风不作眩""无虚不作眩""无痰不作眩"等。

1. 阴虚肝旺证　素体阴虚,孕后血聚养胎,阴血愈不足,阴不潜阳,肝阳上亢,上扰清窍,故发眩晕。

2. 脾虚肝旺证　素体脾虚运化失职,水湿内停,精血输送受阻,复因孕后阴血养胎,肝失濡养,体不足而用偏亢,肝阳携痰浊上扰清窍,故发眩晕。

【诊断与鉴别诊断】

(一)诊断

1. 临床表现

(1)本病主要发生在妊娠中、晚期,初产妇多见,可有营养不良、贫血、双胎、羊水过多及葡萄胎等病史。

(2)症状有头目眩晕,视物昏花,甚至失明,常兼水肿,小便短少等。若头晕眼花,头痛剧烈,往往是子痫的前期症状,应引起重视。

2. 产科检查　中晚期妊娠腹形,可伴不同程度水肿或血压升高,收缩压≥140 mmHg和(或)舒张压≥90 mmHg。

3. 辅助检查　血常规、尿常规、肝肾功能、心电图、B 型超声等检查,了解母体与胎儿状况。对可疑子痫前期孕妇应测 24 小时尿蛋白定量(见子肿)。病情需要时,应酌情增加眼底检查、凝血功能系列、电解质及影像学等检查。

(二) 鉴别诊断

本病应与妊娠贫血相鉴别:妊娠贫血在妊娠中晚期出现头晕、乏力,心悸、气短,甚至出现下肢、面目水肿,但不伴有高血压,蛋白尿、血常规等检查可资鉴别。

【辨证】

子晕以眩晕为特征,属本虚标实之证,辨证时应根据眩晕的特点辨别阴虚肝旺,或脾虚肝旺。阴虚肝旺者以头晕目眩为主;脾虚肝旺者头晕而重,伴肢肿,胸闷泛呕。还应注意检测水肿、蛋白尿、高血压异常程度,估计病情轻重。妊娠眩晕进一步发展常致子痫。治疗以平肝潜阳为主,或佐以滋阴潜降,或健脾利湿等法。

1. 阴虚肝旺证

[证候] 妊娠中晚期,头目眩晕,视物模糊,心中烦闷,颧赤唇红,口燥咽干,手足心热,甚或猝然昏倒,舌红,苔少,脉弦细数。

[分析] 素体肝肾阴亏,孕后阴血下注养胎,精血益虚,水不涵木,肝阳上扰,故头晕目眩,视物模糊;阴虚火旺,则颜面潮红,咽干口燥,手足心热;热扰神明,则心中烦闷;舌红或绛,少苔,脉弦细数,均为阴虚肝旺之征。

2. 脾虚肝旺证

[证候] 妊娠中晚期,头晕眼花,头胀而重,面浮肢肿,胸闷欲呕,胸胁胀满,纳差便溏;苔白腻,脉弦滑。

[分析] 脾虚湿停,痰浊中阻,孕后血聚养胎,阴血益虚,肝失滋养,肝阳夹痰浊上扰清窍,故头晕目眩,头胀而重;脾失健运,水湿泛溢肌肤,故见面浮肢肿;脾虚肝旺,则见胸闷欲呕,胸胁胀满,纳差便溏;苔白腻,脉弦滑,均为脾虚肝旺之征。

【治疗】

1. 阴虚肝旺证

[基本治法] 滋阴补肾,息风潜阳。

[方药运用] 杞菊地黄汤(《医级》)加龟甲、牡蛎、石决明。

熟地黄 10 g,山茱萸 10 g,山药 10 g,泽泻 10 g,茯苓 9 g,牡丹皮 10 g,枸杞子 6 g,菊花 9 g,炙龟甲 15 g,煅牡蛎 10 g,石决明 10 g。

方中熟地黄滋阴养血、益肾填精,为补肝肾、益精血之要药;山茱萸补益肝肾;龟甲滋阴潜阳;山药益气,补脾肺肾;枸杞子补肝肾而益精明目;菊花疏风清热、平肝明目;牡蛎、石决明清肝潜阳;牡丹皮清热凉血、退虚热;茯苓健脾、渗利水湿;泽泻渗利湿浊。

[服法] 每日 1 剂,水煎分 2 次服。

[加减] 若热象明显者,加知母 10 g、黄柏 6 g;口苦心烦重者,加黄芩 5 g、竹茹 10 g;眩晕昏仆者,加钩藤 10 g、天麻 10 g。

2. 脾虚肝旺证

[基本治法] 健脾利湿,平肝潜阳。

[方药运用] 半夏白术天麻汤(《医学心悟》)合钩藤汤(夏桂成经验方)加减。

　　制半夏5g,白术10g,天麻10g,茯苓9g,橘红9g,甘草5g,大枣5g,白蒺藜10g,钩藤10g,石决明10g,莲子心5g,白芍10g。

　　方中半夏化痰降逆;天麻平肝息风止眩;钩藤清心热,平肝风;石决明清肝潜阳;莲子心养心安神;白芍养血柔肝;白术、茯苓健脾祛湿,橘红理气化痰;甘草和中调药;大枣调和脾胃。

　　[服法]每日1剂,水煎分2次服。

　　[加减]血压甚高者,加珍珠母10g、生牡蛎10g(先煎),平肝潜阳。

【中成药】

　　1. 杞菊地黄丸　每次4.5g,每日2次。适用于肝肾阴虚型子晕。

　　2. 天麻片　每次5~6片,每日3次。适用于脾虚肝旺型子晕。

【其他治疗】

　　针刺疗法　体针:取降压沟、风池、曲池、足三里、太冲穴。

【转归及预后】

　　本病及时治疗症状可以控制,经治疗后孕妇头目肿胀减轻,胎儿继续发育生长;若经治疗后孕妇肢体面目肿胀进一步加重,根据病情采用中西医结合方法进行治疗。

【夏桂成临证经验】

夏桂成诊治子晕验案

孙某,女,32岁。

初诊(2021年6月16日):因孕8个月,头晕目眩1周就诊。1周前无明显诱因出现头晕目眩,休息后可稍缓解,未服用药物治疗,颜面略红,自感口咽干燥,偶有手心发热,无腹痛腰酸阴道流血,纳可眠差,多梦,小便调,大便偶有便秘,舌红苔少,脉弦数。产检胎心、胎动未见异常,血压145/90mmHg,无水肿及视力模糊。查血常规、尿常规、血生化,行产科彩超,结果提示:尿蛋白(-),余未见异常。既往体健,月经规律,无痛经史。治以滋阴补肾,息风潜阳。药用杞菊地黄丸加减。处方:熟地黄、山茱萸、山药、泽泻、茯苓、牡丹皮、枸杞子各10g,菊花6g,龟甲、牡蛎、石决明各15g,沙参、麦冬各6g。服药14剂后,头晕目眩明显改善,无病情反复,继续巩固治疗1个月,妊娠足月分娩。

　　[按语]夏桂成认为本病多因肝肾阴亏,孕后肝阳上扰所致,补益肝肾,滋阴平肝是治疗大法。在症状初起时足够重视,注意休息和及时治疗,可以很快恢复正常,否则很快转入子痫。常用药有枸杞子、钩藤、石决明、苦丁茶等。水肿尿少者,尚须加入车前子、黛灯心。养阴药龟甲、女贞子、墨旱莲等亦是常用药。

第七节　子　痫

　　妊娠晚期或临产时或新产后,突然发生眩晕倒仆,昏不知人,两目上视,牙关紧闭,四肢抽搐,全身强直,须臾醒,醒复发,甚至昏迷不醒者,称为"子痫",又称"妊娠痫证"。本病多数在重症妊娠眩晕的基础上发作,也可不经此阶段而突发痫证。最常发生在妊娠晚期及临产前,称为产前子痫;部分发生在分娩过程中,即产时子痫。产后一般发生在24小时内,较少见。西医学的妊娠高血压疾病中的子痫可参照本病辨证论治。

【病因病机】

中医认为,脾肾两虚,运化无权,水湿内停;气机阻滞,津液不布发为子肿;阴虚阳亢,上扰清窍,或痰浊上扰,可引起头目眩晕等,即子晕;若子肿、子晕进一步发展,肝阳上亢,肝风内动,或痰火上扰,蒙蔽清窍,出现抽搐昏迷者,即发为子痫。本病因于肝、脾、肾三脏虚损,阴血不足为本,进而产生风、火、痰为标。

1. 肝风内动 素体阴虚,孕后阴血下聚养胎,阴虚愈甚,阴不涵阳,肝阳上亢,肝风内动,遂发子痫。

2. 痰火上扰 脾肾虚弱,水湿内停,湿聚成痰,孕后阴血养胎,阴虚内热,灼液为痰,热与痰结,痰火交炽,上蒙清窍,发为子痫。

3. 虚风 素体阴虚,孕后阴血下聚养胎,阴虚愈甚以致风动,发为子痫。根据我们体验,产褥子痫较多见此类型。

【诊断与鉴别诊断】

(一) 诊断

1. 临床症状

(1) 妊娠中晚期有高血压、水肿或蛋白尿史。

(2) 妊娠晚期,或临产时及新产后,突然眩晕倒仆,昏不知人,两目上视,牙关紧闭,四肢抽搐,腰背反张,须臾醒,醒复发,甚或昏迷不醒。

2. 检查 子痫发作前血压可明显升高,≥160/110 mmHg,蛋白尿≥5 g/24 h,或有血小板减少、血清氨基转移酶升高、凝血障碍等。

(二) 鉴别诊断

本病应与妊娠合并癫痫发作相鉴别:癫痫患者既往有发作史,一般无高血压、水肿、蛋白尿等症状和体征,发作时突然出现意识丧失,抽搐开始即出现全身肌肉持续性收缩。

子痫患者有高血压、水肿、蛋白尿;抽搐前有先兆,抽搐时初为面部等局部肌肉,以后波及全身,伴面部青紫,呼吸暂停1~2分钟。

【辨证】

(一) 先兆子痫

1. 阴虚阳旺证

[证候]妊娠后期,常感头晕目眩,夜寐甚差,腰酸心悸,面色潮红,高血压,或下肢水肿,舌红或绛,脉弦劲而数。

[分析]素体阴虚,孕后血聚冲任日久,肝阳偏亢,故见头晕目眩、高血压;肾阴偏虚,阴虚内热,故血不养心,夜寐甚差,腰酸心悸,面色潮红;舌红或绛,脉弦劲而数为肝肾阴虚,肝阳偏亢之征。

2. 脾湿肝旺证

[证候]妊娠后期,面浮肢肿,头痛头晕,纳食不馨,胸闷泛恶,神疲肢软,大便偏溏,血压高,蛋白尿,舌质淡红,苔腻,脉虚弦而滑。

[分析]脾虚不运,水湿停聚,故见面浮肢肿,纳食不馨,胸闷泛恶;水湿流走肠间,故大便偏溏;清阳不升,故见头痛头晕,神疲肢软;湿聚成痰,肝郁气滞,故见血压高,蛋白尿;舌质淡红,苔腻,脉虚弦而滑,为脾虚肝旺之征。

（二）子痫发作期

1. 风火型

[**证候**] 妊娠晚期，或临产时及新产后，突然眩晕倒仆，四肢抽搐，牙关紧闭，目睛直视，口吐白沫，少时自醒，醒后复发，发则抽搐。轻则偶发，重则频频发作，昏迷不醒，血压高持续不降，舌红或绛，苔无或花剥，脉弦细而数或弦劲有力。

[**分析**] 肾阴不足，肝失所养，肝阳上亢，故见眩晕、血压高持续不降；肝风内动，筋脉拘急，则四肢抽搐，牙关紧闭，目睛直视，口吐白沫；风火相煽，扰犯神明，故昏不知人；舌红或绛，苔无或花剥，脉弦细而数或弦劲有力，均为阴虚火旺、肝风内动之征。

2. 痰火型

[**证候**] 妊娠晚期，或临产时及新产后，突然发作，眩晕仆地，昏迷不醒，喉中痰声辘辘，发作之前，头晕恶心，口腻痰多，入夜寐差，烦躁不已，惊悸不安，舌苔黄腻而厚，舌质偏红，脉滑数。

[**分析**] 热盛于内，灼伤津液，炼液成痰，痰湿内盛，则头痛胸闷，面浮肢肿，郁久化热，痰火上蒙清窍，故见突然倒仆，昏迷不醒，气粗痰鸣；火盛风动，则牙关紧闭，四肢抽搐；舌苔黄厚腻，脉滑数，俱为痰火上扰之征。

3. 虚风证

[**证候**] 产后数小时内，突然昏晕倒仆，头昏眩晕，胸闷心悸，四肢抽搐，汗多，面无华色，舌质淡红，苔薄黄，脉细数，血压高，蛋白尿，或有水肿。

[**分析**] 妇人新产后，肝肾阴虚，虚风内动，昏晕倒仆、四肢抽搐；肝肾阴虚，不能上荣于目，故头晕目眩、血压高、蛋白尿；腰腿酸软为肾虚之证；大便干涩，脉细弦，舌质红，俱为肝肾阴虚之证。

【治疗】

本病证的治疗在于先兆期，应以阴虚肝阳肝风为主，运用滋阴清肝平肝，息风静阳，利水化痰，控制肝阳肝风，控制子痫发作。应本着"治病与安胎并举"的原则，勿过用滑利、峻下、逐水及辛散温燥之品。一旦发生子痫，以清肝息风、安神定痉为治疗大法。

（一）先兆子痫

1. 阴虚阳旺证

[**基本治法**] 滋阴潜阳，平肝清心。

[**方药运用**] 杞菊地黄汤（《医级》）合二甲。

枸杞子 10 g，甘菊 6 g，生地黄、怀山药、山茱萸、炒丹皮、茯苓、泽泻、白芍各 10 g，炙龟甲、生牡蛎各 20 g，钩藤 15 g（后下）。

方中熟地黄、山茱萸、山药并补肝脾肾；泽泻利湿泄浊；牡丹皮清泄相火；茯苓健脾燥湿，所谓三补三泻；枸杞子滋补肝肾，菊花平抑肝阳，清肝明目。二甲重在滋阴潜阳。

[**服法**] 水煎分服，每日 1 剂，血压甚高者日服 2 剂。

[**加减**] 大便秘结者加生大黄 6 g（后下）、柏子仁 9 g；水肿明显者加天仙藤 15 g、冬瓜皮 10 g、车前子（包煎）10 g；头疼甚者加夏枯草 10 g、全蝎粉（吞）3 g、僵蚕粉（吞）3 g；目糊羞明者加黄连 3 g、生龙齿（先煎）10 g。

2. 脾湿肝旺证

[**基本治法**] 健脾利湿，平肝潜阳。

[**方药运用**] 半夏白术天麻汤加减（《医学心悟》）。

煨天麻 9 g，白术 10 g，制半夏 6 g，茯苓 15 g，陈皮 6 g，大腹皮 9 g，钩藤（后下）15 g，防己 10 g，苦丁茶、白蒺藜各 10 g，赤小豆 10 g。

方中半夏燥湿化痰,降逆止呕;天麻、钩藤、苦丁茶平肝息风而止眩晕;白术、茯苓健脾燥湿;陈皮理气化痰;大腹皮、防己行水消肿。

[服法] 水煎分服,每日1剂。血压高者,每日2剂。

[加减] 蛋白尿明显者,加猪苓、土茯苓、白茅根各10 g;血压甚高者,加入珍珠母、生牡蛎各15 g(先煎)。

(二) 子痫发作期

1. 风火型

[基本治法] 息风潜阳,平肝清心。

[方药运用] 羚角钩藤汤(《通俗伤寒论》)加减。

羚羊角粉(吞)0.3~0.6 g,钩藤20 g,桑叶、川贝母各6 g,鲜生地黄、白芍、竹茹、茯神、白蒺藜各10 g,甘菊花5 g,珍珠母(先煎)20 g,生牡蛎(先煎)15 g。

方中羚羊角、钩藤、桑叶、菊花、白蒺藜清热平肝,凉肝息风;生地黄凉血滋阴,白芍养阴柔肝,川贝母、竹茹清热化痰,茯神平肝宁心安神。

[服法] 水煎分服,每日3剂。不能服者改鼻饲。

[加减] 如心肝火旺盛者,加入龙胆草6 g,黄连3 g,苦丁茶、夏枯草各10 g;夹有昏迷痰多者,加入天竺黄10 g、陈胆星10 g、炙远志6 g。

2. 痰火型

[基本治法] 清热豁痰,开窍安神。

[方药运用] 清宫汤(《温病条辨》)合牛黄清心丸(《痘疹世医心法》)。

连翘心、玄参心各6 g,莲子心3 g,羚羊角粉(吞)3 g,水牛角粉15 g,牡丹皮10 g,广郁金(明矾拌)9 g,炙橘红6 g,石菖蒲5 g,陈胆星、天竺黄各10 g,竹沥水1匙,牛黄粉(吞)0.3 g。

方中连翘心、玄参心、莲子心、羚羊角粉、水牛角粉、牡丹皮清心平肝开窍;广郁金、炙橘红、石菖蒲、陈胆星、天竺黄、竹沥水豁痰开窍,牛黄粉开窍安神。

[服法] 水煎分服,每日2剂。不能服者改鼻饲。

[加减] 有时抽搐者,上方加入钩藤15 g、全蝎(另吞)3 g;昏迷甚者,加服至宝丹1粒,或苏合香丸每次1丸,每日2次。

3. 虚风证

[基本治法] 滋阴养血,平肝息风。

[方药运用] 三甲复脉汤(《温病条辨》)加减。

炙龟甲、炙鳖甲、牡蛎各20 g(先煎),白芍10 g,钩藤(后下)15 g,炙甘草6 g,太子参15 g,制何首乌、熟地黄、怀山药、女贞子各10 g,陈皮6 g,山楂10 g。

方中炙龟甲、炙鳖甲、牡蛎滋阴息风;钩藤平肝,白芍缓肝柔肝;太子参、制何首乌、熟地黄、怀山药、女贞子滋阴养血;陈皮、山楂行气消滞。

[服法] 水煎分服,每日1剂。

[加减] 气血两虚者,加入黄芪、党参、炒当归各10 g;昏迷有痰声辘辘者,加入陈胆星、天竺黄各6 g,炙橘红5 g;眼涩模糊者,加入枸杞子10 g、甘菊6 g、桑叶6 g、赤芍10 g。

总之,本病证情况紧急,需中西医结合抢救。抢救无效时,应及时终止妊娠,以挽救孕产妇生命。

【中成药】

1. 安宫牛黄丸 每次1丸,每日1次。适用于痰火上扰型子痫。

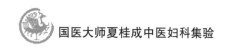

2. 牛黄清心丸　每次 1 丸,每日 1 次。适用于痰火上扰型子痫。若喉中痰鸣,可用竹沥水送下。

【其他治疗】

针刺疗法　体针:取人中、涌泉穴,行重刺激,继而针刺足三里、三阴交、血海、合谷、曲池、中脘,予中等刺激,留针 20 分钟。

【转归及预后】

妊娠期高血压疾病多在妊娠期出现一过性高血压、蛋白尿,分娩后随即消失。对子痫前期应积极治疗,以期有较好的妊娠结局。子痫前期重度、子痫治不及时,可出现严重并发症,有可能出现胎死宫内、死产、新生儿死亡及产妇永久性高血压、肾损害、脑出血等,甚至危及产妇生命。

【夏桂成临证经验】

夏桂成诊治子痫验案

陈某,女,33 岁,体重 68 kg。

初诊(2018 年 9 月 18 日):患者停经 8 月余,孕期未规律产检,近 1 周自觉头晕目眩休息后,于我院名医堂夏桂成门诊就诊。患者头晕目眩频发,夜寐差,腰俞酸楚,面色潮红,血压 150/100 mmHg,尿蛋白 4 g/24 h,左下肢轻微水肿,纳差,二便调,余无明显不适。既往身体健康,否认高血压史及重大疾病史,否认药物、食物过敏史。月经规律,无痛经史。平素情绪易急躁,舌质偏红,苔腻,脉象弦滑。辨证属于肾阴不足,肝失所养,肝阳上亢证。治法:养阴清热,平肝息风。药用加减羚角钩藤汤(夏桂成经验方)。处方:水牛角 30 g,钩藤 15 g,桑叶 6 g,川贝母 6 g,生地黄 10 g,白芍 10 g,竹茹 10 g,白蒺藜 10 g,丹参 10 g,甘菊花 5 g,珍珠母(先煎)15 g,青龙齿(先煎)15 g,牡蛎 15 g。服法:水煎分服,每日 1 剂,分 2 次服用。1 周后,头晕目眩缓解,血压正常,尿常规阴性。

[按语]子晕是先兆子痫的主要表现,但必须具有高血压、蛋白尿、水肿三者,其中尤以高血压最为主要,一般控制子痫发作,就必须在先兆子痫期控制高血压,血压稳定,才能防止子痫的发作。且妊娠晚期,肝肾阴虚,胎火更旺,则肝火肝阳亦旺,是以容易化风炼痰,导致风火型子痫。羚角钩藤汤是最适合的方剂,本方药来之于《重订通俗伤寒论》,药用羚羊角片、双钩藤、霜桑叶、京川贝、鲜生地黄、滁菊花、生白芍、茯神木、生甘草、淡竹茹,夏桂成去掉生甘草,加入青龙齿、白蒺藜、珍珠母、丹参等品,是以着眼于外风用药偏于温散,不符合子痫的发作内在的胎火因素,即子痫因素,重在清降,因而除掉独活、防风、川芎、杏仁等温散之品,加入钩藤、菊花、川贝母、青龙齿、珍珠母等味更为合适。

加减羚角钩藤汤,治疗先兆早产血压高属风火型者,确有一定效果。由于现代重视妊娠高血压的防治,所以子痫发病率已大大减少,因为当发作子痫时,抢救稍不及时,病死率还是比较高的。我们根据《妇人大全良方·妊娠疾病门》附治验:一妊妇因怒,忽仆地,良久而醒,吐痰发搐,口噤项强,用羚羊角散渐愈。更用钩藤散始瘥。又用归脾汤而安。按羚羊角散,即《妇人大全良方》之方,原方下注明:治妊娠冒闷,角弓反张,名曰子痫风痉。

第八节　胎 萎 不 长

妊娠四五个月后,孕妇腹形与宫体增大明显小于正常相应妊娠月份,胎儿存活而生长迟缓者,称为"胎萎不长",该病名见于《叶氏女科证治》。《诸病源候论》称为"妊娠胎萎燥"。《张氏医通》谓"胎不长养"。名称虽不一,其病实同。

《诸病源候论·胎萎燥候》早有记载:"胎之在胞,血气资养,若血气虚损,胞脏冷者,胎则翳燥萎伏不长。"指出了本病病因病机。《校注妇人良方》云:"夫妊娠不长者,因有宿疾,或因失调,以致脏腑衰损,气血虚弱,而胎不长也。"对气血虚弱的原因有了进一步认识。又如《陈素庵妇科补解·胎瘦不长》谓:"何至瘦而不长……盖胎瘦由于母血不足也。母血之不充由于脾胃之衰弱耳。"指出本病与脾胃虚弱有关。《圣济总录》记载:"凡胎处胞中,或有萎燥者,盖由妊妇所禀怯弱,不足自周,阴阳血气偏系,非冷即热,胞胎失于滋利,所以萎燥而不长也。日月虽过,不能生育,亦有后时致此者,唯宜资母血气,俾阴阳调通,本末相应,则胎从而有养矣。"认为其病因主要为孕母阴阳失衡与气血不足,致胞宫寒热失调,胎失濡养。张景岳认为病因不同,治疗随机应之,提出"宜补、宜固、宜清"等不同治法。本病属高危妊娠之一,若不及时治疗,严重时可致胎死腹中或过期不产。西医学的胎儿生长受限可参照本病辨证治疗。

【病因病机】

本病主要机制是父母禀赋虚弱,或孕后将养失宜,以致脏腑气血不足,胎失所养,引起胎儿生长迟缓。

1. 气血虚弱　如素体气血不足,或久患宿疾,或孕后恶阻较重,气血化源不足,或胎漏下血日久耗伤气血,冲任气血不足,胎失所养,以致胎萎不长。

2. 脾肾亏虚　素体禀赋脾肾不足,或孕后房事不节,损伤肾气;或劳倦伤脾,致精血化源不足,胎失所养,遂致胎萎不长。

3. 血热　素体阳盛或阴虚内热,或久病失血伤阴;或孕后过服辛辣食物及辛热暖宫药物;或感受热邪,以致邪热灼伤阴血,胎为邪热所伤,又失阴血的濡养,因而发生胎萎不长。

4. 血瘀　母体胞宫原有癥瘕,瘀滞于内等导致胞脏虚损,胎养不足,而生长迟缓。

【诊断与鉴别诊断】

(一) 诊断

1. 临床表现

(1) 可伴有胎漏、胎动不安史,或有妊娠剧吐、妊娠期高血压、慢性肝肾疾病、心脏病、贫血或营养不良的病史,或孕期有高热、接触放射线史,或有烟酒、吸毒、偏食等不良嗜好等。

(2) 妊娠中晚期,其腹形明显小于相应妊娠月份。

2. 产科检查　宫底高度、腹围与孕期不符合,明显小于妊娠月份,宫高、腹围连续 3 周测量均在第 10 百分位数以下,或胎儿发育指数小于-3。

3. 辅助检查　B 超测量头围与腹围比值(HC/AC)小于正常同孕周平均值的第 10 百分数,胎儿双顶径增长缓慢、羊水过少、胎盘老化。彩色多普勒超声检查脐动脉舒张期末波缺失或倒置提示有胎萎不长可能。

(二) 鉴别诊断

胎萎不长应与胎死不下、羊水过少鉴别。

1. 胎死不下　两者都有宫体小于妊娠月份的临床特点,但胎死不下可有胎动不安病史,或反复阴道出血,主要表现为妊娠中、晚期,孕妇自觉胎动停止,B 超检查无胎动、胎心音。胎萎不长胎儿虽小于停经月份,但有胎动、胎心音。B 超可协助诊断。

2. 羊水过少　两者均可表现腹围及宫高小于正常孕月,但羊水过少 B 超检查胎儿肢体发育正常,羊水暗区在 3 cm 以下,与胎萎不长的肢体发育偏小不同。

【辨证】

本病辨证以虚证为主。依据全身症状、舌脉等进行辨证。

1. 气血虚弱证

[证候] 妊娠腹形小于妊娠月份,胎儿存活;身体羸弱,头晕心悸,少气懒言,面色萎黄或苍白;舌质淡,苔少,脉细滑弱。

[分析] 胎赖气血以养,气血虚弱,则胎失所养,故胎儿虽成活,但生长缓慢,妊娠腹形小于妊娠月份;血虚心脑失养,故头晕心悸;气虚阳气不布,故少气懒言;气血亏虚,肌肤失于充养,故面色萎黄或苍白、身体羸弱;舌质淡,苔少,脉细滑弱,均为气血虚弱之征。

2. 脾肾亏虚证

[证候] 妊娠腹形小于妊娠月份,胎儿存活,头晕耳鸣,腰膝酸软,纳少便溏,或形寒畏冷,手足不温,倦怠无力;舌质淡,苔白,脉沉迟。

[分析] 胞脉系于肾,脾肾不足,精血乏源,则胞脉失养,故胎虽存活,但生长迟缓,妊娠腹形小于妊娠月份;脾肾阳气虚衰,不能温养胞脉肢体,故形寒畏冷,手足不温;脾虚失运,故纳少便溏,倦怠无力;头晕耳鸣、腰膝酸软、舌质淡、苔白、脉沉迟,均为脾肾亏虚之征。

3. 血热证

[证候] 妊娠腹形小于妊娠月份,胎儿存活;口干喜饮,心烦不安,或颧赤唇红,手足心热,便结溺黄;舌质红,苔黄,脉滑数或细数。

[分析] 妇人孕后过服辛辣食物及辛热暖宫药物;或感受热邪,以致邪热灼伤阴血,胎养不足,故胎虽存活,但生长迟缓,妊娠腹形小于妊娠月份;血热灼伤津液,故口干喜饮,便结溺黄;邪热灼伤阴血,虚火内炽,则心烦不安、颧赤唇红、手足心热;舌质红,苔黄,脉滑数或细数均为血热之征。

4. 血瘀证

[证候] 妊娠腹形小于妊娠月份,胎儿存活,时有下腹隐痛或坠痛;舌质黯红或有瘀斑,脉弦滑或沉弦。

[分析] 妇人胞宫原有癥瘕,瘀血阻滞胞宫,胎养不足,故胎虽存活但生长迟缓;瘀阻胞宫,不通则痛,故时有下腹隐痛或坠痛;舌质黯红或有瘀斑,脉弦滑或沉弦均为血瘀之征。

【治疗】

本病治疗重在养精血,益胎元;补脾胃,滋化源。若发现畸胎、死胎情况时,则应下胎益母,以防变生他病。

1. 气血虚弱证

[基本治法] 补气养血,滋营胎元。

[方药运用] 八珍汤(《瑞竹堂经验方》)加阿胶、枸杞子、黄芪、广木香、焦山楂、合欢皮、茯神。

当归、白芍、熟地黄、川芎、党参、白术、茯苓、黄芪、枸杞子、阿胶各 10 g,炙甘草 6 g,广木香、焦山楂、合欢皮、茯神各 12 g。

方中当归、白芍、熟地黄、川芎养血补血,党参、白术、茯苓、黄芪补气健脾,枸杞子、阿胶滋补肝肾,合欢皮、茯神宁心安神,木香、山楂健脾,甘草调和诸药。

[服法] 每日 1 剂,水煎分 2 次服,阿胶另炖冲。

[加减] 夜寐甚差者,加夜交藤、炒酸枣仁;腹胀大便偏溏者,去当归、熟地黄,加砂仁(后下)、煨木香、炒香谷芽;胎漏下血者,去川芎,加苎麻根、陈棕炭、艾叶炭。

2. 脾肾亏虚证

[基本治法] 健脾温肾,营育胎元。

[**方药运用**]温土毓麟汤(《傅青主女科》)、香砂六君汤、长胎白术丸(《叶氏女科证治》)等。

巴戟天10 g,覆盆子10 g,炒白术10 g,党参10 g,山药10 g,神曲10 g,补骨脂10 g,炒川续断10 g,杜仲10 g。

方中巴戟天、覆盆子、补骨脂、炒川续断、杜仲温补肾阳,党参、山药、白术、神曲健脾益气,共同起到温肾健脾之功能。

如偏于脾胃虚弱者,腹胀便溏,纳欠神疲,可用香砂六君汤,药如党参、炒白术、茯苓、茯神、广木香、砂仁、紫苏梗、炮姜、陈皮等药。

《叶天士女科证治》的长胎白术丸:白术(蜜炙)、川芎、阿胶、熟地黄各12 g,牡蛎、川椒蜜丸米饭下。功效:温阳散寒,养血育胎。主治:血寒宫冷证,胎萎不长。

[**服法**]每日1剂,水煎分2次服。

[**加减**]小腹冷痛颇著,大便泄泻次数增多者,加制附片、炮姜;心烦失眠者,加钩藤、炒酸枣仁;小便偏少者,加茯苓、泽泻。

3. 血热证

[**基本治法**]滋阴清热,养血育胎。

[**方药运用**]保阴煎(《景岳全书》)。

生地黄10 g,熟地黄10 g,白芍10 g,黄芩6 g,黄柏6 g,山药10 g,续断10 g,甘草3 g。

生地黄、熟地黄、白芍滋阴养血,山药、续断健脾温肾,黄芩、黄柏清热凉血,甘草调和诸药。

[**服法**]每日1剂,水煎分2次服。

[**加减**]若心烦不安,夜寐不实者,加黄连、青龙齿;头痛乳胀,加钩藤、栀子;若阴虚内热重者,可用两地汤加枸杞子、桑椹子滋阴壮水以平抑虚火。

4. 血瘀证

[**基本治法**]祛瘀消癥,固冲育胎。

[**方药运用**]桂枝茯苓丸(《金匮要略》)合寿胎丸(《医学衷中参西录》)。

桂枝6 g,芍药10 g,桃仁10 g,牡丹皮10 g,茯苓10 g,菟丝子10 g,桑寄生10 g,续断10 g,阿胶10 g。

方中菟丝子、桑寄生、续断、阿胶益肾养胎,桃仁、牡丹皮、桂枝、芍药、茯苓祛瘀消癥。

[**服法**]每日1剂,水煎分2次服,阿胶另炖冲。

[**加减**]若腹胀矢气,胸闷烦躁者,加佛手片、广木香、紫苏梗;腰酸神疲者,加党参、黄芪。

【中成药】

滋肾育胎丸　每次5 g,每日3次,适用于肾虚和脾肾两虚之胎萎不长。

【转归及预后】

胎萎不长,如胎儿无异常,经及时调治,可正常生长发育,足月分娩。若治疗不及时或调治不当,则导致过期不产,甚至胎死腹中或胎儿畸形等;或虽能足月分娩,也可影响到儿童期的体能与智力发育。若胎儿畸形或染色体异常,预后不良。

【夏桂成临证经验】

夏桂成诊疗胎萎不长验案

沈某,女,32岁,教师,体重50 kg,身高167 cm。

初诊(2019年1月17日)：停经17周,少腹隆起不明显。患者末次月经2018年9月26日,停经31日时,测血HCG阳性,停经40日左右起持续少量阴道出血,每日半片护垫量,色褐,无血块、黏液,无腹痛,口服白及粉1周后血止。刻下症见：停经17周,身体瘦弱,未见明显腹部隆起,时感头晕心悸,少气懒言,面色苍白,无明显腹痛,无阴道流血、流液,夜眠可,小便少,大便溏,每日2次。体重较孕前增加1kg,舌质淡,苔薄白,脉细滑。辅助检查B超发现胎儿存活,胎儿大小与怀孕月份不符。既往身体健康,否认重大疾病史,否认药物、食物过敏史。月经规律,无痛经史。治法：补气养血,滋营胎儿。药用八珍汤加减。处方：炒黑当归6g,白芍、熟地黄、川芎、党参、白术、茯苓、黄芪各10g,枸杞子、阿胶各9g,炙甘草5g。方中党参、熟地黄相配,益气养血为君药,白术、茯苓健脾祛湿,当归、白芍养血合营,均为臣药;川芎活血行气为佐药,使本方补而不滞;黄芪大补元气、枸杞子滋补肝肾、阿胶补血同为佐药,甘草调和诸药为使,诸药同用,共奏益气养血之效。服法：每日1剂,水煎分2次服,阿胶另炖冲。服药7剂,患者精神好转,头晕心悸不显。再服7剂,面色红润。嘱其停药,以均衡营养,培补后天。尔后少腹日益隆起,足月分娩一男孩,体重达3.5kg多,发育良好。

[按语]此案系"胎萎不长",张景岳认为："妊娠胎气本乎血气,胎不长者,亦唯血气之不足耳。""胎气全赖气血以养胎元。"治疗上主张"当治其疾,益其气血,则胎自长"。历代久用不衰的八珍汤、长胎白术散等都是这一思想的具体体现。益气养血是治疗胎萎不长传统有效的方法,其中以人参、黄芪大补元气,丹参养血活血,菟丝子滋肾养精,安胎圣药黄芩清热安胎、白术健脾安胎最为常用。人参补五脏、安精神,为大补元气之要药,有人用人参皂苷治疗胎儿生长受限取得显著效果。丹参活血养血,有"一味丹参可抵四物"之说,具有改善微循环、抗凝、镇静、缓解平滑肌痉挛等作用,对子宫—胎盘—胎儿的血供有重要作用。

胎萎不长属于高危妊娠,重在预防,做到优生优育。备孕期间夫妇双方戒烟、戒酒,避免接触有害物质,慎用药物,注意心态放松,避免焦虑。妊娠早期注意休息,及时监测,排除胎儿畸形,尽早治疗,必要时终止妊娠,下胎益母。

第九节　子　　嗽

妊娠期间,咳嗽不已,称为"子嗽",亦称"子咳""妊娠咳嗽"。本病的发生、发展与妊娠期母体内环境的特殊改变有关。若妊娠咳嗽剧烈或久咳不已,可损伤胎气,严重者致堕胎、小产。西医学妊娠期合并慢性支气管炎、肺炎可参照本病辨证治疗。

【病因病机】

孕后饮食伤脾,水湿内停,聚湿生痰,上犯于肺;孕后阴血不足,不能涵养心肝,兼之情绪烦躁、心肝气郁化火、夹脾家痰湿,上犯乎肺;或素有痰湿,孕后阳气偏亢,火邪刑金等导致肺失宣降而致咳嗽。咳不离于肺,且不止于肺;肺不伤不咳,而脾不伤不久咳。妊娠咳嗽,久咳不已,病变部位在肺,而系于脾。主要病因病机为阴虚火旺、痰饮内停,导致肺失清肃,肺气不宣,故致咳嗽。

1. **阴虚痰火**　素体阴虚,孕后胎气偏旺,气盛化火,火乘于肺,炼液成痰、痰火蕴塞于肺,失于肃降,以致咳嗽。

2. **阴虚肺燥**　素体阴虚,肺阴不足,孕后阴血下聚养胎,故因孕重虚,阴血愈亏,虚火上炎,灼肺伤津,肺失濡养,肃降失职,而致咳嗽。

3. **脾虚痰饮**　素体脾胃虚弱,痰湿内生,孕后气以载胎,致肺虚益甚,或暴饮暴食,或过食生冷寒凉,脾失运化,水湿内停,聚湿生痰,痰饮犯肺,肺失肃降,而发咳嗽。

【诊断与鉴别诊断】

（一）诊断

1. 临床表现

（1）孕前有慢性咳嗽史或孕后有贪凉饮冷史。

（2）妊娠期间，咳嗽不已，甚或胸闷气促，不得平卧等。

2. 辅助检查　查血常规、痰培养等。胸部摄片有助于本病的诊断及鉴别诊断，但放射线可能对胎儿造成伤害，故应权衡利弊施行。

（二）鉴别诊断

抱儿痨　抱儿痨孕前多有痨病史，临床表现久咳不愈，形体消瘦，潮热盗汗，痰中带血，可行结核菌素试验加以鉴别，必要时行胸部 X 线摄片辅助诊断。

【辨证】

本病辨证需抓住咳嗽的特征。一般以阴虚火旺夹痰为主证型，火旺指胎火旺也。子嗽有四大特点：其一是咳嗽较久，一般至少 1 月余；其二乃早晚尤其是入夜咳剧；其三有咽喉痒；其四为咳嗽剧烈时不得平卧。若干咳无痰或少痰多兼阴虚肺燥；咳嗽痰多，痰色白多兼脾虚痰饮；咳嗽不已，咳痰不爽，痰液黄稠则多兼痰火犯肺。

本病的特点：早晚发作明显，且咽痒阵咳。本病病位主要在肺，关系到心肝脾，主要病机为孕后阴血下聚养胎，虚火内生，扰动胎气化火，两火上升，灼伤肺津，肺失濡润。

1. 阴虚火旺夹痰证（主证型）

［证候］妊娠期间，咳嗽日久，入夜咳剧，咽喉刺痒，咳嗽剧烈时不得平卧，尿少便干；舌红，苔薄腻，脉细滑数。

［分析］素体阴虚，孕后阴血下聚养胎，则阴血愈亏，阴虚火旺，耗伤肺之阴津，致肺肃降失职，故咳嗽日久，入夜咳剧，咽喉刺痒；尿少便干，舌红，苔薄腻，脉细滑数均为阴虚火旺之象。

2. 阴虚肺燥证

［证候］妊娠期间，咳嗽不已，干咳无痰或少痰，甚或痰中带血；口燥咽干，失眠盗汗，手足心热；舌红，苔少，脉细滑数。

［分析］素体阴虚，孕后阴血下聚养胎，故因孕重虚，虚火内生，灼肺伤津，肺失濡养，肃降失职，故咳嗽不已，干咳无痰；肺络受损，则痰中带血；口燥咽干，失眠盗汗，手足心热，舌红，苔少，脉细滑数均为阴虚内热之象。

3. 脾虚痰饮证

［证候］妊娠期间，咳嗽痰多，胸闷气促，甚则喘不得卧；神疲纳呆；舌质淡胖，苔白腻，脉濡滑。

［分析］素体脾虚，孕后气以载胎，肺虚益甚，运化失职，水湿停聚，聚湿成痰；痰饮射肺，肺失肃降，故咳嗽痰多，胸闷气促，喘不得卧；神疲纳呆，舌质淡胖苔白腻，脉濡滑均为脾虚痰饮之象。

【治疗】

治疗上以清热泻火润肺、化痰止咳为主，重在治肺，兼顾治脾，宁心调肝。

因本病发生在妊娠期间，需遵循治病与安胎并举的原则，治咳兼顾胎元，必要时加用安胎清心调肝之药，慎用降气、豁痰、滑利之品。

1. 阴虚痰火证（主证型）

［**基本治法**］清热化痰，止咳安胎。

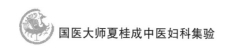

［**方药运用**］子嗽散（夏桂成经验方）加减。

炙桑白皮 10 g，青蛤壳 10 g，苦杏仁 10 g，炙百部 10 g，炒黄芩 10 g，炒黄柏 6 g，北沙参 10 g，川贝母 10 g，炙知母 10 g。

方中青蛤壳清热化痰止咳，桑白皮、黄芩、黄柏清热泻肺，知母、百部、杏仁化痰止咳，北沙参养阴清肺。

［**服法**］水煎分服，每日 1 剂。早、晚饭后 1 小时温服。

［**加减**］若痰火甚，痰中带血丝，加仙鹤草、蒲黄炭；若纳食不香、脘痞不舒，加陈皮、炒谷麦芽。若剧咳而不能卧者，要加入清心止痉的药物，如钩藤、黄连、白芍、炙枇杷叶、五味子等品。

2. 阴虚肺燥证

［**基本治法**］养阴润肺，止咳安胎。

［**方药运用**］百合固金汤（《医方集解》）去当归、熟地黄，加桑叶、阿胶、黑芝麻、炙百部。

百合 15 g，生地黄 15 g，麦冬 15 g，玄参 5 g，白芍 10 g，浙贝母 10 g，桔梗 10 g，生甘草 10 g。

方中百合、麦冬、玄参养阴润肺止咳；生地黄、芝麻滋补肝肾；贝母、百部化痰止咳；桑叶、桔梗、甘草清肺利咽；阿胶、白芍养血敛阴止血，且能安胎；当归虽有养血之效，但以行为养，恐有动胎之弊，故不用；肺虽喜润恶燥，但润之太过，易聚湿成痰，故去熟地黄。全方共奏滋肾养阴润肺，金水相生之效。

［**服法**］水煎分服，每日 1 剂。早、晚饭后 1 小时温服。

［**加减**］若咳嗽中带血严重者，加侧柏叶、仙鹤草、墨旱莲；若颧红潮热，手足心热甚者，加地骨皮、白薇、十大功劳叶；若大便干结者，加肉苁蓉、火麻仁。

3. 脾虚痰饮证

［**基本治法**］健脾除湿，化痰止咳。

［**方药运用**］六君子汤（《太平惠民和剂局方》）加紫菀、桔梗。

党参 10 g，白术 15 g，茯苓 10 g，甘草 5 g，姜半夏 10 g，陈皮 10 g，紫菀 10 g，桔梗 6 g。

方中四君子汤调和脾胃，脾胃健运，痰湿自除。加陈皮、半夏、紫菀、桔梗可加强化痰止咳之功。

［**服法**］水煎分服，每日 1 剂。早、晚饭后 1 小时温服。

［**加减**］若胸闷痰多甚者，加陈皮、紫菀、紫苏梗、枇杷叶。

【中成药】

1. 川贝枇杷膏　每次 1 匙，每日 2 次。适用于阴虚肺热型子嗽。
2. 参贝北瓜膏　每次 1 匙，每日 2 次。适用于肺虚痰多型子嗽。
3. 祛痰灵　每次 1 支，每日 2 次。适用于肺热痰多型子嗽。

【转归及预后】

子嗽经过适当的治疗和休息，一般预后良好。若咳嗽剧烈或经久不愈，或素体脾肾不足，或有流产甚至习惯性流产病史患者，病情进一步发展可损伤胎气，导致胎漏、胎动不安，甚则堕胎、小产。

【夏桂成临证经验】

夏桂成诊疗子嗽验案

贾某，女，29 岁，已婚。

初诊（2018 年 2 月 25 日）：主诉孕 10 周，咳嗽 2 周，加重 4 日。现病史：患者末次月经 2017 年 12 月 17 日。2 周前患者受凉后出现咳嗽，未予重视及治疗，现咳嗽加重，见少量黄痰，口干咽痛，无恶心呕吐,无明显腹痛,无阴道流血、流液。伴有失眠盗汗,小便黄赤,大便近2日未见。于2018年2月26日就诊于我院名医堂夏桂成门诊,辅助检查示:血常规未见明显异常;妇科彩超提示:孕后期,单活胎。因恐X线会对胎儿造成伤害,故未行胸片检查。既往身体健康,否认重大疾病史,否认药物、食物过敏史。月经规律,无痛经史。平素情绪稳定,孕后情绪稍显急躁,纳尚可,舌红少苔,脉象滑数。

　　夏桂成诊后认为:该患者孕后阴血下聚养胎,故虚火内生,灼肺伤津,肺失濡养,肃降失职,故咳嗽不已,干咳少痰;口干咽痛,失眠盗汗,手足心热,舌红、少苔,脉数均为阴虚内热之征,脉滑为有妊之象。治法:养阴润肺,止咳安胎。药用百合固金汤(《医方集解》)加减。处方:百合10 g,生地黄6 g,麦冬、玄参、白芍、浙贝母、桔梗各10 g,生甘草5 g,桑叶、阿胶、黑芝麻、炙百部各6 g。服法:水煎分服,每日1剂,共4剂。早、晚饭后1小时温服。另嘱患者清淡饮食,忌服辛燥酸辣之品,以免耗伤肺阴,注重防寒保暖,防止外邪入侵加重病情,尽量避免情绪波动、劳累。

　　二诊(2018年3月1日):患者自诉服药后,咳嗽症状减轻,咳痰量减少,口干咽痛缓解,睡眠稍有改善,小便色淡黄,舌质淡红苔白,脉滑。故再3剂,煎服法同前。嘱1周后复诊。

　　三诊(2018年3月8日):患者无咳嗽咳痰,无口干咽痛及其他不适症状,纳寐可,二便调。舌淡苔白,脉滑。

　　[按语] 妊娠咳嗽,即子嗽,病名首见于《女科百问·何为子嗽》,是指妊娠期间,咳嗽不已。《诸病源候论》的"妊娠咳嗽候",认为本病的发生主要责之于肺,但随四时气候之变更,五脏应之,皆能令人咳。《妇人大全良方》云:"其嗽不已,则传于腑,妊娠病久不已,则伤胎也。"治疗必须以止嗽与安胎并举。本病的发生、发展与妊娠期母体内环境的特殊改变有关。若妊娠咳嗽剧烈或久咳不已,可损伤胎气,严重者致堕胎、小产。本病病位主要在肺,关系到脾,肺不伤不咳,而脾不伤不久咳。因妇人素体阴虚,而孕后阴血下聚养胎,故因孕重虚,虚火内生,心肝之火刑金,灼肺伤津,肺失濡养,肃降失职,故咳嗽不已,干咳少痰;口干咽痛,失眠盗汗,舌红、少苔,脉数均为阴虚内热之征,脉滑为有妊之象。本病当属"阴虚肺燥"之征。治当以养阴润肺,止咳安胎。方中百合、麦冬、玄参养阴润肺止咳;生地黄、芝麻滋补肝肾;浙贝母、百部化痰止咳;桑叶、桔梗、甘草清肺利咽;阿胶、白芍养血敛阴止血,且能安胎;当归虽有养血之效,但以行为养,恐有动胎之弊,故不用;肺虽喜润恶燥,但润之太过,易聚湿成痰,故去熟地黄。全方共奏滋肾养阴润肺,金水相生之效。

　　妊娠咳嗽,疾病有轻重之别,病情轻者,以中医辨证施治为主,注意治病与安胎并举;病情重者或素体脾肾不足,或有流产甚至习惯性流产病史者,可损伤胎气,导致胎漏、胎动不安,甚则堕胎、小产。

　　肺乃娇脏,主气司呼吸,主宣发肃降,通调水道,朝百脉,主治节。肺为娇脏,不耐寒热燥湿诸邪之侵;肺又上通鼻窍,外合皮毛,故妊娠期间勿贪凉或取暖太过,以免招致外邪犯肺。饮食宜清淡、新鲜而富有营养,勿暴饮暴食或嗜食生冷寒凉。素体阴虚孕妇,孕期禁辛辣燥热之品,可常用滋阴润肺之生梨、百合等食疗。同时应避免情绪大起大落,保持心情舒畅。

第十节 子 瘖

　　妊娠晚期,孕妇突然出现声音沙哑,甚则不能出声音,称为"子瘖"。亦名"身重瘖""哑胎""妊娠失音""妊娠不语"等。出自王肯堂《胎产证治》。《素问·奇病论篇》亦云:"人有重身,九月而瘖。"因孕至八九个月,胎儿长大,阻绝胞中之络脉,胞脉受阻,肾阴不能上荣舌本,以致逐渐或突然不能发声。一般不需治疗,待十月子生,胞脉复通,可自然恢复。

【病因病机】

子瘖之病,与肺、肾密切相关。因少阴肾脉,下养胎元,上循喉咙,系舌本,肺主声音。若肾精耗损太过,或胎气偏盛,阻遏少阴肾脉,肾精不能上承养肺,则音哑不扬,遂致子瘖。本证一般以虚证多见。

1. 肺阴亏虚　素体肺阴不足,肺虚气弱,复因妊娠胎体渐长,阴血养胎,阴津益虚,肾精不能上承,则金破不鸣。

2. 肾阴不足　素体肾阴不足,或房劳多产,肾虚气弱,孕后胎气偏盛,阻遏肾脉,肾中阴液不能上至舌本则音哑不扬。

3. 寒凝气滞　久居寒冷之地,或孕后长期感寒,寒凝经脉,寒主收引,津液不能上承,致金实不鸣。

4. 气实证　孕后胎气偏盛,阻遏肾脉,津液不能上至舌本则音哑不扬。

【诊断与鉴别诊断】

(一) 诊断

本病以虚证多见,以肺肾气阴不足为主,好发于妊娠后期,其特点为突然起病,音嘶不扬,或音细嘶哑,而无外感表证。

(二) 鉴别诊断

本病需与外感所致音瘖者鉴别,外感引起之音瘖,必有外感表证,如发热、恶寒、头痛、咽痛、咳嗽等症,需及时祛邪外出。如为本病,酌情给予补养肺肾、益气开音之剂,不须妄投医药。足月分娩之后,自能复常。

【辨证】

本病以虚证多见,以肺肾气阴不足为主,好发于妊娠后期,其特点为突然起病,音嘶不扬,或音细嘶哑,而无外感表证。如音嘶而兼见咽喉干燥、颧红,掌心灼热,头晕耳鸣等,治宜滋肾益阴,用六味地黄丸加减以生其津,津足则荣舌本,自然发声。宣窍开发之治不宜于本证。此时精神切勿过于紧张,应注意静心休养,少讲话。饮食宜清淡,滋润,忌辛苦酸辣之品,以免伤津耗液。

1. 肺阴亏虚证

[证候] 妊娠八九月,声音嘶哑,口渴咽燥,或久咳不止,潮热盗汗,午后颧红。舌红少津,脉细滑带数。

[分析] 素体肺阴不足,肺虚气弱,复因妊娠胎体渐长,阴血养胎,阴津益虚,肾精不能上承,则金破不鸣,并见咽干口燥,舌红脉细数均为肺阴不足之证。

2. 肾阴不足证

[证候] 妊娠后期,声音嘶哑,咽喉干燥,头晕耳鸣,掌心燥热,心烦易怒,舌红苔花剥或有裂纹,脉细滑带数。

[分析] 素体肾阴不足,或房劳多产,肾虚气弱,孕后胎气偏盛,阻遏肾脉,肾中阴液不能上至舌本则音哑不扬,舌红脉细数均为肾阴不足之证。

3. 寒凝气滞证

[证候] 妊娠后期,声音嘶哑,甚则不能出声,形寒胃胀,舌苔白腻,脉细滑。

[分析] 妊娠后期,胞脉阻滞,寒凝经脉,寒主收引,津液不能上承,致金实不鸣。

4. 气实证

[证候] 妊娠9个月,声音重浊低微,或不能出声,面色如常,身体壮实,喉间有痰,咳咯不爽,胸闷不

舒,大便不畅,舌苔黄白腻,脉弦滑。

[分析] 胎气偏盛,阻遏肾脉,津液不能上至舌本则音哑不扬。

【治疗】

1. 肺阴亏虚证

[基本治法] 滋阴养肺,养肺开音。

[方药运用] 养阴清肺汤(《重楼玉钥》)。

生地黄 10 g,玄参 9 g,麦冬 9 g,浙贝母 6 g,牡丹皮 10 g,白芍 10 g,甘草 6 g,薄荷 3 g。

生地黄、玄参、麦冬养阴清热,牡丹皮凉血消肿,白芍养血敛阴,浙贝母清热化痰,薄荷散邪利咽,甘草清热解毒,调和诸药。

[服法] 水煎分服,每日 1 剂。早、晚饭后 1 小时温服。

[加减] 肺夹痰火,兼有咳嗽,咽痛,咳吐黄痰者,加瓜蒌仁 12 g、芦根 15 g,浙贝母加重至 12 g。

2. 肾阴不足证

[基本治法] 滋阴益肾,补肾开音。

[方药运用] 六味地黄汤(《小儿药证直诀》)。

熟地黄 10 g,山药 10 g,山茱萸 10 g,牡丹皮 10 g,茯苓 10 g,泽泻 10 g。

熟地黄、山药、山茱萸三补药滋阴补肾,牡丹皮、茯苓、泽泻三泻药凉血益阴,清虚热,起到滋阴益肾,补肾开音作用。

[服法] 水煎分服,每日 1 剂。早、晚饭后 1 小时温服。

[加减] 阴虚夹痰火,兼有咳嗽,咽痛,咳吐黄痰者,去泽泻、山茱萸,加瓜蒌仁 12 g。

3. 寒凝气滞证

[基本治法] 温经理气,散寒开音。

[方药运用] 广嗣丸(《增补内经拾遗方选》)。

丁香 3 g,沉香 3 g,山茱萸 6 g,官桂 3 g,白及 3 g,蛇床子 6 g,木鳖子 6 g,杏仁 6 g,细辛 6 g,砂仁 6 g。

丁香、沉香暖肾之功,山茱萸滋阴补肾,官桂治腹内诸冷,白及、蛇床子、木鳖子、细辛、杏仁诸药温肾散寒,砂仁通滞气。

[服法] 上为末,炼蜜为丸,如绿豆大,每服 30 丸,每日 3 次。

[加减] 阳虚夹痰,兼有咳嗽,咳吐白痰者,加瓜蒌仁 12 g。

4. 气实证

[基本治法] 顺气开音,化痰利咽。

[方药运用] 瘦胎挞气饮加味(《女科指南》)。

杏仁 9 g,石菖蒲 9 g,枳实 9 g,桔梗 3 g,生甘草 5 g,紫苏子 9 g,紫苏梗 9 g,川贝母 9 g,胖大海 5 g。

杏仁、紫苏子、川贝母化痰宣肺,石菖蒲、紫苏梗祛湿化痰,枳实、桔梗一降一升宣肺止咳,胖大海温润宣肺,生甘草祛痰止咳,调和诸药。

[服法] 水煎分服,每日 1 剂。早、晚饭后 1 小时温服。

[加减] 若火热甚便秘不行者,可用玉烛散即四物汤合调胃承气汤。

【中成药】

1. 六味地黄丸　每日 2 次,每次 6～9 g。适用于气虚型子瘖。

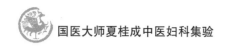

2.大补阴丸　每日2次,每次6～9g。适用于气虚型子瘖。

【其他治疗】

(1)玉蝴蝶、冰糖放入去核的梨中,蒸服。

(2)黄芪30g、大枣5枚,煎汤代茶。

【转归及预后】

本病一般不需治疗,待十月子生,胞脉复通,可自然恢复。以虚证多见,以肺肾气阴不足为主,好发于妊娠后期,其特点为突然起病,音嘶不扬,或音细嘶哑,而无外感表证。此时精神不要过于紧张,应注意静心休养,少说话。饮食宜清淡,滋润,忌辛苦酸辣之品,以免伤津耗液。

【夏桂成临证经验】

夏桂成诊疗子瘖验案

刘某,女,29岁。

初诊(2018年1月6日):主诉孕6月余,咽干声嘶10日余。现病史:末次月经2017年7月3日,妊娠6月余。患者近10日咽干微痛,咽喉无红肿,声音沙哑,发音困难,日渐益甚。无恶心呕吐,无明显腹痛,无阴道流血,流液。伴有失眠,小便黄赤,大便近2日一行,便干。脉细数,舌红苔见裂纹。患者于2018年1月6日就诊于我院名医堂夏桂成门诊。妇科彩超提示:孕后期,单活胎。既往身体健康,否认重大疾病史,否认药物、食物过敏史。月经规律,无痛经史。平素情绪稳定,孕后情绪稍显急躁,纳尚可,舌红苔见裂纹,脉细数。

患者气阴不足,故而咽干微痛,肾水不足,不能循经上承,故声音沙哑,发音困难,小便黄赤,大便干结,舌红苔见裂纹,脉细数均符合气阴不足。证属肾水不足,不能循经上承。治法:滋肾安胎,药用六味地黄汤加减。处方:生地黄、熟地黄各10g,山茱萸10g,山药10g,茯苓10g,牡丹皮10g,泽泻10g,杏仁10g,麦冬10g,北沙参10g,白芍10g。服法:水煎分服,每日1剂,共3剂。早、晚饭后1小时温服。另嘱患者清淡饮食,忌服辛燥酸辣之品,以免耗伤肺阴,注重防寒保暖,防止外邪入侵加重病情,尽量避免情绪波动和劳累。

二诊(2018年1月9日):3剂药后患者自述咽干疼痛明显好转,声嘶恢复,再予继服上方2剂,症状悉除。电话随访,整个孕期未再发作。

第十一节　妊娠小便淋痛

妊娠期间出现尿频、尿急、淋漓涩痛者,称为"妊娠小便淋痛",亦称"子淋"。子淋最早见隋代《诸病源候论·妇人妊娠诸候》中妊娠患子淋候"淋者,肾虚膀胱热也。肾虚不能制水,则小便数也;膀胱热则水行涩,涩而且数,淋沥不宣。妊娠之人,胞系于肾,肾患虚热成淋,故谓子淋也"。病变部位在膀胱,临床应尽量做到早期诊断,早期治疗。本病预后良好,若治疗不彻底或愈后反复发作,则会损伤正气,使病情愈加复杂而缠绵难愈。西医学的妊娠合并尿道炎、膀胱炎、肾盂肾炎等泌尿系统感染的疾病可参照本病辨证治疗。

【病因病机】

本病主要的发病机制是膀胱郁热,气化失司。其热有虚实之分,虚者因孕后阴血下注冲任养胎,素体阴虚者阴血愈亏,阴虚火旺,灼伤津液,则小便淋漓涩痛;实证由心火偏亢、湿热下注所致,或因素体阳盛,或嗜食辛辣,或感受热邪,致热蕴于内,引动心火,移热小肠,传入膀胱,热灼津液,则小便淋漓涩痛;或因孕期摄生不慎,感受湿热之邪,湿热蕴结,下注膀胱,发为小便淋漓涩痛。

1. 阴虚津亏　患者平素阴血亏虚,孕后阴血愈亏,阴血亏则虚火炎,灼伤津液,则出现小便短小,淋沥涩痛等症状。

2. 心火下移　素体阳盛,孕后阴血养胎,阴不上承,心火偏旺或孕后过食辛辣助火之品,热蕴于内,引动心火,心火移热于小肠,传入膀胱,热灼津液出现小便淋沥涩痛等症状。

3. 湿热下注　患者孕后摄生不慎,感受湿热之邪,膀胱系津液之府,湿热蕴结于下焦,下注膀胱,湿热阻于肾与膀胱,导致气化失常,水道不通,出现本症。

【诊断与鉴别诊断】

(一) 诊断
1. 临床表现
(1) 孕前可有尿频、尿急、淋漓涩痛的病史或不洁性生活史。
(2) 妊娠期间出现尿频、尿急、淋沥涩痛,甚则点滴而下、小腹坠胀疼痛等症,甚或腰痛。
2. 辅助检查　尿常规检查见红细胞、白细胞或少量蛋白。

(二) 鉴别诊断
1. 妊娠小便不通　妊娠小便不通以妊娠期间小腹拘急,尿液潴留为特征,无灼热疼痛。尿常规基本正常,B超显示有尿液潴留。

2. 妊娠遗尿　妊娠期间不自觉地尿失禁而自行排出为主,无尿急尿痛。尿常规检查基本正常。

【辨证】

本病辨证需分清虚实。妊娠小便淋痛的病程长短可作为辨别虚实的依据,属虚热者,小便淋沥不爽,量少色淡黄;实热者小便艰涩刺痛,尿短赤。治疗以清润为主,不宜过于通利,以免损伤胎元。必须予以通利者,应佐以固肾安胎之品。

1. 阴虚津亏证
[证候]妊娠期间小便频数,淋漓涩痛,量少色黄,午后潮热,手足心热,大便干结,颧赤唇红,舌红,苔少或无苔,脉细数。

[分析]素体阴虚,孕后阴血下聚养胎,阴液益亏,虚火内生,阴虚火旺,下移膀胱,灼伤津液,则小便淋沥涩痛。津液内亏,故而小便量少色黄,午后潮热,手足心热,颧赤唇红均为阴虚之象,舌红,苔少或无苔,脉细数亦为阴虚之征。

2. 心火偏亢证
[证候]妊娠期间,小便频数,艰涩刺痛,尿短赤,面赤心烦,渴喜冷饮,甚则口舌生疮,舌红,苔薄黄,脉滑数。

[分析]素体阳盛,孕后阴血下聚养胎,阴不济阳,心火偏亢,或孕后过食辛辣助火之品,热蕴于内,引动心火,心火亢盛,移于小肠,传入膀胱,热灼津液,故小便淋沥涩痛。尿短赤,面赤心烦,渴喜冷饮,甚则口舌生疮,舌红,苔薄黄,脉滑数,均为心火移于下焦之象。

3. 湿热下注证
[证候]妊娠期间,小便频数,尿色黄赤,艰涩不利,灼热刺痛,口苦咽干,渴喜冷饮,胸闷食少,带下黄稠量多,舌红,苔黄腻,脉滑濡数。

[分析] 摄生不慎,感受湿热之邪,蕴于下焦,内侵膀胱,灼伤津液,气化不利发为本病。湿停于内,故而胸闷少食,湿停化热,结聚下焦,故而带下黄稠量多。舌红,苔黄腻,脉滑濡数均为湿热之象。

【治疗】

1. 阴虚津亏证

[基本治法] 滋阴清热,润燥通淋。

[方药运用] 知柏地黄汤(《医宗金鉴》)。

知母10 g,黄柏6 g,牡丹皮10 g,熟地黄10 g,山茱萸10 g,怀山药10 g,泽泻10 g,茯苓10 g。

方中六味地黄汤补益肝肾,知母、黄柏清利下焦,合之具有滋阴降火之功。

[服法] 每日1剂,水煎分2次服。

[加减] 若潮热显著者,加麦冬、五味子、地骨皮;尿中带血者,加女贞子、墨旱莲、小蓟。

2. 心火偏亢证

[基本治法] 清心泻火,润燥通淋。

[方药运用] 导赤散(《小儿药证直诀》)加麦冬、玄参。

生地10 g,甘草梢6 g,木通6 g,淡竹叶10 g,麦冬10 g,玄参10 g,黛灯心5 g。

方中生地、甘草梢、木通、淡竹叶为导赤散清心通淋,麦冬、玄参养心阴清虚热,共为清心泻火,润燥通淋。

[服法] 每日1剂,水煎分2次服。

[加减] 小便热痛甚者,加黄芩、栀子;尿中带血者,加炒地榆、大蓟、小蓟。

3. 湿热下注证

[基本治法] 清热利湿,润燥通淋。

[方药运用] 加味五淋散(《医宗金鉴》)去车前子、木通、滑石。

黑栀子10 g,赤茯苓5 g,当归10 g,白芍10 g,黄芩6 g,甘草梢5 g,生地黄10 g,泽泻10 g。

方中黑栀子、黄芩清肝热,生地黄、当归、白芍养阴清热,赤茯苓、泽泻利湿通淋。

[服法] 每日1剂,水煎分2次服。

[加减] 若热盛毒甚者,加金银花、野菊花、蒲公英、紫花地丁;尿中带血者,加大蓟、小蓟、侧柏叶、炒地榆。

【其他治法】

1. 芭根旱莲煎　处方:芭蕉根10 g,墨旱莲10 g。服法:水煎分服,每日1剂。适用于阴虚子淋,尿中带血。

2. 艾灸　灸气海、膀胱俞(双)、阴陵泉(双)、关元,配穴取大椎、足三里(双)。需有通上达下的温热感为宜,直至局部皮肤呈轻度充血为止。

【预后及转归】

本病应尽量做到早期诊断,早期治疗,预后良好。如治疗不彻底或愈后反复发作,则会因正气损伤,病情愈加复杂而缠绵难愈。若为急性泌尿系感染所致的高热可引起流产、早产,胎儿神经管发育障碍,急性肾盂肾炎可能发生中毒性休克,慢性肾盂肾炎可能发生妊娠高血压。

【夏桂成临证经验】

夏桂成诊疗妊娠小便淋痛验案
陈某,女,32岁,已婚。

初诊(2017 年 5 月 12 日)：妊娠 5 月余,小便频数,淋沥不净,尿道灼热而痛,溺色黄浊,口腻不欲饮,倦怠乏力,身重腿困。尿常规检查,见有红、白细胞,蛋白(－)。血压正常。舌质红,黄白腻苔,脉见滑数。

此为妊娠期间,湿与热相搏结,致州都之官气化不行。湿停于内,机体运化失司,气血运行不畅,故而倦怠乏力,身重腿困,检验结果提示患者无肾损伤,病位并不在肾,而在膀胱,治疗当以清热利湿通淋,但要注意中病即止,防止通淋伤胎之弊。处方以加味五苓散加减。方中黄柏、苍术清热,茯苓、薏苡仁、泽泻利湿,生地黄、金银花、连翘、白茅根、炒山药、桑寄生清热解毒。全方共奏清热利湿,润燥通淋之功。服上方 3 剂后,小便频数减,尿量较多,身重腿困转轻。原方加川续断 9 g,再服 3 剂,诸症消失。后随访未发本症。

[按语] 妊娠小便淋痛即子淋,以妊娠晚期多见,本病最早见于《金匮要略·妇人杂病脉证并治》："妇人病饮食如故,烦热不得卧,而反倚息者,何也? 师曰：此名转胞,不得溺而也。"并提出以肾气丸主之。本病病因总于热,主要病机为热灼膀胱,气化失司,水道不利,其热有虚实之分,在治疗时应分清虚实,治疗上以清润为主,不宜过于苦寒通利,中病即止,不可滥用攻伐。

第十二节　妊娠小便不通

妊娠期间,出现小便不通,甚至小腹胀急疼痛,心烦不得卧,称"妊娠小便不通",又称"转胞"或"胞转",以妊娠晚期 7～8 个月时较为多见。本病首见于《金匮要略·妊娠病脉证并治》："妊娠,小便难,饮食如故……"并于《金匮要略·妇人杂病脉证并治》中称为"转胞",西医学的妊娠合并尿潴留可参照本病辨证治疗。

【病因病机】

妊娠小便不通的病因病机主要是肾虚或气虚无力举胎,压迫膀胱,致膀胱不利,水道不通,溺不得出。属本虚标实证,临床有肾虚、气虚之分。

1. 肾虚　平素肾气亏虚或房事不节,孕产频数屡伤肾气,以致胎元下坠压迫膀胱,故而小便不通。

2. 气虚　素体脾虚,中气不足,或饮食伤节损伤脾气,孕后期胎体渐大而中气不足,无力举胎,以致胎体下坠压迫膀胱而令小便不通。

【诊断与鉴别诊断】

(一) 诊断

1. 临床表现

(1) 了解既往有无多胎妊娠、糖尿病、巨大胎儿等情况。

(2) 多发生在妊娠晚期,以小便不通、小腹胀满疼痛为主证。

2. 辅助检查　查尿常规基本正常。B 超检查显示有尿液潴留可协助诊断。

(二) 鉴别诊断

妊娠小便淋痛　以小便淋沥涩痛为主,尿常规检查见红细胞、白细胞及少量蛋白。

本病症以妊娠期间小腹拘急、尿液潴留为特征,无灼热疼痛。尿常规基本正常,B 超显示有尿液潴留。

【辨证】

本病需辨明病位,以小便不通为主,伴腰膝酸软、畏寒肢冷者,多属肾虚;伴神疲倦怠、头重眩晕者,

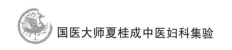

多属气虚。

1. 肾虚证

［证候］妊娠期间,小便不通,或频数量少;小腹胀满而痛,坐卧不安,腰膝酸软;舌淡,苔薄润,脉沉细无力。

［分析］肾虚系胞无力,胎压膀胱,或命门火衰,不能温煦膀胱以化气行水,故小便频数不畅,甚至小便不通;溺蓄脬中,则小腹胀急疼痛,坐卧不宁;肾虚阳气不振,则畏寒肢冷,腰膝酸软。舌质淡,苔薄润,脉沉细无力均为肾虚之象。

2. 气虚证

［证候］妊娠期间,小便不通,或频数量少,小腹胀急疼痛,坐卧不安,面色㿠白,神疲倦怠,头重眩晕,舌淡,苔薄白,脉虚缓。

［分析］气虚无力举胎,胎重下坠,压迫膀胱,水道不利,溺不得出,故小便不通或频数量少;溺停膀胱,膀胱胀满,故小腹胀急疼痛,坐卧不安;气虚下陷,清阳不升,中气不足,故面色㿠白,头重眩晕,气短懒言。舌质淡,苔薄白,脉虚缓,均为气虚之征。

【治疗】

治疗本着"急则治其标,缓则治其本"的原则,以补气升提助膀胱气化为主,不可妄用通利之品,以免影响胚胎。

1. 肾虚证

［基本治法］补肾益气,化气行水。

［方药运用］肾气丸(《金匮要略》)去牡丹皮,加巴戟天、菟丝子。

干地黄 10 g,山药 10 g,山茱萸 10 g,泽泻 9 g,茯苓 10 g,桂枝 10 g,巴戟天 10 g,菟丝子 9 g,制附片 10 g。

方中原以三补三泻之六味地黄丸组成,滋补肝肾之阴,制附片、桂枝温肾助阳,加入后使得补阴方成为阴中求阳方,加巴戟天、菟丝子增加温润肾气之功。

［服法］每日 1 剂,水煎。

［加减］腰膝酸软甚者,加桑寄生、续断。

2. 气虚证

［基本治法］补中益气,导溺举胎。

［方药运用］益气导溺汤(《中医妇科治疗学》)。

党参 15 g,白术 10 g,扁豆 10 g,茯苓 10 g,桂枝 3 g,升麻 3 g,桔梗 4.5 g,通草 6 g,乌药 4.5 g。

方中党参、白术、扁豆、茯苓益气健脾,桂枝、升麻、桔梗升清,乌药、通草理气降浊,共筹补中益气、导溺举胎之功。

［服法］每日 1 剂,水煎分 2 次服。

［加减］气虚甚者,加黄芪、山药;夹有湿热者,加入滋肾丸,即知母、黄柏、肉桂。

【中成药】

1. 金匮肾气丸　每次 9 g,每日 2 次。适用于肾阳虚型妊娠小便不通。
2. 补中益气丸　每次 6 g,每日 3 次。适用于气虚型妊娠小便不通。

【转归及预后】

本病经治疗后排尿顺畅,胎儿继续正常发育生长,则为治疗痊愈。若是有反复,但排尿明显顺畅,胎儿亦可正常发育。若治疗后排尿不利,需人工导尿。若出现尿频、尿急、淋漓涩痛,不缓解,甚至肉眼血尿,腰酸,发热,必要时需要终止妊娠。

【夏桂成临证经验】

夏桂成诊疗妊娠小便不通验案

李某,女,28岁。

初诊(2008年9月2日):主诉孕3个月,排尿困难9日伴尿潴留1日。现病史:患者孕3个月时于2008年8月22日因"呼吸道感染"以青霉素治疗,2008年8月25日起出现排尿困难,现于某市妇幼保健院住院治疗,保留导尿,拔除导尿管后仍小便不能自解,遂又保留导尿。刻下孕86日,排尿困难,无阴道出血,无腰酸,小便略胀,恶心不适,纳谷不馨,咳嗽咯痰,量少,难以咯出,无发热,便秘4～5日一行,出汗多。辨证为:脾气虚弱,胃失和降,下焦湿热。诊断:妊娠小便不通。方拟补中益气汤加滋肾丸加减。

二诊(2008年9月9日):服用上药后,2008年9月5日尿管拔除,小溲能解。B超:单胎,顶臀径74.8 mm,胎心搏动好。刻下:小便已通,略有淋漓不净,有排不净之感,咳嗽偶作,痔疮出血,便秘,恶心欲吐稍缓,纳食偏少,腰略酸,舌红苔腻,脉细滑带濡。治拟益气升阳,清热利湿,仍以补中益气汤加滋肾丸加减。后电话随访,1个月后未发小便不利。

[按语] 患者孕3个月,小便不通,小腹作胀,属下焦膀胱湿热,气化不利;咳嗽阵作,咯痰时有,难以咯出,为气机不升,夹有痰湿之征。恶心欲吐,便秘,辨属胃失和降,浊气上逆。辨证为:脾气虚弱,胃失和降,下焦湿热。《甲乙经》中有曰:"胞转不得溺,少腹满,关元穴主之。"又曰:"小便难,水胀溺少,胞转,曲骨主之。"《甲乙经》所指出的胞转,非妊娠小便不通,此胞指膀胱而言。《金匮要略·妇人杂病脉证并治》:"问曰,妇人病,饮食如故,烦热不得卧,而反倚息者,何也?师曰:此名转胞,不得溺也。以胞系了戾,故致此病,但利小便则愈,宜肾气丸主之。"虽未明确指出妊娠小便不通,但又包括在内。至朱丹溪,则明确指出:"有妇妊孕九月,转胞小便不出,下急,脚肿,不堪活。诊脉右涩,左稍和,此饱食气伤,胎系弱,不能自举而下坠,压着膀胱,偏在一边,气急为其所闭,故水窍不能出。转胞之病,大率如此。"赵养葵指出:"有妊妇转胞不得小便,由中气虚怯,不能举胎,胎压其胞,胞系了戾,小便不通。以补气加升举之药,令下窍通,补中汤加减是也。"是案病为脾虚气陷,但又兼夹湿热,以致膀胱气化不展,故以补中益气汤以提升中气,运用黄芪、党参宣开肺气,升麻、桔梗等健运脾气,意在枢纽开合有度,提壶揭盖,缓解胎压膀胱之急,兼合滋肾丸以化膀胱湿热,以黄柏、知母清热燥湿,肉桂辛热之性,开阳化气。治疗拟补气健脾,和胃降浊,佐以清化膀胱湿热。

第十三节　羊水量异常

一、羊水过多

妊娠20～24周后或晚期妊娠出现胎水过多,妊娠期间羊水量超过2 000 mL,称为羊水过多。根据本病的临床特点属于中医"子满""胎水肿满"范畴。

本病首见于《诸病源候论·脏腑胎间水气子满体肿候》:"胎间水气,子满体肿者,此由脾胃虚弱,脏腑之间有停水,而夹以妊娠故也。妊娠之人,经血壅闭,以养受于胎,若夹有水气,则水血相搏,水渍受于胎,兼伤腑脏。脾胃主身之肌肉,故气虚弱,肌肉则虚,水气流溢受于肌,故令体肿;水渍受于胞,则令胎坏。"《叶氏女科证治》指出:"妊娠五六月间,腹大异常,胸膈胀满,小水不通,遍身浮肿,名曰子满。此胞中基水也,若不早治,生子手足必然软短,形体残疾,或水下而死。"对于本病的病因病机、主要证候、预后转归等作了论述。

本病常与胎儿畸形、多胎妊娠、巨大胎儿、孕妇合并症(如妊娠合并高血压病、糖尿病、贫血等)等因素有关,如由胎儿畸形引起,应终止妊娠。

【病因病机】

本病主要发生机制是脾肾两虚,水湿无制,水渍胞中,有脾气虚弱、肾阳虚和气滞湿阻等因素。

1. 脾气虚弱 多由于素体脾虚,孕后饮食失调,或劳倦伤脾,血气下聚冲任养胎,脾气益虚,水湿无制,湿渗胞中,发为子满。

2. 肾阳亏虚 肾气素虚,孕后精血下聚养胎,有碍肾阳敷布,或素体命门不足,肾阳亏虚,难以化气行水,水湿泛溢,积聚于子宫内则为子满。

3. 气滞湿阻 多因素体抑郁,孕后胎体渐大,阻碍气机,气机不畅,气滞湿阻,蓄积于胞中,以致子满为患。

【诊断与鉴别诊断】

(一) 诊断

1. 临床表现

(1) 病史:有糖尿病,病毒感染史,或有胎儿畸胎、双胎史,或无明显诱因。

(2) 症状:妊娠中后期,腹大异常,胸膈胀满,腹部胀痛,甚或喘不得卧,发生紫绀,甚或下肢、外阴水肿及静脉曲张。

2. 产科检查 腹形显著大于正常妊娠月份,皮肤张力大,有液体震颤感,胎位不清,胎心音遥远或听不清。

3. 辅助检查 胎儿染色体检查;羊水生化检查,羊水甲胎蛋白(AFP)平均值超过同期正常妊娠平均值 3 个标准差以上有助于诊断胎儿畸形;羊水中胎儿血型检查可预测胎儿有无溶血性疾病;PCR 技术检测胎儿是否感染病毒。

4. B 超检查 羊水过多的标准有:① 羊水最大暗区垂直深度(AFV):≥8 cm 诊断为羊水过多,其中 8~11 cm 为轻度羊水过多,12~15 cm 为中度羊水过多,>15 cm 为重度羊水过多。② 羊水指数(AFI):≥25 cm 诊断为羊水过多,其中 AFI 25~35 cm 为轻度羊水过多,36~45 cm 为中度羊水过多,>45 cm 为重度羊水过多。B 超对诊断无脑儿、脑积水、脊柱裂等胎儿畸形和多胎妊娠有重要意义。

(二) 鉴别诊断

临床一般根据病史、产科临床检查、B 超等检查结果,与多胎妊娠、巨大胎儿、葡萄胎等作出鉴别诊断。

【辨证】

临证时应注意肢体和腹皮肿胀特征,如皮薄光亮,按之有凹陷,一般为脾虚;皮色不变,按之压痕不显,一般为气滞。

1. 脾气虚弱证

[证候] 妊娠 5~6 个月,腹大异常,腹皮肿胀,胸膈满闷,甚则不能平卧,或伴面浮足肿,食少腹胀,神疲肢软,头昏心慌,面色淡黄,舌淡,苔白,脉沉缓。

[**分析**] 脾虚失运,水湿留聚,浸淫胞中,发为子满,腹大异常;脾虚中阳不振,则食少腹胀,神疲肢软;面色晦暗,舌淡,苍白,脉沉缓,为脾气虚弱之征。

2. 肾阳虚证

[**证候**] 妊娠中后期,腹大异常,甚至阴部、下肢水肿,胸闷气短,形寒畏寒,腰腿酸软,小便不利,面色淡黄,舌淡,苔白,脉沉迟。

[**分析**] 肾阳不足,不能温化水湿,水湿留聚,浸淫胞中,发为子满,腹大异常,甚至阴部、下肢水肿;元阳不振,失于温煦,则畏寒肢冷,小便不利;面色晦暗,舌淡,苔白,脉沉迟,为肾阳不足之征。

3. 气滞湿阻证

[**证候**] 孕期胎水过多,腹大异常,胸膈胀满,甚则喘不得卧,肢体肿胀,皮色不变,按之压痕不显,苔薄腻或白滑,脉弦滑。

[**分析**] 气机郁滞,水湿停聚,蓄积胞中,故胎水过多,腹大异常;湿浊上迫心肺,则胸膈胀满,甚则喘不得卧;气滞湿阻,泛溢肌肤,故肢体肿胀,皮色不变,按之压痕不显;苔薄腻或白滑,脉弦滑,为气滞湿阻之征。

【治疗】

子满的治疗以利水除湿为主,佐以益气行气,应治病与安胎并举,消水而不伤胎。本病以本虚标实证居多,治宜标本兼顾。若胎水肿满伴有胎儿畸形者,应及时终止妊娠,下胎益母。

1. 脾气虚弱证

[**基本治法**] 健脾渗湿,养血安胎。

[**方药运用**] 全生白术散(《胎产秘书》)去川芎。

人参(党参)10 g,白术 10 g,茯苓皮 10 g,甘草 5 g,当归 6 g,紫苏 10 g,陈皮 6 g,生姜 6 g。

方中人参、白术健脾益气;茯苓皮、陈皮、生姜利水消肿;当归养血安胎;紫苏理气健脾;甘草调和诸药。

[**服法**] 每日 1 剂,水煎分 2 次服。

[**加减**] 若畏寒肢冷者,酌加黄芪、桂枝以温阳化气行水;腰痛者,酌加杜仲、续断、菟丝子固肾安胎。

2. 肾阳虚

[**基本治法**] 补肾助阳,化气利水。

[**方药运用**] 真武汤(《伤寒论》)。

制附片 8 g,白术 12 g,白芍 12 g,茯苓 10 g,生姜 3 g。

方中附片温补肾阳;白术、茯苓、生姜利水消肿;白芍养血敛阴。

[**服法**] 每日 1 剂,水煎分 2 次服。

[**加减**] 若畏寒肢冷者,酌加黄芪、防己以温阳化气行水;腰痛者,酌加杜仲、续断、菟丝子固肾安胎。

3. 气滞湿阻证

[**基本治法**] 理气行滞,利水除湿。

[**方药运用**] 茯苓导水汤(《医宗金鉴》)去槟榔。

茯苓 10 g,猪苓 10 g,砂仁 5 g,广木香 10 g,陈皮 6 g,泽泻 10 g,白术 10 g,木瓜 10 g,大腹皮 10 g,桑白皮 10 g,紫苏叶 10 g。

方中茯苓、猪苓、泽泻利水渗湿;紫苏叶、砂仁、广木香、白术、陈皮理气健脾;大腹皮下气宽中利水;木瓜化湿和胃;桑白皮泻肺平喘利水。

[**服法**] 每日 1 剂,水煎分 2 次服。

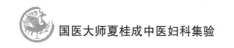

[加减]腹胀甚者,加枳壳;喘甚不得卧者,加葶苈子;下肢肿甚者,加防己。

【中成药】

1. 五皮丸　每次9g,每日2次。适用于气滞湿阻型子满。
2. 五苓散　每次4.6g,每日2次。适用于脾气虚弱型子满。

【夏桂成临证经验】

夏桂成诊疗羊水过多验案

钱某,女,33岁。

初诊(2018年10月19日):主诉妊娠5个月,腹部胀满1周。现病史:患者自诉1周前出现腹部胀满,难以平卧,心悸气短,伴神疲肢冷,不思饮食,夜寐欠安,小便频数,大便溏薄。查体:腹部膨隆,超过正常妊娠腹围,皮肤张力大,有液体震颤感,胎位不清,胎心音遥远。舌质淡润,苔薄白,脉细缓。辅助检查B超:羊水最大暗区垂直深度(AFV)12cm,中度羊水过多。西医诊断:羊水过多。中医诊断:子满(脾气虚弱证)。治法:健脾渗湿,养血安胎。方药:全生白术散(《胎产秘书》)加减。处方:人参10g,白术10g,茯苓皮10g,大腹皮10g,炙甘草5g,当归10g,陈皮10g,生姜皮6g。服本方7剂后,自述腹部胀满较前好转,继续服用14剂后,腹部胀满不显。产前随诊,未见明显羊水过多,足月自然分娩1女孩。

[按语]夏桂成认为本病主要发生机制是脾胃虚弱,运化失司,水湿无制,水渍胞中所致。此外孕后胎儿渐大,阻塞气机,气机不畅,气滞湿阻,蓄积于胞中亦可致胎水肿满。本例患者在妊娠5个月时发现腹部胀满,超过正常妊娠腹围,结合检查结果,西医诊断为羊水过多,中医诊断为子满(脾气虚弱证)。脾虚失运,水湿留聚,浸淫胞中,故胎水过多,腹部胀满;水湿上迫胸膈,故心悸气短,难以平卧;脾气虚弱,中阳不振,则神疲肢冷,不思饮食;舌质淡润,苔薄白,脉细缓,均为脾气虚弱之征。妊娠期间,血聚养胎,脾气虚弱,运化失司,土不制水,水泛湿聚,停于胞中,影响胎儿生长发育。拟用全生白术散培土制水,养血安胎,本方由人参、白术、茯苓皮、生姜皮、陈皮、当归、甘草组成,是健脾行水之缓剂,无利尿逐水峻猛之品,功效显著。方中人参、白术健脾益气,茯苓皮、陈皮、生姜皮理气燥湿以利水,大腹皮下气宽中利水,当归养血安胎,使水去而不伤胎,炙甘草调和诸药。

羊水过多部分是由于胎儿畸形、多胎妊娠、妊娠合并糖尿病、妊娠期高血压等疾病引起的,因此,首先判断胎儿是否正常。若胎儿畸形,应下胎益母。对于慢性特发性羊水过多,中医治疗安全有效。其病机多属本虚标实,治宜标本兼顾,治病与安胎并举,消水而不伤胎。

二、羊水过少

羊水过少,亦称"胎水过少",中医历代并无专门论述,妊娠晚期羊水量少于300mL者,称为羊水过少。早中期妊娠的羊水过少,多以流产告终。临床上发现的羊水过少多在妊娠28周以后,且多与高危妊娠、高危胎儿及胎儿畸形有密切关系。本病论治散见于中医"胎萎""胎枯"的有关文献中。

【病因病机】

本病的病因为阴血不足,津液亏少。患者素体阴虚津少,或孕后胎漏淋漓,或营养不良,以致阴精不足,津液亏少,不能充实子宫以养胎儿,故致羊水不足。或患者素体脾弱,生化之源不足,气血不充,或便溏泄泻,以致津液亏少,孕后阴血下聚以养胎元,阴血不足,津液不充,养胎之血液亦少,故而羊水不足。

1. 阴虚津亏　素体阴虚津少,孕后阴精不足尤甚,津液亏少,不能充养胞宫,故见羊水过少,腹围宫底低于正常。

2. 脾虚血少　素体脾虚,生化乏源,气血不充,孕后尤甚,血虚气弱,胎元失养,腹围宫底低于正常。

【诊断与鉴别诊断】

（一）诊断

产前检查发现宫高腹围偏小,结合 B 超,妊娠晚期羊水最大暗区垂直深度（AFV）≤2 cm 为羊水过少,≤1 cm 为严重羊水过少。羊水指数（AFI）≤5 cm,诊断羊水过少。B 超还可以及时发现胎儿生长受限,以及查见胎儿肾缺如,肾发育不全,输尿管或尿道畸形等。

（二）鉴别诊断

本病需与胎死不下、胎萎不长相鉴别。

1. 胎死不下　胎死不下无胎动和胎心音,可有胎漏、胎动不安史。羊水过少有胎动、胎心音,胎儿肢体发育正常,B 超检查羊水暗区在 3 cm 以下。

2. 胎萎不长　胎萎不长胎儿肢体发育偏小,羊水过少胎儿肢体发育正常,B 超检查最大羊水池深度≤2 cm 或羊水指数≤5 cm。两者均有胎动和胎心音。

【辨证】

本病多属虚证,阴虚津亏为主,脾虚血少为次。前者宜滋阴生津安胎,后者宜健脾养血安胎。

1. 阴虚津亏证

[证候] 妊娠中晚期腹围、宫底低于正常,小腹或有隐痛,头昏腰酸,烦热口渴。皮肤干燥,大便艰行,小便黄,舌质红少苔,脉细数。

[分析] 阴精不足,津液亏少,不能营养冲任、充实子宫以养胎儿,故见腹围、宫底低于正常;冲任源于胞中,冲任不足,胞脉失养,不荣则痛,故小腹隐痛;肾主生殖,腰为肾之府,故见腰酸;津液亏少,失于濡润充养,故见头昏,烦热口渴,皮肤干燥,尿黄便艰,舌质红少苔,脉细数均为阴液亏少之象。

2. 脾虚血少证

[证候] 妊娠中晚期腹围、宫底低于正常,小腹隐痛,头昏心悸,纳欠腹胀,神疲乏力,矢气频作,舌质淡红,苔薄白,脉细滑。

[分析] 胎赖气血以养,脾失健运,生化乏源,血虚气弱,胎元失养,故腹围宫底低于正常;气血不足,胞脉失养,不荣则痛,故小腹隐痛;气血亏虚,不能濡养头目,上荣舌面,故头昏,舌质淡红,苔薄白;血不养心,心神不宁,故心悸;四肢百骸失于濡养,故神疲乏力;清气不升,浊气不降,故纳欠腹胀,矢气频作;血虚而脉失充盈,故脉细。

【治疗】

1. 阴虚津亏证

[基本治法] 滋阴养血,生津安胎。

[方药运用] 一贯煎（《续名医类案》）合沙参麦冬汤（《温病条辨》）。

沙参、麦冬各 9 g,生地黄、熟地黄、白芍、枸杞子各 10 g,石斛、玄参各 12 g,川楝子 6 g,芦根 15 g。

方中生地黄、熟地黄滋阴养血,补益肝肾,清热生津;沙参、麦冬、枸杞子、白芍、石斛、玄参益阴养血,滋肾柔肝,清养肺胃;川楝子疏肝理气,使滋阴而不遏制气机,疏肝理气而不耗伤阴血;芦根清热生津除烦。诸药合用,使阴津充足,胎水生长。

[服法] 水煎频服,每日 2 剂。

[加减] 头昏头疼,烦躁易怒者,加炒栀子 6 g、钩藤 15 g、白蒺藜 6 g;夜寐甚差者,加莲子心 5 g、夜交

藤 15 g、炒酸枣仁 15 g；漏下黏稠液体者，加炙龟甲(先煎)20 g、左牡蛎(先煎)15 g、芡实 10 g。

若羊水过少较甚者，还应加服五汁饮和猪肤汤，交替频服之。

2. 脾虚血少证

[基本治法] 健脾益气，养血安胎。

[方药运用] 参苓白术散(《太平惠民和剂局方》)合当归补血汤(《兰室秘藏》)。

党参、白术各 10 g，茯苓 10 g，甘草 5 g，广木香 9 g，怀山药 10 g，炒白扁豆 10 g，黄芪 30 g，炒当归 6 g，陈皮 6 g。

方中重用黄芪大补肺脾之气，以资气血生化之源，阳生阴长，气旺血生；当归养血和营；党参、白术、茯苓益气健脾；山药助党参健脾益气；白扁豆助白术、茯苓健脾化津，渗渍胞中；陈皮、木香理气健脾，防补益太过而气滞；甘草健脾和中，调和诸药。

[服法] 水煎频服，每日 2 剂。

[加减] 头昏心慌明显者，加丹参 10 g、夜交藤 15 g、合欢皮 9 g、炒酸枣仁 6 g；腰酸腹痛明显者，加炒川续断、桑寄生各 10 g，白芍 12 g；纳食甚差者，加炒谷芽、炒麦芽各 10 g；漏下黏稠液体，似羊水状者加炒芡实 10 g、炙海螵蛸 10 g。

【中成药】

1. 麦味地黄丸　每次 6 g，每日 3 次，适用于津液亏耗证。
2. 十全大补丸　每次 1 匙，每日 3 次，适用于气血两虚证。

【其他治疗】

(1) 重视围产期保健，注意卧床休息。取左侧卧位利于改善子宫供血。

(2) 加强孕期营养，饮食既要富有营养，又要易于消化。严禁辛辣刺激食物及利尿通便、燥湿化痰的药物，以免损耗阴津。

【转归及预后】

羊水过少改变了胎儿生活的内环境，容易出现胎儿宫内缺血缺氧，若同时合并有脐带异常、过期妊娠、妊娠高血压等，更加重胎儿宫内缺血缺氧的程度。如处理不及时，可出现新生儿窒息，甚至围产儿死亡。

【夏桂成临证经验】

夏桂成诊治羊水过少验案

张某，女，28 岁。

初诊(2015 年 5 月 2 日)：主诉孕 29 周产检发现腹围宫底偏低。现病史：B 超提示：胎心 148 次/分，羊水指数≤5 cm，小腹隐痛，头昏，腰酸隐隐，皮肤干燥，大便 2～3 日一行，小便黄，舌质苔少，脉细数。既往否认重大疾病史，否认药物、食物过敏史。月经规律，无痛经史。治疗上以滋阴生津，养血安胎为主。方以一贯煎加减沙参麦冬汤。方用生地黄、熟地黄滋阴养血，清热生津；沙参、麦冬、枸杞子、白芍、石斛益阴养血，滋肾柔肝；川楝子疏肝理气；芦根清热生津除烦，阴津充足，胎水生长。

二诊：方 5 剂治疗后患者上述症状较前改善，心烦易怒，小腹隐隐不适。上方川楝子用量加至 10 g、栀子 5 g。7 剂服药后患者复查 B 超示：胎心 152 次/分，羊水指数 5.5 cm。

[按语] 该患者素体阴虚，阴精不足，津液亏少，孕后津血不能营养冲任，充实子宫以养胎儿，故见腹围、宫底低于正常；冲任源于胞中，冲任不足，胞脉失养，不荣则痛，故小腹隐痛，肾主生殖，腰为肾之府，

故见腰酸;津液亏少,不能濡润充养组织官窍,故见头昏,烦热口渴,皮肤干燥,尿黄便艰,舌质红少苔,脉细数均为阴液亏少之象。羊水过少患者临床较为少见。本病多见于妊娠高血压病、胎儿宫内发育迟缓及过期妊娠等疾病。羊水过少者的胎儿多半似脱水状,皮肤皱缩,或伴有其他畸形。如羊水过少持续5周以上,则多半有明显的羊膜病变或胎病变,有时可与胎儿肾功能不全或尿道闭锁。产前检查发现宫高、腹围偏小,结合B超及有关检查,即可明确诊断,且需与胎萎不长、胎死不下相鉴别。羊水过少多属虚证,分为阴虚津亏、脾虚血少两种,前者宜滋阴生津安胎,后者宜健脾养血安胎。治疗羊水过少多从脾肾论治,主要补充津液,滋阴养血与生津养液合用。

第十四节　妊 娠 身 痒

妊娠中、晚期,亦有少数在早期,出现四肢瘙痒,甚或全身瘙痒,入夜尤甚,或目珠、皮肤、小溲色黄者,称之为"妊娠身痒"。本病散见于古典医籍"妊娠黄疸""妊娠瘙痒"。《陈素庵妇科补解》曰:"孕妇患此必致腹胀胎腐。"前人已经认识到本病防治的重要性。此病的发生原因在于肝经郁火与湿热,孕后阴血下聚以养胎,肝失血养,郁久化火,胆热液泄,流入营血,引动心火,心肝之郁火挟胆液入络,外达肌表,致身痒不已或黄疸;或素体湿浊偏盛,孕后过服辛温之剂,湿热内生,肝火兼胎火挟湿热入络,壅遏肌肤,发为身痒或黄疸。妊娠身痒往往出现较早,且持续时间较长,治疗不及时或病情进一步发展,继则出现黄疸,本病相当于现代医学的"妊娠期肝内胆汁淤积症(ICP)"。

【病因病机】

妊娠期内肝胆汁淤积症发生的原因在于肝经郁火与湿热,在发病过程中有偏于郁火和偏于湿热之不同。本病发于营血之中,若失治或病情日进,肝火湿热经久不解,更耗阴血,进而继发气滞血瘀,则胎失所养,胎萎不长,甚至胎死宫内。肝失藏血,还可发生产时及产后出血。本病与肝胆关系很大,其病理变化亦是顺着肝胆血分而发展,故必须及时控制。

1. 偏于郁火　素体不足,妊娠之后阴血聚以养胎,肝失血养,肝之藏血与疏泄功能均受影响。肝血不足则肝气易郁,郁久化火,肝火内炽则胆热液泄,流入营血;肝又为心之母,母病及子,引动心火,心肝之郁火挟胆液入络,外达肌表,致身痒不已或黄疸。

2. 偏于湿热　素体脾虚,湿浊偏盛,孕后过服辛温之剂,或土壅木郁,郁久化火,加之妊娠中晚期胎火偏旺,湿热内生,肝火兼胎火挟湿热入络,壅遏肌肤,发为身痒或黄疸。

【诊断与鉴别诊断】

(一) 诊断

1. 临床表现

(1) 瘙痒:80%在妊娠30周开始出现,也有在妊娠25~29周出现,个别甚至更早。瘙痒一般呈持续性,入夜尤甚,分娩后可立即消失,或在产后数小时或数日内消失。

(2) 黄疸:瘙痒发生数日或数周内,约半数患者出现轻度黄疸,尿色变深。分娩后1~2周黄疸消失。

(3) 其他症状:严重瘙痒可引起失眠、神疲乏力、纳谷不香。

2. 辅助检查　血清胆汁酸较正常值可增加百余倍,是早期诊断本病的敏感指标;氨基转移酶呈轻、中度升高。空腹血清 TBA≥10 μmol/L 伴皮肤瘙痒是胆汁淤积症诊断的主要依据。

（二）鉴别诊断

本病需与妊娠合并病毒性肝炎、药物性黄疸、妊娠高血压、妊娠急性脂肪肝、妊娠合并胆道感染、妊娠期 TORCH 感染等疾病相鉴别。

【辨证】

本病辨证需分清偏于郁火或偏于湿热，入夜尤甚，心烦易怒，胸闷胁胀，小溲黄赤，大便干结，多偏于郁火证；目肤皆黄，胸闷心烦，纳谷欠香，神疲思睡，溺黄热涩，大便先干后溏，多偏于湿热证。

1. 偏于郁火证

［证候］妊娠晚期，始则四肢瘙痒，继则周身皆痒，入夜尤甚，心烦易怒，胸闷胁胀，小溲黄赤，大便干结，舌质红，苔薄黄，脉弦滑。

［分析］妊娠晚期阴虚血少，生风化燥，肌肤失养，故周身瘙痒；夜间阴气当令，阴虚不能相应，故入夜尤甚；血不养心，心神失养，心火偏旺，故心烦；阴虚肝木无以涵养，肝火更旺，故易怒胁胀；小溲黄赤，大便干结，舌质红，苔薄黄，脉弦滑均为火热之象。

2. 偏于湿热证

［证候］妊娠中、晚期，四肢瘙痒，甚或周身皆痒，继则目肤皆黄，胸闷心烦，纳谷欠香，神疲思睡，溺黄热涩，大便先干后溏，舌红苔黄根腻，脉来濡细。

［分析］湿热内蕴，加之胎体长大，气机升降失调，以致湿热郁而不达，滞于体内，熏蒸肌肤，故目肤皆黄；湿热溢于肌肤，故皮肤瘙痒；湿困脾土，运化失司，故纳谷不香；湿热下注膀胱则溺黄热涩；湿阻胸膈，气机不畅，故胸闷心烦；湿热重着，湿邪困脾，故神疲思睡；湿邪阻碍气机，传导失司，故大便干；脾虚生湿或湿邪困脾，影响脾胃功能，故大便先干后溏；舌红苔黄根腻，脉来濡细均为湿热之象。

【治疗】

治疗目的是缓解瘙痒症状、恢复正常肝功能、降低血胆酸浓度和改善产科结局。中医药治疗此病对缓解瘙痒症状、恢复肝功能、降低血胆酸水平发挥良好的作用。治疗上应以清肝利湿、健脾养血、祛风止痒为原则，并根据证型有所偏重，偏于郁火者当需清肝为君，臣以利湿；而偏于湿热者，则需清热利湿并举。用药注意养血不要过于滋腻，可适量加入理气行滞之品，以免阻滞气机，加重黄疸。利湿不要过于滑利，以免伤胎，并酌情加入养血补肾安胎之品。

1. 偏于郁火证

［基本治法］清肝利湿，健脾养血。

［方药运用］丹栀逍遥散（《内科摘要》）加减。

茵陈 10 g，炒栀子 10 g，炒牡丹皮 10 g，当归 10 g，白芍 10 g，白术 10 g，茯苓 10 g，炒柴胡 6 g，地肤子 10 g。

方中茵陈苦泄下降，功专清利湿热而退黄；栀子清热降火，通利三焦；牡丹皮清肝凉血；当归、白芍、白术、茯苓滋阴养血润燥，健脾利湿安胎；柴胡疏肝，肝胆得疏，自无胆汁淤积之患；地肤子清热利湿止痒。

［服法］每日 1 剂，水煎分 2 次服。

［加减］瘙痒颇剧，心烦寐差，加入黄连 5 g、莲子心 5 g、丹参 10 g；纳谷不香，大便不实，加煨木香 10 g、砂仁 5 g、炒谷芽 10 g；胸闷脘痞，目肤皆黄，加入白鲜皮 10 g、泽泻 10 g、车前草 10 g，茵陈加量至 15 g。

2. 偏于湿热证

［基本治法］清热利湿，祛风止痒。

［**方药运用**］茵陈五苓散（《金匮要略》）加减。

茵陈 10 g,钩藤 10 g,猪苓 10 g,茯苓 10 g,白术 10 g,泽泻 10 g,炒荆芥 9 g,地肤子 10 g,白鲜皮 10 g,白蒺藜 10 g,炒牡丹皮 10 g,炒谷芽 10 g。

方中茵陈清热利湿退黄;钩藤、白蒺藜平肝潜阳,祛风止痒;猪苓、茯苓、泽泻利水祛湿泻热,使湿热从小便出;白术健脾益气;牡丹皮凉血活血以止痒;炒荆芥、地肤子、白鲜皮祛风止痒;炒谷芽健脾消食。

［**服法**］每日 1 剂,水煎分 2 次服。

［**加减**］若心肝火旺,身痒明显者,加防风 10 g、藿香 10 g、佩兰 10 g;脾运不健,纳谷不馨,大便不实者,加砂仁 5 g、煨木香 9 g。

【其他治疗】

1. 外用药　炉甘石洗剂涂搽搔痒处。

2. 中药泡澡　白术 10 g,蒲公英 15 g,一枝黄花 15 g,土茯苓 10 g,茵陈 10 g,徐长卿 15 g,白鲜皮 15 g,甘草 10 g。水煎后药汁加入适量温水泡浴,每日 1 次,1 次约 10 分钟。

适用于湿热型妊娠期肝内胆汁淤积症。

【转归及预后】

本病是妊娠期特发的多见的肝脏功能紊乱的疾病,孕妇预后良好,但对胎儿有不良影响,可致胎儿宫内生长限制、胎死宫内、早产等,使围产儿患病率和死亡率增高,近年来已被列为高危妊娠而日益受到重视。

【夏桂成临证经验】

夏桂成诊疗妊娠身痒验案

张某,女,24 岁,公司职员,体重 56 kg。

初诊(2018 年 9 月 14 日):主诉孕 33 周,皮肤瘙痒 10 日。现病史:皮肤瘙痒,入夜尤甚,口干心烦,下半夜汗出,易怒烦躁,无明显腹痛,无阴道流血、流液,无肤黄尿黄。纳尚可,夜眠可,小便少,大便近 2 日未见。遂就诊于当地医院,肝功能:血清谷丙转氨酶 80 IU/L,甘胆酸 510 mmol/L,无其他检验、检查指标异常。曾在外院服茵陈合剂 1 周,皮肤瘙痒未见明显缓解,胆汁酸未降,于 2018 年 9 月 14 日就诊于我院名医堂夏桂成门诊,外院超声检查示:单活胎 LOA。既往身体健康,否认重大疾病史,否认药物、食物过敏史。月经规律,无痛经史。平素情绪易急躁,孕后更甚,舌尖红,苔薄白,脉细滑数。治法:清肝利湿,健脾养血。药用:丹栀逍遥散加减。处方:茵陈 10 g,炒栀子 6 g,炒牡丹皮 10 g,当归 6 g,白芍 10 g,白术 10 g,茯苓 10 g,炒柴胡 6 g,地肤子 10 g,桑寄生 10 g。方中茵陈苦泄下降,功专清利湿热而退黄;栀子清热降火,通利三焦;牡丹皮清肝凉血;当归、白芍、白术、茯苓滋阴养血润燥,健脾利湿安胎;柴胡疏肝,肝胆得疏,自无胆汁淤积之患;地肤子清热利湿止痒;桑寄生滋阴养血安胎。全方共奏清肝利湿,健脾养血之效。服法:每日 1 剂,水煎分 2 次服。药服 3 剂后,皮肤瘙痒缓解,生化指标较前好转。药服 7 剂后,皮肤瘙痒症状消失,生化指标降至正常,随访直至分娩未再出现瘙痒等不适。

［**按语**］本案主要在于心肝之火偏旺,而湿热不甚,故茵陈蒿为主药治疗重在清肝胆之热,佐以健脾利湿,选丹栀逍遥散加减,并加入滋阴养血之品,一味桑寄生体现了治病不忘安胎的整体观。由于本病容易引起产后出血,因此,要重视健脾养血法在本病治疗中的应用,增强肝藏血的功能,对预防产后出血具有积极意义。

第十五节 前 置 胎 盘

妊娠中晚期出现无痛性阴道出血,B超检查发现胎盘附着于子宫下段、下缘毗邻或覆盖宫颈口,位置低于胎先露部,称为前置胎盘。本病多以妊娠中晚期无痛性阴道出血为典型特征。本病在古书中无明确记载,可参见"胎漏"辨证论治。

【病因病机】

前置胎盘的病因病机主要是肾虚、气血虚弱或血热致胎元不固,血海不藏。属虚实夹杂之证,临床有肾虚、气虚及血热之分。

1. 肾虚心火　先天不足或孕产频数损伤肾气,以致冲任不固,血海不藏,胎失所养,胎元不固,胎位不正,在临床上发现常兼心火旺者以致出血增多。

2. 气虚心火　素体脾虚,中气不足,或饮食不节耗伤脾气,脾为气血化生之源,孕中后期胎体渐大,气虚无力托动胎元,胎失所养,胎元不固,胎位失常,下则气虚下陷,上则火偏旺,致出血增多。

3. 血热　素体阳盛,或七情郁结化热,或阴虚内热,热扰冲任,迫血妄行,离经而至,热扰胎元,胎动不安,胎位失常,常与阴虚心肝郁火有关。

【诊断与鉴别诊断】

(一) 诊断

1. 临床表现

(1) 既往有多次刮宫、产褥感染、剖宫分娩手术史,或双胎妊娠、高龄、吸烟,或滥用麻醉药物史,是否有辅助生殖技术助孕等情况。

(2) 以无诱因无痛性反复阴道出血为典型症状,发生在妊娠中晚期。

2. 妇科检查　产后检查胎膜及胎盘位置,病损处有陈旧性紫色血块附着;胎膜破口距胎盘边缘小于7 cm可以诊为本病。

3. 辅助检查　B型超声检查是主要诊断依据,可根据胎盘下缘与宫颈内口的关系,确定是否前置胎盘,但在已有阴道流血时应谨慎使用。磁共振可全方位显示解剖结构,可综合评价有利于对病变定性。

(二) 鉴别诊断

主要与胎盘早剥、早产、胎盘边缘血窦破裂、帆状胎盘等鉴别。与宫颈病变区别。可借助超声检查鉴别。

【辨证】

本病属于产科急症,需根据产妇出血量的多少、有无休克、前置胎盘的类型、妊娠周数、产次、胎儿是否存活,是否流产,宫颈扩张程度等综合情况进行分析,确定治疗方案。

需辨明病位,以无痛性阴道出血为主,伴腰膝酸软、畏寒肢冷者多属肾虚;伴神疲乏力,面色无华者多属气虚;出血色红,伴有其他热症者为血热。

1. 肾虚心火证

[证候] 妊娠中晚期,阴道无痛性出血,色淡质稀,心烦失眠,腰膝酸软,小便频数,舌淡,苔白,脉沉滑无力。纳可,二便尚调。

[分析]肾气虚,受孕之时胞宫无力固摄胎元致使胎元位置低于正常位置,孕后期胎元增大,肾气无力固脱致使阴道出血;腰为肾之府,肾主骨生髓,故而肾气不足腰膝酸软,失于固摄则小便频数;心为肾之母,心不静则肾不实,心火偏旺则夜寐不沉,肾藏胎固胎不实。舌淡苔白,脉沉滑无力均为肾气不足,无力鼓动之征。

2.气虚心火证

[证候]妊娠中晚期,阴道无痛性出血,色淡质稀,平素神疲倦怠,面色萎黄,头晕身重,不欲饮食,夜寐不沉,舌淡苔白,脉虚缓。纳少,大便质黏,小便调。

[分析]脾处中焦,为气血生化之源,若脾气亏虚,纳食不香,气血化生不足,故而神疲倦怠,面色萎黄,清阳不升则头晕身重,运化无力则不欲饮食,气血不足,心神失养,导致心火偏旺,夜寐不沉,舌淡苔白脉虚缓均为气虚之象。

3.血热证

[证候]妊娠中晚期,阴道无痛性出血,色深红或鲜红,质稠,平素心烦寐差,口渴喜冷饮,面红唇赤,舌红苔黄,脉滑数。纳可,溲黄便结。

[分析]邪热内盛,热扰冲任,迫血妄行,故而血不归经致使胎盘营养不足,生长受限,阴道下血;热扰心神,故心烦寐差;热伤津液,故口渴饮冷,溲黄便结;热邪上扰则面红唇赤。舌红苔黄脉滑数均为内热偏盛之征。

【治疗】

在期待疗法期方可配合中药治疗。本病证的治疗,出血期主要控制出血,以止血为第一要务,安定心神。

一、出血期：重在止血

1.肾虚心火证

[基本治法]滋阴清热,止血安胎。

[方药运用]钩藤汤(夏桂成经验方)合固经丸(《丹溪心法》)加减。

干地黄、山药、山茱萸、茯苓、钩藤、菟丝子各10 g,炙龟甲、龙齿各15 g,黄柏6 g,莲子心5 g。

方中干地黄、山药、山茱萸、炙龟甲滋阴清热,钩藤、莲子心、龙齿清心,黄柏清热凉血,固经丸清热止血,菟丝子安胎。

[服法]水煎每日1剂,分2次服。

[加减]腰膝酸软者,加桑寄生、续断各10 g;烦躁失眠者,加合欢皮10 g、绿萼梅6 g;便秘者,加沙参6 g、麦冬6 g、百合8 g。

2.气虚心火证

[基本治法]益气养血,固冲安胎。

[方药运用]补中益气汤(《脾胃论》)合补气固经汤(《妇科玉尺》)。

人参、白术、熟地黄、当归身各10 g,炙甘草6 g,陈皮9 g,杜仲10 g,阿胶9 g,黄芪10 g,茯苓10 g,煅龙骨、煅牡蛎各30 g,艾叶5 g,炒酸枣仁、钩藤各10 g。

补中益气汤补益中气,补气固经汤中人参、白术、茯苓、黄芪益气健脾,固冲摄血;阿胶、熟地黄、当归身养血止血安胎。

[服法]水煎每日1剂,分2次服。

[加减]气虚甚者加大黄芪用量;口干加百合8 g、石斛6 g、麦冬6 g;出血多加藕节炭15 g、地榆

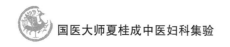

炭 12 g。

3. 血热证

[**基本治法**] 清热凉血,固冲安胎。

[**方药运用**] 保阴煎(《景岳全书》)加减。

黄柏、黄芩各 4.5 g,芍药、生地黄、熟地黄各 6 g,山药、川续断各 10 g,甘草 5 g,黄连 3 g。

方中芍药、生地黄、熟地黄养阴,黄柏、黄芩清热凉血,山药、川续断补肾健脾安胎,甘草调和诸药。

[**服法**] 水煎每日 1 剂,分 2 次服。

[**加减**] 若出血增加可加入炙龟甲 15 g、侧柏炭 10 g、椿根白皮 10 g,夹有湿者可加入荆芥 6 g、钩藤 8 g,胸闷加木香 6 g、紫苏叶 8 g,口中黏腻加砂仁 3 g、陈皮 6 g,心烦易躁加黄连 3 g、合欢花 5 g 等。

二、血止后在补肾、补气、养阴、清热治疗前提下,加入保产无忧散的方药

保产无忧散(《傅青主女科·产后编》)合清心健脾汤。

当归炭 10 g,川芎 5 g,白芍 10 g,荆芥穗 6 g,炙黄芪 10 g,川贝母 5 g,艾叶 10 g,菟丝子 15 g,枳壳 10 g,厚朴 6 g,羌活、钩藤各 10 g。

原方为临产催生之剂,若保胎用方中去川芎、川贝母;若心情烦躁加莲子心 5 g、龙齿 10 g、莲子心 5 g、黄连 3 g;清心安神,益气安胎加党参 10 g、炒白术 10 g。

[**服法**] 水煎每日 1 剂,分 2 次服。

【转归及预后】

若妊娠在 34 周内,孕妇及胎儿一般情况较可,采取期待疗法,侧卧位卧床休息,减少宫缩,保证孕妇安全情况下尽量延长孕周,密切监测胎心。若妊娠 35 周后,宫缩频繁,出血量多,可适当终止妊娠。病情严重,可危及生命。

【预防与调护】

注意经期卫生,做好避孕措施,防止多产,避免多次刮宫及感染,以防止子宫内膜损伤或者子宫内膜炎症;孕前应戒烟、戒毒、避免被动吸烟;严格把控剖宫产指征,降低剖宫产率,尤其是首胎剖宫产率;加强产前检查,对妊娠期出血,无论出血量多少均需及时就医,做到早期诊断,及时正确处理。

【夏桂成临证经验】

夏桂成诊疗前置胎盘验案

张某,女,28 岁。

初诊(2014 年 5 月 27 日):主诉停经 3 月余,恶心涌吐痰涎 1 个半月。近 1 个半月以来,恶心呕吐痰涎明显,曾输液治疗不能缓解,口吐口水及痰涎时作,纳谷尚可,不吐谷物,但觉恶心,晨起吐黄水,大便时偏干,面部痤疮时作。口中觉涩,食后更甚,喝水后方能进食,疲乏无力,周身乏力,小腹作胀。脉细滑,舌红苔腻。此乃脾虚气弱,痰湿内阻所致,脾主涎,脾气虚则不能收摄,涎偏多,神疲乏力,脾所以虚馁,与肝经郁火有关。治拟清肝健脾、清肝健脾汤加减。处方:白芍 10 g,钩藤 10 g,黄连 3 g,党参 15 g,炒白术 10 g,茯苓、茯神各 10 g,炙黄芪 10 g,炒竹茹 10 g,广陈皮 6 g,广木香 6 g,砂仁 3 g,桑寄生 10 g。7 剂。

二诊(2014 年 12 月 4 日):妊娠涌吐痰涎,边缘性前置胎盘。药后面部痤疮明显消散,痰涎并未明显减少,恶心尚可,大便先干后稀,纳谷尚香,饭后打嗝明显,痰多频频咯吐。B 超:胎盘下延至子宫内

口。原方去砂仁,炙黄芪用量加重至 15 g,加炮姜 5 g。7 剂。

三诊(2014 年 12 月 11 日):妊娠呕吐痰涎,边缘性前置胎盘,面部痤疮消散,呕吐略减,纳差,腰酸,痰涎多,不能喝水,晨起黏痰多,肠鸣。厚白腻舌苔不化,纳差,不欲饮水,小腹作胀,下坠感轻度。仿小半夏加茯苓汤之意,上方加半夏 6 g、生姜 3 片、炙升麻 3 g。15 剂。

四诊(2014 年 12 月 25 日):恶心、痰多较前好转,小腹作坠,大便日行 2 次,第一次大便不太成形,余无不适。拟益气助胎,清心和胃。补中益气汤加味。处方:黄芪 15 g,党参 15 g,生白术 10 g,茯苓、茯神各 10 g,白芍 10 g,陈皮 6 g,升麻 6 g,广木香 6 g,炒竹茹 10 g,钩藤 10 g,黄连 3 g,莲子心 5 g,桑寄生 10 g,菟丝子 10 g。10 剂。

五诊(2015 年 1 月 19 日):妊娠呕吐、痤疮、低置胎盘、恶心呕吐明显好转,痰涎减少,略有恶心,晨起较著,夜寐尚可,脉细弦,舌红苔腻。上方去莲子心,改黄芪用量为 20 g。10 剂。

[按语] 该例患者但吐痰涎,不能自止,而面部痤疮满布,显然孕后胎气偏旺,肝胃之火升腾,治以清肝胃之火为先,佐以健脾化痰。“脾为生痰之源”,脾虚气弱,运化失职,痰浊内生,挟肝火上逆,则痰涎涌出不止。治疗当清肝健脾,和胃降逆。面部痤疮清退后,用小半夏茯苓汤,加强清肝健脾、降逆止呕之功。后患者检查示低置胎盘,中医多认为与脾虚气弱相关,经补气升提之法治疗,最终 B 超提示胎盘位置上升。

第十二章
产后病的治疗

产妇在胎儿娩出后发生的与分娩或产褥有关的疾病,称为产后病。产后所发生的疾病很多,就前人所载而言,有三急、三冲、三病等。呕吐、盗汗、泄泻为三急。冲心、冲肺、冲胃为三冲。冲心者十难救一,冲肺者十全一二,冲胃者五死五生,这是古人对孕产所致瘀血演变的一种预后判断,值得重视。痉、大便难、郁冒为新产三病,首载于《金匮要略》。产后的生理特点有早、中、晚三个时期的不同。产后早期,即是新产后7日内,此时阴虚火旺或亡血伤津,故易致"三急、三冲、三病";产后中期仍为产后1周以后,此时"多虚多瘀";产后晚期常与"虚"有关,且多呈现虚寒,故有"产后一块冰"之说。常见的产后病有:产后腹痛、产后发热、产后恶露不绝、产后自汗盗汗、产后排尿异常、产后身痛、产后便秘、产后缺乳、产后乳汁自出等。

由于产后病具有"多虚多瘀,易寒易热"的特点,在"勿拘于产后,勿忘于产后"的前提下,辨病与辨证相结合,产后急危重症,需及时明确诊断,必要时中西医结合救治。

第一节 产 后 腹 痛

产妇在产褥期内,发生与分娩或产褥有关的小腹疼痛称为产后腹痛,又称"儿枕痛",西医称之为产后痛。若仅见小腹部微微疼痛,于产后1~2日出现,是产后的常见反应,持续2~3日后气血恢复,其痛即可自行消失,无须治疗。若腹痛阵阵加剧,难以忍受,或腹痛绵绵,疼痛不已,影响产妇的康复,则为病态,应予以治疗。

本病以小腹部疼痛为主,按其疼痛程度可分为三种:轻度腹痛,腹痛隐隐,按之可缓,此乃产后常见之反应;中度腹痛,小腹疼痛,痛势不剧,但无休时,活动后疼痛增剧,经服药和适当休息后可缓解;剧烈腹痛,小腹疼痛剧烈,拒按,恶露量少,色暗有块。

本病轻重差距很大,轻者大多数无需药物治疗,均能自愈,少数腹痛较剧,影响正常生活则需药物治疗。

【病因病机】

产后腹痛的发生与新产后子宫收缩及产妇身体状态密切相关。妊娠期子宫藏而不泻,蓄藏精血,濡养胎儿,随着胎体逐渐增大,子宫蓄至极。分娩后胎儿、胎衣次第俱下,子宫由藏而泻,并由膨满顿成空虚状态,加之子宫缩复排出余血浊液,子宫在此一藏一泻过程中,气血变化急剧。若产妇体健,多可调整恢复。若产妇素体气血虚弱，或产时失血过多，或产后调摄失当而致血虚，冲任、胞脉失于濡养，不荣则痛，或瘀阻胞宫，不通则痛。

1. 虚寒 产后气血亏虚，外寒乘虚入里，寒客于里，经脉失于温煦濡养，寒气内盛，寒主收引，故腹中拘急，绵绵作痛。《诸病源候论·妇人杂病诸候》认为："妇人腹痛属本虚标实，脏虚为本，瘀血未除，风寒之邪外袭为标。"

2. 血虚 因产时耗阴伤血，血海骤虚，胞脉失濡；或素体阴亏血虚，因产所伤，阴血更虚，冲任失养；或产劳伤气，正气虚弱，无力推动血液在血脉中正常运行，血行不畅，迟滞而瘀，即《沈氏女科辑要笺正·胃脘痛、腹痛、少腹痛》所云："失血太多，则气亦虚馁，滞而为痛。"

3. 血瘀 产后余血排泄不畅，瘀阻于胞宫，凝滞不通；或产后血室大开，胞脉空虚，寒邪乘虚侵袭，寒性凝滞，不通则痛，正如《素问·举痛论篇》所云："寒气入经而稽迟，泣而不行，客于脉外则血少，客于脉中则气不通，故卒然而痛。"寒性收引，"寒气客于脉外则脉寒，脉寒则缩蜷，缩蜷则脉绌急，绌急则外引小络，故卒然而痛"。或因情志抑郁，肝气郁结，气机郁滞，不能推动血行，血瘀脉络，经脉瘀阻，不通则痛。

【诊断与鉴别诊断】

（一）诊断
分娩1周以上，小腹疼痛仍不消失，或产后不足1周，但小腹阵发性疼痛加剧，哺乳时疼痛加剧，但无恶寒、发热等症状；常伴有恶露量少，色紫暗有块，排出不畅，或恶露量少而色淡红。

（二）鉴别诊断
1. 产后伤食腹痛 多有伤食史，痛在脘腹，常伴有胃脘满闷，嗳腐吞酸，呕吐腹泻，大便臭秽，舌苔垢腻等，恶露无异常改变。

2. 产褥感染腹痛 多于产后24小时开始发病，小腹疼痛剧烈，持续不减且拒按，伴有发热恶寒或高热寒战，恶露时多时少，色紫暗如败酱，气臭秽，舌质红，苔黄腻，脉弦数或洪数。血常规、分泌物培养、妇科检查、B超等检查有助于鉴别诊断。

3. 产后痢疾 产后腹痛窘迫，里急后重，大便呈赤白脓血样。大便常规检查可见多红细胞、白细胞。

【辨证】

产后腹痛，主要根据腹痛性质、程度及恶露的量、色、质、气味的特点进行辨证分析。《景岳全书·妇人规·产后腹痛》曰："产后腹痛……血有留瘀而痛者，实痛也；无血而痛者，虚痛也。大都痛而且胀，或上冲胸胁，或拒按而手不可近者，皆实痛也，宜行之散之。若无胀满，或喜揉按，或喜热熨，或得食稍缓者，皆属虚痛，不可妄用推逐等剂。"在血瘀证中，又需根据疼痛的特点，探求原因进行论治，冷痛多为寒凝血瘀，治以温经散寒，化瘀止痛，胀痛多为气滞血瘀，治以理气行滞，化瘀止痛。

1. 虚寒证
[证候] 产后腹中绵绵作痛，喜温喜按，或有胁痛里急，面白无华，四肢不温，唇舌淡白，脉虚缓或沉弦而涩。

[分析] 妇人产后，血海空虚，寒邪乘虚入里，寒气内盛，寒主收引，故腹中绵绵作痛，喜温喜按，或有胁痛里急。产后血虚，正气不足，故面白无华，四肢不温。唇色淡白，脉虚缓或沉弦而涩为血虚里寒之征。

2. 血虚证
[证候] 新产之后小腹隐痛，按之痛缓，头晕目眩，心悸怔忡，大便秘结，舌质淡红，脉细。

[分析] 素体气血不足，因产耗气伤血，冲任血虚，子宫失养不通则痛；或血少气弱，运行无力，血行迟

涩,故小腹隐痛,按之痛缓;血虚津亏,肠道失于濡养,故大便干结;气血亏虚,不能上荣,故面色苍白,头晕目眩;血不养心,故心悸怔忡;舌质淡红,脉细均为血虚之象。

3. 血瘀证

[证候]产后小腹疼痛拒按,或得热痛缓,恶露量少不畅,色紫有块,或伴胸胁胀痛或畏寒肢冷,面色青白,舌质紫暗或见瘀斑,舌苔薄白,脉弦涩。

[分析]产后百脉空虚,血室正开,寒邪乘邪入侵,寒凝血瘀,或胎盘、胎衣残留,或情志所伤,肝气郁滞,血行不畅,瘀滞冲任,胞脉不通,瘀血停留子宫,故小腹疼痛拒按;血得热则畅行,故得热痛缓;血行不畅,气滞血瘀,恶露当下不下,故恶露量少,色紫暗有块,滞涩不畅;寒凝血瘀,故畏寒肢冷,面色青白,或伴胸胁胀痛;舌质紫暗或见瘀斑,舌苔薄白,脉弦涩亦为气滞血瘀之象。

【治疗】

产后腹痛常虚实兼夹,多虚多瘀,且在虚证中亦常夹寒,所以不仅要虚实兼顾,而且还要照顾到脾胃,以利产后恢复。治疗原则是实则通之,虚则养之,稍加止痛。血虚者补血益气,缓急止痛;血瘀者活血化瘀,通络止痛。

1. 虚寒证

[基本治法]补虚养血,散寒止痛。

[方药运用]当归生姜羊肉汤(《金匮要略》)。

当归10 g,生姜15 g,羊肉500 g。

方中羊肉为血肉有情之品,补虚温中止痛;当归主活血养血,既通血中之滞,又滋润肝血之急;生姜主利气,使气中之滞通,又可温中散寒。

[服法]水煎分服,每日1剂。

[加减]如见寒甚,加重生姜剂量,或加肉桂、附子各3 g;痛而呕者,加橘皮、白术各9 g;痛剧,加乌药、川楝子各6 g,沉香3 g;气虚,加黄芪15 g、人参8 g;瘀血内阻,加桃仁、红花各6 g,丹参10 g;肝肾不足,加枸杞子、何首乌、菟丝子各10 g。

2. 血虚证

[基本治法]补血益气,缓急止痛。

[方药运用]肠宁汤(《傅青主女科》)加减。

当归10 g,熟地黄10 g,阿胶(烊化)10 g,党参15 g,山药15 g,续断10 g,麦冬10 g,肉桂(后下)3 g,甘草6 g。

方中当归、阿胶养血滋阴,熟地黄、麦冬滋阴润燥,党参、山药、甘草健脾益气,续断补肾养肝,佐肉桂少许,取其温通。全方具有补血益气之功。气血充足则冲任得养而诸证自除。

[服法]水煎分服,每日1剂。

[加减]疼痛较著者,加香附10 g、乌药10 g以行气止痛;血虚偏寒者,加生姜3片。

3. 血瘀证

[基本治法]活血化瘀,通络止痛。

[方药运用]散结定痛汤(《傅青主女科》)加减。

当归10 g,川芎6 g,益母草15 g,黑荆芥6 g,制乳香6 g,生山楂20 g,桃仁6 g。

方中当归、川芎补血活血;桃仁、生山楂活血化瘀;益母草活血散瘀生新;黑荆芥止血,并防化瘀致出血偏多之弊;制乳香化瘀止痛。本方于补血之中行逐瘀之法,消块于生血之内,妙在不专攻止痛而疼痛止。

[**服法**] 水煎分服,每日 1 剂。

[**加减**] 若属寒凝血瘀,症见小腹冷痛,得热痛缓,脉沉紧者,加小茴香 6 g、吴茱萸 3 g、炮干姜 4 g;若缘肝气郁结,症见胀甚于痛,胸闷胁胀者,加乌药 10 g、柴胡 5 g、延胡索 10 g、枳壳 10 g;若气虚者,加黄芪 20 g、党参 15 g,减益母草、乳香等化瘀之品。

【中成药】

1. 益母草膏(《古今医统》)　每次 10 g,每日 3 次,开水冲服,适用于血瘀产后腹痛。
2. 生化颗粒　每包 10 g,每次 1 包,每日 3 次,开水冲服,适用于血瘀产后腹痛。

【转归及预后】

产后腹痛为产后常见病,经积极治疗大多能痊愈。若失治误治,瘀血日久而成瘀热或感染邪毒致产后发热,或瘀血不去,新血不生,血不归经而致产后恶露淋漓不尽,故需引起重视。

【预防与调护】

(1) 孕期应加强营养,纠正贫血。饮食有节,防止伤食腹痛发生。产后"多虚多瘀",血虚者以甘温养血为主,血瘀者饮食宜清淡、易消化,忌食辛辣生冷寒凉之品。

(2) 保持心情舒畅,以利气血畅行。注意保暖,勿受寒凉。

(3) 注意观察恶露排出的量、色、质及腹痛情况,及早发现胎膜残留等病变。

【夏桂成临证经验】

产妇分娩后由于子宫收缩而引起腹痛,称为宫缩痛。本病多见于经产妇,尤其是在哺乳时疼痛加重,一般 3～4 日后可自行消失。产后腹痛剧烈者,务必注意鉴别诊断,排除胎盘胎膜残留、宫腔积血、产褥感染。

宫缩痛多见于经产妇,可能与其宫壁紧张力不如初产妇,历次妊娠分娩,子宫肌纤维受到一定损伤,不能保持其固有的强力性收缩状态有关。夏桂成认为,此乃气血亏虚,子宫与脉络失于濡养所致。俗语云"产后一块冰",产后气血亏虚所发生的子宫疼痛,的确有寒的病理状态。因此《金匮要略》曾提出用当归生姜羊肉汤、当归建中汤治之。其中当归生姜羊肉汤常用来治疗产后腹痛之虚寒证。当归生姜羊肉汤为辛温补益之剂,辛温散寒,补虚扶阳。《外台秘要》有羊肉当归汤,即本方加黄芪。《备急千金要方》有羊肉汤,即本方加桂心、芍药、甘草、川芎、生地黄;《圣济总录》有黄芪汤,即本方加黄芪、白术、人参、甘草;《严氏济生方》有当归羊肉汤,即本方加人参、黄芪。这些加减方都可用来治疗产后腹痛之虚寒证。

临床上对虚证腹痛,应考虑到产后多虚亦多瘀。因此,常用加减殿胞煎。殿胞煎系张景岳所制新方,原治小产后腹痛、产后儿枕痛等证。处方:当归 15～30 g,川芎、炙甘草各 3 g,茯苓 5 g,肉桂(后下) 3～6 g,炒白芍 9 g,益母草 15 g,黄芪、太子参各 10 g。夹有气滞者,加煨木香、台乌药各 5 g;疼痛剧烈者,加炒延胡索、五灵脂各 9 g。

产后宫缩腹痛属寒瘀者,大多宫腔内有分泌残留物,如血块、胎膜或部分胎盘,常因子宫发生阵发性强力收缩而引起疼痛。夏桂成对此常用生化汤加味,且重用归、芎,理气行血,有助于宫内残留物的排出。处方:当归 15～30 g,川芎 6～9 g,桃仁 10 g,炙甘草 6 g,炮姜 3 g,泽兰 10 g,益母草 15～30 g,山楂 10 g。兼肝郁气滞者,加制香附 9 g,青皮、陈皮各 6 g,炒枳壳 10 g;湿热或湿浊内阻者,加马鞭草 30 g、败酱草 15 g、薏苡仁 15 g、茯苓 15 g、制苍术 10 g;恶露量甚少,至而不畅者,加丹参 10 g、红花 9 g、川牛膝 10 g、车前子(包煎)10 g。必要时可手术清除。在治疗过程中稳定患者情绪,消除紧张、恐惧、忧郁等心

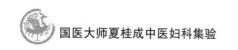

理压力,舒畅气机,保持气血流畅,有于疼痛缓解。饮食调治亦至关重要,特别是虚证腹痛,更应照顾到脾胃。脾胃健旺、后天生化之源强盛,不仅疼痛能早日缓解,而且有利于整个身体康复。

第二节　产后发热

产褥期间出现发热,体温高于38℃,持续不退,或突然高热寒战,或仅自觉发热,五心烦热,称为产后发热。

西医亦称之为产后发热,认为本病以产后24小时至10日内连续两次体温高于38℃,或长期低热不退为主要表现。本病是产后常见病,其发热较轻者一二日即自行减退,属生理性发热,无需药物治疗;若产后发热持续不退,且伴有小腹疼痛或恶露异常为特点,严重者常可危及产妇生命,应当引起高度重视。

本病按发热性质和原因分为产褥感染和产后血虚发热两种。

一、产褥感染

凡在分娩及产褥期发生的生殖器官感染,称为产褥感染。本病主要指盆腔内感染,邪毒火热乘产后多虚多瘀而入侵发病,病情一般较重,是产妇死亡的四大原因(严重的妊娠期高血压、产后出血、妊娠合并心脏病、产褥感染)之一,因而应予以足够的重视。发热、疼痛、异常恶露,为产褥感染三大主要症状。绝大多数的产后发热是由于产褥感染而致。

【病因病机】

本病的原因较多,病变亦较为复杂。其致病机制与产后"正气易虚,易感病邪,易生瘀滞"的特殊生理状态密切相关。产后胞脉空虚,邪毒乘虚直犯胞宫,易感外邪,败血停滞,均可致发热。

1. 血瘀　瘀血阻于胞宫,阻碍气机,营卫不通,瘀而发热。瘀血阻滞,湿热蕴结,常易出现湿热瘀阻发热。萧慎斋《女科经纶·产后证下》云:"败血为病,乃生寒热,本于营卫不通,阴阳乖格之故。"

2. 感染邪毒　产后血室正开,胞脉空虚,若因早期破水,产程延长,或产时处理不当、消毒不严或产道损伤等,邪毒乘虚入侵,直犯胞宫,正邪交争,可致发热。产后正虚,若邪毒炽盛,与血相搏,则传变迅速,邪毒由卫、气而入营入血,甚则逆传心包,出现危急重症。

【诊断与鉴别诊断】

(一)诊断

本病表现为产褥期恶寒发热,连续3日以上体温高于38℃,并伴有腹痛、恶露不畅,色暗红、有臭气等。妇科检查可以明确感染部位、范围、程度等,血、尿常规及培养可明确致病菌性质,药敏试验可以协助诊断和治疗,必要时超声检查、CT、磁共振等检测手段能够对感染形成的炎性包块、脓肿,做出定位及定性诊断等。

(二)鉴别诊断

1. 蒸乳发热　产后3~4日泌乳期见低热,俗称"蒸乳",可自然消失,不属于病理范畴。

2. 乳病发热　表现为乳房胀硬、红肿热痛,甚则溃腐化脓。发热并伴有乳房局部症状是其特点,而产后发热不伴有乳房局部症状,可资鉴别。

3. 产后小便淋痛　产后小便淋痛、发热恶寒的同时,必伴有尿频、尿急、淋漓涩痛、尿黄或赤,尿常规检查可见红细胞、白细胞,尿培养可见致病菌。

其他如产后痢疾、产后肠痈、产后疟疾所致发热,亦可发生在产褥期,但此类发热与产褥生理无密切关系,应按内科诊治。

【辨证】

本病在发生过程中,按照温热病的传变规律,在卫表阶段极其短暂,迅速由卫表迅速传入营血,具有发病快的特点。一般感染时病情较轻,较严重的感染属邪毒发热证,不仅病情重,而且传变迅速,热毒入营证和热传心包证,严重则晚期脓毒血症。

1. 血瘀发热证

[证候] 产后数日发热或寒热时作,恶露较多或不畅,色紫暗而有瘀块,少腹阵痛拒按,腰酸而胀,胃纳差,身倦无力,舌质紫黯,苔薄黄,脉数。

[分析] 产后恶露排出不畅,瘀血阻于胞宫,阻碍气机,郁而发热;营卫失调,阴阳失和,故有寒热时作;气机不畅,瘀血内停,故恶露紫暗而有瘀块;胞宫、胞脉阻滞,故腹阵痛拒按,腰酸而胀;产后多虚多瘀,血瘀的同时常兼夹有脾胃气虚,故胃纳差,身倦无力;舌质紫暗,苔薄黄,脉数,均为血热之象。

2. 邪毒发热证

(1) 初期邪热火毒证

[证候] 产后恶寒高热,腰酸神疲,恶露量多或少,色紫暗如败酱,臭秽,小腹疼痛拒按,烦躁口渴,尿少色黄,大便燥结,舌红,苔黄腻,脉数有力。

[分析] 新产血室正开,胞脉空虚,邪毒直犯胞宫,正邪交争急剧,故恶寒高热,腰酸神疲;邪毒入胞与瘀血互结,热迫血行则量多,热与血结则量少,邪毒熏蒸,故色紫暗如败酱,气臭秽;瘀血阻滞胞宫、胞络,故小腹疼痛拒按;热扰心神,故烦躁;热灼津液则口渴,尿少色黄,大便燥结;舌红,苔黄腻,脉数有力均为邪毒内燔之象。

(2) 中期

1) 热毒入营证

[证候] 高热持续不退,斑疹隐隐,恶露量或多或少,色暗红,有臭秽,小腹疼痛,大便秘结,小便黄少,舌质红绛,苔黄燥,脉细弦而数。

[分析] 产后正虚,若邪毒炽盛,与血相搏则传变迅速,热入营分而累及血分,故高热持续不退;热毒燔灼血分则斑疹隐隐;热迫血行则恶露量多;热与血结则恶露量少;热毒熏蒸,故色暗红,有臭秽;热毒内盛,营阴被灼,故尿少色黄,大便燥结;舌质红绛,苔黄燥,脉细弦而数均为热毒入营之象。

2) 逆传心包证

[证候] 高热持续不退,神昏谵语,恶露或多或少,色紫红有臭秽,小腹疼痛,面色苍白,四肢厥冷,舌质紫绛,脉细数。

[分析] 失治误治,邪毒逆传心包,故高热持续不退,神昏谵语;热迫血行则恶露量多;热与血结则恶露量少;热毒熏蒸,故色紫红,有臭秽;瘀血阻滞胞脉,故小腹疼痛;病势加重,热深厥脱,故面色苍白,四肢厥冷;舌质紫绛,脉细数均为热深厥脱、阴阳离决之象。

(3) 晚期脓毒血证

[证候] 低热起伏,或高热稽留不退,恶露下少,色紫暗有血块,小腹疼痛拒按,可触及盆腔包块,烦躁口渴,大便艰行,小便黄少,舌质暗红有瘀点,苔黄腻,脉细数。

[分析] 湿热之邪与余血相搏结,瘀热互结于胞中,热毒炽张,腐化气血成脓,邪正交争,病势进退,故低热起伏,或高热稽留不退;瘀热内结则恶露量少,色紫暗有血块;胞脉阻滞,故腹痛拒按;瘀结日久则为癥瘕,可触及盆腔包块;邪热留恋伤津,故烦躁口渴,便结溲黄;舌质暗红有瘀点,苔黄腻,脉细数均为脓

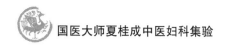

瘀之象。

【治疗】

治疗原则:产褥感染分为血瘀发热证和邪毒发热证两大类。血瘀发热证宜选用活血化瘀之方药;邪毒发热证初期之邪热火毒证,治当清热解毒;中期热毒入营证当清营凉血,热传心包证当凉营托毒;晚期发展为脓瘀证,治疗需用清热败脓之剂。治疗产褥感染所致发热,在清热解毒、凉营化瘀的同时需顾护正气,以防祛邪伤正。

1.血瘀发热证

[**基本治法**]活血化瘀。

[**方药运用**]清解生化汤(夏桂成经验方)。

当归、益母草各 15 g,川芎、炮姜各 6 g,桃仁、山楂各 9 g,炙甘草 5 g,金银花、连翘各 10 g,败酱草 15 g,贯众 9 g。

方中当归补血活血,川芎行气活血,佐当归以缩宫复旧,山楂、益母草化瘀生新,桃仁活血祛瘀,炮姜温经止痛,金银花、连翘、败酱草、贯众清热解毒,炙甘草调和诸药。全方共奏活血化瘀,清热解毒,缩宫生新之效。

[**服法**]水煎分服,每日 1 剂。

[**加减**]寒热往来者,加柴胡 10 g,黄芩 12 g,生姜 3 片,大枣 3 枚,赤芍、牡丹皮各 9 g;胎盘胎膜残留引起感染者,加川牛膝 10 g,瞿麦、冬葵子各 9 g;纳谷不馨,苔厚腻者,加红藤 15 g,薏苡仁 10 g、制苍术 10 g。

2.邪毒发热证

(1)初期邪热火毒证

[**基本治法**]清热解毒。

[**方药运用**]五味消毒饮(《医宗金鉴》)加味。

蒲公英、金银花、净连翘、野菊花、紫花地丁、败酱草各 15 g,当归、赤芍、山楂各 10 g,制乳香、制没药各 6 g,大黄(后下)6 g。

方中金银花清气血热毒,蒲公英、净连翘、野菊花、紫花地丁、败酱草均有清热解毒之功,当归、赤芍、山楂活血化瘀,制乳香、没药活血生肌止痛,大黄泻热凉血。全方共奏清热解毒,凉血化瘀之效。

[**服法**]水煎分服,每日 1 剂。

[**加减**]舌苔黄腻而厚,大便偏溏者,去大黄、当归,加木香 5 g、制川朴 6 g、薏苡仁 10 g、制苍术 10 g;小腹痛剧,恶露涩少者,加延胡索、五灵脂各 10 g,广木香 5 g,川芎 6 g。

(2)中期

1)热入营血证

[**基本治法**]清营凉血。

[**方药运用**]清营汤(《温病条辨》)加减。

连翘、金银花各 15 g,生地黄、牡丹皮、当归、赤芍、山楂各 10 g,大青叶、益母草各 15 g,玄参 10 g,红藤、败酱草各 30 g,大黄(后下)6 g,生薏苡仁 15 g。

方中玄参配生地黄养阴清热,金银花、连翘、大青叶、红藤、败酱草清热解毒以透邪热,薏苡仁利湿化浊,牡丹皮、当归、赤芍、山楂活血化瘀以消瘀热,牡丹皮、赤芍、大黄凉血活血。全方清营、养阴、活血相配,共收清营透热、活血消瘀之功。

[**服法**]水煎分服,每日 2 剂。

[**加减**]恶露过多者,加地榆、槐花各 10 g;小腹疼痛剧烈者,加制乳香、制没药各 6 g,延胡索 10 g;热

度过高,神志不清者,加服安宫牛黄丸或紫雪丹,同时应采取输液、输血等扶正措施。

2)逆传心包证

[**基本治法**]凉营托毒。

[**方药运用**]犀角地黄汤(《备急千金要方》)加减。

水牛角(另煎)15 g,牡丹皮、带心连翘、金银花各 15 g,牛黄 3 g,板蓝根 15 g,生地黄、黄芪各 10 g,升麻 5 g,五灵脂 10 g,败酱草 30 g。

方中水牛角、牛黄清心凉血解毒,生地黄养阴清热,牡丹皮凉血散瘀,五灵脂活血化瘀,带心连翘、金银花、板蓝根、败酱草清热解毒,配以黄芪、升麻扶助正气,托毒外出。凉血活血与散瘀解毒并用,正如叶天士所说:"入血就恐耗血动血,直须凉血散血。"

[**服法**]水煎分服,每日 2 剂。

[**加减**]高热神昏者,加服安宫牛黄丸,每次 1 粒,每日 2 次,或加服紫雪丹,每次 3 g,每日 2 次;大便秘结,恶露臭秽者,加大黄(后下)6~9 g,玄明粉(冲)10 g。

(3)晚期脓毒血证

[**基本治法**]清热败脓。

[**方药运用**]大黄牡丹汤合薏苡附子败酱散(《金匮要略》)。

大黄 9 g,牡丹皮、桃仁、赤芍各 10 g,薏苡仁、败酱草各 15 g,山楂 10 g,炙穿山甲片(先煎)9 g,制乳香、制没药、皂角刺各 6 g,桔梗 9 g,益母草 15 g。

方中大黄攻下热结;牡丹皮、桃仁、益母草泻其血络,清其血热;炙穿山甲活血通络;山楂、赤芍活血化瘀;薏苡仁、败酱草清利湿热,败脓祛毒;制乳香、制没药化瘀止痛,皂角刺、桔梗透络排脓。全方共奏清热解毒,逐瘀排脓之效。

[**服法**]水煎分服,每日 1~2 剂。

[**加减**]腹胀矢气,大便偏溏者,去大黄、桃仁,加煨木香 5 g、六曲 10 g、五灵脂 9 g、茯苓 15 g;发热时轻时重,苔黄腻者,加红藤、蒲公英各 15 g。

【其他治疗】

1.中成药

(1)六神丸(《雷允上诵芬堂方》):每次 10~15 粒,每日 3 次,适用于邪热火毒证发热初期。

(2)牛黄清心丸(《太平惠民和剂局方》):每次 1 丸,每日 2 次,适用于邪热火毒证发热中期。

2.针灸

(1)体针:取关元、中极、维胞、阴陵泉、曲池、合谷,用泻法,每日 1~2 针 30 分钟。

(2)耳针:取子宫、卵巢、外生殖器、神门,可埋针。

3.外治法　中药灌肠:丹参 30 g,鸡血藤 30 g,桃仁、红花、三棱、莪术各 20 g,五灵脂 15 g,蒲黄 15 g,红藤、金银花、败酱草各 25 g,浓煎至 100 mL,保留灌肠,每日 1 次。

【转归及预后】

由于病因不同,产后发热的预后各异。属血瘀者病情较缓,经积极合理的治疗可痊愈。邪毒发热是产后发热中的危急重症,治疗抢救及时者可痊愈;若失治、误治,以致邪毒内传,热入营血,逆传心包,甚则热甚厥脱,最终邪与瘀血遏伏,蕴结而成癥瘕,可危及生命,预后不良,即使抢救成功,亦可造成多器官的损伤而成产后虚损。

【预防与调护】

（1）加强孕期卫生宣传，临产前 2 个月避免性生活及盆浴。及时治疗外阴阴道炎及宫颈炎等慢性疾病和并发症。

（2）避免胎膜早破、滞产、产道损伤与产后出血。严格消毒产妇用品，正确掌握手术指征，严格无菌操作，保持外阴清洁。

（3）加强营养，增强全身抵抗力，积极治疗贫血等内科并发症。

（4）产褥期保持会阴清洁，每日清洗 2 次。

（5）卧床休息，有盆腔感染时宜采取半卧位以利于引流，亦可使炎症局限。若有血栓性静脉炎时应抬高下肢。

【夏桂成临证经验】

夏桂成认为，本病在辨证中应注意以下三点。

（1）凡年龄在 30 岁以下，生育仅一二胎者，往往气血盛，体质强，其感染尚轻，疗效速。年逾 40 岁以上，生育多胎者，往往气血衰，体质弱，其感染重，疗效缓慢。

（2）凡恶露多而少腹作痛，或按之有块者，多为瘀血，治宜化瘀为主；凡恶露多而腹不痛者，为虚多瘀少，治宜益气养血为先。

（3）多寒少热或不热者，多为阳虚；但热不寒或少寒多热，多为阴虚；发热无汗，腹胀闷或痛，胃纳少思，恶露不下，二便欠通者，为表里俱实；发热，自汗，盗汗，知饥能纳，二便自利或频数，恶露顺下，或过多而色淡者，为内外俱虚之证。

妇女产后气血亏耗，多有夹瘀，且脾胃功能往往不能迅速恢复，从而造成血瘀发热，可选用《傅青主女科》中的生化汤，夏桂成认为其生新生化为先，故从血分促进脾胃升降，旺其生化之源，意义尤其重要，以当归、桃仁之降浊，炮姜、炙甘草之甘温益脾胃，川芎提升气机，脾胃升降之意蕴含于内；当归、川芎、桃仁、炮姜、炙甘草又重在活血化瘀，瘀除而热自解。

治疗产褥感染时不必拘泥于"产后宜温不宜凉"的陈规。王肯堂曰："当求病起因，病在何经。病气治气，病血治血，何用何执。"相反，产后感染发热，特别是热毒型者常由溶血性链球菌、葡萄球菌、肺炎双球菌、大肠埃希菌感染所致，因此，用清热解毒、抗菌消炎的药物大有必要。对于脓毒血症、菌血症以及重症产褥感染患者，高热时可予物理降温、输液；对有中毒症状者，应予激素或输血疗法，并选用抗生素；病情重笃者，可选用两种抗生素联合运用，一直用到体温正常、一般情况好转、白细胞正常后，再酌情减小剂量。产后发热常属六淫中的"火毒"为患，极易伤阴。因此，一般的支持疗法极为必要。

在具体的证治中，还要注意对热毒型有关病症的辨治。如热毒所引致的络脉病变，即下肢血栓性静脉炎，大多于产后 10～20 日发生低热，寒战亦轻，患侧腿部温度高于另侧，常在左下肢股静脉、腘静脉及大隐静脉处有压痛，疼痛剧烈，时有大腿水肿，皮肤高张而呈白蜡样，舌质红，苔白微黄，脉数。治当活血化瘀，清热解毒，以桂枝茯苓丸加金银花、蒲公英、当归、水蛭等。盆腔血栓性静脉炎多属热毒与瘀血互结，常发生在产后 1～2 周子宫内膜炎之后，寒战与高热交替，1 日发作数次，体温可达 40℃ 以上，下腹部有抵抗和压痛，舌质红，脉数有力或无力。治当清热解毒，活血化瘀，以加味勇安汤为主。药用玄参、当归、金银花、赤芍、甘草、桃仁、牡丹皮、川芎、红花、紫花地丁等。若产褥感染引发腹膜炎，多属热毒犯脾，常见于产后 3～4 日，高热寒战，腹部胀硬，腹胀矢气，便秘，腹痛拒按，舌质红，苔干黄，脉数而无力。治当清热解毒，化瘀通腑，药用金银花、连翘、生地、蒲公英、知母、紫花地丁、牡丹皮、赤芍、大黄等。腹胀加广木香、枳壳、川厚朴，气虚加人参，阳虚加附子、肉桂。由于腹部胀气，应将方药浓煎，每次 20～30 mL

为宜。腹膜炎是产褥感染中严重的并发症,死亡率约占产褥感染死亡的1/3,其诊断虽无困难,但治疗效果难以令人满意。因此,应兼取中西医疗法,适当时候可切开引流,外敷、保留灌肠等亦有一定效果。

二、产后血虚发热

产后营血大耗,所谓亡血伤津,血耗阴伤,或血虚气弱,以致发热者,称为产后血虚发热。本病与产褥感染病因不同,表现亦不一样,故立专题讨论。若产后一两日内阴虚阳旺,有轻度发热现象,继则自愈者,乃产后常有现象,非病也。

【病因病机】

由于孕育时血聚养胎,分娩时的创伤和产时产后大出血,以及分娩时的体力消耗等严重损耗气血,阴血暴脱,常可引起产后血虚发热。临床资料表明,产时大出血及创伤为本病最主要的原因,产后出血量超过1 000 mL者亦每见体温增高。西医认为,本病可能因大出血所致的循环血量减少、散热减少及因贫血、休克等所致的大脑皮层对体温调节的失控等所致。

本病中医病机如下。

1. 血虚气浮　阴血暴虚,阳气无所依附,气血分离,阳气浮越于外而发热。

2. 血虚火旺　阴血大耗,阳气相对有余,气火偏旺,亦令发热。病机不同,处理也不一致。

【诊断与鉴别诊断】

(一) 诊断

本病表现为产后低热,午后为著,或热势颇著,状若高热,面色苍白或萎黄,眩晕耳鸣,心悸,或烦躁内热,面赤如妆,恶寒喜热等。实验室检查可见红细胞、血红蛋白、红细胞比容等降低。

(二) 鉴别诊断

本病需与结核、慢性炎症及风湿性疾病之低热相鉴别。

1. 结核病变　产后形体消瘦,潮热盗汗,可行结核菌素试验加以鉴别,必要时行X线摄片辅助诊断。

2. 慢性炎症　临床表现为低热、下腹痛、阴道分泌物增多,结合妇科检查、血常规、尿常规等检查及病史可资鉴别。

3. 风湿性疾病　产褥期间出现肢体关节酸楚、疼痛,可伴面色不华,神疲乏力,或恶露量少色暗,小腹疼痛拒按,恶风怕凉等。血常规、血钙、红细胞沉降率、抗"O"、类风湿因子等检查有助于鉴别诊断。

【辨证】

1. 血虚气浮证

[证候] 产时失血较多,身有微热,或热势颇甚,恶寒喜热,或面赤如妆,头晕目眩,心悸少寐,腹痛隐隐,舌质淡红,苔薄白,脉虚稍数。

[分析] 产时产后失血伤津,阴血骤虚,阴不敛阳,虚阳外浮,故身有微热;营血亏虚,营卫不和,故热势颇甚,恶寒喜热;血虚气浮,虚阳上越,故面赤如妆;血虚心神失养,故心悸少寐;肝血亏虚,虚风内动,故头晕目眩;血虚胞脉失养,故腹痛隐隐;舌质淡红,苔薄白,脉虚稍数均为血虚气浮之象。

2. 血虚火旺证

[证候] 产后低热,午后为甚,烦躁失眠,头晕耳鸣,腰背酸楚,口苦口干,大便艰行,小便黄少,舌质红,苔黄少,脉细弦数。

[分析] 产时失血,阴血亏虚,阴虚阳盛,虚火内炽,故产后低热,午后为甚;虚火上炎,扰乱心神,故烦

躁失眠;血虚阴弱,肝肾阴虚,故头晕耳鸣,腰背酸楚;阴虚火旺津亏失润,故口干咽燥,便干尿少;舌质红,苔黄少,脉细弦数均为阴虚火旺之象。

【治疗】

治疗产后血虚发热,血虚气浮者应用补血之剂加炮姜以收敛浮阳,血虚火旺者则宜于补血方剂中加入凉血之品,不必拘于产后宜温之说。

1. 血虚气浮证

[**基本治法**] 补血敛气。

[**方药运用**] 八珍汤(《正体类要》)加减。

当归、白芍、熟地黄、白术、党参、茯苓各 10 g,炙甘草 5 g,黄芪 15 g,炮姜 3 g。

方中白术、党参、茯苓、炙甘草补脾益气,当归、白芍、熟地黄滋肾养血,加黄芪以增强四君子补气固摄之功,炮姜温经止血,诸药合用,气血双补,升暴脱之阴血,固摄上浮之虚阳得以回纳。

[**服法**] 水煎分服,每日 1~2 剂。

[**加减**] 脾胃虚弱,大便溏泄者,加砂仁(后下)5 g、六曲 10 g;失眠明显者,加炒酸枣仁 15 g、合欢皮 10 g、炙远志 6 g;恶露臭秽,小腹隐痛明显者,加败酱草 15 g、广木香 6 g、延胡索 10 g。

2. 血虚火旺证

[**基本治法**] 养血清热。

[**方药运用**] 一阴煎(《景岳全书》)加减。

生地黄、熟地黄各 10 g,白芍 10 g,麦冬 6 g,炙甘草 3 g,怀牛膝 10 g,丹参 6 g,青蒿 9 g,炙鳖甲(先煎)10 g,炒牡丹皮 10 g。

方用青蒿清火退热,炙鳖甲滋阴清热,白芍、麦冬、生地黄、熟地黄养血滋阴,牡丹皮、青蒿清热凉血,丹参养血活血,怀牛膝引火下行,炙甘草调和诸药。全方共奏滋阴养血,和营退热之效。

[**服法**] 水煎分服,每日 1~2 剂。

[**加减**] 心悸失眠者,加夜交藤 15 g、炒酸枣仁 15 g、青龙齿(先煎)15 g;神疲乏力者加太子参 15 g、黄芪 15 g、陈皮 6 g;恶露臭秽,小腹作痛,舌苔黄腻者,加红藤、败酱草各 15 g、炒黄柏 9 g、延胡索 10 g。

【中成药】

1. 补中益气丸(《脾胃论》) 每次 6 g,每日 3 次,适用于气血虚弱之产后发热。
2. 知柏地黄丸(《景岳全书》) 每次 5 g,每日 3 次,适用于血虚火旺之产后发热。

【转归与预后】

产后血虚发热症情较缓,及时合理诊治,一般可获痊愈;如调治失当,容易出现反复,再经调治,仍可奏效,一般预后良好。

【预防与调护】

(1) 积极纠正孕期贫血,做好围生期保健,减少产时的出血。
(2) 增加营养,进食易消化、富含蛋白质、维生素及矿物质的食物。

【夏桂成临证经验】

产后血虚发热有两种不同的病机和证治。一是营血骤然大耗,气失所附,气血分离,阳气浮散于外,出现发热。《沈氏女科辑要笺正》说:"新产发热,血虚而阳浮于外居多,亦有头痛。此是虚阳升腾,不可谓冒寒,妄投发散,以煽其焰。此唯潜阳摄纳,则气火平而热自已。如其瘀露未尽,稍参宣通,亦即泻降之意,必不可过于滋填,反增其壅。诸亡虚象,不可发汗,先圣仪型,早已谆谆告诫。"治疗方面,前人盛赞炮姜之用,认为炮姜入血收敛浮阳,因此用八珍汤、十全大补汤、当归补血汤等方时,均应加入炮姜。夹有瘀露者,加山楂、益母草;兼感冒者,亦只能加荆芥、桑叶、金银花、连翘等轻清疏解之品。二是阴血虚,气旺化火,大多与肝肾不足有关,或素体阴亏,产时出血颇多,产后相火偏旺,低热淹缠,午后为著。前人曾以地骨皮饮治之,即四物汤加地骨皮、炒牡丹皮,必要时还应加入炒黄柏、鳖血拌青蒿等,不必顾虑产后宜温之说。

第三节　产后血崩

产妇分娩后 24 小时内或新产后尚未满月而出现阴道大量出血,称为产后血崩,又称为"产后暴崩""产后崩中"。若救治不及时,可引起昏厥欲脱,甚至危及产妇的生命,故为产后危急重症之一。现代医学中"产后出血""产褥期出血"可参照本节,其发病率占分娩总数的 2%～3%,是我国产妇死亡的首要原因。

【病因病机】

《素问·阴阳别论篇》云:"阴虚阳搏谓之崩。"血崩一病有虚实之分,本病常由气虚、血瘀所致。如《胎产心法》所云:"产后恶露不止,外如崩漏暴下之多也。"由于产时伤其经血,虚损不足,不能收摄,或恶露不尽,则好血难安,相并而下,日久不止。

1. 气虚　产妇新产后素体虚弱,或因产程过长,产劳伤气,气虚冲任不固,血失于统摄,而致血崩。

2. 血瘀　产后血室大开,胞脉空虚,寒邪乘虚侵袭,寒邪凝滞,余血排泄不畅,或情怀抑郁,气血瘀滞,瘀阻冲任,新血不得归经,而致崩下不止。

3. 心肾两伤　产后未满月,气血初生,尚未全复,胞胎之损未痊,不知慎养,欲动心火,贪图合欢,以致大泄其精。肾精亏虚,肾虚火亦动,从而迫血妄行乃成崩。

4. 虚寒　产后多因肾虚命门火衰、脾虚统摄无权,或过服寒凉药等因素,导致冲任虚寒,不能固摄,所致血崩。《妇科玉尺》提到血崩"究其源则有六大端,一由火热,二由虚寒,三由劳伤,四由气陷,五由血瘀,六由虚弱"。把虚寒因素置于重要地位。唐容川在《血证论》中进一步提出"女人血崩,及产后亡血过多,均以温补为主,因其血下泻属于脱证故也"。

【诊断与鉴别诊断】

(一) 诊断

1. 病史　素体虚弱,或为多胎、巨大胎儿,或产程进展过快,或滞产、难产,产时感受寒邪,或产后不慎房帏。

2. 临床表现　新产后突然阴道大量出血,特别是产后 24 小时内阴道分娩者出血量达到 500 mL 以上;剖宫产者≥1 000 mL 也可以发生在产后 1～2 周的产褥期内,子宫大量出血,出血量超过 500 mL。

(二) 检查

1. 产科检查　胎盘、胎膜是否完整;软产道有无损伤;子宫收缩情况。

2. 实验室检查　血常规、凝血酶原时间、纤维蛋白原定量、纤维蛋白降解产物等有关凝血功能的检查。

3. B超检查 有助于了解胎盘、胎膜部分残留的情况。

(三)鉴别诊断

产后血崩当与产后败血相鉴别。产后血大来,当审血之红紫,视形色之虚实。如血紫有块,乃当去之败血,止留反作痛,不可论崩。

【辨证】

本病分虚实辨证论治,虚则补之,实则泻之;危重者应予中西医结合治疗。

1. 气虚证

[证候]新产后,突然阴道大量出血,血色淡红,质稀,无异味,伴神疲乏力,头晕目眩,心悸怔忡,气短懒言,肢冷汗出,面色苍白,舌淡,苔薄,脉缓弱。

[分析]产劳伤气,冲任不固,统摄无权,故阴道大量出血,血色淡红,质稀,无异味;气虚不摄,营血下脱,清窍失养,故头晕目眩;血脱不能上奉于心,心失所养,则心悸怔忡;气虚下陷,故神疲乏力、气短懒言;气虚,腠理不密,卫气不固,则肢冷汗出;气虚血少,不能上荣于面,故面色苍白。舌淡,脉缓弱均为气虚血脱之象。

2. 血瘀证

[证候]新产后,突然阴道大量下血,夹有血块,小腹疼痛拒按,血块下后腹痛减轻,舌质紫黯,或有瘀点瘀斑,苔薄白,脉沉涩。

[分析]胞脉瘀阻,旧血不去,新血难安,血不归经而妄行,故阴道大量下血,夹有血块;瘀血留滞,胞脉痹阻,不通则痛,故小腹疼痛拒按;血块下后,胞脉瘀阻稍缓,则腹痛减轻。舌紫黯,或有瘀点瘀斑,苔薄白,脉沉涩,均为血瘀之象。

3. 心肾两伤证

[证候]新产后,恶露已净或将净而突然血崩,昏晕不识人,如妄见鬼神之状,心悸怔忡,头晕健忘,腰酸乏力,舌淡无苔,脉沉细涩或缓弱。

[分析]产后未满月,气血初生,胞胎之损未痊,故阴道大量出血;大泄其精,精泄而神亦随之欲脱,故血崩昏晕,目见鬼神;产后虚弱,败血停积,闭于心窍,故见心悸怔忡;肾阴不足,精血衰少,髓海失养,故头晕健忘;腰为肾府,肾主骨,肾之精亏血少,故腰酸乏力。舌淡无苔,脉沉细涩或缓弱为心肾两伤之征。

4. 虚寒证

[证候]新产后血崩不止,血色淡红,质清稀,小腹冷痛,喜温喜按,肢冷畏寒,舌淡,苔薄,脉沉迟。

[分析]产后素体虚弱,产劳伤阳,冲任失于固摄,故血崩不止,血色淡红,质清稀;阳虚失于温煦,故小腹冷痛,喜温喜按,肢冷畏寒;舌淡,苔薄,脉沉迟均为虚寒之象。

【治疗】

1. 气虚证

[**基本治法**]补气固冲,摄血止崩。

[**方药运用**]升举大补汤(《傅青主女科》)。

黄芪、白术、陈皮各12 g,人参6 g,炙甘草5 g,升麻6 g,当归、熟地黄各6 g,麦冬、川芎各3 g,白芷12 g,荆介穗(炒黑)12 g。

方中参、芪、术、草、升麻益气升提,固冲止血;熟地黄、当归、川芎补血益精;麦冬养阴生津;白芷辛香醒神;黑芥穗固经止血;陈皮理气防滞。

［**服法**］加大枣,水煎温服,每日 2 剂。

［**加减**］汗多,加麻黄根 3 g、浮小麦 9 g;大便不通,加肉苁蓉 3 g。若昏不知人,肢冷汗出,脉微细欲绝者,为气随血脱,宜补气固脱,方用独参汤。若冷汗淋漓,四肢厥逆者,宜回阳救逆,方用参附汤。

2. 血瘀证

［**基本治法**］活血化瘀,理血归经。

［**方药运用**］化瘀止崩汤(《中医妇科学》)。

炒蒲黄 10 g,五灵脂 10 g,益母草 30 g,南沙参 10 g,黑当归 10 g,三七粉 3 g。

方中五灵脂、益母草活血祛瘀以止痛;炒当归养血止血;炒蒲黄、三七粉活血止血,理血归经;沙参益气养阴,使祛瘀而不伤正。

［**服法**］水煎温服,每日 2 剂。

［**加减**］胸胁疼痛,乳胀者,加柴胡 6 g,白芍、枳壳各 10 g;小腹冷痛,得温则舒者,加艾叶、炮姜炭各 5 g。

3. 心肾两伤证

［**基本治法**］补气回阳,固肾止崩。

［**方药运用**］救败求生汤(《傅青主女科》)。

人参、当归(酒洗)、白术各 60 g,熟地黄 30 g,山茱萸 15 g,山药 15 g,酸枣仁 15 g,制附子 3 g。

方中用人参、白术以补气固脱;当归以补血生血;熟地黄、山茱萸、山药以益肾填精,生酸枣仁以养心安神;附子以补火回阳,阳回则气复,气足则能摄血,则血崩可止。

［**服法**］水煎温服,每日 2 剂。

［**加减**］出血多者,可加五味子、血余炭、蒲黄各 10 g 以固涩止血;心神不宁者,加用沙参 10 g、夜交藤 15 g、枸杞子 10 g 以补肾宁心。

4. 虚寒证

［**基本治法**］温中补虚,养血止崩。

［**方药运用**］当归生姜羊肉汤(《金匮要略》)。

当归 10 g,生姜 10 g,羊肉 500 g。

方中当归、羊肉兼补兼温,当归补血,羊肉温中暖肾,益气补虚;生姜宣散其寒;三者相和,补而不腻,温而不燥。羊肉为血肉有情之品,配合生姜又能顾护脾胃。正所谓:"形不足者,温之以气;精不足者,补之以味。"全方共奏温中补虚,祛寒调血之效。

［**服法**］水煎温服,每日 3 剂。

［**加减**］寒甚者,加重生姜剂量;腰膝酸痛明显者,加淫羊藿、仙茅、巴戟天各 10 g;小便清长,大便稀溏者,加米炒党参、炒白术各 10 g;气虚明显者加炙黄芪 15 g、升麻 5 g。

【针灸】

主穴取三阴交、足三里、合谷、气海、关元。胸闷呕吐者,加内关;心悸者,加神门;血瘀加中极。根据虚补、实泻原则操作。虚证者亦可采用灸法治疗。

【转归及预后】

新产后突然阴道大量出血,若不及时控制容易导致贫血,气血不足则伤及元气,导致患者体质下降、病情加重、引发其他多系统疾病;如果治疗调摄得当则得以康复,及时采取适当的治疗并注意调护则预后可,尤需注意。

【预防与调护】

（1）产妇分娩过程中应注意保暖，勿受寒凉。

（2）对产妇进行心理疏导以稳定其情绪，从而缓解其紧张而焦虑的心理状态，保持心情舒畅，以利气血畅行。

（3）注意饮食，产后禁食辛辣、生冷以及刺激的食物。

【夏桂成临证经验】

产后多虚多瘀，产后血崩原因为气虚和血瘀，气虚不能摄血，瘀血阻滞，新血不能归经，均可导致血崩。虚与瘀两者往往相兼为患，而其基本病理实质为气血亏虚，正虚邪恋，虚实夹杂之证。《傅青主女科》中云及"少妇产后半月……不知慎养，欲心大动，贪合图欢，以致血崩昏晕，目见鬼神，是心肾两伤"，产后半月不慎房帏，或中气素虚，不能摄血，皆致崩证。补虚以益气固肾为主，气能摄血、生血，此"阳生阴长"之义也，又冲任系于肾，补肾则能调养冲任，以司封藏之职，多与祛瘀止血之品配合应用，如仙鹤草、白及配花蕊石、蒲黄（炭），一收一化，相辅相成，则止血不留瘀。夏桂成认为，产后血崩常虚实兼夹，多虚多瘀，且在虚证中亦常夹寒，所以不仅要虚实兼顾，而且还要照顾到脾胃，脾胃为气血生化之源，调补后天之本，以利产后恢复。同时对产妇要实行保护性医疗措施，以稳定其情绪，从而缓解其紧张而焦虑的心理状态。

此外，若软产道裂伤，应及时缝合止血，继以中药调治。如考虑到胎盘、蜕膜残留之可能，在药物施治疗效不显时要进一步寻找病因，彻底根治。

第四节　产后恶露不绝

恶露是指胎儿娩出后胞宫内残留的败血浊液等。正常恶露初为暗红色，继则淡红，末为黄色或白色。一般于产后3周左右净。如产后恶露持续2周以上仍淋漓不断，或产后血性恶露持续10日以上，仍淋沥不尽者则称为恶露不绝，又称"血露不尽"。《女科经纶·产后证上》有"一月为期"之说，认为如果恶露量、色质正常，又无其他症状，可不作病论。

【病因病机】

产后恶露不绝的主要原因是气虚血弱。其一，素体虚弱，因产耗伤正气则气更虚，或产后操劳，损伤脾气，脾统血，脾气虚弱，冲任不固，血失统摄，恶露不绝。血为气母，血去气亦伤，血失濡养则气更虚。气行血行，气推动血液在血脉中正常运行，气虚推动无力则血行迟滞，气虚夹瘀；若寒邪乘虚入胞，与血相搏，则凝结为寒瘀；若精神忧郁，情志不畅，气机郁结，则气滞血瘀；或宿有癥积，或胞衣胎膜残留，阻滞冲任以致恶血不去，新血难安，故恶露淋漓不止。其二，产后失血，血属阴类，阴液亏虚；或产后过食辛热之品，耗阴伤液则阴更虚，虚热内生；或情怀不畅，肝气郁结，气郁化火，热扰冲任迫血妄行，致恶露不绝。其三，产时不洁，或产后护理不慎，产褥不洁，邪毒内侵，瘀浊内阻，蕴而化热，损伤血络，故恶露不绝。

【诊断与鉴别诊断】

（一）诊断

本病临床表现为产妇分娩3周以后仍有血性恶露淋漓不断，或阴道突然大量出血，伴恶露之色、质、气味异常,或伴下腹疼痛,即可诊断为产后恶露不尽。如出血过多,可致血崩虚脱。妇科检查可发现子宫较大而软,多呈后倾位,或伴压痛。必要时可行诊断性刮宫和病理检查,怀疑滋养细胞肿瘤者,应先行血 HCG 测定。辅助检查血象呈贫血状态。

根据病史、体检及有关的辅助检查,排除胎盘胎膜残留和炎性感染,并除外生殖器官肿瘤、产后子宫滋养细胞肿瘤及凝血功能障碍性疾病等,方可确立本病的诊断。

(二) 鉴别诊断

本病当与妊娠滋养细胞疾病、会阴切开缝合术后出血、子宫黏膜下肌瘤、凝血障碍性疾病等所致的出血相鉴别。

1. 妊娠滋养细胞疾病　本病继发于足月产、流产、葡萄胎后,表现为不规则阴道出血,常伴有贫血、水肿,有时可见咯血等转移症状,妇科检查子宫均匀增大或不规则增大,或见阴道紫蓝色结节。血 HCG、人胎盘催乳素(HPL)轻度升高,B 超检查、诊断性刮宫有助于诊断。

2. 会阴切开缝合术后出血　妇科检查可见会阴侧切口处肿胀渗血。

3. 子宫黏膜下肌瘤　孕前即有黏膜下子宫肌瘤,产后表现为阴道出血淋沥不尽,妇科检查示子宫增大或 B 超提示有黏膜下肌瘤。

4. 凝血障碍性疾病　原有凝血障碍性疾病,如血小板减少症、再生障碍性贫血等,多数在妊娠前即存在,可通过血液检查明确诊断。

【辨证】

本病主要是气虚血(阴)虚,气虚失摄、血(阴)虚火旺是其本,瘀浊阻滞是其标。治疗当补气或益血养阴,尽早控制恶露,严防血崩。

本病发生在产褥期,辨证按气虚失摄证、瘀血阻滞证、血(阴)虚火旺证治疗,可获良效。如出血量多,或严重贫血,或合并较重的感染,则当中西医结合治疗。

1. 气虚失摄证

[证候] 产妇分娩 20 日后恶露不止,量多色淡,无臭味,小腹空坠,精神疲倦,气短懒言,面色㿠白,舌质淡红,苔薄白,脉缓弱。

[分析] 气虚子宫失摄,故恶露过期不止而量多;气虚血亏,故恶露色淡,无臭味;气虚血少,不能上荣于面,故面色㿠白,中阳不振,故精神疲倦,气短懒言;气虚下陷,故小腹空坠;舌质淡红,苔薄白,脉缓弱均为气虚之象。

2. 瘀浊阻滞证

[证候] 恶露淋漓,涩滞不爽,量时多时少,色黯有块,小腹疼痛拒按,或有发热,舌紫黯或边有瘀斑瘀点,苔黄白腻,脉弦涩。

[分析] 瘀血阻滞胞络、子宫,新血不得归经,故恶露淋漓,涩滞不爽,量时多时少色黯有块;瘀血阻滞,经脉不畅,故小腹疼痛拒按;瘀血久滞,湿浊内生,蕴而化热,故发热;舌紫黯或边有瘀斑瘀点,苔黄白腻,脉弦涩均为瘀浊阻滞之象。

3. 血(阴)虚火旺证

[证候] 产后恶露逾期不止,量多色红质稠,或有臭味,口干咽燥,面色潮红,五心烦热,舌红少苔,脉细数。

[分析] 产后失血伤津,阴液亏耗,虚热内生,热扰冲任,迫血下行,故恶露逾期不止,量多色红质稠,或有臭味;虚火上炎则面色潮红;阴液不足,津不上乘,故口干咽燥;虚热内扰则五心烦热;舌红少苔,脉细数皆为血(阴)虚火旺之象。

【治疗】

产后恶露不绝,气虚血弱是主要病机,治疗当补气或益血养阴,尽早控制恶露。

1. 气虚失摄证

[**基本治法**]补气摄血。

[**方药运用**]补中益气汤(《脾胃论》)。

党参 20 g,黄芪 20 g,白术 10 g,炙甘草 6 g,陈皮 5 g,升麻 6 g,柴胡 6 g,阿胶(烊冲)。

方中党参、黄芪、白术、炙甘草补益脾气以增统摄之力;陈皮健脾运脾,滋而不腻;升麻、柴胡升阳固摄;复入阿胶养血止血,共奏补气摄血之功。

[**服法**]水煎分服,每日 1 剂。

[**加减**]偏寒者,加鹿角胶(烊冲)10 g、艾叶炭 10 g;大便偏溏者,加炮姜 5 g、砂仁(后下)6 g;恶露质黏腻,有臭气者,加红藤、败酱草各 15 g、薏苡仁 15 g。

2. 瘀浊阻滞证

[**基本治法**]活血化瘀,利浊止血。

[**方药运用**]生化汤(《傅青主女科》)加减。

当归 10 g,川芎 6 g,桃仁 6 g,失笑散(包煎)10 g,益母草 10 g,红藤、败酱草各 15 g,薏苡仁 12 g。

方中重用当归养血活血,祛瘀生新,为主药;川芎活血行气,为血中气药,佐当归以缩宫复旧,亦为主药;桃仁、失笑散活血化瘀,祛瘀生新止痛;益母草既可活血,又能利水,水利则血行;红藤、败酱草、薏苡仁清热利湿,使产后留于胞宫之内的湿浊得以清利。

[**服法**]水煎分服,每日 1 剂。

[**加减**]气虚,小腹空坠者,加党参 20 g、黄芪 20 g;肝气郁结,胸胁胀痛,脉弦者,加郁金 10 g、香附 10 g、川楝子 10 g;偏寒,得暖稍舒者,加肉桂 5 g、小茴香 6 g、炮姜 5 g,或用少腹逐瘀汤;兼有湿热下注,恶露黏稠臭秽者,加红藤、败酱草各 15 g、蒲公英 10 g、马齿苋 15 g、薏苡仁 15 g。

3. 血(阴)虚火旺证

[**基本治法**]滋阴养血,清热止血。

[**方药运用**]保阴煎(《景岳全书》)。

生地黄 10 g,白芍 10 g,山药 10 g,川续断 10 g,黄芩 6 g,黄柏 10 g,熟地黄 10 g,甘草 6 g。

方中生地黄甘寒养阴,苦寒泄热,入肾经而滋阴降火,养阴津而泻伏热;阴血亏虚则虚火内生,血热迫血妄行则恶露不尽,白芍、山药、熟地黄、甘草滋阴养血以降火;川续断阳中求阴,固肾止血;黄芩、黄柏清热利湿泻火。

[**服法**]水煎分服,每日 1 剂。

[**加减**]兼气虚者,加炙黄芪 10 g、太子参 10 g;肝郁化火,两胁胀痛,心烦口苦,苔黄,脉弦数者,用丹栀逍遥散;感受邪热,兼夹湿热者,加红藤、败酱草各 30 g、地榆 10 g。

【中成药】

1. 益母草膏(《古今医统》) 每次 20 mL,每日 3 次,开水冲服,适用于血瘀性恶露不绝。
2. 云南白药 每次 2 g,每日 2 次,蜜调服,适用于血瘀性恶露不绝。

【转归及预后】

本病若能及时治疗,大多可痊愈。反之,出血日久可导致贫血;如有胎盘胎膜残留可继发感染;严重者可因出血过多而昏厥,需积极抢救。对于产后出血淋漓不止达 2~3 个月者,应高度警惕妊娠滋养细胞肿瘤,宜做相关检查。

【预防与调护】

(1)剖宫产时应合理选择切口,避免子宫下段横切口两侧角部撕裂,合理缝合。

(2)产后出血可追溯到第 3 产程和产后 2 小时,阴道流血较多或怀疑胎盘胎膜残留者应仔细检查胎盘、胎膜。若有残缺,应及时取出;不能排出胎盘残留时,应探查宫腔。

(3)卧床休息,采用半卧位以利恶露排泄,保持外阴清洁卫生;积极安慰患者,消除紧张焦虑情绪,避免不良情志刺激。

(4)产褥期禁止性生活与盆浴;坚持母乳喂养,以利子宫恢复;饮食宜清淡且富有营养,忌辛辣、煎炸及寒凉生冷之物。

【夏桂成临证经验】

(一)夏桂成诊疗恶露不绝验案

方某,女,23 岁,职员。

初诊:主诉自然流产后阴道流血 43 日未净。初经 15 岁,5~7/37 日,量中,色红,夹有烂肉样血块,经行 1~2 日腹痛,结婚 6 个月,未避孕。此次孕 50 日自然流产,未清宫,于某医院 B 超探查,宫内未见异常,尿 HCG(-)。患者畏惧诊断性刮宫,故来我院求诊。患者阴道流血多,色红,有块,曾掉下大血块,小腹疼痛,7 日后减少,迄今未净,量少,色暗红,无血块,腹不痛,无臭气,腰俞酸楚,头昏口干,神疲乏力,大便偏干,小便偏黄,舌质偏红,苔薄白腻,脉细弦。根据患者的全身情况及恶露特征,从扶正化瘀论治,用助气补漏汤合失笑散加减,处方:生黄芪 15 g;党参、炒白术各 10 g,炒川续断、女贞子、墨旱莲、左牡蛎(先煎)各 15 g,砂仁(后下)5 g,紫草 10 g,炒五灵脂、大蓟、小蓟各 12 g,蒲黄炭(包煎)9 g。

二诊:服药 5 剂后阴道流血仍未净,且有增多,如月经来潮之象,色红无血块,腹不痛,但腹胀便溏苔腻,脉细滑。拟健脾理气,化瘀固经,以香砂六君子汤合加味失笑散治之。处方:炒白术、茯苓各 10 g,煨木香 6 g,砂仁(后下)5 g,广陈皮 6 g,炒川续断 10 g,炒五灵脂 12 g,蒲黄炭(包煎)9 g,荆芥炭 10 g,重楼 10 g,大蓟、小蓟各 15 g。再服 5 剂后恶露净大便实,出现烦热口渴,舌质转红,脉细弦。转从经后期论治,以二至地黄丸(汤)加健脾化瘀之品治之,嘱测量 BBT。

[**按语**]妊娠 50 日的自然流产,一般恶露最迟应该在 1 周内干净。此例恶露不绝 43 日,必须排除两种情况:一是不全流产,即胎盘胎膜有残留;二是绒毛的恶变,这虽然很少见,但可引起不良后果。

患者恶露量少,色暗红,质地稍黏,虽无血块,仍有瘀滞的现象,且全身既有肝肾不足、阴虚的证候,又有脾弱气虚的病变,故初用助气补漏汤。出现大便溏泄者,说明脾胃气虚较重,且二至丸偏凉,易致便溏。药后漏红增多如经行,有助于排尽残余之瘀浊,因此健脾益气,化瘀固经,以达到尽快控制出血的效果。

(二)夏桂成对恶露不绝的认识

恶露,是分娩后所应排除的一种物质。西医学认为,恶露是产褥期胎盘附着部位出血混合宫腔清除的产物从阴道排出,其中含血液、坏死的蜕膜组织和黏液等,可分为血性恶露、浆性恶露和白恶露。正常的恶露有血但不臭。一般血性恶露持续 3~7 日,以后逐渐变成浆性恶露,产后 2 周左右变为白色或淡黄色,约产后 3 周干净。人工流产或半产者,一般恶露 1 周左右干净。子宫复旧不良,或宫腔有残留胎盘、胎膜,或感染时,恶露量会增多,持续时间可延长,并混有臭味。若子宫收缩不佳恶露会增多,色红,且持续时间延长,可用子宫收缩剂治疗,中药有益母草流浸膏、生化汤、加减生化汤等。现代研究证实,马齿苋的提取液对豚鼠、大鼠及家兔的离体子宫和家兔及犬的在位子宫都有明显的兴奋作用。产妇口服鲜马齿苋注射液6~8 mL后,子宫收缩增多,强度增加。马齿苋注射液可代替麦角新碱,使子宫平滑肌收缩,其作用甚至较麦角新碱更强。并且马齿苋对各型痢疾杆菌、伤寒杆菌、金黄葡萄球菌均有抑制作用,所以对子宫收缩不良伴有湿热感染者尤其适合。本病虽然有气虚、阴虚血热之分,但均虚中兼实,有程度不同的瘀浊内阻,因此需加入山楂10 g、益母草15 g、马齿苋10 g。对血瘀等实证类型,一般在服用活血化瘀的生化汤时,应进一步检查,如确系胎盘、胎膜残留者,要行清宫术,特别是人工流产或半产、引产者,更应考虑手术清宫,不得徒恃药饵。

凡恶露经久不绝者,必须注意两种情况:一是继发的湿热感染。凡气虚、阴虚血热、血瘀,特别是后两者,极易引起湿热,因此清利、清化在所必用,不可拘泥于"产后宜温宜补"之说。夏桂成常用红藤败酱苡仁散以控制湿热。二是恶性化。久漏不已,要警惕妊娠滋养细胞肿瘤的可能,需做进一步检查,如尿、血的 HCG 测定和诊刮病检,以便早发现,早防治。此外,调情志、节饮食、慎起居、多休息等也十分重要的。

第五节 产后血晕

产妇分娩后突然头晕眼花,不能起坐,或心胸满闷,恶心呕吐,痰涌气急,心烦不安,甚则神昏口噤,不省人事,称为"产后血晕",又称"产后血运"。产后血晕多发生在产后数小时内,是产后危急重症之一,若救治不及时,往往危及产妇生命。

【病因病机】

本病主要病机不外虚、实两端,虚者多为阴血暴亡,心神失守;实者多因瘀血上攻,扰乱心神。

1. 血虚气脱 《女科经纶》引李东垣之论曰:"妇人分娩,昏冒瞑目,因阴血暴亡,心神无所养。"产妇素体气血虚弱,复因产时失血过多,以致营阴下夺,气失所附,阳气虚脱,而致血晕。

2. 瘀阻气闭 《血证论·产血》中云:"下血少而晕者,乃恶露上抢于心,心下满急,神昏口噤,绝不知人。"产时或产后感受风寒,寒邪乘虚侵入胞中,血为寒凝,瘀滞不行;或情志不遂,气滞血瘀,瘀滞冲任;或产后元气亏虚,运血无力,滞而成瘀,以致恶露涩少,血瘀气逆,上扰神明,而致血晕。

【诊断与鉴别诊断】

(一) 诊断

1. 病史 产妇既往有严重的贫血、血小板减少症、凝血功能障碍,或产时软产道裂伤、产后宫缩乏力、胎盘剥离不全、剥离后滞留、胎盘嵌顿、胎盘植入或胎盘残留等。

2. 临床表现 产妇新产之后数小时内,突然头晕目眩,不能起坐,神昏口噤,或晕厥,甚则昏迷不省人事。

3. 检查

(1) 产科检查:胎盘、胎膜是否完整,子宫收缩情况,软产道有无损伤等征象,观察阴道流血量。

(2) 实验室检查:血常规、凝血酶原时间、纤维蛋白原定量、纤维蛋白降解产物等有关凝血功能检查。

(3) 其他检查:血压测量、B超、心电图、心脏功能检测、肾脏功能检测等。

（二）鉴别诊断

产后子痫　两者都发生于新产之际,症急势危,神志不清。产后子痫有典型的抽搐症状,并且产前有头晕目眩、面浮肢肿、高血压、蛋白尿等病史,而产后血晕以晕厥、神昏口噤、不省人事为特征。

【辨证】

产后血晕,应根据眩晕的特点及恶露多少等临床表现辨别虚实。实者为闭证,多见恶露量少或不下,面色紫暗,心腹胀痛,神昏口噤,两手握拳;虚者为脱证,多见于产时、产后大出血,面色苍白,冷汗淋漓,心悸烦闷,甚者昏厥,目闭口开,手撒肢冷;血虚气脱者,以益气固脱为主;瘀阻气闭者,以行血逐瘀为主。本病无论虚实都属急危重症,均需及时救治。

1. 血虚气脱证

[证候]产时或产后失血过多,突然晕眩,面色苍白,心悸愦闷,甚则昏不知人,眼闭口开,手撒肢冷,冷汗淋漓,舌淡,无苔,脉微欲绝或浮大而虚。

[分析]因产时或产后失血过多,心失所养,神明不守,则令晕眩,心悸愦闷,甚则昏不知人;阴血暴脱,不能上荣于目,则眼闭;气随血脱,脾阳衰微,故面色苍白,口开,手撒肢冷;营阴暴脱,阴不内守,孤阳外泄,则冷汗淋漓。舌淡,无苔,脉微欲绝或浮大而虚,为血虚气脱之征。

2. 瘀阻气闭证

[证候]产后恶露不下,或下亦甚少,少腹疼痛拒按,甚则心下急满,气粗喘促,痰涌气急,神昏口噤,不省人事,两手握拳,牙关紧闭,面色青紫;唇舌紫暗,苔少,脉细涩。

[分析]新产感寒,寒凝血滞,或气滞血瘀,冲任瘀滞,或气虚运血无力,滞而成瘀,瘀血停蓄,不得下出,故恶露不下,或下亦甚少;瘀血内阻,停蓄少腹,故少腹疼痛拒按;败血停留,气机不畅,上攻于心,扰乱神明,故神昏,不省人事;上攻于肺,肺失清肃,故心下急满,气粗喘促,痰涌气急;瘀血内停,经络阻滞,故两手握拳,口噤。面色青紫,唇舌紫暗,脉涩,为瘀阻气闭之征。

【治疗】

治疗本病应本着"急则治其标"的原则,对于休克的产妇,应尽快明确出血原因,采取中西医急救对症支持治疗,确保生命安全,病情稳定后加强饮食、起居、情绪等各方面护理,防治并发症。

1. 血虚气脱证

[**基本治法**]益气固脱。

[**方药运用**]参附汤（《校注妇人良方》）。

人参 15 g,附子 10 g。

方中人参甘温入脾肺经,大补元气,固脱生津,安神益智;附子温里散寒,回阳救逆。

[**服法**]水煎分服,每日 1 剂。

[**加减**]冲任失固,阴道下血不止者,加黑芥穗 9 g、姜炭 3 g 以固冲止血;神志昏迷,无法口服药物时,可行鼻饲。

2. 瘀阻气闭证

[**基本治法**]行血逐瘀。

[**方药运用**]夺命散（《妇人大全良方》）加当归、川芎。

没药、血竭各 6 g,当归、川芎各 10 g。

方中没药、血竭活血理气,逐瘀止痛;加当归、川芎活血养血,以增强行血逐瘀之力。瘀去则气机调畅,逆气可平,晕厥亦除,则神自清。

［**服法**］水煎分服,每日 1 剂。

［**加减**］胸闷呕哕者,加半夏、胆南星各 6 g 以降逆化痰。胁腹胀满者加延胡索 10 g、郁金 6 g 以行气止痛。

【其他治疗】

针刺　取穴印堂、水沟、涌泉等穴;艾灸百会。实证者不宜针刺。

【转归及预后】

本病多由产后大出血发展而来,产后出血是导致产妇死亡的首位原因。由于出血量多,阳气暴脱,稍有延误则可危及产妇生命。即使挽回生命,亦可因血气虚衰而致产后缺乳、闭经,或因产妇的抵抗力削弱,容易继发产褥感染。如病情较轻,及时处理,多能痊愈;若产时发生羊水栓塞,引发急性肺栓塞、过敏性休克、弥散性血管内凝血、肾衰竭等,则死亡率高,预后不良。

【预防及调护】

(1) 注意做好孕期保健。对双胎、多胎、羊水过多、妊娠高血压疾病等有可能发生产后出血的孕妇,或有产后出血史、剖宫史者,应严格把好产前检查关,择期住院待产;对胎盘早剥者,应及早处理,避免发生凝血功能障碍。

(2) 提高助产技术,正确处理分娩三个产程。认真检查胎盘、胎膜是否完整,有无残留。如发现软产道损伤等体征,应及时处理。

(3) 密切关注子宫收缩及阴道出血情况,同时观察血压、脉搏及全身情况。

(4) 一旦发生产后出血量多,需迅速查明引起出血的原因,及时纠正失血引起的低血容量,进行针对性治疗。

(5) 在产妇分娩过程中,应注意保暖,避免风寒,注意外阴部清洁卫生,避免产妇情绪激动,并应注意产后饮食调摄,清除其他导致产后血晕的因素,确保产妇生命安全。

【夏桂成临证经验】

产后血晕属产后危急重症,以产妇分娩后突然头晕目眩,甚或神志不清为特点。大多因产妇素体气血不足,复因产后失血过多,阴血暴亡,气随血脱,血不养心,心神失守所致。亦有因用力过久,出汗过多,气无所附,而致"气随津脱"。或因产后体虚,恶露不去,余血浊液当下不下,瘀血内停,加之产后元气亏虚,气血运行失度,致瘀血气逆于上扰乱心神而致病。《金匮要略今释·妇人产后病证脉治》引丹波氏云:"产后血晕,自有两端。其去血过多而晕者,属气脱,其证眼闭口开,手撒肢冷,六脉细微或浮,是也。下血极少而晕者,属血逆,其证胸腹胀痛,气粗,两手握拳,牙关紧闭,是也。"临证首当辨其虚实,分清脱证、闭证。如属产后出血,应尽快查明出血原因,针对性地给予治疗,以达到迅速止血的目的。对产后血晕昏迷不醒者,可先用针灸或熏鼻促醒,例如《傅青主女科·产后血晕不语》于治法中增加"急用银针刺其眉心,得血出则语矣,然后以人参一两煎汤灌之,无不生者"的急救方法等,同时采用中西医结合的方法积极迅速治疗,尽快促其苏醒,以免延误病情,危及产妇生命。

第六节　产褥期抑郁症

产褥期抑郁症是指产妇在分娩后出现抑郁症状,是产褥期精神综合征中最常见的一种类型,多在产后

2周内出现症状,产后4～6周发病。分娩后12个月是妇女一生中发生精神疾病的高危时期,且产后前3个月的发生率比后9个月高。我国报道的产褥期抑郁症患病率为1.1%～52.1%,平均为14.7%,与目前国际上比较公认的产褥期抑郁症10%～15%的患病率基本一致。产褥期抑郁症,中医学称之为"产后发狂""产后癫狂""产后乍见鬼神""产后忧郁"等,表现为妇人产后精神抑郁,沉默寡言,情志烦乱,哭笑无常频作,甚则登高而歌,弃衣而走,打人毁物,不识亲疏。本病最早见于《诸病源候论》,嗣后妇科著作均有所论述。本病若不及时治疗,产妇可出现自杀倾向,或伤害婴儿,影响夫妻关系及整个家庭,应当予以重视。

【病因病机】

产褥期抑郁症多因体质虚弱,产时失血耗气,阴血亏虚,血不养心,心神失养;或素性抑郁,产后气血亏虚,肝木失养,肝失藏血,血不舍魂;或过度忧愁思虑,损伤心脾;或产后元气本亏,再因劳倦,气虚无力运血,败血滞留成瘀而发为本病。

1. 心血不足　《素问·宣明五气篇》中提出"心藏神",《灵枢·口问》中有:"悲哀忧愁则心动,心动则五脏六腑皆摇。"《素问·五脏生成篇》:"诸血者,皆属于心。"心主神明,心神有赖心血滋养,心失所养,则神失所藏。《陈素庵妇科补解·产后恍惚方论》记载:"产后恍惚,由心血虚而惶惶无定也。"素体血虚,或产后失血过多,或产后思虑太过,所思不遂,心血暗耗,血不养心,心神失养,故致产后情志异常。

2. 心郁脾虚　《灵枢·本神》曰:"思出于心而脾应之。"产后失血过多,过度忧愁思虑,以致心血不足,心气郁结,甚或心火偏旺。母病及子,心失所养,累及于脾,损伤脾气。脾胃虚弱不仅不能养胎,且易产生痰湿,痰湿上扰清窍,影响心脑思考,故有"第二心脑之说"。心郁脾虚,故致产后抑郁。

3. 心肝气郁　紧张、思虑过度等因素不断刺激可导致肝气郁结,母病及子,故成心肝气郁之产后抑郁。

4. 痰火扰神　产后阴血亏虚,心肝失养,不仅心神不宁,而且气火偏旺,炼液成痰,痰火上扰心神而发病。《陈素庵妇科补解·产后恍惚方论》分析产后乍见鬼神时曰:"乍见鬼神,由心血虚而邪干之也。所谓邪者,败血也,痰也,火也。血与痰有形,而火无形,无形之火能载有形之痰与血而上奔,有形之痰血能随无形之火而上逆。血,水类,血虚则不能制火而上炎,痰随火涌,火上行则瘀血随之而冲入心,是以心神恍惚怖畏,如见鬼神也。"

5. 瘀闭心窍　产后元气亏虚,复因劳倦耗气,气虚无力运血,血滞成瘀,或产后胞宫瘀血停滞,瘀攻于心,正如《万氏女科·妇人科产后门》曰:"产后虚弱,败血停积,闭于心窍,神志不能明了,故多昏困。"

【诊断与鉴别诊断】

(一) 诊断

产后2周内出现情志抑郁,伤心流泪,且呈昼夜变化的趋势,即夜间加重,对全部或多数活动明显缺乏兴趣或愉悦,尚有内疚,焦虑,易怒,食欲减退,睡眠障碍,易疲劳,处理事情的能力低下等,甚则发为狂躁、癫狂。

产褥期抑郁症尚无统一的诊断标准,根据美国精神病学会(American Psychiatric Association,APA,1994年)在《精神疾病的诊断与统计手册》(DSM-IV)中制定的标准,产褥期抑郁症诊断标准如表12-6-1所示:

表 12-6-1　产褥期抑郁症的诊断标准

1. 在产后2周内出现下列5条或5条以上的症状,必须具备(1)(2)两条
(1) 情绪抑郁

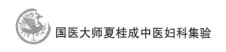
（2）对全部或多数活动明显缺乏兴趣或愉悦

（3）体重显著下降或增加

（4）失眠或睡眠过度

（5）精神运动性兴奋或阻滞

（6）疲劳或乏力

（7）遇事均感毫无意义或有自罪感

（8）思维能力减退或注意力不集中

（9）反复出现想死亡的想法

2. 在产后 4 周内发病

（二）鉴别诊断

1. *产后神经衰弱*　主要表现为失眠、多梦、记忆力下降及乏力等,经充分休息,可较快恢复。

2. *产后胃肠神经功能紊乱*　精神紧张后多有腹泻,可伴有乏力、出汗等症状,但无其他精神活动异常。

3. *产母抑郁*　从开始分娩至产褥第 7 日所出现的一过性哭泣或忧郁状态,占产妇的 50%～70%,以产后 3 日内发病最多,又称"三日闷",病程短,病情轻,发病率高。

【辨证】

本病的主要证型分为心血不足、心郁脾虚,心肝气郁证和可兼夹有痰火、血瘀证者,甚至出现痰火扰神证和瘀闭心窍证,治疗上应着重养血安神,疏肝理气,兼有痰火者泻火涤痰,兼有血瘀者活血化瘀。同时配合心理治疗。

1. *心血不足证*

[证候]产后精神不振,沉默寡言,情绪低落,心神不宁,失眠多梦,健忘心悸,恶露量多;神疲乏力,面色苍白或萎黄;舌质淡,苔薄白,脉细弱。

[分析]产后失血过多,心血暗耗,心失所养,神明不守,神不守舍则悲,故产后精神抑郁,沉默寡言,情绪低落,悲伤欲哭,心神不宁,失眠多梦,健忘心悸;血虚气弱,肌肤失养,故神疲乏力,面色苍白或萎黄。舌质淡,苔薄白,脉细弱,均为血虚之征。

2. *心郁脾虚证*

[证候]产后精神抑郁,夜寐不安,神志恍惚,悲伤欲哭,不能自主,情绪低落,大便溏泻,神疲乏力,舌质淡红,苔色薄白,脉沉细无力。

[分析]产后失血过多,思虑太过,心气郁结,心肝气郁,故产后焦虑抑郁;心神不宁,故夜寐不安,神志恍惚,悲伤欲哭,不能自主,情绪低落;脾气虚,故大便溏泻,神疲乏力;舌质淡红,苔色薄白,脉沉细无力均为心郁脾虚之象。

3. *心肝气郁证*

[证候]精神郁闷,沉默寡言,性情孤僻,或心烦易怒,头昏头痛,失眠多梦,善太息,胸胁乳房胀痛,舌质淡红,苔薄白,脉弦细。

[分析]产后情志所伤,故精神郁闷,沉默寡言,性情孤僻;肝郁气滞,气机失畅,故善太息,胸胁乳房胀痛;肝郁化火,母病及子,故心烦易怒,失眠多梦;肝火上扰清窍,故头昏头痛;舌质淡红,苔薄白,脉弦细均为心肝气郁之象。

4. 痰火扰神证

[证候] 起病较急,烦躁易怒,哭笑无常,狂躁不安,甚则打人毁物,弃衣而走,登高而歌,喉中痰鸣,面赤目赤,大便秘结,舌质红绛,苔黄腻较厚,脉滑数。

[分析] 产后阴血亏虚,心肝失养,不仅心神不宁,而且气火偏旺,火旺炼液成痰,痰火上扰心神,故烦躁易怒,哭笑无常,狂躁不安,甚则打人毁物,弃衣而走,登高而歌,喉中痰鸣;火热偏甚,故面赤目赤;火热伤津,故大便秘结;舌质红绛,苔黄腻较厚,脉滑数均为痰火之象。

5. 瘀闭心窍证

[证候] 产后恶露不下,或下而不畅,色黑有血块,小腹硬痛拒按,默默无语,焦虑欲哭无声,神思恍惚,记忆力下降,食欲减退,或神志错乱,如见鬼神,喜怒无常,哭笑不休,登高弃衣,不识亲疏,面色晦暗,舌质紫暗,有瘀斑,脉细涩。

[分析] 产后气血虚弱,气血运行无力,血滞成瘀,恶血不去,新血不生,故产后恶露不下,或下而不畅,色黑有血块;不通则痛,故小腹硬痛,拒按;胞宫内败血停滞,瘀血上攻,闭于心窍,神明失常,故产后默默无语,焦虑,欲哭无声,神思恍惚,记忆力下降,食欲减退,或神志错乱,如见鬼神,喜怒无常,哭笑不休,登高弃衣,不识亲疏,狂态毕具;面色晦暗,舌质紫暗,有瘀斑,脉细涩均为血瘀之象。

【治疗】

1. 心血不足证

[基本治法] 补益气血,养心安神。

[方药运用] 养心汤(《傅青主女科》)。

炙黄芪5g,人参8g,当归10g,茯苓4g,川芎4g,麦冬9g,远志4g,柏子仁5g,炙甘草2g,五味子10粒,生姜1片。

方中黄芪、人参补脾益气,当归补血养心,茯苓养心安神,以治神志不宁;佐麦冬、柏子仁、远志、五味子养阴补心,安神定悸;川芎调肝和血,使诸药补而不滞;煎加生姜,更增益脾和中、调和气血之功;炙甘草调和诸药,且与参、芪为伍,以增益气之功。诸药配伍,补益气血,养心安神,故以"养心"名方。

[服法] 水煎分服,每日1剂。

[加减] 心胸郁闷、情志不舒者,可加郁金5g、香附5g、佛手5g;腹胀矢气,大便偏溏者加砂仁(后下)5g、六曲10g;烦渴者,可加天花粉10g、知母6g;头晕头痛者,可加白芷6g、天麻6g。

2. 心郁脾虚证

[基本治法] 清心健脾,滋液安神。

[方药运用] 清心健脾汤(夏桂成经验方)合归脾汤(《济生方》)加减。

黄芪20g,合欢皮、炒白术、茯苓、茯神、炒酸枣仁、怀山药各10g,党参15g,煨木香9g,炙远志、甘草各6g,大枣5枚。

方中党参、黄芪、炒白术、甘草、大枣补脾益气,怀山药、茯苓健脾理气,合欢皮清心安神,茯神、酸枣仁养心安神,远志交通心肾而定志宁心,木香理气醒脾,防益气补血药滋腻滞气。本方为养心与益脾并进之方,心脾同治、寒温并用。

[服法] 水煎分服,每日1剂。

[加减] 失眠明显者,加柏子仁10g、青龙齿(先煎)10g;腹胀矢气,大便偏溏者加砂仁(后下)5g、六曲10g;小腹有凉感,肠鸣便溏者,加炮姜5g、肉桂(后下)5g;心烦口渴,夜寐甚差,舌尖尤红者,加黄连5g、莲子心3g、黛灯心3g;口腻痰多,舌苔厚腻,胡言乱语者,加竹沥10g、制半夏6g、广郁金(明矾拌)9g、化橘红6g、陈胆星9g,必要时可加服牛黄清心丸。

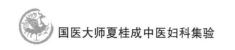

3. 心肝气郁证

[**基本治法**] 疏肝解郁,养心安神。

[**方药运用**] 逍遥散(《太平惠民和剂局方》)合远志汤(《备急千金要方》)加减。

炒当归、赤芍、白芍各 10 g,炒柴胡 5 g,广郁金 9 g,合欢皮 12 g,远志、人参、桂心、麦冬、石菖蒲各 6 g,炙甘草 5 g。

方中柴胡疏肝解郁,当归、赤芍、白芍养血柔肝,远志、人参、桂心、麦冬补心益气安神,广郁金、合欢皮解郁安神,石菖蒲开窍醒神,炙甘草益气补中,缓肝之急。诸药合用,气血兼顾心肝同治,共达解郁安神之效。

[**服法**] 水煎分服,每日 1 剂。

[**加减**] 脾虚明显,腹胀便溏,神疲乏力者,加广木香 9 g、党参 15 g、砂仁(后下)5 g;肝热偏重,大便燥结,口苦口渴者,加大黄 5 g、黄连 3 g、郁李仁 10 g、柏子仁 9 g;肝热扰心,五心烦热,急躁愤怒者,加栀子 10 g、牡丹皮 9 g、钩藤(后下)15 g、苦丁茶 9 g;胃腑痰浊偏甚,呕恶痰涎,脘部痞闷者,加制半夏 9 g、广藿香 6 g、炒枳壳 6 g。

4. 痰火扰神证

[**基本治法**] 泻火涤痰,宁心安神。

[**方药运用**] 黄连温胆汤(《六因条辨》)加味。

黄连 5 g,炒竹茹 6 g,炒枳实 10 g,制半夏、化橘红各 6 g,制胆南星 10 g,茯苓 12 g,甘草 10 g,青龙齿(先煎)10 g,钩藤(后下)20 g,甘草 5 g。

方中黄连清心泻火,钩藤清肝安魂,青龙齿善安神魂而泻心肝,半夏降逆和胃,燥湿化痰,竹茹清热化痰,止呕除烦,胆南星祛风化痰,枳实行气消痰,使痰随气下,佐以化橘红理气燥湿,茯苓健脾渗湿,甘草调和诸药。全方共奏泻火涤痰,宁心安神之效。

[**服法**] 水煎分服,每日 2 剂。

[**加减**] 火热偏甚,面红目赤,狂躁明显者,加大黄 6～10 g、玄明粉(后下)9 g、青礞石(先煎)10～15 g;夜难入寐,躁动不安者,加紫贝齿(先煎)10 g、生铁落(先煎)30～60 g;口腻痰多,舌苔黄白而厚者,加竹沥(吞服)1 匙、瓜蒌皮 10 g、制川朴 6～10 g。

5. 瘀闭心窍证

[**基本治法**] 活血化瘀,醒脑安神。

[**方药运用**] 癫狂梦醒汤(《医林改错》)加减。

桃仁 15 g,红花 9 g,香附 10 g,青皮 6 g,柴胡 6 g,木通 6 g,赤芍 10 g,制半夏 5 g,桑白皮 10 g,大腹皮 10 g,紫苏子 10 g,甘草 3 g。

方中桃仁、红花、赤芍、香附活血化瘀;柴胡升清阳,散结气;大腹皮下气宽中;青皮理气散滞;紫苏子降气化痰;半夏燥湿化痰;桑白皮泻肺火,利水道;木通清降心火,通利九窍关节血脉;甘草生用泻心火,缓急,调和诸药。全方共奏豁痰化瘀,利窍醒脑之功。

[**服法**] 水煎分服,每日 1～2 剂。

[**加减**] 兼有热结,大便燥艰者,加大黄 6 g、炒枳实 10 g;瘀结较甚者,加五灵脂 10 g、琥珀粉(另吞)3 g,必要时可加䗪虫 6 g、麝香粉(另吞)0.1～0.3 g;兼夹痰浊者,加制苍术 10 g、陈胆星 9 g、化橘红 6 g。

【其他治疗】

(一) 中成药

1. **天王补心丹**(《世医得效方》) 滋阴养血,补心安神。每次 1 丸,每日 2 次,适用于产后心血不足型产褥期抑郁症。

2. 柏子仁散(《证治准绳》) 用白羊心一个煎汤,柏子仁散 15 g 入羊心汤煎煮,去滓,不拘时温服,适用于产后败血挟邪攻心的产褥期抑郁症。

（二）针灸

1. 体针 取肝俞、心俞、内关、神门、三阴交。上 5 穴均施捻转补法,中强刺激,留针 30 分钟,每日 1 次。

2. 耳针 取脑点、脑干、神门、卵巢、内分泌、皮质下,用王不留行籽敷贴,每日可揉按 3 次。

【转归及预后】

本病初起,经过药物与心理治疗,预后良好,约 70% 患者于 1 年内治愈,极少数患者可持续 1 年以上,但再次妊娠时约有 20% 复发率,其下一代的认知能力可受一定影响。若治疗不及时,且精神抑郁持续存在,则产妇可出现自杀倾向或杀害婴儿,影响夫妻关系及整个家庭,应当予以重视。

【预防与调护】

（1）完善产前保健,加强产时支持,完善产后护理支持体系,减轻孕妇对妊娠分娩的紧张情绪。对有精神疾患家族史的孕妇应给予更多的关爱。对于有不良孕产史的产妇,应向她们说明产生的原因,鼓励其增强自信心。

（2）引导患者舒畅情志,针对患者的个性特征给予心理疏导,解除致病的心因性因素,提高患者的自我价值意识。

【夏桂成临证经验】

（一）夏桂成诊疗产褥期抑郁症验案

单某,女,32 岁。

流产 2 次,第 3 胎保胎成功,足月分娩一女婴后,因不慎感袭风寒,以致恶露月余始净。又因与公婆不睦,心情失畅。产后 2 个月后汗出较多,周身关节酸痛,形寒肢冷,胸闷烦躁,夜寐甚差,有时抑郁寡欢,情怀不畅,神志恍惚,形体消瘦,舌质淡红,苔白腻,脉细缓带弦。已服用越鞠丸、温胆汤、独活寄生汤、趁痛散等方药,乏效。中医辨证属肝郁气滞,营卫失和,治以温阳和营,疏肝解郁。处方:桂枝 10 g,赤芍 10 g,白芍 10 g,陈皮 6 g,煅牡蛎(先煎)15 g,青龙齿(先煎)10 g,醋炒柴胡 5 g,广郁金 9 g,桑寄生 12 g,生姜 3 片,大枣 3 枚,荆芥 6 g,防己 10 g,合欢皮 10 g,甘草 6 g。前后服药月余,诸症均减,再服半个月,同时进行心理疏导,化解婆媳矛盾,故得痊愈。

[按语]本方由桂枝汤合逍遥散加减而成。桂枝原为辛温解表的药物,得白芍酸敛的配合,一散一敛,一温一凉,散敛以解肌,温凉以解表,无汗能发汗,有汗能敛汗,故有发汗解表、温运表阳、敛汗护中的双相性调节作用。病由产后而起,性情忧郁,常多烦躁失眠,可见心肝气郁,营卫失和,故用逍遥散加广郁金、合欢皮以解郁,且逍遥散中的柴胡不仅有疏肝解郁的作用,还有和解少阳之功。少阳者,胆经也,与肝经厥阴相表里。之所以加入龙骨、牡蛎者,因龙骨、牡蛎镇降安神。桂枝合龙牡,本为二加龙牡汤,原为虚劳病而设,产后本就虚弱,故在解郁方药中加此镇静安神,调治虚劳。加入桑寄生、防己者,乃因肾虚关节酸痛,又加陈皮和中,姜枣调和诸药,始为得当。

（二）夏桂成诊疗产褥期抑郁症的经验

夏桂成认为,在处理产褥期抑郁症时应注意以下几个方面。

1. 关注心(脑)对情志的影响 心位于上焦,主神明,实属脑之功能,心(脑)主宰着人体五脏六腑经络的生理功能活动。"心主血",心神有赖心血的滋养而正常运作,心血不足,则心神无所运作依靠。女性生产耗气伤血,心血耗伤,虚及心阴,心阴不足,神明不守,而致产后情志抑郁。治疗时务必要注意心理疏导,特别是对神经质的患者,稳定情绪、安定心神十分重要。

2. 心理疗法 分娩本身与产后精神疾病发生有关。本病患者多在孕期或分娩时有重大精神创伤史。因缺乏早期关注,或产后加重其负担而导致产后精神失常。精神疾病的治疗主要是矫正其病态心理,因此心理治疗是基本疗法之一。医生应和患者建立良好的关系,取得患者的信任,解除患者的心理负担,给患者创造良好的生活环境,使患者心情舒畅,促进身心早日康复。在心理疏导的过程中,还必须查找原因,解决一些实际问题,才能有助于疾病治愈。

3. 中西医结合,针药并用 导致产褥期精神障碍的病因多种多样,包括心理因素、产褥感染的毒性反应、难产、失血过多、产后垂体和甲状腺功能低下等,因此在治疗上针对病因和临床特点,采用中西医结合方法较为理想。

(1)忧郁状态:属于中医气郁痰阻型。常选用逍遥散合温胆汤,药用制半夏、陈皮、茯苓、甘草、竹茹、炒枳实、石菖蒲、广郁金、炒柴胡、胆南星、炒酸枣仁、炙远志等。西药应用多塞平、地西泮、谷维素等合治之。

(2)狂躁兴奋状态:属于中医痰火扰心型。一般用生铁落饮加味,药用生铁落(包煎)15~30 g,天冬、麦冬各 9 g,浙贝母 6 g,陈胆星 10 g,化橘红 6 g,炙远志、石菖蒲各 10 g,茯苓、茯神各 12 g,钩藤(后下)15~30 g,丹参 15 g,同时可兼服礞石滚痰丸、琥珀抱龙丸以治之。

(3)神经质状态:属于中医肝郁脾虚型。中药用越鞠丸或逍遥散等。必要时配用西药等。

(4)错乱—谵妄状态:常并发于产褥感染后,属中医瘀血乘心。常选用癫狂梦醒汤,具体用药见前辨证论治项。此时要注意两种情况:一是盆腔炎,热毒犯于心包者,一般有高热,神昏,谵语,可用清营汤合牛黄清心丸;二是蓄血证,可用下瘀血汤。

(5)无力困惑状态:是产褥期精神障碍转为慢性时常见的一种类型,常由产后垂体、甲状腺功能低下引起,属于心肾亏虚,可用左归丸或右归丸加入益智仁、炙远志、胆南星、琥珀、太子参或红白人参等。

以上 5 种类型皆可配合针灸治疗。针药同用,相得益彰。

第七节　产后自汗盗汗

产后浙浙汗出,持续不止,动则尤甚,甚则卧床安静时亦汗出不止者,称产后自汗;若产后寐则遍身汗出,湿透内衣,甚则一夜更衣数次,醒则汗止者,称产后盗汗。

本病以汗出为主,按汗出之量可分为以下三种类型:

微微汗出:产妇全身或上半身或仅头面部微微汗出,或仅于稍劳、进食时汗出,汗出量少,无需更换内衣,为产后常见的现象,数日后营卫调和即愈,无须服药治疗。

浙浙汗出:产妇在安静休息状态下,全身亦汗出溱溱,里衣湿透,甚则需要更换内衣。

大汗淋漓:产后汗出量多,大汗淋漓,精神恍惚,神志模糊,面无华色,此为危重证候。按其症状及汗的性质可分为亡阴和亡阳,需中西医结合以救其脱。

自汗、盗汗可分别出现,亦可相兼出现。本病绝大多数能治愈,只有极少患者发生亡阴亡阳之变,危及生命。

【病因病机】

本病的病因主要是分娩时耗气伤血。人体津液代谢的平衡赖气的运化、输布和固摄,正气虚弱,卫外失固,腠理不密,不能固摄津液则津液外泄。血能养气,因产失血,气失所濡加剧了正气亏虚,津液失固,故自汗出。另外,心主血,汗为心之液,心血不足,心失所养,心不藏液,心液外泄,也可加剧自汗之程度。

《金匮要略·产后病脉证并治》云:"产后喜汗出者,亡阴血虚,阳气独盛,故当汗出。"血属阴类,血去阴伤,阴液不足,阴不制阳,虚火内灼,迫津液外溢,肌表不密,故汗。自汗日久,心液耗伤,气阴两虚,或盗汗日久,津液亏损,气随津脱,亦致气阴两虚,故而自汗、盗汗相兼为患,昼日自汗,寐则盗汗。

自汗、盗汗亦有湿热蕴蒸所致者,临证当详辨。

【诊断与鉴别诊断】

(一) 诊断

产后自汗表现为产后周身汗出,不能自止,需要更换内衣数次;产后盗汗表现为产后寐即汗出,醒则汗止。

除一般检查外,还应根据情况选择 PPD 试验、胸部 X 线透视、抗链"O"、红细胞沉降率及甲状腺功能测定等以排除其他疾病。此外,在盛夏季节应排除因居室通风不良或保暖过度所致的多汗,方可诊断为本病。

(二) 鉴别诊断

本病应与产后发热、中暑等所致的出汗相鉴别,应结合病史、病情缓急、有无发热等作出鉴别诊断。

1. 产后发热　高热多汗、汗出热退为特征,起病急,病程短。产后自汗盗汗为汗出过多而无发热。

2. 产后中暑　产时正值炎热酷暑之季,感染暑邪,以骤然高热、汗出、神昏甚则躁扰抽搐为特征。产后自汗盗汗无明显季节性,无发热及神志改变。

【辨证】

本病以产后出汗量多和持续时间长为特点。据出汗发生时间之不同以分自汗和盗汗。白昼汗多,动则尤甚为气虚自汗;寐中出汗,醒后即止为阴虚盗汗。

(一) 主要证型

1. 气虚失固自汗证

[证候]产后汗出,不能自止,动则益甚,或头汗出,面色少华,气短懒言,语声低怯,精神疲倦,舌质淡红,舌苔薄白,脉细弱。

[分析]产后伤血,气随血耗,腠理不密,卫阳不固,故汗出不能自止;动则耗气,气摄津,故动则汗出益甚;气虚阳浮,故头汗出,面色少华,气短懒言,语声低怯,精神疲倦;舌质淡红,舌苔薄白,脉细弱皆为气虚失固之象。

2. 阴虚迫津盗汗证

[证候]产妇入眠后汗出,甚则湿透内衣,醒来即止,面色潮红,头晕目眩,两耳蝉鸣,按之可缓,口燥咽干,五心烦热,舌红少苔,脉细数。

[分析]因产伤血,营阴耗损,阴虚内热,热迫液泄,故产妇熟睡后汗出,甚则湿透内衣;醒后阳出于阴,卫表得固,故醒来即止;阴虚阳浮于上,故面色潮红,头晕目眩,两耳蝉鸣,按之可缓;虚热灼阴,津不上承,故口燥咽干;阴虚心肝失养,故五心烦热;舌红少苔,脉细数均为阴虚内热之象。

(二) 兼夹证型

1. 兼夹心血不足,心液外溢证

[证候]产后自汗或盗汗,或昼自汗,夜盗汗,心悸少寐,面色无华,舌质淡红,舌苔薄白,脉细。

[分析]汗为心液,心液不藏则汗出不止;心血亏虚无以润养颜面,心神失于濡养,故面色无华;舌质

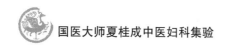

淡红,舌苔薄白,脉细均为心血不足之象。

2. 兼夹湿热证

[证候]自汗盗汗较久,烦热口渴,口黏纳差,脘腹痞胀,神疲乏力,骨节酸楚,小便少,大便或溏,苔黄厚腻,脉细濡。

[分析]汗出日久,阴液受损则内热易生,阴津不能上承于口,故烦热口渴;产后脾虚,或调补不当,损伤脾胃,运化不健,湿热内生,故口黏纳差,脘腹痞胀,神疲乏力大便或溏;湿热之邪浸淫四肢,故骨节酸楚;热移膀胱,津液受损,故小便少;苔黄厚腻,脉细濡均为湿热之象。

【治疗】

本病的治疗原则是:气虚不固者,治宜益气固表止汗;阴虚火旺,迫津外泄者,治宜滋阴降火敛汗。治疗中要密切注意气为血帅,血为气母及阴阳互根的特点,务使阴阳平衡,营卫和调,腠理固密而自汗、盗汗自愈。

(一) 主要证型

1. 气虚失固自汗证

[基本治法]益气固表,和营止汗。

[方药运用]黄芪汤(《经效产宝》)加减。

生黄芪 20 g,白术 10 g,炒防风 6 g,熟地黄 6 g,茯苓 10 g,煅牡蛎(先煎)30 g,麦冬 10 g,大枣 30 g。

方中生黄芪、白术健脾益气,固表止汗;茯苓佐芪、术、大枣补气健脾;防风御风和营;熟地黄、麦冬滋阴补液;煅牡蛎固涩敛汗,全方共奏补气固表止汗之效。

[服法]水煎温服,每日 1 剂。

[加减]汗不止者加瘪桃干 10 g、浮小麦 30 g;心慌心悸加五味子 10 g、酸枣仁 15 g;精神紧张者加合欢皮 15 g、绿萼梅 8 g。

2. 阴虚迫津盗汗证

[基本治法]滋阴益气,生津敛汗。

[方药运用]生脉散(《内外伤辨惑论》)加味。

人参 6 g,麦冬 10 g,太子参 30 g,山茱萸 10 g,地骨皮 15 g,五味子 10 g。

方中人参、太子参益气健脾,固摄津液;麦冬、山茱萸、地骨皮滋阴清热;五味子收涩止汗,全方补涩并用,具有滋阴敛汗之效。

[服法]水煎温服,每日 1 剂。

[加减]阴虚火旺者,加炒黄柏 6 g、炙知母 10 g、鳖甲(先煎)20 g、青蒿 6 g;心悸者加柏子仁 10 g、酸枣仁 20 g;情绪激动者,加煅龙齿(先煎)20 g、淮小麦(包煎)30 g。

(二) 兼夹证型

1. 兼心血不足,心液外溢证

[基本治法]补血养心,敛液止汗。

[方药运用]归脾汤(《济生方》)加减。

人参 6 g,黄芪 20 g,白术、茯苓、当归各 10 g,酸枣仁 20,五味子 10 g,木香 6 g,炒黄连 3 g。

方中人参、黄芪、白术补气生血,养心益脾;当归补血养心;茯苓、酸枣仁宁心安神;木香理气醒脾,补而不滞,与补气养血药配伍,使补而不碍胃;五味子酸涩敛汗;少佐黄连清热泻火,宁心止汗,全方重在补气养血,气血充足,心液藏则汗止。

[服法]水煎温服,每日 1 剂。

[**加减**]汗多者,加煅牡蛎(先煎)30 g,浮小麦20 g;血虚甚者,加丹参、枸杞子、熟地黄各10 g。

2.兼夹湿热证

[**基本治法**]清热利湿,和营固表。

[**方药运用**]甘露消毒丹(《温热经纬》)加减。

怀山药、炒牡丹皮、茯苓、泽泻、碧玉散(包煎)各10 g,黄连3 g,瘪桃干、焦山楂、白术各10 g,薏苡仁15 g。

方中山药健脾养阴,牡丹皮清热凉血,茯苓、薏苡仁健脾利湿,泽泻、碧玉散清利湿热,黄连增强清热燥湿、清心止汗之力,瘪桃干为止汗要药,白术健脾益气,固表止汗,焦山楂健脾助运。诸药合用,共奏健脾利湿、清热止汗之功。

[**服法**]水煎分服,每日1剂。

[**加减**]大便溏泄者加砂仁(后下)5 g,神曲、炒白扁豆各10 g;烦热口渴,夜失安眠者加莲子心5 g、茯神15 g、钩藤10 g。

【其他治疗】

外敷　将五倍子10 g研末,加水少许,搅拌成糊状,睡前敷于脐部,用纱布固定,适用于阴虚盗汗证。

【转归及预后】

产后自汗、盗汗,有气虚和阴虚之分。临床上往往阴损及阳,阳损及阴,故自汗、盗汗常气阴两虚俱见。产后汗证如及时补虚敛汗,预后良好。若汗出不止,日久不瘥者,需防气随津脱,变生他疾。对于长期盗汗者,应借助胸片等检查,除外结核病变。

【预防与调护】

(1)注意汗出较多时宜用温水擦浴,并勤换内衣,防止受凉,保持居室空气流通。

(2)指导进食及服药方法,饮食和药液不宜过热,就餐速度不宜过快。忌食刺激性的食物等。

(3)调整心态,保持良好的心情。

【夏桂成临证经验】

(一)夏桂成诊疗产后盗汗验案

顾某,女,27岁,农民。

初诊:产后盗汗2月余。初经15岁,4～6/25～35日,经量一般,色质正常,无痛经。23岁结婚,1-0-1-1。妇科和B超探查,除见轻度宫颈炎外,余无异常。平时带下较多,色黄白,质黏腻,迭经中西医治疗少效。就诊时,产后盗汗2月余,入夜则盗汗淋漓,而且均在夜半发作,头昏腰酸,胸闷烦热,口渴喜饮,饮而不多,有时口腻口苦,纳食较差神疲乏力,且产时出血较多,舌质偏红,苔中根部较腻,脉弦细带数。根据病情及以往服用黄芪红枣汤较多,拟滋阴清热,健脾利湿,用青蒿鳖甲知母汤加健脾利湿之品。处方:青蒿9 g,炙知母5 g,鳖甲(先煎)10 g,赤芍、白芍、碧玉散(包煎)、茯苓、泽泻各10 g,太子参15 g,浮小麦(包煎)30 g,碧桃干、山楂各10 g,炒牡丹皮9 g。

二诊:服药7剂后盗汗减少,口干烦热亦减轻,小便有所增加,故原方去山楂、炙知母,加怀山药、桑寄生各10 g。

三诊:再服7剂,盗汗基本控制,头昏烦热,口干口苦,根苔厚腻等均较前好转,但舌质仍偏红,以杞菊地黄汤加健脾利湿之品。处方:枸杞子、钩藤(后下)各2 g,怀山药10 g,山茱萸6 g,生地黄9 g,炒牡丹皮、茯苓、泽泻、白术、碧玉散(包煎)各 10 g,桑寄生 12 g,浮小麦(包煎)30 g,陈皮 6 g,焦山楂 10 g。再服 15 剂,病遂告痊。

[按语]产后盗汗,可据汗之多少、颜色、质地及出汗时的感觉进行具体的分析。是证大汗淋漓,汗略黄,较黏稠,出汗时烦躁身热,均说明有热象。产后汗证多为阴虚。《傅青主女科·盗汗》曰:"产后睡中汗出,醒来即止,犹盗瞰人睡,而谓之盗汗,非汗自至之比杂证论云,自汗阳亏,盗汗阴虚。"故凡为热者,多属于阴虚火旺。本案有一个最大的特点,即在阴虚火旺的前提下夹有湿热。湿热亦可导致盗汗或加剧盗汗,其之所以形成,一方面与原有之湿浊有关,另一方面与饮食过于滋补以及误治而导致。由于盗汗淋漓,患者自认为体弱,反复服用黄芪红枣汤,这样就不断地助长湿浊,导致湿热偏甚,形成较为复杂的病变。本例属于阴虚湿热,所以用滋阴清热、健脾利湿法取得了较好的效果。

(二)夏桂成诊疗产后自汗、盗汗经验

夏桂成认为,产后自汗,稍劳则加剧,产后盗汗,遇烦则益甚,所以然者,自汗主在气虚,卫外失固;盗汗主在阴虚火旺,津液被迫外溢。自汗、盗汗常兼而有之,但必须注意以下情况:其一,汗出过多,将有亡阴亡阳之危;其二,汗出过多,腠理空疏,卫表失固,外邪乘虚入侵,易成虚中夹实之候;其三,汗为心液,汗出过多,心烦躁怒、紧张恐惧更使心液外溢,益发汗出不止;其四,产后调补失当,以致继发湿热蕴蒸,亦可使自汗、盗汗加剧。

本病的治疗,既要尽快控制汗出,以免发生脱变,又要注意脉因症治,给予辨证论治。气虚自汗者虽应以《经效产宝》黄芪汤治疗,但如兼有外邪者,在补气固表中应酌加散邪和营之品如荆芥、防风。夏桂成曾经治疗产后因汗出较多而感受外邪者,用玉屏风散和桂枝汤常收到较好疗效。对汗出特多,形寒肢冷,脉细欲绝者,必须以大剂量参附汤稍加桂枝汤和之,同时配合生命体征综合管理措施,抢救病患,迟则易致亡脱之变。对阴虚盗汗,虽以生脉散加味治疗,但阴虚之所以盗汗还在于火旺,因此清火敛汗在所必用。火旺者何?晚清江阴名医邓养初论盗汗曰:"黄昏盗汗,阴虚火旺也,当归六黄汤主之;夜半盗汗,阴分伏热也,青蒿鳖甲知母汤主之;黎明盗汗,肝火旺也,丹栀逍遥散治之。"虽非针对产后而言,但对治疗产后盗汗仍有重要的参考价值。夏桂成常用莲子心、炙乌梅、炒牡丹皮、盐水炒黄连、瘪桃干、煅牡蛎等治盗汗。本病必须注意到有无兼夹湿热,如有湿热蕴蒸者,急则治标,首当清利湿热,可稍佐辛温疏化之品。夏桂成常用进退黄连汤、半夏泻心汤、甘露消毒丹等治产后盗汗。在治疗自汗、盗汗的同时,务必要注意心理疏导,特别是对神经质的患者,稳定情绪、安定心神、平降心火十分重要。一般在解释安慰的同时,于方药中加入浮小麦、炙远志、青龙齿、五味子等药物,有助于加强和巩固止汗的作用。凡汗出患者,要鼓励其多饮糖盐开水,卧床休息,避免过冷过热刺激,不可过饮白开水或茶叶水,忌食辛辣刺激的食品。

第八节 产后排尿异常

新产后小便不通,或尿意频数,甚则小便失禁者,统称为产后排尿异常,或称为产后小便异常。此种现象在临床中较为多见。

中医学称小便不通为"癃闭",小便失禁为"遗溺",尿频为"小便频数"。本病因见于分娩后,故冠以"产后"两字。所谓产后,亦包括小产、人工流产后。西医学所谓产褥泌尿系疾病,如产后尿潴留、产后泌尿系感染、产后尿失禁以及泌尿道和生殖道瘘等均属本病范畴。

【病因病机】

本病发生的机制主要是膀胱气化失职。《素问·宣明五气论篇》云:"膀胱不利为癃,不约为遗溺。"

膀胱之气化功能有赖肺、脾、肾的调节。肺主气,通调水道,为水之上源,津液通过肺的肃降作用,下输至肾与膀胱,化为尿液。脾转输津液,将其上输于肺。肾为水脏,主津液,司蒸化,升清降浊,浊者下降化为尿液,注入膀胱,在膀胱内潴留至一定程度时,即可排出体外。若湿热之邪蕴结于膀胱,气化失司,亦可导致排尿异常。

1. 肺脾气虚　素体虚弱,肺脾肾气虚,或因产耗气伤血,诸气更虚。脾气虚,不能转输水液,小便因之失常,即《灵枢·口问》所云:"中气不足,溲便为之变。"肺气虚,不能通调水道,下输膀胱,膀胱窒塞则小便不通。肺气虚,不能制约水道,故小便频数,尿有余沥,或遗尿、失禁,即《金匮要略·肺痿肺痈咳嗽上气病脉证并治》所云:"肺痿……遗尿,小便数,此上虚不能制下也。"

2. 肾虚　封藏失职,不能固摄小便,故小便清长、失禁,即薛立斋所说:"产后遗尿,肾气不固也。"《医贯砭·阴阳论》云:"无阳则阴无以生,无阴则阳无以化。"肾阳偏虚者,命门火衰,膀胱气化无权,气化不利则癃闭。肾阴偏亏者,产后亡血伤津,复增津液燥竭,亦致尿少、尿闭。

3. 湿热蕴结　产时外阴不洁,或接生不慎,阴部创伤;或产后摄生不慎,感染秽浊,湿热之邪上犯膀胱,或产后过食肥甘辛热之物,脾运失健,积湿生热,流入膀胱。湿热之邪蕴结膀胱,气化失司,故致尿频、尿急、尿痛,甚至癃闭。

【诊断与鉴别诊断】

(一) 诊断

本病表现为产褥期小便困难,点滴而下,甚至尿闭或小腹胀急,或小便次数增多,甚则日夜数十次,或小便自遗,不能自行控制,或淋沥涩痛。本病常有第二产程延长或阴道助产手术史。

除常规体格检查外,应作清洁中段尿或导尿检查,并进行细菌培养和药敏试验。如产后 7～10 日发生不自主漏尿,则应检查阴道有无瘘孔存在,可采用窥阴器检查、手指触诊,亦可探针或膀胱内注入亚甲蓝、静脉注射靛胭脂等,必要时可行膀胱镜、尿道镜等内镜检查。

(二) 鉴别诊断

通过病史和有关检查,可明确产后排尿异常的性质和原因,同时应注意排除泌尿系结石、肿瘤等疾病,并与尿道括约肌松弛之张力性尿失禁相鉴别。

1. 泌尿系结石　其主症为产后无尿或少尿,伴或不伴尿道刺激症状或尿血或下腹绞痛,采用 B 超、泌尿系统造影或膀胱镜、CT、MRI 等检查可明确诊断。

2. 泌尿系肿瘤　常表现为无尿或少尿,也可表现为尿频、尿急、尿痛,甚至尿失禁,恶性肿瘤常伴血尿、下腹疼痛,B 超、泌尿系统造影或膀胱镜、CT、MRI 等检查有助于鉴别诊断,镜下取活检可确定肿瘤性质。

3. 张力性尿失禁　咳嗽、运动甚至站立时不自主溢尿是最典型症状,或伴有尿频、尿急、排尿后膀胱区胀满感等症状,除常规体格检查、妇科检查及相关的神经系统检查外,压力试验、尿动力学检查等辅助检查可助鉴别诊断。

【辨证】

本病治疗首先应辨别虚实。虚者有气虚、肾虚之分,气虚者宜补气升清,肾虚者宜补益肾气;实证湿热者宜清热利湿。

1. 气虚证

[证候]　新产后小便不通,小腹胀急,坐卧不安,或小便频数,甚则自遗,面色少华,气短神疲,四肢乏力,舌质淡红,苔薄白,脉细。

[分析]　新产后脾肺之气亦虚,无力通调水道,转输水液,膀胱气化不利,水液停滞胞中,故小便不通,

小腹胀急,坐卧不安;膀胱失约,故小便频数,甚则自遗;气虚中阳不振,故气短神疲,四肢乏力;产后气虚血亦亏,不能上荣于面,故面色少华;舌质淡红,苔薄白,脉细皆为气虚血亏之象。

2. 肾虚证

[证候] 产后小便不通,小腹胀急,尿意频频,欲解不能,甚则癃闭,或小便频数,日夜数十次,甚则失禁,自遗,面色晦暗,腰膝酸软,舌淡红,苔薄白,脉沉细无力。

[分析] 产后肾虚,膀胱气化不利,故小便不通,小腹胀急,尿意频频,欲解不能,甚则癃闭;肾阳偏虚,封藏失职,故小便频数,日夜数十次,甚则失禁,自遗;命门火衰,面色晦暗,腰膝酸软;舌淡红,苔薄白,脉沉细无力均为肾虚之象。

3. 湿热证

[证候] 产后尿意频数,尿道灼热涩痛,甚则癃闭,口干或苦,舌红苔白或黄腻。脉象濡数。

[分析] 产时外阴不洁,或接生不慎,阴部创伤,或产后摄生不慎,感染秽浊,湿热之邪上犯膀胱,气化不利,故尿意频数,尿道灼热涩痛,甚则癃闭;产后过食肥甘辛热之物,脾运失健,积湿生热,故口干或苦;舌红苔白或黄腻,脉濡数均为湿热之象。

【治疗】

1. 气虚证

[基本治法] 补气升清。

[方药运用] 补中益气汤(《脾胃论》)加减。

党参 20 g,炙黄芪 20 g,白术、茯苓各 10 g,陈皮、升麻各 6 g,枳壳、当归、山药各 10 g。

方中党参、炙黄芪、白术、山药补益脾肺之气,转输水液以通调水道;升麻、枳壳一升一降,调畅气机;陈皮理气化湿,使停于脬中之水液得以气化而通溺;当归补血,使血足气旺。全方共奏益气生津,化气行水之功。

[服法] 水煎分服,每日 1～2 剂。

[加减] 小便不通者,加泽泻 10 g、车前子(包煎)15 g、猪苓 10 g;肺气虚者,加桔梗 10 g,升提肺气,下病上取,提壶揭盖;小便频数失禁者,去茯苓,加金樱子 10 g、芡实 10 g、益智仁 10 g。

2. 肾虚证

[基本治法] 补益肾气。

[方药运用] 金匮肾气丸(《金匮要略》)。

地黄 10 g,山药 15 g,山茱萸、茯苓、牡丹皮、泽泻、桂枝各 10 g,附子 6 g。

方中干地黄、山茱萸、山药、茯苓、牡丹皮、泽泻三补三泻,功在滋肾填精,有助封藏;桂枝、附子温肾通阳。诸药合用,补肾助阳,化气行水。

[服法] 水煎分服,每日 1～2 剂。

[加减] 小便不通者,加车前子(包煎)15 g、怀牛膝 10 g;小便频数自遗者,去泽泻、茯苓,加桑螵蛸、金樱子、芡实各 10 g,覆盆子 15 g;偏阳虚者,重用附子、桂枝;偏阴虚,见咽干,五心烦热,舌红少苔,脉细数者,去附子、桂枝,加熟地黄、麦冬各 10 g。

3. 湿热证

[基本治法] 清热利湿。

[方药运用] 加味五淋散(《医宗金鉴》)。

生栀子、茯苓、当归、白芍、生甘草各 10 g,车前子(包煎)15 g,泽泻 10 g,滑石 15 g,木通 6 g,黄芩 10 g。

方中栀子清利三焦之热;茯苓健脾渗湿;车前子、泽泻、滑石、木通清热利湿,通淋利尿;黄芩清肺热以达通调水道之功;当归、白芍养血益津,合甘草缓解小腹胀急,使利湿而无伤阴之弊。诸药合用,清热利湿,利水通淋。

[**服法**] 水煎分服,每日 1~2 剂。

[**加减**] 恶露不尽者,加益母草 12 g、泽兰 10 g;湿重于热,小腹胀急,排尿不畅或癃闭者,加台乌药 6 g、肉桂(后下)3 g、黄柏 6 g。

【其他治疗】

1. 艾灸　盐炒黄柏,加麝香少许混匀成 150 mg,填脐中,外用葱白 10 余根作一束,切如半指厚,置盐于脐上,艾灸,觉热气入腹难忍时小便即通,适用于气虚者。

2. 坐浴　陈瓜蒌 30~60 g,煎汤坐浴约 20 分钟,可使肺气下行,膀胱清利,小便流畅,适用于肺气不宣,小便不畅者。

【转归及预后】

本病经及时治疗,大多可以治愈。若治疗不及时,排尿异常持续存在,严重者可影响产妇生活质量及产褥期恢复。

【预防与调护】

(1) 重视产前检查,适当活动锻炼以缩短产程。

(2) 对既往有慢性泌尿系感染病史者,应行预防性治疗,以防复发。

(3) 消除产妇紧张情绪,鼓励产妇及时排尿。清洗外阴,保持清洁。

【夏桂成临证经验】

产后排尿异常,是指产后小便不通、小便频数或失禁等。气虚膀胱失职是本病的主要病机。气虚可责之于肺、脾、肾三脏。若因外邪袭肺,肺气郁滞,不能通调水道而致者,不属产后病之列。随着育龄妇女新法接生的普及和卫生知识的提高,湿热邪毒侵袭之湿热蕴结证已经日渐减少。古籍所载之损伤尿脬,膀胱失约,淋漓不尽者却并非罕见。这是由于分娩过程中胎头下降,压迫膀胱、尿道等组织,损伤膀胱括约肌,或导致其缺血、坏死,或神经功能障碍,尿道失去正常张力。肝主疏泄,若产后精神抑郁,肝气郁结,三焦水道壅阻,决渎失职,亦可致小便不通。

治疗本病应在辨证论治的前提下,对小便不通者加泽泻、车前子、猪苓、茯苓、木通等通利之品。现代药理研究证实,当归、川芎、牛膝、红花、五味子等有收缩平滑肌作用,可择其一二加入辨证方中。对小便频数不禁、自遗者,可加金樱子、芡实、桑螵蛸、益智仁、覆盆子。对膀胱损伤者,应补气固脬,用猪、羊尿脬煎汤代水。《妇人大全良方·产后小便不禁》载:"黄丝绢三尺,白茅根二钱,马勃末二钱。"或以黄丝绢一尺加白牡丹根皮、白及各三钱(9 g),近人将黄丝绢易为蚕茧。对癃闭者,应导尿以缓急。对膀胱损伤甚者,当手术修补。对产后癃闭因于湿热感染者,应及时治疗,以防延误。同时,尚需注意膀胱蓄血可影响气化,导致或加深癃闭,治用桃仁承气汤加味。夏桂成曾治一尿闭患者,肾虚之体,感染湿热,先与温通,后施清利,均未效。仔细诊察,乃瘀血内阻,遂投桃仁承气合滋肾丸,药用桂枝、桃仁、红花、当归、泽兰、大黄、川续断、桔梗、黄柏、知母、肉桂、车前子、川牛膝而获痊愈。尚有开提肺气一法,向被喻为"提壶揭盖",是以荆芥、桔梗、杏仁、紫菀、葶苈子为主药。通大便以利小便,大黄为必用之品。古人以"倒换散"治癃闭,即大黄、荆芥二味,证治得当,亦获佳效。

第九节 产后关节痛

产妇在产褥期间出现肢体关节酸楚、疼痛、麻木、重着等,称为产后关节痛,又称"产后身痛""产后痛风""产后痹证",俗称"产后风"。本病常发于产后 6～8 周,但病情有轻重缓急之差异,病程从数日延至数年不等。

本病的临床表现轻重悬殊,绝大多数经治疗后均能痊愈,若失治误治,邪气入里,气血凝滞,经络闭塞,易发展为顽痹,有极少数患者可致残。本病具有以下特点。① 发病时间在产褥期。② 病发有季节性,以冬春严寒季节多见。③ 地区性,表现北方寒冷地域较多见。④ 发病呈突发性,"风邪善行而数变",产妇突然受邪后多于短时间内肢体不能屈伸,甚或不能着地行走。

【病因病机】

本病的发生主要归咎于以下三方面:① 由于分娩之后气血亏虚,百节空虚,经脉失养,因而发生关节疼痛。② 产伤肾气,腰为肾之府,膝属肾,肾之经脉过足跟,肾虚腰膝失所养,经络失濡,故见腰痛、膝关节酸痛、足跟痛。③ 外感风寒湿。产后血去气伤,正气不足,卫表不固,腠理不密,百节开张,若起居不慎,风寒之邪易乘虚侵袭。风性善行,走窜于血脉经络,寒主收引、凝滞,经脉收引,气血运行不畅,故致身痛。若寒邪凝滞,气滞血瘀,瘀阻脉络、关节,亦可致身痛。

【诊断与鉴别诊断】

(一) 诊断

本病临床表现为产褥期出现四肢关节疼痛、麻木、重着,甚至双下肢痿痹,不能行走。"风寒湿三气杂至,合而为痹",其风胜者,疼痛游走不定;寒胜者,疼痛剧烈,痛有定处,得暖则减;湿胜者,肢体肿胀,麻木重着,活动不利。

本病除常规体检外,还应注意检查血常规、抗链"O"、红细胞沉降率、类风湿因子、X线检查等,伴腰痛者应查尿常规等。

(二) 鉴别诊断

通过详细询问病史和有关检查,可排除风湿、类风湿疾病及骨质破坏相关疾病,腰痛者还需与肾炎等相鉴别。此外,本病当与痹证、痿证相鉴别。痹证任何时候均可发病,而产后身痛发生在产褥期,与产褥生理有关。痿证以肢体痿弱不用、肌肉瘦削为特点,肢体关节一般不痛;产后身痛以肢体、关节疼痛、重着、屈伸不利为特点,有时亦兼麻木不仁或肿胀,但很少出现痿弱不用的表现。

【辨证】

本病主要因气血不足,故治疗以补益气血为主,兼以祛风散寒,化湿行瘀。《沈氏女科辑要笺正》云:"此证多血虚,宜滋养,或有风、寒、湿三气杂至之痹,则养血为主,稍参宣络,不可峻投风药。"

1. 气血不足证

[证候]产褥期遍身关节酸痛,肢体酸楚、麻木,面色㿠白,头晕目眩,心慌气短,失眠多梦,神疲乏力,舌质淡红,苔薄白,脉细弱。

[分析]素体气血虚弱,产时产后失血过多,百骸空虚,血虚经脉失养,故遍身关节酸楚、疼痛,肢体麻木,神疲乏力;血虚不能上荣,故面色㿠白,头晕目眩;心神失养,故心慌气短,失眠多梦;舌质淡红,苔薄

白,脉细弱均为气血不足之象。

2. 肾精亏虚证

[证候] 产后腰背酸痛,两腿乏力,俯仰不利,足跟疼痛,目眶黯黑,头晕目眩,耳鸣如潮,按之可缓,舌质淡,苔薄白,脉沉细。

[分析] 腰为肾之外府,膝属肾,足跟为肾经所过,素体肾虚,或因产耗伤精血,肾之精血亏虚,失于濡养,故目眶黯黑,腰背酸痛,两腿乏力,俯仰不利,足跟疼痛;肾精亏损,髓海空虚,故头晕耳鸣;肾虚固摄无权,故夜尿多;舌质淡,苔薄白,脉沉细均为肾精亏虚之象。

3. 风寒侵袭证

[证候] 产后周身关节酸痛,屈伸不利,或腰背强痛,或痛无定处,或疼痛剧烈如锥刺,或肢体肿胀,麻木重着,步履艰难,或足不任地,得热则舒,恶风怕冷,纳谷不香,舌质淡红,苔薄白,脉细紧。

[分析] 产后气血不足,卫阳不固,腠理不密,起居不慎,风寒湿邪乘虚而入,留滞经络关节,气血痹阻不通,故肢体关节疼痛,屈伸不利,或腰背强痛;风邪偏盛则痛无定处;寒邪独盛则恶寒怕风,疼痛剧烈,宛如针刺;湿邪偏盛则肢体肿胀,麻木重着,步履艰难,或足不任地;血脉得热而通利,故疼痛得热则舒;脾运失健,故纳谷不香;舌质淡红,苔薄白,脉细缓乃产后气血虚弱,兼有风寒之象。

【治疗】

1. 气血不足证

[基本治法] 补气养血,温经和络。

[方药运用] 黄芪桂枝五物汤(《金匮要略》)加味。

黄芪 20 g,桂枝、白芍、当归各 10 g,党参 15 g,生姜 3 片,大枣 30 g。

方中黄芪、党参、大枣补气健脾,益血荣脉;当归、白芍养血和络,柔筋缓急;桂枝、生姜温阳散寒,活络止痛。

[服法] 水煎分服,每日 1 剂。

[加减] 营血亏虚者,加熟地黄、枸杞子、鸡血藤各 10 g;脾气虚者,加白术、山药、扁豆各 10 g。

2. 肾精亏虚证

[基本治法] 补肾强腰,壮骨祛风。

[方药运用] 养荣壮肾汤(《傅青主女科》)。

杜仲、续断、桑寄生、当归各 10 g,川芎 6 g,独活、防风各 10 g,肉桂 5 g,生姜 3 片。

方中杜仲、续断、桑寄生补肾强腰,独活、防风祛风除湿,当归、川芎养血和络,肉桂、生姜片温化肾气,驱寒止痛。

[服法] 水煎分服,每日 1 剂。

[加减] 兼外感风寒者,加秦艽 10 g、细辛 3 g。

3. 风寒侵袭证

[基本治法] 养血祛风,散寒除湿。

[方药运用] 独活寄生汤(《备急千金要方》)。

干地黄、当归、怀牛膝、独活、桑寄生、秦艽、防风各 10 g,细辛 3 g,桂枝、杜仲各 10 g,川芎 5 g,党参 10 g。

方中秦艽、独活、防风祛风散寒,除湿和络;"治风先治血,血行风自灭",当归、川芎养血活血,通络止痛;细辛、桂枝温经助阳,散寒止痛;牛膝、桑寄生、杜仲补肾壮腰;地黄补肾养血;党参益气补血。

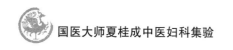

[服法] 水煎分服,每日1剂。

[加减] 兼肾虚者,加续断、淫羊藿各10g;寒凝血瘀者,加桃仁、红花各10g;湿胜者,去干地黄,加苍术6g、薏苡仁20g。

【其他治疗】

(一) 针灸

1. 毫针 全身痛者,取合谷、太冲、曲池、足三里、三阴交等穴;上肢痛者,取肩髃、曲池、合谷、外关、足三里、三阴交等穴;下肢痛者,取环跳、足三里、阳陵泉、三阴交、太冲等穴。

2. 艾灸 取关元、肾俞、大椎,艾条温和灸,每次5分钟,每日1次。

【转归及预后】

本病的转归及预后与患者的体质、病情轻重、治疗调摄是否得当有关。若能及时治疗,大多可以治愈,预后佳。如失治、误治,日久不愈,正气愈虚,经脉气血瘀阻愈甚可致关节肿胀,屈伸不利,僵硬变形,甚则肌肉萎缩,筋脉拘急,痿痹残疾。

【预防及调护】

(1) 产妇卧室应保持干燥,温度适宜,阳光充足,避免直接吹风。在冬天宜防寒保暖,夏天切勿贪凉。

(2) 痛甚时应卧床休息,恢复期可下床活动,适当进行体育锻炼。

(3) 鼓励患者放松心情,保持良好的心态,避免过度紧张,保证充足和高质量的睡眠。

(4) 宜食用营养丰富且易于消化之品,忌食生冷,可多食养血活血之品。

【夏桂成临证经验】

(一) 夏桂成诊治产后关节痛验案

薛某,女,28岁。

初诊:产后月余,周身关节疼痛。14岁初潮,5～7/25～37日,量中,色红,有小血块,有时有痛经。25岁结婚,1-0-2-1。平时带多,质稀无臭气,以往妇科检查未发现异常,但体质较差,常有头昏腰酸之苦,曾服中药乏效。产后月余恶露始净,因汗多烦热贪风凉而致周身关节酸痛,形寒怕冷,腰脊酸楚明显,午后尤剧,并伴头昏心悸,时寒时热,小便较频,大便时干时溏,舌质淡红,苔黄白微腻,脉细弦。从血虚论治,先予养血和络,用黄芪桂枝五物汤加味。处方:黄芪12g,炙桂枝9g,炙甘草6g,赤芍、白芍、茯苓、熟地黄各10g,鸡血藤15g等。

二诊:服药5剂后,虽有改善,但稍有劳累后仍然疼痛。再三推敲,患者素体薄弱,未产之前常感腰酸,既产之后肾虚更著,腰脊空虚,风湿乘虚而入,稽留于肾之外腑,故腰脊酸楚更为明显,显然属于肾虚而非血虚,虽有风湿,亦为兼证,故方选《傅青主女科》养荣壮肾汤。处方:当归10g,炒怀牛膝、枸杞、补骨脂各10g,制苍术、薏苡仁各12g,鸡血藤15g,炒黄柏6g。服药7剂后腰脊酸痛大减,周身关节之痛亦有所减轻,再以本方服20余剂,腰脊酸痛、周身关节痛均控制,恢复工作。

[按语] 产后身痛主要是指周身的关节酸痛,与内科学中的痹证虽有相同的一面,但亦有不同的一面。相同者,与外界的风寒湿入侵有关。《沈氏女科辑要笺正》曰:"遍身疼痛在经络,皆无定处……此症多血虚,宜滋养。或有风、寒、湿三气杂而至之痹,则养血为主,稍参宣络,不可误投风药。"不同者,产后多虚,尤以肾虚为主,常兼有心肝气郁,故治疗上不可误投风药和活血药。一般来说,周身疼

痛可根据疼痛的部位、性质、程度来区分虚实。是证疼痛部位在腰脊或腰骶,性质上呈酸痛,程度上呈绵绵状,故可诊断为肾虚。酸痛者,又与风寒湿邪入侵有关。应用黄芪桂枝五物汤后虽有好转,但效不理想,进步辨证分析,确认为肾虚夹风湿证,故以养荣壮肾汤加活血利湿之品,服药 20 余剂而痊愈。

(二) 夏桂成诊治产后关节痛经验

产后关节痛的主要原因是气血虚弱,筋脉失养,不荣则痛,但其痛不剧,治疗以补气养血为主。唐代咎殷在《产宝》中创制趁痛散以治产后身痛,首开治产后气血虚弱的先例。夏桂成在临证中常用《金匮要略》黄芪桂枝五物汤治疗本病。养血之品多甘腻,兼脾虚失运者,方中尚需加鸡血藤、当归等养血活血、舒筋和络之品,以助气血流动。不可误认气血亏虚之骨节酸痛、肌肤麻木为风寒侵袭所致,而妄投祛风散寒之品。"治风先治血,血行风自灭",只有益气养血、活血和络方为得当。因产伤肾,精血不足,外府失于濡养,腰背酸痛者,淫羊藿、骨碎补为良品,可益肾壮阳,祛风除湿。《日华子本草》赞淫羊藿"治一切冷风劳气,补腰膝,强心力……筋骨挛急,四肢不任"。精血已伤,肾性恶燥,附子、干姜等大辛大热之品有耗精灼液之弊,不可轻投。临证时祛风、寒、湿、瘀诸邪,"勿拘于产后",但又要"勿忘于产后"。顾护气血,扶正祛邪,使气血流通,筋脉得养,则身痛自愈。此外,临证常见产后情怀不畅,肝郁不舒,气机壅滞,以致外则营卫气血失和,内则阴阳失调。气血失和而骨节酸痛,阴阳失调而寐差寒热者,治既不可祛风燥湿,又不宜温肾助阳,当以丹栀逍遥散合桂枝汤调之,并辅以心理疏导。正如《理瀹骈文》所云:"情欲之感,非药能愈;七情之病,当以情治。"此外,食疗也非常重要,应嘱产妇多服红枣、桂圆、黄芪、当归、生姜、羊肉等以助药力。

第十节　产后便秘

产后饮食如常,大便干结或数日不解,排便时干燥难行而疼痛,称为产后便秘,又称"产后大便不通""产后大便难"。本病属新产三病之一。若仅出现神疲乏力,纳谷尚可,大便秘结,排之不畅,多由产后阴亏血少,肠腑失濡,正气不足,推动无力所致,数日后可自行缓解,不作疾病论。

【病因病机】

本病的发生主要在产后存在虚与实的两方面病理因素,虚者由于分娩时耗气伤血,血虚津亏,同时分娩时气随血脱,脾肺气虚,传导无力,加上肠燥失润;实者可由产后失于运动,进食滋补之品,以致阳明腑实,肠道阻滞。故常见有以下类型。

1. 气阴亏虚　素体阴血亏虚,因产时或产后失血过多,或产后多汗,津液亏耗,或阴虚内热,火灼津液,肠失濡润,无水行舟;或素体气虚,因产失血耗气,脾肺之气益虚,脾气虚则升降无力,肺气虚则肃降失司,大肠传送无力,故令大便难解。

2. 阳明腑实　因产正气耗伤,复伤饮食,食热内结,糟粕壅滞,肠道阻滞,阳明腑实,以致大便艰涩难解。

【诊断与鉴别诊断】

(一) 诊断

凡产后大便秘结,排之不畅,甚则服药亦不能排出,饮食正常,无腹痛、呕吐等伴发症,肛门指诊可扪及干结之粪块,即可诊断为产后便秘。必要时可行直肠镜等检查。

（二）鉴别诊断

根据病史及临床表现,需注意排除痔疮、肛裂等疾病,并与其他疾病引起的便秘相鉴别。

【辨证】

本病治疗应针对产后体虚津亏的特点,以养血润肠为主,不宜妄行苦寒通下,以免徒伤中气。同时,按兼夹阴虚内热或气虚之不同,可分别佐以泻火或补气之品。

1. 气阴亏虚证

[证候]产后大便干燥,数日不解,解时艰涩难下,神倦乏力,气短易汗,面色萎黄,舌质淡红,苔薄白,脉细涩。

[分析]产后失血伤津,液少津亏,肠道失于濡润,故大便干燥,数日不解,解时艰涩难下;肺脾气虚,血虚不荣于外,故面色萎黄,神疲乏力,气短易汗;舌质淡红,苔薄白,脉涩均为阴血不足之象。

2. 阳明腑实证

[证候]产后大便艰结,多日不解;身微热,脘腹胀满疼痛,或时有矢气臭秽,口臭或口舌生疮;舌红,苔黄或黄燥,脉弦数。

[分析]产后正气已伤,复因饮食失节,食热内结,糟粕壅滞,肠道阻塞以致大便艰难,脘腹胀满疼痛;肠胃积热已久,腑气不通,故矢气臭秽、口舌生疮;里热炽盛,蒸腾于外,故见身有微热;舌红,苔黄或黄燥,脉弦数为热盛之象。

【治疗】

1. 气阴亏虚证

[基本治法]补脾益肺,养血润燥。

[方药运用]润燥汤(《万氏妇人科》)、四物汤(《太平惠民和剂局方》)加减。

党参 10 g,枳壳 10 g,当归 10 g,生地黄 10 g,桃仁 6 g,熟地黄、当归、白芍各 10 g,川芎 5 g,火麻仁、柏子仁各 10 g,生何首乌、肉苁蓉各 15 g。

方中原方人参改党参健脾益肺,去槟榔之峻猛、枳壳理气行滞,余药与四物汤中养血润燥相合。其中四物汤养血润燥,柏子仁、生何首乌、火麻仁滋补阴精,肉苁蓉补肾助阳,此四味俱润肠通便之功。诸药合用,血足肠润则糟粕得排。

[服法]水煎分服,每日 1 剂。

[加减]兼阴虚内热,症见口干咽燥,手足心热,舌红苔薄黄,脉细数者,去川芎、肉苁蓉,加生地黄、知母、黄柏、玄参各 10 g;兼气虚,症见便意频作,临厕努责乏力,汗出气短,脉虚者,加党参、黄芪各 10 g,白术 15 g,广木香 9 g。

2. 阳明腑实证

[基本治法]通腑泻热,养血通便。

[方药运用]玉烛散(《儒门事亲》)去芒硝。

熟地黄、当归、白芍、川芎各 10 g,大黄 6 g,甘草 3 g。

原方主治血虚发热,大便秘结。方中熟地黄养血调血,大黄泻下通便,两者共为君药;当归、白芍滋阴养血,川芎活血行气,共为臣药;甘草调和诸药,为佐使药。

[服法]水煎分服,每日 1 剂。

[加减]若脘腹胀甚者,加鸡内金、佛手、枳壳;心烦口臭、口疮者,加黄芩、栀子、竹叶。

【其他治疗】

（一）中成药

麻仁丸　每次 6～8 g，每日 2 次，适用于产后血热津伤之便秘。

（二）外治法

用双手示指以适当的压力按压迎香穴 5～10 分钟，然后将手指向四周移动，逐渐扩大面积，可使肠蠕动加快。

（三）针灸

1. 体针　虚秘者，取足三里、膈俞、肝俞、天枢等穴，针刺行补法。
2. 灸法　取神阙穴。用艾条温和灸 10～20 分钟，每日 2 次。

【转归及预后】

本病一般预后较好，大多数患者服润肠通便之剂即可缓解，极少数患者需灌肠通便。长期便秘努责，可致阴挺等。

【预防与调护】

（1）积极安慰患者，解除其思想顾虑和急躁情绪，养成每日一次定时大便的习惯。
（2）积极治疗产后汗证，多饮水，增加食物中蔬菜和粗纤维的比例。
（3）忌食辛辣刺激性食物。
（4）鼓励产妇尽早下床活动，增加肠蠕动。

【夏桂成临证经验】

产后便秘，不仅是大便干结难解，尚包括大便质地正常，因产伤气，无力推送，解之不畅。因产失血，阴血亏虚是本病的主要原因。阴亏血少，肠道失濡，故大便干燥，排之困难，临厕努责，大汗淋漓，肛裂疼痛，以致恐惧排便，从而使糟粕停滞肠腑，大肠重吸收其津液，便结成栗。如此恶性循环，患者往往痛苦急躁，气机郁结，糟粕更加难行。因此，要解除思想顾虑，养成每日定时大便的习惯，没有便意，亦须如厕，尽量减少糟粕在大肠中停留的时间，减轻秘结的程度，以利排出。有人因便秘难行、害怕排便而节制饮食，殊不知饮食少则糟粕少，大便在大肠内停留的时间亦相应延长，故控制饮食无济于事。饮食失节，过食辛热煎炸之品以致便秘者，要改变饮食习惯，多进富含粗纤维和滋润养阴之品，如芹菜、韭菜、菠菜、香蕉、苹果、标准面粉、大麦粉、植物油等。忌辛热之品。本病的药物治疗，主要是滋阴养血，润肠通便，但要顾护后天之本，防止腻膈碍脾，硝黄等攻涤之品亦不可轻投。若饮食积滞蓄积酿热，或邪陷阳明，与糟粕搏结，腑气壅滞，大便硬结难下，硝黄虽峻，亦不可迟疑，应釜底抽薪，急下存阴，且中病即止，以防耗气伤阴。对因产伤气，传送无力，临圊努责，动则汗出短气者，当以参、芪、术补其正气。拼力努挣，便下量少溏薄，乃产后腹壁、盆底肌肉松弛，肠黏膜应激性降低，或神经功能失调所致，补气行滞、加强锻炼为治之良法。产后次日即可下床活动，不可卧床过久，亦可配合提肛运动，促使肠蠕动，促进排便和子宫复旧。

产后大便难为产后三病之一，只要辨证准确，用药得当，心情舒畅，适当锻炼，合理饮食，预后良好。病情顽固者，需灌肠通腑以缓其苦。

第十一节　产　后　缺　乳

产妇在哺乳期乳汁甚少或全无,称为产后缺乳,又称为"产后乳无汁""产后乳汁不行"。缺乳多发生在产后第 2～第 3 日或 15 日内,也可发生在整个哺乳期。乳汁之多少以及是否缺乏,是以能否满足婴儿需要为标准。

【病因病机】

乳汁由气血化生,受阴阳所调控,但又与冲、任、心、肝、肾、脾、胃等经脉有关。其中肝、胃两经与乳头、乳房关系尤为密切。缺乳的机制较复杂,主要仍在虚实两者。此外,精神紧张、劳逸失常、营养不良或哺乳方法不当等,均可能造成乳汁分泌不足。

(一) 虚

虚主要在于气血不足,涉及阴虚、肾阳虚两者。

1. 气血虚弱　乳汁为血所化,赖气以行,若素体脾胃虚弱或思虑伤脾;或产时失血过多,产后调摄失宜,均可导致气血亏虚,乳汁乏源。

2. 肝肾阴虚　肾藏精,肝藏血,精血不足,肝肾亏损,冲任空虚,故致乳汁缺少。

3. 肾阳偏虚　先天肾气不足,或后天脾虚及肾,肾阳虚弱,阳虚阴盛,冲任匮乏无以化生乳汁,故乳少。

(二) 实

气血郁滞,乳络不畅,乳汁不得外达,故缺乳。

1. 肝郁气滞　素性忧郁,或产后伤于恐惧、忧虑、紧张等,以致肝郁气滞,乳络乳脉涩滞,乳汁运行受阻而缺乳。

2. 痰湿蕴阻　素体阳虚,痰湿内阻,或产后恣食膏粱厚味,中州失运,水谷精微不能化为气血,反致痰湿内生,痰脂充溢,壅阻于乳络乳脉之间,以致乳汁不行。

3. 乳汁蓄积　哺乳不当,或乳头内缩,或当风受凉,以致乳汁蓄积,阻滞于乳络乳脉之间,不得外出而缺乳。

【诊断与鉴别诊断】

(一) 诊断

判断母乳充足的主要标准是:① 每日满意的母乳喂养 8 次左右。② 婴儿每日排尿 5～6 次,排便 2～4 次。③ 婴儿体重增长及睡眠情况良好。本病表现为产后哺乳期主要是产后半个月内乳汁缺乏或全无,不足以喂养婴儿。乳房柔软,乳汁清稀者,属虚;乳房胀痛,乳汁较浓者,属实。

(二) 鉴别诊断

通过检查乳房及乳汁,可排除炎症及乳腺发育不良等所致的缺乳,同时应注意有无乳头凹陷和乳头皲裂。

【辨证】

本病治疗主要应辨别虚实。虚者补而通之,实者泻而通之。

(一) 虚证

1. 气血虚弱证

[证候] 乳汁不下,或下而量少,乳汁清稀,乳房柔软,无胀满感,面乏华色,神疲乏力,头晕纳差,舌淡白或淡胖,苔白,脉细。

[分析] 气血虚弱,乳汁化源不足,故乳汁不下,或下而量少,乳汁清稀,乳房无胀感;气虚血少,不营于外,故面乏华色,头晕;脾失健运,故神疲乏力,纳差;舌淡白或淡胖,苔白,脉细均为气血不足之象。

2. 肝肾阴虚证

[证候] 乳汁很少,甚至全无,乳房无胀满感,头晕腰酸,烦热口渴,夜寐甚差,形体消瘦,舌质花裂偏红或光红少苔,脉细弦数。

[分析] 肝肾阴虚,精血不足,无以滋养阳明,故乳汁很少,甚至全无,乳房无胀满感;肾阴不足,髓海空虚,故头晕腰酸;阴虚火旺,灼津伤液,故烦热口渴;心神失养,故夜寐甚差;舌质花裂偏红或光红少苔,脉细弦带数均为肝肾阴虚之象。

3. 肾阳偏虚证

[证候] 乳汁下少,甚则全无,或乳汁清稀,乳房无胀满,纳欠神疲,腰酸尿频,形体畏寒,舌质淡红,苔白腻,脉细弱。

[分析] 肾阳虚弱,命门火衰,血失温运,故乳汁下少,甚则全无,或乳汁清稀,乳房无胀满;肾阳不足,脾阳亦弱,运化失职,故纳欠神疲;肾阳下虚,膀胱失煦,气化不利,故形体畏寒,腰酸尿频;舌质淡红,苔白腻,脉细弱均为肾阳虚之象。

(二) 实证

1. 肝郁气滞证

[证候] 两乳胀满作痛,乳汁不下,量少不畅,乳汁色黄质稠,精神抑郁,胸胁作痛,时欲呃逆,食欲减退,舌质暗红,苔薄黄,脉弦。

[分析] 肝主疏泄,性喜条达,其经脉过乳头,肝气郁结或七情所伤,肝气不畅,故乳汁不下,量少不畅,精神抑郁;气滞则乳积,故两乳胀满作痛;肝经布胸胁,气滞不通,故胸胁作痛;木旺克土,故时欲呃逆,食欲减退;舌质暗红,苔薄黄,脉弦均为肝郁气滞之象。

2. 痰湿壅阻证

[证候] 乳汁稀少或点滴全无,乳房丰满柔软,形体肥胖,胸闷泛恶,纳食欠佳,或食多乳少,大便偏溏,舌质胖,苔白腻,脉沉细而滑。

[分析] 产后滋补,痰脂壅阻于乳络乳脉之间,故乳汁稀少,或点滴全无,乳房丰满柔软,形体肥胖;痰湿困阻中焦,胃失和降,故纳食欠佳,或食多乳少,胸闷泛恶,大便偏溏;舌质胖,苔白腻,脉沉细而滑均为痰湿壅阻之象。

3. 乳汁蓄积证

[证候] 乳房胀满疼痛,甚则胀硬焮红,痛甚结块,手不可近,乳汁不行,或伴发热胸闷烦躁,口渴思饮,舌质红苔黄腻,脉细弦数。

[分析] 乳汁蓄积,乳络壅塞,蕴蒸化热,故两乳胀满疼痛,甚则胀硬焮红,痛甚结块,手不可近,乳汁不行,或伴发热;热扰心神,故胸闷烦躁;火热伤津,故口渴思饮;舌质红苔黄腻,脉细弦数均为乳汁蓄积之象。

【治疗】

(一) 虚证

1. 气血虚弱证

[**基本治法**] 补气养血,佐以通乳。

[**方药运用**] 通乳丹(《傅青主女科》)加味。

党参、黄芪各 12 g,当归 10 g,麦冬 9 g,桔梗 6 g,甘草 5 g,猪蹄 1 对。

本方乃傅氏治疗产后气血两虚,乳汁不下之专方。当归、麦冬养血滋液;猪蹄为血肉有情之品,补益滋养通乳;党参、黄芪既能补气生血以化乳,又能补气行血以通乳;桔梗载药上行。

[**服法**] 以猪蹄煎汤后,再入煎上药,每日 1~2 剂温服。

[**加减**] 头晕心悸者,加枸杞子、丹参各 10 g,炒酸枣仁 6 g;纳呆腹胀者,加陈皮 6 g、广木香 5 g。

2. 阴虚证

[**基本治法**] 滋阴养血,佐以通乳。

[**方药运用**] 归芍地黄汤(《症因脉治》)加味。

当归、白芍、熟地黄、怀山药、山茱萸、桑椹子、炙鳖甲(先煎)、玄参、炒牡丹皮、茯苓各 10 g,麦冬 9 g,通草 5 g。

方中六味地黄汤滋肾填精,当归、白芍养血益阴,桑椹子、炙鳖甲(先煎)、玄参、麦冬滋阴增液,通草通络下乳。

[**服法**] 水煎分服,每日 1~2 剂。

[**加减**] 心悸失眠者,加酸枣仁 6 g、柏子仁 10 g;脘腹作胀者,加陈皮 6 g、娑罗子 9 g。

3. 阳虚证

[**基本治法**] 温阳益气,佐以通乳。

[**方药运用**] 参茸丸(《北京市中药成方选集》)加味。

红参 3 g,鹿角片(先煎)、怀山药、熟地黄各 10 g,淫羊藿 9 g,黄芪 10 g,肉桂 3 g,紫河车(先煎)9 g,炒当归 10 g,通草 3 g,炙甘草 6 g。

方中红参、黄芪、怀山药、炙甘草补益气血,熟地黄、炒当归、紫河车补血益乳,鹿角片、淫羊藿、肉桂温补肾阳,通草通络下乳。

[**服法**] 水煎温服,每日 1~2 剂。

[**加减**] 腹胀便溏者,去熟地黄、当归,加炒白术 10 g、炮姜 6 g、砂仁(后入)5 g、补骨脂 9 g;关节酸痛,胸闷不舒者,加炒柴胡 5 g、鸡血藤 15 g、羌活 5 g、独活 5 g、桂枝 3 g。

(二) 实证

1. 肝郁气滞证

[**基本治法**] 疏肝解郁,通络下乳。

[**方药运用**] 下乳涌泉散(《清太医院配方》)。

当归、赤芍、白芍各 10 g,川芎 6 g,生地黄 9 g,柴胡、青皮、陈皮各 6 g,天花粉、漏芦各 9 g,桔梗、白芷、木通各 5 g,穿山甲片(先煎)、王不留行各 9 g,甘草 5 g。

方中当归、白芍、生地黄补血增液,川芎、柴胡、青皮、陈皮疏肝理气解郁,天花粉生津润燥,白芷、桔梗理气通络,漏芦、穿山甲、王不留行、木通通络下乳,软坚散结,甘草调和诸药。

[**服法**] 水煎温服,每日 1~2 剂。

[**加减**] 大便偏溏者,去生地黄、天花粉,加炒白术 10 g、煨木香 9 g;夜寐甚差者,去白芷、川芎,加炙远志 6 g、炒酸枣仁 15 g。

2. 痰湿壅阻证

[**基本治法**] 健脾化痰,疏肝通络。

[**方药运用**] 漏芦散(《妇人大全良方》)加味。

漏芦、瓜蒌皮、茯苓、土贝母各 10 g,炙远志、制苍术、制香附、王不留行各 10 g,炙山甲片(先煎)6 g。

方中制苍术、茯苓健脾化痰,漏芦、瓜蒌皮、土贝母、炙远志化痰通络,制香附疏肝理气,王不留行、炙穿山甲片通络下乳。

[**服法**] 水煎温服,每日 1 剂。

[**加减**] 形体畏寒,加干姜 5 g、川桂枝 3 g;大便溏泄者,去瓜蒌皮,加炒白术、砂仁(后下)各 5 g。

3. 乳汁蓄积证

[**基本治法**] 疏肝通络,清热解毒。

[**方药运用**] 连翘汤(《经效产宝》)加味。

连翘 10 g,升麻 5 g,玄参、赤芍、白蔹各 9 g,甘草 5 g,杏仁、穿山甲片(先煎)、王不留行、蒲公英各 10 g。

方中连翘、蒲公英、升麻清热解毒,玄参滋阴增液,赤芍活血通络,白蔹、杏仁清热散结,穿山甲片、王不留行疏肝通络,甘草调和诸药。诸药合用使乳络通畅,自无蓄积之苦。

[**服法**] 水煎分服,每日 2 剂。

[**加减**] 发热甚者,加金银花 15 g、大黄(后下)6 g、皂角刺 9 g、天花粉 10 g;疼痛甚者,加制乳香、制没药各 6 g,白芷 5 g。

【其他治疗】

(一) 中成药

1. 鹿角粉 每次 4 g,每日 2 次,适用于肾阳虚乳汁不下者。

2. 十全大补丸 每次 6 g,每日 2 次,适用于虚证乳少。

3. 逍遥丸 每次 6 g,每日 2 次,适用于肝郁证乳少。

4. 芎归平胃散 每次 6 g,每日 2 次,适用于痰湿证乳少。

(二) 针灸

1. 体针 主穴膻中、乳根、少泽。偏于气血虚弱者,加足三里、三阴交、脾俞、胃俞、膈俞;肝气郁结者,加太冲、合谷、内关、肝俞。其中膻中、乳根平刺,针尖向乳头,刺入 1~1.5 寸,以乳房部有胀感为宜。虚证可加灸法,实证用泻法或平补平泻。

2. 灸法 取膻中、乳根。用艾条温和灸 10~20 分钟,每日 2 次。7~10 日为 1 个疗程。

3. 耳针 取内分泌、乳腺穴。偏于气血虚弱型者,加脾、胃穴;偏于肝气郁结者,加肝、神门穴。每日按压 3 次,每次 1~2 分钟。

(三) 推拿

取俯卧位,用单掌或双掌推揉胸、腹、背腰、骶部数分钟,点按脾俞、肝俞、膈俞各 1~2 分钟。再取仰卧位,用单掌或多指顺任脉路线摩擦胸腹部数分钟,用拇指按摩乳根、膻中、中脘、关元各 1 分钟,点按足三里 2 分钟。7 次为 1 个疗程。

【转归及预后】

产后缺乳颇为常见。早期哺乳就发现缺乳,应及时治疗。一般来说,本病产后半个月内治疗效果较好,若在产后一二个月才治疗,往往效果不佳。

【预防与调护】

(1) 保证充足睡眠和精神愉快,避免不良精神因素的刺激。

(2) 产后尽早哺乳,定时哺乳,促进早期泌乳。

(3) 指导和纠正产妇哺乳姿态,尤其注意婴儿含接乳头的方式,夜间可以多吮吸,因夜间催乳素分泌

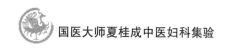

较白天旺盛。

（4）多进高蛋白流质饮食,增加营养,调节情志。

【夏桂成临证经验】

（一）夏桂成诊治产后缺乳验案

陶某,女,25,已婚,售票员。

初诊(1997年10月8日):产后12日乳汁量少。于1997年9月27日足月顺产第一胎,产后乳汁量少,两乳微胀,前来求诊。刻诊:产后12日,乳少质稠,两乳微胀,恶露量少,色暗无块,小腹不痛,性情抑郁,纳谷不香,大便干结,数日一行,舌淡苔黄腻,脉细弦。诊断:产后缺乳。证属产后阴血亏虚,肝体失养,疏泄不及,乳汁运行不畅。治以疏肝通络,养血和胃,以下乳涌泉散加减。处方:炒当归10 g,赤芍10 g,漏芦10 g,王不留行10 g,炙山甲(先煎)9 g,丝瓜络10 g,通草6 g,钟乳石(先煎)10 g,广郁金10 g,全瓜蒌(打)10 g,枳壳10 g,合欢皮10 g。服完7剂后来人诉乳汁增多,婴儿够食。予原方7剂继服。

[按语] 乳血同源,乳汁的生成赖脾胃生化,气旺血足才能化乳,乳汁的分泌还赖肝气的疏泄,肝郁气滞、疏泄不及亦是乳少的原因之一,故治疗既需养血和胃,又需疏肝通络。此妇肝郁明显,因此方中疏肝通络药为君,药后颇效。《儒门事亲·乳汁不下》曰:"啼哭悲怒郁结,气溢闭塞,以致乳脉不行。"故产时产后均应保持情志舒畅,切忌抑郁。治疗本病时应注意酌加丝瓜络、瓜蒌等理气通络之品。

（二）夏桂成诊治产后缺乳经验

产后缺乳颇为常见。除乳房乳头发育不良及异常者外,一般应分虚实论治。明清之前,主要着眼于气血肝胃,以气血不足、肝郁气滞而分型辨证。金元时期,朱丹溪提出膏粱厚味,痰湿蕴阻致病,始增痰气蕴阻证治。明清以后,开始注意到本病与肝肾的内在联系,提出阴虚、阳虚的证治。

夏桂成强调,在治疗本病时务必注意以下几点。

1. **营养和休息尤为重要** 属虚证或虚实夹杂者,营养极端重要,猪蹄、鲫鱼、糯米、赤豆、酒酿等是主要食疗品,同时食物宜淡不宜咸,因咸能耗血,并要忌辛辣之品。争取多休息,足够的睡眠是乳汁充足的保证。

2. **早期哺乳,迅速治疗** 一般在产后当日即可开始哺乳,1周内可知乳汁是否充足。有些产妇因为早期乳房不胀而自行中断或减少哺乳次数,往往造成缺乳。也有难产者,因过迟哺乳而影响乳汁的分泌。如早期发现缺乳,应迅速治疗。一般来说,产后半个月内治疗效果较好。若拖延产后一个月才治疗,往往效果不佳。

3. **注意恶露情况** 如恶露过多或不止,势必耗血,影响乳汁化生,需同时治疗。

4. **注意乳房乳腺发育** 乳房乳腺发育差者,正如古人所说,虽经治疗亦无益也。如有乳头凹陷或乳头皲裂,授乳困难,产前未能矫正,应该手法帮助之。

5. **注意精神情志的变化** 若产后情志不畅、忧郁、恐惧、紧张、失眠必然影响乳汁分泌,此时需要进行心理疏导,非单纯的逍遥散或下乳涌泉散所能治愈。根据我们的经验,在治疗实证时亦要考虑虚证,可在疏通方中加入少量补血药,在补养方剂中加入少量通乳药,在补血方剂中加入滋阴药,在补气方剂中加入补阳药,同时配合饮食营养,注意休息,调畅情绪,才能获得较佳效果。

第十二节 产后乳汁自出

产妇在哺乳期间不经乳儿吮吸,乳汁自然流出,不能自止,称为产后乳汁自出,又称"漏乳""乳汁自涌"。若产妇体质健壮,气血充盛,乳房胀满,乳汁充盈自溢,或至哺乳时未行哺乳,乳汁溢出,不属病态,为生理现象,无须治疗。

【病因病机】

本病的病机主要有两个方面:一是气虚失摄,二是肝经郁热。乳汁由血所化,赖气以行。乳房属胃,蓄积乳汁。

1. 气虚失摄证　产妇脾胃素虚,或产程过长,耗伤气血,或产后饮食不节,损伤脾胃,或劳倦思虑,脾胃损伤,以致脾胃虚弱,中气不足,固摄无权,故乳汁自溢。

2. 肝经郁热证　乳头属肝,肝藏血,主疏泄和调节情志活动,喜条达而恶抑郁。若素体精神忧郁,或产后情怀不畅,肝气郁结,郁而化热,热伤乳络,亦可迫乳溢出。

【诊断与鉴别诊断】

(一) 诊断

本病表现为产妇在哺乳期间不经吮吸而乳汁自出,或随泌随溢,乳汁不足以喂养婴儿。检查时可见一侧或双侧乳头乳汁点滴而下,渗湿衣衫。乳房松软,不胀或稍膨胀,其他无明显异常。

(二) 鉴别诊断

本病需与乳泣和高催乳素血症相鉴别。

(1) 乳泣是孕期乳汁自然流出,而本病是产后哺乳期乳汁自然流出。

(2) 高催乳素血症不在哺乳期,闭经同时伴乳汁流出,乳汁不多,常在挤压乳房、乳头时溢出少许,也有自然溢出者,通过检测内分泌水平可鉴别之。

【辨证】

本病分虚实两端,治法宜虚者补气摄乳,实者清热固涩。

1. 气虚失摄证

[**证候**] 乳头未经婴儿吮吸,乳汁自然点滴而出,或随化随出,乳房柔软不胀,乳汁清稀,精神疲倦,气短乏力,纳谷不香,舌淡红苔薄白,脉细弱。

[**分析**] 产后气血虚弱,中气不足,胃气不固,乳汁失摄,故乳头未经婴儿吮吸,乳汁自然点滴而出,或随化随出,乳房柔软不胀;血虚则乳汁清稀;脾胃气虚,故精神疲倦,气短乏力,纳谷不香;舌淡红苔薄白,脉细弱均为气血虚弱之象。

2. 肝经郁热证

[**证候**] 乳汁不经婴儿吮吸,经常自然流出,质较稠,乳房轻度胀痛,精神抑郁,烦躁易怒,头晕胁胀,口干时苦,舌质暗红,苔薄黄,脉细弦。

[**分析**] 肝郁化热,热迫津液,故乳汁不经婴儿吮吸,经常自然流出,质较稠;肝郁气滞,故乳房轻度胀痛,精神抑郁;肝郁化火,故烦躁易怒,头晕胁胀,口干时苦;舌质黯红,苔薄黄,脉细弦均为肝经郁热之象。

【治疗】

1. 气虚失摄证

[**基本治法**] 益气补血,佐以固摄。

[**方药运用**] 八珍汤(《正体类要》)。

党参15 g,白术、茯苓、炙甘草各10 g,熟地黄6 g,炒当归、白芍各10 g,煅牡蛎(先煎)15 g。

方中党参、白术、炙甘草补中益气,熟地黄、白芍、当归养血柔肝,茯苓健脾宁心安神,煅牡蛎滋阴固摄。全方有益气养血,补气固摄敛乳之效。

[**服法**]水煎分服,每日1剂。

[**加减**]乳汁自溢多者,加黄芪15 g,芡实、五味子各10 g;脾虚便溏者,加六曲10 g、炒麦芽30 g、砂仁(后下)5 g。

2. 肝经郁热证

[**基本治法**]疏肝解郁,清热固涩。

[**方药运用**]丹栀逍遥散(《内科摘要》)加减。

牡丹皮10 g,栀子6 g,柴胡5 g,白术、白芍、茯苓各10 g,钩藤(后下)15 g,夏枯草9 g。

方中牡丹皮、栀子、柴胡疏肝解郁,白芍养血柔肝,白术、茯苓健脾益气,钩藤、夏枯草清热平肝。诸药合用,使肝经郁热得解,故无乳汁自出之患。

[**服法**]水煎分服,每日1剂。

[**加减**]乳汁外溢多者,加煅龙骨(先煎)、煅牡蛎(先煎)各30 g。

【其他治疗】

(一) 中成药

十全大补丸　每次6 g,每日2次,适用于产后气虚不固型乳汁自出。

(二) 验方

麦芽蝉蜕散(临床验方)

[**处方**]麦芽15 g,蝉蜕6 g,山楂、六曲各10 g,全瓜蒌9 g。

[**服法**]水煎分服,每日1剂。

[**适应证**]产后轻度乳汁自溢。此方有回乳之功,运用时需掌握时间及剂量,以免回乳。

【转归及预后】

仅少量乳汁自出一般不影响乳母健康,若多量乳汁自出可影响乳母及婴儿健康,需积极治疗。若辨证准确,用药得当,仍久治无效,乳漏不止,可予回乳。但若溢出为血性液,乳房有块者,应警惕乳癌。

【预防与调护】

(1) 增加营养,增强体质。忌食辛辣动火及甘腻助湿生痰之品。

(2) 注重情志调理,保持心情舒畅,保证睡眠充足。

(3) 上衣宜宽松适度,不宜过紧,以免乳房受压,乳汁外溢更多。

【夏桂成临证经验】

产后乳汁自出主要由于气虚,治当补气为主,养血为辅,补血药不可过于滋腻,以防伤胃碍脾。如气虚日久,肾阳不足者,可选附子理中汤加五味子、芡实、煅牡蛎等固涩之品。临证见素体胃热,或产后嗜食辛辣炙煿以致胃热熏蒸,乳汁外溢者,可用玉女煎,去大寒之石膏,加固涩之龙骨、牡蛎。肝经郁热者,宜投疏肝解郁、清热固涩药物,如效仍欠佳者,应考虑两方面:一是肾阴亏虚,水不涵木,需大补肾阴,如滋水清肝饮、三甲地黄汤等,始能获效;二是心理欠稳定,君火不静,肝胆相火不能平降,除服药外,更需心理疏导,改情易性。本病在辨证论治的基础上,需加芡实、五味子、龙骨、牡蛎等固涩之品,避麦芽、山楂、六曲等回乳之剂。若辨证准确,用药得当,仍乳漏不止或不欲哺乳者,可用山楂、神曲、麦芽合免怀散回乳,或单味麦芽回乳,用炒麦芽 6 g 煎作茶饮,每日 1 剂,连服 3～5 日,生麦芽亦可。《济阴纲目》免怀散是根据"妇人手少阳少阴之脉,下为月水,上为乳汁"之论所创立,取红花、赤芍、当归、川牛膝活血通经、引血下行以回乳。

第十三节　产 褥 中 暑

在产褥期间,由于室内高温、高湿、通风不良的环境,产妇体内余热不能及时散发,引起以中枢体温调节障碍为特征的急性热病,称为产褥中暑。

产褥中暑多发生在夏季,容易在产褥早期发生,由于是产妇失血后体质虚弱之时,故一旦罹病,往往变化急骤,病情严重,甚至数小时内即可引起心力衰竭并导致死亡。即或幸免,也常会有中枢神经系统功能障碍的遗患。

本病中医称"产后中暑",又属"产后发热"或"暑厥"范畴。根据其季节特点和临床表现,多参照温病中"暑温病"并结合产后特点进行辨证施治。

【病因病机】

本病的病因主要是产妇值夏暑季节,由于调摄失宜,居室通风不良,暑热之邪乘虚内侵,导致营卫不和、气津两伤而为产褥中暑。

产妇产后耗伤气血,百脉空虚,腠理不密,卫阳不固,以致暑热之邪,乘虚而入,正邪相争,卫外之阳不固,因而发热;若治疗不当或延误治疗可使病情进一步发展,邪毒内传,暑入阳明,或暑犯心包,甚则发展至阴阳离决危重之候,临证必须密切观察。

【诊断与鉴别诊断】

(一) 诊断

产褥中暑可以结合发病季节、居室环境、产妇衣着以及典型的中暑表现,如发热、昏迷、抽搐等,予以确诊。

(1) 中暑先兆常有口渴多汗、恶心头晕、头痛、胸闷及心慌、乏力等症状。

(2) 轻度中暑,除上述症状外,可有体温上升、脉搏呼吸增快、面色潮红、出汗停止、皮肤干热、痱子布满全身或出汗而体温下降等症状。

(3) 重度中暑时,体温继续升高,可达 42℃ 或以上,可出现昏迷、谵妄、抽搐、呕吐、腹泻、呼吸急促、脉细速、血压下降、面色苍白、瞳孔缩小等危急症状。

(二) 鉴别诊断

需与产后子痫、产褥感染败血症相鉴别。产褥感染时可以发生产褥中暑,产褥中暑患者又可并发产褥感染。

1. 产后子痫　一般发生在产后 24 小时内,临床表现为突然眩晕倒仆,昏不知人,两目上视,牙关紧闭,四肢抽搐,腰背反张,须臾醒,醒复发,甚或昏迷不醒。产后子痫者常有产前子痫(妊娠高血压综合征)的病史,发生昏迷、抽搐前,有血压明显升高,并伴有蛋白尿、水肿的加重;产褥中暑者血压下降,不伴有蛋白尿、水肿等症状,可资鉴别。

2. 产褥感染败血症　临床表现为产后高热、寒战,血性恶露多伴有臭味,产妇下腹部或子宫区有局限性压痛,甚至全身明显中毒症状、多器官受损,危及生命。产褥中暑以骤发高热、汗出、神昏、嗜睡,甚则躁扰抽搐为特征。产褥中暑和产褥感染也有并发的可能。

【辨证】

1. 暑伤津气证

[证候] 产后身热多汗,口渴心烦,小便短赤,倦怠乏力,舌红少津,脉虚数。

[分析] 产后气血俱虚,卫外之阳不固,外感暑热之邪,暑为阳邪,其性炎热,暑热伤人则身热;暑性升散,使腠理开泄,邪热迫津外泄,故见汗多,舌红少津;暑气通心,暑热扰心则心烦;暑易伤津耗气,故见口渴,小便短赤,体倦少气,精神不振,脉虚数。

2. 暑入阳明证

[证候] 产后头痛头晕,恶热心烦,面红气粗,口燥渴饮,汗多,尿少色黄,舌红少津,脉洪大而芤。

[分析] 本证系暑热之邪内传阳明之经所致。里热炽盛,故头痛头晕,恶热心烦,面红气粗;里热蒸腾,迫津外泄,则汗出;胃热津伤,加之汗出耗津,故见口燥渴饮,尿少色黄,舌红少津;脉洪大而芤,为热盛于经所致。

3. 暑犯心包证

[证候] 产后猝然晕倒,不省人事,身热肢厥,气粗如喘,牙关微紧或口开,脉洪大或滑数。

[分析] 本证为暑热邪毒内陷心包,蒙蔽清窍所致。暑为君火,其气通心,故暑必伤心。然心为君主,义不受邪,所受者,皆包络代之。热毒炽盛,内陷心包,扰乱神明,故猝然晕倒,不省人事;热闭心包,邪热阻滞,阳气不通,故为身热肢厥,气粗如喘,牙关微紧或口开。里热炽盛,故见脉洪大或滑数。

4. 阴阳离决证

[证候] 产后头晕心慌,眩晕昏仆,面色苍白,呼吸微弱,冷汗淋漓,四肢厥冷,舌淡,脉微欲绝。

[分析] 本证为感受暑热之邪伤气耗津,日久阴阳离决所致。产后亡血伤津,气随血耗,日久阴血暴亡,阳无所附,出现“阴阳离决”之危象。阴阳暴脱,则头晕心慌,眩晕昏仆;血液亡失,血脉空虚,不得荣润,则面色苍白,呼吸微弱,四肢厥冷;暑邪为热邪,感之则腠理开泄,大汗伤阴,而气随汗泄,导致气阴两伤,故冷汗淋漓。舌淡,脉微欲绝,为气血两虚,阴阳离决之征。

【治疗】

本病治疗原则是:总以扶正祛邪、益气养阴、清热解暑为主。暑伤津气者,宜清热解暑,益气生津;暑入阳明,宜清泄阳明,益气生津;暑犯心包者,宜清热解毒,开窍安神;阴阳离决者,急用益气养阴,回阳固脱。此病病情复杂,势急症重,应根据病情合西医治疗,纠正电解质紊乱,抗休克。

1. 暑伤津气证

[基本治法] 清热解暑,益气生津。

[方药运用] 清暑益气汤(《温热经纬》)。

西瓜翠衣 30 g,石斛、荷梗、粳米各 15 g,麦冬 9 g,西洋参 5 g,竹叶、知母各 6 g,黄连、甘草各 3 g。

方中西瓜翠衣、西洋参、荷梗清解暑热,益气生津;石斛、麦冬养阴生津;少用黄连清热泻火,以助清热祛暑之力;知母泻火滋阴;竹叶清热除烦。粳米、甘草益胃和中,调和诸药。

[服法] 水煎分服,每日 1~2 剂。

[加减] 若暑热较甚,可加生石膏 20 g;若夹有湿浊,舌苔呈白腻者,可去麦冬、知母,加广藿香、六一散各 12 g,草豆蔻 10 g。

2. 暑入阳明证

[基本治法] 清泄阳明,益气生津。

[方药运用] 白虎加人参汤(《伤寒论》)加味。

生石膏、党参各 15 g,西瓜皮 50 g,知母、淡竹叶、荷梗、石斛各 10 g,粳米 20 g,炙甘草 6 g。

方中石膏配知母相须为用,清热除烦、生津止渴之力尤强,为治阳明大热之最佳配伍;西瓜皮、荷梗清热解暑;党参补中益气;粳米、炙甘草益胃生津。

[服法]水煎服,每日 1 剂。

[加减]兼昏迷或抽搐者,加全蝎、钩藤、石决明各 15 g;兼呕吐恶心者加藿香 15 g、半夏 10 g;汗出不止者加五味子、煅牡蛎各 15 g;兼小便不利者,加滑石 15 g;头痛甚者加川芎 15 g、白芷 10 g。

3. 暑犯心包证

[基本治法]清热解毒,开窍安神。

[方药运用]牛黄清心丸(《痘疹世医心法》)加减。

牛黄、黄连、黄芩、栀子、郁金各 10 g,朱砂 5 g,甘草 6 g。

方中牛黄开窍醒神,清热解毒;郁金行气解郁,清心凉血;芩、连祛逐上焦之湿热;栀子清热解毒,泻火除烦,清上而导下,以除不尽之邪;朱砂清心热,护心阴,安神明,镇君主,辟邪解毒;甘草清热解毒,调和诸药。

[服法]水煎分服,每日 1～2 剂。

[加减]若见热毒重,加蒲公英、板蓝根各 10 g,金银花、连翘各 6 g;若痰热盛,加鲜竹沥 30 mL(另冲),川贝母、全瓜蒌、制半夏各 6 g;若心火盛,加莲子心、黄连各 3 g,淡竹叶 6 g。

4. 阴阳离决证

[基本治法]益气养阴,回阳固脱。

[方药运用]生脉散(《内外伤辨惑论》)合参附汤(《世医得效方》)加味。

人参、麦冬各 10 g,龙骨、牡蛎各 15 g,五味子、炮附子、甘草各 6 g。

方中人参、炮附子、龙骨、牡蛎回阳救逆固脱;麦冬养阴生津;五味子敛阴止汗;甘草补脾益气,调和诸药。

[服法]水煎分服,每日 1～2 剂。

[加减]心悸不安、头晕或晕厥较重者,加茯苓 20 g,石菖蒲、柏子仁、远志各 10 g,琥珀粉 2 g(冲服);水肿者,加茯苓 10 g、车前子 15 g;痰阻者,加半夏、陈皮各 6 g,薤白 9 g。

【中成药】

1. 藿香正气水(《太平惠民和剂局方》)　每次 10 mL,每日 3 次,口服,适用于暑伤津气之产褥中暑。

2. 十滴水(《北京市中药成方选集》)　每次 5 mL,每日 2 次,口服,适用于暑入阳明之产褥中暑。

【转归及预后】

产褥中暑,起病急骤,发展迅速,若治不及时,可致阴阳离决,遗留严重后遗症,甚至危及生命,造成死亡。

【预防及调护】

(1) 对产褥中暑应以预防为主,加强防暑知识和产后卫生保健的宣传,破除旧观念;居室通风,衣服适宜,被不宜过厚。

(2) 要让产妇了解中暑先兆症状,一旦察觉有症状,能自行对症应急处理,如尽快饮用含食盐的凉开水,同时服用避暑药(如十滴水、仁丹)。若有呕吐和腹泻,可口服藿香正气丸 1～2 丸。

【夏桂成临证经验】

产褥中暑指产褥期内产妇处在高温闷热环境中,体内余热不能及时散发而引起的中枢性体温调节功能障碍为特征的急性热病。

产褥中暑病因主要因产后抵抗力减弱,时令暑邪得以乘虚而入,与产后浊瘀秽气相结合而发病,其次亦与不良习惯有关。夏桂成认为:盖暑为热邪,所食温补之品是以热助热,油腻补品与浊秽相结合,如油加面,黏腻难解,加重病情的发展使高热不退。因此治疗上,在清暑泄热的同时,当用芳香辟秽而透邪之品方克有济。如果仅仅看到产后正虚的一面忽视祛邪,或仅注意清暑泄热,而忽视芳香辟秽,则不能达到预期效果。

产褥中暑发病急骤,病情变化迅速,夏桂成认为必要时需采用中西医结合治疗。中医方面需根据其证型辨证施治。西医方面,产褥中暑的治疗原则是立即改变高温、高湿和通风不良的环境,将产妇放置在阴凉通风处,解开产妇的衣服,并迅速采取降温措施,及时补充水和氯化钠,纠正酸中毒和休克。

第十四节　产　后　虚　劳

女性因产时失血过多或产后气血亏虚,将养失宜,所致面色萎黄,饮食不消,神疲乏力,畏风恶寒,毛发脱落,性欲淡漠,或感染痨瘵,见咳嗽口干,午后潮热,上述诸症及至甚者可致月经闭止。中医古籍中称之为"蓐劳""虚羸""劳瘵"。

产后劳损症状甚多,除了产后虚损发展成肺痨病证外,其他如产后"虚烦短气""上气""虚热""虚羸""虚劳""汗出不止""虚渴"等候,同时在"产后余疾"中有气力疲乏、肌肉柴瘦、下利腹痛等证候,实际上均可概括在蓐劳范围内。《诸病源候论·产后虚羸候》:"夫产损动腑脏,劳伤气血。轻者,节养将摄,满月便得平复。重者,其日月虽满,气血犹未调和,故虚羸也。然产后虚羸,将养失所,多沉滞劳瘵,乍起乍卧。风冷多则辟瘦,颜色枯黑,食饮不消。风热多,则腲退虚乏,颜色无异于常,食亦无味。甚伤损者,皆着床,此劳瘵也。"《妇人规·蓐劳》:"蓐,草荐也。产妇坐草艰难,以致过劳心力,故曰蓐劳,此即产后劳倦也,其证则或为寒热如疟,故头痛自汗;或眩晕昏沉,或百节疼痛,或倦怠喘促,饮食不甘,形体虚羸之类,皆其候也。悉当以培补元气为主。若初产后蓐劳困倦,唯猪腰汤为妙,或用黄雌鸡汤、白茯苓散。若蓐劳虚汗不止,宜母鸡汤。若兼脏寒者,宜羊肉汤。若气血俱虚者宜五福饮、十全大补汤。若兼外邪发热者;宜补阴益气煎、补中益气汤。若兼外邪发热而中寒背恶寒者,宜理阴煎,详加减法治之。若兼阳虚内寒者,宜五君子煎或理阴煎。若阳盛阴虚兼内热者宜五福饮加芍药、黄芩、地骨皮之类,随宜用之。"综上所述,蓐劳的证候,最早见于《诸病源候论》,定名于《经效产宝》。蓐劳与虚羸,并论于《医宗金鉴》。《宋氏家传产科全书》还提出了"蓐劳类肺病,为产后之大症"。张景岳《景岳全书·妇人规》详细阐述蓐劳的病因病机、病证治法方药,不可不谓全面。

【病因病机】

产后虚劳基本病因是失血伤津,在患者素体的偏阴虚或偏阳虚的影响下产生阳虚气弱或阴血亏虚的病理变化。

(一)主要证型

1. 阳虚气弱　禀赋脾肾阳虚,产时固摄无力,出血过多,产后将养失宜,饮食不节,忧思伤脾,脾虚失运,生化乏源,血虚于下,心肝失养,脏腑虚损,发为产后虚劳。

2.阴血亏虚 素体肝肾不足,或素患久病,日久及肾,复加产时失血,阴血更虚,心肝火旺,兼由外感,风冷之邪感入于肺,肺卫受寒,咳嗽口干,头晕体痛,荣卫受风,流注脏腑,发眩盗汗,寒热如疟,背膊烦痛,日久津枯血燥,经水闭止。

（二）兼夹证型

1.湿热 素体脾虚,产后饮食不节,脾胃受伤,湿食停滞中焦,化为湿热,运化不及,令肌肤不荣,颜容萎悴,发为本病。体质阴虚者产生阴虚兼夹湿热的本病,阳虚者产生阳虚兼夹湿热的本病。

2.气郁血瘀 产后血虚液亏,心肝失于濡养,复加情志失常,遂致心神不宁,气机壅滞,日久血瘀乃成,发为本病。

【诊断与鉴别诊断】

（一）诊断

1.临床表现 产后面色萎黄,饮食不消,神疲乏力,畏风恶寒,毛发脱落,性欲低下,咳嗽口干,午后潮热,上述诸症及至甚者可见月经闭止。

2.病史 临床上详细询问病史,素体气血不足,产时出血较多或量多,产后操劳过早或伤食史,或外感后长期劳嗽史。

3.体格检查 可见表情淡漠、毛发枯黄脱落、容颜憔悴、爪甲色淡、形体羸瘦等。妇科检查:阴毛稀疏枯黄或全脱落。阴道干涩苍白,子宫萎缩。

4.辅助检查 血常规检查,红细胞、血红蛋白降低。全胸片检查,肺部可见小结节或局部纤维化。

（二）鉴别诊断

需与其他原因引起的闭经、性功能减退相鉴别。患者多无产时、产后失血过多史,与分娩无明显关联。

【辨证】

（一）主要证型

1.阳虚气弱证

[证候]产后月经稀发或停闭,形寒怕冷,四肢不温,性欲淡漠,易感风寒,纳呆食少,腹泻便溏,心烦寐差,容颜憔悴,毛发枯萎,肌肤不荣;子宫萎缩,或继发不孕;舌淡苔白,脉沉细弦。

[分析]产后脾肾虚损,命门火衰,阳气亏虚,生化失期,冲任亏虚,故月经稀发或停闭,继发不孕;阳气不足,失于温煦,故形寒怕冷,四肢不温,易感风寒;肾阳不足,脾阳亦弱,脾虚运化失职,水谷精气不布,肌肤筋肉失养,故纳呆食少,腹泻便溏,容颜憔悴,肌肤不荣;"女子以血为主,故其病起于心脾……妇女多忧思,故忧能伤心,思能伤脾,所女子以二脏为易亏",妇女产时失血耗气,阴血亏虚,心血暗耗,血不养心,心神失养,故心烦寐差;肾虚毛发失养,故枯萎无泽;肾虚无以作强,故性欲淡漠,子宫萎缩;舌淡苔白,脉沉细弦皆为阳虚气弱之候。

2.阴血亏虚证

[证候]产后头晕目眩,腰膝酸软,性欲丧失,咳嗽口干,午后潮热,五心烦热,上述诸症及至甚者可见月经闭止。舌淡白苔少,脉沉细略数。

[分析]产耗伤气血,阴血亏虚,冲任血海空虚,故月经闭止;血虚阴弱,肝肾阴虚,不能上荣,脑失所充,故头晕目眩;肾虚精亏,外腑失荣,故腰膝酸软;肾主生殖,精血同源,血少精亏,故性欲丧失;产时失血,阴血亏虚,阴虚阳盛,虚火内炽,虚热内扰,故午后潮热,五心烦热;阴虚火旺,虚热灼阴,津亏失润,故

咳嗽口干;舌淡白苔少,脉沉细略数均为阴血亏虚之象。

(二)兼夹证型

1. 湿热证

(1)阳虚夹湿热证

[证候]产后伤食史,面色萎黄,表情淡漠,饮食不消,神疲乏力,腹泻便溏,舌淡苔腻,脉濡细。

[分析]产后多虚,时常兼有脾胃阳虚,加之饮食失节,或调补不当,损伤脾胃,运化不健,湿热内生,故饮食不消,或腹泻便溏;脾虚气弱,气血生化乏源,肌肤筋肉失养,故面色萎黄,表情淡漠,神疲乏力;舌淡苔腻,脉濡细均为脾胃阳虚兼夹湿热之象。

(2)阴虚夹湿热证

[证候]产后伤食史,纳谷不馨,嗳气吞酸,心烦寐差,便溏气秽,带下色黄,舌暗红苔黄薄腻,脉细弦重按无力。

[分析]产后阴血亏虚,心肝火旺,复因伤食,脾胃受损,湿热内生,故嗳气吞酸,便溏气秽;"思出于心而脾应之",思虑太过,心血暗耗,心失所养,故心烦寐差;湿热下注,故带下色黄;舌暗红苔黄薄腻,脉细弦重按无力亦为肝肾阴虚兼夹湿热之象。

2. 气郁血瘀证

(1)偏阳虚

[证候]产后情志失常,胸闷烦躁,失眠多梦,容颜憔悴,毛发枯萎,肌肤不荣,月经稀发,甚至闭经,舌质暗淡苔薄腻,脉细弦。

[分析]情志所伤,肝郁气滞,气机失畅,郁久化热,母病及子,故胸闷烦躁,失眠多梦;产后气虚血弱,气血运行无力,日久气滞血瘀,故月经稀发,甚至闭经;产后阳气不足,肝气郁结,气机不利,无力推动,血滞不行,荣养不能,故见容颜憔悴,毛发枯萎,肌肤不荣;舌质暗淡,苔薄腻,脉细弦皆为阳气不足,气郁血瘀之候。

(2)偏阴虚

[证候]产后情志失常,心烦易怒,失眠多梦,肌肤甲错,月经稀发,经色紫黯,甚至闭经,舌质暗红苔薄,脉细弦。

[分析]素性抑郁,产后阴血亏虚,复因情志所伤,故心烦易怒,失眠多梦;阴血不足,心肝气郁,日久气血运行不畅,瘀阻肤络则肌肤甲错;产后阴虚血弱,气血运行无力,日久气滞血瘀,故月经稀发,甚至闭经;舌质暗红苔薄,脉细弦皆为阴血亏虚,气郁血瘀之象。

【治疗】

产后虚劳者气血阴阳诸不足,治疗上,夏桂成主张调理脾胃,扶助正气为主。现今虽然"肺痨"基本控制,蓐劳较为少见,但产后虚弱、虚羸者屡有所见。特殊情况下,还需注意艾滋病的感染者,其特征与虚劳相一致,治疗亦调理脾胃,兼顾肺肾为主,故明显的虚羸证候,亦应有虑于此,勿忽略。

(一)主要证型

1. 阳虚气弱证

[基本治法]温肾健脾,清心安神。

[方药运用]清心温肾汤(夏桂成经验方)加减。

钩藤(后下)10 g,莲子心5 g,紫贝齿(先煎)15 g,黄连5 g,淫羊藿10 g,仙茅10 g,川续断10 g,肉桂(后下)5 g,党参10 g,白术10 g,茯苓10 g。

方中钩藤、莲子心、紫贝齿、黄连以清心平肝,安定神魂,淫羊藿、仙茅、川续断以温肾阳,肉桂温命门之火,祛下焦之寒,复用党参、白术、茯苓健脾利水,全方配伍,清心温肾,心肾交济。

[服法]水煎分服,每日1剂。

[加减]失眠明显者,加柏子仁6g、炒酸枣仁15g、合欢皮10g、炙远志6g、青龙齿(先煎)15g;脾虚明显,腹胀便溏,神疲乏力者,加砂仁(后下)5g、广木香10g、炒山药10g、六曲10g;气虚明显,神疲乏力者,加太子参15g、黄芪15g;小腹有凉感,肠鸣便溏者,加炮姜5g;兼外感风寒者,加荆芥10g、防风10g、桂枝10g、细辛3g。

2. 阴血亏虚证

[基本治法]滋阴养血,交济心肾。

[方药运用]劫劳散(《女科证治准绳》)加减。

白芍10g,人参(另煎)10g,甘草6g,黄芪15g,阿胶(烊化)10g,当归10g,熟地黄10g,五味子6g。

方中当归、白芍、熟地黄、人参、甘草组成的八珍汤益气补血养阴;阿胶、熟地黄亦行补精养血,滋肾益阴之效;人参、黄芪补气生血;五味子养血宁心安神,因欲补肾者先宁心也。全方共奏滋阴养血、益精填髓、补肾宁心之功。

[服法]水煎分服,每日1剂。

[加减]失眠明显者,加柏子仁10g、炙远志10g、钩藤(后下)10g、浮小麦10g;心烦口渴,舌尖红甚者,加黄连5g、莲子心3g;五心烦热,急躁愤怒者,加栀子10g、牡丹皮10g;潮热盗汗,阴虚火旺者,加青蒿10g、鳖甲(先煎)10g、知母10g;脾胃虚弱,大便溏泄者,加砂仁(后下)5g、六神曲10g;脘腹作胀者,加陈皮6g、木香6g、娑罗子10g。

(二)兼夹证型

1. 湿热证

(1)阳虚夹湿热证

[基本治法]健脾化湿,养血清热。

[方药运用]健固汤(《傅青主女科》)合四苓散(《丹溪心法》)。

人参(另煎)10g,茯苓10g,猪苓10g,白术10g,薏苡仁10g,泽泻10g,巴戟天10g。

方中人参、白术、茯苓补气健脾,猪苓、薏苡仁、泽泻利水渗湿,巴戟天温肾健脾,全方共奏补气生血、温肾利湿之功。

[服法]水煎分服,每日1剂。

[加减]大便溏泄者,加白豆蔻(后下)5g、木香6g、六神曲10g、白扁豆10g;烦热口渴,夜失安眠者,加莲子心3g、钩藤(后下)10g;湿热甚者,加苍术10g、炒薏苡仁20g;胸闷泛恶者,加姜半夏6g、陈皮6g;身痛酸楚者,加黄芪20g、桂枝6g、炒白芍10g。

(2)阴虚夹湿热证

[基本治法]滋阴清热,健脾化湿。

[方药运用]青蒿鳖甲汤(《温病条辨》)合四妙丸(《全国中药成药处方集》)加减。

青蒿10g,鳖甲(先煎)10g,知母10g,牡丹皮10g,苍术10g,薏苡仁10g,黄柏6g,牛膝10g。

方中青蒿、鳖甲、黄柏滋阴清热,知母、牡丹皮清肝胃经之火热,苍术、薏苡仁健脾利湿,牛膝引湿热下行,诸药合用共奏滋阴清热、健脾化湿之功。

[服法]水煎分服,每日1剂。

[加减]大便溏泄者,加砂仁(后下)5g、煨木香10g、焦山楂10g、炒白扁豆10g;心烦口渴,夜寐不安者,加莲子心3g、钩藤(后下)10g;嗳气吞酸甚者,加旋覆花(包煎)10g、代赭石(先煎)20g;胸闷泛恶者,加瓜蒌皮10g、浙贝母10g;身痛酸楚者,独活10g、桑寄生10g;湿热甚者加蒲公英10g、败酱

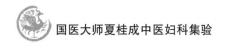

草 10 g。

2. 气郁血瘀证

(1) 偏阳虚证

[**基本治法**] 疏肝解郁,温阳理血。

[**方药运用**] 解郁和营汤(夏桂成经验方)加减。

桂枝 10 g,白芍 10 g,郁金 10 g,柴胡 6 g,龙骨(先煎)15 g,牡蛎(先煎)15 g,淫羊藿、桑寄生、丹参、牡丹皮、赤芍各 10 g,陈皮 6 g,生姜 5 g,大枣 5 g。

此方由桂枝汤合逍遥散加减而成。方中桂枝辛温,白芍酸敛,一散一敛,一温一凉,既能解肌、温运表阳,又有敛汗护中的双相调节功能;郁金、柴胡加强疏肝和解的作用;龙骨、牡蛎镇降安神,调治虚劳;淫羊藿、桑寄生补肾强筋;加丹参、牡丹皮、赤芍活血化瘀,牡丹皮配桂枝还有活血通经的作用;陈皮、姜枣和中。全方治疗产后心肝气郁,经滞血瘀的产后虚劳。

[**服法**] 水煎分服,每日 1 剂。

[**加减**] 腹胀明显者,加木香 6 g、砂仁(后下)5 g、厚朴 6 g;肝郁化火,急躁易怒,心烦口苦者,加栀子 10 g、钩藤(后下)10 g、黄芩 10 g、合欢皮 10 g;小腹胀痛,胸闷胁胀者,加枸橘李 10 g、醋青皮 6 g、枳壳 10 g;气虚者,加黄芪 10 g、党参 10 g。

(2) 偏阴虚证

[**基本治法**] 滋阴养血,理气和络。

[**方药运用**] 归芍地黄汤(《症因脉治》)加减。

当归 10 g,赤芍 10 g,白芍 10 g,熟地黄 10 g,山药 10 g,山茱萸 10 g,牡丹皮 10 g,茯苓 10 g,川续断 10 g,广木香 10 g,丝瓜络 10 g,生山楂 10 g,合欢皮 10 g,夜交藤 10 g。

方中当归、白芍、熟地黄、山茱萸滋阴养血,山药、茯苓健脾养血,川续断助阳为阳中求阴之意,赤芍、牡丹皮、生山楂活血化瘀,广木香、丝瓜络理气通络,合欢皮、夜交藤宁心和络,全方寓理气和络于滋阴养血之中,使阴血来复,瘀血得祛。

[**服法**] 水煎分服,每日 1 剂。

[**加减**] 肝火扰心,母病及子,夜难入眠,多梦不安者,加紫贝齿(先煎)10 g、青龙齿(先煎)10 g;腹胀便溏去当归、熟地黄,加炒白术 10 g、砂仁(后下)5 g;闭经,白带量少者加鳖甲(先煎)10 g、丹参 10 g。

【中成药】

1. 右归丸   每次 5 g,每日 2 次。适用于阳虚的本病。

2. 人参养荣丸   每次 5 g,每日 2 次。适用于气血两虚证。

3. 益母八珍丸   每次 5 g,每日 2 次。

4. 鹿血晶   每次 0.5 g,每日 2 次。

【转归及预后】

本病通过及时的治疗,多可以好转甚至痊愈。有的患者病程较长,如果失治误治,病情进一步发展,继发闭经、不孕症,需要更长期的治疗才能获效。

【预防与调护】

(1) 孕期做好围生期检查,及时发现与治疗一些基础疾病、感染性疾病与并发症。

(2) 产前要营养均衡,不可因胎火过旺而多食生冷,伤及脾胃。产后饮食不宜过早进食滋腻肥甘的食物,以免影响脾胃的运化。

（3）关心孕妇的产前产后的情志变化,给予抚慰与关爱,既给予充分的休息,亦需适当活动,以利恢复。

【夏桂成临证经验】

前人认为产后虚劳若由临产用力劳伤,时在一月之内者,称蓐劳;产后失于调摄劳伤,时在百日之内者,称虚羸。然而两者并无严格区别,均由产褥劳伤气血,损动脏腑,加之外感风寒,内伤忧怒,饮食不节,过早劳作等,使肺脾气虚,气血难复,故致虚羸而体倦。可见产后虚劳是多个脏腑虚损的一类疾病,如不及时治疗可影响患者的生活质量。夏桂成认为产后虚劳这一病证的产生与患者素体有所不足,或脾肾的不足,或肝肾的不足,十月怀胎,一朝分娩,产时失血伤津,产后的将养失宜有关,产生阳虚气弱、阴血亏虚的产后虚劳病变。但由于临床的复杂性,往往虚实夹杂,或兼夹脾胃湿热,或兼夹气郁血瘀,需要分别治疗。患者怀孕前需要进行体检,治疗贫血等基础疾病,少做与不做人工流产,减少和避免胎盘植入或残留的发生。妊娠期间生活、饮食均需规律,既富有营养,亦不可恣食海参、燕窝等保健品,产后不宜过早食用油腻肥甘的食物,以免伤食。在孕前、孕中、产后,女性应该得到更多的人文关怀,针对其出现的生理病理变化,给予安慰,使其正确对待疾病,增加自信心。当产后虚劳发生时,根据不同的证型分别辨证论治。脾肾阳虚者宜健脾补肾,之所以用清心温肾汤,在于其病变的特殊性,产后生理病理与生活方式的改变,在气血亏耗的基础上,首先容易出现心肝失养的临床表现,而心肝郁火的产生,一则更耗阴血,二则不利于气血的生成与恢复,所以在治疗上必须温补脾肾与清心安神相结合,并根据患者的临床表现选择两个法则的孰轻孰重运用之,使之坎离既济,阴阳平衡,气血来复。由饮食不节引起的产后虚劳,临床上也不乏其人,现在物质生活丰富的年代不是营养缺乏,而是营养平衡的失去,人们基于产后体虚的陈念,或希冀产后快速复原,过早过多的食物和药物进补,损伤了脾胃,失于运化,湿热中阻,导致食欲下降,食后腹胀,嗳腐吞酸,面晦神疲,肢痛乏力,治疗给予健脾化湿之调中汤加减,本方由二陈汤为君,兼顾产后特点,酌加四物之意。夏桂成指出产后健脾和胃,慎用消导之品,如麦芽、山楂之属,以免影响乳汁的分泌。总之,本病在临床上近年已经大有减少,但仍需注意有所发生或者不典型发病,作好妇女围生期保健。

第十三章

杂病的治疗

　　历来将不属于经、带、胎、产疾病又与女性解剖、生理特点有着密切关系的疾病，统称为"妇科杂病"。常见的有不孕症、癥瘕、阴挺、阴痒、阴疮。因为现代疾病谱的出现，故还有盆腔炎性疾病、子宫内膜异位症、子宫腺肌病、多囊卵巢综合征等，先就此逐一论述之。

第一节　不　孕　症

　　结婚后未避孕，有正常性生活，夫妇同居一年未妊娠者，称为不孕症（infertility）。其中从未妊娠者，称为原发性不孕症，曾经有过妊娠，而后未孕者，称为继发性不孕症。原发性不孕古医籍中称为"全不产""绝产""绝嗣""绝子"等，继发性不孕则称为"断绪"。

　　中医古医籍在公元前 11 世纪，《周易集解》卷十一中就有"妇三岁不孕"之记载。并且有"五不女"的记载，所谓螺（又作骡）、纹、鼓、角、脉五种，其中除"脉"是指月经不调之外，其余四者均是对女性先天生理缺陷和畸形导致不孕的描述。

　　不孕症是临床常见的综合性疾病。我国不孕症的发生率为 7%～10%，不孕女方因素占 40%～55%，男方因素占 25%～40%，男女双方因素占 20%～30%，不明原因占 10%。就临床资料分析，女性不孕因素主要分为排卵障碍和输卵管因素两大因素这两方面各占 40% 左右，其他感染导致生殖器官炎症类疾病、生殖器官畸形、遗传性疾病、子宫内膜异位症及腺肌病，还有免疫和不明原因的不孕症。

　　1. 排卵障碍性不孕症　　各种因内分泌紊乱或者异常引起的排卵障碍是女性不孕症的主要原因，其中有复杂因素的持续性无排卵如多囊卵巢综合征、未破裂卵泡黄素化综合征；或是甲状腺、肾上腺皮质功能失调和一些全身性疾病均导致排卵障碍。

　　2. 黄体功能不全性不孕症　　黄体功能低下，子宫内膜发育迟缓，与胚胎发育不能同步，不利于胚胎的植入而不孕。

　　3. 输卵管性不孕症　　输卵管的异常和非特异性炎症、子宫内膜异位症、各种输卵管手术、输卵管的周围病变如手术后的粘连、肿瘤的压迫、输卵管的发育不良等均可以影响输卵管而导致不孕。

　　4. 免疫性不孕症　　同种免疫和自身免疫因素使精子、卵子不能结合或受精卵不能着床。

　　5. 不明原因性不孕症　　经临床系统检查不能明确原因的不孕归属原因不明性不孕症。

　　针对以上部分，结合我们临床的不断实践，努力探索各类治疗特点，分别详细介绍排卵障碍、黄体功能不全、输卵管性、免疫性及不明原因性不孕症。

一、排卵障碍性不孕症

排卵障碍性不孕症,主要指卵泡不能发育成熟,或者成熟后不能排出者,影响生育,其临床一般症状可表现出月经后期、经量少,有的甚至可能出现闭经或者崩漏等疾病,单以闭经、崩漏以及月经后期、量少明显者,分别列入月经病的闭经、崩漏以及月经失调类病症中。本节所指排卵障碍性不孕症者,虽然表现出一定的月经失调,但这些症状尚不突出。引发本病的原因很多,既有先天因素,又有后天的病理因素,既有全身性疾病引起的,亦有卵巢本身的因素。我们这里所要讨论的是由内分泌因素所引起的排卵功能障碍性病变。排卵障碍性不孕症多见于多囊卵巢综合征、卵巢功能低下、未破裂卵泡黄素化综合征等,占不孕症患者中 2.3%～8.6%,可见其在女性不孕症中,特别是原发性不孕症中占有重要地位。

【病因病机】

排卵功能障碍,其原因有很多,有器质性、功能性、先天性、后天性等。就功能性而言,是下丘脑—垂体—卵巢生殖轴内分泌系统间的相互作用、支配,调节育龄妇女的排卵和月经的功能失调。而体内外的多种因素,如精神过度紧张或焦虑,特别是长期处于学习、工作过度紧张状态中;或者环境和气候骤变;或者是过度劳累,营养不良,疾病消耗以及下丘脑、垂体、卵巢疾病,甲状腺、肾上腺功能亢进或减退等,均可影响上述调节机制,使排卵失常,导致排卵障碍而不能生育。

从中医学角度来说,排卵障碍性不孕症的最大原因在于肾阴不足,癸水不充,既不能达到重阴,又缺乏成熟之精卵,以及较高较多的津液水湿,从而不能在心(脑)肾—肝脾—子宫轴调节下形成排卵活动的"细缊状"。重阴的实现是排卵所必备的基础和前提,肾阴癸水充而达到重阴或接近重阴的水平,才能顺利排卵。肾阴癸水不足,自然不能顺应月经周期演变,无以滋养精卵,久而阴虚及阳,甚或阳虚超过阴虚者,亦不能助长精卵发育,精不化血,继而冲任血海乏源,出现排卵障碍。癸水与肾阴共同涵养精卵,使精卵发育成熟,同时又能涵养子宫内膜,使血海不断充盈,所以说精、阴、水、血四者有所不足,均将影响精卵的发育。阴长运动,实际上就是癸水之滋长,其目的较多,而其中最为主要的,还在于促进精卵的生长发育,达到成熟。所以癸水之阴达到重,并有成熟的精卵,就具备了排卵的基础。心(脑)肾—肝脾—子宫轴的调节功能,促进子宫冲任的气血活动,形成细缊状才能顺利地排出精卵。正如《石室秘录》所云:"肾水(包括癸水)亏者,子宫燥涸,禾苗无雨露之濡,亦成萎亏。"但阴虚者,又可能与阳虚有关,阴虚阳弱,或由脾虚致气阳不足者,则阴虚更不能复,亦不能助长精卵发育。因为阴阳是互根的,互相依赖的,阴可以助阳,阳亦可以转化为阴,经后期阴长阳消,其目的就在于阳转化为阴,所以阴虚亦有阳虚的因素在内。其次"细缊状"的气血活动不良,亦将影响排出精卵。前人所谓子宫主藏泻:泻者,除排出经血、排出胎儿外,亦包括排卵的意义在内。但子宫之泻,尚依赖心肝,尤是心,心气下降,胞脉通畅,子宫行泻亦既是开的作用,因而有几种兼夹因素会影响子宫冲任的气血活动,从而导致排卵障碍。因此分从主要证型和兼夹证型加以讨论。

(一) 主要证型

肾为先天之本,主藏精。肾气旺盛,阴精充沛,任通冲盛,两精相搏,合而成形,故而妊子。一般影响肾与冲任者,又将导致月经的异常。肾虚可分为肾气虚、肾阴虚和肾阳虚。

1. **肾气虚** 先天禀赋不足,肾气不充,或后天房劳多产,大病久病损伤肾气,或高龄肾气渐衰,则冲任虚衰,不能摄精成孕。

2. **肾阴虚** 房劳多产,失血伤津,精血两亏,或素性急躁,嗜食辛辣,暗耗阴血等导致肾阴不足,冲任失滋,子宫干涩不能摄精成孕。《女科经纶·嗣育门》引朱丹溪曰:"妇人久无子者,冲任脉中伏热也……其原必起于真阴不足,真阴不足则阳胜而内热,内热则荣血枯。"

3. 肾阳虚　素体阳虚,或寒湿伤肾,或阴损及阳,均可导致肾阳虚弱,命门火衰,冲任不足,胞宫失于温煦,宫寒不能摄精成孕。《圣济总录·妇人无子》云:"所以无子者,冲任不足,肾气虚寒故也。"或有经期摄生不慎,当风受寒,寒湿之邪入里,损伤肾阳,客于胞中,子宫寒冷不能摄精成孕者。

4. 脾虚　脾胃虚损,化源虚少,气血不足,或久病失血伤津,冲任血虚,胞脉失养,均不能摄精成孕。《校注妇人良方》说:"又有脾胃虚损,不能营养冲任。"

5. 心肾不交　长期精神紧张,心理压力较大,肾水不能上济心,心火上炎,或心肾阴阳失衡,难以摄精成孕。

(二)兼夹证型

1. 兼肝郁　素体肝血不足,情怀不畅,忧思郁怒,或肾虚母病及子,或脾病及肝等导致肝气郁结,疏泄失常,气血不调,冲任失和,胞宫不能摄精成孕。或盼子心切,肝郁不舒,久而不孕。正如《景岳全书·妇人规·子嗣》云:"产育由于气血,气血由于情怀,情怀不畅则冲任不充,冲任不充则胎孕不受。"

2. 兼血瘀　经期产后余血不净,或摄生不当,邪入胞宫,或寒湿及湿热邪毒久恋下焦,气血失和,瘀血内阻,冲任不通而不能成孕。《医宗金鉴·妇科心法要诀·调经门》云:"不子之故伤冲任……或因积血胞寒热。"

3. 兼痰湿　素体肥胖,或脾肾不足之体恣食膏粱厚味,导致湿聚成痰,痰湿内蕴,阻滞冲任胞宫,不能摄精受孕。《丹溪心法·子嗣》中云:"肥盛妇人,禀受甚厚,恣于酒食,经水不调,不能成孕,以躯脂满溢,湿痰闭塞子宫故也。"

4. 兼湿热　手术、产后、经期将息失宜,湿邪乘虚入侵,蕴而生热,流注下焦,阻滞胞脉胞络,壅塞胞宫,故而不能摄精成孕。

【诊断与鉴别诊断】

(一)诊断

1. 临床表现　月经周期提前少于 21 日,或不规则阴道流血;或月经稀发,甚至闭经;可从初潮即开始的月经稀发并逐渐加重或闭经,常可被诊为多囊卵巢综合征。月经失调伴有泌乳,可以考虑高催乳素血症或闭经溢乳综合征所致。

2. 体格检查　需要做全面的体格检查。注意体形、体态、是否肥胖、第二性征发育情况;有无高雄激素的表现,如痤疮、多毛;有无溢乳。妇科检查应注意阴毛分布的形态和密度、阴蒂有无肥大、有无外生殖器和子宫的畸形、子宫发育情况、卵巢有无增大、有无生殖器炎症。

3. 辅助检查

(1)基础体温(BBT)测定:BBT 是一种简单、无创又能够动态检测有无排卵的方法。BBT 呈双相,说明体内有孕激素的作用,除外 LUFS,即说明有排卵。典型的双相 BBT 表现为:高温期较低温期上升 0.3～0.5℃,高温期持续 12 日或 14 日以上。BBT 单相说明无排卵。排卵可发生在体温转变前后 1～3 日。有时体温上升前出现一最低点,可能是最接近排卵的时间。值得注意的是,发生卵泡黄素化不破裂时,因为有孕激素分泌,所以 BBT 也呈双相,但没有发生排卵。

(2)宫颈黏液测定:随卵泡的发育,分泌雌激素增加,受雌激素的作用,宫颈黏液分泌逐渐增加,变稀薄,清亮而透明,至排卵前;排卵后,分泌物变稠,宫颈黏液检查只能粗略地反映体内雌激素水平及雌孕激素作用的转变,并且需要做动态观察。

(3)子宫内膜组织学检查:在月经前或月经来潮 12 小时内进行子宫内膜活检,将子宫内膜送病理检查,病理结果可分为三种类型:正常分泌期或月经期子宫内膜提示有排卵,黄体功能正常;如果为增生期子宫内膜,说明无孕激素作用,即无排卵;应注意 LUFS 时,虽然子宫内膜呈现分泌期改变,但并无排卵。

（4）B超监测：可以直接经阴道检查卵泡发育情况、子宫内膜形态等，甚至可测定子宫和卵巢的血流情况等，分析血液供应与生殖功能的关系。B超连续监测可以直观地观察卵泡发育及排卵情况，卵泡逐渐发育，至成熟后直径达到 18～24 mm，卵泡消失或突然缩小，表明排卵。发生 LUFS 时，成熟卵泡不消失或继续增大。

（5）性激素测定：包括 FSH、LH、P、E$_2$、T、PRL、DHEA、SHBG、AMH 等。血清 E$_2$、P、LH、FSH 低于正常，或 LH/FSH＞3；LH－RH 垂体兴奋试验呈延迟反应或无反应，或正常反应。T、PRL、DHEA 高于正常水平，同时 SHBG、AMH 也可以低下。

（二）鉴别诊断

通过详细询问病史和以上有关检查，可排除生殖系统的先天性生理缺陷和畸形，结核性盆腔炎，宫颈、宫腔、输卵管粘连及心理性不孕、生殖器官感染疾病之不孕等。排卵障碍性不孕症当鉴别以下病因。

1. **下丘脑原因**　包括神经性厌食、肥胖、低促性腺激素性性腺功能不良及下丘脑肿瘤。

2. **垂体性原因**　包括特发性高催乳素血症、垂体腺瘤、空蝶鞍综合征及希恩综合征。

3. **卵巢性原因**　包括特纳综合征、先天性性腺发育不良、卵巢早衰、卵巢抵抗综合征、黄素化卵泡不破裂综合征及卵巢内分泌肿瘤。

4. **其他内分泌腺原因**　包括先天性肾上腺皮质增生、库欣综合征、肾上腺皮质功能减退（艾迪生病）及甲状腺功能减退。

【辨证】

（一）主要证型

1. **肾气虚弱证**

［证候］婚久不孕，月经不调或停闭，经量或多或少，色黯，头晕耳鸣，腰膝酸软，精神疲倦，小便清长，舌淡，苔薄，脉沉细，尺弱。

［分析］肾气不足，冲任虚衰，不能摄精成孕，故婚久不孕；肾气虚衰，冲任失调，血海失司，故月经失调；腰为肾之府，肾主骨，肾虚腰府失养，故腰膝酸软；小便清长，脉沉细，尺弱，均为肾气虚之象。

2. **肾阴虚证**

［证候］婚久不孕，月经先期量少或量多，色红血块，形体消瘦，腰酸，头目眩晕，耳鸣，五心烦热，舌红少苔，脉细数。

［分析］肾阴不足，冲任失养，胞宫干涩，难以摄胎成孕，或阴虚火旺，血海太热，不能摄精成孕；肾阴不足，精血亏少或阴虚火旺，故月经先期量少或后期量多，色红；阴液不足，肢体失荣，故形体消瘦；肾阴不足，髓海失养，故头目晕眩，耳鸣；腰府失养，故腰酸；虚火内扰故五心烦热；舌红少苔，脉细数，均为肾阴不足之象。

3. **肾阳虚证**

［证候］婚久不孕，月经后期量少，色淡或月经稀发，甚则闭经，面色晦暗，腰酸腿软，性欲淡漠，大便不实，小便清长，舌淡苔白，脉沉细。

［分析］肾阳虚弱，冲任失于温养，血海不充，故婚久不孕，月经后期量少，色淡，或月经稀发，闭经；肾阳不足，命门火衰，故面色晦暗，腰酸腿软，性欲淡漠；肾阳虚弱，火不暖土或不能温化膀胱，故大便不实，小便清长；舌淡苔白，脉沉细，均为肾阳不足之象。

4. **脾虚证**

［证候］婚后不孕，月经先期或后期，量少色淡，面色萎黄，皮肤不润，形体瘦弱，头晕目眩，大便稀溏，舌淡苔薄，脉细弱。

[分析]脾气虚弱,气不生血以致冲任血虚,胞宫失养,故不能摄精成孕;营血不足,冲脉空虚,故经行先期或后期,量少色淡;气血不足不能上荣于面,故面色萎黄,头昏目眩;全身失于营养,则形体瘦弱,大便溏泄;舌淡苔薄,脉细弱,脾虚之象。

5. 心肾不交证

[证候]婚久未孕,月经后期,量少色淡,白带量少,失眠多梦,烦躁健忘,时有心悸,时易汗出,腰酸足软,舌红苔薄黄,脉细数。

[分析]长期精神紧张,心理压力难以承受,心肾失交,肾水不能上承,水不济火,心火上炎,胞宫失养,不能摄精成孕;故经行后期,量少色褐;心肾不交,心火易旺,烦躁健忘,时有心悸,时易汗出;肾虚腰酸足软;舌红苔薄黄,脉细数,肾虚之象。

(二) 兼夹证型

1. 兼肝郁证

[证候]婚久不孕,经前双乳小腹胀痛,月经周期先后不定,经血夹块,情志抑郁不畅,或急躁易怒,胸胁胀满,舌质黯红,脉弦。

[分析]肝气郁结,冲任失调,故胞宫不能摄精成孕;经前气机不畅,故双乳小腹胀痛,月经周期先后不定,经行夹有血块;肝郁气滞,或郁而化火,故胸胁胀满,急躁易怒;舌质黯红,脉弦,均为肝郁之象。

2. 兼血瘀证

[证候]婚久不孕,月经后期,经量多少不一,色紫夹块,经行腹痛,小腹作痛不舒或腰骶骨疼痛拒按,舌黯或紫,脉涩。

[分析]瘀血内阻胞宫冲任,故经行后期;经脉阻滞,故经行量少;瘀血阻于脉外,新血不得归经,故经行量多,色紫夹块;瘀血内阻,不通则痛,故经行腰痛,腹痛拒按;舌紫,脉涩,均为瘀血之象。

3. 兼痰湿证

[证候]婚久不孕,经行后期,月经量少或闭经,带下量多质稠,形体肥胖,头晕心悸,胸闷呕恶,苔白腻,脉滑。

[分析]痰湿阻滞冲任胞宫,故不能摄精成孕,经行后期,月经量少或闭经;痰湿积于带脉,故带多质稠;痰湿泛溢肌膜,故肥胖;痰湿中阻,故呕恶胸闷;痰湿上蒙清阳,故头晕心悸;苔白腻,脉滑,均为痰湿内阻之象。

4. 兼湿热证

[证候]继发不孕,月经先期,或经期延长,淋漓不净,赤白带下,腰膝酸痛,少腹坠痛,低热起伏,舌红,苔黄腻,脉弦数。

[分析]湿热互结,热壅胞宫,不能摄精成孕,故继发不孕;冲任阻滞,热迫血行,则经期延长,淋漓不净;湿热下注,则赤白带下,少腹坠痛;湿热黏滞,故低热起伏;带脉被扰,故腰膝酸痛;舌质红,舌黄腻,脉弦数,皆为湿热之象。

【治疗】

(一) 主要证型

1. 肾气虚弱证

[基本治法]补肾益气,温养冲任。

[方药运用]毓麟珠(《景岳全书》)加减。

党参12 g,白术10 g,茯苓10 g,炙甘草3 g,当归10 g,川芎10 g,白芍10 g,熟地黄10 g,菟丝子

12 g,杜仲 12 g,鹿角霜 12 g。

方中四物汤补血,四君子汤健脾益气,菟丝子、杜仲、鹿角霜温养肝肾,调补冲任,补阴益精。全方既温养先天肾气以生精,又培补后天脾胃以生血,使精血充足,冲任有养,胎孕易成。

[服法] 水煎分服,每日 1 剂。

[加减] 若子宫发育不良,应积极早治,加入血肉有情之品,如紫河车 10 g、鹿茸 5 g、鹿血晶 1 g;若性欲淡漠者,加淫羊藿 10 g、仙茅 10 g、肉苁蓉 10 g。

2. 肾阴虚证

[基本治法] 滋阴养血,调冲益精。

[方药运用] 养精种玉汤(《傅青主女科》)合清骨滋肾汤(《傅青主女科》)。

当归、白芍、熟地黄、山茱萸、牡丹皮、白术、石斛各 10 g,沙参 6 g,五味子 6 g,黄柏 8 g,龟甲 15 g。

[分析] 方中当归、白芍滋养肝血,熟地黄、山茱萸补益肾精,黄柏清肾中虚火,牡丹皮清肝火,沙参滋阴壮水,五味子敛阴,龟甲滋肾填精,白术、石斛健脾以滋其化源。两方合用以清火滋水、养阴填精。

[服法] 水煎分服,每日 1 剂。

[加减] 阴虚火旺者,临证可加龟甲 10～15 g,知母、地骨皮各 10 g;阴虚同时伴有气阳不足可加淫羊藿、菟丝子各 10 g,太子参 15 g。

3. 肾阳虚证

[基本治法] 温肾养血益气,调补冲任。

[方药运用] 温肾丸(《杂病源流犀烛》)。

熟地黄、山茱萸、巴戟天、当归、菟丝子各 10 g,鹿茸 8 g,益智仁、生地、杜仲、茯神各 10 g,山药 15 g,远志 10 g,续断 12 g,蛇床子 6 g。

[分析] 方中生地黄、熟地黄、山茱萸、山药、当归滋补肝肾,养血调经,益阴摄阳,使"阳得阴助而生化无穷";鹿茸、巴戟天、菟丝子、蛇床子温肾壮阳,填精补髓,使"阴得阳生而泉源不竭";杜仲、续断补肝肾,强腰膝;益智仁、茯神健脾涩精。全方共奏温肾助阳,益精养血种子之功。

[服法] 水煎分服,每日 1 剂。

[加减] 若子宫发育不良,应积极早治,加入血肉有情之品,如紫河车 10 g、鹿血精 1～2 g、海马 6～8 g、海龙 5 g;性欲淡漠者,加淫羊藿 10 g、补骨脂 10 g、肉苁蓉 10 g。

4. 脾虚证

[基本治法] 健脾益气,调补冲任。

[方药运用] 八珍汤(《正体类要》)。

熟地黄、炒当归、炒白芍、茯苓、炒白术各 10 g,川芎 8 g,党参 12～15 g,茯苓 10 g,炒白术 10 g,炙甘草 5 g。

[分析] 方中党参、茯苓、白术、甘草益气健脾,熟地黄、当归、白芍、川芎养血填精,补益后天脾土,滋养生化之源,气血两补,阴血得以充足,冲任得养,阴精生长,全方共奏益气健脾、养血添精之功。

[服法] 水煎分服,每日 1 剂。

[加减] 若心脾两虚则用归脾汤;夹有湿热时加蒲公英 10 g、炒子芩 6 g;白带较多伴有瘙痒加白鲜皮 10 g、泽泻 10 g。

5. 心肾不交证

[基本治法] 清心安神,滋肾养阴,调补冲任。

[方药运用] 清心滋肾汤(夏桂成经验方)。

钩藤 10 g,莲心 5 g,黄连 5 g,青龙齿 15 g,紫贝齿 10 g,山药 15 g,山茱萸 10 g,浮小麦、太子参各

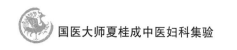

15 g,牛膝 10 g,川续断 12 g,炙龟甲 20 g,熟地黄、茯苓、合欢皮各 10 g。

方中钩藤、莲心、黄连清心火,青龙齿、紫贝齿清心肝安神,山药、山茱萸、炙龟甲、熟地黄滋养肾水,水足得以上承以济心火;浮小麦养心敛汗,合欢皮宁心疏解,太子参、茯苓益气养神的作用,全方共奏清心滋肾,调补冲任之功。

[服法]水煎分服,每日1剂。

[加减]若烦躁失眠多梦严重,可以改用水火种玉丹(夏桂成经验方);便秘加炒酸枣仁 15～30 g、茯神 15 g;腰酸明显加菟丝子 12 g、桑寄生 12 g。

(二) 兼夹证型

1. 兼肝郁证

[基本治法]疏肝解郁,养血理脾。

[方药运用]开郁种玉汤(《傅青主女科》)加味。

当归、白芍、白术、茯苓、牡丹皮各 10 g,天花粉 8 g,香附 10 g,青皮 6 g,柴胡 6 g,红花 6 g,郁金 12 g,川楝子 6 g,丹参 10 g,川芎 10 g,泽兰 10 g,延胡索 10 g。

方中当归、白芍养血柔肝,白术、茯苓健脾培土,牡丹皮凉血活血,天花粉清热生津,香附、青皮、柴胡、郁金、川楝子调气行滞解郁,丹参、川芎、红花、泽兰活血调经,延胡索行气活血止痛,以发挥行气调经种玉之功。

[服法]水煎分服,每日1剂。

[加减]乳胀有结块者,加王不留行 10 g、路路通 10 g、橘核 10 g;乳房胀痛灼热者,加炒川楝子 6 g、蒲公英 12 g;梦多寐差者,加炒酸枣仁 12 g、夜交藤 12 g。

2. 兼血瘀证

[基本治法]活血化瘀,调理冲任。

[方药运用]少腹逐瘀汤加减(《医林改错》)。

当归 10 g,赤芍 10 g,红花 9 g,桃仁 9 g,五灵脂 12 g,小茴香 6 g,制香附 6 g,枳壳 6 g,丹参 10 g,牛膝 10 g,桂枝 5 g,薏苡仁 15 g。

方中当归、赤芍、红花、桃仁、五灵脂、丹参活血化瘀,制香附、小茴香、枳壳理气行滞,桂枝温通,牛膝、薏苡仁引血下行。全方共奏行气活血、温经散寒、调理冲任之功。

[服法]水煎分服,每日1剂。

[加减]血瘀较为严重,但身体壮健者,可用朴硝荡胞汤治之,药用朴硝、牡丹皮、当归、桃仁、厚朴、桔梗、人参、赤芍、茯苓、桂心、牛膝、虻虫、桂皮、附片等;下焦久瘀,湿热交阻者,加二妙散、败酱草、红藤等。

3. 兼痰湿证

[基本治法]燥湿化痰,调理冲任。

[方药运用]启宫丸(《医方集解》)合补中益气汤(《脾胃论》)加减。

制半夏、苍术、香附、神曲、茯苓、陈皮各 10 g,党参 12 g,黄芪 12 g,当归 10 g,白术 10 g,川芎 6 g,升麻 6 g,柴胡 6 g,甘草 3 g。

[分析]方中半夏、陈皮、苍术、茯苓运脾燥湿化痰;神曲消积化滞;香附、川芎行气活血,调理冲任;党参、黄芪、甘草益气健脾;升麻、柴胡升阳化湿;当归、白术健脾养血;陈皮、茯苓燥湿化痰。全方共奏益气升阳,化痰和血,调经种子之功。

[服法]水煎分服,每日1剂。

[加减]呕恶胸满甚者,加厚朴 6 g、枳壳 10 g、竹茹 10 g;心悸甚者,加远志 10 g;痰湿内盛,胸闷气短者,加全瓜蒌 10 g、制南星 10 g、石菖蒲 10 g;经量过多者,黄芪加量,加川续断 10 g;月经后期或经闭者,

加鹿角片 10 g、淫羊藿 10 g、巴戟天 10 g;痰瘀互结成癥者,加昆布 15 g、海藻 10 g、石菖蒲 10 g、三棱 10 g、莪术 10 g。

4. 兼湿热证

[**基本治法**] 清热燥湿,活血调经。

[**方药运用**] 四妙丸加味(《成方便读》)。

制苍术 10 g,牛膝 10 g,黄柏 9 g,薏苡仁 10 g,泽泻 10 g,红藤 15 g,败酱草 15 g,茯苓 10 g,艾叶 9 g,制香附 10 g,车前草 10 g。

[**分析**] 方中苍术、黄柏、薏苡仁、牛膝、败酱草、红藤清利下焦湿热,泽泻、茯苓、车前草淡渗利湿,艾叶、香附温通下元,理气调经。

[**服法**] 水煎分服,每日 1 剂。

[**加减**] 湿热而兼有瘀血者,加当归、赤芍、延胡索、苏木等;瘀血较为明显者,合桂枝茯苓丸治之;湿热偏于热者,用龙胆泻肝汤;经行腹痛者,加泽兰 12 g、蟅虫 6 g;带下腥臭者,加蒲公英 12 g、椿根白皮 12 g、土茯苓 12 g。

【中成药】

1. 六味地黄丸 每次 6~8 g,每日 3 次。适用于肾阴虚证。
2. 金匮肾气丸 每次 8 g,每日 3 次。适用于肾阳虚证。
3. 定坤丹 每次 7 g,每日 3 次。适用于肾阴阳俱虚证。
4. 天王补心丹 每次 8 g,每日 3 次。适用于心肾不交证。
5. 坤泰胶囊 每次 4 粒,每日 3 次。适用于心肾不交证。
6. 逍遥丸 每次 9 g,每日 3 次。适用于肝郁证。
7. 河车大造丸 每次 9 g,每日 3 次。适用于脾肾阳虚证。
8. 八珍益母丸 每次 6 g,每日 3 次。适用于血虚血瘀证。
9. 越鞠丸 每次 6 g,每日 3 次。适用于痰湿证。

【转归及预后】

排卵障碍性不孕症需根据患者的体质、病因、病机、病情轻重来判断其转归及预后。若先天不足,禀赋薄弱之人,婚久不孕者,需辨证准确,用药得当,长期调治,才可获得疗效;若为劳伤脏腑,气血生化无源,冲任空虚而不能受孕者,经调补精血即可治愈;若为肝郁、血瘀、痰凝、湿热,有形实邪阻滞,冲任不通而不孕者,当扶正祛邪,去除病理因素;若为生殖器先天性畸形,或后天因素损伤卵巢、子宫久治不愈者,则预后不佳,难以受孕。

【预防与调护】

(1)结婚后合理制定妊娠计划,安排工作和作息时间,生活规律。

(2)注意经期防护,避免不良生活习惯,防治生殖道炎症。

(3)避免多次人工流产、药物流产及引产。

(4)注意饮食有节,忌食肥甘厚腻,并且避免不适当的过度减肥,节制饮食,戒烟戒酒。

(5)注意调畅情志,保持心情愉悦。不要过度劳累,保证充沛的体力和良好的精神状态。更不能因暂时无子而苦恼。

(6)指导男女双方掌握一定的备孕常识,增加受孕机会。

【夏桂成临证经验】

(一)夏桂成诊疗排卵障碍性不孕症(多囊卵巢综合征)

孙某,女,23岁。

初诊(2016年8月18日):患者因"未避孕1年未孕"就诊。患者形体偏胖(BMI 30.4 kg/m²),婚后未避孕1年未孕,近5个月来经行延后。患者求子心切,多方考虑选择中药治疗。现值月经周期第21日,带下量少,色白无异味,纳可,夜寐欠安,二便调,舌暗红,苔腻,脉弦滑。配偶精液检查正常。月经史:14岁初潮,28~60日一潮,每次持续7日,量中等,夹血块,色红,无痛经,末次月经2016年7月29日,7日净,量少色暗,无痛经。已婚未避孕,0-0-0-0。既往身体健康,无特殊病史。今日查妇科B超:子宫4.1 cm×3.6 cm×3.1 cm,子宫内膜7 cm,左卵巢3.8 cm×2.1 cm,右卵巢3.2 cm×1.7 cm,提示双侧卵巢多囊样改变;甲状腺B超未见异常。西医诊断:多囊卵巢综合征;中医诊断:不孕症(肾虚痰瘀证)。按月经周期节律调节法属月经后期,治以滋阴为主,佐以助阳。方以二甲地黄汤加减,处方:炙鳖甲(先煎)、炙龟甲(先煎)、山药、山茱萸、南沙参、茯苓、川续断、丹参、赤芍、炒白术、鸡内金、菟丝子、川芎、川牛膝各10 g,蛤壳(先煎)20 g。共8剂,每日1剂,并嘱患者测BBT。

二诊(2016年8月26日):见少量锦丝样带下,BBT开始有上升趋势,舌暗红、苔薄白,脉细弦。以经间期论治,予补肾促排卵汤加减。处方:丹参、赤芍、山药、山茱萸、茯苓、川续断、菟丝子、五灵脂(包煎)、黄芪、茺蔚子、香附、川芎、川牛膝、鹿角(先煎)各10 g。共5剂,每日1剂。患者因工作原因,就诊多有不便,继以经前期论治,补肾助阳,予毓麟珠加减。处方:丹参、白芍、山药、山茱萸、川续断、熟地黄、杜仲、菟丝子、炒白术、当归、鹿角霜(包煎)、茯苓、香附各10 g,黄芪20 g,佛手6 g,砂仁(后下)3 g。10剂,每日1剂。

三诊(2016年9月10日):月经刚至,量少,色红,夹少量血块,腰酸腹痛,经前乳房微胀,大便微溏,舌红、苔薄白,脉弦滑。以行经期论治,温阳活血,通经止痛,予五味调经汤加减。处方:香附、延胡索、莪术、五灵脂、丹参、川续断各10 g,石见穿15 g,全蝎3 g,益母草15 g,吴茱萸3 g,薏苡仁20 g,木香6 g,甘草5 g。5剂,每日1剂,早晚分服。如此继以月经周期节律调节法调理。2个月后患者停经31日来诊,BBT持续高温相,查血HCG明显升高,予补肾安胎相关治疗,于停经46日查妇科彩超示宫内见妊娠囊,并于其后足月生产一女婴。

[按语]此病例表现在排卵障碍,为多囊卵巢综合征,属于中医学"不孕症"范畴,本病主在肾阴亏虚,天癸不足,阴虚及阳,阳虚致痰浊内生,久则血行不畅,痰瘀互阻,致卵泡不能发育成熟,卵子不能顺利排出。治疗本病的基本法则以调节月经周期节律为主,辨证施治,兼以祛瘀化痰,心理疏导,促使卵泡发育成熟,顺利排卵,最终成功受孕。治疗2月余后受孕,现足月分娩。

(二)夏桂成治疗排卵障碍性不孕的要点

夏桂成认为,治疗排卵障碍性不孕必须解决两大难题:一是提高肾阴癸水水平,奠定物质基础,促进卵泡发育成熟,具备成熟卵子;二是促发排卵,达到使卵子能够顺利从卵巢中排出的目的。

1.注重阴分为卵巢功能奠定良好基础 我们提出的生殖节律理论和中医调节月经周期的方法是其治疗不孕不育核心内容。对于排卵障碍性不孕症,注重阴分的问题,夏桂成认为"重阴"是精卵发育的基础,主要有"癸阴""海阴""水阴""精卵",而《易经》六十四卦中九阴八阳中,重叠之阴也影响着卵泡的生长发育。月经周期在经后期奠定基础的阶段,此时以阴精的恢复为要,治以补阴为主,注意在阴精恢复前提下促进卵泡发育;并且围绕阴精生长,注意阴阳之间的协调,处理好各种矛盾,使之达到"重阴"。临床实践也证明,"精卵""海阴""癸阴""水阴"四大物质对于重视癸水,固护阴精的理念,具有极其重要的意义。同时强调心(脑)对阴精恢复的统领作用,肾藏精主静,心主神明主动,气血阴阳,动静结合,互相转化,圆运动节律来调摄月经周期的规律活动,在心肾阴阳,肝脾气血,冲任督带及子宫的总体调控下,完成女性生理功能规律变化的理论。

奠定卵泡发育基础:补肾养阴可奠定物质基础,促进卵泡发育和尽早成熟。因此,夏桂成一般情况下选用归芍地黄汤(丸)为主方,在经后初期应用此方,于血中补阴,奠定癸水滋长的基础,有了充足的癸水,就能奠定卵泡发育的基础。但在补阴时,要采用动态补阴的方法,顺应阴长运动规律,不断地在补阴药中加入少量的、中等的,甚至与补阴药等量的补阳药物。一方面这是提高补阴的效果,顺应癸水滋长提高的需要;另一方面亦为阴长运动中的动态需要而用。因为补肾助阳的药物,不仅有着阳生阴长互相促进的作用,而且亦为动态的变化着想,阳者主动,阴长的活动也有赖于阳,故在阴长过程中必须要加入助阳之品。一般来说,阴长期处于低水平时,用阴药补阴即可,少数人由于体禀有阳虚的一面,所以尽管在经后早期,仍然要加少量温和的助阳药,如菟丝子、覆盆子等。阴长运动到了中期,阴长的水平必须达到中等水平,补阴的同时,必须加入一定量的助阳药,如川续断、菟丝子、肉苁蓉或紫河车,或锁阳、巴戟天,或党参、黄芪等,选3~4味,以不断提高肾阴"癸水"水平,促进卵泡发育成熟,同时亦对子宫内膜有滋养作用,为受孕做好准备。

2. 促发排卵　必须通过气血的显著活动,也即活血化瘀的方法,推动卵巢活动,排出卵子,所以促排卵也是治疗排卵功能障碍最为重要的一环。夏桂成选用的补肾促排卵汤中多用活血化瘀的药物,如当归、赤芍、红花等。在促排卵的治疗中,夏桂成认为最完备的方法是以中药补肾为主,奠定卵泡成熟的基础,再结合活血化瘀之品促进排卵。

3. 重视心肾的共同调节　夏桂成提出治疗本病尚需重视心肾的共同调节。如《傅青主女科》在"种子门"中有云"盖胞胎居于心肾之间,且上系于心而下系于肾",心、肾与子宫之间存在着密切的联系。心者,君主之官,主血脉,属火;肾者,生殖之本,天癸之源,属水。心肾得调,则子宫藏泻有度,水火既济,才能推动和调节阴阳运动的发展与平衡,从而实现月经周期变化,成功排卵。《沈氏女科辑要》中有:"子不可以强求也,求子之心愈切,而得之愈难。"过度焦虑、抑郁可致心肝气郁,将直接影响心(脑)肾—肝脾—子宫轴的生理功能,出现月经失调、排卵障碍等病症,进而影响生殖节律的发展。排卵障碍性不孕症患者本素体偏阴虚,气郁易化火,火旺而损耗肾阴癸水,从而相互影响,加重病情。《广嗣纪要》谓之:"求子之道,男子贵清心寡欲,所以养其精,女子贵平心定意,所以养其血。"因此,夏桂成认为排卵功能障碍性不孕症需要心肾同调,心理疏导,调畅情志亦极为重要。

4. "调周"把握治"未病"的关键在经间期　女性的生殖从宏观上看是其生命节律的集中体现,其月经周期节律变化的客观规律,是把握治"未病"的关键,确立中医药调整月经周期节律法,深化调周的"治本"大法,关键在经间期。月经周期的规律活动是女性生殖周期的生理状态,排卵障碍性不孕症常以月经紊乱为基本特征,而不能如期排卵导致不孕。早在20世纪80年代我们对女性生理病理特点深入的剖析,提出"经间期学说",总结月经周期演变过程循环往复的规律,完善月经周期调节的全程,将中医药调整月经周期节律法简称为调周法,提到治疗妇科疾病的重要位置。根据周期阴阳消长转化,达到气血调畅,内环境的平衡,择时受孕。调周法的提出,更深层次地揭示了阴阳气血的活动在女性生殖方面的作用,特别是促进排卵的有序性,为治疗妇科的"未病"和"已病"奠定了基础,形成中医药调治不孕症的特色。确立"经间期"学说,为中医药促排卵创造治疗时机。女性月经周期具有规律的活动变化,在历代有言及经期、经后、经前期的内容,唯独没有经间期有关理论。我们在诊疗经间期出血疾病时,发现经间期阴阳的转化具有"重阴必阳"的特征,虽然短暂,但维系了周期各个阶段,使之连贯成整体。特别对其中动静、升降的运动形式,以及所产生气血变化,痰凝、湿浊、郁滞、血瘀等病理产物的复杂现象的治疗,调周把握治"未病"的关键在经间期。

5. 关注"心(脑)肾—肝脾—子宫"轴作为生殖节律调控核心　《内经》对女性生长发育过程做了详尽

的论述,认为人体生长是"肾—天癸—冲任—胞宫"作用的结果,后人将此作为"肾—天癸—冲任—胞宫轴"。我们在临床治疗不孕及其他妇科疾病时,深深感悟到心(脑)的作用,历来中医基础理论就将心定为"五脏六腑之大主,神明出也",对其他脏腑是主宰指挥作用,与子宫和冲任督脉、足少阴肾经、手少阴心经直接或间接地关联,使此形成"心(脑)肾—肝脾—子宫"连贯,尤重心(脑)统一管理作用,应该是调节女性生殖内分泌的核心所在,阴阳平衡,气血调畅,无不关乎于此。而且月经周期调整是以后天坎离八卦为动力,坎离既济,心肾交合,才有可能推动阴阳消长转化的运动,结合肝脾疏泄升降功能,司精卵排泌,子宫藏泻,孕育乃成。

6. 用"7、5、3 数律"理论,把握生育规律,创建"治未病"工程　治疗排卵障碍性不孕症的治"未病"工程主要在于:① "7、5、3"数律论,为了能够掌握月经周期和实时排卵的规律,必须注意在月经周期阴长阶段,女性生殖功能存在"7、5、3"数律论,女性体阴而用阳,其节律表现奇数律的演进。② 根据"7、5、3"数律,分析女性生殖活动中阴阳气血变化潜在规律,在经后中期营造排卵的细缊特点,把握夜间排卵时机,是对本病促排卵提出"治未病"最佳时期,把握这一关键阶段,排卵障碍常得以化解。

对于排卵障碍性不孕症,我们在注重精卵的"长"与"排"时,宗《傅青主女科》养精种玉丹,夏桂成自制补天种玉丹方药,经后期填补阴精促进卵泡生长;也常以归芍地黄汤为基础加入川续断、菟丝子、紫河车、绿萼梅、炒柴胡等益肾疏肝;经前黄体期肾虚脾弱是这一时期的主要病理因素,在《景岳全书》毓麟珠补益肾气的基础上拟用温肾健脾法,药用党参、白术、茯苓、山药、山茱萸、川续断、菟丝子、鹿角片或鹿茸片、广木香等。其中川续断、菟丝子、鹿角片或鹿茸片温肾中之阳;党参、白术、茯苓、广木香健脾益气;山药、山茱萸阴中补阳,更好地达到助阳之目的,同时亦为下一次转阳后的阳长服务,这就是张景岳所谓"阳得阴助,则生化无穷"的理由。

二、黄体功能不全性不孕症

黄体功能不全(luteal phase defect,LPD)指卵巢排卵后形成的黄体发育不全,孕激素分泌不足,或黄体过早退化,以致子宫内膜分泌反应性降低引起的月经失调和生育缺陷综合征。黄体的来源是由于排卵后塌陷的颗粒细胞和卵泡内膜细胞在黄体生成素的刺激下增生,其增生颗粒细胞和卵泡内膜细胞含有较多的脂质外观呈黄色而得名。黄体的颗粒细胞分泌孕激素,卵泡内膜细胞和颗粒细胞联合分泌雌激素,促使增生期子宫内膜向分泌期转化,构成受精卵发育和着床的条件。当黄体功能不全时,孕激素分泌不足或该期持续时间过短,导致该期子宫内膜发育迟缓、停滞,或基质和腺体发育不同步,或内膜和孕卵发育不同步,影响胚胎的着床和进一步发育,其临床特征表现为不孕或者流产。黄体功能不全导致的月经失调主要是月经先期、经期延长、月经过多、经间期出血等。在临床上育龄期女性本病的发生率是 3‰～10‰。中医古医籍中无"黄体功能不全"的名称,根据其症状及体征可见于"不孕""月经不调""崩漏"等病症。

【病因病机】

黄体功能不全的主要病因病机主要在肾,肾主生殖,不孕与肾关系密切。先天肾气不足,或诸因伤及脏腑,气血失调所致。肾气旺盛,阴精充沛,任通冲盛,两精相搏,才能受孕。黄体期属经前期,此期的主要生理特点在于阳长阴消,若出现阳长不及,阳长太过,阳长不协调等病变则会导致黄体功能不全。经前期病变尤以阳长不及最为常见,阳长不及指癸水之阳不足,临床常见肾阳亏虚,温煦子宫功能失常,故难以受孕。亦有少数阴虚火旺,火旺阳动,以致阳长有余,或阳长不协调的病变。经前期血海充盈,冲任气血偏盛,易出现心肝气火旺盛,必然形成阳长太过,阳长不协调。阳长必须阴消,阴消才能保持阳长,若为痰湿、瘀血所干扰,形成阴消不利,亦可妨碍阳长导致阳长不及,黄体功能不全故难以摄精成孕。

（一）主要证型

1. 肾虚 先天禀赋不足，或慢病导致肾虚气弱，均可使命门火衰，冲任不足，胞宫失煦，致黄体功能不全；或有经期摄生不慎，当风受寒，寒湿之邪入里，损伤肾阳，客于胞中，子宫寒冷不能摄精成孕者。

2. 脾肾两虚 肾为先天之本，脾为后天之本，先天有赖后天以滋养。若思虑过度，或饮食劳倦伤脾，脾虚运化失职，化源不足，不能充养先天，脾肾两亏，冲任失于温养，血海不充，故婚久不孕。

3. 心脾两虚 禀赋不足，或体弱多病，易于思虑，伤及心脾，脾虚运化失职，化源不足，血海不充，血不养心，心神不宁，冲任失序，胞宫失养，故婚久不孕，或孕后流产。

（二）兼夹证型

1. 郁热 素性急躁易怒，或七情内伤，或盼子心切，肝郁不舒，气机不畅，久而化火，气血不调，冲任失和，则黄体功不全致久不受孕。

2. 血瘀 经期、产后余血不净，房事不节，或摄生不当，邪入胞宫，或寒湿及湿热邪毒久恋下焦，气血失和，瘀血内阻，冲任不通导致不孕。

3. 痰湿 素体肥胖，或脾肾不足，饮食不节，恣食膏粱厚味，湿浊内生聚而成痰，痰湿内蕴，阻滞冲任，影响黄体功能从而不能成孕。

【诊断与鉴别诊断】

（一）诊断

1. 临床表现 月经先期，经前漏红，或经行腰酸，小腹冷痛，经行时有内膜样血块，经前乳房胀痛，婚久不孕或滑胎等临床表现。

2. 病史 详细询问结婚或同居年龄、性生活情况、月经史、分娩史及流产史等。同时注意询问有无采取避孕措施，有无结核、内分泌病史及腹部手术史，药物过敏史等。

3. 检查

（1）BBT：多表现为体温升高缓慢，一般排卵后 BBT 升高推迟＞2 日，高温相＜10 日，或高低温相＜0.3℃，持续时间短，或高温相起伏不稳定，波动＞0.1℃，满足以上任何一点即可疑诊为 LPD。

（2）血清孕酮水平：黄体中期，即排卵后 6～8 日，血清孕酮水平＜15 ng/mL，由于孕酮的分泌呈脉冲式，在黄体中期测 2～3 次血清孕酮均值小于 15 ng/mL 更具诊断价值。

（3）子宫内膜活检：经前期子宫内膜呈分泌期改变，月经来潮前 3 日内子宫内膜活检，结果内膜腺体或间质发育时间晚于正常月经周期中子宫内膜发育时间 3 日以上者，则考虑黄体功能不全，是诊断 LPD 的金标准，但内膜活检至今仍然存在争议。

（4）超声检查：观察卵泡发育、排卵和黄体形成情况，从排卵后到来月经的时间应该是 14 日左右，如果少于 12 日可以诊断为黄体不全。

（二）鉴别诊断

根据其症状及体征当与下列疾病相鉴别。

1. 与妊娠有关的各种子宫出血 如流产、异位妊娠、葡萄胎流产等，患者有停经史，妊娠试验阳性，妇科检查、B 超及诊断性刮宫不难鉴别。

2. 产后出血疾病 产后子宫复旧不全、胎盘残留、瘢痕憩室等，妇科检查、B 超、血清性激素有助于诊断。

3. 排卵障碍性不孕症 如多囊卵巢综合征、未破裂卵泡黄素化综合征、高催乳素血症、甲状腺功能异常等，可通过详细询问病史、妇科 B 超、实验室检查等方法鉴别。

【辨证】

(一) 主要证型

1. 肾虚证

[证候] 婚久不孕,或易流产,月经周期或先或后,经量偏多,偶或量少,色淡红,常夹腐肉状血块,腰酸,小腹冷痛,行经期大便稍溏,经前胸闷烦躁,乳房胀痛,经质淡。舌质淡红,苔黄白腻,脉弦细。BBT高温相偏短,欠稳定。

[分析] 肾虚气弱,冲任失于温养,故婚久不孕或易流产,月经或先或后,经量偏多,偶或量少,色淡红;腰为肾之府,肾虚,命火不足,故腰酸,小腹冷痛;肾虚火不暖土,故行经期大便稍溏;舌脉均为肾气不足之象。

2. 脾肾两虚证

[证候] 婚久不孕或自然流产,月经先后不一,行经量多,色淡红,质黏腻,有腐肉样血块,小腹坠痛,头昏腰酸,腹胀矢气,大便溏泄,神疲乏力,乳房胀痛。舌质淡红,苔白腻,脉细弱。BBT高温相偏低,下降缓慢。

[分析] 脾肾不足,冲任失于温养,故婚久不孕或易流产,月经或先或后,经量偏多,色淡红;腰为肾之府,肾阳不足,命门火衰,故腰酸,小腹冷痛;肾阳虚弱,火不暖土,故腹胀矢气,大便溏泄;舌质淡红,苔白腻,脉细弱亦为其佐证。

3. 心脾两虚证

[证候] 婚久不孕或自然流产,月经先后不一,行经量多,色淡红,质清稀,神疲乏力,失眠多梦,腹胀矢气,大便溏泄,舌质淡红,苔白腻,脉细弱。

[分析] 心脾两虚,冲任血海不充,故婚久不孕或易流产,脾虚月经或先或后,经量偏多,色淡红;心主神明,心脾两虚,故神疲乏力,失眠多梦;脾虚故腹胀矢气,大便溏泄;舌质淡红,苔白腻,脉细弱亦为其佐证。

(二) 兼夹证型

1. 兼郁热证

[证候] 婚久不孕,有流产史,月经先期量多,或先后不一,量多少不定,色红,有小血块,头晕腰酸,胸闷烦躁,乳头或乳房胀痛,或头痛,夜寐甚差。舌质偏红,苔黄腻,脉弦细。

[分析] 肝郁不达,郁而生热,故月经先期量多,或先后不一,量多少不定;肝气郁结,乳络不通,故胸闷烦躁,乳头或乳房胀痛;郁火内扰,心神不宁,故夜寐甚差;舌脉均为肝郁化火之象。

2. 兼瘀血证

[证候] 婚久不孕或有流产史,月经后期,经量多,色紫红,有血块,或兼夹膜状血块,腰酸腹痛,胸闷烦躁,夜寐多梦。舌质黯红,边有瘀点或瘀斑,苔色黄腻,脉涩。

[分析] 瘀血内阻胞宫、冲任,故经行后期;宿瘀不去,新血难安,故经量多,有血块排出;瘀血内阻,故经色紫夹块,腹痛,胸闷烦躁,夜寐较差;舌质黯红,边有瘀点或瘀斑,脉涩均为瘀血之象。

3. 兼痰湿证

[证候] 婚久不孕,月经后期,经量或多或少,色淡红,质黏腻,胸闷烦躁,口腻多痰,乳房胀痛,形体肥胖。舌苔黄白厚腻,脉细滑。

[分析] 痰湿内阻,闭阻冲任胞宫,故婚久不孕,经行后期,量或多或少;痰湿中阻故胸闷烦躁,口腻多痰,乳房胀痛,形体肥胖;苔白腻,脉滑均为痰湿内阻之象。

【治疗】

治疗原则：本病以肾阳虚证型为主，亦有少数阴虚者。治疗以补肾调周，恢复阳长为要，同时兼顾郁火证、血瘀证、痰湿证三者。

（一）主要证型

1. 肾虚证

[**基本治法**] 益肾助阳，固摄冲任。

[**方药运用**] 毓麟珠（《景岳全书》）加减。

赤芍、白芍各 10 g，怀山药 12 g，山茱萸 10 g，熟地黄 10 g，川续断 15 g，菟丝子 12 g，鹿角片 15 g，茯苓、白术、牡丹皮、丹参各 10 g，炒柴胡 8 g，青皮、陈皮各 10 g。

方中赤芍、白芍、怀山药、山茱萸、熟地黄养血益精；川续断、菟丝子、鹿角片温肾暖宫，调补冲任；茯苓、白术、牡丹皮、丹参健脾养血；炒柴胡、青皮、陈皮疏肝理气。全方共奏补肾助阳，调补气血冲任之功。

[**服法**] 水煎分服，每日 1 剂。

[**加减**] 心肝气郁，乳房胀痛明显，胸闷，时欲叹气者，加广郁金、制香附各 9 g，绿萼梅 5 g；夹有血瘀，小腹作痛者，加五灵脂 10 g，益母草 15 g。

2. 脾肾两虚证

[**基本治法**] 健脾补肾助阳。

[**方药运用**] 温胞饮（《傅青主女科》）加减。

白术、巴戟天各 10 g，杜仲、菟丝子各 10 g，肉桂 6 g，补骨脂 10 g，紫石英 15 g，党参、山药、芡实各 10 g，绿萼梅 6 g。

方中白术、巴戟天脾肾双补，气中补阳，为主药；杜仲、菟丝子、肉桂、补骨脂、紫石英温肾暖宫；党参、山药、芡实健脾益精；绿萼梅轻清理气。全方共达温肾暖宫之效。

[**服法**] 水煎分服，每日 1 剂。

[**加减**] 心肝气郁，胸闷者，加炒柴胡 8 g，制香附 10 g，青皮、陈皮各 10 g；脾虚泄泻明显者加砂仁（后下）5 g，煨木香 10 g，炮姜 5 g。

3. 心脾两虚证

[**基本治法**] 补益心脾，健脾宁心。

[**方药运用**] 归脾汤（《正体类要》）加减。

党参、炒白术、黄芪各 12 g，龙眼肉、茯神各 12 g，炒当归 10 g，远志 6 g，酸枣仁 15 g，广木香 10 g，炙甘草 5 g，生姜 2 片，大枣 5 枚。

方中党参、炒白术、炒黄芪益气健脾；龙眼肉、茯神、当归、远志、酸枣仁养血宁心安神；木香、炙甘草、生姜、大枣温运脾气。

[**服法**] 水煎分服，每日 1 剂。

[**加减**] 烦躁失眠加钩藤 10 g，莲子心 5 g，夜交藤 12 g 清热养阴；经行腹痛加丹参、五灵脂活血调经；四肢不温加川续断 12 g，桂枝 6 g 温经通络。

（二）兼夹证型

1. 兼郁热证

[**基本治法**] 益肾疏肝解郁。

[**方药运用**] 补肾解郁汤（夏桂成经验方）。

菟丝子 12 g，紫石英 20 g，当归 10 g，赤芍、白芍各 10 g，山药 12 g，山茱萸 9 g，熟地黄 10 g，香附

10 g,炒柴胡 6 g,钩藤 10 g,炒栀子 6 g,牡丹皮、茯苓各 10 g。

方中菟丝子、紫石英补肾助阳;当归、赤芍、白芍、山药、山茱萸、熟地黄滋阴养血,益肾柔肝;香附、炒柴胡、钩藤、炒栀子疏肝解郁;牡丹皮、茯苓调和肝脾。全方具有补肾解郁之功。

[服法]水煎分服,每日 1 剂。

[加减]脾胃较差,腹胀便溏者,去当归、熟地黄、炒栀子,加炒白术、煨木香各 10 g;心肝火旺,夜寐较差,口舌破溃者,去当归、山茱萸,加黄连 5 g、青龙齿(先煎)15 g、黛灯心 3 g。

2. 兼瘀血证

[基本治法]补肾助阳,活血化瘀。

[方药运用]毓麟珠(《景岳全书》)合脱膜散(夏桂成经验方)加减。

川续断、菟丝子各 10 g,鹿角片(先煎)15 g,肉桂 6 g,炒当归、白芍、牡丹皮、五灵脂、赤芍、莪术、制香附各 10 g,怀山药、苍术、茯苓各 10 g,肉桂 6 g,五灵脂 10 g。

方中川续断、菟丝子、鹿角片、肉桂补肾助阳;炒当归、白芍养血;牡丹皮、五灵脂、赤芍、莪术、制香附理气活血;怀山药、苍术、茯苓理气健脾;肉桂、五灵脂温通化瘀。

[服法]水煎分服,每日 1 剂。

[加减]心肝郁火,胸闷乳胀,头痛失眠者,去当归、肉桂,加钩藤(后下)、白蒺藜各 12 g,莲子心 5 g;脾胃不和,腹胀便溏,神疲纳差者,去当归、熟地黄,加炒白术 12 g、煨木香 10 g、党参 12 g。

3. 兼痰湿证

[基本治法]补肾助阳,燥湿化痰。

[方药运用]苍附导痰汤(《叶氏女科证治》)合越鞠二陈汤(夏桂成经验方)加减。

茯苓 10 g,半夏 6 g,苍术、白术各 12 g,陈皮、神曲各 10 g,甘草 5 g,香附、胆南星、枳壳各 10 g,生姜 3 片。

方中川续断、菟丝子温补肾阳;牡蛎、当归、赤芍、白芍、怀山药、山茱萸滋阴补肾;苍术、制香附、青皮、陈皮燥湿化痰。

[服法]水煎分服,每日 1 剂。

[加减]痰湿偏盛,口腻痰多者,去牡蛎、当归,加制半夏、制川朴、陈胆南星各 9 g;脾胃不和,腹胀便溏,神疲乏力者,去当归、牡蛎,加炒白术 12 g、砂仁(后下)5 g、藿香 10 g。

【中成药】

1. 定坤丹　每次 3.5～7 g,每日 2 次。适用于肾虚肝郁证。
2. 麒麟丸　每次 5 g,每日 2 次。适用于肾虚精亏证。
3. 滋肾育胎丸　每次 5 g,每日 3 次。适用于脾肾两虚证。
4. 艾附暖宫丸　每次 6 g,每日 2 次。适用于子宫虚冷证。

【转归及预后】

通过适当的调治,多能痊愈,但如果迁延日久,容易导致兼夹血瘀、湿热或痰湿等病理产物,临床治疗过程中注意与其他引起不孕症的相关原因鉴别,若病因病机错杂,常需中西医结合治疗,方能取得良效。

【预防与调护】

(1) 经行前后避免涉水冒雨,勿受寒湿。

（2）饮食节制，调护脾胃，经行前后勿食生冷，以免损伤脾阳。

（3）劳逸结合，缓解紧张、焦虑等不良情绪。

【夏桂成临证经验】

（一）夏桂成诊疗黄体功能不全性不孕症验案

方某，女，31岁。

初诊（2017年12月25日）：因"月经量少9年，不孕1年"来诊。患者结婚3年，未避孕未孕1年，2008年人流术后月经量渐少。末次月经12月17日，经前漏红3日。刻下月经周期第9日，白带尚无，腰酸，受风后易偏头痛，性情急躁，易发脾气。舌红苔腻脉弦细。BBT示高温相持续时间偏短，约9日，波动较大。辅助检查：曾于外院宫腔镜示子宫腔粘连，两侧输卵管通畅。自然周期B超检测有排卵。周期第3日查性激素：LH 5.47 mIU/mL，FSH 6.22 mIU/mL，PRL 8.73 mmol/mL，P 0.63 ng/mL，T 0.14 ng/mL，E_2 56 ng/mL。月经史：13岁，5/28～30日，经期漏红2～3日，量中，人流后量少约平素1/3，色红，无痛经，经前乳胀。0-0-2-0。既往体健。西医诊断：阿斯曼综合征，不孕症；中医诊断：月经量少，黄体功能不全，不孕症。

考虑肝肾阴虚，癸水不足，阴不足则精不熟，阴阳互根，阴虚则阳亦不足，心肝气郁，血海较虚，脉络不畅。从经后期论治，方以二甲地黄汤加越鞠丸加减。处方：炙龟甲10 g，炙鳖甲10 g，怀山药10 g，山茱萸9 g，牡丹皮10 g，茯苓10 g，川续断10 g，桑寄生10 g，制苍术10 g，广郁金10 g，怀牛膝10 g，莲子心5 g，菟丝子10 g。7剂。

二诊（2018年1月8日）：末次月经12月17日。刻下第23日，BBT上升9日，尚无乳胀，夜寐安，无明显不适。脉弦细，舌红苔腻。拟经前期论治。处方：丹参10 g，赤芍、白芍各10 g，怀山药10 g，牡丹皮10 g，茯苓10 g，川续断10 g，菟丝子10 g，杜仲15 g，紫石英（先煎）10 g，五灵脂（包煎）10 g，制苍术10 g，制香附10 g。4剂。

三诊（2018年1月26日）：末次月经1月13日，刻下月经周期第14日，盗汗、腰酸、寐差多梦。舌红苔腻，脉弦细。经后中末期，方以补天五子种玉丹。处方：丹参10 g，赤芍、白芍各10 g，怀山药10 g，山茱萸9 g，怀牛膝10 g，茯苓10 g，川续断10 g，菟丝子10 g，杜仲15 g，鹿角霜（先煎）10 g，五灵脂（包煎）10 g，莲子心3 g，冬桑叶6 g。12剂。

四诊（2018年2月11日）：停经30日，P 33.15 ng/mL，HCG 120 U/L，腰酸，夜寐欠安，梦不多，略有便秘，口中气味较重，略有头昏。脉细弦舌红苔腻。以养血补肾，清热安胎为法。处方：白芍10 g，怀山药10 g，山茱萸9 g，茯苓10 g，川续断10 g，杜仲10 g，桑寄生10 g，菟丝子10 g，紫苏梗6 g，广陈皮6 g，黄连3 g，钩藤10 g，苎麻根15 g，广木香9 g。10剂。治疗2周后查B超示宫内妊娠，胎心搏动良好。

[**按语**] 本例患者病发于堕胎流产术后，手术损伤子宫内膜，胞脉失和，冲任受损，血海空虚，经源匮乏，以致经行量少。素性急躁易怒，心肝火旺，经前期阳长阴消，冲任气血旺盛，血海充盈更易引动肝火，火旺阳动，阳长太过，致经前期体温波动，黄体功能不全，出现经前漏红，故而久未再受孕。心肝火旺，火性炎上，故平素头痛易发。初诊时以龟甲、鳖甲血肉有情之品，益肾填精，以广郁金、莲子心之属以疏肝解郁，清降心气，升降有常，气机乃平，肾阴得以滋长，肝为肾之子，滋水以涵木，则阴平阳秘，气血如常，故有子。

（二）夏桂成治疗黄体功能性不孕症的要点

黄体功能不全性不孕症的主要证型以肾阳虚为主。临床上多数黄体功能不全的患者有不同程度的小腹或下肢寒冷感，行经期血块较多，或夹有腐肉状血块，此均为肾阳亏虚，不能温煦胞宫所致。黄体功能不全虽主要与肾阳虚有关，但阴阳互根，在治疗过程中需考虑到阴虚的一面。若脾胃功能正常，则适当加入怀山药、山茱萸、熟地黄等以阴中求阳,促进阳长。若阴虚太过出现阴虚火旺之象,可用六味地黄丸为基础方加入逍遥散或越鞠丸;心烦明显者可加入莲子心、青龙齿。除此之外,不能忽略心、肝、脾等脏腑功能的重要性。若患者素性急躁,加上生活工作压力过大,久未成孕,心情烦躁,必然影响肝之疏泄,气机阻滞,可加入炒柴胡、广郁金、白蒺藜、钩藤等味。脾肾者,先后天也,先天肾气不足,后天生化不强,癸水不充,卵泡发育不良,黄体功能亦不足,出现不同程度的腰膝酸软,腹胀便溏,或经行泄泻,治以健脾温肾之法方能取得良效。本病若脾肾阳虚体质,经常兼夹心肝郁热,甚至郁久化火,出现下寒上热之寒热错杂证,治疗颇为棘手,临证注意分清孰轻孰重,灵活处理。

黄体功能不全也导致排卵障碍,虽然这一时期病理变化上主要与肾阳虚有关,也有由肾阴亏虚,癸水有所不足。程度轻者,仍能行周期性的演变,但毕竟有所不足。阴有所不足,则精(卵)有所不熟,精不熟,则癸水不能到高水平,排出的精卵亦不尽健全,能够转化为阳者亦必然有所不足,因此出现阳虚,为阴中阳虚,水中火弱,是临床上黄体功能不全性不孕症中最为多见的类型。

三、输卵管性不孕症

输卵管在女性生殖中起重要作用,具有输送精子、卵子和受精卵以及提供精子贮存、获能、顶体反应和受精场所等生理作用,而且为胚胎的早期发育提供场所和环境。输卵管解剖结构长 6～15 cm,分为伞部、壶腹部、峡部和间质部。受精卵和早期胚胎在输卵管内运输是靠输卵管上皮纤毛运动和输卵管正常蠕动来完成,因此无论是输卵管器质性病变,还是支配输卵管的自主神经功能障碍,或是内分泌功能失调,只要是影响输卵管的通畅和正常生理功能,均可导致不孕。

输卵管性不孕是指在排除了其他因素后,由于输卵管阻塞或粘连,影响精子、卵子和受精卵的各种活动引起的不孕,其占女性不孕症的三分之一。输卵管阻塞大多是由于炎症引起,无论通过血源性、上行性途径引起的生殖道感染均可引起输卵管功能和结构的改变,导致输卵管内出现碎片、浓缩稠厚的黏液、细小的纤维丝等病变。但非炎症病变率却在逐渐地增加,也不容忽视,其中包括输卵管发育异常(缺失、节段性残缺、无伞输卵管、双输卵管等)、输卵管肿瘤等。

输卵管性不孕多有既往盆腔感染性疾病(PID)、盆腔及输卵管手术引起,多数为炎症所致。故本病以输卵管炎及盆腔感染性疾病为主进行介绍,中医古籍中无此病的记载,根据其症状特点,归属于中医学的"热入血室""带下病""癥瘕""妇人腹痛"等。本节主要就输卵管炎性不孕症进行介绍。

输卵管炎是一种上行性感染,是指由细菌如淋病奈瑟菌、结核分歧杆菌、沙眼衣原体等所引起的,因感染的传播途径不同而产生不同病理变化,形成输卵管黏膜炎、输卵管积脓、输卵管间质炎、输卵管周围炎和输卵管卵巢积脓等。长时间的炎症刺激可引起输卵管伞端闭锁,或输卵管黏膜破坏,使输卵管完全阻塞或积水,造成输卵管功能和结构的破坏,从而导致的不孕称为输卵管炎性不孕,分为急性输卵管炎与慢性输卵管炎。

慢性输卵管炎多由急性炎症诊疗不及时、不彻底,或者患者体质较差迁延演变而成。慢性输卵管炎所致不孕,主要是输卵管管壁坚硬、管腔堵塞,输卵管单侧或双侧阻塞不畅,或通而不畅,影响精子和卵子的通过和结合,或结合后不能移植于子宫内,从而导致不孕,根据本病占女性不孕症中的 23.7%～35.7%。

【病因病机】

本病常发生在不洁性交、产褥期或流产后、刮宫或使用宫内节育器。常见的病原体有厌氧菌(如葡萄球菌、大肠埃希菌)、厌氧菌、沙眼衣原体、淋病双球菌、支原体、结核杆菌等。有报道指出西方国家女性衣原体(Ct)感染的发病率已超过淋病。据国外报道,不孕症患者生殖道衣原体感染为 24%～31%。

其引起的无症状输卵管炎占输卵管性不孕的大部分。Lucisano 研究发现输卵管是 Ct 感染的高发部位，病原体持续存在输卵管上，引起长期反复地感染，导致输卵管黏膜损害，甚至阻塞，引起不孕。

西医学输卵管炎症的病因有以下几种：① 产后、流产后、剖宫产后细菌通过子宫内创面或胎盘剥离面或胎膜残留，子宫切口感染等涉及输卵管而致炎症。② 邻近器官炎症蔓延，如阑尾炎、腹膜炎等。③ 经期性生活或不洁性交。④ 妇科手术操作如放取宫内节育器、人工流产和药物流产后、各种宫腔操作，以及下腹部手术均有炎症涉及输卵管可能。⑤ 性传播疾病病原体上行性感染。⑥ 全身感染性疾病累及盆腔和输卵管。⑦ 急性炎症未彻底治愈，又有不洁性生活等。其他如全身性结合病变、妇科肿瘤压迫及病变累及，盆腔子宫内膜异位症、输卵管发育异常等均易使输卵管发生相关或相应病变。

输卵管炎导致的输卵管阻塞、积水或通而不畅，相当于中医的"胞脉阻塞"，胞脉阻塞可以引起腹痛、癥瘕、漏下等病症，尤其影响精卵相遇导致不孕。病因可分内外两方面：内因的形成主要是瘀血阻滞，脉络闭阻不通，使两精不能相搏而致不孕。可以由情志抑郁，肝气郁结，气滞血瘀；或先天禀赋不足，气虚运血无力而成瘀；或阴虚血热，迫血妄行，血溢脉外，久而瘀阻胞脉而成病；外因主要是经期产后摄生不慎，感受湿热或湿浊之邪，血遇湿浊失畅而成瘀；或感受湿热之邪，血受热灼而成瘀热；或因手术创伤，直接损伤胞宫、胞脉，使气血失和，聚而成瘀。由于病程较长，往往虚实夹杂。需根据月经、带下的情况，结合全身症状与舌脉辨证。分为主要证型和兼夹证型加以讨论。

（一）主要证型

1. 血瘀　情志抑郁，肝气郁结，气滞血瘀，瘀血内阻胞宫、冲任致使血行不畅，脉络闭阻不通，使两精不能相搏而致不孕。或因手术创伤，直接损伤胞宫、胞脉，使气血失和，聚而成瘀；若堕胎小产、房事不节损伤肾气，冲任失调，血海失司，气不摄血，无力助血运行而成瘀。

2. 脾肾两虚　脾为后天之本，肾主生殖，先天禀赋不足，或后天房劳多产，大病久病损伤脾肾之气，脏腑功能减弱，不能摄精成孕。

3. 阴血虚　体质素弱，阴血不足，或脾胃虚损，化源虚少，营血不足，或久病失血伤津，冲任血虚，胞脉失养，均不能摄精成孕。

（二）兼夹证型

1. 湿热　经行产后，摄生不慎，感受湿热邪气，湿热蕴结，或血受热灼而成瘀，瘀血阻滞，冲任不能相资，不能摄精成孕。

2. 湿浊　经行产后，气虚不运，湿浊蕴结下焦，阻于胞络，冲任不能相资，难以摄精成孕。

【诊断与鉴别诊断】

（一）诊断

慢性输卵管炎多有盆腔炎、结核病史，或有人工流产、清宫术等宫腔手术史，经期性交史或分娩感染史，有时或伴有痛经、腹痛发热、阴道分泌物异常等症状。

1. 病史　临床上应详细询问不孕的年限，是原发还是继发。还包括月经史、婚育史、子宫手术史、既往史（有无生殖道炎症、结核病史等）、家族史、宠物饲养史以及发病可能的起因和伴随症状、环境变化等采用相关辅助诊断方法，审证求因，综合分析，进行鉴别。

2. 临床表现　可有下腹疼痛或一侧偶有牵扯痛感，或腰骶疼痛，或肛门坠胀痛，在经行前后、劳累或性交后发作或加重。或带下异常、月经失调、痛经等。也有少数患者除不孕外，并无任何自觉症状。

3. 体格检查　全身检查见检查全身发育情况，第二性征发育，有无溢乳，甲状腺有无肿大，下腹部两侧可有轻度压痛。妇科检查时注意观察子宫发育情况、位置、大小，本病双合诊可见子宫压痛，活动度差，附件可触及增厚或包块，并伴有压痛，或子宫直肠陷窝及宫骶韧带触及痛性结节，如形成积水可摸到壁薄的囊性肿物可有活动性,无明显压痛。

4.辅助检查

(1)阴道分泌物检查:分泌物异常者应行分泌物培养,了解有无支原体、衣原体、淋球菌及 HPV 等感染。

(2)B超检查:了解子宫及附件情况,两侧输卵管是否增粗及积水。

(3)输卵管通畅试验:子宫输卵管造影术了解输卵管通畅程度及其功能。

(4)腹腔镜或宫腔镜检查:了解输卵管形态与周围是否粘连,及输卵管通畅程度等。

(5)B超或 MRI 等检查:了解输卵管的形态,明确病灶的定位、鉴别诊断及分期等。

(二)鉴别诊断

1.盆腔肿瘤　输卵管积水和输卵管卵巢囊肿需与卵巢囊肿鉴别。输卵管积水有盆腔炎病史,肿块呈腊肠型与周围组织粘连,常不甚活动,且包块囊性度大,囊壁薄;而卵巢囊肿常无盆腔炎史,但有盆腔肿物史。输卵管卵巢囊肿多由于急性盆腔炎治疗不彻底,输卵管卵巢囊肿吸收液化而形成,与卵巢囊肿的鉴别更加困难,主要依靠详细地询问病史,腹腔镜检查可帮助确诊。另外,久治不愈的输卵管积水还应警惕输卵管癌的可能,输卵管癌具有间歇性排液、痉挛性腹痛、附件区囊性包块的"三联征",血清 CA125 值升高有利于输卵管癌的诊断。

2.陈旧性宫外孕　陈旧性宫外孕与输卵管炎一样可有下腹痛及不规则阴道流血,但陈旧性宫外孕多有停经史,妇科检查时其包块多为单侧,形状不规则,实质有弹性,轻压痛,而输卵管炎多为双侧。陈旧性宫外孕时后穹隆穿刺可抽出陈旧性血液或小血块,亦可通过腹腔镜及检测血、尿 β - HCG 等进行鉴别。

3.慢性阑尾炎　应与慢性附件炎区别。本病可有急性阑尾炎病史,其症状为下腹部间歇性疼痛或持续性隐痛。腹部检查在右下腹麦氏点有压痛或不适感。直肠指诊可发现直肠前壁右侧有轻压痛。腹腔镜下可见阑尾炎及回盲部粘连,阑尾增粗、迂曲、固定。

【辨证】

(一)主要证型

1.血瘀证

[证候]婚久不孕,经量偏少或量多淋漓,色紫黯,有血块,经行少腹胀痛,拒按,或腰俞酸楚,平时带下黄白量多,质黏腻或有臭气,胸闷心烦,乳房胀痛,精神抑郁,或虽症状不多,但输卵管一侧或两侧增粗,通而不畅,偶或经间排卵期少腹胀痛,舌质紫黯,边有瘀斑,脉涩。

[分析]瘀血内阻胞宫、冲任,故经行偏少;瘀血占据血室,新血难安,故经量多,有较大血块排出;瘀血内阻,故月经色紫夹血块;气机不畅,故少腹胀痛,胸闷烦躁,乳房胀痛;舌紫,脉涩均为瘀血之象。

2.脾肾两虚证

[证候]婚久不孕,或易流产,少腹隐痛,劳则发作,月经后期,量或多或少,色淡红有血块,神疲乏力,白带量多,腹胀矢气,纳差便溏,腰酸乏力。舌质淡红,苔白腻,脉细弱。

[分析]脾肾两虚,冲任失于温养,血海不充,故月经后期,量或多或少,色淡红或有血块,婚久不孕,或易流产;腰为肾之府,肾阳不足,命门火衰故腰膝酸软;脾肾阳虚,火不暖土则便溏;舌脉均为脾肾阳虚之象。

3.阴血虚证

[证候]婚久不孕,少腹隐痛,或抽搐样疼痛,形体消瘦,面色晦暗,月经先期或先后不一,经量或多或少,色红有小血块,烦躁寐差,甚至失眠,带下偏少,或有呈黄色,舌质偏红,边有紫斑,苔少,脉细弦带数。

［分析］阴血亏少或阴虚火旺,冲任失养,子宫干涩,故不能摄精成孕,月经先期或先后不一,经量或多或少,色红;阴液不足,面色晦暗;腰府失养则腰酸;虚火内扰则烦躁寐差,甚则失眠;舌红,脉细数均为肾阴不足之象。

(二) 兼夹证型

1. 兼湿热证

［证候］婚久不孕,月经先期,或经期延长,量多质稠,色鲜红或紫红,夹有血块,带下量多色黄,少腹疼痛,经行尤甚,面红身热,口苦咽干,大便干结,小便短赤,舌红,苔黄腻,脉弦数或滑数。

［分析］湿热互结,湿阻气机,热伏冲任,胞宫被灼,不能摄精成孕,故继发不孕;冲任阻滞,热迫血行而经期延长,淋漓不断;湿热下注则带下色黄,少腹疼痛,小便短赤;舌红,苔黄腻,脉弦数或滑数。

2. 兼寒湿证

［证候］继发不孕或婚久不孕,月经后期量少,色暗,有血块,带下量多质稀,少腹冷痛,得温则舒,大便溏薄,小便清长,舌淡,苔薄白,脉沉细或沉滑。

［分析］经期、产后摄生不慎,感受寒邪或内伤生冷,血为寒凝,瘀阻于冲任,寒湿留于下焦,致使月经后期,量少;瘀血内阻,气机不利,寒邪凝滞,则少腹冷痛,致使精血运行不畅,精卵无法相聚;舌淡苔薄白,脉沉细或沉滑。

【治疗原则】

输卵管因素不孕,输卵管阻塞或粘连,可行腹腔镜下输卵管造口术、整形术、吻合术等,或接受辅助生殖技术助孕。中医的治疗原则:治疗大法以活血通络为主,当分清主次,且不易过用破血通络之品。可辅以外治,必要时配合手术治疗。

(一) 主要证型

1. 血瘀证

［**基本治法**］行气活血,化瘀通络。

［**方药运用**］血府逐瘀汤(《医林改错》)合活络效灵丹(《医学衷中参西录》)加减。

桃仁、炒当归、赤芍、生地黄、川芎各10 g,柴胡6 g,桔梗10 g,枳壳、牛膝、丹参各10 g,红花、乳香、没药各6 g,延胡索12 g。

方中桃仁、红花、当归、赤芍、生地黄、川芎为桃红四物汤,活血祛瘀;柴胡、桔梗两味升药开胸行气;枳壳、牛膝两降药引血下行;当归、丹参、乳香、没药活血化瘀通络;延胡索理气通络。

［**服法**］每日1剂,早晚分服。

［**加减**］经间排卵期疼痛剧烈者,加五灵脂10 g、全蝎5 g;经行量少者,加泽兰叶10 g、益母草15 g;输卵管积水者,加川桂枝5 g、茯苓12 g、䗪虫6 g、橘核10 g;经行量多者,加炒蒲黄(包煎)6~9 g,大蓟、小蓟各12 g,茜草炭15 g;气滞腹胀明显者,加川楝子10 g、小茴香10 g、青皮10 g。

2. 脾肾两虚证

［**基本治法**］健脾补肾,化瘀通络。

［**方药运用**］健固汤(《傅青主女科》)合桂枝茯苓丸(《金匮要略》)。

党参、炒白术、茯苓、薏苡仁、巴戟天、赤芍、牡丹皮各10 g,桂枝6 g。

方中党参、炒白术益气健脾;茯苓、薏苡仁健脾利湿;巴戟天温补脾肾,固摄任带;赤芍、牡丹皮、桂枝温经活血通络。

［**服法**］BBT高温相时服用,每日1剂,早晚分服。

［**加减**］小腹冷痛明显者,加炮姜5 g;经行小腹坠痛,量多者,加炒荆芥6 g、黄芪12 g、艾叶炭10 g;

经行腹痛,量少者,加丹参、泽兰叶各 10 g,益母草 15 g;胸闷心烦,经前乳房胀痛者,加青皮、玫瑰花各 6 g,广郁金 10 g。

3. 阴血虚证

[**基本治法**] 滋阴养血,化瘀通络。

[**方药运用**] 归芍地黄汤(《症因脉治》)合活络效灵丹(《医学衷中参西录》)。

当归、白芍、怀山药、山茱萸、干地黄、牡丹皮、丹参各 10 g,乳香 6 g,没药 6 g,茯苓、泽泻各 10 g。

方中当归、白芍、怀山药、山茱萸、干地黄滋补肾阴,牡丹皮、丹参、乳香、没药活血通络,茯苓、泽泻利水渗湿,引药下行。

[**服法**] BBT 高温相时服用,每日 1 剂,早晚分服。

[**加减**] 少腹隐痛,持续不断者,加延胡索 10 g、琥珀(冲)3 g;腰酸乏力者,加川续断、槲寄生各 10 g;烦躁失眠明显者,加合欢皮 9 g、炒酸枣仁 10 g;纳差,胃脘不舒,大便偏软者,去当归、干地黄,加广木香 10 g、陈皮 10 g、炒白术 10 g;经量偏多者,去川牛膝,加女贞子、墨旱莲各 10 g,炒蒲黄(包煎)10 g。

(二) 兼夹证型

1. 兼湿热证

[**基本治法**] 清热利湿,活血化瘀。

[**方药运用**] 红藤败酱散(《中医临床妇科学》)。

红藤、败酱草、延胡索、木香、赤芍、薏苡仁各 10 g。

方中红藤、败酱草清热利湿,延胡索、木香、赤芍理气活血,薏苡仁燥湿健脾。

[**服法**] 每日 1 剂,早晚分服。

[**加减**] 经行量多者,加失笑散(包煎)12 g,大蓟、小蓟各 10 g,茜草炭 12 g;经行量少,经行不畅者,加泽兰叶 10 g、制香附 9 g、益母草 15~30 g、川牛膝 10 g;经行疼痛剧烈者,加五灵脂 10 g、徐长卿 9 g;伴小腹包块者,加穿山甲片 9 g、皂角刺 9 g、五灵脂 10 g、桔梗 9 g、大黄 6 g。

2. 兼寒湿证

[**基本治法**] 温经散寒,活血化瘀。

[**方药运用**] 温经汤(《妇人大全良方》)加减。

肉桂 6 g,当归、川芎、莪术、川牛膝、党参各 10 g。

方中肉桂温经散寒,活血通络;当归、川芎活血行滞;肉桂、当归、川芎通阳散寒;莪术、川牛膝活血祛瘀;党参温肾助阳。

[**服法**] 每日 1 剂,早晚分服。

[**加减**] 经行量少者,加丹参、红花、泽兰叶各 10 g,益母草 15 g;经行量多者,加炒五灵脂 10 g,炒蒲黄(包煎)各 6~9 g,血余炭 10 g;瘀结较重者,加制乳香、制没药、穿山甲片(包煎)各 6 g,王不留行 12 g;痰湿较重者,加苍术、白术各 10 g,车前子(包煎)、薏苡仁各 10 g。

【中成药】

1. 桂枝茯苓胶囊　每次 3 粒,每日 3 次,经期停用。适用于瘀血阻滞、寒湿凝滞者。

2. 大黄䗪虫胶囊　每次 4 粒,每日 3 次,经期停用。适用于瘀血阻滞者。

3. 千金胶囊　每次 3 片,每日 3 次。适用于湿热瘀阻者。

4. 知柏地黄丸　每次 9 粒,每日 2 次。适用于阴虚证者。

【外治法】

可采用针灸、耳穴、中药保留灌肠等方法。

（1）针刺天枢、子宫、三阴交；或配以血海、太冲、内关、阴陵泉、中封、足三里等，每日1次，每次23～30分钟。

（2）耳穴贴压取子宫、卵巢、腹穴位，给予常规消毒后贴敷，隔日更换1次，双侧耳穴交替使用，每日自行按压3～5次，每次2～3分钟，以按压明显疼痛感为宜。

（3）灌肠法：① 丹参30 g，赤芍30 g，三棱15 g，莪术15 g，枳实15 g，皂角刺15 g，当归15 g，乳香15 g，没药10 g，透骨草15 g。上药加水浓煎成100 mL，保留灌肠，每晚1次。每灌肠10次，休息3～4日。全方行气活血，散结祛滞，通经走络，开窍通骨，用于气滞血瘀型不孕。② 化瘀散结灌肠液，每次50 mL，每日1次，每次加热后保留灌肠20～30分钟为宜，经期停用。

【转归及预后】

输卵管性不孕多因感染、炎症等所致，应积极早期地进行治疗；若通而不畅继续发展，则易致输卵管梗阻，加重病情。若输卵管积液经内外治疗后仍未改善，宜腹腔镜手术治疗。在其诊疗过程中，首先要明确原因，进行基础疾病的治疗，纠正不良因素的干扰，尽可能保持在自然的生理周期状态下受孕或是选择辅助生殖技术进行医学干预，使之尽快受孕。

【预防与调护】

（1）注意经期卫生，严禁经期性生活，以防盆腔感染。

（2）应重视婚前教育，避免婚前妊娠，做好新婚夫妇的避孕指导及计划生育宣传工作，尽可能减少人工流产率。

（3）应积极预防和早期治疗人工流产及分娩所致的生殖道感染。人工流产术前应严格检查生殖道分泌物的清洁度，术中应严格执行无菌操作，术后常规预防性应用抗生素等预防措施。如有盆腔感染，则应及时彻底治疗，以降低输卵管炎症引起阻塞性继发不孕症的发生。

（4）加强营养，合理饮食，适当体育锻炼，注意劳逸结合，调畅情志，减轻工作压力，避免精神刺激，从而提高自身抵抗力。

【夏桂成临证经验】

夏桂成诊疗输卵管性不孕症

邱某，女，31岁，公司职员。

继发不孕2年。2004年曾在妊娠60日时行人工流产术。近2年夫妇同居而未孕。月经初潮15岁，平素经期7日，月经周期30日。末次月经2004年2月23日，经量中等，色红，有少量小血块，小腹隐痛。26岁结婚，0-0-1-0，未避孕。妇科检查：外阴已婚式，阴道通畅，宫颈轻度糜烂，子宫中后位，大小正常，压痛（一），双侧附件轻度压痛。子宫输卵管造影：双侧输卵管通而不畅。男方精液检查正常。2004年3月5日来诊。刻下：月经周期第13日，带下量中等，呈蛋清样，两少腹时痛，腰酸，舌淡红，苔白腻，脉细弦。证属肾气虚弱，湿热内蕴胞脉胞络，冲任失滋。治从经间期，补肾促排卵，佐以通络，方选补肾促排卵汤加减。处方：丹参、赤芍、白芍、怀山药、山茱萸、牡丹皮、茯苓、川续断、菟丝子、紫石英（先煎）、五灵脂、山楂各10 g，广木香、红花各6 g，天仙藤10 g。

二诊：服上方7剂后带下量中等，BBT仍处低相，小腹作胀，神疲乏力，遂转入调周法，佐以通络。

拟归芍地黄汤加减,即 3 月 5 日方去紫石英、五灵脂、红花,加陈皮 6 g、炒白术 10 g。

三诊(2004 年 3 月 16 日):复诊时 BBT 上升 4 日,乳房胀痛,脘腹胀满,便溏。治从经前期,健脾补肾,疏肝和胃,方选健固汤加减。

四诊(2004 年 3 月 23 日):BBT 高温相 12 日,双侧乳房微胀,右侧少腹隐痛,腰酸,腹胀矢气,大便欠实,夜寐多梦,考虑有妊娠可能,故用养血补肾理气法治之。

五诊(2004 年 3 月 30 日):BBT 高温相 24 日,尿妊娠试验(+),小腹隐痛,乳房抽痛,右少腹时有抽痛,遂以养血补肾、和胃安胎法以收全功。

[按语] 输卵管性不孕大多由急性炎症演变而来,临床上也可能无症状出现,只在输卵管造影时出现。由于炎症的阻塞和局部组织增厚增粗,常伴疼痛;由于反复发作,劳累后易发作,中医古籍有称之为"下瘕证"。我们在本病的治疗有以下步骤和措施。

一是以瘀滞为主,重在化瘀通络,疏肝理气,以单纯的内服药为第一步,可用夏桂成的验方通关散加减,药用当归、赤芍、白芍、天仙藤、丝瓜络、穿山甲片、川续断、山楂、怀牛膝等。同时,外用复方当归注射液肌内注射,加强通血活络的作用。《不孕症的诊断和中医治疗》一书中介绍的通管汤,药用炮穿山甲、皂角刺、三棱、莪术、制乳香、制没药、昆布、川芎、海藻、赤芍、丹参、桃仁、益母草、夏枯草、路路通。每日 1 剂,水煎服,经期停用,连服 2~6 个月,有助于输卵管炎症的消除和吸收,有利于输卵管的通畅。

二是内治与外治相结合。由于本病的内外合治非常必要,我们认为保留灌肠法在外治方法中极为重要。我们在临床上常用桂枝茯苓丸加减:川桂枝 10 g,赤芍 10 g,桃仁 12 g,牡丹皮 9 g,红藤 15 g,败酱草 15 g,山甲片 6 g,制乳香、制没药各 6 g。煎后滤渣,取 100 mL 缓缓注入肠中,每晚 1 次。每灌肠 10 次,休息 3~4 日,经期停用。同时结合"消癥止痛熨包",药用千年健、寻骨风、羌活、独活、川椒、白芷、乳香、没药、红花、血竭各 6 g,川续断、桑寄生、五加皮、赤芍、当归、防风各 20 g,透骨草、艾叶各 50 g。上药研为粗末,放置于布袋中,蒸热后局部外敷,每日 2~3 次。连用 3~5 日后再换新药,10 日为 1 个疗程,经期停用。

三是辨证内服药,结合通关散或通管汤,以更好地达到治疗效果。

四是活血化瘀与补肾调周法结合应用,也是局部与整体治疗相结合。一般慢性输卵管炎之所以反复发作,大多伴有月经不调、少腹胀痛,并常在经间排卵期或行经期加重,因此,结合调周法有着重要意义。

以上方法在具体应用时有以下三种形式:

(1)调周法为主,适当加入一些活血通络、清热利湿的药物,如丝瓜络、穿山甲片、红藤、薏苡仁等。调周法可按 5 期论治,对湿瘀交阻或瘀热内结有扶正祛邪、改邪归正的作用,有助于机体免疫力的提高,可防止治愈后反复发作。

(2)化瘀祛邪为主,照顾到周期治疗。一般在亚急性输卵管炎或输卵管炎发作时运用此法。常用红藤败酱散,或银翘散合红藤败酱散,并适当加入一些调周的药物。

(3)局部化瘀通络与调周并重。在慢性输卵管炎反复发作时,既要控制炎症和疼痛,又要补肾调周,扶助正气,提高免疫力。如经期后治以滋肾生肝饮合红藤败酱散,经期前治以毓麟珠合红藤败酱散。

输卵管炎性不孕是临床常见的妇科疾病,其病因多种,治疗方法多样。但针对输卵管性不孕患者,目的就是提高宫内妊娠率,改善妊娠结局。

四、免疫性不孕症

免疫性不孕症是由于自身免疫或同种免疫而引起的不孕症,占不孕症的 10%~20%。随着近年生殖免疫研究日益深入,免疫性不孕自 1954 年抗精子抗体被发现以来,随着生殖免疫学的发展,免疫因素导致的不孕症越来越受到重视。人类性腺产生的生殖细胞及其分泌的激素,都具有抗原性。目前对主要有抗精子抗体(AsAb)、抗卵巢抗体(AoAb)、抗透明带抗体(AZPAb)、抗子宫内膜抗体(EMAb)、抗心磷脂抗体(AcAb)、抗绒毛膜促性腺激素抗体(AhcGAb)等免疫因子的认识,已足以揭示以上诸种因素与不孕息息相关。这些免疫因子可通过各种途径干扰精子在生殖道运行、影响精子获能或顶体反应、精子穿透透明带、精卵融合或胚胎着床生长发育过程而导致女性不孕。

古医籍中免疫性不孕类似病症名的记载尚未明确,但是其病发结局常与"滑胎""胎死不下""胎萎不长"等疾病相混合。

【病因病机】

《周易》早已认识到:"天地氤氲,万物化醇,男女媾精,万物化生。"由父母生殖之精媾和而化生,可以形成胎孕。《灵枢·决气》中有"两神相搏,合而成形"。男精壮女精调,阴阳交融可以受孕。肾主生殖,女子之肾脉,系于母之真气,胚胎依赖以生长。肾司开阖,子宫之藏泻。胞胎所系皆源于先天肾精滋养与肾气强固。因肾主系胞,为先天之本,若肾虚胞中精血不充,精卵无从合而成形,未能得养成胚。脾为后天之本,脾气运化水谷之精微,以充先天,脾虚气弱无以化生精微,如此脾肾气虚,冲任不固,两精受阻,难以合成形;抑或五志过极,内耗营血,血不养精,精卵不结合;元气虚弱,无以行血,血瘀为患,瘀阻冲任,妨碍精卵结合;病程日久,肾阴不足,肾水难以上承,心阳难以下煦元阳,心肾不交,阴阳失衡,冲、任、督、带失序,终难受孕。该病起因肾本虚,而后天涉及脾、心,阴阳失衡,又容易兼夹瘀血、湿热、气滞等,以致病程日久,缠绵难愈。反映女性之生殖异常,涉及五脏六腑,气血阴阳,病发之胞宫,但与肾、脾、心、肝、肺无不相关。

本病的病因病理复杂,按"辨证求因"出发,可分虚实两端。虚者,多因先天不足,或后天损伤而致;实者,多因瘀血、痰浊阻滞,精卵无以相合,难以成孕所致,经常兼夹为患,因此从主要证型和兼夹证型加以讨论。

(一)主要证型

1. 肾气虚弱　先天禀赋不足,或慢病导致肾虚气弱,肾虚胞中精血不充,精卵无从合而成形,未能得养成胚。

2. 脾肾阳虚　肾为先天之本,脾为后天之本,先天有赖后天以滋养,若思虑过度,或饮食劳倦伤脾,脾虚运化失职,化源不足,不能充养先天,脾肾两亏,冲任失于温养,血海不充,如此脾肾气虚,冲任不固,两精受阻,难以合成形。

3. 阴虚火旺　素体肾阴亏虚,或房劳多产,失血伤津,精血两亏,天癸乏源,冲任血海空虚;或素性急躁,嗜食辛辣,暗耗阴血等导致肾阴不足,阴阳失衡冲任失滋,未能得以养胎。

(二)兼夹证型

1. 湿浊(热)　素体脾肾不足,饮食不节,或久处湿地,或恣食膏粱厚味,酿生湿浊,久而内蕴生热,湿热阻滞胞宫,胎孕难成。

2. 瘀浊(热)　经期、产后摄生不当,瘀阻胞宫,或瘀久恋下焦,瘀热内生气血失和,胎孕难成。

3. 郁热　素性抑郁,或七情内伤,盼子心切,肝郁不舒,气机不畅,郁而化火,气血不调,阴阳不和,难以成胎。

【诊断与鉴别诊断】

1. 临床表现　夫妇同居规律性生活 1 年以上不孕。排除其他原因可伴有月经不调,腹痛,带下较多时色黄。

2. 病史　风湿免疫性疾病如红斑狼疮、强直性脊柱炎、干燥综合征等。

3. 检查　生殖免疫学检测。

【辨证】

(一) 主要证型

本病的病因病机多以肾虚为本,瘀血、湿热(毒)为标,治疗上则以补肾活血、清热解毒为大法。

1. 肾气虚弱证

[证候] 婚久不孕,月经延后,经量偏多,色淡红,腰酸,小便清长,大便易溏。舌质淡红,苔白腻,脉弦细。BBT 高温相偏短欠稳定。

[分析] 肾虚气弱,冲任失于温养,故婚久不孕,月经延后,经量偏多,色淡红;腰为肾之府,肾虚命火不足,故腰酸,小便清长;肾虚火不暖土,大便稍溏;舌脉均为肾气不足之象。

2. 脾肾两虚证

[证候] 婚久不孕,月经先后不一,行经量多,色淡红,质黏腻,小腹坠痛,头昏腰酸,腹胀矢气,大便溏泄。舌质淡红,苔白腻,脉细弱。

[分析] 脾肾不足,冲任失于温养,血海不充,故婚久不孕,月经或先或后,经量偏多,色淡红;腰为肾之府,肾阳不足,命门火衰,故腰酸,小便清长;肾阳虚弱,火不暖土,故腹胀矢气,大便溏泄;舌质淡红,苔白腻,脉细弱亦为其佐证。

3. 阴虚火旺证

[证候] 婚久不孕,月经先期,经期延长,经量或多或少,色鲜红或深红,质黏稠,伴咽干口渴,五心烦热,大便干结,小便黄赤。舌红,少苔,脉细数。

[分析] 素体阴虚,或病久耗伤营阴,阴血不足,虚热内生,阴阳失衡,气血不和,婚久难以摄胎成孕;虚火较甚,迫血妄行故经期延长,经量或多,色鲜红或深红;阴分不足,水液匮乏故伴咽干口渴,五心烦热,大便干结等;舌红,少苔,脉细数均为阴虚火旺之象。

(二) 兼夹证型

1. 湿浊(热)证

[证候] 婚久不孕,月经先后不定期,经期延长,经量或多或少,色深红或鲜红,质地黏稠;舌苔腻或黄腻,脉细濡。

[分析] 素体气虚,湿浊停滞,壅阻胞宫,冲任失于调畅以致月经先后不定期,经期延长,经量或多或少,湿浊久滞积而化热,热扰冲任,月经质地黏稠,舌苔腻或黄腻,脉细濡。

2. 瘀浊(热)证

[证候] 婚久不孕,月经后期,淋沥不止,月经量少,色紫红,质地见有血块;小腹坠胀,隐痛时作;舌质紫斑,苔黄腻,脉细涩。

[分析] 曾经有金刃致伤,瘀滞冲任胞宫,气血失畅故月经后期,淋沥不止,月经量少,色紫红,质地见有血块;瘀阻日久化浊,阻遏下焦气机故小腹坠胀,隐痛时作;瘀热内壅故舌质紫斑,苔黄腻,脉细涩。

3. 郁热证

[证候] 婚久不孕,月经先期,经量或多或少,色深红或鲜红,胸闷乳胀,两胁不舒,舌红黄腻,脉细弦。

[分析] 素体肝气易郁结,久而化热,故月经先期,经量或多或少,色深红或鲜红;肝郁气滞,气机不畅故易胸闷乳胀,两胁不舒;舌红黄腻,脉细弦均为郁而化热之象。

【治疗】

治疗原则：本病以肾气虚证、脾肾阳虚证、阴虚火旺证为主，治疗以补肾调周、恢复阳长为要，同时兼顾郁火证、血瘀证、痰湿证三者。

（一）主要证型

1. 肾气虚证

[**基本治法**] 补益肾气，扶正抑亢。

[**方药运用**] 毓麟珠（《景岳全书》）加减。

党参 15 g，白术、茯苓、当归、熟地黄、白芍、川芎、丹参、杜仲各 10 g，菟丝子 15 g，鹿角霜 20 g，炙甘草 5 g。

方中毓麟珠去川椒，方中党参、茯苓、白术补益肾气；当归、白芍、熟地黄、丹参养血益精；菟丝子、鹿角霜温肾暖宫，调补冲任；全方共奏补肾、调补气血冲任之功。

[**服法**] 水煎分服，每日 1 剂。

[**加减**] 若经来量多者，加炒艾叶固冲止血；若心烦少寐者，加柏子仁、夜交藤养心安神；腰酸腿软甚者，加续断、桑寄生补肾强腰。

2. 脾肾阳虚证

[**基本治法**] 益气助阳，化瘀抑亢。

[**方药运用**] 助阳抑亢汤（夏桂成经验方）。

党参 15 g，生黄芪 15 g，鹿角片 15 g，炒山药 15 g，赤芍、白芍各 12 g，丹参 10 g，黄芩 10 g，五灵脂 10 g，川续断 15 g，生山楂 10 g。

方中黄芪、党参是益气健脾之要药，川续断、鹿角片是助阳补肾之不可缺少的药物，以此两类药物为主，可恢复脾肾阳虚的功能，提高体内免疫的功能。又考虑到在阳虚基础上，血液易于郁阻，影响免疫功能，故方中加入丹参、赤芍、五灵脂、生山楂等品，既有化瘀的作用，又有推动血行，促进生血的作用，方名助阳抑亢，意在治疗阳虚抗体阳性者为合。山药健脾固肾，黄芩清热抑亢，白芍养肝柔肝。

[**服法**] 水煎分服，每日 1 剂。

[**加减**] 若性欲淡漠者，加紫石英、肉苁蓉、淫羊藿温肾填精；血肉有情之品如紫河车、龟甲、鹿茸等；若腰酸四肢不温加巴戟天、桑寄生、杜仲补肾阴阳，通补奇经。

3. 阴虚火旺证

[**基本治法**] 滋阴降火，酸甘敛阴。

[**方药运用**] 滋阴抑亢汤（夏桂成经验方）。

熟地、山茱萸、赤芍、白芍、当归、牡丹皮、茯苓各 10 g，柴胡 6 g，怀山药 15 g，苎麻根 15 g，炙甘草 5 g。

本方系滋肾生肝饮加减，即加入苎麻根、赤芍、白芍，去五味子、白术目的虽然在于滋阴降火，但必须兼调其肝，肝为阴中之阳脏，易于激动，故滋阴降火者，特别是降火者，降肝火、养肝阴基础上，再加入苎麻根、白芍，有助于提高免疫功能。

[**服法**] 水煎分服，每日 1 剂。

[**加减**] 若胁肋隐痛，两目干涩者，加女贞子、墨旱莲柔肝养阴；面色萎黄，头晕眼花者，加龟甲、紫河车填精养血；五心烦热，午后潮热者，加地骨皮滋阴清热。

（二）兼夹证型

1. 湿浊（热）证

[**基本治法**] 清化湿浊。

[**方药运用**] 参苓白术散(《太平惠民和剂局方》)合易黄汤(《傅青主女科》)。

党参 12 g,白术、茯苓、白扁豆各 10 g,炒山药 15 g,莲子肉 10 g,桔梗、薏苡仁各 10 g,砂仁(另包) 3 g,黄柏 6 g,芡实、车前子各 10 g,白果 6 枚,甘草 5 g。

党参、白术、茯苓、甘草、山药益气健脾化湿;白扁豆、莲子肉、桔梗、薏苡仁、砂仁健脾化湿;黄柏、芡实、车前子、白果清利下焦湿热。

[**服法**] 水煎分服,每日 1 剂。

[**加减**] 若带下量多色黄者,加椿根白皮、金樱子各 10 g 固涩止带;胸闷气短者,加瓜蒌、石菖蒲宽胸利气;纳谷不馨,大便稀溏加炒谷芽、陈皮、焦楂曲各 12 g 健脾和胃。

2. 瘀浊(热)证

[**基本治法**] 活血化瘀。

[**方药运用**] 少腹逐瘀汤(《医林改错》)。

炒当归、川芎、赤芍各 10 g,小茴香 10 g,干姜 5 g,延胡索 10 g,没药 6 g,肉桂 8 g,蒲黄、五灵脂各 10 g。

方中当归、川芎、赤芍活血化瘀;小茴香、肉桂、干姜温经散寒;延胡索、没药、蒲黄、五灵脂理气活血。

[**服法**] 水煎分服,每日 1 剂。

[**加减**] 腰酸痛者,加川续断 15 g、杜仲 10 g;腹痛者,加川楝子 6 g、延胡索 15 g、乌药 10 g;带下量多色黄者,加车前草 15 g、土茯苓 20 g、黄柏 10 g;月经量多者,加地榆 15 g、茜草根 15 g 等。

3. 郁热证

[**基本治法**] 清解郁热。

[**方药运用**] 开郁种玉汤(《傅青主女科》)合丹栀逍遥散(《内科摘要》)加减。

当归 12 g,白芍 12 g,牡丹皮、香附、白术、茯苓各 10 g,炒栀子 6～10 g,柴胡 8 g,炙甘草 5 g。

方中当归、白芍养血柔肝,牡丹皮、香附、栀子、柴胡疏肝清热,白术、茯苓、炙甘草健脾实脾。

[**服法**] 水煎分服,每日 1 剂。

[**加减**] 若烦躁失眠加炒酸枣仁 15～30 g、龙齿 20 g、钩藤 10 g;经行前后乳房胀痛加丝瓜络 10 g、路路通 15 g;大便秘结,目赤加龙胆草 6 g、炒枳壳 12 g、郁金 10 g。

【中成药】

1. 逍遥丸 每次 8 粒(10 g),每日 3 次。适用于肝气郁结证。
2. 坤泰胶囊 每次 3～4 粒,每日 3 次。适用于心肾不交证。
3. 知柏地黄丸 每次 9 g,每日 3 次。适用于阴虚血热证。
4. 乌鸡白凤丸 每次 1 粒,每日 2 次。适用于湿热证。

【转归及预后】

免疫性不孕症占不孕症患者中的 10%～30%,其中包含有抗精子抗体、抗子宫内膜抗体、抗卵巢抗体、抗心磷脂抗体、抗透明带抗体。而临床上最多见的则为抗精子抗体产生所导致的免疫性不孕。对女性来说,精子是一种异己蛋白,可诱发机体免疫应答。衣原体、支原体等病原体与精子具有相同的抗原表位,可刺激机体发生交叉免疫应答,且两者可通过性传播造成生殖道感染,并与不孕不育密切相关。其中分:① 同种免疫。② 局部免疫。③ 自身免疫:即卵子、生殖道分泌物、激素、子宫内膜等溢出进入自身的周围组织,造成自己身体的免疫反应。在血中产生抗子宫内膜抗体、抗卵巢抗体等抗体物质,影响精子活力或卵泡成熟和排卵等而致不孕。除此之外也有自身免疫功能异常所导致的疾病,使体内固有的免疫屏障结构遭到破坏,产生过度免疫应答,影响正常的排卵、受精及着床过程。

通过适当的调治,多能痊愈,但如果迁延日久,容易导致兼夹血瘀、湿热或痰湿等病理产物,临床治疗过程中注意与其他引起不孕症的相关原因鉴别。若病因病机错杂,常需中西医结合治疗,方能取得良效。

【预防与调护】

(1) 规律作息时间,保证充足的睡眠。

(2) 排查过敏原并注意在日常生活中加以避免。

(3) 缓解紧张、焦虑等不良情绪。

【夏桂成临证经验】

(一) 夏桂成诊疗继发性不孕症验案

丁某,女,26岁,南京市人。

初诊(2018年8月20日):因"不良妊娠2次,末次胚停清宫术后2年未孕"就诊。患者2015年孕30日自然流产,HCG不详。2016年孕50日未见胎心,清宫,胚胎染色体未测。现末次胚停清宫术后2年,未避孕未孕。月经史:14岁初潮,7/29日,量中,色红,血块无,痛经无。0-0-2-0。辅助检查:双方染色体正常,抗核抗体1:100(弱阳性),抗子宫内膜抗体阳性。末次月经2018年8月15日,5日净。刻下第6日,腰酸无,面部痤疮,背部少许痤疮,易疲劳,夜寐欠安,入睡较迟,多23:00后入睡,二便调。舌红苔腻。PE:臀冷,腹部肥胖。中医诊断:不孕症(肾虚肝郁),滑胎;西医诊断:继发性不孕症,复发性流产。分析:肾虚偏阴,阳也不足,湿浊内蕴,难以孕育。治拟调周论治。经后期予杞菊地黄汤+钩藤汤+越鞠丸。处方:枸杞子10 g,钩藤10 g,山药10 g,山茱萸10 g,莲子心3 g,炒酸枣仁20 g,合欢皮10 g,苍术10 g,木香6 g,陈皮9 g,佛手片6 g,太子参10 g,白术10 g。7剂。经前期:补天种玉丹+调理心脾之品。丹参10 g,赤芍、白芍各10 g,炒山药10 g,山茱萸10 g,莲子心3 g,茯苓神各10 g,川续断10 g,杜仲10 g,巴戟天10 g,鹿茸片6 g,骨碎补10 g,广陈皮6 g,广木香6 g,钩藤10 g,炒酸枣仁20 g,合欢皮10 g。7剂。

二诊(2018年9月3日):末次月经2018年8月15日,经周20日,BBT上升,无乳胀,白带时有,曾见2日拉丝带下,现消失,面部痤疮明显减少,夜寐较前好转,但入睡仍偏迟,无腰酸及下腹胀,情绪波动明显,舌尖红根苔腻。经前期论治:毓麟珠+钩藤汤。2018年8月20日方去骨碎补,加紫石英10 g、炒牡丹皮9 g。6剂。经期方:越鞠丸+五味调经散:制苍术10 g,制香附10 g,生山楂10 g,丹参10 g,赤芍10 g,炒五灵脂10 g,泽兰叶10 g,川牛膝10 g,红花6 g,益母草10 g,合欢皮10 g,炒牡丹皮10,肉桂5 g(后下),茯苓10 g。7剂。

三诊(2018年9月17日):经周第6日,面部痤疮消失,夜寐较前略有好转,舌尖红苔黄腻,脉细弦。经后期论治:杞菊地黄汤+越鞠丸。处方:枸杞子10 g,钩藤10 g,炒山药10 g,山茱萸10 g,怀牛膝10 g,牡丹皮10 g,茯苓、茯神各10 g,川续断10 g,桑寄生10 g,制苍白术10 g,广木香10 g,广陈皮6 g,桔梗10 g,桑叶6 g。7剂。经前期方:补天种玉丹+越鞠二陈汤:丹参10 g,赤芍10 g,白芍10 g,山药10 g,山茱萸10 g,莲子心3 g,茯苓、茯神各10 g,川续断10 g,杜仲10 g,鹿茸6 g,鹿血晶1 g,合欢皮10 g,制鳖甲10 g,广木香6 g,生白术10 g,炒酸枣仁20 g。7剂。

四诊(2018年9月28日):末次月经2018年9月12日,经周17日。BBT未升,但已见少许拉丝带下,腰酸无,夜寐好转,大便稍偏干。舌红苔腻,脉细弦。治疗:经间排卵论治,健脾补肾促排卵汤加减。处方:党参15 g,炒白术10 g,山茱萸9 g,荆芥6 g,桔梗6 g,金银花10 g,茯苓、茯神各10 g,巴戟天9 g,

紫石英 10 g,杜仲 10 g,合欢皮 15 g,省头草 6 g,广木香 6 g,广陈皮 6 g。14 剂。

五诊(2018 年 10 月 12 日):末次月经 2018 年 10 月 12 日,刻下:经周第 1 日,牙龈痛,口干,咽中有痰。舌红苔腻,脉弦。上周期高相持续 13 日,经间排卵期拉丝带下持续 3 日。经期方:越鞠丸＋通瘀煎。处方:制苍术 10 g,制香附 10 g,丹参 10 g,赤芍 10 g,广木香 10 g,合欢皮 10 g,炒川续断 10 g,茯苓、茯神各 10 g,益母草 15 g,川牛膝 10 g,生茜草 15 g,红花 6 g,泽兰叶 10 g,桔梗 6 g,凌霄花 6 g。7 剂。经后期:杞菊地黄汤＋越鞠丸。处方:枸杞子 10 g,白芍 10 g,山茱萸 9 g,茯苓、茯神各 10 g,炒川续断 10 g,菟丝子 10 g,广郁金 10 g,钩藤 10 g,莲子心 5 g,合欢皮 10 g,制龟甲 10 g,生黄芪 15 g,太子参 15 g,炒酸枣仁 15 g。7 剂。

六诊(2018 年 10 月 26 日):末次月经 2018 年 10 月 12 日,经周 15 日,BBT 上升,拉丝带下持续 5 日,量尚可,牙龈痛、口干等症均好转,腰酸无,夜寐尚可,二便正常,舌红苔薄白,脉细弦。补天种玉丹。处方:炒当归 10 g,赤芍 10 g,白芍 10 g,怀山药 10 g,山茱萸 9 g,川续断 10 g,杜仲 10 g,鹿茸片 6 g,熟怀牛膝 10 g,红藤 10 g,薏苡仁 10 g,鹿血晶 1 g,紫石英 10 g,钩藤 10 g,莲子心 3 g,茯苓、茯神各 10 g。14 剂。

如此调治半年,于 2019 年 3 月 17 日复诊,停经 40 日,HCG 3 549 U/L,遂予健脾补肾,养血和胃安胎治疗。处方:白芍 10 g,炒怀山药 10 g,山茱萸 9 g,莲子心 3 g,茯苓、茯神各 10 g,生白术 15 g,太子参 15 g,川续断 10 g,杜仲 10 g,桑寄生 10 g,菟丝子 10 g,生黄芪 15 g,广木香 6 g,砂仁 3 g,蚕茧壳 7 枚,苎麻根 15 g。7 剂。

(二) 夏桂成治疗免疫性不孕的经验

在不孕症中免疫学因素是主要因素之一,免疫性不孕属于功能性不孕,其中的抗精子抗体是最主要因素。正常机体的血清中不应检出抗精子抗体,如果出现则为异常。如果精浆中缺乏免疫抑制因子,或女性生殖道内的酶系统缺陷,或月经期、生殖道损伤时接触精子,该精子就作为抗原进入血液循环引起免疫反应,产生抗精子抗体,造成不孕。

夏桂成对于女性生殖生理的物质基础认为有六阴、六阳,但是最基本的是四阴、四阳,四阳是指癸阳、精阳、海阳、气阳,其中气阳是气中之阳,阳中之气,是一种与生殖免疫功能有关的物质,亦随着癸阳的提升而增强。气阳不仅能协助癸阳、海阳、精阳溶解、吸收一切水液残浊等有害物质,而且对瘀浊癥积有着化消的作用,在受孕后又有着固胎养胎的功能。因此气阳者在免疫调节中是相当重要的。

补益气阳,气中补阳即脾肾双补的方法。一般在经前期以阴中求阳,水中补火为主要的治疗方法,我们在临床上一般经前期运用,目的在于温补脾肾之气,气中补阳,以使阳旺,促使阳长至重及重阳延续,对于免疫性不孕根据其症状辨证可以选用《傅青主女科》的健固汤、温土毓麟汤等方,尤以健固汤加味为常用,药用如下:党参、炒白术、山药、神曲、薏苡仁、巴戟天、川续断、菟丝子、鹿角片等。常规用量,服法同前。但该方着重在健脾利水方面,所以常需加入川续断、菟丝子、生黄芪、灵芝,才有可能达到气中补阳、脾中温肾的目的。在具体运用中,我们又将前健脾补肾方药的鹿角片改成紫石英,并命名为补脾温肾汤,保证了脾肾同治,达到真正的气中补阳。临床上我们对本病常加入灵芝粉、生黄芪加强抵抗免疫性不孕的能力见到 BBT 高温相偏低,或缓慢下降,或高温相不稳定,神疲乏力,腹胀大便易溏者,均需运用此方,以达到较快恢复阳长至重特别是重阳维持的规律。

五、原因不明性不孕症

原因不明性不孕症,一般指夫妇有正常性生活,各项影响生殖的检查未发现异常,1 年以上仍未妊娠者。也就是说双方均未查出与不孕有关的原因。其发病率目前为 15％～20％。

不孕之名首载于《周易·九五爻辞》："妇三岁不孕。"《神农本草经·上经》中有紫石英治疗"女子风寒在子宫,绝孕十年无子",当归治疗"绝子"的记载。

原因不明性不孕症的病因,可能与延迟受孕或未发现的生育缺陷有关,年龄≥35岁的妇女可能由于卵泡发育、受精和着床等能力降低而导致原因不明性不孕症。当诊断是原因不明性不孕症时,部分患者不需特殊处理也许可获得妊娠,所以对原因不明性不孕症的治疗可以采用综合方式的处理来提高妊娠机会。

【病因病机】

原因不明性不孕症的病因至今不明,根据经过不孕检查而未发现异常的夫妇在不孕人群中的比例占10%~20%。原因不明性不孕症是一种生育力低的状态,男女双方因素均不能排除,可能病因包括免疫因素、隐性输卵管因素、潜在的卵母细胞异常、受精障碍、胚胎发育阻滞、胚胎着床失败和遗传缺陷等,但是目前临床缺乏针对性的检测手段,难以确定明确病因。

(一)主要证型

1. 心肾气虚　思想压力过重、焦虑忧郁,心因性因素等造成心理负担,影响月经周期或排卵,也可能形成性生活恐惧心理;或先天禀赋不足,肾气较虚,加之长期心理压力耗损心肾,冲任虚衰,不能摄精成孕。

2. 心肾阴虚　房劳多产,长期熬夜或睡眠障碍,心因性因素等暗耗营阴,影响月经周期或排卵;不仅肾阴虚而且心阴亦虚,且阴虚之后,火亦易旺。阴虚失常有所见,偏于肾阴虚,偏于心阴虚,阴虚火旺三者。也可能形成性生活恐惧心理等形成原因不明性不孕症。

3. 心肾阳虚　素体阳虚,或寒湿或风寒伤阳,或经期屡感风寒,或长期阴损及阳均可导致阳虚,心肾命火不足。子宫失于温煦,宫寒不能孕育。正如《圣济总录·妇人无子》云"所以无子者,冲任不足,肾气虚寒故也"。如宫寒严重者,有如《傅青主女科》在"下部冰冷不孕"中所说"寒冰之地,不生草木,重阴之渊,不长鱼龙,令胞胎既寒何能受孕"。是以阳虚者还有偏于心阳虚、偏于肾阳虚轻者、肾阳虚寒重者的不同。

4. 心脾两虚　素体脾胃虚弱,加之焦虑过度、劳累未复,生活节奏紊乱,脾气虚弱,不能化生水谷之精微,心血不足,心神失养,心脾两虚,冲任不足,血海不能满盈,胞宫难以摄胎成孕。

5. 肝肾阴虚　房劳多产,或月经过多,或经常熬夜失眠,肝血不足,血海空虚,肝为藏血之脏,冲为血海,血海者以藏血之脏,胞胎赖血所养,血海空虚,胞胎失养故有不孕。子宫血枯,不能凝精,说明血虚精亏没有摄精成孕的物质基础。我们认为,血虚精亏、肝肾不足、血海虚亏,子宫内膜菲薄自然很难受孕。但当受孕后亦易流产。加以内热多见,火旺易灼精,亦易引起抗体反应,亦能导致不能孕育。

(二)兼夹证型

1. 兼风寒或寒湿　行经期,或则经将净时感受之,临床我们经常见到足月或早产、刮宫流产后体质下降,容易感受风寒之邪。正如《诸病源候论·妇人杂病诸候》中所云:"子脏冷无子者,由将摄失宜,饮食不节,乘风取冷,或劳伤过度,致风冷之气,乘其经血,结于子脏,子脏则冷,故无子。"不仅指出感受风冷寒湿,而且还指出将摄失宜,饮食过冷。由于体质的虚弱,兼夹风冷寒湿而致病。

2. 兼心肝气郁　素体肝血不足,情怀不畅,忧思郁怒,或肾虚母病及子,或脾病及肝等导致肝气郁结,疏泄失常,气血不调,冲任失和,胞宫不能摄精成孕。或盼子心切,肝郁不舒,久而不孕,正如《景岳全书·妇人规·子嗣》云:"产育由于气血,气血由于情怀,情怀不畅则冲任不充,冲任不充则胎孕不受。"

3. 兼湿热　手术,产后,经期将息失宜,湿邪乘虚入侵,蕴而生热,流注下焦,阻滞胞脉胞络,壅塞胞宫,故而不能摄精成孕。

4.兼瘀浊 瘀者,血瘀也;浊者,湿浊也。血瘀与湿浊的结合,形成了粘连,在盆腔与子宫内腔所形成的粘连的确易影响孕育,更影响排泄月经。有如《诸病源候论·妇人杂病诸候》:"月水不通而无子者,由风寒邪气客于经血。夫血得温则宣流,得寒则凝结,故月水不通。冷热血结,搏子脏而成病,致阴阳之气不调和,月水久不通,非止令无子,血结聚不消,则变为血瘕;经久盘结成块,亦作血癥。"

5.兼痰湿 素体肥胖,或脾肾不足之体恣食膏粱厚味,导致湿聚成痰,痰湿内蕴,阻滞冲任胞宫,不能摄精受孕。《丹溪心法·子嗣》中云:"肥盛妇人,禀受甚厚,恣于酒食,经水不调,不能成孕,以躯脂满溢,湿痰闭塞子宫故也。"

除此之外,对于原因不明性不孕症还有一种情况需要强调就是临床上可以见有无证可辨的不孕,她们不承认自己是患者,理由是除了不能如期妊娠以外,身体没有病痛,日常处于健康状态,但从其体内阴阳平衡的角度看,属于阴阳低水平达到平衡,所以作为其个体体内是和谐了,没有出现阴阳水平的偏颇故不出现失衡的症状,但是由于阴阳水平达不到高水平即符合生殖要求的水平,甚至优生水平,是目前所谓的生育无能。

【诊断与鉴别诊断】

(一)诊断

1.临床表现 婚后同居规律性生活,检查正常,未能受孕。月经周期28日左右,经量正常,经色紫红,无血块,无痛经。

2.病史 可有忧郁症史。

3.检查 基本的排卵监测、精液分析、输卵管通畅实验三项检查未发现异常的。

(二)鉴别诊断

1.延迟受孕 部分不明原因性不孕症检查结果正常,但有受孕延迟。延迟受孕指经过9个半月无任何避孕措施的性行为后才受孕,排除混杂因素(年龄、月经持续时间及周期、使用口服避孕药、性行为频率、卵巢囊肿、子宫内膜异位症)后,只有体重指数(BMI)与吸烟的相互作用与延迟受孕有相关性。故肥胖、吸烟女性发生不孕症的指数升高。

2.未发现的生育缺陷 主要分三种情况:检查结果正常,但生育延迟;年龄较大而有生育缺陷;存在未发现的生育缺陷,即作为亚临床不孕。年龄是决定卵子质量的重要因素之一。女性一般从35岁开始,卵巢功能开始下降。可能面临卵泡发育不良、受精和着床能力降低等状况,进而发生原因不明性不孕症。

3.生活规律失序 长期生活和工作不规律、内分泌功能紊乱、下丘脑—垂体—卵巢功能紊乱、全身性疾病等都会影响女性排卵,如重度营养不良或饮食中缺乏某些关键营养要素,都可影响卵巢功能而引起不排卵。慢性疾病、代谢病,如甲状腺功能低下或亢进、糖尿病、肾上腺功能紊乱等也能影响卵巢排卵而导致不孕。

4.暗产(隐性流产) 常常有月经稍推后或不推后,月经来潮量较以往多,或有血块,也可能血HCG一度轻度升高,又很快下降,会被称为隐性流产。

【辨证】

(一)主要证型

1.心肾气虚证

[证候]婚久不孕,月经先期,经量或多或少,色黯,头晕耳鸣,心慌胸闷,失眠易醒,腰膝酸软,精神疲

倦,小便清长,舌淡,苔薄,脉沉细弱。

[分析]肾气不足,冲任虚衰,不能摄精成孕,故婚久不孕;心肾气虚,冲任失调,血海失司,故月经先期;心气虚故心慌胸闷,心神不宁则失眠易醒;腰为肾之府,肾主骨,肾虚腰府失养,故腰膝酸软;小便清长,脉沉细弱,均为心肾气虚之象。

2. 心肾阴虚证

[证候]婚久不孕,月经先期量少,色红血块,形体消瘦,眩晕耳鸣,心悸怔忡,失眠多梦,腰酸,五心烦热,舌红少苔,脉细数。

[分析]心肾阴分不足,胞宫干涩,难以摄胎成孕,或阴虚火旺,血海太热,不能摄精成孕;心肾阴分不足,精血亏少或阴虚火旺,故月经先期量少,色红血块;阴液不足,肢体失荣,故形体消瘦;心肾阴分不足,髓海失养,故眩晕耳鸣;心阴不足,神失所养,故心悸怔忡,失眠多梦;腰为肾之府,肾阴虚则腰府失养而腰酸;虚火内扰故五心烦热;舌红少苔,脉细数,均为心肾阴不足之象。

3. 心肾阳虚证

[证候]婚久不孕,月经后期量少,色淡或月经稀发,甚则闭经,面色晦暗,时易汗出,腰酸腿软,四肢不温,性欲淡漠,大便不实,小便清长,舌淡苔白,脉沉细。

[分析]心肾阳虚,冲任失于温养,血海不充,故婚久不孕,月经后期量少,色淡,或月经稀发,闭经;心肾阳气不足,命门火衰,故面色晦暗,时易汗出,腰酸腿软,性欲淡漠;肾阳虚弱,火不暖土或不能温化膀胱,故大便不实,小便清长;舌淡苔白,脉沉细,均为心肾阳虚之象。

4. 心脾两虚证

[证候]婚后不孕,月经先期或后期,量少色淡,面色萎黄,形体瘦弱,气短心悸,失眠多梦,大便稀溏,舌淡苔薄,脉细弱。

[分析]心脾气虚,气不生血以致冲任血虚,胞宫失养,故不能摄精成孕;营血不足,冲脉空虚,故经行先期或后期,量少色淡;气血不足不能上荣于面,故面色萎黄;心血不足难以上承,气短心悸,失眠多梦;全身失于营养,则形体瘦弱,大便溏泄;舌淡苔薄,脉细弱,均为心脾气虚之象。

5. 肝肾阴虚证

[证候]婚久不孕,月经先期量少或量多,色红血块,形体消瘦,腰酸,头晕耳鸣,目干烦热,两胁时痛,舌红少苔,脉细数。

[分析]肝肾不足,血海空虚,胞胎失养故有不孕。子宫血枯,不能凝精,肝肾不足,血不濡养,则形体消瘦,腰酸,头晕耳鸣,目干烦热;血海空虚,子宫内膜菲薄难以摄胎成孕;或肝肾不足,阴虚火旺加以内热灼精,亦易引起抗体反应,从而能导致不能孕育。

(二) 兼夹证候

1. 兼风寒或寒湿证

[证候]婚后不孕,月经基本正常,喜凉喜冷,小腹时有凉感,四肢不温。

[分析]行经期或平时摄生不慎感受风寒之邪,客阻胞宫,是为子脏冷而无子。

2. 兼心肝郁证

[证候]婚久未孕,月经基本正常或时有后期而至,性格忧郁,胸闷乳胀,两胁不舒,舌红,脉细弦。

[分析]素体肝血不足,情怀不畅,忧思郁怒,或肾虚母病及子,或脾病及肝等导致肝气郁结,疏泄失常,气血不调,冲任失和,胞宫不能摄精成孕。或盼子心切,心肝郁而不舒,久而不孕。

3. 兼湿热证

[证候]婚久未孕,月经量少,色红,质地黏稠,时有腹痛,带下量多质黏,舌苔黄腻,脉濡细。

[分析]经期将息失宜,湿邪乘虚入侵,蕴而生热,流注下焦,阻滞胞脉胞络,壅塞胞宫,故而不能摄精

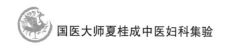

成孕。

4. 兼瘀浊证

[证候] 婚久未孕,月经量少,色紫红,质地血块,经行腹痛,带下量多质黏,舌质紫斑,脉涩。

[分析] 血不行则瘀,瘀阻胞脉、胞宫,易导致胚胎不能孕育,有如《诸病源候论·妇人杂病诸候》:"月水不通而无子者,由风寒邪气客于经血。夫血得温则宣流,得寒则凝结,故月水不通。冷热血结,搏子脏而成病,致阴阳之气不调和,月水久不通,非止令无子,血结聚不消,则变为血瘕;经久盘结成块,亦作血癥。"

5. 兼痰湿证

[证候] 素体肥胖多年不孕,月经后期而至,量少色淡,质地黏稠,带下较多,色白黏腻,舌质淡,苔白,脉沉细。

[分析] 恣食膏粱厚味,导致湿聚成痰,痰湿内蕴,阻滞冲任胞宫,不能摄精受孕。《丹溪心法·子嗣》中云:"肥盛妇人,禀受甚厚,恣于酒食,经水不调,不能成孕,以躯脂满溢,湿痰闭塞子宫故也。"

【治疗】

(一) 主要证型

1. 心肾气虚证

[基本治法] 补肾益气,温养冲任。

[方药运用] 人参鹿茸丸(《普济方》)加减加入鹿胎等。

党参 15 g,柏子仁 6 g,川续断 12 g,鹿茸 5 g,炒当归 10 g,茯苓 12 g,酸枣仁 15 g,干莲、山药各 12 g,桑寄生 10 g。

方中当归补血,党参、茯苓健脾益气,桑寄生、川续断、鹿茸温养肝肾,调补冲任,补阴益精。全方既温养先天肾气以生精,使精血充足,冲任有养胎孕易成。

[服法] 水煎分服,每日 1 剂。

[加减] 若子宫发育不良,应积极早治,加入血肉有情之品,如鹿血晶 1 g;若性欲淡漠者,加淫羊藿 10 g、仙茅 10 g、肉苁蓉 10 g。

2. 心肾阴虚证

[基本治法] 益肾宁心,养阴清热。

[方药运用] 清心滋肾汤(夏桂成经验方)。

钩藤 10 g,莲心 5 g,黄连(另包)5 g,青龙齿 15 g,紫贝齿 12 g,合欢皮、茯苓各 10 g,浮小麦 15～25 g,太子参 15 g,熟地黄、山茱萸各 10 g,炙龟甲 15～20 g,炒山药 12 g。

方中莲心专清心火,配伍黄连清心胃之火,钩藤清心肝安魂魄;紫贝齿、青龙齿能泻心肝安神;浮小麦养心安神止汗,合欢皮宁心疏解,太子参、茯苓益气养神;同时以怀山药、山茱萸、炙龟甲、熟地黄滋肾养阴。心肾合治,清滋同用。

[服法] 水煎分服,每日 1 剂。

[加减] 偏于心阴虚,养阴泻心汤;偏于肾阴虚,六味地黄丸(汤);偏于阴虚火旺,大补阴丸。

3. 心肾阳虚证

[基本治法] 温肾宁心。

[方药运用] 偏于心阳虚,茯苓补心汤(《备急千金要方》)。

白茯苓、麦冬、紫石英各 12 g,人参、桂心、炙甘草各 6 g,大枣十枚,赤小豆 10 g。

偏于肾阳虚,轻则续嗣降生丹(《妇人大全良方》),重则温胞饮(《傅青主女科》)。

巴戟天 10 g,补骨脂 10 g,菟丝子 15 g,肉桂 8 g,附子 6 g,杜仲 12 g,白术 12 g,山药 12 g,芡实 10 g,

党参12 g。

方中巴戟天、补骨脂、菟丝子、杜仲温肾助阳;肉桂、附子补益命门;党参、白术益气健脾;山药、芡实补肾涩精。全方共奏温肾助阳,暖宫助孕之效。

[服法] 水煎分服,每日1剂。

[加减] 若小便清长,夜尿多者,加益智仁6 g、桑螵蛸10 g补肾缩小便;性欲淡漠者,加紫石英15 g、肉苁蓉9 g温肾填精;血肉有情之品如紫河车6 g、龟甲、鹿茸等,具补肾阴阳、通补奇经之效,可适时加味。

4. 心脾两虚证

[基本治法] 补益心脾。

[方药运用] 归脾汤(《校注妇人良方》)加合欢皮。

党参12 g,炒白术12 g,炙黄芪10 g,茯神15 g,当归10 g,远志6 g,炒酸枣仁15 g,木香10 g,龙眼肉8 g,炙甘草5 g,合欢皮10 g。

方中党参、炒白术、炙黄芪、木香益气健脾,炒酸枣仁、当归、龙眼肉养血宁心,合欢皮、远志理气化痰,宁心安神。全方起到补益心脾之作用。

[服法] 水煎分服,每日1剂。

[加减] 若大便稀溏去当归,加丹参8 g、炒芡实10 g、焦六曲12 g;若失眠多梦则加夜交藤15 g、炒酸枣仁30 g;若夹心肝火旺则去炙黄芪、龙眼肉、木香,加青龙齿20 g、钩藤10 g。

5. 肝肾阴虚证

[基本治法] 补益肝肾,养阴填精。

[方药运用] 一般归芍地黄汤(《症因脉治》),重则滋阴奠基汤(夏桂成经验方)。

熟地黄10 g,山药12 g,山茱萸10 g,当归、白芍、茯苓、牡丹皮、怀牛膝各10 g,女贞子15 g,炙鳖甲20 g,河车8 g,菟丝子12 g,川续断10 g。

方中熟地黄、山药、山茱萸、菟丝子、川续断补益肝肾;炙鳖甲、河车血肉有情之品滋补肝肾,当归、白芍、女贞子养血补精,合牡丹皮、茯苓、怀牛膝辅佐诸药抵达病所。

[服法] 水煎分服,每日1剂。

[加减] 若头晕耳鸣则加枸杞子、制黄精养阴补精;入夜盗汗加莲心5 g、浮小麦60 g;心烦易怒,舌苔黄腻加钩藤10 g、莲子心5 g。

(二) 兼夹证候

1. 兼风寒或寒湿证

[基本治法] 温中祛寒。

[方药运用] 秦桂丸(《妇人大全良方》)(又名蟊斯丸)或兼用续嗣降生丹(《妇人大全良方》)。

防风、厚朴、附子、茯苓、白薇、干姜、沙参、牛膝、半夏各15 g,党参15,细辛3 g。

[服法] 水煎分服,每日1剂。

[加减] 如形寒肢冷,加桂枝6 g、羌活10 g、桑枝15 g;小腹时痛,带下清稀加延胡索12 g、白芷10 g、薏苡仁10 g;胃脘不温、纳谷不馨加甘松6 g、紫苏梗10 g。

2. 兼心肝郁证

[基本治法] 疏肝解郁。

[方药运用] 开郁种玉丹(《傅青主女科》),经间期用补天种玉汤(夏桂成经验方)。

当归、白芍、牡丹皮、香附、白术、茯苓、天花粉各10 g。

开郁种玉丹主治肝郁不孕。方中当归、白芍养血柔肝;白术、茯苓健脾培土;牡丹皮凉血活血;香附理气解郁;天花粉清热生津。全方共成疏肝健脾,养血种子之功。

补天种玉汤本方由五子补肾丸和归芍地黄汤合成,适用于月经经后终末期快要进入排卵期时,需要阴阳并调,促使阴长至重,为阴阳顺利转化奠定基础。炙鳖甲、紫河车血肉有情之品,滋阴奠基,再加入川续断、菟丝子、鹿角霜等阳药为促使转化做准备。此乃微促之方,意在滋阴助阳。

[服法]水煎分服,每日1剂。

[加减]若情绪烦躁,加醋柴胡8g、黄芩10g;心烦失眠,加龙齿15g、炒酸枣仁15g。两胁疼痛加醋柴胡8g、郁金10g。

3.兼湿热证

[基本治法]清热利湿,化浊止带。

[方药运用]萆薢渗湿汤(《疡科心得集》)酌加苍术、藿香。

萆薢10g,薏苡仁12g,黄柏6g,茯苓10g,牡丹皮10g,泽泻10g,滑石10g,通草6g。

方中萆薢、薏苡仁、黄柏清利下焦湿热,牡丹皮、泽泻、伏苓、滑石、通草淡渗利湿,驱浊。

[服法]水煎分服,每日1剂。

[加减]若小腹疼痛加炒川楝子6g、延胡索10g,带下量多色黄加椿根白皮12g、土茯苓10g,腰酸加杜仲、桑寄生各10g。

4.兼瘀浊证

[基本治法]活血化瘀,调经助孕。

[方药运用]少腹逐瘀汤(《医林改错》),经间期用补肾促排卵汤(夏桂成经验方)。

小茴香8g,干姜6g,延胡索10g,没药8g,当归10g,川芎6g,肉桂6g,赤芍10g,蒲黄、五灵脂各10g。

方中小茴香、肉桂、干姜理气活血,温通血脉;当归、赤芍行瘀活血;蒲黄、五灵脂、川芎、延胡索、没药活血理气。

补肾促排卵汤:方中用归芍地黄汤补养肾阴,达到肾阴滋长、癸水充盛的目的,用川续断、菟丝子、鹿角片补养肾阳,并且为经前期阳长奠定基础;复用当归、赤芍、五灵脂、红花活血化瘀以促排卵,或者谓之促阴转阳,转化顺利,即排卵顺利。

[服法]水煎分服,每日1剂。

[加减]若小腹冷痛者,加吴茱萸、乌药温经散寒;经血淋漓不止者,加茜草、三七粉化瘀止血;下腹结块者,加鳖甲、炮山甲散结消癥。

5.兼痰湿证

[基本治法]化痰和血,燥湿除郁。

[方药运用]启宫丸(《医方集解》)加减,经间期仍当用补天种玉汤(夏桂成经验方)。

半夏10g,白术12g,香附10g,六神曲12g,茯苓12g,陈皮6g,川芎10g,生甘草5g。

方中以半夏、白术、陈皮燥湿化痰为君药;臣以香附、神曲理气消滞;佐以川芎散郁和血;使以茯苓、甘草去湿和中。

[服法]水煎分服,每日1剂。

[加减]若带下量多者,加芡实、金樱子固涩止带;胸闷气短者,加瓜蒌、石菖蒲宽胸利气;心悸者,加远志祛痰宁心;月经后期、闭经者,加丹参、泽兰养血活血通经。

【转归与预后】

原因不明性不孕症的治疗是一个长期、反复的过程,因其病程长、病机复杂、病变程度不同的特点,疗效的差异性也较大。轻者,可能通过某种方法治疗也许就妊娠了,也许通过改变环境、人际关系等得以改善,总之对于年轻、卵巢功能良好的女性可以期待治疗,但是一般试孕不超过3年;年龄大于30岁卵巢储备功能开始减退的女性则建议试行 3～6 个周期宫腔内夫精人工授精技术作为诊断性治疗,若仍未能受孕的则可以考虑体外受精-胚胎移植。

【中成药】

1. 五子衍宗丸　每次 6 g,每日 2 次,口服。适用于肾气虚证。
2. 天王补心丹　每次 6 g,每日 3 次,口服。适用于心肾阴虚火旺证。
3. 六味地黄丸　每次 6 g,每日 2 次,口服。适用于肾阴虚证。
4. 逍遥丸　每次 9 g,每日 2 次,口服。适用于肝气郁结证。
5. 定坤丹　每次 6 g,每日 2 次,口服。适用于阴阳失调证。
6. 桂枝茯苓丸　每次 4 粒,每日 2 次,口服。适用于气滞证。

【预防与调护】

原因不明性不孕症由于各种检查均未见异常,但始终未能妊娠,情绪的不稳定,忧郁、失眠等都有可能发生,及时心理调节,舒畅情志,规律生活,和谐夫妻生活。

【夏桂成临证经验】

夏桂成诊疗原因不明性不孕症验案

周某,女,36 岁,南京市人。

初诊(2018 年 8 月):因“未避孕未孕 4 年”就诊。患者结婚 4 年,婚后性生活正常,未避孕未孕至今。输卵管造影示双侧通畅,男方精液常规正常。自然周期监测排卵见优势排出。月经史:13 岁初潮,7/32 日变为 8～9/32～34 日,量少,色红,血块几无,痛经,0－0－0－0,拉丝白带排卵期时有。辅助检查:2018 年 7 月 30 日 FSH 10.09 mIU/mL,LH 4.95 mIU/mL,E_2 61.42 pg/mL,AMH 1.56 ng/mL,CA125 20 U/mL。妇科 B 超提示未见异常。末次月经 2018 年 8 月 27 日,经周 5 日,腰酸无。经前 1 周尿频,大便偏稀,偶有成形,舌红苔腻,脉细弦。肾虚偏阴,阳也不足,心肝气郁化火,津液亏少,上热下寒,之所以月经量少,带下多少不一,不易孕育。经期:固经丸＋加味失笑散。处方:制龟甲 10 g,炒黄柏 6 g,椿根白皮 10 g,女贞子 10 g,墨旱莲 10 g,白芍 10 g,山茱萸 9 g,炒蒲黄 10 g,血余炭 10 g,马齿苋 10 g,川续断 10 g,杜仲 10 g,太子参 15 g。4 剂。二至地黄汤＋水陆二仙丹:女贞子 10 g,墨旱莲 10 g,金樱子 10 g,炒芡实 10 g,怀山药 10 g,山茱萸 9 g,莲子心 3 g,钩藤 10 g,制龟甲 10 g,茯苓、茯神各 10 g,炒酸枣仁 25 g,潼蒺藜 10 g,覆盆子 10 g。10 剂。

二诊(2018 年 9 月 14 日):末次月经 2018 年 8 月 27 日,经周 19 日,BBT 未上升明显,白带无拉丝,小腹有刺痛坠胀之感,有 3 日,分泌物褐色,脉细弦,舌质偏红苔腻。经后中期:滋肾生肝饮＋钩藤汤＋越鞠丸。处方:丹参 10 g,白芍 10 g,怀山药 10 g,山茱萸 9 g,茯苓、茯神各 10 g,川续断 10 g,钩藤 10 g,莲子心 3 g,合欢皮 15 g,制苍术 10 g,广郁金 10 g,怀牛膝 10 g,菟丝子 10 g,炒酸枣仁 25 g,六一散 10 g。7 剂。补天种玉丹＋心脾之品:丹参 10 g,赤芍、白芍各 10 g,怀山药 10 g,山茱萸 9 g,川续断 10 g,杜仲 10 g,茯苓、茯神各 10 g,鹿茸片 6 g,炙鳖甲 10 g,鹿血晶 1 g,炒荆芥 6 g,炒白术 10 g,广木香 6 g。7 剂。

三诊(2018 年 9 月 28 日):末次月经 2018 年 8 月 27 日。刻下:经周第 33 日,BBT 上升 8 日,乳胀时有,腰酸无,夜寐欠安,易早醒,大便不成形。右少腹隐痛。经前期:健固汤＋越鞠丸加减。处方:党参 15 g,炒白术 10 g,茯苓、茯神各 10 g,广陈皮 6 g,砂仁 3 g,广木香 6 g,巴戟天 9 g,山茱萸 9 g,川续断 10 g,杜仲 10 g,钩藤 10 g,莲子心 3 g,制苍术 10 g,制香附 10 g,合欢皮 15 g,炒酸枣仁 20 g。4 剂。经期方:越鞠丸＋五味调经散。处方:制苍术 10 g,制香附 10 g,生山楂 10 g,丹参 10 g,赤芍 10 g,泽兰叶

10 g,益母草 15 g,红花 6 g,肉桂 6 g,茯苓、茯神各 10 g,合欢皮 15 g,炒酸枣仁 25 g,广木香 6 g,延胡索 6 g。7 剂。

四诊(2018 年 10 月 12 日):末次月经 2018 年 10 月 5 日,经周 8 日,量中,色红,血块无,痛经无,脉细弦,舌红苔腻,大便成形,臀冷,夜尿 2 次。经后期论治:加减杞菊地黄汤＋越鞠丸。处方:枸杞子 10 g,白芍 10 g,山茱萸 9 g,茯苓、茯神各 10 g,炒川续断 10 g,菟丝子 10 g,炒怀山药 10 g,制龟甲 10 g,广郁金 10 g,生山楂 10 g,钩藤 10 g,莲子心 5 g,合欢皮 10 g,炒白术 10 g,广木香 6 g,砂仁 3 g。12 剂。

五诊(2018 年 10 月 22 日):末次月经 2018 年 10 月 5 日,经周 17 日,BBT 波动,腰酸时作,夜寐欠安,较浅,大便正常。拉丝状带下量多,持续 7 日,脉细弦舌红苔腻。补肾促排卵汤加减论治。处方:丹参 10 g,赤芍 10 g,白芍 10 g,怀山药 10 g,山茱萸 10 g,鹿茸片 6 g,骨碎补 10 g,鹿血晶 1 g,广木香 6 g,炒白术 10 g,合欢皮 10 g,炒酸枣仁 20 g。14 剂。

六诊(2018 年 11 月 5 日):停经 32 日,2018 年 11 月 5 日 HCG 308 U/L。腰酸时作,夜寐欠安,易醒,大便稀,白带无,胃中作胀,情绪波动或进食后易燥热。皮肤干燥,臀冷,腹不冷,乳胀不显。健脾补肾,清心理气论治。处方:党参 10 g,炒白术 10 g,茯苓 10 g,木香 6 g,砂仁 3 g,生黄芪 10 g,川续断 10 g,杜仲 10 g,菟丝子 10 g,钩藤 10 g,莲子心 3 g,合欢皮 10 g,茯神 10 g,炒酸枣仁 20 g,蚕茧壳 7 g。7 剂。

七诊(2018 年 11 月 12 日):停经 37 日,11 月 10 日孕三项 E_2 332 pg/mL,P 30.63 ng/mL,2018 年 11 月 10 日 HCG 4 995 U/L。腰酸无,情绪波动,或腹部按压明显牵扯感。夜寐欠佳,能睡 6 小时,大便正常。眼圈黑。健脾补肾,清心安神。原方:酸枣仁加重 30 g,加青龙齿 10 g,去川续断、炒白术。

八诊(2018 年 11 月 19 日):孕 46 日,E_2 507 pg/mL,P 20.2 ng/mL,2018 年 11 月 16 日 HCG 29 644 U/L。腰酸无,夜寐时间短,3 点易醒,醒后难眠,乳胀,白带少许,大便正常,脉细滑,舌质淡红苔腻。养血补肾,清心安神。处方:白芍 10 g,炒山药 10 g,山茱萸 10 g,川续断 10 g,桑寄生 10 g,杜仲 10 g,菟丝子 10 g,生白术 10 g,钩藤 10 g,莲子心 3 g,茯苓、茯神各 10 g,炒酸枣仁 20 g,紫苏梗 9 g,苎麻根 15 g,蚕茧壳 7 枚,鹿角霜 10 g。7 剂。

九诊(2018 年 11 月 26 日):孕 53 日,2018 年 11 月 24 日 E_2 1 281 pg/mL,P 22.72 ng/mL,HCG 114 073 U/L。B 超:早孕(GS 2.9 cm×2.0 cm,见胎心搏动)。下腹正中扯感,睡眠仅可睡 6 小时,夜间 3：00 醒,白带少,乳胀,余无不适。脉细滑,舌淡红苔腻。处方:党参 10 g,炒白术 10 g,茯苓、茯神各 10 g,广木香 6 g,砂仁 3 g,杜仲 10 g,桑寄生 10 g,菟丝子 10 g,白芍 10 g,鹿角霜 10 g,钩藤 10 g,莲子心 3 g,炒酸枣仁 20 g,合欢皮 10 g,蚕茧壳 7 枚。7 剂。

[按语] 对于原因不明性不孕症的界定,存在不同观点,主要取决于不孕的检查。排卵监测、精液分析、输卵管通畅实验三项检查是意见比较一致的标准检查程序。通过以上检查,而未发现异常的,认为是原因不明性不孕症。

虽然采集病史未见异常,深入了解可发现精神、心理因素等存在对内分泌功能、生殖细胞的影响,通过必要的进一步检测,可找到多数"原因不明性不孕症"的相关病因,然后根据病因做治疗,才能提高妊娠率。

临证处理按照辨证论治可以得到好的效果。但是要注意无证可辨的情况,仔细分析每一对夫妇的情况,治疗原因不明的不孕症。

第二节 盆腔炎性疾病

盆腔炎性疾病(pelvic inflammatory disease,PID),是指女性上生殖道结构的急性感染,可累及子宫、输卵管、卵巢中的任意或所有部位,常伴有邻近盆腔器官受累。通常认为,PID 是由性传播病原体上行至上生殖道所引起的,常与淋病奈瑟菌和沙眼衣原体有关,性活跃女性都存在发生 PID 的风险,且有多个性伴侣的女性风险最高。主要包括子宫内膜炎、输卵管炎、输卵管卵巢脓肿、盆腔腹膜炎等。严重的 PID 可引起弥漫性腹膜炎、败血症、感染性休克,甚至危及生命。

中医古籍无此病名记载,根据其症状特点,归属于"热入血室""带下病""妇人腹痛""癥瘕"等病的范畴。

一、急性盆腔炎

急性盆腔炎,是指急性发作、症状重的 PID,以下腹部或盆腔疼痛的急性发作、盆腔器官压痛以及生殖道炎症为特征表现。盆腔双合诊时严重宫颈举痛、子宫及附件压痛是急性盆腔炎的确诊性特征。多伴有恶寒发热等全身症状。

【病因病机】

本病多由于妇女月经期、流产期、产褥期调护不当,或经期同房,或宫腔手术操作消毒不严,感受湿热之邪,影响冲、任、督、带、气血,邪入胞宫及胞脉胞络等而发病。本病主要发病机制为湿、热、毒、瘀互结,邪正相争于胞宫、胞脉,或在胞中结块,蕴结呈脓。本病主要证型如下。

1. 热毒炽盛 经期、产后或手术后血室开,若摄生不慎,或房事不洁,邪毒内侵,直中胞宫,客于冲任、胞宫、胞脉胞络,化热酿毒,或蕴积化脓而发病。

2. 湿毒壅盛 经行产后,血室开放,若摄生不慎,或房事不洁,湿热毒邪入侵,客于冲任、胞宫、胞脉胞络,或留滞于少腹,与气血博结,邪正交争而发病。

3. 湿热蕴结 经行产后,血室正开,若摄生不慎,或房事不洁,则湿热内侵,蕴结冲任、胞宫、胞脉胞络,或结于少腹而发病。

4. 瘀毒结聚 经期、产后或术后血室开,若摄生不慎,或房事不洁,邪毒内侵,与血相结而成瘀,瘀毒客于冲任、胞宫、胞脉胞络,结成癥瘕而发病。

【诊断与鉴别诊断】

(一) 诊断

1. 临床表现 下腹部或全腹部疼痛难忍,高热伴恶寒或寒战,头痛,带下量多或赤白兼杂,甚至如脓血,可伴有腹胀、腹泻、尿频、尿急等症状。

2. 妇科检查 阴道可见脓臭分泌物;宫颈举痛或充血,或见脓性分泌物从宫颈口流出;子宫体可增大,压痛明显,附件区压痛明显,甚至触及包块;伴腹膜炎时,下腹部压痛、反跳痛及腹肌紧张;盆腔脓肿形成位置较低者,则后穹隆饱满,有波动感。

3. 辅助检查 ① 血常规检查:白细胞总数及中性粒细胞数增高。② 红细胞沉降率＞20 mm/h。③ 宫颈管分泌物检查:可做病原体检测、培养及药敏试验。④ B 超检查:可见盆腔积液或包块。⑤ 后穹隆穿刺:若 B 超检查显示直肠子宫凹陷积液,穿刺抽出脓液即可确诊,穿刺物涂片检查或细菌培养可明确病原体。⑥ 腹腔镜检查:输卵管表面明显充血,输卵管管壁水肿,输卵管伞端或浆膜面有脓性渗出物。

4. 诊断标准[美国疾病预防控制中心(CDC)诊断标准,2015 年]

(1) 最低标准:宫颈举痛或子宫压痛或附件区压痛。

(2) 附加标准:① 体温(口表)＞38.3℃。② 宫颈异常黏液脓性分泌物或宫颈脆性增加。③ 阴道分泌物生理盐水湿片见大量白细胞。④ 红细胞沉降率升高。⑤ 血 C 反应蛋白升高。⑥ 实验室证实宫颈淋病奈瑟菌或衣原体阳性。若宫颈分泌物正常且镜下无白细胞,诊断 PID 需慎重。阴道分泌物湿片可检测到合并阴道感染(细菌性阴道病和滴虫性阴道炎)。

(3) 特异标准:① 子宫内膜活检组织学证实子宫内膜炎。② 阴道超声或磁共振检查显示输卵管增粗,输卵管积液,伴或不伴有盆腔积液、输卵管卵巢肿块,或 B 超检查提示 PID(如输卵管充血)。③ 腹腔镜发现 PID 征象。特异标准仅适用于一些有选择的病例。若腹腔镜下未发现输卵管炎症,则需要子宫内膜活检,因为一些 PID 患者可能仅有子宫内膜炎的体征。

(二) 鉴别诊断

1. **急性阑尾炎** 两者均有身热、腹痛、血白细胞升高。PID 痛在下腹部,病位较低,常伴月经异常、带下增多;急性阑尾炎痛多局限于右下腹,有麦氏点压痛、反跳痛,可做腰大肌和闭孔内肌试验以资鉴别。

2. **异位妊娠** 异位妊娠多有停经史,下腹痛,阴道不规则出血,妊娠试验阳性,后穹隆穿刺抽出不凝血,B 超示附件区包块及盆腹腔积液;PID 则无停经史及阴道不规则出血,妊娠试验阴性,后穹隆穿刺抽出脓液或淡黄色积液,下腹痛,可伴发热等全身症状,B 超检查可见附件区包块及盆腹腔积液。

3. **卵巢囊肿蒂扭转** 患者既往多有附件包块病史,临床表现为突发性下腹痛,常有强迫体位,体位改变则腹痛加重,可伴恶性呕吐,妇科检查附件区可触及包块伴明显压痛,B 超示附件区包块,可有轻度炎性反应,但无发热等明显炎性疾病反应,可与 PID 相鉴别。

4. **子宫内膜异位囊肿破裂** 患者多有子宫内膜异位囊肿病史,临床表现为突发剧烈腹痛,可与性生活、便秘等增加腹压有关,伴恶心呕吐及肛门坠胀,妇科检查、B 超及后穹隆穿刺术均可协助诊断及鉴别。

【辨证】

1. **热毒炽盛证**

[证候]下腹胀痛或灼痛剧烈,高热,或壮热不退,恶寒或寒战,带下量多,色黄或赤白杂下,气味臭秽;口苦烦渴,精神不振,或月经量多或崩中下血,大便秘结,小便短赤。舌红,苔黄厚或黄燥,脉滑数或洪数。

[分析]感染热毒,直犯冲任胞宫,与气血搏结,营卫不和,则下腹胀痛或灼痛剧烈,高热,或壮热不退,恶寒或寒战;热毒壅盛,损伤任带二脉,则带下量多,色黄或赤白杂下,气味臭秽;热毒迫血妄行,则月经量多或崩中下血;热毒炽盛,伤津耗液,则口苦烦渴,尿赤便结。舌红,苔黄厚或黄燥,脉滑数或洪数,皆为热毒炽盛之征。

2. **湿毒壅盛证**

[证候]下腹胀痛拒按,或伴腰骶部胀痛难忍,发热恶寒,或高热不退,带下量多,色黄绿如脓,气味臭秽;月经量多,经期延长或淋漓不净,口苦口腻,大便溏泄,小便短少。舌红,苔黄腻,脉滑数。

[分析]湿毒之邪气客于冲任、胞宫,与气血相搏,则下腹胀痛拒按,或伴腰骶部胀痛难忍;邪正交争,互有进退,则发热恶寒,或高热不退;湿毒流注下焦,损伤任带二脉,则色黄绿如脓,气味臭秽;湿毒扰及冲任,血海不宁,故月经量多,经期延长或淋漓不净;湿毒内蕴,肠道传化失司,则大便溏泄,湿毒下注膀胱,则小便黄少。舌红,苔黄腻,脉滑数,皆为湿毒壅盛之征。

3. **湿热蕴结证**

[证候]下腹胀痛,或伴腰骶部胀痛,发热,热势起伏或寒热往来,带下量多,色黄味臭,或经期延长或淋漓不净,口腻纳呆,小便黄,大便溏或燥结;舌红,苔黄厚,脉滑数。

[分析]湿热侵于冲任、胞宫,与气血相搏,则下腹胀痛,或伴腰骶部胀痛;邪正交争,互有进退,湿遏热伏,则热势起伏或寒热往来;湿热蕴结下焦,损伤任带二脉,则带下量多,色黄味臭;湿热扰及冲任,血

海不宁,则经期延长或淋漓不净;湿热内蕴,肠道传化失司,则大便溏或燥结;湿热下注膀胱,则小便黄。舌红,苔黄厚,脉滑数,均为湿热蕴结之征。

4. 瘀毒结聚证

[证候]下腹结块,伴刺痛或剧痛,高热,或壮热不退,恶寒或寒战,带下量多,色黄味臭;口苦纳呆,精神不振,或月经量多夹血块、经期延长或淋漓不净,大便秘结或溏,小便短赤。舌红边有紫气或瘀点,苔黄厚或黄燥,脉滑数或弦数。

[分析]邪毒侵入胞宫,与血相结而成瘀,瘀毒相互交结成癥瘕,则下腹刺痛或剧痛,高热,或壮热不退,恶寒或寒战;瘀毒损伤任带二脉,则带下量多,色黄味臭;瘀毒内阻,血不循经,则月经量多夹血块、经期延长或淋漓不净;瘀毒内蕴,肠道传化失司,则秘结或溏;瘀毒下注膀胱,则小便短赤。舌红边有紫气或瘀点,苔黄厚或黄燥,脉滑数或弦数,皆为瘀毒结聚之征。

【治疗】

1. 热毒炽盛证

[基本治法]清热解毒,凉血消痈。

[方药运用]五味消毒饮(《医宗金鉴》)合大黄牡丹汤(《金匮要略》)。

金银花20 g,蒲公英、野菊花、紫花地丁各15 g,紫背天葵子、大黄、牡丹皮、桃仁各10 g,冬瓜仁20 g,芒硝5 g。

方中金银花、野菊花,清热解毒散结,金银花入肺胃,可解中上焦之热毒,野菊花入肝经,专清肝胆之火,二药相配,善清气分热结;蒲公英、紫花地丁相配清血分之热结;紫背天葵子能入三焦,善清三焦之火;大黄泻热祛瘀,解毒通便,牡丹皮清热凉血散瘀,两药合用更能泻下瘀热;芒硝软坚散结,并助大黄荡涤实热,宣通壅滞,祛其热势;桃仁善破血结,并助牡丹皮活血散瘀;冬瓜子清肠中湿热,排脓散结消痈。

[服法]水煎分服,每日1剂。

[加减]带下臭秽者,加椿根白皮、黄柏、茵陈各10 g清热利湿止带;腹胀满者,加厚朴6 g,枳实9 g以理气消胀;盆腔形成脓肿时,加红藤20 g、皂角刺9 g、白芷9 g以消肿排脓。

2. 湿毒壅盛证

[基本治法]解毒利湿,活血止痛。

[方药运用]银翘红酱解毒汤(《中医妇科临床手册》)。

忍冬藤12 g,连翘9 g,红藤30 g,败酱草30 g,牡丹皮10 g,栀子6 g,赤芍10 g,桃仁10 g,生薏苡仁20 g,延胡索12 g,乳香、没药各6 g,川楝子9 g。

方中忍冬藤、连翘、红藤、败酱草、薏苡仁清热解毒利湿;牡丹皮、栀子、赤芍、桃仁清热凉血活血;延胡索、川楝子、乳香、没药行气活血止痛。

[服法]水煎分服,每日1剂。

[加减]如高热兼恶寒者,加大青叶10 g,柴胡20 g解毒退热;便溏热臭者,加秦皮9 g、黄芩9 g、黄连3 g清热利湿;便秘者,加大黄10 g泄热通腑;带下量多色黄夹脓血者,加贯众9 g、马齿苋10 g、地榆12 g利湿解毒止血。

3. 湿热蕴结证

[基本治法]清热利湿,活血止痛。

[方药运用]仙方活命饮(《校注妇人良方》)去穿山甲、当归尾、皂角刺,加蒲公英、败酱草、薏苡仁、土茯苓。

金银花12 g,防风6 g,蒲公英、白芷、赤芍各9 g,败酱草15 g,薏苡仁20 g,土茯苓9 g,陈皮6 g,天花粉 10 g,浙贝母、乳香、没药、甘草各 6 g。

金银花性味甘寒,清热解毒疗疮,故重用为君;赤芍、乳香、没药、陈皮行气活血通络,消肿止痛,共为臣药;白芷、防风以通滞散结,外透热毒;浙贝母、花粉以清热化痰散结,消未成之脓;加蒲公英、败酱草、薏苡仁、土茯苓以清热凉血,解毒利湿,均为佐药;甘草清热解毒,调和诸药。

[服法]水煎分服,每日 1 剂。

[加减]若低热起伏者,加茵陈 9 g、柴胡 20 g 除湿清热;月经量多或淋漓不净者,加马齿苋 15 g、贯众 9 g、炒地榆 12 g 利湿凉血止血;形成癥瘕者,加夏枯草、三棱、莪术各 10 g 消肿散结,化瘀消癥。

4.瘀毒结聚证

[基本治法]解毒化瘀,消癥止痛。

[方药运用]大黄牡丹汤(《金匮要略》)合桂枝茯苓丸(《金匮要略》)。

大黄 6 g,桂枝、茯苓、牡丹皮、赤芍、桃仁各 10 g,冬瓜仁 20 g,芒硝 5 g。

方中大黄泻热祛瘀,解毒通便;桂枝温通血脉以行瘀滞;茯苓益心脾而渗利下行;牡丹皮、赤芍清热凉血化瘀;芒硝软坚散结,并助大黄荡涤实热,宣通壅滞;桃仁破血结;冬瓜仁清肠中湿热,排脓散结消痈。

[服法]水煎分服,每日 1 剂。

[加减]如下腹痛甚,加金银花、蒲公英 10 g、延胡索 12 g;如高热兼恶寒者,加大青叶 10 g、柴胡 20 g 解毒退热;便溏热臭者,加秦皮 9 g、黄芩 9 g、黄连 3 g 以清热利湿;便秘者,加大黄 10 g 以泄热通腑。

【中成药】

1.妇乐颗粒 每次 12 g,每日 2 次。适用于热毒炽盛证。

2.康妇炎胶囊 每次 3 粒,每日 2 次。适用于湿热蕴结证、湿毒壅盛证。

3.金刚藤胶囊 每次 4 粒,每日 3 次。适用于湿热蕴结证。

4.妇科千金胶囊 每次 2 粒,每日 3 次。适用于湿热蕴结、湿毒壅盛证。

5.康妇消炎栓 每次 1 粒,每日 1~2 次,塞肛。适用于湿热蕴结证、湿毒壅盛证。

【外治法】

1.中药保留灌肠 夏桂成经验方:红藤灌肠汤(红藤 20 g,蒲公英、紫花地丁各 15 g,制乳香、制没药各 9 g,赤芍、香附、黄柏各 10 g)浓煎后保留灌肠或直肠滴注,每晚 1 次,保留 20~30 分钟,7 次为 1 个疗程。

2.外敷法

(1)夏桂成经验方:消癥散(千年健、地骨风、羌活、独活、川椒、白芷、乳香、没药、红花、血竭各 6 g,川续断、桑寄生、五加皮、赤芍、当归、防风各 20 g,艾叶、透骨草各 50 g)装入纱布袋内,蒸热,趁温热外敷下腹部,每次约半小时,每日 2~3 次,连用 3~5 日后,再换新药,10 日为 1 个疗程。

(2)民间经验方:毛茛渣,该经验来自民间,为夏桂成所述临床治疗盆腔深度脓肿疗效好。取新鲜毛茛,榨汁后留汁待用,并晾晒毛茛渣约 24 小时,待其完全干燥后,放入纱布袋内,稍浸留存之汁水,外敷在下腹部脓肿所在之体表处,每次约半小时,每日 2~3 次,连用 2~3 日后,再换新药,10~15 日为 1 个疗程。

【转归及预后】

急性盆腔炎的预后取决于治疗是否及时、有效、彻底。若经及时、规范、有效治疗,多可在短期内愈合。

若失治、误治,病情加重,可发展为腹膜炎、败血症、感染性休克。若病情迁延,多转化为盆腔炎性疾病后遗症,包括慢性盆腔痛、盆腔炎反复发作、不孕症、异位妊娠等,严重影响了患者的生殖健康和生活质量。

【预防与调护】

(1) 避免经期、产后性生活,合理避孕,减少人流手术。

(2) 多休息,必要时卧床或半卧位休息,饮食清淡,易消化,禁房事。

(3) 若病情重,病势凶险,甚至脓肿形成,应配合西药抗生素治疗,或手术切除病灶、引流等。

【夏桂成临证经验】

(一) 夏桂成诊疗急性盆腔炎验案

急性盆腔炎患者,经夏桂成治疗3周后,病愈。

赵某,女,45岁,干部。

因"小腹痛、发热伴黄稠带下量多2日"就诊。患者发病前曾外出涉水受凉,自感不适,发热恶寒,下腹痛,腹泻2次。随至当地医务室就诊,予四环素口服无效。发病后发热腹痛加剧,腹泻3次,大便黄臭,带下黄稠量多,伴头痛汗出,发声不扬,口苦喜饮。舌红,苔黄腻中厚,脉弦数。月经史:初潮15岁,7/30～35日,量中等,色红夹小血块,无痛经。25岁结婚,3-0-0-3,结扎避孕。既往有胃痛史。就诊时:体温38.9℃,急性病容,形体肥胖,下腹痛拒按,反跳痛阳性,肠鸣音减弱,妇检:后穹隆触痛明显;宫颈举痛;宫体压痛,活动欠佳;左侧附件片状增厚,右侧未及明显异常。血常规:白细胞计数22.5×10⁹/L,中性粒细胞百分比72%。治疗以清热燥湿,化瘀止痛,方取红藤败酱散加减。处方:红藤、败酱草各30 g,虎杖15 g,蒲公英15 g,黄连3 g,广木香9 g,泽泻10 g,薏苡仁30 g,制乳香、制没药各5 g,制苍术10 g。

二诊:服药7剂后月经来潮,经量较多,色紫红,有小血块,腹痛发热减轻,但发声不利,舌苔黄腻变薄,脉弦数。予进退黄连汤合泽兰叶汤治之。处方:红藤30 g,黄连3 g,制苍术10 g,广木香9 g,薏苡仁30 g,泽兰叶12 g,牡丹皮、赤芍、五灵脂各10 g,桔梗9 g,生甘草5 g,益母草15 g,茯苓12 g。

三诊:服药5剂月经净,腹痛大减,发热已解,体温36.8℃,大便调,带下量少色黄,发声如常。舌淡红,苔薄黄腻,脉细弦。血常规:白细胞计数9.2×10⁹/L,中性粒细胞百分比72%。方以红藤败酱散加减。处方:红藤、败酱草各20 g,黄芩9 g,广木香9 g,炒川楝子10 g,薏苡仁20 g,泽泻、赤芍、山楂各10 g,茯苓12 g。再服5剂,自觉下腹胀坠,大便偏溏,神疲乏力,纳差。妇检示宫体轻压痛,余无异常。患者素体脾胃不足,从健脾燥湿、升阳理气治之,方取补中益气汤加减。处方:黄芪、党参各12 g,炒白术、茯苓、炒白扁豆各10 g,炙升麻、广木香各6 g,陈皮5 g,炒薏苡仁15 g,红藤15 g,焦山楂10 g。服5剂,诸证皆除。

[按语]急性盆腔炎多为热毒所致,变化多,进展快,可出现危症,其辨治当从温病之卫气营血着手,治疗以清热解毒、行气活血为大法,也有从和解撤邪、逐瘀泄热着手。若为湿热之邪,入侵血室后,与经血相搏结,一方面乘经行、产后之虚而入侵;一方面又可借经行而祛除,因此湿热之邪在月经畅行后稍有缓解。本医案之患者之所以能较快康复,不仅得力于正确的药物治疗,亦得力于经行之顺畅。而该患者之所以湿热为患,与素体脾胃薄弱有关。脾胃者,亦包括大肠与肺在内。肺与大肠相表里,脾胃虚弱所形成的湿热亦可侵入大肠,大肠之湿热亦可传之于肺,故见肺气郁闭,声门不利,发声不扬,这也是本病的特点。黄连汤来自《伤寒论》,是治疗湿热病的主要方剂。在善后巩固期内,用补中益气汤而愈。

(二) 夏桂成治疗急性盆腔炎的经验

急性盆腔炎,夏桂成认为,从临床角度而言,发热、下腹痛,是发病初期的主症,不能因其病证尚轻而有所忽略,故治疗应清热解毒、凉血活血止痛为大法。在热毒与湿热局限在胞宫,如子宫内膜炎、子宫肌质炎,可加用中药保留灌肠,以控制炎症发展;在腹痛加剧,毒热炽盛,甚至溃而成脓,即发展到子宫周围结缔组织炎、附件炎及腹膜炎时,治疗应采用以抗生素治疗为主,中医药治疗为辅,必要时,可手术切除病灶并引流,以免延误病情,造成不良后果。同时,夏桂成强调,急性盆腔炎发作,除了致病菌等因素外,还与体内存在异常或不利因素有关,因此,即使采用抗生素治疗,也应该配合中医药治疗,以调整人体内异常或不利因素,促进患者恢复健康,预防复发。具体中医疗法如下:在急性期高热阶段属实属热,以清热解毒、凉血活血止痛为主;合并脓肿,则当消肿排脓;热减或热退后,以清热除湿、行气活血消癥为主。如此,在整个炎症发作期均采用中西医结合治疗,使中西医优势互补,增强疗效和缩短疗程,对防治病情迁延及预防复发均有积极作用。

如盆腔炎性疾病成脓时,方取五味消毒饮合大黄牡丹汤加减,药物剂量要加大,同时加入败毒散脓药物,如金银花30~60 g,蒲公英、紫花地丁、紫背天葵各30 g,大黄6~10 g,牡丹皮、桃仁各15 g,制乳香、制没药各6~9 g,赤芍、白芍各15 g,广木香、穿山甲片各10 g,必要时还需加六神丸,每次10粒,每日2次。如病情加重,邪毒侵入营血,上犯心脑,出现高热寒战、昏迷、谵语者,需要中西医结合救治,此时应取清热解毒,凉营安神,保护心脑方剂如《温病条辨》之清营汤,药用生地黄、麦冬各10 g,玄参12 g,金银花60 g,连翘20 g,竹叶心9 g,黄连5 g,蒲公英30 g,大黄5 g,同时加服安宫牛黄丸,以控制病情。

二、盆腔炎性疾病后遗症

盆腔炎性疾病后遗症(sequelae of PID)是PID的遗留病变,以往称为慢性盆腔炎,多是由于PID未能得到及时正确的治疗,迁延日久而来,临床缠绵难愈,以不孕症、输卵管妊娠、慢性盆腔痛、炎症反复发作等为主要临床表现,严重影响妇女的生殖健康和生活质量。根据发病部位及病理不同,可分为慢性输卵管炎与输卵管积水、输卵管卵巢炎及输卵管卵巢囊肿、慢性盆腔结缔组织炎。

中医古籍无此病名记载,根据其临床表现,归属于"癥瘕""妇人腹痛""带下病""月经不调""不孕症"等范畴。

【病因病机】

本病主要是湿热毒邪残留于冲任、胞宫,与气血搏结,聚结成瘀。故病因较为复杂,由实致虚,虚实夹杂。夏桂成认为,本病虽病变形式多样,但病因病机主要在"虚"和"心"。本病病性为虚实夹杂,但重在于虚,故有前人因本病平时不发作而多在劳累后发作而称其为"下劳证",以强调虚证在病变过程中的重要性。虚者与脏腑功能不足有关,心为五脏六腑之大主,因而心在本病的发病及诊治中具有重要意义。心主神明,主血脉有两大功能,如《内经》"病机十九条"之"诸痛痒疮,皆属于心""主不明则十二官危,使道不通,形乃大伤",若道路闭塞不通,产生瘀血,瘀久不消,生成盆腔炎性疾病后遗症,或器质性病变,都要考虑心的因素,心阴与心神关系密切。病变的重要因素在瘀在湿,瘀者与肾相关、与阳相关,湿者与脾相关。

(一)主要证型

1. **心肾阳虚夹瘀夹浊证,有轻重之别** 素体阳虚,或大病久病,或房劳多产,心肾之阳耗损,寒从内生,血为寒凝,血行不畅而成瘀浊,与余留之湿热毒邪互结,阻滞于冲任、胞宫、胞脉脉络而发病。

2. **心肾阴虚夹郁夹瘀证** 经行产后,阴血耗损,或素体阴虚,或久病大病,耗血伤阴,肝失所养或素性抑郁,肝失条达,气机不畅,血行受阻而成瘀,与余留之湿热毒邪互结,结于冲任、胞宫、胞脉脉络而发病。

3. **脾虚肝郁夹瘀证** 饮食不节,或劳倦过度,或素禀抑郁多思,脾虚失健,气血生化不足,加之肝郁气机不利,血行不畅而成瘀,与余留之湿热毒邪互结,阻滞冲任、胞宫、胞脉脉络而发病。

4. 脾虚肝郁夹湿证 饮食不节,或劳倦过度,或素禀抑郁多思,脾虚失健,运化失司,湿浊内停,加之肝郁气机不利,湿浊内停,与余留之湿热毒邪互结,流注下焦,阻滞冲任、胞宫、胞脉脉络而发病。

（二）兼夹证型

1. 气虚证 素体虚弱,或劳倦过度,或思虑过度,损伤心脾,脾运化失司,湿浊内生,流注下焦,与余留之湿热毒邪互结,阻滞冲任、胞宫、胞脉脉络而发病。

2. 心肝郁火证 内伤情志,心气失舒,肝失条达,心肝气郁,郁而化火,与余留之湿热毒邪互结,阻滞冲任、胞宫、胞脉脉络而发病。

【诊断与鉴别诊断】

（一）诊断

1. 临床表现 下腹部疼痛或坠胀痛,痛连腰骶,常在劳累、性交后及月经前后加重。可伴有低热起伏,易疲劳,劳则复发,带下增多,月经不调,不孕等。

2. 妇科检查 子宫常后倾后屈,压痛,活动受限或粘连固定;宫体一侧或两侧附件增厚,或触及呈条索状增粗的输卵管,或触及囊性肿块,压痛;宫骶韧带增粗、变硬、触痛。

3. 辅助检查：① 实验室检查：白带常规、细菌性阴道病检查、宫颈分泌物检测及红细胞沉降率、血常规检查等可有异常结果。② B超检查可见一侧或两侧附件区液性包块。③ 子宫输卵管造影检查可见输卵管迁曲、阻塞或通而不畅。④ 腹腔镜检查可见盆腔粘连,输卵管积水及伞端闭锁。

（二）鉴别诊断

1. 子宫内膜异位症 子宫内膜异位症,与盆腔炎性疾病后遗症相似,但常表现为进行性加重的痛经;盆腔炎性疾病后遗症疼痛不仅限于经期,平时亦有下腹痛,且可伴有发热,抗感染治疗有效。妇科检查、B超及腹腔镜检查均有助于诊断。

2. 盆腔瘀血综合征 两者均可表现为长期慢性下腹痛、腰骶痛。但盆腔瘀血综合征妇科检查多无明显异常,有时可见宫颈紫蓝或有举痛。腹腔镜检查及盆腔静脉造影有助于诊断与鉴别。

3. 卵巢肿瘤 盆腔炎性疾病后遗症相关的输卵管积水或卵巢囊肿,除了有盆腔炎性疾病的病史外,肿块呈腊肠形,囊壁较薄,周围有粘连。而卵巢良性肿瘤以圆形或椭圆形较多,多为囊性,表面光滑,活动;卵巢恶性肿瘤在阴道后穹隆触及盆腔内硬结节,肿块多为双侧,实性或半实性,表面凹凸不平,不活动,常伴有腹水,晚期可有恶病质征象。

【辨证】

（一）主要证型

1. 心肾阳虚夹瘀夹浊证

（1）轻证

[证候] 下腹时有疼痛,得温稍舒,失眠多梦,心慌心悸,腰骶酸痛,四肢不温;月经血量较多,色淡紫黯,带下时多。舌淡,边有齿印,苔白腻,脉细弱。

[分析] 心肾阳虚,血为寒凝而成瘀,与余留之湿热毒邪互结,客于冲任、胞宫,则下腹时有疼痛,得温稍舒;心失所养,则失眠多梦,心慌心悸;命门火衰,腰府及四肢失温,则腰骶酸痛,四肢不温;阳虚冲任失固,经带失约,则见月经血量较多,色淡紫黯,带下时多。舌淡,边有齿印,苔白腻,脉细弱,皆为心肾阳虚夹瘀之征。

（2）重证

[证候] 下腹疼痛,劳逸失当后腹痛加重,失眠多梦,胸闷心悸,腰骶疼痛;月经量少,色淡紫黯,时有

血块。舌紫淡,可见瘀斑,苔白,脉细沉。

[分析]心肾阳虚血瘀,与余留之湿热毒邪互结,客于冲任、胞宫,则下腹疼痛;劳逸失当后阳虚更甚,加之余邪较甚,则腹痛加重;心阳不振,心气失舒,则失眠多梦,胸闷心悸;命门火衰,腰府失养,则腰骶疼痛;湿热毒余邪伤及精血,冲任血海亏虚,加之瘀血内停,冲任阻滞,则见月经量少,色淡紫黯,时有血块。舌紫淡,可见瘀斑,苔白,脉细沉,皆为心肾阳虚夹瘀之征。

2.心肾阴虚夹郁夹瘀证

[证候]下腹痛或刺痛,痛连胁肋,烦躁易怒,时而叹气;月经后期或量少,经血黯夹血块,带下量少,阴部干涩,或婚久不孕。舌红暗淡,苔少色黄,脉细弦。

[分析]肝郁气滞血瘀,与余留之湿热毒邪互结,客于冲任、胞宫,则下腹痛或刺痛;阴虚肝失所养,肝郁气滞,血行不畅,则痛连胁肋,烦躁易怒,时而叹气;阴虚冲任血海亏虚,加之血瘀阻滞,冲任带失养,则见月经后期或量少,经血黯夹血块,带下量少,阴部干涩,或婚久不孕。舌红暗淡,苔少色黄,脉细弦,皆为阴虚肝郁夹瘀之征。

3.脾虚肝郁夹瘀证

[证候]下腹时常刺痛,劳累或情绪变化时易作,腹痛加重,腹坠胁胀,大便时溏;月经血量时多时少,色淡紫黯,小便清长。舌淡,边有齿印,苔黄,脉细弦。

[分析]脾虚肝郁,血行受阻而成血瘀,与余留之湿热毒邪互结,客于冲任、胞宫,则下腹时痛;劳累或情绪变化时,脾虚肝郁更甚,故腹痛易作且加重;脾虚气陷,肝郁气滞,则腹坠胁胀;脾运失健,不能运化水湿,则大便时溏;肝郁血瘀,疏泄失常,则月经血量时多时少,色淡紫黯;脾虚温化水湿失司,则小便清长。舌淡,边有齿印,苔黄,脉细弦,皆为脾虚肝郁夹瘀之征。

4.脾虚肝郁夹湿证

[证候]下腹时常坠痛,气候变化时易发,腹痛加重,腹部坠胀,脘闷纳呆,口腻不欲饮,大便时溏,周身倦怠,下肢肿胀;月经时多时少,色淡紫黯。舌淡边有齿印,苔白腻,脉细濡。

[分析]脾虚肝郁,气机失畅,水湿内生,与余留之湿热毒邪互结,客于冲任、胞宫,则下腹时常坠痛;气候变化时,外湿引动内湿,则腹痛易发且加重;脾虚气陷,运化水湿失司,中阳不振,则腹部坠胀,脘闷纳呆,口腻不欲饮,大便时溏;水湿内停,阳气不舒,则周身倦怠;水湿趋下,则下肢肿胀;肝郁疏泄失常,则月经时多时少;脾阳虚化血不足,则经色淡紫黯。舌淡边有齿印,苔白腻,脉细濡,皆为脾虚肝郁夹湿之征。

(二)兼夹证型

1.气虚证

[证候]下腹疼痛,劳逸失当发作,下腹坠痛,得温则舒;月经血量较多,色淡紫黯,周身倦怠,四肢水肿,大便时溏。舌淡边有齿印,苔白腻,脉细濡。

[分析]余留之湿热毒邪客于冲任、胞宫,则下腹疼痛;素体脾虚,劳逸失当则更虚,气虚下陷,正虚邪盛,则发病,下腹坠痛,得温则舒;脾虚不能统血,则月经血量较多;气虚火不足化生血,则经色淡紫黯;脾阳不振,水湿不运,则周身倦怠,四肢水肿,大便时溏。舌淡边有齿印,苔白腻,脉细濡,皆为脾虚之征。

2.心肝郁火证

[证候]下腹时常胀痛,情绪烦躁则腹痛加重,胸胁痞闷,失眠多梦,大便干结,小便色黄;月经时多时少。舌红苔黄,脉细弦。

[分析]心肝气郁,与余留之湿热毒邪互结,客于冲任、胞宫,则下腹时常胀痛;情绪烦躁,心肝气郁更甚,则腹痛加重,胸胁痞闷;心肝气郁化火,则失眠多梦,大便干结,小便色黄;心肝气郁,疏泄失常,则月经时多时少。舌红苔黄,脉细弦。皆为心肝气郁之征。

【治疗】

(一) 主要证型

1. 心肾阳虚夹瘀夹浊证

(1) 轻证

[**基本治法**] 补益心肾,理气化瘀止痛。

[**方药运用**] 茯苓补心汤(《备急千金要方》)去紫石英,加入蒲公英、丹参、赤芍、延胡索等。

茯苓 12 g,肉桂 5 g,人参 6 g,大枣 15 枚,蒲公英 9 g,甘草 6 g,赤小豆 9 g,麦冬、丹参、赤芍各 10 g,延胡索 12 g。

茯苓补心汤主治心气不足,善悲愁恚怒,衄血,面黄烦闷,五心热,妇人崩中,面色赤等。茯苓、人参、肉桂补益心肾之阳;蒲公英、赤小豆清热解毒以消余邪;丹参、赤芍,活血凉血祛瘀,兼养血安神;甘草、大枣、麦冬,佐人参、茯苓益气养心;延胡索活血行气止痛。

[**服法**] 水煎分服,每日 1 剂。

[**加减**] 若下腹冷痛较甚,加乌药 6 g、艾叶 5 g 以温经止痛;大便溏薄者,加炒白术 10 g、炒山药 10 g 以健脾利湿;带下量多、质稀者,加芡实 15 g、金樱子 10 g 以化湿止带。

(2) 重证

[**基本治法**] 补益心肾,温阳化瘀止痛。

[**方药运用**] 茯苓补心汤(《备急千金要方》)合桂枝茯苓丸(《金匮要略》),必要时加入䗪虫、石见穿。

茯苓 12 g,肉桂 5 g,人参 6 g,大枣 15 枚,紫石英 9 g,甘草 6 g,生薏苡仁 15～30 g,赤小豆 9 g,麦冬 10 g,桂枝 9 g,桃仁、赤芍、牡丹皮各 10 g。

茯苓补心汤方解同以上轻证所述。合用桂枝茯苓丸,为祛瘀消癥之剂。桂枝温通血脉以行瘀滞,与茯苓合用可行血消瘀,共为君药;桃仁破血,助君药祛瘀消癥;牡丹皮、赤芍,清热破瘀,共为佐药。

[**服法**] 水煎分服,每日 1 剂。

[**加减**] 若肾阳虚明显者,可选内补丸加减;腹痛较甚者,加延胡索 12 g、苏木 9 g 以活血化瘀止痛;夹湿者,加薏苡仁 20 g、制苍术 10 g 以健脾燥湿。

2. 心肾阴虚夹郁夹瘀证

[**基本治法**] 滋阴解郁,化瘀止痛。

[**方药运用**] 银甲丸(《王渭川妇科经验选》)合杞菊地黄汤(《医级》)。

金银花 10 g,连翘 9 g,升麻 6 g,红藤 20 g,蒲公英、生鳖甲各 9 g,紫花地丁 15 g,生蒲黄 10 g,椿根白皮、大青叶、茵陈各 9 g,琥珀粉 3 g,桔梗 6 g,枸杞子、菊花、生地、山药各 10 g,山茱萸 9 g,牡丹皮、茯苓、泽泻各 10 g。

银甲丸主要清热解毒,利湿通淋,活血化瘀,消炎止痛,以消余留之湿热毒邪;杞菊地黄汤主要滋补肝肾、扶正解郁。

[**服法**] 水煎分服,每日 1 剂。

[**加减**] 若下腹有包块者,加三棱、莪术各 10 g 以活血消癥。

3. 脾虚肝郁夹瘀证

[**基本治法**] 健脾疏肝,理气祛瘀止痛。

[**方药运用**] 香砂六君汤(《古今名医方论》)合逍遥散(《太平惠民和剂局方》)合当归芍药散(《金匮要略》)加减。

党参 15 g,炒白术 12 g,茯苓 10 g,薏苡仁 20 g,砂仁 5 g,陈皮 6 g,炒当归 10 g,赤芍 10 g,制香附

10 g,广木香 9 g,延胡索 10 g,柴胡 6 g,黄芩 9 g。

香砂六君汤以健脾理气和胃,逍遥散以养血疏肝解郁,当归芍药散以养血调肝止痛。

[**服法**] 水煎分服,每日 1 剂。

[**加减**] 若夜寐差,失眠,加莲子心 5 g、酸枣仁 20 g 以清心安神。

4. 脾虚肝郁夹湿证

[**基本治法**] 健脾疏肝,化湿通络止痛。

[**方药运用**] 香砂六君子汤(《古今名医方论》)合四妙丸(《成方便读》)合当归芍药散(《金匮要略》)加减。

党参 15 g,炒白术 12 g,茯苓 10 g,砂仁 5 g,制香附 10 g,炒当归 10 g,赤芍 10 g,黄柏 9 g,薏苡仁 20 g,牛膝 10 g。

香砂六君汤以健脾理气和胃,四妙丸以清热利湿,当归芍药散以养血调肝止痛。

[**服法**] 水煎分服,每日 1 剂。

[**加减**] 若湿邪甚,腹胀痛,加厚朴 6 g、大腹皮 10 g 以行气祛湿;若带下量多、黄稠,加土茯苓 10 g、马齿苋 15 g 以利湿止带。

(二) 兼夹证型

1. 气虚证

[**基本治法**] 益气健脾,升提中气,通络止痛。

[**方药运用**] 补中益气汤(《脾胃论》)加减。

党参 15 g,黄芪 20 g,白术 12 g,茯苓、当归各 10 g,升麻、柴胡、陈皮各 6 g,甘草 6 g。

此方为李东垣为饮食劳倦、脾胃气虚、内伤寒热证所制,党参、黄芪以补中益气,升阳固表;白术燥湿健脾;当归养血补虚;陈皮理气化滞,醒脾和胃,使补而不滞;升麻、柴胡升阳举陷;甘草调和诸药。

[**服法**] 水煎分服,每日 1 剂。

[**加减**] 若腹冷痛便溏者,可加炮姜 3 g 以温中散寒止泻。

2. 心肝郁火证

[**基本治法**] 清火解郁,宁心止痛。

[**方药运用**] 钩藤汤(夏桂成经验方)合当归芍药散(《金匮要略》)加减。

钩藤 10 g,莲子心 5 g,酸枣仁 20 g,茯苓 10 g,合欢皮 10 g,当归 10 g,赤芍 10 g,制香附 10 g,广木香 9 g,延胡索 10 g,柴胡 6 g,黄芩 9 g。

钩藤汤以钩藤为君药,佐以莲子心加强清心肝之力;合欢皮、茯苓以宁心安神,佐制肝火勿动心火;原方中尚有丹参、赤芍以凉血调经。钩藤汤以清肝宁心,当归芍药散以养血调肝止痛。

[**服法**] 水煎分服,每日 1 剂。

[**加减**] 若烦躁易怒、口苦者,加栀子 6 g、夏枯草 9 g 以清肝泻火。

【中成药】

1. 花红胶囊 每次 3 粒,每日 3 次。适用于湿热瘀结证。

2. 妇科千金胶囊 每次 2 粒,每日 3 次。适用于湿热瘀结证。

3. 坤复康胶囊 每次 3~4 粒,每日 3 次。适用于气滞血瘀证。

4. 桂枝茯苓胶囊 每次 3 粒,每日 3 次。适用于寒湿瘀滞证。

5. 妇宝颗粒 每次 10 g,每日 2 次。适用于肾虚血瘀证。

6. 丹黄祛瘀片 每次 2~4 片,每日 2~3 次。适用于气虚血瘀证。

【外治法】

1. 艾灸　取穴关元、气海、神阙、中级。每日或隔日1次。

2. 中药直肠导入　红藤、败酱草、丹参、延胡索、三棱等随证加减。适用于PID后遗症的各种证型。

3. 外敷法　① 中药药包热敷：辨证选用中药，热敷于下腹部或腰骶部。② 中药穴位敷贴：辨证选用中药，研末或制成丸剂，贴敷于三阴交、气海、神阙、关元等穴位。

4. 中药离子导入　辨证选用中药浓煎后，通过中药离子光电导入仪导入，使药物通过局部皮肤直接渗透和吸收。

5. 物理疗法　选择应用盆腔炎治疗仪、微波治疗仪、超声电导仪、光子治疗仪、短波治疗仪、超短波治疗仪、音频治疗仪、激光治疗仪等。

【转归及预后】

盆腔炎性疾病后遗症经积极、有效的治疗，大多可好转或治愈。因本病常反复缠绵，可导致月经不调、癥瘕、不孕症或异位妊娠等，对患者生殖健康合生活质量产生较大影响。若经期或产后摄生不慎，亦可再度急性发作。

【预防与调护】

（1）在盆腔炎性疾病急性发作时，应坚持及时、有效、彻底地治疗，达到短期内愈合，避免发展为盆腔炎性疾病后遗症；本病发作后，需要坚持积极有效地治疗，可采用中西医结合综合疗法。

（2）避免经期、产后，发病期间节欲，注意局部卫生，勤换衣裤，注意下腹部及腰部保暖。

（3）重视睡眠，顺应自然界生物钟规律，晚10点入睡，保证8小时睡眠时间和良好的睡眠质量，即早睡、睡足、深睡、熟睡。

（4）劳逸适量，情绪平稳，饮食有节，适当活动，增强体质。

【夏桂成临证经验】

（一）夏桂成诊疗盆腔炎性后遗症验案

盆腔炎性疾病后遗症患者，经夏桂成治疗3周后，腹痛消失。

患者殷某，女，39岁，职员。

初诊：因"下腹痛时作5年余"就诊。患者2012年无明显诱因出现下腹痛时作，至外院诊断为"盆腔炎，输卵管炎"，间断服用中西医治疗，时有反复。B超示：子宫附件未见明显异常。月经史：初潮14岁，5/30～40日，经量中等，色红，时有痛经，伴经行便溏。平素时发风疹。已婚，0-0-2-0。就诊时，经周第6日，下腹隐痛时作，夜寐欠安，多梦，大便稀溏，日行1～2次。舌偏红，苔腻，脉细弦。治疗按经后期论治，以健脾滋阴、宁心疏肝为大法，方取参苓白术散合钩藤汤加减治之。处方：党参15g，炒白术12g，茯苓、茯神各10g，广陈皮6g，广木香6g，砂仁3g，建莲肉10g，炒扁豆10g，赤芍、白芍各10g，山茱萸9g，钩藤10g，莲子心5g，合欢皮10g，炒酸枣仁10g，生黄芪12g，荆芥6g。10剂。

二诊：下腹痛已消，见少量拉丝样带下，夜寐转安，舌偏红，苔腻，脉细弦。按经后中末期论治，方取补天五子种玉丹加减治之。处方：丹参10g，赤芍、白芍各10g，山茱萸9g，茯苓、茯神各10g，川续断10g，杜仲10g，五灵脂10g，巴戟天10g，鹿血晶1g，炒白术10g，广木香6g，钩藤10g，莲子心5g，炒酸枣仁10g。

服用12剂,月经来潮,轻度痛经,继续按周期疗法调治月经后期数月,诉再未出现腹痛。

[按语] 盆腔炎性疾病后遗症,夏桂成认为不应按炎症治疗,因为本病发生,与患者体内存在异常或不利因素关系更密切,治疗重在扶正祛邪或改邪,在辨证论治基础上,结合月经周期节律调节法治之。同时,还要重视心的因素。在长期临床观察,发现心神在本病的发病及诊治中具有重要意义。该患者平素脾肾不足,抵抗力差,故病程长,下腹痛反复发作,伴夜寐差,月经延期,经行便溏。辨证属脾肾阳虚夹心肝火旺,治疗应以扶正为主,以月经周期节律调节法治之,方可治愈。

(二)夏桂成治疗盆腔炎性疾病后遗症经验

1. 对疾病的认识　本病以腹痛为主要临床表现,且劳则作,逸则安,常伴腰骶酸痛,心烦寐差。病程长,反复发作,可伴盆腔包块(如输卵管卵巢囊肿、输卵管积水)、不孕不育、异位妊娠等。如患盆腔炎性疾病的患者,不少体质较弱,且情志失畅,易于导致气血失调,形成少腹输卵管病变,这在生殖科较常见。过去仅认识到瘀血与湿热或湿浊之实证,对虚证认识不够深入,将本病分瘀血型与湿热夹瘀型论治。如今,则认识到心神在本病的发病及诊治中具有重要意义。生理上,心有两大功能,主神明,主血脉,如《素问·灵兰秘典论篇》之"心者君主之官,神明出焉",夏桂成心(脑)肾—肝脾—子宫轴理论以心为主宰。病理上,如《内经》"病机十九条"之"诸痛痒疮,皆属于心""主不明则十二宫危,使道不通,形乃大伤",若道路闭塞不通,产生瘀血,瘀久不消,生成盆腔炎性疾病后遗症,或器质性病变,都要考虑心的因素,即瘀血定义、属性、归位,从脏腑、从大整体,都应从心论治,也是夏桂成的特点、特色、特长。这在临床实践中也得到证实,本病发作,常与患者自身体质、抵抗力、精神、情绪相关,临床表现为腹痛腰酸,病程长,易心情烦躁,睡眠差,也均为应从心论治的佐证。

2. 治疗

(1)辨证论治:本病总病机属"邪蓄胞中滞络,不通则痛",病性为虚实夹杂,虚证为心肾阳虚、阴虚、脾虚,实证为瘀血、湿热、心肝气郁及湿浊,临床通过辨证施治来选方用药,若西医学影像学如B超或输卵管通畅检查结果阳性,可加适量活血通络的药物,如石见穿、干地龙、丝瓜络等,达到辨病与辨证相结合。

(2)配合月经周期节律调节法:在本病治疗中,结合月经周期节律调节法,尤其重视经间排卵期和经后期的调治。

1)重视经间排卵期的调治:可提高机体的内在调节功能,不止痛而痛自止,有助于本病的治愈。因为盆腔炎性疾病后遗症属于阴浊之邪壅积,形成阴长阳消,阳愈消,阴愈长的病理变化,而经间排卵期重在补肾助阳促排卵、提高阳的水平,这将更好地溶解阴浊血瘀,"通则不痛",这是治疗盆腔炎性疾病后遗症腹痛的治本之法。

2)重视经后期的调治:少数患者以阴虚为主,或气阴不足兼夹瘀血、湿浊、湿热或湿毒,就需要从经后期论治,以滋阴养血为大法,方剂以归芍地黄汤为主。但如今夏桂成认识到,经后期不仅要滋阴养血,还要养水,关键在静能生水,即安定心神,使心火下降,水才能上来。所以经后期治疗选用归芍地黄汤以滋阴养血,以钩藤汤安定心神以生水。因此,临床应重视经间排卵期的治疗,采用补肾促排卵汤,必须促进"重阴至阳"的转化,维持BBT高温相,扶持阳气,才能消融瘀浊湿热,如心肾阳虚、脾虚肝郁证等均应遵循此法治疗。而阴虚证,治疗需考虑从经后期开始,以滋阴为主,少佐化瘀、消癥之品。

(3)重视宣教:本病疗程较长,需要患者积极配合,医者应向患者详细阐述病情、治疗措施及注意事项,帮助其树立信心、耐心,将有益于提高疗效。

3. 预防　夏桂成认为,本病的预防同样重要。预防措施:

(1)首重睡眠,首先要保证8小时睡眠时间,其次要顺应自然界生物钟规律,即"日落而息,日出而作"，晚上 10 点左右入睡，而且还要保证睡眠质量，即睡足、早睡、深睡、熟睡。因为本病发生与心关系密切，而睡眠好才能保证心神稳定。同时，如运气学说所述，在夜间休息可借助自然界消长转化的力量来帮助人体自身正气恢复。

（2）劳逸结合，即要注意养生。此处"劳"，包括体力劳动过度和脑力劳动过度，而脑力劳动过度既包括熬夜作息不规律引起的，也包括思考、思虑过度引起的。

（3）重视心理调节，心理疏导，重视引导患者树立战胜疾病的信心，保持愉快、乐观心情，安定心神。

第三节　子宫内膜异位症与子宫腺肌病

子宫内膜异位症（endometriosis，EMT，简称内异症）是指具有活性的子宫内膜组织（腺体和间质）出现在子宫内膜以外部位。异位内膜可侵犯全身任何部位，但绝大多数位于盆腔内，最常见于卵巢、宫骶韧带，其次为子宫、直肠子宫陷凹、腹膜脏层、直肠阴道隔等部位，所以通常称作盆腔子宫内膜异位症。本病主要见于生育年龄的妇女，76％患者年龄在 25～45 岁，生育少、生育晚的妇女发病率明显高于生育多者，绝经妇女若用激素替代治疗也容易发生本病，且近年来发病率明显增高，是常见的妇科疾病之一。子宫内膜异位症在病理形态上属良性病变，但具有类似恶性肿瘤的种植、侵蚀和远处转移的能力，可引起持续加重的盆腔粘连、疼痛和不孕，严重困扰着广大妇女的身心健康。

子宫腺肌病（adenomyosis）是指子宫内膜腺体和间质侵入子宫肌层内，子宫腺肌病与子宫内膜异位症病因不同，但均受雌激素的调节。本病多发于 30～50 岁的经产妇，约有半数患者合并子宫肌瘤，约15％合并内异症。在中医学文献中无本病的记载，相关记载散见于"痛经""癥瘕""不孕"等疾病中，临床上一般以痛经为主。中医妇科学通过辨证与辨病相结合，力争寻求有效的缓解痛经、减少月经量和促进受孕的方法。

一、子宫内膜异位症

子宫内膜异位症是指具有活性的子宫内膜组织（腺体和间质）出现在子宫内膜以外部位。前人对子宫内膜异位症无直接论述，属中医"痛经""癥瘕""不孕"等范畴。

病变部位最常见于卵巢、宫骶韧带，其次为子宫、直肠子宫陷凹、腹膜脏层、直肠阴道隔等部位，所以通常称作盆腔子宫内膜异位症。常见证型有肾虚瘀结，兼夹证有气滞、血瘀、痰湿、湿热。

【病因病机】

本病的主要原因在于经产的余血流注于子宫冲任脉络之外，气血失畅，肾虚气弱，以致蕴结而为血瘀。《证治准绳》谓："血瘕之聚……腰痛不可俯仰……小腹里急苦痛，背膂疼，深达腰腹……此病令人无子。"

（一）主要证型

本病病机为肾虚瘀结。肾阳虚弱，经行感寒，或于经行不净之际进行宫腔操作，血行不畅，积于子宫，逆流于子宫之外，蕴结于脉络之间，形成血瘀。在病情演变过程中，有偏于肾阳虚弱者，有偏于瘀结者。

（二）兼夹证型

兼气滞者，情志不畅，肝气不舒，经行不利，经血积滞于子宫胞络，不通则痛；兼气虚者，体质不足，脾胃薄弱,或大产流产后正气虚弱,气虚下陷,瘀浊郁结于胞宫;亦有兼阳虚者,脾肾阳虚,可致痰湿内阻,或经期产后胞脉正虚,湿热之邪乘隙而入,稽留冲任或蕴结胞中,湿热与经血相搏结,瘀滞不畅而发为痛经。湿热内阻者,病变更为复杂。

总之,本病乃肾虚气弱,正气不足,经产余血浊液流注于胞脉胞络之中,泛溢于子宫之外,并随着肾阴肾阳的消长转化而发作。经产余血本属于阴,阴长则留瘀亦长,得阳长始有所化,因而亦出现消长变化。异位的子宫内膜不易吸收,不易消散,其所致之痛经是一种比较难治的疾患。至于气滞、气虚,常是病情发展过程中的兼夹因素。

【诊断与鉴别诊断】

(一)诊断

根据病史(包括月经史、孕产史、家族史及手术病史),疼痛的发生发展与月经和剖宫产、人流术、输卵管通液术的关系,痛经进行性加重,妇科检查可触及包块或触痛结节,实验室检查及影像学检查,排除子宫肌瘤、盆腔炎后遗症、卵巢恶性肿瘤及宫腔粘连症等引起的痛经,即可确诊。腹腔镜检查作为金标准的确诊方法。

1. **临床表现** 本病表现为痛经,经期或经期前后小腹或少腹剧痛,随病程进行性加剧。典型的痛经多于经前1~3日开始,行经第1日疼痛剧烈,此后随异位内膜出血停止而逐渐缓解或消失,常有经量增多或经期延长,色紫有血块,亦有在经净时发生疼痛者,常伴有肛门或小腹坠胀感。15%~30%的继发不孕和月经异常患者有经量增多、经期延长、月经淋漓不尽等,可能与卵巢实质病变、无排卵、黄体功能不全或合并子宫腺肌病、子宫肌瘤有关。其他受病灶侵袭的部位,如阴道内异症出现性交痛,特别是深部性交痛,以经前最为明显;肠道的内异症则多见腹痛、腹泻、便秘、周期性的少量便血等;膀胱内异症表现为尿痛和尿频;有手术瘢痕的内异灶多随着月经周期的迁移而发生该部位的疼痛;直径较大的卵巢巧克力囊肿在多种原因下尤其是腹压增大时可出现破裂,表现为剧烈腹痛、恶心呕吐、肛门坠胀及腹膜刺激征。

2. **体格检查**

(1) 妇科检查:若内膜异位于子宫肌壁,检查时可扪到子宫均匀增大,质硬,有压痛,称为内在性子宫内膜异位症。若内膜异位于盆腔,子宫多为后位,活动度不良或固定,直肠子宫陷凹或子宫骶骨韧带或宫颈后壁等处可扪到一个或多个不规则的硬结节,多有明显触痛。若内膜异位于卵巢,在附件区可触及与子宫或阔韧带、盆腔壁粘连的囊性包块,活动度差,有轻度压痛,肛诊更为明显。

(2) 腹部检查:剖宫产腹壁切口或分娩时会阴切开瘢痕的子宫内膜异位症,可于局部扪及结节,月经期肿块增大,局部隆起,有时表面可见紫蓝色或黄褐色结节,压痛明显。

3. **辅助检查**

(1) 影像学检查:B超(阴道及腹部B超)可以确定子宫的大小、形态、质地,有无卵巢和子宫内膜异位囊性包块及包块的大小、形态、质地、回声及和周围组织之间的关系。盆腔CT及MRI对子宫内膜异位症也有诊断价值。

(2) 血清CA125值测定:CA125增高有助于诊断内异症。但CA125在其他疾病如卵巢癌、盆腔炎性疾病中也可以出现升高,CA125诊断内异症的敏感性和特异性均较低,不作为独立的诊断依据但有助于监测病情变化、评估疗效和预测复发。

(3) 腹腔镜检查:对B超检查阴性者,可选择腹腔镜检查。腹腔镜检查是明确诊断和治疗内异症的最佳选择,并可决定内异症的临床分期。但病理学检查结果阴性并不能排除内异症的诊断。

(4) 测量基础体温:BBT双相,但高温相偏短或欠稳定,行经期高温相下降不明显。

（二）鉴别诊断

（1）卵巢恶性肿瘤：早期无症状，出现症状时多呈持续性腹痛、腹胀，病情发展快，一般情况差，常伴有盆腔包块和腹水。B超检查示包块为混合性或实性，血清CA125值明显增高。人附睾蛋白4（HE4）测定增高。

（2）盆腔炎性包块：多有急性或反复发作的盆腔感染史，疼痛无周期性，平时亦有下腹部的隐痛，可出现发热和白细胞增高等。

（3）子宫腺肌病：痛经症状与子宫内膜异位症相同，但以下腹正中疼痛更为剧烈，子宫多呈均匀性增大，质硬。经期检查时可触及子宫疼痛，常与内异症并存。

【辨证】

（一）主要证型

以肾虚瘀结为主，但又有偏于瘀结和偏于肾阳虚两种。

1. 肾虚瘀结偏瘀结证

[证候] 经行不畅，色紫黯，有小血块，或经量过多，有大血块，小腹胀痛拒按，痛甚则恶心呕吐，四肢厥冷，面色苍白，舌质黯，边有瘀点，苔薄，脉弦。

[分析] 素性抑郁，复伤情志，肝气怫郁更甚，肝气不舒，血海气机不利，经血运行不畅，故色紫黯，发为痛经；瘀伤血络则经血过多，有大血块排出；气血瘀滞，不通则痛，小腹胀痛拒按，甚至出现阳气阻隔而不达之兆，故四肢厥冷，面色苍白；舌质黯，边有瘀点，苔薄，脉弦为瘀结之象。

2. 偏肾阳虚证

[证候] 经行量或多或少，色紫黯，有大小不等之血块，或夹烂肉状血块，小腹坠痛，疼痛较剧，大便溏泄，腰酸明显，腰腹冷痛，面色无华，四肢亦冷，舌质紫，边有瘀点，苔薄白，脉细弦。

[分析] 先天禀赋不足，或多病久疾耗伤肾阳，阳气虚弱，冲任不固，故经行量或多或少；阳气不足，胞脉失煦，故经色紫黯，有大小不等之血块，或夹烂肉状血块；阳气不升，胞脏受寒，故小腹坠痛，疼痛较剧；阳虚则寒甚，故便溏腰酸，腰腹冷痛；阳气不足以外达，故面色无华，四肢亦冷；舌脉均为阳虚瘀滞之象。

（二）兼夹证型

1. 兼气滞证

[证候] 精神抑郁，胸闷烦躁，经前乳房胀痛，两少腹酸胀，经行少腹胀痛剧烈，经量或多或少，色紫红，有小血块，苔薄腻，脉弦或弦细。

[分析] 肝主疏泄，长期罹病，心中不悦，肝气不舒，或因精神压力较大，始终不能缓解，气机不畅，郁阻于胸胁、乳房、少腹等部位，故见闷胀及疼痛；瘀阻胞宫则月经排泄不畅，量少；郁久化热，内扰血海，故量多；肝气郁结，血行不畅，脉道不利，故弦或弦细。

2. 兼气虚证

[证候] 经期或经将净时小腹及肛门坠痛，经行量少，色淡红或黯红，无血块，伴有纳差神疲，四肢乏力，舌质淡红，苔薄白，脉细弱。

[分析] 《傅青主女科·调经》云：“妇人有少腹行经后痛者，人以为气血之虚也，谁知是肾气之涸也。”肾气不足，或大病久病，阳气虚弱，无以生化，冲任失养，故经行量少，色淡红；气虚精不足则神不守舍，故神疲，四肢乏力；舌脉均属气虚之象。

3. 兼痰湿凝滞证

[证候] 平时有癥瘕，行经期腹痛，经量偏少，色暗红，或有少量血块，小腹肛门坠痛明显，腰酸，大便易溏，腰腿冷，舌质暗淡苔白腻，根部较厚，脉细濡。

[分析]肾之阳气不足,气血运行失畅,故结而成癥;胞宫胞脉失煦,湿浊停滞,久而凝痰为患,瘀滞胞脉,故经行量偏少,色暗红,夹少量血块;下焦虚寒,脾肾不足,故大便易溏,腰腿冷;舌脉均属痰湿凝滞之象。

4. 兼湿热瘀结证

[证候]癥瘕积于腹中,月经先后不定,行经期腹痛,量或多或少,色黯红,或有黏液样血块,少腹隐痛牵及腰骶,平时大便秘结,带下黄,质地黏腻,舌质红,苔黄腻,根部较厚,脉弦数。

[分析]经期、产后胞脉正虚,湿热之邪乘虚而入,稽留冲任或蕴结胞中,湿热与经血相搏结,瘀滞不畅而发为痛经;气机运行受阻,结为癥瘕,气血不调则月经先后不定期,行经腹痛,经血色紫黯或有黏液样血块;病久酿湿生热,郁积胞宫或宫旁,故少腹隐痛,牵涉腰骶;平时大便秘结,带下黄,质地黏腻,舌红苔腻,脉弦数均属湿热之象。

【治疗】

本病治疗以"急则治标,缓则治本"为原则,一般经前以调气祛瘀为主,经期以活血祛瘀、理气止痛为主,经后则以益气补肾、活血化瘀为主。同时要注意辨病与辨证相结合,以痛经为主者重在祛瘀止痛,月经不调或不孕者要配合调经助孕,癥瘕结块者要散结消癥。

(一) 主要证型

1. 肾虚瘀结偏瘀结证

[基本治法]活血化瘀,消癥止痛。

[方药运用]琥珀散(《普济本事方》)加减。

琥珀(另包)3 g,当归、赤芍、川续断、延胡索、三棱、莪术各10 g,肉桂、乳香、没药、陈皮各6 g。

方中琥珀、当归、赤芍活血化瘀,为主;肉桂、川续断温通化瘀,配合延胡索、三棱、莪术、乳香、没药、陈皮理气行滞止痛,为辅。

[服法]经前经期水煎分服,每日1剂。

[加减]疼痛剧烈者,加蜈蚣粉(吞)3 g、全蝎粉(吞)3 g;血量过多者,加三七粉(吞)6 g、醋炒五灵脂10 g;小腹冷痛,经前白带偏多者,加艾叶9 g、吴茱萸6 g;少腹刺痛,经前黄带多者,加败酱草10 g、红藤10 g、薏苡仁15 g。

2. 偏肾阳虚证

[基本治法]补肾助阳,化瘀止痛。

[方药运用]助阳消癥汤(夏桂成经验方)加减。

川续断、杜仲各10 g,肉桂、紫石英各20 g,石见穿15 g,丹参、赤芍、延胡索、五灵脂、生山楂各10 g。

方中川续断、杜仲、肉桂、紫石英温肾助阳,丹参、赤芍、石见穿、延胡索、五灵脂、生山楂活血化瘀止痛。

[服法]经前经期水煎分服,每日1剂。

[加减]经前期服,加怀山药10 g、菟丝子10 g、鹿角片10 g;行经期服,加益母草15 g、泽兰叶10 g;经期疼痛剧烈者,加景天三七10～15 g。

(二) 兼夹证型

1. 兼气滞证

[基本治法]疏肝解郁,化瘀止痛。

[方药运用]少腹逐瘀汤(《医林改错》)合金铃子散(《素问病机气宜保命集》)加减。

肉桂、柴胡、小茴香各6 g,延胡索、没药、川楝子、当归、川芎各10 g。

方中肉桂、柴胡、小茴香温经散寒,通达下焦;延胡索、没药行气活血,散寒止痛;川楝子活血化瘀,散结止痛;当归、川芎为血中之气药,配赤芍活血行气,散滞调经。诸药合用,共奏温经散寒、活血祛瘀止痛之效。

[**服法**] 经前经期水煎分服,每日 1 剂。

[**加减**] 心烦失眠,舌尖红者,加钩藤(后下)15 g、青龙齿(先煎)10 g;小腹冷痛,平时带下甚多,色白质黏腻者,上方去川楝子,加小茴香 10 g、吴茱萸 5 g;平时少腹刺痛,带下色黄质腻者,加红藤 10 g、败酱草 10 g、苍术 10 g。

2. 兼气虚证

[**基本治法**] 补气升阳,化瘀止痛。

[**方药运用**] 补中益气汤(《脾胃论》)加减。

党参、白术、茯苓、黄芪各 10 g,炙升麻、柴胡、陈皮各 6 g,当归、赤芍、五灵脂各 10 g,炙甘草 3 g。

方中四君加黄芪益气补血止痛;炙升麻、柴胡、陈皮升阳气,温通经脉;当归、赤芍、五灵脂活血止痛。

[**服法**] 经前经期水煎分服,每日 1 剂。

[**加减**] 小腹冷痛者,加炮姜 5 g、肉桂(后下)3 g;疼痛剧烈者,加石见穿 15 g、延胡索 10 g;胁痛乳胀,小腹胀痛,属血虚肝郁者,加小茴香、乌药各 10 g;腰腿酸软,属肾虚者,加菟丝子、续断、桑寄生各 10 g。

3. 兼痰湿凝滞证

[**基本治法**] 健脾补肾,温阳利湿。

[**方药运用**] 助阳消癥汤(夏桂成经验方)合桂枝茯苓丸(《金匮要略》)。

石见穿、紫石英各 20 g,桂枝、牡丹皮、赤芍、桃仁、五灵脂、山药、川续断各 10 g。

方中石见穿、紫石英、桂枝助阳通络止痛,为主;牡丹皮、赤芍、桃仁、五灵脂活血化瘀,为辅;山药、川续断补肾助阳以消癥。

[**服法**] 经前经期水煎分服,每日 1 剂。

[**加减**] 行经期去山药、白芍,加广木香 9 g、延胡索 10 g;大便溏泄明显者,去桃仁、山药,加煨木香 9 g、砂仁(后下)5 g、薏苡仁 15～30 g。

4. 兼湿热瘀结证

[**基本治法**] 清化湿热,通络活血。

[**方药运用**] 内异止痛汤(夏桂成经验方)合清热调血汤(《古今医鉴》)加减。

当归、赤芍、桃仁、香附、延胡索、莪术、省头草、马鞭草各 10 g。

方中当归、赤芍、桃仁清化湿热,通络活血为主,配香附、延胡索、莪术调气止痛,加省头草、马鞭草增强清热除湿、消瘀止痛之功。

[**服法**] 水煎分 2 次服,每日 1 剂,经前 1～2 日开始,经净后停服。

[**加减**] 若出血增多,去牡丹皮、丹参、当归、赤芍,加炒蒲黄(包煎)10 g、茜草 10 g;大便秘结明显者,加桃仁 10 g、川牛膝 10 g、栀子 9 g。

(三) 中药周期疗法

根据疼痛发生的时间、性质、部位、月经的情况、结块的大小、部位以及体质和舌脉可辨别虚实寒热。在月经周期的不同阶段,子宫内膜异位症的病机在一定程度上随冲任胞宫阴阳盛衰而变化,证候属性略有差异。一般而言,经后期阴衰血少,多属正虚血瘀;经间期阴精充实,阳气内动,多属正盛邪实;经前期阴阳两旺,瘀血又蓄,邪正搏结;行经期胞宫由实转虚,瘀血部分泄越,但新血受瘀血阻滞,离经停蓄又成新的瘀血。因此,月经周期的不同阶段,病机亦有所区别。经前或经期小腹冷痛,经血色黑,面色苍白,四肢不温,舌苔白腻,多属寒凝血瘀;经前或经期小腹胀痛拒按,经行不畅,色黯有块,块出痛减,伴胸闷乳胀,脉弦,多属气滞血瘀;病程较长,腹痛喜温,肛门坠胀,便意频作,神疲乏力,舌质淡胖有齿痕,多属气虚血瘀；腹痛频作拒按，带下色黄量多，经血秽浊如絮如带，舌红苔黄腻，多属湿热瘀结；月经不调，伴腰骶酸痛，形寒肢冷，头晕耳鸣，颧红口干，眼圈黯黑，舌淡胖有齿痕，脉沉细，多属肾虚血瘀。

调周法，即按月经周期进行调治。行经期以活血化瘀为主，一般可用膈下逐瘀汤，药用炒当归、赤芍、五灵脂、益母草、青皮、延胡索、制香附、泽兰叶、山楂、茯苓等。经后期滋阴养血，以归芍地黄汤加减，药用丹参、赤芍、白芍、怀山药、山茱萸、熟地黄、牡丹皮、茯苓、牡蛎（先煎）、川续断、菟丝子等。由于子宫内膜异位症是血瘀成癥所致，因此，在滋阴养血的方药中常需加入山楂、五灵脂、石见穿等。经间排卵期以补肾调气血为主，可用补肾促排卵汤，药用丹参、赤芍、白芍、怀山药、山茱萸、熟地黄、牡丹皮、茯苓、川续断、菟丝子、紫石英、五灵脂、红花、石见穿等，服药的剂数按"7、5、3"时数律。治疗此类疼痛，夏桂成强调经间期的调治十分重要，这个时期要让重阴转化顺利，并且达到"重"的要求，就是要使得 BBT 在经间期下降后复升时达到"阳长"的标准，即上升幅度低高温相差达到 0.4℃以上，并且维持 12 日至 14 日，甚至更加长一些时间。经前期以补肾助阳为主，再加入化瘀消癥之品，常用助阳消癥汤，药用炒当归、赤芍、白芍、怀山药、牡丹皮、茯苓、川续断、菟丝子、紫石英（先煎）、蛇床子、石见穿、生山楂等。一般自 BBT 达高温相后即服，直至经行停药。

【中成药】

1. 散结镇痛胶囊 每次 4 粒，每日 3 次。

2. 血府逐瘀口服液 每次 1 支，每日 3 次。

3. 大黄䗪虫丸 每次 8 粒，每日 3 次。

4. 丹莪妇康煎膏 每次 15 g，每日 2 次。

以上 4 种均适用于气滞血瘀证型。

5. 艾附暖宫丸 每次 1 丸，每日 2～3 次。

6. 少腹逐瘀颗粒 每次 1.6 g，每日 2～3 次。

以上 2 种均适用于寒凝血瘀证型。

7. 化瘀散结灌肠液 每次 50 mL，每日 1 次，直肠给药。

8. 妇科千金片 每次 6 片，每日 3 次。

9. 康复消炎栓 每次 1 粒，每日 1～2 次，直肠给药。

以上 3 种均适用于湿热瘀结证型。

【转归及预后】

内异症治疗的根本目的是："缩减和去除病灶，减轻和控制疼痛，治疗和促进生育，预防和减少复发。"然而本病的高复发性尚未能克服，单纯手术和药物治疗均有局限性，因此采用手术加药物治疗有利于提高疗效。术前给药的目的在于缩小病灶，降低手术难度和损伤程度。对药物治疗无效，盆腔包块巨大，要求近期妊娠者，可根据不同情况选择适当的手术治疗。虽然认为腹腔镜手术能够提高妊娠率。对希望妊娠者，术后不宜应用药物巩固治疗，应行促排卵治疗。但是保存生育力仍然是十分重要的最新理念，对于年轻未生育者，尽可能地采用保守治疗，并且患者一生中最好一次手术，防止早发性卵巢功能衰退，妨碍生育。术后 6 个月未妊娠者配合辅助生殖技术创造妊娠机会，因而应尽可能在此时间内妊娠。妊娠后积极保胎治疗，提高其抱婴回家成功率。

【预防与调护】

（1）月经期应减少剧烈运动，经期应严禁性生活。

（2）防止经血倒流。对宫颈管狭窄或闭锁、宫颈粘连、阴道横隔、子宫极度前后屈等引起的经行不畅，应及时纠正。月经期宜避免不必要的盆腔检查，如有必要，则操作应轻柔，不可重力挤压子宫。

（3）避免手术操作所引起的子宫内膜种植。经前应禁止各种输卵管通畅试验。宫颈冷冻、电灼等不宜在经前进行，否则有导致子宫内膜种植在手术创面的危险。人工流产吸宫时不要突然降低宫内负压，以防止碎片随宫腔血水倒流入腹腔。剖宫手术时要注意保护手术视野和子宫切口，缝合子宫时要避免缝针穿过子宫内膜层，以防内膜异位于腹壁切口。

（4）适龄婚育和药物避孕。妊娠可以延缓此病的发展，对已达婚龄或婚后患痛经的妇女，宜及时婚育。已有子女者，长期服用避孕药物能抑制排卵，可促使子宫内膜萎缩和经量减少，因而减少经血及内膜碎屑逆流入腹腔的机会，从而避免子宫内膜异位症的发生。

【夏桂成临证经验】

（一）夏桂成诊疗子宫内膜异位症验案

王某，女，34 岁，安徽人。

[病历摘录] 因"经行腹痛渐进性加重 3 年，双侧巧囊术后"就诊。

初诊（2019 年 7 月 29 日）：患者 3 年前出现经行腹痛，渐进性加重，需服用止痛药物，甚则恶心作呕，冷汗淋漓，晕厥。B 超提示右侧巧克力囊肿。当地中西医保守治疗，效果不显。2018 年复查 B 超：右侧巧克力囊肿（大小 5.5 cm×5.3 cm），遂于当年当地医院行右侧卵巢切除术。2019 年巧克力囊肿左侧复发（6.3 cm×3.2 cm），于本院予手术剥除囊肿。现左侧巧克力囊肿再次复发（6.2 cm×6.1 cm），不愿再次手术，希望中药保守治疗，遂来诊。1－0－0－1。月经史：14 岁初潮，7/37－40 日，量中，色红，血块少，痛经明显。末次月经 2019 年 7 月 6 日，经周 24 日，2019 年 7 月 6 日注射抑那通（注射用醋酸亮丙瑞林微球），带下不多，腰酸时作，大便正常，夜寐欠安，需服用安眠药，乳房时有作痛。舌红苔腻，脉弦。肾虚偏阴，癸水不足，心肝气郁，痰湿瘀浊结为癥瘕，瘀滞胞宫。治疗原则，按照调周法论治。先予以经后期论治。清心和胃汤加减。处方：钩藤（后下）10 g，生地黄 6 g，莲子心 5 g，广木香 12 g，陈皮 10 g，炒酸枣仁 15 g，茯苓、茯神各 15 g，黄连 3 g，青龙齿（先煎）15 g，太子参 15 g，生白术 12 g，甘松 6 g，佛手 10 g，紫石英（先煎）12 g，生山楂 12 g，鸡内金 12 g，琥珀粉（另吞）3 g，灵芝粉（另吞）6 g。12 剂。

二诊（2019 年 8 月 12 日）：白带不多，有时水样，腰酸，夜寐欠安，大便正常，左少腹立久隐痛，乳房抽痛。脉细，舌红苔腻。继予清心和胃汤。处方：钩藤（后下）10 g，莲子心 5 g，黄连 3 g，青龙齿（先煎）15 g，党参 12 g，生白术 10 g，木香 10 g，陈皮 10 g，合欢皮 10 g，灵芝 12 g，炒酸枣仁 15 g，白芍 12 g，紫贝齿（先煎）15 g，生山楂 15 g，炒当归 10 g。14 剂。

三诊（2019 年 8 月 26 日）：末次月经 2019 年 8 月 20 日，经周 7 日，量极少，仅护垫量，色红，血块无，第 1 日经行腹痛明显，腰酸，夜寐欠安。经后期论治。清心和胃汤加减。处方：钩藤（后下）10 g，莲子心 5 g，黄连 5 g，青龙齿（先煎）15 g，炙鳖甲（先煎）15 g，陈皮 10 g，甘松 6 g，广木香 10 g，灵芝 12 g，炒酸枣仁 15 g，白芍 12 g，合欢皮 10 g，生山楂 10 g，生鸡内金 10 g。12 剂。

四诊（2019 年 9 月 9 日）：末次月经 2019 年 8 月 20 日，经周 21 日，BBT 未升，腰酸不著，白带增多，见少许拉丝带下。经间排卵期。处方：当归 10 g，赤芍、白芍各 10 g，炒怀山药 12 g，山茱萸 10 g，鹿血晶（另吞）1 g，杜仲 10 g，川续断 10 g，莲子心 5 g，鹿茸片（先煎）3 g，肉桂（后下）6 g，生山楂 10 g，广木香 10 g，石见穿 12 g，制䗪虫 6 g，荆芥 10 g。12 剂。

五诊（2019 年 9 月 27 日）：末次月经 2019 年 8 月 20 日，经周 35 日，BBT 上升 9 日，腰酸不著，乳胀乳痛，月经将行，继续服用前经前期方。并嘱经行服用经期方：越鞠丸＋通瘀煎。制苍术 10 g，制香附 10 g，生山楂 10 g，丹参 10 g，肉桂 6 g，延胡索 15 g，广木香 12 g，赤芍 10 g，胡芦巴 6 g，川续断 10 g，全蝎

4 g,泽兰 10 g,炒五灵脂 10 g,炒莪术 10 g,石见穿 12 g,制䗪虫 6 g。7 剂。经净后服用经后期:二至地黄汤+越鞠丸加减论治。处方:女贞子 12 g,墨旱莲 12 g,炒山药 15 g,川续断 10 g,丹参 6 g,牡丹皮 6 g,制苍术 10 g,白术 10 g,郁金 10 g,茯苓、茯神各 15 g,山茱萸 6 g,左牡蛎(先煎)20 g,合欢皮 12 g,琥珀粉(另吞)3 g,灵芝粉(另吞)6 g。7 剂。

如此调治数月,患者 BBT 已恢复双相,拉丝带下逐渐增多,痛经明显较前缓解,B 超提示卵巢囊肿有缩小趋势,已减小至 4.1 cm×3.2 cm。

[按语] 此病案属于子宫内膜异位性痛经,在中医学中属于"癥痕""痛经"范围。之所以形成"癥痕"者,一般认为"正虚邪实"。我们认为,此与月经周期中阴阳消长转化及动静升降的失调,主要又在于经间期重阴转阳不好,以致阳长不利有关。前人曾有:"离照当空,阴霾自散。"言下之意,离照不能当空,阴霾不散而凝聚。离照者,太阳也,离者,心火也,实际包含肾阳的意义;阴霾者,泛指一切阴浊之邪,既包括子宫内应泄之旧血,亦包括痰脂、水湿在内。这类阴浊物质,随着经后期阴长而长,但经间排卵期后随着阴消而消,然而阳长不利,阴消亦不利,是以阴浊之物不能溶解吸收,乘最虚之处,凝结而成癥痕。同时亦将阻碍经血的下行和排泄,故出现"不通则痛"的痛经。痛经而致昏厥者,又必与心神之不安定有关。故《内经》又有"诸痛痒疮,皆属于心"。患者心烦不已,兼之生育压力,心情十分忧郁,难以舒展,故加重了疼痛的感觉。我们认为:"心病必须心药医。"是以做了大量的疏导工作。我们在治疗上着重调周法中经间期、经前期论治,补肾助阳与清心安神相结合。其中紫石英重用,配合鹿血晶吞服,合以钩藤、莲子心、紫贝齿等药,如此调治,痛经明显改善,异位囊肿亦逐渐缩小。

(二) 夏桂成治疗子宫内膜异位症的两个特点

1. 重视 BBT 的观察　子宫内膜异位症一般 BBT 低温相偏高,特别是行经期,BBT 应该下降,却降而复升,或下降不快。总之,如果行经期低温相偏高,或低落后又上升,或缓慢下降,且伴有高温相不明显者,一般应考虑有子宫内膜异位症的可能。根据我们临床上对子宫内膜异位症患者 BBT 的观察,其高温相主要有三种形式:① 缓慢上升。② 高温相偏短,不能达到 12 日。一般维持在 9～10 日,或偶尔达到 11 日。③ 高温相偏低,BBT 高温相与低温相之间的差距较小,一般在 0.2～0.3℃。BBT 的曲线变化可有助于辨证。低温相偏高者不外乎两种:一是气滞血瘀,经血内结而不行;二是阴虚气火偏旺,或心肝郁火偏甚。高温相偏短、偏低、缓慢上升等均属肾阳偏虚或脾肾阳虚。在观察疗效的过程中,BBT 正常或较正常者的治疗效果较好。我们认为,只有维持好 BBT 的高温相,而且连续 3 或 5 或 7 个月经周期的 BBT 高温相正常者,才能达到效果稳定。

2. 顽固疼痛调周治本　子宫内膜异位症和子宫腺肌病月经期及前后发作有顽固疼痛,也是难治病症。国医大师夏桂成与众不同的是,他不是见痛止痛,而是根据疾病的特点采用调整月经周期的方法,同样能够镇痛,并且抑制异位内膜的增殖,腺肌瘤的增长。夏桂成认为,女子经行一月一度,准而有信,是建立在气血和畅、阴阳协调基础之上的。月经周期内在蕴含阴阳消长转化之规律,经后期重阴奠基,经间期重阴转阳,经前期阳长达重,行经期重阳转阴。之所以产生瘀血、湿浊、痰脂终而结为癥痕等病理因素,其根本原因在于阳长不利,或因感受寒邪,阳气受损,或因素体肾虚阳弱等以致重阴转阳过程欠利,延及经前期阳长难以充实。《经》云:"阳化气,阴成形。"张景岳注:"阳动而散,故化气,阴静而凝,故成形。"确保经前期阳长达重,为"离照当空,阴霾自去"之意。阳长旺盛,则阴浊易于消散。血得寒则凝,得热则行,阳气健旺,血行通畅,瘀血等病理产物则易于消除,从而缓解痛经等症状的发生。以周期为着眼点治疗子宫内膜异位症的根本目的在于平衡体内阴阳消长的顺利转化,使之达到阴平阳秘、气血和调的状态,培固本元,起到从根本上治疗的作用。

夏桂成不是见痛止痛的关键是寻求最佳的干预时间,即经间期,将这个痛经的治疗节点即转化期把握好,使此时阴阳气血变化活动顺利转化,才能使得经前期阳长达到"重"的状态。如果经间期阴阳转化不顺利,势必造成一些病理因素的产生,如瘀血、湿浊、痰脂集聚,或者素有这些病理因素存在,又有所加重。经前期承接经间期而来,此时重阴转阳过后,阳长逐渐达到"重"的状态,经前期阳的作用时间较长,直至月经来潮,重阳转阴。夏桂成在经前期提出气中补阳、水中补火、血中补阳的方法,目的在于多方位增进,使得阳长旺盛,行使"化气"的作用,消除瘀血、湿浊、痰脂等病理产物。这些病理产物往往又可阻碍气血流畅,使得经脉阻滞,不通则痛,痛经反复发作。阳长温煦的作用可以使得瘀浊等病理代谢产物消除,患者月经来潮时血块及内膜脱落减少甚至消失,痛经明显缓解。临床常在一系列补阳方的基础上,进一步加强温阳,尤其是下焦温阳的方法如加重紫石英、鹿角片的用量,甚至加用鹿茸片,即补精血,亦能扶助阳气,迅速达到治疗目的。

子宫内膜异位症若伴有比较严重的痛经症状,除了着眼经间期和经前期外,经期痛时急则治标也非常重要。夏桂成重在温阳化瘀、解痉止痛,用夏氏内异止痛汤基础加减。处方:钩藤(后下)10 g,紫贝齿(先煎)10 g,丹参、赤芍、五灵脂(包煎)各 10 g,延胡索 12 g,肉桂(后下)6 g,广木香 10 g,川续断 12 g,茯苓 12 g,全蝎 5 g。膜样痛经较著,下较多内膜样组织者,则入逐瘀脱膜汤,在前方基础上加入三棱、莪术、三七等化瘀攻结消癥之品,温阳化瘀消癥,使得宫内瘀结性内膜顺利脱落;冷痛甚者可入制附片 6~9 g,炙桂枝 10 g,艾叶 10 g 等,进一步加强温阳的力量。《经》云"诸痛痒疮,皆属于心",治疗痛经在止痛的同时不忘从"心"论治,常重用炒酸枣仁 15~30 g、钩藤 10、莲子心 5 g、合欢皮 10 g 等,起到镇静、宁心、止痛的作用。

二、子宫腺肌病

子宫腺肌病(adenomyosis)是指子宫肌层内存在的子宫内膜腺体和间质在激素的影响下发生出血,肌纤维结缔组织增生的一种良性弥漫性或局限性病变。

在中医学文献中无本病的记载,相关记载散见于"痛经""癥瘕""不孕证"等疾病中,临床上一般以痛经、不孕等为主。

【病因病机】

现代疾病谱将多次的妊娠分娩、人工流产、慢性子宫内膜炎等可造成子宫内膜基底层损伤,子宫内膜由此而侵入子宫肌层的因素归咎为造成本病发生的病因。中医妇科学虽无本病的记载,但《妇人大全良方·妇人腹中瘀血方论》曰:"妇人腹中瘀血者,由月经闭积,或产后余血未尽,或风寒滞瘀,久而不消,则为积聚癥瘕矣。"提示外邪入侵、情志内伤、素体因素或手术损伤等可导致机体脏腑功能失调,冲任损伤,气血失和,部分经血不循常道而逆行,以致"离经"之血瘀积,留结于下腹,阻滞于冲任、胞宫、胞脉、胞络而发病。瘀血阻滞,不通则痛,故见痛经;瘀积日久形成癥瘕,瘀阻冲任、胞宫,胞脉受阻,冲任不能相资,两精不能相搏,故不孕;瘀血不去,新血不能归经,因而月经量多,经期延长,甚则漏下不止。总之,本病的关键在于瘀,而导致瘀血形成的原因又有虚实寒热的不同。我们在临床实践中发现,本病随着月经周期的演变而变化。经后期阴长阳消,内在之瘀结亦随之增长;经间期重阴必阳,阳长之时内在的瘀结亦随之而有所控制,阳长并逐渐溶化,故前人称之为"血瘕"。

本病主要在于肾阳偏虚,气血不足,瘀浊内结,脉络不畅,与素体不足、肾虚和经产有关。经行产后,血室空虚,离经之瘀浊排除不尽,留于血室,结于胞脉胞络,并随月经周期的阴阳消长变化。阴长则瘀浊亦长,阳长则瘀浊有所化,排经时瘀浊阻碍经血排出,反而迫血妄行,故经行量少,腹痛。好血去而瘀浊留,反致血瘕加重,形成顽症。此外,血瘕的形成和发展常与气虚、气滞有关。气虚者正气不足,脾气虚弱,既不能统摄血液,又不能排出瘀血,故有助于血瘕的发展;气滞者,肝郁气滞也,既影响月经周期中的阴阳消长转化,特别是肾阳的演变,又影响经期的瘀浊排出,从而加重瘀血内结。

【诊断与鉴别诊断】

（一）诊断

1. 临床表现

（1）痛经与慢性盆腔疼痛：大多数患者以继发性、进行性加重的痛经为特点,疼痛常在经前1周开始,持续到月经结束。经期可见小腹冷痛,恶心呕吐,肛门坠痛等。一些患者在经后期、排卵期、经前期有不同程度的腹痛和深部组织的性交痛。

（2）月经过多：经量增多,经量一般超过80 mL,血块紫黯,经期延长(40%～50%),或有月经中期出血。

（3）不孕：原发或继发性不孕,或早期流产。

（4）年龄及病史：多为30～50岁,经产或有宫腔手术史,或有内异症病史。

2. 妇科检查　子宫呈均匀性增大或有局限性结节隆起,质硬而有压痛,双附件无明显异常。

3. 辅助检查

（1）B超检查可见子宫肌层不规则回声增强,肌壁增厚,无边界。

（2）血清CA125水平可升高。

（3）病理诊断。

（二）鉴别诊断

本病主要与盆腔炎性疾病后遗症、盆腔淤血症(PVCS)和子宫肌瘤等相鉴别。

1. 盆腔炎性疾病后遗症　患者多有急性盆腔炎或反复感染史,疼痛不仅限于经期,平时亦有腹部隐痛,可伴有发热。妇科检查子宫活动度差,附件区可扪及界限不清的包块,抗炎治疗有效。

2. 盆腔淤血症(PVCS)　PVCS是由慢性盆腔静脉淤血导致的,常见腹部坠痛,腰骶部疼痛,月经过多,白带增多,性交痛,乳胀,疲劳,尿频尿痛等,可行阴道彩色多普勒检查、盆腔超声、静脉造影和腹腔镜确认。

3. 子宫肌瘤　一般无明显痛经,B超和磁共振成像检查有助区别。部分子宫腺肌病患者可合并子宫肌瘤。

4. 子宫内膜异位症　本病可合并子宫内膜异位症,其痛经症状与子宫内膜异位症相似,通常更剧烈。妇科检查子宫呈球形增大,质硬,经期触痛。

【辨证】

（一）主要证型

肾虚瘀结证

［**证候**］经行腹痛,以经前1～2日和经期第1～第3日为甚,痛剧则恶心呕吐,肛门坠痛,大便溏泄,经来阵发性量多或量少,色暗红,夹血块,腰腹以下冷感,小便清长,舌质紫黯或有紫斑,苔白,脉沉细。

［**分析**］肾为冲任之本,胞脉系于肾而络于胞中,肾阳虚弱,虚寒内盛,瘀阻冲任,胞宫失煦,虚寒滞血,故经期或经后小腹冷痛,经少,色黯淡;瘀伤血络则阵发性量多;肾阳不足,腰际失煦,故腰腹以下冷感,小便清长;脉沉,苔白为虚寒之象。

（二）兼证型

1. 兼气滞证

［**证候**］精神抑郁,胸闷烦躁,经前乳房胀痛,经行少腹胀痛剧烈,经量或多或少,色紫红,有小血块,舌质紫黯,舌边或有瘀点,苔薄腻,脉沉弦或弦紧。

［**分析**］足厥阴肝经循少腹，布胸胁，绕乳房，肝气条达则血海通调。情志怫郁，冲任气血郁滞，经血不能正常畅通，故经前或经期少腹疼痛，经血量少不畅，色黯有块，拒按；血块排出，瘀滞减轻，气血暂通，疼痛缓解；气滞则肝经循行部位疼痛，经前乳房胀痛；舌质紫黯，舌边或有瘀点，脉沉弦或弦紧均为肾虚血瘀兼气滞之象。

2. 兼气虚证

［**证候**］经期或经将净时小腹及肛门隐隐坠痛，经行量少，色淡红或黯红，无血块，伴有纳差神疲，四肢乏力，舌质淡红，苔薄白，脉细弱。

［**分析**］气血不足，血海空虚，胞脉失养，气血运行无力，营血虚滞，故小腹隐隐坠痛；气虚阳气不充，血虚精血不荣，故经量少，色淡，面色无华；气虚脾阳不振，故食欲不振，精神倦怠；舌淡苔薄白，脉细弱均为气血亏虚之象。

【治法】

本病的主要临床表现是继发性痛经，与原发性痛经有较大的不同，故重点介绍经期的治疗。如表现为月经不调者，可参照有关章节治疗。本病经后期的调周治疗参见子宫内膜异位症。本病的治疗要分经期与平时。经期寒凝血瘀，一般疼痛剧烈，故治疗需温经化瘀，活血止痛；经后期主要根据不同阶段的特点，治以补肾调周，化瘀消癥。

（一）主要证型

肾虚瘀结证

［**基本治法**］温经暖宫，调血止痛。

［**方药运用**］温经汤（《金匮要略》）合内异止痛汤（夏桂成经验方）。

吴茱萸 6 g，肉桂 6 g，当归、川芎、丹参、牡丹皮、赤芍各 10 g，甘草 3 g，莪术 6 g，五灵脂（包煎）10 g，全蝎 5 g。

方中吴茱萸、肉桂温经散寒，兼通血脉以止痛；当归、川芎养血止痛；丹参、牡丹皮化瘀行血；赤芍、甘草缓急止痛，温中和气；莪术理气行滞；五灵脂、全蝎活血化瘀。

［**服法**］水煎分服，行经期每日 1 剂，痛剧可服 2 剂。

［**加减**］经期小腹剧痛，经血中血块量多且大，伴有烂肉样血片者，可加服琥珀粉，每次 2 g，每日 2 次；经前胸闷烦躁，乳房胀痛，夜寐较差，加广郁金、钩藤各 10 g；少数疼痛发作于经行中末期，坠痛剧烈者，原方去莪术，加黄芪 10 g，柴胡 6 g。

（二）兼证型

1. 兼气滞证

［**基本治法**］疏肝解郁，化瘀止痛。

［**方药运用**］逍遥散（《太平惠民和剂局方》）合膈下逐瘀汤（《医林改错》）加减。

柴胡 8 g，川楝子 10 g，香附、当归、赤芍各 10 g，红花 6 g，延胡索、五灵脂各 10 g，甘草 3 g。

方中柴胡、川楝子疏肝理气；香附理气止痛；当归、赤芍、红花活血化瘀；延胡索、五灵脂化瘀止痛；甘草和中缓急，调和诸药。

［**服法**］经前经期水煎分服，每日 1 剂。

［**加减**］偏气滞者，重用枳壳、乌药、香附，以行气为主；偏血瘀者，重用桃仁、红花、五灵脂、延胡索，以活血化瘀为主。心烦失眠，舌尖红者，加钩藤（后下）15 g、青龙齿（先煎）10 g；小腹冷痛，平时带下甚多，色白质黏腻者，上方去川楝子，加小茴香 5 g，吴茱萸 3 g；平时少腹刺痛，带下色黄质腻者，加红藤 15 g、败酱草 15 g、苍术 10 g。

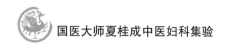

2. 兼气虚证

[**基本治法**] 补气温阳,化瘀止痛。

[**方药运用**] 圣愈汤(《兰室秘藏》)加减。

党参 12 g,炒白术 12 g,茯苓 12 g,黄芪 10 g,生地黄 8 g,柴胡 8 g,五灵脂 10 g,甘草 3 g。

柴胡、五灵脂行气止痛。气血充盈,血脉流畅则痛自除。若病久症状严重者,可用十全大补汤。方中四君加黄芪以补气,四物以补血,肉桂温阳散寒。全方共奏益气补血止痛之功。

[**服法**] 经前经期水煎分服,每日 1 剂。

[**加减**] 小腹冷痛者,加炮姜 5 g、肉桂(后下)3 g;疼痛剧烈者,加石见穿 15 g、延胡索 10 g。

【中成药】

1. 消瘤丸(夏桂成经验方) 每次 5 g,每日 2 次,经净后 3 日开始服用,经行停服。

2. 散结镇痛胶囊 每次 4 粒,每日 3 次,经前或经期服用。月经量多者经期停服,经来量少、腹痛者,经期第 1~第 3 日可服。

3. 延胡索止痛片 每次 4 片,每日 3 次。适用于气滞血瘀证痛经。

4. 艾附暖宫丸 每次 1 丸,每日 3 次。适用于寒湿化痛经。

【转归及预后】

本病目前尚无有效的根治药物。对症状较轻者西医妇科常用非甾体类抗炎药、口服避孕药等对症治疗。对经手术明确诊断的患者,多使用 GnRHa 疗法。对年轻、有生育要求和近绝经期患者可试用 GnRHa 治疗。GnRHa 可使疼痛缓解或消失、子宫腺肌瘤缩小,但停药后症状复发。无生育要求者,或药物治疗无效者,可采用假绝经疗法。年轻且有生育要求者,可先用保守治疗,助孕后可以改善症状。瘤体较大,影响妊娠者试行病灶体剔除术,但术后需要防止复发。

【预防与调护】

(1) 减少子宫内膜种植的机会:尽可能避免人工流产,月经过多者尽量不用宫内节育器避孕,尽量避免接近经期施行宫颈冷冻、激光、锥切等妇科手术。

(2) 去除发病的高危因素

1) 注意发现并积极治疗宫颈狭窄、生殖道梗阻。

2) 月经期避免精神高度紧张,积极治疗重度原发性痛经和月经过多。

3) 有子宫内膜异位症家族史者应定期做妇科检查,及时发现和及早治疗。

(3) 注意避免长期使用滋补品。

【夏桂成临证经验】

(一)夏桂成诊疗子宫腺肌病验案

陈某,女,25 岁。

初潮后即有痛经,症状较著,明显影响工作和生活,10 年曾经在东北行双侧子宫内膜异位症囊肿剥除术,术后未有其他治疗,2 年后 B 超显示双侧囊肿复发,3 cm×4 cm,合并有子宫腺肌病。因恐惧再次手术,且未婚,希望最大限度减低对日后生殖功能的影响,能控制痛经和囊肿,遂来我院求中医药治疗。笔者观察,其平素月经尚规则,形体略胖,怕冷较著,腰以下尤其明显,四肢不温,面生细小痤疮,素性急躁,常发脾气,失眠多梦,大便稀溏,每日 1~2 次,腹胀略作。脉细弦,舌质偏红苔黄略腻。此为脾肾不足,浊邪聚为癥瘕,心肝郁火。时值经前期,予以补肾健脾、清心疏肝、缓消癥瘕之品。处方:太子参15 g,白术12 g,茯苓10 g,砂仁(后下)5 g,广木香9 g,炮姜5 g,川续断10 g,杜仲15 g,五灵脂10 g,菟丝子10 g,赤芍、白芍各10 g,牡丹皮10 g,黄芩6 g,肉桂(后下)6 g,乌药10 g,荔枝核10 g,小茴香9 g,全蝎3 g,天山雪莲5 g。10剂。

二诊:患者服后来诉大便能够成形,略有偏软,腹胀消失,痛经缓解明显,未服用止痛片。来就诊时值经期第二日,仍当予以经期用药。处方:香附10 g,赤芍10 g,延胡索10 g,肉桂6 g,茯苓10 g,益母草15 g,泽兰叶10 g,五灵脂10 g,全蝎3 g,乌药10 g,荔枝核10 g,小茴香9 g,天山雪莲5 g。5剂。经后期在归芍地黄汤基础上入健脾补肾及软坚散结之牡蛎、生山楂等。经治疗3个周期后疼痛明显好转,间断服药疼痛亦不著。治疗1年后囊肿并无增大,反略有缩小,测量BBT能够明显好转,高温相BBT持续时间达到12日,故能够很好地控制好痛经及癥瘕。

[按语]此例为器质性痛经,也属于癥瘕的范畴,根据夏桂成月经周期调节理论,经间期、经前期是治疗该病的最佳时期,患者脾肾不足,经前期阳长不旺,不能够温煦下焦子宫,难以消融瘀血、痰浊等病理产物。故经前期加入健脾补肾、温阳散结之品,适当入温通解痉之荔枝核、小茴香、全蝎等,能够提高镇痛散结疗效。小茴香和荔枝核配伍乌药、全蝎能够明显减轻痛经。小茴香能入肾经补火助阳以温肾,入肝经散寒理气以止痛。《医林纂要》:"茴香,大补命门,而升达于膻中之上;命门火固,则脾胃能够化水谷而气血生,诸寒皆散矣。"配合荔枝核即为《景岳全书》之荔香散,增加了散滞气、辟寒邪的功效。乌药亦是要药,能够行气止痛,温肾散寒,力量雄厚,配伍全蝎不仅镇痉止痛而且能够散结攻毒,对囊肿腺肌瘤有一定的软坚作用。天山雪莲之温通散瘀除湿,十分符合女性经前期的生理特点,故对于治疗痛经具有独特的疗效。需要注意的是,对于器质性痛经需要坚持不懈。

(二) 夏桂成治疗子宫腺肌病的特点

子宫腺肌病的辨治可分为两个方面:一是痛经时的治疗,应注重化瘀消癥,解痉止痛,安定心神;二是经间排卵期后应助阳消癥,或助阳调肝,现分别介绍如下。

1. 痛经时的治疗　发时治标,平时治本,因此当痛经时,控制疼痛最为重要,包括解痉止痛、化瘀消癥、安定心神三者。

(1) 解痉止痛:子宫腺肌病亦属于子宫内膜异位症范围,行经时疼痛剧烈,有的因疼痛而晕厥,故在止痛的同时还需要控制痉挛。全蝎是止痉散中的主要药物,蜈蚣、地龙、葛根等均有缓解痉挛的作用,我们所用的内异止痛汤常用此类药以助之。延胡索是止痛的要药,凡疼痛病恒多用之。五灵脂是肝经药物,也有一定的止痛作用,而且能化瘀止血。子宫腺肌病出血偏多,应用此药甚合。总之,解痉止痛为急则治标的要务。

(2) 安定心神:剧烈的疼痛无不涉及心肝,尤其是心神更为重要。根据我们临床上的观察,子宫腺肌病所致的剧烈痛经与患者心理状态的不稳定有关。安定心神,稳定情绪,才能有效地控制疼痛。钩藤、青龙齿、茯神等安定心神,钩藤、龙齿、琥珀等息风静阳,安神宁心,均有较好的镇静作用。此外,子宫腺肌病所反映出的肾阳虚或偏阳虚均伴有不同程度的心肝郁火,亦反映出临床的复杂性。安定心神,稳定情绪,结合心理疏导,消除患者的顾虑,才能获效。

(3) 化瘀消癥:本病属于中医的"血瘕"范围。"血瘕"者,本就是一种难治的顽固性疾病,历来均从活血化瘀论治,故本病在治标时当加入莪术、山楂、丹参、赤芍、五灵脂等。在具体运用中,还要根据患者的出血量而灵活加减。

2. 重视经前期的治疗　即平时治本。子宫腺肌病的BBT高温相失常反映出黄体功能不健全,所以经前期恢复正常的BBT高温相十分重要。根据我们的临床观察,阳虚肝郁十分明显,BBT高温相的偏低偏短以及不稳定也比较明显,可从助阳调肝论治。如症状不重,BBT高温相失常不明显者,可与助阳消癥方药合用。

（1）助阳消癥：即助阳与消癥合用。我们临床上使用的验方包括丹参、赤芍、白芍、山药、牡丹皮、茯苓、川续断、紫石英、生山楂、石见穿、五灵脂等，必要时可加入三棱、莪术等。同时，补肾助阳与消癥散积两种方法可单独使用。两者均以在经前期应用为宜。

（2）助阳调肝：即补肾助阳与疏肝解郁合用，目的在于更好地扶助阳气，恢复健康的黄体功能。我们常用补肾助孕汤扶助阳气，温暖子宫，阳长则瘀浊溶解，从而有效地控制疼痛。如临床症状十分明显者，当按调周法系统论治。子宫腺肌病的痛经用一般的痛经汤以及逐瘀脱膜汤虽有效果，但极不理想，因而常在此基础上加入一些方药。由于本病多发生于育龄期女性，有的患者年龄偏大，故用本方治疗时尚应有所加减。

第四节　多囊卵巢综合征

多囊卵巢综合征（polycystic ovary syndrome，PCOS）是一种发病多因性、临床表现多态性的内分泌综合征。以月经紊乱、不孕、多毛、肥胖、双侧卵巢持续增大，以及雄激素过多、持续无排卵为临床特征。PCOS 内分泌特征主要是高雄激素血症、高胰岛素血症以及代谢综合征等。从青春期开始发病，在 20～30 岁为高峰，约占总数的 85.3%，占妇科内分泌疾病的 8%，不孕症的 0.6%～4.3%。PCOS 的病因迄今不明。

中医古籍中虽无此病名，但根据临床表现，可归于"月经后期"或"月经先后不定期""闭经""崩漏""不孕症"等范畴。

【病因病机】

目前，多囊卵巢综合征的病因尚未明确，中医历来将生殖功能归咎于肾，从其无排卵的病症来看，基本认为，肾虚是本病的主要病因。正如《素问·六节藏象论篇》所云："肾者主蛰，封藏之本，精之处也。"PCOS 患者长期停留在经后期，难以重阴转阳，阴阳转化不利，故影响卵泡发育及成熟卵子排出。本病证的肾虚是有一个较长的过程，其原因既有先天发育的关系，亦有后天的因素。生活方面的因素，学习工作方面的因素，紧张过度，工作繁忙，特别是行经期未能摄生，长期的熬夜，日久必耗肾阴，损伤癸水。

PCOS 患者长期停留在经后期，难以重阴转阳，阴阳转化不利，故影响卵泡发育及成熟卵子排出。肾属下焦，主生殖，相当于卵巢的作用，心属上焦，主神明，相当于下丘脑、垂体的作用，子宫与肾都必须服从心（脑）的调控。所谓"静能生水"，心不静，肾水不生，心肾不交，难以维持脏腑的阴阳平衡。

同时 PCOS 患者多见精神紧张、情志抑郁，易肝气不疏，气机阻滞，冲任胞宫失养。《女科要旨·种子》所云："妇人之病，多起于郁，诸郁不离肝。"肝藏血，主疏泄，"脾为后天之本，气血生化之源"，若因受凉冷饮、思虑过多导致脾胃虚弱，则化源不足，冲任失养，血海不能按时满盈，出现月经后期甚则停闭。

肾虚癸阴不足，时久必及其阳，此乃阴阳互根的关系，阳虚阴少，又必导致肝脾失调，肾水不足，水不生肝木，肝阴虚则肝气不舒，可致肝郁；火不暖土，肾阳虚不能支持脾土，是以出现脾土虚弱。肾虚、肝郁、脾弱，自然导致痰湿脂肪滋生，且肾阳虚本就容易产生痰湿、脂肪。痰脂产生后，一方面将随肝脾气血流溢于腹腔之中，肠胃之外，或流溢于四肢，出现腹部及四肢的肥胖，或肥胖趋向。另一方面，更为重要的是痰脂凝聚精室，结成窠囊。众所周知，金元四大家的朱丹溪提出"痰脂学说"，指出"躯脂满溢，闭塞子宫""有积痰下流于胞门，闭塞不行""痰积久聚多……甚则结成窠囊"。前人将精室归入子宫或血海（血室）之中。我们有条件将女子"卵巢"作为"精室"分列出来。痰脂凝聚精室，结成窠囊者，此明显指出多囊卵巢综合病证,使肾阴癸水不易滋养女精即卵子。女精不能及时发育,或发育不能达到成熟,或发育可达成熟,由于痰脂凝聚,外结窠囊,又将影响女精的活动及其排出。女精不能及时排出,阴不转阳,阳气窒痹,阳将更虚,排出的月经血量少,或很少,排经量少,瘀浊去少。旧瘀不除,新生亦少,反过来将更加使肝脾气血失和,阴阳更加失调,凝聚的痰湿脂肪将更增加。本是由虚致实,由肾虚通过肝脾失调所致痰湿脂凝聚精室,造成实证,再由经血排少,反过来由实致虚,痰瘀内阻,通过肝脾气血失和,从而影响肾水癸阴进一步减少,癸阳亦更弱,阳虚气郁,痰脂将更盛,形成虚者益虚,实者益实的复杂病变。

(一)主要证型

1. 肾阴虚 先天禀赋不足,或久病慢病,损伤肾气,肾精亏虚,癸水不足,冲任失养,血海充而不盈而致月经后期、闭经等;精血亏虚,难以重阴转阳,阴阳转化不利,影响卵泡发育及成熟卵子排出而致不孕。

2. 心肾不交 长期的心理社会压力,高度的精神紧张状态,导致神魂失于安宁,心不静则肾水不生,心火偏亢不能下交于肾,引动相火,耗损肾阴,致肾水亏于下,心火亢于上,而心肾不交,子宫失于藏泻,脏腑阴阳失衡而致病。

3. 脾肾阳虚 素体禀赋不足,脾肾阳虚;或饮食失摄,损伤脾阳;或经期摄生不慎,感受风寒,寒邪入里,耗伤肾阳;或病程日久,阴虚及阳。阳气不足,冲任失于温煦,胞脉虚寒,而致月经后期,甚或闭经、不孕。

(二)兼夹证型

1. 痰湿蕴阻 素体肥胖,痰湿内生;或生活过逸,饮食不节,食肥甘厚味,损伤脾胃,脾失健运,水液精微停聚成痰;或脾肾阳虚,水湿不化,痰湿内生;或瘀血内阻,气机不畅,痰湿凝结;痰湿下注冲任,稽留胞宫,阻碍气机,从而导致月经后期、闭经,甚至不能摄精成孕而致不孕。

2. 心肝郁火 素性抑郁,或七情所伤,心肝郁结而不达,气郁日久化火,灼伤肾阴,使肾中阴阳失衡,影响月经周期中阴阳转化,致使卵泡发育障碍,月经紊乱,难以摄精受孕。

3. 肝经湿热 情志抑郁,肝失疏泄,肝气郁结化热,若肝气乘脾,脾虚生湿,湿热蕴结,下注冲任,影响胞宫气血运行,致月经紊乱、不孕,若肝经湿热影响带脉,带脉失约,可致带下病。

【诊断与鉴别诊断】

(一)诊断

1. 临床表现 病发于青春期月经初潮如期,渐现月经稀发,闭经史,或月经频发,淋沥不净。常根据以下诊断与鉴别诊断。

2. 病史 遗传因素,部分 PCOS 患者存在家族聚集性,主要以常染色体显性遗传方式来遗传,因为尚未发现诱发 PCOS 的特异基因,故推论可能多基因异常和必要的环境因素共同作用导致 PCOS 的发生。

3. 体格检查

(1)肥胖,PCOS 患者中 40%~60% 的 BMI≥25 kg/m²,常呈腹形肥胖,这类肥胖者 35%~60% 伴有无排卵和多囊卵巢。多毛,常见于上唇、下腹部、大腿内侧、乳晕和脐周处,阴毛呈男性型分布。痤疮,常累及颊下部、前胸和后背。黑棘皮症,局部皮肤或大或小的天鹅绒样,角化过度,灰棕色病变,常分布于颈后部、腋下、外阴、腹股沟等皮肤皱褶处。

(2)测定血压、体重指数、腰围、臀围;BBT 测定多呈单温相。

(3)盆腔检查,外阴阴毛较浓密,或局部皮肤色素沉着,有时可触及一侧或两侧卵巢增大。

4. 超声影像学检查 示多囊卵巢(PCOM),表现为一侧或双侧卵巢内直径 2~9 mm 的卵泡数≥12个,围绕卵巢边缘,呈"项链征";双侧卵巢均匀性增大(卵巢体积≥10 mL,卵巢体积按 0.5×长径×横径×前后径计算);包膜回声增强,轮廓光滑,间质增生内部回声增强;连续监测未见主导卵泡发育和排卵迹象。无性生活者可以做经直肠超声检查。

5. 内分泌测定　具有以下特点。

(1) 雄激素升高:血清 T 和 A 水平升高,也有部分脱氢表雄酮(DHEA)和硫酸脱氢表雄酮(DHEA-S)也升高,性激素结合球蛋白(SHBG)下降。

(2) 性激素水平改变,E_2 相当于早、中卵泡期水平;LH 升高在中卵泡期水平,FSH 相当于早卵泡期水平;LH/FSH≥2~3。

(3) 胰岛素水平,腹部肥胖型可测定空腹血糖、空腹胰岛素水平(正常<20 mU/L)及葡萄糖负荷后血清胰岛素水平(正常<150 mU/L),或进行口服葡萄糖耐量试验(OGTT)。

(4) 血清抗苗勒管激素(AMH)水平较正常明显增高;20%~35%的 PCOS 患者可伴有血清 PRL 水平轻度增高。

(5) 尿 17-酮皮质类固醇正常或轻度升高,正常则提示雄激素来源于卵巢,升高则提示肾上腺功能亢进。

(6) 酌情选择甲状腺功能、皮质醇、肾上腺皮质激素释放激素(ACTH)、17-羟孕酮测定,肥胖者可有血脂增高,肝功能异常。

本病目前采用的诊断标准分为:

育龄期及围绝经期 PCOS 诊断:月经稀发或闭经或不规则子宫出血是诊断的必需条件。另外再符合下列 2 项中的 1 项:① 高雄激素临床表现或高雄激素血症。② 超声下表现为 PCOM。具备上述诊断条件后还必须排除其他可能引起高雄激素和排卵异常的疾病方可确诊 PCOS。

青春期 PCOS 诊断:必须同时符合以下 3 个指标:包括① 初潮后月经稀发持续至少 2 年或闭经。② 高雄激素临床表现或高雄激素血症。③ 超声下卵巢 PCOM 表现。同时应排除其他疾病。

(二) 鉴别诊断

1. 高雄激素血症或高雄激素症状的鉴别诊断

(1) 卵泡膜细胞增殖症:临床和内分泌征象比 PCOS 更严重,患者更肥胖,男性化更明显,血清睾酮水平可高达 5.2~6.9 mmol/L,血清 DHEA-S 与 LH/FSH 值正常,腹腔镜下可见卵巢皮质黄素化的卵泡膜细胞群,皮质下无类似 PCOS 的多个小卵泡。

(2) 产生雄激素的卵巢肿瘤:患者快速出现男性化体征,血清睾酮或 DHEA 水平显著升高,超过正常上限 2~2.5 倍,可通过 B 超、CT 或 MRI 协助鉴别。

(3) 库欣综合征:是多种病因引起的以高皮质醇血症为特征的临床综合征。约 80%患者会出现月经周期紊乱,并常出现多毛体征,根据测定血皮质醇水平的昼夜节律、24 小时尿游离皮质醇、小剂量地塞米松抑制试验可确诊库欣综合征。

(4) 先天性肾上腺皮质增生(CAH):一种常染色体隐性遗传病,是由于皮质醇生物合成过程中有酶的缺陷,以 21-羟化酶缺陷最常见。临床主要表现为血清雄激素和(或)17-羟孕酮、孕酮水平的升高,促肾上腺皮质激素(ACTH)兴奋试验反应亢进。根据 17-羟孕酮≥2 ng/mL 和 ACTH 刺激 60 分钟后 17α-羟孕酮反应≥10 ng/mL 可诊断 CAH。

2. 排卵障碍的鉴别诊断

(1) 功能性下丘脑性闭经:通常血清 FSH、LH 水平低或正常、FSH 水平高于 LH 水平,E_2 相当于或低于早卵泡期水平,无高雄激素血症,闭经前常有快速减重或精神心理障碍、压力大等。

(2) 甲状腺疾病:根据甲状腺功能测定和抗甲状腺抗体测定可诊断。建议疑似 PCOS 患者常规检查 TSH 及抗甲状腺抗体。

（3）高催乳素血症：血清 PRL 水平明显升高，而 LH、FSH 水平偏低，有雌激素水平下降或缺乏的表现，垂体 MRI 发现垂体占位性病变。

（4）早发性卵巢功能不全（POI）：40 岁之前出现月经异常（闭经或月经稀发），促性腺激素水平升高（FSH＞25 mIU/mL）、雌激素缺乏。

【辨证】

（一）主要证型

1. 肾阴虚证

[证候] 月经后期、量少或闭经、不孕，带下量少；口苦咽干，头晕耳鸣，腰膝酸软，夜寐梦多，形体正常，多毛，痤疮，舌质偏红，苔少，脉细数。

[分析] 肾精亏虚，癸水不足，冲任失养，血海充而不盈，不能摄精成孕，而致月经后期、量少、闭经或不孕；冲任精血亏少，不能润泽阴窍，则带下量少；不能内荣脏腑，则胸闷心悸、腰膝酸软；上不荣清窍，则头晕耳鸣；心神失养，则夜寐梦多；舌红，苔少，脉细数，是阴虚之征。

2. 心肾不交证

[证候] 月经后期、量少或闭经、不孕，带下量少，甚则阴道干涩；胸闷忧郁，头昏腰酸，心烦内热，健忘，夜寐差，甚则失眠，口干，便艰，舌红，苔薄黄，脉细弦。

[分析] 心理压力和精神紧张状态，导致神魂失于安宁，心不静则肾水不生，心火偏亢不能下交于肾，引动相火，耗损肾阴，致肾水亏于下，心火亢于上，而心肾不交，子宫失于藏泻，脏腑阴阳失衡，致月经紊乱；肾阴亏虚，影响卵泡发育成熟，则不孕；精血亏少，不能润泽阴窍，则阴道干涩；"腰为肾之府"，肾阴虚，外府失于濡养，则腰酸；精液不能上承，则口干；不能润泽大肠，则便艰；心火偏亢，上扰清窍，心烦健忘，头昏，夜寐差，甚则失眠。舌红，苔薄黄，脉细弦是心肾不交之征。

3. 脾肾阳虚证

[证候] 月经后期、量少色淡或闭经、不孕；腰痛如折，腹冷肢寒，性欲淡漠，神疲乏力，纳少便溏，小便频数，面色晦暗，肥胖，舌质淡，苔白腻，脉沉细无力。

[分析] 脾肾阳虚，感受风寒，寒邪入里，耗伤肾阳；或病程日久，阴虚及阳。阳气不足，冲任亏虚，血海充而不盈，则月经后期、量少色淡或闭经；冲任失于温煦，胞脉虚寒，不能摄精成孕，则不孕；肾阳不足，命门火衰，胞脉失煦，则腹冷肢寒、性欲淡漠；外府失荣，则腰痛如折；膀胱失于温煦，气化失常，则小便频数；肾阳虚肾水上泛，则面色晦暗；脾虚中阳不振，则神疲乏力；脾虚运化失司，火不温土，则纳少便溏。舌质淡，苔白腻，脉沉细无力，是阳虚之征。

（二）兼夹证型

1. 痰湿蕴阻证

[证候] 月经后期、量少，甚则闭经，婚久不孕；形体肥胖且越来越胖，或面浮肢肿，面部痤疮，多毛，头晕胸闷，神疲肢倦，面色㿠白，舌质淡胖，苔厚腻，脉沉滑。

[分析] 痰湿内生，损伤脾胃，脾失健运，水液精微停聚成痰；或脾肾阳虚，水湿不化，痰湿内生；或瘀血内阻，气机不畅，痰湿凝结。痰湿下注冲任，阻碍气机，稽留胞宫，从而导致月经后期、量少甚则闭经、不孕；痰湿困阻脾阳，运化不良，水湿泛溢肌肤，则面浮肢肿，神疲肢倦；痰湿中阻，清阳不升，则面色㿠白；痰湿停于心下，上蒙清窍，则胸闷头晕。舌质淡胖，苔厚腻，脉沉滑，是痰湿蕴阻之征。

2. 心肝郁火证

[证候] 月经后期、量少，或月经先期、淋漓不净色红；形体肥胖，面赤，痤疮多毛，烦躁失眠，口渴喜饮，便秘，舌红，苔黄腻，脉弦细数。

[分析]心肝郁结,气郁日久化火,灼伤肾阴,使肾中阴阳失衡,影响月经周期中阴阳转化,致使卵泡发育障碍,月经紊乱;肝郁化热,热伤冲任,迫血忘行,则月经先期、淋漓不净;邪热上扰,则面赤;热扰心神,则烦躁失眠;热伤津液,则口干喜饮、便秘。舌红,苔黄腻,脉弦细数,是火热之征。

3. 肝经湿热证

[证候]月经后期、量少,或月经先期、淋沥不净,色红黏稠;带下量多,色黄质稠,外阴瘙痒,头痛目赤,面部痤疮,毛发浓密,形体肥胖,便秘尿黄,舌红,苔黄腻,脉弦或弦数。

[分析]情志抑郁,肝失疏泄,气郁化热,若肝气乘脾,脾虚生湿,湿热蕴结,下注冲任,瘀滞胞宫,则月经后期、量少或闭经;湿热伤于冲任,迫血妄行,则月经先期、淋漓不净;血为热灼,则色红黏稠;湿热下注,伤于带脉,带脉失约,则带下量多,色黄质稠,外阴瘙痒;肝胆实火上炎,上扰头面,故见头痛目赤;湿热熏蒸下焦,则尿黄;热伤津液,则便秘。舌红,苔黄腻,脉弦或弦数,是湿热蕴结之征。

【治疗】

(一) 主要证型

1. 肾阴虚证

[基本治法]滋阴养血,益肾调经。

[方药运用]杞菊地黄汤(《医级》)加减。

钩藤、枸杞子、山茱萸、熟地黄、山药、牡丹皮、泽泻、茯苓、怀牛膝各 10 g。

方中钩藤、枸杞子、山茱萸为要药,滋养肝肾之阴;熟地黄具有益精髓的作用,填补下焦;山药滋肾补脾;牡丹皮清肝火,有一定的活血作用;泽泻泻肾降浊;茯苓健脾宁心;怀牛膝引血下行,通畅血脉。全方补中有行,行中有补,共奏滋阴养血、益肾调经之效。

[服法]水煎分服,每日 1 剂。

[加减]阴虚明显,带下几无,阴道干涩者,可加女贞子、炙龟甲、炙鳖甲等品;心肝火旺,心烦失眠者,可加莲子心、茯神、柏子仁等品。

2. 心肾不交证

[基本治法]清心滋肾,养血调经。

[方药运用]益肾通经汤(夏桂成经验方)加减。

柏子仁 6 g,丹参、熟地黄、川续断各 10 g,炙鳖甲 15 g,当归、赤芍、茺蔚子、泽兰各 10 g。

方中柏子仁、丹参,宁心安神,宁心者,还在降心气,所谓心气下通,胞脉才能通达;熟地黄、川续断、炙鳖甲,大补阴精,使癸水充实,乃治本之道;再加入当归、赤芍、茺蔚子、泽兰,活血调经。全方在于调治心肾,共奏补肾滋阴、降心宁心之效。

[服法]水煎分服,每日 1 剂。

[加减]若心火偏旺者,加入莲子心、黄连等品;若腰酸、头晕明显者,加入枸杞、龟甲等品。

3. 脾肾阳虚证

[基本治法]健脾益气,温阳补肾。

[方药运用]健脾温肾汤(夏桂成经验方)加减。

党参、白术、茯苓、木香、续断、杜仲、菟丝子各 10 g,紫石英 20 g。

本方温补脾肾,来源于《傅青主女科》的健固汤。方中重用党参、白术以健脾益气;茯苓健脾利湿;木香理气运脾,健脾者,贵在运也;川续断、杜仲是补肾要药;菟丝子补肾固肾,有静藏之意;紫石英温阳暖宫,亦有温命门之火的作用。全方脾肾双补,着重温肾助阳之意,是经前期常用的方药。

[服法]水煎分服,每日 1 剂。

[**加减**] 若偏于脾虚气弱,可加入黄芪、砂仁等品;若偏于肾虚阳弱,可加入巴戟天、鹿角片等品;若寒湿明显,可加入肉桂、制附片等品。

(二) 兼夹证型

1. 痰湿蕴阻证

[**基本治法**] 化痰除湿。

[**方药运用**] 急则用苍附导痰汤(《叶氏女科证治》),缓则用健脾滋肾汤(夏桂成经验方)。

苍附导痰汤:苍术、香附、陈皮、半夏、茯苓、胆南星各 10 g。

方中苍术健脾燥湿,香附理气散结,以开下焦及经脉之痰;陈皮、半夏、茯苓健脾化痰,痰湿化则气机畅,经血调和;胆南星走经络,祛痰通血脉,全方燥湿化痰力度较大,是以急用治标。

健脾滋肾汤(夏桂成经验方):党参、白术、茯苓、陈皮、木香、白芍各 12 g。

方中党参、白术健脾益气;茯苓、陈皮淡渗利湿,兼健脾;木香理气健脾;白芍滋阴养血,全方健脾益气基础上,加以化痰祛湿之品,力度缓和,是以缓用治本。

[**服法**] 水煎分服,每日 1 剂。

[**加减**] 顽痰闭塞者,可加入浙贝母、石菖蒲等;脾肾阳虚明显者,使用健脾温肾的健固汤加减。

2. 心肝郁火证

[**基本治法**] 清心宁神,滋阴调肝。

[**方药运用**] 钩藤汤(夏桂成经验方)合越鞠丸(《丹溪心法》)。

钩藤、白蒺藜各 10 g,莲子心 5 g,合欢皮、茯苓、茯神、白芍各 10 g,苍术、香附、川芎、栀子、神曲各 10 g。

钩藤汤中重在息风清肝,钩藤为主药,佐以白蒺藜,加强钩藤息风清肝之力;莲子心清心安神;合欢皮、茯苓、茯神宁心安神;心火随肝火而升,故清肝火者必当宁心,心宁则火易降;白芍和心肝之血而调经。越鞠丸中,苍术除湿郁,香附开气郁,川芎开血郁,栀子清火郁,神曲消食郁,临床中去栀子、川芎,加入牡丹皮、山楂代之,着重理气,加入郁金,增强理气解郁之效。全方着重理气解郁,调经。

[**服法**] 水煎分服,每日 1 剂。

[**加减**] 若月经先期或淋漓不净者,加入女贞子、墨旱莲等品;若烦躁、失眠明显者,可加入青龙齿、紫贝齿等品。

3. 肝经湿热证

[**基本治法**] 滋阴补肾,清肝利湿。

[**方药运用**] 急则用龙胆泻肝汤(《医宗金鉴》),缓则归芍地黄汤(《症因脉治》)。

[**加减**] 急则治标,用龙胆泻肝汤(《医方集解》);缓则治本,用归芍地黄汤(《症因脉治》)。

龙胆泻肝汤:龙胆草 6 g,栀子 6 g,黄芩、泽泻、木通、车前子、当归、生地黄各 10 g,柴胡 6 g,甘草 3 g。

方中龙胆草,既能清利肝胆实火,又能清利肝经湿热;黄芩、栀子苦寒泻火,燥湿清热;泽泻、木通、车前子渗湿泄热,导热下行;实火损伤阴血,当归、生地黄养血滋阴,邪去而不伤阴血;柴胡舒畅肝经之气,引诸药归肝经;甘草调和诸药,全方共奏清肝利湿之效,是以急则治标。

归芍地黄汤:当归、白芍、生地黄、山药、山茱萸、泽泻、牡丹皮、茯苓各 10 g。

归芍地黄汤由六味地黄丸加当归、白芍而成,主治肝肾阴虚,肝不藏血,方以六味地黄丸滋补肝肾,养血凉血为主,加当归养血活血柔肝,白芍补肝敛阴,平抑肝阳。全方共奏扶正达邪之效,是以缓则治本。

[**服法**]水煎分服,每日1剂。

[**周期疗法**]调整月经周期节律法是顺应月经周期中四期阴阳转化的特点,运用药物与精神心理疏导方法相结合的治疗方法。对于PCOS而言,大多是月经后期量少,长期处于经后期的状态,没有建立正常的月经周期。着重在经后期滋养肾阴,提高天癸水平,促进卵泡发育。经后期又分为初、中、末三期:初期是行经期的恢复期,带下全无,亦无阴长阳消之说;待进入经后中期,出现带下,阴长开始,卵泡开始发育,重在滋阴;经后末期,出现锦丝样带下,阴长至重,卵泡发育成熟,稍加补阳药,促进转化。此时期重在静,要注意休息和睡眠,避免焦虑情绪,否则影响卵泡发育。经间期,以补肾调气血、促排卵为主,可配合针刺三阴经穴位,促进重阴转阳。经前期,以补肾阳为主,健全黄体功能,此时期重在动,处于兴奋状态,利于阳长。行经期,是重阳转阴,以活血调经,排出经血为主,如此周而复始,形成周期演变。经3～5个周期治疗无效者,应进一步寻找致病原因,必要时配合西医治疗,方可取得较好的疗效。

【中成药】

1．二至丸　每次9g,每日2次。适用于偏阴虚的证型。

2．六味地黄丸　每次1丸,每日2次。适用于偏阴虚的证型。

3．香砂六君子丸　每次9g,每日3次。适用于脾阳虚的证型。

4．防风通圣丸　每次6g,每日2次。适用于偏痰湿的证型。

5．苍附导痰丸　每次5g,每日2次。适用于偏痰湿的证型。

6．桂枝茯苓胶囊　每次3粒,每日3次。适用于偏血瘀证型。

7．血府逐瘀口服药　每次1支,每日3次。适用于偏血瘀证型。

8．龙胆泻肝丸　每次6g,每日2次。适用于偏肝火湿热的证型。

【针灸】

1．体针　针刺促排卵,主穴取关元、子宫、中极、三阴交,肥胖痰湿者加丰隆、脾俞、足三里,血瘀者加合谷、血海,腰酸肾虚者加肾俞、气海,肝郁者加肝俞、太冲穴。操作方法:一般在治疗后出现锦丝状带下,或较多带有少量锦丝状带下者,每日1次,连续3次,或5日,或7日,每次用强刺激手法留针20分钟,之后观察7～10日。若BBT仍未上升,可重复2个疗程。

2．艾灸　取关元、中极、足三里、三阴交等穴。

3．耳针　取肝、脾、肾、内分泌、下丘脑、卵巢、子宫、神门等穴。

【转归与预后】

多囊卵巢综合征的治疗是一个长期、反复的过程,因其病程长、病机复杂、病变程度不同的特点,疗效的差异性也较大。轻度者,月经后期、经量偏少,形体稍有肥胖,有白带,或偶有少量锦丝状带下,疗效较好;中度者,月经后期、量少,形体肥胖,有少量白带,疗效尚好;重度者,闭经,形体肥胖且越来越胖,疗效差。其转归与预后可分为以下三种情况。

(1)症状消失或基本消失,BBT呈双温相,出现与行经期相应的锦丝状带下。3数律者,连续3个月经周期以上恢复正常;5数律者,连续5个月经周期以上恢复正常;7数律者,连续7个月经周期以上恢复正常。

(2)症状基本消失,月经周期恢复正常1～2个月或者3～4个月后又发作者;或者月经周期尚正常,但锦丝状带下较少,BBT双温相不明显,或高温相短而不稳定者。

(3) 症状无改善,或改善后又发作,月经周期仍不能恢复者。

【预防与调护】

(1) 提高患者对疾病的认知,达到近期治疗目标的同时更需注重远期并发症的发生。

(2) PCOS 长期管理是治疗与干预的一个不可或缺的环节,主要包括生活方式管理、胰岛素异常管理、高雄激素血症管理。

(3) 肥胖型 PCOS 患者,需通过生活方式的改变,合理的饮食控制、坚持中强度的有氧运动等,减少体质量或防止体质量继续增长,促进短期减肥。

(4) 疏导患者精神心理,消除其紧张、焦虑情绪,保持良好的精神状态,减轻压力,还需加强监督,自觉改变不良生活习惯。

【夏桂成临证经验】

(一) 夏桂成诊疗 PCOS 验案

程某,女,30 岁,镇江人。

初诊(2017 年 3 月):因"月经后期 10 余年,胚停清宫后未避孕未再孕 1 年余"就诊。患者自初潮起月经紊乱,常 40～90 日一潮,偶半年一潮。2015 年 11 月孕 40 日胚停(未见胎心)行清宫术,术后未避孕至今未再孕。曾外院查基础性激素示血清睾酮高,口服葡萄糖耐量试验(OGTT)示胰岛素抵抗,阴道 B 超示:双侧卵巢多囊样改变,监测 BBT 无高温相。月经史:15,4～5/40～90 日,量中偏少,色暗红,夹小血块,无痛经,经前腰酸,小腹凉。25 岁结婚。0-0-1-0。既往体健,无特殊疾病史及手术史。末次月经 2017 年 2 月 25 日,量色质同平素。刻下:月经周期第 12 日,乳胀,未见明显锦丝状带下,形体肥胖,大便溏,夜寐梦多。舌质红,苔白腻,脉弦细。辨证患者证属肾虚偏阴、心肝气郁、夹有痰湿。按调周大法治疗,先从滋养肾阴,佐以疏肝宁心、温化痰湿论治,滋肾生肝饮合钩藤汤加减。处方:丹参 10 g,赤芍、白芍各 10 g,炒山药 12 g,山茱萸 9 g,莲子心 5 g,茯苓 10 g,续断 10 g,菟丝子 10 g,钩藤 12 g(后下),合欢皮 10 g,炒酸枣仁 12 g。伴便溏,加煨木香 9 g、炒白术 10 g;肥胖,加泽泻 10 g、夏枯草 10 g。10 剂,水煎服,每日 1 剂。并嘱患者测 BBT。

二诊:服药后患者带下增多并见少许锦丝样带下,BBT 单相,夜寐仍欠安,从滋肾助阳、清心安神论治,补天种玉丹合钩藤汤加减。处方:川续断 10 g,杜仲 10 g,鹿角霜 10 g,赤芍、白芍各 10 g,丹参 10 g,牡丹皮 10 g,茯苓、茯神各 10 g,钩藤(后下)15 g,莲子心 5 g,酸枣仁 12 g,紫石英(先煎)15 g,合欢皮 10 g。10 剂,水煎服,每日 1 剂。

三诊:服药后患者 BBT 上升,高温相维持 8 日后月经来潮,小腹不适,大便稀溏,疲劳,夜寐尚可,从健脾滋阴论治,参苓白术散加减。处方:党参 15 g,白术 10 g,茯苓 10 g,广木香 9 g,砂仁(后下)3 g,白芍 10 g,山茱萸 10 g,川续断 10 g,桑寄生 10 g,苍术 10 g,陈皮 6 g,合欢皮 10 g。7 剂,水煎服,每日 1 剂。此后按周期调治 4 个月,患者周期规律,30～35 日一潮,排卵期见锦丝样带下,BBT 高温相能维持 10～12 日,治疗 1 年后患者成功妊娠,保胎至 4 个月,于 2019 年 4 月顺产一健康女婴。

[按语] 此例患者是典型的 PCOS 合并不孕,初诊时辨证为肾阴偏虚,阴虚则精血不足,津液亏少,以致月经后期;心肝气郁,夹有痰浊,则见失眠多梦,形体肥胖。夏桂成认为 PCOS 不孕最根本的发病基础为肾阴亏虚,癸水不足,导致阴精血亏少,冲任失养,血海不能按时满盈,精卵不能发育成熟,使 PCOS 患者长期处于经后期,难以重阴转阳,影响排卵。正如《傅青主女科》曰:"精满则子宫易于摄精,血足则子宫易于容物,皆有子之道也。"《石室秘录》云:"肾水亏者,子宫燥涸,禾苗无雨露之濡,亦或萎亏。"故夏桂成治疗 PCOS 时特别强调经后期的奠基治疗,重视经后期养血滋阴,补肾填精,提高天癸水平,促进卵泡

发育。

PCOS 不孕女性常见精神紧张、焦虑、烦躁、失眠等症状,严重干扰"心(脑)肾—肝脾—子宫轴"的功能,影响肾水的滋长。正如"欲补肾者,先宁心,心神安定,则肾水充足"。故夏桂成在经后期强调心肾同治、滋养肾阴的同时,还重视"心"的安定和"静"的动态平衡,强调心的统领作用,提出"治病先治人,治人先治心,调心病自半,心不静则肾不实,心不静则阴不足"。在调周方中多用重镇之品如龟甲、鳖甲滋阴降火、大补肝肾;钩藤为手足厥阴之药,通心包于肝木,风静火熄则诸症自除;山茱萸入肝肾敛阴,并加用莲子心、合欢皮、茯神、牡丹皮等宁心安神,降火除烦,使之在"静"的前提下恢复肾阴,并劝导患者保证充足的睡眠,以促进阴分的恢复,符合天人合一的昼夜节律,亦兼顾到疏解肝郁及化瘀利浊。

(二)夏桂成治疗多囊卵巢综合征特点

多囊卵巢综合征的主要原因在于肾虚,肾阴不足,癸水不充,卵泡难以发育成熟并排出,因此提高经后期阴长水平,使重阴转阳,促进阴阳转化,是治疗 PCOS 的主要方法。一般选用归芍地黄汤、杞菊地黄汤等。具体的药物有:熟地黄、赤芍、白芍、山药、山茱萸、川续断、龟甲、鳖甲、茯苓之品,但是临床上仅仅使用滋阴之品,有时效果并不理想,还应结合以下五点,全面考虑方可提高临床疗效。

1. 与补阳相结合　水中补火,气中补阳,是基于阴阳互根理念提出来的。《景岳全书》中写道:"善补阴者,必于阳中求阴。""无阳则阴无以生。"说明阴长必须依赖于阳,基础物质(阴)的化生利用必然要消耗一定的能量(阳),这就是阴长阳消的过程。尤其在经后末期,阴长至重,阳必耗损过多,更应重视阳,不仅阴长的物质基础需赖阳之生,而且阴长的动态变化,亦靠阳的支助。所以在滋阴的基础上,加入巴戟天、菟丝子、杜仲等补阳之品,才能更好地提高阴长水平,促进阴阳转化。

2. 与宁心安神相结合　心肾相交,水火既济,才能保证肾阴阳的提高和正常运动。心主神明,相当于下丘脑、垂体的作用,子宫与肾都必须服从心的调控。所谓"静能生水",心不静,肾水不生,心肾不交,难以维持脏腑的阴阳平衡。夏桂成非常重视"心"的特点和"静"的动态平衡,提出"治病先治人,治人先治心,调心病自半",强调心在经后期治疗中的统领作用。若 PCOS 不孕女性在治疗期间精神紧张、焦虑、烦躁、失眠,不能心平气和地配合治疗,将严重干扰"心(脑)肾—肝脾—子宫轴"的功能,影响肾水的滋长。常用药物有合欢皮、炒酸枣仁、钩藤、莲子心、黄连等宁心安神,并劝导患者保证充足的睡眠,符合天人合一的昼夜节律。

3. 与健脾化痰相结合　《傅青主女科》有云:"妇人有体肥胖,痰涎甚多,不能受孕者。"PCOS 患者中常见肥胖之人,素体湿盛、肥胖是痰浊产生进而闭塞胞宫不能摄精成孕的主要原因。《医宗必读》指出:"脾为生痰之源。"肥胖型 PCOS 中又多见脾虚,脾失健运,湿聚成痰,痰湿溢于肌表加重肥胖。对于此类患者,若经后期使用大量滋阴药,反会碍脾,加重脾虚,所以滋阴同时,重视健脾祛痰。常用药物有党参、白术、茯苓、陈皮、半夏等健脾祛痰之品。

4. 与疏肝理气相结合　《女科要旨·种子》曰:"妇人之病,多起于郁,诸郁不离肝。"PCOS 的治疗是一个长期、反复的过程,病程较久,临床多见精神抑郁者。肝气郁结,肝失疏泄,郁久化火,灼伤肝阴,进而可损伤肾阴、肾阳,使脏腑阴阳失衡。尤其在经前期,阳长达重,重阳维持时间长,心肝气火易动,肝郁重者,不仅影响阴消,还影响重阳的延续,进而影响受孕与月经排泄。所以,治疗 PCOS 时,还应注意疏肝理气,使气机条达。常用药物有合欢皮、郁金、玫瑰花、绿萼梅等。

5. 与降火相结合　阴虚多火旺,火旺则阴更虚,PCOS 多由于肾阴亏虚,癸水不足,故更容易引起火旺。肾中水火,本为既济以生存,肾水一亏,则相火失制,合而为邪,乃生虚火、虚热之诸证。对于阴虚火旺者,滋阴的同时务必结合降火,降火则滋阴,火不降则阴不能复。常用药物有牡丹皮、地骨皮、黄青蒿等降火清虚热之品。

第五节　卵巢过度刺激综合征

卵巢过度刺激综合征(ovarian hyperstimulation syndrome,OHSS)是一种以促排卵为目的而进行卵巢刺激时,特别是在体外受精(IVF)辅助生殖技术(ART)中所发生的重要医源性并发症,发生于促排卵之后黄体期或妊娠早期,属自限性疾病,严重者可危及生命。OHSS是现代医学辅助生殖技术下的产物,中医学对本此病症尚无记载。但根据其临床表现,可将其归属于"鼓胀""癥瘕""水肿""腹痛"等范畴;当OHSS合并妊娠时,可结合"妊娠肿胀""子满""妊娠腹痛"等疾病进行辨证论治。

因本病为自限性疾病,轻度卵巢过度刺激仅需高蛋白饮食等生活调摄,可不作特殊处理,故本章节主要介绍中度OHSS预防及重度、危急型OHSS的中医药辅助治疗。

OHSS在中医学上可主要称之为"鼓胀"。《灵枢·水胀》较详细地描述了本病的特征:"鼓胀何如?岐伯曰,腹胀,身皆大,大与肤胀等也,色苍黄,腹筋起,此其候也。"常见主证型有水湿内停证,脾肾阳虚证,兼气滞血瘀、肝肾阴虚、气阴衰竭等。本病主要是由于水毒气血瘀积腹内,肝脾肾功能失调,以致腹部胀大如鼓、脉络暴露等,辨证应当根据其腹胀程度及伴随症状,参合舌脉,临床上虽有虚实之分,但多为本虚标实之证。

【病因病机】

中医学认为在辅助生殖过程中所出现的OHSS并发症,是由于身体受到医源性因素的干预后,或者原本的疾病因素,妨碍正常的生理机转,导致脏腑功能失常,阴阳失和,气血失调,从而影响子宫、冲任、胞脉、胞络,进而导致瘀、痰、水湿等病理产物,反过来将更影响脏腑经络、阴阳气血之功能,使之更加紊乱和严重。由于人体的先天禀赋和后天条件的差异,形成不同类型的体质因素,这种因素能影响机体对某种致病原因的易感性。

夏桂成认为,OHSS主要病机是脾虚湿困,运化失健,肾阳不足,癸水泛溢,血脉失和,气滞血瘀而致水毒内蕴,瘀阻子核和胞脉,进而引发腹胀、腹水抑或(和)胸水、纳差、恶心症状。《金匮要略》记载:"血不利则为水。"指出了血脉运行不畅会导致水淫之邪泛溢。《丹溪心法》曰:"水肿因脾虚不能制水……当以参术补脾……运动其枢机,则水自行。"而《景岳全书》亦记载:"水肿证……多属虚败,治宜温脾补肾。"阐明本病的主要病机为本虚标实之证,治疗上当以利水祛湿,补肾健脾,益气养阴,兼以疏肝活血,化瘀消癥,温阳利水为治疗大法。

(一) 主要证型

1. 水湿停滞　癸水过盛,耗伤肾气,命火不能气化水液,以致水液停聚,湿滞中焦则脾失健运,气化不利,积于腹中,致成腹水;继而湿邪阻碍上焦,肺失宣降,上窍不开而水道不通,导致胸水形成。

2. 脾肾阳虚　肾为元阳司开阖,脾乃中土,主运化水湿。若阴虚及阳,命门不足,中阳失振,水湿停滞,积于腹中,位于中、下焦,易成腹水;水湿不化,碍及心阳,心阳不布,肺失宣降,水湿滞于上焦,致成胸水,体重增加。

3. 气阴衰竭　上述诸况若日久未得改善,以致脏腑功能失调,元阳衰退,形成气阴两竭之象,三焦气化不利,心阳不布,肺失宣降,呼吸困难;中焦气机紊乱而恶心,呕吐,下焦气化不利而尿少,肝肾功能衰竭,血络不通以致血管栓塞等重症之象,临床称为"OHSS危象"。

(二) 兼夹证型

1. 肝脾血瘀　七情伤肝,气机阻滞,情志怫郁,火郁于中,血行不畅,脉络欠利,久而滞血生瘀,瘀阻胞脉胞络,终成卵巢肿大;气机不畅故胸胁满闷,叹息稍舒;肝郁血瘀,下腹不适或轻微下腹痛,肝郁克伐脾胃,导致脾胃失和故有食欲不振的症状,舌脉均为肝脾血瘀之征。

2. 阴虚痰瘀　本病或因先天不足,癸水不充,若年轻羸瘦之阴虚体质,又有多囊卵巢综合征之宿疾,存在阴虚及阳、痰瘀内阻之因素,加以促排卵药物使用之后,肾阴癸水耗损更甚,原本多囊卵泡的存在,湿浊瘀阻内蕴于卵巢,结聚成癥,影响到肾、肝、脾胃及经络的正常功能,故可出现一系列症状。

3. 阳虚水泛证　若素有心脾肾阳虚,脾阳虚失于温化,肾阳虚则失于蒸化,水津停滞积而成饮,水饮上逆外溢积于胸腹致积液;心阳不振,脉络血气运行不畅,则唇绀舌紫,脉沉虚数或结代。

【诊断与鉴别诊断】

(一)诊断

结合 B 超下腹水深度与卵巢大小,测血细胞比容、白细胞计数、凝血功能、电解质、肝肾功能、妊娠试验等,并确定病情严重程度。对 OHSS 的诊断主要根据典型病史、症状和体征及 B 超检查,并结合雌、孕激素测定。对 OHSS 的分类,世界卫生组织(WHO)改为三级分度法。

1. 轻度　于排卵后 3～6 日或注射 HCG 后 5～8 日,开始出现下腹部不适或轻微下腹痛,伴食欲不振;E_2 水平<5 500 pmol/L(1 500 pg/mL);超声检查卵泡不少于 10 个,卵巢增大,卵巢直径<5 cm,有或无卵泡囊肿和黄体囊肿。

2. 中度　有明显下腹胀痛,可有恶心、呕吐、口渴,偶伴腹泻;体重增加≥3 kg,腹围增大,E_2 水平<11 000 pmol/L(3 000 pg/mL);卵巢明显增大,直径 5～10 cm,腹水<1.5 L。

3. 重度　腹水明显增加,腹胀痛加剧,卵巢明显增大,口渴、少尿、恶心、呕吐、腹胀甚至无法进食,大量腹水和胸腔积液致呼吸困难,难以平卧;卵巢直径>10 cm,体重增加>4.5 kg,可有血液浓缩,高凝状态,电解质紊乱,肝肾功能异常。

4. 危急　上述症状进一步加重,完全不能进食,腹胀明显,全身水肿,腹水、胸腔大量积液,甚者有外阴水肿,少尿或无尿,卵巢明显增大致卵巢或卵巢囊肿扭转或破裂引起剧烈腹痛,肝肾功能明显异常,出现呼吸困难及呛咳、氮质血症、低血容量休克、血栓等,最终可因多器官功能衰竭导致死亡。

(二)鉴别诊断

本病需与葡萄胎、绒癌引起的卵巢过度刺激反应相鉴别。此外,亦根据典型病史、症状及体征与卵巢非赘生性囊肿、多囊卵巢、卵巢肿瘤及盆腔炎所致腹痛,腹胀、盆腔积液等疾病相鉴别。

【辨证】

(一)主要证型

1. 水湿停滞证

[证候]腹部胀满,恶心呕吐,腹水,胸水,肢体肿胀,气短时汗,少气懒言,舌质淡红,苔白滑,脉沉细。

[分析]短期大量癸水滋长达重,耗伤肾气,命火不能气化水液,水湿津液蓄积,脾失健运,气化不利,积于腹中,则腹部胀满,恶心呕吐,肢体肿胀;湿邪阻碍上焦,肺失宣降,上窍不开而水道不通,气短时汗,少气懒言,胸水。淡红舌,白滑苔,脉沉细均为水湿停滞之象。

2. 脾肾阳虚证

[证候]腹部胀满,按之如囊裹水,面色苍黄或㿠白,脘腹纳呆,神倦怯寒,小便较少,大便偏溏,脉细弱,舌苔白腻。

[分析]脾阳不振,命门不足,水蓄不行,故腹大胀满;阳虚运化不利,水湿泛溢则面色苍黄或㿠白;水湿不化,中阳不运,故脘腹纳呆;阳虚则阳气不能敷布于内外,故神倦怯寒;脾阳不振,伤及肾阳,气化不

利,开阖失司,故小便较少,大便偏溏;舌苔白腻,脉细弱均为脾肾阳虚之候。

3.气阴衰竭证

[**证候**]胸闷气促,心慌心悸,胸腹积水,面色苍白,恶心,呕吐,腹泻,少尿,腹痛,甚则内出血,舌质淡红,苔少色白,脉细数无力。

[**分析**]上述诸况若日久未得改善,以致脏腑功能失调,元阳衰退,形成气阴两竭之象,三焦气化不利,心阳不布,肺失宣降,胸闷气促,心慌心悸,胸腹积水,面色苍白;中焦气机紊乱而恶心,呕吐;下焦气化不利尿少,腹泻,腹痛;肝肾功能衰竭,血络不通以致内出血;舌质淡红,苔少色白,脉细数无力为气阴衰竭之象。

(二)兼夹证型

1.肝脾血瘀证

[**证候**]腹大坚满,胁腹刺痛或胀痛,性情怫郁,口渴不欲饮,舌质紫黯或有瘀点瘀斑,脉弦细涩。

[**分析**]瘀血阻于肝脾脉络,隧道不通,以致水气内聚,腹大坚满,胁腹疼痛;肝失条达,络气痹阻,则性情怫郁;水浊聚而不行,津不上承,故口渴不欲饮;舌质紫黯或有瘀点瘀斑,脉弦细涩,均为血瘀之征。

2.阴虚痰瘀证

[**证候**]卵巢肿大,腹痛隐隐,恶心、呕吐、口渴,偶伴腹泻,舌质光红,苔中根部较腻厚,脉象细弦滑。

[**分析**]本病或因先天不足,癸水不充,若年轻羸瘦之阴虚体质,又有多囊卵巢综合征之宿疾,存在阴虚及阳,痰瘀内阻之因素,加以促排卵药物使用之后,肾阴癸水耗损更甚,原本多囊卵泡的存在,湿浊瘀阻内蕴于卵巢,结聚成癥,影响到肾、肝、脾胃及经络的正常功能,故可出现一系列症状。

3.阳虚水泛证

[**证候**]胸胁满闷,水肿心悸,腹水,面色㿠白,气短倚息,尿少肢凉,唇绀舌紫苔腻,脉沉虚数或结代。

[**分析**]癸水泛溢,伤及心脾肾,阳气衰微,水津代谢障碍,水饮上逆外溢,致水肿心悸,气短倚息,尿少肢冷;心阳不振,气血运行不畅,则唇绀舌紫,脉沉虚数或结代。

【治疗】

治疗原则:本病的治疗,主要根据腹痛、腹胀的程度及伴随症状,参合舌脉合发病的久暂,辨其属实、属虚、属热、属瘀,或相兼为病,辨病结合辨证用药。本病的发生因在辅助生育过程中使用促卵泡生长及促卵泡破裂药,打乱了胞宫气血的正常运行致水毒蕴结、气滞血瘀。气滞肝郁、肝病犯脾则脾虚运化功能失司,水湿内停;肝木致肾气化功能失司,水液不循常道,内渗腹腔则肿,水液壅滞、三焦气机不利则胀。临床则见腹胀如鼓,难以平卧,甚者胸满喘促、唇甲发紫、尿不利或少尿等。目前,对于本病的治疗临床多依据机体病理机制的不同分别给予中西药互补方法,取得很好的疗效。

(一)主要证型

1.水湿停滞证

[**基本治法**]健脾利水,除湿消肿。

[**方药运用**]猪苓汤(《伤寒论》)合五皮饮(《华氏中藏经》)加减。

猪苓10 g,泽泻10 g,茯苓皮10 g,薏苡仁12 g,白术10 g,桑白皮15 g,大腹皮15 g,甘草15 g。

方中猪苓、泽泻功专利水渗湿,使水湿之邪自小便除,与泽泻相须为用,协同健脾利水渗湿;腹中乃三阴聚集之地,其中脾为三阴之长,唯脾气虚衰,水邪窃踞腹中,故用茯苓皮健脾益气,薏苡仁化湿利水,白术补气健脾绝其源,燥湿利水开其流,三药联用,增强健脾燥湿、利水消肿之力;桑白皮清降肺气,通调水道,而有利消肿,大腹皮行气导滞,利水消肿,并能宣肺气而行水消肿,甘草甘缓和中益气,调和药性。

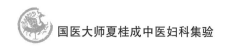

[**服法**] 取卵术后,水煎分服,每日 1 剂。

[**加减**] 若肿势明显,加泽泻、防己以利水消肿;若肿甚并伴胸闷而喘者,加杏仁、厚朴以宽中行气,降逆平喘。若气虚息短,加黄芪、党参;若胁腹胀痛者,加郁金、青皮、砂仁。

2. 脾肾阳虚证

[**基本治法**] 温阳健脾,利水消肿。

[**方药运用**] 真武汤(《伤寒论》)合防己黄芪汤(《金匮要略》)。

制附片 8 g,黄芪 10 g,茯苓 12 g,汉防己 12 g,白术 12 g,白芍 10 g,干姜 5 g,桂枝 6 g,甘草 3 g。

方中制附片温脾肾之阳,助气化而行水湿;干姜主入脾胃而长于温散寒、健运脾阳,为温暖中焦之主药,治心肾阳虚,每与附子相须为用,既起协同作用,即古之"附子无姜不热"之说,又可降低附子的毒性;炙桂枝辛温,助阳化气;黄芪甘温补气,健脾益肺,利水消肿,茯苓甘能补脾,淡能渗湿,药性平和,为健脾利水、渗湿化饮之要药,汉防己利水消肿,通利经脉;白术治疗脾阳不足,水饮内盛,能够补气健脾,燥湿利水,四药合用,既可利水祛邪,又可益气健脾扶正,补而不峻,利而不猛;白芍与甘草益气补中,缓急止痛,调和药性。诸药合用,温阳利水,脾健肾温,诸症自解。

[**服法**] 取卵术后,水煎分服,每日 1 剂。

[**加减**] 若便溏严重者,加山药、薏苡仁、白扁豆、芡实以实脾利湿。

3. 气阴衰竭证

[**基本治法**] 益气养阴,扶正固脱。

[**方药运用**] 生脉散(《内外伤辨惑论》)合参茸丸(《北京市中药成方选集》)加减。

西洋参 5 g,黄芪 12 g,茯苓 12 g,麦冬 6 g,五味子 5 g,北沙参 6 g,广木香 10 g,炮姜 5 g,鹿茸粉 3 g,延胡索 10 g。

方中西洋参补气养阴,清火生津;黄芪善入脾经,乃补脾益气之良药;茯苓利水消肿,健脾渗湿。三药合用,既有利水消肿之功,又能加强益气养阴之效。麦冬、五味子、北沙参养阴生津。其中麦冬补胃阴,滋津液,补心气;五味子上能敛肺气,下能滋肾阴;北沙参养阴益胃生津,三药协同增强益气养阴生津之功用。鹿茸粉为血肉有情之品,能补肾助阳,生津益血,以阳中求阴,则阴得阳升而泉源不竭;炮姜温阳守中,回阳通脉;延胡索能行血中气滞,气中血滞,故专治一身上下诸痛,广木香行气止痛,通畅气机,减轻补药的腻滞,有助于吸收。

[**服法**] 取卵术后,水煎分服,每日 1～2 剂,水煎分 2～4 次服。

[**加减**] 若出血者,加藕节 10 g、海螵蛸 10 g、乌梅炭 10 g 养阴清热,凉血止血。每日若腹胀腹泻明显者,加入香橼皮 10 g、砂仁(后下)5 g、六曲 10 g;有出血现象者,加入白及粉(分吞)3 g、三七粉(分吞)5 g。

(二)兼夹证型

1. 肝脾血瘀证

[**基本治法**] 疏肝解郁,养血活血。

[**方药运用**] 逍遥散(《太平惠民和剂局方》)合桂枝茯苓丸(《金匮要略》)加减。

柴胡 8 g,白芍、赤芍各 10 g,茯苓、郁金、桃仁、丹参、牡丹皮各 10 g,桂枝 6 g,泽泻、大腹皮各 10 g,青皮 6 g。

方中柴胡条达肝气,疏肝解郁,白芍敛肝阴,补血柔肝,缓急止痛;赤芍主入肝经血分,凉血逐瘀;白芍常配炙甘草养血柔肝,缓急止痛;茯苓淡能渗湿,健脾补中;郁金既能活血散瘀,又能行气解郁以止痛;桃仁、丹参活血祛瘀止痛,常用瘀血阻滞,血行不畅;牡丹皮入心,通血脉中壅滞与桂枝颇同,桂枝气温,通血脉中寒滞,牡丹皮气寒,通血脉中热结;泽泻甘淡渗湿,利水消肿,大腹皮辛能行散,主入脾胃经,是行气宽中之捷药,治疗湿阻气滞之脘腹胀满,并能宣肺气而行水消肿,治疗水湿外溢,二药协同作用;木香行气健脾,舒畅瘀滞气机,青皮辛散温通力强,能破气散结,两者合用,能通畅气机,使气行血行。

[服法]取卵术后,水煎分服,每日1剂。

[加减]若肝郁甚者,加佛手、合欢皮疏肝理气。若气滞血瘀,偏于血瘀者,加红花10 g、川牛膝9 g、延胡索12 g;若肝郁化火,以火热证为主者,去桂枝,加入钩藤15 g、夏枯草10 g;腹痛明显者,加入五灵脂10 g,炙乳香、炙没药各5 g;兼痰湿者,加入制苍术10 g,陈皮、制半夏各6 g;若兼湿热者,可加入制苍术、怀牛膝各10 g,炒黄柏9 g,薏苡仁30 g。

若血瘀之象较重,亦可调营饮加减。药用当归、丹参、穿山甲活血通络散结;生大黄、王不留行消结破瘕,通利血脉,攻逐瘀滞,使水湿瘀毒之邪从二便而泄;葶苈子、茯苓、车前草、槟榔利水渗湿,通利气机;延胡索行血中之气,散结止痛;全方化瘀行血,利水消肿,同时养血和血,从而达到化瘀通络而不动血耗血,气行水利血亦行之目的。

2. 阴虚痰瘀证

[基本治法]滋阴养血,化痰通瘀。

[方药运用]归芍地黄汤(《症因脉治》)合越鞠二陈汤(夏桂成经验方)加减。

丹参10 g,牡丹皮10 g,白芍10 g,赤芍10 g,干地黄8 g,山药12 g,山茱萸、茯苓、制苍术、陈皮、制半夏、制香附、山楂、川牛膝各10 g。

方中丹参、牡丹皮活血凉血,散瘀止痛,丹参专入血分,其功在于活血行血,内达脏腑而化瘀滞,外利关节而通脉络。牡丹皮为血中气药,专于行血破瘀消癥。赤芍其性禀寒,祛内停之湿,利水通便;白芍有敛阴益营之力,赤芍则有散邪行血之意;二药连用,白则能于土中泻木,赤则能于血中活滞。干地黄乃补肾家之要药,益阴血之上品;山药益气养阴,补脾肺肾;山茱萸性温而不燥,补而不腻,能补肾益精;三药协同,共奏滋阴养血之功。茯苓、制苍术、陈皮、制半夏理气健脾,燥湿化痰,使利中有补,补而不峻。制香附行气解郁,味苦疏泄以平肝气之横逆致肝阴不足,还能入脾经,而宽中;山楂通行气血,化瘀血而不伤新血,开郁气而不伤正气;川牛膝既能补肝肾,又能活血化瘀通脉以消散癥瘕,并能引血下行。

[服法]取卵术后,水煎分服,每日1剂。

[加减]若津伤甚,五心烦热,舌红口干者,加石斛、玉竹以养阴清热;便秘者,加胡麻仁润肠通便。若脘腹痞,口黏多痰者,上方去干地黄,加入广木香9 g、佛手片5 g;若腰酸尿频者,加入川续断、菟丝子各10 g;若腹痛明显者,加入五灵脂10 g、延胡索12 g、炙䗪虫6 g。

3. 阳虚水泛证

[基本治法]温阳化水,健脾补肾。

[方药运用]肾气丸(《金匮要略》)合真武汤(《伤寒论》)加减。

熟地黄8 g,山茱萸10 g,山药15 g,制附子8 g,干姜5 g,肉桂6 g,茯苓、白术、泽泻、牡丹皮各10 g,甘草5 g。

方中熟地黄滋补肾阴,山茱萸、山药健脾敛阴,制附子、干姜、肉桂大辛大热,温壮脾肾之阳,消阴寒水湿;茯苓、白术健脾益气,利水渗湿;泽泻清利渗湿,宣泄肾浊,牡丹皮清泻,甘草调和诸药,与辛温之品相配可助温阳散寒化湿之力,与酸温之品相伍又有化生阴液、柔养之功。诸药合用,温散之中有敛收,可谓温阳而不伤阴,柔肝无碍运化,共奏温阳健脾、利水化湿之功效。

[服法]取卵术后,水煎分服,每日1剂。

[加减]若肿甚,生姜改为生姜皮,另加茯苓皮以利水消肿;大便溏泄偏多者,加入煨木香10 g、砂仁(后下)5 g,生姜改炮姜5 g;若面浮足肿,小便偏少者,加入防己10 g,生黄芪12 g,泽泻、大腹皮各10 g;若血瘀者,加丹参10 g、川芎10 g活血化瘀。

【中成药】

1. 逍遥丸　每次 6 g,每日 3 次,用于肝郁证。
2. 越鞠丸　每次 5 g,每日 2 次,用于痰瘀证。
3. 参苓白术丸　每次 6 g,每日 2 次,用于脾虚证。
4. 血府逐瘀口服液　每次 1 支,每日 3 次,适用于气滞血瘀证。
5. 桂枝茯苓丸　每次 8 粒,每日 3 次,用于气滞血瘀证。
6. 生脉饮　每次 1 支,每日 3 次,用于气阴虚不足证。
7. 木香顺气丸　每次 6 g,每日 3 次。用于气滞湿阻证。

【转归及预后】

OHSS 其典型临床症状为体重、腹围迅速增加,血液浓缩,白细胞增加、血氧不足、少尿或无尿,电解质紊乱,腹水、胸水、血栓形成,呼吸窘迫综合征,多器官损害和功能衰竭,甚则导致死亡,是辅助生殖技术过程中出现的最严重的并发症。

本病发生与 HCG 的应用密不可分。按发病时间分为早发型和晚发型两种:早发型多发生在 HCG 应用后的 3~9 日,病情的程度与卵泡数目、E_2 水平有关。如未妊娠,10 日后可缓解,如妊娠则病情加重;晚发型多发生于 HCG 应用后 10~17 日,与妊娠尤其是多胎妊娠有关。

根据其临床症状,被分为轻度、中度、重度、危急类型,轻度主要表现为腹胀或腹部不适感,卵巢增大,抑或伴有轻微恶心、呕吐、腹泻等,实验室检查无重要改变;中度主要表现为腹胀、纳差,伴有轻度恶心及呕吐等腹部症状,超声证实卵巢增大,腹水存在,红细胞压积>41%,白细胞>15×10^6/mL,或伴有轻度的肝酶升高;重度主要表现为体重、腹围迅速增加,轻到中度的腹部症状;腹腔积液、胸腔积液,呼吸困难,少尿或无尿,顽固性恶心或(和)呕吐,红细胞压积>55%,白细胞>25×10^6/mL,肌酐清除率<50 mL/min,肌酐>1.6 mg/dl,血钠<135 mmol/L,血钾>5 mmol/L,肝酶升高;危急型表现为低血压或低中心静脉压;胸腔大量积液和(或)心包积液;体重增加>1 kg/24 h;晕厥;严重腹痛;静脉栓塞、动脉血栓形成;无尿、急性肾功能衰竭;心律失常;成人呼吸窘迫综合征;脓毒血症,以上实验室指标进一步恶化。

【预防与调护】

(1) 对于 OHSS 发生的高危人群,密切注意患者的情况,杜绝加重 OHSS 的因素,纠正盲目地使用 Gn 或 HCG。卵巢出现过度刺激早期症状时及早采用针灸,活血药物促排卵,积极治疗,防止病情加重。

(2) 属于中度以上必须按照西医学的治疗方法,不失时机地用药,防止病情愈演愈烈,造成不堪设想的后果。当注意原发疾病的调治,特别是 PCOS。

(3) 一旦发展并治疗后效果不佳者,当 ART 周期取卵后发现 OHSS 发生高危者时,该周期取消移植。对于鲜胚移植后迟发性 OHSS 合并妊娠者,应遵照"下胎益母"的妊娠病治疗原则,及时终止妊娠。

【夏桂成临证经验】

(一)夏桂成诊疗卵巢过度刺激综合征验案
病案 1

王某,女,28 岁,盐城人。

初诊(2019 年 12 月 3 日):因"继发性不孕 3 年余,拟行 IVF-ET 助孕术,取卵术后 1 小时"就诊。0-0-1-0,BMI 21.7 kg/m²。患者 2015 年孕 40⁺ 日因计划外妊娠遂行人工流产术,既往月经 45~60

日一行,曾多次服用达英-35(炔雌醇环丙孕酮片)调整月经周期。子宫输卵管造影提示:双侧输卵管通而不畅伴伞端上举。男方检查正常。拟行 IVF-ET 助孕术,于 2019 年 12 月 3 日取卵 18 枚,术后 1 小时阴超提示左侧卵巢大小 67 mm×45 mm,右侧卵巢大小 50 mm×47 mm,子宫后方见一 26 mm×15 mm 液性暗区,子宫前方见一 32 mm×13 mm 液性暗区。

拟行健脾利水预防 OHSS 发生。方以防己黄芪汤加减。处方:黄芪 15 g,防己 10 g,白术 10 g,生姜皮 10 g,冬瓜皮 10 g,泽兰 10 g,泽泻 10 g,广木香 10 g,路路通 10 g,车前草 10 g,蒲公英 10 g。7 剂,每日 1 剂。另嘱患者高蛋白饮食。

[按语] 本例为 OHSS 高危患者,术后即嘱患者高蛋白饮食,可补充迟发性 OHSS 出现造成腹水、恶心呕吐等引起的蛋白流失。药王孙思邈所著《备急千金要方》中有记载:"夫为医者,当须先洞晓病源……以食治之,食疗不愈,然后命药。"超促排卵后癸水迅溢,但该例患者素体命门火衰,中阳不振,气化失司,运化失调,水蓄不化,精液不得输布所致。脾主中州,职司运化,为气机升降之枢纽,脾的运化功能正常,则能散津归肺;若脾阳不足,健运失职,气化不利,则湿滞而为痰为饮。治疗以健脾祛湿,温阳利水。方中黄芪甘温补气,健脾益肺,肺气宣则通调水道,脾运健则水津四布,配伍白术、生姜皮、冬瓜皮温阳利水;防己苦寒降泄,善走下行,宣壅滞,通经脉,利水湿;泽泻利水渗湿泄热;车前草清热渗湿利水;蒲公英消痈散结,利水祛湿,诸药协同使湿从下焦泄之;路路通味苦泄降,通行经络,调理气机以利水消肿;泽兰既能活血散瘀,又能利水消肿,对瘀血阻滞,水瘀互结之水肿尤为适宜;广木香味辛能行,性温通行,能通畅气机,故能行气健脾,配清热祛湿药,可治脾失运化、肝失疏泄而致湿热郁蒸、气机阻滞之腹痛、胸胁痛。张景岳云:"故治水者当兼理气,盖气化水自化也。"诸药共奏健脾温阳、利水除湿之功效。

病案 2

谷某,女,26 岁,南京人。

初诊(2018 年 11 月 10 日):因"原发性不孕 3 年,拟行 IVF-ET 助孕,取卵术后 3 日,腹胀 2 日"就诊。23 岁结婚,0-0-0-0,BMI 17.8 kg/m²。患者 3 年前胎停行清宫术后,迄今为止未避孕未孕。既往月经后期,40～60 日一行,甚则 3 个月一潮。多次服用地屈孕酮片、达英-35(炔雌醇环丙孕酮片)等调整月经周期。HSG 提示:双侧输卵管通而不畅伴伞端粘连。患者于 2018 年 11 月 7 日 IVF 助孕短效长方案取卵 15 枚,受精 10 枚,冷冻 2 枚第 3 日卵裂胚,剩余胚胎全部养囊。取卵次日出现小腹胀痛不适,今日阴超检查提示:左侧卵巢大小 57 mm×41 mm,内见数个无回声,大小分别约 21 mm×20 mm,32 mm×25 mm,15 mm×10 mm,14 mm×8 mm,旁见液性暗区 38 mm×9 mm;右侧卵巢大小 71 mm×45 mm,内见无回声,大小分别为 24 mm×20 mm,23 mm×21 mm,旁见液性暗区 64 mm×32 mm。D-二聚体:2.66 ng/mL,红细胞比容 39%,余血常规正常。证属水湿内停,拟温阳利水,祛湿消肿,给予五皮饮加减。处方:生姜皮 10 g,桑白皮 10 g,陈皮 10 g,大腹皮 15 g,茯苓皮 15 g,泽兰 10 g,泽泻 10 g,川续断 10 g,桑寄生 10 g。7 剂,水煎服,每日 1 剂。另嘱患者高蛋白饮食,观察每日尿量及腹围,若腹胀加重、小便量少,或出现手足四肢麻木等情况,及时就诊。

二诊(2018 年 11 月 15 日):取卵术后 8 日,胸闷、腹胀,无呼吸困难;舌淡苔腻,脉沉细。超声提示:右侧胸腔积液约 9 cm×5.2 cm。证属水毒蕴结,治以宣肺涤水,遂以葶苈大枣泻肺汤加减。处方:葶苈子 5 g,桑白皮 15 g,茯苓皮 15 g,茯苓 15 g,光杏仁 10 g,佛手 12 g,郁金 15 g,桔梗 10 g,炒枳壳 12 g,汉防己 12 g,生黄芪 10 g,怀牛膝 10 g,炙甘草 3 g。7 剂,水煎服,每日 1 剂。因患者出现迟发性 OHSS,出现大量胸水,建议患者入院中西医联合用药治疗。入院后给予抗凝、保肝治疗,并行超声引导下胸腔穿刺放出积液 1 次,缓解胸闷症状,并给静脉滴注补充白蛋白增加血浆胶体渗透压。

三诊(2018 年 11 月 27 日):现患者已出院 5 日,现右侧胸部运动后偶有刺痛感,舌淡,苔白腻,脉细数。D-聚体(D-D)0.86 ng/L。治以益气养阴。处方:党参 15 g,炒薏苡仁 12 g,丹参 10 g,瓜蒌皮

10 g,生黄芪 12 g,陈皮 10 g,桔梗 10 g,光杏仁 10 g,炒白术 12 g,法半夏 10 g,广郁金 10 g,炙甘草 5 g。7 剂,每日 1 剂。

[按语]此例系行 IVF-ET 助孕术超促排卵后出现的卵巢过度刺激综合征(重度),病因明确。对于 OHSS 的治疗,西药多以补液、输注白蛋白及对症治疗为主,严重时抽吸胸、腹水。但反复抽吸腹水会导致蛋白持续丢失,电解质紊乱,甚至出现肝酶升高,更不利于迅速纠正症状。本案患者宿有湿瘀互结之证,且体型瘦弱,湿滞中焦则脾失健运,瘀阻胞络致气血运行不畅,而超促排卵后短期大量癸水滋长达重,耗伤肾气,命火不能气化水液,水湿津液蓄积腹中。腹中乃三阴聚集之地,其中脾为三阴之长,唯脾气虚衰,水邪窃踞腹中,"诸湿肿满,皆属于脾",故治疗以健脾渗湿、温阳利水为治则,辅以中药治疗能缓解患者不适症状,减缓蛋白流失。中西药结合治疗本病是依据各自的发病机制不同而分别用药,药效互补,取长补短,可明显缩短病程,减少输注白蛋白及腹水抽吸,减轻患者电解质紊乱造成的不适症状,有效阻止疾病进一步加重,同时还能减轻患者的经济负担。

(二)夏桂成治疗卵巢过度刺激综合征的特点

随着生殖辅助技术的不断发展及超促排卵技术的广泛应用,对于卵巢过度刺激综合征病理生理的认识已经在深入。《诸病源候论·水盅候》明确指出:"此由水毒气结聚于内,令腹渐大,动摇有声……名水盅也。"《诸病源候论·水癥候》中云:"经络痞涩,水气停聚,在于腹内。"清代喻昌在《医门法律·胀病论》中指出:"胀病亦不外水裹、气结、血凝……"夏桂成认为 OHSS 发生的主要原因在辅助生育过程中使用促发卵泡生长及促卵泡破裂类似于外源性"癸水"样药物运用导致癸水过盛,耗伤肾气,随之脏腑功能失常,阴阳失和,气血失调,从而影响子宫、冲任、胞脉、胞络,进而导致瘀、痰、水湿等病理产物。反过来又将影响脏腑经络、阴阳气血之功能,使之更加紊乱和严重。本病涉及肾、肝、脾、心、肺等脏腑,其发病之初多在肝肾,渐渐涉及脾胃,碍及心肺,导致五脏俱损。在本病发生过程中,以脏腑功能失调为本,病理产物为标。本虚标实常相兼为病,若不及时控制,每易酿成气阴衰竭之危症。通过对卵巢过度刺激综合征临床资料和动物试验的研究,我们在早期诊断、治疗以及预防方面已经摸索了一些方法。

1. 诊断方面　卵巢过度刺激综合征主要临床表现为体液向第三体腔转移,形成腹腔积液和胸腔积液;血容量减少导致血液浓缩,血黏稠度增加引起血栓形成;毛细血管的通透性增加引起蛋白质渗出导致低蛋白血症;严重者会出现少尿、无尿、低血容量性休克等,若不及时治疗会危及生命。中医的介入,主要在轻、中度阶段,或者在轻度之前。也就是说,当运用促排卵药物后应该严密动态监测患者卵巢的变化情况,追访环节很重要。

2. 强调个体化治疗

(1)在临床上,对高危患者在启动促排卵周期前,根据具体病史,强调个体化治疗,并认真随访。对于年轻体瘦的女性,常属肾阴不足,阴虚阳易偏亢;肾气乃肾之阴精所化,肾气盛衰,直接与天癸的泌至相关。在 OHSS 的发生中,人为的在短时间内大量促使天癸分泌,致使肾气过盛,一方面若肾气过盛,天癸泌至;另一方面癸水滋长达重,影响胞脉、胞络,故两方面均可导致卵巢功能亢盛,卵泡过度充盈,卵泡过度增大,水湿精液蓄积,从而形成癥瘕。但由于促发卵泡生长过程中,肾气过盛,癸水过盈,必耗肾之阴阳,所以形成本虚标实。对于禀赋为敏感的体质,一旦接触则易发为此患,并且这一病症常易反复发作愈演愈烈。以上因素,导致机体对 OHSS 的易感性。本病涉及肾、肝、脾、心、肺等脏腑,其发病之初多在肝、肾脏,渐涉及脾胃,碍及心肺,导致五脏俱损。病理产物为气、血、水,以气滞为先,瘀滞乃病发之关键,最终水湿停滞为患。在本病发生过程中,脏腑功能失调为本,病理产物为标。本虚标实常相兼为病,若不及时控制,易酿成气阴衰竭之危症。对于现代 PCOS 患者,宿有痰瘀互阻、肝气偏亢之体,在治疗不孕的促排卵疗程中,遇以促排卵药大量短时投与之后,极易引发肝气亢盛,与痰瘀交阻为患。

（2）临床根据轻、中、重的三级进行分类治疗。我们对轻度阶段的患者可以先采用中医辨证治疗，如前所列出的肝郁血瘀证、阴虚痰瘀证等，对中重度以上患者则一定住院治疗，中西医结合治疗，不失时机地用药，防止病情愈演愈烈而延误病机，造成不堪设想的后果。对有反复出现卵巢过度刺激综合征者，寻求原因，在COS的间歇期采用中药辨证治疗，调整其内分泌环境，改善体质状况，治疗原发疾病，很好地把握这些环节，避免再次出现OHSS的发生。

3. OHSS合并妊娠的治疗　辅助生殖医疗COS周期当周期移植后妊娠出现迟发性卵巢过度刺激综合征，《诸病源候论·妊娠胎间水气子满体肿候》曰："胎间水气子满体肿者，此由脾胃虚弱，脏腑之间有停水，而夹以妊娠故也。"《女科经纶》引齐仲甫曰："妊娠以经血养胎，或夹水气，水血相搏以致体肿，皆由脾胃虚，而脏腑之间宿有停水所夹，谓之子满，若水停不去，浸渍其胎，则令胎坏。"夏桂成认为，"诸湿肿满，皆属于脾"，水湿为病，其制在脾，子满多由脾肾阳虚、气滞湿停，土不制水，水湿不化，水渍胞中所致。本病为本虚标实之证，脾肾两脏功能失常往往互相影响或相继出现，治宜标本兼顾，本着治病与安胎并举的原则，以运化水湿为主，适当加入健脾消水、养血安胎之品，慎用温燥、寒凉、峻下、滑利之品，择用皮类利水药，以免伤胎。

一旦发展并治疗后效果不佳者，对于早孕者，应遵照"下胎益母"的妊娠病治疗原则，及时终止妊娠。

总之，由于OHSS的发病有高度的个体差异，目前尚无任何一种因子能够作为其发病的预测指标，在临床很难绝对地预防。但中西医结合治疗不仅可缩短病程，而且能有效减少或避免发展演变为重度及危急重症，减少患者的痛苦，减轻经济负担，同时不影响妊娠的结局，具有很大的优势，为治疗OHSS提供了新思路。

第六节　早发性卵巢功能不全

早发性卵巢功能不全（premature ovarian insufficiency，POI）指女性在40岁之前出现卵巢功能减退，以月经异常（月经稀发、月经量少甚至闭经）、生育力降低甚至不孕为主要临床表现，并伴有促性腺激素水平升高（FSH＞25 mIU/mL）、抗苗勒管激素水平下降（AMH＜1.1 ng/mL）、雌激素水平降低以及窦卵泡数减少（AFC＜5枚）。根据是否曾经出现自发月经，将其分为原发性POI和继发性POI。若FSH水平在15～25 mIU/mL，称为亚临床期POI，亦称此属POI高危人群。

《素问·阴阳应象大论篇》云："年四十而阴气自半也，起居衰矣。"指出常人40岁后肾中阴气衰半，机体功能减退。中医古籍中无早发性卵巢功能不全病名的记载，根据其临床表现相当于"闭经""不孕症""经水早断"等范畴。

【病因病机】

肾藏精，主生殖，为先天之本，《素问·上古天真论篇》云："女子七岁，肾气盛，齿更发长；二七而天癸至，任脉通，太冲脉盛，月事以时下，故有子。"从生理阐述了肾在女性生殖系统中占主导地位。天癸为卵子发育的物质基础，而天癸的产生，依赖于肾精充足。肾气旺盛、冲任充盈，则月经按时而至；反之肾气亏损、冲任虚衰，则月经闭止不潮。心为君主之官，主神明，若心肾失交，心火干扰致肾中阴阳失衡，心不静则肾不实，久而必致肾衰。肝藏血，主疏泄，肝依赖肾水的滋养，肾水不足、水不涵木，往往导致肝失疏泄；肝郁日久，化火伤阴，肝阴亏虚，日久则必损及肾。《妇人规·经不调》曰："调经之要，贵在补脾胃以资血之源，养肾气以安血之室。"脾为后天之本，若脾胃气虚，运化失职，则气血生化不足，肾中精气匮乏,天癸衰竭。故 POI 的发生,不仅在于肾,与心、肝、脾密切相关。正如《傅青主女科·调经》所说:"然则经水早断,似乎肾水衰涸,吾以为心、肝、脾气之郁者,盖以肾水之生,原不由于心、肝、脾,而肾水之化,实有关于心、肝、脾……倘心、肝、脾有一经之郁,则其气不能入于肾中,肾之气即郁而不宣矣。"故肾虚是引起 POI 最常见病因。

除了以上的因素外,POI 尚存在有医源因素,如手术导致卵巢组织缺损或局部炎症,这些因素影响卵巢局部血液循环,故多见血瘀、气郁、痰浊等复杂和顽固的病理演变,胞宫失养,胞脉不通,形成瘀滞经络,进而导致经血减少甚则闭经。

(一) 主要证型

1. 肾阴虚　先天禀赋不足,或堕胎小产,或久病及肾,以致肾精亏损,天癸衰竭,冲任失养,血海空虚,引起月经量少,甚至月经停闭。

2. 心肾不交　思虑于心,心气郁结,久之郁而化火,心阴耗伤,心火亢盛,心肾失交,心火干扰导致肾中阴阳失衡,肾水耗伤,天癸衰竭,月经停闭甚至不孕。

(二) 兼夹证型

1. 脾阳虚　平素脾胃虚弱,或劳倦过度、饮食失宜伤脾,则气血生化不足,健运失常,脾虚血少,血海不盈,导致患者出现一系列症状,如闭经、月经后期、月经过少。脾胃虚弱,气血化生乏源,经水乃断。脾不健运,痰湿内生,壅塞气机,冲任气血不充而闭经。

2. 肝气郁滞　情志内伤日久,肝气不疏,肝气郁滞则会引起肾—天癸—冲任—胞宫生殖轴功能失调,以致卵巢功能过早衰退,甚至闭经。

3. 血瘀　素体阴血不足,或多次流产伤及气血,或产时产后亡血,或久病大病伤阴,阴血涸竭。又因久虚成瘀,血枯瘀阻,任虚冲衰,天癸早竭,胞宫失养则经水早断。

【诊断与鉴别诊断】

(一) 诊断

女性年龄小于 40 岁,出现月经稀发或停经(至少 4 个月以上),至少 2 次血清基础 FSH 大于 25 mIU/mL(间隔>4 周)。其中无月经来潮为原发性 POI,有月经来潮称为继发性 POI。

1. 病因　结合病史、家族史、既往感染史、染色体及其他相关检查的结果进一步明确诊断。原发性 POI 应了解性器官及第二性征发育情况。

2. 体格检查　不同病因可导致不同受累器官的病变,出现相应的伴随体征。原发性 POI 患者可存在性器官和第二性征发育不良、体态和身高发育异常。继发性 POI 患者可有乳房萎缩、阴毛腋毛脱落、外阴阴道萎缩表现。

3. 辅助检查

(1) 基础性激素:至少 2 次血清基础 FSH>25 mIU/mL(在月经周期的第 2～第 4 日,或闭经时检测,2 次检测间隔 4 周)。

(2) 经阴道超声检查:双侧卵巢体积较正常小;双侧卵巢 AFC 之和<5 个。

(3) 血清 AMH:血清 AMH≤7.85 pmol/L(即 1.1 ng/mL)。青春期前或青春期女性 AMH 水平低于同龄女性 2 倍标准差,提示 POI 的风险增加。

(4) 遗传、免疫相关的检查:包括染色体核型分析、甲状腺功能、肾上腺抗体等。

(二) 鉴别诊断

1. 卵巢不敏感综合征　指原发性或继发性闭经女性(年龄<40 岁),内源性促性腺激素水平升高(主要是 FSH),卵巢内有卵泡存在,AMH 接近同龄女性的平均水平,但对外源性促性腺激素呈低反应或无

反应。

2. 多囊卵巢综合征　可出现月经稀发或闭经、不孕,以高雄激素血症、高胰岛素血症及代谢综合征为特征,其血清 FSH 在正常范围之内,可有 LH 水平升高,常伴有肥胖、多毛、痤疮及黑棘皮。

3. 希恩综合征　产后大出血和休克持续时间过长,导致脑垂体急性梗死,引起低促性腺激素性闭经,同时伴有肾上腺皮质、甲状腺功能减退,临床表现为闭经、脱发、阴毛和腋毛脱落、低血压贫血、消瘦等。

4. 高催乳素血症　以月经稀发、闭经及非哺乳期溢乳为主要临床表现,血清 PRL≥25 μg/L,血清 FSH、LH、E_2 水平正常。

5. 中枢神经-下丘脑性闭经　包括神经应激性、神经性厌食、体重下降、剧烈体育运动、药物等引起的下丘脑分泌促性腺激素释放激素功能失调或抑制而引起的闭经。

【辨证】

(一) 主要证型

1. 肾阴虚证

[证候]月经周期延长,月经量少,渐致闭经,带下量少,头晕耳鸣,腰膝酸软,阴道干涩,形体消瘦,五心烦热,大便干结,小便短赤,舌红少苔或无苔,脉细。

[分析]肾精暗耗,天癸乏源,冲任不充,故见经少经闭;腰膝失养,则腰膝酸软;精亏髓减,清窍失充,则头晕耳鸣;阴虚生热,虚火内扰,则五心烦热;阴亏失润,则阴道干涩,带下量少,形体消瘦,大便干结,小便短赤;舌红少苔或无苔,脉细均为肾阴虚之象。

2. 心肾不交证

[证候]月经后期或逐渐闭经,量或多或少,烘热自汗,失眠多梦,头晕耳鸣,烦躁不宁,腰膝酸软,时有健忘,甚或情志失常,舌质红,苔少,脉细数。

[分析]肾阴不足,阴精暗耗,加之思虑于心,心气郁结,久之郁而化火,心阴耗伤,心火亢盛,心肾失交,心火干扰导致肾中阴阳失衡,肾水耗伤,天癸衰竭,月经停闭甚至不孕;肾阴不足,则见腰膝酸软;心主血脉,心火偏旺,迫血上行,心火妄动迫汗外泄,见烘热出汗;心火偏旺,热扰清窍,故头晕耳鸣、烦躁失眠;心火偏旺,引动相火,耗灼肾阴,癸水衰少,月经早绝;舌质红,苔少,脉细数亦为佐证。

(二) 兼夹证型

1. 肝郁证

[证候]月经先后不定期或闭经,经量或多或少,经色紫暗,胸胁胀痛,经期乳房胀痛,烦躁易怒,腰膝酸软,尿频,性欲淡漠,舌暗红,苔白,脉弦细。

[分析]肝气郁结,疏泄失常,气血失和;肝为肾之子,子病及母而致肾虚,肾虚肝郁,冲任失调,天癸匮乏无以充养胞宫而致月经先后不定期或闭经,经量或多或少;肝失疏泄,气机不利,故胸胁胀痛、乳胀、心情烦躁易怒;肾精亏虚,则腰膝酸软、尿频、性欲淡漠;舌暗红,苔白,脉弦细亦为佐证。

2. 脾肾阳虚证

[证候]月经后期或月经量少,甚则经闭,神情淡漠,懒言气短,畏寒怕冷,自汗时出,性欲淡漠,面色㿠白,纳谷不香,大便溏薄,小便清长或尿少,水肿,舌淡,苔淡胖,边有齿痕,苔白滑,脉细沉。

[分析]劳倦过度、饮食失宜伤脾,气血生化不足,后天失养,生精乏源,精血不生,天癸失养,遂发为此病;脾气虚弱,则气血生化乏源,血海空虚,月经停闭;阳虚温煦失职,则畏寒肢冷;阳虚不能温化津液,则见大便溏薄,小便清长,或尿少;不能输布津液,水气泛溢,则见面色㿠白、水肿;舌淡胖嫩、苔白滑,脉细沉均为脾肾阳虚之象。

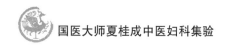

3. 血瘀证

[证候] 月经量少甚至闭经,经色紫暗,经行腹痛,烦躁口渴,不欲饮水,腰膝酸软,阴道干涩、性交困难,舌淡有瘀点,苔白,脉细涩。

[分析] 肾亏精少,肾气不足,气血运行不畅,瘀血内生;或金刃伤及气血,局部瘀滞不通,任虚冲衰,胞脉瘀阻,天癸早竭,胞宫失养则经水早断;气机不畅,不通则痛,则经行腹痛;肾精不足,机体失养则腰膝酸软、阴道干涩;瘀久化热,则烦躁口渴;瘀血内阻,则不欲饮水;舌淡有瘀点苔白,脉细涩均为血瘀之象。

【治疗】

(一) 主要证型

治疗原则:以肾阴虚证、心肾不交证为主要临床表现,根据不同致病因素,可兼夹肝郁证、阳虚证、血瘀证,总属本虚标实之证,治以补虚泻实。以滋补肾精、清心火为主,兼以温补脾阳、行气活血。

1. 肾阴虚证

[基本治法] 补肾填精,养血调经。

[方药运用] 归芍地黄汤(《症因脉治》)。

熟地黄 8 g,山茱萸、白芍、山药、菟丝子、女贞子、当归、牛膝、赤芍、丹参、牡丹皮各 10 g。

方中熟地黄、山茱萸滋阴养血,补肾填精,白芍、女贞子养血柔肝,当归、牛膝、赤芍、丹参、牡丹皮养血活血调经,山药、菟丝子平补肾阳。诸药合用,补而不滞,阳中求阴,补肾调经。

[服法] 水煎分服,每日 1 剂。

[加减] 若两颧潮红、手足心热者,加炙龟甲、炙鳖甲养阴清热;失眠多梦,加合欢皮、酸枣仁解郁养血安神。

2. 心肾不交证

[基本治法] 清心滋肾,交通心肾。

[方药运用] 清心滋肾汤(夏桂成经验方)。

钩藤 10 g,莲子心 5 g,黄连 3 g,龙齿 12 g,山药 12 g,山茱萸、牛膝、炙龟甲各 10 g,浮小麦 15 g。

方中钩藤、莲子心、黄连清心火,龙齿镇心安神,山药、山茱萸、牛膝、炙龟甲滋肾,浮小麦敛汗,本方上清心火、下滋肾水,使心(脑)肾—肝脾—子宫轴功能恢复,经水复潮。

[服法] 水煎分服,每日 1 剂。

[加减] 若心肝火旺,睡眠差者,加入紫贝齿、酸枣仁、白蒺藜等;若脾胃虚弱,腹胀腹满,纳差,加入广木香、陈皮等健脾理气之品。

(二) 兼夹证型

1. 肝郁证

[基本治法] 疏肝补肾,滋阴养血。

[方药运用] 定经汤(《傅青主女科》)。

柴胡 6 g,当归、白芍、山药、熟地黄、菟丝子、茯苓各 10 g,荆芥穗 6 g。

方中柴胡、当归、白芍、茯苓、荆芥穗疏通肝肾之气,菟丝子、山药、熟地黄滋补肝肾。诸药合用,肝气得舒、肾精得充,经水自来。

[服法] 水煎分服,每日 1 剂。

[加减] 若兼心火亢盛,加莲子心、钩藤、珍珠粉清心火;若肾虚明显,加熟地黄、炙龟甲、炙鳖甲等血肉有情之品,填精益髓;若气滞明显,加广郁金、香附、木香等理气之品。

2. 脾肾阳虚证

[**基本治法**] 健脾温阳,清心安神。

[**方药运用**] 毓麟珠(《景岳全书》)合钩藤汤(夏桂成经验方)。

八珍汤加鹿角 10 g,菟丝子 12 g,杜仲、椒目各 6 g,钩藤 10 g,白蒺藜 12 g,莲子心 5 g,苦丁茶 6 g,合欢皮、茯苓、丹参、赤芍各 10 g。

毓麟珠实则八珍汤加减而成,八珍汤补养气血,鹿角、菟丝子、杜仲、椒目温补肾阳,钩藤、白蒺藜、莲子心、苦丁茶清心火,合欢皮、茯苓清心安神,丹参、赤芍养血活血,诸药合用达到健脾温阳、清心安神之效。

[**服法**] 水煎分服,每日 1 剂。

[**加减**] 若腰膝酸痛明显者,加入淫羊藿、仙茅、巴戟天温肾阳;腹胀、大便溏薄甚则五更泻,加入广木香、炮姜、补骨脂健脾理气,温肾固脱。

3. 血瘀证

[**基本治法**] 补肾填精,活血化瘀。

[**方药运用**] 桃红四物汤(《医宗金鉴》)合二至丸(《证治准绳》)。

桃仁 8 g,红花 6 g,女贞子、墨旱莲各 12 g,四物汤。

桃仁、红花活血化瘀,四物养血活血,女贞子、墨旱莲滋补肾阴,诸药合用,有活血调经、补肾益精之功。

[**服法**] 水煎分服,每日 1 剂。

[**加减**] 若血瘀明显者,加入莪术、苏木、川牛膝加强逐瘀通经;若兼夹寒湿,加入炮姜、苍术、桂枝等温经散寒、化湿通经;若夹有痰湿,加入姜半夏、枳壳、陈皮健脾化痰。

[**周期疗法**] 调整月经周期节律法是根据正常月经周期变化,结合月经周期中在经后期、经间期、经前期、行经期不同时期的阴阳转化,气血盈亏的消长变化,采用中药周期性用药的方法。就本病而言,POI患者长期处于经后期,应按经后期论治。根据我们长期的临床经验体会,主要在于心、肾、火、阴、水。火者,指心火也,此与长期熬夜、失眠、烦心、忧郁等后天因素关系较大,从而导致心肾阴伤及水液的耗损。我们在临床发现,反复使用促排卵的激素药物,耗损阴液所致者亦常见,是以滋阴养液、清心降火是经后期最为重要的治疗方法,同时结合心理疏导。待经后期治疗有锦丝状带下后,再考虑经间期的治疗,或配合针灸治疗。

重症者,尚需配合西药激素治疗,维持月经来潮,否则病情久未得以改善,进一步发展容易导致性器官的萎缩;激素序贯治疗,改用中药调治。也可以中西药共同调治,恢复月经来潮。

【中成药】

1. 坤泰胶囊　每次 2 g,每日 4 次。适用于阴虚证卵巢早衰。

2. 天王补心丹　每次 30 丸,睡前服。适用于阴虚心火旺证卵巢早衰。

3. 杞菊地黄丸　每次 9 g,每日 2 次。适用于肝肾阴虚证卵巢早衰。

4. 乌鸡白凤丸　每次 1 丸,每日 2 次。适用于气血虚弱证卵巢早衰。

5. 参茸白凤丸　每次 1 丸,每日 1 次。适用于偏脾肾阳虚证卵巢早衰。

6. 资生健脾丸　每次 9 g,每日 3 次。适用于偏脾虚证卵巢早衰。

【转归及预后】

POI预后差,目前尚无有效的方式恢复卵巢功能,治疗主要以缓解低雌激素症状,改善远期并发症为主。对于年轻POI患者,仍有偶发排卵,自然妊娠的机会。对于有妊娠需要的POI患者,必要时采纳辅助生殖技术。

【预防和调护】

(1) 注意原发疾病的及早发现和彻底治疗,防止病情延误。

(2) 加强心理疏导,缓解患者的心理压力,尤其是年轻患者,仍有偶然自发排卵的情况,有生育要求的可以监测排卵,抓住排卵期争取妊娠。

(3) 健康饮食、规律生活、避免对生殖有毒性的物质摄入和接触,增加社交活动和脑力活动。

【夏桂成临证经验】

(一) 夏桂成诊疗早发性卵巢功能不全验案

黄某,女,34岁。

初诊(2009年8月9日):清宫后未避孕2年未孕,月经稀发2年就诊。患者2年前自然妊娠,孕8周B超示"胚停",即行清宫术,后一直未避孕,迄今未孕,近2年月经稀发渐至经闭,逾期后间断服用去氧孕烯炔雌醇片或者黄体酮等激素来潮,测量FSH波动在25 mIU/mL左右,外院诊为早发性卵巢功能不全,遂来求治。

月经史:初潮14岁,5/35日,后至经闭,量中,有血块,无痛经。0-0-1-0。末次月经:2009年7月27日(服用黄体酮来潮),刻下第24日,精神欠佳,心烦,夜寐差,偶有烘热感,白带甚少,出汗较多,乏力,颈项腰背疼痛,经间期透明样白带少,脉细弦,舌质偏红,苔腻。综合上述症状辨证属于:肾虚偏阴,癸水衰少,心肝郁火,神魂失宁。时值经后中末期,以补天种玉丹加清心安神之品论治,拟方:紫丹参10 g,山药10 g,赤芍、白芍各10 g,山茱萸9 g,太子参15 g,浮小麦(包)30 g,莲子心5 g,川续断10 g,杜仲15 g,菟丝子10 g,鹿角霜10 g,五灵脂10 g,合欢皮10 g,茯苓、茯神各10 g,黄连3 g。10剂。嘱患者测BBT,调畅情志,调整生活方式。服药后月经来潮。

二诊:末次月经10月8日来潮,10月10日查E₂ 157 ng/L,LH 5.87 mIU/mL,FSH 21.28 mIU/mL,烘热出汗明显减轻,腰酸不著,夜寐一般,梦多,略有矢气腹胀,偶有头昏,纳食一般,脉细弦,舌红苔腻,月经干净仍从经后期论治,拟方归芍地黄汤加越鞠丸加减:白芍10 g,山药10 g,山茱萸9 g,怀牛膝、牡丹皮、茯苓、川续断各10 g,炙龟甲(先煎)15 g,青龙齿(先煎)15 g,莲子心5 g,太子参15 g,广郁金10 g,菟丝子10 g。14剂。

三诊(2009年11月4日):此次月经第28日时,B超检测示有优势卵泡排出,排卵试纸测呈强阳性,BBT见高温相,患者信心增强,拟经前期论治,毓麟珠合钩藤汤加减:紫丹参、山药、牡丹皮、茯苓、钩藤(后下)各10 g,赤芍、白芍各10 g,川续断10 g,杜仲12 g,鹿茸片(先煎)6 g,莲子心5 g,制香附10 g。5剂。经期方:制苍、白术各10 g,制香附10 g,生山楂10 g,紫丹参10 g,赤芍10 g,泽兰叶10 g,五灵脂10 g,益母草15 g,川续断10 g,川牛膝10 g,茯苓10 g,合欢皮10 g。5剂。此后按调周法治疗,患者月经45日左右一潮,BBT高温相维持在12日左右,治疗半年后受孕,现已足月分娩一女婴。

[按语] 患者月经稀发至闭经伴有烘热出汗等症状,激素检查提示卵巢功能明显下降,属于早发性卵巢功能不全的范畴。患者来诊时最大的特点是精神欠佳,心烦夜寐差。肾主生殖,内寓阴阳,为封藏之本,水火之宅,年近五七,肾中水火俱虚,癸水不足,治疗一则大补肝肾,重在滋养肾水复阴;二则清心滋肾,务求心宁肾实,重在心肾交合,水火既济,肾阴滋长。同时兼以心理疏导,不断增强其信心,终而获取良效。注重心肾合治是本案的一个重要特点,夏桂成认为,心肾相交、坎离交济是脏腑之间重要的交流途径,心肾交合,方得阴平阳秘,肾阴才能得以滋长,所谓"欲补肾者先宁心,心宁则肾实"。案中时时注

重心(脑)的调治,以钩藤、莲子心、黄连之清心,龙齿之镇心,广郁金之舒心,浮小麦之养心,茯神之宁心等,共奏心宁之态,以达肾实之功。

(二)夏桂成治疗早发性卵巢功能不全的特点

夏桂成宗《傅青主女科》之说,认为POI的病机为肾精亏耗,心肾失交,天癸早竭,是女性较为严重的虚损状态。故治疗重在滋补肾阴,滋养癸水,促进心(脑)肾—肝脾—子宫轴功能恢复。常用归芍地黄汤、归肾丸等,常用药物有熟地黄、山茱萸、白芍、女贞子、当归、牛膝、赤芍、丹参、牡丹皮、山药、菟丝子,但因致病因素不同,常兼夹其他证型,所以临证时应予兼顾。

1. 与清心安神相结合　心肾之间的性质和作用虽然相反,但存在着升降交错的运动变化,心火下降至肾,扶助肾阳,协同肾阳温煦肾阴。《吴医汇讲》卷八云:"命门之火即心火之根,肾水之精,即心精之源。"《医学源流论》卷上曰:"心火为火中之火,肾水如水中之火,肾火守于下,心火守于上,而三焦为火之道路,能引二火相交。"常用药物有钩藤、黄连、酸枣仁、合欢皮、莲子心。

2. 与调理脾胃相结合　脾主运化,为后天之本,若脾胃气虚,运化失职,生化乏源,影响下焦血海蓄积,亦不能充养先天,往往导致月经稀发或者闭经。《万氏妇人科·调经章》曰:"妇人女子,经闭不行……乃脾胃损伤,饮食减少,气耗血枯而不行。"常加入党参、炒白术、茯苓、炒薏苡仁、白扁豆等健脾理气化湿之品。

3. 与行气活血相结合　气机畅达,则血脉流通,血海定期盈溢,月事应时而下,若气机郁滞,血行不畅,则瘀阻胞脉,瘀不去则冲任不通,瘀不散则新血不生,血不生则月水下行无源。《万氏妇人科·调经章》云:"忧愁思虑,恼怒怨恨,气郁血滞,而经不行。"因此,在滋补肾阴基础上,常加入郁金、香附、红花、当归等行气活血之品。

第七节　阴　挺

妇人阴中有物下坠,甚则挺出阴户之外者,称为阴挺。历代医家根据突出物形状及溃烂后形状不同,又有"阴脱""阴菌""阴痔""葫芦颓"等病名。阴挺之名,首见于《诸病源候论·妇人杂病诸候》"胞络伤损,子脏虚冷,气下冲则令阴挺出,谓之下脱。亦有因产而用力偃气而阴下脱者。诊其少阴脉浮动,浮则为虚,动则为悸,故令脱也"。认识到本病发生与分娩密切相关。由于本病大都发生在产后,故有"子肠不收"等名称。《景岳全书·妇人规》提出本病治疗原则"升补元气,固涩真阴",至今仍有临床指导意义。

西医学盆腔器官脱垂可参照本病辨证论治。

【病因病机】

本病发生,局部因素为肌肉筋膜损伤,整体因素则为全身气虚、肾虚,且在一定程度上还与心肝有关,其中气虚为主。主要病机为气虚下陷与肾虚不固致胞络受损,带脉失约,子宫和(或)阴道脱出。

(一)主要证型

1. 气虚　产伤,如临盆过早、产程过长、临产用力太过、产后操劳过早;或长期便秘,或慢性咳嗽、慢性腹泻,使脾气虚弱,中气下陷,任带两脉失于提摄,故致阴挺下脱。或者素体脾虚气弱,生化乏源,营血不足濡养肌肉筋膜,故致阴挺下脱。

2. 肾虚　肾主封藏,为五脏六腑之根。凡全身功能活动均赖于肾阳,全身肌肉筋膜濡养均有赖于肾阴。若先天不足,或久病年老体弱,或房劳多产,导致肾阴虚不能涵养子宫冲任,肾阳虚不能统摄八脉、温养提系胞宫,则阴挺下脱。

（二）兼夹证型

1. 心肝气郁　平素情志失调,气机失畅,心肝气郁而乘脾,脾失健运,生化乏源,营血不足濡养肌肉筋膜;或脾虚气弱,中气下陷,任带两脉失于提摄,故致阴挺下脱。

2. 湿热　气虚体弱;或摄身不慎;或子宫脱垂日久局部摩擦,感受湿热之邪,导致局部红肿溃烂,黄水淋沥,带下量多色黄等证。

此外,若为产时损伤胞脉胞络,局部肌肉筋膜损伤严重,则疗效欠佳。

【诊断与鉴别诊断】

（一）诊断

1. 临床表现　阴中有物下坠,或者有物坠于阴户之外,卧床休息后可变小或消失,久站久立或劳累后症状加重。伴腰骶酸痛,小腹下坠,排尿异常如排尿困难、尿频、癃闭、尿失禁、便秘。若摩擦日久,可致宫颈和阴道壁溃疡,带下量多,黄水淋沥。

2. 妇科检查　患者取膀胱截石位,检查判断子宫脱垂的程度、阴道前后壁膨出及会阴撕裂的程度。以患者平卧用力向下屏气时子宫下降最低点为分度标准,将子宫脱垂分为 3 度。

Ⅰ度:(轻型)宫颈外口距处女膜缘＜4 cm,未达到处女膜;(重型)宫颈外口已达处女膜缘,阴道口可见宫颈。

Ⅱ度:(轻型)宫颈脱出阴道口外,宫体仍在阴道内;(重型)宫颈及部分宫体脱出阴道口外。

Ⅲ度:宫颈及宫体全部脱出阴道口外。

同时对阴道前、后壁膨出也有 3 度的分法,是我国的传统分度。国际多采用 POP-Q 即盆腔器官脱垂分期法评估此类病症。见表 13-7-1、表 13-7-2。

表 13-7-1　盆腔器官脱垂评估指示点(POP-Q 分期)

指示点	内　容　描　述	范　　围
Aa	阴道前壁中线距处女膜 3 cm 处,相当于尿道膀胱沟处	−3～+3 cm
Ba	阴道顶端或前穹隆到 Aa 点之间阴道前壁上段中的最远点	在无阴道脱垂时,此点位于−3 cm,在子宫切除术后阴道完全外翻时,此点将为+TVL
C	宫颈或子宫切除后阴道顶端所处的最远端	−TVL～+TVL
D	有宫颈时的后穹隆的位置,它提示了子宫骶骨韧带附着到近端宫颈后壁的水平	−TVL～+TVL 或空缺(子宫切除后)
Ap	阴道后壁中线距处女膜 3 cm 处,Ap 与 Aa 点相对应	−3～+3 cm
Bp	阴道顶端或后穹隆到 Ap 点之间阴道后壁上段中的最远点,Bp 与 Ba 点相对应	在无阴道脱垂时,此点位于−3 cm,在子宫切除术后阴道完全外翻时,此点将为+TVL

注:阴裂的长度(gh)为尿道外口中线到处女膜后缘的中线距离。会阴体的长度(pb)为阴裂的后端边缘到肛门中点距离。阴道总长度(TVL)为总阴道长度。POP-Q 分期应在向下用力屏气时,以脱垂最大限度出现时的最远端部位距离处女膜的正负值计算

表 13-7-2　盆腔器官脱垂分期(POP-Q 分期法)

分度	内　　容
0	无脱垂,Aa、Ap、Ba、Bp 均在−3 cm 处,C、D 两点在阴道总长度和阴道总长度−2 cm 之间,即 C 或 D 点量化值＜(TVL−2)cm

分度	内　　容
Ⅰ	脱垂最远端在处女膜平面上>1 cm,即量化值<−1 cm
Ⅱ	脱垂最远端在处女膜平面上<1 cm,即量化值>−1 cm,但<+1 cm
Ⅲ	脱垂最远端超过处女膜平面>1 cm,但<阴道总长度−2 cm,即量化值>+1 cm,但<(TVL−2)cm
Ⅳ	下生殖道呈全长外翻,脱垂最远端即宫颈或阴道残端脱垂超过阴道总长度−2 cm,即量化值>(TVL−2)cm

注：POP-Q 分期应在向下用力屏气时,以脱垂完全呈现出来时的最远端部位计算。应针对每个个体先用 3×3 表格量化描述,再进行分期。为了补偿阴道的伸展性及内在测量的误差,在 0 和Ⅳ度中的 TVL 值允许有 2 cm 的误差。

（二）鉴别诊断

1. 子宫黏膜下肌瘤（带蒂脱出型）　本病临床表现多为月经量多,经期延长或月经周期缩短,带下异常。妇科检查可见宫颈外口有红色、质硬脱出之肿块,脱出于阴道内或阴道口,但在肿块上见不到宫颈外口,阴道内可触及宫颈,B 超示宫体位置正常,宫腔内可见条状低回声带,宫颈管可扩张,脱出物为实性低回声团块。

2. 慢性子宫翻出　本病临床表现有间歇性下腹剧痛,伴不规则阴道出血史。妇科检查可见阴道内或达阴道口外有表面为红色黏膜球形肿块,触之易出血,肿块上无宫颈,有时可见两侧输卵管开口,肿块上部可触及宫颈周缘,B 超及肛诊示宫体缺如。

3. 阴道壁肿物　本病临床表现自觉阴道有物脱出,当肿块较大时可下脱至阴道外口,并引起性交不适或排尿困难,亦或无明显不适。妇科检查子宫位置正常,或被肿块挤向上方,阴道肿块常偏于阴道一侧,基底部位于阴道壁。

【辨证】

（一）主要证型

1. 气虚证

[证候]子宫下移或脱出于阴道口外,劳则加剧;小腹下坠,少气懒言,四肢乏力,面色少华,腹胀矢气,小便频数,带下量多,色白质稀。舌淡,苔薄白,脉虚细。

[分析]脾气虚弱,中气下陷,提摄乏力,故子宫脱垂,小腹下坠;脾主四肢肌肉,脾虚中阳不振,化生乏源,筋肉失养,故腹胀矢气,少气懒言,四肢乏力,面色少华;下元气虚,膀胱失约,故小便频数;脾虚失运,湿浊下注,故带下量多,色白质稀。舌淡,苔薄白,脉虚细,皆为气虚之征。

2. 肾虚证

[证候]子宫下移或脱出于阴道口外,劳则加剧;小腹下坠,腰膝酸软,头晕耳鸣,小便频数,入夜尤甚。舌淡红,苔薄白,脉沉细。

[分析]肾主封藏,胞络系于肾,肾虚则冲任不固,胞络受损,提摄无力,故子宫脱垂,小腹下坠;腰为肾之府,肾主骨,肾虚失养,故腰膝酸软;肾虚膀胱气化失司,故小便频数,夜间尤甚;肾精不足,脑髓失养,故头晕耳鸣。舌淡红,苔薄白,脉沉细,皆为肾虚之征。

（二）兼夹证型

1. 心肝气郁证

[证候]上述气虚证之证候外,另有胸闷烦躁,头痛口苦,夜寐差,失眠多梦。舌偏红,苔黄白腻,脉弦细。

[分析]心肝气郁而乘脾,脾失健运,生化乏源,或中气下陷,任带两脉失于提摄,故致阴挺下脱,以及气虚诸症;心肝气郁,气机不舒,故胸闷烦躁,头痛口苦;心神不宁,肝失疏泄,故夜寐差,失眠多梦。舌偏

625

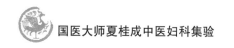

红,苔黄白腻,脉弦细,皆为心肝气郁之征。

2.湿热证

[证候] 上述气虚或肾虚证之证候外,另有脱出子宫局部溃烂,黄水淋沥,带下量多,色黄质稠,或有臭气,胸闷烦躁,口苦口渴,小便灼热。舌偏红,苔黄腻,脉弦数。

[分析] 湿热之邪侵袭,损伤血络,故脱出子宫局部红肿溃烂,黄水淋沥;湿热损伤任带,故带下量多,色黄质稠,或有臭气;湿热上扰,故胸闷烦躁,口苦口渴;湿热下注膀胱,故小便灼热。舌偏红,苔黄腻,脉弦数,皆为湿热之征。

【治疗】

(一) 主要证型

1. 气虚证

[基本治法] 补中益气,升阳举陷。

[方药运用] 补中益气汤(《脾胃论》)加减。

党参30 g,黄芪30 g,炙甘草5 g,白术15 g,茯苓、炒当归各10 g,陈皮、升麻、柴胡各6 g,炒川续断12 g。

本方为李东垣制定,治疗饮食劳倦,脾胃气虚,内伤寒热之证。方中重用参、芪以补中益气,升阳固表;茯苓、白术健脾燥湿;当归、炒川续断养血补虚滋肾;陈皮理气醒脾,使补而不滞;升麻、柴胡升阳举陷,助参、芪提升下陷之中气;炙甘草调和诸药。诸药合用,使脾健胃强,中气充足,清阳得升,气陷得举,诸证自愈。

[服法] 水煎分服,每日1剂。

[加减] 大便稀溏者,上方去当归,加煨木香9 g、砂仁5 g、六曲10 g;若带下量多,色黄质黏,有气味,加制苍术10 g、炒黄柏9 g、薏苡仁20 g、败酱草15 g;腰酸明显,小便频数者,加杜仲10 g、菟丝子12 g、金樱子10 g。

2. 肾虚证

[基本治法] 补肾固脱,益气升提。

[方药运用] 大补元煎(《景岳全书》)加减。

炒当归、熟地黄、杜仲、桑寄生、山药、枸杞子各10 g,山茱萸9 g,炙甘草6 g,鹿角胶10 g,紫河车6 g,金樱子、炒芡实各12 g。

方中当归、熟地黄滋阴养血,补精益髓;枸杞子、山茱萸、桑寄生补肝肾;山药益气健脾,以后天养先天;杜仲温肾阳;金樱子、芡实益肾固精;鹿角胶、紫河车温肾益精;炙甘草助补益和诸药。

[服法] 水煎分服,每日1剂。

[加减] 腹胀矢气,大便稀溏者,上方去当归,加党参15 g、炒白术10 g、砂仁5 g、煨木香9 g;命门火衰,元气不足,小腹冷者,加补骨脂10 g、肉桂5 g、红参6~9 g;带下多尿多者,加覆盆子、桑螵蛸、炙海螵蛸各10 g。

(二) 兼夹证型

1. 心肝气郁证

[基本治法] 补气升提,清肝解郁。

[方药运用] 补中益气汤(《脾胃论》)加减。

黄芪、党参各30 g,制苍术、制白术各12 g,陈皮、升麻、柴胡各5 g,钩藤12 g,炒栀子、炒牡丹皮、炒白芍各10 g,莲子心5 g。

补中益气汤之主要药物,以补气健脾,中气充足,清阳得升,气陷得举;钩藤、栀子、牡丹皮、莲子心以清肝解郁,宁心安神;炒白芍以养阴柔肝。诸药合用,益气健脾,疏肝宁心,升阳举陷,诸证自愈。

[服法]水煎分服,每日 1 剂。

[加减]若腹胀矢气频发,大便稀溏,上方去炒栀子,加煨木香 9 g、砂仁 5 g;带下色黄,质黏,加败酱草 15 g、薏苡仁 20 g;腰酸明显,小便频数,上方去炒栀子,加桑寄生、菟丝子各 10 g。

2. 湿热证

[基本治法]先清热利湿,再益气升提或补肾固脱。

[方药运用]龙胆泻肝汤(《医宗金鉴》)加减。

炒柴胡 5 g,炒龙胆草 6 g,木通、泽泻、栀子各 5 g,车前子、生地黄、炒当归、炒黄柏、制苍术各 10 g,土茯苓 12 g,甘草 6 g。

本方为清肝利湿代表法,凡肝胆实火上炎或湿热下注之证,津液正气未伤,均可用本方苦寒直折。方中龙胆草大苦大寒,上泻肝胆实火,下清下焦湿热;栀子、黄柏苦寒泻火,助龙胆草泻肝胆下焦湿热;苍术性温,燥湿健脾,亦可防苦寒太过;土茯苓清热解毒;木通、泽泻、车前子,清利湿热从小便出;生地黄、当归滋养肝血,防苦寒药耗伤阴血;柴胡疏肝理气,并为引经药,甘草调和诸药。

[服法]水煎分服,每日 1 剂。

[加减]若腹胀大便稀溏者,上方去当归、栀子,加煨木香 9 g、砂仁 5 g;头昏头痛失眠者,加钩藤 12 g、白蒺藜 10 g、炒酸枣仁 20 g。

【中成药】

1. 补中益气丸　每次 6 g,每日 2～3 次。适用于气虚证。

2. 人参养荣丸　每次 5 g,每日 2 次。适用于气血两虚证。

3. 妇科千金胶囊　每次 2 粒,每日 3 次。适用于湿热证。

4. 金匮肾气丸　每次 1 丸,每日 2 次。适用于肾虚证。

5. 龙胆泻肝丸　每次 5 g,每日 2 次。适用于湿热证。

6. 逍遥丸　每次 8 丸,每日 3 次。适用于心肝气郁证。

【其他疗法】

1. 熏洗法　乌头 10～20 g,五倍子 10～20 g,醋 60 mL,先将乌头、五倍子加水 1.5 L,煮沸后以文火再煮 10 分钟,倒入陶瓮(直径 22 cm,高 26 cm)内,事先加醋 60 mL,令患者趁热坐熏,每日 2～3 次,每次约半小时,用过的药液,继续加醋使用,连续 4 次。如无五倍子,可用乌梅代替之。

2. 针灸　在熏洗法开始后,同时进行针灸治疗,每日 1 次,针上加灸,两组穴位交替使用。第 1 组穴位:中级、三阴交(双侧);第 2 组穴位:曲骨、足三里(双侧)。以上两组穴位均可加维胞、子宫等穴位使用。操作方法:曲骨、中级,针刺时可稍强;足三里,平补平泻;三阴交,补法。灸法,针刺得气后,在留针期间,用针尾裹艾绒灸治,三壮为度,或艾条灸,以热为度。

3. 乌及散阴道塞药　生川乌 10 g,白及 10 g,共研细末和匀为乌及散。以纱布包乌及散 10～15 g,做成带线纱球,在熏洗、针灸后塞入阴道深部。以后每隔 7 日换药 1 次,一般用药 5 次。塞药后,熏洗和针灸可继续进行。如纱球掉出,可加大纱球或增填纱布,务使药球固定在阴道深部。注意点:妊娠期、经期及子宫不规则出血时,不宜塞药;一般宫颈炎、阴道炎未见出血者,可阴道塞药,但需加强观察,如有不适者不宜再用;体质较差者,加口服补气或补肾之中药煎剂。

4. 盆底肌肉(肛提肌)锻炼疗法　亦称为 Kegel 锻炼,可用于所有级别的子宫脱垂患者,也可用于手术治疗后盆底肌肉恢复锻炼。具体做法,嘱患者自行做收缩肛门运动,用力收缩盆底肌肉 3 秒以上后放松,每次 10～15 分钟,每日 2～3 次。

5. 放置子宫托 子宫托是一种支持子宫和阴道壁使其维持在阴道内而不脱出的工具,适用于Ⅰ、Ⅱ度子宫脱垂,需排除子宫托禁忌证。手术前放置可促进膨出面溃疡的愈合。

6. 手术治疗 对Ⅱ、Ⅲ度子宫脱垂并有症状的患者可采用手术治疗,但需根据患者年龄、生育要求及全身健康状况,进行个体化治疗。

【转归及预后】

Ⅰ、Ⅱ度子宫脱垂者,坚持卫生及盆底肌肉锻炼,采用中医药治疗,病情可得以改善或治愈;Ⅲ度子宫脱垂伴有症状者,应手术治疗。

【预防与调护】

(1)采取有效避孕措施,避免房劳多产,禁产妇过早进行重体力劳动,做好产后保健。
(2)情绪稳定,加强营养,适当运动,讲究卫生,增强体质,保持良好的健康状态。
(3)积极治疗慢性咳嗽、习惯性便秘或腹泻等疾病。
(4)坚持每日有规律地进行盆底肌肉锻炼。
(5)若病情加重,伴有症状,可考虑手术根治。

【夏桂成临证经验】

(一)夏桂成诊疗阴挺验案

张某,女,38 岁,职员。

初诊(2017 年 5 月):因"阴中有物脱出 2 个月"前来就诊。患者在 2016 年 10 月顺产一女(二胎)后,因家事繁忙,摄身不慎,操劳过度,近 2 个月自觉有物脱于阴道之中,平卧休息后症状消失,劳累或久站久立后又作。就诊时,气短乏力,腰骶酸胀,小腹下坠,带下量多,色白。见面色少华,舌淡,苔薄白,脉细缓。嘱患者取膀胱截石位,用力向下屏气,行妇科检查见宫颈脱出阴道口外,宫体仍在阴道内。中医诊断:阴挺,气虚证。西医诊断:Ⅱ度子宫脱垂(轻型)。治疗以补中益气,升阳举陷为大法,方取补中益气汤。处方:党参、黄芪各 30 g,炙甘草 5 g,白术 12 g,茯苓 10 g,陈皮、升麻、柴胡各 5 g,炒川续断 12 g,炒薏苡仁 20 g。每日口服 1 剂,经期停服,并嘱其多卧床休息,每日行盆底肌肉锻炼,2 个月后,子宫恢复正常位置。

该患者产后劳累过度,致使脾气虚弱,中气下陷,任带两脉失于提摄,故致阴挺下脱,气短乏力,腰骶酸胀,小腹下坠。脾虚失运,湿浊下注,故带下量多,色白;脾虚化生乏源,机体失养,故面色少华。舌淡,苔薄白,脉细缓,皆为气虚之征。

[**按语**]阴挺发病,多见于经产妇或年老体弱者,或患者既往有慢性呼吸道疾病(如长期咳嗽,负压增高)、消化道疾病(如习惯性便秘或腹泻)或消耗性疾病等。中医证型以脾虚气陷、肾虚失固为主。此外,素体心肝气郁,或因摄身不慎、久病子宫局部摩擦感染湿热,临床亦不少见。本病治疗应根据"虚者补之,陷者举之,脱者固之"的原则,以益气升提、补肾固脱为主。气虚者益气升提;肾虚者补肾固涩;心肝气郁者清肝宁心,益气升提;虚中夹湿热者,先清利湿热以治标,再升提固涩以治本。该患者辨证属于气虚证,治疗以气虚证论治,配合盆底肌肉锻炼及适当休息,效果显著,这除了治疗得当外,也与患者年纪较轻、病程较短,未合并慢性疾病,体质较好亦有关。

(二)夏桂成治疗阴挺的经验

子宫脱垂虽然主要由分娩损伤引起,但一般并不会在产后立即发病,而是经过一段时间后逐渐发病,并随着时间推移而加重。当患者前来就诊时,往往已经是神疲乏力,四肢无力,面色少华的虚弱体质了。因此,夏桂成认为,无论何种程度的子宫脱垂,治疗时都应该首先增强患者体质,提高机体抵抗力,改善全身状况,以扶正为主,兼顾其他病理因素。

本病治疗应根据"虚者补之,陷者举之,脱者固之"的原则,以益气升提、补肾固脱为主。采用中西医结合治疗,可提高疗法。如在采用中医药疗法同时,可配合子宫托,使患者感觉更好,活动方便,子宫血液循环也得到改善,宫旁支持组织紧张度得以逐渐恢复,韧带筋膜的负担减轻,加上中药有促进子宫升提回收的作用。特别是乌及散,必须使用生乌头,才有较好的促进肌肉韧带紧张度的作用。经过几个疗程后,可使子宫不再下脱,从而使各组织的生理功能得到恢复。即使疗效不佳,病情加重需手术治疗,因为患者体质得以恢复,能更好地适应手术,术后也能更快恢复。

第八节 阴 疮

妇人阴户生疮,局部红肿、热痛,积结成块,或化脓腐烂,脓水淋漓,甚则溃疡如虫蚀者,或者凝结成块,冷肿稀水,不能敛口,或者肿块位于阴道边侧,如有蚕茧,共称为"阴疮""阴浊""阴茧"。《神农本草经》多次述及"阴浊"。《金匮要略·妇人杂病脉证并治》论述了妇人"少阴脉滑而数,阴中即生疮。阴中蚀疮烂者,狼牙汤洗之"。一般急性发作期称之为阳证阴疮,慢性发作期称之为阴证阴疮。阳证与热毒有关,阴证与体虚寒凝有关。

西医学的外阴溃疡、前庭大腺炎和前庭大腺囊肿可参照本病辨证治疗。

【病因病机】

本病主要由热毒炽盛,或寒湿凝滞,侵蚀外阴部肌肤所致,即分阳证与阴证不同,具体分析如下。

1. 热毒 即阳证阴疮,为热毒炽盛所致。热毒之成因:① 外热入侵,正如《素问·气交变大论篇》云:"炎暑流火,病寒热疮疡。"② 心肝之火夹湿浊所致,如《素问·至真要大论篇》云:"诸痛痒疮,皆属于心。"《景岳全书·妇人规》云:"或七情郁火。""七情六欲者,盗人元气之贼也。"心火旺则迫心之血妄行,肝火旺则不疏脾,反克其脾,脾失健运,湿浊内停,肝火夹湿热下注。《外科正宗·阴疮论》云:"妇人阴疮,乃七情郁火,伤损肝脾,湿热下注所致。"③ 膏粱厚味所致,如《外科正宗·痈疽原委论》云:"膏粱者,醇酒肥鲜炙煿之物也,时人多以火炭烘熏;或以油酥燥煮,其味香燥甘甜,其性咸酸辛辣……消灼脏。"酿成湿热,湿热下注,则成阴疮。

2. 寒湿 即阴证阴疮,为体虚寒凝所致。体虚寒凝者,虚体为正气不足也,阳虚与寒浊痰湿等阴邪积聚寒凝。如《校注妇人良方·妇人阴蚀疳疮方论》云:"脾胃虚弱,气血留滞。"气为血帅,气行则血行,气滞则血滞,气虚则无力推动血行,血滞不行;正气不足,外邪入侵,病从寒化,凝结不散,致成阴疮,或者有如《女科经纶·杂证》肖慎斋按语云:"若月事行房,败精浊血,凝滞阴疮。"所以诸凡慢性阴疮,体虚溃疡不敛口,或痰湿蕴结,而无红热现象者,均归属阴证。

【诊断与鉴别诊断】

(一)诊断

1. 临床表现 外阴红肿、热痛,积结成块,或化脓腐烂,脓水淋沥,甚则溃疡如虫浊者,或凝结成块,冷肿稀水,不能敛口,或者肿块位于阴道边侧,如有蚕茧。

2. 妇科检查 外阴局部黏膜充血、糜烂、溃疡、流脓,或覆有脓苔。若有脓肿形成时可触及波动感,溃疡则有脓性分泌物。

3. 辅助检查　分泌物涂片及细菌培养检查。

(二) 鉴别诊断

1. 外阴结核　发病罕见,多由其他部位结核所继发,多见于阴唇及阴道前庭黏膜,病变缓慢,基底不平,表面见有干酪样物,少疼痛但受刺激有剧痛,难以愈合,易扩展。

2. 梅毒　梅毒引起的外阴溃疡,可见外阴红肿溃疡、疼痛或肿块,白带多呈脓性秽臭。但其初疮是典型的硬下疳,患者有性生活不洁或感染史。梅毒血清试验阳性,活组织检查可查到梅毒螺旋体。

3. 生殖器疱疹　生殖器及肛周皮肤散在或簇集小水泡,破溃后形成糜烂或溃疡,自觉疼痛,检测病毒抗原、病毒培养检测到单纯疱疹病毒阳性。

【辨证】

1. 热毒证

[证候] 阴疮初起,阴户一侧或双侧忽然肿胀疼痛,行动艰难,继则肿处高起,形如蚕茧,不易消退,3～5 日酿毒呈脓,易于大阴唇内侧黏膜处溃破,溃后脓多臭稠,一般 6～7 日收口而愈。亦有经常反复出脓形成窦道者,伴恶寒发热,口干纳少,心烦不宁,大便秘结,小便黄少。舌红,苔黄腻,脉滑数。

[分析] 热毒入侵,气虚凝滞,故阴户忽然肿胀、疼痛;热毒蕴结,肉腐呈脓,故阴部生疮,溃腐流脓,黏稠臭秽;邪正相争,故恶寒发热;热毒熏蒸,故头晕目眩;热毒伤津,故口干纳少,大便秘结;热扰心神,故心烦不宁。舌红,苔黄腻,脉滑数,皆为热毒之征。

2. 寒湿证

[证候] 外阴一侧,或双侧肿胀或茧状,无痛或不甚痛,皮色不变,日久不消,或时有溃疡,溃后黄水淋沥,日久不敛,神疲体倦,纳谷不香。舌淡红,苔薄黄腻,脉细软乏力。

[分析] 寒湿相结,痰瘀交阻,肌肤失养,故阴部肿胀或茧状,无痛或不甚痛,皮色不变,日久不消,或时有溃疡;体虚气弱,故溃后黄水淋沥,日久不敛;寒湿凝滞,脾阳不振,故神疲体倦,纳谷不香。舌淡红,苔薄黄腻,脉细软乏力,皆为寒湿之征。

【治疗】

1. 热毒证　治疗按演变分为三个阶段。

(1) 初起时,即阴户一侧或双侧出现红、肿、热、痛时。

[基本治法] 清热解毒,活血止痛。

[方药运用] 龙胆泻肝汤(《医宗金鉴》)加减。

炒柴胡 5 g,炒龙胆草 6 g,木通、泽泻、栀子各 5 g,车前子、生地黄、炒当归、炒黄柏、制苍术各 10 g,土茯苓 12 g,钩藤 10 g,莲子心 5 g,甘草 6 g。

方中龙胆草大苦大寒,上泻肝胆实火,下清下焦湿热;栀子、黄柏苦寒泻火,助龙胆草泻肝胆下焦湿热;钩藤、莲子心清心肝之火;苍术性温,燥湿健脾,亦可防苦寒太过;土茯苓清热解毒;木通、泽泻、车前子,清利湿热从小便出;生地黄、当归滋养肝血,防苦寒药耗伤阴血;柴胡疏肝理气,并为引经药,甘草调和诸药。

[服法] 水煎分服,每日 1 剂。

[加减] 若兼发热恶寒者,加桑叶、防风各 5 g;若热毒甚者,加黄连 5 g、鱼腥草 12 g;若小便涩痛者,加萹蓄 10 g、甘草梢 6 g;若大便秘结者,加生大黄 6 g。

(2) 将呈脓或脓已成,即阴户肿胀剧痛或跳痛,伴发热不退,触之有波动感时。

[**基本治法**] 清热解毒,化瘀排脓。

[**方药运用**] 仙方活命饮(《校注妇人良方》)加减。

金银花 30~50 g,防风 6 g,蒲公英、白芷、赤芍各 9 g,败酱草 15 g,薏苡仁 20 g,皂角刺 6~12 g,地龙、陈皮各 6 g,天花粉 12 g,浙贝母、乳香、没药、甘草各 6 g。

金银花性味甘寒,清热解毒疗疮,故重用为君;赤芍、乳香、没药、陈皮行气活血通络,消肿止痛,共为臣药;白芷、防风以通滞散结,外透热毒;浙贝母、天花粉以清热化痰散结,消未成之脓;皂角刺、地龙通行经络,透脓溃坚,可使脓成即溃;加蒲公英、败酱草、薏苡仁以清热凉血解毒利湿,均为佐药;甘草清热解毒,调和诸药。全方共奏清热解毒,化瘀排脓之功。

[**服法**] 水煎分服,每日 1 剂。

[**加减**] 若发热明显者,蒲公英加量至 15 g,再加紫花地丁 15 g;若疼痛剧烈,加延胡索 12 g、广木香 9 g;若大便秘结者,加生大黄 6 g。

(3)成脓不易溃,阴户红肿热痛时。

[**基本治法**] 清热消肿,透脓托毒。

[**方药运用**] 透脓散(《外科正宗》)加减。

本方主治痈疡中期,脓毒已成而不溃。痈疡化脓,脓毒外泄,则病情向愈。但因正气亏虚,无力托邪,已致脓成难溃,毒亦难泄。

生黄芪 15~30 g,当归、穿山甲珠各 9 g,皂角刺 10 g,白芷 6 g,牛蒡子 10 g,金银花 30 g,川芎 5 g,甘草 5 g。

方中黄芪益气升阳,托毒外泄;当归、川芎养血活血;穿山甲、皂角刺软坚透脓;加金银花清热解毒,牛蒡子解毒散脓,白芷消肿排脓;甘草解毒止痛,调诸药。

[**服法**] 水煎分服,每日 1 剂。

[**加减**] 若发热不退者,加蒲公英 15 g、败酱草 20 g、鱼腥草 10 g;若大便秘结者,加桃仁 10 g、生大黄 6 g;若疼痛明显者,加炙乳香、炙没药各 6 g。

2.寒湿证 治疗分两种情况,一为寒凝未溃,一为溃后淋沥日久不敛。

(1)寒凝阴疮,肿胀而未溃。

[**基本治法**] 温经散寒,化痰消结。

[**方药运用**] 阳和汤(《外科全生集》)。

熟地黄、鹿角片各 10 g,炮姜 5 g,肉桂 3 g,麻黄 5 g,白芥子 9 g,生甘草 5 g。

方中重用熟地黄、鹿角胶滋阴补阳为君;辅以肉桂、炮姜、麻黄、白芥子温通血脉,助阳活血为臣;生甘草解毒调和诸药为使。全方共奏温经通络,祛寒除湿,解毒消肿之功。

[**服法**] 水煎分服,每日 1 剂。

[**加减**] 可用上述阳和汤送服小金丹(《外科全生集》)。小金丹由白胶香、制草乌、五灵脂、地龙、木鳖子、乳香、没药、麝香、墨炭、当归身组成,为辛温通络、散结活血之剂。若纳食不佳者,加鸡内金 6 g、山楂 10 g、谷芽 10 g。

(2)阴疮溃久不敛,伴面黄肌瘦,心悸头晕。

[**基本治法**] 益气养血,托毒外出。

[**方药运用**] 托里消毒散(《外科正宗》)加减。

党参、黄芪各 15~30 g,白术、茯苓各 12 g,当归、白芍各 10 g,甘草、川芎各 5 g,桔梗 9 g,金银花 15 g,皂角刺、白芷各 6 g。

方中参、芪、术、归、芍、芎可补益气血,内托生肌;白芷、桔梗消肿排脓;皂角刺托毒排脓,活血消肿;金银花清热解毒;茯苓渗湿健脾,甘草解毒调诸药。诸药合用,攻补兼施,既能补益气血,内托其疮,又可

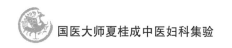

清热解毒,消肿排脓,使肿消疮敛而肌生。

[服法] 水煎分服,每日1剂。

[加减] 若胃纳欠佳者,加陈皮6g、炒香谷芽12g;若形寒腰酸,小腹冷者,加肉桂3g、制附片6g;若脓水淋沥,有臭味者,加败酱草15g、薏苡仁30g、煅牡蛎15g。

【中成药】

(1) 康妇炎胶囊,每次3粒,每日2次。适用于湿热下注证、湿毒蕴结证。

(2) 妇科千金胶囊,每次2粒,每日3次。适用于湿热证。

(3) 龙胆泻肝丸,每次5g,每日2次。适用于湿热证。

(4) 小金丹,每次1.5~3g,每日2次。适用于外阴阴证阴疮有肿块硬结者。

【其他疗法】

(1) 鲜蒲公英60g,洗净捣烂后,加少许蜜糖调匀敷于患处,每日换药1次。适用于急性前庭大腺炎有脓肿者。

(2) 野菊花15g,紫花地丁30g,龙胆草15g,蒲公英30g,黄柏15g。水煎趁热先熏后坐浴,每日2次。适用于急慢性前庭大腺炎或有湿疹者。

【转归及预后】

病程短,热毒为患者,经过及时治疗多可短期内痊愈,预后良好。寒湿日久,常迁延难愈,病情反复。若发生癌变,则预后不良。

【预防与调护】

(1) 心态平和,避免急躁易怒,抑郁多思等。

(2) 清淡饮食,节制性生活,勤换衣裤,保持外阴清洁。

(3) 病变初起之时,及时诊治,若病已成脓,必要时行切开引流术。

【夏桂成临证经验】

夏桂成认为,阴疮治疗,除内服中药煎剂外,还需重视外洗、外敷等外治法,甚至外治法重于内治法。在急性期病变初起,首先以外洗方熏洗,再涂敷玉红膏和金黄膏。玉红膏成分:当归60g,白蜡60g,甘草45g,血竭12g,轻粉12g,紫草6g,白芷15g,麻油500g。金黄膏成分:大黄、黄柏、姜黄、白芷各500g,南星、陈皮、厚朴、甘草各200g,天花粉1000g,共研细末,用凡士林7/10,上述药粉3/10调匀成膏。用法:将膏平摊于纱布上敷于患处,每日换药1次。若阴疮病情重,形成脓肿,应采用中西医结合治疗,在运用中医药治疗同时,行手术切开引流术。

第九节 阴 痒

女性外阴、阴道瘙痒,甚则痒痛难忍,坐卧不宁,或伴带下增多者,或伴带下量少,以痒为主,称为"阴痒",又称"阴门瘙痒"。本病首见于《肘后备急方》,载有"阴痒汁出""阴痒生疮"的方药。

西医学外阴瘙痒症、外阴炎、阴道炎及外阴色素减退性疾病等出现阴痒症状者,均可参照本病辨证治疗。

【病因病机】

本病由湿热下注,或湿热之邪外侵所致。正如《景岳全书·妇人规》云:"妇人阴痒……多由湿热所化。"湿者有外湿、内湿之分。外湿常为感染所致,但外湿入侵又常与内湿有关,内湿形成主要与肝、脾、肾三脏有关。脾胃之土不运,湿浊内停,肝为阴中之阳脏,内寄相火,性刚喜动,故肝郁克脾,易于形成湿热,即肝经湿热;因于脾者,湿浊蕴阻,湿浊偏甚;因于肾者,湿浊常形成寒湿的变化。《外科证治全书·痒风》云:"阴痒,蚀在肠胃,因脏虚,蚀阴,微则为痒,甚则痛……或脓水淋漓。"

此外,阴痒还与心肝郁火有关。由于情志不遂,心肝气郁,郁则易于化火。《素问·至真要大论篇》云:"诸痛痒疮,皆属于心。"心火甚则下移阴部,肝经郁火又易化风,风者亦为致痒之因,且阴户者,又是肝经脉络所布,故心肝郁火下扰,发生阴痒。

(一) 主要证型

1. 湿热下注　郁怒伤肝,肝郁化热,木旺侮土,脾虚生湿,湿热互结;或素体脾虚,湿浊内生,加之肝郁而化热,以致湿热流注下焦,侵淫阴部,发为阴痒。

2. 湿虫滋生　摄身不慎,或房事不洁,或久居阴湿之地,湿虫滋生,虫蚀阴中,发为阴痒。

3. 肝肾阴虚　素体肝肾不足;或年老体衰,精血亏损;或久病不愈,阴血不足,以致肝肾阴虚。肝脉过阴器,肾司二阴,肝肾阴虚,精血亏少,阴部肌肤失养,阴虚生风化燥,风动则痒,发为阴痒。

4. 脾虚血少　素体脾气虚弱,或久病劳倦,或年老体弱等致脾虚,脾生化气血不足濡养阴部肌肤,发为阴痒。

(二) 兼夹证型

1. 心肝郁火　素体情志不遂,心肝气郁失舒,郁而化火,肝经之脉络过阴器,故心肝郁火下扰阴户,火化生风,发为阴痒。

2. 脾虚　素体脾气虚弱,或劳倦思虑过度、饮食不节等损伤脾气,脾运失健,内生湿浊,湿浊下注阴户,而发阴痒。

【诊断与鉴别诊断】

(一) 诊断

1. 临床表现　阴部不适,继则出现瘙痒及疼痛,或如虫行状,或灼热肿痛而不能忍,排尿及其他分泌物刺激后加重,或伴带下量多、臭秽。

2. 检查

(1) 妇科检查:外阴部正常或充血,局部皮肤及黏膜多有不同程度充血肿胀,甚则糜烂、湿疹,经抓挠后可有渗出物或合并感染。慢性炎症时皮肤增厚,粗糙皲裂伴瘙痒。

(2) 辅助检查:阴道分泌物检查正常,或见滴虫、细菌、假丝酵母菌等病原体。

(二) 鉴别诊断

1. 湿疹　本病皮肤病发布呈对称性,易复发,水洗或食鱼腥虾蟹,往往使病情加重,且可以发生在全身任何部位,阴痒无以上特点。

2. 股癣　本病发生于股内侧及会阴部皮肤真菌感染所致的体癣,病灶呈堤状,清晰可见,表面有鳞屑,有明显的炎症改变。阴痒则无明显的堤状皮损。

3. 外阴色素减退性疾病　主要表现为外阴组织变性及色素改变,外阴部及肛周皮肤、黏膜因色素脱失而变白,常对称,有奇痒,病程日久,可能出现皮肤、黏膜干燥,易皲裂,失去弹性,外阴病变部分组织萎缩甚至消失,阴道口变窄。

【辨证】

（一）主要证型

1. 湿热下注证

[证候] 阴部瘙痒灼痛,带下量多,色黄如脓,稠黏臭秽,头晕目眩,口苦咽干,心烦不宁,便秘溲赤。舌红,苔黄腻,脉弦滑而数。

[分析] 肝经湿热下注,损伤任带二脉,故带下量多,色黄如脓,稠黏臭秽;湿热浸渍,故阴部瘙痒,甚则灼痛;湿热熏蒸,故头晕目眩,口苦咽干;热扰心神,故心烦不宁;热盛伤津,故便秘溲赤。舌红,苔黄腻,脉弦滑而数,皆为湿热下注之征。

2. 湿虫滋生证

[证候] 阴部瘙痒,如虫行状,甚则奇痒难忍,灼热疼痛,带下量多,色黄,呈泡沫状,或色白如豆渣状,臭秽;心烦少寐,胸闷呃逆,口苦咽干,小便短赤。舌红,苔黄腻,脉滑数。

[分析] 湿热与病虫互相滋生,故阴部瘙痒,如虫行状,甚则奇痒难忍,灼热疼痛;湿热下注,故带下量多,色黄,呈泡沫状,或色白如豆渣状,臭秽;湿热与瘙痒共扰心神,故心烦少寐;湿热内蕴中焦,升降失常,故胸闷呃逆,口苦咽干;湿热伤津,故小便短赤。舌红,苔黄腻,脉滑数,皆为湿虫滋生之征。

3. 肝肾阴虚证

[证候] 阴部干涩,奇痒难忍,或阴部皮肤变白、增厚或萎缩,皲裂破溃;五心烦热,头晕目眩,时有烘热汗出,腰酸膝酸。舌红,苔少,脉弦细而数。

[分析] 肝肾阴虚,冲任血虚,血燥生风,风动则痒。肝脉过阴器,肾司二阴,故阴户干涩,奇痒难忍;风盛则肿,故阴部皮肤增厚;阴部皮肤失养,故变白,或萎缩,皲裂破溃;阴虚内热,故五心烦热;阴虚心肝之阳偏亢,则头晕目眩,时有烘热汗出;肾虚失养,故腰酸膝酸。舌红,苔少,脉弦细而数,皆为肝肾阴虚之征。

4. 脾虚血少证

[证候] 阴部瘙痒,带下量少,色白或淡黄,质稀如水,阴部干枯、萎缩,阴中干痛;头晕心慌,两目黯黑,面色无华,夜寐差,腹胀矢气,神疲乏力,时便溏。舌淡红,苔薄白腻,脉细濡。

[分析] 脾虚生化不足,阴部肌肤失养,故阴部瘙痒;脾虚运化水湿失司,化生阴血不足,故带下量少,色白或淡黄,质稀如水,阴部干枯、萎缩,阴中干痛;气血乏源,机体充养,故头晕心慌,两目黯黑,面色无华;脾虚中焦失健,不能助心肾相交,故夜寐差,腹胀矢气,神疲乏力,时便溏。舌淡红,苔薄白腻,脉细濡,皆为脾虚血少之征。

（二）兼夹证型

1. 心肝郁火证

[证候] 阴部瘙痒,入夜尤甚,带下量少;胸闷烦躁,忿怒忧郁,夜寐不宁。舌偏红,苔黄腻,脉弦细带数。

[分析] 心肝气滞,郁而化火,肝经之脉络过阴器,故心肝郁火下扰阴户,火化生风,故阴部瘙痒;火热伤阴耗液津,故入夜尤甚,带下量少;郁火扰心神,故胸闷烦躁,忿怒忧郁,夜寐不宁。舌偏红,苔黄腻,脉弦细带数,皆为心肝郁火之征。

2. 脾虚证

[证候] 阴部瘙痒,带下量多,色白,质黏稠不一;胸闷脘痞,腹胀,大便易溏,神疲乏力,身困沉重,小便偏少。舌淡,苔白腻,脉细濡。

[分析] 脾虚内生湿浊,湿浊下注阴户,故阴痒;任带受损,故带下量多,色白,质黏稠不一;湿浊困于中焦,故胸闷脘痞,腹胀,大便易溏;脾运失健,生化乏源,机体失养,故神疲乏力;脾虚不能运化水湿,故身困沉重,小便偏少。舌淡,苔白腻,脉细濡,皆为脾虚之征。

【治疗】

(一) 主要证型

1. 湿热下注证

[**基本治法**] 泻肝清热,除湿止痒。

[**方药运用**] 龙胆泻肝汤(《医宗金鉴》)加减。

炒柴胡 5 g,炒龙胆草 6 g,木通、泽泻、栀子、苦参各 5 g,车前子、生地黄、炒当归、虎杖各 10 g,甘草 6 g。

方中龙胆草大苦大寒,上泻肝胆实火,下清下焦湿热;栀子苦寒泻火,助龙胆草泻肝胆下焦湿热;木通、泽泻、车前子,清利湿热从小便出;生地黄、当归滋养肝血,防苦寒药耗伤阴血;虎杖、苦参清热燥湿;柴胡疏肝理气,并为引经药,甘草调和诸药。

[**服法**] 水煎分服,每日 1 剂。

[**加减**] 如脾胃不和,出现胸脘痞胀,腹胀矢气,大便溏薄者,加入煨木香 9 g,砂仁(后下)5 g、陈皮 6 g;如心烦失眠明显,加莲子心 5 g、炒酸枣仁 20 g、合欢皮 10 g。

2. 湿虫滋生证

[**基本治法**] 清热利湿,解毒杀虫。

[**方药运用**] 萆薢渗湿汤(《疡科心得集》)加减。

萆薢 12 g,薏苡仁 20 g,黄柏 9 g,茯苓、牡丹皮、泽泻各 10 g,通草、防风各 5 g,滑石、白头翁各 9 g,苦参 6 g。

萆薢、泽泻、薏苡仁健脾祛湿利浊;牡丹皮凉血活血;黄柏、茯苓、通草、滑石清热解毒,利湿通淋,使邪从小便去;白头翁、苦参清热解毒杀虫。

[**服法**] 水煎分服,每日 1 剂。

[**加减**] 如热象明显,加黄芩、黄柏各 6 g;如胃脘不舒,加陈皮、制半夏各 6 g;如心烦失眠,加莲子心 5 g、炒酸枣仁 15～25 g。

3. 肝肾阴虚证

[**基本治法**] 滋补肝肾,清热止痒。

[**方药运用**] 知柏地黄汤(《医宗金鉴》)加减。

熟地黄、山药、茯苓、牡丹皮、泽泻各 10 g,山茱萸 9 g,知母、黄柏各 6 g,白鲜皮 12 g。

方中三补三泻,以补为主,肝脾肾同补,以滋肾阴为主,补中寓泻;黄柏、知母,滋肾水,降虚火;白鲜皮清热解毒,除湿止痒。

[**服法**] 水煎分服,每日 1 剂。

[**加减**] 如肝郁化火,带下赤白,烦热口渴明显,加入黑栀子 10 g、炒牡丹皮 10 g、钩藤(后下)15 g;如失眠多梦明显者,加入柏子仁 10 g、酸枣仁 20～30 g 以养心安神。

4. 脾虚血少证

[**基本治法**] 补气健脾,养血止痒。

[**方药运用**] 归脾汤(《医宗金鉴》)加减。

党参、黄芪各 15 g,熟地黄、当归、白芍、白术、茯苓各 10 g,广木香 9 g,炙远志 6 g,炒酸枣仁 15 g,炒荆芥 5 g,炙甘草 3 g。

方中参、芪、苓、术、草益气健脾;当归、白芍、熟地黄、酸枣仁、远志补血养心安神;木香理气醒脾,使补而不滞;荆芥息风止痒。

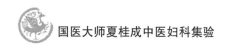

[服法]水煎分服,每日1剂。

[加减]如黄白带下量多,加炒黄柏9g、生薏苡仁15g、炒芡实10g;如腹胀矢气,大便稀溏,加砂仁3g、六曲10g;如头晕眼花明显,加稽豆衣10g、枸杞子12g。

(二)兼夹证型

1.心肝郁火证

[**基本治法**]清心调肝,解郁止痒。

[**方药运用**]丹栀逍遥散(《内科摘要》)加减。

钩藤15g,丹参、赤芍、白芍、白术各10g,茯苓12g,醋炒柴胡5g,荆芥6g,桑寄生10g,白蒺藜12g,炒栀子9g,炒牡丹皮10g。

方中柴胡、荆芥、白蒺藜、钩藤疏肝解郁,平肝潜阳;白芍,养血柔肝;赤芍、牡丹皮、丹参、栀子,清热凉血;茯苓、白术,健脾益气;桑寄生补肝肾。

[服法]水煎分服,每日1剂。

[加减]如头昏腰酸,带下量少,加熟地黄12g、山药10g、山茱萸6g;如心烦失眠明显,加莲子心5g、炒酸枣仁20g、合欢皮10g;如腹胀矢气,大便偏溏,加煨木香6g、砂仁5g。

2.脾虚证

[**基本治法**]健脾升阳,利湿止痒。

[**方药运用**]止带汤(《傅青主女科》)加减。

党参、苍术、白术、山药、炒白扁豆各10g,陈皮、荆芥、柴胡各6g,猪苓12g,薏苡仁15～30g。

方中苍术、白术、山药、党参、白扁豆以益气健脾,以消水湿、束带;陈皮理气燥湿;荆芥、柴胡合用,升提肝木之气,恐脾虚被肝所乘;猪苓、薏苡仁渗湿利水。本方脾、胃、肝三脏同治,共奏健脾利湿止痒之功。

[服法]水煎分服,每日1剂。

[加减]如纳食差,口腻痰多者,加广藿香6g、制半夏5g、佩兰10g;如腰骶酸楚,加续断10g、桑寄生12g;如腹胀便溏者,加煨木香9g、砂仁5g。

【中成药】

1.康妇炎胶囊　每次3粒,每日2次。适用于湿热下注证、湿毒蕴结证。

2.知柏地黄丸　每次8丸,每日3次。适用于阴虚夹湿热证。

3.红核妇洁洗剂　每次取10mL稀释至100mL冲洗阴部,每日2次。适用于湿毒下注之阴痒。

4.皮肤康洗液　每次取适量药液稀释5～10倍,冲洗阴部,每日2次。适用于湿热下注之阴痒。

【外治法】

1.蛇床子洗方(《疡医大全》)加味　蛇床子30g,花椒6～10g,白矾6～12g,苦参12g,黄柏10g,水煎趁热先熏后坐浴,每日2～3次。适用于湿热下注证。

2.外阴白斑洗方(临床经验方)　一枝黄花、艾叶各15g,泽漆12g,白鲜皮、鸡血藤、淫羊藿、土槿皮各30g,苦参15g,花椒10g,野菊花10g,冰片(后冲入)1g,煎汤熏洗,每日2～3次。适用于外阴白斑病变引起之阴痒。

【转归及预后】

阴痒经积极治疗,保持外阴清洁干燥,多可治愈,预后良好。部分患者因治疗不当,可发展成阴疮。

因全身性疾病如糖尿病、黄疸、贫血等引起的阴痒,随着原发病的进退,或愈或反复迁延难愈。也有少数患者阴痒日久不愈,病情迁延日久,致阴部长期失于滋养而转为恶性病变,如外阴癌。

【预防与调护】

(1) 避免急躁易怒,抑郁多思等。
(2) 清淡饮食,起居有常,适当活动。
(3) 保持外阴清洁,勤换衣裤。

【夏桂成临证经验】

(一)夏桂成诊疗阴痒验案

陈某,女,45岁,干部。

初诊:患者因"阴痒2月余"就诊。患者外阴及阴中痒时作2月余,以经后为甚,剧痒之时有灼热欲裂之感,伴阴部干涩,带下少。月经既往多35～37日一潮,近年来先期25～27日一潮,量中,色鲜红,夹小血块,6～7日净。26岁结婚,1-0-3-1。既往有霉菌性阴道炎病史,已愈。患桥本甲状腺炎16年。就诊时,阴痒,伴阴部干涩,以经后为甚,带下少,伴头昏腰酸,心烦口干,夜寐差,小便色黄,大便尚调。舌偏红,苔黄,脉细数。中医诊断:阴痒病,属肝肾阴虚,心肝郁火。治以滋养肝肾,清肝宁心,佐以清利。方取杞菊地黄汤合钩藤汤加减。处方:枸杞子10g,菊花6g,钩藤15g,山药、熟地黄、炒牡丹皮、茯苓各10g,山茱萸6g,泽泻9g,炒白术、太子参、白芍各10g,莲子心3g。

二诊:服药7剂,症状稍有好转,但仍觉阴内阴外有热灼欲裂、干痒作痛,同时出现腹胀矢气,大便偏溏,予杞菊地黄汤合异功散治之。上方去熟地黄,加牡蛎15g、砂仁5g。

三诊:服药5剂,月经来潮,按经期论治,予清肝调经,方以钩藤汤合五味调经散加减,处方:钩藤15g,炒牡丹皮10g,合欢皮、丹参、赤芍、泽兰叶、五灵脂、茯苓各10g,白蒺藜12g,桑寄生10g,益母草15g,六曲10g。

四诊:服药7剂,经净,再按杞菊地黄汤合钩藤汤、异功散加减,同时配合外洗方,处方:土槿皮15g,龙胆草、黄柏各10g,甘草6g,淫羊藿、生地黄各10g。如此内服配合外洗,治疗2月余,阴痒消失。

[按语] 本案围绝经期阴痒,呈灼热干裂、带下少、夜寐差,属于肝肾不足,阴虚火旺,旺而化风,心肝郁火。如《余听鸿医案》"阴痒"中所引"贾先生曰,高年血燥生风,诸公用利湿之品,利去一分湿,即伤其一分阴,湿愈利而血愈虚,血愈虚而风愈甚,其痒岂能止息,治法无奇,唯养血而已"。本案患者年龄45岁,患者体虚,与老年期阴痒相似,所以按老年期阴痒论治。本案虚实夹杂,既有阴虚火旺,又有湿热,故内治法从虚论治,外治法从清利湿浊论治,因此阴血虚,火热生风,与血燥生风尚有不同,在服用杞菊地黄汤合钩藤汤后出现腹胀、大便溏,说明其还有脾胃虚弱,加入异功散,获得较好疗效。

(二)夏桂成治疗阴痒的临证经验

阴部位于下焦,又与尿道、阴道、肛门邻近,常受尿液、阴道分泌物浸渍,为炎症好发部位,因此注意个人卫生,保持外阴清洁非常重要。中医认为本病多因湿热所致,治疗以清热利湿为主,轻者只需外用药清洗坐浴,配合外用药膏涂抹;重者则需内服加外用熏洗坐浴,效果更佳。如阴部破溃者,外洗方可用蛇床子洗方去花椒,加入蒲公英、紫花地丁、金银花,熏洗后,再外敷珍珠散(处方:珍珠、青黛、雄黄各3g,黄柏9g,儿茶6g,冰片0.03g,共研细末外搽),疗效较好。夏桂成认为,本病病因除湿热外,还需重视心肝郁火,尤其是心火,如《素问·至真要大论篇》云:"诸痛痒疮,皆属于心。"心肝郁火,化风生痒,且阴户为肝经脉络所布,故心肝郁火下扰,发生阴痒。如临床阴痒病患,常伴有夜寐差、失眠等心火旺、心神不宁之证,使阴痒发生或加重,治疗时需重视清肝宁心安神,滋阴养血止痒。

在临床诊治过程中,夏桂成还发现一种外阴奇痒与周期性阴痒。在外阴奇痒中,需注意外阴湿证、外阴苔藓等疾患。周期性阴痒,曾诊治一为经间排卵期阴痒,一为经前期阴痒,亦有极少数表现为经后期阴痒者。夏桂成认为,经后期阴痒与阴血虚有关;经间排卵期与经前期阴痒者则与心肝郁火有关,兼肾阴虚。治疗可按月经周期节律调节法,配合个体化辨证论治,除利湿止痒外,应重视清心肝之郁火,滋补阴血,可获良效。

第十节　癥　瘕

癥瘕是指妇女小腹内的结块,伴有或胀,或痛,或满,并常致月经或带下异常,甚至影响生育的疾病。

所谓癥者,真也,有形可征,痛有定处,固定不移。瘕者,假也,聚散无常,假块游移,痛则见形,不痛则无形。所以有癥者属血瘀,瘕者属气滞之说,但《内经》一书中,有"石瘕""肠覃"之说,无癥之名。如张景岳所说:"癥瘕之病,即积聚之病;《内经》只有颓聚疝瘕,并无癥字之名,此后世之增说者。"考《素问·骨空论篇》曰:"任脉为病……女子带下瘕聚。"《素问·腹中论篇》所描述的"石瘕""肠覃"等,后世《备急千金要方》《诸病源候论》所指出的"八瘕七癥",把癥与瘕联系在一处,没有明确的分类,其内容包括了一切凡属腹中胀痛结块的病证。由于癥瘕的产生,常先气聚成瘕,日久则血瘀成癥,两者不易分开,故古今多以癥瘕并称。

西医学女性内生殖器官良性肿瘤等可参照本病治疗。

【病因病机】

凡肿瘤或炎性的合并包块以及有关肿胀疼痛病证,与癥瘕有关的病证,看起来似乎均属于实证范围,临证时需从本虚标实证论治。正如明代张景岳在《景岳全书·妇人规》"经期腹痛"中所说:"凡妇人经行作痛,挟虚者多,全实者少……然有气血本虚,而血未得行者,亦每拒按。故于经前亦常有此证。此以气虚血滞,无力流通而然。"癥瘕亦然,本虚标实。故虚者是本,实者是标。癥瘕病情迁延,久病必虚,久病必瘀,辨证以气血虚弱、阳虚寒凝夹有痰湿瘀血为主。具体分为以下四个方面。

1. 气血虚夹瘀浊痰湿　在这里气血虚者有两种情况,其一是原本气血不足抗力不强,不足以抵御邪,即所谓"邪之凑,其气必虚,最虚之处便是容邪之所",女子下元空虚,子宫、冲任均在下焦,故易下焦致病,正如《素问·骨空论篇》所云:"任脉为病……女子带下瘕聚"。《灵枢·水胀》:"肠覃何如? 岐伯曰:寒气客于肠外,与卫气相搏,气不得荣,因有所系,癖而内著,恶气乃起,息肉内生,其始生也,大如鸡卵,稍以益大,至其成如怀子之状,久者离岁,按之则坚,推之则移,月事以时下,此其候也。石瘕何如?岐伯曰:石瘕生于胞中,寒气客于子门,子门闭塞,气不得通,恶血当泻不泻,衃以留止,日以益大,状如怀子,月事不以时下。"其二是邪正权争,久而气血必耗,故出现气血虚弱,势必涉及肝脾,常易引起痰、湿、浊的蓄积。

2. 阳虚瘀结　阳虚者,主要指癸阳,血海之阳也,在月周演变中经后期阴长阳消,阴长者,指癸阴、海阴、水阴、精阴之滋长也,待经间期重阴必阳的转化,所有滋长过甚的阴液,均在阳长时期得到溶化吸收。如阳虚不足则阴液瘀浊,不能溶化吸收,则阴盛明显,加以气分不畅蓄积于内,久而将致血瘕,或称血癥。

3. 火衰寒凝　火衰者,不仅阳虚而且是命门之火亦衰也,命门之火,实际上概括心、肾、肝等阳火,火阳衰弱,极易引发下元子宫冲任等奇经八脉等虚寒,从而导致寒凝,亦即气血凝滞、血脉不畅,久而结成癥瘕。

4. 阴虚水少瘀结　一般来说,在癥瘕病症中很少出现阴虚水少类型者,但在长期的癥瘕病中,特别是恶性肿瘤病证的确有阴虚水少,此与病程长、耗损阴水有关。故凡出现阴虚水少者,必当从阴虚水少论治,而且从这类病种而言,凡病程较长者,不仅阴虚水少,而且还伴气虚血少者亦为多见。

【治疗法则】

在治疗上《素问·六元正纪大论篇》云:"大积大聚,其可犯也,衰其大半而止,过者死。"《校注妇人良方·食症方论》:"若形气虚弱,须先调补脾胃为主,而佐以消导。若形气充实,当先疏导为主,而佐以补脾胃。"《医宗金鉴·妇科心法要诀》:"凡治诸癥积,宜先审身形之壮弱,病势之缓急而治之。如人虚,则气血衰弱,不任攻伐,病势虽盛,当先扶正气,而后治其病。若形证俱实,宜先攻其病也。"均是告诫我们在治疗这些疾病过程中应该遵循的原则。

一、子宫肌瘤

子宫肌瘤是女性生殖器官中最为常见的良性肿瘤。主要由平滑肌细胞增生而成,多见于30~50岁的妇女,绝经期后有缩小的可能,若长大速度快者,须警惕肉瘤变性。子宫肌瘤的患者,绝大多数无症状。因此,临床报道的子宫肌瘤发生率远较其真实的发生率为低。临床表现常与肌瘤的生长部位、大小及速度等有关。其主要症状有:月经改变、压迫症状、阴道分泌物增多、不孕等。必须早期诊断,早期使用中医药治疗。

【病因病机】

子宫肌瘤发生的原因尚不十分清楚。目前普遍认为与雌激素的长期和过度刺激有关。此外由于子宫肌瘤多数见于未婚、丧偶以及性生活不协调的妇女,故亦有学者认为长期性生活失调引起盆腔慢性充血,也可能是诱发子宫肌瘤的一个原因。病理大体见为单个或多个,大小不一,多为球形的实质性肿瘤。

中医学认为,本病的形成,与气滞血瘀有关,而气滞血瘀者,又与外界的一些因素有关,如由经期产后余瘀不净,兼外感风寒,内伤生冷,正如《景岳全书·妇人规》所说:"瘀血留之作癥,唯妇人有之,其证……总由血动之时,余血未尽,而一有所逆,则留滞日积而渐以成癥矣。"或者为恚怒伤肝,气逆而血留;或忧思伤脾,气虚而血滞,或积劳积弱,气弱而不行;或胞脉空虚,湿热之邪入侵,与气血相搏,故而以气滞、血瘀、寒邪、痰湿、湿热内阻结聚而成。

但我们在长期的临床实践中发现,本病的形成多与正虚有关,特别是肾阴阳的失调与此有着重要的关系。《中藏经·积聚癥瘕杂虫论》曰:"积聚癥瘕,皆五脏、六腑真气失而邪气并调。"因此,脏腑失调,乃是最为主要的因素。根据临床的观察,本病证的发生与长期的月经失调有关。我们在论述月经周期演变中已经谈到,月经周期的形成与阴阳消长转化的月节律有关,而子宫冲任间的气血,又是在阴阳消长转化的运动下进行活动的,阴长则水湿阴血亦随之提高,包括子宫内的内膜组织,阳长则水湿阴血包括内膜组织逐步分化,得转化之时进行调整,故凡阴长阳短,阴血过盛,刺激子宫肌肉组织增生,日积月累,自然形成癥瘕。阴血积聚,心情不畅,生活失调,阴阳不和,必将加剧瘀阻气滞,邪气愈盛则正气愈伤,肾阴阳更失调,故子宫肌瘤中后期,正虚邪实更为明显,形成虚实错杂的顽固病证。但由于本病形成后,常伴有出血性病证,故正虚中呈现出肝肾不足或气血虚两种现象,当予辨别之。

【诊断与鉴别诊断】

(一)诊断

1. 临床表现　大多数患者无明显症状,可能从问诊中了解到长期接受大量雌激素治疗史及患者体内雌激素代谢障碍史。或者可从肌瘤的生长部位、大小、生长速度及其合并症出现的不同症状,子宫壁间肌瘤可表现为月经过多,经期延长,但仍有周期性;黏膜下肌瘤,常表现为不规则阴道出血,淋漓不净;浆膜下肌瘤,一般无自觉症状,亦很少引起月经变化。因肌瘤生长的部位、大小不同,尚可出现不同的压迫症状,如子宫前壁较大肌瘤,可压迫膀胱而产生尿频尿急;较大之子宫后壁肌瘤则可压迫直肠而引起排便困难;宫颈内肌瘤较大时,可压迫尿道而出现排尿困难,甚则尿潴留等。较大之肌瘤亦可压迫盆腔的血管和神经而发生下腹坠胀疼痛,腰俞酸痛及痛经等,或导致子宫腔增大,内膜腺体增多,带下量多色白,若黏膜下肌瘤伴发炎症、感染坏死,则带下如脓、气秽。

2. 检查 妇科检查可发现子宫增大,表面平滑或呈结节状,质地偏硬。子宫颈肌瘤达宫颈管内时,宫颈口松弛,可触及瘤体,若伸出宫颈口外,用窥阴器检查,可见球状块物。此外,借助宫腹腔镜探查、B超、MRI 诊断性刮宫、造影等辅助检查,有助于诊断。

(二) 鉴别诊断

通过上述的有关检查,应与其他原因所致的子宫增大,或肿块相鉴别,如妊娠子宫、陈旧性宫外孕、子宫畸形、内生殖器官恶性肿瘤等。

1. 妊娠子宫 育龄妇女有停经史,盆腔检查子宫均匀增大变软。尿或血 HCG 测定,以及盆腔 B 超检查予以确诊。

2. 陈旧性宫外孕 多有停经史,出现不规则阴道出血、腹痛、昏晕、宫颈举痛,宫旁可触及包块、压痛,子宫大小与停经月份不符;B 超提示一侧附件区可见实质性包块。

3. 子宫畸形 双角子宫或双子宫畸形往往有多次流产或早产史,残角子宫畸形可出现经血潴留以致发生痛经,子宫输卵管造影、盆腔彩超和宫腹腔镜检查,可以明确诊断。

4. 内生殖器官恶性肿瘤 较小的肿块多无不适,也有表现为异常子宫出血或异常阴道排液,或偶有患侧下腹沉坠或牵痛的感觉。恶性肿瘤一般生长较快,短期内可出现全身症状如衰弱、发热、食欲不振等。影像学检查(超声检查、CT 及 MRI 检查、淋巴管造影)、腹水细胞学检查、肿瘤标记物测定[CA125、甲胎蛋白(AFP)、HCG、癌胚抗原(CEA)、乳酸脱氢酶(LDH)]、性激素测定、流式细胞仪细胞 DNA 测定、诊断性刮宫等有助于诊断。对临床难以定性的盆腔肿块,腹腔镜检查可通过病理学或细胞学检验定性。

【辨证】

本病证在行经期时,可表现出明显的血瘀证候,故以血瘀为主要证型。但是由于正虚的原因,故常兼见气血虚弱,肝肾不足。在治疗上,虽以化瘀消癥为主,但不宜过度地攻削克伐。正如王宇秦所曰:"夫癥者,坚也,坚则难破,非一日之功,若期速效,投以峻剂,反致有误。"特别是在行经期治疗,峻剂消癥,必致出血过多,反损正气。临床上宜根据患者寒热虚实属性之不同,结合体质及病程长短而酌用攻补,以期达到阴阳平和之目的。

1. 气滞血瘀证

[证候]下腹包块质硬,腹胀酸痛,经行量多,周期失调,经色暗夹血块,经行小腹疼痛;色紫红有大小不等之血块,精神抑郁,善太息,胸胁胀闷,乳房胀痛,面色晦暗,肌肤不润;舌质暗,边见瘀点或瘀斑,苔薄白,脉弦涩。

[分析]气血瘀结胞宫、胞脉,积结日久,结为癥块;冲任气血瘀阻,故见经期延长,或经量多,经血色暗夹血块,经行小腹疼痛;精神抑郁,善太息,胸胁胀闷,乳房胀痛,面色晦暗,肌肤不润,舌质暗,边见瘀点或瘀斑,苔薄白,脉弦涩,均为气血瘀阻之象。

2. 寒凝血瘀证

[证候]下腹包块质硬,小腹冷痛,喜温,月经后期,量少,经行腹痛,色暗淡,有血块;面色晦暗,形寒肢冷,手足不温;舌质淡暗,边见瘀点或瘀斑,苔白,脉弦紧。

[**分析**]寒凝血瘀,结于冲任、胞宫,日久聚以成癥。冲任气血运行不畅,故见月经后期,量少,经行腹痛,经色暗淡,有血块;寒邪内盛,郁遏阳气,故面色晦暗,形寒肢冷,手足不温。舌质淡暗,边见瘀点或瘀斑,苔白,脉弦紧,均为寒凝血瘀之象。

3. 痰湿瘀结证

[**证候**]下腹包块按之不坚,小腹或胀或满,月经后期或闭经,经质黏稠、夹血块;体形肥胖,胸脘痞闷,肢体困倦,带下量多,色白质黏稠;舌暗淡,边见瘀点或瘀斑,苔白腻,脉弦滑或沉滑。

[**分析**]痰湿内结,阻于胞宫,积久成块,痰湿内聚,故其包块不坚;痰湿蕴塞,冲任气血运行不畅,故见月经后期或闭经,经质黏稠、夹血块;痰湿下聚,任带失约,故见带下量多,色白质黏稠。舌暗淡,边见瘀点或瘀斑,苔白腻,脉弦滑或沉滑,均为痰湿瘀阻之象。

4. 湿热瘀阻证

[**证候**]下腹积块,小腹或胀或痛,带下量多色黄,月经量多,经期延长,经色暗,有血块,质黏稠,经行小腹疼痛;身热口渴,心烦不宁,大便秘结,小便黄赤;舌暗红,边见瘀点或瘀斑,苔黄腻,脉弦滑数。

[**分析**]湿热之邪与余血搏结,瘀阻冲任,日久成癥。湿热下注,损伤带脉,则带下量多色黄;邪热留恋伤津,则身热口渴,心烦,便结;舌暗红,边见瘀点或瘀斑,苔黄腻,脉弦滑数,皆为湿热瘀结之象。

5. 气虚血瘀证

[**证候**]下腹部结块,下腹空坠,月经量多,或经期延长,经色淡红,有血块,经行或经后下腹痛;面色无华,气短懒言,语声低微,倦怠嗜卧,纳少便溏;舌质暗淡,舌边有瘀点或瘀斑,苔薄白,脉细涩。

[**分析**]气虚运血无力,瘀血结于胞宫,日久积块成癥。气虚冲任不固,经血失于制约,故见月经量多,或经期延长;气血阳弱不能化血为赤,且血运无力,故见经色淡红,有血块;气虚下陷,故下腹空坠;面色无华,气短懒言,语声低微,倦怠嗜卧,纳少便溏等,均为气虚之象。舌暗淡,边见瘀点瘀斑,脉细涩,均为气虚血瘀之象。

6. 肾虚血瘀证

[**证候**]下腹部积块,下腹或胀或痛,月经后期,量或多或少,经色紫暗,有血块,面色晦暗,婚久不孕,腰膝酸软,小便清长,夜尿多;舌质淡暗,边见瘀点或瘀斑,苔白润,脉沉涩。

[**分析**]肾虚血瘀,阻于胞宫,日久成癥;肾虚血瘀,冲任不畅,故见月经后期,量或多或少,经色紫暗,有血块;婚久不孕,腰膝酸软,小便清长,夜尿多,均为肾虚之象。舌质淡暗,边见瘀点或瘀斑,苔白润,脉沉涩,为肾虚血瘀之象。

【治疗】

1. 气滞血瘀证
[**基本治法**]行气活血,化瘀消癥。
[**方药运用**]香棱丸(《严氏济生方》)。
木香、丁香各15g,三棱12g,枳壳、青皮、川楝子、莪术各6g,小茴香3g。
方中木香、丁香、小茴香温经理气;青皮疏肝解郁,消积行滞;川楝子、枳壳除下焦之郁结,行气止痛;三棱、莪术行气破血,消癥散结。
[**服法**]经行时服,每日1剂,水煎分服。
[**加减**]若经行量多或经漏淋漓不止者,加炒蒲黄、五灵脂、三七各10g;若月经后期量少者,加丹参10g、香附6g;经行腹痛甚者,加乌药、延胡索各6g。

2. 寒凝血瘀证
[**基本治法**]温经散寒,祛瘀消癥。

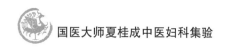

[**方药运用**]少腹逐瘀汤(《医林改错》)。

肉桂、小茴香、干姜、川芎、延胡索各 10 g,当归、蒲黄各 9 g,赤芍、五灵脂、没药各 6 g。

方中肉桂、干姜、小茴香温经散寒;当归、川芎、赤芍养营活血;蒲黄、五灵脂、没药、延胡索化瘀止痛。诸药配伍,寒散血行,冲任、子宫血气调和流畅,瘀祛癥消。

[**服法**]经行时服,每日 1 剂,水煎分服。

[**加减**]若积块坚牢者,加三棱 15 g;若月经量多者,加血余炭、花蕊石各 6 g;若漏下不止者,加三七 9 g;若月经过少或闭经者,加泽兰、牛膝各 9 g;若经行腹部冷痛者,加艾叶、吴茱萸各 3 g。

若气血虚弱夹有瘀血,可选用温经汤(《万氏女科》),方药组成:当归身、川芎、赤芍各 6 g,莪术 6 g,党参 12 g,炙甘草 6 g,怀牛膝 10 g,炒小茴香 3 g,加生姜、大枣为引。

若阳虚血瘀者,可选用毓麟珠,助阳消癥汤。方药组成:党参 10 g,白术 10 g,茯苓 10 g,当归炭 10 g,川芎 6 g,赤芍 6 g,桃仁 6 g,甘草 3 g,杜仲 10 g,黄芪 30 g,肉桂 6 g。

3. 痰湿瘀结证

[**基本治法**]化痰除湿,活血消癥。

[**方药运用**]苍附导痰汤(《叶氏女科证治》)合桂枝茯苓丸(《金匮要略》)。

茯苓、桂枝、赤芍、桃仁、牡丹皮、陈皮、苍术、香附各 6 g,制半夏、南星、枳壳、神曲各 10 g,甘草 3 g,生姜 2~3 片。

方中二陈汤化痰燥湿,和胃健脾;苍术燥湿健脾;香附、枳壳理气行滞;南星燥湿化痰;神曲、生姜健脾和胃,温中化痰;桂枝温经通阳,以促血脉运行而散瘀;赤芍、牡丹皮、桃仁活血化瘀消癥。诸药合用,共奏化痰除湿、活血消癥之效。

[**服法**]经行时服,每日 1 剂,水煎分服。

[**加减**]若积块不坚,病程已久者,加鸡内金、浙贝母、三棱、莪术各 6 g;若带下量多者,加芡实、海螵蛸各 10 g;若脾虚气弱者,加党参、黄芪各 15 g,白术 9 g。

4. 湿热瘀阻证

[**基本治法**]清利湿热,化瘀消癥。

[**方药运用**]大黄牡丹汤(《金匮要略》)。

制大黄 12 g,牡丹皮 10 g,桃仁 9 g,冬瓜仁 10 g,芒硝 6 g。

方中大黄泻火逐瘀;牡丹皮凉血清热,活血散瘀,二者合用,共泄湿热,消癥结;芒硝软坚散结,协大黄荡涤实热;桃仁性善破血;冬瓜仁清利湿热。

[**服法**]经行时服,每日 1 剂,水煎分服。

[**加减**]若经血淋漓不尽者,经期加三七、炒蒲黄、地榆炭各 9 g;若经行腹痛者,加延胡索 12 g,莪术 6 g,五灵脂、蒲黄各 9 g。

5. 气虚血瘀证

[**基本治法**]补气养血,化瘀消癥。

[**方药运用**]归芍六君子汤(《笔花医镜》)合消癥汤(夏桂成经验方)加减。

当归、丹参、赤芍、白芍、熟地黄、山楂、石见穿各 10 g,川芎 6 g,黄芪、党参各 15 g,三棱、莪术、䗪虫各 9 g,砂仁(后下)5 g。

方中黄芪、党参健脾益气以生血;当归、赤芍、白芍、丹参养血活血并用;熟地黄补血养阴;山楂、石见穿、川芎、三棱、莪术、䗪虫活血化瘀消癥;砂仁理气防滞。诸药配伍,活血而不伤血,补气养血,化瘀消癥。

[**服法**]行经期或经后期服,每日 1 剂,水煎分服。

[**加减**] 若出血量多者,去三棱、莪术、䗪虫,加炒五灵脂 10 g、炒蒲黄(先煎)6 g、血竭粉(分吞)5 g;若腰俞酸楚,加炒川续断、杜仲各 10 g、桑寄生 12 g;若胸闷烦躁,夜寐欠佳者,加炒荆芥 6 g、钩藤 15 g、合欢皮 9 g。

6. 肾虚血瘀证

[**基本治法**] 滋阴养精,化瘀消癥。

[**方药运用**] 鳖甲煎丸(《金匮要略》)加减。

牡蛎(先煎)、太子参各 15 g,炒柴胡、大黄各 5 g,炙桂枝 9 g,鳖甲、赤芍、白芍、干地黄、川续断、山楂、牡丹皮各 10 g,䗪虫 6 g,露蜂房 3 g。

方中鳖甲软坚消癥;大黄、赤芍、川续断、山楂、牡丹皮、露蜂房、䗪虫活血化瘀;太子参补气健脾,牡蛎、干地黄补肾滋阴养精,使全方攻邪而不伤正;炒柴胡疏肝解郁;白芍缓肝柔肝;桂枝温中通阳,以调畅郁滞之气机。全方寒热并用,攻补兼施,共奏滋阴养精,化瘀消癥之功。

[**服法**] 经前经期服,每日 1 剂,水分服。

[**加减**] 若行经期出血量多者,去炙桂枝、䗪虫,加炒五灵脂 10 g,蒲黄炭 6 g,大蓟、小蓟各 12 g;若有腹胀矢气,大便偏溏者,去干地黄、大黄、鳖甲等品,加煨木香 9 g、砂仁(后下)5 g、炒白术 10 g;若腰腿酸软,小便频数者,去大黄,加川续断、桑寄生、菟丝子各 10 g;若烦躁寐差,甚则失眠者,去川桂枝,加合欢皮 10 g、炒酸枣仁 9 g、夜交藤 15 g。

【中成药】

1. 桂枝茯苓胶囊 每次 8 粒,每日 3 次,温开水送服。适用于血瘀证者。
2. 宫瘤消胶囊 每次 4 粒,每日 3 次,温开水送服。适用于血瘀证。
3. 大黄䗪虫丸 每次 1 丸,每日 3 次,温开水送服。适用于血瘀证。
4. 丹鳖胶囊 每次 6 粒,每日 3 次,温开水送服。适用于气滞血瘀证。

【转归与预后】

中医药治疗子宫肌瘤大多有效,预后良好。中医药治疗强调整体调治,对改善症状、控制或缩小瘤体、调经助孕、孕后安胎等有较好效果。有些子宫肌瘤随着妇女绝经,冲任气血衰减而积块渐消。当然也应注意,有少数患者有长期情志抑郁或其他不良刺激,也有恶变可能。

如果肌瘤增大较迅速,症状难以控制,采用手术治疗,适应证:① 因肌瘤导致月经过多,致继发贫血。② 出现腹痛、性交痛或慢性腹痛、有蒂扭转引起的急性腹痛。③ 有明显压迫症状者,如压迫膀胱,不能排出小便,或压迫直肠不能排出大便或压迫输尿管造成肾性高血压。④ 因肌瘤造成不孕或反复流产。⑤ 疑有可能恶变。

【预防与调护】

(1) 情志调畅,避免外感六淫邪气,增强体质亦是预防本病的关键。
(2) 子宫肌瘤患者生活作息要有规律,饮食有节。
(3) 按时体检,定期复查,坚持治疗,对预防和治疗子宫肌瘤具有重要意义。

【夏桂成临证经验】

本病的辨治应分为两个阶段:第一个阶段是行经期间,着重在急则治标,以血瘀成癥为主证型,以化瘀止血为要务。如长期流血不止,更应止血为第一,临床常用加味失笑散,处方:当归、赤芍、白芍、炒五灵脂各 10 g,大蓟、小蓟各 12 g,蒲黄炭(包煎)6 g,炒川续断 2 g,血余炭 10 g,茜草炭 10 g,血竭末(分吞) 3 g 或者兼服云南白药、三七粉,同时可参照崩漏用药。如服用上药后,仍然不能达到止血目的,可考虑中西医结合治疗。若出血量不多的子宫肌瘤患者,可按活血化瘀通经的方法,运用消癥散(汤)一类方剂治之。血止之后,一方面从整体调治,年龄在 45 岁以下的要按调整月经周期节律法进行调治,特别着重促排卵,以恢复经前期阳长的重要性。运用的方法和方药,可参考月经周期与调周法的有关内容。45 岁以上的患者,可按气血虚弱,着重心脾论治,肝肾不足,着重在肾阴调治。但是必须指出,子宫肌瘤者毕竟有癥积的存在,平时化瘀消癥是不容忽视的,桂枝茯苓丸、大黄䗪虫丸是常服的成药,或者身体较为强壮者,可直接服用化瘀消癥的方药。本病并不是所有患者都需手术,应根据具体情况做出决定。

二、卵巢囊肿

卵巢囊肿,是妇科常见的肿瘤,占女性生殖器官肿瘤的 32%。卵巢肿瘤可以有不同的性质和形态。有单一型或混合型,一侧或双侧性,囊性或实质性,良性或恶性,并有少数卵巢肿瘤能产生女性或男性性激素。卵巢肿瘤多数为囊性者,实质者较少见,囊性瘤多为良性,恶性瘤多为实质性的,或软硬不均。本病可发生于任何年龄,但多见于生育期妇女,卵巢良性肿瘤的 2/3 发生于 20~44 岁,2/3 以上的恶性肿瘤则见于 40~45 岁。卵巢恶性肿瘤占女性生殖器官恶性肿瘤的 20%。卵巢恶性肿瘤患病率仅次于子宫颈癌和恶性滋养细胞肿瘤,居第 3 位,病死率高居妇科恶性肿瘤的首位。本节主要介绍卵巢肿瘤中的卵巢囊肿,即中医学所谓癥瘕中的"肠覃"和《金匮要略·妇人杂病》中的"妇人脏肿如瓜,阴中痛,引腰痛"。

【病因病机】

中医学认为本病发生的主要原因,在于脏腑虚弱,气血劳损,七情太过,风冷寒湿内侵,经产余瘀阻滞,致肾阳不振,寒凝气滞,阴液散布失司,痰饮夹瘀,或痰饮夹气滞内留,或癖而内着,阳气日衰,阴凝不化,日益增大。

气郁痰结者,常与情志有关,所谓心肝气郁;卵巢所居之处,位于少腹部厥阴与少阳经络的所过,故心肝气郁,郁滞日久,必致卵巢部血行不畅,痰湿滋生,蕴阻其部;或者卵巢处积有痰湿水液,在长期的气滞血郁的情况下,痰气凝结,结为癥瘕。癥瘕形成后,一方面气滞血行更加不利,一方面脾肾阳气虚弱,气化更为不利,以致凝结的包块日以益大,甚则发展迅速,致成恶候。

【诊断与鉴别诊断】

(一) 诊断

1. 临床表现 一般无明显症状,常于无意中或体检时发现,但与内分泌功能有关的卵巢囊肿,可出现月经紊乱及内分泌失调的一些症状,下腹肿块,或伴有腹胀、腹痛、腰痛等表现,肿块较大的,亦可伴有压迫症状。

2. 检查 可通过妇科检查、B 超、X 线检查、腹腔镜检查,以明确诊断,必要时可做 CT 检查,及癌胚抗原、肿瘤相关抗原、AFP 及胎盘碱性磷酸酶等的测定。

(二) 鉴别诊断

通过 B 超、腹腔镜及有关的辅助检查,排除卵巢非赘生性囊肿、妊娠子宫、子宫肌瘤、膀胱充盈,或慢性尿潴留、多囊卵巢综合征及恶性卵巢肿瘤等,与卵巢畸胎瘤、卵巢巧克力囊肿等相鉴别。

1. 卵巢畸胎瘤 多为良性卵巢肿瘤,可发生于各年龄,均可无症状,若发生扭转可有突发下腹痛等急腹症表现,病程较长,查体单侧多见,光滑,活动,囊性,多无腹水,肿瘤标记物多不升高,需术后病理进一步明确诊断。

2. 卵巢巧克力囊肿　为卵巢子宫内膜异位症，多发生于年轻育龄女性，多有继发痛经进行性加重，B超可见卵巢无回声内见致密光点，血 CA125 水平明显升高可协助诊断，需术后病理进一步明确诊断。

【辨证】

卵巢囊肿较小者，或者年轻未婚女子需要保守治疗，或患者拒绝接受手术切除时，可按不同证型、特点和治疗癥瘕积聚的原则进行施治。

1. 气郁痰结证

[主证] 小腹胀满，积块不坚，按之柔软，推之可移，脘腹满闷，胸口不舒，烦躁不安，情怀抑郁，或者体质较肥，口腻多痰，带下亦多，质黏稠如痰，舌质略黯，舌苔黄腻，脉象沉滑。

[分析] 心肝气郁，必致卵巢部血行不畅，痰湿滋生，蕴阻其部，或者卵巢处积有痰湿水液，在长期的气滞血郁的情况下，痰气凝结，结为癥瘕。心肝气郁，故见小腹胀满，积块不坚，按之柔软，推之可移，脘腹满闷，胸口不舒，烦躁不安，情怀抑郁；痰湿凝结，故见体质较肥，口腻多痰，带下亦多，质黏稠如痰；舌质略黯，舌苔黄腻，脉象沉滑为气郁痰结之征。

2. 痰阻血瘀证

[主证] 小腹积块，按之不柔软，积块增大，则活动欠佳，或时隐痛，或时月经不调，月经量多色紫红，口干不欲饮，唇燥心烦，大便不畅，舌质紫黯，或舌边有瘀紫点，舌苔白腻，脉象弦涩。

[分析] 脾失健运，不能运化水湿，下焦聚而生痰，气血不能正常运行，致血瘀痰凝壅结。痰湿聚结，故见小腹积块，按之不柔软；瘀血阻滞，故见小腹时隐痛，或时月经不调，月经量多色紫红，口干不欲饮，唇燥心烦，大便不畅；舌质紫黯，或舌边有瘀紫点，舌苔白腻，脉象弦涩为痰阻血瘀之征。

3. 气血两虚证（卵巢囊肿后期）　卵巢囊肿后期，不管是气郁痰结证，还是痰阻血瘀证，一般均是邪实正衰，如原来体质虚弱，或者卵巢囊肿手术后，出现虚弱证候时的治疗应当扶正为要。

[证候] 头晕腰酸，神疲乏力，形体消瘦，午后低热，纳食不佳，腹胀矢气，大便或溏或坚，舌质淡红，或舌红无苔，脉象细弦或濡细无力。

[分析] 由于水湿津液凝聚成痰湿，且痰湿与邪毒相合，必耗气血，故日久致阴血大耗，脾肾之气亏损明显。脾肾之气虚损，故见头晕腰酸，神疲乏力，纳食不佳，腹胀矢气，大便或溏或坚；阴血亏虚，故见形体消瘦，午后低热；舌质淡红，或舌红无苔，脉象细弦或濡细无力为气血两虚之征。

【治疗】

1. 气郁痰结证

[基本治法] 化痰消积，理气解郁。

[方药运用] 香棱丸（《严氏济生方》）合越鞠二陈丸（《寿世保元》）加减。

广木香 9 g，三棱、莪术各 10 g，青皮、陈皮、制半夏各 6 g，制苍术、广郁金各 10 g，炮山甲 5 g，海藻各 12 g，山楂 10 g。

方中广木香温经理气；制苍术燥湿运脾，以行湿郁；陈皮、制半夏、穿山甲片燥湿化痰；海藻消痰散结；青皮疏肝解郁，消积行滞；山楂、广郁金行气解郁；三棱、莪术行气破血，消癥散结。

[服法] 水煎分服，每日 1 剂。

[加减] 若行经时服，需加丹参、赤芍各 10 g，益母草 15 g；若月经后期者，加当归 10 g、鸡血藤 15 g、川续断 12 g；若积块疼痛，隐隐不舒者，加延胡索 10 g、广木香 6 g；若胸闷烦躁颇著，情怀忧郁，常欲叹气者，加合欢皮 10 g、婆罗子 9 g、荆芥 10 g、佛手片 10 g；若脾胃不和，纳食欠佳，腹胀呃逆，神疲乏力，矢气

频作者,加枸橘李 10 g,大腹皮 9 g,党参、炒谷、麦芽各 12 g。

2. 痰阻血瘀证

[基本治法] 行气活血,化痰消癥。

[方药运用] 蓬莪术丸(《妇人大全良方》)加减。

莪术 15 g,当归、赤芍、炒槟榔、海藻、炙鳖甲、山楂、生鸡内金、炒枳壳各 10 g,肉桂(后下)5 g,琥珀 5 g,广木香 9 g,茯苓 15 g,五灵脂 10 g。

方中莪术、赤芍活血化瘀,行气消癥;枳壳、广木香行气止痛;琥珀、五灵脂、山楂活血散瘀;海藻化痰散结;当归补血活血调经;炙鳖甲散结消痞;炒槟榔、生鸡内金消积降气;茯苓健脾化湿;肉桂活血通经。

[服法] 每日 1 剂,水煎分服。

[加减] 若肿块处疼痛明显者,加延胡索 10 g,炙乳香、炙没药各 6 g,红藤、败酱草各 15 g;若行经时经量偏少不畅者,加泽兰叶 10 g、益母草 15 g、桃仁 9 g;若月经后期,或闭经者,加熟地黄、川续断、怀牛膝各 10 g;若纳欠神疲,腹胀矢气,大便偏溏者,去当归、炒槟榔、炒枳壳,加党参 15 g,炒白术、六曲各 10 g,砂仁(后下)5 g;若月经过多,行经期服者,去莪术、炒槟榔、炒枳壳,加炒五灵脂 10 g,炒蒲黄(包煎)6 g,血余炭 12 g,大蓟、小蓟各 10 g;若小腹有凉感,手足欠温者,加巴戟天 6~9 g,淫羊藿 6~10 g。

3. 气血两虚证(卵巢囊肿后期)

[基本治法] 益气养血,健脾和胃。

[方药运用] 归芍六君子汤(《笔花医镜》)加减。

当归、赤芍、白芍、山药、党参、白术、茯苓各 12 g,广陈皮 6 g,焦山楂 9 g,黄芪 15 g,甘草 5 g,广木香 6 g,钩藤 12 g。

方中当归、赤芍、白芍养血活血;山药、党参、黄芪、甘草补气健脾;广陈皮、广木香理气健脾;焦山楂健脾和胃;茯苓、白术健脾渗湿止泻;钩藤清心平肝。

[服法] 每日 1 剂,水煎分服。

[加减] 若阴虚内热,大便偏干,舌质光红者,归芍地黄汤加炙鳖甲、炙龟甲各 10 g 治之,或上方去白术、党参,加山茱萸、干地黄各 9 g,炙龟甲 10 g,炒白薇 6 g;若大便稀溏,行两次以上者,去当归、钩藤,加砂仁(后下)5 g,炒白扁豆、焦建曲各 10 g。

【中成药】

1. 桂枝茯苓胶囊　每次 3 粒,每日 3 次,适用于气滞血瘀证者。

2. 大黄䗪虫丸　每次 1 丸,每日 3 次,适用于血瘀证者。

3. 散结镇痛胶囊　每次 4 粒,每日 3 次,适用于血瘀性疼痛证者。

【转归与预后】

卵巢囊肿如果采用手术治疗,容易对卵巢造成不可逆的损伤,使卵巢储备功能下降,甚至引起卵巢早衰,对患者的生活质量及健康造成不良影响。

囊肿逐渐增大后,若突然下腹剧烈疼痛,要注意是否发生了卵巢囊肿蒂扭转,或囊肿破裂,或腹腔内出血等病变。

保守治疗期内发现囊肿短期内见有明显增大者,即应详细完善各种肿瘤指标的检查,必要时手术治疗。

【预防与调护】

（1）保持精神乐观，避忧思恼怒，生活作息要有规律，饮食有节，避免外感六淫邪气，增强体质亦是预防本病的关键。

（2）按时体检，定期复查，对预防和治疗卵巢囊肿具有重要意义。

【夏桂成临证经验】

卵巢囊肿，往往是良性的。较小的囊肿，一般应用内服中西药、中药以化痰破瘀散结为主。桂枝茯苓丸是常用药物。在具体应用中，如能加虫类药，如䗪虫、水蛭、虻虫、僵蚕等药物，则消癥效果较好。体质较差，或囊肿的中后期患者，必须结合扶正法，前人曾有"养正则积自除"之说。但扶正亦要根据阴阳气血的不足予以辨证施治。夏桂成所倡导的中药调整月经周期节律法，也适用于此类疾病。可以调控内在环境的气血阴阳平衡来控制囊肿的生长。同时可配合针灸（包括耳针），来调整脏腑功能、内分泌功能，使之恢复常态。近年来多采用中药局部外敷和中药离子透入方法。外敷药和离子透入药，多以活血化瘀为主，常用的药物有当归、赤芍、桃仁、红花、乳香、没药、三棱、莪术、细辛、透骨草、大黄等，外内同治，防止病情复发的目的。

三、输卵管肿瘤

输卵管肿瘤，虽为罕见，但种类颇多，其中恶性肿瘤颇为多见。临床上以输卵管上皮性肿瘤和输卵管间质性肿瘤分类。输卵管间质性肿瘤则更为少见。我们之所以提出输卵管肿瘤者，原由慢性输卵管炎、输卵管水肿、输卵管粘连等病证，极为常见。因此，在慢性输卵管炎、水肿、粘连等病证中，对输卵管肿瘤应尽可能避免失诊、误诊，使患者失去治疗时机，故要求临床医生要重视肿瘤，加深印象，切忌忽略，争取早期发现，早期治疗。

输卵管上皮性肿瘤，分为良性肿瘤和恶性肿瘤。其中，良性肿瘤，又包括乳头状瘤和腺瘤样瘤，恶性肿瘤包括原发性癌、继发性癌及绒毛膜上皮癌。输卵管间质性肿瘤较为少见，有良性、恶性两种。其中，良性肿瘤中有良性结缔组织肿瘤及血管瘤淋巴管瘤、纤维瘤等；恶性肿瘤，亦称为输卵管肉瘤，较为罕见，与输卵管癌之比为1∶25。输卵管肉瘤有原发性和继发性两种，输卵管肉瘤，预后差，多数病例在两年内死亡。本类疾病，均需手术治疗，但中医药辅助治疗也有其重要性。

【病因病机】

中医学认为：本病的发生，主要因于产后、经期，不慎风寒、湿热之邪内侵所致，正如《灵枢·水胀》曰："石瘕生于胞中，寒气客于子门，子门闭塞，气不得通，恶血当泻不泻，衃以留止，日以益大，状如怀子，月事不以时下。"《诸病源候论·癥瘕病诸候》指出其发病原因："癥瘕者，皆由寒温不调，饮食不化，与脏气相搏结所生也。"又曰："因产后脏虚受寒，或因经水往来，取冷过度……多夹血气所成也。"或者七情内伤，肝气郁结，气滞血瘀，久则结为癥瘕，或者饮食劳倦所伤。正如张景岳所说："凡饮食留聚而为癥痞者，或以生冷，或以风寒，或以忿怒气逆，或以劳倦饥馁而饮食之不能化者，必由脾肾气弱而然。"

故凡脏腑功能失调，特别肝郁气滞，厥阴、少阳经络处脉络失畅，以致痰湿、血瘀等邪毒物质日积月久，结为癥瘕，并易致恶疾，与湿热瘀阻的炎性疾患在性质上有所不同。

【诊断与鉴别诊断】

（一）诊断

1. 临床表现　由于此种肿瘤，常与输卵管炎、输卵管周围炎合并发生，因此患者常有下腹部不同程度的疼痛、月经期加重、月经量多等症状,由于炎症和肿瘤阻塞输卵管,常有不孕症,随着疾病的发展,逐渐出现阴道排出无异味的浆液或血性分泌物,当较多量液体通过部分梗阻的输卵管向阴道流出时,可出现下腹部绞痛,如果输卵管通畅,液体可流至腹腔而成为腹水,但这种情况较少见。

2. 检查　妇科检查,可于附件区触及实质性包块。超声波检查,在子宫一侧可探查到肿块。CT扫描,可进一步确诊肿瘤的部位、大小、形状及腹膜上有无种植,转移肿瘤,腹腔内有无腹水等。子宫输卵管造影虽能发现病灶,但由于能引起癌瘤扩散,故不宜应用。

(二)鉴别诊断

1. 子宫内膜癌　虽亦可有阴道排液现象,但临床上往往以阴道不规则出血为主,妇科检查时附件区不易触及肿块。通过诊断性刮宫及病理检查,即可确诊。子宫内膜癌的晚期病变蔓延至输卵管时,则无法鉴别。

2. 附件炎性肿块　附件炎性肿块与输卵管癌虽均可于附件区触及包块及活动受限,但炎性肿块有明显的触痛,并有炎症病史,有下腹部及腰骶部痛,月经失调,疼痛于经期和劳动后加剧。

3. 卵巢肿瘤　卵巢肿瘤与输卵管癌均可于附件区触及包块。但卵巢良性肿瘤活动率较好,而输卵管癌则较固定不移;卵巢癌质地较硬,表面不平感,而输卵管癌在病变尚未穿出管壁之前,表现比较光滑;卵巢癌一般无阴道排液现象,易出现腹水征。

4. 异位妊娠　异位妊娠与原发性输卵管绒毛膜癌,均可于子宫外触及不规则的软性肿块,均可发生突然致命的腹腔内出血。血与尿HCG测定,子宫内膜活组织检查有助于诊断,可疑绒毛膜癌时,可拍肺部X线片检查有无肺转移病灶。

【辨证】

本病证亦属于中医学的癥瘕范围。主要有气滞、血瘀、湿热瘀结三者,但后期很可能出现虚热证型。中、早期体质较强时,可从实证论治。发病日久、正气渐弱,邪气日深,转变为本虚标实或虚实错杂者,治疗必须虚实结合、标本同治,或者先予扶正为主,然后攻邪,或攻邪之后,再予调补。

1. 气滞证

[证候]积块不坚,推之可移,少腹胀满或疼痛时作时缓,或伴有胸胁不舒,胸闷烦躁,情绪抑郁,舌苔薄黄,舌质紫黯,脉象沉弦。

[分析]肝气郁结,气滞血瘀,滞于输卵管,积结日久,结为癥块,积块不坚,推之可移;气机运行不畅,不通则痛,故少腹胀满或疼痛时作时缓;胁肋不舒,胸闷烦躁,情绪抑郁,舌苔薄黄,舌质紫黯,脉象沉弦,均为气滞伴有血瘀之象。

2. 血瘀证

[证候]包块坚硬,固定不移,疼痛拒按,伴有闭经,或痛经,月经先期,经期延长,或则崩漏,色紫黑有血块,面色晦黯,形体清瘦,肌肤甲错,口干不欲饮,舌质紫黯有瘀点,脉象沉涩。

[分析]血行不畅,壅遏于经脉,以及瘀积于输卵管内,瘀血阻滞,久而形成癥块,包块坚硬,固定不移。瘀血阻滞,不通则痛,故疼痛拒按,或痛经;冲任不畅,气血壅滞,则导致闭经;瘀血阻滞冲任,血不归经,则引起月经先期,经期延长,崩漏,色紫黑有血块;面色晦黯,形体清瘦,肌肤甲错,口干不欲饮,舌质紫黯有瘀点,脉象沉涩均为血瘀之征。

3. 湿热瘀结证

[证候]小腹及腰骶疼痛而胀,少腹包块,白带多、色黄、质稠、有臭秽气,伴有经期延长,月经量多,色红、质黏稠,经期腹痛加重,溺黄,舌苔黄腻,脉象细弦。

[分析]湿热之邪蕴结气血瘀阻,或瘀久成癥,则致小腹及腰骶疼痛而胀,少腹包块;湿热下注,则经期延长,月经量多,色红、质黏稠,经期腹痛加重,带下量多、色黄、质稠、有臭秽气;湿热内伤,则溺黄。舌

苔黄腻,脉象细弦,均为湿热瘀结之象。

【治疗】

1. 气滞证

[**基本治法**] 疏肝解郁,化瘀消癥。

[**方药运用**] 香棱丸(《严氏济生方》)加减。

广木香9g,丁香5g,小茴香3～6g,炒枳壳10g,青皮6g,川楝子12g,三棱、莪术各9g,生山楂、五灵脂各10g。

方中广木香、丁香、小茴香温经理气;青皮、生山楂疏肝解郁,消积行滞;川楝子、炒枳壳除下焦之郁结,行气止痛;五灵脂活血化瘀;三棱、莪术行气破血,消癥散结。

[**服法**] 水煎分服,每日1剂。

[**加减**] 若经行量多者,经期服用,去三棱、莪术,加茜草炭12g、血余炭10g、蒲黄炭(包煎)6g;若经行量少者,经期服用,加川牛膝、泽兰叶各10g;若小腹痛甚,按之有包块者,去丁香、茴香、青皮,加桃仁10g,乳香、没药各6g,白花蛇舌草12g;若痛时带下量多,色黄白质黏稠者,加红藤、败酱草各15g,炒黄柏10g;若心情不畅,胸闷嗳逆者,加炒柴胡5g、广郁金10g。

2. 血瘀证

[**基本治法**] 活血化瘀,消癥散结。

[**方药运用**] 大黄䗪虫丸(《金匮要略》)。

大黄6g,䗪虫5g,虻虫5g,水蛭6g,黄芩、杏仁、熟地黄、赤芍、白芍各10g,甘草5g,广木香9g。

方中大黄入血分破癥攻坚,逐瘀下行;䗪虫、虻虫、水蛭破瘀消癥;熟地黄、赤芍、白芍、丹参、杏仁养血活血;广木香温经理气;黄芩凉血止血。诸药配伍,活血而不伤血,共奏活血化瘀、消癥散结之效。

[**服法**] 每日1剂,水煎分服。

[**加减**] 若经行量多者,经期服用时,去䗪虫、虻虫、水蛭等,加炒五灵脂10g、炒蒲黄(包煎)6g、血余炭9g、炒荆芥6g;若经行腹痛者,经期服用时,加炒五灵脂、延胡索各10g,炒当归12g:若小腹冷痛,喜热熨者,加制附子6g,肉桂(后下)3g;若病久体弱者,加黄芪15g、党参12g。

3. 湿热瘀结证

[**基本治法**] 清热利湿,化瘀散结。

[**方药运用**] 银甲丸(《王渭川妇科经验选》)加减。

金银花、连翘、蒲公英、紫花地丁、炙鳖甲各15g,红藤20g,大青叶、茵陈各10g,升麻、琥珀各5g,生蒲黄6g,桔梗9g。

方中金银花、连翘、蒲公英、紫花地丁、红藤、大青叶、升麻等药重在清热解毒;茵陈清热除湿;炙鳖甲、生蒲黄、琥珀活血化瘀,软坚散结;桔梗辛散行气。

[**服法**] 每日1剂,水煎分服。

[**加减**] 若月经量多,色红,质黏腻,有血块者,加仙鹤草12g、茜草炭10g、墨旱莲15g、地榆炭10g;若月经量少,少腹作痛者,加广木香9g、五灵脂10g、泽兰叶12g;若少腹疼痛者,加延胡索12g、川楝子10g、制香附9g;若带下量多,有臭气者,加制苍术10g、鱼腥草12g、车前子9g、薏苡仁20g;若小腹包块作痛者,加延胡索10g、穿山甲片9g、天葵子12g。

【转归与预后】

输卵管肿瘤常伴发不孕。输卵管良性肿瘤常无临床症状,故很少在术前作出诊断。最后诊断取决于病理组织检查。治疗方法为输卵管切除术,预后好;输卵管恶性肿瘤具有转移特征,难以根治。

【预防与调护】

(1) 避免不洁性交,如果是患有活动性生殖器疱疹患者积极进行 STD 治疗。
(2) 增强体质,注意预防感冒、受凉、劳累等诱发因素,以减少复发。

【夏桂成临证经验】

现代医学主张对输卵管肿瘤,不论良性还是恶性,一经确诊,要以手术为主,但对良性肿瘤,或尚未确诊的输卵管肿瘤,在机体尚强之时,可按上述的治疗原则辨证施治。一般的治疗是针对肿瘤的血瘀,予以活血化瘀、软坚散结、注重肝经论治,但在具体治疗中,还要注意攻补适宜。初起时,正气强,邪气浅,宜用攻破法;若病日久,邪气渐深,正气减弱,则攻补兼施;久病不愈,正气已衰,宜以扶正为主。

尽管输卵管肿瘤恶性者居多,但中医药治疗在以下三个环节上可以发挥重要作用,即手术前后运用中医药,放疗与中医药相结合,化疗与中医药相结合。夏桂成认为:

1. 手术前后运用中医药 手术前后配合中医药治疗,将会取得意想不到的效果。术前可运用中药扶助正气,调理脾胃,改善机体状况,有利于手术的进行和术后的恢复。常用补气养血,健脾益气,或滋补肝肾,充营扶阴,如补气养血的四君子汤、归脾汤、八珍汤,滋阴充营的归芍地黄汤、二甲地黄汤等。手术之后,为巩固手术疗效,促进组织修复,增强体力,为施行化疗或放疗打好基础,常用的药物有黄芪、党参、白术、陈皮、白芍、太子参、沙参、红参、生地黄、山茱萸、枸杞子、熟地黄等益气养阴,补肾行气等。

2. 放疗与中医药相结合 放疗目前仍是某些肿瘤治疗的主要手段,且效果良好。但放疗只能达到对肿瘤局部的控制和杀灭,对全身来说它还能引起一系列的副作用与后遗症,在放疗同时,应用中医药,可以对全身与局部进行治疗,两者互补,能取得更好的疗效。另外中医药与放疗相结合,能增强对放射线的敏感性,增强局部效果,防治和减轻放疗的毒副作用和后遗症,巩固放疗的疗效,防止复发和转移,提高远期生存率。

3. 化疗与中医药相结合 由于化疗药物缺乏选择性,作用毒性较大,特别对机体免疫功能有较强的破坏作用,有的药物还有远期毒性。针对这些问题,利用扶正祛邪、活血解毒的治疗方法和药物,在化疗同时服用,将能大大提高化疗效果,减轻药物的毒副作用,是进一步提高肿瘤治愈率的途径。有的患者在化疗期间,由于血象甚低,整体处于明显的虚衰危殆状态,化疗已无法再进行,需要运用大剂量的扶正中药,补气养血,补肾健脾,宁心调肝,恢复血象,调理整体功能,使化疗得以继续进行。还有在化疗期间,若出现消化道反应,甚则不能进食者,可用健脾和胃、养血运脾的中药,如党参、白术、黄芪、陈皮、茯苓、制半夏、炒谷芽、麦芽、鸡内金、砂仁、藿香、佩兰、旋覆花、代赭石、炒竹茹、玫瑰花等。若出现骨髓抑制、血象明显下降者,当予补气生血的黄芪、党参、当归、白芍、大枣、阿胶、鸡血藤、白术、茯苓等品,如不应者,当以补肾养精,从先天精髓化血论治,用红参、鹿茸、龟甲、鳖甲、女贞子、熟地黄、山药、山茱萸等品进行调补,自能恢复。若出现虚热,即午后低热、烦躁口渴、舌红等现象者,需用滋阴清热的鳖甲、龟甲、麦芽、白薇、炙知母、炒黄柏、黄精、太子参等清解虚热后才能继续化疗,保证临床效果。

四、子宫颈癌

子宫颈癌,是妇科最常见的恶性肿瘤之一,占女性生殖器恶性肿瘤的 2/3,大多发生在中年以上的妇女。早期症状不明显,或偶有阴道出血,带下增多,晚期可有崩中漏下,带下秽臭,黄白或五色杂下等。必须通过有关检查,才能得到明确的诊断。

根据有关学者认为:子宫颈癌,是阴道宫颈部或宫颈管内的上皮细胞所发生癌变,其发病率居妇女癌症发病率第 2 位。从组织学角度上可分为子宫颈鳞状上皮不典型增生、子宫颈鳞状上皮癌、子宫颈腺癌等三类，其中以鳞状上皮癌的原位癌及早期浸润癌多见，常无任何症状，多在普查中发现。本病具有起病隐匿、进展缓慢、恶性中等、治疗效果较佳等特点。发病年龄为 40～55 岁，60～65 岁又有高峰出现。

【病因病机】

到目前为止，对癌症的病因仍当深入研究。病毒问题，是目前重视的一个因素。近来有不少学者提示：人乳头瘤病毒、疱疹病毒Ⅱ型与宫颈癌的发生有关。并且已有人从子宫颈的癌细胞中发现了病毒颗粒，并研制预防疫苗，控制这种恶性疾病。

本病的发生与提早性行为、多产、宫颈长期糜烂、不洁性交以及性激素失调等因素有关。在中医学中，虽无此病的记载，但就其症状而言，似与崩漏、带下、五色带下有关，这些相关病证发生的因素，与早婚早育、孕产颇多（包括人工流产、药物流产、引产等在内）、宫颈裂伤、包皮垢的刺激、月经失调、精神因素等密切有关，从而导致湿热邪毒侵犯子宫所致。"邪之所凑，其气必虚。"一方面是由于湿热邪毒对宫颈局部长期刺激所致；另一方面也是由于其气必虚的关系。根据我们临床上长期的观察，体虚与脏腑有关，一是肝郁，二是脾虚，肝脾失调，不仅致气血失和，而且也是内在湿热的源流所在，湿热下注，任带失固，因而流注胞门，但肝脾失调又常与肾阴阳不足有关，故肾阴虚、肾阳虚在下焦湿热病变中占有重要地位，且肾阴阳不足也是月经不调的根本所在。所谓"肾主二阴"亦包括阴道、宫颈在内，湿热邪毒在宫颈局部长期为害，肆意浸润，实际上意味着肾阴阳的衰退，故而形成此病并趋向恶性病变。

【诊断与鉴别诊断】

（一）诊断

（1）阴道流血和排液：可见接触性出血，一般在性生活、妇科检查后阴道流血；也可见到不规则阴道出血，或经期延长、经量增多。老年患者常为绝经后不规则阴道流血。阴道排液：多数患者有白色或血性、稀薄如水样或米泔状、有腥臭味的阴道排液。晚期患者因癌组织坏死伴感染，可有大量米泔样或脓性恶臭白带。

（2）晚期因癌灶累及范围出现不同的继发性症状，如尿频、尿急、便秘、下肢肿痛等；癌肿压迫或累及输尿管时，可引起输尿管梗阻、肾盂积水及尿毒症；晚期可有贫血、恶病质等全身衰竭症状。

（3）体征：子宫颈光滑或糜烂样改变，微小浸润癌可无明显病灶。随病情发展，子宫颈癌可见息肉状、菜花状赘生物，质脆易出血，常伴感染等外生型表现；内生型表现为子宫颈肥大、质硬、子宫颈管膨大；晚期癌组织坏死脱落，形成溃疡或空洞伴恶臭。阴道壁受累时，可见赘生物生长或阴道壁变硬；宫旁组织受累时，双合诊、三合诊检查可扪及子宫颈旁组织增厚、结节状、质硬或形成冰冻骨盆状。

（4）子宫颈细胞学检查和（或）HPV 检测、阴道镜检查、子宫颈活组织检查的"三阶梯"程序，确诊依据为组织学诊断。

对子宫颈活检为 HSIL 但不能除外浸润癌者，或活检为可疑微小浸润癌需要测量肿瘤范围或除外进展期浸润癌者，需行子宫颈锥切术。切除组织应做连续病理切片（24～36 张）检查。

确诊后进一步选择胸部 X 线或 CT 平扫、静脉肾盂造影、膀胱镜检查、直肠镜检查、超声检查及盆腔或腹腔增强 CT 或磁共振、PET-CT 等影像学检查。

【鉴别诊断】

主要依据子宫颈活组织病理检查，与有类似临床症状或体征的各种子宫颈病变鉴别。包括：① 子宫颈良性病变：子宫颈柱状上皮异位、子宫颈息肉、子宫颈子宫内膜异位症和子宫颈结核性溃疡等。② 子宫颈良性肿瘤：子宫颈管肌瘤、子宫颈乳头瘤等。③ 子宫颈转移性癌等。

【辨证】

本病证的治疗，目前仍以放疗、手术为主要手段。但在一定程度上，或者已不能手术时，必须是按中医学的辨证论治为主，以湿热瘀毒为主要证型，同时兼顾肝郁、脾虚、阴虚、阳虚，进行辨证论治。

（一）主要证型

湿热毒证

[证候] 早期表现为接触性出血，白带绵下，或黄白带下，晚期则为不规则阴道出血，带下量多，如污水样或脓血样有恶臭，下腹痛，腰骶痛，纳欠神疲，舌苔黄腻，脉小滑数。

[分析] 湿热毒之邪与余血搏结，瘀阻子宫胞门，日久成癥。湿热蕴结下焦，损伤任带二脉，则接触性出血，白带绵下，或黄白带下，晚期则为不规则阴道出血，带下量多，如污水样或脓血样有恶臭；湿热与气血相搏，则下腹痛，腰骶痛；日久正气损伤，可见纳欠神疲；舌苔黄腻，脉小滑数，为湿热毒之象。

（二）兼夹证型

主要有肝郁、脾虚、阴虚、阳虚四者。

1. 兼肝郁证

[证候] 湿热毒主证，加情志抑郁，善悲多虑，胸闷不舒，时欲叹气，舌质偏红，苔薄黄腻，脉象细弦。

[分析] 除上述湿热毒之外，肝失疏泄，经气不利，故胸闷不舒；肝气不疏，情志失调，则情志抑郁，善悲多虑，时欲叹气；舌质偏红，苔薄黄腻，脉象细弦，为湿热毒兼肝郁之象。

2. 兼脾虚证

[证候] 湿热毒主证外，尚伴有纳少神疲，阴道、肛门、小腹坠胀，腰腿酸软，大便溏薄，舌苔薄白，脉细少力。

[分析] 除湿热毒之外，脾虚中气不足，故神疲肢倦，阴道、肛门、小腹坠胀，腰腿酸软；运化失职，则纳少便溏；舌苔白，脉细少力，均为脾虚之征。

3. 兼阴虚证

[证候] 湿热毒主证，尚伴有腰酸腿软，口渴咽干，小便涩痛，大便秘结，舌质红绛或光红，脉象细数。

[分析] 除主症外，阴津虚少，不能上乘，则口渴咽干；肾阴亏损，则腰酸腿软；内热灼津伤液，则小便涩痛，大便秘结。舌质红绛或光红，脉象细数，均为湿热毒兼阴虚之征。

4. 兼阳虚证

[证候] 除湿热瘀毒证候表现外，尚伴有腰膝酸软，两腿沉重，形寒怕冷，面浮足肿，小便频数清长，舌苔白腻，脉象细弱。

[分析] 肾阳虚衰，温煦失职，不能温养筋骨、腰膝，故腰膝酸软，两腿沉重，形寒怕冷；肾阳虚衰，气化失常，则小便频数清长；水湿内停，溢于肌肤，则面浮足肿；舌苔白腻，脉象细弱，为湿热毒兼阳虚水泛之象。

【治疗】

（一）主要证型

湿热毒证

[基本治法] 清热解毒，化瘀利湿。

[方药运用] 蜀羊泉散（夏桂成经验方）合四妙丸（《成方便读》）加减。

蜀羊泉 15～30 g,红地榆 10 g,白花蛇舌草 15～30 g,半枝莲、土茯苓各 15～30 g,制苍术 9 g,生薏苡仁 15～30 g,怀牛膝、炒黄柏各 9 g,五灵脂、炒蒲黄各 9 g,生黄芪 12 g。

方中蜀羊泉、土茯苓、黄柏、白花蛇舌草、半枝莲、生薏苡仁清热利湿解毒;黄芪健脾益气;苍术健脾助运除湿;红地榆止血涩带;五灵脂、炒蒲黄清热活血化瘀;怀牛膝补益肝肾、活血通脉,引诸药下行直达胞宫。

[服法]每日 1 剂,水煎分服。

[加减]若脾胃失和者,去半枝莲、黄柏,加炒白术、六曲、党参各 10 g;若心烦失眠者,加炒酸枣仁 9 g,莲子心 5 g,钩藤 15 g;若腰酸头晕,午后低热者,加炙鳖甲(先煎)10 g、青蒿 6 g、桑寄生 10 g、胡黄连 5 g。

(二)兼夹证型

1. 兼肝郁证

[基本治法]清热利湿,疏肝理气。

[方药运用]蜀羊泉散(夏桂成经验方)合逍遥散(《太平惠民和剂局方》)加减。

蜀羊泉 15～20 g,红地榆、合欢皮各 10 g,白花蛇舌草、半枝莲、土茯苓各 15～30 g,甘草 5 g,当归、茯苓、芍药、白术、炒柴胡、娑罗子各 9 g,广郁金 6 g。

方中蜀羊泉、土茯苓、半枝莲、白花蛇舌草清热利湿解毒;红地榆止血涩带;炒柴胡疏肝解郁,助柴胡疏肝;当归、白芍养血柔肝;广郁金、合欢皮行气解郁活血;娑罗子理气宽中;白术、茯苓、甘草健脾和中。

[服法]每日 1 剂,水煎分服。

[加减]若带下赤白,或阴道不规则出血者,则加大蓟、小蓟各 12 g,地榆炭 10 g;若脘痞腹胀者,加陈皮 6 g、广木香 9 g。

2. 兼脾虚证

[基本治法]清热利湿,补中健脾。

[方药运用]蜀羊泉散(夏桂成经验方)合补中益气汤(《脾胃论》)加减。

蜀羊泉 15～20 g,红地榆、炒白术各 10 g,白花蛇舌草、土茯苓各 15～30 g,党参 15 g,炙升麻、炒防风、广木香各 5 g,广陈皮 6 g。

方中蜀羊泉、土茯苓、半枝莲、白花蛇舌草清热利湿解毒;红地榆止血涩带;党参健脾益气;白术健脾补中;广木香、广陈皮健脾理气;升麻升阳;防风除湿。全方共奏清热利湿、补中健脾之效。

[服法]每日 1 剂,水煎分服。

[加减]若大便偏溏,日行 3～4 次者,加砂仁(后下)5 g、六曲 10 g;若心烦失眠者,加钩藤 15 g、炒酸枣仁 6 g。

3. 兼阴虚证

[基本治法]清热利湿,滋阴养血。

[方药运用]蜀羊泉散(夏桂成经验方)合二甲地黄汤(《中医临床妇科学》)加减。

蜀羊泉 15～20 g,红地榆 10 g,土茯苓 15～30 g,炙龟甲(先煎)、炙鳖甲(先煎)各 15 g,山药、干地黄各 10 g,山茱萸 6 g。

方中蜀羊泉、土茯苓清热利湿解毒;红地榆止血涩带;炙龟甲、炙鳖甲滋阴潜阳;干地黄、山茱萸、山药补肝肾之阴。

[服法]每日 1 剂,水煎分服。

[加减]若头昏头痛,烦热口渴者,加钩藤 15 g、白蒺藜 12 g、黄连 3 g;若低热仍频者,加青蒿(鳖血拌炒)9 g、软白薇 6 g、胡黄连 5 g。

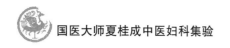

4. 兼阳虚证

[**基本治法**] 清利湿热,温阳补肾。

[**方药运用**] 蜀羊泉散(夏桂成经验方)合真武汤(《伤寒论》)加减。

制附片、炒蒲黄(包煎)各 6 g,炒白术、土茯苓、白芍、鹿角霜、五灵脂各 10 g,炮姜 5 g,党参、黄芪、蜀羊泉、白花蛇舌草各 15 g。

方中制附片、鹿角霜、炮姜温肾助阳,运化水湿;党参、黄芪、白术补气健脾,利水渗湿,合制附片可温脾阳而助运化;白芍利小便以行水气,柔肝缓急以止腹痛,敛阴舒筋以解筋肉,防止制附片燥热伤阴;蜀羊泉、土茯苓、白花蛇舌草清热利湿解毒;炒蒲黄、五灵脂活血化瘀。全方泻中有补,标本兼顾,共奏清热利湿,温阳补肾之功。

[**服法**] 每日 1 剂,水煎分服。

[**加减**] 若腹胀便溏,日行 2 次以上者,加煨木香 6 g、砂仁(后下)5 g;若纳食欠佳,恶心呕吐者,去蒲黄,加陈皮、制半夏各 6 g,炒谷芽 10 g;若心烦失眠者,加钩藤 15 g,莲子心 5 g。

【其他治疗】

根据临床分期、患者年龄、生育要求、全身情况、医疗技术水平及设备条件等综合考虑制定适当的个体化治疗方案。采用以手术和放疗为主、化疗为辅的综合治疗方案。

【转归与预后】

转归及预后与临床期别、病理类型等密切相关。有淋巴结转移者预后差。宫颈腺癌早期易有淋巴转移,预后相对较差。总而言之,早期治疗预后较好。

【预防与调护】

(1) 普及防癌知识,开展性卫生教育。

(2) 重视高危因素及高危人群,有异常症状者及时就医。

(3) 早期发现及诊治宫颈上皮内瘤变,阻断宫颈浸润癌发生。

(4) 健全及发挥妇女防癌保健网的作用,开展宫颈癌筛查,做到早发现、早诊断、早治疗。

【夏桂成临证经验】

中西医各取所长的治疗,是最佳的方案。因为手术根除是彻底清除恶变的组织细胞的最佳选择,但难免还有不易被肉眼发现的转移病灶,以及患者体质的强弱,因此运用中医药治疗,可取得事半功倍的效果。

夏桂成认为:初期病灶局限,全身状况尚好,可以用中医药活血化瘀,清热解毒,内外合治或者局部电灼,再配合使用放化疗,完全可以控制病情,尤其适用于年轻的妇女选择。治疗时根据临床主要症状进行辨证施治,适当配合抗癌类中草药。如山豆根、白花蛇舌草、龙葵、半枝莲、山慈菇、制南星、莪术、石见穿等。

中晚期患者不采用手术治疗,不能排除病情恶化。因此,手术为首选治疗方法。此时属脱血耗气,气血俱虚。因此,要注意补气养血,以增强抗病能力。特别是配合放化疗的治法,中药可起到降逆止呕,扶正固本的作用。常用的方剂有归芍六君汤、十全大补汤、归脾汤、参苓白术散等。如肠胃反应十分明显,特别是化疗后恶心呕吐颇著者,当用陈皮竹茹汤合香连丸加减;如夹有湿热而恶心呕吐明显者,可用白头翁汤加紫苏叶、黄连等治之,务求解除恶心呕吐等副作用,从而扶助正气以利放疗化疗的进行。

晚期患者已无法进行手术,出现邻近或远隔器官转移,有的甚至亦无法进行化放疗,应用中医药扶助正气、健运脾胃显得更为重要,可以确切地发挥延长生命的作用。

根据《中西医结合治疗妇产科常见病经验汇编》第一集(人民卫生出版社,1979 年)介绍中药莪术可以治疗宫颈癌:"旅大妇产科医院,采用三种方法,第一,5%莪术注射液,每日一次,每次 5 mL;第二,1%莪术油四号,每日 1 次,每次 5~10 mL;第三,0.5%莪术结晶,每日 1 次,每次 5~10 mL,局部瘤体注射,任选其一。再配合使用莪术栓剂,每日 1 次,每次 1~2 枚,局部外敷;复方莪术粉,每日 1 次,每次 1~2 g 用喷粉器直接喷洒在宫颈局部病灶上。15%复方莪术注射液,每日 1 次,每次 20~200 mL,静脉缓慢推注或静脉点滴(也可单用)。165 例宫颈癌中,临床近期治愈 59 例,通过 5 年随访观察,有 7 例复发,余皆正常。"

蜀羊泉散:由蜀羊泉 15~20 g、红地榆 10 g、白花蛇舌草 15~30 g、半枝莲和土茯苓各 15~30 g 组成。这是我们治疗宫颈癌的常用方剂。癌症晚期需加服黄芪、鳖甲等扶正之品。

第十一节　乳　腺　疾　病

中医概括女性生理功能为"经、带、产、乳",因为乳房不仅是女性最显著的第二性征,也属于广义生殖系统。乳房的发育、成熟、萎缩,是人体阴阳消长转化的结果,并与心、肾、肝、胃及冲任二脉关系密切。乳房的病理变化与阴阳气血失常有关,肝郁气滞、脾胃虚弱、冲任失调,是其常见的主要病机,但根本上是由于心肾阴阳的失衡。因此,乳腺疾病,不仅要注意局部病变,更要重视整体心肾阴阳及肝脾(胃)失调的病变。

乳腺疾病的治疗有内治法和外治法两种。外治法载于外科书籍,内治法重在疏肝解郁,补肾调冲,尤其重视治气。清代余听鸿在《外科医案汇编》云:"治乳症,不出一'气'字定矣。脾胃土气,壅则为痈;肝胆木气,郁则为疽;正气虚则为癌;气虚不摄为漏;气散不收为悬;痰气凝结为癖,为核,为痞……若治乳从一'气'字……无论虚实新久,温凉攻补,各方之中,挟理气通络之品,使其乳络舒通,气行则血行……自然壅者易通,郁者易达,结者易散,坚者易软。"此文在临床有指导意义。根据我们的经验,治疗乳腺疾病,既要重视以月经周期节律调节法来整体调治,又要根据局部病变,选择清热解毒、软坚散结、化痰通络、宣风行血、利湿消肿等攻邪法,配以外治,注意饮食调养,预防护理,早期诊治。乳腺疾病甚多,中医古籍记载这类疾病名称多达三十多种,本节择要介绍乳癖、乳泣、乳衄、乳痈等病证。

一、乳癖

乳癖,是指乳腺组织出现形状、大小、数量不一的硬结肿块,既非炎症也非肿瘤,又名"乳栗""奶癖",为乳中结核之一。明代龚居中在《外科活人定本》中云:"乳癖,此症生于正乳之上,乃厥阴、阳明经之所属也……何谓之癖,若硬而不痛,如顽核之类。"首次将乳癖定义为乳房肿块。乳癖是常见病,好发于 25~45 岁的中青年女性。其临床特点是单侧或双侧乳房疼痛并出现肿块,乳痛和肿块与月经周期及情志变化密切相关,故可划入妇科病进行辨治,治疗以内治法为主。《医宗金鉴·外科心法要诀·胸乳部》称乳癖为乳中结核,并阐述了其辨证论治,云:"初起气实者宜清肝解郁汤,气虚者宜香贝养荣汤。若郁结伤脾,食少不寐者,服归脾汤,外俱用木香饼灸法消之甚效。"

西医学的乳腺增生病,可参照本病论治。本病有一定的癌变倾向,尤其是有乳腺癌家族史的患者更应引起重视。

【病因病机】

本病的发生,首先与肝气郁结有关,因为乳房乳头属于肝胃二经。其中,肝气郁结是女性最为常见的病机,肝气郁结,使乳房脉络不畅,积久致乳房囊性增生,常夹痰浊,气郁痰凝致乳癖。然肝郁者,常为心肝气郁,又与肾虚、脾弱有关。

(一) 主要证型

1. **心肝气郁** 素体忧郁,多愁善感,情怀不畅,或恼怒郁闷,日久不舒,心肝之气郁结,阻于胃;乳头、乳房为肝胃二经所居之处,肝胃气滞,乳络瘀阻,经前期阳长至重,重阳动肝致气郁化火,故致乳房胀痛,久而结为癖。

2. **气郁痰凝** 肝脾失调,脾为生痰之源,胃为聚痰之器,脾胃素虚,常可由饮食不节,或劳倦思虑过度伤脾,或者由肝郁气滞,克伐脾胃,水湿内停,湿聚成痰,如朱丹溪云:"痰之为物随气升降,无处不到。"故痰湿随肝气郁滞而凝结于乳房,故成乳癖。

(二) 兼夹证型

1. **肾阴虚** 禀赋肾虚,或房劳多产,或劳乏过甚,致肾阴虚。肾阴虚不能涵养肝木,木气不舒而肝郁,肝郁克脾,运化失常,湿聚成痰,痰湿随肝气郁滞而凝结于乳房,故成乳癖。

2. **肾阳虚** 禀赋肾虚,或房劳多产,或劳乏过甚,致肾阳虚。肾阳虚则不能助肝气舒发,肝气失畅而肝郁;肾阳不足,水湿津液停留,酿成痰浊,凝结于乳房而成乳癖。正如余听鸿在《外科医案汇编》附论乳症中云:"乳中结核,虽云肝病,其本在肾。"肾经入乳内,故凡乳腺结构不良,或卵巢分泌功能紊乱者,均易患本病,亦可见本病虽在肝,虽在于痰浊凝结,但本质上属于肾,尤其是肾阳不足,在本病证中有重要意义。

【诊断与鉴别诊断】

(一) 诊断

1. **临床表现** 乳房内出现肿块和乳房胀痛为主症,但亦有乳房肿块无明显疼痛者。乳房内肿块,有些为无意中触及,但大多数是因为乳房胀痛,或体检或就诊时所发现。肿块常为多发性,或呈串珠状、结节状,肿块与皮肉不相关,推之能活动,经前、恼怒时肿块可增大,经后缩小。可发生在一侧乳房,也可在双侧乳房,在乳房的任何象限均可出现,以外上象限为多。本病发展缓慢,亦有少数可同时有乳衄出现。

2. **体格检查** 主要为乳房局部扪诊。检测肿块的部位、形状、大小、质地、活动度、压痛等,有时也要检查腋窝淋巴结,应不肿大,必要时进行活体组织学检查。

3. **辅助检查** 乳房B超检查、钼靶X线摄片有助于诊断及鉴别诊断。对于肿块较硬或较大者,可考虑做组织病理学检查。

(二) 鉴别诊断

1. **一般经前乳胀** 经前乳胀以经前几日乳房胀痛为特征,一般无乳房肿块,是以自我感觉症状来命名的;乳癖则是以乳房内肿块为特征,以扪及乳房内有肿块为主来诊断的。

2. **乳衄** 乳衄多在乳头附近,且无肿块,有乳头溢血。

3. **乳岩** 乳房胀痛,但多无周期性发作特点。多在乳房外上象限,肿块呈圆形或岩状,边界不清,坚硬如石,大小不一,但生长迅速,早期可活动,中晚期不能活动,且乳头回缩、溢血。钼靶检查或乳腺超声检查可鉴别。

【辨证】

(一) 主要证型

1. 心肝气郁证

[证候] 乳房肿块,可见经前乳房胀痛,兼有月经不调,经量偏少,色紫红,有小血块,伴有胸闷烦躁,胁肋胀痛,腋下胀痛,头昏腰酸,夜寐欠安,多梦。舌偏红,苔黄白腻,脉细弦。

［分析］心肝气郁,阻结于胃;乳头乳房为肝胃二经所居之处,肝胃气滞,乳络瘀阻,故见乳房肿块;经前期阳长至重,重阳动肝致气郁化火,故致经前乳房胀痛;心肝气郁,血行不畅而成瘀,故见月经不调,经量偏少,色紫红,有小血块;肝胃气滞,肝经脉络阻滞,故见胸闷烦躁,胁肋胀痛,腋下胀痛,头昏腰酸;心气不舒,心神不安,故见夜寐欠安,多梦。舌偏红,苔黄白腻,脉细弦,皆为心肝气郁之证。

2. 气郁痰凝证

［证候］乳内肿块,形如鸡卵,坚实光滑,无明显胀痛,多为年轻妇女,伴见月经不调,头昏头晕,胸闷痰多,咽喉不利,胃纳欠佳。舌淡胖,苔薄白腻,脉沉细或细滑。

［分析］脾虚内生痰湿,随肝气郁滞而凝结于乳房,故见乳内肿块,形如鸡卵,坚实光滑,无明显胀痛;气郁痰结,损伤冲任,故见月经不调;痰浊上蒙清窍,故见头昏头晕;痰浊内困中焦,故见胸闷痰多,咽喉不利,胃纳欠佳。舌淡胖,苔薄白腻,脉沉细或细滑,皆为气郁痰凝之征。

（二）兼夹证型

1. 肾阴虚证

［证候］乳房肿块,或呈团块状,或呈片状,或呈粟粒状,经前明显增大,触痛明显,头晕腰酸,烦热咽干。舌紫黯,苔薄黄腻,脉细弦略数。

［分析］肾阴虚不能涵养肝木,肝郁气滞克脾,脾失运化,湿痰内生,随肝气郁滞而凝结于乳房,故见乳房肿块,或呈团块状,或呈片状,或呈粟粒状;经前期阳长至重,重阳动肝致气火俱旺,故经前乳房肿块明显增大,触痛明显;阴虚失养,故见头晕腰酸;阴虚生内热,津液受损,故见烦热咽干。舌紫黯,苔薄黄腻,脉细弦略数,皆为肾阴虚之征。

2. 肾阳虚证

［证候］乳房肿块,经前期乳房胀痛,胸闷烦躁,时欲叹气,腰酸,小腹作胀,形体畏寒,经行小腹作痛,夹较大血块,经行便溏。舌淡红,苔白腻,脉细弦尺软。

［分析］肾阳虚则不能助肝气舒发,肝气失畅而肝郁;肾阳不足,水湿津液停留,酿成痰浊,凝结于乳房,故见乳房肿块;经前期阳长至重,重阳动肝致气火俱旺,故经前乳房胀痛,胸闷烦躁,时欲叹气;肾阳虚失于温煦,故见腰酸,小腹作胀,形体畏寒,阳虚寒凝,气血运行失畅而成瘀,水湿内停,故见经行小腹作痛,夹较大血块,经行便溏。舌淡红,苔白腻,脉细弦尺软,皆为肾阳虚之征。

【治疗】

（一）主要证型

1. 心肝气郁证

［基本治法］疏肝宁心,理气通络。

［方药运用］逍遥散（《太平惠民和剂局方》）加减。

炒柴胡 5 g,炒当归、赤芍、白芍、白术、茯苓、茯神、合欢皮各 10 g,川续断、广郁金各 9 g,青皮、陈皮、橘叶、橘核各 6 g,莲子心 5 g,制香附、五灵脂各 10 g。

柴胡疏肝解郁,当归、白芍养血补肝,三药合用,补肝体而助肝用为主;广郁金、合欢皮、茯神、莲子心,以宁心安神、疏肝解郁;茯苓、白术,以补中理脾;加入青皮、陈皮、橘叶、橘核、制香附,以理气通络散结;五灵脂,活血止痛;续断滋肾补肾。诸药合用,使心肝之郁得解,肿块得消,则自愈。

［服法］水煎分服,每日 1 剂。

［加减］如肝郁化火,乳房乳头触痛,口苦口干,头痛者,加夏枯草 10 g、钩藤 15 g、炒牡丹皮 12 g、蒲公英 15 g;如夹有血瘀,乳房胀痛结块,经行腹痛,夹大血块,且血块较多,加王不留行 12 g、炙穿山甲片 6 g、五灵脂 10 g;如肾虚偏阳,腰骶酸楚,小腹冷,加杜仲各 10 g、鹿角片 12 g。

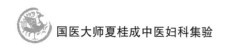

2. 气郁痰凝证

[**基本治法**]疏肝健脾,化痰散结。

[**方药运用**]越鞠二陈汤(夏桂成经验方)加减。

制苍术、制白术各10 g,制香附9 g,青皮、陈皮各6 g,茯苓12 g,六曲10 g,广郁金9 g,浙贝母6 g,制半夏5 g,荆芥6 g,海藻12 g。

方中制苍术、制香附、六曲,分别解湿郁、气郁、食郁;白术、茯苓以健脾补中祛湿;青皮、陈皮、广郁金、荆芥以疏肝理气解郁;半夏、浙贝母、海藻以化痰软坚散结。

[**服法**]水煎分服,每日1剂。

[**加减**]如脘痞纳呆,神疲乏力者,加广木香9 g,党参15 g,炒香谷芽、麦芽各12 g;如腰俞酸楚,小便次频,加续断、桑寄生、杜仲各10 g,菟丝子12 g;如心烦寐差,加合欢皮10 g、炙远志6 g、莲子心5 g;如纳呆苔腻,加广藿香6 g,佩兰9 g。

(二) 兼夹证型

1. 肾阴虚证

[**基本治法**]滋肾补肾,疏肝通络。

[**方药运用**]滋肾生肝饮(夏桂成经验方)加减。滋肾生肝饮由六味地黄丸合逍遥散加减而成。

丹参、赤芍、白芍、山药、生地黄、熟地黄、牡丹皮、茯苓各10 g,五味子6 g,山茱萸9 g,炒柴胡6 g,制香附9 g,五灵脂10 g。

方中生地黄、熟地黄滋补肾阴,壮水制火;山茱萸养肝补肾,固涩精气;山药健脾益肾,养阴固涩;牡丹皮清肝泻火;茯苓健脾渗湿;柴胡、香附疏肝解郁;丹参、白芍养血柔肝;五味子敛肺滋肾,宁心安神;五灵脂、赤芍活血通络止痛。

[**服法**]水煎分服,每日1剂。

[**加减**]如肿块较硬,加牡蛎15 g、猫爪草9 g、皂角刺6 g;如心肝火旺,烦热口苦,失眠,加钩藤15 g、炒栀子9 g、炒酸枣仁20 g;如脾胃失和,伴脘痞纳差,神疲乏力,加党参12 g、广陈皮6 g、炒香谷芽15 g。

2. 肾阳虚证

[**基本治法**]补肾助阳,疏肝通络。

[**方药运用**]毓麟珠(《景岳全书》)加减。

丹参、赤芍、白芍、山药、熟地黄、牡丹皮、茯苓各10 g,续断、菟丝子、鹿角片各12 g,制香附9 g,五灵脂10 g。

方中丹参、白芍、山药、熟地黄、茯苓,补益气血;续断、菟丝子、鹿角片温养肝肾;香附疏肝解郁;五灵脂、赤芍、牡丹皮活血通络止痛。全方共奏补肾助阳,疏肝通络之功。

[**服法**]水煎分服,每日1剂。

[**加减**]如心肝气郁明显,胸闷气窒,情怀抑郁,乳房胀痛明显者,加广郁金9 g、绿萼梅5 g、炒柴胡5 g;如脾胃不和,腹胀矢气,纳呆神疲,加炒白术、党参各10 g,煨木香6～9 g;如痛经、小腹冷感明显者,加紫石英10 g、肉桂3 g。

【中成药】

1. 逍遥丸　每次8丸,每日3次。适用于肝气郁结证。

2. 乳癖消　每次2粒,每日3次。适用于气滞血瘀证。

3. 乳康片　每次2～3片,每日2次。适用于肝郁血瘀证。

4. 小金丹　每次1粒,每日2次。适用于肝郁痰凝证。

【转归及预后】

乳癖经治疗多可好转或痊愈,预后良好。若长期治疗肿块不消反而增大,且质地较硬,边缘不清,疑有恶变者,应手术切除。

【预防与调护】

（1）保持良好的心态,情绪稳定,起居有常,劳逸有度。

（2）饮食有节,适当控制脂肪类食物的摄入。

（3）及时治疗月经失调等妇科疾患及其他内分泌疾病。

（4）定期进行乳房检查,尤其是发病高危人群。

【夏桂成临证经验】

（一）夏桂成诊疗乳癖验案

钱某,女,44 岁。

患者右侧乳房胀痛结块 5 年,近来左侧乳房亦有胀痛之感,经检查诊断为乳房小叶增生。近愈发愈剧,以致经行经后,乳房胀痛犹然。月经周期提前 5 日,行经量少色红,有小血块。就诊时,双乳胀痛伴头昏胸闷,烦躁口渴,夜寐差,舌红脉弦。中医诊断:乳癖。属肝气郁结,经血不得畅行,兼有痰浊蕴结。治从清肝解郁,化痰软坚。方取化肝煎加海藻、昆布等品。处方:青皮、陈皮各 9 g,赤芍、白芍各 10 g,牡丹皮、泽泻各 12 g,栀子 6 g,浙贝母、海藻、昆布各 10 g。连用 14 剂。药后胀痛虽有好转,但经量甚少,下月诸症依然,再从原方服之,仍不应手。后改从活血调经入手,至经前 3 日,用柏子仁丸合泽兰汤。处方:柏子仁、丹参、川续断、川牛膝、泽兰叶、当归、赤芍、制香附、茺蔚子、茜草、路路通、炙穿山甲片各 10 g,生卷柏 9 g。服后经量增多,郁火随经血而下泄,诸症消失。用此法调治 3 个月,基本痊愈,嘱服小金丹、越鞠丸以善后。

[按语]该患者患乳癖,伴月经量少是其特点,此与气血不畅有关,因此调理气血非常重要。本医案虽然经疏肝泻热和胃、软坚散结之法治疗后,病情有所好转,仍未痊愈。随后调整治法,重视心肝,从血分论治,以宁心疏肝、活血调经为大法,选用柏子仁丸合泽兰汤加减,使心气得降,肝气得疏,通经下血而病消。

（二）夏桂成治疗乳癖的两点临证经验

1. 疏肝和胃以治其标,补肾助阳以治其本　前人提出乳头属肝,乳房属胃,临床多将疏肝和胃作为本病主要治法,尤其重视疏肝法。《疡科心得集》云:"以阳明胃土,最畏肝木,肝气有所不舒,胃见木之郁,唯恐亲克,伏而不扬,气不敢舒。肝气不舒,而肿硬形成;胃气不敢舒,而畏惧之色现。不疼不赤,正见其畏惧也。治法不必治胃,但治肝而自消矣。"因此,历来治疗乳癖者,无不以肝为主,佐以协调情志,以获佳效。夏桂成认为,乳癖以肾阳虚为主,亦可为肾阴虚致肾阳虚,阳长不及,阳不能助肝脾之气血运行,使肝脾(胃)之气血失畅,乳房局部气滞血瘀与痰湿凝滞互结,而成乳癖治疗时应结合月经周期节律调节法,尤重经前期补肾阴以消阴邪以治本,经期通经和络亦为重要治法,故提出疏肝和胃以治其标,补肾助阳以治其本。

2. 血中调气重在通经,气中调血意在和络　乳房胀痛结块,大多伴有月经量少,此与气血不畅有关,因此调理气血非常重要。夏桂成认为,以往认为乳房胀痛及结块,属于气分病变,忽略了病变的重点在血分,强调血中调气以促经行,改善分泌;气中调血疏通脉络,消除增生。如《景岳全书·妇人规》云:"妇人乳汁,乃冲任气血所化,故下则为经,上则为乳。"经血不得下行,则形成瘀阻上逆,以致乳房气血蕴阻,乳络不畅,并在血分。故以疏肝理气之法难之本,需从血分论治,选用通经和络之方药,如泽兰汤、免怀汤等,加郁金、旋覆花、炙穿山甲片、丝瓜络、路路通、乳香、没药等,血中调气,气中调血,以血为主,借通经而达解郁。

3. 综合疗法,外治兼内服,药物心理同调　辨治时,应当局部与整体相结合,外治与内服相结合,药物治疗与心理疏导相结合。局部治疗,首先是外治,可用阳和解凝膏或有消散癥瘕作用的敷贴药膏,敷贴乳房肿块处,内服药亦可内服小金丹、五香丸等中成药。煎剂可以逍遥散为主,加山慈菇、夏枯草、丝瓜络、五灵脂、漏芦、穿山甲片、土贝母、䗪虫等药物,以消散肿块。整体治疗,要从根本上论治,以补肾调阴阳为主,按月经周期节律调节法论治,同时进行心理疏导,稳定情绪,舒畅情志,保护心肝气血和畅,可取得较好地整体和局部疗效。

此外,还需与癌症相鉴别。前人在临证已经认识到癌变的可能,所以在辨善恶时,认为乳房肿块边界不清,坚硬如石,大小不一,生长迅速,部分有压痛,一般无压痛,乳头回缩,乳头溢血者,均为恶性,癌变的可能性很大。需要定期作有关检查,凡肿块较大,或有可疑恶变者,以早做手术治疗为佳。

二、乳痈

乳痈,是发生在乳房部的最常见的急性化脓性疾病。其临床特点是乳房结块,红肿热痛,溃后脓出稠厚,伴恶寒发热等全身症状。好发于产后 1 个月以内的哺乳妇女,尤其以初产妇为多见。发生于哺乳期的称"外吹乳痈",占全部乳痈病例 90% 以上;发生于妊娠期的称为"内吹乳痈";不论男女老幼,在非哺乳期和非妊娠期发生的称为"不乳儿乳痈",临床少见。乳痈之名首见于晋代皇甫谧的《针灸甲乙经·妇人杂病》:"乳痈有热,三里主之。"古代文献中有称"妒乳""吹乳""乳毒"等。

本病相当于西医学的急性化脓性乳腺炎。

【病因病机】

由于乳痈发病时间和病因不同,中医将乳痈分为三类:一是外吹乳痈,即在哺乳期因乳汁蓄积而发病;二是内吹乳痈,因胎气旺而上冲所致;三是非哺乳期乳痈,不论男女老幼均可发生。这三者中,以外吹乳痈最为常见。下面主要论述外吹乳痈和内吹乳痈。

1. 外吹乳痈　新产伤血,肝失所养,感染邪毒,壅涨乳络;忿怒郁闷,肝气不舒,则肝之疏泄失畅,乳汁分泌或排出失调;饮食不节,胃中积热,肝气犯胃,肝胃失和,郁热阻滞乳络;乳汁淤积不得外流;乳儿吸吮吹风,感染邪毒等,均可导致气血瘀滞,脉络失畅,热盛肉腐而成痈脓,其分为郁乳期、酿脓期、敛口期。

2. 内吹乳痈　孕后胎居母腹,得胎气以长养。胎气多指孕妇养胎之气,即胎儿在母体内所受的精气。胎气应聚于下腹,不宜上冲。如若肝郁犯脾,或肾阴亏虚,肝气偏旺,则可导致胎气过旺而上冲胸乳,气有余便是火。孕中后期,胎气旺盛,胸满气上,乳络充盛,乳房气血壅盛与上冲之气火相搏,腐化而结肿成痈。《外科正宗》云:"内吹,因胎气旺而上冲,致阳明乳房结肿。"

西医学认为,本病多因产后乳汁淤积,或乳头破损,细菌沿淋巴管、乳管侵入乳房,继发感染而成。其致病菌多为金黄色葡萄球菌。

【诊断与鉴别诊断】

(一) 诊断

1. 临床表现

(1) 外吹乳痈:病发于产后哺乳期。初起排乳不畅,或乳窍不通,乳房胀痛结块,触痛明显,兼见寒热、头痛、烦躁、口渴。如未消散,几日后乳房结肿渐大,红、肿、热、痛,痛势剧烈,由胀痛转为搏动性跳痛,高热不退,口渴便秘,已为囊脓阶段。此时,如能及时合理治疗,尚可消散而愈。若继续发展,10 日左右不见好转,硬块中央渐软,有波动感,已为脓熟阶段。排脓后大多渐愈。

(2) 内吹乳痈:病发于妊娠中、晚期。初起乳房结块肿痛,皮色不变,后渐转红,如未消散,亦可化脓而溃。本病较外吹乳痈发展慢，收口亦难。

2.检查　乳房患部初见乳汁淤积不通，渐见乳积成肿硬块，皮色不变，但有触痛，很快便可见局部红、肿、热、痛，肿块增大，中有波动感，体温上升，可达 39～40℃，腋下淋巴结肿大，血常规中白细胞总数及中性粒细胞升高。

（二）鉴别诊断

1.乳癖　单侧或双侧乳房疼痛伴肿块，乳痛和肿块与月经周期及情志变化密切相关。多见于 25～45 岁中青年妇女。是非炎症也非肿瘤的乳腺良性增生性疾病。无局部及全身感染性表现。

2.乳岩　乳房胀痛，但多无周期性发作特点。多在外上象限，肿块呈圆形或岩状，边界不清，坚硬如石，大小不一，但生长迅速，早期可活动，中晚期不能活动，且乳头回缩、溢血。钼靶检查或乳腺超声检查可鉴别。

【辨证】

（一）外吹乳痈

1.郁乳蕴毒期（初期）

［证候］排乳不畅，乳汁蓄积，乳房胀大、硬结，疼痛拒按，皮色不变，或微红稍热，寒热口渴，烦躁，尿黄便结。舌红，苔黄，脉弦数。

［分析］肝失疏泄，或肝胃失和，或感染邪毒，郁热阻滞乳络，气血瘀滞，脉络失畅，故见排乳不畅，乳汁蓄积，乳房胀大、硬结；不通则痛，郁热邪毒初起，故见疼痛拒按，皮色不变，或微红稍热；正邪交争，热伤津液，故见寒热口渴，尿黄便结；热扰心神，故见烦躁。舌红，苔黄，脉弦数，皆为郁乳蕴毒之征。

2.酿脓期（中期）

［证候］郁乳不散，乳房肿块逐渐增大，硬块明显，继而皮肤掀红，高热，疼痛持续不减，且呈搏动性疼痛，此为化脓征象。若硬块中央渐软，按之有波动感时，表明已经呈脓。舌红绛，苔黄腻厚，脉弦数。

［分析］乳房乳络热毒蕴结，气血凝滞，壅涨乳络，故见郁乳不散，乳房肿块逐渐增大，硬块明显，继而皮肤掀红，高热，疼痛持续不减，且呈搏动性疼痛之化脓征象；腐肉呈脓，故见硬块中央渐软，按之有波动感时，表明已经呈脓。舌红绛，苔黄腻厚，脉弦数，皆为酿脓之征。

3.脓溃后敛口期（后期）

［证候］疮口溃破，乳房肿痛减轻，脓水稀薄，淋漓不尽；头昏神疲，心慌气短，面乏华色。舌淡红，苔薄腻，脉细弱。

［分析］脓溃后正虚邪滞，故见疮口溃破，乳房肿痛减轻，脓水稀薄，淋漓不尽；余邪留滞，正气虚弱，肌体失养，故见头昏神疲，心慌气短，面乏华色。舌淡红，苔薄腻，脉细弱，皆为脓溃正虚邪滞之征。

（二）内吹乳痈

［证候］妊娠 6～9 个月，乳房结块肿痛，日久则局部皮肤发红，形寒发热，头痛，如未消散，1 个月左右化脓，发热更甚。舌红绛，苔黄腻，脉弦滑数。

［分析］妊娠后胎气上冲胸乳，乳房气血壅盛与上冲之气火相搏，腐化而结肿，故见妊娠 6～9 个月，乳房结块肿痛，日久则局部皮肤发红；正邪交争，故见形寒发热；热毒熏蒸，故见头痛；如未消散，1 个月左右，热盛肉腐而呈脓，故见化脓，发热更甚。舌红绛，苔黄腻，脉弦滑数，皆为内吹乳痈之征。

【治疗】

（一）外吹乳痈

1.郁乳蕴毒期（初期）

［**基本治法**］清热疏肝，通乳散结。

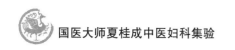

[**方药运用**]瓜蒌牛蒡子汤(《医宗金鉴》)加减。

瓜蒌皮10 g,牛蒡子9 g,天花粉、黄芩、栀子、连翘各10 g,皂角刺、甘草、青皮、陈皮、柴胡各6 g,金银花、蒲公英、漏芦、赤芍各15 g。

本方用于乳痈初起。方中牛蒡子、金银花、连翘、蒲公英、甘草,泻火解毒;黄芩、栀子,清泻肺与大肠湿热;天花粉、皂角刺,消肿散结解毒;柴胡、青皮、陈皮,理气散风热,顺气止痛;瓜蒌皮化痰清肺,取肺主皮毛之义;漏芦清热解毒,消痈下乳;赤芍清热凉血,散瘀止痛。

[**服法**]水煎分服,每日1剂。

[**加减**]如偏于肝郁气滞,加紫苏梗6 g,路路通、炒枳壳各9 g;如恶露淋漓不净,或月余未净,加泽兰、山楂各10 g,益母草15 g;如大便秘结不通,腹胀矢气,加枳实10 g、大黄6 g。

2. 酿脓期(中期)

[**基本治法**]清热解毒,化瘀透脓。

[**方药运用**]仙方活命饮(《校注妇人良方》)加减。仙方活命饮主治疮疡肿毒初起属阳证者。

金银花30 g,白芷5 g,浙贝母、防风、甘草、皂角刺、陈皮、乳香、没药各6 g,天花粉、穿山甲、当归尾、赤芍各15 g,川芎5 g,黄芪12 g。

本方主治疮疡肿毒初起属阳证者。方中金银花性味甘寒,最善清热解毒疗疮,前人称"疮疡圣药",重用为君药;当归尾、川芎、赤芍、乳香、没药、陈皮,行气活血通络,消肿止痛,共为臣药;疮疡初起,邪多留于肌肤腠理,以辛散之白芷、防风通滞散结,使热毒从外透解;气机阻滞可致液聚成痰,以浙贝母、天花粉清热化痰散结,可使脓未成即消;穿山甲、皂角刺通行经络,透脓溃坚,加托疮生肌之黄芪,可使脓成即溃;甘草清热解毒、调和诸药。

[**服法**]水煎分服,每日1剂。

[**加减**]如脾胃不和者,加茯苓、太子参、焦山楂各10 g,炒谷芽、麦芽各30 g;如心烦失眠者,加炙远志6 g,合欢皮、紫贝齿各10 g;如高热神昏者,加安宫牛黄丸等治之。

3. 脓溃后敛口期(后期)

[**基本治法**]调补气血,生肌敛口。

[**方药运用**]八珍汤(《瑞竹堂经验方》)加减。

黄芪、党参、白术、茯苓各12 g,炒当归、白芍、熟地黄各10 g,炙甘草6 g,煅牡蛎15 g,枸杞子9 g。

方中黄芪、党参、熟地黄益气补血为君;白术、茯苓健脾化湿,当归、白芍、枸杞子滋阴养血,加强益气养血之效,共为臣药;炙甘草益气和中;煅牡蛎收敛固涩,合黄芪托疮生肌,以促进敛口。

[**服法**]水煎分服,每日1剂。

[**加减**]如头昏腰酸,加炙龟甲10 g,女贞子9 g、桑寄生10 g、怀牛膝10 g;如腰俞酸楚,形寒肢冷,加红参3~10 g、鹿角胶10 g、补骨脂9 g;如纳呆脘痞,加陈皮6 g,炒谷芽、炒麦芽各15 g。

(二) 内吹乳痈

[**基本治法**]疏肝清热,佐以安胎。

[**方药运用**]橘叶散(《外科正宗》)加减。

橘叶、柴胡、陈皮、川芎、甘草各6 g;栀子、连翘、蒲公英、全瓜蒌、紫苏梗、炒当归、白芍各10 g。

方中橘叶、柴胡、陈皮疏肝理气,解郁散结,柴胡又可疏表清热;栀子清泄肝胃之火;连翘、蒲公英清热解毒,连翘可透达表里,宣畅气血,消肿散结,为疮家圣药;川芎辛温香窜,行气活血,使肿痛自散;瓜蒌清热化痰,消肿散结;紫苏梗顺气安胎;当归、白芍养血和营安胎;甘草清热和中。

[**服法**]水煎分服,每日1剂。

[**加减**]如胃热偏甚,加黄连3 g,石膏(包煎)20 g;如心神不宁,加炙远志6 g,合欢皮10 g、炒酸枣仁10 g。

【外治法】

初期：皮色焮红灼热者，金黄散外敷；皮色微红或不红者，宜冲和膏或太乙膏掺红灵丹盖贴患部。在敷药前可先用葱约250 g煎汤热敷患部。成脓期宜切开排脓，溃后宜以九一丹提脓，并用药线引流，毒净后以生肌散收口。

【中成药】

1. 夏枯草口服液　每次10 mL，每日2次。适用于火热内蕴证。
2. 蒲公英片　每次3～5片，每日3次。适用于乳痈发热。

【转归及预后】

乳痈，应及时发现，早期诊治，多可好转或痊愈，预后良好。

【预防与调护】

（1）心情舒畅，避免精神紧张和忧郁。
（2）饮食注意营养，少食肥甘厚味之品以免蕴热成乳痈。
（3）妊娠后期应定期清洗乳头部，保持局部清洁卫生。
（4）哺乳后，应将乳汁吸空；断乳时应逐渐减少哺乳次数，加服消导回乳之品。

【夏桂成临证经验】

乳痈最主要病因是乳汁蓄积和邪毒感染，而乳头皲裂又是造成乳汁淤积原因之一。因此，积极预防乳头损伤和早期治疗乳汁淤积，是预防乳痈形成的重要措施。夏桂成认为，应从以下几个方面入手：① 自妊娠后期开始，经常用温水或肥皂水清洗两侧乳头，并于预产期前经常用乙醇擦洗乳头乳晕，促使局部皮肤变坚韧，不易损破。② 保持心情舒畅，避免精神紧张和忧郁。乳房乳头与肝胃两经有关，乳房部之脉络畅通，全赖肝胃气血协调，精神情绪的好坏，将直接影响肝胃。同时应有足够的休息和睡眠，使肝气条达，胃气和降，从而保持乳络的畅通。③ 注意营养，少食肥甘，产后既要注意营养，又要避免过食肥甘，肥甘产生蕴热，可使胃火炽盛，形成乳痈之变。④ 每次哺乳后，应将乳汁吸空，如有宿乳淤积，可用热毛巾热敷后，用手挤出积乳，或用吸乳器吸空，或按摩。⑤ 断乳前应逐渐减少哺乳次数，不宜突然断乳，并宜加服麦芽、山楂、鸡内金等消导回乳之品。如发现乳房结块，宜用外敷法消之，不宜挤乳，早期发现，早期治疗，至关重要。

三、乳泣

乳泣，是指妊娠期乳汁自出，大多发生在妊娠中期。本病首载于宋代陈自明《妇人大全良方》，其书云："亦有未产前乳汁自出者，谓之乳泣，生子多不育，经书未曾论及。"乳泣者，是否生子不育，暂未可知。其他如闭经后溢乳、产后乳汁自出以及妊娠期乳头溢血等，均不属本病范畴。但在哺乳终止较长时间后，仍有乳汁溢出者，可参考本节辨证治疗。

【病因病机】

经乳同源，俱为精血之所化，亦为癸水之所生，故有上为乳汁、下为经水之说。孕后精血、癸水养胎，本不应上化乳汁而外溢，此所以外溢者，因心肝郁火与胃气虚弱所致。我们临床观察发现，心肝郁火在

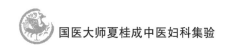

乳泣发病中起了相当重要的作用,亦为本病之主要证型。

1. 心肝郁火　乳头属肝,孕期情怀不畅,心肝气郁不解,郁久化火,迫血化乳,乳汁被心肝之火逼而外溢;孕后阳气偏旺,温煦子宫以养胎,心肝气火极易升逆,如因恼怒忧郁,情志不畅,气郁于中,得阳气旺盛而化火,自以化血为乳,迫乳外溢。

2. 脾胃虚弱　乳汁乃气血之所化,所化之乳汁,又赖气以统摄和固护。若脾胃素虚,或者肝郁犯胃,久而不已,或则思虑过度,或则饮食不节,损伤脾胃,兼之孕后冲气偏旺,上犯于胃,胃虚气弱,气虚不固,故乳汁自溢。

【诊断与鉴别诊断】

(一) 诊断

1. 临床表现　孕妇乳溢,乳量不多,色白或黄,质稀或稠,乳头乳房胀痛,或乳房无胀痛感。

2. 检查　单侧乳头或双侧乳头可见乳汁自溢,一般为点滴而出,轻者仅见内衣上乳头部位有乳汁斑迹,乳房柔软无胀痛,或乳头触痛,乳房无肿块,无血性乳液。

(二) 鉴别诊断

1. 高泌乳性闭经　主要表现有闭经泌乳,未见妊娠的差别。

2. 产后乳汁自出　主要鉴别点在于妊娠期与产后的差别。

3. 乳衄　主要是溢出的血液与溢出的乳汁的差别。

【辨证】

1. 心肝郁火证

[证候] 妊娠期自觉乳汁流出,量或多或少,色白或黄,质较稠,乳房胀痛或伴有热感;或兼胎元不长;精神抑郁,胸闷烦躁,常叹息,头昏头痛,口苦咽干,小便短赤,大便偏干。舌红,苔黄,脉弦滑数。

[分析] 妊娠期心肝之气郁化火,迫血化乳并迫乳汁外溢,故见妊娠期自觉乳汁流出,量或多或少,色白或黄,质较稠,乳房胀痛或伴有热感;血热伤胎,胎失濡养,故或兼胎元不长;心肝气郁,热扰心神,故见精神抑郁,胸闷烦躁,常叹息;郁火上扰,故见头昏头痛;火热伤津,故见口苦咽干,小便短赤,大便偏干。舌红,苔黄,脉弦滑数,皆为心肝郁火之征。

2. 脾胃虚弱证

[证候] 孕期自觉乳汁流出,或晨起觉衣襟湿润,有乳汁印痕,色白质稀,乳房柔软;或兼见胎元不长;面色无华,神疲气短乏力,头晕目眩,纳谷不香。舌淡红,苔白,脉细滑略缓。

[分析] 乳汁赖气以统摄和固护,脾胃之气虚弱,气虚不固,故见孕期自觉乳汁流出,或晨起觉衣襟湿润,有乳汁印痕,色白质稀,乳房柔软;脾胃虚弱,精血乏源,则胎脉失养,故或兼见胎元不长;脾虚失健,生化乏源,机体失养,故见面色无华,神疲气短乏力,头晕目眩,纳谷不香。舌淡红,苔白,脉细滑略缓,皆为脾胃虚弱之征。

【治疗】

1. 心肝郁火证

[**基本治法**] 清肝宁心,佐以回乳。

[**方药运用**] 丹栀逍遥散(《内科摘要》)加减。

炒当归、白芍、白术、茯苓、炒牡丹皮各 10 g,炒栀子、炒柴胡各 5 g,钩藤 15 g,炒麦芽 15～30 g,炒黄芩 9 g,广郁金 6 g。

方中柴胡疏肝解郁;当归、白芍,补血和营,养血柔肝;牡丹皮、栀子、黄芩,清热凉血;茯苓、白术,健脾益气;钩藤、广郁金,清肝宁心;炒麦芽回乳。

[服法]水煎分服,每日1剂。

[加减]如头痛寐差,加白蒺藜10 g、黄连3 g、夏枯草9 g;如腰骶酸楚,小便次频,加熟地黄10 g、桑寄生12 g、菟丝子9 g;如小腹胀坠,神疲乏力,加党参、黄芪各10 g,炙升麻3 g,紫苏梗5 g;如脘痞不舒,纳食差,加陈皮6 g、佛手片6 g、炒谷芽12 g。

2.脾胃虚弱证

[基本治法]益气固摄,佐以回乳。

[方药运用]归芍六君子汤(《笔花医镜》)加减。

炒当归、白芍、党参、白术、黄芪各10 g,陈皮、炙甘草各6 g,炒芡实、焦山楂、煅牡蛎各12 g,炒麦芽30 g。

方中参、芪、术、草益气健脾;陈皮理气调中;当归、白芍,养血柔肝;芡实健脾祛湿;焦山楂消食健胃;煅牡蛎、炒麦芽,固摄回乳。

[服法]水煎分服,每日1剂。

[加减]如脾虚腹胀,大便不实,加广木香9 g、砂仁5 g、六曲10 g、炮姜5 g;如心神不宁,心慌夜寐差,加炙远志6 g、炒酸枣仁15 g;如阳虚形寒,乳汁清稀,加红参3~10 g,补骨脂6~9 g,鹿角霜10 g;如胸闷烦躁,情志不舒,加广郁金9 g、荆芥6 g;如肾阳虚,加温肾助阳之品巴戟天、红参、益智仁等。

【中成药】

1.丹栀逍遥丸 每次6 g,每日3次。适用于肝郁化火证。

2.归脾丸 每次6 g,每日3次。适用于心脾两虚证。

【转归及预后】

乳泣经治疗多可痊愈,预后良好。治疗本病同时,还要注意是否影响胎儿,必要时同时予保胎治疗。

【预防与调护】

(1)情绪稳定,保持心情舒畅。

(2)饮食有节,忌食生冷辛辣油腻之品。

(3)定期检测胎儿发育情况,必要时予保胎治疗。

【夏桂成临证经验】

夏桂成治疗乳泣的临证体会

乳泣是妊娠病中一种少见病,以孕期乳汁先自溢而出为特点,其主要病机在于心肝气郁化火,治疗重在清解心肝之郁火,抑制催乳素。取丹栀逍遥散治之,仍需加入炒麦芽、浙贝母、白芍、甘草等抑乳之品更好地抑制乳汁分泌。牡丹皮虽可清肝,但孕妇不宜用,应慎重。治疗同时,还需注意以下两点:① 结合固摄,有利于控制乳汁外溢,如五味子、芡实、煅牡蛎、金樱子等品。② 结合调补肾阴,凡肝郁化火者,常由肾阴不足,肝郁极易化火,故凡因肾阴虚者,丹栀逍遥散还必须加生地黄、熟地黄、山药、山茱萸等品,必要时加续断、菟丝子等,以提高滋阴之功。临证中,少数表现为脾胃虚弱不固者,但多与心肝郁火伴见,处方用药虽以清心肝郁火之丹栀逍遥散为主,还需合六君子汤,方可取良效。

宋代陈自明在《妇人大全良方》中云,乳泣者"生子多不育",明代程钟龄则认为"用八珍频频服之,其子遂育"。由此可知,判断本病预后,要看本病是否影响胎儿发育。在妊娠早期发现本病,可检查催乳素、雌孕激素和人绒毛膜促性腺激素,判断胎儿发育情况,以及是否需要保胎治疗,即不仅要控制乳泣,更重要的在于养胎安胎,使胎儿健康成长。

四、乳衄

乳头溢血,称为乳衄,大多为单侧,偶亦有双侧乳衄者,乳房溢血多与溢黄水相伴见。本病多反复发作,与情志、劳累等因素相关。

乳衄是多种疾病中均可出现多一个症状,可见于西医学的乳腺增生病、乳腺导管扩张症、乳腺癌等,需行相关检查或手术来进一步确诊。

【病因病机】

本病的发生,主要是心肝气郁化火,肝不藏血,火灼乳络,迫血妄行所致,亦有少数属于脾胃气虚,不能统血,血溢乳窍所致。

1. 心肝郁火　乳头属肝,肝藏血,主疏泄,木气冲和,则血海安宁,血循常道。若素性忧郁,或内伤七情,郁久不解,或暴怒伤肝,肝气郁结,久郁化火,藏血无权,火灼乳络,火热迫血妄行,从乳窍自溢,发为乳衄。若肝郁不解,气滞血行不畅而成瘀;或离经之血留滞于乳房脉络而成瘀,瘀久不解而成肿块;心肝气郁生痰,痰浊内阻,与气郁、血瘀互结,聚于乳房乳络,成乳房肿块,郁而化火,热迫血行,故见乳衄。

2. 脾胃虚弱　脾胃乃后天之本,气血生化之源,气有固摄作用。若脾胃虚弱,或忧思伤脾,是脾胃气虚,失于统摄,血不循常道而外溢,发为乳衄。

脾胃与肝关系密切。肝郁气滞,多克伐脾胃,故脾胃虚弱多与肝郁有关。乳房属胃,胃虚肝郁,病及乳房乳头,发生溢血,虽因胃虚,但此乃木郁乘土所致。

【诊断与鉴别诊断】

(一) 诊断

1. 临床表现　① 乳头溢血,可发生在经期、孕期、更年期、绝经期后,血色鲜红,或如咖啡色,或淡红如血水物样。② 乳头溢血多为单侧,也有双侧,间或可见溢血与溢黄水交替。③ 乳衄常伴有乳房肿块。④ 本病可反复发作,多因怒动肝火或劳倦过度而发作或加重,常伴月经不调,或不孕,或流产。

2. 检查　首先应检查乳头溢血的情况,判断血是自出的还是挤压乳头始出的;还要检查乳房有无肿块,肿块的位置、形状、大小、压痛、活动度以及与周围组织有无粘连,按压肿块有无溢血增加;必要时行乳腺造影、活检或手术以明确诊断。

(二) 鉴别诊断

1. 乳泣　主要鉴别点在于溢出的乳汁与溢出的血液的差别。

2. 乳岩　可见乳头溢血或溢水样液体,多发生在 40～60 岁妇女,乳房肿块质地坚硬如石,表面高低不平,边界不清,活动度差,常与皮肤及周围组织粘连,皮肤可呈橘皮样改变,患侧淋巴结可肿大。必要时行活组织检查进行鉴别。

【辨证】

1. 心肝郁火证

[证候] 乳头溢血,量一般较多,色鲜红或紫红,质黏稠,或偶量较少,点滴,在内衣上常有血污印迹,乳房胀痛,或可触及肿块;月经先期,量多,色鲜红,或有小血块;精神抑郁,烦躁易怒,尿黄便艰。舌尖

红,苔薄黄,脉弦数。

[分析]心肝之气郁化火,火灼乳络,迫血溢出乳窍,故见乳头溢血,量一般较多,色鲜红或紫红,质黏稠;气滞血瘀,或气郁生痰,聚于乳房乳络,郁而化火,热迫血行,故见或偶乳头溢血量较少,点滴,在内衣上常有血污印迹,乳房胀痛,或可触及肿块;心肝郁火,热扰冲任,迫血下行,故见月经先期,量多,色鲜红;气滞血瘀,故见或有小血块;热扰心神,故见精神抑郁,烦躁易怒;热灼津液,故见尿黄便艰。舌尖红,苔薄黄,脉弦数,皆为心肝郁火之征。

2. 脾胃虚弱证

[证候]乳头溢血,或流咖啡样黄水,量多少不一,质清稀,或内衣上有血污印迹,劳倦后溢血可增多,伴有月经过多,色淡红,无血块,面色萎黄,神疲乏力,纳差便溏,心悸寐差。舌淡,苔白,脉细缓。

[分析]脾胃气虚,失于统摄,血不循常道而外溢,故见乳头溢血,或流咖啡样黄水,量多少不一,质清稀,或内衣上有血污印迹,劳倦后溢血可增多;气虚冲任不固,经血失于制约,故见伴有月经过多,色淡红,无血块;脾胃虚弱,气血乏源,肌体失养,故见面色萎黄;气虚中阳不振,运化失常,故见神疲乏力,纳差便溏;脾虚血少,心神失养,故见心悸寐差。舌淡,苔白,脉细缓,皆为脾胃虚弱之征。

【治疗】

1. 心肝郁火证

[基本治法]疏肝宁心,清热凉血。

[方药运用]丹栀逍遥散(《内科摘要》)加减。

黑栀子、炒牡丹皮、炒当归、白芍、川牛膝各10 g,龙胆草、荆芥炭各6 g,白术、茯苓各9 g,醋炒柴胡5 g,钩藤、仙鹤草各15 g。

方中柴胡疏肝解郁;当归、白芍,养血柔肝;牡丹皮、黑栀子、龙胆草,清热凉血止血;川牛膝引血下行;茯苓、白术,健脾益气;钩藤清肝宁心;荆芥炭、仙鹤草止血。

[服法]水煎分服,每日1剂。

[加减]如乳房有肿块,加炙穿山甲片9 g、牡蛎15 g、夏枯草10 g、土贝母6 g;如气郁不畅,胸闷烦躁,头昏头痛,加广郁金9 g、合欢皮10 g、白蒺藜12 g;如心肝火旺,心烦失眠,加莲子心5 g、黄连3 g、青龙齿10 g;如胃脘痞闷,纳差,加陈皮、佛手片各6 g、炒谷、麦芽各12 g。

2. 脾胃虚弱证

[基本治法]健脾补气,引血归经。

[方药运用]归脾汤(《校注妇人良方》)加减。

党参、白术、黄芪各15 g,煨木香、炙远志、炒酸枣仁各5 g,当归、茯苓、炒芡实各10 g,炙甘草、荆芥炭各6 g,陈皮5 g。

方中参、术、苓、草健脾益气,加黄芪以增强益气之效;当归、酸枣仁、远志,补血养心安神;木香、陈皮,理气醒脾,补而不滞;芡实补脾固涩;荆芥炭止血。

[服法]水煎分服,每日1剂。

[加减]如乳房肿块作痛,加五灵脂10 g、牡蛎15 g、制南星、山慈菇各9 g;如兼肝郁,胸闷烦躁,头痛,舌红绛,加炒牡丹皮10 g、钩藤15 g、炒柴胡6 g、苦丁茶12 g;如兼肾阳虚,加温肾助阳之品补骨脂、巴戟天、红参、煨益智仁等。

【中成药】

1. 丹栀逍遥丸　每次6 g,每日3次。适用于肝郁化火证。

2. 归脾丸　每次 6 g,每日 3 次。适用于心脾两虚证。

【转归及预后】

乳衄经积极治疗,多可好转或痊愈,预后良好。治疗本病同时,还要注意恶性病变如乳腺癌,必要时结合组织病理学检查来明确诊断。

【预防与调护】

(1) 情绪稳定,心情舒畅,避免情绪剧烈起伏。

(2) 饮食有节,忌食生冷辛辣油腻之品。

(3) 定期进行乳房检查。

【夏桂成临证经验】

乳衄,是指乳房溢血的疾病。前人论述本病甚少,临床上较为少见。诊断上宜中西医结合,尤其是西医学一些检查可明确诊断,不仅对治疗有帮助,对判断预后亦有重要意义。

本病的辨治,首先是辨证对症用药。如心肝郁火,在清肝宁心、清热凉血的前提下,佐以调经,如经量偏多可加入地榆炭、贯众炭、墨旱莲、炙龟甲等滋阴止血之品;经量偏少,可佐引经下行,合用倒经汤;乳房兼肿块,可加服小金丹。如脾胃虚弱,在健脾和胃、补益气血的基础上,佐以补肾调冲,如经量偏多可加入补骨脂、鹿角胶、杜仲等;经量偏少,可加入续断、鹿角片、肉桂等。心肝郁火与脾胃虚弱相兼,应补清升疏,复方合治,佐以调经。

第十四章

优生概论

　　所谓优生,就是生优,是指生育先天素质优秀健康的孩子。优生学,就是一门提高人口质量的新兴科学,是研究如何根据医学遗传学的规律,减少或改变诱发后代遗传疾病的因素,降低遗传病的患病率,以增强人类身体素质的科学,对人类家庭民族等都有着现实和深远的影响。

第一节　优生的传统理念

　　在中医学的发展史中,生殖医学发展很早,其中优生尤为重要。早在商代末周代以前的《列女传·田范传》提出了胎教学说,记载:"太任,文王之母,挚任氏之仲女也,王季娶以为妃。太任之性,端一诚庄,唯德之行。及其娠文王,目不视恶色,耳不听淫声,口不出敖言。生文王而明圣,太任教之,以一而识百,卒为周宗。君子谓太任为能胎教。"可见胎教学说在周代以前就已提出。1885年英国遗传学家盖尔顿首先提出"优生"这一概念。胎教学说是优生学说中的重要内容,由此可见中国的优生概念远早于西方。

　　优生中重要的环节,就是先天的遗传,遗传是生物界的普遍现象,就是父母(亲代)通过生育过程把遗传物质(基因)传给子女(子代),使后代表现出同亲代相似的性状,如体态、相貌、气质、音容等。但是由于遗传性疾病,先天性疾病所造成的生理缺陷和浪费是相当惊人的,常见的遗传病有300余种,它不仅威胁着千万人的健康,也将危害子孙后代。据调查,先天异常是造成新生儿死亡的首要因素,在新生儿中,先天畸形可达2%,全世界仅先天愚型儿的数量就达数百万,而且遗传性疾病和生理缺陷在人体的各种器官组织系统,几乎都可以发生,是以消除和减少有此类遗传性疾病和先天性疾病者出生,促进和扩展体力和智力优生者出生,就得采取一系列措施,来基本保证优生。

　　在中医生殖学中,虽然没有遗传学的详细内容,但在长期实践中,亦意识到优生与遗传学密切相关。故提出"同姓不蕃""有恶疾者不娶""早婚不宜""过大年龄亦不宜"等观点,目的就如上述。

　　在优生学领域内,又有把优生学分为"消极优生学"和"积极优生学"两种。前者又称负优生学或预防优生学,就是用产前诊断遗传咨询等手段,减少有遗传性疾病的孩子出生,降低先天畸形或遗传性疾病的患病率,即劣性消除,但不是对劣质的遗传因素个体消灭;后者又称正优生学或演进性优生学,是通过人为因素,减少或消除不利的遗传基因,增加或移植优良的等位基因,来培育优生婴儿,增加优秀人才的数量,即优良遗传因素的扩展。两者说法不同,而目的一致,消除劣质的遗传因素,扩展优良的遗传因素,提高人类的素质。就我们临床所及,一般又可分为优孕,优生,优育。为此欲达目的,必须采取有关措施来尽可能地保证优生,以提高人类的素质。

(1) 宣传教育,采取有力措施。大力宣传优生优育的内容,让未婚青年树立正确的恋爱、婚姻观。禁止近亲结婚。早在公元前637年《左传·僖公三十三年》中记载郑人叔詹言及"男女同姓,其生不蕃"。选择配偶时除是否有爱情为基础外,还应注意到对方的家庭家族有无遗传性疾病等问题。前人在《夫戴礼记》中说到"女有五不取(娶)……而有恶疾不娶……"恶疾者即指一种具有遗传倾向的疾病。女子亦包括男子患有遗传倾向的疾病,应当慎重考虑婚育。

(2) 婚前检查,把好生育优秀后代的关,防止遗传性疾病的延续,及有些不利于优生的病证,以及生理上的畸形和缺陷等,影响生育,如《广嗣纪要》提到的"五不女",即螺、纹、鼓、角、脉五种先天生理性的缺陷,不宜生育。男女双方婚前应主动进行身体检查,有针对性地进行孕前遗传学咨询,若发现问题,及早干预,有利于维护健康的家庭关系,优化人口质量。

(3) 优生是我国提高人口素质的重大措施,是国家生育政策的重要组成部分,维系小到个人家庭的美满幸福,大到国家民族的兴旺发达,实行优生,势在必行。中医胎产学说与现代优生学说内容高度契合,挖掘其中经验,有助于推动我国优生理论的发展。

(4) 优生的概念极为广泛。有从社会方面研究的,有从家庭教育方面研究的,也有从遗传学方面研究的,从而也就从各个方面采取措施,本文仅从学术方面提供内容。一般来说,优生应概括优孕、优生、优育三个方面。所谓优生,是保证受孕前的优秀,亦即是在条件,环境的优越情况下怀上一个质量好的孩子。优孕者,是指受孕后如何保胎孕在母腹中的生长良好。除有先兆流产,须采取保胎措施外,胎前教、禁、养三者是最大的最有力的方法。优育者,是指胎儿出生后的优良发育,这里从简,本章节主要论述优生。

第二节　优生的条件

优生者,即必须要在优秀或者称为优良的情况下受孕,包含的内容很多。我们就前人论述而言之,有择偶条件,生殖年龄,近亲不宜婚配,重视绸缪真机期,优生节律(包括优生环境),饮酒过度不宜孕育,预防遗传性疾病。其中优生节律,及预防遗传性疾病尤为重要。就优生节律而言,我们认为,月经周期节律与生殖节律密切相关,一般说来,生殖节律与良好的时相期结合,即为优生节律,如年相的春温生发时期,月相的上弦月时,日相得黎明时,凡阳出于阴,初阳生发时期均为良好的时期,但生物钟另有计算方法,亦扼要介绍之。预防遗传性疾病,涉及母体,胎儿两方面,内容很多,这里亦选择性而论之。

(一) 择偶条件

选择配偶,正如《叶天士女科》说:"求嗣者必先选择女,必选择地。"张景岳《妇人规》亦说:"求子者,必先求母……欲为子嗣之谋,而不先谋基址,计非得也……大都妇人之质贵静贱动。"又说:"欲绵瓜瓞,当求基址。盖种植者,必先植地,砂砾之场,安望稻黍。"如推之更远,在《大戴礼记》中说:"女有五不取(娶)……世有恶疾不取……"《褚氏遗书》中更进而说:"父少母老,产女比嬴;母壮父衰,生男必弱,右之良工,必察乎此。补嬴女先养血壮脾,补弱男则壮脾,节色。嬴女宜及时而嫁,弱男宜待壮而婚。此疾外所务之本,不可不察也。"《景岳全书·妇人规·基址》中说得较详细:"故凡唇短嘴小者不堪,此子处之部位也。耳小轮薄者不堪,此肾气之外候也。声细而不振者不堪,此丹田之气本也。形体薄弱者不堪,此藏蓄之宫城也。欲食纤细者不堪,此仓廪面海之源也。发焦齿龃者不堪,肝亏血肾亏精也。睛露臀削者不堪,藏不藏而后无后也。颜色娇艳者不堪,与其华者去其实也……乌可近之。"

(二) 生育年龄

对年龄的选择,也是优生的条件之一。早在公元473年《褚氏遗书》中说:"今未笄之女,天癸始至,已近男色,阴气早泄,未完而伤,未实而动,是以交而不孕,孕而不育,育而子脆不寿。"又说:"男虽十六而精通必三十而娶;女虽十四而天癸至,必二十而嫁。皆欲阴阳完实而交合,则交而孕,孕而育,育而为子,坚强壮寿。"在《寿世保元》一书中亦说:"男子破阳太早,则伤其精气,女子破阴气太早,则伤其血脉。"又说:"精未通而御女以通其精,则五体有不满之处,异日有难状之疾。"说明男女过早结婚不利于优孕优生。是以我国法律规定结婚年限,男方不得早于 22 岁,女方不得早于 20 岁。法律婚龄的最低年限,并非最佳年龄,从医学上看,最佳的结婚年龄,男方应为 25～27 岁,女方应为 23～25 岁。正如《性学浅谈》中说,一般说来,在 25～30 岁是生育的最佳年龄,因为男女双方都已发育成熟,生殖力旺盛,精子和卵子的质量也较好;此时孕育的孩子体质最好,先天性畸形发生率最低。同时从妇产科角度讲,这阶段难产的发生率最低,而且女性生育年龄最好不要超过 35 岁,35 岁妊娠,分娩的胎儿得某些先天性疾病和低体重儿的发生率增高。在《男性疾病的自我诊疗》一书中明确指出优生与年龄的密切关系,如:"结婚的最佳年龄在 24～30 岁,此时是性的旺盛时期,又是个体发育完善、体格健壮的时期。这个时期生育的孩子畸形少,成活率高。据有关资料统计,18 岁以下及 35 岁以上孕妇所生婴儿患先天性愚型者比适龄孕妇所生婴儿患病率高数十倍。可见结婚和生育年龄的选择对下一代的健康有很大关系。"《中医优生学》指出适时婚育的好处,除了有利于男女双方在生理上发育成熟,男精女血充盈旺盛之外,还有利于男女双方各方面知识(如社会阅历、文化水平、专业知识)的增加,有利于经济收入和资金积蓄的增加,有利于管家理财、教育子女等方面能力的提高。

(三) 近亲不宜婚配

早在公元前 722 年的《左传》中云:"男女同姓,其生不蕃。"又说:"内官不及同姓,其生不殖,首先尽矣,则相生疾。"在《国语》中亦提出:"同姓不婚,恶不值也。"是以在《孔颖达疏》中进而说明:"礼取(娶)妻,不取(娶)同姓,避讳而取(娶),故其生子不能蕃息昌盛也。"并又说:"言内官若取(娶)同姓,则夫妇所以生疾,性命不得殖长。"所有这些观点,在今天来说,主要是近亲不宜婚配,以免生殖不良。正如《中医优生学》一书中所说:"需要说明的是,古代所说的男女同姓不能结婚,今天看来,应指近亲而言,并非所有的同姓都不能结婚。因为,由于古代地理、交通、生产等多方面的因素,同一家族的近亲结婚较多,后代不蕃旺,很容易看到,而由于时代的变迁,交通,文化发达,原来的氏族隔离已经被打破,同姓并不一定是同一家族。因此,并非同一家族的同姓是可以结婚的。"在《中国医学百科全书·计划生育》一书中,对近亲结婚的危害说得更为清楚,如说:"近亲是指五代内旁系中有血缘关系的亲族,如从高祖父母,或非高祖父母同源而出的堂表、姑表和姨表姐妹(兄弟)等都是近亲,最常见的近亲婚配为姑表、姨表兄妹间的婚配。群体中的遗传病相对而论并不算多,但因病种繁多,整个人类遗传病总数相当可观,而表现正常的致病基因携带者则为数更多。近亲之间的不同个体往往有来自本族祖先某些相同的隐形致病基因,因此近亲婚配所生的子女中先天畸形儿或者死亡率比自然群体高了 3～4 倍。"据 WHO 的调查,非近亲结婚所生的下一代婴儿死亡率为 8‰,而近亲结婚所生的婴儿死亡率为 24‰,约高 3 倍多。

(四) 孕前宜戒酒

《景岳全书》中记载:"饮食之类,人之脏腑,各有所宜,似不必过于拘执。唯酒为不宜,盖胎种先天之气,极宜清楚,极宜充实。而酒性淫热,非唯乱性,亦且乱精。精为酒乱,则湿热其半,真精其半耳。精不充实,则胎元不固。精多湿热,则他日痘疹惊风、脾败之患。率已基于此矣。故求嗣者,必严戒之。与其多饮,不如少饮。与其少饮,犹不如不饮。此胎元之大机也。欲为子嗣之谋者,其母以此为后者。"《张氏医统》说:"若大醉后媾精,精中多著酒湿,则子多不寿。"是以近代的《中医优生学》亦说:"酒性属热,能伤精动血,常见人们饮酒之后,面目手足俱红,便是酒精入血,热迫血行的表现。"现代研究证明,饮酒可使血中睾酮水平降低,特别是一个平时不饮酒的男性,即使喝一次烈性酒,也能引起睾酮水平降低,24 小时以后才能恢复正常。临床上常见一些男性不育患者,精液中死精子多,畸形精子多者多数都有饮酒的嗜

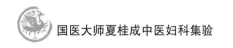
好，若酒后受孕，更易导致胎儿智力低下、畸形、死胎等。

（五）节制房事

夫妻性生活是生育之重要组成部分，为生育后代之先决条件。适度的房事，节欲保精是优生的重要内容，比如《济阴纲目·论求子贵养精血篇》曰："聚精之道，一曰寡欲，二曰节劳。""不失其候者，结孕易，生子多寿；失其期者，胎难结，生子多夭。"其说明男精女血旺盛、充足，并达到一定程度，生子多寿，故欲优生，必须节性欲保精血。

（六）婚前检查，预防遗传性疾病

众所周知，遗传性疾病是优生中的最大的、最重要的问题。不仅要禁止，重在预防。在前人的著述中，亦有所论及。《素问·奇病论篇》中说："人生而有癫疾者，病名约何？安所得之？岐伯曰：病名为胎病，此得之在母腹之中时，其母有所大惊，气上而不下，精气并居，故令发为癫疾也。"《幼科释谜》中亦说："初生诸疾……由在母腹，感受淫汗，或伤冷热，或被惊哗，烹煮燔炙，酒醴纷奢，乱气狡债，阴血周遮，酿灾蕴毒，贻害婴芽。"《医学纲目》指出遗传性疾病，如说："身生红丝瘤……汝肾中伏火，精中多有红丝，以气相传，生子故有此疾，遇触而动，发于肌肉之间，俗名胎瘤是也。汝试观之，果如其言。"近代《生长发育及性的疾病》中指出："预防遗传病，首先得从父母做起，就是说，父母亲的生殖细胞必须是健康的。"因此，青年男女在找对象谈恋爱时，应该进行婚前检查，了解对方的身体健康状况，特别是有无遗传病。在《中医优生学》中更进而指出："婚前体检，又是提高遗传素质，促进优生优育的必要措施……结婚之前，夫妇双方均应进行体格检查，是否有劳伤痼疾，根据体质情况，决定能否婚育。如因有病而暂时不能结婚或生育的，应该积极依方调治，待疾病痊愈之后再结婚生育，以避免有遗传性疾病或先天性缺陷的后代出生。"

第三节　优生的现代策略

随着现代社会三孩政策的放开，越来越多的生育要求被激发出来，如何运用现代策略有效地降低不良孕育的出现是中西生殖医学界共同面临的挑战。这里仅仅简要介绍部分对优生有益的现代技术和方法。

（一）重视男女双方的身体检查

我国虽然已经取消婚检，但是孕育前男女双方的健康检查依然非常有必要。比如女方 TORCH 检查，将弓形虫（TOX）、风疹病毒（RV）、巨细胞病毒（CMV）、单纯疱疹病毒（HSV）以及其他病原体（如微小病毒 B19）合并简称为 TORCH，是最常见、最重要的子宫内感染因素，一般推荐在孕前予以检查。此外，全球范围内，男性精液质量的下降已经是一个不争的事实，越来越多的少弱精男性生育，可能造成更多的女性的不良孕产史，需要全球科学家进一步研究。超声学检查乃至磁共振等影像学检查，能够更早地发现女性子宫畸形等疾病，从而有效地发现生殖器官的缺陷，提醒男女双方需要更早地做好优良准生育状态的规划和治疗。同时，孕前咨询门诊的开展则更加有利于遗传学疾病的筛查和治疗，值得更多地区的推广。

（二）重视产前诊断和母体健康的监控

产前诊断中，重点监测以下几项指标：① 颈项透明层（NT）厚度：孕 11～13＋6 周胎儿 NT 厚度是早孕期筛查唐氏综合征的重要指标。NT 增厚除了与染色体病密切相关外，还与先天性心脏病、胎儿畸形、贫血、感染等因素相关。② 孕妇羊水细胞培养及染色体核型分析：羊水中含有丰富的细胞成分，包含少量的胎儿多能干细胞，在产前诊断中具有极其重要的意义。③ 孕妇血浆中游离的 DNA 分子（cf-fDNA）：随着测序成本的降低，高通量测序技术（high-throughput sequencing technology）又称下一代测序技术（next generation sequencing，NGS）迅速发展，使其广泛临床应用成为可能。目前，临床应用相对广泛的无创产前检测技术（noninvasive prenatal genetic testing，NIPT），是基于高通量测序技术的一项产前筛查新技术。它通过检测孕妇外周血中存在胎儿游离 DNA（cell-free fetal DNA，cf-fDNA），检测胎儿 21、18、13 染色体非整倍体。全基因组拷贝数变异分析（copy number variations，CNVs），作为一种新的遗传学标记物，在产前诊断领域临床中的应用仍处于不断研究阶段。NIPS：是一项透过检测血液中游离胎儿 DNA 的非入侵式产检，只需要采取孕妇血液，经国际认可的 NGS 次世代定序技术进行高通量测序，以检测唐氏综合征（T21）等 66 种染色体或基因异常风险。筛查常见的 T21 染色体异常（唐氏综合征），T18 染色体异常（18-三体综合征）和 T13 染色体异常（13-三体综合征）还能检测出更多的项目，4 项性染色体异常、20 项微缺失证候群及 20 项骨骼发育不良基因突变。目前应用于研究 cf-fDNA 的方法有很多，如实时荧光定量 PCR 法（qPCR）、甲基化免疫沉淀法（medip）、数字化 PCR 法（digital PCR）、大规模平行基因组测序法（massively parallel genomic sequencing，MPGS）、大规模平行测序技术（MPSS）等。

母体健康的全面监控，除了母体的常规产前检查，还包括① 胎心监护：胎心监护可发现胎儿生长发育过程中的异常状况以便及时采取治疗，主要有胎心宫缩图（CTG）和胎心率（FHR）监护。CTG 是最常见的胎儿监护方法，通过分析胎心率、宫缩和胎动对胎儿健康状况进行评估。但 CTG 存在很大的主观性和过高的假阳性。FHR 监护使用的技术手段也存在一定的弊端，比如系统复杂、体积过大、佩戴不便，不利长期监测等。目前提出基于母亲腹部电信号提取胎儿心电信号（fECG），实现 FHR 监测，使得系统简化、体积变小，可满足可穿戴、长期佩戴的监护需求。② DOHAD 营养监测：对孕妇行 DOHAD 营养监测并进行饮食指导可有效保证膳食结构的合理性及营养素摄入的科学性，从而控制孕期体质量，减少孕期并发症的发生，改善母婴结局，对母婴健康均具有重要意义。

（三）现代辅助生殖技术的应用

胚胎植入前遗传学诊断即第三代试管婴儿技术，植入前非整倍体遗传学检测（PGTA）是对经 IVF 产生的胚胎进行遗传学测试，以获得胚胎遗传健康的信息。植入前基因筛查（PGS）是针对胚胎所有染色体的筛查，其他还有 PGT-M，是 PGT 胚胎植入前遗传学检测的一个运用，是属于胚胎植入前单基因遗传学检测。PGT-SR 主要针对染色体结构异常的患者所采用，帮助识别胚胎中含有正确数量的染色体物质，确保成功妊娠和健康活产。

第四节　优生的时空观和方法

人是生活在自然时空中的高等灵长类动物，同时也受自然界的时空节律影响，因此，优生的时空观离不开自然节律，顺应遵循自然节律，规避有害时间和空间，是提高生育质量的一个重要原则，这里将从以下三个方面进行论述。

（一）重视絪缊真机的时间

重视絪缊期的到来，此乃生化之真机。有如《女科准绳》引袁了凡曰："天地生物，必有絪缊之时，万物化生，必有孕育之时，凡经行一月一度，必有一日絪缊之候……猫犬至微，将受娠也。其雌必狂呼而奔跳，以絪缊乐育之气，触之不能自止耳。此天然之节候，于一时辰间，气蒸而热，昏而闷，有欲交接不可忍之状，此的候也，乃生化之真机……此时……顺而施之，则成胎矣。"在《济阴纲目·求子门》中还说："世人种子，有云，三十时辰两日半，二十八九君须算，此特言其大概耳，非的论也。《丹经》云：一月止有一日，一日止有一时，凡妇人一月经行一度，必有一日缊缊之候，于一时辰间，气蒸而热，昏而闷，有欲交接不可忍之状，此的候也，于此时……顺而施之则成胎矣。"《广嗣谈》更进而指出："三十时辰两日半，二十八九君须算，落红满地是佳期……但解开花能结子，何愁丹桂不成丛。"此所言经期方止，子宫正开，乃受孕之佳期，似有不当，但计算受孕日期的要求，还是正确的。《女科秘史·求嗣》中指出在一日24小时中以夜半子时为佳，如说："施精亦孕在夜半子时候，方可也，盖子时候夜消明，一阳发生。"古语"一阳动处，兴功是也"，此时再天晴月朗，风清气和，又是成定者，又逢天德月德，合目行房，不难生子，而子且贵，神气清秀，聪明必过人矣。《女科经纶·嗣育门》引王宇泰曰："种子之道有之，一曰择地，地者，母血也；二曰：养种，种者，父精也；三曰：乘时，时者，精血交感之会是也……"是以在《中国传统性治疗学》说得清楚："缊缊之时，交接乘时，交接应期，实际上是指现代医学所谓排卵期。健康育龄妇女在两次月经的中间时期，由于女性激素的作用，休温升高，性冲动易激发。往往自然产生性欲望，大多数女性排卵期，常有较强的性要求，即'有欲交接不可忍之状'，这与现代医学排卵生理的认识是一致的。如在排卵期有和谐的性生活，妊娠成功率极高，尽管当时对排卵的生理未能阐明，然而前人已经观察到这个问题，并对之进行过认真的探讨，足以说明其科学性。"《男女不孕不育的中医诊治》中对聚精，乘时说得更为清楚，如说："对已婚妇女，则要求一是聚精，二是乘时。聚精方能沃土，乘时方能种玉……此的候出现，正处在妇女的排卵之时，基础体温升高之期，若此期交合，精血交感，精开裹血，卵子与精子相合，方成胎孕，过此之候，徒劳无益。"

（二）优生时空节律

在《万氏妇科·种子章》中说："妇人阴质，取象于月，若自朔至望，往水行不失其候者，结孕宜，生子多寿，以月光逐生，月轮渐满也；若自望至晦，经行或失其期者，胎虽结，生子多夭。以月光渐消，月廓渐空也，此造化之理，可与得情者道之矣。"《妇人规·时气》进而说明："凡交会下种之时，古云宜择吉日良时，天德月德及干支旺相，当避丙丁之说，顾以仓猝之顷，亦安得择而后行，似属迂远，不足凭也。然唯天日晴明、光风霁月、时和气爽，及情思清宁、精神闲裕之况，则随行随止，不待择而人人可辨。于斯得子，非唯少疾，而必且聪慧贤明。胎元禀赋，实基于此。至有不知避忌者，犯天地之晦冥，则受愚蠢迷蒙之气；犯日月星辰之薄蚀，则受残缺刑尅之气；犯雷霆风雨之惨暴，则受狼恶惊狂之气；犯不阴不阳、倏热倏寒之变幻，则受奸险诡诈之气。故气盈则盈，秉之则多寿；气缩则缩，犯之则多夭。顾人生六合之内，凡生长壮老已，何非受气于生成，而知愚贤不肖，又孰非禀质于天地？此感兆元始之大本，苟思造命而赞化育，则当以此为首务。"我们认为要生育一个健康聪明的孩子，必须注意多变的气候及复杂的环境对人体的影响，并反复说明美好的环境及气候对优生有利。一般来说，夫妇交会受孕应选择天气晴朗、风和气爽的天气，避开雷雨、阴晦不良的气候环境。这时人的情绪稳定，精神饱满，体力充足，精力旺盛，此时交合，不仅易于受孕，且生子聪慧贤明。而在受孕的年相季节中，古人认为应在不太热、不太寒的时候为宜。《素问·四气调养大论篇》中说："春三月此为发陈，天地俱生，万物以荣。"也就是说春季是万物生发的季节，有利于受孕及胎儿发育。由于时相的规律涉及生物节律与优生节律。如《性医学·性病·优生》中说："影响人体活动能力的因素有近百种，最重要的是智力、体力和情绪三个节律。在节律的高潮期间，人的精力充沛，思想敏捷，体内免疫功能旺盛，如果健康男女双方掌握在这三个节律高潮期间怀孕，那么就能生出一个身体健康、智力超群的孩子来。"如何用生物节律指导优生？生物节律周期可分为高潮期和低潮期，两者之间的临界日，这是指每个周期中的半数日，其中33日的智力节律的半数为16.5日；28日的情绪节律半数为14；23日体力节律的半数为11.5日。在临界日的前半期为高潮期，后半期为低潮期。

（三）天人相应

在古代，称月经为经水，谓之"上应太阴，下应海潮"。其含义是：女子属阴，月经一月一行与月亮相符,月亮一月一盈,称之盈满、盈亏,盈满、盈亏相互交替。"下应海潮"指海中的潮水有潮涨潮落,潮涨潮落很有规律,一个月两次。相应的,女性月经周期也有两次涨落,其一是排月经,即重阳必阴,另一个就是排卵,即重阴必阳。现代研究亦证实月经的周期与自然界的气候气象也有很大关系。我们要借助自然界的变化规律,来调节人体内阴阳、气血的变化。如周期中的阴与阳,重阴必阳,排卵后转为阳,如果阳气不足,我们可以借助药物,但有的时候,单纯使用药物阳气还是不足,还需要借助自然界的力量。如《素问·八正神明论篇》有云:"月始生,则血气始精,卫气始行,月郭满,则气血实,肌肉坚;月郭空,则肌肉减,经络虚,卫气去,形独居。是以因天时而调血气也。"这段话说的是,从一个月来说,要选择上半月受孕,而不能选择下半月,因为上半月月亮是由缺慢慢变圆,人体内也受其影响,人体内上半月气血比较充实。同时,人体脏器中,心是最能感应自然界气候、气象变化的,自然界的一切都是通过心来感知的,所以只有当心静时,人体才能产生其强大的免疫抵抗力。所以,优生重在心静。我们在研究女性健康中发现,女性的衰老,最主要与心有关。正是由于心的不安定,心火、心气不得下降,心肾不交所以进一步导致肾虚。因此我们提出:心不静则肾不实,必须要保证心肾之间的交合。

第五节　优　　孕

　　妇女受孕后,从受精卵到胎儿出生的发育过程,可分三个时期。即胚卵期,胚胎期及胎儿期。受精到着床,一般只有1周,这时期称之为胚卵期。从第2周到第8周,胎盘、胎膜以及胎儿的所有内外组织都在这期开始发生到完形,此期为胚胎期,也是胎儿发育的重要时期。胎盘附着在母体的子宫壁上,通过绒毛间隙血液进行物质交换,胎盘又通过脐带直接贯通胎儿的血液循环,使胎儿得以吸收母体供应氧和营养,并排除废物。从第9周到分娩,是胎儿期。这个时期内,胎儿的各种组织与器官继续生长、分化,其功能逐渐形成。在中医生殖医学范围内,一般亦将受孕后分为早、中、晚三个时期。妊娠早期反应颇为明显,属于肝(心)的时期;妊娠中期,大约从孕90日后到孕6个月时为止,与脾胃的关系较大;妊娠晚期,一般从孕7个月到分娩时为止,与肾的关系较大。在保健和防护方面需要注意这一时期的特点。故凡这一时期所采用的有利于优孕的措施,谓之优孕。根据我们的多年来的体会除了保胎,亦即是有先兆流产现象,或者胚胎发育有迟缓现象,必须通过治疗,保护胚胎,促进其正常健康发育另有论述者外,主要是胎教、胎禁、胎养三大措施。亦是保胎优孕的最重要内容。

　　(一)胎教

　　胎教学说起源极早,早在商代就有所记载。综合我们的认识和体会,可以归纳为以下三个方面的内容。

　　(1)声音包括音乐在内的影响。声音的影响对胎儿人格个性的形成有一定的关系,在妊娠3～5个月时,应给孕妇多听些悦耳动听、流畅轻柔的声音,婴儿的性格可能温顺恬静,反之使胎儿常听狂言乱语,或无休止的噪音,孩子的性格可能急躁、多动、忤逆。胎儿是夫妻双方的结晶,对下一代的教育培养是两人共同的责任,胎教当然也不能例外。父亲可以参与胎教,特别是妊娠末期,父亲同样可以轻抚妻子的腹部,并贴近对胎儿说话,可以加强父母与胎儿的情感交流。孕5个月胎教,最好是每日听音乐,因为进入第5个月,胎儿的听觉能力逐渐开启,能从不同的声音中辨识出母亲的声音。接着在孕6个月时,胎儿在母亲腹中既有感觉,又有记忆。若在怀孕期间,父母亲注意与胎儿进行语言和感情的交流,将有助于胎儿出生后情感、语言的发展。在怀孕8个月与9个月时,该书更主张,父亲与胎儿对话,起到良好的教育作用。

　　(2)光线与色彩的影响。前人对此论述甚少,但亦有所记载,如《诸病源候论》"妊娠候"中提到"妊娠三月,名始胎……数视白璧美玉,看孔雀"。美好的色彩光线通过母体对胎儿有所影响,因此"看"在胎儿的脑功能中特别重要,它能感觉到明暗的程度。这种感觉明暗的能力,是由于脑中所谓"松果体"的制造出的叫作"松果腺素"的激素作用所造成的。它的特性是眼睛接触亮光,激素会减少;接触到暗的就增加。这种作用也会经由胎盘而传到胎儿脑中。也就是当母亲觉得亮时,她脑中松果腺素的激素就会减少,这状态会直接传至胎儿脑中。所以胎儿虽无法直接感受到外来的光线,但由于激素或增或减的作用,胎儿间接感觉到明暗的程度。而且由于这种激素作用的关系,胎儿会在脑中记忆下来,而能分别光线强弱及其温和和恶劣。

(3) 精神情绪的影响及其行为的作用等。实即"形象始化,未有定仪,因感而变,外象而内感"。俗话所说:"身教重于言教。是以在前人的著作中,早有此论。如《列女传》中所载:太任(周文王之母)有娠,目不视恶色,耳不听淫声,口不出傲言。"《万氏妇人科》也说:"凡视听言动,莫敢不正,喜怒哀乐,莫敢不慎,故其了女多贤,此非贤母不能也。"近代的《中国传统性治疗学》中认为:"妊娠期间,母体的心理状态,精神情绪对胎儿的发育有着重要的影响,特别是在妊娠早期,胚胎禀质未定易受母体内在环境生理病理的影响,所以妊娠期应注意调理心神怡畅的情志,避免有害孕妇身心的精神刺激,乃是优生的一个重要环节。"

(二) 胎禁

亦是优孕而设。目的在于避免不良的或者有毒性的药物与食物的刺激,影响胎儿的健康生长。我们根据古今所论,扼要地介绍药禁与食禁。

1. **药禁** 首先叙述药禁。根据现代医药研究很多药物均能通过胎盘进入胎儿血液循环,直接影响胎儿,或某些药物通过改变母体的生理状况,从而影响子宫的环境造成胎儿发育生长障碍,最终致畸致流(包括早产),影响优孕。中药方面诸凡峻下滑利、逐瘀破血、耗气散气及有毒之品,均应禁用或慎用;西药方面:酒精、抗肿瘤药物、抗微生物药物、镇定药等,均应在禁用或在医生指导下方可使用。

2. **食忌** 一般来说,孕后主张饮食营养,但也有营养不当者。因体质因素的不同,而食物亦有所不宜者。在《妇人大全良方》"候胎门"提出了 15 种食物不宜:如鸡、羊、犬、兔、鳖、螃蟹、雀肉、蛤蟆、马肉、驴肉等。妊娠早期,由于有恶心呕吐等反应,或胃脘不舒,不思食者,对甜腻、不易消化,或辛辣刺激等品,有所谨慎。妊娠中期,如公鸡、羊肉、狗肉、辛热温补之品确有所忌,妊娠末期,常伴有血压偏高、水肿、小便偏少等情况,应少食含盐较多的菜肴或食物,对辛辣和辛温的物品亦应有所忌,烟酒、碳酸饮料及咖啡应禁止。

(三) 胎养

胎养者,即妊娠期间的营养也。人体必需的营养有蛋白质、脂肪、碳水化合物、维生素及微量元素等,这也是胎儿发育过程中所必需的,缺了某些营养成分,就会引起相应的疾病。例如长期维生素 D 和钙磷不足,不但会影响胎儿骨骼发育,而且孕母身体会贫血。再如锌营养不足,将会影响胎儿正常发育,或引起胎儿畸形,因此孕母应注意全面营养,使体内各种营养处于平衡状态,有其在妊娠后期的 7、8、9 三个月。应给予注意足够的各种营养。但饮食又要适当,不宜吃过多的脂肪性食物,否则胎儿过大容易引起分娩的困难。

养胎学说,来源于北齐徐之才。徐之才根据四季五行生物的规律,提出了逐月养胎学说,实际上是"十二经脉逐月养胎",逐月养胎学说,是胎养的重要内容,包含有三个方面,食养最为重要,已为前述,这里再介绍经络养胎与药物养胎两个方面的内容。

经络养胎者,是根据时而经络属性与五行时相的规律而制定。与自然界生物发展规律相一致。详见表 14-5-1:

表 14 - 5 - 1　十二经脉逐月养胎表

年相 类别	春		夏		长夏		秋		冬	
五　行	木		火		土		金		水	
十二经脉	足厥阴 肝经	足少阳 胆经	手厥阴 心包经	手少阳 三焦经	足太阴 脾经	足阳明 胃经	手太阴 肺经	手阳明 大肠经	足少阴 肾经	足太阳 膀胱经
孕月份	孕1月	孕2月	孕3月	孕4月	孕5月	孕6月	孕7月	孕8月	孕9月	孕10月

　　十二经脉逐月养胎者。从上表可以看出,养胎的理论立足点,在于整个自然界的生物规律,以年相五行为主,五行的相生亦由此而来。春天是万物开始生长的时期,故属于木,木者,一切生物的代表。夏天开始转热,故属火,亦为木生火的理论。长夏属土,长夏暑热夹湿,乃是土的特点,亦是万物生长达最茂盛而结果的时期,火生土。秋天气候转凉,万物生长已达成果的时期,故谓秋收季节,乃土生金的意义。冬天由凉转冷,万物收割后必须归藏,此乃金生水的意义。脏腑经络正是在这一理论前提下制定养胎学说。春木与肝胆联系;夏火与心、小肠联系;长夏土,与脾胃相联系;秋金与肺、大肠相联系;冬水与肾、膀胱相联系,十二经脉者,归属脏腑也。肝胆经脉者,即是足厥阴肝经、足少阳胆经也,故主养孕1—2月;心、小肠经脉者,即手少阴心经、手少阳小肠经也,故主养孕3—4月;但在十二经脉养胎中,无此说也。却出现手厥阴心包经与手少阳三焦经养胎,殊不知心者,君主之官,由手厥阴心包经代心君行令,是以不得独主于时,故由手厥阴心包经代行之,与心包经相为表里的手少阳三焦经也代替了手太阳小肠经;孕5—6月由足太阴脾经与足阳明胃经主养,亦即脾胃经脉养胎。脾胃属中土,为生化之源;孕7—8月由于手太阴肺经与手阳明大肠经主养,亦即肺、大肠经养胎。肺属金,为妊娠后期;孕9—10月由足少阴肾经与足太阳膀胱经主养,即肾、膀胱经脉养胎,肾与膀胱属水,妊娠晚期,胎儿发育已趋完整,有待分娩,亦符合整个生物规律。

　　药物养胎,亦是按十二经脉的属性及五行,时相的规律所指定,与经络养胎一致。妊娠十月,由十经养胎,除手少阴心经及与之为表里的手太阳小肠经不得独主时外,一般孕1月由一经养胎,第一月,为足厥阴肝经主养,除经络自身血气养胎外,有时尚需依赖药物养胎。根据《妇人大全良方》所引千金方妊娠随月服药将息法。孕1月者宜服乌雄鸡汤,补胎汤。孕2月者,足少阳胆经养胎,胆经养胎者,并制定有艾叶汤、黄连汤两方养胎。艾叶汤者,虽为足少阳胆经养胎的首方,但方中以艾叶为主药,艾叶性温暖宫,于少阳不合。少阳者,属肝胆,内寄相火,以凉性为合,取黄连汤为佳。孕3月,手厥阴心包经养胎,故有雄鸡汤和茯神汤两方,但茯神汤较好。茯神汤,药用茯神、丹参、龙骨、阿胶、当归、甘草、人参、赤小豆、大枣。方中着重心神心血,符合心与心包经的要求。孕4月手少阳三焦经养胎,设有两张方剂,其一是菊花汤,其二是调中汤,若曾伤四月胎者,当预服上方,其中厚朴、枳实理气破气之药,应慎用禁用之。孕5月足太阴脾经养胎,可用其一是阿胶汤,其二是安中汤,若曾伤五月胎者,当预服两方。孕6月足阳明胃经养胎,麦门冬汤较为合适,麦门冬汤药用麦冬、甘草、人参、生地黄、黄芩、阿胶、生姜、大枣、天冬、麦冬、甘草、人参为主药,结合生地黄、黄芩、阿胶而养血安胎,故为阳明胃经养胎相合。孕7月手太阴肺经养胎,亦有两方,一为葱白汤,一为杏仁汤,杏仁汤比较符合肺经养胎的要求,药用杏仁、甘草、钟乳、麦冬、吴茱萸、五味子、粳米、紫菀,均为肺经药物,故含肺经养胎。孕8月手阳明大肠经养胎,亦有两方,一为芍药汤,一为葵子汤。芍药汤在调补气血中结合疏通肠胃还是适合于手阳明大肠经养胎的要求,如胎火偏旺者,不宜用生姜、葱白辛温之品。孕9月足少阴肾经养胎,一为半夏汤,一为猪肾汤,其中猪肾汤方药有猪肾、茯苓、桑寄生、白术、麦冬、干姜、川芎、生地、附子,鉴于孕9月属晚期,即将分娩,最好去附子、干姜,加入钩藤、白芍、龟甲之属为宜。孕10月足太阳膀胱经养胎,可选川芎补中汤,本方亦为胎漏的保胎方,故补益气血药物中,加入调理气血之品,更为合适。

第三篇

临床病案分析

第一节 月经病病案

一、月经先期

病案

江某,女,29岁,银行职员。

[**病历摘录**] 月经频发1年,未避孕未孕1年。初经14岁,7/30日,量一般,色质正常,无痛经。2004年结婚后因工作繁忙无暇生育,先后行2次药物流产。2006年出现月经频发,月事21日一至,经量中等,色红夹块,经行7日净,伴形体瘦弱,腰膝酸软,性情急躁,夜寐盗汗等。现迭经西医雌孕激素序贯治疗、促排卵治疗未果。妇科检查未见异常。B超检查未见子宫附件异常。子宫输卵管碘油造影示:双侧输卵管通畅。半年来BBT高温相偏短,仅6~7日。经间期锦丝状带下偏少,甚则很少。初诊时恰逢月经来潮,经量中等,色红夹块,经行7日净,伴形体瘦弱,腰膝酸软,性情急躁,夜寐盗汗,舌质偏红,苔薄黄腻,脉弦细数。

[**诊治经过**] 初诊:就诊时正值经期,即按经期论治,予疏肝理气,化瘀调经,方取五味调经散合加味失笑散。处方:丹参、赤芍、香附、苍术、牡丹皮、山楂、五灵脂、蒲黄、益母草、川续断、茯苓各10g,广木香9g。7剂。

二诊:患者月经干净,告知药后血块消失,经后期带下不多,既往经间期锦丝状带下不多,BBT高温相偏短,治疗上着重经后期滋阴养血,疏肝益肾,经后初期取二至地黄汤合越鞠丸加减。处方:女贞子、墨旱莲、白芍、干地黄、山药、山茱萸、牡丹皮、茯苓、川续断、桑寄生、苍术各10g,广郁金9g。7剂。

三诊:患者全身症状改善,带下渐增,且锦丝状带下较前增加,转从阴中求阳,调理气血,以促转化,方取补肾促排卵汤加减。处方:丹参、赤芍、白芍、山药、山茱萸、牡丹皮、茯苓、川续断、菟丝子、紫石英、熟地、五灵脂各10g,广木香9g。7剂。

四诊:患者BBT上升至高温相,提示进入经前期,用补肾助阳、疏肝化瘀的方法,方取毓麟珠合越鞠丸加减。处方:制香附、制苍术、丹参、赤芍、白芍、山药、牡丹皮、茯苓、川续断、杜仲、紫石英、五灵脂各10g,绿萼梅6g。14剂。

前后调理4个月,月经恢复到30日一行,BBT双温相,高温相已达到12日,月经来潮,色暗红,无血块。继续治疗4个月后受孕,转入补肾保胎治疗。

[**按语**] 药流伤肾,虚热内生,久婚不孕,肝郁气滞,瘀热内扰,血海不宁,月经先期而下。患者BBT高温相偏短,经间期锦丝状带下不多,显示出阴长偏短的运动形式,所以治疗上着重经后期滋阴养血、疏肝益肾,治后全身症状改善,带下渐增,锦丝状带下较强增加,故而转从阴中求阳,经前期补肾助阳、疏肝化瘀,以此调周论治,恢复月经正常周期。

月经1个月一次,经常不变。如果月经不足1个月,甚则提前10日以上,且连续3个月经周期以上超前者,名之月经先期。前人又称其为"经水先期""月经超前"等。本病的病理,历来认为是"阳有余则先期而至",以血热为主因,所谓"火热迫血妄行"。但从临床看,血热虽为主因,与心肝火旺有关,而肾虚更为重要。肾阴虚不能滋养心肝,是以心肝火旺,故致火旺阴虚。血热阴虚者经前、经期治疗固属重要,但因此证重在阴虚,阴虚得复,血热自降,而经后期是阴长时期,故血热阴虚者应重在经后期治疗。血热肾寒者,由于肾阳虚明显,故应重在经间排卵期及经前前半期的治疗。

二、月经后期

病案 1

高某,女,33 岁,工人。

[**病历摘录**] 月经周期延后17年,结婚10年夫妇同居未孕。患者自16岁初潮后一直月经周期不规律,短则2个月,长则6个月一潮,经量中等,经色暗红,时夹血块,经行7日净。先后就诊多家医院生殖中心,男方精液常规未见异常。妇科检查:宫体偏小,余未见异常。B超示:双侧卵巢多囊性改变,子宫输卵管碘油造影示双侧输卵管通畅。用戊酸雌二醇片、炔雌醇环丙孕酮片治疗及枸橼酸氯米芬等促排卵助孕治疗1年,未见效果。

现在症状:初诊时月经愆期,停经42日,带下偏少,黏腻,情绪抑郁,悲伤欲哭,形体偏胖,腰酸畏寒,纳少便溏。BBT呈低温相。B超监测左侧卵巢,见1.5 cm×1.6 cm卵泡,舌质淡胖,苔薄白腻,脉弦细沉。

[**诊治经过**] 初诊:月经愆期,带下偏少,黏腻,B超见1.5 cm×1.6 cm卵泡,按经后中期论治。治拟养血补肾,理气健脾,方取滋肾生肝饮合异功散加减,处方:丹参、赤芍、白芍、山药、山茱萸、牡丹皮、茯苓、川续断、菟丝子、熟地黄、白术各10 g,广木香9 g,陈皮、荆芥各6 g。7剂。

二诊:BBT升至36.7℃达2日,伴乳胀心烦,少腹胀痛,纳可便溏,带下增多,舌红苔腻,脉弦细。治拟养血补肾助阳,疏肝理气,方取毓麟珠合七制香附丸、天仙藤散加减。处方:丹参、赤芍、白芍、山药、牡丹皮、茯苓、紫石英、川续断、杜仲、制香附、天仙藤各10 g,丝瓜络6 g。10剂。

三诊:月经来潮,量、色、质正常,7日经净。此时本当重用滋阴填精之品以充养血海,因出现胃脘痞闷,大便溏薄,转从脾肾同治,用滋阴养血,兼以健脾和胃的方法,方取归芍地黄汤合木香六君汤加减,处方:丹参、赤芍、白芍、山药、山茱萸、牡丹皮、茯苓、川续断、桑寄生、怀牛膝、制苍术、制白术、焦山楂各10 g,太子参15 g,煨木香9 g。7剂。

四诊:大便转实,但情绪不畅,带下不多,治拟滋肾健脾,佐以疏肝,方取滋肾生肝饮合异功散加减,处方:丹参、赤芍、白芍、山药、山茱萸、牡丹皮、茯苓、川续断、菟丝子、干地黄、炒白术、焦山楂各10 g,炒柴胡、陈皮各6 g。10剂。

五诊:BBT仍处于低温相,再次出现胃脘痞闷,大便溏泄,每日3～5次,神疲倦怠,带下黏腻,舌淡苔白腻,脉细弦。仍按经后期论治,用健脾和胃、温中化痰、通络调经的方法,方取参苓白术散加减,处方:党参、炒白术、茯苓、山药、赤芍、白芍、山茱萸、川续断、菟丝子各10 g,煨木香9 g,炮姜、佛手片、陈皮各6 g。7剂。

六诊:诸症改善,但带下不多,BBT仍呈低温相,改用二甲地黄汤合越鞠二陈汤,并增加补肾疏肝之力,处方:炙鳖甲(先煎)、炙龟甲(先煎)、熟地黄、赤芍、白芍、山药、山茱萸、牡丹皮、茯苓、川续断、菟丝子、广郁金、制苍术、怀牛膝、太子参各10 g,陈皮6 g。7剂。

七诊:带下明显增多,但未见锦丝状带下,改用补天种玉丹加减,进一步滋阴补肾助阳,疏肝理气调经,处方:丹参、赤芍、白芍、山药、山茱萸、茯苓、川续断、菟丝子、杜仲、怀牛膝、五灵脂各10 g,巴戟天、广木香各9 g。7剂。

八诊:出现锦丝状带下,转从经间期补肾调气血以促阴转阳,用补肾促排卵汤治之,处方:丹参、赤芍、白芍、山药、山茱萸、牡丹皮、茯苓、川续断、菟丝子、鹿角片、熟地黄、五灵脂各10 g,广木香9 g,红花6 g。9剂。

九诊:BBT升入高温相3日,略乳胀心烦,纳可便调,舌质淡红,苔薄白,脉细弦。按经前期论治,用温补肾阳、疏肝理气调经的方法,用毓麟珠合七制香附丸加减。治疗半年后,月经基本上35日一潮。治疗8个月后受孕,转入补肾保胎治疗。

[按语]肾阳偏虚,痰湿内生,血海不能按时盈满,故月经后期;心肝气郁,瘀浊壅阻胞宫,故不孕。遵从夏桂成倡导之补肾调周法,治拟补肾疏肝,化痰燥湿,理气调经助孕。

月经后期,是指月经周期延后,甚至落后2~3个月,且连续3个月经周期以上均落后者。本病证多见于青春期、更年期及患有多囊卵巢综合征者。本病症的病因病机,历来认为"阴不足则后期而来"。阴虚久而不复者,亦与阳虚有关,其次尚有偏于阳虚而寒的,有脾胃虚弱的,还有兼夹气郁、痰湿或血瘀的。

病案 2

陆某,女,29岁,酒店职员。

[病历摘录]月经后期,量多2年,结婚3年未孕。患者以往月经正常,初潮15岁,5~7/30~35日,量中等,色暗红,血块少,无痛经。婚前曾2次药物流产,婚后经常服紧急避孕药左炔诺孕酮片,形体逐渐丰腴,继而月经后期量多,一般为7~10/40~50日,第2~第4日量特多,经色紫红,有大血块,伴小腹坠痛冷痛。平时经前乳胀,腰酸便溏,舌质淡红,苔薄黄腻,脉弦细。男方检查未见异常,女方子宫输卵管碘油造影示两侧输卵管通畅。妇科检查:子宫体偏小,余未见异常。BBT有时呈单温相,有时高温相偏短。经间期锦丝状带下偏少,多次经西医雌孕激素序贯治疗及促排卵治疗未果。

[诊治经过]初诊:经净半月余,带下量少,腰酸便溏,BBT仍处低温相,舌质淡红,苔薄黄腻,脉弦细。此属水阴不足,脾胃虚弱。治拟滋肾养血,疏肝健脾。方取滋肾生肝饮合木香六君汤加减。处方:丹参、赤芍、白芍、山药、山茱萸、牡丹皮、茯苓、川续断、菟丝子、炒白术各10 g,广木香9 g,广陈皮、炒荆芥各6 g。7剂。

二诊:BBT仍处于低温相,带下稍增,大便转实,久站腰酸,再从前方,加肉苁蓉9 g。服药5剂后出现较多锦丝状带下,即转用阴中求阳,调理气血以促转化的方法,用补肾促排卵汤。处方:丹参、赤芍、白芍、山药、熟地黄、牡丹皮、茯苓、山茱萸各10 g,川续断、菟丝子、紫石英各12 g,五灵脂10 g,红花6 g,炒柴胡5 g。7剂。

三诊:药服7剂后BBT升入高温相3日,出现双乳微胀、心烦抑郁、夜寐多梦、小腹坠痛等心肝火郁之象,予以补肾助阳,疏肝宁心,方取毓麟珠合越鞠丸加减。处方:丹参、赤芍、白芍、山药、牡丹皮、茯苓、川续断、杜仲、紫石英、五灵脂、制香附、制苍术各10 g,绿萼梅6 g,莲子心5 g。服药9剂后月经来潮,改用疏肝理气、化瘀调经的方法,取五味调经散合加味失笑散加减。处方:制香附、制苍术、丹参、赤芍、牡丹皮、生山楂、茯苓、五灵脂、蒲黄(包煎)、益母草、川续断各10 g,艾叶、荆芥炭各9 g。服药7剂后就诊,告知此次经量中等,血块少,痛经隐作,经行7日净。

调治5个月后,BBT呈双温相,高温相已达到12日,月经恢复到35日一潮,经量中等,血块消失。治疗7个月后受孕,转用补肾保胎治疗。

[按语]多次流产,肾阳亏虚,子宫失煦,痰湿内生,与瘀搏结,冲任失调,以致后期量多。从妇科特征来看,患者月经后期,量多,经色紫红,有大血块,伴小腹坠痛冷痛,属肾虚血瘀,故经期治疗拟疏肝理气、化瘀调经;经后期带下量少,腰酸便溏,则是水阴不足,脾胃虚弱,拟滋肾养血,疏肝健脾;经前期出现双乳微胀、心烦抑郁、夜寐多梦、小腹坠痛等心肝火郁之象,治拟以补肾助阳,疏肝宁心;如此按照周期调治,结合辨证加减,既强调周期阶段的特点及普遍性,又必须结合个体特征及周期发展的特异性,周而复始,系统、整体的治疗月经失调。

临床上治疗月经病及生殖类病证,既要根据出现的证候进行辨证论治,又要根据月经或生殖的周期节律进行调周中的未病论治。也就是说,要把经后期,特别是经间期作为治疗的重点。我们所倡导的调周法,一般分为四期调治:经后期,重视阴长;经间期,重视重阴必阳的转化,重在辅佐调血气;经前期,重视阳长;行经期,重视重阳必阴的转化,以调血气为主,重在降。

病案3

芮某,女,26岁,职员。

[病历摘录]月经不调1年余,婚后夫妇同居1年未孕。13岁初潮,周期7/28~36日,经量中等,经色鲜红,无血块,无痛经。排卵期白带呈蛋清样,量少,夹有赤色带下,持续约7日。25岁结婚,0-0-0-0。B超示:双侧卵巢呈多囊样改变。经期第3日血清性激素:E_2 55 ng/mL,LH 6.4 mIU/mL,FSH 7.44 mIU/mL,PRL 10.98 ng/mL。

[诊治经过]初诊:月经周期29日,BBT无高温相。赤带下4日,色暗红,少腹隐痛,无乳胀。治疗按经后中末期,方取补天五子种玉丹加减,处方:黑当归、赤芍、白芍、怀山药、牡丹皮、茯苓、川续断、菟丝子、五灵脂、荆芥炭、制苍术、熟地黄各10 g,杜仲12 g,山茱萸9 g。7剂。

二诊:经周第35日,BBT高温相2日,有拉丝样白带3日,腰酸,便溏,舌质红,舌苔腻,脉细弦。按经间期论治,以补肾促排卵汤加减,处方:丹参、赤芍、白芍、山药、牡丹皮、茯苓、川续断、菟丝子、紫石英(先煎)、五灵脂、炒白术各10 g,广木香、山茱萸各9 g,广陈皮6 g。7剂。

三诊:经周第42日,BBT高温相10日,略有乳胀,二便调,舌质红,舌苔腻,脉细弦。按经前期论治,方取毓麟珠合越鞠丸加减,处方:丹参、赤芍、白芍、山药、牡丹皮、茯苓、川续断、五灵脂、紫石英(先煎)、制香附、泽兰叶各10 g,青皮6 g,杜仲12 g。3剂。经期方处方:制苍术、制香附、泽兰叶、川续断、茯苓、丹参、茯苓、川牛膝、五灵脂、牡丹皮、生山楂各10 g,益母草15 g,丝瓜络6 g。7剂。

四诊:经周第12日,可见少量拉丝样白带,今日见到淡褐色出血,无腹痛,二便调,舌质红,舌苔腻,脉弦。按经后中期论治,滋阴清热,稍佐助阳,二至地黄汤加菟蓉散加减。处方:女贞子、墨旱莲、山药、牡丹皮、茯苓、川续断、制苍术、六一散、菟丝子各10 g,广木香、山茱萸各9 g,广陈皮、肉苁蓉各6 g。7剂。

五诊:经周第19日,有拉丝样白带7日,时有淡黄色,伴腰酸乳胀,舌质淡,偏红舌,苔黄腻,脉细弦。按经间期论治,以补肾促排卵汤加减。处方:黑当归、赤芍、白芍、山药、牡丹皮、茯苓、川续断、菟丝子、紫石英(先煎)、五灵脂、熟地黄各10 g,杜仲12 g,山茱萸9 g,炒柴胡6 g。7剂。

六诊:经周第26日,BBT高温相9日,大便干结,舌质红,舌苔腻,脉弦。按经前期论治,毓麟珠合越鞠丸加减,处方:丹参、赤芍、白芍、山药、牡丹皮、茯苓、川续断、紫石英(先煎)、五灵脂、制香附、制苍术、熟地各10 g,杜仲12 g,砂仁5 g。6剂。

七诊:月经来潮第3日,量偏少,第2日稍多,伴有腰酸,二便调,舌质红,舌苔腻,脉细弦。按经期、经后期论治。经期处方:制苍术、制香附、牡丹皮、丹参、生山楂、赤芍、泽兰叶、五灵脂、炒川续断、茯苓、鸡血藤、延胡索各10 g,益母草15 g。7剂。经后期方取二至地黄汤合越鞠二陈汤,处方:女贞子、墨旱莲、山药、牡丹皮、茯苓、川续断、桑寄生、荆芥、制苍白术各10 g,广郁金、山茱萸、煨木香各9 g,砂仁5 g。7剂。

八诊：经周第 17 日，有拉丝样白带 2 日，量少，卵泡 14 mm，舌质红，舌苔腻，脉细弦。方取补肾促排卵汤加减，处方：丹参、赤芍、白芍、山药、牡丹皮、茯苓、川续断、菟丝子、紫石英（先煎）、五灵脂、鸡血藤各 10 g，杜仲 12 g，山茱萸 9 g。4 剂。

九诊：经周第 31 日，BBT 有高温相 8 日，舌质红，舌苔腻，脉细弦。经前期方取毓麟珠合越鞠丸加减，处方：丹参、赤芍、白芍、山药、牡丹皮、茯苓、川续断、紫石英（先煎）、五灵脂、制苍术、制香附各 10 g，杜仲 12 g，绿萼梅 6 g。4 剂。经期以越鞠丸合五味调经汤。处方：制苍术、制香附、牡丹皮、丹参、赤芍、茯苓、泽兰叶、五灵脂、焦山楂、炒川续断、川牛膝各 10 g，益母草 15 g，艾叶 6 g。7 剂。第 4～第 7 周期继续调治。由于经后期经量偏少，改归芍地黄汤加减；经后期、经前期基本同前。至第 8 周期时，月经逾期未至，尿妊娠试验阳性，予以保胎治疗。

[**按语**] 患者月经后期，经间排卵期透明拉丝样带下量少，且夹有血色带下，BBT 无高温相，经前期出现乳房胀痛，属肾阴亏虚，阳亦不足，心肝气郁，瘀浊内阻。故治疗上重视经后期"阴长"及经间期"重阴必阳"的转化。

一般来说，重阴有所不足，或者近重阳亦不足，兼夹湿热血瘀，以致转化时不利，但又不得不转化，是以絪缊状加剧，冲任子宫失于固藏，失于约制，故见出血。调治过程中，第一要注意"重阴"，即阴长至重，第二要注意"絪缊状"活动。

三、月经先后无定期

病案

陈某，女，34 岁，个体经商。

[**病历摘录**] 月经周期不规律 21 年。结婚 10 年，夫妇同居未避孕而未孕。患者自 13 岁初潮后月经周期时间不定，20 余日，或 50 余日一潮，经量中等，夹有小血块，无痛经，经行 7 日净。平时锦丝状带下偏少。24 岁结婚，至今同居 10 年未孕。男方检查未见异常，女方曾行子宫输卵管造影，示两侧输卵管通畅。妇科检查及 B 超未见异常。曾用枸橼酸氯米芬胶囊促排卵助孕，未果。平时性情抑郁，经前双乳胀痛，劳累后腰酸，夜尿频多，大便溏薄，舌质暗红，苔薄腻，脉细弦。

[**诊治经过**] 初诊：恰逢月经来潮，量尚不多，色暗红，小腹坠痛，舌红苔腻，脉细弦。按行经期论治，用补肾疏肝、活血调经的方法，取四物汤合调肝汤加减，处方：当归、赤芍、丹参、益母草、五灵脂、川续断、香附、制苍术、生山楂、茯苓各 10 g，广木香 9 g，乌药 6 g。7 剂。

二诊：诉因经期过食生冷，经水未净，色淡褐。遂治拟滋阴清热，化瘀固冲，方取二至地黄汤合加味失笑散，处方：女贞子、墨旱莲各 15 g，赤芍、白芍、怀山药、山茱萸、牡丹皮炭、茯苓、炒五灵脂、炒蒲黄、炒川续断、六一散各 10 g，荆芥炭 6 g。7 剂。

三诊：告知服药 3 剂后月经即净。目前 BBT 呈低温相，带下量少，略有失眠腰酸，便溏。按经后中期论治，滋阴补肾，疏肝调经，方取滋肾生肝饮合异功散加减，处方：丹参、赤芍、白芍、牡丹皮、茯苓、怀山药、山茱萸、川续断、菟丝子、怀牛膝、六一散、合欢皮、炒白术各 10 g，炒柴胡 6 g，砂仁（后下）5 g。7 剂。

四诊：服药 7 剂后月经即潮。此次周期仅 23 日，BBT 呈单相，仍用疏肝调经的方法。经净后养血补肾，疏肝健脾，仍取滋肾生肝饮合异功散加减，服药 7 剂后出现较多锦丝状带下，转从补肾调气血以促排卵，方取夏桂成之补肾促排卵汤，处方：丹参、赤芍、白芍、牡丹皮、茯苓、怀山药、山茱萸、川续断、菟丝子、五灵脂、熟地黄、鹿角片各 10 g，广木香 9 g，红花 6 g。7 剂。

五诊：BBT 已升入高温相 2 日，用温补肾阳、疏肝理气的方法，方取毓麟珠合七制香附丸加减，处方：丹参、赤芍、白芍、怀山药、牡丹皮、茯苓、川续断、杜仲、鹿角片、制香附各 10 g，钩藤、广木香各 9 g，绿萼梅 6 g。服药 9 剂后月经来潮。此次月经周期为 31 日，BBT 高温相达 11 日，疗效显著。治疗 4 个月后受孕,遂转入补肾安胎治疗。

[按语]肝肾失调,冲任功能紊乱,血海蓄溢失常,发为本病。从妇科特征来看,月经周期忽前忽后,经量中等,夹有小血块,此为冲任失调;平时锦丝状带下偏少,劳累后腰酸,夜尿频多,是为肾中阴阳皆有不足;平时性情抑郁,经前双乳胀痛,又有肝郁之症;结合舌脉,辨证为肝肾失调、冲任紊乱。治疗宜补肾疏肝,调理冲任,采用夏桂成倡导之补肾调周法。

月经先后无定期是指月经忽前忽后,前后不一。本病证的病因病理在于肾虚肝郁。肝郁者,气滞也,肝郁气滞则月经后期;肝郁久则亦化火,肝郁化火、火热迫血妄行则月经先期;经行血泄,肝郁之火下泄,让位于郁,郁则后期,是以月经先后无定期。其次,肾虚偏阴者,阴虚则后期,阴虚而火旺,火旺则先期,故出现先后无定期;肾虚偏阳者,阳有两种不同的功能,阳虚气化不利则后期,阳虚不能摄纳又见先期。脾胃不足者,生化乏源,血气不足则后期,气虚不能统摄血液亦可见先期,是以出现先后无定期。但临床以肝郁为多见,肝郁者多属本虚标实也。

四、月经过多

病案 1

俞某,女,28 岁,工程师。

[病历摘录]月经后期、量多 1 年,结婚 2 年未孕。患者以往月经正常,初经 14 岁,7/30 日,量一般,色质正常,无痛经,结婚后形体逐渐丰腴,继之月经后期量多,一般为 7～10/40～50 日,量第 2～第 3 日特多,色红带紫,有烂肉样血块,血块较大,血块下前小腹坠痛,且有冷感,块下痛减,经行腰酸便溏,经前乳胀,结婚两年夫妇同居未避孕亦未怀孕。妇科检查:宫体偏小,余未见异常,测量 BBT 有时示单温相,有时高温相偏短,经间期锦丝状带下偏少,甚则很少,舌质淡红,苔薄黄腻,脉象弦细。

[诊治经过]初诊:患者系月经后期量多,BBT 呈高温相偏短,显示出阴长阳短的运动形式,所以治疗上着重在经后中期论治,用滋肾养血、疏肝健脾法。取滋肾生肝饮合木香六君汤加减。处方:丹参、赤芍、白芍、山药、熟地黄各 10 g,牡丹皮、茯苓各 9 g,山茱萸 6 g,川续断、菟丝子各 12 g,荆芥 6 g,炒白术 10 g,广陈皮、广木香各 6 g。7 剂。

二诊:服药 7 剂,带下稍增,再从前方加入肉苁蓉,服药 5 剂,带下增多,锦丝状带下亦较前增加,转用阴中求阳,调理气血,以促转化的方法,用补肾促排卵汤治之。处方:丹参 12 g,赤芍、白芍、山药、熟地黄、牡丹皮、茯苓各 10 g,山茱萸 6 g,川续断、菟丝子、紫石英各 12 g,五灵脂 10 g,红花 6 g,炒柴胡 5 g。7 剂。

三诊:药服 7 剂,BBT 上升,呈高温相进入经前期,用补肾助阳、疏肝化瘀的方法,取助孕汤合越鞠丸、脱膜散加减。前后调治 5 个月,月经已恢复到 35～40 日一行,BBT 双温相,高温相已达到 12 日,月经来潮,经量基本正常,烂肉状血块基本消失,有时或有较小的血块,小腹疼痛缓解,巩固 2 个月,于治疗后第 7 个月受孕,转入补肾保胎治疗。

[按语]患者的妇科特征,出现后期与量多的矛盾。一般来说,后期与量少相吻合,而量多与先期相吻合;色红,有烂肉样血块,从色质而论,属于实证,应属于血瘀气滞,而瘀滞在月经后期中亦颇为常见,所以应该说是三对一的矛盾,即期、色、质一致,而量多与此相矛盾。量多有三种情况:首先是血热,血热与色质不完全相符,暂可排除;其次是气虚,气虚与色质冲突较大,亦可排除;而瘀滞得到色质的支持,且血瘀有两重性,即可阻滞经血,而致后期量少,又可损伤血络,或瘀阻于内,血不归经,而致先期量多,所以妇科特征上可以归纳为血瘀,而且小腹疼痛,亦证实了血瘀的存在。但其全身症状方面出现的腰酸、小腹有冷感、大便偏溏,应属于脾肾阳虚。阳虚与血瘀相矛盾,所以必得借助月经史、有关的各种检查。月经以前也有落后,妇科检查宫体偏小,说明先天肾虚偏阳的客观存在。肾阳虚者,命火不旺,火不

暖土,故脾胃亦形不足,阳虚既不能温煦子宫而调适冲任,又不能司气化而助疏泄,以致脂膜与瘀血内结,损伤血络,好血不得归经,故见后期量多。由此可知,肾虚为本,血瘀为标,因此在行经期,当从标证论治,以血瘀为主,佐以健脾补肾。但重点在于经后期与经间排卵期的治疗,故经后期以滋肾生肝饮合木香六君汤,经间排卵期以补肾促排卵汤治疗,经前期用助孕汤。经过5个月的系统治疗,基本上得到了恢复,出现了真正的"缊缊"之期,体内激素水平均得到了提高,真正达到"天癸至",阴阳和,月经周期节律得以恢复,此后得以健康妊娠,并得一子。

本例虽属于月经过多,但亦属于膜样痛经的病证。因为相对来说月经过多为主要,疼痛与月经过多相比较要轻一些,所以诊断月经过多为合适。此病辨治在于急则治标,缓则治本。治标以控制出血为前提,由于血瘀所致的出血,当治以逐瘀止血,但膜样性血瘀,又非一般性逐瘀止血药物所能用,我们是用脱膜散,或者逐瘀脱膜汤,加入健脾补肾的药物。我们对此常用的药物是:黑当归、赤芍、白芍、五灵脂各10 g,炒莪术9 g,炒蒲黄(包煎)6 g,延胡索12 g,益母草15～30 g,川续断10 g,党参、炒白术、茯苓各12 g,煨木香9 g,炒荆芥6 g。服药后,出血量并非增多,而且经期有所缩短,疼痛缓解较为满意。经净之后,从缓则治本,即按月经周期的阶段特点论治,也即是我们所倡导的调周法,而且也证实了调周法在此患者的5个月的实践中获得了成功。

病案 2

卢某,女,48岁,干部。

[**病历摘录**]月经过多7个月。以往月经尚正常,初经12岁,5/25～30日,量中等,色质基本正常,无痛经。25岁结婚,1-0-2-1,上节育环15年,因经期延长而取出。俟后月经稍正常。近7个月来,月经紊乱,前后不一,值尚有一定的周期性,唯行经量多。于月经的第1～第4日量多色红,血块亦多,夹有内膜样血块,经行7～8日始净,经行时小腹坠痛,黎明时盗汗、胸闷烦躁、口苦咽干、头痛寐差、内热口干、喜饮,大便偏干,小便偏黄量少,而目水肿,神疲乏力,脉象弦带数,舌质红苔黄腻。妇科检查:子宫略大,余无异常。曾行两次诊刮,病检:一为"轻度子宫内膜增殖症",一为"子宫内膜分泌反应欠佳"。测量BBT,低温相偏高,高温相偏短,或高温相不稳定。

[**诊治经过**]初诊:患者适值行经期的第1日,经量虽有所多,但尚非过多的时期,据述经行的第2～第4日是经量最多的时期,综合情况,予以清肝健脾、化瘀止血的方法,方药取丹栀逍遥散合加味失笑散治之,处方:黑栀子10 g,鹿衔草30 g,钩藤15 g,黑当归、赤芍、白芍、炒牡丹皮、五灵脂各10 g,炒蒲黄(包煎)6 g,大蓟、小蓟各15 g,党参12 g,白术10 g,茯苓9 g,炒荆芥9 g。5剂。

二诊:出血减少,7日即净。经净之后转入调理肝脾论治,予丹栀逍遥散合归脾汤加减,一般用鹿衔草30 g,钩藤15 g,炒栀子9 g,炒牡丹皮10 g,党参、黄芪各15 g,白术、茯苓各10 g,青皮、陈皮各6 g,广木香、炒酸枣仁各6 g,焦山楂6 g,或加当归、白芍各10 g,或加川续断、桑寄生各10 g,或加炙远志、合欢皮各9 g,作为平时期用药,经过前3个月经周期的调治,基本上控制了出血。

[**按语**]患者月经过多,先从期、量、色、质属于妇科特征的方面分析,先期、量多、色红、质黏,此乃四者一致的血热类型,而且经行第1日经量即多者,更能证明血热有余的现象。但这里有两点必须加以进一步分析:其一是有较大血块,且夹有内膜状血块,要知道单纯的血热不可能导致有血块,只有血瘀才有可能;其二出血量多时呈阵发性,一般血热性出血,不可能出现阵发性出血,而阵发性出血也是血瘀性出血的明显标志,我们在前面以及崩漏中已列述。此外月经周期,虽然有时先期,但有时并不先期,故从多方面深入分析的结果,应属于血热夹血瘀。简称热瘀或称为瘀热,而全身症状上所出现的症状,是肝经郁火的症状颇为明显,肝经郁火与血热相吻合,可以清楚地看出妇科特征上的血热就是由肝经郁火所致,而其血瘀与肝郁亦有一定关系。诊刮病检:子宫内膜轻度增生,或子宫内膜分泌欠佳,有助于血瘀的明证。因为患者年龄48岁,年近七七,天癸将竭,肾气渐衰,是以有肾虚的因素,肾虚肝郁,最易产生膜

样性血瘀。但就妇科来说,其出血的主要方面在于火热,血瘀占第二位。所以要控制出血,就必须清热解郁、活血化瘀,故用丹栀逍遥散合加味失笑散治疗是最贴切的,故用之有效。由于年龄已达 48 岁,所以经净之后,从调理肝脾入手,不必再行补肾调周治疗。在调理肝脾时,因脾胃为后天之本,气血阴阳生化之源,故着重调理脾胃,可用加味归脾汤,兼调心肝,以善其后。月经来潮时再服上方,得能获效。

本例是围绝经期月经过多,实际上有时呈崩漏病证,但以月经过多为多见,按一般月经过多而论,主要以血热为多,其次是气虚,或者说是脾虚。我们在实践中发现尚有血瘀,而且在临床中血瘀占有重要地位。过去认为,凡是月经先期、量多,均以血热证型为主,所以本例以肝经郁火为主,亦符合血热证型为主的月经过多。但是临床上所见的病证是复杂的,本例肝经郁火夹有血瘀,其次还有脾肾不足的一面,出血期间重在清肝解郁,化瘀止血。故选用丹栀逍遥散合加减失笑散。但如肝火偏甚,并夹有湿热者,再夹血瘀者,可用龙胆泻肝汤合加味失笑散。药如:龙胆草 6~9 g,黑栀子 9 g,苦丁茶 12 g,泽泻 10 g,碧玉散(包煎)10 g,炒柴胡 5 g,木通 5 g,生地黄 10 g,炒五灵脂 10 g,蒲黄(包煎)6~9 g,大蓟、小蓟各 12 g。如果肝经郁火夹有痰湿,可用越鞠丸合加味失笑散,药物可用:制苍术 10 g,制香附 9 g,炒牡丹皮 10 g,山楂 12 g,荆芥 6 g,六曲 10 g,五灵脂 10 g,炒蒲黄(包煎)6 g,茯苓 12 g,陈皮 5 g,大蓟、小蓟各 15 g。按此论治,才能获取较佳效果。

病案 3

蔡某,女,40 岁,导游。

[**病历摘录**]患者月经过多 6 月余。既往月经尚正常,初潮 14 岁,7/28~ 32 日,量中等,色质基本正常,无痛经史。26 岁结婚,1-1-1-1。曾上节育环 8 年,因经期延长而取出,之后月经较正常。平时工作繁忙,情绪烦躁。近 6 个月来,月经量明显增多,第 2~第 3 日尤为明显,色红,血块亦多,经行 7 日净。经行时小腹坠痛,黎明时盗汗,胸闷烦躁,口苦咽干,头痛寐差,内热口干,喜饮,大便偏干,小便偏黄量少,面目水肿,神疲乏力,舌质红,苔黄腻,脉弦带数。妇科检查:子宫略大,余无异常。曾行诊刮,病检提示"轻度子宫内膜增殖症"。西医建议其长期服避孕药控制出血量。患者系乙型病毒性肝炎"大三阳",担心长期服避孕药增加肝脏负担,未能接受,遂来就诊。

[**诊治经过**]证属肾虚肝郁,热瘀交阻,迫血妄行,以致月经过多。初诊时适值行经期的第 1 日,治以清肝健脾、化瘀止血的方法,方取丹栀逍遥散合加味失笑散治之。处方:黑栀子 10 g,鹿衔草 30 g,钩藤 15 g,黑当归、赤芍、白芍、炒牡丹皮、五灵脂各 10 g,炒蒲黄(包煎)6 g,大蓟、小蓟各 15 g,党参 12 g,白术 10 g,茯苓 9 g,炒荆芥 9 g。7 剂。

二诊:患者告知药服 5 剂后出血量明显减少,7 日经净。经水乍净,仍心烦失眠,口干喜饮,面目水肿,神疲乏力,腰酸便溏,舌质红,苔黄腻,脉弦细。转拟调理肝脾,方取丹栀逍遥散合归脾汤加减。处方:钩藤 15 g,白芍、牡丹皮各 10 g,太子参、黄芪各 15 g,白术、茯苓各 10 g,青皮、陈皮各 6 g,广木香、炒酸枣仁各 6 g,焦山楂 6 g。7 剂。此后随症加减,经过 4 个月的调治,月经过多之疾告愈。

[**按语**]患者因月经过多 6 月余前来就诊,就诊时正值月经来潮,本着急则治标的原则予以止血。该患者肝经郁火夹有血瘀者,出血期间重在清肝解郁,化瘀止血,选用丹栀逍遥散合加减失笑散。二诊患者出血日久,兼有气虚,故选用归脾汤,再根据出血情况加入相应的止血药。如血瘀的可加入大蓟、小蓟、飞廉、血竭、花蕊石、景天三七、虎杖、琥珀等中的 1~3 味,或服三七粉、云南白药、震灵丹等。血热的可加入地榆、槐花、紫草、仙鹤草、贯众炭、莲房炭等中的 1~3 味,或服血安、固经丸、十灰丸等。气虚的可加入阿胶珠、艾叶炭、赤石脂、炮黑姜、煅龙骨、五味子等中的 1~3 味。其次,要结合补肾治疗。血瘀的可加入川续断、杜仲、鹿角片等,血热的可加入女贞子、墨旱莲、熟地黄等,气虚的可加入红参、补骨脂、鹿角胶等。止血后可转入补肾调周,按四期论治,以巩固疗效。

本病的主要机制在于热瘀,早在《妇科玉尺·月经》中就提出"热血凝结"和"离经蓄血"可致经量过多。热者血热也,瘀者血瘀也,亦可指瘀浊而言。瘀浊者,即子宫内膜样血瘀,在月经病中占有非常重要的地位。热瘀既与"旧血不去,新血妄行"有关,又与"热迫血行"有关,两者占有同等重要的地位,甚则血热更明显一些。热与瘀在形成过程中不尽相同,如清代《医宗金鉴·妇科心法要诀·调经门》认为:"经水过多,清稀浅红,乃气虚不能摄血也。若稠黏深红,则为热盛有余。或经之前后兼赤白带而时下臭秽,乃湿热腐化也。若形清腥秽,乃湿痰寒虚所化也。"血热多源于阴虚,阴虚易火旺,火旺自然导致阴虚血热。瘀浊多源于阳虚,阳虚则瘀浊不得融解,或融解不彻底,以致不易脱落,导致子宫出血。阴虚阳虚性质虽不同,但可在肾虚的基础上统一起来,且阴阳本身就有消长转化的关联性。由于出血过多,血去阴伤,故血热似为多见,但绝不能忽略血瘀的重要性。

五、月经过少

病案

谢某,女,29 岁,个体经商。

[病历摘录] 月经量少 1 年余,夫妇同居未避孕 1 年未孕。患者既往月经正常,14 岁初潮,5/30 日,量中色红,无痛经。2003 年两次人流术后出现月经量少,仅为原来一半,经色转黯淡,或有血块,时有痛经。平时乳胀心烦,夜寐盗汗,小腹隐痛,经间期锦丝状带下明显转少,舌质偏红,苔薄腻,脉细弦。妇科检查、B 超、子宫输卵管造影均未见异常。

[诊治经过] 初诊时适值经后期,治以滋阴养血、大补肝肾的方法,方取二甲地黄汤合越鞠二陈汤加减。处方:炙龟甲、炙鳖甲、山药、山茱萸、牡丹皮、茯苓、川续断、菟丝子、广郁金、制苍术、生山楂各 10 g,合欢皮 9 g,炒荆芥 6 g。7 剂。

二诊:诉胃脘不适,纳谷不馨,小腹隐痛,遂加入疏肝健脾之品,原方加广木香 9 g、陈皮 6 g。7 剂。

三诊:诸症改善,BBT 上升高温相 5 日,两乳微胀,略有腰酸,按经前期,取温补肾阳,佐以疏肝理气的方法,方用毓麟珠加减。处方:炒当归、赤芍、白芍、山药、山茱萸、牡丹皮、茯苓、川续断、菟丝子、紫石英、五灵脂各 10 g,炒荆芥 6 g,绿萼梅 5 g。7 剂。

四诊:服药 7 剂后月经来潮。行经期重在疏肝理气,排浊调经,用越鞠丸合五味调经散加减。处方:制苍术、制香附、丹参、赤芍、牡丹皮、生山楂、茯苓、泽兰叶、五灵脂、益母草、川牛膝、红花各 10 g,炒枳实 9 g。服药 5 剂后就诊,患者告知经量增多,经色转红,夹小血块,腹痛隐隐,经行 5 日净。调治 5 个月后怀孕,转入补肾安胎治疗。2006 年 5 月顺产一健康男婴。

[按语] 人流伤肾,精亏血少,血海空虚,故经量减少、色黯淡,且经间期锦丝状带下明显转少;心肝气郁,夹有血瘀,故见经血夹有血块,时有痛经,且平素乳胀心烦。治疗上予益肾疏肝,化瘀调周。

月经量少者,程度上的差异性很大,有的经行点滴即净,有的略有减少,或经期略有缩短。本病证临床上颇为多见,有的治疗困难。测量 BBT 有助于观察本病证的性质、程度以及诊治及预后判定。本病证的原因复杂,不仅是阴血不足、血海空虚,而且常夹湿浊,或痰脂,或血瘀,或气郁,虚中夹实,实中有虚。亦有少数脾弱阴虚,或阳虚寒凝;或血瘀难盈,虚中夹实;或血海过盈,瘀浊内结,虚中夹实,实中有虚,虽经通经化瘀,涤荡子宫,但经血仍难排出,是以治之较难。必须予以调周法中的经间期以及经前期的反复调治,始能获效。

六、经期延长

病案 1

陈某,女,45 岁,工人。

[病历摘录] 经期延长 3 个月。初经 12 岁,3～5/30±日,量一般,色质正常,无痛经。平时带下不

多,经间期锦丝状带下尚可,维持在 3～4 日,24 岁结婚,1-0-2-1。上节育环 10 年后,因出血较多而取环。近 3 个月来经期延长,曾用止血药效果欠佳,月经周期稍正常。妇科检查,除轻度宫颈炎外,余未见异常。患者经行第 1～第 2 日即多,色红,有血块,血块较多,小腹坠痛,继则量少淋漓不净,持续 10 余日始净。伴有胸闷烦躁,口渴咽干,头昏腰酸,脉象细弦,舌质偏红,苔色黄腻。

[诊治经过] 初诊:经期延长,此次来诊时,经又将 15 日未净,量甚少,夹有黏液,小腹仍有作坠,余症均见此。治当清肝利湿,化瘀止血等法治之,方取四草汤合加味失笑散加减,处方:马鞭草 15 g,鹿衔草 30 g,茜草 10 g,益母草 15 g,黑当归、赤芍、白芍、炒五灵脂各 10 g,蒲黄炭(包煎)6 g,大蓟、小蓟各 12 g,血余炭、炒川续断、墨旱莲各 10 g。5 剂。

二诊:在服药 2 剂半时,经水即净,原方药服完。经间排卵期后,进入经前期,是治疗的重点时期,而经前期又见胸闷烦躁,乳房胀痛,夜寐多梦,腰俞酸楚,脉象细弦,舌质偏红,苔色根部白腻,应从养血补肾,助阳化瘀论治,毓麟珠合七制香附丸(汤)加减。处方:炒当归、赤芍、白芍、山药、牡丹皮、茯苓各 10 g,山茱萸 6 g,川续断、菟丝子各 12 g,紫石英(先煎)9 g,钩藤 15 g,制香附 10 g,五灵脂 10 g,红花 5 g。待行经期时,再服上方,行经 5 日即净。治疗 2 个月经周期,经期延长之疾告愈。

[按语] 患者月经周期基本正常,经量先多后少,淋漓不净,色红或紫红有血块,血块多而大,可见从妇科特征分析来看,应归属于血瘀为确当,完全符合血瘀内阻,好血不得归经。从全身症状来看,小腹坠痛,痛者亦符合血瘀的指征;但腰酸头昏,口渴咽干,此乃肾虚偏阴的见证;胸闷烦躁,或时乳房胀痛者,乃肝郁气滞的见证。肾虚肝郁与血瘀亦存在矛盾,必须从月经史、病史有关检查进行全面分析。患者月经史,属于正常,无特殊意义。从病史看,上环后月经过多而取环,可见月经过多史较久,血去阴伤,久而及肾,肾虚偏阴,必与此有关。且患者年龄 45 岁,已趋于围绝经期,因此在细询病史时,发现心情欠佳,时或烦躁,情志不遂,心肝气都,乃是必然的现象。在肾虚偏阴,营血不足之体中,其心肝气郁,必然致病。所以我们认为本病的机制变化为:肾虚—肝郁—血瘀(子宫)。因为肝郁气滞,在肾虚的前提下,气滞则血滞,滞久必致瘀。而且此瘀阻于子宫之中,影响子宫之藏,冲任之约,是以出现经血淋漓不净。因而控制出血,在于化瘀,非止血法所能治,但杜绝血瘀的产生,又在于补肾调肝,经期治标,化瘀为主,佐以补肾理气,乃标中顾本之意,平时治本,重在经前期养血补肾,佐以疏肝理气,稍化其瘀,乃本中顾标。按此论治,则能迅速获效。

本例虽为经期延长,但亦属于与月经有关的出血病证。过去将其归并在月经过多的范畴。因为月经过多有两个概念:一是经量过多,出血的数量过多;二是持续的时间较长,亦即是出血的数量不过多,但延续的时间较长。经期延长与月经过多之间所表现在时间上的区别是:月经过多者,其延长的时间在正常的经期上超过 1～2 日,甚至 3 日;而经期延长者,其延长时期在 3 日以上,亦即是正常经期加上 3 日以上者,但是在经期延长中,尚必须排除经前漏红,与崩漏病证中的漏经,可以通过测量 BBT 而予以区别。

在辨治方面,不仅要重视行经期的治疗,而且更要重视经前期的治疗。行经期常多瘀热证,所以活血化瘀,清热利湿,是行经期的主要治法。首选方是四草汤合加味失笑散。如治之而乏效,必须标而本之,即标中顾本,或标本同治,必须与补肾相结合。如属肾阴虚者,必然出现虚热症状,可合二至地黄汤治之;如属肾阳虚者,尚需结合补肾助阳的方法,应加入川续断、杜仲、桑寄生之属,甚则补骨脂、鹿角胶亦当加入。在治疗血瘀时,一般固然要与清利湿热的药物合用,因为湿瘀交阻者多,而且湿与瘀的交合,增加了排除血瘀的难度,必要时,尚可加入制大黄、炒枳壳的逐瘀;如热象不甚,小腹冷痛,还得加入肉桂、艾叶以调治之。经前论治补肾调肝,乃治本之道,尤为重要,可参考经前期生理病理诊治特点章。

病案 2

周某,女,44 岁,农民。

[病历摘录] 患者因行经期偏长 5 月余就诊。患者 14 岁初潮,既往月经 5～7/28～30 日,量一般,色

质正常,无痛经。平时带下量多,色黄质稠。经间期锦丝状带下中等。22 岁结婚,2-0-2-2。上节育环 9 年,因出血较多而取出。近 5 个月来行经期明显延长,12～15 日方净。初诊时经行 13 日未净,第 1～第 2 日量多色红,有较多血块,小腹坠痛,继则量少淋漓不净,持续 13 日。伴有胸闷烦躁,口渴咽干,头昏腰酸,舌质偏红,苔黄腻,脉细弦。曾服用止血药,效果欠佳。妇科检查,除重度宫颈炎外,余未见异常。

[诊治经过] 初诊:患者房劳多产,肾阴不足,虚热内生,与瘀相结,冲任失调,发为本病。初诊时治拟清肝利湿,化瘀止血,方取四草汤合加味失笑散加减。处方:鹿衔草 30 g,马鞭草 15 g,益母草 15 g,大蓟、小蓟各 12 g,茜草炭 10 g,黑当归、赤芍、白芍、炒五灵脂、血余炭、炒川续断、墨旱莲各 10 g,蒲黄炭(包煎)6 g。7 剂。

二诊:告之服药 3 剂后经水即净。症见胸闷烦躁,乳房胀痛,夜寐多梦,腰骶酸楚,舌质偏红,苔根部白腻,脉细弦,乃肾虚火郁之象。治拟养血补肾,疏肝解郁。方取毓麟珠合七制香附丸(汤)加减。处方:钩藤(后下)15 g,川续断、菟丝子各 12 g,炒当归、赤芍、白芍、山药、牡丹皮、茯苓、制香附、五灵脂各 10 g,紫石英(先煎)9 g,山茱萸 6 g,红花 5 g。服药 10 剂后月经来潮,仍服四草汤合加味失笑散加减。服药 7 剂后就诊,告知此次行经 5 日即净。巩固治疗 4 个月,经期延长之疾告愈。

[按语] 患者房劳多产肾中气阴亏虚,冲任不固,经血失约,又加瘀血阻于冲任,瘀血不去,新血难安,故月经淋漓不净;阴虚水亏、瘀血内阻;肾虚,外府经脉失养,故腰酸;瘀血阻滞,气血运行不畅,不通则痛,故经色黯红,有血块,小腹胀痛或有不舒之感。治疗此病,固经止血有一定的重要性,但排除子宫残存的血瘀尤为重要。只有血瘀排除,子宫才能固藏,因而控制出血在于化瘀,杜绝血瘀的产生又在于补肾调肝。故夏桂成倡导用调周法治疗,即经期治标,化瘀为主,佐以补肾理气;行经初期,用加味失笑散(见血瘀证)合四草汤;经行末期,阴精已开始滋长,常与补肾养阴药相结合,加川续断、桑寄生、补骨脂、女贞子、墨旱莲等通补兼施,既控制了经期,又为经后期阴长奠定了基础。

本病的主要机制在于瘀热,而且以瘀为主。瘀者,阻塞不通也。《校注妇人良方·调经门》曰:“或因劳损气血而伤冲任,或因经行而合阴阳,以致外邪客于胞内,滞于血海故也。”提示本病排经不畅,也就是崩漏中所谓“瘀结占据血室,致血不归经也”。本病有周期性,但阳偏弱,阳长维持时间偏少偏短,故瘀浊虽有溶解,但溶解不尽,以致脱落不全,时间延长。血热亦是本病常见的因素,正如《叶天士女科证治·调经》谓:“经来十日半月不止,乃血热妄行也,当审其妇曾吃椒姜热物过度。”热与瘀相合,是以形成瘀热的病理变化。此外,《女科证治约旨·经候门》认为,本病乃因“气虚血热妄行不摄”。肾虚常是最主要的病理变化,但在出血期间,只能作为兼夹因素予以照顾之。湿热可能有两方面原因:一是原有的湿热因素在出血期可能加剧瘀热,使经期更加延长;二是继发因素,由于经期延长,子宫血室有泻无藏,湿邪下侵上行,亦将使经期延长,病情变得更为复杂和顽固。

七、经间期出血

病案 1

张某,女,30 岁,工人。

[病历摘录] 经间期出血伴鼻衄 3 个月。患者月经稍有超前,7/25 日,量中色红,少量血块,腹不痛。初经 14 岁,7/28 日,量中,色红,有小血块,无痛经。25 岁结婚,1-0-1-1。妇科检查未见异常,据述,近 3 个月来每于经净后 5 日,带下呈锦丝状,夹有血液,伴鼻衄 3 日。初诊时,正值经前期,鼻衄复见,色红,无血块,口干心烦,胸闷乳胀,腰俞酸楚,大便不实,自觉腰腿有冷感,脉象细弦,舌质边紫,苔黄腻。

[诊治经过] 初诊:时正值经前期,一系列肝经郁火的症状,同时亦有肾阳不足的反应。但以郁火症状为明显,前人提出“经前以理气为先”,目的是调肝为主,因此本例以清肝解郁为主法,但补肾调周仍很

重要,故当组合补肾助阳法,温清并用,虚实同调,以丹栀逍遥散合毓麟珠加减。处方:黑当归 10 g,赤芍、白芍各 10 g,山药、牡丹皮、茯苓、川续断各 10 g,紫石英(先煎)12 g,钩藤 15 g,黑栀子 9 g,炒荆芥 6 g,五灵脂 10 g。5 剂。行经期去山药、紫石英,加入炒蒲黄(包煎)10 g,益母草 15 g。

二诊:经后期仍感头痛、口干,腰俞酸痛,阴道内仍有极少咖啡色物,脉象细弦。舌质偏红,从滋阴清热,疏肝化瘀论治,用二至地黄汤合越鞠丸、失笑散等方治之,处方:女贞子、墨旱莲、山药各 10 g,牡蛎(先煎)15 g,炒川续断 12 g,陈皮 6 克,炒苍术、白术各 10 g,蒲黄(包煎)10 g,五灵脂 10 g,太子参 12 g,六一散(包煎)10 g,荆芥 5 g。5 剂。

三诊:进入经间排卵期,带下量多,呈锦丝状,夹有极少量血液,腰酸明显,伴有烦躁,舌脉如前,按经间期论治,用补肾促排卵汤。处方:黑当归、赤芍、白芍、山药、熟地黄各 10 g,山茱萸 6 g,牡丹皮、茯苓各 12 g,川续断、菟丝子、紫石英各 9 g,五灵脂 12 g,山楂 10 g,荆芥 9 g。药后症状趋缓,经前期再按上法图治。服药 2 个月,病遂告痊。

[按语]患者月经周期有所先期,经量有时偏多,色红,血块少者,符合血热证型。经间期出血,量虽少但色红,同样属于血热。从全身症状上来分析,属于肝经郁火,可以看出其妇科特征上包括经间排卵期的出血,是与肝经郁火有关的,而所伴有的鼻衄,亦与肝经郁火有关。因此,在治疗上清肝解郁,也就是凉血清热,合疏肝解郁的治疗方法,才能有效地控制出血,丹栀逍遥散是首选的方剂。但是在全身症状上,还有肾虚偏阳的证候。肾虚偏阳与肝经郁火存在着矛盾。再从经间期出血的病证来看,主要是阴虚,也就是现代医学所说的雌激素的低下,阴虚者癸水不足也,雌激素与癸水相一致。由此可知,肾虚偏阳者,即阴虚导致阳的不足,而肾阴癸水不足,不能滋养肝木,从而使肝木之气郁者容易化火,所以肝经郁火之形成,还在于肾阴偏虚,癸水不足,而且肾阳偏虚者,亦与肾阴不足有关。此病的根本原因在于肾阴偏虚,癸水不足,故其治疗的重点在于经后期的滋阴清热,疏肝健脾,二至地黄汤合越鞠丸加减,是非常重要的,然后再根据经间排卵期及经前期的阶段特点予以针对性治疗,故能获得较好的疗效。

本例虽为经间期出血,但尚伴有鼻衄,月经稍有先期量多的疾患。由于经间排卵期出血的病程尚短,出血量不多,出血时间不过长,所以治疗的过程较短。以我们平时治疗经间期出血的临床体会来说,一般较轻的经间期出血,分析为阴虚者,有时可以六味地黄丸合乌鸡白凤丸同服,但必须掌握经净后即服,服至经间排卵期即停。当进入经间排卵期时,即按补肾促排卵法论治,用补肾促排卵汤,因为这一时期,是重阴必阳的转化时间,顺利转化,才能促进排卵的顺利,顺利的排卵是经间期的生理要求。故经间排卵期的治疗,不在于止血,而在于保障重阴必阳的顺利转化活动,调理气血,促进活动,这是经间期治疗的最大特点。

病案 2

金某,女,27 岁,工人。

[病历摘录]经间期出血已一年余,伴有月经后期,结婚两年未孕。初经 13 岁,5±/40± 日,量较多,色紫红有血块,有痛经史,25 岁结婚,两年未孕。自结婚后,月经渐更落后,周期由 40 日延至 50 余日,甚则两月一行,并逐渐出现经间期出血,由 2~3 日逐渐发展为 5~7 日,曾误认为月经来潮。妇科检查:子宫偏小,余未见异常。测量 BBT,发现高温相延后,上升呈缓慢状,上升后,高温相不稳定。经间期锦丝状带下较少。伴有头昏腰酸,夜寐多梦,形体渐丰,脉象细弦,舌质偏红,苔色黄白腻,中根部较厚,平时有黄白带下。

[诊治经过]初诊:患者由于月经后期,因此经间排卵期出血,一度被误诊为月经来潮,曾服调经药,未果,后至某西医院确诊为排卵期出血,予以己烯雌酚黄体酮周期序贯治疗 3 个月经周期,但停药后,经间排卵期出血又见,月经周期更有所落后。由于经间期出血较多,曾服用过宫血宁、血安、固经丸等止血药,反致经间期出血延长,而行经期腹痛加重。来我处求诊,嘱令测量 BBT 2~3 个月经周期后,再予服

药调治。后来发现 BBT 高温相延后,经后期白带偏少,有时出现黄带。可见肝肾阴虚,癸水不充,故着重经后期论治,取归芍地黄汤加减,处方:炒当归、赤芍、白芍、山药、干地黄各 10 g,炒牡丹皮 9 g,茯苓 12 g,怀牛膝 9 g,女贞子 10 g,川续断、菟丝子各 12 g,败酱草、薏苡仁各 15 g。

至排卵期时,服用补肾促排卵汤。经过 5 个月经周期主要在经后期及经间排卵期的治疗,病有好转,但仍有经间期的少量出血,BBT 上升仍较缓慢。考虑再三,我们一面在经后期加强服用滋阴补肾的药物,并加入清利湿浊之品,即在上归芍地黄汤中,加入炙鳖甲、肉苁蓉、炒黄柏、碧玉散等品,排卵期再服补肾促排卵汤,同时加用复方当归注射液。复方当归注射液是由当归、川芎、红花等品所提取的,行肌内注射,连用 5 日,每日注射 1 次,每次 3 支,每支 2 mL,连用 3 个月经周期。如法调治 3 个月经周期,月经 35 日来潮,出血基本控制,BBT 上升较快,又隔 3 个月受孕,翌年举一男。

[按语] 此例实际上是由三个病证的合并,一是经间期出血,二是月经后期,三是痛经。从妇科特征上分析,周期落后,经量时多时少,色紫红有血块,可以分析为瘀滞证型。且期、量、色、质四者之间一致,但妇科特征与全身症状上的肝肾不足相矛盾,因此要借助月经史,再对照妇科检查,说明先天发育较差,其肝肾不足来源于先天,但亦有后天的因素,结婚后月经更落后,并出现经间期出血,说明肾虚在先,血瘀在后,血瘀是从肾虚的基础上发生和发展起来的,所以化瘀只能解决痛经问题,而不能解决月经后期和经间期出血。而且要杜绝血瘀的产生,亦在于补肾,扶助肾阳,才能溶解血瘀,因此着重经后期的滋阴补肾,再从经间期的补肾调气血,促使重阴转阳的顺利。由于血瘀内阻,在一定程度上亦影响转化,因而通过加强气血活动,不仅达到活血化瘀,而且也促进了顺利转化,对恢复肾之阴阳有着较好的作用。

经间期出血,反复发作,由来时间较久。根据我们治疗此病的体会,本病是以肝肾不足、癸水不充为主,故重阴有所不足,转化欠利,因而出现冲任有所约,子宫有所失藏,故有出血的现象,但在临床中肾阴亏虚常常夹有湿热,或者血瘀,此例为阴虚夹瘀,故在治疗此病中存在着止血与活血的矛盾。出血较多,时间较长,故用止血法,但止血法用之而效欠佳者,实际上是静与动的矛盾,止血者一般用清热固经的方药,清热固经属于静的方法,而经间排卵期是转化时期,是动的时期,只有气血的显著活动,才能推动重阴转阳,才能顺利地排出卵子,所以我们加用了复方当归注射液,以加强气血活动,使 BBT 上升的高温相较好,有时即使出血稍有增加,但能保证 BBT 上升满意。这亦是经间排卵期的最大特点,所以我们提出经间排卵期的动是主要的、绝对的,处方用药也必须顺应这一生理要求。

八、经前漏红

病案

杨某,女,43 岁,干部。

[病历摘录] 经前漏红 1 年。近 1 年来经前 10 日即见少量阴道出血,色淡红,无血块,小腹不痛,腰略酸。月经初潮 14 岁,周期 28 日,3～5 日净,量中等,夹血块,无痛经。经间期拉丝状带下偏少。25 岁结婚,1-0-2-1,节育环 13 年。

[诊治经过] 初诊:经周 14 日,本周期经前少量漏红 9 日,白带少,双乳不胀,纳谷尚可,二便自调,舌红,苔薄,脉细弦。按益肾调周法治疗,滋阴养血,疏肝调经。处方:炒黑当归、赤芍、白芍、山药、熟地黄、牡丹皮、茯苓、川续断、杜仲、五灵脂、炒荆芥、菟丝子各 10 g,山茱萸 9 g。7 剂,并嘱患者测 BBT。

二诊:患者 BBT 上升 4 日,小腹不痛,腰略酸,双乳胀痛,心烦寐差,纳谷尚可,大便偏溏,舌淡红,苔薄腻,脉细弦。治从经前期,健脾补肾,清肝解郁,方用健固汤合丹栀逍遥散加减,处方:党参、钩藤(后下)各 12 g,炒苍白术、怀山药、炒牡丹皮、茯苓、川续断、紫石英(先煎)、菟丝子、鹿角霜、黑栀子各 10 g,五灵脂、煨木香各 9 g,炒荆芥 6 g。10 剂。

三诊:经期第 2 日,此次经前漏红改善,持续 4 日,量少,色暗红,小腹不痛,腰酸隐隐,纳谷尚可,二便自调,舌红苔薄,脉细弦。从经期治疗,越鞠丸合五味调经散加减,处方:制苍术、制香附、牡丹皮、山楂、泽兰、丹参、赤芍、延胡索、川续断、怀牛膝各 10 g,陈艾叶、广陈皮各 6 g。

服药 5 剂后转从二至地黄汤合越鞠二陈汤加减,方用女贞子、墨旱莲、山药、山茱萸、牡丹皮、茯苓、川续断、桑寄生、广郁金、炒五灵脂、制苍术、六一散(包煎)各 10 g,广陈皮 6 g。如此按调周法治疗 3 个月,患者痊愈。

[按语]患者年过 40 岁,阴气自半,肾阴不足,阴虚日久,阳气亦虚,加之平素心情不舒,肝气郁滞,气郁化火,在经前期阳长至重的情况下,心肝郁火更旺,热扰胞宫,冲任不固,故经前期漏红约 1 年。

经前期漏红,西医称为黄体期出血,常由黄体功能不全所致。患者月经前阴道少量出血,反复发作 1 年,故属经前期漏红。夏桂成认为,本病的主要病机在于经前期阳气不足,子宫失藏,冲任失固,故见阴道少量出血。阳气不足的根本原因在于肾虚,常兼夹心肝郁火或湿浊、血瘀,病情错综复杂。夏桂成治疗本病,不是单纯的见血止血,而是按补肾调周的方法,恢复患者肾的阴阳平衡,故经后期滋阴养血,清肝解郁,以求阴长充分,转阳顺利。本病的治疗重点在于经前期,即阳长之后,阳气充足则胞宫得固,漏红即止。所以,经前要补肾助阳,益气固宫,但又必须与疏肝宁心相结合,临床常用的方剂是健固汤合丹栀逍遥散加减,处方:党参、炒苍术、炒白术、怀山药、炒牡丹皮、茯苓、川续断、紫石英、菟丝子、鹿角霜、炒荆芥、五灵脂、钩藤等。同时,注意结合心理疏导,稳定患者的情绪,故治疗 3 个月即收到良效。

九、崩漏

病案 1

张某,女,28 岁,工人。

[病历摘录]患者崩漏两年余,此次始崩后漏亦已 2 个月,初经 15 岁,5～8/20～50～ 90 日,量偏多,色紫红,有血块,腹不痛。23 岁结婚后月经周期趋于正常,近两年周期紊乱,崩漏发作。经多次妇科检查,除子宫略小外,余均正常。宫腔镜检查,除轻度炎症外,未见异常。B 超检查,但见子宫内膜增厚,余为正常。BBT 测量,呈单温相,且低温相呈不规则波浪状。血常规示红白细胞低下,淋巴细胞略高,临床也呈贫血状。现在症状,崩漏两月余未净,量少淋漓,色淡如咖啡,偶或紫黑如酱油,间或夹有血块或黏腻如带下状物,腹不痛,但小腹作胀,腰酸明显,头晕心慌,面无华色,夜寐欠佳,神疲乏力,纳食欠佳,大便偏干,有时便溏,尿偏少色黄,脉象细弦,舌质偏淡,苔色黄白,根部腻较厚。去年曾用乙黄周期序贯疗法 3 个月经周期,但隔 2 个月后病情复又发作,经友人介绍来我处求诊。

[诊治经过]该患者在崩漏发作的第 1 年,曾在某中医院诊治,认为是血热性出血,用凉血清热止血方药,如荆芩四物汤加入十灰丸类药治疗,似有小效,但不理想。继则因出血而呈贫血状,转用归脾汤加入止血类药物亦未见效。继则又赴某医院诊治,用化瘀止血方药,取震灵丹类药物加减,得能控制出血,但隔 1 个月后,又见始崩后漏,再用震灵丹,疗效欠佳,不得不用西药激素止血,血止后再用乙黄周期序贯法,但停药后病情又复发作,故来夏桂成处诊治。开始因见贫血严重,纳差腹胀,故用补气方药加化瘀止血药物,即用补气固经丸合加味失笑散,服后效亦不佳,不得不进而推敲,结合有关检查,考虑急则治标,缓则治本,先从血瘀湿热论治,方用四草汤合加味失笑散:即用马鞭草 15 g,鹿衔草 30 g,茜草 15 g,益母草 15 g,川续断 12 g,赤芍、白芍各 10 g,炒五灵脂 10 g,炒蒲黄(包煎)6 g,大蓟、小蓟各 12 g,茯苓 12 g,碧玉散(包煎)10 g。用药 7 剂而血止,血止之后,转从补肾调周法论治,同时适当加入调理脾胃之品,特别是在经后期补养肾阴为主时,加入白术、砂仁、广木香、薏苡仁、焦山楂等品,得能巩固疗效。

[按语]对此患者崩漏病证的分析,当首先抓住妇科特征,因崩漏已无月经周期,故着重从量、色、质三方面进行辨证。通过详细询问了解到,量:始崩时出血呈阵发性,演变成漏证时,亦有一定程度的阵发性,且可见到阵发时出现的酱油状血水,这也体现了有瘀滞的特点;色:在崩时虽出现红色,但亦夹有紫

黯色,漏证时虽见咖啡色,但或时夹有酱油色者,亦为瘀滞;质:在血崩时有大血块,漏证时亦有血块,同时夹有黏状物质,也属于瘀滞夹有湿浊的见证。经对量、色、质三方面情况的分析,可得出瘀滞夹湿的初步结论。经对头晕腰酸等全身症状的分析,可以归纳为:肝肾不足,气血亏虚,脾胃不和。鉴于全身症状上的虚证与妇科特征上的瘀滞夹湿相互矛盾,故需要通过月经病史、有关检查、以往治疗及病程演变等全面分析之。患者初潮偏迟,周期紊乱,说明其病源由来已渐,也由于初潮时期即有所失常,可见与肾有关,也即是说肾气欠盛,天癸不充,故先天的肾阴阳即有所不足,这是发生崩漏的最根本的原始因素,是以月经周期始终有所失常。再从病史来看,崩漏病史已有两年余,必然导致阴血亏耗,此即所谓失血性贫血,特别是血崩时,大量失血,其贫血乃是必然之事,营血耗伤之后也将导致气分的不足,气之与血有着互相生化、互相调节的作用。因而血之大耗,自然亦将导致气分的不足,气血亏虚亦将影响脾胃运化,且脾胃失和,不仅生化之源不足,而且脾土不强,土不制水,水湿内阻,下注冲任,且乘子宫之虚流注于胞宫之内,入于血分与瘀滞相交合,故而形成瘀滞夹湿。且通过有关检查,可以看到 BBT 呈单温相,结婚两年余未孕,且 B 超检查子宫略小。所有这些情况,均足以说明证属肾虚,而且是偏于阴虚,也即是癸水不足,不能形成阴阳消长转化的周期运动,特别是阴不转阳,有阴少阳,阳气微弱,不能温煦子宫,溶化子宫内膜,是以子宫内膜增厚,此瘀浊之所以形成也,且通过补气摄血、清热固经或者化瘀固经等方面的治疗不能获效。病程两年余,则病程也不算短,是以血去阴伤,故出现全身症状上的一系列肝肾不足、营阴亏损的明显证候。血瘀湿浊虽为出血的主要原因,然而肾虚冲任失固,血管脆弱,也是导致出血的间接原因。所以在治疗上用清利化瘀四草汤合加味失笑散获得控制出血的效果后,转入补肾调周,着重经后期补肾滋阴论治。

本例系育龄期崩漏,一般较为少见,因为崩漏患者大多见于青春期或围绝经期。崩漏者从月经病的角度而言,应该属于排卵障碍性异常子宫出血的范围。所以凡属于功能性崩漏者,既要重视出血的局部因素,即子宫内在的因素,内在的瘀结,但也要重视整体性因素,即脏腑间的功能及其相互联系之失常,这里肾是主要的,但又不能忽略心、肝、脾胃,因为子宫局部的瘀滞湿浊,实际上常是肾虚阴阳失衡,心、肝、脾胃功能失调而产生的病理产物。故而崩漏的治疗分为两个阶段,即控制出血与调理月经周期。在控制出血阶段时,要急则治标,标中顾本,举凡一切止血的方法均可选用,前人所谓"暴崩宜温宜涩"目的就在于止血。当出血有所缓和,也即是漏证时,前人又有"久漏宜清宜通"之说,目的在于通过清利疏通,排除子宫内的残剩瘀滞、瘀结、湿浊等物质,才能更好地止血,也就是我们临床上所说的"子宫在于藏泻,泻之尽,藏之固",反过来又可说"藏之固,泻之尽"。子宫出血看起来是藏之不固,实际上是泻之不尽,我们常见现代医学运用刮宫手段达到止血目的,即此理也。治疗上所用的四草汤合加味失笑散系我们的临床验方,可参阅夏桂成主编《实用妇科方剂学》。四草汤是四味草药,清热利湿,化瘀止血,加味失笑散是在失笑散的基础上加减而来的,两方相合用于治疗崩漏,特别是漏证,确实有一定效果,是以此患者服此方药得能较快地控制出血,进入补肾调周阶段。经后期的补肾滋阴,有时较之控制出血尤为不易,颇费周折,但安定患者心情后,按照阴长运动规律,燮理阴阳得当,能取得排卵成功的效果。

病案 2

杨某,女,16 岁,学生。

[**病历摘录**]患者崩漏以漏为主者年余,初经 13 岁,8～12/15～40～90 日,量或多或少,色紫红,有小血块,无痛经,末次月经于 1 年前来潮后,至今已 1 年 3 月余未净。平时带下不多,B 超探查,子宫偏小,余无异常。测量 BBT,示单温相,但低温相偏低,有时低于 36℃,且呈不规则的犬齿状。血查 E_2 低,T偏高,LH 偏高,FSH 偏低,PRL 亦略高。血常规示红细胞、血红蛋白低,白细胞亦低下,淋巴细胞略高,出凝血时间有所延长。现在症状,经漏已 1 年 3 个月未净,偶或量多,如经行不规则,但基本上呈经漏状,有时量少如淡咖啡色,有时色黯有小血块,腹不痛,头昏晕,腰腿酸软,心悸乏差,面色稍差,纳食有时

较差,面部痤疮,毛发较重,形体渐胖,脉象细弦带滑,舌质淡红,苔色黄白,中部腻厚。

[诊治经过]此患者漏证亦属于功能失调性子宫出血病证,也有倾向于多囊卵巢综合征的诊断。曾经用清热凉血止血法,如固经丸、二至地黄丸等,疗效欠佳,改用补气养血、健脾统血的方法,如归脾丸(汤)、补中益气汤,疗效亦不理想,再转用化瘀止血,如加味失笑散、逐瘀止血汤等,亦无效,再以养血调经止血的胶艾汤等,依然如此,家长不得不请西医诊治。先用较大剂量的雌激素,控制出血,然后经己烯雌酚、黄体酮的周期序贯疗法,用药期间崩漏控制,但停药后,崩漏如故。患者迫切要求止血,自行服用云南白药、三七粉、宫血宁止血片、血安、固经丸、白及粉、独一味藏药,以及其他一切有关的止血成药,投药无效。夏桂成经再三考虑,此女用尽止血方药,之所以无效者,良由发育欠佳所致,因此,从补肾助长发育论治,方取归芍地黄汤加入川续断、桑寄生、党参、白术、紫河车等品服之,不料出现腹胀、便溏、纳呆、舌苔黄白腻厚,转用香砂六君汤,加入六一散(包煎)10 g、白芍 10 g、佩兰 9 g、六曲 10 g、桑寄生 12 g等。服后腹胀便溏愈,但经漏依然,不得不在补肾养血的基础上,加入健脾和胃的方法,即归芍地黄汤合香砂六君汤,用丹参、赤芍、白芍、山药、山茱萸、熟地黄、牡丹皮、茯苓、煨木香、砂仁、党参、炒白术、陈皮、六曲、六一散等,待脾胃转佳后,再以二甲地黄汤加减,加入川续断、菟丝子、紫河车等品。前后服药 8 个月,才出现了月经周期,逐步控制了出血。

[按语]此为青春期崩漏案,且出血时间颇长,其出血以量少淋漓为主,量很少时呈淡咖啡色,一般出现紫黯色,有小血块,此从妇科特征分析,当属瘀滞,但量甚少时的色淡,可能有两种情况:一是矛盾未暴露,因量太少,其症状特别是经色不足为凭;二是有一定的辨证意义,属于阴血不足,或者气血虚弱,所以出现色淡。但从整个经量色质来看,应该从瘀滞论治。但临床上用化瘀止血,即取加味失笑散、逐瘀止血汤等治之而无效,可见此虽为瘀滞,但又非所能祛除之瘀滞也,因而出血期的原因虽与血瘀有关,但又与阴虚冲任胞脉的血液凝固差有关,是以《素问·阴阳别论篇》有云:"阴虚阳搏谓之崩。"整体功能上的阴虚阳搏,也涉及子宫局部出血,但为什么运用大量滋阴清热药未见效果,原因就在于此阴虚与先天肾虚天癸不充有关。是以患者初潮即月经周期素乱,有时也有出血之象,经期也超出了正常范围,即经期延长,故非短期所能图功。全身症状上所出现的肝肾不足,营血亏虚的症状,为崩漏日久所致,BBT 所示单温相者,亦系肾阴虚,阴长运动障碍,不能达到重阴必阳的转化,也即是现代医学所谓无排卵的功能不良,此也即是月经病崩漏的特点。但 BBT 低温相又示不规则的犬齿状波动,此与该女学习紧张、睡眠较晚有关,亦说明在阴虚的前提下又出现心肝郁火的干扰,血查的 E_2 偏低和 PRL 偏高亦可以说明之,所虑患者阴虚日久,必及其阳,导致阳亦虚,在崩漏中所产生的子宫内血瘀一般均与阳虚有关。阳虚不仅导致子宫内腔的瘀浊,而且亦导致痰脂代谢的不良,因而患者形体渐胰,同时心肝火旺,上犯肺及皮毛,从而伴见面部痤疮及汗毛之较重。病情复杂,由来已渐,且来之于先天发育欠佳,故非止血法所能治愈,不得不从调补先天入手,置漏证于不顾,无奈气血不足,有时脾胃不良,故有时需从调脾胃为主,待脾胃健运后,转予滋养肾阴,前后达 1 年,才获得控制出血之效果,也才能达到逐步建立起月经周期。

此例为青春期崩漏,以漏证为主,时间很长,由于出血量很少,所以控制出血无效时,仍可以从缓则治本,如遇血崩之时,当以控制出血为主,急则治标,必要时可运用激素类药物止血,止血后再用中医药补肾治本。我们在临床上经常碰到青春期崩漏以漏为主的患者,曾记得 1995 年张姓之女,年龄 15 岁,12 岁来月经后,即患崩漏以漏为主的病证,3 年之内几乎都处于经漏时期,同此全身症状亦基本相同,所不同的是漏证出血时间更长,贫血更为明显,但肠胃功能较杨某为佳,形体清瘦,与杨某形体肥胖有所不同。在治疗上几乎一致,均是应用凉血清热止血、补气摄血、化瘀止血、补肾滋阴类方药等,效果均不理想,用西药雌激素控制出血,然后运用乙黄周期序贯疗法调控月经周期,停药后经漏再次发作。余劝其父母曰:病属崩漏病中的漏证,出血很少,不必从止血论治,事实上止血也已无效,必须从根本上立法。但病源于先天发育不良,非短期所能图痊,必须长期治疗,许以一年,法从滋阴补肾,方取归芍地黄汤,服

2周后再稍稍着重补肾阳为主,用补天五子种玉汤,服2周后,再以调经方药,即在归芍地黄汤中加入香附、泽兰叶、五灵脂、益母草5～7剂后,再服半个月补阴方药、半个月补阳为主的方药,类乎周期序贯法,即周期节律诱导法。前后服药1年3个月,患者方才逐渐建立起月经周期,可见此类患者治疗的艰巨。在补肾之中常见脾胃欠佳,故又得兼调脾胃化痰湿等法参治之,是此案的特点。

病案3

程某,女,48岁,干部,已婚。

[病历摘录]患者崩漏以崩为主者两月余,初经14岁,7/30～40日,量一般,色红质稍黏,无痛经,平时带下或多,有时色黄白,质黏稠,有时有腥臭气。妇科检查:子宫较大,质地较硬,宫颈潮红,Ⅱ°糜烂。B超探查,示子宫肥大,内膜增厚。宫腔镜探查,未发现异常。BBT测量,示单温相,但低温相偏高呈不规则犬齿状。血查E_2低下,T亦呈低下,LH偏高,FSH亦偏高。血象检查:红细胞、血红蛋白亦呈低下,白细胞亦偏低,淋巴细胞略高,出凝血时间有所延长。现在症状:崩漏时多时少已两月余,最近3日内出血量多,呈阵发性,色红,有较大血块,腹不痛,头昏心慌,胸闷烦躁,夜寐甚差,小腹作胀,腰俞酸楚,面色㿠白,但又时见潮红,大便偏干,小便偏少,色黄,脉象弦细,舌苔黄白腻,舌边有紫瘀。

[诊治经过]此患者系属更年期功能失调性子宫出血。在治疗上先用凉血清热的固经丸、凉血地黄汤、丹栀逍遥散,出血虽有所减少,但偶尔又见增多,改用化瘀止血的方药,用逐瘀止血汤等,如黑当归、赤芍、白芍、益母草、川续断、马齿苋、花蕊石、茜草炭等,药后反致出血增多,不得不从西医治疗,用妇康片等较大剂量止血,血止后,减少剂量,但仍有漏红。因患者对妇康片等激素有反应,服后肝胆区不舒,胃脘胀闷,恶心呕吐,神疲乏力,故不得不逐渐停药,改用肾上腺色腙片、催产素等止血,孰料使用这类药物后,又见出血增多,淋漓不净,色红有血块,夏桂成再三考虑后,从滋阴清热合化瘀止血之法,复方图治,处方:炙龟甲(先煎)10 g,炒黄柏10 g,椿根白皮10 g,女贞子、墨旱莲各12 g,炒川续断12 g,炒五灵脂12 g,炒蒲黄(包煎)9 g,大黄炭6 g,大蓟、小蓟各12 g,党参15 g,陈皮6 g等。前后服药15剂,始能完全控制出血,血止之后,从调理心肝脾胃论治,用丹栀逍遥散、加味归脾汤或归芍六君汤,得能在近1年内未发作崩漏。

[按语]此为围绝经期崩漏病案。其出血时间虽不算太长,亦不算太短,但以血崩为主,其量多时呈阵发性,色红,有大血块,小腹胀滞。就妇科特征而言,仍然属于血瘀夹血热,就全身症状而言,应属于阴虚心肝火旺之证。妇科特征与全身症状有矛盾,即血瘀与阴虚的冲突,所以要结合月经病史、检查、治疗经过及病程演变等作全面分析。患者年龄已到绝经期,其肾气将衰,天癸将竭,是以月经已渐趋紊乱,此乃肾衰阴虚之必然,阴虚则阳气亦必虚弱,阳虚则不能溶解子宫内的瘀浊,是以致瘀,此其一;患者情绪不稳定时或烦躁忧郁,气机不畅,气郁则血滞,也是导致血瘀的因素,此其二。所以妇科特征上出现的血瘀证,还是较为主要的。但在治疗上运用活血化瘀的方药,为什么反而出血增多,我们具体分析,在活血化瘀以控制出血的一些方药中,如当归、益母草、马齿苋等药有着收缩子宫的作用,而围绝经期患者凡见子宫肥大、质地偏硬、宫缩不佳,用此化瘀缩宫方药,只能促进子宫的活动,而不能达到缩宫止血的目的,因而反致出血增多,所以对这类围绝经期患者,必须以滋阴养宫为主,佐以化瘀止血,取固经丸合加味失笑散治疗。前后服药15剂,取得了较好的止血效果。止血后,由于肾衰天癸竭的生理特点,补肾调周以恢复青春生理已不可能,故转从心肝脾胃论治,得到了控制出血后的疗效巩固。

此例为围绝经期功能性崩漏,且这种崩漏颇为常见,围绝经期崩漏不同于青春期崩漏者,除了心肝脾胃的症状较为明显外,主要的还在于子宫本身的特点。因为围绝经期时子宫已趋于衰退,子宫缺乏应有的癸水滋养,所以大多数患者可出现子宫肥大,质地较硬或硬的肌肉组织衰老松弛的变化,因而虽然子宫内有血瘀,特别是膜样性瘀浊内阻,其用药不同于青春期,尤其是对活血化瘀收缩子宫性药物,应该慎用。根据我们临床运用的体会,凡属阴虚血瘀,子宫质地较硬者,以固经丸合加味失笑散为宜,我们在近年来所摸索的新加固经汤,即龟甲、黄柏、牡蛎、炒川续断、椿根白皮、五灵脂、蒲黄炭、大黄炭、血余炭等较为合适。不过,根据我们长期临床实践,发现围绝经期崩漏也同样容易见到肾虚偏阴虚者,上则心肝火旺而见热象,下则肾阳虚,子宫瘀阻,因而运用此新加固经丸方药疗效不佳,可转用震灵丹。震灵丹也是化瘀止血的方药,但有温涩作用,一般来说温阳的药物,均有利于排除瘀浊,且崩漏中的血瘀,前人谓之"瘀结",非易排除。虽需化,还要固,且以固为主,此亦是治围绝经期崩漏的特点。

病案 4

庞某,女,49岁,大学教师。

[**病历摘录**]患者反复阴道出血2月余,量多如冲3日,呈阵发性,色红,有较大血块,腹不痛,伴头昏心慌,胸闷烦躁,夜寐甚差,小腹作胀,腰骶酸楚,面色㿠白,但又时见潮红,大便偏干,小便偏少,色黄,舌边有瘀点,舌苔黄白腻,脉弦细。患者初潮16岁,5/28～37日,量一般,色红质稠,无痛经,1-0-2-1。工具避孕。平时带下或多,色黄白相间,质黏稠。妇科检查发现子宫偏大,质地偏硬,余无异常。B超及宫腔镜检查未发现异常。血象检查:红细胞、血红蛋白低下,白细胞亦偏低,淋巴细胞略高,出凝血时间有所延长。既往有类似病史,常服妇康片止血,因出现氨基转移酶升高而停用,就诊前西医建议其诊刮,因有思想顾虑,未接受手术,前来就诊。

[**诊治经过**]初诊:患者年届七七,肝肾阴虚,瘀热交阻,冲任不固,发为崩漏。治拟补肾清肝,化瘀止血固冲,方用四草汤合加味失笑散加减。处方:鹿衔草30 g、马鞭草、益母草、茜草炭、牡丹皮、赤芍、大蓟、小蓟、五灵脂、蒲黄炭(包煎)、炒川续断、制香附各10 g,广木香9 g。7剂。

二诊:告知出血虽有所减少,但偶尔又见增多,诸症略有改善,改从滋阴清热合化瘀止血之法,方用固经丸合加味失笑散加减。处方:炙龟甲(先煎)、炒黄柏、椿根白皮、女贞子、墨旱莲、炒川续断、炒五灵脂、炒蒲黄(包煎)、大黄炭、大蓟、小蓟、党参各10 g,陈皮6 g。9剂。

三诊:阴道出血始净,但头昏心烦,夜寐易醒,纳少便溏,腰酸耳鸣,舌质偏红,苔薄腻,脉沉细弦,转从调理心肝脾论治,用加味归脾汤合滋肾清心汤加减。处方:钩藤(后下)15 g、山药、山茱萸、牡丹皮、茯苓、川续断、菟丝子各10 g,太子参15 g,炒白术10 g,广郁金10 g,合欢皮9 g,酸枣仁10 g,莲子心5 g。服药7剂后诸症明显改善,此后随症调理,再未发作。

[**按语**]患者系属围绝经期,情绪不稳定,烦躁忧郁、气机不畅也可导致血瘀。就妇科特征而言,属于血瘀夹血热,就全身症状而言,属于阴虚心肝火旺的崩漏患者,还必须以滋阴养宫为主,佐以化瘀止血,故用固经丸合加味失笑散治疗。崩漏控制后,除围绝经早期患者需运用调周法,恢复月经周期和排卵功能外,围绝经中晚期已不适用调周法,故转从心肝脾胃论治,重点在于调理脾胃与心肝。脾胃为后天之本,先天已衰,全赖水谷以滋养,故其固本复旧重在调脾胃;调心肝可以稳定心理,舒畅情怀,防止发作,巩固疗效。

围绝经期异常子宫出血,是因卵巢功能退化而发生的,正如前人所谓肾气衰、天癸竭过程中所发生的。围绝经期女性由于情志的波动较大,整体体质的下降,故在辨证中要注意心肝郁火偏多,脾胃虚弱者亦多见,而上热下寒者更为常见,瘀结成癥者亦较为多见,临证需注意兼夹证型。围绝经期崩漏疗程相对较短,止血后宜健脾补血,消除虚弱症状,少数需手术治疗或促使其绝经以防复发。本阶段需注意排除恶性病变。

十、老年复经

病案

朱某,女,70岁,退休工人。

[**病历摘录**]绝经20年,此次阴道流血12日,初经14岁,5～7/26～35日,量中,色紫红,有小血块,

有时有痛经。26 岁结婚,2－0－2－2,上节育环,46 岁时取出。有宫颈炎病史。患者自述于 12 日前突然腰酸腹痛,阴道少量流红,去某专科医院就诊。妇检未发现异常。宫颈刮片见到大量角化细胞,与年龄不符,未见癌细胞。B 超:子宫区血流丰富,盆腔血流丰富,子宫内膜增厚,子宫内膜癌不能除外,当日行诊断性刮宫,刮出内膜极少,1 周后病理诊断:宫内容少许黏液。诊刮术后两日阴道流血量多,色红有血块,腹痛,动员患者行剖腹探查术,患者拒绝,转来我院求诊。就诊时阴道流血 12 日未净,量又转少,色淡红,无血块,伴有胸闷烦躁,夜寐欠安,神疲少力,纳尚可。据述出血前带下量或多或少,色白质稀带黏,无阴痒,舌质偏红,苔腻,脉象弦细。

[**诊治经过**]老年复经,实际上是老年性崩漏,治疗重在止血。根据症状分析,证属肝经郁火,脾胃薄弱,湿热血瘀内阻,故治以清肝解郁,健脾化湿,加味归脾汤出入。归脾汤是心脾同治,补气养血,引血归脾,处方:党参 15～30 g,黄芪 15 g,炒白术 10 g,茯苓 12 g,炙远志 6 g,炒酸枣仁 9 g,广木香 9 g,陈皮 6 g。加味归脾汤者,即归脾汤基础上加入炒栀子、牡丹皮,今则加入鹿衔草 30 g,钩藤 15 g。另外再加入紫贝齿(先煎)10 g,大蓟、小蓟各 12 g,地榆炭 10 g。服药 14 剂,观察半个月,曾有少量咖啡色,再以加味归脾汤,加入蜀羊泉 12 g,地榆炭 10 g,大蓟、小蓟各 9 g。再服 12 剂,漏下咖啡色未见,随访 2 个月,未见阴道流红,嘱其定期复查。

[**按语**]绝经后出血,属中医学的“经断复来”,又属于老年复经。按经量的多或少而论,有时偏多、色红、有血块并伴腹痛,此属血热夹瘀;但出血量少时色淡红、无血块,此属气血虚,脾失统血之证。但从全身症状来分析,属于肾虚心肝郁火,但带下量多,色白,质或稀,无臭气,神疲乏力,此属心脾不足。因此妇科特征的血热夹瘀,与全身症状上的肾虚郁火脾弱不一致,需要根据病史、致病原因、有关检查而综合分析之。患者上环 10 余年,后因月经增多而取环,说明患者子宫容易出血,平时心情急躁,绝经后一度情怀不畅,以致心肝郁火,肝郁易克伐脾胃,这就是一般所谓的木克土的关系。如果脾胃之土较强,木郁克土,并不能形成病变,但如脾胃之土有所不足,则木克土的结果,必致脾胃虚弱,脾胃虚弱,不能运输水湿,水湿停留,形成湿浊,湿浊下注,流注于子宫冲任,与肝经郁火相合,形成子宫冲任之间的湿热,可致子宫出血。另一方面脾胃虚弱,气虚不司统摄,亦可致子宫出血,但以上者为主。再通过宫颈刮片、B 超探查、诊刮子宫内膜病检等得知,不仅有湿热的存在,而且还有血瘀的存在。血瘀的产生,在一定程度上与肝郁肾虚有关。所以在根本上是肾虚肝郁,在标证上以湿热血瘀为主,但老年肾虚者,乃先天已衰,且临床上还存在着脾虚症状,所以不得不以补脾益气为主,佐以清心肝利湿浊,故能获效也。血瘀者在补脾益气、清热利湿的治法中,虽不治亦在治中矣。

老年复经,实即老年期崩漏。在《傅青主女科》《女科经纶》《医宗金鉴·妇科心法要诀》等有关著作中均有经断复来的记载,而且指出其病因病机在于肝不藏血,脾不统血,或血热内盛,或正虚邪侵。在治疗上应遵循《河间六书》所说:“天癸既绝,乃属太阴经也。”对非器质性病变的经断复来,从后天脾胃论治,乃是抓住要领。但在控制出血方面,清心肝尤为要着。同时即使属于非器质性病变,但由于年龄的关系,在一定程度上仍然要加入一些抗恶变的药物,如蜀羊泉、地榆、紫草、白花蛇舌草等。其次稳定心理,怡情养性,使心肝气火平降,从而防止这类病变的复发。

十一、痛经

(一) 原发性膜样痛经

病案 1

张某,女,23 岁,工人。

[**病历摘录**]患者痛经已 10 年,病起于初潮后 10 个月,月经初潮 13 岁,6～7/30～37 日,量中,色红,有血块,有痛经史,未婚,平时带下不多,经间排卵期锦丝状带下亦偏少,B 超探查子宫略小,余未见

异常,形体丰腴,毛发浓密,面部多脂,有轻度痤疮。就诊时正值经前期,胸闷烦躁,乳房胀痛,小腹隐痛,据述其痛经发作于经行第1~第4日,经行第2日及第3日,血块多,大多为烂肉状(即内膜样)血块,出血亦多,腹痛最为剧烈,经行第4日,腹痛减轻,但仍有少量烂肉状血块,腰酸形寒,经行便溏,舌质黯红,苔薄白,脉象细弦。

[诊治经过]初诊:正值经前后期,根据经前期和行经期的症状反应,系属肾虚血瘀,且血瘀较为严重者,因为月经即将来潮,治疗偏向于行经期用药,亦是急则治标之意,理气活血,温经止痛,稍佐补肾助阳,方取痛经汤加减。处方:炒当归10 g,赤芍、白芍各10 g,炒牡丹皮、茯苓、延胡索、莪术各10 g,钩藤15 g,广木香9 g,肉桂(后下)5 g,川续断、益母草各15 g,杜仲9 g。7剂,行经期亦照服。

二诊:药后痛经大减,烂肉样血块减少变小。经净之后,嘱经间排卵期着重补肾助阳,调气活血,用我们的临床验方补肾促排卵汤,处方:当归、赤芍、白芍各10 g,山药、熟地黄、牡丹皮、茯苓、川续断、菟丝子、紫石英(先煎)各10 g,山茱萸6 g,紫河车6 g,五灵脂10 g,红花5 g。药服7~12剂后再从经期论治,服用原方,即我们临床上所常用的痛经汤加减,前后断续治疗半年,痛经基本控制。

[按语]按此患者的妇科特征分析。月经后期,量中偏多,色紫红,有较多较大血块,腹痛以第2日增剧,至第4日结束,其疼痛与血块有关,可见与瘀滞有关。因为后期,色紫红,有血块,应属于血瘀,但量多似与血瘀不相符。量多一般有三种情况:一是血热,但血热之月经量多,一般行经第1日经量即多,而此例则从第2或第3、第4日才开始多,且随着腹痛、血块而量多者,与之不太相符,可以排除;其次是气虚,但色、质不能支持,因此气虚者亦可排除;再次是血瘀,血瘀有两重性,一者可阻滞经血运行,促使月经后期量少,痛经等证,两者瘀阻伤络,或瘀结内阻,使血不得归经,可以出现月经过多、经期延长等病证。而且从质地上来说,不仅有血块,而是烂肉状血块,此属膜样瘀结,乃瘀结之重者,但全身症状上属于肾虚肝郁,与妇科特征上的血瘀不完全一致,不得不根据月经史分析,周期一贯落后,说明肾虚与先天发育有关。由此可以推知证属肾虚—肝郁—血瘀,血瘀属于膜样瘀结。膜样瘀结者,是血瘀与痰浊相结合,蕴结较深,非得癸水之阳不能溶解。故治疗上当着重在经间排卵期的补肾助阳,调理气血,以促发阳的盛长,才能达到较好地溶解子宫内膜的目的,此是治本之法。行经期活血化瘀,温阳止痛,虽是治标之法,但亦颇为重要。因按此论治,故能获效。

此例为膜样性痛经,亦属于功能性范围,但有其特点,故我们在《中医临床妇科学》中有专门章节列出膜样痛经,分别详细地论述,可参考之。实际上膜样痛经,在前人的有关著作也有所记载,如《叶氏女科证治》在"调经"中所描述的"经来成块如葱白色""经来臭如腐肉""经来如牛膜片""经来下肉胞"等,有如经血中排下的子宫内膜片,而且在治疗上,认为虚冷所致,需服温阳祛寒的药物,如续断、肉苁蓉、厚朴、当归、白芷、干姜、香附、川芎等品,以及十全大补汤温补等法。虽然前人缺乏微观检测手段,不能从深层次了解子宫内膜的周期性变化,但亦意识到脱落化解子宫内膜性的血瘀病变,要从温补温化等法治之。但是在肾阳或脾肾阳虚下所致的瘀结,常常涉及心肝气郁,或者正由于同时存在心肝气郁,才能促进加速和凝结成膜样瘀结。因而在膜样瘀结形成的原因和过程中,还要考虑心肝气郁。心肝气郁后,极易化火,故在膜样痛经中,常常可以见到郁火证型,或伴有郁火证型者。如郁火极为明显者,在治疗时必须要结合清火解郁,或在经前期,以清火解郁为主,获取最佳的效果。

病案2

蒋某,女,32岁,外企职员。

[病历摘录]患者经行腹痛18年,结婚5年,夫妇同居未孕。患者14岁初潮,5/28~32日,量多色红。初潮后半年即患痛经,疼痛剧烈,经行第3日有烂肉样大血块,排出后痛经缓解。平时带下不多,经间排卵期锦丝状带下亦偏少,结婚5年,痛经未改善。男方检查未见异常。女方妇科检查和B超示子宫略小,余未见异常。形体丰腴,毛发浓密,面部多脂,有轻度痤疮,服布洛芬不能缓解疼痛,曾用枸橼酸氯

米芬促排卵助孕无效。初诊时月经即将来潮,小腹隐痛,胸闷烦躁,乳房作胀,腰酸形寒,舌质黯红,苔薄白,脉细弦。

[诊治经过] 初诊:肾虚瘀浊阻滞胞宫,不通则痛,且宫寒不孕。初诊时正值经前后半期,根据经前期和行经期的症状反应,治疗偏向于行经期用药,亦是急则治标之意,予理气活血、温经止痛,稍佐补肾助阳,方取痛经汤合脱膜散加减。处方:炒当归、赤芍、白芍、炒牡丹皮、茯苓、延胡索、莪术各10 g,钩藤(后下)15 g,广木香9 g,肉桂(后下)5 g,川续断、益母草各15 g,杜仲9 g。10剂,行经期亦照服。

二诊:时经水乍净,告知药后痛经大减,烂肉样血块减少变小。目前头晕腰酸,大便溏薄,治疗用健脾补肾、利湿化浊的方法,以归芍地黄汤合参苓白术散加减。处方:丹参、赤芍、白芍、山药、山茱萸、牡丹皮、茯苓、川续断、桑寄生、太子参、炒白术、焦山楂各10 g,煨木香、荆芥各9 g,炮姜6 g。7剂。

三诊:服药7剂后腰酸减轻,大便转实,且出现少量锦丝状带下。考虑经间排卵期来临,当着重补肾助阳,调气活血,用补肾促排卵汤加减。处方:当归、赤芍、白芍、山药、熟地黄、牡丹皮、茯苓、川续断、菟丝子、鹿角片(先煎)各10 g,山茱萸9 g,紫河车(先煎)9 g,五灵脂10 g,红花9 g。7剂。

四诊:服药7剂后BBT升入高温相,乳胀轻微,额头痤疮不明显,略腰酸腹坠,按经前期论治,予温补肾阳,疏肝调经,佐以利湿,用毓麟珠合七制香附丸加减。处方:制香附、制苍术各10 g,广木香9 g,丹参、赤芍、白芍、山药、牡丹皮、茯苓、川续断、杜仲、鹿角片(先煎)、五灵脂、钩藤(后下)各10 g。10剂。经期仍服痛经汤加减至经净。经净后仍按经后期调理,着重经间排卵期论治,BBT高温相逐月好转。服药8个月后痛经基本控制,继续治疗5个月后受孕,遂转入补肾安胎治疗。2008年3月顺产一子。

[按语] 患者肾亏阳弱,温煦失司,血行迟滞,瘀阻胞宫,故经行腹痛,量多色红,有大血块,块下则痛减,出血亦减少;肾虚外府不荣,故腰背或腰骶酸楚;阴寒内盛,气机不畅,故小腹痛,胸闷乳胀;舌暗红,苔腻,脉细弦皆为肾虚瘀浊之象。故选用痛经汤合脱膜散加减,方中肉桂温经助阳;五灵脂化瘀止痛;三棱、莪术攻削逐瘀,是化瘀的峻药;川续断、杜仲温补肾气,强腰;钩藤、延胡索镇降行气,消滞止痛;牡丹皮、益母草活血化瘀调经。服此方后血块变小,且易排出,疼痛减轻,痛时缩短,乃用之有验。

膜样性痛经绝大多数属肾虚血瘀。肾虚者,阳虚也;血瘀者,实际上是由脂膜、瘀血、湿浊三者相合。本病多数为肾阳虚冲任子宫失运所致;少数系脾胃虚弱,瘀浊交结;个别由肝郁痰瘀凝结所致。临床见月经量多,有较多较大血块,腹痛必须等烂肉样血块排出后方结束,可见瘀滞蕴结较深,非癸水之阳不能溶解。本病治疗上分为两步:第一步,急则治标,即月经来潮时以化瘀脱膜为主,以脱膜散为主方,肾虚加补肾温阳的方药,脾胃虚弱合补中益气汤,肝经郁热合川楝子散。第二步,经间排卵期论治较逐瘀脱膜更为重要,是治本之法。肾阳偏虚的,以温补肾阳为主,可选用毓麟珠加调理气血的药物,用当归、赤芍、白芍、怀山药、牡丹皮、茯苓、川续断、菟丝子、鹿角片、山茱萸、紫石英、五灵脂、柴胡等,自经间期服药,至经前2~3日停药。脾胃虚弱者,以健脾补肾为主,可选用温土毓麟汤加调理气血之品,处方:党参、白术、巴戟天、茯苓、怀山药、神曲、覆盆子、五灵脂、陈皮等,经间期开始服药,至经行前3日停药。肝郁血瘀者,仍当以补肾调气血为主,但需加入丹栀逍遥散,服药时间同上。膜样性痛经系原发者必与发育有关,故疗程较长,常有反复发作的可能,因而必须坚持服药,稳定后再以膏丸剂巩固调之,如定坤丹、全鹿丸、人参鹿茸丸等适用于较长时间服用,但勿忘与补阴相结合,宜间断服用六味地黄丸,以达到阳生阴长、泉源不竭的目的。

(二)功能性痛经

病案1

钱某,女,30岁,职员。

[病历摘录] 患者痛经10余年,初经14岁,5/28±2日,量中,色红,有血块,有时少量烂肉状血块,经行第1~2日腹痛较剧,恶寒。结婚两年,夫妇同居,未避孕未生育。妇科检查未见异常发现。测量

BBT,示双温相,但高温相不稳定,呈不规则波浪状,总的示高温相偏低。经间期锦丝状带下一般,略偏少,持续2～3日。就诊时适值经前后半期,亦即月经来潮前2日,BBT高温所示10日,少腹隐隐作痛,胸闷烦躁,乳房作胀,腰俞酸楚,稍有恶寒,舌质淡红,苔腻,脉象细弦。

[诊治经过]初诊:就诊时适值月经来潮前2日,胸闷烦躁,乳胀,小腹疼痛,病属功能性痛经,治当补肾助阳,化瘀止痛,方取毓麟珠合痛经汤加减。处方:当归、牡丹皮、丹参、赤芍、川续断、紫石英(先煎)各10g,广木香、延胡索各12g,五灵脂、山楂、茯苓各9g,益母草15g。7剂。

二诊:服药3剂后,经行第1日疼痛有所减轻,第3日疼痛消失,5日经净,经净后按经后期论治,予以滋肾养阴,方取归芍地黄汤加味,处方:炒当归、赤芍、白芍、山药、熟地黄、牡丹皮、茯苓、川续断、桑寄生各10g,山茱萸6g,陈皮5g,女贞子12g,山楂9g,怀牛膝10g。7剂。

三诊:服药7剂,出现锦丝状带下,续按经间排卵期论治,即在上方中去桑寄生、陈皮、怀牛膝,加入菟丝子、紫石英(先煎)各10g,五灵脂12g,连服12剂。待经将行时,再予前毓麟珠合痛经汤加减,服5剂,痛经减轻,血块减少变小,5日净。净后仍按经后期调理,着重经间排卵期论治,BBT高温相较前为好,高温相亦较稳定,痛经期大大减轻,因而停药,转改为经间排卵期与经前期服药。前后服药5个月经周期,痛经基本稳定。

[按语]患者周期正常,唯经行量稍多,但有行而不畅之感,色紫红有较大较多之血块,腹痛剧烈,按此而论,显系血瘀为患,但全身症状上出现肾虚肝郁,与妇科特征上的血瘀相冲突,不得不通过月经史、病史及有关的检查进行全面的分析。患者月经史基本正常,而且痛经10余年,即来潮后5年内未有痛经疾患,说明月经史上正常,其发育亦必正常,但痛经10余年,病史亦较长,未发现器质性疾患,故仍属功能性病证。测量BBT,高温相欠稳定,由来已久,说明肾虚肝郁与血瘀存在着内部的关联,亦可以联系为肾虚(偏阳)—肝郁—血瘀,其血瘀的程度较之膜样瘀结为轻,肾虚由于先天发育因素稍差所致,后天损伤因素亦不明显,因而肾虚亦较轻,因为肾虚与血瘀有关,则肾虚必然偏阳,肾阳虚才是形成血瘀的主要方面。所以此病肾阳偏虚、血瘀内阻,致成痛经。

功能性痛经在临床上颇为多见,一般以未婚室女多见。而且原发性功能性痛经,一般从初经来潮后就发作。此例痛经有所不同,其一,30岁年龄才开始调治功能性痛经,说明疼痛并不剧烈;其二,初经来潮后5～6年才发作痛经,而且月经史等基本正常,说明虽属于原发性、功能性之痛经,但其程度及顽固性均不严重,是以此病在治疗2～3个月后,痛经即控制,进入调周法的系统治疗,促进其尽快孕育。

病案2

袁某,女,19岁,学生。

[病历摘录]经前经期小腹胀痛已6年。初潮12岁,3～5/30±1～2日,量一般,色质尚正常,平时带下或多,质稀,无臭气,据述初潮后年余,即患痛经。B超探查:子宫略小外,余未见异常。月经周期正常,或有时稍落后,经前期小腹即开始疼痛,胀甚于痛,行经第1日疼痛加剧,第2日即消失,经量中等偏少,色紫红,有小血块,疼痛时轻时重,每遇劳累或受凉后疼痛加剧,并伴有胸闷烦躁,恶心泛吐,有时鼻衄,平时头昏心悸,形体清瘦,脉象细弦,舌质较淡,苔色薄黄腻。

[诊治经过]初诊:适值经前期,也就是月经来潮前2～3日,出现了一系列血虚气滞的病证,但考虑到患者系属痛经病证,故用我们的临床验方痛经汤,以活血化瘀为主。服药后经量增多,鼻衄加重,疼痛虽有所减,但自觉头昏心慌,体虚乏力较为严重,经后期予以补气养血,八珍汤加减,处方:炒当归、白芍、熟地黄、党参、白术、茯苓各10g,炙甘草6g,合欢皮10g,枸杞子12g。

二诊:至下次经行之前时,不得不改用调肝汤合逍遥散,处方:炒当归、赤芍、白芍各10g,山药12g,山茱萸6g,阿胶(炖溶冲)10g,广木香9g,炒荆芥6g,炒川续断10g,制香附9g,钩藤15g,牡丹皮炭10g,延胡索10g。药服后疼痛基本控制,出血亦不多,以后按此论治,着重经前经期服补肾助阳方药,经后期气血并补,经 3 个月经周期的治疗,痛经基本痊愈。

[按语] 经量或多或少,色紫红,有小血块,按此妇科特征而论,当属气滞夹瘀,但应以气滞为主,经前期小腹胀痛,以胀为主者,完全反映了气滞的特点,全身症状上也出现了一系列肝郁气滞的症状,因此用痛经汤活血化瘀止痛的方药后,痛经虽有所减轻,但出血增多,体虚明显,可见药不对症,虽有微效,但副作用大,利少弊多,非其治也。故改用补肝肾、调肝郁、理气滞的方法,能获得成功。所以综合起来看,本病有两个特点:其一是虚实夹杂,既有阴血虚的一面,又有肝郁气滞的一面,联系起来,即阴血虚肝气滞,实际上也是本虚标实的病例,但病的重点在于肝,与一般本虚标实之肾虚血瘀者,在性质上不同;其二是经前经期均有疼痛的病证,一般痛经均在经行第 1 日或第 2 日疼痛较剧,而此例在经前期就发作者,亦意味着经前以气滞为主的特点,由于气滞有余,且又有阴血不足之内在因素,故易化火,所以出现一些化火的症状,如烦躁鼻衄等。加之经前期疼痛以胀为主,更证实这一点。治疗必须在辨证的前提下,才能获效。

本例属于原发性功能性痛经,一般均认为痛者不通,不通则痛,所以在治疗痛经时首先想到的是通经化瘀。因为通则不痛,这是痛经的一般治疗方法。但此例痛经,用一般治痛经的方法,即活血化瘀、温经止痛的痛经汤,治之而乏效,说明本例痛经与众不同,属于虚中有实,以虚为主的痛经,所以在治疗上必须要从扶正为主,养血理气止痛如《女科准绳》之八物汤,即四物汤加入木香、槟榔、延胡索、川楝子等药,亦是治疗血虚气滞的名方。如虚中夹实的痛经较剧者,亦应考虑本方的应用。

病案 3

苏某,女,20 岁,大学生,未婚。

[病历摘录] 患者经行腹痛 6 年余。月经 13 岁初潮,7/30～35 日,量中等,色暗红,病起于初潮后 1 年的经期淋雨后,至今已 6 年余。经行第 1～第 2 日腹痛较剧,夹有血块,但无烂肉状血块,温按痛减,伴畏寒肢冷,经期便溏。平时锦丝状带下一般,持续 2～3 日。B 超检查子宫附件未见异常。BBT 呈双温相,但高温相不稳定,呈不规则波浪状,且总体偏低。既往常用西药止痛,现慕名前来就诊。初诊时适值经前后半期,亦即月经来潮前 2 日,BBT 高温示第 10 日,少腹隐痛,胸闷烦躁,乳房作胀,腰骶酸楚,稍有恶寒,舌质淡红,苔薄腻,脉细弦。

[诊治经过] 初诊:患者证属肾虚瘀阻,不通则痛。初诊时用补肾助阳,化瘀止痛的方法,用毓麟珠合痛经汤加减。处方:当归、牡丹皮、丹参、赤芍、川续断、紫石英(先煎)各 10 g,广木香、延胡索各 12 g,五灵脂、山楂、茯苓各 9 g,益母草 15 g。8 剂。服药 3 剂后月经来潮,前方去紫石英。

二诊:继进 5 剂后就诊,告知经行第 1～第 2 日疼痛有所减轻,第 3 日疼痛消失,5 日经净。此时症见头昏腰酸,夜寐不沉,纳谷不馨,二便尚调,舌质黯红,苔薄白,脉细弦。拟滋肾养阴,佐以健脾和胃,用归芍地黄汤加味。处方:炒当归、赤芍、白芍、山药、山茱萸、熟地黄、女贞子、牡丹皮、茯苓、川续断、桑寄生、怀牛膝各 10 g,生山楂 9 g,陈皮 6 g。7 剂。

三诊:服药 7 剂后出现锦丝状带下,且右少腹胀痛隐隐,略有乳胀。夏桂成认为,此时是治疗痛经的关键时期,阴阳转化的顺利与否直接影响到痛经的治疗效果,用补肾促排卵汤加减。处方:炒当归、赤芍、白芍、山药、山茱萸、熟地黄、牡丹皮、茯苓、川续断、菟丝子、鹿角片(先煎)各 10 g,五灵脂 12 g,广木香 9 g。7 剂。

四诊:BBT 升入高温相 5 日,曲线较上月平稳,但乳胀腹坠,腰酸心烦,改用补肾助阳、疏肝调经的方法,以毓麟珠合越鞠丸加减。处方:炒当归、赤芍、白芍、山药、牡丹皮、茯苓、川续断、杜仲、五灵脂、鹿角片(先煎)、制香附、钩藤(后下)、生山楂各 10 g,广木香 9 g。9 剂。

五诊:服药 9 剂后月经来潮,痛经未作,以痛经汤加减,处方:钩藤(后下)15 g,牡丹皮、炒当归、赤芍、五灵脂、延胡索、川续断、莪术、益母草各 10 g,广木香 9 g,肉桂 6 g。服药 5 剂经净,告知此次月经经量中等,无血块,痛经未作。治疗 5 个月后痛经告愈。

[按语]原发性痛经肾阳不足是根本,故补肾调周是治本之法。而经间排卵期亦是治疗痛经的重要时期。加强排卵功能,恢复和提高阳长的功能和水平能推动血行,排除瘀浊,客观上可促进子宫等生殖器官的生长发育,提高癸水水平,从根本上治愈原发性痛经,是治本之道。经前期阳长时治疗很重要,宜养血补肾,扶助阳长,用毓麟珠合痛经汤加减,处方:当归、牡丹皮、丹参、赤芍、川续断、紫石英、广木香、延胡索、五灵脂、山楂等,经间排卵期亦是治疗本病的重要转折点,采用补肾促排卵汤,处方:当归、赤芍、白芍、山药、熟地黄、怀牛膝、牡丹皮、茯苓、川续断、菟丝子、紫河车、鹿角片、红花、肉苁蓉等。服药后只有 BBT 高温相处于稳定甚或高温相达到 12 日甚或 14 日,才能控制或减轻痛经。此外,由于原发性痛经患者以学生居多,服药时宜进行心理疏导,引导其注意经期卫生,避免饮冷着凉,才能达到较为理想的效果。

痛经临床虚少实多,多为"不通则痛"或"不荣则痛"。治疗以调理冲任气血为主,经期行气和血止痛治标,平时结合调肝、益肾、扶脾等调和气血,冲任流畅则无疼痛之忧。治疗时间一般需 3 个周期以上。经间排卵期是关键,经前期亦很重要。治疗原发性痛经的难点是尽快止痛,通常以关元、三阴交为主穴针灸,能迅速发挥理气调血通经的作用,可收到明显的止痛效果。深入探讨针灸包括外敷、穴位敷贴、膏药、药袋等治本之功,预防和减少复发是中医现代研究的重要课题之一。中药治疗原发性痛经的作用肯定,目前迫切需要研制既有显著镇痛作用又能彻底根除病因的中成药,为广大妇女解除病痛。

(三)子宫内膜异位性痛经

病案 1

陈某,女,36 岁,职员。

[病历摘录]经行腹痛 14 年,呈进行性加剧。初经 13 岁,5~7/25~30 日,量一般,色红,有血块,腹痛在经前期就开始,以胀痛为主,但属于一般性疼痛,至近 3 年来越痛越剧,26 岁结婚,1-0-1-1,上节育环,后又取出,3 年前人工流产后疼痛逐渐加剧。妇科检查,发现子宫增大,质地稍硬。B 超探查,示子宫肌腺瘤。

就诊时适值经前期,有头昏腰酸,胸闷烦躁,乳房稍有胀痛,夜寐欠佳,带下不多,小腹作胀,有时带下稍多,据述经行略有先期,经行第 2~第 3 日量较多,色紫红,有血块,较大较多,小腹疼痛剧烈,呈坠痛状,或有冷感,腰俞酸楚,脉象细弦,舌质偏红边紫等证。

[诊治经过]初诊:适值经前期,根据痛经剧烈,肛门作坠,时欲大便,畏寒、头痛、恶心、腰酸烦躁等证候,予以温肾化瘀、清肝宁心以止痛,方予内异止痛汤。处方:钩藤 15 g,紫贝齿(先煎)10 g,炒当归、赤芍、五灵脂、莪术各 12 g,延胡索 15 g,肉桂(后下)3 g。另外以全蝎粉 1.5 g,琥珀粉 3 g,分吞,经前 3 日开始服用,每日 1 剂,2 次分服。

二诊:药后经行腹痛有减,血块亦有所减少,此乃治标之法。经净之后,嘱测量 BBT,观察 BBT 高温相的变化,抓住经间排卵期论治,以补肾促排卵汤治之,处方:丹参、赤芍、白芍、山药、熟地黄、炒牡丹皮、茯苓各 10 g,川续断、菟丝子、鹿角片(先煎)各 12 g,五灵脂 10 g,红花 6 g,炒柴胡 5 g,生山楂 10 g。自排卵期开始服用,直至行经期停服,再加入石见穿,或广木香,或䗪虫等药物。前后治疗 3 个月经周期,主要是经前经期的治标方法,以及着重在经间排卵期的补肾调气血法的补肾促排卵汤,基本上控制了子宫内膜异位症的疼痛。

[按语]先从妇科特征上分析,周期稍先,经量较多,色紫红有血块,一般属于血瘀夹热,而全身症状上亦是属于肾虚肝郁,这样肾虚肝郁与血瘀夹热之间存在矛盾,分析的方法与前一样,通过月经史、病史、有关的检查作全面的分析。可以看出,血瘀夹热者与肝郁气滞有关,肾者肝之母也,肾不能养肝木,以致肝木不能条达,气郁乃成,本虚标实者,此也,所以在一般功能性痛经中,均存在着本虚标实的问题。

但此病例之标实,即主要的血瘀病患,有一个最大的特点,即是人流之后余瘀主要指膜样瘀浊内阻,而且瘀阻于子宫脉络之外,随着月经周期中阴阳消长转化而演变,即阴长而发展,阳长而溶解,所以子宫内膜异位症的血瘀,常与外界因素有关,而且瘀结于子宫脉络之外,成为一种较顽固的前人所谓之"血癥"病证,此与一般的痛经不同,有着具体的病灶,而且与整体的月经周期中阴阳消长转化有着重要的关联,不可忽视其整体的重要性。

子宫内膜异位性痛经的发病率,近年来有上升趋向,前人称之为"血癥",即癥瘕中的血癥,古人关于血癥的描述,与子宫内膜异位症完全一致。根据我们多年来的临床诊治体会,既然子宫内膜异位症与月经周期的阴阳消长转化有关,因此要治愈子宫内膜异位症,不仅要活血化瘀、消癥散结,而且要按照月经周期中四个阶段的特点进行调治,此即是我们所倡导的调周法,特别要重视经间排卵期后的补肾助阳法的治疗。只有通过提高阳长水平,才能较好地溶解子宫内膜性质的瘀浊。而且子宫之外的内膜瘀浊,必须达到完全溶解,才有可能被吸收,达到控制和消散的目的,相似于前人所谓的"养正则积自除"的意义。

病案 2

曾某,女,31 岁,工人。

[**病历摘录**] 继发性痛经,进行性加剧已 1 年。初经 12 岁,5～7/30±日,量一般,色质基本正常,无痛经史,26 岁结婚,夫妇同居未避孕但未孕育。平时带下不太多,经间排卵期锦丝状带下亦偏少。病始于 1995 年 7 月份人工流产后,因瘀浊留阻,恶露不绝,故遗留为病,俟后每于经前尤其是经行第 1 日,腹痛剧烈,经量减少,色红夹有血块,甚则夹有腐肉样血块。自述每次经行必服布洛芬 6 片或 8 片一次,以止疼痛。1996 年发现左侧附件包块,B 超探查:左侧附件 5.5 cm×4.2 cm 大小包块。于当年行左侧附件包块切除术,术后诊断为:左侧卵巢巧克力囊肿。术后 3 个月,痛经依然增剧,不得不服达那唑。服用 3 个月后,因肝功能不佳而停用,且痛经愈发加重,因而慕名来诊。

适值经前期,胸闷烦躁,乳房胀痛,腰俞酸楚,肢软乏力,背部怕冷,大便偏溏,腹胀矢气,脉象细弦,舌质黯红,苔白腻。

[**诊治经过**] 初诊:根据妇科特征与全身症状,可以归纳为肾阳偏虚,心肝气郁,且有化火之象,并夹有血瘀,治当补肾助阳、疏肝和胃,按经前期论治,方取健固汤合越鞠丸加减。处方:党参 15 g,炒白术 10 g,茯苓、炒山药、炒牡丹皮、川续断各 10 g,紫石英(先煎)15 g,制苍术、制香附各 9 g,五灵脂 10 g,煨木香 6 g,钩藤 12 g。7 剂。

二诊:上药服后,月经来潮,量少,色黯红,夹有血块,腹痛减轻,今日已呈隐隐作痛之状,此次未服止痛片,患者自述为痛经以来最为舒适的一次月经期,兹则经行第 3 日,舌质淡红,苔白,脉象弦细,仍从行经期论治,仍按急则治标,予以温经、散寒、化瘀通经,方取验方痛经汤加减。处方:钩藤 15 g,牡丹皮、炒当归、赤芍、白芍各 10 g,广木香 9 g,延胡索 12 g,五灵脂 10 g,川续断、杜仲、川牛膝各 10 g,艾叶 9 g,益母草 15 g。连服 5 剂,嘱经后服桂枝茯苓丸。

三诊:药后经已净,服药期间,经量增多,色转红,血块减少,经行 6 日净,经净之后,头昏腰酸,神疲乏力,心烦易怒,夜寐欠佳,口干咽燥,舌质淡红,苔色薄白,脉象细弦,从经后期论治,滋肾调肝,从阴血论治,佐以益气健脾,滋肾生肝饮合异功散治之。处方:丹参、赤芍、白芍、山药、熟地黄、牡丹皮、茯苓各 10 g,山茱萸 6 g,五味子 5 g,荆芥 6 g,太子参 15 g,甘草 6 g,川续断 12 g,连服 7 剂。

四诊:药后心烦头痛减轻,周期已进第 13 日,近日有锦丝状带下,即蛋清样呈拉丝状带较多,小腹坠胀,腰酸不适,有时感到少腹或小腹胀痛,脉象细弦,舌苔白腻。既已进入经间排卵期,就应以补肾调气血法论治之,方取验方补肾促排卵汤加减,处方:丹参、赤芍、白芍、山药、牡丹皮、茯苓各 10 g,山茱萸 6 g,炒柴胡 5 g 等。连服 7 剂,促使排卵顺利,BBT 高温相上升较快较好,高温相稳定,痛经基本得到控制。

[按语] 子宫内膜异位症,肾虚偏阳是其本,瘀结是其标,其病理机制亦如上案所析。所不同者,此病伴有脾气虚,瘀浊内结为癥瘕,即有卵巢囊肿,属于巧克力性质,瘀结的程度较重。但卵巢方面的囊肿并不疼痛,此疼痛者与其他与疼痛有关的病灶存在,以致此疾。

本例病证,亦属于子宫内膜异位症,既有癥瘕,又有痛经,所以在局部治疗上仍当化瘀消癥为主,在整体治疗上,按我们的补肾调周法,即序贯疗法,但由于此病兼有脾胃薄弱,心神不安。因此本例在具体应用调周法时,要结合健脾和胃,宁心安神,我们在上四诊中,实际上已显示了调周法的序贯运用,同时结合服用桂枝茯丸,每次5g,每日2次。除行经期停服外,其余时间均服用,调治4个月,痛经消失,行经期仅感小腹隐痛,不影响工作、生活。停药3个月后,月经50日未行,尿HCG检测为阳性,B超探查为早孕,次年足月分娩一女婴,俟后痛经未再发作。

病案3

孙某,女,32岁,职员。

[病历摘录] 未避孕1年余不孕,发现腹部包块1周。2008年8月22日B超检查发现右附件包块,大小49 mm×47 mm,泥沙样回声。CA199 57.51。诊断:巧克力囊肿。2008年9月27日行腹腔镜下右卵巢巧克力囊肿剥除术,术后病理诊断:符合子宫内膜囊肿。平素月经规律,5~6/37日,量、色无异常,无痛经,有性交痛。0-0-1-0。2008年10月23日复诊:末次月经2008年10月19日,腹腔镜术后第1次月经来潮,刻下:周期第5日,月经将净,大便质软,舌边齿痕,苔黄微腻,脉细小弦。

[诊治经过] 初诊:患者现腹腔镜术后第1次月经来潮,月经将净。归芍地黄汤加减,处方:生地黄6g,砂仁(后下)5g,赤芍10g,白芍10g,丹参10g,炒山药12g,陈皮10g,红花6g,炒白术10g,木馒头10g,鬼箭羽10g,路路通10g,甘草5g。6剂内服,同时予以保留灌肠。外用方:皂角刺30g,桂枝10g,败酱草30g,乳香15g,没药15g。

二诊(2008年10月30日):月经周期第12日,小腹胀,大便不成形,舌体胖大,苔黄腻,脉细。经间期,治拟益肾健脾活血促排卵。处方:丹参10g,山药10g,赤芍10g,川芎10g,红花10g,川续断12g,路路通15g,苍术12g,白术12g,法半夏10g,陈皮10g,石菖蒲10g,谷芽12g。3剂内服。

三诊(2008年11月3日):月经周期第15日,BBT高温相不稳定,小腹及双乳作胀,舌体胖大,苔腻,脉细。经前期,治拟益肾疏肝。处方:炒党参12g,川续断15g,鹿角霜15g,炒山药15g,路路通15g,炒白芍12g,苏木10g,炮姜5g,谷芽12g,麦芽12g,木馒头10g。调周治疗5个月后受孕,予以保胎治疗。

[按语] 患者就诊时,正值经后期,补肾调周法,即按月经周期进行调治,以归芍地黄汤加减,处方:丹参、赤芍、白芍、怀山药、山茱萸、熟地黄、牡丹皮、茯苓、牡蛎(先煎)、川续断、菟丝子等。由于子宫内膜异位症是血瘀成癥所致,因此,在滋阴养血的方药中常需加入红花、炒白术、木馒头、鬼箭羽、路路通等。经间排卵期以补肾调气血为主,可用补肾促排卵汤,处方:丹参、赤芍、白芍、怀山药、山茱萸、熟地黄、牡丹皮、茯苓、川续断、菟丝子、紫石英、五灵脂、红花、石见穿等,服药的剂数按"7、5、3"时数律。

中医药治疗子宫内膜异位症一般从"痛经""癥瘕"入手。近年来,随着刮宫、剖宫产及人工流产术的增加,本病的发病率持续上升。本病发病部位广泛,最常发生在卵巢,约占80%,子宫、子宫骶骨韧带、子宫直肠陷凹、乙状结肠的盆腔腹膜和直肠阴道隔等部位多呈散在性,早期较难诊断。中医治疗本病历来重视活血化瘀的方法,轻则以桃红四物汤加减,中则用琥珀散、莪术散,重则用抵当汤、大黄䗪虫丸。疼痛剧烈者,可加入制乳香、制没药、延胡索、琥珀粉;经行量多者,可加入三七粉、五灵脂、花蕊石、蒲黄;经行量少者,可加入川牛膝、泽兰叶、益母草等。根据我们对此病的长期实践观察,结合BBT曲线的变化使用补肾调周法,并加入一定的活血化瘀药物疗效较好。

十二、闭经

病案 1

陈某,女,21 岁,职员。

[**病历摘录**]患者闭经 2 年,用激素来潮后亦已 9 个月未行经,初经 12 岁,5/30±2 日,量一般,色质基本正常,未婚,3 年前就因高中学习紧张,压力颇重,心情忧郁而发病,始是月经后期量少,继则闭经。B 超探查:子宫偏小,余无异常。血查内分泌激素,E_2 低落,LH 升高,FSH 降低,余未见特殊变化。BBT 单温相,示不规则波动。闭经期曾经雌激素黄体激素序贯周期疗法 3 次。

现在症状:闭经 9 个月未潮,实际上应为 2 年多未潮,因用乙黄序贯疗法后来经 3 次,停药后 9 个月未潮,平时带下量少,腰酸乏力,心情抑郁,夜寐多梦,常易外感,形体清瘦,胸闷心烦,据述近 2 日来有带下稍多,小腹作胀,二便尚调,舌质淡红,苔薄,脉象细弦。

[**诊治经过**]初诊:就诊时有如上述,证属肾虚肝郁,既然见有带下增多,小腹胀坠者,故予益肾通经汤以调治之。处方:柏子仁、炒当归、赤芍、白芍、川牛膝、泽兰叶各 10 g,生茜草、五灵脂、熟地黄各 12 g,川续断、制香附各 9 g,广郁金 6 g,前后再加入合欢皮 10 g、女贞子 12 g、肉桂(后下)3 g、益母草 15 g。共服药 19 剂,月经始来潮。经量偏少,色淡红,无血块,3 日即净。经净之后,应用调周序贯疗法,同时加入心理诱导,即周期节律诱导法,经后期用滋肾生肝饮,经间期予以补肾促排卵汤,经前期予赵氏菟丝苁蓉散服之,行经期再以益肾通经汤,按 3 日、5 日的固有行经日期服用。按此周期节律调治,并加以心理诱导,前后服药 5 个月经周期,BBT 出现双温相变化,继续治疗 3 个月经周期而停药,月经基本上恢复到 30 日或 37 日的周期,BBT 亦出现明显的双温相,经间期亦有明显的锦丝状带下,病已基本上告痊,体质亦相应增强。

[**按语**]病始于学习紧张,压力颇重,心中忧急的情况下,此与心肝气郁有关,但气郁者又必及乎肾,致使肾阴癸水不足,患者所出现的腰酸带少、夜寐多梦、心烦等症状者,说明一系列心肾症状加上闭经者,乃子宫藏之太过,有藏无泻,客观上形成心(脑)肾—肝脾—子宫轴的失常,这也是心肝气郁致闭经的所在。本病证与心肝气郁有关,但治疗重点在于滋阴养肾,因本例病证与西医学中的下丘脑性闭经有关。下丘脑性闭经,分为功能性及器质性两大类。功能性障碍所致者,多为由精神神经因素引发的闭经,我们正是根据这一特点组成益肾通经汤的,就是把宁心补肾、调达子宫的药物组合在一起,故以柏子仁丸加入补肾调经,即通达子宫的药物中,实际上亦是促进转化运动的进行。行经期由阳转阴,益肾通经汤有着较好的促转化作用。因此不仅有利于子宫排泄经血,而且亦有利于排卵活动,因为排卵期由阴转阳,重阴转阳,排出卵子,这才是解决闭经中最为重要的问题。

闭经较之崩漏更为多见,内容尤多。西医学认为:闭经多属下丘脑—垂体—卵巢轴功能紊乱所致。西医经常采用激素序贯治疗,可以造成人工月经周期。需长期服用,会使外源性激素对下丘脑—垂体产生负反馈作用,一旦停药往往出现过度抑制现象,停药之后月经仍然不能如期而至。中医辨证则从整体观念出发,结合月经周期中的具体变化,调节肾阴阳间的相对性平衡及月经周期中的阴阳消长转化节律,促使月经周期恢复正常来潮达到治疗目的。我们所倡导的月周期节律诱导法治疗闭经,要求患者原有规律的月经周期,无器质性病变,闭经的时间并不过长,在 1～2 年,年龄不过大,一般不超过 35 岁者。在运用月周期节律诱导法时,医患必须相互合作,相互信任,具有坚强的恒心和毅力,经受反复多次的失败,才能获取效果。具体方法一是按月经周期中四期或五期服药,二是结合心理疏导。特别在转化期的节律活动时,更为重要。双方配合,始能有成。

病案 2

陈某,女,29 岁,工人。

[病历摘录]患者溢乳性闭经两年余。初经13岁,3~5/30~40日,量中,色质尚正常,或有小血块,无痛经。25岁结婚未孕育。妇科检查,子宫未见异常,余亦正常,闭经后复查,子宫略小。血查内分泌激素,雌激素低下,孕激素更低,催乳素>100 ng/mL。曾疑有垂体肿瘤,行颅骨X线摄片、蝶鞍区断层造影,均未发现垂体肿瘤。曾在某医院服用中药近半年,未有满意效果。不得不服溴隐亭,每日2次,每次1.25 mg,1~2周有胃肠道反应,拟停药来我院求治。嘱其测BBT,呈单温相,且有起伏波动。

现在症状:月经由后期、量少,逐渐转变为闭经,带下甚少,头昏腰酸,胸闷烦躁,夜寐甚差,口苦咽干,乳头溢乳,乳汁偏黄,质地较稀,或有脓汁样,挤之即溢,有时腹胀矢气,或便溏,脉象弦细,舌质淡红,苔黄腻。

[诊治经过]初诊:就诊时根据患者的临床表现,显然属于肾虚肝郁化火之象,同时又兼脾胃差,因此更应用滋阴养血,泄肝柔肝,方取新加抑乳散加减,处方:北沙参、山药、熟地黄、茯苓各10 g,山茱萸6 g,白芍12 g,炙甘草5 g,川楝子9 g,炒麦芽30 g,陈皮6 g,焦山楂10 g,枸杞子9 g。7剂。

二诊:药服7剂,烦热稍解,但出现腹胀便溏,神疲乏力,因此不得不转用滋肾生肝饮合香砂六君汤,处方:丹参、赤芍、白芍、山药、牡丹皮、茯苓、川续断、菟丝子各10 g,醋炒柴胡5 g,煨木香6 g,砂仁(后下)6 g,炒白术10 g,广陈皮6 g,太子参15 g,炒麦芽30 g。15剂。

三诊:大便之溏泄虽有好转,但溢乳依然,带下似有所增多,再次细询患者,以往曾服滋肾调肝药物不少,但未获效,服用溴隐亭,因有一定的胃肠道症状,而自动停服。经考虑再三,因其催乳素过高,不得不再次嘱服溴隐亭,剂量减少,仍当补肾调肝、健脾和胃以调治,方取滋肾生肝饮,加入健脾和胃助阳等法治之。处方:丹参、赤芍、白芍、山药、山茱萸、牡丹皮、茯苓各9 g,川续断、菟丝子各12 g,醋炒柴胡3 g,党参15 g,青皮、陈皮各6 g,广木香9 g,砂仁(后下)5 g,炒白术10 g,炒麦芽30 g,制半夏6 g。药后服溴隐亭之恶心泛吐未见,胃肠道反应基本消失,能坚持服用溴隐亭的小剂量,同时合用补肾调肝脾,兼以和胃的方法治疗,在此法上加减,加用紫河车6 g、五灵脂10 g、怀牛膝10 g、玫瑰花6 g。前后服药3个月经周期,月经来潮,测量BBT,由单温相出现双温相,再治3个月经周期,基本上痊愈。

[按语]闭经溢乳,在历来分析中主要着重在肝胃。肝者,肝经郁火,迫经血以化乳,又通乳汁以外溢,其次是胃气虚弱,不能固摄乳汁,以致乳汁外溢。此例患者从妇科特征乳汁外溢的量、色、质来看,量还是较多,色白带黄,质稀有黏,可见肝经郁热夹有胃虚气弱,两者皆有,但从性质上色黄来分析,又偏于肝郁化火,再从全身症状来看,所出现的一系列症状,同样反映出心肝郁火为主,兼有肾阴不足,在服用一贯煎加减的抑乳散后,出现腹胀便溏、矢气频作的脾胃虚弱现象,而且在服用溴隐亭后,亦出现恶心呕吐、脘腹作胀等反应,可见是证亦的确存在脾胃虚弱的一面。由于血查催乳素过高,不得不再服小剂量溴隐亭,同时应用中药补肾调肝、健脾和胃的方药,故能收到较好的效果。

闭经—溢乳综合征属于中医学中"乳泣"及"闭经"的范畴。《济阴纲目》中记载:"未产前,乳汁自出者,谓之乳泣。"根据前人所谓,乳头属肝,乳房属胃,经乳同源,俱为精血之所化,冲为血海,冲脉下起于胞宫,上连于乳房,胃气充养,肝气条达,冲脉之血下行胞中则为经水,上行乳房则化生乳汁,故有"上为乳汁,下为经血"之说,故在产后哺乳期间,阴血上溢为乳,月经停闭不行;断乳后阴血下注冲脉,溢而为经,则泌乳停止,此乃正常之生理。当溢乳出现于非产后、非哺乳期,并伴闭经者,乃阴血为病因所致应下注反上逆之故,逆上之因常见于肝郁化热、脾虚痰阻以及肾虚火旺等,使冲任失调,经血不能下达反上溢成乳。一般在临床上所见的闭经—溢乳综合征由于病程长,病情复杂,常常是肝郁化火,肾虚火旺,同时兼夹脾胃虚弱,两者合一者,但其中有所偏胜而已,或偏于肝经郁火者,或偏于肾虚火旺者,或偏于脾胃薄弱者,治疗着重柔肝泄肝,是主要的方面,即降低催乳素,所以其中白芍、甘草、麦芽等为主要药物,在不同证型中能加入之为最好,本例由于催乳素过高,故应合用溴隐亭以求佳效。

病案3

吴某,女,34岁,文员。

[病历摘录]继发性不孕 3 年伴闭经半年,烘热汗出,失眠 1 年余。初经 14 岁,4～5/28 日,量中等,色红,有小血块,无痛经。28 岁结婚,0-0-1-0。既往身体健康,无特殊病史。曾在外院查血 E_2 24 pg/mL,LH 50.1 mIU/mL,FSH 48 mIU/mL。

现在症状:患者 3 年前人流后迄今未孕。近 1 年多来月经紊乱,常 3～6 个月甚至 8～9 个月一潮,时有烘热出汗,失眠多梦,心烦心慌,耳鸣不已,足后跟痛等。纳谷尚可,二便自调,舌质红,苔薄,脉细弦。

[诊治经过]初诊:就诊时根据患者的临床表现,证属肾阴偏虚,癸水不足,转化欠利,按调周大法治疗,先从滋养心肾论治,方取坎离既济汤加减。处方:牡蛎(先煎)、钩藤(后下)各 15 g,生地黄、山药、酸枣仁各 12 g,怀牛膝、川续断、菟丝子、牡丹皮、茯苓各 10 g,山茱萸 9 g,五味子、莲子心各 5 g。伴纳谷不香,大便稀软,加党参 10 g,煨木香 9 g;潮热明显,加炙鳖甲(先煎)9 g,紫贝齿 15 g。7 剂。嘱患者测 BBT。

二诊:患者白带增多并出现锦丝状带下,遂从经间期论治。滋肾助阳,调气和血,方取补肾促排卵汤加减,处方:当归、赤芍、白芍、枸杞子、山药、牡丹皮、茯苓、川续断、菟丝子、紫石英、五灵脂各 10 g,山茱萸、煨木香各 9 g,钩藤(后下)12 g,莲子心 5 g。5 剂。

三诊:患者 BBT 上升,有高温相。随之按经前期治疗,滋肾助阳,清心化瘀,方取右归饮合钩藤汤加减,处方:熟地黄、赤芍、白芍、山药、牡丹皮、丹参、茯苓、川续断、紫石英、合欢皮、莲子心各 10 g,钩藤(后下)12 g。10 剂。

四诊:患者 BBT 高温相维持 10 日后月经来潮,行经期理气调经,方取越鞠丸合五味调经散加减,处方:制苍术、制香附、牡丹皮、山楂、丹参、赤芍、泽兰、五灵脂、益母草各 10 g,钩藤(后下)12 g。7 剂。

此后按调周法治疗,患者月经 25～45 日一潮,BBT 高温相维持在 9～12 日。治疗 1 年后受孕。现已足月生产一女孩。

[按语]本病属中医学"闭经"的范畴。人流手术损伤患者肾气肾精,肾阴不足,肝血亦虚,冲任亏损,故胞宫无血可下。正如《医学正传》所云:"月经全借肾水施化,肾水既乏,则经血日以干涸。"患者无子女,生活中压力较大,有心烦、失眠等心肝郁火症状。提示本病又与心有关,《素问·阴阳别论篇》云:"二阳之病发心脾,有不得隐曲,女子不月。"胞脉者,属心而络于胞中,今心气不得下降,胞脉闭塞,月事不来,古人称之为血枯闭经,说明肾衰心气不降乃其病机。夏桂成认为肾之阴阳处在一种运动状态中,与心火有着特别重要的关系。心肾相交,水火既济,才能保障肾阴阳的提高和正常运动。欲补肾者必先宁心,心神安定,则肾能充足,此即前人所谓的"静能生水",故在调周方中加入莲子心、合欢皮、炒酸枣仁等宁心安神之品,以保证在静的前提下较好地恢复肾阴。

此病案为"卵巢早衰",即 40 岁前过早绝经者,其病因不甚清楚,已有资料显示属染色体突变。FSH、LH 及其受体变异,代谢异常或药物作用,放射损伤,病毒感染,免疫性因素如自身免疫性卵巢炎等可能是本病的原因。另外,也有无任何原因的卵巢早衰。西医常用外源性激素治疗,虽有一定效果,但长期服用会使下丘脑—垂体产生负反馈作用,反而进一步引起内分泌失调,达不到治疗效果。调理月经周期法是夏桂成率先提出的一种系统的中药周期疗法。经后期滋阴养血,补肾填精,提高天癸水平,促进卵泡发育;经间期补肾助阳,调气和血,使气顺血动,促发排卵;经前期补肾助阳,健全黄体功能。同时,治疗疾病时要注意患者的精神心理变化,使心气下通,胞脉畅达,则月经有望恢复来潮。

病案 4

陈某,女,32 岁,工人。

[病历摘录]月经失调半年余,发现脑垂体微腺瘤 2 月余。患者近半年多来月经失调,常后期而至,且经量较前减少。2 个多月前在外院查 MRI 示:垂体内异常信号,考虑为垂体微腺瘤。初经 12 岁,7/

40 日,量中等,色红,夹血块,无痛经,平素无溢乳。结婚 3 年,未避孕 1 年余而未孕,BBT 双相不典型。月经周期第 3 日性激素水平:LH 3.56 mIU/mL,FSH 2.84 mIU/mL,PRL 48.97 ng/mL,E₂ 15.00 pg/L,T 0.24 ng/dl。

现在症状:现月经周期第 8 日,白带量少,小腹不痛,腰略酸,头痛不适,心烦不宁,夜寐欠安,下肢作胀,纳谷尚可,二便自调,舌质红,苔薄腻,脉细弦。

[诊治经过] 初诊:正值经后期,按照带下量少、腰酸头痛、心烦不宁、夜寐欠安进行分析,证属肾阴偏虚,心肝郁火,夹有痰浊。治疗从益肾调周着手。经后期滋阴养血,疏肝和胃,方取杞菊地黄汤合越鞠二陈汤加减。处方:枸杞子、山药、山茱萸、熟地黄、牡丹皮、茯苓、川续断、怀牛膝、广郁金、制苍术各 10 g,炒麦芽 30 g,甘草 5 g。7 剂。

二诊:患者服药后白带增多,出现拉丝状白带,按经间期论治,方取补肾促排卵汤加减。处方:丹参、赤芍、白芍、山药、山茱萸、牡丹皮、茯苓、川续断、菟丝子、紫石英、五灵脂、钩藤、合欢皮各 10 g。3 剂。

三诊:BBT 上升,转从健脾补肾、清肝宁心论治,方取健脾温肾汤合钩藤汤加减。处方:党参 15 g,钩藤(后下)12 g,炒白术、茯苓、山药、合欢皮、川续断、紫石英、赤芍、白芍、白蒺藜各 10 g,煨木香 9 g,莲子心 5 g,炒麦芽 30 g。治疗第 1 个月患者 BBT 上升 11 日后月经来潮,治疗第 2 个月患者即受孕,并足月产子,现已 4 岁。

[按语] 该患者血 PRL 升高,头部 MRI 示:垂体内异常信号影,考虑为垂体微腺瘤。BBT 无典型双相,且月经后期,量减少,临床属高催乳素血症,排卵障碍性不孕。辨证属肾阴偏虚,心肝郁火,夹有痰浊。阴不足则郁而化火,心肝气郁,气火上炎,心气不得下降,胞脉易于闭塞,故见月经后期,经量减少;肝经郁火,火扰心神,故头昏不适,心烦不宁,夜寐欠安;心肝气郁,肾阴癸水耗损,阴虚日久,阳亦不足,气血失和,不能输化水湿痰浊,故下肢肿胀。治疗从益肾养阴,疏肝调周着手,经后期着重补阴奠基,并在此基础上加入清肝宁心或疏肝和胃之品,如钩藤、白蒺藜、炒麦芽、苍术等,使肾阴充足,肝郁得抑。治疗当月,患者出现锦丝状白带,即转从经间排卵期治疗,用补肾促排卵汤加减,并加入钩藤、合欢皮等清肝宁心之品。治疗当月患者 BBT 即有双相,治疗第 2 个月患者妊娠,足月分娩,疗效显著。

高催乳素血症是下丘脑—垂体—性腺轴功能失调的疾病,普通人群的发病率为 0.4%,而生殖障碍女性的发病率高达 9%～17%,是引起月经紊乱(稀发或闭经)、溢乳、生殖功能下降甚至不孕的常见疾病。现代医学对这类检查到有垂体微腺瘤的患者,认为这是因为肿瘤压迫,使促性腺激素分泌减少所致。夏桂成认为,高催乳素血症排卵障碍的最大原因在于肾阴不足,癸水不充。水不足则精不熟也,故出现排卵障碍,治疗上益肾养阴、疏肝调周,以恢复正常月经周期。

十三、经行疼痛

(一) 经行头痛
病案 1

张某,女,34 岁,教师。

[病历摘录] 经行头痛 10 年,初经 16 岁,7/30～35 日,经量偏多,色红,有小血块,经行小腹隐痛,有时较明显。24 岁结婚,1-0-1-1,上节育环 5 年。平时带下或多。多次妇科检查:轻度宫颈炎外,余无异常。测量 BBT,双温相尚正常,有时高温相呈锯齿状。

现在症状:就诊时适值经前期,BBT 高温相 7 日,大便干结,胸闷烦躁,乳房时胀,乳头触痛,情绪易怒,据述行经第 1～第 2 日时头痛有时剧烈,以两太阳穴处为主,呈胀痛状,并伴恶心泛吐,大便干结,小便偏黄,脉象细弦,舌质淡红,苔薄黄。

[诊治经过] 初诊:正值经前期,按照月经周期稍后期,经量偏多,色红有血块的特点,进行分析,此

属肝经郁火、肾虚偏阴,清窍失和,因左右两侧头痛亦必与肝胆经郁火有关,故用补肾清肝、解郁和络法治之,方取毓麟珠、钩藤汤、丹栀逍遥散治之。处方:熟地黄、炒当归、赤芍、白芍、山药、牡丹皮、茯苓、川续断、菟丝子、紫石英(先煎)各 10 g,山茱萸 6 g,钩藤 15 g,白蒺藜 12 g,炒栀子 9 g,炒柴胡 5 g。5 剂。

二诊:药后月经来潮,头痛有所减轻,小腹隐痛,乳胀已释,烦躁胸闷犹存,舌质偏红,脉象细弦,带有滑象,按经期论治,清肝解郁,化瘀调经,方取钩藤汤、越鞠丸、加味失笑散治之,处方:钩藤 15 g,白蒺藜 12 g,合欢皮 10 g,茯苓 12 g,制苍术 10 g,制香附 9 g,苦丁茶 10 g,五灵脂 10 g,蒲黄(包煎)6 g,益母草 15 g,川续断 10 g。7 剂。

三诊:此次行经期服药后,头痛减轻,经行第 2～第 3 日的量亦有减少,经行 7 日即净,经净之后自觉头昏腰酸,夜寐较差,纳食亦有不佳之象,神疲少力,脉象细弦,舌质淡红,按经后期论治,滋阴息风,和胃健脾,方取杞菊地黄汤合异功散治之。处方:枸杞子 10 g,钩藤 15 g,山药、熟地黄、牡丹皮、茯苓、川续断、菟丝子各 10 g,广陈皮、山茱萸各 6 g,太子参 15 g,白术 10 g,夜交藤 15 g。7 剂。

至经前期再按上方即初诊时方,行经期仍用二诊时方服用,经后期服用三诊时方。因发现舌苔黄白根部腻,带下稍多色黄时,在前经后期方中加入败酱草、薏苡仁等品,另服抗宫炎片成药。如此调治 3 个月经周期,头痛已基本控制,经行小腹痛者亦愈,故嘱服成药以善后,用杞菊地黄丸合越鞠丸,平时服用,再服 2 个月经周期以巩固疗效。

[按语] 按照妇科特征上的月经周期稍落后,呈一贯性,量偏多,色红,有血块,血块者一般是小血块,偶或有大血块,当为血热夹气滞,简称为郁热证型。夹有血瘀,与全身症状相对照,全身症状上反映出肝经郁火,因而可以明确地辨证为肝经郁热。两侧太阳穴处,亦系肝胆经络之所在,经行头痛者,亦为郁火所致,所以在辨证上是毫无疑义的,应属于郁热,但是有两点必须深入分析。其一是病程过长,经行头痛 10 年,反复发作,时轻时重,过去亦请中西医诊治过,亦服过清肝解郁的中药,能有所减轻,但不久又发作,或者一个月轻、一个月重,此何故?我们认为可能与两个方面的原因有关:第一方面的原因,患者从事教学工作,因平时心情急躁、紧张、情志因素的不稳定所致;第二方面患者初经来潮后,一贯周期有所落后,且劳累过度后腰愈酸楚,行经期有时尚有烂肉状小血块,可见患者体禀肾虚,肾者肝之母也,母体不足,是以肝之不强,此亦反复发作的重要的内在的因素。故我们在治疗中始终抓住肾虚的本质因素。其二是在肾虚肝郁的情况下,必然会产生血瘀,且久病入络,不仅子宫有瘀血,而且清空之窍亦有一定量或少量的血瘀。故在治疗上亦当顾及。

经行头痛的病例较多,尤其在是年龄稍大或围绝经期妇女更为常见。此类患者亦以肝火与血瘀为多见。但是我们近年来还发现一种与痰湿有关的证型,亦即现代医学所谓之脑部血管水肿所致的头痛。而且这种痰湿型,亦常兼夹于肝经郁火或者血瘀证型之中,具有一定的顽固性。

病案 2

施某,女,32 岁,文员。

[病历摘录] 经前经期头痛 10 年。近 10 年来经前 1 周即感头痛,持续至月经来潮第 1～第 2 日,偶尔经后亦痛,以两侧太阳穴为主,伴腰骶酸楚。初经 14 岁,7/30 日,量一般,色红,无血块,无痛经。25 岁结婚,1 - 0 - 2 - 1,上节育环 2 年。

现在症状:就诊时正值月经周期第 22 日,头痛不适,心烦不宁,双乳亦痛,小腹不痛,腰不酸,纳谷尚可,二便自调,舌质淡,边有紫气,苔薄白,脉细弦。

[诊治经过] 初诊:正值经前期,按照头痛不适、心烦不宁、双乳亦痛、舌淡边有紫气、脉细弦等,辨证属肝肾不足,心肝郁火,夹有血瘀。按调周法治疗,从经前论治,滋肾助阳,疏肝清心,理气解郁,方取毓麟珠、逍遥散合钩藤汤加减。处方:丹参、赤芍、白芍、山药、牡丹皮、茯苓、川续断、五灵脂、钩藤(后下)、白蒺藜、合欢皮、川牛膝各 10 g,炒柴胡 6 g。7 剂。

二诊：患者头痛缓解，月经来潮 4 日，量一般，色红，无血块，头痛未作，小腹不痛，腰略酸，纳可便调。从经期经后论治，拟清肝解郁，化痰调经，方取钩藤汤合五味调经散，处方：钩藤（后下）、川牛膝、赤芍、白芍、牡丹皮、丹参、制香附、泽兰、五灵脂、山楂各 10 g，益母草 15 g，广陈皮 6 g。5 剂。

三诊：月经已净，带下量少，头痛缓解，舌质淡，苔薄白，脉细弦。治拟滋阴息风、疏肝和胃，方取杞菊地黄汤合越鞠丸。处方：枸杞子、山药、山茱萸、钩藤（后下）、牡丹皮、茯苓、川续断、桑寄生、川牛膝、制苍术、广郁金各 10 g，广陈皮 6 g。7 剂。

四诊：正值月经前期，患者头痛不显，小腹隐痛，面有褐斑，目眩色暗，腰酸绵绵，肠鸣辘辘，大便不实，舌红苔腻，脉细弦。治拟温肾健脾，清肝解郁。方取健脾温肾汤加减。处方：党参 15 g，炒白术、茯苓、山药、牡丹皮、川续断、白蒺藜、五灵脂、合欢皮各 10 g，紫石英 12 g，煨木香 9 g，钩藤（后下）15 g，佛手片 6 g。7 剂后患者月经来潮，头痛亦未发作。如此又调治两个月经周期，患者头痛得到控制。

[按语]患者经前、经期头痛即作，且痛以两侧太阳穴为主。太阳穴系足厥阴肝经和足少阳胆经的部位，与肝经郁火有关，经前冲脉气旺，肝气上逆，侵犯清窍而发头痛。全身症状方面，患者经前头痛不适，伴乳房胀痛，心烦不宁等，亦为肝经郁热所致；患者工作繁忙，平素性情急躁，经期腰酸较甚，可见其禀赋薄弱，肾气不足，肾阴偏虚，阴虚则肝郁；病已 10 年，久病入络，夹有气滞血瘀。综上所述，肾虚为头痛反复发作的根本原因。治疗方面，经前期补肾助阳为根本，兼以疏肝清心，理气解郁，方取毓麟珠、逍遥散合钩藤汤加减。服药 7 剂后重阴得至，阴充阳盛，故头痛缓解。月经来潮后按补肾调周法治疗，并加入清肝解郁之品，服药 2 个月经周期后病即痊愈。

经行头痛与内科头痛不同，其受月经影响，呈周期性发作，所以郁火、血瘀、痰湿等病理产物仅是局部现象，其整体必与心肾、子宫、冲任的功能失调有关，临证不仅要从局部病变考虑，更要从整体加以调治。头为诸阳之会，五脏六腑之气血皆上荣于头，且足厥阴肝经上巅络脑，冲任气血阴阳的变化均易致本病发生。

（二）经行身痛
病案

高某，女，45 岁，教师。

[病历摘录]患者近 2 年来，每于经前或经期左侧肢体疼痛，左腿抽搐，少腹作痛。初经 14 岁，5～7/30±7 日，量或多或少，色紫红，有血块，小腹或隐痛。28 岁结婚，1-0-2-1，上节育环 15 年。妇科检查：左侧轻度附件炎，余未见异常。平时带下或多。

就诊时适值月经来潮，量少，色紫黯，质黏腻，此次月经周期 35 日，经前经期左侧肢体疼痛，左腿抽搐，左侧少腹作痛，并伴有胸闷烦躁，乳房胀痛，夜寐较差，舌质边紫，苔薄白，脉象细弦。

[诊治经过]初诊：适值经行，根据所有病证，分析为肝郁气滞，脉络失和，因此采用疏肝解郁、和络止痛法，方取越鞠丸、泽兰叶汤、二藤舒筋丸等加减。处方：制苍术、制香附、炒牡丹皮、山楂、泽兰叶、赤芍、五灵脂各 10 g，天仙藤 15 g，络石藤 10 g，干地龙 10 g，广郁金 6 g。5 剂。

二诊：经行较畅，量较多，色红，有小血块，疼痛有减轻，经净之后，稍感头昏腰酸，胸闷心慌，夜寐仍差，脉舌如前，按经后期论治，以滋阴养血、疏肝和络法论治，方取滋肾生肝饮合二藤舒筋散加减，处方：当归、赤芍、白芍、山药、干地黄、牡丹皮、茯苓、桑寄生各 10 g，山茱萸 6 g，炒柴胡 5 g，络石藤、青风藤各 12 g，鸡血藤 15 g，白蒺藜 10 g。7 剂。

三诊：药服 7 剂，症状平平，头昏腰酸稍好，但少腹隐隐作痛，并有锦丝状即拉丝状样带下，可见月经周期已进入经间排卵期，因此治疗就应从经间排卵期论治，用补肾调气血，兼以疏肝和络，方取补肾促排卵汤加入疏肝和络的药物。处方：鸡血藤 15 g，赤芍、白芍、山药、熟地黄、牡丹皮、茯苓、川续断、菟丝子、紫石英（先煎）各 10 g，怀牛膝、天仙藤各 12 g，炙蜈蚣 5 g，红花 6 g，炒柴胡 5 g。服药 10 剂，至行经期再服前行经方。如此治疗 2 个月经周期,经行身痛,基本上得到控制,再服 2 个月经周期,其中加减入延胡索 10 g、钩藤 15 g、独活 6 g、醋炒青皮 6 g 等类药物,同时加服抗宫炎片,病遂告痊。

[按语] 经行身痛,就妇科特征来说,月经周期落后,经量有所偏少,色紫黯,质黏腻,有小血块,可见此乃气滞血瘀中偏于气滞者,结合全身症状的分析,也以肝郁气滞,脉络失和,而且此病的特点均以左侧的肢体少腹为主,即使是乳房胀痛也以左侧为明显。根据前人所论"左属血,右为气""左为肝,右为脾",可见此病与肝的关系极大。且患者病起于心情不畅,工作紧张,又进入围绝经期,肾气衰,天癸将竭,心肝之气郁者,更不易疏解。日久之后,气郁者入乎脉络,所谓久痛入络,肝郁气滞,则内不能协调肝脾,外则不能和谐营卫,脉络不畅,益发使气血不和,从而形成经行身痛,但肝郁日久不愈,势必与肾有关,或者正由于肾虚,以致肝郁气滞者,更不能疏解,故在治疗中,我们虽着重在疏肝解郁,和络止痛,但始终未忘补肾,同时做好心理疏导,能收到较好的效果。

本例为经行身痛,前医曾从风湿论治,未得显效。再从活血止痛,亦未进步。按前人所论,凡经行身痛不是血虚,就是血瘀,或者是风寒乘袭。正如宋《女科百问》中说"或外亏卫气之充养,内乏荣血之灌溉,气血不足,经候欲行,身体先痛也"。实际上经行身痛,来源于《金匮要略·血痹虚劳病脉证并治》血痹病,并制订出黄芪桂枝五物汤治疗此等病证。但后来的医家着重在风湿病证。至于肝郁气滞,血脉不和,脉络不畅,这一类型,尚属少见。但从我们的临床来看,亦常有所见,由于肝郁肾虚所致经络失和者,所以在治疗上既要治标,疏肝和络,又要治本,补肾调周,才能获取佳效。

(三) 经行乳房胀痛

病案 1

张某,女,36 岁,干部。

[病历摘录] 患者近两年来每于经前辄有乳房胀痛。初经 12 岁,3~5/26~35 日,量中偏少,色紫红,有血块,或有痛经,25 岁结婚,1-0-3-1,上节育环。妇科检查未见异常。测量 BBT,高温相欠稳定,低温相亦偏高。平时带下较多。

现在症状:就诊时正值经前期,乳房胀痛,乳头触痛,近半年来加剧,每于经前 7 日,有时甚则自经间排卵期开始乳房胀痛,有时月经过少时,行经期乳房胀痛不消失,胸闷烦躁,头昏头痛,有时腰酸,夜寐欠佳,口苦咽干,大便干结,小便黄少,舌质偏红,边有齿痕,脉象弦细。

[诊治经过] 初诊:正值经前期,根据乳房胀痛等一系列症状,此属肝郁化火之象,但经行量少,又当在清肝解郁方法中参入温阳调经之品,方取毓麟珠合丹栀逍遥散再合五香丸(汤)治之,处方:丹参、赤芍、白芍、山药、牡丹皮、茯苓、川续断、鹿角片(先煎)各 10 g,钩藤 15 g,炒柴胡、绿萼梅各 5 g,五灵脂、制香附各 9 g,川楝子 10 g。5 剂。

二诊:药服 5 剂,月经来潮,量不畅,色紫红,少腹隐痛,不得不转用疏肝调经,方取越鞠丸、五香丸、五味调经散治之,处方:制苍术、制香附、牡丹皮、丹参、赤芍、山楂、五灵脂、泽兰叶、川牛膝各 10 g,益母草 15 g,绿萼梅 5 g,延胡索 12 g,醋青皮 6 g。5 剂。

三诊:经净之后,隔 1 周,出现一定量的锦丝状带下,腰酸,少腹胀痛,胸闷心烦,睡眠较差,头昏头痛,脉象细弦,舌质偏红,仍当从经间排卵期论治,予以补肾促排卵汤,加入疏泄肝木之品。处方:炒当归、赤芍、白芍、山药、熟地黄、牡丹皮、茯苓各 10 g,川续断、菟丝子、鹿角片(先煎)各 12 g,五灵脂 9 g,绿萼梅 5 g,炒柴胡 5 g,白蒺藜 12 g,红花 5 g,炒栀子 6 g。经行时,再服越鞠丸、五香丸、五味调经散,如是反复使用,经间期再用上方。经治 3 个月经周期,经前乳房胀痛基本消失,继嘱服杞菊地黄丸、越鞠丸以善后。

[按语] 从妇科特征来分析,月经周期忽前忽后,经量偏少,色紫红,有小血块,此亦属于气滞血瘀,而以气滞为主,全身症状上也表现出气滞的证型,而且是一系列肝郁气滞的症状,在一定程度上肝郁气滞有化火的现象。而且患者自感乳房胀痛结块,但细扪之尚无核块,故在经行之后乳房乳头胀痛消失,乳

房柔软,并无结块之象。所以此病妇科特征与全身症状均属肝郁气滞,且有化火的现象,并无矛盾,辨证并不困难。但是从测量的 BBT 的曲线反应来看,高温相不稳定,低温相偏高,说明阴虚心肝火旺,且有肾虚的一面。再细察证候,亦有腰酸头晕等反应,说明的确有肾虚存在。因此,本病证,既有肝郁气滞,且将化火的主要方面,又有肾虚阴阳不足的一面,证情较为复杂。

经行乳房胀痛,在经前期综合征中颇为常见。它与乳癖的差异,就在于乳房有无结块,乳房有结块者,属于乳癖,乳房没有结块者,属于经行乳房胀痛,实际上应属于经前乳房胀痛。根据我们多年来的临床体会,辨治本病,疏肝解郁,或者清肝解郁,以调治肝郁为主者,非治本之道。治本者仍在于补肾调周,同时要测量 BBT,但也不能否定治肝的重要性,同时必须结合心理疏导,稳定情绪,放下思想包袱,避免紧张急躁忧郁等因素,才能获巩固性效果。

病案 2

曹某,女,36 岁,工人。

[**病历摘录**] 经前乳房胀痛 2 年余。初经 14 岁,周期 3/28 日,量偏少,色暗红,夹有血块,无明显痛经。近 2 年多来经前 1 周起即感乳房胀痛,时而延及经后,心烦易怒,夜寐欠安。25 岁结婚,1-0-1-1,现采取工具避孕。BBT 双相,高温相呈爬坡状。B 超示:盆腔子宫、附件未见异常,双乳腺结节状增生。

[**诊治经过**] 初诊:就诊时值经行第 4 日,量少将净,仍感双乳作胀,胸闷心烦,夜寐欠安,腰酸隐隐,胃脘不适,纳谷一般,二便自调,舌红,苔腻,脉细弦。辨证为肾阴偏虚,阳亦不足,心肝气郁夹有瘀血痰浊。现经将净,从经后期治疗,滋肾疏肝,健脾和胃,方取滋肾生肝饮合香砂六君子汤加减。处方:丹参、赤芍、白芍、山药、干地黄、怀牛膝、炒白术、川续断、牡丹皮各 10 g,山茱萸、广木香各 9 g,广陈皮、炒柴胡各 6 g。7 剂。

二诊:患者腰酸缓解,乳房胀痛消失,白带略增,有拉丝样白带,伴胃脘不适,夜寐欠安,纳可便调。从滋阴助阳、疏肝理气着手,方取补天种玉丹加减,处方:丹参、赤芍、白芍、山药、川续断、鹿角片、菟丝子、牡丹皮、茯苓、五灵脂各 10 g,山茱萸 9 g,佛手片、炒柴胡各 6 g,绿萼梅 5 g。7 剂。

三诊:患者服药后 BBT 上升,小腹不痛,腰略酸,双乳胀痛较以往减轻,夜尿偏多,大便难解,上方去佛手片、炒柴胡,加青皮 6 g、制香附 10 g、左牡蛎(先煎)15 g。10 剂。

四诊:患者月经来潮,量一般,色红,无血块。此次乳房胀痛明显缓解,但面生痤疮,纳可便调,夜寐欠安,舌红,苔腻,脉弦细。治拟疏肝调经,方取越鞠丸和通瘀煎加减,处方:当归、赤芍、制苍术、制香附、炒五灵脂、红花、川芎、川续断、川牛膝、桃仁各 10 g,益母草、炒龙胆草各 15 g。7 剂。如此按调周法治疗 4 月余,患者症状缓解。

[**按语**] 患者平素常感胸闷心烦,夜寐欠安等,加之生活工作压力较大,故心肝气郁,并有肝郁化火的表现。患者 BBT 双相,但高温相呈爬坡状,说明黄体功能不足,有肾阳偏虚的一面。从妇科特征看,患者月经偏少,色暗红,夹有血块,此为瘀滞。因此,本案虚实夹杂,既有肾虚阴阳不足的一面,又有心肝气郁的一面。故经净之后从经后期治疗,滋肾疏肝,健脾和胃,方取滋肾生肝饮合香砂六君子汤加减。患者服药后腰酸缓解,乳房胀痛消失,白带略增,有拉丝样白带,伴胃脘不适,夜寐欠安,纳可便调,转从滋阴助阳、疏肝理气着手,用补肾促排卵汤加佛手片、炒柴胡、绿萼梅等轻清疏解之品。药后 BBT 上升,小腹不痛,腰略酸,双乳胀痛较以往减轻,夜尿偏多,大便难解,此为经前期,故加青皮、制香附、左牡蛎等理气行滞,化瘀散结。月经期疏肝调经,用越鞠丸合通瘀煎加减,使经血排泄通畅。同时,给予患者适当的心理疏导,使其情绪平稳,配合治疗。如此治疗 4 个月,获效甚好。

经前乳痛证属经前期紧张综合征的范畴,本病的发生发展主要由肝郁所致。肝郁的形成有诸多的因素。其一,女性自身血少气多;其二,女性心理欠稳定;其三,肾为先天之本,肾阴不足则不能养肝而致肝郁,肾阳不足,气化无力,肝气不发,亦成肝郁;其四,脾胃虚弱,化源不足,肝之体阴不足,肝用不及,肝气易郁。夏桂成认为,治疗本病单纯用疏肝解郁或清肝解郁的方法,并非治本之道。治本应补肾调周,同时结合疏肝或清肝。

十四、经行狂躁

病案

张某,女,23岁,护士。

[病历摘录] 经行狂躁,经净即止,病来5个月。初经14岁,5～7/30±2～4日,量一般,色红,质稍黏,无痛经。22岁结婚,剖宫产1胎,于剖宫产后9日突发狂躁,住精神病院,用镇静剂控制后出院,嗣后每逢经行则狂躁发作,伴月经量少,甚则经量很少。每次发病,均须住院治疗,妇科检查未发现异常,测量BBT呈单温相,产后因病而未哺乳。就诊时:适值经后期,据述此次经行量极少,1日即净,下午即发癫狂,烦躁打人,目不识人,彻夜不眠,话多絮叨,拒绝饮食,大便干结,小便色黄,7日净后,平复如常人,但仍有烦躁寐差,痰涎偏甚,舌质淡红,苔黄白腻,脉象弦滑。

[诊治经过] 初诊:就诊时值经净之后,狂躁发作已趋平稳,但仍有余波,BBT示单温相,稍有起伏,按经后期论治,予以滋阴养血,清化痰热,安神和胃。杞菊地黄汤合黄连温胆汤治之。处方:枸杞子10g,钩藤15g,山药、干地黄、牡丹皮、茯苓、女贞子、泽泻各10g,山茱萸6g,黄连3g,陈胆星10g,炙远志、陈皮各6g。7剂。

二诊:药后,近2日出现锦丝状带下,伴有腰酸头昏,纳呆腹胀,苔腻,舌质淡红,脉象弦滑,当从经间排卵期论治,用补肾促排卵汤加入和胃化痰、安神等品治之,处方:丹参、赤芍、山药、牡丹皮、茯苓、川续断、菟丝子、紫石英(先煎)、五灵脂各10g,陈皮6g,陈胆星、山楂各12g,炙远志6g。10剂。

三诊:BBT上升呈高温相,但高温相波动较大,欠稳定,面红痤疮,口腻有痰,大便干燥,小便黄少,舌红苔腻。经将来潮,治疗十分重要,予以黄连温胆汤合血府逐瘀汤加减,处方:钩藤20g,陈胆星12g,制苍术、制香附、炒枳实各10g,川续断、桃仁、红花、丹参、赤芍、泽兰叶、川牛膝各9g,大黄6g。7剂。

四诊:药后月经来潮,此次行经,经量恢复正常,色红,无血块,5日净,狂躁未作,失眠亦瘥,大便偏溏,日行2次,口中腻痰亦少,转从经后期论治,予以健脾滋阴,奠定物质基础,方取参苓白术散。处方:太子参15g,炒白术、茯苓、山药、赤芍、白芍、炒牡丹皮各10g,山茱萸6g,煨木香9g,钩藤15g,陈皮6g,牡蛎(先煎)15g,寄生10g。服药7剂后,已有锦丝状带下,则仍用前补肾促排卵汤治之,至经行时,再服黄连温胆汤合血府逐瘀汤,去大黄、枳实等药,稍作加减。前后调治3个月经周期,经行狂躁痊愈。后追访6个月经周期,亦未见发作。

[按语] 根据妇科特征分析,量少色紫,此乃血瘀之证,再从全身症状而言,狂躁失眠,舌红苔腻者,痰火上蒙也,而痰火之所以上蒙,还在于血瘀,瘀瘀阻于子宫,冲任气血不得下行。子宫者,有胞脉胞络,上通于心,下系于肾,所以气血上升,扰动气火夹痰上蒙于心脑也。然而子宫内之血瘀,必得正常之阴阳消长转化,才能溶解,方能排出,所以此病的根本还在于阴阳失衡,病发于产后,更进一步证实肾虚阴阳失衡的根本所在。所以嘱令测量BBT,以观察肾阴癸水阴阳的变化,在调治3个月经周期后,不仅有效地控制了经行狂躁的发作,而且也较好地恢复了阴阳正常的消长转化,由BBT的单温相转变为双温相。病就告痊。

经行狂躁,临床上虽然较为少见,但亦有,此例患者因发作时的狂躁极为明显,用一般中药不能抑制狂躁,不得不住精神病院,用大剂量西药控制,控制之后由于自己未哺乳,隔2个月后,月经来潮,狂躁又发作,不得不住院用西药控制,以后每逢经行,辄发狂躁,狂躁发作,即住院用西药控制,从而出现经血量少,甚则极少,BBT呈单温相,故在发作时,着重从血瘀与痰火论治,以控制狂躁治其标。平时,主要在经间排卵期补肾促排卵,以恢复正常的较高水平的阴阳消长转化规律,乃治本之道。经过3个月经周期的调治,有效地控制了病证,并恢复了正常的月经周期,经过半年的停药观察,未见狂躁发作。

十五、绝经前后诸证

病案 1

杨某,女,55 岁,干部。

[病历摘录]绝经 5 年,烘热烦躁等 6 个月。初经 13 岁,5/30±5 日,量一般,色质基本正常,无痛经,50 岁绝经。26 岁结婚,1-0-2-1,上节育环 15 年取出,妇科、B 超检查均未见异常,平时带下不多。平素性情急躁多怒,嗜食辛辣,余无特殊爱好。就诊时烘热频发,有时伴出汗,胸闷烦躁,无故悲伤欲哭,夜寐多梦,自觉食管灼热,咽间如堵,常或恶心,纳谷尚少,两便自调,口苦咽干,舌质偏红,苔白腻,脉象细弦带数。

[诊治经过]初诊:根据烘热烦躁等症,病发于心,根源于肾,因此清心滋肾,方取我们的临床验方清心滋肾汤加减。处方:钩藤 15 g,牡丹皮 10 g,莲子心 5 g,黄连 3 g,广郁金 10 g,牡蛎(先煎)15 g,茯苓 10 g,陈皮 6 g,竹茹 10 g,太子参 15 g,碧玉散(包煎)10 g,合欢皮 10 g。7 剂。

二诊:症情减轻,唯咽喉堵塞,时欲嗳气,故于原方加入娑罗子 10 g,再服 7 剂,病情基本稳定,烘热亦基本解除,夜寐亦较好,食管灼热感亦基本消除,无故悲伤欲哭者,亦偶尔见之,烦躁寐差,以杞菊地黄丸(汤)合越鞠二陈汤。处方:枸杞子、山药、炒牡丹皮、茯苓、泽泻各 10 g,钩藤 15 g,牡蛎(先煎)20 g,广郁金 10 g,太子参 15 g,黄连 3 g,合欢皮 10 g,浮小麦(包煎)30 g。药服 2 周,病情稳定,症状基本消失,仍或有烦躁、寐差、容易激动等反应,继续以上方加减之,前后服药 2 个月,烘热等主要症状未见发作,病遂告痊。

[按语]患者 50 岁绝经。《素问·上古天真论篇》指出:"女子七七,天癸竭,任脉虚,故形坏而无子也。"所以绝经者就在于肾气衰,天癸竭。而此类患者所出现的症状而言,乃系心神心血症状,也就是心火上炎的反应。之所以形成心火上炎,从而导致心血、心神的症状,我们认为主要来之于两个方面:其一也是最为主要的是在于肾阴的不足,天癸之竭,肾阴不足,天癸竭者不能涵养心肝,因为心肾是交合的,心者离火也,肾者坎水也,心肾交合,坎离既济,今肾阴不足,癸水衰竭,不能滋养心中离火,是以心火上炎。其二是绝经或将要绝经时,子宫失于藏泻,尤其是泻之不足,故月经紊乱,或者不行其泻,泻之不及,月经闭绝,则反馈作用加强,冲脉之气上逆,必然犯乎心脑,以心脑之气有升少降或无降,自然出现气火上逆的现象,正由于有此两个方面的原因,故在更年期综合征中特别是本例病证中出现一系列阴虚火旺、心神失宁的证候。

一般方书论述本病时,着重在肾,所以以肾为主,区分为肾阴虚、肾阳虚、阴阳俱虚三大类型。也有人认为以肝肾为主,所出现的一系列症状,特别是情志方面的症状,责之于肝,认为肝火、郁火是此病的发病所在。而我们在长期的临床观察中,发现本病还是在于心(脑)肾—肝脾—子宫轴的失常,病根于肾,包括天癸之水在内,而病发于心,亦可包括肝,但以心为主。所出现的烘热出汗、烦躁失眠、忧郁、紧张、恐惧等症状无不与心有关,但亦与子宫的反馈机制失常有关。我们的临床验方滋肾清心汤,就是一张着重在清心、滋肾、调达子宫三个方面的方药,故临床上用之有验。本案属于更年期综合征的轻症,故用是方半个月后,病即基本痊愈,转用杞菊地黄丸合越鞠丸以善其后。

病案 2

许某,女,60 岁,退休教师。

[病历摘录]绝经 8 年,失眠 3 年。既往月经尚正常,有"高血压""浅表性胃炎"病史 20 年。近 3 年来夜寐欠安,或难以入睡,或易惊醒,伴四肢麻木,胸闷心慌,坐立不安,心烦易怒,纳谷欠香,口干不欲饮,舌质淡红,有紫气,苔腻,脉细弦。

[诊治经过] 结合患者症状及舌脉，辨证属肾阴不足于下，心肝郁火痰湿扰动于上，拟清心健脾，疏肝理气，化痰安神。方取清心滋肾汤、越鞠二陈汤合黄连温胆汤加减，处方：钩藤（后下）、青龙齿（先煎）、合欢皮、制苍术、广郁金、广陈皮、陈胆星、茯苓各 10 g，黄连、莲子心各 5 g，制半夏、炒荆芥各 6 g。以此方进退，服药 28 剂后，患者睡眠明显改善。

[按语] 患者年过半百，肾阴亏虚，不能涵养心肝，心肾水火失于交济，心火偏亢，上扰心神，因而夜寐欠安，或难以入睡，或易惊醒，伴坐立不安，心烦易怒；肾为先天之本，脾为后天之本，脾赖肾阳的温煦，先天之精靠后天水谷之精的滋养，肾阳不足，火不暖土，脾运失常，故产生痰浊郁火等，症见四肢麻木，胸闷心慌，纳谷欠香，口干不欲饮等。故治拟清心健脾、疏肝理气、化痰安神为治。

本病的根本虽在于肾，在于肾阴癸水的不足，但发病时主要在于心，包括肝在内，证属肾阴不足于下，心肝郁火痰湿于上，是以治心为主、清心安神为要，证候稳定后，再以滋肾为主，养阴为要。夏桂成多年摸索改进的清心滋肾汤清心滋肾，健脾和胃，正适合本病，临床疗效较好。

第二节　带下病

带下之病主要有带下过多、带下过少两类。兹分别介绍如下。

一、带下过多

病案 1

陶某，女，37 岁，农民。

[病历摘录] 患者带下量多，色白质稀已半年余。初经 14 岁，5～7/30±5 日，量一般，色质尚正常，无痛经，24 岁结婚，2-0-2-2，上节育环，妇科检查示轻度宫颈炎，余无异常。曾作带下检验未见异常。就诊时，带下量多，色白质稀，无臭气，面色浮黄，神疲乏力，饮食不香，腹胀矢气，大便偏溏，下肢水肿，或有腰酸，形体畏寒，劳累则带下更多，头昏心慌，舌质淡红，苔白腻，脉象缓弱。

[诊治经过] 初诊：就诊时根据带下的妇科特征与全身症状，认为属脾虚湿浊下注，故予健脾升阳、燥湿止带的完带汤加减治之，处方：党参 12 g，制苍术、制白术各 10 g，炒山药、茯苓各 10 g，陈皮、炙甘草、炒柴胡、荆芥各 6 g，车前子（包煎）9 g，煨木香 6 g，砂仁（后下）5 g，防风 9 g，炙黄芪 12 g。7 剂。

二诊：带下减少，但转黄色，大便已实，腹胀矢气亦好。予以前方去山药、砂仁、炙甘草，加入炒黄柏 6 g，白芍 10 g，败酱草 10 g，再服 7 剂。

三诊：适值月经来潮，经行不畅，量偏少，色紫黯，腹胀隐痛，大便又溏，脉象细濡，舌苔白腻，健脾调经，利湿化浊，方取木香六君汤、泽兰叶汤加减。处方：党参 15 g，制苍术、白术各 10 g，陈皮 6 g，茯苓 12 g，广木香 9 g，山楂 10 g，泽兰叶 12 g，薏苡仁 15 g，益母草 15 g，荆芥 6 g，赤芍 10 g，艾叶 6 g，乌药 6 g。药服 5 剂，经血畅行，5 日即净，经净之后，再予完带汤以巩固效果，带下遂痊。

[按语] 此病属带下过多，根据带下的妇科特征分析，量多、色白、质稀、无臭气，带下与月经一样，色质是辨别虚实的主要依据，色白、质稀显然属于虚证性带下，然则要确定是哪一脏、哪一经之虚，就必须通过全身症状，才能得到明确的诊断。从全身症状而言，很显然此属于脾虚。再了解患者的生活工作情况，患者系农村妇女，大忙劳倦过度，必然损伤脾胃之气。脾胃者，属于中土，职司运输和运化。运输者，运输水湿，所谓土能制水，即此意也。水湿不运，势必导致水湿下注，脾气亦形下陷，因而可致带下疾患。运化者，运化水谷之精华与浊液糟粕，所谓后天生化之源者，即此意也，生化之源不足，必然导致气血不足，因此出现气虚贫血诸证，从治疗的效果来看，完全证实了脾虚气弱，清阳之气不升，水湿下注的分析。

但这里有两个情况必须注意。其一是脾虚气血衰少,常与肝有关,所以《傅青主女科》在论述带下病的原因时指出"脾气之虚,肝气之郁,湿气之侵,热气之逼,安得不成带下之病哉"! 因此在调治脾虚时,务必要兼顾其肝;其二是湿浊久蕴,势必化热,是症故亦一度出现黄带。

带下过多,有炎症性与非炎症性的两大分类。但有时病情日久,有可能互相转化。本例虽有轻度的宫颈炎,尚不酿成过多的带下病证。因此本病例应归属于非炎症性带下。其发病原因在于劳累过度,加以平时营养不足,脾胃本虚,劳倦伤脾,以致脾虚气弱,再加上劳累,精神烦闷,故使脾虚者更虚,气陷湿注,从而形成带下病证。在治疗方面,除了健脾益气、升阳除湿之外,尚需加入疏肝固带之品,如炒芡实、五味子、莲须等品,以获取最佳的临床效果。

病案 2

郭某,女,38 岁,工人。

[病历摘录]带下量多半年。患者近半年白带量多,色白,质黏,时有小腹疼痛,有霉菌性阴道炎反复发作病史。B 超子宫附件无异常。月经正常,1-0-1-1,未上节育环。妇科检查:阴道通畅,分泌物量少,乳白色,白带呈颗粒状。左侧附件有压痛。清早大便偏稀溏,每日后半夜腹部肠鸣,时有腹痛,且易于颜面发红,夜寐不佳,舌质红,舌苔腻,脉细弦。

[诊治经过]来诊时正值经间排卵期,故采用健脾补肾促排卵汤加减,处方:党参 15 g,薏苡仁 20 g,炒白术、茯苓、炒川续断、杜仲、紫石英(先煎)、蛇床子、骨碎补、五灵脂 10 g,钩藤(后下)、赤芍、白芍各10 g,广木香 9 g,广陈皮、荆芥 6 g。12 剂。药后白带量减少,用补肾调周法,在健脾补肾的基础上加入土茯苓、薏苡仁、黄柏等利湿化浊之品,白带未再增多。

[按语]患者有阴道炎反复发作史,妇科检查左侧附件有压痛,临床辨证属脾肾阳虚,下焦湿浊为患,且兼心肝火旺,用党参、白术、茯苓、薏苡仁、川续断、杜仲等健脾补肾,紫石英、蛇床子温阳祛湿,燥湿止痒,骨碎补温阳固涩,钩藤清降心肝之火。健脾、温肾、燥湿三者兼顾,共奏良效。

带下过多的原因,主要与湿浊有关。正如《傅青主女科》在带下门中所说:"带下俱是湿证。"湿有内湿、外湿之别。内湿为脏腑功能失调所产生,其中脾、肾两脏尤为重要。脾者属于中土,有运化水湿的作用,为水液代谢的主要脏器之一。前人谓土能制水,脾土虚弱,不能运化水湿,湿浊内阻,下犯子宫、任带等,任带失约,从而形成带下。肾者属于下焦水脏,亦有分化水湿的作用,也是水液代谢的主要脏器。肾气不足,任带脉及子宫等亦将失于"藏""约",从而导致内湿带下。肝郁气滞,克伐脾胃,亦可致内湿。外湿指湿邪由下部乘虚而入侵,大多发生于经行产后子宫血室开放之际。

病案 3

孟某,女,30 岁,职员。

[病历摘录]带下色黄量多 2 年余,假丝酵母菌性阴道炎反复发作 1 年余。患者近 2 年来带下色黄量多,偶有小腹隐痛,伴腰酸,阴痒。外院检查白带常规发现假丝酵母菌,多次外用药治疗,经常复发。15 岁初潮,5/24 日,量多,夹有血块,无痛经。24 岁结婚,1-0-2-1,未避孕。

[诊治经过]初诊:就诊时正值经周第 10 日,本周期月经量多,无明显血块,无痛经,现带下色黄,量多,腰酸,二便调,易于失眠,舌红苔腻,脉细弦。辨为肾虚湿热下注,经后阴血不足,湿热为患较甚,按经后期论治,健脾补肾,清热利湿,以易黄汤加减。处方:山药、炒白术、怀牛膝、黄柏、芡实、赤芍、炒白术、川续断、桑寄生、骨碎补、土茯苓各 10 g,生薏苡仁 20 g。7 剂水煎分服。

二诊:患者诉白带颜色及阴痒好转,腰酸略减。已值经前期,白带量仍略多,大便偏稀,小腹仍偶有隐痛,治以健脾补肾,化湿固带,清热解毒,在健固汤加四妙丸的基础上加红藤、败酱草、丝瓜络等清热解毒通络之品。行经期在五味调经汤加越鞠丸的基础上注重活血化瘀排浊。1 个月后患者诉白带已经明显好转,量亦减少。经治疗半年,假丝酵母菌性阴道炎未发作,白带无异常。

[按语]本案属假丝酵母菌阴道炎反复发作,辨证属脾肾不足,湿浊下注,治疗当以健脾补肾、清热解毒为主。脾肾健旺则易于祛湿排浊,患者体质改善,假丝酵母菌失去了合适的生存环境,故能从根本上遏制其发作。

带下过多临床常见兼夹证型,即在带下的量、色、质、气味四者间存在冲突。如带下量多,色白夹黄,质稀夹黏,一般无臭气,偶或有之,此乃虚中夹实,常为脾肾虚夹湿热的证型。带下时多时少,色赤白相杂,质稀夹黏,或有臭气,此为实中夹虚,常是湿热夹气血虚或脾肾虚的证型。带下量多,色白夹黄,或赤白相杂,质清稀如水,无臭气,此为虚中夹虚,常是阴虚脾弱的证型。带下量多,色黄白或紫褐,质黏腻,有臭气,此为实中夹实,常是湿热夹血瘀的证型。这一类病症更需要与辨病相结合,排除顽固性炎症和肿瘤,以免贻误病情。

二、带下过少

病案

刁某,女,26岁,工人。

[病历摘录]月经后期,带下甚少,影响性生活十年余。初经14岁,3～5/35～50日,量一般,色质无异常,无痛经,24岁结婚,未避孕,夫妇同居未孕。妇科检查未见异常,B超探测子宫略小。测量BBT,低温相稍高,高温相偏低,有时不太明显,女性内分泌检查,雌激素低下。其述月经后期已有10余年,即初潮后至今月经落后,近年来更落后,有时甚至2～3个月一行,但所苦经后带下过少,时觉阴内干涩,影响性生活,有时头昏腰酸,月经量偏少,色红无血块,平时胸闷烦躁,性情欠稳定,夜寐多梦,脉象细弦,舌质偏红,苔薄黄。

[诊治经过]初诊:就诊时适值经后第1日,予以滋肾养阴,稍佐助阳,从调周法论治,方取左归饮加减,处方:熟地黄10 g,山药、女贞子、白芍、牡丹皮、茯苓各10 g,山茱萸6 g,怀牛膝、川续断、菟丝子、炒白术各10 g,砂仁(后下)5 g,六曲12 g。7剂。

二诊:带下有所增加,但尚未呈蛋清样,大便不实,有时泄泻,泻前腹痛,脉象细弦,舌质偏红,苔色黄白腻,原方再加疏肝健脾之品,即加入炒防风6 g,再服7剂。

三诊:药后大便转实,带下增多,呈锦丝状蛋清样,腰俞酸楚,舌脉如前,从经间排卵期论治,同时加入健脾理气。予补肾促排卵汤加减。处方:丹参、赤芍、白芍、山药、炒牡丹皮、茯苓、川续断、菟丝子各10 g,紫河车6 g,五灵脂10 g,炒白术10 g,砂仁(后下)5 g,荆芥6 g。

四诊:药后BBT上升呈高温相,进入经前期,经前期仍以补肾促排卵汤,原方去紫河车、炒白术、砂仁,加入鹿角霜9 g,制香附6 g,绿萼梅5 g。

至经行期,用疏肝调经的方药,而主要着重在经后期论治,仍用左归饮合香砂六君汤加减,待白带增多后出现锦丝状带下时,再予补肾促排卵汤治之。如此按调周法序贯调治,连用5个月经周期,基本上恢复了经后期的正常带下,月经周期也基本上得到恢复。

[按语]带下过少,虽然主要在于肾阴不足,癸水不充,但也有偏阳虚的、偏血瘀的、偏痰湿的不同。是症月经后期量少,头昏腰酸,形体清瘦,带下过少,阴道干涩,甚则影响性生活,显系肝肾阴虚,但在第一次服左归饮后,出现大便清薄,便前腹痛,腹胀,矢气频作,可见脾胃薄弱,肝脾失和。因此不得佐以健脾和胃、疏肝理气,即土中疏木,加入痛泻要方,即在左归饮中去熟地黄之滋腻,加入炒白术、炒防风、陈皮、砂仁等品,果然见效。但本病由来已久,并非本方药能如此之神效,实际上还得力于患者工作调动,心情舒畅,生活规律的帮助,故调治5个月经周期,始能康复。

带下过少,与月经后期量少相伴见。为什么以带下过少命名?因为月经后期量少是一贯的,患者感到痛苦的是带下过少,阴道干涩,既影响夫妻之间的性生活,又将影响生育,所以我们将以带下过少为其主要病证。一般来说,带下过少,主要是肾阴虚,癸水不足,在滋阴养水的方剂中,首选二甲地黄汤,因为二甲是血肉有情之品,对增加癸水有着重要的作用。但就我们临床所及,阴虚用滋阴养水,原是正治,但最好的方法应是阳中补阴,即是大补肝肾之阴的同时,务必要加入一定量的助阳药,如菟丝子、肉苁蓉,甚则淫羊藿等药。这就阴得阳助,则泉源不竭之意。同时在阴虚、癸水衰少的同时,常可兼夹肝郁,或者痰湿,或者血瘀,此例兼夹脾阳虚和肝郁,所以在治疗上不仅要滋阴兼以助阳,而且兼以疏肝健脾,故得良效。

第三节　妊　娠　病　案

妊娠方面的病证较多,我们选择了临床上常见的恶阻、先兆流产、胎萎不长、乳泣等病证的医案。

一、妊娠恶阻

病案

李某,女,26岁,干部。

[病历摘录] 妊娠74日,恶心剧吐42日。初经14岁,7/28～30日,量中,色黯红,无血块,有轻度痛经史,24岁结婚,0-0-2-0,平时带下一般,1988年行阑尾切除术,有青霉素过敏史。停经50日时,小便早孕试验阳性,妊娠60日,尿酮体试验"+"。

就诊时妊娠60余日,出现恶心呕吐,不思饮食,食入即吐,脘部胀满不适,吐出酸苦黄水,伴有头昏乏力,胸闷烦躁,夜寐欠安,大便艰行,小便黄少,时或有轻度腰骶酸楚,舌质淡红,苔黄腻,脉细弦滑。

[诊治经过] 初诊:就诊时因见恶心呕吐剧烈,不能进食,故当以抑肝和胃、降逆止吐为要法。方取我们的临床验方抑肝和胃饮加减。处方:紫苏叶5 g,黄连5 g,陈皮6 g,炒竹茹10 g,当归、白芍各10 g,佛手片6 g,钩藤12 g,茯苓、桑寄生各9 g,炒谷芽、麦芽各10 g,广木香6 g。5剂,同时给补液。

二诊:恶心呕吐有所好转,出现烦躁不已,口苦口干,脉象弦滑带数,舌苔由黄腻转为黄燥。故从原方去当归、佛手片,加入芦根10 g,北沙参12 g,再服7剂,同时每日补液1 000 mL到1 500 mL。前后服药半个月有余,恶心呕吐减轻,已能进食,尿酮体转为阴性,但其觉腰酸加重,小便频数,小腹胀坠,转用补肾养血,抑肝和胃,处方:炒当归、白芍各10 g,紫苏叶5 g,黄连3 g,陈皮6 g,炒竹茹9 g,炒谷芽10 g,炒川续断、寄生、杜仲各9 g,紫苏梗5 g,钩藤12 g。服药7剂,腰酸已减,继续服药,诸证渐平。药服至妊娠100日后始停药,足月分娩一男婴。

[按语] 此证妊娠恶心,呕吐频作,且吐出黄苦之水,可见此属肝胃不和之证型,再从全身症状来分析,更属肝经郁热、脾胃失和的病证。考妊娠恶阻,不外乎肝胃不和、脾胃不和、痰浊内阻,以及气阴两虚、积滞内阻等。但一般来说,应以肝胃不和、肝经郁热为主,所以本病证完全属于肝胃不和,故运用抑肝和胃饮加减治疗,在服用本方后,呕吐等症状得以好转。但是患者出现腰酸,考虑其病史中有过两次流产,其第二次流产是自然流产,必须见微知著,有流产的先兆现象。所以一旦恶阻平稳后,其先兆流产的症状就明显起。如不及时加以保胎的措施,有可能出现流产,在临床虽不多见,确也有之,不可不察。其次在妊娠恶阻病证中,还要注意伤津劫液,导致气阴两虚的问题。在妊娠恶阻的中后期,常有此病变,西医学应用补液方法,补充阴液,虽可缓解阴液的耗损,但毕竟火热内存,所以生津养胃,还是应该结合应用,才能收到更好的效果。

恶阻是妊娠早期的常见病证。一般以肝胃不和为其主要证型。我们所使用的抑肝和胃饮,一方面是从朱丹溪一味黄连(名为抑青丸而来),同时亦从黄连苏叶饮而来,临床上治疗肝胃不和,还是有较好的疗效,但在具体使用中,如呕吐剧烈者,尚需加入炙乌梅 3～5 g,生姜 3～5 片,制半夏 6 g。另外在服用中要采取少量频服的方法,必要时还可采用鼻饲的方法,尽可能地达到控制呕吐,我们在临床上还可加服左金丸数粒,以及中脘穴拔火罐,背部脾俞、胃俞的刮痧疗法等。

二、异位妊娠

病案

王某,女,29 岁,无业。

[病历摘录]患者停经 2 个月,阴道间断出血,伴腹痛。末次月经为 2008 年 5 月 3 日,量中,色暗红,无血块。停经 40 日时尿 HCG(+)。2008 年 7 月 1 日无明显诱因出现左下腹隐痛,呈间歇性,阴道少量流血。血中孕酮 15.93 ng/mL,β-HCG 260.7 mIU/mL。7 月 4 日血 β-HCG 168.6 mIU/mL,高度怀疑异位妊娠。2008 年 7 月 5 日 B 超示:① 子宫后方强回声包块。② 子宫后方少量积液。结合性激素及 B 超结果,拟诊为异位妊娠(左侧输卵管妊娠),建议行诊断性刮宫及后穹隆穿刺术,患者拒绝,要求中药保守治疗。现在症状,小腹隐痛,无晕厥,少量阴道流血,二便尚调,舌红苔薄黄,脉细滑。

[诊治经过]根据患者 HCG 下降、阴道出血情况及 B 超提示,予活血化瘀、消癥杀胚治疗,方用血府逐瘀汤加减治之,处方:丹参、赤芍、紫草、地龙、川牛膝、三棱、莪术、桃仁、苍术、川续断、生山楂各 10 g,蜈蚣 2 条。7 剂。

二诊(2008 年 7 月 15 日):患者诉阴道少量出血,无腹胀腰酸、肛门坠胀、恶心呕吐、恶寒发热,舌脉如前。B 超示:左侧附件区实质性包块。性激素三项示:E$_2$ 25 ng/mL,β-HCG 218.9 mIU/mL,P 1.35 ng/mL。继予原方 6 剂。

三诊(2008 年 7 月 21 日):患者无明显阴道出血,无明显腹胀腰酸,纳寐可,二便调。B 超示:左侧附件区实质性包块。性激素三项示:E$_2$ 13 ng/mL,β-HCG 33.2 mIU/mL,P 0.4 ng/mL。嘱患者继续服原方 14 剂。

四诊(2008 年 8 月 10 日):经净 2 日,无腹痛,舌红苔薄,脉细弦。血 β-HCG 3.2 mIU/mL。B 超示:左侧附件区实质性包块 2.2 cm×1.5 cm。嘱继服桂枝茯苓胶囊,每次 3 粒,每日 3 次。

[按语]根据患者 HCG 情况及 B 超提示,提示患者为左侧输卵管妊娠。患者阴道少许出血,附件存在包块,系血瘀少腹实证。故采用活血化瘀、消癥杀胚之法,方用血府逐瘀汤加减治之。其药方中丹参,药性苦、微寒;莪术,其药性辛、苦、性温,共奏活血调经、行气破血之效;赤芍其药性辛、温,归心、肝经,桃仁,性味苦、甘、平有小毒,归心、肝、大肠经,具有活血通络、活血祛瘀之效;牛膝引血下行;蜈蚣,具有攻毒散结的功效;紫草具有清热凉血、活血功效。二诊、三诊过程中根据患者血 HCG 值及 B 超做附件包块大小提示,继服血府逐瘀汤。然本方活血消癥效力较强,需中病即止,故四诊 HCG 降至正常后改用桂枝茯苓胶囊。

本例异位妊娠主要是血瘀少腹实证,治疗初以活血杀胚为主。辨证治疗中需动态观察,可以根据 HCG 水平的变化、附件包块的大小,结合阴道流血情况及舌苔脉象来判断疗效。组方用药时需注意攻下不宜过剧,中病即止,以免导致再次出血。HCG 逐渐下降提示杀胚治疗见效,如无阴道流血,可予桂枝茯苓胶囊继续化瘀消癥,以善其后。

三、滑胎

病案

韩某,女,30 岁,干部。

[病历摘录]结婚 5 年,已流产 3 次,月经后期,初经 14 岁,5～7/40～50 日,量中等,色红,有小血

块,有痛经史,25 岁结婚,明确的流产已 3 次。自述 3 次流产均在 50 日左右。妇科检查;未见异常,B 超探查亦未见异常。测量 BBT 不仅高温相延迟,而且呈缓慢上升,高温相欠稳定,迭经用黄体酮及小剂量雌激素周期治疗则愈。用黄体酮时则 BBT 高温相维持正常、停药则病情依然。第 2~第 3 胎曾用黄体酮保胎未能获效。

就诊时症状:月经后期,流产后月经更落后,2~3 个月一行,经前胸闷烦躁,乳房胀痛,口苦口干,夜寐较差,脉象细弦,舌质偏红,苔黄白腻,BBT 示高温相缓慢上升,延后上升,兹则上升高温相 7 日,有时低落欠稳定,据述经行量中偏少,色紫红,有小血块,平时头昏腰酸,大便干结等。

[诊治经过]初诊:就诊时值经前期,由于月经后期,有滑胎史,故从补肾调周,按经前期论治,右归饮合逍遥散治之,处方:炒当归、赤芍、白芍、山药、熟地黄、川续断、菟丝子、鹿角片(先煎)各 10 g,炒柴胡5 g,钩藤 15 g,绿萼梅 5 g,巴戟天 9 g,牡丹皮 10 g。5 剂。

二诊:月经来潮,仍苦乳胀,胸闷心烦,从疏肝调经论治,予以越鞠丸合五味调经散治之,处方:制苍术、制香附、牡丹皮、山楂、丹参、赤芍、泽兰叶、五灵脂各 10 g,川续断 12 g,益母草 15 g,艾叶 6 g,茯苓12 g。7 剂。

三诊:经净后,是治疗的重点时期,以归芍地黄汤合菟蓉散治之。处方:熟地黄 12 g,当归、白芍、茯苓、炒山药、川续断各 10 g,山茱萸、菟丝子各 8 g,肉苁蓉、巴戟天各 6 g。药服 20 剂,出现锦丝状带下,腰酸,不得不从经间排卵期论治,用补肾促排卵汤治之,药后 BBT 上升成高温相,此次上升较快,高温相后,从经前期及行经期治之,方药均同前,有时配合复方当归注射液,经治半年怀孕。孕后见有头昏腰酸,神疲乏力,脉细滑,舌质淡红,予养血补肾、益气健脾,方取寿胎丸合归脾汤加减,处方:菟丝子、炒川续断、杜仲、桑寄生各 10 g,阿胶(另炖冲)10 g,炒当归、白芍各 9 g,黄芪、党参、白术、茯苓各 12 g,紫苏梗6 g,炒黄芩 9 g。

四诊:前后服药月余,已进入孕后 70 日左右,出现烦热口渴,大便艰,小便黄,伴有黄带,舌质转红,脉象细滑数,不得不转从保阴煎论治。处方:山药、白芍各 10 g,炒黄柏、黄芩各 9 g,生地黄 12 g,炒川续断、桑寄生、茯苓各 12 g,苎麻根 15 g,钩藤 12 g 等加减。

五诊:前后又服 30 余剂,进入到孕 100 余日,又出现心烦、口渴、头痛、寐差等胎火偏旺的病症,再从保阴煎合钩藤汤加减,处方:生地黄、山药、黄芩各 10 g,黄连 5 g,炙橘皮 6 g,竹茹 9 g,钩藤 15 g,青龙齿(先煎)10 g,莲子心 3 g,白芍 10 g,桑寄生 12 g,泽泻 9 g,苎麻根 15 g。前后服药至妊娠 5 月余始停药,后足月产一男婴。

[按语]从患者所出现的月经病的妇科特征分析,后期、量偏少、色紫红、有血块,当属瘀滞为患,从全身症状上分析系属肾虚肝郁。联系起来分析,瘀滞者,气滞血瘀也,气滞与肝郁相关,所谓肝郁气滞也。月经周期越来越后,说明气滞逐渐加重,而且从病史、月经史来分析,其月经后期,自初潮后一贯如此,且此次月经后期者,与多次流产亦有关。由此可以看出,月经后期,实际上还有肾虚的因素,这样就可以看出,肾虚导致肝郁气滞,肝郁气滞导致血瘀,所以血瘀是次要的,肾虚是主要的,肾虚肝郁后,极易克伐脾胃之土,所以有时出现脾胃不足的现象。而且肾虚肝郁,肝郁加深后又容易化火,所以本病证在气郁明显的情况下化为火热,在我们补肾调周法的治疗下,很快得到了恢复,月经周期落后者,亦大大缩短。BBT 的双温相亦渐趋正常,故为保胎奠定了良好的基础。所以一旦怀孕后,我们立即采取脾肾同治的有力保胎措施,但由于怀孕后,始是胎气不足,故得脾肾双补后胎气渐旺,又出现肾阴偏虚、心肝火旺的状态,不得不从滋阴清热、调治心肝入手,故继则从保阴煎、钩藤汤加减而毕其功,完成了保胎的任务。

本滑胎病案,亦属于习惯性流产。此例以往第 2~第 3 胎,均用西药保胎,未获成功。后来我院咨询,我们嘱其先进行调治月经,孕后再予保胎。因其月经周期落后,在后两次流产后月经周期更加落后,故嘱测量 BBT,同时要求避孕,待功能恢复后才可怀孕。测量 BBT 证实黄体功能不健,外院用黄体酮治疗,我们嘱其用中医药调治,用补肾调周法前后系统地调治半年。月经周期、BBT 双温相基本上得到恢复,故嘱其受孕。孕后服用保胎药至 5 月半,在孕 8~9 月时曾有所不足,亦断续服用滋阴养血、清肝宁心、理气疏肝、利湿疏风等药,在服药过程中,配合心理疏导,安定心神。曾经疑及常服中药而影响胎儿智力及皮肤、头发等变化,我们均予以解释,始能安心服药,得能产一男婴,不仅智力、皮肤、头发未受影响,而且智力超群,身体健康,学习成绩优异。

四、试管婴儿保胎

病案

利某,女,36 岁,商业工作者,广州人。

[病历摘录]患者结婚 10 年未孕,曾经第一次试管婴儿未获成功,此次做试管婴儿后,又见腹痛漏红,故来我院求诊。初经 14 岁,6~7/30~50 日,量偏少,色暗红,有血块,腹隐痛,26 岁结婚,夫妇同居,未孕。妇科检查,未见异常。B 超探查,两侧卵巢较大,在当地医院诊断为"多囊卵巢综合征"。曾经于 1 年前在某医科大学附院行体外受精,胚胎移植术未获成功。就诊时,第 2 次体外受精胚胎移植术后第 8 日,近 2 日来阴道漏红,色虽淡红有时较鲜,无臭气,腰酸两少腹隐痛,形体肥胖,皮肤干糙,纳食尚可,夜寐时好时差,大小便尚正常,BBT 呈高温相,舌质淡红苔腻,脉象细滑,患者心情较为紧张。

[诊治经过]初诊:就诊时有鉴于胎漏见红,且少腹作痛,腰酸,舌苔腻厚者,予以养血补肾化痰固冲,寿胎丸合当归芍药散加减。处方:黑当归、白芍、山药、炒川续断、桑寄生、杜仲、菟丝子各 10 g,苎麻根、地榆炭各 15 g,山萸萸 6 g,炒子芩 9 g,茯苓 10 g,广陈皮 6 g。7 剂。

二诊:阴道漏红即止,心烦失眠,故在原方去山萸萸、黄芩、地榆炭,加入钩藤 15 g、炒酸枣仁 10 g。7 剂。

三诊:继则阴道又有所漏红,且胃脘作痛,口腻多痰,大便不实,口苦烦热,失眠,再予健脾补肾、清热化湿固冲等法治之,予以健脾补肾汤加减。处方:党参 10 g,炒白术 12 g,炒川续断、桑寄生各 10 g,陈皮 6 g,佩兰、广藿香各 10 g,炒香谷芽 15 g,黄连 3 g,茯苓 12 g,地榆炭 10 g,白芍 10 g,佛手片 5 g。

此方前后服用 20 剂,又出现恶心泛吐,乳房作胀,再从原方去佩兰、地榆炭,加入竹茹 10 g、广木香 6 g、紫苏梗 5 g。前后服药至孕 90 日,但始终苔腻,胃脘不舒,小腹隐痛,仍予香砂六君汤加减,即香砂六君子汤,加入炒川续断、桑寄生、省头草、白芍各 10 g,紫苏梗 6 g,有时由于心肝火旺,又当加入钩藤 15 g、黄连 5 g 等。前后服药到妊娠近 7 个月,停药返广州,足月分娩一女婴,体重 3.9 kg。

[按语]本病例原是月经后期、量少、色暗红、无血块,按妇科特征分析,当属虚证,从全身症状来分析,亦属于肾虚肝郁夹痰。患者曾检查过雌激素低下,前人亦曾有"月经后期而来老,阴不足也"。所以肾虚偏阴是根本,肝郁痰浊内阻也很重要,故见胸闷烦躁,形体肥胖,因而在一定程度上亦阻滞经血运行,经过体外受精,胚胎移植到子宫内后,虽然一面运用大剂量 HCG,但是肾虚、痰湿、瘀浊症状仍存在,在应用健脾益气、补肾养血、化痰燥湿之法后,又出现心肝气火偏旺,故从健脾补肾,化湿清热,兼以养血和络等法,前后治疗 6 月余始愈。

此例是试管婴儿保胎成功的例子。根据我们临床的体会,试管婴儿保胎成功,不仅在于健脾补肾,而且祛湿化浊、理气和络非常重要。此例在整个保胎过程中化湿除痰贯穿于始终,说明患者不仅原有痰湿者,而且在试管婴儿大剂量激素运用后,液体增加,痰湿形成,其次是血脉不和,亦有气滞血瘀之病患,是试管婴儿的特点。今后将提高这方面的防治措施,更好地提高保胎效果。

五、胎萎不长

病案

祁某,女,35 岁,干部。

[病历摘录]患者结婚5年不孕,经治已怀孕7个月,胎萎不长。初经15岁,5～7/30～40日,量中偏少,色紫红,有小血块,30岁结婚,夫妻同居,未避孕而未生育。妇科检查:未见异常。妊娠早期出现恶心呕吐,饮食阻隔,亦通过调治而愈。现在症状,孕29周,腹围偏小,某医院产前检查时近1个月宫高仅增长1 cm,伴有腰酸腹胀,纳呆恶心,夜寐时好时差,有时矢气,神疲乏力,两脉细滑带弦。

[诊治经过]初诊:根据患者胎长不利、腰酸腹胀、纳呆等从调理脾胃入手,方用归芍六君汤加减,处方:丹参、白芍、白术、茯苓各10 g,党参12 g,竹茹、陈皮各6 g,山楂、省头草、广木香各9 g,黄连3 g,炒川续断、桑寄生各10 g。7剂。

二诊:服7剂后腹胀矢气较好,腰酸亦轻,恶心呕吐者亦轻,原方加入炒香谷芽10 g。在服药之后,诸证有减,但是纳食仍不太馨,治疗还守原方进退,务必强健后天生化之源,因此在原方中仍当加入炒谷芽、省头草、川续断、桑寄生等品,前后服药30余剂,胃纳逐步转佳,胎儿发育亦转佳,足月生产一女婴,重3 kg。

[按语]患者素有月经不调,以致结婚5年未孕,平素自测BBT,低、高温相均不稳定,高温相上升延后,上升缓慢,送经补肾调周法治疗,逐渐恢复正常,但因纳欠、神疲口渴便艰,有时稍加不慎,脾胃不和,大便易溏,可见不仅先天肾虚阴阳失衡,而且后天脾胃之阴阳亦有所不足。妊娠怀孕之后,早期则恶阻发作,剧吐而不能进食,虽经调治至妊娠中期始愈,愈后稍有不慎,或情怀不舒,又可出现恶心泛吐之象,可见脾胃受到伤害,以致妊娠后期饮食甚少,后天水谷不旺,既不能培养母体之肝、脾、肾,以使诸脏不足者不得康复,体虚则气血运行不畅,不能濡养胚胎,以致胚胎发育欠佳,宫高不能符合正常生理要求,呈现胎萎不长之趋势。患者平时饮食不馨,纳食太少,营养不够,不能使胎儿正常发育,故调理后天,健运脾胃非常必要,佐以养血安胎、补肾固宫谨防早产,亦为重要。因此,我们选用归芍六君汤去半夏,加入化湿清热、补肾之品。前后治疗1月余,终于使脾胃康复,从而保证了胚胎的正常发育,我们认为患者脾阴胃阴均受损害,故恢复较为缓慢。

此例病案,属于宫内胎儿发育迟缓,亦即是中医学中的胎萎不长,但是妊娠后期所出现的胎萎不长较为少见,胎萎不长一般见于妊娠早中期。至于妊娠后期的宫内胎儿发育迟缓,显然是与母体的营养欠佳有关,即后天脾胃生化之源不足有关,但是在健脾和胃,以旺后天生化之源的同时,还必须适当地加强气血流动,促进新陈代谢,所以在一般健脾和胃方药中可加入丹参、当归、山楂、木香、紫苏梗等品,用意在于加强宫内的气血活动,促进子宫内的新陈代谢,以恢复宫内胎儿的正常生长和发育,故能获得满意的临床效果。

六、乳泣

病案

彭某,女,31岁,工人。

[病历摘录]患者妊娠26周,两乳头溢乳2周。初经14岁,5/30±5日,量一般,色质正常,无痛经。26岁结婚流产1次,此次是第2胎,B超探查,一切正常,平时带下尚可,有时黄白带下稍多。现在症状,溢乳2周,溢出乳量中等,色黄有时淡黄,质稍浓,心烦易怒,腰骶部及大腿部抽掣酸痛,大便干结,小便黄少,脉弦滑数,舌质偏红,苔色黄稍腻。

[诊治经过]根据妊娠期溢出乳汁的情况以及全身症状,系属阴虚肝旺,治当从滋阴益肾、养血清肝,方取归芍地黄丸合丹栀逍遥散治之。处方:干地黄、山药、牡丹皮、茯苓、泽泻、黑当归、白芍各10 g,炒栀子9 g,山茱萸6 g,钩藤15 g,醋炒柴胡5 g,炒麦芽30 g。药服7剂,乳泣即少,症状控制,稍有两腿酸痛,产前检查胎儿发育与妊娠月份相符,舌脉同前,原方进退。即归芍地黄汤合丹栀逍遥散原方去泽泻,加桑寄生10 g,牡蛎(先煎)15 g。再服7剂,乳泣消失,腰骶部及大腿部抽掣酸痛亦随之消失,病羔告痊。

[**按语**] 根据乳汁分泌的妇科特征分析,乳汁量多、色黄、质黏稠者,显系肝经郁火。结合全身症状,更加证明为肝经郁火的证候。但是,还必须注意到有无与之相矛盾的症状,以了解兼夹的其他因素。如腰骶部酸痛,虽在妊娠后期,亦为肾阴虚。小便偏少,舌苔黄腻,提示湿热内阻。这样,就可以确定为肾阴虚,肝经郁火,湿热内阻的证候。而迫乳汁外溢者,肝经郁火也,而肝经郁火所形成,又与肾阴偏虚有关,阴虚肝郁,稍久,则肝郁克伐脾胃,脾胃有所不足,则运输水湿的功能欠佳,则湿浊下注,得肝热相合则为湿热。但毕竟湿热是极为次要的,而阴虚肝热是主要的。所以在治疗上运用归芍地黄汤合丹栀逍遥散,取得较好的效果。归芍地黄汤合丹栀逍遥散,实际上是滋水清肝饮的方剂。

经乳同源,俱为精血所化。前人认为精血上为乳汁,下为月水,孕后精血凝聚以养胎元,本不应上化乳汁而外溢。之所以外溢者,原因在于肝经郁火与胃气虚弱,火热旺则乳外出,胃气虚则不能固乳,是以乳汁外出。一般来说乳泣一病多发生于妊娠中期,溢乳量的多少,对胎儿有一定的影响,一般来说量多且久,则影响较为明显,如溢乳量少,为时不长,则影响较小,但需依据具体情况而定。

七、妊娠咳嗽

病案

曹某,女,30 岁,教师。

[**病历摘录**] 患者孕 5 月余,咳嗽 10 多日。一年前曾自然流产 1 次,此次孕 40 日即来保胎治疗,服益肾健脾安胎剂近 2 个月。孕 92 日 B 超示:宫内胎儿成形,胎心胎动良好。孕 5 个月作咳嗽,在内科服药近半个月少效,遂来诊治。现在症状,咽痒作咳,入晚尤甚,痰少色清,质黏难咯,咳剧则胎动频繁,不能平卧,小便失禁,时有腹痛,夜寐欠佳,口干纳欠,舌红苔黄腻,脉弦。

[**诊治经过**] 根据患者咳嗽的症状及夜寐欠安,口干纳欠等症状分析,证属阴虚肺燥,痰火相壅。治拟清热安胎,肃肺止咳。方用马兜铃散方意加减治之,处方:南沙参、北沙参各 10 g,炒黄柏 9 g,炙知母、生甘草、炙桑白皮、川贝母各 6 g,青蛤壳(先煎)12 g,盐水炙五味子 5 g,甜杏仁 10 g,苎麻根 15 g 等。5 剂后咳嗽大减,再以原方加百合、麦冬各 6 g,经治半月告痊。

[**按语**] 患者咳嗽 10 余日,咽痒,痰少色清,质黏难咯,其病位在肺,证属燥,结合其夜寐欠佳、口干纳欠以及舌脉,辨证为阴虚肺燥证。咳剧时累及胞宫,则胎动频繁,不能平卧。患者孕 5 月余,加之既往流产史,治疗必须治病与安胎并举。此次患者虽孕 40 日即保胎治疗,B 超示胎儿成形、胎心胎动良好,但后期出现小便失禁的情况,此为肾气不固,故治疗上仍须补肾。方用马兜铃散方意加减,清热化痰,润肺止咳,滋肾安胎,辨证准确,拟方得当,故 5 剂即效,继续服用半个月以巩固疗效。

本例阴虚肺燥,痰火相壅,故以马兜铃散治疗,曾有记载之。因马兜铃药物毒性故未用,方中杏仁、浙贝母清热化痰,润肺止咳,肃降肺气;炙知母滋肾降火。复诊时因患者咳嗽大减,故减清肺化痰止咳之品,加百合、麦冬润肺养阴,补肾安胎。患者以往有流产史,故治病不忘安胎,母病愈则胎亦安。

八、妊娠小便不通

病案

李某,女,30 岁,无业。

[**病历摘录**] 妊娠 2 月余,小便不通。患者第 1 胎孕 70 余日,因妊娠小便不通,反复导尿,痛苦不堪而行人流术。此次第 2 胎孕 2 月余,小便不畅,小腹胀急,腰腿冷感,烦不得卧。各项常规检查均在正常范围之内。舌边齿印,苔薄根腻,脉沉细滑。

[**诊治经过**] 根据患者小便不通的特征及处于妊娠期的特殊性,判断患者证属肾阳偏虚,膀胱失煦,气化不利。治拟温肾助阳,化气利水,方用肾气丸加减。处方:肉桂(后下)、制附片(先煎)各 5 g,熟地

黄、山药、山茱萸、茯苓、泽泻、黄芪、白术、钩藤(后下)各 10 g,桔梗 6 g,甘草 3 g。服药 5 剂后小便渐畅,诸症亦缓,住院月余,坚持服药,病愈出院。孕 7 月后,妊娠小便不通之疾又作,自服前方 14 剂而愈。至孕 39 周顺产一女婴。

[按语] 根据患者腰腿冷感可见其肾阳不足,不能温煦膀胱以化气行水,胎压膀胱,故妊娠小便不畅;溺蓄膀胱,故小腹胀急,烦不得卧。妊娠小便不通的原因主要是妊娠中期以后增大的子宫和胎头将膀胱向上推移,此例患者两次怀孕早期即患此病,可见患者肾虚不足较著,更不可妄用通利之品,以免犯虚虚之戒,影响胎元。选方肾气丸加减方,温阳利水。患者素体虚弱,故停药后易复发,因辨证准确,拟方得当,故屡服屡效。

妊娠小便不通往往发生在妊娠的中晚期,此例患者早期即患本病,反复导尿,苦不堪言,第 1 胎即因此而告终。此次妊娠又作,辨证属肾阳不足,膀胱失煦,气化不利,以肾气丸加减。肾气丸温阳利尿,钩藤易牡丹皮之凉血而平肝宁心,加黄芪、白术补气升提,桔梗开宣肺气。诸药合用,收温补肾气、通利水道之功。

九、妊娠身痒

病案

张某,女,24 岁,无业。

[病历摘录] 患者孕 33 周余,孕检发现胆汁酸增高 10 日。皮肤瘙痒不甚,口干心烦,下半夜汗出,无肤黄尿黄,舌尖红苔薄白,脉细滑数。曾在外院服茵陈合剂 1 周,胆汁酸未降。

[诊治经过] 根据患者皮肤瘙痒不甚,口干心烦,下半夜汗出,无肤黄尿黄等症状,系心肝火旺,脾虚湿盛,拟滋阴清肝,健脾利湿,方用丹栀逍遥散加减治之。处方:钩藤(后下)15 g,炒栀子、牡丹皮、炒当归、白芍、生地黄、泽泻、茯苓、桑寄生、焦山楂各 10 g,醋柴胡 6 g,黄连 3 g。药服 7 剂后,生化指标均降至正常范围。

[按语] 根据患者的生化检查,皮肤瘙痒不甚,口干心烦,下半夜汗出,可见其偏于郁火,妊娠晚期阴虚血少,生风化燥,肌肤失养,故出现皮肤瘙痒不堪症状;血不养心,心神失养,心火偏旺,故出现口干心烦;夜间阴气当令,阴虚不能相应,故下半夜汗出明显;舌尖红,脉滑数均为火热之象。偏于郁火者,当以清肝为主,佐以利湿,故选用丹栀逍遥散加减清肝利湿,健脾养血。患者服用 7 剂后,症状好转,生化指标降至正常范围。

本案主要在于心肝之火偏旺,而湿热不甚,故茵陈蒿为主的方剂少效。治疗重在清肝胆之火,佐以健脾利湿,选丹栀逍遥散加减,并加入滋阴凉血之品。一味桑寄生体现了治病不忘安胎的整体观。

第四节 产 后 病 病 案

产后病证较多,我们选择临床极为常见的恶露不绝、产后汗证、产后身痛等几个病证的医案。

一、产后恶露不绝

病案 1

黄某,女,28 岁,城镇居民。

[病历摘录] 剖宫产加置环后,阴道流血 6 个月未绝。初经 14 岁,5～7/30±5 日,量一般,色质尚正常,24 岁结婚,足月产第 1 胎,因产程过长,故行剖宫产。平时白带较多,曾在某医院妇科检查为"附件

炎"。余无异常,曾服过生化汤类方药。患者6个月前剖宫产第1胎,同时置节育环于宫内,阴道流血2个月方净,净后1周又继续阴道流血,量少,色黯,质黏,迄今已历6个月。现有症状,阴道流血6个月未绝,少腹隐痛,口干心烦,头昏腰酸,神疲乏力,乳汁偏少,舌红苔腻,脉象细弦。

　　[诊治经过]初诊:因鉴于恶露不绝时间过长,量少色黯,质黏腻,少腹痛,腰俞酸楚等证,治当以滋养肾阴、清利化瘀等法治之,方取保阴煎加减。处方:生地黄、熟地黄、山药、炒黄柏、女贞子、墨旱莲各10g,白芍、炒川续断、大蓟、小蓟各12g,山茱萸6g,牡丹皮炭、荆芥炭各9g,钩藤15g,地榆炭10g。7剂。

　　二诊:仍有少量漏红,不得不在原方中去地榆炭,加五灵脂10g、炒蒲黄(包煎)9g、马鞭草15g。再服5剂,恶露基本干净,续服5剂,恶露全净,净后带下色白夹黄,质稀,胃脘胀闷,肠鸣矢气,舌质偏红,苔薄黄稍腻,脉象细弦。予以滋养肝肾、健脾和胃,方取滋肾生肝饮合异功散。处方:丹参、赤芍、白芍、山药、牡蛎(先煎)、川续断、桑寄生、菟丝子、牡丹皮、茯苓各10g,炒柴胡、山茱萸、广陈皮、广木香各6g,服药7剂,即停药。1个月后月经来潮,量偏多,在当地按二诊方服药,行经8日即净。

　　[按语]此例剖宫产又加置节育环后的恶露不绝。从恶露量少、色黯、质黏、无臭气来看,可见有瘀滞夹湿的一面,而且延续的时间6个月,可谓长矣。从全身症状而言,有肝肾不足、脾胃失和的病变。因此全身症状上的虚象与妇科特征的瘀滞夹湿,存在矛盾,不得不借用病史、各种检查治疗等有关资料进行全面的分析。在病史中患者有剖宫产史、上节育环史,剖宫产损伤子宫冲任而有少许血瘀是可以预料的,但损伤子宫冲任是主要的,再加置节育环于子宫内,因异物存在子宫之中,在一定程度上亦形成瘀滞,此瘀滞非真正的瘀滞也。故在B超以及妇科复查中,除有附件炎外,未见其他异常,可见虚证为主,其瘀滞者与置环及剖宫产的影响有关。在服用生化汤后,不仅未见效果,出血反而增加,故用张景岳保阴煎治之。以滋阴清热控制出血为主要,但服药后,恶露仍未干净,考虑再三,妇科特征上分析之瘀滞,仍然要考虑瘀滞夹湿的问题,故加入少量的失笑散、马鞭草后,能有效地控制出血。治疗从经后期着手,1个月后行经,病遂告痊。

　　关于产后恶露不绝,一般恶露在产后2、3周应该干净,如果恶露1个月未净,甚则超过1个月以上者,谓之恶露不绝,但剖宫产者,恶露会有所延长,同时置节育环者更会有所延长,但如1个月半,甚则2个月以上仍不净者,始为病证。本例有所特殊,所以在治疗上经过西药抗生素,并建议刮宫等,以及中医药生化汤、清利剂等治疗,未建寸功。因而我们根据妇科特征与全身症状,做出全面分析,从滋阴清热、补养肝肾、扶助正气入手,同时稍佐化瘀利湿,得能竟全功。

病案2

方某,女,23岁,职员。

　　[病历摘录]自然流产后阴道流血43日未净。初经15岁,5～7/37±日,量中,色红,有血块,夹有烂肉样血块,腹痛于经行1～2日,结婚6个月,未避孕。此次孕50日自然流产,未清宫。某医院B超探查,宫内未见异常,尿HCG(-),因患者畏惧刮宫,故来我院门诊。现有症状,自然流产后阴道流血多,色红,有块,曾掉下大血块,小腹疼痛,7日后减少,迄今43日未净,量少,色黯红,无血块,腹不痛,无臭气,腰俞酸楚,头昏口干,神疲乏力,大便偏干,小便偏黄,舌质偏红,苔薄白腻,脉象细弦。

　　[诊治经过]初诊:根据患者的全身情况及恶露的特征,从扶正化瘀论治,用助气补漏汤合失笑散加减,处方:生黄芪15g,党参、炒白术各10g,炒川续断、女贞子、墨旱莲、牡蛎(先煎)各15g,砂仁(后下)5g,紫草10g,炒五灵脂、大蓟、小蓟各12g,蒲黄炭(包煎)9g。5剂。

　　二诊:阴道流血仍未净,且有增多,如月经来潮之象,色红无血块,腹不痛,但腹胀便溏,脉象细滑,苔腻。予健脾理气,化瘀固经,香砂六君汤合加味失笑散治之。处方:党参、炒白术、茯苓各10g,煨木香6g,砂仁(后下)5g,广陈皮6g,炒川续断10g,炒五灵脂12g,蒲黄炭(包煎)9g,荆芥炭10g,蚤休10g,大蓟、小蓟各15g。再服5剂,恶露已净,大便已实,出现烦热口渴,脉象细弦,舌质转红,转从经后期论,予以二至地黄丸(汤)加入健脾化瘀之品治之。服药 7 剂,恶露不绝者已愈,嘱测量 BBT,转入调周法治疗。

[**按语**] 根据患者恶露量少、色黯红、质地稍黏、无血块而言,仍有瘀滞的现象,但全身症状亦有肝肾阴虚的证候,又有脾弱气虚的病变,故初用助气补漏汤后出现大便溏泄者,说明脾胃气虚尚占有一定的重要性,因此在初诊时所用助气补漏汤合用二至丸,二至丸滋阴清热,有一定的止血作用,但毕竟偏凉,故易致脾胃虚弱者便溏,所以在服药后,大便果然溏薄,且漏红增多如经行,通过月经的正式来潮,排尽残余之瘀浊,且通过健脾益气,扶助正气,是以达到了尽快控制出血的效果。

妊娠 50 日的自然流产,一般恶露最迟在 1 周内应该干净。此例恶露不绝者则长达 43 日。在较长期的恶露不绝的病证中,必须注意两种情况,其一是不全流产,即胎盘胎膜有所残留,其二是绒毛的变性问题,引起不良的后果。应引起重视。

二、产后盗汗

病案

顾某,27 岁,农民。

[**病历摘录**] 产后盗汗 2 月余。初经 15 岁,$5\pm/30\pm5$ 日,量一般,色质正常,无痛经,23 岁结婚,1-0-1-1。妇科检查和 B 超探查,除有轻度宫颈炎外,余无异常。平时带下较多,色黄白,质黏腻,迭经中西医治疗少效。现有症状,入夜寐则盗汗淋漓,头昏腰酸,胸闷烦热,口渴喜饮,饮而不多,有时口腻口苦,纳食较差,神疲乏力,且产时流血较多,而且盗汗均在夜半发作,脉象弦细带数,舌质偏红,苔中根部较腻。

[**诊治经过**] 初诊:根据病情症状以及以往服用黄芪红枣汤较多的治疗经过,不得不用滋阴清热、健脾利湿等法,方取青蒿鳖甲知母汤,加入健脾利湿之品,处方:青蒿 9 g,炙知母 5 g,鳖甲(先煎)10 g,赤芍、白芍、碧玉散、茯苓、泽泻各 10 g,太子参 15 g,浮小麦(包)30 g,碧桃干、山楂各 10 g,炒牡丹皮 9 g。7 剂。

二诊:服药 7 剂,盗汗减少,口干烦热亦减轻,小便亦有所增加,故二诊时,原方去山楂、炙知母,加入山药、桑寄生各 10 g。再服 7 剂,盗汗基本控制,头昏烦热、口干口苦、根苔腻厚均较前为好,但舌质仍偏红。不得不从杞菊地黄汤加入健脾利湿之品,处方:枸杞子、钩藤各 12 g,山药 10 g,山茱萸 6 g,生地黄 9 g,炒牡丹皮、茯苓、泽泻、白术、碧玉散各 10 g,桑寄生 12 g,浮小麦(包煎)30 g,陈皮 6 g,焦山楂 10 g。再服 15 剂,病遂告痊。

[**按语**] 产后盗汗,首先可据盗汗之多少、汗的颜色、汗的质地、出汗时的感觉等进行具体的分析。是症盗汗淋漓,说明盗汗之多,色略黄,汗较黏稠,出汗时烦躁身热,均说明有热象。在产后汗证中,有气虚、阴虚两者,而盗汗者,尤多为阴虚,《傅青主女科》云:"产后睡中汗出,醒来即止,犹盗瞰入睡,而谓之盗汗,非汗自至之比。"《杂证论》云:"自汗阳亏,盗汗阴虚。"故凡分析为热之原因时,应属于阴虚火旺。但是此病有一个最大的特点,即在阴虚火旺的前提下,夹有湿热,而湿热亦可致盗汗或加剧盗汗。湿热之所以形成,一方面固然与原有之湿浊有关,而另一方面与患者不注意饮食以及误治有关。正由于盗汗淋漓,患者自认为体弱,常服滋腻的饮食,以及反复服用黄芪红枣汤,这样就不断地助长湿浊,导致湿热偏甚,形成较为复杂的病变。

产后汗证,一般来说在产后 1 周之内有少量盗汗,或饮食时少量自汗,原本不是病态。但如汗出过多,或时间较长者,就属于病变。一般的概念,气虚多自汗,阴虚多盗汗。历来在论述汗证时,均以气虚自汗、阴虚盗汗分类。但我们在临床上发现,除气虚、阴虚之外,常有一种湿热证型者。湿热有原发性和继发性之别,原发性者,即原有本体的湿热导致盗汗或自汗,继发湿热者常因产后体虚、营养不当,或者过服温补药物所酿成。既有湿热就应从湿热论治。本例属于阴虚湿热,所以从阴虚湿热论治就取得了较好的效果。

三、产后身痛

病案

薛某,女,28 岁

[**病历摘录**] 产后月余,周身关节疼痛。初经 14 岁。5~7/25~37 日,量中,色红,有小血块,有时有痛经。25 岁结婚,1-0-2-1。平时带多,质稀无臭气。以往妇科检查,未发现异常。但平时体质较差,常有头昏腰酸之苦,曾用中医药治疗过。大产第 1 胎产后调护不当,恶露月余始净,因汗多烦热贪风凉,遂致周身关节酸痛,形寒怕冷,腰脊酸楚明显,午后尤剧,影响工作,并伴有头昏心悸,时寒时热,小便较频,大便时干时溏,脉象细弦,舌质淡红,苔色黄白微腻。

[**诊治经过**] 初诊:关节酸痛,头昏心慌,从血虚论治,先予养血和络,用黄芪桂枝五物汤加味治之。处方:黄芪 12 g,炙桂枝 9 g,炙甘草 6 g,赤芍、白芍、茯苓、熟地黄各 10 g,鸡血藤 15 g 等。5 剂。

二诊:服药 5 剂,虽有小效而未痊。再三推敲,患者素体薄弱,未产之前,常感腰酸,既产之后,肾虚更著,腰脊空虚,风湿乘虚而入,稽留于肾之外府,故腰脊酸楚更为明显,周身关节酸痛尚可,显然属于肾虚,非血虚,虽有风湿亦为次要。故方用《傅青主女科》养荣壮肾汤加减。处方:当归 10 g,炒怀牛膝 9 g,炒防风 8 g,独活、杜仲、川续断、桑寄生各 10 g,制苍术、薏苡仁各 12 g,鸡血藤 15 g。药服 7 剂,腰脊酸痛大减,周身关节之痛亦有减轻,再以本方前后服用 20 余剂,腰脊酸痛、周身关节痛控制,恢复工作。

[**按语**] 产后身痛,主要是指周身的关节酸痛,与内科学中的痹证虽有相同的一面,但亦有不同的一面。相同者,与外界的风寒湿的入侵有关。《沈氏女科辑要笺正》:"遍身疼痛,痛在经络,皆无定处的……此症多血虚,宜滋养。或有风、寒、湿三气杂而至之痹,则养血为主,稍参宣络,不可误投风药。"但亦有不同者,是产后多虚,尤以肾虚为主,常或兼有心肝气郁,故治疗上不可误投风药与活血药。一般来说周身疼痛,可根据疼痛的部位、性质、程度来区分虚实。是证疼痛部位在腰脊或腰骶,性质上呈酸痛,程度上呈绵绵状,故可诊断为肾虚。但酸痛者,又与风寒湿邪入侵有关。所以在应用黄芪桂枝五物汤后,虽有好转,但效不理想,因此在进一步辨证分析后,确认为肾虚夹风湿型病证,故以养荣壮肾汤加入活血利湿之品,前后服药 20 余剂,故产后身痛痊愈。

产后身痛,俗称为产后风,或称之为产后关节痛,除了血虚、肾虚、风湿,血瘀四个证型之外,尚有一种肝郁病证所致的身痛。一方面觉得形体恶寒,关节酸痛,一方面又觉得胸闷烦躁,心情不畅,亦可能伴有轻度的风湿病证者,治疗上除疏肝解郁、祛风燥湿之外,还必须进行心理疏导,舒畅情怀,才能获得较佳的效果。

四、产后自汗

病案

单某,女,32 岁,无业。

[**病历摘录**] 产后自汗 2 月余。患者流产 2 次,第 3 胎保胎成功,足月分娩一女婴后,因不慎感袭风寒,以致恶露月余始净。又因与公婆不和,心情不畅。产后 2 个月后汗出较多,周身关节酸痛,形寒肢冷,胸闷烦躁,夜寐甚差,有时郁郁寡欢,情怀不畅,神志恍惚,形体消瘦,舌质淡红,苔白腻,脉细缓带弦。已服用越鞠丸、温胆汤、独活寄生汤、趁痛散等方药,乏效。

[**诊治经过**] 根据患者症状,可判定该患者证属肝郁气滞,营卫失和,治以温阳和营,疏肝解郁。方用

桂枝汤合逍遥散加减治之,处方:桂枝、赤芍、白芍、青龙齿(先煎)、防己、合欢皮各 10 g,陈皮、荆芥、甘草各 6 g,煅牡蛎(先煎)15 g,醋炒柴胡 5 g,广郁金 9 g,桑寄生 12 g,生姜 3 片,大枣 3 枚。前后服药月余,诸症均减,再服半个月,同时进行心理疏导,化解婆媳矛盾,故得痊愈。

[按语]产后自汗是妇产科临床常见并发症,主要发生于产妇产后及产褥期,多表现为白天长时间流汗不止。《金匮要略》中曾记载:"产后血虚多汗出。"《妇人大全良方》也提及:"虚汗不止者,由阴气虚而阳气加之,里虚表实。阳气独发于外,故汗出也。血为阴,产则伤血,是为阴气虚也;气为阳,其气实者,阳加于阴,故冷汗出。而阴气虚弱不复者,则汗出不止也。"中医认为自汗的发生与分娩所致的耗气伤血有关,故该病治疗原则为调和营卫、固表止汗、益气养血。方中使用桂枝、白芍配伍,前者温经散寒、解肌发表,能入营透卫;后者补养营阴、收敛阴气。配伍使用一散一收,能调和营卫、表邪得解,且解肌发表而不致营卫外泄。患者流产两次,素体虚弱,复因产时气血耗伤,产后又复感风寒,情志不畅。肝郁气滞,营卫失和,方用桂枝汤合逍遥散加减治之。逍遥散加广郁金、合欢皮以解郁,桂枝、白芍调和营卫,龙骨、牡蛎镇降安神,煅牡蛎敛阴止汗。全方诸药相配,补调兼用,固中有散,使气血生,营卫调,腠理固,邪难侵,共奏大补气血,疏肝解郁,调和营卫,固表止汗之功。

本方由桂枝汤合逍遥散加减而成。桂枝原为辛温解表的药物,得芍药酸敛的配合,一散一敛,一温一凉,散敛以解肌,温凉以解表,无汗能发汗,有汗能敛汗,故有发汗解表、温运表阳、敛汗护中的双相性调节作用。病由产后而起,性情忧郁,常多烦躁失眠,可见心肝气郁,营卫失和,故用逍遥散加广郁金、合欢皮以解郁,且逍遥散中的柴胡不仅有疏肝解郁的作用,还有和解少阳之功。少阳者,胆经也,与肝经厥阴相表里。之所以加入龙骨、牡蛎者,因龙骨、牡蛎镇降安神。桂枝合龙骨、牡蛎,本为二加龙牡汤,原为虚劳病而设,产后本就虚弱,故在解郁方药中加此镇静安神,调治虚劳。加入桑寄生、防己者,乃因肾虚关节酸痛,又加陈皮和中,姜枣调和诸药,始为得当。

五、缺乳

病案

陶某,女,25 岁,售票员。

[病历摘录]产后 12 日乳少。患者于 1997 年 9 月 27 日足月分娩第 1 胎。产后乳汁量少,质稠,两乳微胀,前来求诊。现有症状,产后 12 日,乳少质稠,两乳微胀,恶露量少,色暗无块,腹不痛,性情抑郁,纳谷不香,大便干结,数日一行,舌淡苔黄腻,脉细弦。

[诊治经过]根据患者情况,诊断为产后缺乳,证属产后阴血亏虚,肝体失养,疏泄不及,乳汁运行不畅。治以疏肝通络,养血和胃。方用乳涌泉散加减治之。处方:炒当归、赤芍、漏芦、王不留行、钟乳石(先煎)、广郁金、全瓜蒌、枳壳、合欢皮各 10 g,炙穿山甲(先煎)9 g,丝瓜络、通草各 6 g。服完 7 剂后来人诉乳汁增多,婴儿够食。予原方 7 剂继服。

[按语]乳汁由气血化生,受阴阳所调控,但又与冲任、心、肝、脾、胃等经脉有关。缺乳的机制较为复杂,主要在辨虚实。根据患者乳汁量少、质稠,两乳微胀,性情抑郁,纳谷不香,可见其主要为肝气郁滞之证。肝主疏泄,性喜条达,肝气不畅,故乳汁不下,量少不畅,性情抑郁;气滞则乳积,故两乳微胀;木旺克土,故纳谷不香,舌苔黄腻,脉细弦均为肝郁气滞之象。故用下乳涌泉散加减,理气解郁,通络下乳,软坚散结。故患者服完 7 剂症状好转,继服 7 剂。

乳血同源,乳汁的生成赖脾胃生化,气旺血足才能化乳,乳汁的分泌还赖肝气的疏泄,肝郁气滞、疏泄不及亦是乳少的原因之一,故治疗既需养血和胃,又需疏肝通络。此妇肝郁明显,因此方中疏肝通络药为君,药后颇效。《儒门事亲》曰:"啼哭悲怒郁结,气溢闭塞,以致乳脉不行。"故产时产后均应保持情志舒畅,切忌抑郁。治疗本病时应注意酌加丝瓜络、瓜蒌等理气通络之品。

第五节　不孕不育病案

一、功能性不孕症

病案 1

张某,女,30 岁,护士。

[**病历摘录**]结婚 5 年不孕,B 超监测示卵泡发育不良。初经 10 岁,7～8/30±3 日,量多,色红有血块,腹不痛,25 岁结婚,夫妇同居未避孕而未孕。曾在外院检查,血查内分泌激素,T、PRL 偏高。蝶鞍摄片未见异常。子宫输卵管通液示通畅。妇查:子宫略小。尿 17 -羟皮质类固醇、17 -羟皮质类固酮正常。排卵期监测排卵,示卵泡发育不良。生殖免疫检验,磷脂抗体阴性。BBT 示高温相偏低偏短,经间排卵期示锦丝状带下较少。就诊时值月经周期第 12 日,带下不多,头昏腰酸,心烦易怒,乳头溢液,量少,色白,质清稀,神疲乏力,口干口苦,手足易冷,舌质偏红,舌苔黄白腻,脉象弦细。

[**诊治经过**]初诊:就诊时值经后中期,根据病证属肾虚肝郁,脾胃失和,故从经后中期论治,予以滋肾调肝,健脾和胃。滋肾生肝饮合异功散治之。处方:丹参、赤芍、白芍、山药、牡丹皮、茯苓、川续断、菟丝子各 10 g,山茱萸 6 g,荆芥 5 g,女贞子 12 g,制苍术 9 g,广陈皮 6 g,牡蛎(先煎)15 g,党参 12 g。7 剂。

二诊:药服 7 剂,BBT 虽呈单温相,但带下增多,质黏腻,有少量锦丝状带下,小腹坠胀,晨起汗出,脉象细弦,舌质偏红,苔黄腻。按经间排卵期论治,补肾促排卵汤加减。处方:丹参、赤芍、白芍、山药、炒牡丹皮、茯苓、川续断、菟丝子、紫石英(先煎)各 10 g,五灵脂 12 g,炒荆芥 6 g,钩藤 12 g,山茱萸 6 g,炒麦芽 30 g。7 剂。

三诊:服药 7 剂,BBT 上升成高温相已 5 日,小腹胀痛,大便偏溏,方用健固汤合越鞠二陈汤。处方:党参 15 g,制苍术、制白术、山药、炒牡丹皮、茯苓、川续断、紫石英(先煎)各 10 g,制香附 9 g,青皮、陈皮各 6 g,五灵脂 10 g,焦山楂 12 g,炒麦芽 30 g。7 剂。月经来潮,BBT 高温相下降,转用疏肝调经的方药,用越鞠丸合泽兰叶汤。经净之后,仍按经后期、经间排卵期、经前期三个不同时期的三种特点治疗,即上述三个时期的原方略为加减,依照周期演变序贯疗法为 3 个月经周期,即能受孕。受孕后用健脾补肾法,保胎 3 个月,病已告痊。

[**按语**]根据妇科特征分析,月经周期基本正常、经量多、色红有血块者,说明血热夹瘀;乳汁溢出的量不多、色白、质清稀者,说明虚也。因此就月经的妇科特征与乳汁的妇科特征分析结果来看,有血热夹瘀。再从全身症状来分析,以虚为主,属于肾虚肝脾失调,既有脾肾不足的一面,即阳气虚弱,又有肝郁化火的一面,在脾肾阳气虚弱的前提下,肝郁气滞,可以导致血瘀,这种血瘀谓之膜样血瘀,而且这种膜样血瘀由来已久,从患者初经来潮后即有膜样血瘀,说明肾阳从女性发育后就有所不足,而且阳之不足并与阴的不足有关,此即阴虚及阳,或者说阴中阳虚。正由于阴虚,癸水不足,故致生殖之精不得成熟,所以在 B 超监测排卵中示卵泡发育不良。由于肝经郁热夹有血瘀,故可致月经过多;肝郁脾胃气虚,以致乳汁外出,呈现虚象。本病机制虽较复杂,但月经周期中的阴阳消长转化节律,虽亦有所不足,但仍能按期进行。BBT 测量示双温相较差者,亦证实了表面上的月经周期正常,实质上阴阳各有所不足。肝脾失调,肝郁脾虚者,亦是阴阳在演变运动中有所不足所导致的。故应以调治月经周期中阴阳消长转化运动为主导。适当照顾脾虚肝郁。按调周法治疗 3 个月经周期而能痊愈。

功能性不孕症在临床上颇为常见。此例功能性不孕症,主要是黄体功能不健,黄体功能不足又常与卵泡发育欠佳有关。中医学中均谓肾虚,亦即是肾虚偏阳性质的不孕症。诸凡功能性不孕症,均需按调周法论治之,也就是根据月经周期中的阶段特点进行调治。但此证似乎还存在溢乳性病变,而溢乳性病变一般均伴月经量少,此则伴月经过多。且血查催乳素偏高,而并不过高。所以在调周法治疗3个月经周期后而获佳效。

病案2

王某,女,28岁,职员。

[**病历摘录**]不孕2年,伴溢乳,患者结婚2年,夫妻同居未孕,于我院求治。末次月经2005年5月24日,量少,色红,有血块,腹不痛。曾在当地军区总医院查血T、PRL,两者均偏高。尿17-羟皮质类固醇、17-羟皮质类固酮未见异常。B超监测排卵示卵泡发育不良。就诊时值患者月经周期第12日,乳头溢液,量少色清,口干,心烦易怒,腰酸,带下量少,舌红苔薄腻,脉细弦。

[**诊治经过**]初诊:根据患者月经周期第12日时的症状及舌脉,判断患者证属肝肾亏虚,肝经郁火,冲任失滋,治从经后期,滋养肝肾,疏肝健脾,方用二至地黄丸合越鞠丸加减治之。处方:女贞子、墨旱莲、山药、山茱萸、牡蛎、牡丹皮、茯苓、川续断、菟丝子各10g,苍术、香附各9g,广陈皮6g。7剂。

二诊:服上方7剂后,乳房胀痛有所好转,口干亦有好转,继以补肾调周为治疗大法恢复排卵,并配合疏肝理气以降低患者的PRL。排卵期以补肾促排卵汤加减;经前期患者易出现便溏,治以健脾补肾,疏肝和胃,方选健固汤合越鞠二陈汤加减。处方:党参12g,巴戟天12g,炒白术10g,制苍术10g,茯苓、神各10g,陈皮6g,广木香12g,炒山药12g,赤芍、白芍各12g,佛手10g,姜半夏6g。14剂。经期则以理气活血调经为法,方选越鞠丸合五味调经散加减。处方:赤芍10g,红花6g,炒五灵脂10g,乌药10g,泽兰、益母草各12g,肉桂6g,鸡血藤10g,生山楂10g,生甘草5g。5剂。经两个周期的调治后,患者未再出现乳头溢液,腰酸状况亦有所好转。

三诊:BBT高温相达19日,尿妊娠试验(+),遂转入补肾养血,和胃安胎,以收全功。

[**按语**]根据患者卵泡发育欠佳,可见患者经后期阴长不足,根据调周理论,体内阴阳失衡,脏腑功能不协调,则无正常排卵,导致不孕症的发生。结合患者的全身症状,乳头溢液,量少色清,口干,心烦易怒,腰酸,带下量少,舌红苔薄腻,脉细弦,证属肝肾亏虚,肝经郁火,冲任失滋,经后期,滋养肝肾,疏肝健脾,方用二至地黄丸合越鞠丸加减治之。排卵期以补肾促排卵汤加减;经前期方选健固汤合越鞠二陈汤加减;经期则以理气活血调经为法,方选越鞠丸合五味调经散加减调治,调周治疗两个周期后患者未再出现乳头溢液,腰酸状况亦有所好转。5个月后妊娠继予补肾养血,和胃安胎,以收全功。

本案属肝肾亏虚,肝经郁火,冲任失滋,故经后期以滋养肝肾、疏肝健脾为法,方选二至地黄丸合越鞠丸加减,再以补肾调周配合疏肝理气,降低患者的PRL,使其排卵功能恢复而受孕。排卵功能障碍性不孕症需要解决两大难题:一是提高肾阴癸水水平,促进卵泡发育,使之具有趋向发育成熟的优势卵泡,为排卵奠定基础。二是通过活血化瘀使心肝调节功能趋于排卵的兴奋状态,从而达到顺利地排卵。经后期是奠基阶段,也是卵泡发育时期,故又称之为经后卵泡期。夏桂成认为,提高肾阴癸水的水平,促进卵胞发育,滋阴养血,是这一时期的重要措施。一般用归芍地黄汤或养精种玉汤、左归丸、左归饮等。因"静能生水""阴静阳动"。阴者,静也,静能使肾阴癸水升高,动则走泄,有动于中必耗其精,故从理论上补阴必须要静。肾者,内寄相火,其系上属于心;心者,君火也,相火随之而动,则阴水必耗矣。静者,心静也。前人指出:"欲补肾者先宁心,心宁则肾自(实)。"在滋阴治疗中突出三点:一是血中补阴,即在补血的基础上补阴,用四物汤加六味地黄丸加减;二是补阴药选镇静沉降者,所谓"精不足者补之以味,熟地、龟板之属是也";三是宁心,心静才能保持肾静,静才能达藏,藏则固。从月经的周期及生殖节律来看,阴阳均处在不断的运动中。没有阴阳转化的运动,就不可能达到月经周期的演变,没有月经周期的演变,就不可能出现生殖节律。经后期的阴长运动是绝对的,所以静者,不是绝对的静,而是一种极其缓慢的运动。首先,随着月经周期的后移,经后中期出现一定的带下,其阴长运动就明显起来,因而在这一时期加入一定量的助阳药可推进月经周期的演变。其次是生化,阳生阴长,阴阳在动态过程中相互生化,故张景岳有阳中求阴、阴中求阳之说。此外,女性的性功能、性欲提高需要癸水之阴,亦要得到阳的帮助,因而常在归芍地黄汤中加川续断、菟丝子、肉苁蓉或锁阳、紫河车,甚至淫羊藿、巴戟天中的1～2味。

病案 3

徐某,女,26 岁,职员。

[病历摘录]患者结婚 3 年,夫妻同居未孕。男方精液常规检查正常。月经初潮 13 岁,7/30～37 日,量一般,色紫红,夹血块,伴痛经。BBT 高温相偏短。平素常感腰酸,心烦,经间排卵期白带少,经前乳房胀痛,大便稀软。月经周期第 3 日血 E_2 69.00 pg/mL,LH 5.93 mIU/mL,FSH 7.1 mIU/mL,T 0.23 pg/mL,P 6.25 pg/mL。月经周期 23 日时 P 10.23 pg/mL。B 超示子宫偏小。HSG 检查示双侧输卵管通畅。就诊时值月经周期第 10 日,白带量一般,小腹不痛,腰略酸,纳谷欠香,二便正常,舌质淡红,苔薄腻,脉细弦。

[诊治经过]初诊:根据患者月经第 10 日的症状及舌脉,判断患者证属肾阳偏虚,阴亦不足,夹有心肝郁火血瘀,按经后期治疗,滋肾调肝,佐以健脾,方用滋肾生肝饮合香砂六君子汤加减治之。处方:丹参、赤芍、白芍、山药、牡丹皮、茯苓、川续断、菟丝子、六一散(包煎)各 10 g,山茱萸、广木香各 9 g,炒柴胡、广陈皮各 6 g。7 剂。

二诊:经间期健脾滋阴,调气和血,方用健脾促排卵汤加减治之,处方:党参15 g,制苍术、制白术、紫石英(先煎)、五灵脂、赤芍、白芍、山药、牡丹皮、茯苓、川续断、菟丝子、省头草各 10 g,广木香 9 g。7 剂。

三诊:患者基础体温上升后改滋肾疏肝,方用补肾助孕方加减,处方:丹参、赤芍、白芍、山药、牡丹皮、茯苓、川续断、杜仲、淫羊藿、紫石英(先煎)、五灵脂、六一散(包煎)、省头草、醋香附、制苍术各 10 g,肉苁蓉 6 g。14 剂。调治 6 个月余。BBT 上升 19 日时尿妊娠试验(+),此后足月分娩一子。

[按语]根据患者 BBT 高温相时间偏短,可见该患者黄体功能不足,及经前期阳长不足。根据夏桂成的调周理论,经后期阴长阳消,经间期重阴转阳,经前期阳长阴消,行经期重阳转阴。经后期阴长不足会导致患者卵泡生长发育欠佳;经间期无法重阴转阳,则排卵障碍;经前期阳长不足,黄体功能不全,则会影响胚胎着床,导致不孕。根据本病案患者月经第 10 日来就诊,属于经后期,故按经后期治疗,滋肾调肝,佐以健脾,方用滋肾生肝饮合香砂六君子汤加减治之;经间期健脾滋阴,调气和血,方用健脾促排卵汤加减治之;BBT 上升后改滋肾疏肝,方用治之毓麟珠合越鞠丸加减。阴阳平衡,气血充沛,排卵正常,故患者可正常妊娠。

患者月经周期尚正常,但色紫红,夹血块,伴痛经,说明有瘀滞。结合全身症状,属肾虚肝脾失调,既有肝肾不足,阳气虚弱,又有肝郁化火,肝郁气滞,伴有血瘀。患者初潮后即有痛经,说明先天肾气不足,偏于阳虚;患者 BBT 高相偏短,亦说明虽然表面上月经周期正常,实质上阴阳各有不足。以调周法治之,促其阴阳在正常水平上的消长转化运动,故治疗 1 个月即受孕。黄体功能不全性不孕与阳虚有关,子宫寒冷不孕者实际上主要指此而言。远在秦汉时代,治疗不孕不育的秦桂丸就是基于子宫寒冷而设。到明清时期,张景岳的毓麟珠,傅青主的温胞饮以及保胎的泰山磐石饮、胎元饮等,均从肾阳脾气的内在功能不足来处方用药。夏桂成补肾助孕汤在张景岳的毓麟珠基础上加入紫石英、杜仲等品,对黄体功能不全性不孕有效率达 94.55%。近年来又加用一些外治方药,如"加味艾附暖宫汤",以艾叶 10 g,制香附 10 g,北细辛 6 g,制川乌 10 g,川椒 9 g,吴茱萸 6 g,官桂 9 g,淫羊藿 10 g 煎汤后,于每晚泡脚,冷则再煮,煮热后再泡,持续 10～15 分钟,并将药渣趁热敷贴于小腹子宫部,冷则加温,亦持续 15 分钟,在秋冬季节使用,患者反映良好。这也充分反映出内外合治的优势。在诊治过程中,还要考虑到阴虚的一面。在脾胃功能正常的情况下,适时地加入怀山药、山茱萸、熟地黄等中的1~2味,可保证阳长运动健康发展。黄体功能不全性不孕症虽以肾虚为前提,但也不能忽视肝脾失调的重要性,逍遥散有助于改善或提高黄体功能。本病患者常有胸闷烦躁,乳房胀痛,大便时溏,正是肝郁的明证。所以在肾阳虚的辨治方药中可加入炒柴胡、白蒺藜、钩藤等。

病案4

张某,女,26岁,经商。

[病历摘录]药物流产后4年不孕。患者2001年早孕40日时行药流1次,此后夫妇同居未避孕4年未孕。排卵期无白带,自测BBT无排卵。初潮17岁,4~5/30~50日,量偏少,无血块和痛经。0-0-1-0。2006年6月B超示:右侧卵巢5.3 cm×4.5 cm×3.6 cm,左侧卵巢有一6.4 cm×5.5 cm囊肿。HSG:双侧输卵管通畅。末次月经2006年6月26日。现月经周期第8日,BBT呈低温相,白带偏少,未见蛋清样白带,腹胀矢气少,大便偏干。夜寐多梦,时有烦躁等症状舌红苔腻,脉细弦。

[诊治经过]初诊:根据患者月经周期第8日的症状及舌脉,判断该患者证属肾阴偏虚,阳亦不足,心肝气郁,按经后期论治,拟滋肾生肝,仿归芍地黄汤出入。处方:丹参、熟地黄、赤芍、白芍、广木香、牡丹皮、茯苓、菟丝子各10 g,山药、川续断15 g,山茱萸、炒柴胡各6 g,砂仁(后下)5 g。7剂。经间期于上方加入炒白术10 g、枸橘李6 g、杜仲10 g,服用4剂。

二诊(2006年7月25日):2006年7月21日月经来潮,现第5日,经量中等,4日干净,纳后胃胀,腹胀,矢气不多,便溏,每日3次,舌质红,舌苔腻,脉细弦。治拟疏肝健脾,以参苓白术散加减。处方:制苍术、制白术、赤芍、白芍、山药、茯苓、川续断、桑寄生各10 g,煨木香12 g,广陈皮、广郁金、党参各12 g,合欢皮6 g,砂仁(后下)3 g。7剂。

三诊(2006年8月8日):现经周第18日,腹胀,食后胀甚,欲吐,白带可,有拉丝样白带6~7日,舌质红,舌苔腻,脉细弦。经后中末期,以补天五子种玉丹合香砂六君子汤治疗,处方:丹参、赤芍、白芍、山药各12 g,山茱萸、菟丝子、牡丹皮、茯苓各10 g,鹿茸片6 g(先煎),川续断、杜仲各15 g,五灵脂10 g,广木香、炒白术、广陈皮各10 g。7剂。

四诊(2006年8月14日):现经周第24日,BBT高温相6日,白带量中等,腹胀,大便偏稀,夜寐安,舌质淡红,舌苔腻,脉细弦。经前期治宗上法,处方:丹参、赤芍、白芍、山药、牡丹皮、茯苓各10 g,川续断、菟丝子、紫石英(先煎)各15 g,五灵脂、煨木香、炒苍白术、红藤各10 g,山茱萸6 g。14剂。

五诊(2006年8月29日):月经未潮,下腹坠胀,小便不多,纳谷不香,舌质淡红,舌苔腻,脉细弦。尿妊娠试验(+)。诊为早孕,与健脾益气安胎之法,仿泰山磐石散意出入。处方:党参12 g,白术、苎麻根、桑寄生、菟丝子各10 g,广陈皮5 g,炒香谷芽10 g,炒竹茹、广木香各6 g,砂仁(后下)3 g,紫苏叶、炒黄芩各5 g。7剂。

六诊(2006年9月5日):早孕47日,腹胀,食后恶心欲吐,乳胀,二便调,舌质红,舌苔腻,脉弦滑。上方去黄芩,加黄连3 g。孕52日时略有乳胀,腹胀,矢气多,便软,日1~2次,舌质红,舌苔腻,脉细弦。上方去竹茹,加白芍、钩藤(后下)各10 g。14剂。

七诊(2006年9月28日):孕67日,B超见胎儿基本成形,腰酸甚,腹胀矢气多,大便不畅,纳谷不香,舌质红,舌苔腻,脉细滑。处方:太子参15 g,炒白术、茯苓、茯神、山药各10 g,山茱萸6 g,桑寄生、杜仲各12 g,广陈皮、炒竹茹各6 g,钩藤(后下)、苎麻根各10 g,紫苏梗6 g,黄连3 g。服药至妊娠75日停药。孕40周时足月分娩,母子平安。

[按语]患者初潮年龄迟,月经后期,量偏少,示其素体肾虚。先天肾气不足,天癸不能按期而至,故月经初潮推迟;肾虚精血亏少,血海不能按时满溢,故经行后期,量少。未避孕未孕4年期间自测BBT无排卵,示其重阴转阳不利。结合患者初潮情况,初步拟为:肾阴不足。患者就诊时结合其症状及舌脉,发

现其不仅有肾阴偏虚,而且也有不孕导致心理压力而致的心肝气郁。并结合其位于周期第 8 日,按经后期论治,总以滋肾生肝,仿归芍地黄汤,滋肝肾,补阴血,清虚热。之后结合其伴随症状腹胀、便溏等兼顾其脾气虚弱,经间期守原法基础上增加健脾益气药物。经后期守原法基础上结合本期特点,改用补天五子种玉汤,阴阳并补。肾阴不足改善,重阴转化有源,方能实现重阴转阳的转换而得子。妊娠期间,气血下行,滋养胎儿,使得孕母脾胃运化功能更虚弱,因此在此期间养胎固胎的同时注意健脾益气;同时脾土虚弱易使肝木更亢,故治疗注意疏肝解郁。

心理上的障碍也可能造成不孕。诊治过程中,应仔细询问原因,审因论治,与患者夫妇充分讨论,适当进行心理治疗,或更换环境,创造良好的受孕条件。婚后 1 年以上不孕者,排除男方的因素,且有关检查均属正常者,我们常采取三个方面的措施。一是详细耐心的问诊,主要抓住月经周下的微细变化。如经血的排泄是否符合以往的规律,色质有无变化,与个体的"7、5、3"数律是否相合;带下的变化,主要是经间排卵期锦丝状带下的数量、质量以及延续的时间,是否与其原有的"7、5、3"数律相符。夏桂成认为,有些人由于经间期锦丝状带下偏少而引起不孕。二是测量 BBT,仔细观察 BBT 的低、高温相曲线变化。低温相偏高多属阴虚;高温相起伏不定,呈锯齿状或不规则的波浪状,多属心肝脾胃失调;高温相偏低、偏短或不稳定,一般与阳虚有关。三是心因性不孕。鉴于我国的传统观念,人们对生育的期望值很高,特别是对于结婚较久且尚未生育的夫妇来说,来自各方的压力很大。此时应当调整心态,提高应对能力。

二、免疫性不孕症

病案

王某,女,29 岁,教师。

[病历摘录] 结婚 2 年未孕。曾查子宫内膜抗体(EmAb)阳性。月经初潮 15 岁,5/25 日,量中,色红,无血块,腹不痛,27 岁结婚,夫妇同居未避孕而未孕,男方检查未发现异常。女方妇科检查、B 超探查均未发现异常。输卵管通液提示通畅。BBT 测量有双温相,高温相上升时有缓慢趋向。经间排卵期锦丝状带下偏少,前后维持 3 日,时间亦短。血清子宫内膜抗体(即 EmAb 1∶200)呈阳性反应。就诊时适值经后期,月经周期稍超前,经量中等,色红有小血块,偶有大血块,小腹作胀,经前乳胀,有时达 10 日,烦热口干,带下偏少,腰俞酸楚,小便有时偏黄,大便偏干,测量 BBT 高温相呈缓慢上升,舌质偏红,苔微黄腻,脉象细弦。

[诊治经过] 初诊:就诊时适值经后期,其症状表现,主要是阴虚火旺,夹有湿热与血瘀,予滋阴清热、利湿和瘀等法治之,方取滋阴抑亢汤加减。处方:炒当归、赤芍、白芍、山药、熟地黄、川续断各 10 g,山茱萸 6 g,牡丹皮、茯苓各 12 g,苎麻根 15 g,甘草 5 g,蒲黄(包煎)9 g,砂仁(后下)5 g,炒柴胡 5 g。7 剂。

二诊:药服 7 剂,有白带,但未呈锦丝状,再加入菟丝子 10 g。续服 3 剂,出现锦丝状带下,用补肾调气血法,方取补肾促排卵汤,加入清利化瘀之品,处方:丹参、赤芍、白芍、山药、干地黄、牡丹皮、茯苓、川续断、菟丝子各 10 g,紫石英(先煎)9 g,五灵脂 12 g,蒲黄(包煎)9 g,山茱萸 6 g,山楂 12 g,广郁金 9 g,白花蛇舌草 12 g。7 剂。

三诊:服药后测,BBT 上升,进入经前期,仍按原方去蒲黄、山楂,加入青皮、陈皮各 6 g,制香附 9 g,黄芪、炒白术各 10 g,至经后期仍用滋阴抑亢汤,经间排卵期时,用补肾促排卵汤加入清利和瘀,或理气健脾等药物,如法治疗 3 个月经周期后,于停经 48 日,BBT 高温相 28 日,并出现恶心呕吐,尿 HCG 试验阳性,已证实早孕。孕后复查子宫内膜抗体已转阴。

[按语] 本例首先亦得从妇科特征分析,月经周期稍有超前,经量中等,色红,有大血块,说明有血热

有瘀,再从全身症状上分析,说明阴虚火旺,因而其妇科特征上所出现的热象是从阴虚火旺而来,其血瘀恐与肾虚肝郁有关,而且在一定程度上阴虚及阳,尽管以阴虚火旺为主,但亦存在阳虚的一面。阳虚肝郁、冲任子宫失于条达,故易产生血瘀。火旺肝郁,并致血瘀。这就是免疫抗体阳性产生的所在。我们在临床上曾系统观察到,免疫抗体阳性者,主要是与阴虚火旺有关,特别是阴虚夹湿热、夹血瘀者,最易产生此类证候,我们制成的滋阴抑亢汤就是针对此类病证而用的,用之亦的确有效,反过来证实我们所倡导的阴虚火旺病机认识的正确性。但是亦有少数是属阳虚气弱夹血瘀者。

免疫因素导致不孕症在临床上颇为常见,一般常出现在炎症性不孕症。当在炎症阻塞性以及功能性病患十分明显时,治疗上着重对炎症性、功能性疾患的调治,这些病患治愈后免疫抗体阳性也就随之消失。当单纯性免疫抗体阳性或者并发于炎症性、功能性疾患的不孕症,且炎症性、功能性疾患并不明显时,就得从免疫抗体阳性的特点进行论治,常用我们研制的滋阴抑亢汤以及助阳抑亢汤,用之对证,效果还是比较好的。

三、输卵管阻塞性不孕症

病案

邱某,女,31 岁,公司职员。

[**病历摘录**] 人工流产术后 2 年未孕。患者 2004 年曾在妊娠 60 日时行人工流产术。近两年夫妇同居而未孕。月经初潮 15 岁,平素经期 7 日,月经周期 30 日。末次月经 2004 年 2 月 23 日,经量中等,色红,有少量小血块,小腹隐痛。26 岁结婚,0－0－1－0,未避孕。妇科检查:外阴已婚式,阴道通畅,宫颈轻度糜烂,子宫中后位,大小正常,压痛(－),双侧附件轻度压痛。子宫输卵管造影示:双侧输卵管通而不畅。男方精液检查正常。就诊时值患者为月经周期第 13 日,带下量中等,呈蛋清样,两少腹时痛,腰酸,舌淡红,苔白腻,脉细弦。

[**诊治经过**] 初诊:根据患者月经周期第 13 日的症状及舌脉,判断该患者证属肾气虚弱,湿热内蕴胞脉胞络,冲任失滋,治从经间期,补肾促排卵,佐以通络,方选补肾促排卵汤加减。处方:丹参、赤芍、白芍、怀山药、山茱萸、牡丹皮、茯苓、川续断、菟丝子、紫石英(先煎)、五灵脂、山楂各 10 g、广木香、红花各 6 g,天仙藤 10 g。7 剂。

二诊:服上方 7 剂后带下量中等,BBT 仍处低相,小腹作胀,神疲乏力,遂转入调周法,佐以通络,拟归芍地黄汤加减,即 2004 年 3 月 5 日方去紫石英、五灵脂、红花,加陈皮 6 g,炒白术 10 g。12 剂。

三诊(2004 年 3 月 16 日):BBT 上升 4 日,乳房胀痛,脘腹胀满,便溏,治从经前期,健脾补肾,疏肝和胃,方选健固汤加减。2004 年 3 月 23 日来诊,BBT 高温相 12 日,双侧乳房微胀,右侧少腹隐痛,腰酸,腹胀矢气,大便欠实,夜寐多梦,考虑有妊娠可能,故用养血补肾理气法治之。7 日后复诊,BBT 高温相 24 日,尿妊娠试验(＋),小腹隐痛,乳房抽痛,右少腹时有抽痛,遂以养血补肾、和胃安胎法以收全功。

[**按语**] 根据患者的妇科检查、平素月经情况及双侧输卵管造影,可见该患者主要导致不孕的原因为输卵管原因。输卵管性不孕以瘀滞为主,病程长,病情复杂。常兼夹湿热、寒湿、肾脾两虚、阴血虚,治疗过程中应分清主次,且不易过用破血通络之品。

慢性输卵管炎大多由急性炎症演变而来,临床上亦可能无症状出现,只在输卵管造影时发现。其病变的特点是:疗程长,反复发作,劳累之后极易发作。由于炎症的阻塞及局部组织增厚增粗,常伴疼痛,故中医学将其称作"瘀滞证"。由于反复发作,劳累后易发作,中医古籍有称之为"下痨证"。夏桂成认为本病的治疗有以下步骤和措施:一是以瘀滞为主,重在化瘀通络,疏肝理气,以单纯的内服药为第一步,可用其验方通管散加减,处方:当归、赤芍、白芍、丝瓜络、穿山甲片、川续断、山楂、怀牛膝等。同时,外用复方当归注射液肌内注射,加强活血通络的作用,曾拟通管汤,处方:炮穿山甲、皂角刺、三棱、莪术、制乳香、制没药、昆布、川芎、海藻、赤芍、丹参、桃仁、益母草、夏枯草、路路通。每日 1 剂,水煎服,经期停用,连服 2~6 个月,有助于输卵管炎症的消除和吸收,有利于输卵管的通畅。二是内治与外治相结合。由于本病的复杂与顽固,因此内外合治非常必要。夏桂成认为,保留灌肠法在外治方法中极为重要。我们在临床上常用红藤败酱散桂枝茯苓丸加减:红藤 15 g,败酱草 15 g,川桂枝 10 g,赤芍 10 g,桃仁 12 g,牡丹皮 9 g,制乳香、制没药各 6 g。煎后滤渣,取 100 mL 缓缓注入肠中,每晚 1 次。每灌肠 10 次,休息 3~4 日,经期停用。同时结合使用“消癥止痛熨包”,处方:千年健、寻骨风、羌活、独活、川椒、白芷、乳香、没药、红花、血竭各 6 g,川续断、桑寄生、五加皮、赤芍、当归、防风各 20 g,透骨草、艾叶各 50 g。上药研为粗末,放于布袋中,蒸热后局部外敷,每日 2~3 次。连用 3~5 日后再换新药,10 日为 1 个疗程,经期停用。三是辨证内服药,结合西医通液疗法。鉴于慢性输卵管炎引起不孕必须应用活血化瘀、通畅脉络的通管散或通管汤,或者局部治疗,以更好地达到治疗效果。四是活血化瘀与补肾调周法结合应用,亦是局部与整体治疗相结合。一般慢性输卵管炎之所以反复发作,大多伴有月经不调、少腹疼痛,并常在经间排卵期或行经期加重。因此,结合调周法有着重要意义。以上方法在具体应用时又有以下三种形式:① 调周法为主,适当加入一些活血通络、清热利湿的药物,如丝瓜络、红藤、薏苡仁、路路通等。调周法可按 5 期论治,但必须测量 BBT。稳定的高温相对湿瘀交阻或瘀热内结者有扶正祛邪、改邪归正的作用,有助于机体免疫力的提高,可防止治愈后反复发作。② 化瘀祛邪为主,照顾到周期治疗。一般在亚急性输卵管炎或输卵管炎发作时运用此法。常用红藤败酱散,或银翘散合红藤败酱散,并适当加入一些调周的药物,经后期用白芍、山茱萸,经前期用川续断、杜仲等。③ 局部化瘀通络与调周并重。在慢性输卵管炎反复发作时,既要控制炎症和疼痛,又要补肾调周,扶助正气,提高免疫力。如经后期治以滋肾生肝饮合红藤败酱散,经前期治以毓麟珠合红藤败酱散。

第六节　盆腔炎病案

盆腔炎性后遗症

病案

何某,女,35 岁,职员。

[病历摘录]小腹疼痛 1 年余。患者于 1 年前行人流术,半个月后小腹疼痛伴发热,带下色黄如脓,量多气臭,持续至今反复发作。初经 14 岁,3~5/23~30 日,量偏少,色红,有小血块,或有痛经,25 岁结婚,1-0-2-1。妇科检查,外阴已产式,阴道通畅,较多脓性分泌物,宫颈轻度炎症,举痛,宫体后位略大,质中压痛,活动差,附件右侧增厚压痛,左侧可触及乒乓球大小囊性包块,触痛明显,住院治疗后热退,左侧附件包块消失,脓性带下已少,因劳累后又发作疼痛,反复不已。现有症状,少腹隐痛,有时坠胀,劳累后加剧,腰膝酸软,面色晦暗,形体消瘦,大便不实,月经先期,经量偏少,色暗红,有小血块,经行第 1 日腹痛有所加剧,纳食较差,大便有时欠实,脉象弦细,舌质红,苔黄白腻等。

[诊治经过]初诊:就诊时适值经间排卵期,依据症状,系属脾肾不足,湿热内阻,予以补肾健脾、调理气血为主,佐以清利,方药选用补肾促排卵汤加减,处方:丹参、赤芍、白芍、山药、牡丹皮、茯苓各 10 g,山茱萸 6 g,紫石英(先煎)10 g,五灵脂 12 g,败酱草 15 g,薏苡仁 20 g,广木香 9 g。5 剂。

二诊:5 剂药后,BBT 上升后,按经前期论治,补肾助阳,疏肝清利为法,上方去山茱萸,加入钩藤 15 g,制香附 9 g。至行经期,转用疏肝调经法,方取越鞠二陈汤合五味调经散加减,处方:制苍术、制香附、炒牡丹皮、山楂各 10 g,丹参、赤芍、泽兰叶、五灵脂、马鞭草各 12 g,茯苓 10 g,薏苡仁 15 g。5 剂。

三诊:药服 3～5 剂,经净后再予经后期常用方滋肾生肝饮合红藤败酱散,处方:丹参、赤芍、白芍、山药各 10 g,山茱萸 6 g,牡丹皮、茯苓、川续断、桑寄生各 10 g,炒柴胡 5 g,红藤、败酱草各 15 g,广木香 6 g,薏苡仁 20 g。如患者大便溏泄者,从木香六君汤加减,前后按月经周期阶段特点进行调治,即是用调周法调治慢性盆腔炎,前后调治 5 个月经周期,患者恢复健康,精力充沛,面色红润。妇科检查:宫体正常,双侧附件未扪及异常。事实证明,慢性盆腔炎已痊愈。

[按语]盆腔炎性后遗症与急性盆腔炎不同,急性盆腔炎在于热毒、湿热、气滞、血瘀等病变,而此类盆腔炎主要在血瘀气滞,或者兼夹湿热。是证从急性的炎症,即由湿热、热毒演变成瘀滞,但此种瘀滞,是由残余的湿浊、余瘀形成的,表面上看起来是实证病变,但本质上夹杂虚证,是脾肾不足,正气虚弱,以致瘀浊内阻。因此,最终我们通过补肾调周法的系统治疗获得显效。

盆腔炎性后遗症临床上颇为常见,隶属于"痛经""癥瘕""带下""不孕"等病证中,尤与不孕症的关系最大。一般认为慢性盆腔炎主要与气滞血瘀有关,因此治疗均从理气解郁、和络止痛入手,同时佐以清利湿热的方法,所以我们常用的经验方慢性盆腔炎一号方和慢性盆腔炎二号方,颇有应验,甚至用逍遥散、橘核丸、膈下逐瘀汤等也有一定的效果,然而治标不治本,复发率较高,稍有劳累,或则性情忧郁、急躁、紧张以及感受寒凉等,即行发作,或则加重。为此我们倡导用补肾调周法治疗本病,对有月经失调的不孕症者,更应采用本法,用之得当,效果显著,需要一定的治疗时间。

第七节 杂 病 病 案

一、围绝经期干燥综合征

病案

陈某,女,53 岁,教师。

[病历摘录]患者绝经 3 年,口鼻眼干燥四月余。初经 14 岁,7/28～35 日,量一般,色红,有小血块,或有痛经,49 岁绝经。生育史:24 岁结婚,1-0-2-1,上节育环 10 余年,因月经过多而取出,平时带不多。妇科检查,曾有轻度宫颈炎病史,近因头昏,口眼鼻等干燥不舒,曾做头颅 CT 检查,诊断为"副鼻窦炎"。现有症状,绝经已 3 年,无不规则阴道流血史,带下量甚少,阴道内干涩,但味苦,口鼻眼干燥,无涕、泪、唾液,时感烘热出汗,夜寐甚差,心烦失眠,胸闷不舒,头昏腰酸,大便干燥,小便色黄,脉象细弦,舌质偏红,苔黄根腻。

[诊治经过]初诊:就诊时根据患者所出现的病证,应属于阴虚性的围绝经期干燥综合征,先予滋肾清心,疏肝和胃,予以滋肾清心汤加减,处方:钩藤 15 g,牡蛎(先煎)15 g,广郁金 9 g,炒枳实 10 g,陈皮 6 g,茯苓 10 g,北沙参 12 g,麦冬 9 g。7 剂。

二诊:药服 7 剂,烘热减少,大便亦较为通畅,唯纳食甚差,苔腻犹存,治疗仍从原方进退之,即原方去麦冬、牡蛎,加入炒香谷芽 10 g,桔梗 9 g。再服 7 剂,诸证有减,口鼻之间已有润泽之感,烘热出汗很少发作,夜寐亦好转,纳食渐馨,但仍苦于头昏眼干,胸闷心烦,不得不转用二甲地黄汤合越鞠丸加减,处方:钩藤 15 g,莲子心 5 g,炙鳖甲(先煎)10 g,牡蛎(先煎)15 g,山药 10 g,山茱萸 5 g,干地黄 12 g,北沙参 12 g,牡丹皮、茯苓、广郁金各 10 g,荆芥 5 g,焦山楂 10 g,炒酸枣仁 6 g。以此加减,前后服药 20 余剂,症状基本稳定,夜寐亦大有好转,特别是口中已有唾液,有时目中有泪,此属显效。

[按语]围绝经期干燥综合征,有两个概念。其一是围绝经期,所谓"人年四十,阴气自半",说明妇女到了 40 岁以上,阴气自有所不足,而且天癸亦逐渐衰竭,这是发生干燥综合征的内在原因,关于干燥综

合征,我们认为,主要是阴虚,其次是阳虚、瘀滞,根据临床诸多症状的综合,很明显是属于肝肾阴虚,心肝气郁,神魂不得安宁,而且还夹有少量的痰湿,同时脾胃还有所失和,可见病情复杂,又非单纯的阴虚津伤者,所可比拟,在治疗上我们主要抓住心、肾、肝、胃,以滋阴清心为主要,所以方取我们治疗围绝经期综合征最为常用的验方滋肾清心汤,同时加入生津养液、疏肝和胃的药物。服后有效,但胃纳不馨,不得不加入开胃解郁之品,诸证渐平。平后滋燥润燥,调补结合,故能获得显著的效果。

围绝经期干燥综合征常常并发于围绝经期综合征中,颇为难治。所谓干燥综合征,不仅发生于围绝经期,亦可发生于其他年龄,但我们这里所介绍的是属于围绝经期,确切地说是与绝经有着关联,绝经期是肾气衰、天癸竭的时期,亦即是心(脑)肾—肝脾—子宫轴明显的紊乱阶段,阴虚火旺、津亏液衰情况的确容易发生,所以干燥综合征在这一特定年龄阶段容易发生。因此,在治疗上不仅要针对干燥综合征的阴虚阳弱、瘀滞等进行调遣方药,而且也要考虑到围绝经期的生理病理特点加以治疗,甚至有时候,还要将围绝经期的生理、病理特点作为主要的治疗方面。本案实际上就是通过治疗围绝经期综合征为主,兼顾干燥综合征,取得了较好的效果。

二、围绝经期阴痒

病案

陈某,女,45岁,干部。

[病历摘录]阴痒2月余。初经15岁,5～7/25～37日,量偏少,色紫红,有血块,无痛经。26岁结婚,1-0-3-1,上节育环10余年,因经期延长已取环年余。妇科检查有宫颈炎病史,余未见异常,曾经有假丝酵母菌性阴道炎,经治已愈。患有桥本甲状腺炎16年。现有症状,外阴与阴内作痒已有两月余,并以经后为甚,剧痒之时,有灼热欲裂之感,自觉阴内外干燥,带下不多。月经常落后,近年来先期而至,量一般,色鲜红,有小血块,6～7日始净,伴有头昏腰酸,心烦口干,大便一般,小便色黄,夜寐甚差,舌质偏红,苔黄,脉象细数。

[诊治经过]初诊:根据患者的症状主要是肝肾阴虚,心肝郁火,治疗当予滋养肝肾为主,佐以清利,方用杞菊地黄丸加减。处方:枸杞子10g,菊花6g,钩藤15g,山药、熟地黄、炒牡丹皮、茯苓各10g,山茱萸6g,泽泻9g,炒白术、太子参、白芍各10g,莲子心3g。7剂。

二诊:药服7剂,症状稍有好转,但仍觉阴内阴外有热灼欲裂、干痒作痛之感,同时出现腹胀矢气,大便偏溏,所以不得不在杞菊地黄汤中合异功散治之,即在前方中去熟地黄,加入牡蛎(先煎)15g、砂仁(后下)5g。5剂。

三诊:月经来潮,按经期论治,予以清肝调经,钩藤汤合五味调经散加减,处方:钩藤15g,炒牡丹皮10g,合欢皮、丹参、赤芍、泽兰叶、五灵脂、茯苓各10g,白蒺藜12g,寄生10g,益母草15g,六曲10g。7剂。

四诊:服药7剂,经事已净,再从前方进退,杞菊地黄丸合异功散加减,同时再配合外洗方,处方:土槿皮15g,龙胆草、黄柏各10g,淫羊藿、白芷各10g。如此内服外洗,调理两月有余,外阴瘙痒消失。

[按语]围绝经期阴痒,虽然介于老年期与青壮年之间,但本病例是以虚证为主,故与老年阴痒相一致,再从此例的月经妇科特征分析,先期、量中、色鲜红、有小血块,说明有血热,而阴痒、呈灼热干裂、带下偏少,说明阴虚火旺,但从全身症状上的分析,说明阴虚火旺是主要的,综合起来很显然是属于肝肾不足,阴虚火旺,旺而化风。正如《余听鸿医案》"阴痒"中所引"贾先生曰:高年血燥生风,诸公用利湿之品,利去一分湿,即伤其一分阴,湿愈利而血愈虚,血愈虚而风愈甚,其痒岂能止息,治法无奇,唯养血而已"。此例年龄45岁,所以阴血虚,火热生风,与血燥生风尚有不同,故以杞菊地黄丸(汤)治之,服药后出现腹胀、大便溏泄者,亦有脾胃虚弱的一面。故在运用杞菊地黄汤时,还必须加入异功散,才能取得较好的

效果。

围绝经期阴痒,由于此例围绝经期体弱,故相同于老年期阴痒。所以在治疗上是按老年期阴痒论治。一般来说,阴痒常与带下过多相伴见,以湿热为主,但老年期阴痒则以虚证为主,在治疗上两者完全不同。此例基本上是同老年性阴痒,但又有一般阴痒的湿热特点,故内治法中全是从虚论治,外治法中还保留清利湿浊的特点,反映了中医学辨证论治的优势。

三、面部痤疮

病案

张某,女,22岁,护士。

[**病历摘录**]面部痤疮已2年,经前为甚。初经14岁,5~7/25~32日,量较多,色红,有小血块。平时带下黄白,质稀黏不一,或有臭气。带下化验,有脓细胞(+)。B超探查,未见异常。就诊时适值经前期,面部痤疮明显,似有硬结,鼻衄时作,胸闷不舒,烦躁时作,口渴欲饮,夜寐时佳时差,纳食尚可。大便尚可,小便黄少,舌质偏红,苔黄腻,脉象细弦等。

[**诊治经过**]初诊:就诊时适值经前期,综合上述证候当属肾虚心肝火旺夹有湿热之证,经将来潮,故予疏肝清热。活血调经,方取越鞠丸合五味调经散加减,处方:制苍术、制香附、牡丹皮、茯苓、丹参、赤芍各10g,泽兰叶、五灵脂各12g,益母草15g,马鞭草10g。5剂。

二诊:服药5剂,面部痤疮较前稍减,月经干净,经净之后,腰酸头昏,口干心烦,大便或干或软,脉象细弦,舌质犹红,苔薄黄,从经后期论治,予以滋阴养血,清热利湿,以归芍地黄汤加减,处方:炒当归、赤芍、白芍、牡蛎(先煎)、牡丹皮、茯苓、川续断、桑寄生、菟丝子各10g,山茱萸6g,广木香6g,山楂、碧玉散(包煎)各12g。10剂。

三诊:服药10剂,BBT已开始上升,但头昏腰酸,腹胀矢气,大便偏溏,胸闷心烦,脉象细弦,舌红,苔黄腻。从经前期论治,健脾补肾,疏肝清利,方取健固汤合越鞠丸加减。处方:党参15g,炒白术、炒牡丹皮、茯苓、川续断、菟丝子、山药、紫石英(先煎)各10g,六曲、钩藤、五灵脂各12g,广木香6g。药服7剂后去六曲、山药,加入制香附9g,碧玉散(包煎)10g,至行经期再服越鞠丸合五味调经散加减。如此按上述调周序贯治疗3个月经周期,经前面部痤疮未起,皮下硬结亦消,遂予停药,半年后陪友来诊,云及面部痤疮基本痊愈。

[**按语**]就妇科特征的月经分析,月经周期失调,大多先期、量多、色紫红、有小血块者,以血热为主,夹有气滞,合起来可作为郁热论。再从全身症状上分析,肾虚偏阴,心肝郁火,夹有湿热。可见妇科特征上的郁热,是由心肝郁火造成的,但所夹的湿热,则与肝郁脾胃有关,之所以在经前期面部痤疮明显者,与月经周期中阴阳消长转化的节律有关。经前期是阳长至重,接近重阳的时期,心肝郁火在这一时期,被阳长近重的阳热所激发,以致心肝郁火特别旺,再夹有湿热,通过阳明胃气上泛至面郁,必待重阳必阴的行经期排出经血,大量的阳热气火随经血下泄后,即行经期后,面部痤疮转好,延至下次经前期将随阳长至重,火热重又发作,是以面部痤疮又现。既然病患呈周期性,因此亦将按周期的阶段特点予以调治,并贯穿辨证治疗,是以收到较好的效果。

本例实际上属于月经病的范畴,但由于面部痤疮,既有周期性增剧,又有皮肤病的特点,故亦可列入此杂病的范畴。面部大多与阳明经脉有关,而且湿热上泛,亦易侵犯阳明经络,之所以呈周期性发作加剧者,说明本病与妇科有关,与妇科的月经周期演变有关。现代医学认为面部痤疮和面部油脂过多,与患者体内的雄性激素增高有关,因此按照月经周期演变的阶段特点,进行调周序贯治疗,同时合用清热利湿法,故可获效。若面部痤疮严重,无周期性发作或加重者,当作为皮肤病论治,并结合外治法为好。

四、面部黄褐斑

病案

赵某,女,44岁,干部。

[**病历摘录**]面部黄褐斑已4年,近年来色斑加重。初经15岁,5~7/30±日,量一般,色质正常,无痛经,近4年来月经周期4~5/20~30日,量一般偏多,色红,少量血块,24岁结婚,1-0-1-1,外用工具避孕。妇科检查未见异常。测量BBT,示低温相偏高,高温相欠稳定。现有症状,两颊至鼻翼旁有蝶状褐斑,心烦易怒,夜寐不熟,大便时干时溏,现值周期第13日,已有蛋清样带下,量少,腰酸头昏,经前乳房胀痛,一般有7日,脉象细弦,舌质偏红。据述面部黄褐斑逐渐加重,经用多种祛斑的化妆品和药物少效。

[**诊治经过**]初诊:根据诸多症状,特别是面部黄褐斑,从阴虚火旺论治,予以滋阴解郁,方取滋肾生肝饮治之。处方:丹参、赤芍、白芍、山药、熟地黄、炒牡丹皮、茯苓、川续断、菟丝子各10 g,炒白术、泽泻、山楂各9 g,醋炒柴胡、山茱萸各6 g,五灵脂12 g。7剂。

二诊:药服7剂,BBT上升呈高温相。遂在上方中加入紫石英(先煎)9 g,绿萼梅5 g,再服7剂。患者自述经前5日阴道少量漏红,BBT高温相不稳定,呈缓慢下降,经行时血量中等,色红,有血块,腹胀,腰背酸痛,经前乳房胀痛减轻,经行7日未净,腹胀便溏,脉细弦,舌质偏红,苔腻。不得不从健脾滋阴、化瘀固经论治,方取参苓白术散合加味失笑散治之,处方:太子参15 g,炒白术、山药、炒牡丹皮、茯苓、桑寄生、五灵脂各10 g,煨木香、六曲各9 g,大蓟、小蓟各12 g,炒蒲黄(包煎)6 g,牡蛎(先煎)15 g。7剂。至经间排卵期时,予补肾促排卵汤治之,加重滋阴降火、理气健脾等法治之。经前期亦按上经前期方,行经期予以疏肝调经,取越鞠丸合五味调经散治之。经后期如大便仍溏者,仍用参苓白术散合失笑散治之,如大便偏干者用滋肾生肝饮加减,但需要加入碧玉散、薏苡仁、焦山楂,或者再加入桑白皮、炙鳖甲等品。如法调治4个月经周期,面部黄褐斑基本消失,月经亦渐趋正常,患者十分感激,疗效亦出于医者之所料也。

[**按语**]根据患者的妇科特征分析,周期超前,经量有所增多,色红有血块,此血热夹瘀滞也。全身症状上呈现阴虚火旺,肝脾失调,可见其妇科特征上的血热者,是由阴虚心肝郁火所致,而其瘀滞者以滞为主,亦由心肝气郁所致,心肝气郁化火,不仅可以导致血热与瘀滞,而且亦可致脾胃失和,这就增加了阴虚郁火的复杂性,而且亦增加了治疗上的难度,无怪乎在应用滋阴降火后,反致腹胀便溏的脾虚病变,大大影响了治疗的进展,延长了疗程。当然,在阴虚火旺的长期演变中亦必及乎阳虚,阳气虚弱,故在治疗初期时出现经前期漏红,通过不断调整方药,故在不太长的疗程中获得显效,亦属治之合度耳。

女子面部黄褐斑,在中医学属于面部黑䵟或称"黧黑斑""面尘"等病证。《外科正宗》曾说:"黧黑斑者,水亏不能制火,血弱不能华肉,以致火燥结成斑黑,色枯不泽。"一般求治者,青年女子为多,但随着生活水平的提高,中老年女子有此苦衷,亦当求治。我们用调周法获效,但重点还在于滋阴降火,调复天癸功能,至于还有痰饮、血瘀、阳虚等病变者,必有其临床表现,可按此论治,当能获效。

五、阴吹

病案

张某,女,43岁,图书管理员。

[**病历摘录**]阴吹已3年,素来情志抑郁,胸闷烦躁,两胁时胀,喜叹息,肠鸣,大便时溏,纳谷不馨,夜寐不实,舌淡苔白,脉弦细。此乃肝脾失调,心肝气郁,脾胃虚弱证。

[**诊治经过**]根据患者症状,素来肝脾失调,心肝气郁,脾胃虚弱,一身融合气虚、肝郁、腑气欠通三

者。从脾论治,未能建功;疏肝宁心,亦未能获效;后转从升降气机,稍有转机,但迅即故我。最后从调理肝脾入手,予逍遥散、六君子汤加入桔梗、枳壳、荆芥、山楂等,同时加强心理疏导,安定心神,前后治疗3个月,方得基本痊愈。

[按语]患者素来肝脾失调,忧思郁结,情志内伤,肝气郁逆,克伐脾胃,升降失调,阳明谷气不能升发,化为浊气,不能循肠道而下泄,逼走前阴。患者从脾论治,未能见功;疏肝宁心,亦未能获效;后转从升降气机,稍有转机,但亦有反复。最后从调理肝脾入手,予逍遥散、六君子汤加入桔梗、枳壳、荆芥、山楂等,同时加强心理疏导,安定心神。逍遥散为疏肝解郁,养血柔肝,健脾助孕,肝脾同调之名方。用药3个月经周期后,基本痊愈。

阴吹一症多见于40岁以上经产体弱之妇女,室女体健者极为少见。因患此病者"多隐忍不言,以故名书不载",所以实际就诊患者数量较少。如发病轻微,可不作疾病论治。本疾病诊断首先区分是功能性的还是器质性的,治疗上要针对具体病因,辨别证型。因前庭、肛门、直肠阴道瘘及会阴裂伤所致者,应进行手术治疗。对肝郁气滞、情志障碍患者,除应用疏肝理气、宁心安神之剂,即逍遥散加炙远志、合欢皮、炒酸枣仁、广郁金等心经药外,尚需要心理疏导,方能提高疗效。对于大便燥实、腑气不得下泄者,应通大便,泄阳明,降浊气。对于痰饮阻于中焦,阻碍气机升降所致者,在化痰燥湿法中,尚需结合升降气机之品,如桂枝、桔梗、半夏、枳壳等。对于气血虚弱所致者,宜大补气血,升提中气,所谓欲降先升,清升则浊降,浊降则能循故道,故治以补中益气汤加制半夏、焦山楂。

第八节　卵巢过度刺激综合征病案

病案

李某,女,32岁,无业。

[病历摘录]结婚7年未妊娠,1988年接受促排卵治疗出现腹胀等卵巢过度刺激现象而中止治疗。1990年曾行双卵巢楔形切除,1992—1995年先后3次行促排卵治疗,同样诱发OHSS。1996年来诊,因对并发OHSS的恐惧,要求服中药调治。月经期腹痛,腰痛,四肢不温,带下偏多,面色苍白兼黄,BBT示黄体功能不全。

[诊治经过]根据患者月经期的伴随症状及BBT提示黄体功能不全性无排卵,故用补肾中药调周治疗。月经期采用折冲饮加减,卵泡期投当归芍药散合桂枝茯苓丸,黄体期用八味地黄丸。2个月后,BBT高温相可维持11日左右。继续调治约3个周期,用同样超促排卵药物,未出现OHSS。同年10月ET后妊娠,翌年妊娠34周时,因双胎横位,行剖宫产术,娩出女婴2 286 g,男婴1 994 g。

[按语]患者结婚7年未妊娠,患者BBT提示黄体功能不全,因采用诱导排卵药物后出现卵巢过度刺激症状反复发作。故选用中医调理周期法助孕。月经期重阳转阴,采用折冲饮加减;经后期阴长阳消,选当归芍药散合桂枝茯苓丸;黄体期阳长阴消,选用八味地黄丸。服药2个月后,BBT高温相可维持11日左右。继续调治约3个周期,同样用促排卵药物,未出现OHSS。

此患者系易感体质,曾经多次接受促排卵药物Gn和HCG,反复出现OHSS,每次出现均有不同程度的水肿、腹胀及腹痛,卵巢增大,甚则恶心呕吐,住院治疗仍未能缓解,只得终止妊娠。由于本身黄体功能不全,存在着肾阳不足,接受促排卵治疗后所出现的症状又属肝郁气滞。针对这种情况,先调整月经周期,在中药理气养血、补阳活血的综合治疗下,改善内分泌环境,变更敏感体质后,OHSS不再发生,妊娠成功维持。这说明中药可调整内分泌功能,改善敏感体质,对OHSS具有调治和预防作用,其机制尚待进一步研究。

第九节 计划生育并发症病案

一、宫内放置节育器的并发症

病案

康某,女,35岁,职员。

[**病历摘录**] 放置节育环后出血1月余。月经周期7～10/35日,量中等,无痛经,色红,有少量血块。1-0-2-1。上环后在外院曾接受抗感染治疗,否认不洁性生活史。现有症状,阴道流血1月余未净,量较多,色红,夹血块,偶有小腹作胀,腰酸,神疲乏力,大便略干,舌红苔腻,脉弦。

[**诊治经过**] 初诊:根据患者阴道出血症状及舌脉,判断患者证属阴虚火旺,迫血妄行,夹有湿热,治拟滋阴清热,利湿化浊,化瘀固经,方用固经丸、四草汤合加味失笑散加减治之,处方:炙龟甲(先煎)9g,炒黄柏、川续断、椿根白皮、炒蒲黄(包煎)、炒五灵脂、大蓟、小蓟、血余炭各10g,马鞭草12g,鹿衔草30g,茜草炭15g,益母草15g。7剂。

二诊:服药7剂后血量减少,但仍有少量出血,淋漓不净,色偏暗,腰酸,神疲乏力,舌质偏红,脉细。治拟益气固经,滋阴清热,化瘀止血,方用归脾汤合加味失笑散加减治之,处方:太子参15g,炒白术、茯苓、牡丹皮炭、女贞子、墨旱莲、山药、山茱萸、川续断、炒蒲黄(包煎)、炒五灵脂各10g,五味子5g。7剂药毕血止,后经调周法治疗,未再出血。

[**按语**] 宫内节育器引起的并发症主要由于节育器损伤子宫内膜血管、异物反应和凝血功能改变所致。中医学认为,金属之物置于胞宫,子宫冲任气血运行受损,则会导致出血。阴虚火旺,迫血妄行,则阴道出血1月余未净,量时多时少,血红,夹有血块。根据其舌苔脉象,可见患者夹湿热之证,故治疗以滋阴清热,利湿化浊,化瘀固经,方用固经丸、四草汤合加味失笑散加减治之。服药7剂后血量减少,但仍有少量淋漓不净,色偏暗,腰酸,神疲乏力,舌质偏红,脉细。治拟益气固经,滋阴清热,化瘀止血,方用归脾汤合加味失笑散加减治之,7剂之后药毕血止。

患者上环后出血淋漓不净,时多时少,色红,夹有血块,舌红苔腻,脉弦,辨证属阴虚火旺,迫血妄行,夹有湿热,故以固经丸、四草汤合加味失笑散加减。三方结合,很好地体现了夏桂成治疗出血性疾病从"虚、瘀、热"出发的学术思想。值得一提的是,四草汤是夏桂成的验方,对于血热夹瘀的出血疗效较佳。其中马鞭草有清热利湿、化瘀止血的作用,鹿衔草有清热止血、祛风化湿的功效,茜草炒用化瘀止血,益母草祛瘀生新,具有明显收缩子宫的作用。本案患者大便偏干,舌苔黄腻,知下焦有湿热,故以四草汤清化止血,合固经丸、失笑散,共奏滋阴清热、利湿化浊、化瘀止血之功。药后患者阴虚表现减轻,气虚稍显,故以归脾汤合失笑散加减。根据病情变化,细加辨证,合理用药,故能收到较好的效果。

二、人流术后并发症

病案

张某,女,28岁,无业。

[**病历摘录**] 胚胎停育行清宫术后腹痛。患者妊娠2个月,B超示胚胎停止发育,遂行清宫术。就诊时值清宫术后第1日,小腹疼痛隐隐,有少量出血,夜寐较差,伴有盗汗,昨日略有腰酸,二便尚可,舌质偏红,苔微黄腻,脉细涩。

[**诊治经过**] 患者清宫术后,治疗当按小产后调理,根据患者症状,判断其证属阴虚有热,夹有湿热,

方用杞菊地黄汤合加味失笑散加减治之,处方:枸杞子、钩藤(后下)、山药、山茱萸、炒川续断、桑寄生、炒蒲黄(包煎)、炒五灵脂、蒲公英各 10 g,莲子心 5 g,败酱草 15 g。7 剂,水煎分服。患者服药 3 日后腹痛消失,5 日后出血干净,诸症渐平。

[**按语**] 在人工流产术过程中,负压过大引起子宫收缩,吸管未能进入宫底部,或未注意刮吸宫角两侧,或对吸出物与妊娠月份是否相符未予仔细核对等,导致胎盘残留,瘀结血室,好血不得归经而出血不止。根据患者清宫术后小腹隐痛,阴道少许出血,可见该患者瘀留少腹,结合其全身症状,夜寐较差,伴有盗汗,是其阴虚有热;根据其舌质偏红,苔微黄腻,脉细涩,表明夹有湿热,故用杞菊地黄汤合加味失笑散加减治之。杞菊地黄汤滋养肝肾,加味失笑散活血逐瘀,两者合用,滋阴清热,化瘀止血。故患者服药后症状缓解。

该患者清宫术后小腹隐痛,并伴有少量出血,表明瘀滞的存在,此外,腰酸、盗汗体现出阴虚有热的一面,舌苔脉象提示尚有湿热因素存在,治疗当遵循"虚者补之,瘀者行之,热者清之"的原则,采用杞菊地黄汤合加味失笑散加减,酌情加入清利湿热的败酱草、蒲公英,从而收到很好的疗效。

附录 夏桂成常用妇科验方歌诀

一、夏桂成常用妇科验方

1. 清心滋肾汤

[**方歌**] 清心滋肾连心藤,二齿合欢安心神;

益气苓麦太子参,熟萸龟药在补肾。

[**功用**] 清心安神,滋肾养阴。

[**方解**] 莲子心专清心火,配伍黄连清心胃之火,钩藤清心肝安魂魄;紫贝齿、青龙齿能泻心肝,安神;浮小麦养心安神止汗,合欢皮宁心疏解,太子参、茯苓益气养神;同时以怀山药、山茱萸、制龟甲、熟地黄滋肾养阴。心肾合治,清滋同用。

2. 清心温肾汤

[**方歌**] 清心温肾连心藤,二仙肉桂温命门;

香术茯苓在健脾,贝齿川续断与党参。

[**功用**] 温肾健脾,清心安神。

[**方解**] 淫羊藿、仙茅川续断以温肾阳,肉桂温命门之火,祛下焦之寒,复用党参、白术、茯苓健脾利水,同时加入钩藤、莲子心、紫贝齿、黄连以清心平肝,安定魂魄。清心温肾,心肾交济。

3. 清心固肾汤

[**方歌**] 清心固肾连心藤,再加贝齿安心神;

沙苑芡实金樱芍,杜仲菟丝巴戟天。

[**功效**] 清心固肾。

[**方解**] 该方治疗血热肾虚不固型月经先期,以钩藤、莲子心、黄连、紫贝齿清心泻火,以杜仲、菟丝子、潼蒺藜、金樱子、芡实补肾固摄,白芍柔肝敛肝,共奏清热固肾,防治月经先期频发之功。

4. 清心健脾汤

[**方歌**] 清心健脾连心藤,木香砂仁兼姜参;

丹皮龙齿白术陈,清上温中复化生。

[**功用**] 清心安神,健脾理气。

[**方解**] 钩藤、牡丹皮、莲子心、黄连清心肝,安魂魄,青龙齿镇心安神,配伍以党参、木香、白术、砂仁、茯苓、陈皮、炮姜,振奋脾胃阳气,恢复后天生化之源,达到心肝火降、脾胃健旺的目的,起到清上温中的功效。

5. 清心暖胃汤

[方歌] 清心暖胃连心藤,良姜佛手配术陈;

茯苓甘草同补中,稍佐贝齿安心神。

[功用] 清心暖胃。

[方解] 此方专为更年期综合征患者,心肝火旺,胃中寒凉之证所设。以钩藤、莲子心、黄连、紫贝齿清心肝之火,高良姜一味,暖胃止呕,再加上陈皮、佛手、生白术、茯苓、炙甘草健脾和胃。

6. 养阴清心汤

[方歌] 养阴清心连心藤,生地麦冬龟板珍;

龙齿甘草茯苓神,重在心阴滋水生。

[功用] 养阴清心,滋水降火。

[方解] 本方养心阴与清心火并重。滋水者,是滋养心阴包括心的水液,再佐以清心火的力药。其中水牛角宜剂量较大,珍珠粉为要药。

7. 钩藤汤

[方歌] 钩藤汤清心肝火,苦丁蒺藜合莲心;

茯苓丹参赤白芍,更入合欢解心神。

[功用] 息风静阳,清肝宁心。

[方解] 女性血少气多,肝主藏血,体阴用阳,血不足则肝阳易亢,化火生风。本方重在息风清肝,钩藤为君药,佐以白蒺藜、莲子心、苦丁茶加强清心肝之力;用合欢皮、茯苓兼以宁心安神。丹参、赤芍活血调经。全方重在心肝,兼顾心肾。

8. 滋阴奠基汤

[方歌] 滋阴奠基归芍膝,地黄女贞与丹皮;

鳖甲河车菟丝子,山药川续断加茯苓。

[功用] 滋阴添精,大补肝肾。

[方解] 本方系在归芍地黄汤基础上加入女贞子、炙鳖甲、怀牛膝以滋补肝肾;川续断、菟丝子以助阳;紫河车乃血肉有情之品,善于补阳助阳,补益奇经,阴中养精,以促进精卵之发育。

9. 加减杞菊地黄汤

[方歌] 加减杞菊地黄汤,山药丹泽萸苓苍;

钩藤郁金加陈皮,滋阴息风疏肝良。

[功效] 滋阴息风,疏肝和胃。

[方解] 女性绝经期综合征,常伴有眩晕耳鸣、失眠病证,同时伴有脾胃失和,所谓阴虚则肝阳化风,或则阴虚风动,上逆犯胃而扰乱清空之窍者为多,加减杞菊地黄汤,正是为此而设。方中钩藤、枸杞子清肝息风,枸杞子还有滋养肝阴的作用;熟地黄是滋养肝阴的要药,填补下焦,具有益精髓的作用;山茱萸养肝肾;山药滋肾补脾;泽泻泻肾降浊,清热利湿;牡丹皮清肝火,并有一定的活血作用;茯苓渗脾湿,并有一定的宁心作用;复用川续断,补肾续筋骨,活血脉;苍术燥湿健脾,广郁金疏肝解郁,舒畅胸腹之气;陈皮理气和胃,全方滋阴息风,疏肝和胃,既补肝肾之不足,又复理气和胃,宁心燥湿,虚实兼顾,补理兼施,为阴虚阳风内动,气郁不畅而设。

10. 加减滋肾生肝饮

[方歌] 加减滋肾生肝饮,熟地山萸怀山药;

茯苓泽泻草丹皮,川续断菟丝术柴味。

[功效] 滋补肝肾,解郁健脾。

　　本方是调补肾、肝、脾胃的方剂。方中熟地黄、山茱萸、怀山药补养肝肾,佐以白术、茯苓、甘草调和脾胃,柴胡、五味子、牡丹皮调理心肝,疏解肝郁,以遂肝气调达之性,通过补养肾阴,涵养肝木,而生肝之意。

11. 补肾育宫汤

　　[方歌]补肾育宫柏子茺,当归赤白芍川芎;

　　　　　　山药熟地菟苁蓉,河车大补养子宫。

　　[功效]补肾育宫,充养血海。

　　[方解]本方滋阴助阳,但以滋养肾水天癸为主,方中熟地黄、山药、柏子仁、白芍等,加入紫河车血肉有情之品以充养子宫;菟丝子、肉苁蓉补肾助阳养精,取"阴得阳助,泉源不竭"之意思;茺蔚子、当归、川芎活血化瘀,在一定程度上促进子宫收缩,扩张子宫,帮助子宫发育。

12. 健脾滋阴汤

　　[方歌]健脾滋阴太子参,苓术木香扁豆认;

　　　　　　黄精山萸加莲子,后天脾阴益养成。

　　[功效]健脾滋阴。

　　[方解]此乃后天水谷之精微,以涵养先天癸水之阴,虽然参苓白术散之阴指脾阴,但脾阴在一定程度上有涵养先天癸阴的作用。加入白芍、山茱萸、黄精等养肝阴之品,使肝肾之阴充足,自然能达到复阴而带下增多。

13. 补肾化痰汤

　　[方歌]补肾化痰鳖甲先,怀萸芍药丹参煎;

　　　　　　膝菟金丹苍白术,陈苓六一消囊症。

　　[功效]补肾化痰,理气调经。

　　[方解]为多囊卵巢综合征中肾虚痰脂所创制的一张专方验方。全方以鳖甲、怀山药、山茱萸、芍药补肝肾之品,加入苍术、白术、陈皮、茯苓、六一散健脾化痰,运化痰浊,使得痰脂去除,瘀浊蠲化,治疗多囊卵巢综合征,效力和缓持久。

14. 滋肾化斑汤

　　[方歌]滋阴化斑当归芍,山药山萸苓丹泽;

　　　　　　苍术薏仁兼黄柏,赤芍五灵消斑症。

　　[功效]滋阴降火,和瘀消斑。

　　[方解]方中以归芍地黄汤为主方,乃养血滋阴、降火利湿。面部黄褐,除少数属痰湿血瘀外,大多数均是阴虚夹瘀夹火为患,故又加入黄柏以降火,制苍术、薏苡仁以利湿热,五灵脂以化瘀。

15. 补肾促排卵汤

　　[方歌]补肾促排当归芍,山药丹萸熟地增;

　　　　　　川续断菟丝五灵脂,鹿角红花排卵生。

　　[功效]补肾助阳,活血化瘀促排卵。

　　[方解]方中用归芍地黄汤补养肾阴,达到肾阴滋长,癸水充盛的目的,用川续断、菟丝子、鹿角片补养肾阳,并且为经前期阳长奠定基础;复用当归、赤芍、五灵脂、红花活血化瘀以促排卵,或者谓之促阴转阳,转化顺利,即排卵顺利。火气偏旺者,用紫石英代替鹿角片。

16. 补天种玉汤

　　[方歌]补天种玉赤白芍,熟地山萸炙鳖甲;

　　　　　　莲心合欢菟角霜,川续断灵脂河车成。

　　[功效]滋阴助阳,阴阳并补。

[方解]本方由五子补肾丸和归芍地黄汤合成,适用于月经经后终末期快要进入排卵期时,需要阴阳并调,促使阴长至重,为阴阳顺利转化奠定基础。炙鳖甲、紫河车血肉有情之品,滋阴奠基,再加入川续断、菟丝子、鹿角霜等阳药为促使转化做准备。此乃微促之方,意在滋阴助阳。

17. 温阳化痰促排卵汤

[方歌]温阳化痰苍南星,芎归石英川续断生;

山药赤白芍加花,桂枝助力排卵成。

[功效]补肾助阳,化痰活血。

[方解]本方温补肾阳,活血化痰以促阴阳转化,故方中运用当归、赤芍、桂枝、红花、川芎等活血化瘀,从血气的活动,推动阴阳转化;苍术、南星、茯苓、桂枝化痰利水,消除痰湿病变;怀山药、川续断、菟丝子、紫石英温补肾阳,阴中求阳,恢复正常的阴阳月节律转化,此乃治本之道。

18. 益肾通经汤

[方歌]益肾通经柏子仁,灵脂赤芍泽丹参;

茜草茺蔚川牛膝,生熟地欢川续断能。

[功效]补肾宁心,活血通经。

[方解]益肾通经汤是由柏子仁丸合泽兰叶汤组成,具有调经或促排卵的作用,其中柏子仁丸是主方,来源于宋代陈自明的《妇人大全良方》。张景岳所著《景岳全书·妇人规》在原方的基础上又加入熟地黄、川续断二味药,全方集合了补肾、宁心、调宫三方面药物,这样就把心(脑)肾—肝脾—子宫轴三者概括在一处。柏子仁、丹参有宁心安神之功效,熟地黄、川续断、牛膝、炙鳖甲大补肝肾,泽兰叶、当归、赤芍、茺蔚子、生茜草,俱是活血调经之品。治疗闭经,月经后期等月经病证。

19. 健脾补肾促排卵汤

[方歌]健脾补肾党参苓,苍白术佩川续断灵;

山药菟丝并木香,赤白芍入排卵赢。

[功效]健脾补肾,温阳燥湿,调理血气,以促排卵。

[方解]本方药适用于经间排卵期出现脾肾不足,湿浊内阻的证候,必须运用健脾温肾,燥湿调理气血的促发排卵的方法,掌握经间排卵期"的候"时候,见有锦丝状带下的排卵现象,方药中有党参、苍白术、川续断、紫石英健脾温肾,佩兰、五灵脂为活血要药,如大便稀溏明显者,当以巴戟天易紫石英。

20. 助孕汤

[方歌]助孕方重紫石英,赤白芍山药与茯苓;

丹参皮断河车菟,柴胡绿梅助育孕。

[功用]补肾助阳,暖宫促孕。

[方解]本方从张景岳之毓麟珠加减而来,丹参、赤白芍养血为主,怀山药、山茱萸滋阴补肝肾,川续断、菟丝子、紫河车平补肾阳,紫石英暖宫助孕,再入柴胡、绿萼梅疏肝解郁,理气行滞。全方阴中求阳,补肾疏肝,促进经前期阳长达重,从而达到助孕的目的。

21. 助阳消癥汤

[方歌]助阳消癥归鹿角,丹皮茯苓赤白芍;

川续断五灵山药菟,石穿山楂癥瘕消。

[功效]补肾助阳,化瘀消癥。

[方解]方中主要运用两部分药物,第一部分是方中的主药,着重养血补肾,故取用归、芍、怀山药、川续断、菟丝子、鹿角片等,以提高肾阳的水平,阳旺则血脉流通,并能融解内膜样瘀血,是治疗子宫内膜异位症的主要部分;第二部分是活血化瘀,消散癥瘕,再有赤芍、五灵脂、石见穿、生山楂等,为方中的次要

药物,并可根据症状的变化而加减运用之。

22. 新加防己黄芪汤

[方歌] 新加防己黄芪汤,参术连皮加生姜;

　　　　泽兰草枣合欢皮,益气消肿又健脾。

[功效] 健脾益气,利水消肿。

[方解] 本方药主治风水、风湿。症见汗出恶风、身重,小便不利,关节疼痛,或有发热,乃表气不固,外受风邪,水湿郁于经络、皮肤之间。方中黄芪补气固表,辅以防己祛风行水,且防己黄芪相配,补气利水功能增加,利水不伤正,佐以白术健脾胜湿,连皮茯苓专利皮下之水,泽兰叶通经利水,从血分而分利之,合欢皮理气安神,佐以甘草培土而和诸药,生姜、大枣调和营卫,诸药相合,表虚得固,风邪得除,脾气健运,心神安定,血分和畅,水道通利。

23. 五味调经汤

[方歌] 五味调经益母草,丹参灵脂加赤芍;

　　　　艾叶温经又暖宫,活血化瘀把经调。

[功效] 活血化瘀,调理月经。

[方解] 本方是活血化瘀的轻剂,故为调经的常用方药。方中丹参、赤芍活血化瘀,是调经的主要药物。丹参原本是用当归,因经行期间,大便易溏,故以丹参易当归。五灵脂、益母草化瘀止痛,调经而不致过多出血;艾叶性温暖宫,经血得温则行。

24. 四草汤

[方歌] 四草马鞭鹿衔草,益母茜草加入好;

　　　　清热利湿下焦畅,化瘀止血效果超。

[功效] 清热利湿,化瘀止血。

[方解] 马鞭草有清热利湿,化瘀止血的作用;鹿衔草经我们临床运用,具有清热止血,祛风湿的作用;茜草生用则化瘀通经,炒则化瘀止血;益母草化瘀生新,有收缩子宫的作用。四药合用,清热利湿,化瘀止血,血热或湿热与血瘀相兼之出血病证,用之有验。

25. 加味失笑散

[方歌] 加味失笑灵脂黄,茜草益母川续断香;

　　　　大小蓟与赤白芍,当归入方排瘀强。

[功用] 化瘀止血,排经固冲,散结止痛。

[方解] 本方以失笑散为基本,蒲黄、五灵脂化瘀止血止痛,加入炒当归、赤芍、白芍、茜草、益母草调经排瘀,大蓟、小蓟化瘀止血,共祛瘀结之污血,归离经之好血。

26. 痛经汤

[方歌] 痛经汤中用钩藤,赤芍灵脂丹皮参;

　　　　肉桂茯苓木香胡,川续断杜仲益母生。

[功用] 活血化瘀,温经止痛。

[方解] 方中钩藤、牡丹皮清心肝而宁神魂,因为疼痛者,必与心肝神魂有关,镇静安神,才能有效地控制疼痛,故为止痛的前提;丹参、赤芍、五灵脂、益母草活血化瘀,调经止痛,此乃通则不痛之意。肉桂、川续断、杜仲补肾暖宫,温阳活血,不仅有助于活血化瘀,推动气血畅行的作用,而且阳气充实,暖宫溶瘀,从而消除子宫瘀凝的深层含义;延胡索、五灵脂不仅化瘀调经,又为止痛之良药;茯苓宁心利湿,有助于排浊化湿的作用。

27. 内异止痛汤

[方歌] 内异止痛胡钩藤,当归全蝎赤芍我;

紫贝灵脂益母桂,木香川续断与牛膝。

[功用]活血化瘀,止痉镇痛。

[方解]本方是子宫内膜异位症所致痛经的针对方药。子宫内膜异位症、子宫腺肌病是痛经证中的一种较剧烈顽固的病证。反复发作给女性特别是育龄期女性带来极大的痛苦,不仅影响生活质量,而且影响其生育。求治者,不仅要求控制疼痛,而且要求生育,因此我们在长期的临床实践中,制成内异止痛汤活血化瘀,止痉镇痛。

28. 安神定痛汤

[方歌]安神定痛琥钩藤,赤芍三七欢丹参;

龙齿灵脂木香入,肉桂川续断益母成。

[功效]宁心安神,活血止痛。

[方解]本方意在安神定痛,着眼点尤在安神宁心,故以钩藤、龙齿、合欢皮、琥珀为君药。钩藤为肝经主药,具有清热平肝,息风镇静的作用,因为在心神不宁的情况下,容易引起肝经风火的升扰,故用此以平之,而且钩藤合龙齿、琥珀、合欢皮等宁心安神药,可以加强其安神宁心的作用。景天三七化瘀止血止痛,亦有安定心神功效。辅以丹参、赤芍、五灵脂、延胡索、木香、活血止痛,肉桂、川续断温阳补肾,益母草化瘀调经,全方凑合成宁心安神、活血定痛之剂。

29. 倒经汤

[方歌]倒经汤用茅针花,黑栀竹茹熟地加;

丹参赤白芍茺蔚,归尾泽兰川牛膝。

[功效]清肝益肾,化瘀调经。

[方解]本方鉴于行经吐衄属于肝经郁火者多,故以清肝降火,引经血下行为主,组成方药,实际上是丹栀逍遥散合泽兰叶汤加减而成。方中丹参、赤芍、归尾养血活血;茅针花、栀子、竹茹清热止血,善治口鼻出血;牛膝引血下行;泽兰叶、茺蔚子助牛膝以下达经血,促经血逆行者返本归元;制香附易柴胡,意在气血下行,且香附调经胜过柴胡。诸药合用,共成清热调气、阴血下行之方,故名倒经汤,意在治倒经,但加入熟地黄、白芍,合牛膝益肾以治其本。

30. 凉肝川楝汤

[方歌]凉肝川楝焦山栀,丹皮白芍伴蒺藜;

茯苓当归生地草,养血清肝功效好。

[功效]凉肝泻热,养血理气。

[方解]此方治疗痛经属于肝热者,方入栀子、牡丹皮、川楝子、白蒺藜等凉肝泻热,再以白芍、当归、生地、茯苓养血柔肝,使得肝经热泻,痛经得舒。

31. 温肝川楝汤

[方歌]温肝川楝吴茱萸,大小茴香艾白芍;

归苓干姜炙甘草,温通疏理见功效。

[功效]温肝理气,养血疏肝。

[方解]此方治疗肝寒痛经,以吴茱萸、茴香、艾叶、干姜等温肝经之气血,川楝子泻其郁热之气,白芍、当归、甘草、茯苓养血柔肝,缓解肝经之挛拘。

32. 逐瘀蜕膜汤

[方歌]逐瘀蜕膜棱莪术,肉桂灵脂赤白芍;

玄胡三七加当归,枳壳益母断蒲黄。

[功效]温经助阳,逐瘀脱膜。

[方解]方中肉桂温经助阳,通过温补扶正,有助于化瘀脱膜。脱膜者,即使子宫内瘀结而不能脱落或者脱落不利的陈旧性内膜也能使之顺利脱落。五灵脂化瘀,且有止痛止血的作用;三棱、莪术攻削逐瘀,为化瘀的峻药,原为消癥散痞的主药,膜样性血瘀蕴结较甚,非峻药不能逐之;加入当归、赤芍化瘀调经,广木香、延胡索以止痛,复加炒枳壳、益母草以收缩子宫,排出瘀膜。故服此方之后,能使膜样性血块变小,且易排出,疼痛减轻,痛时缩短。

33. 加减七制香附丸

[方歌]加减七制香附丸,三棱莪术红花添;
　　　　当归马鞭加红藤,更入乌药气郁宣。

[功效]理气解郁,活血止痛。

[方解]本方以血中气药的香附为主,理气解郁,宣三焦之壅滞,通血分中滞血,助以乌药以加强理气之功;当归、川芎养血柔肝,活血化瘀,三棱、莪术,活血化瘀,消癥散结;红花少则养血,量大则活血化瘀,但加入到归、芎、棱、莪中,显然是加强活血化瘀之作用。马鞭草具有清热、利湿、活血三大作用,在方中能利湿清热,并助化瘀,主药香附,用量较大,意在理气行滞,化瘀调经消癥。临床上使用时,常去川芎,加入红藤,为治更好。

34. 消癥汤

[方歌]消癥汤用地鳖虫,丹参灵脂赤芍中;
　　　　石打当归山楂生,内金消积癥瘕冲。

[功效]活血化瘀,消癥散积。

[方解]方中石见穿、地鳖虫(䗪)是化瘀消癥之主药,力量较强,但不峻猛,较之水蛭、虻虫、三棱、莪术等为缓和;丹参、当归、赤芍俱是活血调经药,佐之可以化瘀消癥,但又有一定养血扶正作用;生山楂、鸡内金有消积化滞的作用,亦可以用治癥瘕。癥瘕者,非朝夕所形成,故缓缓消之为合适。

35. 抑肝和胃饮

[方歌]抑肝和胃苏黄连,竹茹半夏乌梅添;
　　　　陈皮钩藤片生姜,清降胃气孕吐迁。

[功效]抑肝和胃,控制呕吐。

[方解]本方是从苏叶黄连汤的基础上加味而来,紫苏叶、黄连清热利湿,抑肝和胃,紫苏叶、钩藤代吴茱萸,佐金平木,再加入陈皮、制半夏以和胃降逆,竹茹清热和胃,呕吐剧烈者,加入乌梅酸以收之,生姜片少量和胃止吐。

36. 牛鼻保胎汤

[方歌]牛鼻保胎党参术,山药白芍砂仁入;
　　　　阿胶蚕茧仲芩草,荷叶清芬胎元固。

[功效]健脾益气,补肾固胎。

[方解]本方适用于妊娠脾肾不足,血虚气弱者,滑胎者尤效。用杜仲、党参、黄芪大补脾肾,白术、山药辅佐,健脾安胎。阿胶、白芍养血滋肾安胎,荷叶清芬安神,蚕茧固胞安胎,黄牛鼻健脾安胎。全方既重脾肾之阳,又注意到滋养肝脾之阴,既着重固冲涩胎,又能清心安神。方来源于民间,加减而取效。

37. 清心益气举胎汤

[方歌]钩藤莲心紫贝齿,黄芪党参术苓草;
　　　　再加升麻能举胎,治疗胎低有奇效。

[功效]清心益气,升举胎元。

[方解]本方实际上是钩藤汤合补中益气汤加减而成,用补中益气汤去柴胡、黑当归补气举胎,不仅

对低位胎,亦包括前置性胎盘在内的出血病证,亦可用之,之所以要合钩藤汤者,即安定心神,防止子宫收缩增强,不利安胎。

38. 妊娠止咳汤

[方歌] 妊娠止咳紫苏贝,桔梗杏仁百部增;

桑皮陈皮加蛤壳,枇杷止咳子嗽灵。

[功效] 化痰止咳,清热理气。

[方解] 子嗽者,多由胎气胎火过旺,火热炼液成痰,痰热蕴阻于肺,以致肺失宣肃,故而形成咳嗽痰喘,胸膈满闷。桔梗、紫苏、百部开肺散邪,理气化痰以止咳;桑白皮、青蛤壳清肺热,降肺气;贝母化痰止咳,枇杷叶肃降肺气。全方清热理气,宣开肺气,肃降肺气的作用,为子嗽要方。

39. 滋阴清化汤

[方歌] 滋阴清化用固经,失笑合并大小蓟;

再加血余炭中煎,崩止漏停经康宁。

[功效] 滋阴清化,固经止血。

[方解] 本方用李氏固经丸,以龟甲、黄柏为要药,滋阴固经,加黄芩、椿根白皮、制香附等药亦助之,失笑散得五灵脂、蒲黄加醋而成,我们又加入血余炭、大蓟、小蓟以助化瘀止血,符合临床要求,故为常用。

40. 加味活络效灵丹

[方歌] 活络效灵丹加味,当归丹参乳香没;

蜈蚣地龙调经血,通络止痛化瘀神。

[功效] 活血祛瘀,通络止痛。

[方解] 方中当归、丹参活血调经,生乳香、没药、蜈蚣、地龙既有化瘀止痛之功能,又有和络的作用。四药相合,既能活血调经,又能止痛和络,化中寓止,止中偏化,故有消癥瘕之疼痛的作用。

41. 复方红藤败酱汤

[方歌] 复方红藤败酱汤,元胡山楂丹参香;

灵脂公英赤白芍,薏仁土茯寄生藏。

[功效] 清热利湿,化瘀止痛。

[方解] 方中以红藤、败酱草为主药,红藤活血通络,兼有清利,败酱草清利湿热,败脓祛毒,再加入蒲公英、土茯苓以助清解,同时又加入丹参、赤芍、延胡索、五灵脂化瘀止痛,茯苓、薏苡仁以除湿浊;盆腔炎性后遗症者,脾弱肾虚者多,故再入桑寄生、川续断补肾,广木香、茯苓以健脾利湿,虚实兼顾,寒热同调。

42. 解郁和营汤

[方歌] 解郁和营桂枝汤,赤白芍柴鸡血藤;

郁金龙牡寄仙灵,姜枣炙草配成方。

[功效] 温阳和营,疏肝解郁。

[方解] 本方药味适应产后形体虚,肝郁气滞所致的营卫失和病证,故由桂枝汤合逍遥散加减而成。方中桂枝辛温,白芍酸敛,一散一敛,一温一凉,散敛以解肌,温运表阳,又能敛汗护中的双相性调节功能。方中郁金、柴胡加强疏肝和解的作用,龙骨、牡蛎镇降安神,调治虚劳,而淫羊藿、桑寄生补肾强筋,陈皮、姜枣和中。全方治疗产后性情忧郁,烦躁失眠,心肝气郁,营卫失和。

43. 滋阴抑亢汤

[方歌] 滋阴抑亢苎麻根,熟地萸肉山药成;

当归赤白芍丹皮,柴胡茯苓甘草亨。

[功效] 滋阴降火,酸甘敛阴。

[**方解**]本方系滋肾生肝饮加减,即加入苎麻根、赤芍、白芍,去五味子、白术。目的虽然在于滋阴降火,但必须兼调其肝,肝为阴中之阳脏,易于激动,故滋阴降火者,特别是降火者,在降肝火、养肝阴基础上,再加入苎麻根、白芍,有助于提高免疫功能。

44. 助阳抑亢汤

[**方歌**]助阳抑亢鹿角芪,川续断山药丹党参;
　　　　赤白芍与五灵脂,山楂茯苓力集济。

[**功效**]益气助阳,化瘀抑亢。

[**方解**]方中黄芪、党参是益气健脾之要药,川续断、鹿角片是助阳补肾之不可缺少的药物,以此两类药物为主,可恢复脾肾阳虚的功能,提高体内免疫的功能。又考虑到在阳虚基础上,血液易于郁阻,影响免疫功能,故方中加入丹参、赤芍、五灵脂、生山楂等品,既有化瘀的作用,又有推动血行,促进生血的作用,方名助阳抑亢,意在治疗阳虚体质磷脂抗体阳性者为合。

45. 土槿皮洗剂

[**方歌**]土槿洗剂龙胆草,苦参黄柏燥湿好;
　　　　白芷冰片威灵仙,止痒杀菌一起搞。

[**功效**]清热燥湿,杀菌止痒。

[**方解**]土槿皮性甘滑微寒,有清热润燥消肿之功,主治一切风癣、疥疮之疾,以外用为宜;合以龙胆草、苦参、黄柏苦寒清热燥湿之品,又加冰片清凉止痒和威灵仙祛风燥湿,可增强止痒之功效,故全方有清热燥湿、杀菌止痒的作用,治疗湿热型霉菌性阴痒有效。

46. 外阴白色病损洗方

[**方歌**]外阴白色方重楼,花椒艾叶野菊凑;
　　　　苦参鲜皮鸡血藤,土槿泽漆冰羊藿。

[**功用**]清热燥湿,止痒和络。

[**方解**]方中一枝黄花(重楼)、土槿皮、泽漆均是清利湿热之品,而且一枝黄花有疏风清热、解毒消肿的作用,土槿皮利湿止痒。同时配伍鸡血藤、淫羊藿活血温阳,再配伍苦参、野菊花、冰片清热解毒,花椒、艾叶,虽为辛温,但能活血止痒,同时加入白鲜皮清热利湿。

47. 桂乌温阳外洗方

[**方歌**]桂乌温阳外洗方,二桂川草乌中汤;
　　　　淫羊藿与鸡血藤,川续断艾叶成一方。

[**功效**]温阳散寒,活血化瘀。

[**方解**]方中川乌、草乌为温经散寒之要药,再加入桂枝、肉桂、艾叶、川续断、淫羊藿增加助阳温经之功效,鸡血藤活血化瘀。非常适用于寒湿较甚,下肢冰凉的阳虚型患者。

48. 理气通腑汤

[**方歌**]通腑莱菔英子汤,枳壳生术木香方;
　　　　茯苓焦楂欢陈皮,理气健脾腑气畅。

[**功效**]理气通腑,健脾消食。

[**方解**]本方主要用莱菔子、莱菔英化痰理气,枳壳下气,通腑泄浊;广木香、生白术、广陈皮、茯苓健脾燥湿,兼以通腑;合欢皮疏肝理气,焦山楂消食化痰。共奏理气通腑之功。

49. 远志菖蒲饮

[**方歌**]远志菖蒲茯苓神,丹皮荆芥赤白生;
　　　　合欢解心肝之郁,清静心神情志澄。

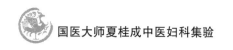

［功效］静心解郁,清心宁神。

［方解］本方安定心神,清心解郁。从心火论治者,不仅疏解心气之郁,还必须安定心神,远志、菖蒲配合,疏解心气,交通心肾,配伍以丹皮、赤芍、清肝泻火,白芍、茯苓养血健脾,茯神、荆芥、合欢皮则疏肝宁心,共奏静心解郁,清心宁神之效。

50. 抑乳汤

［方歌］抑乳白芍炙甘草,炒麦川贝青陈找;

再加焦楂与牛膝,敛肝柔肝效果好。

［功效］柔肝敛肝抑乳。

［方解］方中白芍甘草酸甘化阴,敛肝气,柔肝性;炒麦芽回乳,焦山楂、川贝母化痰消乳,青陈皮清肝之气火,以达到抑乳的作用;怀牛膝引血下行,血得归经,乳汁自消。

二、夏桂成常用古方

1.《金匮》温经汤

［方歌］温经汤用吴萸芎,归芍丹桂姜夏冬;

参草益脾胶养血,调经重在暖胞宫。

［功效］温经散寒,养血祛瘀。

［方解］本方是治疗冲任虚寒而夹瘀之月经不调名方,后人又称为大温经汤。方中吴茱萸、桂枝温经散寒,通利血脉;当归、川芎、芍药、牡丹皮养血祛瘀;阿胶、麦冬养阴润燥;人参、甘草益气健脾;半夏、生姜降逆温中;甘草调和诸药。全方温通冲任,散寒祛瘀。

2.《良方》温经汤

［方歌］妇人良方温经汤,芎归人参桂通阳;

芍药甘草痛急缓,莪丹牛膝引血良。

［功效］温经散寒,活血通经。

［方解］方中桂心温经散寒,通血脉而止痛;当归补血调经,又能活血止痛;川芎活血行气,乃血中之气药,合当归以调经;人参补气扶正,助桂、归、芎通阳气而散寒邪;莪术、牡丹皮、牛膝活血散瘀;芍药、甘草缓急止痛。全方益气通阳,温经散寒、活血祛瘀之效。

3. 固经丸

［方歌］固经丸芍芩龟板,椿柏香附酒糊丸;

阴虚阳搏成崩漏,清热固经止血良。

［功效］滋阴清热,固经止血。

［方解］方用制龟甲、白芍滋阴养血,调补肝肾,壮水以制火,潜阳以敛阴;黄柏、黄芩、椿根白皮清火坚阴,止血固经;香附疏肝理气,用此主要是调经,防经血之遗留为患。本方使水旺而制火,清火而保阴,热清阴生则无妄行之患。

4. 艾附暖宫丸

［方歌］艾附暖宫四物配,吴萸续断芪肉桂;

温经养血暖宫寒,止带调经腹痛退。

［功效］温经暖宫,扶阳抑阴。

［方解］阳气虚弱,督阳不足,胞宫无以温煦,发为闭经不孕。方中四物汤养血调肝以充血海;官桂、艾叶、吴茱萸温阳暖宫,散寒祛湿;黄芪益气有助于温阳;香附理气,并有调经之效;川续断益肾调血,亦有助阳暖宫之意。全方重在温经散寒,助阳暖宫。

5. 当归芍药散

[方歌] 当归芍药散川芎,茯苓白术泽泻从;

妊娠血虚少腹痛,养血行气并止痛。

[功效] 养血健脾,缓急止痛。

[方解] 方中用当归、白芍、川芎等养血调肝。盖肝为刚脏,其气最易横逆侮脾,发为腹痛,故用白芍柔肝以缓肝之急,肝得柔养则脾不受侮,所以有抑木之称。与当归配伍,并重用芍药,不仅养血,更能平肝止痛。白术、茯苓、泽泻补脾渗湿。方中养血调肝,与运脾除湿并举,是祛湿以补后天之本,助气血生化的重要配伍,但全方以补血调肝为主。

6. 归肾丸

[方歌] 景岳全书归肾丸,杜仲枸杞菟丝含;

归地药苓山茱萸,调经补肾又养肝。

[功效] 滋肾补阴,养血调肝。

[方解] 方中熟地黄、枸杞子滋肾养血,山茱萸、山药补肾益精,菟丝子、杜仲温肾阳、益精气,当归补血,茯苓补脾行水,诸药合用不寒不热,有阴阳双补之效。本方平补肾阴肾阳,其中山茱萸、山药固冲涩血,当归补血调经,故亦治肾虚之月经失调。

7. 寿胎丸

[方歌] 寿胎丸中用菟丝,寄生续断阿胶施;

妊娠中期小腹坠,固肾安胎此方最。

[功效] 益肾安胎,养血助阳。

[方解] 张锡纯自释方义云,胎在母腹者果善吸其母之气化,自无下坠之虑,且男女生育者,皆赖肾脏作强。菟丝子能补肾,肾旺自能荫胎也。桑寄生能养血,强筋骨,能大使胎气强壮,故《神农本草经》载其能安胎。川续断亦补肾之药,阿胶系驴皮所熬,最善伏藏血脉,滋阴补肾,故《神农本草经》亦载其能安胎也。

参考文献

［1］陈自明. 妇人大全良方［M］. 太原：山西科学技术出版社，2006.

［2］李时珍. 本草纲目［M］. 汕头：汕头大学出版社，2018.

［3］内经［M］. 王冰注. 北京：科学技术文献出版社，1996.

［4］傅山. 傅青主女科［M］. 上海：上海科学技术出版社，1959.

［5］李梴. 医学入门［M］. 金嫣莉等校注. 北京：中国中医药出版社，1995.

［6］萧埙. 女科经纶［M］. 北京：中国医药科技出版社，2019.

［7］赵佶敕撰. 圣济总录［M］. 北京：人民卫生出版社，1962.

［8］张介宾. 景岳全书［M］. 北京：中国中医药出版社，1994.

［9］武之望. 济阴纲目［M］. 汪淇笺释，张黎临，王清校注. 北京：中国中医药出版社，1998.

［10］万全. 万氏妇人科［M］. 罗田县卫生局校注. 武汉：湖北人民出版社，1983.

［11］叶桂. 叶天士女科证治秘方［M］. 上海：上海千顷堂书局，1913.

［12］张仲景. 金匮要略［M］. 于志贤，张智基点校. 北京：中医古籍出版社，1997.

［13］吴昆. 医方考［M］. 李飞校注. 南京：江苏科学技术出版社，1985.

［14］夏桂成. 实用妇科方剂学［M］. 北京：人民卫生出版社，1997.

［15］冯兆张. 冯氏锦囊秘录［M］. 王新华点校. 北京：人民卫生出版社，1998.

［16］周慎斋. 慎斋遗书［M］. 上海：上海科学技术出版社，1959.

［17］张介宾. 景岳全书［M］. 吴少祯编，李玉清校. 北京：中国医药科技出版社，2011.

［18］尤在泾. 柳选四家医案［M］. 柳宝诒评选，盛燕江校注. 北京：中国中医药出版社，1997.

［19］汪喆. 产科心法［M］. 益吾书崫，1918.

［20］王肯堂. 证治准绳［M］. 吴唯等校注. 北京：中国中医药出版社，1997.

［21］灵素集注节要［M］. 陈修园集注；傅瘦生，赖雷成校注. 福州：福建科学技术出版社，1984.

［22］缪希雍. 先醒斋医学广笔记［M］. 南京：江苏科学技术出版社，1983.

［23］张介宾. 类经图翼［M］. 北京：人民卫生出版社，1965.

［24］太平惠民和剂局编. 太平惠民和剂局方［M］. 刘景源点校. 北京：人民卫生出版社，1985.

［25］张介宾. 类经［M］. 北京：人民卫生出版社，1965.

［26］吴谦等编. 医宗金鉴［M］. 闫志安，何源校注. 北京：中国中医药出版社，1994.

［27］昝殷. 经效产宝［M］. 北京：人民卫生出版社，1955.

［28］朱震亨. 丹溪心法［M］. 北京：中国书店，1986.

[29] 班固. 汉书[M]. 王志新主编. 北京:团结出版社,2018.

[30] 孔子. 尚书[M]. 长春:吉林文史出版社,2017.

[31] 刘完素. 素问病机气宜保命集[M]. 北京:中国中医药出版社,2007.

[32] 王叔和. 脉经[M]. 北京:科学技术文献出版社,2010.

[33] 陈实功. 外科正宗[M]. 裘钦豪等点校. 上海:上海科学技术出版社,1989.

[34] 秦越人. 难经[M]. 长春:时代文艺出版社,2008.

[35] 薛己. 女科撮要[M]. 北京:中国中医药出版社,2015.

[36] 赵养葵. 邯郸遗稿[M].《浙江中医杂志》编辑部校点. 杭州:浙江科学技术出版社,1984.

[37] 陈素庵著,陈文昭补解. 陈素庵妇科补解[M]. 上海中医学会妇科学会文献组整理. 上海:上海科学技术出版社,1983.

[38] 茹十眉. 医药顾问[M]. 上海:上海中央出版社,1939.

[39] 汪昂. 医方集解[M]. 鲍玉琴,杨德利校注. 北京:中国中医药出版社,1997.

[40] 严用和. 济生方[M]. 北京:人民卫生出版社,1956.

[41] 夏桂成. 月经病中医诊治[M]. 北京:人民卫生出版社,2001.

[42] 陈自明编著. 校注妇人良方[M]. 薛立斋注. 上海:科技卫生出版社,1958.

[43] 万全. 万氏女科[M]. 上海:上海古籍出版社,1996.

[44] 朱震亨纂辑. 产宝百问[M]. 上海:上海科学技术出版社,2000.

[45] 上海中医学院妇科教研组编. 中医妇科临床手册[M]. 上海:上海科学技术出版社,1981.

[46] 徐大椿. 医略六书[M]. 赵翰香居藏板.

[47] 张锡纯. 医学衷中参西录[M]. 王云凯等校点. 石家庄:河北科学技术出版社,1985.

[48] 沈金鳌. 沈氏尊生书[M]. 高萍,田思胜校. 北京:中国中医药出版社,1997.

[49] 沈金鳌. 妇科玉尺[M]. 上海:上海卫生出版社,1958.

[50] 唐宗海. 血证论[M]. 太原:山西科学技术出版社,1996.

[51] 王冰撰. 黄帝内经素问[M]. 北京:人民卫生出版社,1963.

[52] 巢元方. 诸病源候论[M]. 黄作阵点校. 沈阳:辽宁科学技术出版社,1997.

[53] 张秉成. 成方便读[M]. 上海:科技卫生出版社,1958.

[54] 陈士铎述. 辩证录[M]. 太原:山西科学技术出版社,2021.

[55] 高鼓峰等. 医宗己任编[M]. 王汝谦注. 上海:上海卫生出版社,1958.

[56] 孙思邈. 备急千金要方[M]. 北京:人民卫生出版社,1955.

[57] 钱乙原. 小儿药证直诀[M]. 杨金萍,于建芳点校. 天津:天津科学技术出版社,2000.

[58] 沈尧封. 沈氏女科辑要笺正[M]. 上海:科技卫生出版社,1959.

[59] 王清任. 医林改错[M]. 欧阳兵,张成博点校. 天津:天津科学技术出版社,1999.

[60] 王好古. 医垒元戎[M]. 上海:上海科学技术出版社,2000.

[61] 李东垣. 兰室秘藏[M]. 张年顺校注. 北京:中国中医药出版社,2007.

[62] 虞抟. 医学正传[M]. 郭瑞华等点校. 北京:中医古籍出版社,2002.

[63] 许叔微. 普济本事方[M]. 北京:中国中医药出版社,2007.

[64] 董西园. 医级[M]. 朱杭溢,冯丹丹校注. 北京:中国中医药出版社,2015.

[65] 张璐. 张氏医通[M]. 上海:上海科学技术出版社,1963.

[66] 薛己. 内科摘要[M]. 陈松育点校. 南京:江苏科学技术出版社,1985.

[67] 程国彭. 医学心悟[M]. 田代华等点校. 天津:天津科学技术出版社,1999.

［68］李东垣.内外伤辨惑论［M］.北京:中国中医药出版社,2007.

［69］上海中医学院,中医基础理论教研组编著.中医方剂临床手册［M］.上海:上海人民出版社,1973.

［70］张机.伤寒论［M］.上海中医学院中医基础理论教研组校注.上海:上海人民出版社,1976.

［71］司马迁.史记［M］.武汉:崇文书局,2010.

［72］皇甫谧.针灸甲乙经［M］.王晓兰点校.沈阳:辽宁科学技术出版社,1997.

［73］陆懋修.世补斋不谢方［M］.上海:江东书局,1911.

［74］阎纯玺.胎产心法［M］.上海:上海科学技术出版社,2000.

［75］王士雄.温热经纬［M］.达美君等校注.北京:中国中医药出版社,1996.

［76］吴瑭.温病条辨［M］.福州:福建科学技术出版社,2010.

［77］徐尚慧.妇婴至宝［M］.善化堂藏板,1886.

［78］俞根初.重订通俗伤寒论［M］.北京:中国中医药出版社,2011.

［79］齐仲甫.女科百问［M］.北京:中国书店,1986.

［80］李东垣.脾胃论［M］.太原:山西科学技术出版社,2018.

［81］王焘.外台秘要［M］.北京:人民卫生出版社,1955.

［82］薛己等.薛氏医案［M］.张慧芳,伊广谦校注.北京:中国中医药出版社,1997.

［83］陈士铎.石室秘录［M］.古典医籍编辑部主编.北京:中国中医药出版社,2019.

［84］华佗.中藏经［M］.农汉才点校.北京:学苑出版社,2007.

［85］葛洪.肘后备急方［M］.王均宁点校.天津:天津科学技术出版社,2005.

［86］顾世澄.疡医大全［M］.北京:人民卫生出版社,1987.

［87］朱震亨.格致余论［M］.毛俊同点注.南京:江苏科学技术出版社,1985.

［88］夏桂成.夏桂成实用中医妇科学［M］.北京:中国中医药出版社,2018.

［89］夏桂成.夏桂成中医妇科诊治手册［M］.北京:中国中医药出版社,2017.

［90］夏桂成.妇科方药临证心得十五讲［M］.北京:人民卫生出版社,2006.

［91］谈勇.国医大师夏桂成妇科临证心悟［M］.北京:人民卫生出版社,2021.

方 剂 索 引